神农本草经注

（上 卷）

陈企望 撰集

U0359305

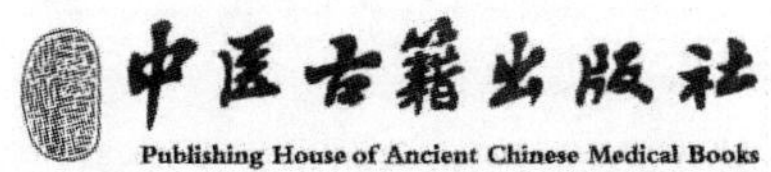
中医古籍出版社
Publishing House of Ancient Chinese Medical Books

图书在版编目（CIP）数据

神农本草经注：全2册/陈企望撰集. -北京：中医古籍出版社，2018.11
ISBN 978-7-5152-1714-7

Ⅰ.①神… Ⅱ.①陈… Ⅲ.①《神农本草经》-注释 Ⅳ.①R281.2

中国版本图书馆CIP数据核字（2018）第073164号

神农本草经注

陈企望　撰集

责任编辑　赵东升　孙志波
封面设计　陈　金
出版发行　中医古籍出版社
社　　址　北京东直门内南小街16号（100700）
电　　话　010-64089446（总编室）　010-64002949（发行部）
网　　址　www.zhongyiguji.com.cn
印　　刷　北京紫瑞利印刷有限公司
开　　本　787mm×1092mm　1/16
印　　张　121
字　　数　2945千字
版　　次　2018年11月第1版　2018年11月第1次印刷
印　　数　0001~1500册
书　　号　ISBN 978-7-5152-1714-7
定　　价　480.00元（上、下卷）

《神农本草经注》谢序

中医学离不开中药学，中药学在中医学中占的比重很大。中医四大经典著作中除了《内经》是纯理论性著作外，其余三部都是指导如何辨证论治的书，最后都涉及了如何组方用药的问题。中医的各种学派最后也都要以用药的形式表现出来，因此中医界自古就有用药如用兵的说法。良医用药如韩信用兵孔明布阵，巧排益善严谨有方各得其妙。古代医家用药之法前人已有详述，此不叨复。就以现代北京四大名医萧龙友氏之凝练、孔伯华氏之甘重、汪逢春氏之清扬、施今墨氏之芳镇而言，无不是以用药的方式表现出来。因此一个高明的医者不但要医理精深，更要药理精深。

中药学古称本草学，是中国五千年文化的重要组成部分，远在《诗经》《山海经》中已有药名出现。自从出现了《神农本草经》，使本草学打下了坚实的基础。此书经南朝陶弘景的注释并合入了《名医别录》的药物及内容成为《神农本草经集注》，陶弘景是继吴普之后有文字可查的整理这部书的重要人物，现时传的《本经》《别录》及集注文都本自陶氏。

以后又经唐宋两代人的不懈努力，使这部书达到了很高的水平，成为两千年来本草学的肇基之书，后世医家无不从本书中摄取营养以发挥充实提高。唐宋是中国文化科技的辉煌时期，不但那美妙的唐诗宋词令人吟叹不已，那高超的医药也曾令诸多邻邦叹为仰止，来我国学医药者史不绝书。

提起唐宋散文八大家知之为唐之韩柳、宋之欧苏（三苏）曾王者甚多，若要问唐宋有无本草学大家，则知之者甚少。原因是若要鼓舞精神必须自己亲读文章，若要解除病痛可以依靠医生，故本草家不传其名自可理解。其实修《唐本草》的苏恭、李世勣，修《开宝本草》的刘翰、马志，修《嘉祐本草》的掌禹锡、林亿，修《图经本草》的苏颂，将二书合二为一的陈承，因陈承之书加以《证类》的唐慎微，将《证类》润色为《政和本草》的曹孝忠等十人的历史贡献实在不低于唐宋文学八大家，称为本草唐宋十家是不过誉的。区别只在于一个给人精神食粮，一个解人肉体痛苦，二者都为人生不可缺少之学。

对这部书投放精力最大的莫过宋代，从开宝（968）至政和（1118）的150年中，太祖、仁宗、徽宗几次下诏，宋太祖亲自作序，几经修订，增加了大量新药及外来药，至《嘉祐补注神农本草》时已载药一千一百一十八种并附有《本草图》并行，动员了全国的力量所完成的《图经》更是严谨翔实，使整部本草的经典性空前提高。此书经唐慎微证类及引入大量附方后改名《证类本草》，此次点注为了全面反映这部书的成书过程，点注本取《嘉祐补注神农本草》的原意，将历代参与修订这部本草的人名都列出来，这种考虑是科学的，反映的历史真实也是较全面的。

陈企望业医三十余年，与吾游学亦二十余载，繁于诊疗又兼任本草教学，惮精研习笔耕不辍。以几年功力查阅大量资料点注本书，每注一字一词均要找出出处，对版蚀不清者即便一字也要去北图核对各种版本然后确定，对“有名未用”中诸多不能确定为何物的药名即便找到了某某药，因无直接文字证实，也只注像某某药，以给以后确认引些线索。这样认真点出来的书，一定很有实用性，一定会为中医药工作者提供一部实用有效，方便好读的书，对促进中医药业腾飞有着深远的意义。

爱乐为之序。

谢海州

1997 年 9 月 15 日

于中国中医研究院广安门医院

时年七十有六

《证类本草》所出经史方书

毛诗注疏　尚书注疏　礼记注疏　周礼注疏
春秋左传注疏　　　　尔雅注疏　史记
前汉书　　后汉书　　三国志　　晋书
南北史　　宋书　　　隋书　　　唐书
文选　　　孔子家语　庄子　　　列子
荀子　　　淮南子　　抱朴子　　山海经
说文　　　通典　　　素问　　　巢氏病源
蜀本草　　吴氏本草　食疗本草　四声本草
删繁本草　食性本草　唐本草余　南海药谱
药性论　　本草性事类　　　　　日华子本草
雷公炮炙论　　　　　药总诀　　药对
陈藏器本草拾遗　　　张仲景方　圣惠方
千金方　　千金翼　　千金髓　　外台秘要
灵苑方　　时后方　　经效方　　集验方
斗门斗　　十全方　　广利方　　梅师方
范汪方　　产宝方　　胜金方　　广济方
小品方　　葛氏方　　玉函方　　百一方
鬼遗方　　崔氏方　　陈巽方　　刘氏方
杜壬方　　孙兆方　　修真方　　扁鹊方
塞上方　　老唐方　　欧阳方　　苏恭方
近效方　　必效方　　成汭方　　张咏方
姚氏方　　深师方　　救急方　　徐文伯方
崔知悌方　张文仲方　姚和众方　食医心镜
子母秘录　王氏博济　简要济众　御药院方
杨氏产乳　孙用和方　姚大夫方　苏学士方
初虞氏方　席延赏方　杨文蔚方　太仓公方
支太医方　高供奉方　杨尧夫方　秦运副方
家传验方　十全博救方　续十全方
新续十全方　　　　　金匮玉函方
兵部手集方　　　　　张潞大效方
箧中祕宝方　　　　　钱氏箧中方
乘闲集效方　　　　　韦宙独行方
文潞公药准　　　　　服气精义方
小儿宫气方　　　　　谭氏小儿方

古今录验方　　　　拾遗诸方
刘禹锡传信方　　　续传信方　李世勣方
经验后方　孙真人食忌　　　治痨疔方
催生诸方　头疼诸方　治疟诸方　治疮诸方
诒痢诸方　背痛诸方　治疸诸方　海药
孙兆口诀　崔氏海上集　产书　仙方
金光明经　斗门经　太上八帝玄变经
三洞要录　青霞子　道书八帝圣化经
神仙秘旨　宝藏论　太清服炼灵砂法
丹房镜源　神仙传　东华真人煮石经
明皇杂录　列仙传　马明先生金丹诀
修真秘旨　神异经　叶天师枕中记
酉阳杂俎　异物志　伯夷叔齐外说
朝野佥载　房室经　孙真人枕中记
修真秘诀　广五行记　左慈秘诀
神仙芝草经　夏禹神仙经　灵芝瑞草经
神仙服饵法　太清草木记　太清石壁记
紫灵元君传　感应神仙传　耳珠先生法
黄帝问天老　贾相公牛经　崔豹古今注
孝经援神契　周成王传　鲁定公记
颜氏家训　保晏九州记　秦穆公记
蜀王本记　龙鱼河图　汉武帝内传
魏文帝令　四时纂要　齐民要术
荆楚岁时记　张司空记　续齐谐记
陈承别说　南岳夫人传　崔魏公传
太平广记　天宝遗事　唐武后外传　唐宝臣传
李孝伯传　李司封传　沈存中笔谈　何君谟传
柳宗元传　北梦琐言　杨文公谈苑　宋王微赞
刘元绍书　庚肩吾启　唐李文公集　壶居士传
野人闲话　王莽书　宋齐丘化书　博物志
太阴号　玄中记　徐表南方记　顾含传
李预书　广异记　李畋该闻集　稽神录
归田录　白泽图　狐刚子粉图　洞微志
南越记　南州记　韩终采药诗　张协赋
江淹颂　亭话　本事诗　异术
异苑　典术　楚辞　广韵
简文帝劝医文　纂文　本草衍义
凡二百四十七家

校注概说

此次校注整理出版的《神农本草经注》，是在宋《嘉祐补注神农本草经》和《政和经史证类本草》的基础上，加入明《本草纲目》中李时珍收录的元明时各家本草注论述及李时珍的自家论述而成。

《证类本草》是在《神农本草经》的基础上逐渐积累起来的本草书，《神农本草经》是我国第一部本草著作，习惯上简称《本经》，是中医本草学的经书，后世本草学是在《本经》的基础上发展而成。南朝及唐以前曾有两次对《神农本草经》的修订补充，第一是南朝·梁·陶弘景将当时名医常用药 365 种合入《神农本草经》中并逐一做了注释，称为《神农本草经集注》，连同《本经》原有的 365 种药共收药物 730 种，陶氏合入的 365 中称为《名医别录》，简称《别录》，于是有了《本经》文、《别录》文，至今每味中药的主要治疗功能仍是《本经》及《别录》文中定下的。第二次修订补充是唐显庆四年，高宗命苏恭、李世勣等修订本草，苏恭等除保留了《本经》《别录》文及陶氏注文外又新增药物 114 种，都逐一做了注释并附有《图经》，称为《新修本草》，共收药物 844 种，简称《唐本草》，是我国第一部官修药典，在中医药发展史上占有重要地位。

宋代各个时期所修的本草可简称为《宋本草》，即指从宋开宝六年（973）至政和六年（1116）长达 143 年间宋朝廷两度四次重修本草，又经两位个人合并，补充，最后由朝廷刊定才完成的《证类本草》，全称《政和经史证类备用本草》。在这部本草书中完整地保留了《本经》《别录》的原文及陶弘景的注释及《唐本草》的内容，每修订一次又增加了大量新药和引证及附方，至《政和经史证类备用本草》刊出时，已是一部载药 1746 种内容完备、引证丰富、附方众多的本草学致全之书，故有的版本也将此书刊名为《大全本草》，是宋金元明几代医人学习本草学的最佳范本。明·李时珍以此书为底本所写之《本草纲目》，也是对本书悉心研习后，又重新编排，再加大量注释及引证附方而成。因此宋《经史证类本草》是我国本草学的一部圭臬之书，许多药的基本知识及用药成法基本上都来源于这部书，随着对本书的深入研究，本书的重要性及知名度会逐渐被世人所认识。

此次点注以人民卫生出版社 1957 年影印的张存惠晦明轩本（1203）为底本，底本中不清楚及有疑问的参考宋嘉定本（1211）及北京图书馆各善本胶片最后考定。《证类本草》是在《嘉祐补注神农本草经》及《重广神农本草并图经》的基础上注释扩容而成，此次点注将在后面对这个问题做说明。

本草学今称中药学是研究中药的性味、归经、功能、主治以及药物的产地、植物科属、用药部位、药物炮制、用药配伍等一系列学科的，现代则更有药物化学、药理等是中药的新兴学科。

中药学古代所以称为本草学是因为中药大部分来自草木。《说文解字》曰“木下为本”，说明本指木的下部，也就是木之根部，所以也有说“草木之根皆可曰本”，以此推之则本草即本与草之根的学问，实际上本草之根茎叶花果皮皆可入药，不光用根，本草只是概括之名。

本草二字始见于汉，《嘉祐补注总叙》曰“平帝纪云：元始五年（5）举天下通知方术本草者在所为驾……本草之名盖见于此”，这是本草二字和药物连在一起的最早出处。接着叙文又说：“英公李世勣等注引班固叙《黄帝内外经》云：本草石之寒温，量疾病之深浅，此乃论经方之语而无本草之名。”这是说虽然班固在叙《黄帝内外经》时也提过本草二字，但没有具体的本草之名，这个“本”字是动词是掌握，意思是说掌握草石之寒温，以和下面“量疾病之浅深”相排对，这样断句才对，故本句没有本草一词，言外之意，掌禹锡等认为元始五年是“本草之名盖见于此”的年代。元始五年（5），至今，本草学见于文字记载也近两千年了，以年代悠久论是起源早于《内经》的古老医学学科。

《神农本草经》曾认为是神农氏之书，但并无文字记载可以证明。《嘉祐补注总叙》说：“旧说《本草经》神农所作而不经见，《汉书·艺文志》亦无录焉。”说明《汉书·艺文志》中没有记载《神农本草经》这部书，而真正记录《神农本草》的是梁·《七录》。叙文又说：“梁·《七录》载《神农本草》三卷，推以为始，斯为失矣，或疑其间所载生出郡县有后汉地名者，以为似张仲景、华佗辈所为，是又不然也，《淮南子》云：神农尝百草之滋味，一日而七十毒，由是医方兴焉。盖上世未著文字，师学相传，谓之《本草》，两汉以来名医益众，张机、华佗辈始因古学，附以新说，通为编述，《本草》系是见于经录。”掌禹锡等人这个从上世远古到两汉到梁始见书名的成书过程，今基本被史家及医家所接受，基本上被当成《神农本草经》的成书史实，也亦是说《本经》在汉以前已有之，至梁才被完整发现。

《嘉祐补注·所引书传》载：“《吴氏本草》魏广陵人吴普撰。普，华佗弟子，修《神农本草》成四百四十一种。”按此说则汉末已有完整的《神农本草》。据此则所谓《吴氏本草》就是吴普修的四百四十一种《神农本草》，《吴氏本草》是后人为区别陶弘景删定的365种《神农本草》，而对吴普441种《神农本草》的代称，如是则吴普应是修《神农本草》的第一人，但因吴普的书在宋嘉祐时已“广内不复有”，故现在仍以陶弘景为第一个修注《神农本草》者，但与吴普比则陶弘景应为第二传承人或叫删定人。陶弘景在修《本经》序中说：“魏晋已来，吴普、李当之等更复损益，或五百九十五或四百四十一或三百一十九。”说明当时的《神农本草》最少有三种本子，陶氏“包综诸经，研括烦省以《神农本经》三品合三百六十五为主”。《嘉祐补注·所引书传》云：“诸子书多见引据，其说药性寒温五味最为详悉。”可见四气五味学说在《吴普本草》中已很完善，可惜保存下来的很少，只有个别条目中有所引用；如泽兰条有吴氏云：“神农、黄帝、岐伯、桐君酸无毒，季氏温。”藜芦条吴氏云：“神农、雷公辛有毒……扁鹊苦有毒。”这说明吴氏以前注释《本经》的有神农、黄帝、岐伯、桐君、雷公、扁鹊、季氏等诸家，虽然这些恐都系托名，也反映出《本经》确实很古老。陶弘景修《本经》自认为是“集注”性质，所以只在《本经》后面加了“集注”二字，成为《神农本草经集注》。这在当时的许多学者中也是一种不约而同的原则，如稍早于陶氏的裴松之（372—451），为陈寿的《三国志》做注，注文多出原文数倍，而作者陈寿及书名《三国志》都不曾改，裴松之只落裴注之名。与陶氏同时期的北魏郦道元（？—527）为《水经》做注，《水经》

原来137条，注后增至1250条注文，增加约20倍，但书名只多一个注字，称为《水经注》。《伤寒论》与《金匮要略》经晋·王叔和与宋·林亿的整理后书名虽小有变动，但作者张仲景的名字并没有改变。张仲景因有这两本书足以指导中医临床，被尊为医圣。论到本草书则出了与上述情况完全相反的局面，除陶弘景修完本草仍保留《神农本草经》的名字外，从唐代开始，修一次改一次书名。宋官修时还好，书名只取年号如“嘉祐”“开宝”等，唐慎微个人加入引文后变成《证类本草》，好在没打乱官修时的顺序。李时珍将《证类本草》重新编排又加入众多附方及元明诸家论述改名为《本草纲目》，到此为止再也没有恢复《神农本草》之名，如果按照裴注《三国志》及郦注《水经》的先例以及陶注《神农本草经》的成法，后世无论怎么修本草，《神农本草经》的书名应该保留，据此原则这次点注恢复了《神农本草经》的原名，同时也意在说明我国的中医本草学是两千多年前或更早就有了成熟的经书而不是几百年前才有本草学，这样就恢复了我国医药学的厚重感和科学成就的起源非常古老的自豪感。

按照王叔和及林亿修《伤寒》及《金匮》之法，原作者的名字应写在撰者一栏的前面。如果当年王叔和及林亿不把原作者张仲景的名字写在前面，而是只在序言中提一下，那这位南阳医圣则是另一番景象了，张仲景之名只能在王叔和及林亿的序言中出现，《伤寒》及《金匮》的作者则成了王叔和与林亿，那样被后人尊为医圣的亦不是张仲景而是王叔和了。张仲景不但成不了医圣，连名字也会被后人遗忘，因为史书中没为仲景立传，张仲景的名声完全在《伤寒论》一书的价值中。因此后人在整理前人之书或在前人基础上加注扩容，一定要想到原作者，因为这直接影响前人的历史地位。

因为《唐本草》已散佚，从现存的本草材料来看，宋代对本草书付出的劳动最多，成果也最大，使本草学达到一个经注分明、功治全面、引书详备、附方众多、顺序合理、图文并茂、述尽前贤、法匡千古的阶段。

从宋开宝六年（973）至嘉祐七年（1063）的90年中，曾有两度四次重修本草，将药物增至1082种，附图933幅，除《本经》《别录》文及陶弘景注文外又新增《唐本草》《蜀本草》《吴普本草》、陈藏器《本草拾遗》、萧炳《四声本草》、孟诜《食疗本草》《抱朴子》《日华子》《药总诀》、徐之才《药对》等书的内容，甚至连《广雅》《尔雅》及陆机疏郭璞注论及药物的内容也加以引用，对药物的性能、所治疾病、形态、产地等都有准确的论述，从而达到了“医者用药遂知适从”的境地。

关于这两度四次修订本草的过程在《嘉祐补注总叙》及《奏敕》中说得很清楚。《嘉祐补注总叙》说：“国朝开宝中两诏医士刘翰、道士马志等相与撰集。”在《所引书传》中说：“开宝六年诏尚药奉御刘翰、道士马志、翰林医官翟煦、张素、王从蕴、吴复圭、王光祐、陈昭遇、安自良等九人详校诸书仍取陈藏器《拾遗》诸书相参，颇有刊正别名及增益品目，马志为之注解。仍命左司员外郎知制诰扈蒙。翰林学士卢多逊等刊定凡二十一卷，御制序，镂板于国子监。”皇帝亲自作序并镂板入国子监，可见重视程度。可惜这篇御制序文没有传下来，不知什么原因，开宝两次修本草只有《开宝重定序》而没有这篇御制的《新详定开宝本草序》。皇帝为本草书作序仅有宋太祖这一例，还没传下来，未免是个缺憾。这件事以前没有人提起过，好像本草的发展史上不曾有过这件事，其实这件事是很有意义的，宋代在143年中反复修本草应该说与这个良好的开头有关。《所引书传》中又说："开宝七年诏以新定本草所释药类或有未允，又命刘翰，马志等重详定。"这新定本草的"未允"部分皇帝是怎么知道的没有说明，是否皇帝看过此书发现有"未允"部分已不可知。从作序及发现"未允"来看，这位宋开国皇帝对这部本草书曾给予过极大关注。

以上是开宝年间两次修本草的情况，可称为一度两次修本草，90年后嘉祐年间又修《嘉祐》《图经》两部本草又是一度两次修本草，故称开宝、嘉祐两度四次修本草。

《嘉祐本草》奏敕及《图经本草》奏敕对这两次修本草叙述甚详。《嘉祐本草》奏敕中说："嘉祐二年八月三日，诏……掌禹锡……林亿……张洞……苏颂等同共校正闻奏。臣禹锡等寻奏置局刊校，并乞差医官三两人同共详定，其年十月差医学秦宗古，朱有章赴局祗应。……至四年九月又准敕差太子中舍陈检同校，五年八月《补注本草》成，书先上之。十一月十五日准敕，差光禄寺丞高保衡同共覆校，至六年十二月缮写成板，样依旧，并目录二十一卷，仍赐名曰《嘉祐补注神农本草》。"历时四年，终于成书。四年中仁宗四次下诏派员反复核定，对《图经本草》三次诏准。仁宗为一部本草下诏七次，在有史以来的皇帝中是仅有的了。连同太祖作序的"仅有"，宋代皇帝在本草史上创造了两个"仅有"。

亲自诏命修本草的皇帝历史上仅有四人，即唐高宗诏修《唐本草》，宋太祖诏修《开宝本草》，宋仁宗诏修《嘉祐本草》，宋徽宗诏修《政和本草》。四帝中宋代占三帝，足以说明宋代对这部本草书的重视程度。还有一位蜀后主也命朝臣修过本草，《嘉祐叙》云："孟昶命其学士韩保昇等以《唐本·图经》参比为书稍或增广，世谓之《蜀本草》。孟昶为五代十国时的偏安小政权（937—966），地位当然无法和上面的四帝相比。《唐本》序云："苏恭……表请修定深副圣怀乃诏太尉……赵国公臣无忌，太中大夫……许孝崇等二十二人与苏恭详撰。"这说明《唐本草》的修订是由苏恭"表请"而发起的。宋代三帝修本草没有朝臣"表请"的过程，是由皇帝直接传诏而修，此也能说明宋比唐更重视修本草工作。宋三帝诏修本草事在《嘉祐补注》总叙说："国朝开宝中两诏医工刘翰、道士马志等相与撰集。"又说："嘉祐二年八月有诏臣禹锡、臣亿、臣颂、臣洞等再加校正。"《政和本草》序云："臣因侍燕间亲奉玉音，以谓此书实可重济，乃诏节使臣杨戬总工刊写，继又命臣校正而润色之。"这是宋太祖、宋仁宗、宋徽宗主动下诏修本草的情况，在中国本草史上又是绝无"仅有"的了。宋以后再没有朝廷修本草事，可惜这段历史几乎被淹没，本草史上从没有人提过宋朝廷对本草学的重视。在朝廷的主持下使本草学经历了《开宝》《嘉祐》《政和》三个阶段的修订，走上了成熟完善的阶段。这些成果是几代人在宋廷主持下奋斗140多年的结晶，它是中国本草学史上光辉的一页。宋官修本草就本草学来说已是完善的本草学，因它有经文，有注文，有图谱及各家论述，但拘于本草学的体例，而很少引附方，唐慎微打破了本草学与方剂学的界限，加引众多附方使本草学与治疗浑然一体。唐慎微在官修140多年的基础上又经过十多年的努力所成之书，现简称《证类本草》。今天我们看到的本子是经过曹孝忠删定过的官修本，即政和本。从整体看还是宋廷官修的工作远远大于唐慎微个人的工作，故《证类本草》称《宋注本草》或仿《嘉祐补注神农本草》之例，称《宋注神农本草》更为合适。

仅举苏颂主修《图经》的过程即可看出宋廷及全国州府都对这部书全力以赴，《图经》序及奏敕对此记述甚详。从嘉祐三年十月下旨各地贡药图，至六年十月编撰成书，用了整三年时间。各地的千幅药图是何年送到京城没有说明，按要求贡图同时还要送实物，“并取逐味各一二两或一二枚封角送当所”。嘉祐三年十月下诏时药草均已凋谢，必待来年才能绘完茎叶花实。春产者送到京城也要嘉祐四年七八月了，秋产者恐怕要到嘉祐五年春季才能到京，这样留给苏颂的时间只有一年半左右的时间。从“即被旨则裒集众说，类聚诠次，粗有条目”看，苏颂是亲自动手，不像是只起把关作用的口气。千幅图，每天要完成三幅图的“类聚诠次”工作，才能保证在一年内完成，其工作量的繁重程度可想而知，其效率之高，情趣之专，用心之苦，也早已不是一般的殿中丞骑都尉所能比了。

从《本草图经》序云“臣禹锡以谓……乃以臣颂向尝刻意此书，于是建言奏请，俾专撰述”看来，是掌禹锡建议让苏颂俾专撰述《图经》事。故掌禹锡应是《嘉祐》《图经》二书的总撰集人，在书最后的《补注本草》奏敕说：“仍差掌禹锡林亿、张洞、苏颂同其校正闻奏，臣禹锡等寻奏置局刊校，并乞差医官三两人同共详定。”于是仁宗准奏派太医学秦宗古、朱有章同共刊校。千年以来，掌、林、张、苏、秦、朱六先贤校正《嘉祐神农本草》的事绩一直被埋没，今天看来，这六人的历史功绩不应该被遗忘。

在《嘉祐本草》所引书传后面有林枢密《重广本草图经》序一文，此序文记述了四川陈承将《嘉祐》《图经》二书合为一并附以古今论说“增为二十三卷”之事。这篇序文在宋嘉定四年刻本及以后的翻刻政和刻本中都有记载，可不知什么原因，此序文所记陈承将二书合二而一的事在本草史话中没有流传，很少有人知道。在《证类本草》之前已经有了《重广神农本草并图经》，丹砂条引《别说》文后，加了一条小注曰：“近得武林陈承编次《本草图经》本参对，陈于《图经》外又以《别说》附著于后，其言皆可稽据不妄，因增入之。”这条小注说清了《重广神农本草并图经》与《别说》的关系，即《别说》是附在《重广》后面的说明性文字，唐慎微编《证类》时还没有被引用，是后来才增入的，所以放在了引文的最后面。唐慎微编书是不是看到过《重广神农本草并图经》这本书因无直接记录文字可稽，一时还不能肯定。林枢密所作《重广本草》之序文说：“阆中陈氏子承，少好学，尤喜于医，赅通诸家说，尝患二者传者不博而学者不兼有也，乃合为一，又附以古今论说与己所见闻，列为二十三卷，名曰“重广补注神农本草并图经。”落款为元祐七年（1092）四月。如果套用宋代以年号命名本草书名，本书也可名为《元祐本草》。如果政和六年（1116）是《证类本草》的初刻时间，则陈承之书比唐慎微之书早25年。如果大观二年（1108）真有一次刊刻，陈承之书也比唐慎微之书早17年。唐慎微与陈承都是蜀人，又都于元祐间从事医疗与著述工作，慎微在元祐间搜集资料时陈承合书工作已经完成。但上面所说《证类》刊出时间是曹孝忠的官刻本时间，至于唐慎微自己是什么年代刊出《证类》则没有明确记载，所以唐慎微的书比陈承的书到底晚出几年还不能肯定。不过从宇文虚中所记唐慎微元祐间还在搜集资料看，唐慎微的书确实比陈承的书晚出，因为元祐七年陈承的书已刊行了，所以唐慎微的书很可能以陈承的书为底本。

一般说《政和》本之前有《大观》本，现存最早的《大观》刻本是南宋嘉定四年（1211）刘甲刻本，它的序言中有《政和本草》时曹孝忠的序言，这就不对了，大观二年

（1108）比政和六年（1116）早 8 年，大观之书怎么会有政和序言呢？说明嘉定本所谓《大观本草》就是《政和本草》，书中内容也完全一样，连哪个字不清楚、哪个字有疑问都一模一样，说明嘉定本是按政和本刻的。那为什么叫《大观本草》呢？对嘉定四年这个本子已不好解释。在元大德六年（1302）的《大观本草》中有仁和县尉艾晟的序言，落款是大观二年，人们据此说有《大观本草》。嘉定四年本比大德六年早将近 100 年，嘉定本中没有艾晟序言，大德本中反倒有艾晟序言，那这百年后又冒出来的序言是从什么地方而来的呢？政和六年刻《政和本草》时曹孝忠在序言中没有提到大观时曾刻本草，此时距大观二年仅 8 年，如果有刻本，曹孝忠应该看到过。或许大观所刻为孙集贤个人所为，所以朝廷并不知道，那《政和本草》是经曹孝忠“不当者又复随笔刊正无虑数千，遂宛然成书”。这样应该有许多和《大观本草》不一样的部分，而今天所谓的《大观本草》却与《政和本草》一样，这就难理解了。许多书中都说艾晟是医官并刻《大观本草》，其实艾晟署名是仁和县尉，并不是医官，他只是作序并没有组织刊刻，这所谓大观本也不是官定本。艾晟序中说“集贤孙公，得其本而善之，邦计之暇，命官校正，募工镂板，以广其传，盖仁者之用心也”，以艾晟之说，是孙集贤个人在“邦计之暇”，也就是干完公事以后抽空做的这次刊刻，故说艾晟修“官修订本”并无根据。奇怪的是艾晟说“慎微不知何许人，传其书者失其邑里族氏，故不载焉”，不但不知唐慎微是何许人，连是谁传给孙集贤的书也说忘其是谁，这实在说不过去，这一连串的疑问实在不好解释。

按说是谁将本草书传给了孙集贤是不会忘记的，艾晟为什么要这样说确实难以理解。陈振孙《书录》及《玉海》记过《大观本草》事，但都是南宋时事。《玉海》载“绍兴廿七年（1158）8 月 15 日王继先上校《大观本草》”，此是距大观二年已过了 50 年，这已是记载《大观本草》最早的记载了，比嘉定四年（1211）早 43 年，现存最早的大观本是大观二年之后 93 年的刻本。会不会是靖康之败后，《政和本草》及内府书籍都被金兵掳去，宋人再刻本草时不愿再用已被掳走之书名改成大观呢？至元大德才有人造出那篇并不能完全说得通的序言，于是使人确信曾有大观刻本。也可能艾晟知道慎微是谁而不肯说，大观二年（1108）离元祐七年（1092）只过了 17 年。为陈承作序的林希是知杭州军州事，艾晟是仁和县尉，仁和县也在杭州。17 年前林希为陈承作序时，艾晟可能知道此事，虽然艾晟比林希的官职小很多，但下级看到上级的作品是可能的。如今又冒出来一个《证类本草》，艾晟一看就是 17 年前陈承的《重广神农本草并图经》，只不过多加了注解及附方。孙集贤让他作序他又不得不作，所以故意说不知慎微是何许人，以示不满，并暗示此书 17 年前其主体已经刊出，甚至林枢密那篇序不但艾晟看过，可能还参与过，对陈承刊书之事知之甚详，所以才以这样的口气为慎微作序。

陈承将《嘉祐》《图经》二书合为《重广补注神农本草并图经》后 17 年（大观）至 25 年（政和），《证类本草》刊出，此时上距《嘉祐》刊出过了 45—53 年。《嘉祐》及陈承合并后的书名中间都有《神农本草》字样，说明掌禹锡、陈承等与我们今天的看法一致，即认为后人所做的工作只是对《神农本草》的“补注”，《嘉祐本草》是由仁宗赐名《补注神农本草》，说明仁宗也是倾向保留《神农本草》之名的。从当时一些医家论述看也把官修本草看成是《本草经》，这或许是受了儒家将经典称为“经”的影响，认为医家也应该有“经”，所以寇宗奭在《本草衍义》中多次有“余如经”的论述。这“余如经”

系指《嘉祐》及《图经》，显然有时医家将二书看作是经书。不但宗《本经》《别录》为经书，连《嘉祐》《图经》中的注文也视作经文。

如果曹孝忠刻《政和本草》时不是在每卷的前面都写“唐慎微续证类”，也不会造成后人误认为这大部头的百万言巨著是唐慎微个人所为的印象。

其实曹孝忠的意思是只有“续证类”部分是唐慎微作的，并将“续证类”部分用“墨盖子”符号标出。本意也是想让后人知道有“墨盖子”符号的部分才是唐慎微的劳动，其余的都是前人的成果，可是因为没有把所有历代写此书的人都刻在卷首，而只刻了“唐慎微续证类”的字样。后人不解其意，在此后的介绍“本草”发展史时就变成了唐慎微撰或作，这与“续证类”的本意相差很大，这可能是曹孝忠所没想到的。曹孝忠刻《政和本草》是向徽宗报告过的并经徽宗诏准，曹孝忠也知道开宝、嘉祐修《本草》的事，他也应该向徽宗说过这本书的来龙去脉。嘉祐刻本在 1063 年，离政和刻本 1116 年只过了 53 年。嘉祐刻本无疑是官修《本草》，53 年后经过个人整理充实，又经朝廷刊刻，书名贯以皇帝年号其性质也应该是官修《本草》，曹孝忠在署名时刻唐慎微续证类，并同时刻了曹孝忠奉敕校勘，并刻上了其职为中卫大夫康州防御史，入内医官太医学等官职，可见曹孝忠也是个太医。后人概念不清，不知道这位太医官是《政和本草》真正的修订者，自认为唐慎微是修订者，将官修《本草》认为是个人《本草》。这也说明徽宗时确实很平庸，什么都不较真儿，身虏国亡无人怨。联想到陈承将官刻《本草》《嘉祐》及《图经》合并成《重广神农本草并图经》，朝廷也不干涉，可见朝廷平庸从哲宗（元祐为哲宗年号，元祐七年陈承合书）时就开始了。

自用《证类》不用《神农本草经》之名后，未见医家称后世本草为经书。虽然《证类本草》《本草纲目》皆是《神农本草经》的再注释，但人们误认为这些是个人之书，甚至认为与《本经》没关系，以致现在所说的四大经典中包括清代才出现的温病学。虽然从实用性考虑可以这样划分，若要从历史地位及临床所用考虑《神农本经》才是和《内经》《伤寒》旗鼓相当的经书。宋注后的《神农本草》则是更完善成熟的经书，是经书而不被尊为经书，原因虽然很多，其中失去《神农本草》之名恐怕也是原因之一。或者会说《神农本草经》本身都没有被列入经典，它的注释本或说扩容本当然更成不了经典。其实不然，嘉祐时将《本经》《别录》文用大字，其余文皆用小字的做法实际就是区别经文与注文的做法，也就是视《本经》《别录》为经文，其余各家皆为注文。光用大字之文就是经文，但因没有独立的《神农本草》单行本，现在看到的《神农本草》单行本都是清代人从《证类本草》中辑录的本子，这无形中也影响了《神农本草》本身的历史厚重感。如果保持住嘉祐时在《神农本草》旗帜下本草书被医家尊为经书的局面，那今天中医的经典应是五大经典，或把“温病”去掉，换成《神农本草经》，仍是四大经典。

《嘉祐补注序》称“惟名近迂僻类乎怪诞则所不取”。在整个《嘉祐本草》的修订中确实遵循了这条原则，继承了《本经》实用性的标准，通篇之药都很精道。《嘉祐》载药 1082 种，其有效使用率虽然没有《本经》《别录》的旧的 730 种高，但其中几乎没有太明显不宜当药的东西，《证类》所加之物中则不能当药的就多一些，《证类》载药 1746 种（实际为 1749 种，为了统一说法，仍按 1746 种算），政和刻本认为《证类》增加了 664 种，这忽略了《本经》外类 100 种是《本草图经》的，不是《证类》时加的，《证类》

实加564种，其中大部分是《本草拾遗》的，占488种，这488种今天处方常用者有漆姑草、鬼针草、海马、问荆、灵猫香等5种，其余的有些还不能当药用。另有一些今天不能确认为何物无法当药用，如红莲花、白莲花、陈家白药等。另有一些很清楚是何物但看上去不太像药也不能当药用，如故鞋底下土、猪槽上垢及土等，此类约100多种。掌禹锡等引用《本草拾遗》的论述很多，可就是不将这些“药”编入书中，说明掌禹锡等人是坚守“惟名近迂僻，类乎怪诞则所不取”的原则的。

《证类本草》比《嘉祐》增加的564余种除《本草拾遗》的488种外，还有《海药》16种，《食疗》8种，新分条34种，《唐本》余7种，《图经》余3种，唐慎微自加8种，合计76种。《海药》中的海红豆及藤黄现在时有用者，《食疗》中的鱼鳔及鱼脑石为治虚劳和结石的良药，新分条的乳香、藿香、檀香、生姜为现在处方中出现频率极多的药。唐慎微的8种药中现在临床上常用的有降香一种，使用频率很高，是治疗冠心病及胃气上逆的常用药。

在《证类本草》的基础上又增加了200种药左右就是《本草纲目》的载药量，在这200种左右药中，现在常用的或说《中药讲义》中常采用的有16种，其中三七、锁阳是很有名的药，尤其三七因有南方人参之称，尤为名贵。《证类本草》1746种，《本草纲目》1892种，故《本草纲目》比《证类本草》实多142种。

何为常用药，可以《中药学讲义》中载药量为准，现在一般中药书载药400～500种，如上海中医学院1956年出版的《中药学讲义》载药526种，其附药118种，不算附药只有408种。1975年北京中医学校出版的《实用中医学》载常用药346种，备用药237种共583种。今以上海《中药学讲义》为底本统计常用药438种（有些附药没算数如神曲附有建曲、半夏曲，只算神曲一种），其中《本经》中256种，《别录》者61种，《唐本》中27种，《开宝》49种，《嘉祐》15种，《证类》中14种，《纲目》16种。虽然不能完全以载常用药的多少来评价本草书，但以上数字足以说明《神农本草》是临床常用药的主要支柱。宋三部本草中载常用药78种，所占比例也是较大的，这三部书即《开宝》《嘉祐》《证类》，都包括在《证类本草》中，这从今之点注本中能清楚地分辨出来。

陈藏器的《本草拾遗》，虽然有仅拾遗而不看是不是药的不足，但书的内容确实丰富，对许多药的论述都很精当，掌禹锡修《嘉祐》时引证陈藏器之论甚多，可惜没有像引《别录》注文那样无一遗漏，以致今天很难见陈藏器之书的全貌。有些鸟类、鱼类现在虽不当药用，也起到了博物学的作用。有些记载则可说明唐代我国与欧洲已有往来，如郁金香、迷迭香原产欧洲，在《本草拾遗》中已有记载。现在的一些材料说郁金香是现代才从荷兰引进，其实唐代已有栽培，这些材料都很宝贵。因此不能光看上文所说488种药中只有5种常用，要全面地看这本书才能认识它的价值。

宋以前修本草的情况足以说明宋修本草的历史地位，所以宋以后利用宋以前修本草的全部成果写的书，不应打乱原书顺序另起书名。为了说明《证类本草》对《本草纲目》起的作用，再简单说一下《本草纲目》。李时珍称《证类》等为宋本，下文《宋本草》之名缘于此意。一般说李时珍经过30年实地考察并参考大量本草及其他书籍写成《本草纲目》，但从未提及李时珍用的是什么底本。如果将《纲目》与《证类》两书对照，就会看出《纲目》的底本是《证类本草》，按李氏说《证类》也可称为《宋本草》，《宋本草》

即是《纲目》的底本。明·夏良心重刻《本草纲目》时已说过这个问题，他在重刻序文中说："大抵与苏颂《图经》、唐慎微《证类》相表里，而采摭名实，引据征验不啻倍之。"夏氏没有说到点上，不是相表里，而就是将《宋本草》引据征验多了一倍而已。

《证类本草》与《嘉祐本草》的区别是唐慎微在《嘉祐》之后加引了《雷公》《本草拾遗》《海药》《食疗》《本草别说》等对单味药的论述及大量附方。《雷公》主要论炮制，《海药》《食疗》论主治较多，《别说》论述识别药物较多，陈藏器则兼有论之，所引附方及方论主要采自《千金方》《外台秘要》《千金髓》《肘后方》《圣惠方》《百一方》《梅师方》《胜金方》《经验方》《经验后方》等。所谓"经史"的引证极少，因为"经史"离医药太远，偶或引一二句话也只是传说之类，并不是真正的医药内容。如曾引《汉书》记马援南征带薏米以辟瘴气，这样有医学内容的不多，至于所引《神仙传》《列仙传》的内容则纯属传说。

《本草纲目》与《证类本草》的区别是李时珍在《证类》里加入宋以后医家如李杲、刘河间、子和、丹溪、汪机、陈嘉谟、王好古、张洁古等人的论述，再加引《伤寒》《金匮》《圣济总录》《十药神书》《丹溪心法》《直指方》等诸书方论而成《本草纲目》。但是李时珍没用《嘉祐》《政和》时所定格式，不对照已看不出与《证类》的关系。以石胆条为例：《纲目》在《本经》《别录》文后有治虫牙鼻内息肉（大明），带下赤白，面黄，女子脏急（苏恭），入吐风痰药最快（苏颂）。这里（大明）在《证类》中为《日华子》（苏恭），在《证类》中是《唐本余》（苏颂），在《证类》中是《图经》，此三条为《嘉祐本草》就已有之。这三条在《嘉祐》《证类》中为小字，李时珍将其移至《本经》的大字条文中，使本为注文的三条与经文并列，《本经》在《嘉祐》《政和》本中的经文地位没有了。如《政和》本《日华子》原文为："云味酸无毒，治虫牙，鼻内息肉，通透清亮，蒲州者为上也。"李时珍将此文拆为三段，"治虫牙，鼻内息肉"移至上文说的《本经》《别录》文后，改为大字，其余两条分别移至气味及时珍曰条下仍用小字，但味酸辛寒有毒几个字仍用《本经》时的大字，与《政和》体例不一。将"酸涩无毒"移至"气味"条下，将"通透清亮，蒲州者为上"移至"时珍曰"条下，改为"蒲州山穴中，鸭嘴色者为上"，其余两条就不举了。《沈存中笔谈》在《政和》本为独立排在最后，时珍将其移入"时珍曰"条下，使《笔谈》内容不再独立。全篇除后面的附方加多了以外，《证类》的内容并没变，只是次序的变换，原书附方在前面先写引证书名，附方在后，时珍则将前面先写病名，也是改变了次序。对其所用底本则过于夸大不足，如说《图经》"考证详明，颇有发挥"，这是对的，但又说"图与说异，两不相应，或有图无说或有物无图，或说是图非"。肯定两句否定五句，这当然不是事实。动员全国力量，经几年努力才绘成这部《图经》。若如李时珍所说，那苏颂是无法向仁宗交差的。何况《图经》现就摆在我们面前，是否如李氏所说一看便知。李氏评陈承之书则曰"皆浅俚无高论"，也不是事实。没有陈承合书怎么会有慎微及时珍之书呢？所以应该连续地看问题，不应割裂一块，不顾整体。

李时珍不用《图经》之图，而自己重绘，但李时珍所绘之图实在不能与《图经》相比，夏良心在万历间重刻《本草纲目》序中已说："俱云甚善，而颇讶其字画之漶漫也。"现在也没听到可以依《纲目》之图可分清药物的论述，反之对《图经》倒有许多赞其准确之论。《嘉祐》序中强调《开宝》、英公、陶氏三序不可去，李时珍虽保留了，但不以序的形式出现，而以“时珍曰”的形式出现，使人觉得这三部书并不在李时珍之书中了，李时珍只是提一提，这显然减弱了三书的影响及在李时珍书中的地位。李时珍因使用了上面的修书方法，使后人看不出原本的痕迹，误认为《纲目》是李时珍平地而起之书，这样的修书方法很不对头。再加上真正读过《本草纲目》的也没有几个人，一般医家读李杲、洁古等人之书足以够用，现在读《讲义》也足以够用，谁还去翻这部大部头呢。清·陈修园对李时珍颇有微词，说：“李时珍杂收诸说反乱《神农本草经》之旨。”但也没指出具体上面所提诸项，说明陈氏也没仔细看过《纲目》一书。

中国本草史上，宋以前都是连贯的，这就是以《神农本草经》为主体，往下论资排辈，到了李时珍手里虽然利用了这全部成果而又不用已成的格式及顺序，使人看不到原《经书》的原貌，使人觉得《本草纲目》不是《神农本草经》的注释之书。如果通过分析，唐慎微之《证类》称宋注《神农本草经》是合理的，那么《本草纲目》应是续宋注《神农本草经》。如果将修过这部本草的名单排一下，唐慎微之前是从陶弘景或更前的吴普及吴普以前传说的修本草的人物到曹孝忠几十位修过这部本草的先贤，如是这样则能真实地反映出这部书的全部历史过程，并将本草学的辉煌年代从明代提到汉代。如将《本草纲目》中被颠倒拆开的条文，如以《政和》本所定之体例及顺序恢复过来，展现在我们面前的就是一部无可争议的《神农本草经注》。

通过分析可看出《神农本草经》的发展经历了五个时期：

第一为吴谱、李当之，在汉末。

第二为陶弘景，在南朝。

第三为唐。

第四为宋，为完善。

第五为续宋，即明·时珍《纲目》为充实时期。

今天推出的《神农本草经注》即是整个从汉唐至宋的结晶，是一部完善的本草学著作，无论对临床应用、教学科研都是一部范本之书，再加上《本草纲目》所加之内容而成。

第一阶段可分为远古阶段及汉末两个阶段，远古阶段从《嘉祐本草》引《吴氏本草》所提到的人名有神农、黄帝、岐伯、桐君、雷公、扁鹊、医和、季氏等八人，此八人曾论述药的性味，尽管可能都是托名，可确为吴氏所记。吴氏为410种药《神农本草》的传人，他所记之事应有所依据，所以吴氏所记八人可称为本草学的远古八贤。陶氏《本经》序中有“是其《本经》所出郡县乃后汉时制，疑仲景、元化等所记”的说法，说明《本经》在后汉时可能经过仲景、华佗等人的修订，虽没有确实根据，但为陶氏所记，应有一定的历史价值。陶氏又说：“魏晋以来吴普、李当之更复损益。”这一条是确实无疑的，吴李之书虽然散佚，但散记其说都比比皆是，尤其《吴氏本草》所记《本经》药味为441种，又有那么多注释，可惜陶氏没有记下来，如果记下来了，我们今天看到的《本经》及《别录》就要丰富的多了。以陶氏所说，张仲景、华佗、吴普、李当之四人应是本草学的汉末四家。

为了便于区分官修及个人修本草，将参与官修本草者称为“贤”，将个人修本草者称为“家”。上面所说远古八贤与后面官修本草的“贤”稍有不同，此八贤没有参与过官修本草，说是个人修过本草吧，又不能肯定，所以又不能称为八家。可他们确是贤者，就也称为“贤”。汉末四家中吴李二家是确实修过《神农本草》的，华张二家就不能肯定，只是合理推论。不过从张仲景在《伤寒论》中对药那么精道、吴普为华佗弟子看，二人修过《神农本草》是顺理成章的。

第二阶段陶弘景修订了《本经》《别录》，雷敩作了《雷公炮制论》，被收入《证和本草》中，北齐尚书令徐之才《药对》的内容被《嘉祐本草》所用。陶徐雷为南北朝三家。

第三阶段唐《新修本草》的参与者有苏恭、李世勣、长孙无忌、许孝崇等二十二人，可称二十二贤，唐《本经》二十二贤中只有苏、李、长、许四贤确知其名，其余十八人为谁尚待有关史料的发现。

唐人的个人本草著述极多，被收入《嘉祐本草》中的就有近十家左右；如李含光的《音义本草》、李珣的《海药本草》、杨损之的《删繁本草》、萧炳的《四声本草》、陈藏器的《本草拾遗》、孟诜的《食疗本草》、甄权的《药性论》等七家。另有孙思邈在《千金翼方》中保留了《唐本草》的内容，不但是大医学家也是大药学家。故唐本草家有孙（思邈）、陈（藏器）、甄（权）、孟（诜）、二李（李当之、李珣）、萧（炳）、杨（损之）八家。官修四贤及个人八家的功绩在《唐本草》及《嘉祐本草》中都有体现，他们使《本经》走上了发展完善阶段。

第四为宋阶段，分开宝、嘉祐、政和三个时期。《开宝本草》两次修定参与者有十三人；即刘翰、马志、卢多逊、扈蒙、翟煦、张素、王从蕴、吴复圭、王光祐、陈昭遇、安自良、李昉、王祐，可称为《开宝本草》十三贤。

《嘉祐本草》实际应分《嘉祐》及《图经》两部书，《嘉祐》的主持者为掌禹锡、林亿，《图经》的主持者为苏颂，另有张洞、高宝衡、秦宗古、朱有章、陈检，可称为《嘉祐本草》八贤。

主持修订《政和本草》的是中卫大夫康州防御史太医学曹孝忠，另有龚璧、丁阜、许琪、杜润夫、朱永弼、谢惇、刘植，共八人，可称《政和本草》八贤。开宝十三贤，嘉祐八贤，政和八贤，宋官修本草参与者二十七贤，唐二十二贤，唐宋两代在朝廷诏命下修《本经》者共四十九贤。除唐宋之外再无官修本草之事，此四十九人可谓生逢其时，以医技受命于朝廷，诰命于万代，使华典著于盛世，让来者久被其成，使人于唐诗宋词之外看到了又一个唐宋辉煌。

还有几家个人本草著作被《嘉祐》或《政和》本草引用的，年代比较零碎，不好归类，只好找比较接近的年代归类；如《日华子》本草成书宋开宝年间，时为宋初，韩宝昇的《蜀本草》成于五代十国，接近宋初，陈士良的《食性本草》成于南唐也接近宋初，二者皆可称为宋际，连同《日华子》可称宋初三家。杜善方的《本草性事类》只言京兆医工，不言何年，似为唐末宋初人，亦暂归入宋初，如此则华、韩、陈、杜可称宋初四家。

陈承的《重广嘉祐神农本草并图经》及唐慎微的《证类》皆成于元祐年间，可称元祐二家。寇宗奭的《本草衍义》成于政和年间，如设政和一家恐显零碎，唐陈寇三家合称元政三家比较好。连同宋初四家，宋个人修本草者共七家。

这样对本草学从远古到宋的源流及所有作者就清楚了。即：

远古八贤（有些是实有其人，有些是托名）；

汉末四家（华、张为推论，吴、李确实）；

南北朝三家（陶弘景为主）；

唐二十二贤八家（以苏、李、长、许四贤为主）；

宋二十七贤七家（开宝以刘翰、马志为主，嘉祐以掌禹锡、苏颂为主，七家以唐慎微、陈承为主）。

宋注本草书经李时珍扩容后更名《本草纲目》，对李时珍影响较大的有金元本草四家（非学说四家），即《珍珠囊》之张洁古、《用药法象》之李杲、《汤液本草》之王好古、《本草衍义补遗》之朱丹溪及明《本草蒙筌》陈嘉谟，加李时珍则可称金元明本草六家。

以上即是《神农本草经》的本文及注文的全部发展史，也是中药学的发展史。《纲目》之后本草著作，大多已不走这条包罗万象的主线，因此这里就不做研讨了。

宋注后的《本经》成就是多方面的，下面简要述之。

《本经》及《别录》的条文基本对每味药物的作用都起了高度概括作用，再经宋人注释后其概括性更行完整，今人所掌握的药性基本知识大多不出此范围。现以常用的气血阴阳四大类的代表药为例加以说明。现常以人参补气，当归补血，地黄补阴，附子补阳，研究源本在《本经》及宋注中已基本定型。如《本经》云："人参味甘微寒，主补五脏，安精神，定魂魄，止惊悸，除邪气，明目开心益智。"掌禹锡按《药性论》云："主五脏气不足。"现在将人参定为补气药，其大旨皆出于此。

《本经》在当归条云："味甘温，主咳逆上气，温疟，寒热洗洗在皮肤中，妇人漏下，绝子，诸恶疮疡。"现在将当归列为补血调经药，主要是宗《本经》条文，而且没有全用上。条文中有"咳逆上气"，但今人大多不会想到以当归治咳喘，实际上当归对咳喘是很有效的，说明只注重药物的功能归属，不注重《本经》原文是很不全面的。当归今分全当归、当归身、当归尾等，究其出处则在宋注所引《雷公》条下，可见一个说法一形成，可影响到千百年。

《本经》云："干地黄，味甘主折跌绝筋伤中，逐血痹填骨髓，长肌肉，作汤除热积聚，除痹。"《别录》云："生地黄，大寒，主妇人崩中，血不止，及产后血上薄心。"《图经》云："二八月采根，蒸三，二日令烂，暴干，谓之熟地黄。阴干者是生地黄。"现将熟地黄列为补血养阴补肾药，将生地黄列为凉血补血药，这在《本经》《别录》中就已定型。《图经》则清楚地指出熟地黄及生地黄的加工区别，至今熟地黄及生地黄的加工方法基本没变。

现在常用药的基本功效不是出自《本经》就是出自宋注或宋注所引之书中，如夏枯草的消瘰散瘿出自《本经》，谷精草治偏正头痛出自《开宝》，蒲公英治乳痈出自《唐本》，木贼明目退翳出自《嘉祐》，葫芦巴治肾虚冷出自《嘉祐》，鹤虱治蛔蛲虫出自《唐本》，山豆根治咽喉痛出自《开宝》《图经》，连翘治寒热痈肿出自《本经》，刘寄奴破血疗金疮出自《唐本》《嘉祐》，白头翁治痢出自《本经》《药性论》，萹蓄治阴蚀杀虫出自《本经》，甘草解毒出自《本经》，止咳出自《别录》，国老之称出自《药性论》，麦冬强阴保神定肺气出自《本经》《别录》。常用药四五百种不能一一列举，为了节省篇幅也没引证原文。不过前文已有分析，400 多种常用药中一半以上出自《本经》，余下依次为《别录》《唐本》《开宝》《嘉祐》《政和》各本所载之药，宋以后出现的只有不到 20 种，这足以说明宋注《神农本草经》的重要性及在本草学中不可替代的地位。

还有一些对单味药的记载为后世治疗疑难病打下了基础，如忍冬条中收录《肘后方》云："治附骨入肉，攻凿血脉，游走皮肤穿藏腑，每发刺痛变作无常。"这前两句像骨髓炎及脉管炎，后两句似风湿痛风之类，治这几种病现在都用忍冬或忍冬藤盖源于此。又如蒴藋条引《外台秘要》载："治卒暴癥，腹中有物坚如石痛欲死，取蒴藋一小束以酒二升，渍三宿温服五合至一升日三……已愈十六人，神验。"癥应是有块之物，此条所记可能为肿瘤或急腹症板状腹，不管是哪种都是重病，蒴藋若真能治那也是很宝贵的资料，今有云落得打为蒴藋之类可以试用。

中药中有所谓十八反，一般人也不会去追究它的出处，其实这也出于本书的《别录》之中，尽管现在的许多实验证明其中的所谓反药并不反，可也没有宣布去消十八反，这也从另一面反映出《本经》《别录》的权威性。

宋注《本经》除了中药学的成就以外，同时还记录了许多医学成果及其他科学成就。使我们看到了一个繁荣多彩的古代社会。有些我们认为是西方的疗法，其实宋代以前就有了，如人工假肢、补牙镶牙、侧切助产、蜡疗、蒸气雾化疗法、水浴浓缩或夹层锅的使用已和现代没有区别，可见即便没有西医的传入，我国医学也不是光用药物治疗。只是这些疗法比较零散没有形成系统，没有像药物疗法这样形成体系，即使这样，作为千年前的水平在当时世界上也是领先的了。其他科技方面如对地球磁力偏角的认识，金属镀作法，染色，虹吸的利用，对水、汞等比重的认识，对石油的记载，对活字排版外另一位毕昇的记载都非常珍贵。以前认为磁力偏角是沈括首先发现的，石油之名是沈括首先使用，现在看来这些知识在宋代是被知识界普遍认识的。不过沈括的博学在宋代是被公认的，如天麻条《别说》中云："今翰林沈公括最为博识。"说明沈括在当时的科技界确实很有影响。

现将以上诸项成果分列于后，以使我们对宋代文明看得更清楚，从而会更加珍视这部本草。

玉石中品银膏条，《唐本》下云："以白锡和银薄及水银合成之，亦堪补牙齿缺落，又当凝硬如银合炼有法。"说明还在唐代已有补牙技术，虽然含水银有些问题，如果光用白锡和银薄就更好了。

兽部下品鼺鼠条陈藏器引《南州异物志》云："妇人难产，割裂而出。"此条说明唐代已有用于手术助产的方法，此条所云不是剖腹产也是侧切产。

虫鱼部下品白花蛇条《图经》云："黔人有被螫者即断之，补养既愈或做木脚续之亦不妨行。"此条说明宋代已有截肢术及人工假肢术。截肢术后能"补养既愈"，说明有相应的消毒、麻醉、血管缝合、皮层缝合的技术，否则会感染溃烂，血管大出血或疼痛致死。只有感染、休克、出血这几关都闯过来才能达到"补养既愈"的程度，可见当时的手术水平是很高的。做的木脚能亦不妨行说明假肢的水平也很高，这截肢及假肢水平应该说比现代水平不低。

虫鱼部上品蜜蜡条《经验方》下载："湖南押衙颜思退傅头风掣疼：蜡二斤，盐半斤相和于鏭罗中熔令相入，捏做一兜鍪，适可合脑大小搭头至额，头痛立止。"这条记述了蜡疗的方法。如果现代理疗中的蜡疗是从西方传入的，那当初也很可能是由中国传出的又反传了回来，发明者还是中国人。其他条目中所记的热砖、热砂等疗法也是理疗，只是没有被现代采用。

玉石下品铛墨条《经验方》下载：治霍乱取锅底墨煤少许只半钱以下，又于灶额上取少许以百沸汤一盏，投煤其中，急搅数十下用碗盖之汗出通口微呷一两口，吐泻立止。这里的“汗”就是蒸汽的意思，现在叫雾化吸入，喉科及呼吸道病常用，只是器械现代化了，原理是一样的。

和吸入蒸气法联袂的还有一种吸烟法，如冬花条《衍义》下有：“病嗽多日或教以燃款冬花三两枚于无风处以笔管吸烟满口则咽之，数日效。”这一疗法目前医院已不使用，在民间还有用者，这也是一种值得开发的疗法。

草部中品之上紫草条《经验后方》条下有“治痘疹用紫草二两百沸汤泡，放如人体温，服半合至一合”，此条以紫草治痘疹方法沿用至今。更重要的是记述了服药的温度以和人体温一样最为合适，这样的记载在附子等其他许多条中都有出现，说明千年以前中医对体温已很清楚。中医书中总强调发热，不谈体温，也没有将发热说成体温增高的，故使人觉得中医似乎不知有体温，甚至觉得体温一词是外来的概念，从上面记载看，其实是中医固有的名词。《内经》有“体若燔炭，汗出而散”的说法，不触到皮肤怎么知道“体若燔炭”呢。只是这触测体温的方法没有像望闻问切那么强调，这个方法应该保留，应该将此法纳入四诊之中，形成望闻问切触，并加以说明，这不是后人的发明，是中医本来就有的诊断方法，只是原来有方法没有名词，现在以“触”这个名词表现出这一测体温的方法是很恰当的。

草部中品之下三棱条《外台秘要》下载：“煎取三斗汁铜器中重釜煎如稠糖。”这重釜就是今天的水浴上煎法，夹层锅也是重釜的另一种形式，优点是可将药液浓缩而不焦糊，是现代制药中常用的方法。令人惊讶的是这方法早在唐代就已运用的这样精熟，说明那时的制药方法已有很高的技术。

泽兰条《子母秘录》曰“治小儿蓐疮”，这个蓐字是草席草垫子的意思，也就是草褥子。小儿身下的垫子硌久了生蓐疮可能没有老年褥疮那样溃疡，二者含意也许不完全一样，但中医中早已有蓐疮之名词已是事实，古代用词常有通假，蓐褥二字应是通意的。知道蓐疮是中医名词很有好处，因为经常有人问某某病中医称什么病，往往因为没有固定的名词对照而不能肯定回答，其实很可能这个病名本来就是中医名词而我们不知道，于是用“属中医某某范畴”，这样的不确定语来回答，如能多挖掘出一些如蓐疮这样本来就是中医名词的病名，这样的问题就好回答了。

一般认为医院是现代的名词和事物，古代可能没有，看过豨莶条才知古代早有医院。豨莶条《成讷》云：“奉宣付医院评录。”这里说的医院也可能是太医院，总之是医疗机构，其治疗各种疾病的宗旨与现代医院应该没有多大区别。

公费医疗是现代的一种福利待遇，而且还得看有没有公职，没有想到的是这种看病不要钱的制度宋代就有，而且不论有没有公职。《补注本草》奏敕云：“嘉祐二年八月三日诏：朝廷累颁方书，委诸郡收掌，以备军民医疾。访闻贫下之家，难于检用，亦不能修合，未副矜存之意，今除在京已系逐年散药外，其三京并诸路自今，每年京府节镇及益并庆渭四州各赐钱二百贯，余州军监赐钱一百贯，委长吏选差官属，监勒医人体度时令按方合药，候有军民请领，画时给付。”这段诏书记载了宋代京城早已实行了“逐年散药制度，嘉祐二年起，每年均给各州一定经费制备药品，有请领者则画时给付”，这和现代的公费医疗没有本质区别，都是免费医疗，只是设施较简单，经费也不多，是一种舍药性质的医疗福利。尽管是舍药，这在千年前的君主社会能做到，也足以显示出其社会的文明及发展程度。

有些现代所定的病名其症状在中医书中早有描述，如水萍下《千金方》下曰：“治中水毒，手足指冷即是或到膝肘，以浮萍日干服方寸匕。”这是今称为雷诺氏征的症状，当初翻译时如发现这条记载应翻译成“中水毒症”，中国对此病的发现比西方要早一千多年。

又如石灰条《别录》文中有治“髓骨疽”的条文，现在所称谓骨髓炎应称髓骨疽更为确切，因为骨髓炎并不是光骨髓发炎，而是骨皮质也发炎，称为髓骨疽则更为合理。

宋代的药物种植也很普遍，《本经》《别录》中只言某药产在某山中，说明那时主要靠采药。陶弘景及苏恭也没明确提过药物种植，只有宋代的《本草图经》《本草别说》《本草衍义》等较多的记述药物种植，说明药物种植自宋代已有一定规模，或说到宋代才比较发展。如当归条《本草衍义》曰：“当归做畦种尤肥好，多脂肉。”白芍条《别说》云：“今之所用者皆是人家种植。”通草条《图经》云：“今京师园圃有种莳者。”百合条《图经》云：“二月种百合法宜鸡粪。”这种种药施肥法在其他条中还有很多记述，这使我们看到宋代的种植与今天没有很大区别。

除了医药学的成绩以外，本书中其他科学的记载也很多。如矾石条陶隐居云：“色黄黑者名鸡屎矾，不堪入药，惟堪度作，合熟铜投苦酒中涂铁皆做铜色。”以前总以为电离镀做法纯为西方传入，其实远在南朝我国的矾、铜、苦酒（弱酸）镀作法也是离子水平，矾、铜、酸所生之液应是硫酸铜液也是离子液，只是没通电，一千多年前能有此技术也够让人兴奋的。

在金屑条下《本草衍义》载：“锻工毕昇言祥符年尝在禁中为方士王捷锻金，以铁为金，凡百余两为一饼辐，为八段，谓之鸦嘴金，初自冶中出色尚黑，由是言之如此之类乃是水银及铁用药治成，非造化所成。”活字排版的毕昇为庆历（1041—1048）时事，此祥符（1008—1017）比毕昇要早20年左右，二者是否为一人已不得知。此以铁为金可能是硫化铁之类，也可呈黄金色，说明当时的合金技术已很高超。

磁石条《本草衍义》条下载：“磨针则能指南，然常偏东不全南也。”这一条记载了磁场偏角，一般认为是沈括最先记载此现象，现在看来宋代知识界已普遍认识这个现象。又云：“以针穿灯心浮水面亦指南，然常偏丙位，盖丙为大火，庚辛金受其制，如是物理相感尔。”沈括言“莫可原其理”，宗奭则以五行南方为火东方为金，火克金解释，似有道理，由此可看出五行学说确有值得研究之处。

木部中品墨条《本草衍义》下载：“鄜延界内有石油，燃之烟甚浓，其煤可为墨，黑光如漆，松烟不及，其识文曰：‘延川石液’者是，不可入药，当附于此。”现在一般认为石油一词乃是沈括首先提出，这里寇宗奭也提出了延川有石油之事，并指出以石油造的墨不能当药用，只有松烟之墨才能入药，可见对石油的性质了解得很清楚。宗奭之《衍义》刊于政和六年，正好与曹孝忠刻《政和本草》同年。此时沈括已没21年，如果《梦溪笔谈》已刊行了，寇宗奭应看过此书。但目前所见最早的刻本是乾道二年（1166年），比《政和》刻本晚50年，如果宗奭看过《梦溪笔谈》，说明乾道二年以前还有刻本或有手抄本。如果寇宗奭没看过《梦溪笔谈》，说明寇宗奭的锻工毕昇，磁场偏角，鄜延石油三条另有资料来源。如果是后者则说明宋代的科技界是一片繁荣的蠭起局面，寇宗奭则成了磁场偏角的发现者和石油的命名者，如果是前者沈括的地位不变，寇宗奭则是这些成果最早宣传者。

寇宗奭不但是本草学家，对其他科学也多有涉猎，如在钩藤中说："钩藤中空……长八、九尺或一二丈……小人以穴隙间致酒瓮中盗取酒，以气吸之酒既出涓涓不断。"寇氏所记的小人盗酒的方法，即今天所说的虹吸现象。现在仍常用以输导液体，比寇氏再早的记载还没看到，就算始自宋代，应用此法也近千年了。

玉石部下品铅条《丹房镜源》曰："铅黄花投汞中以文武火养，自浮而上。"此条记载说明当时人知道汞的比重大于铅。乳穴中水条云："其水浓者秤重他水。"类似讲比重的还有多条，说明当时人已很重视比重问题。

还有一些记载为研究动物分布的古今变迁提供了资料，如鼹鼠条《图经》曰："兽类中亦有一种名鼹鼠似牛而鼠首，足黑色，大者千斤，多伏于水，又能堰水放沫，出沧州及胡中。"这体大如牛之物很像今天说的河马，如果能有佐证或专家论证，能定下来，则说明中国曾经分布过河马。前几年人民日报曾登过某地修桥所打桥墩被"水中怪物"掀翻而塌的报道，很可能是这种动物。当时没人能解释是什么，看来水中没有被人认识的动物还是存在的。

本书为我们提供的本草以外的知识实在不少，这里不能一一列举。这些记载为我们了解古代社会提供了丰富的资料，有些记述对看来似无用的资源的利用提供了信息，如陟釐条陶居云："此即南人用做纸者。"《唐本注》引王子年《拾遗》云："张华撰《博物志》上晋武帝，嫌繁，命削之，赐华侧理纸万张。子年云陟釐纸也，此纸以水苔为之，溪人语讹，谓之侧理也。"能赏赐大臣用，可见是名贵纸，这为我们开发利用自然资源提供了有力的历史证据。如能恢复以水苔做纸，既经济又治理环境，很可能出现一种比宣纸还名贵的中国物产即侧理纸或陟釐纸。

有许多食疗的方法现在已不太用，从食疗中所记的食物看有许多与今天并无区别，可见中国的饮食文化很有历史了。南星条《图经》云："捣为末蒸饼丸如梧子大。"生姜条《外台秘要》载："治咳噫生姜四两捣烂，入兰香叶二两，椒末一钱匕，盐和面四两，做烧饼煨熟，空心吃，不过两三度。"除去治咳噫的两味药生姜和兰香叶，其余做烧饼的配料椒末、面粉、盐和现在的配料一样。生姜条孟诜下曰："以酵和面做小餺饦子服二七枚。"餺即馄字，餺饦即馄饨。艾叶条掌禹锡引《药性论》曰："除鬼气炒艾面裹做馄饨可大如弹许。"以上皆为唐代书中所记，可见唐代的饮食有许多和现在是一样的。以前有些文章说《水浒》中所说的炊饼本来叫蒸饼为了避赵祯仁宗帝的讳改名炊饼，从南星条所记之蒸饼看并不是这样。此条出于《图经》，此书就是仁宗赵祯嘉祐年所刊行，如果犯讳就不会用蒸饼二字。全书并无炊饼二字，可见炊饼为小说家所撰名词，为了古奥而已。宋代将蒸饼、烧饼能刻在医书上说明并无犯讳问题，犯仁宗讳之说只是杜撰，并无根据。

《神农本草经》经过各家注释后不但使我们得到了一本本草全书，也加深了对古代汉、晋、唐、宋各社会的了解。读了此书使我们缩短了和古代社会的距离，假如有人问李白、杜甫在一起吃小吃，用什么食品才对，我们可以有根据地说："根据《外台》及《食疗》的记载可以用烧饼及馄饨。"当然这只是副产品，其正品医药本草部分足够攻难疾治顽症，全命活人之用。

读了乌头及天雄条对一条悬而未决的成语悟出了一些道理，乌头条陶注："初生有脑，形似乌鸟之头故谓之乌头。"天雄条《唐本注》云："按国语置堇于肉。注云：乌头也。"《尔雅》云："芨堇草郭注云：乌头苗也。此物出蜀汉，其本名堇，今讹为建，遂以建平释之。"上面置堇于肉就是下毒的意思。乌头条也引用了两条类似的事情：《唐·李宝臣》为奴人置堇于液，宝臣饮之即瘖，三日死。《唐·武后》置堇于食，贺兰氏食之暴死。又《国语·鲁上》使医鸩之不死。有饮鸩止渴一成语，鸩为传说中一种毒鸟。综合以上诸条看，应没有鸩这种毒鸟，而是堇（乌头）像乌鸟之头，有人将堇像乌鸟简化称为堇鸟，堇鸩音相近，恐系先有堇鸟后造出鸩字而演变成鸩鸟，饮堇也变成了饮鸩。从《国语》中使医鸩之不死看与宝臣饮堇三日死的乌头毒性差不多，鸩与堇应都是乌头毒，并没有真的鸩毒。

本书的编写正如《嘉祐补注》序中所说："名近迂僻类乎怪诞则所不取"，所以编写过程都是非常严谨的，诸条所记都很实际，对临床、教学、科研都有指导意义。

此校注在每味药下都写了按语，每味药的药性均按书中原条文所述该药功能概括一二句表达出来，这样可使人看了按语及小注就可对本节的内容有个概括的了解，对掌握所有药物的药性也有一定帮助。

在校注过程中发现今之简化字在宋代已有出现，如贝母条《雷公》下有皱字、号字，杜蘅条《唐本注》有乱字，艾条《经验方》下有仆字，恶实条《图经》下有盐字，海藻条陶注下有乱字，陈藏器下有丰字，青葙子陶注下有麦字，青黛条《衍义》下有处字与今通行之处字接近。还有一些没有记下来，看来简化字并不是今人的发明，从现在的资料看也有千年的历史了。此纯系题外之事，既发现了不写出来又怕日久淹没，只好附赘于此，能勉强说点理由就是可以起到对原刻本全面了解的作用。

这次校注本以人民卫生出版社 1957 年影印的晦明轩本为底本，此本刻于 1203 年。据重刻序云乃因庞氏本，书后附有宇文虚中序作于 1143 年，所言庞氏本可能系指宇文作序的这个刻本。将现存多种刻本的附图与晦明轩刻本比较后可以看出晦明轩本的附图皆优于他本，其画法工熟图谱精确，不但有药用专业性，也有一定的欣赏价值，图中所绘人物都是宋人打扮，与元刻本中人物改为元人打扮完全不同。尤其解盐图简直是一个小的清明上河图，说明此图本是政和原刻本的拓刻本，政和刻本之图应是苏颂原图拓刻本，这一点从全书图谱精确逼真可以断定不是仿刻品，如是仿刻图谱就会失真，这一点和其他刻本图谱一比较就能分辨出来，其他刻本图形均有些变形，有些已起不到以图识药的作用。此刻本独能有此作用，说明最接近原刻，既然摹本仿刻会失真，说明此不失真的不是摹刻而拓刻本，从图中所画有大家气质看也说明是宋本的拓刻本。宋代有朝廷画院，苏颂原图的原始材料来自全国各州所献，从书中画图风格统一看所有图谱已经过画院的重新临摹提高品位，尤其解盐图其风格及画中人物形态都极似清明上河图，说不定是出自张择端之手，可惜目前还没找到张择端上河图的年代，如果也出自嘉祐间，那解盐图肯定出自张择端无疑，这一点通过将两图对比就不难看出二者的一致性。如果此论被论证肯定，那不但本书是国宝，连书中之图也就是国宝，尤其解盐图更是与上河图同样重要的宝中之宝。

既有宇文作序，说明此刻本与他有关，推测庞氏本可能拓刻自宇文从宋带来的政和原本，60 年后晦明轩依庞氏本拓刻并保留了宇文于 60 年前（1143）作的序文。因为宇文为宋资政殿学士，建炎二年（1128）奉旨使金不归，在金做了礼部尚书。此时距政和本刊行（1116）只有 12 年，故宇文带有政和原本是完全可能的，1143 年刻本请宇文作序的原因应该是用了他的政和本为底本。另一个可能是宇文儿时曾见过唐慎微（见序文自述），而对唐有敬意因而作序以为表达。还有一种可能是宋室南渡（1126）时政和本已刊 10 年，普通人手中也可能有政和原本，如是这样就不好与宇文作序联系，因此以宇文带有政和刻本因而作序最为合理。宇文作序三年后（1146），金人怀疑他谋反而被迫全家自焚，走完了叛国者常见的下场，宇文为原封不动的《宋本草》刻本作序也可能是金人怀疑他谋反的罪名之一。

此次校注将《嘉祐补注神农本草》及《重广补注神农本草并图经》的命名法，与《神农本草经集注》的命名法比较后认为《神农本草经集注》的命名法，不含年代是最原本的命名法，不含年代是最原本的命名法，故将书名定为《神农本草经注》，意在彰显本草各家先贤。此书刊出后如能使《神农本草经》列于它应有的经书地位，则是《神农本草经》的大幸，也是中医界的大幸。中医是中国对世界的一大贡献，《神农本草经》的不断发展是贡献的重要组成部分，至《宋本草》阶段曾对其他国家产生过影响。随着人们对这部书的深入了解，相信它会重新回到经书之列及国际医坛。

陈企望

1997 年 10 月 24 日

《神农本草经注》成书过程，即从《神农本草经》至《神农本草经注》撰作者表（以书名衍变先后为序）

《神农本草经》

以吴普说：神农　黄帝　岐伯　桐君　雷公　扁鹊　医和　季氏

以陶弘景说：疑仲景　元化等所记。

吴普、李当之更复损益之。

载药四百四十一种之《神农本草》

吴普

《神农本草经集注》

陶弘景

《唐本草》即《新修本草》

苏恭　李世勣　长孙无忌　许孝崇等二十二人（二十二人名单未发现）

宋《开宝本草》

详定重定两次共十三人

刘翰　马志　卢多逊　扈蒙　翟煦　张素　王从蕴　吴复圭　王光祐　陈昭遇　安自良　李昉　王祐

宋《嘉祐补注神农本草》

掌禹锡　林亿　苏颂　张洞　高宝衡　秦宗古　朱有章　陈检

宋《图经本草》

苏颂

《重广补注神农本草并图经》

陈承　将《嘉祐补注神农本草》及《图经本草》合为一书，更名为《重广补注神农本草并图经》

《经史证类备急本草》

唐慎微　将《重广补注神农本草并图经》加注并加入陈藏器《本草拾遗》所列488余种药后，更名为《政和新修经史证类备用本草》

《政和新修经史证类备用本草》

曹孝忠　龚璧　丁阜　许堪　杜润夫　朱永弼　谢淳　刘植

明·注疏宋《重修政和经史证类备用本草》简称《政和本草》，并更名《本草纲目》者

李时珍

校注《神农本草经注》者，即恢复《神农本草》书名，恢复《政和本草》经文注文分明的顺序，将《本草纲目》中多出《政和本草》的部分以注文形式分列于《政和本草》各相应条目之后。此次校注以1957年人民卫生出版社影印的《重修政和经史证类备用本草》为底本，此本为1203年平阳人张存惠将寇宗奭的《本草衍义》合入《政和新修经史证类备用本草》而更名为《重修政和经史证类备用本草》。《本草纲目》中多出《政和本草》的部分，采自人民卫生出版社1982年版的《本草纲目》之中。

陈企望 又及

重修本草之记

此书世行久矣，诸家因革不同。今取《证类》本尤善者为窠模，增以寇氏《衍义》，别本中方论多者悉为补入。又有《本经》《别录》、先附、分条之类，其数旧多差互，今亦考正。凡药有异名者，取其俗称注之目录各条下，俾读者易识；如蚤休云紫河车，假苏云荆芥之类是也。图像失真者据所尝见更写之，如竹分淡、苦、堇三种，食盐著古今二法之类是也。字画谬误殊关利害，如升斗、疸疽、上下、千十、未末之类无虑千数。或证以别本，质以诸书，悉为厘正。疑者阙之，敬俟来哲，仍广其脊行，以便缀缉，庶历久不坏。其间致力极意，诸所营制，难以具载，不敢一毫苟简与旧本颇异，故目之曰重修。天下贤士，夫以旧鉴新，自知矣。

泰和甲子下己酉冬日南至晦明轩谨记

重修《证类本草》序

自古俞穴针石之法不大传，而后世亦鲜有得其妙者，遂专用汤液丸粒理疾。至于刳肠剖臆，刮骨续筋之神奇，以为别术所得，终非神农家事。维圣哲审证以制方，因方而见药，故方家言盛行而神农之经不可一朝而舍也。

其书大抵源于神农氏，自神农氏而下，名本草者固非一家，又有所谓《唐本》《蜀本》者。迄于有宋政和间，天子留意生人，乃命宏儒名医诠定诸家之说，为之图绘；使人验其草木根茎花实之微，与夫玉石金土虫鱼飞走之状，以辨其药之真赝而易知。为之类例，使人别其物产风气之殊宜，君臣佐使之异用，甘辛咸苦酸之异味，温凉寒热缓急，有毒无毒之不同而易见。其书始大备而察焉。

行于中州者旧有解人庞氏本，兵烟荡析之余，所存无几，故人罕得恣窥。今平阳张君魏卿，惜其浸遂湮坠，乃命工刻梓。实因庞氏本，仍附以寇氏《衍义》，比之旧本益备而加察焉。

书成过余，属为序引。余谓人之所甚重者生也，卫生之资所甚急者药也。药之考订，使无以乙乱丙，误用妄投之失者，神农家书也。开卷之际，指掌斯见，正如止水鉴形，洪钟答响，顾安所逃遁其形哉。养老慈幼之家，固当家置一本，况业医者之流乎。然其论著，自梁·陶隐居，唐宋以来，诸人备矣，余言其赘乎？世固有无用之学，无益之书。余特嘉张君爱物之周，用心之勤，能为是大有益之书以暨群生，以图永久。非若世之市儿贩夫，侥幸目前，规规然专以利为也，故喜闻而乐道之。

君讳存惠，字魏卿。岁己酉孟秋望日，贻溪麻革信之序

《政和新修经史证类备用本草》序

成周六典，列医师于天官，聚毒药以共医事。盖虽治道绪余，仁民爱物之意寓焉，圣人有不能后也。国朝阐神农书，康济斯民，嘉祐中，两命儒臣《图经》《补注》，训义剖治亦已详矣。而重熙累洽，文物滋盛，士之闻见益广，视前世书犹可缉熙而赓续者。蜀人唐慎微，近以医术称，因本草旧经衍以《证类》、医方之外，旁摭经史至仙经道书，下逮百家之余，兼收并录。其义明其理博，览之者可以洞达。

臣因侍燕间亲奉玉音，以谓此书实可垂济，乃诏节使臣杨戬总工刊写，继又命臣校正而润色之。臣仰惟睿圣当天，慈仁在宥，诞振三坟，跻民寿域，肇设学校，俾革俗弊。复诏天下，进以奇方善术，将为圣济经以幸天下万世。

臣以匪才，叨列是职，兢临渊谷，而《证类本草》诚为治病之总括，又得以厘而正之，荣幸深矣。谨奉明诏，钦帅官联，朝夕讲究，删繁缉紊，务底厥理。诸有援引误谬则断以经传，字画鄙俚则正以字说。馀或讹戾淆互，缮录之，不当者，又复随笔刊正，无虑数千，遂完然成书，凡六十余万言，请目以《政和新修经史证类备用本草》云。政和六年，九月一日。

中卫大夫康州防御史、句当龙德宫总辖修、建明堂所医药提举、入内医官、编类圣济经提举、太医学臣曹孝忠，谨序

目　录

（上　卷）

卷第一 ……………………………… (1)

序例上 ……………………………… (1)
《嘉祐补注》总叙 ………………… (1)
《本草图经》序 …………………… (2)
开宝重定序 ………………………… (4)
《唐本》序礼部郎中孔志约撰 …… (4)
梁·陶隐居序 ……………………… (5)
《补注》所引书传 ………………… (15)
林枢密《重广本草图经》序 …… (16)
《雷公炮炙论》序 ………………… (17)
《本草衍义》序 …………………… (18)
（序例上） ……………………… (18)
《衍义》总序 ……………………… (18)
（序例中） ……………………… (22)
（序例下） ……………………… (24)

卷第二 ……………………………… (26)

序例下 ……………………………… (26)
疗风通用 ………………………… (26)
风眩 ……………………………… (26)
头面风 …………………………… (27)
中风脚弱 ………………………… (27)
久风湿痹 ………………………… (27)
贼风挛痛 ………………………… (27)
暴风瘙痒 ………………………… (28)
伤寒 ……………………………… (28)
大热 ……………………………… (28)
劳复 ……………………………… (29)
温疟 ……………………………… (29)
中恶 ……………………………… (29)
霍乱 ……………………………… (29)
转筋 ……………………………… (30)
呕啘 ……………………………… (30)
大腹水肿 ………………………… (30)
肠澼下痢 ………………………… (30)
大便不通 ………………………… (31)
小便淋 …………………………… (31)
小便利 …………………………… (31)
溺血 ……………………………… (31)
消渴 ……………………………… (32)
黄疸 ……………………………… (32)
上气咳嗽 ………………………… (32)
呕吐 ……………………………… (32)
痰饮 ……………………………… (32)
宿食 ……………………………… (33)
腹胀满 …………………………… (33)
心腹冷痛 ………………………… (33)
肠鸣 ……………………………… (33)
心下满急 ………………………… (33)
心烦 ……………………………… (34)
积聚癥瘕 ………………………… (34)
鬼疰尸疰 ………………………… (34)
惊邪 ……………………………… (35)
癫痫 ……………………………… (35)
喉痹痛 …………………………… (35)
噎病 ……………………………… (36)
鲠 ………………………………… (36)
齿痛 ……………………………… (36)
口疮 ……………………………… (36)
吐唾血 …………………………… (36)

鼻衄血 …………………………（36）
鼻齆 …………………………（37）
耳聋 …………………………（37）
鼻息肉 …………………………（37）
目赤热痛 …………………………（37）
目肤翳 …………………………（37）
声音哑 …………………………（37）
面皯疱 …………………………（38）
发秃落 …………………………（38）
灭瘢 …………………………（38）
金疮 …………………………（38）
踒折 …………………………（38）
瘀血 …………………………（38）
火灼 …………………………（39）
痈疽 …………………………（39）
恶疮 …………………………（39）
漆疮 …………………………（40）
瘿瘤 …………………………（40）
瘘疮 …………………………（40）
五痔 …………………………（40）
脱肛 …………………………（40）
䘌 …………………………（40）
蛔虫 …………………………（41）
寸白 …………………………（41）
虚劳 …………………………（41）
阴痿 …………………………（41）
阴㿉 …………………………（42）
囊湿 …………………………（42）
泄精 …………………………（42）
好眠 …………………………（42）
不得眠 …………………………（42）
腰痛 …………………………（42）
妇人崩中 …………………………（42）
月闭 …………………………（43）
无子 …………………………（43）
安胎 …………………………（43）
堕胎 …………………………（43）
难产 …………………………（44）
产后病 …………………………（44）
下乳汁 …………………………（44）
中蛊 …………………………（44）
出汗 …………………………（45）
止汗 …………………………（45）
惊悸心气 …………………………（46）
肺痿 …………………………（46）
下气 …………………………（46）
蚀脓 …………………………（46）
女人血闭腹痛 …………………………（46）
女人血气历腰痛 …………………………（46）
女人腹坚胀 …………………………（46）
解百药及金石等毒例 …………………………（46）
蛇虺百虫毒 …………………………（46）
蜈蚣毒 …………………………（47）
蜘蛛毒 …………………………（47）
蜂毒 …………………………（47）
狗毒 …………………………（47）
恶气瘴毒 …………………………（47）
喉痹肿邪气恶毒入腹 …………………………（47）
风肿毒肿 …………………………（47）
百药毒 …………………………（47）
射罔毒 …………………………（47）
野葛毒 …………………………（47）
斑猫芫青毒 …………………………（47）
狼毒毒 …………………………（47）
踯躅毒 …………………………（47）
巴豆毒 …………………………（48）
藜芦毒 …………………………（48）
雄黄毒 …………………………（48）
甘遂毒 …………………………（48）
蜀椒毒 …………………………（48）
半夏毒 …………………………（48）
礜石毒 …………………………（48）
芫花毒 …………………………（48）
乌头天雄附子毒 …………………………（48）
莨菪毒 …………………………（48）
马刀毒 …………………………（48）
大戟毒 …………………………（48）
桔梗毒 …………………………（48）

杏仁毒 …… (49)
诸菌毒 …… (49)
防葵毒 …… (49)
野芋毒 …… (49)
鸡子毒 …… (49)
铁毒 …… (49)
食诸肉马肝漏脯中毒 …… (49)
食金银毒 …… (49)
食诸鱼中毒 …… (49)
食蟹中毒 …… (49)
食诸菜毒 …… (49)
饮食中毒心烦满 …… (49)
服石药中毒 …… (50)
服药过剂闷乱者 …… (50)
服药食忌例 …… (50)
凡药不宜入汤酒者 …… (50)
玉石上部 …… (51)
玉石中部 …… (52)
玉石下部 …… (52)
草药上部 …… (52)
草药中部 …… (53)
草药下部 …… (54)
木药上部 …… (55)
木药中部 …… (55)
木药下部 …… (55)
兽上部 …… (56)
兽中部 …… (56)
兽下部 …… (56)
虫鱼上部 …… (56)
虫鱼中部 …… (56)
虫鱼下部 …… (57)
果上部 …… (57)
果下部 …… (57)
菜上部 …… (57)
菜中部 …… (57)
米上部 …… (57)
米中部 …… (57)

卷第三 …… (59)

玉石部上品总七十三种 …… (59)
丹砂 …… (59)
云母 …… (65)
玉屑 …… (68)
玉泉 …… (70)
石钟乳 …… (71)
矾石 …… (75)
消石 …… (81)
芒消 …… (84)
朴消 …… (87)
玄明粉 …… (90)
马牙消 …… (91)
生消 …… (92)
滑石 …… (92)
石胆 …… (95)
空青 …… (98)
曾青 …… (99)
禹余粮 …… (100)
太一余粮 …… (102)
白石英 …… (103)
紫石英 …… (105)
五色五脂 …… (106)
青石脂 …… (106)
赤石脂 …… (106)
黄石脂 …… (108)
白石脂 …… (108)
黑石脂 …… (109)
白青 …… (109)
绿青 …… (110)
石中黄子 …… (111)
无名异 …… (111)
菩萨石 …… (113)
婆娑石 …… (113)
绿矾 …… (113)
柳絮矾 …… (116)
扁青 …… (116)

三种海药余 …………………… (117)
车渠 …………………… (117)
金线矾 …………………… (117)
波斯矾 …………………… (117)
三十五种陈藏器余 …………………… (118)
金浆 …………………… (118)
古镜 …………………… (118)
劳铁 …………………… (119)
神丹 …………………… (119)
铁锈 …………………… (119)
布针 …………………… (119)
铜盆 …………………… (119)
钉棺下斧声 …………………… (120)
枷上铁及钉 …………………… (120)
黄银 …………………… (120)
石黄 …………………… (120)
石脾 …………………… (121)
诸金 …………………… (121)
水中石子 …………………… (121)
石漆 …………………… (121)
烧石 …………………… (122)
石药 …………………… (122)
研朱石槌 …………………… (122)
晕石 …………………… (122)
流黄香 …………………… (122)
白师子 …………………… (122)
玄黄石 …………………… (122)
石栏干 …………………… (123)
玻璃 …………………… (123)
石髓 …………………… (123)
霹雳针 …………………… (124)
大石镇宅 …………………… (124)
金石 …………………… (124)
玉膏 …………………… (124)
温石及烧砖 …………………… (125)
印纸 …………………… (125)
烟药 …………………… (126)
特蓬杀 …………………… (126)
阿婆赵荣 …………………… (126)
六月河中诸热砂 …………………… (126)

卷第四 …………………… (127)

玉石部中品总八十七种 …………………… (127)
雄黄 …………………… (128)
石硫黄 …………………… (133)
雌黄 …………………… (138)
食盐 …………………… (140)
水银 …………………… (147)
石膏 …………………… (151)
金屑 …………………… (155)
银屑 …………………… (158)
生银 …………………… (159)
灵砂 …………………… (161)
水银粉 …………………… (162)
磁石 …………………… (164)
玄石 …………………… (167)
绿盐 …………………… (167)
凝水石 …………………… (168)
阳起石 …………………… (169)
孔公孽 …………………… (171)
殷孽 …………………… (172)
密陀僧 …………………… (172)
铁精 …………………… (174)
铁浆 …………………… (176)
秤锤 …………………… (176)
铁华粉 …………………… (177)
生铁 …………………… (177)
铁粉 …………………… (178)
铁落 …………………… (178)
钢铁 …………………… (179)
铁 …………………… (179)
石脑 …………………… (180)
理石 …………………… (181)
珊瑚 …………………… (182)
石蟹 …………………… (182)
长石 …………………… (183)
马衔 …………………… (184)
砺石 …………………… (184)

石花 ……………………………… (184)
桃花石 ……………………………… (185)
光明盐 ……………………………… (185)
石床 ……………………………… (186)
肤青 ……………………………… (186)
马脑 ……………………………… (187)
太阴玄精 ……………………………… (187)
车辖 ……………………………… (189)
石蛇 ……………………………… (189)
黑羊石 ……………………………… (189)
白羊石 ……………………………… (189)
一种《唐本》余……………………………… (190)
银膏 ……………………………… (190)
四十种陈藏器余 ……………………………… (190)
天子耤田三推犁下土 ……………………………… (190)
社坛四角土 ……………………………… (190)
土地 ……………………………… (190)
市门土 ……………………………… (190)
自然灰 ……………………………… (190)
铸钟黄土 ……………………………… (191)
户垠下土 ……………………………… (191)
铸铧锄孔中黄土 ……………………………… (191)
瓷瓯中里白灰 ……………………………… (191)
弹丸土 ……………………………… (191)
执日取天星上土 ……………………………… (191)
大甑中蒸土 ……………………………… (191)
蚡鼠壤堆上土 ……………………………… (191)
冢上土及砖石 ……………………………… (191)
桑根下土 ……………………………… (191)
春牛角上土 ……………………………… (191)
土蜂窠上细土 ……………………………… (192)
载盐车牛角上土 ……………………………… (192)
驴溺泥土 ……………………………… (192)
故鞋底下土 ……………………………… (192)
鼠壤土 ……………………………… (192)
屋内墉下虫尘土 ……………………………… (192)
鬼屎 ……………………………… (193)
寡妇床头尘土 ……………………………… (193)
床四脚下土 ……………………………… (193)
瓦甑 ……………………………… (193)
甘土 ……………………………… (193)
二月上壬日取土 ……………………………… (193)
柱下土 ……………………………… (193)
胡燕窠内土 ……………………………… (193)
道中热尘土 ……………………………… (193)
正月十五日灯盏 ……………………………… (194)
仰天皮 ……………………………… (194)
蚁穴中出土 ……………………………… (194)
古砖 ……………………………… (194)
富家中庭土 ……………………………… (194)
百舌鸟窠中土 ……………………………… (194)
猪槽上垢及土 ……………………………… (194)
故茅屋上尘 ……………………………… (194)
诸土有毒 ……………………………… (195)

卷第五 ……………………………… (196)

玉石部下品总九十三种 ……………………………… (196)
伏龙肝 ……………………………… (197)
石灰 ……………………………… (199)
礜石 ……………………………… (202)
砒霜 ……………………………… (204)
铛墨 ……………………………… (206)
硇砂 ……………………………… (207)
铅丹 ……………………………… (210)
铅 ……………………………… (213)
粉锡 ……………………………… (215)
东壁土 ……………………………… (218)
赤铜屑 ……………………………… (220)
锡铜镜鼻 ……………………………… (221)
铜青 ……………………………… (222)
井底沙 ……………………………… (223)
代赭 ……………………………… (223)
石燕 ……………………………… (226)
戎盐 ……………………………… (227)
大盐 ……………………………… (229)
卤碱 ……………………………… (231)
浆水 ……………………………… (232)
井华水 ……………………………… (232)

菊花水 …………………………… (234)
地浆 …………………………… (234)
腊雪 …………………………… (235)
泉水 …………………………… (235)
半天河 …………………………… (237)
热汤 …………………………… (237)
白垩 …………………………… (239)
冬灰 …………………………… (240)
青琅玕 …………………………… (241)
自然铜 …………………………… (242)
金牙 …………………………… (243)
铜矿石 …………………………… (244)
铜弩牙 …………………………… (244)
金星石 …………………………… (245)
特生礜石 …………………………… (246)
握雪礜石 …………………………… (246)
梁上尘 …………………………… (247)
土阴孽 …………………………… (248)
车脂 …………………………… (248)
釭中膏 …………………………… (249)
煅灶灰 …………………………… (249)
淋石 …………………………… (251)
方解石 …………………………… (251)
礞石 …………………………… (251)
姜石 …………………………… (252)
井泉石 …………………………… (253)
苍石 …………………………… (254)
花乳石 …………………………… (254)
石蚕 …………………………… (255)
石脑油 …………………………… (255)
白瓷瓦屑 …………………………… (256)
乌古瓦 …………………………… (256)
不灰木 …………………………… (257)
蓬砂 …………………………… (258)
铅霜 …………………………… (259)
古文钱 …………………………… (260)
蛇黄 …………………………… (261)
三十五种陈藏器余 …………………………… (262)
玉井水 …………………………… (262)
碧海水 …………………………… (262)
千里水及东流水 …………………………… (263)
秋露水 …………………………… (263)
甘露水 …………………………… (263)
繁露水 …………………………… (263)
六天气 …………………………… (264)
梅雨水 …………………………… (264)
醴泉 …………………………… (264)
甘露蜜 …………………………… (265)
冬霜 …………………………… (265)
雹 …………………………… (265)
温汤 …………………………… (265)
夏冰 …………………………… (266)
方诸水 …………………………… (266)
乳穴中水 …………………………… (267)
水花 …………………………… (267)
赤龙浴水 …………………………… (268)
粮罂中水 …………………………… (268)
甑气水 …………………………… (268)
好井水及土石间新出泉水 …… (269)
正月雨水 …………………………… (269)
生熟汤 …………………………… (269)
屋漏水 …………………………… (270)
三家洗碗水 …………………………… (270)
蟹膏投漆中化为水 …………………………… (270)
猪槽中水 …………………………… (270)
市门众人溺坑中水 …………………………… (270)
盐胆水 …………………………… (270)
水气 …………………………… (270)
冢井中水 …………………………… (271)
阴地流泉 …………………………… (271)
铜器盖食器上汗 …………………………… (271)
炊汤 …………………………… (271)
诸水有毒 …………………………… (271)
三四五卷玉石部上中下三品纲目
新增 …………………………… (272)
潦水 …………………………… (273)
神水 …………………………… (273)
车辙中水 …………………………… (273)

甑水 …… (273)
铜壶滴漏水 …… (273)
磨刀水 …… (273)
浸蓝水 …… (274)
洗手足水 …… (274)
洗儿汤 …… (274)
阳火、阴火 …… (274)
燧火 …… (275)
桑柴火 …… (276)
炭火 …… (276)
芦火、竹火 …… (276)
艾火 …… (276)
神针火 …… (277)
火针 …… (277)
灯火 …… (277)
烛烬 …… (278)
赤土 …… (278)
太阳土 …… (279)
执日六癸上土 …… (279)
清明日戌上土 …… (279)
神后土 …… (279)
亭部中土 …… (279)
千步峰 …… (279)
烧尸场上土 …… (279)
白蚁泥 …… (279)
螺蛳泥 …… (280)
白鳝泥 …… (280)
犬尿泥 …… (280)
尿坑泥 …… (280)
粪坑底泥 …… (280)
檐溜下泥 …… (280)
田中泥 …… (280)
乌爹泥 …… (280)
土墼 …… (281)
坩埚 …… (281)
砂锅 …… (281)
门臼尘 …… (282)
香炉灰 …… (282)
石碱 …… (282)
锡吝脂 …… (282)
铁铳 …… (283)
大刀环 …… (283)
剪刀股 …… (283)
铁镞 …… (283)
铁甲 …… (283)
铁锁 …… (283)
铁铧 …… (283)
马镫 …… (283)
宝石 …… (283)
炉甘石 …… (284)
蜜栗子 …… (285)
石炭 …… (285)
石面 …… (286)
石芝 …… (286)
土黄 …… (286)
金刚石 …… (287)
砭石 …… (287)
石鳖 …… (287)
雷墨 …… (287)
汤瓶内碱 …… (288)
火药 …… (288)
马肝石 …… (288)
猪牙石 …… (288)
碧霞石 …… (288)
龙涎石 …… (288)
铅光石 …… (288)
太阳石 …… (288)
朵梯牙 …… (289)
粉霜 …… (289)
银朱 …… (290)

卷第六 …… (292)

草部上品之上，总八十七种 …… (292)
黄精 …… (292)
菖蒲 …… (295)
菊花 …… (299)
人参 …… (301)
天冬门 …… (309)

甘草 ……………………………… (314)
干地黄 …………………………… (318)
术 ………………………………… (324)
菟丝子 …………………………… (332)
牛膝 ……………………………… (335)
茺蔚子 …………………………… (337)
女萎 ……………………………… (341)
防葵 ……………………………… (343)
柴胡 ……………………………… (344)
麦门冬 …………………………… (347)
独活 ……………………………… (349)
升麻 ……………………………… (352)
车前子 …………………………… (354)
木香 ……………………………… (357)
薯蓣 ……………………………… (360)
薏苡仁 …………………………… (362)
泽泻 ……………………………… (364)
远志 ……………………………… (366)
龙胆 ……………………………… (368)
细辛 ……………………………… (370)
石斛 ……………………………… (371)
巴戟天 …………………………… (373)
白英 ……………………………… (374)
白蒿 ……………………………… (374)
赤箭 ……………………………… (376)
菴蕳子 …………………………… (377)
菥蓂子 …………………………… (378)
蓍实 ……………………………… (379)
赤芝 ……………………………… (380)
黑芝 ……………………………… (380)
青芝 ……………………………… (380)
白芝 ……………………………… (380)
黄芝 ……………………………… (380)
紫芝 ……………………………… (381)
卷柏 ……………………………… (383)
一种《唐本》余 ………………… (384)
辟虺雷 …………………………… (384)
四十六种陈藏器余 ……………… (384)
药王 ……………………………… (384)
兜木香 …………………………… (384)
草犀根 …………………………… (384)
薇 ………………………………… (385)
无风独摇草 ……………………… (385)
零余子 …………………………… (386)
百草花 …………………………… (386)
红莲花、白莲花 ………………… (386)
旱藕 ……………………………… (386)
羊不吃草 ………………………… (386)
萍蓬草根 ………………………… (386)
石蕊 ……………………………… (387)
仙人草 …………………………… (387)
会州白药 ………………………… (387)
救穷草 …………………………… (388)
草豉 ……………………………… (388)
陈思岌 …………………………… (388)
千里及 …………………………… (388)
孝文韭 …………………………… (388)
倚待草 …………………………… (389)
鸡侯菜 …………………………… (389)
桃朱术 …………………………… (389)
铁葛 ……………………………… (389)
伏鸡子根 ………………………… (389)
陈家白药 ………………………… (389)
龙珠 ……………………………… (390)
捶胡根 …………………………… (390)
甜藤 ……………………………… (390)
孟娘菜 …………………………… (390)
吉祥草 …………………………… (390)
地衣草 …………………………… (391)
郎耶草 …………………………… (391)
地杨梅 …………………………… (391)
茅膏菜 …………………………… (391)
蟹菜 ……………………………… (391)
益奶草 …………………………… (392)
蜀胡烂 …………………………… (392)
鸡脚草 …………………………… (392)
难火兰 …………………………… (392)
蓼荞 ……………………………… (392)

石荠宁 …… (392)
蓝藤根 …… (392)
七仙草 …… (393)
甘家白药 …… (393)
天竺干姜 …… (393)
池德勒 …… (393)

卷第七 …… (394)

草部上品之下总五十三种 …… (394)
蓝实 …… (394)
芎䓖 …… (397)
蘼芜 …… (400)
黄连 …… (401)
络石 …… (407)
蒺藜子 …… (409)
黄芪 …… (411)
肉苁蓉 …… (415)
防风 …… (417)
蒲黄 …… (418)
香蒲 …… (420)
续断 …… (421)
漏芦 …… (422)
营实 …… (424)
天名精 …… (426)
决明子 …… (428)
丹参 …… (430)
茜根 …… (431)
飞廉 …… (433)
五味子 …… (433)
旋花 …… (436)
兰草 …… (438)
忍冬 …… (440)
蛇床子 …… (441)
地肤子 …… (443)
千岁蘽 …… (444)
景天 …… (445)
茵陈蒿 …… (447)
杜若 …… (448)
沙参 …… (449)
白兔藿 …… (451)
徐长卿 …… (451)
石龙刍 …… (452)
薇衔 …… (453)
云实 …… (453)
王不留行 …… (454)
鬼督邮 …… (456)
白花藤 …… (456)
五种唐本余 …… (457)
留军待 …… (457)
地不容 …… (457)
独用将军 …… (458)
山胡椒 …… (458)
灯笼草 …… (458)
一十种陈藏器余 …… (458)
人肝藤 …… (458)
越王余筭 …… (459)
石莼 …… (459)
海根 …… (459)
寡妇荐 …… (459)
自经死绳 …… (460)
刺蜜 …… (460)
骨路支 …… (460)
长松 …… (460)
合子草 …… (461)

卷第八 …… (462)

草部中品之上总六十二种 …… (462)
干姜 …… (462)
生姜 …… (464)
葈耳实 …… (468)
葛根 …… (472)
葛粉 …… (474)
栝楼根 …… (475)
苦参 …… (479)
当归 …… (482)
麻黄 …… (486)
通草 …… (489)
芍药 …… (491)

蠡实 ……………………………… (494)
瞿麦 ……………………………… (496)
玄参 ……………………………… (497)
秦艽 ……………………………… (499)
百合 ……………………………… (500)
知母 ……………………………… (503)
贝母 ……………………………… (504)
白芷 ……………………………… (507)
淫羊藿 …………………………… (510)
黄芩 ……………………………… (511)
狗脊 ……………………………… (514)
石龙芮 …………………………… (515)
茅根 ……………………………… (517)
紫菀 ……………………………… (519)
紫草 ……………………………… (520)
前胡 ……………………………… (522)
败酱 ……………………………… (523)
白藓 ……………………………… (524)
酸浆 ……………………………… (525)
紫参 ……………………………… (526)
藁本 ……………………………… (527)
石韦 ……………………………… (528)
萆薢 ……………………………… (529)
杜蘅 ……………………………… (531)
白薇 ……………………………… (532)
菝葜 ……………………………… (533)
大青 ……………………………… (534)
女萎 ……………………………… (535)
石香葇 …………………………… (535)
二十二种陈藏器余 ……………… (536)
兜纳香 …………………………… (536)
风延母 …………………………… (536)
耕香 ……………………………… (536)
大瓠藤水 ………………………… (536)
筋子根 …………………………… (537)
土芋 ……………………………… (537)
优殿 ……………………………… (537)
土落草 …………………………… (537)
狰菜 ……………………………… (537)
必似勒 …………………………… (538)
胡面莽 …………………………… (538)
海蕴 ……………………………… (538)
百丈青 …………………………… (538)
斫合子 …………………………… (538)
独自草 …………………………… (538)
金钗股 …………………………… (539)
博落回 …………………………… (539)
毛建草 …………………………… (539)
数低 ……………………………… (539)
仰盆 ……………………………… (539)
离鬲草 …………………………… (539)
盧药 ……………………………… (540)

卷第九 ………………………… (541)

草部中品之下总七十八种 ……… (541)
艾叶 ……………………………… (542)
恶实 ……………………………… (546)
水萍 ……………………………… (549)
王瓜 ……………………………… (552)
地榆 ……………………………… (554)
大小蓟 …………………………… (555)
海藻 ……………………………… (557)
泽兰 ……………………………… (559)
昆布 ……………………………… (561)
防己 ……………………………… (562)
天麻 ……………………………… (564)
阿魏 ……………………………… (565)
高良姜 …………………………… (567)
百部根 …………………………… (569)
蘹香子 …………………………… (570)
款冬花 …………………………… (572)
红蓝花 …………………………… (574)
牡丹 ……………………………… (576)
京三棱 …………………………… (577)
姜黄 ……………………………… (579)
荜拨 ……………………………… (581)
蒟酱 ……………………………… (582)
萝摩子 …………………………… (583)

青黛 …………………………… (584)
郁金 …………………………… (586)
卢会 …………………………… (587)
马先蒿 ………………………… (588)
延胡索 ………………………… (589)
肉豆蔻 ………………………… (590)
补骨脂 ………………………… (591)
零陵香 ………………………… (594)
缩沙蜜 ………………………… (595)
蓬莪茂 ………………………… (597)
积雪草 ………………………… (598)
白前 …………………………… (599)
荠苨 …………………………… (600)
白药 …………………………… (602)
荭草 …………………………… (603)
莎草根 ………………………… (604)
荜澄茄 ………………………… (609)
胡黄连 ………………………… (610)
船底苔 ………………………… (611)
红豆蔻 ………………………… (611)
莳萝 …………………………… (612)
艾蒳香 ………………………… (613)
甘松香 ………………………… (613)
垣衣 …………………………… (614)
陟釐 …………………………… (614)
凫葵 …………………………… (615)
女菀 …………………………… (616)
王孙 …………………………… (617)
土马鬃 ………………………… (617)
蜀羊泉 ………………………… (618)
菟葵 …………………………… (618)
蓟草 …………………………… (619)
鳢肠 …………………………… (619)
爵床 …………………………… (621)
井中苔及萍 …………………… (621)
茅香花 ………………………… (621)
马兰 …………………………… (622)
使君子 ………………………… (623)
干苔 …………………………… (624)
百脉根 ………………………… (624)
白豆蔻 ………………………… (625)
地笋 …………………………… (625)
海带 …………………………… (626)
陀得花 ………………………… (626)
翦草 …………………………… (626)
一十种陈藏器余 ……………… (627)
迷迭香 ………………………… (627)
故鱼网 ………………………… (627)
故缴脚布 ……………………… (627)
江中采出芦 …………………… (628)
虱建草 ………………………… (628)
含生草 ………………………… (628)
兔肝草 ………………………… (628)
石芒 …………………………… (628)
蚕茵草 ………………………… (629)
问荆 …………………………… (629)

卷第十 ……………………………… (630)

草部下品之上总六十二种 ……… (630)
附子 …………………………… (630)
乌头 …………………………… (639)
天雄 …………………………… (645)
侧子 …………………………… (646)
半夏 …………………………… (648)
虎掌 …………………………… (654)
由跋 …………………………… (655)
鸢尾 …………………………… (655)
大黄 …………………………… (656)
葶苈 …………………………… (661)
桔梗 …………………………… (664)
莨菪子 ………………………… (666)
草蒿 …………………………… (669)
旋复花 ………………………… (671)
藜芦 …………………………… (672)
钩吻 …………………………… (674)
射干 …………………………… (676)
蛇全 …………………………… (678)
常山 …………………………… (679)

蜀漆 …………………………… (682)
甘遂 …………………………… (683)
白蔹 …………………………… (685)
青葙子 ………………………… (686)
雚菌 …………………………… (687)
白及 …………………………… (688)
大戟 …………………………… (689)
泽漆 …………………………… (691)
茵芋 …………………………… (693)
赭魁 …………………………… (693)
贯众 …………………………… (694)
荛花 …………………………… (695)
牙子 …………………………… (696)
及己 …………………………… (697)
羊踯躅 ………………………… (697)
三种海药余 …………………… (698)
瓶香 …………………………… (698)
钗子股 ………………………… (699)
宜南草 ………………………… (699)
二十五种陈藏器余 …………… (699)
藒车香 ………………………… (699)
朝生暮落花 …………………… (699)
冲洞根 ………………………… (700)
井口边草 ……………………… (700)
豚耳草 ………………………… (700)
灯花末 ………………………… (700)
千金鑡草 ……………………… (700)
断罐草 ………………………… (700)
狼杷草 ………………………… (701)
百草灰 ………………………… (701)
产死妇人冢上草 ……………… (701)
孝子衫襟灰 …………………… (702)
灵床下鞋履 …………………… (702)
虻母草 ………………………… (702)
故蓑衣结 ……………………… (702)
故炊帚 ………………………… (702)
天罗勒 ………………………… (702)
毛蓼 …………………………… (702)
蛇芮草 ………………………… (702)
万一藤 ………………………… (703)
螺黡草 ………………………… (703)
继母草 ………………………… (703)
甲煎 …………………………… (703)
金疮小草 ……………………… (704)
鬼钗草 ………………………… (704)

卷第十一 …………………… (705)

草部下品之总一百五种 ……… (705)
何首乌 ………………………… (705)
商陆 …………………………… (708)
威灵仙 ………………………… (711)
牵牛子 ………………………… (713)
蓖麻子 ………………………… (717)
蒴藋 …………………………… (720)
天南星 ………………………… (721)
羊蹄 …………………………… (724)
菰根 …………………………… (726)
萹蓄 …………………………… (728)
狼毒 …………………………… (729)
豨莶 …………………………… (731)
马鞭草 ………………………… (732)
苎根 …………………………… (734)
白头翁 ………………………… (735)
甘蕉根 ………………………… (737)
芦根 …………………………… (738)
鬼臼 …………………………… (740)
角蒿 …………………………… (742)
马兜铃 ………………………… (743)
仙茅 …………………………… (744)
羊桃 …………………………… (746)
鼠尾草 ………………………… (747)
女青 …………………………… (747)
胡麻鞋底 ……………………… (748)
刘寄奴草 ……………………… (749)
骨碎补 ………………………… (750)
连翘 …………………………… (751)
续随子 ………………………… (753)
败蒲席 ………………………… (754)

山豆根 ……………………………… (754)
三白草 ……………………………… (755)
蔄茹 ………………………………… (756)
蛇莓 ………………………………… (757)
金星草 ……………………………… (757)
葎草 ………………………………… (759)
鹤虱 ………………………………… (759)
地菘 ………………………………… (760)
雀麦 ………………………………… (761)
甑带灰 ……………………………… (761)
赤地利 ……………………………… (762)
乌韭 ………………………………… (762)
白附子 ……………………………… (763)
紫葛 ………………………………… (764)
独行根 ……………………………… (765)
猪膏莓 ……………………………… (766)
鹿藿 ………………………………… (766)
蚤休 ………………………………… (767)
石长生 ……………………………… (768)
乌蔹莓 ……………………………… (768)
陆英 ………………………………… (769)
预知子 ……………………………… (769)
葫芦巴 ……………………………… (770)
弓弩弦 ……………………………… (771)
木贼 ………………………………… (772)
莨草 ………………………………… (773)
蒲公草 ……………………………… (773)
谷精草 ……………………………… (775)
牛扁 ………………………………… (775)
苦芙 ………………………………… (776)
酢浆草 ……………………………… (777)
昨叶何草 …………………………… (777)
蒻头 ………………………………… (778)
夏枯草 ……………………………… (779)
燕蓐草 ……………………………… (780)
鸭跖草 ……………………………… (780)
山慈菰 ……………………………… (781)
苘实 ………………………………… (782)
赤车使者 …………………………… (783)
狼跋子 ……………………………… (783)
屋游 ………………………………… (783)
地锦草 ……………………………… (784)
败船茹 ……………………………… (784)
灯心草 ……………………………… (785)
五毒草 ……………………………… (786)
鼠曲草 ……………………………… (786)
列当 ………………………………… (787)
马勃 ………………………………… (787)
屐屧鼻绳灰 ………………………… (788)
质汗 ………………………………… (788)
水蓼 ………………………………… (788)
莸草 ………………………………… (789)
败芒箔 ……………………………… (789)
狗舌草 ……………………………… (789)
海金沙 ……………………………… (790)
萱草 ………………………………… (790)
格注草 ……………………………… (791)
鸡窠中草 …………………………… (791)
鸡冠子 ……………………………… (792)
地椒 ………………………………… (792)
草三棱根 …………………………… (793)
合明草 ……………………………… (793)
鹿药 ………………………………… (793)
败天公 ……………………………… (793)
一十一种陈藏器余 ………………… (793)
毛茛 ………………………………… (793)
蔄命钩吻 …………………………… (794)
毒菌 ………………………………… (794)
草禹余粮 …………………………… (794)
鼠蓑草 ……………………………… (796)
廉姜 ………………………………… (796)
草石蚕 ……………………………… (796)
漆姑草 ……………………………… (797)
鹿目 ………………………………… (797)
梨豆 ………………………………… (797)
诸草有毒 …………………………… (797)
草部纲目新增 ……………………… (798)
锁阳 ………………………………… (798)

三七 …………………………… (799)
土当归 ………………………… (799)
水仙 …………………………… (800)
吉利草 ………………………… (800)
朱砂根 ………………………… (800)
锦地罗 ………………………… (801)
金丝草 ………………………… (801)
蜘蛛香 ………………………… (801)
山柰 …………………………… (801)
瑞香 …………………………… (802)
茉莉 …………………………… (802)
素馨 …………………………… (803)
排草香 ………………………… (803)
线香 …………………………… (803)
千年艾 ………………………… (803)
雁来红 ………………………… (804)
天灵草 ………………………… (804)
番红花 ………………………… (804)
羊屎柴 ………………………… (804)
燕脂 …………………………… (804)
箬 ……………………………… (804)
云花草 ………………………… (805)
淡竹叶 ………………………… (805)
鹿蹄草 ………………………… (805)
迎春花 ………………………… (805)
狗尾草 ………………………… (806)
水杨梅 ………………………… (806)
地蜈蚣草 ……………………… (806)
半边莲 ………………………… (806)
紫花地丁 ……………………… (807)
玉簪 …………………………… (807)
凤仙 …………………………… (808)
押不芦 ………………………… (809)
曼陀罗花 ……………………… (809)
山踯躅 ………………………… (810)
醉鱼草 ………………………… (810)
海芋 …………………………… (810)
透山根 ………………………… (810)
番木鳖 ………………………… (811)
月季花 ………………………… (811)
九仙子 ………………………… (811)
黄藤 …………………………… (812)
龙舌草 ………………………… (812)
苦草 …………………………… (812)
虎耳草 ………………………… (812)
白龙须 ………………………… (812)
艾纳 …………………………… (813)
九龙草 ………………………… (813)
荔枝草 ………………………… (813)
水银草 ………………………… (813)
透骨草 ………………………… (814)
蛇眼草 ………………………… (814)
鹅项草 ………………………… (814)
蛇鱼草 ………………………… (814)
九里香草 ……………………… (814)
白筵草 ………………………… (814)
环肠草 ………………………… (814)
扎耳草 ………………………… (814)
铜鼓草 ………………………… (814)
蚕茧草 ………………………… (815)
野芗草 ………………………… (815)
纤霞草 ………………………… (815)
牛脂芳 ………………………… (815)
鸭脚青 ………………………… (815)
天仙莲 ………………………… (815)
双头莲 ………………………… (815)
猪蓝子 ………………………… (815)
天芥菜 ………………………… (815)
佛掌花 ………………………… (816)
郭公刺 ………………………… (816)
笾箕柴 ………………………… (816)
碎米柴 ………………………… (816)
羊屎柴 ………………………… (816)
山枇杷柴 ……………………… (816)
三角风 ………………………… (816)
叶下红 ………………………… (816)
满江红 ………………………… (816)
隔山消 ………………………… (817)

石见穿 …………………………（817）
醒醉草 …………………………（817）
墓头回 …………………………（817）
羊茅 ……………………………（817）
阿只儿 …………………………（817）
阿息儿 …………………………（817）
奴哥撒儿 ………………………（817）

卷第十二 ………………………（818）

木部上品总七十二种 …………（818）
桂 ………………………………（818）
牡桂 ……………………………（822）
菌桂 ……………………………（824）
松脂 ……………………………（825）
槐实 ……………………………（830）
槐胶 ……………………………（833）
槐花 ……………………………（833）
枸杞 ……………………………（834）
柏实 ……………………………（839）
茯苓 ……………………………（843）
琥珀 ……………………………（848）
瑿 ………………………………（850）
榆皮 ……………………………（850）
酸枣 ……………………………（853）
蘗木 ……………………………（855）
楮实 ……………………………（858）
干漆 ……………………………（861）
五加皮 …………………………（863）
牡荆实 …………………………（866）
蔓荆实 …………………………（868）
辛夷 ……………………………（869）
桑上寄生 ………………………（870）
杜仲 ……………………………（872）
枫香脂 …………………………（873）
女贞实 …………………………（875）
木兰 ……………………………（877）
蕤核 ……………………………（878）
丁香 ……………………………（879）
沉香 ……………………………（881）
薰陆香 …………………………（885）
鸡舌香 …………………………（887）
藿香 ……………………………（887）
詹糖香 …………………………（889）
檀香 ……………………………（889）
乳香 ……………………………（890）
降真香 …………………………（890）
苏合香 …………………………（891）
金樱子 …………………………（893）
八种海药余 ……………………（894）
藤黄 ……………………………（894）
返魂香 …………………………（894）
海红豆 …………………………（895）
落雁木 …………………………（895）
莎木 ……………………………（895）
栅木皮 …………………………（896）
无名木皮 ………………………（896）
奴会子 …………………………（896）
二十六种陈藏器余 ……………（896）
干陀木皮 ………………………（896）
含水藤中水 ……………………（896）
皋芦叶 …………………………（897）
蜜香 ……………………………（897）
阿勒勃 …………………………（897）
鼠藤 ……………………………（898）
浮烂罗勒 ………………………（898）
灵寿木根皮 ……………………（898）
缐木 ……………………………（898）
斑珠藤 …………………………（899）
阿月浑子 ………………………（899）
不雕木 …………………………（899）
曼游藤 …………………………（899）
龙手藤 …………………………（899）
放杖木 …………………………（899）
石松 ……………………………（900）
牛奶藤 …………………………（900）
震烧木 …………………………（900）
木麻 ……………………………（900）
帝休 ……………………………（900）

河边木 …………………………… (900)
檀桓 …………………………… (901)
木蜜 …………………………… (901)
朗榆皮 …………………………… (901)
那耆悉 …………………………… (901)
黄屑 …………………………… (901)
卷第十三 …………………………… (902)
木部中品总九十二种 …………… (902)
桑根白皮 ……………………… (902)
竹叶 …………………………… (909)
吴茱萸 …………………………… (915)
槟榔 …………………………… (919)
栀子 …………………………… (922)
紫铆麒麟竭 ……………………… (925)
龙脑香及膏香 …………………… (927)
食茱萸 …………………………… (929)
芜荑 …………………………… (930)
枳壳 …………………………… (932)
枳实 …………………………… (935)
厚朴 …………………………… (936)
茗、苦搽 ……………………… (938)
秦皮 …………………………… (942)
秦椒 …………………………… (944)
山茱萸 …………………………… (945)
紫葳 …………………………… (947)
胡桐泪 …………………………… (948)
墨 …………………………… (949)
棘刺花 …………………………… (951)
猪苓 …………………………… (951)
白棘 …………………………… (952)
乌药 …………………………… (953)
没药 …………………………… (955)
龙眼 …………………………… (956)
安息香 …………………………… (957)
仙人杖 …………………………… (958)
松萝 …………………………… (959)
毗梨勒 …………………………… (960)
菴摩勒 …………………………… (960)
郁金香 …………………………… (961)
卫矛 …………………………… (961)
海桐皮 …………………………… (962)
大腹 …………………………… (963)
紫藤 …………………………… (964)
合欢 …………………………… (964)
虎杖根 …………………………… (965)
五倍子 …………………………… (967)
伏牛花 …………………………… (972)
天竺黄 …………………………… (972)
密蒙花 …………………………… (973)
天竺桂 …………………………… (973)
折伤木 …………………………… (974)
桑花 …………………………… (974)
椋子木 …………………………… (974)
每始王木 ……………………… (975)
四十五种陈藏器余 ……………… (975)
必栗香 …………………………… (975)
椆木 …………………………… (975)
研药 …………………………… (975)
黄龙眼 …………………………… (975)
箭笮及镞 ……………………… (976)
元慈勒 …………………………… (976)
都咸子 …………………………… (976)
凿孔中木 ……………………… (976)
栎木皮 …………………………… (977)
省藤 …………………………… (977)
松杨木皮 ……………………… (977)
杨庐耳 …………………………… (977)
故甑蔽 …………………………… (977)
梫木 …………………………… (978)
象豆 …………………………… (978)
地主 …………………………… (978)
腐木 …………………………… (978)
石刺木 …………………………… (978)
桐木枝叶 ……………………… (978)
息王藤 …………………………… (979)
角落木皮 ……………………… (979)
鸩鸟浆 …………………………… (979)

紫珠 …………………………… (979)
牛领藤 …………………………… (979)
枕材 …………………………… (979)
鬼膊藤 …………………………… (979)
木戟 …………………………… (980)
奴柘 …………………………… (980)
温藤 …………………………… (980)
鬼齿 …………………………… (980)
铁槌柄 …………………………… (980)
古榇板 …………………………… (980)
慈母 …………………………… (981)
饭箩 …………………………… (981)
白马骨 …………………………… (981)
紫衣 …………………………… (981)
梳篦 …………………………… (981)
倒挂藤 …………………………… (982)
故木砧 …………………………… (982)
古厕木 …………………………… (982)
桃掘 …………………………… (982)
梭头 …………………………… (983)
救月杖 …………………………… (983)
地龙藤 …………………………… (984)
火槽头 …………………………… (984)

卷第十四 …………………………… (985)

木部下品总九十九种 …………… (985)
巴豆 …………………………… (986)
蜀椒 …………………………… (990)
皂荚 …………………………… (994)
诃梨勒 …………………………… (1000)
柳华 …………………………… (1002)
楝实 …………………………… (1005)
椿木叶 …………………………… (1008)
郁李人 …………………………… (1010)
莽草 …………………………… (1012)
无食子 …………………………… (1014)
黄药根 …………………………… (1015)
雷丸 …………………………… (1016)
槲若 …………………………… (1017)
白杨树皮 …………………………… (1018)
桄榔子 …………………………… (1020)
苏方木 …………………………… (1021)
榉树皮 …………………………… (1022)
桐叶 …………………………… (1023)
胡椒 …………………………… (1025)
钓樟根皮 …………………………… (1027)
千金藤 …………………………… (1027)
南烛枝叶 …………………………… (1028)
无患子皮 …………………………… (1029)
梓白皮 …………………………… (1030)
橡实 …………………………… (1031)
石南 …………………………… (1033)
木天蓼 …………………………… (1034)
黄环 …………………………… (1035)
益智子 …………………………… (1035)
溲疏 …………………………… (1037)
鼠李 …………………………… (1038)
椰子皮 …………………………… (1039)
枳椇 …………………………… (1040)
小天蓼 …………………………… (1041)
小蘗 …………………………… (1042)
荚蒾 …………………………… (1042)
紫荆木 …………………………… (1042)
紫真檀 …………………………… (1044)
乌臼木根皮 …………………………… (1044)
南藤 …………………………… (1045)
盐麸子 …………………………… (1046)
杉材 …………………………… (1047)
接骨木 …………………………… (1048)
枫柳皮 …………………………… (1049)
赤爪木 …………………………… (1049)
桦木皮 …………………………… (1051)
榼藤子 …………………………… (1052)
榧实 …………………………… (1052)
栾荆 …………………………… (1053)
扶移木皮 …………………………… (1054)
木鳖子 …………………………… (1055)
药实根 …………………………… (1056)

钓藤 …………………………（1057）
栾华 …………………………（1058）
蔓椒 …………………………（1058）
感藤 …………………………（1058）
赤柽木 ………………………（1059）
突厥白 ………………………（1060）
卖子木 ………………………（1060）
婆罗得 ………………………（1060）
甘露藤 ………………………（1061）
大空 …………………………（1061）
椿荚 …………………………（1061）
水杨叶 ………………………（1061）
杨栌木 ………………………（1062）
榄子 …………………………（1062）
楠材 …………………………（1063）
柘木 …………………………（1063）
柞木皮 ………………………（1064）
黄栌 …………………………（1064）
棕榈子 ………………………（1065）
木槿 …………………………（1066）
芫花 …………………………（1066）
二十六种陈藏器余 ……………（1070）
栟榈木皮 ……………………（1070）
楸木皮 ………………………（1070）
没离梨 ………………………（1071）
柯树皮 ………………………（1071）
败扇 …………………………（1071）
楤根 …………………………（1072）
橉木灰 ………………………（1072）
椰桐皮 ………………………（1072）
竹肉 …………………………（1072）
桃竹笋 ………………………（1073）
罂子桐子 ……………………（1073）
马疡木根皮 …………………（1073）
木细辛 ………………………（1073）
百家箸 ………………………（1074）
杩木皮叶 ……………………（1074）
刀鞘 …………………………（1074）
芙树 …………………………（1074）
丹桎木皮 ……………………（1074）
结杀 …………………………（1074）
杓 ……………………………（1075）
车家鸡栖木 …………………（1075）
檀 ……………………………（1075）
石荆 …………………………（1075）
木黎芦 ………………………（1075）
爪芦 …………………………（1076）
木部纲目新增一十八种 ………（1076）
櫰香音怀………………………（1076）
笃耨香 ………………………（1076）
胆八香 ………………………（1076）
樟脑 …………………………（1076）
肥皂荚 ………………………（1077）
乌木 …………………………（1078）
大风子 ………………………（1078）
相思子 ………………………（1079）
猪腰子 ………………………（1079）
石瓜 …………………………（1079）
枸橘 …………………………（1079）
山矾 …………………………（1080）
扶桑 …………………………（1080）
木芙蓉 ………………………（1080）
山茶 …………………………（1081）
蜡梅 …………………………（1082）
木绵 …………………………（1082）
黄杨木 ………………………（1082）

（下　卷）

卷第十五 ………………………… (1083)

人部总二十五种 ………………… (1083)

发髲 ………………………… (1083)

乱发 ………………………… (1085)

人乳汁 ……………………… (1087)

头垢 ………………………… (1088)

人牙齿 ……………………… (1089)

耳塞 ………………………… (1090)

人屎 ………………………… (1091)

人溺 ………………………… (1093)

溺白垽 ……………………… (1095)

妇人月水 …………………… (1098)

浣裈汁 ……………………… (1099)

人精 ………………………… (1099)

怀妊妇人爪甲 ……………… (1099)

天灵盖 ……………………… (1101)

人髭 ………………………… (1102)

一十种陈藏器余 ……………… (1102)

人血 ………………………… (1102)

人肉 ………………………… (1103)

人胞 ………………………… (1103)

妇人裩裆 …………………… (1105)

人胆 ………………………… (1106)

男子阴毛 …………………… (1106)

死人枕及席 ………………… (1106)

夫衣带 ……………………… (1107)

衣中故绵絮 ………………… (1107)

新生小儿脐中屎 …………… (1108)

人部纲目新增三十八种 ……… (1108)

口津唾 ……………………… (1108)

人汗 ………………………… (1109)

眼泪 ………………………… (1109)

人气 ………………………… (1109)

人魄 ………………………… (1110)

人势 ………………………… (1110)

木乃伊 ……………………… (1110)

方民 ………………………… (1110)

人傀 ………………………… (1111)

膝头垢 ……………………… (1111)

人骨 ………………………… (1111)

绢 …………………………… (1111)

汗衫 ………………………… (1112)

病人衣 ……………………… (1112)

头巾 ………………………… (1112)

钟馗 ………………………… (1112)

吹火筒 ……………………… (1113)

铳楔 ………………………… (1113)

马鞭 ………………………… (1113)

连枷关 ……………………… (1113)

楤担尖 ……………………… (1113)

簟 …………………………… (1113)

漆器 ………………………… (1113)

灯盏油 ……………………… (1113)

锅盖 ………………………… (1114)

蒸笼 ………………………… (1114)

炊单布 ……………………… (1114)

弊帚 ………………………… (1114)

簸箕舌 ……………………… (1114)

鱼笱 ………………………… (1114)

草麻绳索 …………………… (1115)

尿桶 ………………………… (1115)

幞头 ………………………… (1115)

皮巾子 ……………………… (1115)

皮腰袋 ……………………… (1115)

毡屉 ………………………… (1115)

皮靴 ………………………… (1116)

历日 ………………………… (1116)

卷第十六 …… (1117)

兽部上品总二十种 …… (1117)
龙骨 …… (1117)
麝香 …… (1121)
牛黄 …… (1124)
熊脂 …… (1126)
象牙 …… (1128)
白胶 …… (1130)
阿胶 …… (1131)
羊乳 …… (1135)
牛乳 …… (1135)
酥 …… (1140)
酪 …… (1140)
醍醐 …… (1141)
马乳 …… (1142)
乳腐 …… (1142)
底野迦 …… (1142)
五种陈藏器余 …… (1143)
蔡苴机 …… (1143)
诸朽骨 …… (1143)
乌毡 …… (1143)
海獭 …… (1144)
土拨鼠 …… (1144)

卷第十七 …… (1145)

兽部中品总一十七种 …… (1145)
白马茎 …… (1145)
鹿茸 …… (1151)
牛角鰓 …… (1158)
羖羊角 …… (1163)
牡狗阴茎 …… (1175)
羚羊角 …… (1180)
犀角 …… (1183)
虎骨 …… (1186)
兔头骨 …… (1190)
狸骨 …… (1194)
獐骨 …… (1198)
豹肉 …… (1199)
笔头灰 …… (1200)
四种陈藏器余 …… (1200)
犊子脐屎 …… (1200)
灵猫 …… (1201)
震肉 …… (1201)
狒狒 …… (1201)

卷第十八 …… (1204)

兽部下品总二十一种 …… (1204)
豚卵 …… (1204)
麋脂 …… (1218)
驴屎 …… (1221)
狐阴茎 …… (1224)
獭肝 …… (1226)
猯肉、胞、膏 …… (1228)
鼹鼠 …… (1229)
鼺鼠 …… (1230)
野猪黄 …… (1231)
豺皮 …… (1232)
腽肭脐 …… (1233)
麂 …… (1234)
野驼脂 …… (1235)
猕猴 …… (1236)
败鼓皮 …… (1237)
六畜毛蹄甲 …… (1237)
五种陈藏器余 …… (1238)
诸血 …… (1238)
果然肉 …… (1238)
狨兽 …… (1238)
狼筋 …… (1239)
诸肉有毒 …… (1240)
兽部纲目新增一十六种 …… (1241)
犛牛 …… (1241)
牦牛 …… (1241)
木狗 …… (1242)
山獭 …… (1242)
罔两 …… (1242)
彭侯 …… (1242)
封 …… (1242)

鼫鼠 …………………………（1243）
竹䶉 …………………………（1243）
貂鼠 …………………………（1243）
黄鼠 …………………………（1243）
鼬鼠 …………………………（1244）
食蛇鼠 ………………………（1244）
鲊答 …………………………（1244）
狗宝 …………………………（1244）
六畜心 ………………………（1245）

卷第十九 …………………………（1246）

禽部三品总五十六种 …………（1246）
上禽 ……………………………（1246）
丹雄鸡 ………………………（1246）
白鹅膏 ………………………（1262）
鹜肪 …………………………（1263）
鹧鸪 …………………………（1265）
雁肪 …………………………（1266）
中禽 ……………………………（1267）
雀卵 …………………………（1267）
燕屎 …………………………（1270）
伏翼 …………………………（1271）
天鼠屎 ………………………（1273）
鹰屎白 ………………………（1274）
雉肉 …………………………（1276）
下禽 ……………………………（1278）
孔雀屎 ………………………（1278）
鸱头 …………………………（1278）
鸂鶒 …………………………（1279）
斑鷦 …………………………（1279）
白鹤 …………………………（1280）
乌鸦 …………………………（1280）
练鹊 …………………………（1281）
鸲鹆肉 ………………………（1281）
雄鹊肉 ………………………（1282）
鸬鹚屎 ………………………（1283）
鹳骨 …………………………（1284）
白鸽 …………………………（1285）
百劳 …………………………（1286）
鹑 ……………………………（1287）
啄木鸟 ………………………（1288）
慈鸦 …………………………（1289）
鹘嘲 …………………………（1289）
鹈鸪 …………………………（1289）
鸳鸯 …………………………（1290）
二十六种陈藏器余 ……………（1291）
䴀蛸 …………………………（1291）
鹦蝉 …………………………（1291）
阳乌鹳 ………………………（1292）
凤凰台 ………………………（1292）
鹨玛鸟 ………………………（1292）
巧妇鸟 ………………………（1293）
英鸡 …………………………（1293）
鱼狗 …………………………（1294）
驼鸟矢 ………………………（1294）
鸡鹊 …………………………（1294）
蒿雀 …………………………（1295）
鹖鸡 …………………………（1295）
山菌子 ………………………（1296）
百舌鸟 ………………………（1296）
黄褐侯 ………………………（1296）
鹜雉 …………………………（1297）
鸟目 …………………………（1297）
鹏鹏膏 ………………………（1298）
布谷脚脑骨 …………………（1298）
蚊母鸟翅 ……………………（1298）
杜鹃 …………………………（1299）
鸮目 …………………………（1300）
钩鹆 …………………………（1300）
姑获 …………………………（1302）
鬼车 …………………………（1302）
诸鸟有毒 ……………………（1302）
禽部纲目新增一十二种 ………（1303）
鸧鸡（《食物》） ……………（1303）
秃鹙 …………………………（1303）
鹲鷾 …………………………（1303）
鹊 ……………………………（1304）
鸨 ……………………………（1304）

鹭 ……………………………… (1304)
鸥 ……………………………… (1305)
秧鸡 ……………………………… (1305)
桑鳸 ……………………………… (1305)
莺 ……………………………… (1305)
鹦䳇 ……………………………… (1305)
治鸟 ……………………………… (1306)

卷第二十 ……………………………… (1307)

虫鱼部上品总五十种 ………… (1307)
上品 ……………………………… (1307)
石蜜 ……………………………… (1307)
蜂子 ……………………………… (1310)
蜜蜡 ……………………………… (1312)
牡蛎 ……………………………… (1314)
龟甲 ……………………………… (1316)
秦龟 ……………………………… (1319)
珍珠 ……………………………… (1322)
玳瑁 ……………………………… (1323)
桑螵蛸 ……………………………… (1324)
石决明 ……………………………… (1326)
海蛤 ……………………………… (1328)
文蛤 ……………………………… (1330)
魁蛤 ……………………………… (1330)
蠡鱼 ……………………………… (1331)
鲮鱼 ……………………………… (1332)
鲫鱼 ……………………………… (1334)
鳝鱼 ……………………………… (1337)
鲍鱼 ……………………………… (1339)
鲤鱼胆 ……………………………… (1340)
八种《食疗》余 ……………… (1343)
时鱼 ……………………………… (1343)
黄赖鱼 ……………………………… (1344)
比目鱼 ……………………………… (1344)
鲚鱼 ……………………………… (1345)
鯸鲮鱼 ……………………………… (1345)
鯮鱼 ……………………………… (1345)
黄鱼 ……………………………… (1345)
鲂鱼 ……………………………… (1345)
二十三种陈藏器余 ……………… (1346)
鲟鱼 ……………………………… (1346)
鯢鯷鱼白 ……………………………… (1346)
文鳐鱼 ……………………………… (1347)
牛鱼 ……………………………… (1347)
海豚鱼 ……………………………… (1347)
杜父鱼 ……………………………… (1348)
海鹞鱼 ……………………………… (1348)
鮠鱼 ……………………………… (1348)
鲔鱼 ……………………………… (1349)
鳣鱼肝 ……………………………… (1349)
石鲺鱼 ……………………………… (1349)
鱼鲊 ……………………………… (1350)
鱼脂 ……………………………… (1350)
鲙 ……………………………… (1350)
昌候鱼 ……………………………… (1351)
鲩鱼 ……………………………… (1351)
鯯鱼肝 ……………………………… (1351)
鱼虎 ……………………………… (1351)
鯕鱼 ……………………………… (1352)
鲵鱼 ……………………………… (1352)
诸鱼有毒 ……………………………… (1352)
水龟 ……………………………… (1352)
疟龟 ……………………………… (1353)

卷第二十一 ……………………………… (1354)

虫鱼中品总五十六种 ………… (1354)
中品 ……………………………… (1354)
猬皮 ……………………………… (1354)
露蜂房 ……………………………… (1357)
鳖甲 ……………………………… (1359)
蟹 ……………………………… (1363)
蚱蝉 ……………………………… (1366)
蝉花 ……………………………… (1369)
蛴螬 ……………………………… (1369)
乌贼鱼骨 ……………………………… (1372)
原蚕蛾 ……………………………… (1375)
蚕退 ……………………………… (1377)
缘桑螺 ……………………………… (1378)

白僵蚕 …………………… (1378)
鳗鲡鱼 …………………… (1381)
鮀鱼甲 …………………… (1383)
樗鸡 …………………… (1384)
蛞蝓 …………………… (1385)
蜗牛 …………………… (1386)
石龙子 …………………… (1388)
木虻 …………………… (1391)
蜚虻 …………………… (1392)
蜚蠊 …………………… (1393)
䗪虫 …………………… (1393)
鲛鱼皮 …………………… (1394)
白鱼 …………………… (1395)
鳜鱼 …………………… (1396)
青鱼 …………………… (1397)
河豚 …………………… (1398)
石首鱼 …………………… (1398)
嘉鱼 …………………… (1399)
鲻鱼 …………………… (1400)
紫贝 …………………… (1400)
鲈鱼 …………………… (1401)
鲎 …………………… (1401)
二种海药余 …………………… (1402)
郎君子 …………………… (1402)
海蚕沙 …………………… (1402)
二十一种陈藏器余 …………………… (1402)
鼋 …………………… (1402)
海马 …………………… (1403)
齐蛤 …………………… (1403)
柘虫屎 …………………… (1404)
蚱蜢 …………………… (1404)
寄居虫 …………………… (1404)
蚍蜉 …………………… (1404)
负蠜 …………………… (1405)
蠼螋 …………………… (1405)
蛊虫 …………………… (1405)
土虫 …………………… (1406)
鳙鱼 …………………… (1406)
予脂 …………………… (1407)
砂挼子 …………………… (1407)
蛔虫汁 …………………… (1407)
蝗螽 …………………… (1408)
灰药 …………………… (1408)
吉丁虫 …………………… (1409)
腆颗虫 …………………… (1409)
鼷鼠 …………………… (1409)
诸虫有毒 …………………… (1409)
卷第二十二 …………………… (1410)
虫部下品总八十一种 …………………… (1410)
下品 …………………… (1411)
虾蟆 …………………… (1411)
牡鼠 …………………… (1415)
马刀 …………………… (1419)
蛤蜊 …………………… (1421)
蚬 …………………… (1422)
蜮蜣 …………………… (1422)
蚌 …………………… (1422)
车螯 …………………… (1424)
蚶 …………………… (1424)
蛏 …………………… (1425)
淡菜 …………………… (1425)
虾 …………………… (1425)
蚺蛇胆 …………………… (1426)
蛇蜕 …………………… (1429)
蜘蛛 …………………… (1431)
蝮蛇胆 …………………… (1434)
白颈蚯蚓 …………………… (1435)
蠮螉 …………………… (1438)
葛上亭长 …………………… (1440)
蜈蚣 …………………… (1441)
蛤蚧 …………………… (1443)
水蛭 …………………… (1444)
斑猫 …………………… (1446)
田中螺汁 …………………… (1448)
贝子 …………………… (1450)
石蚕 …………………… (1451)
雀瓮 …………………… (1452)

白花蛇 …… (1453)
乌蛇 …… (1456)
金蛇 …… (1457)
蜣螂 …… (1458)
五灵脂 …… (1460)
蝎 …… (1463)
蝼蛄 …… (1465)
马陆 …… (1466)
鼋 …… (1467)
鲮鲤甲 …… (1468)
芫青 …… (1471)
地胆 …… (1472)
珂 …… (1472)
蜻蛉 …… (1473)
鼠妇 …… (1473)
萤火 …… (1475)
甲香 …… (1476)
衣鱼 …… (1476)
三十六种陈藏器余 …… (1478)
海螺 …… (1478)
海月 …… (1478)
青蚨 …… (1478)
豉虫 …… (1479)
乌烂死蚕 …… (1479)
茧卤汁 …… (1480)
壁钱 …… (1480)
针线袋 …… (1481)
故锦灰 …… (1481)
故绯帛 …… (1481)
赦日线 …… (1481)
苟印 …… (1481)
溪鬼虫 …… (1482)
赤翅蜂 …… (1482)
独脚蜂 …… (1483)
蜡 …… (1483)
盘蝥虫 …… (1483)
蝗蟷 …… (1483)
山蛩虫 …… (1484)
溪狗 …… (1484)
水黾 …… (1484)
飞生虫 …… (1484)
芦中虫 …… (1484)
蓼螺 …… (1485)
蛇婆 …… (1485)
朱鳖 …… (1485)
担罗 …… (1485)
青腰虫 …… (1485)
虱 …… (1486)
苟杞上虫 …… (1486)
大红虾鲊 …… (1486)
木蠹 …… (1487)
留师蜜 …… (1487)
蓝蛇头 …… (1487)
两头蛇 …… (1488)
活师 …… (1488)
虫鱼部《纲目》新增五十五种 …… (1488)
蛟龙 …… (1488)
盐龙 …… (1489)
鳞蛇 …… (1489)
水蛇 …… (1489)
黄颔蛇 …… (1490)
天蛇 …… (1491)
蛇角 …… (1491)
诸蛇 …… (1491)
鲟鱼 …… (1493)
鳟鱼 …… (1493)
竹鱼 …… (1493)
鱵鱼 …… (1493)
勒鱼 …… (1493)
鲨鱼 …… (1494)
石斑鱼 …… (1494)
黄鲴鱼 …… (1494)
鲦鱼 …… (1494)
鲙残鱼 …… (1494)
鱵鱼 …… (1494)
鲭鱼 …… (1495)
金鱼 …… (1495)

鳝鱼 …………………………（1495）
鱼师 …………………………（1496）
绿毛龟 ………………………（1496）
贲龟 …………………………（1496）
石蜐 …………………………（1496）
海燕 …………………………（1496）
樓香虫 ………………………（1497）
蛱蝶 …………………………（1497）
枣猫 …………………………（1497）
蚁 ……………………………（1497）
蛆 ……………………………（1498）
蝇 ……………………………（1498）
狗蝇 …………………………（1498）
牛虱 …………………………（1499）
乳虫 …………………………（1499）
柳蠹虫 ………………………（1499）
枣蠹虫 ………………………（1500）
竹蠹虫 ………………………（1500）
苍耳蠹虫 ……………………（1500）
青蒿蠹虫 ……………………（1500）
皂荚蠹虫 ……………………（1501）
茶蛀虫 ………………………（1501）
灶马 …………………………（1501）
叩头虫 ………………………（1501）
媚蝶 …………………………（1501）
竹虱 …………………………（1501）
沙虱 …………………………（1501）
风驴肚内虫 …………………（1502）
金蚕 …………………………（1502）
唼腊虫 ………………………（1502）
虫白蜡 ………………………（1503）
九香虫 ………………………（1503）
雪蚕 …………………………（1503）

卷第二十三 ………………………（1504）

果部三品总五十三种 …………（1504）
上品 ……………………………（1505）
豆蔻 …………………………（1505）
藕实茎 ………………………（1507）
橘柚 …………………………（1513）
大枣 …………………………（1519）
仲思枣 ………………………（1522）
葡萄 …………………………（1523）
栗 ……………………………（1525）
蓬蘽 …………………………（1527）
覆盆子 ………………………（1528）
芰实 …………………………（1530）
橙子皮 ………………………（1531）
樱桃 …………………………（1532）
鸡头实 ………………………（1533）
中品 ……………………………（1534）
梅实 …………………………（1534）
木瓜实 ………………………（1538）
柿 ……………………………（1541）
芋 ……………………………（1543）
乌芋 …………………………（1545）
枇杷叶 ………………………（1546）
荔枝子 ………………………（1548）
乳柑子 ………………………（1550）
石蜜 …………………………（1551）
甘蔗 …………………………（1552）
砂糖 …………………………（1553）
椑柿 …………………………（1554）
下品 ……………………………（1554）
桃核人 ………………………（1554）
杏核人 ………………………（1562）
安石榴 ………………………（1567）
梨 ……………………………（1570）
林檎 …………………………（1572）
李核人 ………………………（1573）
杨梅 …………………………（1575）
胡桃 …………………………（1576）
猕猴桃 ………………………（1579）
海松子 ………………………（1579）
柰 ……………………………（1580）
菴罗果 ………………………（1581）
橄榄 …………………………（1581）
榅桲 …………………………（1582）

榛子 …………………………… (1583)
一十三种陈藏器余 …………… (1584)
灵床上果子 ………………… (1584)
无漏子 ……………………… (1584)
都角子 ……………………… (1584)
文林郎 ……………………… (1585)
木葳子 ……………………… (1585)
摩厨子 ……………………… (1585)
悬钩根皮 …………………… (1585)
钩栗 ………………………… (1586)
石都念子 …………………… (1586)
君迁子 ……………………… (1586)
韶子 ………………………… (1587)
棎子 ………………………… (1587)
诸果有毒 …………………… (1587)
果部《纲目》新增四十一种 … (1587)
巴旦杏 ……………………… (1587)
榔梅 ………………………… (1587)
天师栗 ……………………… (1588)
棠梨 ………………………… (1588)
海红 ………………………… (1588)
金橘 ………………………… (1589)
银杏 ………………………… (1589)
龙荔 ………………………… (1590)
五敛子 ……………………… (1590)
五子实 ……………………… (1591)
波罗蜜 ……………………… (1591)
无花果 ……………………… (1591)
文光果 ……………………… (1591)
天仙果 ……………………… (1591)
古度子 ……………………… (1591)
罗望子 ……………………… (1591)
沙棠果 ……………………… (1591)
齐墩果 ……………………… (1592)
德庆果 ……………………… (1592)
马槟榔 ……………………… (1592)
津符子 ……………………… (1592)
必思答 ……………………… (1592)
甘剑子 ……………………… (1592)
杨摇子 ……………………… (1592)
海梧子 ……………………… (1592)
木竹子 ……………………… (1592)
橹罟子 ……………………… (1592)
罗晃子 ……………………… (1593)
杧子 ………………………… (1593)
夫编子 ……………………… (1593)
白缘子 ……………………… (1593)
系弥子 ……………………… (1593)
人面子 ……………………… (1593)
黄皮果 ……………………… (1593)
四味果 ……………………… (1593)
千岁子 ……………………… (1593)
侯骚子 ……………………… (1593)
酒杯藤子 …………………… (1594)
蔄子 ………………………… (1594)
山枣 ………………………… (1594)
隈支 ………………………… (1594)

卷第二十四 …………………… (1595)

米谷部上品总七种 …………… (1595)
胡麻 ………………………… (1595)
青蘘 ………………………… (1598)
麻蕡 ………………………… (1599)
胡麻油 ……………………… (1604)
白油麻 ……………………… (1606)
饴糖 ………………………… (1608)
灰藋 ………………………… (1609)

卷第二十五 …………………… (1611)

米谷部中品总二十三种 ……… (1611)
生大豆 ……………………… (1611)
赤小豆 ……………………… (1617)
大豆黄卷 …………………… (1619)
酒 …………………………… (1620)
粟米 ………………………… (1628)
秫米 ………………………… (1630)
粳米 ………………………… (1631)
青粱米 ……………………… (1633)

黍米 ………… (1634)
丹黍米 ………… (1636)
白粱米 ………… (1637)
黄粱米 ………… (1637)
蘖米 ………… (1638)
舂杵头细糠 ………… (1639)
小麦 ………… (1639)
大麦 ………… (1644)
曲 ………… (1645)
穬麦 ………… (1647)
荞麦 ………… (1647)
穞豆 ………… (1649)
豉 ………… (1651)
绿豆 ………… (1653)
白豆 ………… (1655)

卷第二十六 ………… (1656)

米谷下品总一十八种 ………… (1656)
醋 ………… (1656)
稻米 ………… (1658)
稷米 ………… (1662)
腐婢 ………… (1664)
酱 ………… (1665)
陈廪米 ………… (1666)
罂子粟 ………… (1667)
一十一种陈藏器余 ………… (1670)
师草实 ………… (1670)
寒食饭 ………… (1670)
菵米 ………… (1670)
狼尾草子 ………… (1671)
胡豆子 ………… (1671)
东廧 ………… (1672)
麦苗 ………… (1672)
糟笋中酒 ………… (1672)
社酒 ………… (1672)
蓬草子 ………… (1673)
寒食麦仁粥 ………… (1673)
附：小麦粥 ………… (1673)
米谷部《钢目》新增一十二种 ………… (1674)
籼 ………… (1674)
蜀黍 ………… (1674)
玉蜀黍 ………… (1675)
䅟子 ………… (1675)
黄大豆 ………… (1675)
蚕豆 ………… (1675)
豇豆 ………… (1676)
刀豆 ………… (1676)
糕 ………… (1676)
粽 ………… (1677)
寒具 ………… (1677)
蒸饼 ………… (1677)
红曲 ………… (1678)

卷第二十七 ………… (1679)

菜部上品总三十种 ………… (1679)
冬葵子 ………… (1679)
苋实 ………… (1682)
胡荽 ………… (1684)
邪蒿 ………… (1686)
茼蒿 ………… (1686)
罗勒 ………… (1686)
石胡荽 ………… (1687)
芜菁及芦菔 ………… (1688)
瓜蒂 ………… (1692)
白冬瓜 ………… (1694)
白瓜子 ………… (1696)
甜瓜 ………… (1697)
胡瓜叶 ………… (1699)
越瓜 ………… (1699)
白芥 ………… (1700)
芥 ………… (1701)
莱菔根 ………… (1703)
菘 ………… (1706)
苦菜 ………… (1708)
荏子 ………… (1710)
黄蜀葵花 ………… (1710)
蜀葵 ………… (1712)
龙葵 ………… (1713)
苦耽苗子 ………… (1714)

苦苣 …………………………… (1714)
苜蓿 …………………………… (1714)
荠 ……………………………… (1715)
三种陈藏器余 ………………… (1716)
蕨叶 …………………………… (1716)
翘摇 …………………………… (1716)
甘蓝 …………………………… (1717)

卷第二十八 ……………………… (1718)

菜部中品总一十三种 ………… (1718)
蓼实 …………………………… (1718)
葱实 …………………………… (1720)
韭 ……………………………… (1724)
薤 ……………………………… (1728)
恭菜 …………………………… (1731)
假苏 …………………………… (1731)
白蘘荷 ………………………… (1735)
苏 ……………………………… (1736)
水苏 …………………………… (1738)
香薷 …………………………… (1740)
薄荷 …………………………… (1741)
秦荻梨 ………………………… (1743)
醍醐菜 ………………………… (1743)

卷第二十九 ……………………… (1744)

菜部下品总二十二种 ………… (1744)
苦瓠 …………………………… (1744)
葫 ……………………………… (1747)
蒜 ……………………………… (1751)
胡葱 …………………………… (1753)
莼 ……………………………… (1754)
水靳 …………………………… (1755)
马齿苋 ………………………… (1756)
茄子 …………………………… (1759)
蘩蒌 …………………………… (1761)
鸡肠草 ………………………… (1762)
白苣 …………………………… (1763)
落葵 …………………………… (1764)
堇汁 …………………………… (1765)
蕺 ……………………………… (1765)
马芹子 ………………………… (1766)
芸薹 …………………………… (1767)
雍菜 …………………………… (1769)
菠薐 …………………………… (1769)
苦荬 …………………………… (1769)
鹿角菜 ………………………… (1770)
莙荙 …………………………… (1770)
东风菜 ………………………… (1770)
菜部《纲目》新增二十三种 … (1770)
胡罗卜 ………………………… (1770)
马思荅吉 ……………………… (1771)
白花菜 ………………………… (1771)
翻白草 ………………………… (1771)
黄瓜菜 ………………………… (1771)
水蕨 …………………………… (1772)
甘薯 …………………………… (1772)
刺竹笋 ………………………… (1772)
酸笋 …………………………… (1772)
南瓜 …………………………… (1772)
丝瓜 …………………………… (1773)
苦瓜 …………………………… (1775)
石花菜 ………………………… (1775)
龙须菜 ………………………… (1775)
睡菜 …………………………… (1775)
皂荚蕈 ………………………… (1776)
香蕈 …………………………… (1776)
葛花菜 ………………………… (1776)
天花蕈 ………………………… (1776)
蘑菰蕈 ………………………… (1777)
鸡纵 …………………………… (1777)
舵菜 …………………………… (1777)
石耳 …………………………… (1777)
西瓜 …………………………… (1777)

卷第三十 ………………………… (1779)

《本草图经》《本经》外草类总七十五种 ………………… (1779)
《本草图经》《本经》外木蔓类二十五种 ………………… (1779)
有名未用总一百九十四种 …… (1779)

水英 …………………………（1780）
丽春草 ………………………（1780）
坐拏草 ………………………（1781）
紫堇 …………………………（1781）
杏叶草 ………………………（1782）
水甘草 ………………………（1782）
地柏 …………………………（1782）
紫背龙牙 ……………………（1782）
攀倒甑 ………………………（1783）
佛甲草 ………………………（1783）
百乳草 ………………………（1783）
撮石合草 ……………………（1783）
石苋 …………………………（1784）
百两金 ………………………（1784）
小青 …………………………（1784）
曲节草 ………………………（1785）
独脚仙 ………………………（1785）
露筋草 ………………………（1785）
红茂草 ………………………（1786）
见肿消 ………………………（1786）
半天回 ………………………（1786）
剪刀草 ………………………（1786）
龙牙草 ………………………（1787）
苦芥子 ………………………（1787）
野兰根 ………………………（1787）
都管草 ………………………（1787）
小儿群 ………………………（1788）
菩萨草 ………………………（1788）
仙人掌 ………………………（1788）
紫背金盘 ……………………（1788）
石逍遥草 ……………………（1789）
胡堇草 ………………………（1789）
无心草 ………………………（1789）
千里光 ………………………（1790）
九牛草 ………………………（1790）
刺虎 …………………………（1791）
生瓜菜 ………………………（1791）
建水草 ………………………（1791）
紫袍 …………………………（1791）
老鸦眼睛草 …………………（1791）
天花粉 ………………………（1792）
琼田草 ………………………（1792）
石垂 …………………………（1792）
紫金牛 ………………………（1793）
鸡项草 ………………………（1793）
拳参 …………………………（1793）
根子 …………………………（1793）
杏参 …………………………（1794）
赤孙施 ………………………（1794）
田母草 ………………………（1794）
铁线 …………………………（1794）
天寿根 ………………………（1795）
百药祖 ………………………（1795）
黄寮郎 ………………………（1795）
催风使 ………………………（1795）
阴地厥 ………………………（1796）
千里急 ………………………（1796）
地芙蓉 ………………………（1796）
黄花了 ………………………（1796）
布里草 ………………………（1797）
香麻 …………………………（1797）
半边山 ………………………（1797）
火炭母草 ……………………（1797）
亚麻子 ………………………（1798）
田麻 …………………………（1798）
鸩鸟威 ………………………（1798）
茆质汗 ………………………（1798）
地蜈蚣 ………………………（1799）
地茄子 ………………………（1799）
水麻 …………………………（1799）
金灯 …………………………（1799）
石蒜 …………………………（1799）
荨麻 …………………………（1800）
山姜 …………………………（1800）
马肠根 ………………………（1800）
《本草图经》《本经》外木蔓类
　二十五种 …………………（1801）
大木皮 ………………………（1801）
崖棕 …………………………（1801）
鹅抱 …………………………（1801）

鸡翁藤 ……………………… (1802)
紫金藤 ……………………… (1802)
独用藤 ……………………… (1802)
瓜藤 ………………………… (1803)
金棱藤 ……………………… (1803)
野猪尾 ……………………… (1803)
烈节 ………………………… (1803)
杜茎山 ……………………… (1804)
血藤 ………………………… (1804)
土红山 ……………………… (1804)
百棱藤 ……………………… (1805)
祁婆藤 ……………………… (1805)
含春藤 ……………………… (1805)
清风藤 ……………………… (1806)
七星草 ……………………… (1806)
石南藤 ……………………… (1806)
石合草 ……………………… (1806)
马接脚 ……………………… (1807)
芥心草 ……………………… (1807)
棠球子 ……………………… (1807)
醋林子 ……………………… (1807)
天仙藤 ……………………… (1808)
有名未用总一百九十四种 …… (1808)
青玉 ………………………… (1808)
白玉髓 ……………………… (1809)
玉英 ………………………… (1809)
璧玉 ………………………… (1809)
合玉石 ……………………… (1809)
紫石华 ……………………… (1809)
白石华 ……………………… (1809)
黑石华 ……………………… (1810)
黄石华 ……………………… (1810)
厉石华 ……………………… (1810)
石肺 ………………………… (1810)
石肝 ………………………… (1810)
石脾 ………………………… (1810)
石肾 ………………………… (1810)
封石 ………………………… (1810)
陵石 ………………………… (1810)
碧石青 ……………………… (1811)
遂石 ………………………… (1811)
白肌石 ……………………… (1811)
龙石膏 ……………………… (1811)
五羽石 ……………………… (1811)
石流青 ……………………… (1811)
石流赤 ……………………… (1811)
石耆 ………………………… (1812)
紫加石 ……………………… (1812)
终石 ………………………… (1812)
有名未用一百三十二种草木类
……………………………… (1812)
玉伯 ………………………… (1812)
文石 ………………………… (1812)
曼诸石 ……………………… (1812)
山慈石 ……………………… (1812)
石濡 ………………………… (1813)
石芸 ………………………… (1813)
石剧 ………………………… (1813)
路石 ………………………… (1813)
旷石 ………………………… (1813)
败石 ………………………… (1813)
越砥 ………………………… (1813)
金茎 ………………………… (1814)
夏台 ………………………… (1814)
柒紫 ………………………… (1814)
鬼目 ………………………… (1814)
鬼盖 ………………………… (1814)
马颠 ………………………… (1814)
马唐 ………………………… (1815)
马逢 ………………………… (1815)
牛舌 ………………………… (1815)
羊乳 ………………………… (1815)
羊实 ………………………… (1815)
犀洛 ………………………… (1815)
鹿良 ………………………… (1815)
菟枣 ………………………… (1816)
雀梅 ………………………… (1816)
雀翘 ………………………… (1816)

鸡涅 …………………………（1816）
相乌 …………………………（1816）
鼠耳 …………………………（1816）
蛇舌 …………………………（1816）
龙常草 ………………………（1816）
离楼草 ………………………（1817）
神护草 ………………………（1817）
黄护草 ………………………（1817）
吴唐草 ………………………（1817）
天雄草 ………………………（1817）
雀医草 ………………………（1817）
木甘草 ………………………（1817）
益决草 ………………………（1817）
九熟草 ………………………（1817）
兑草 …………………………（1818）
酸草 …………………………（1818）
异草 …………………………（1818）
灌草 …………………………（1818）
茈草 …………………………（1818）
莘草 …………………………（1818）
勒草 …………………………（1818）
英草华 ………………………（1818）
吴葵华 ………………………（1819）
封花 …………………………（1819）
隩花 …………………………（1819）
棑花 …………………………（1819）
节华 …………………………（1819）
徐李 …………………………（1819）
新雉木 ………………………（1819）
合新木 ………………………（1819）
俳蒲木 ………………………（1819）
遂阳木 ………………………（1820）
学木核 ………………………（1820）
木核 …………………………（1820）
栒核 …………………………（1820）
荻皮 …………………………（1820）
桑茎实 ………………………（1820）
满阴实 ………………………（1820）
可聚实 ………………………（1820）
让实 …………………………（1821）
蕙实 …………………………（1821）
青雌 …………………………（1821）
白背 …………………………（1821）
白女肠 ………………………（1821）
白扇根 ………………………（1821）
白给 …………………………（1821）
白并 …………………………（1821）
白辛 …………………………（1822）
白昌 …………………………（1822）
赤举 …………………………（1822）
赤涅 …………………………（1822）
黄秫 …………………………（1822）
徐黄 …………………………（1822）
黄白支 ………………………（1822）
紫蓝 …………………………（1823）
紫给 …………………………（1823）
天蓼 …………………………（1823）
地朕 …………………………（1823）
地芩 …………………………（1823）
地筋 …………………………（1823）
地耳 …………………………（1824）
土齿 …………………………（1824）
燕齿 …………………………（1824）
酸恶 …………………………（1824）
酸赭 …………………………（1824）
巴棘 …………………………（1824）
巴朱 …………………………（1824）
蜀格 …………………………（1824）
累根 …………………………（1825）
苗根 …………………………（1825）
参果根 ………………………（1825）
黄辩 …………………………（1825）
良达 …………………………（1825）
对庐 …………………………（1825）
粪蓝 …………………………（1825）
委蛇 …………………………（1825）
麻伯 …………………………（1826）
王明 …………………………（1826）

类鼻 ……………………………… (1826)
师系 ……………………………… (1826)
逐折 ……………………………… (1826)
并苦 ……………………………… (1826)
父陛根 …………………………… (1826)
索干 ……………………………… (1827)
荆茎 ……………………………… (1827)
鬼䍡 ……………………………… (1827)
竹付 ……………………………… (1827)
秘恶 ……………………………… (1827)
唐夷 ……………………………… (1827)
知杖 ……………………………… (1827)
垄松 ……………………………… (1827)
河煎 ……………………………… (1827)
区余 ……………………………… (1828)
三叶 ……………………………… (1828)
五母麻 …………………………… (1828)
疥拍腹 …………………………… (1828)
常吏之生 ………………………… (1828)
救赦人者 ………………………… (1828)
丁公寄 …………………………… (1828)
城里赤柱 ………………………… (1829)
城东腐木 ………………………… (1829)
芥 ………………………………… (1829)
载 ………………………………… (1829)
庆 ………………………………… (1829)
腂 ………………………………… (1829)
一十五种虫类 …………………… (1829)
雄黄虫 …………………………… (1829)
天社虫 …………………………… (1829)
桑蠹虫 …………………………… (1830)
石蠹虫 …………………………… (1830)
行夜 ……………………………… (1830)
蜗篱 ……………………………… (1831)
麋鱼 ……………………………… (1832)
丹戬 ……………………………… (1832)
扁前 ……………………………… (1832)
蚖类 ……………………………… (1832)
蜚厉 ……………………………… (1832)
梗鸡 ……………………………… (1832)
益符 ……………………………… (1832)
地防 ……………………………… (1833)
黄虫 ……………………………… (1833)
《唐本》退二十种 ……………… (1833)
薰草 ……………………………… (1833)
姑活 ……………………………… (1834)
别羇 ……………………………… (1834)
牡蒿 ……………………………… (1834)
石下长卿 ………………………… (1835)
麕舌 ……………………………… (1835)
练石草 …………………………… (1835)
弋共 ……………………………… (1835)
蕈草 ……………………………… (1835)
五色符 …………………………… (1835)
蘘草 ……………………………… (1836)
翘根 ……………………………… (1836)
鼠姑 ……………………………… (1836)
船虹 ……………………………… (1836)
屈草 ……………………………… (1836)
赤赫 ……………………………… (1836)
淮木 ……………………………… (1836)
占斯 ……………………………… (1837)
婴桃 ……………………………… (1837)
鸩鸟毛 …………………………… (1837)
今新退一种 ……………………… (1838)
彼子 ……………………………… (1838)
《补注本草》奏敕 ……………… (1838)
《图经本草》奏敕 ……………… (1840)
《证类本草》校勘官叙 ………… (1840)
翰林学士宇文公书《证类本草》后 …………………………… (1840)
跋 ………………………………… (1842)
大观本草序 ……………………… (1843)
汉语拼音药名索引 ……………… (1844)

卷第一

序例上

韩保升云：按药有玉石、草木、虫兽，直云本草者为诸药中草类最多也。

《嘉祐补注》总叙

旧说《本草经》神农所作，而不经见，《汉书·艺文志》亦无录焉。《平帝纪》云：元始五年，举天下通知方术本草者，在所为驾，一封轺[①]传，遣诣京师。《楼护传》称：护少诵医经本草方术数十万言，本草之名盖见于此。而英公李世勣等注引班固叙《黄帝内外经》云：本草石之寒温，原疾病之深浅。此乃论经方之语而无本草之名。惟梁《七录》[②]载《神农本草》三卷，推以为始，斯为失矣。或疑其间所载生出郡县有后汉地名者，以为似张仲景、华佗辈所为，是又不然也。《淮南子》云：神农尝百草之滋味，一日而七十毒，由是医方兴焉。

盖上世未著文字，师学相传谓之本草，两汉以来名医益重；张机、华佗辈始因古学，附以新说，通为编述，本草繇是见于经录。

然旧经才三卷，药止三百六十五种，至梁·陶隐居，又进《名医别录》亦三百六十五种。因而注释，分为七卷。唐显庆中，监门卫长史苏恭又摭其差谬，表请刊定；乃命司空英国公李世勣等，与恭参考得失，又增一百一十四种，分门部类，广为三十卷，世谓之《唐本草》。国朝开宝中，两诏医工刘翰，道士马志等相与撰集，又取医家尝用有效者一百三十三种而附益之。仍命翰林学士卢多逊、李昉、王祐、扈蒙等重为刊定，乃有详定重定之目，并镂板摹行，由此医者用药遂知适从。而伪蜀孟昶亦尝命其学士韩保升等以《唐本》《图经》参比为书，稍或增广，世谓之《蜀本草》，今亦传行。

是书自汉迄今，甫千岁，其间三经撰著，所增药六百余种，收采弥广可谓大备。而知医者犹以为传行既久，后来讲求，浸多参校近之所用，颇亦漏略，宜有篹[③]录以备颐生驱疾之用。嘉祐二年八月，有诏臣禹锡、臣亿、臣颂、臣洞等再加校正。臣等亦即被命，岁更研核；窃谓前世医工原诊用药随效辄记，遂至增多，概见诸书，浩博难究。虽屡加删定，而去取非一；或《本经》已载，而所述粗略，或俚俗尝用而太医未闻，向非因事详著，则遗散多矣。乃请因其疏捂[④]更为补注，应诸家医书药谱，所载物品功用，并从采掇。惟名近迂僻，类乎怪诞，则所不取。自余经史百家虽非方饵之急，其间或有参说药验较然可据者，亦兼收载，务从该洽以副诏意。

凡名本草者，非一家，今以开宝重定本草为正。其分布卷类，经注杂糅，间以朱墨，并从旧例，不复厘改。凡补注并据诸书所说，其意义与旧文相参者，则从删削，以避重复。其旧已著见而意有未完，后书复言亦具存之。欲详而易晓，仍每条并以朱书其端云：

臣等谨按某书云某事。其别立条者，则解于其末云：见某书。凡引书以唐、蜀二本草为先，他书则以所著先后为次第。凡书旧名本草者，今所引用，但著其作人名曰：某人。惟唐、蜀本，则曰《唐本》云，《蜀本》云。凡字朱、墨之别；所谓《神农本经》者，以朱字，名医因《神农》旧条而有增补者，以墨字间于朱字。余所增者皆别立条，并以墨字。凡陶隐居所进者，谓之《名医别录》，并以其注附于末。凡显庆所增者，亦注其末曰：《唐本》先附，凡开宝所增者，亦注其末曰：今附。凡今所增补，旧经未有者，于逐条后开列云：新补。凡药旧分上中下三品，今之新补难于详辨，但以类附见；如绿矾次于矾石，山姜花次于豆蔻，扶栘次于水杨之类是也。凡药有功用《本经》未见而旧注已曾引据，今之所增但涉相类，更不立条，并附本注之末曰：续注。如地衣附于垣衣，燕覆附于通草，马藻附于海藻之类是也。凡旧注出于陶氏者，曰：陶隐居云，出于显庆者曰：《唐本》注，出于《开宝》者曰：今注，其《开宝》考据传记者，别曰：今按、今详、又按，皆以朱字别于其端。凡药名《本经》已见而功用未备，今有所益者，亦附于本注之末。凡药有今世已尝用而诸书未见，无所辨证者，如葫芦巴、海带之类，则请从太医众论参议，别立为条曰：新定。

旧药九百八十三种，新补八十二种，附于注者不预焉。新定一十七种，总新旧一千八十二条。皆随类粗释，推以十五，凡则补注之意，可见矣。

旧著《开宝》、英公、陶氏三序，皆有义例所不可去，仍载于首篇云。

新旧药合一千八十二种。

三百六十种《神农本经》

一百八十二种《名医别录》

一百一十四种《唐本》先附

一百三十三种今附

一百九十四种有名未用

八十二种新补

一十七种新定

现注：

①轺（yáo）：轻车，使节所用之车。此段“本草方术者”为缩摘句，详见《汉书·平帝纪》元始五年，颜师古注。

②梁《七录》：图书分类目录专著，南朝梁阮孝绪撰共七类已失传。

③篹：此处可同纂。

④捂：此处同迕。

《本草图经》序

昔神农尝百草之滋味，以救万民之疾苦，后世师祖，由是本草之学兴焉。汉魏以来，名医相继传其书者则有吴普、李当之《药录》，陶隐居、苏恭等注解。国初两诏近臣，总领上医，兼集诸家之说，则有《开宝重定本草》。其言药之良毒，性之寒温，味之甘苦，可谓备且详矣。然而五方物产，风气异宜，名类既多，赝伪难别；以虺床当蘼芜，以荠苨乱人参，古人犹且患之，况今医师所用，皆出于市贾，市贾所得盖自山野之人随时采获，无复究其所从来。以此为疗，欲其中病不亦远乎！

昔唐永徽中，删定本草之外，复有《图经》相辅而行，图以载其形色，经以释其同异。而明皇御制，又有《天宝单方药图》，皆所以叙物真滥，使人易知，原诊处方，有所依据。二书失传且久，散落殆尽，虽鸿都秘府亦无其本。天宝方书但存一卷，类例粗见，本末可寻，宜乎圣君哲辅留意于蒐辑也。

先是诏命儒臣重校《神农本草》等凡八书，光禄卿直秘阁臣禹锡、尚书祠部郎中秘阁校理臣亿、太常博士集贤校理臣颂、殿中丞臣检、光禄寺丞臣保衡相次被选。仍领医官秦宗古、朱有章等编绎累年，既而《补注本草》成书，奏御。又诏天下郡县，图上所产药本，用永徽故事，重命编述。

臣禹锡以谓，考正群书资众见，则其功易就，论著文字出异手，则其体不一，今天下所上绘事千名，其解说物类皆据世医之所闻见，事有详略，言多鄙俚，向非专一整比。缘饰以文，则前后不伦，披寻难晓。乃以臣颂向尝刻意此书，于是建言奏请，俾专撰述。臣颂既被旨，则裒集众说，类聚诠次，粗有条目。其间玉石金土之名，草木虫鱼之别，有一物而杂出诸郡者，有同名而形类全别者，则参用古今之说，互相发明，其荄梗之细大，华实之荣落，虽与旧说相戾，并兼存之。崖略不备，则稍援旧注，以足成文意。注又不足，乃更旁引经史及方书小说，以条悉其本原；若陆英为蒴藋花，则据《尔雅》之训以言之，诸香同本则用《岭表录异》以证之之类是也。生出郡县，则以《本经》为先，今时所宜次之。若菟丝生于朝鲜，今则出于冤句，奚毒生于少室，今乃来自三蜀之类是也。收采时月有不同者，亦两存其说；若赤箭《本经》但著采根，今乃并取茎、苗之类是也。生于外夷者，则据今传闻或用书传所载；若玉屑、玉泉，今人但云玉出于于阗，不究所得之因，乃用平居诲《行程记》为质之类是也。药有上、中、下品，皆用《本经》为次第。其性类相近而人未的识，或出于远方，莫能形似者，但于前条附之。若溲疏附于枸杞，琥珀附于茯苓之类是也。又有古方书所载简而要者，昔人已述其明验，今世亦常用之，及今诸郡医工所陈经效之药，皆并载其方用天宝之例也。自余书传所无，今医又不能解，则不敢以臆说浅见附会其文，故但阙而不录。又有今医所用而旧经不载者，并以类次系于末卷，曰《本经》外类。其间功用尤着，与旧名附近者，则次于逐条载之；若通脱次于木通，石蛇次于石蟹之类是也。

总二十卷，目录一卷，撰次甫就，将备亲览。恭惟主上，以至仁厚德，函养生类，一物失所，则为之恻然。且谓札瘥荐臻，四时代有，救恤之惠，无先医术。早岁屡敕近臣，雠校岐黄《内经》，重定针艾俞穴，或范金揭石，或镂板联编。悯南六蛊惑之妖，于是作《庆历善救方》以赐之；思下民资用之阙；于是作《简要济众方》以示之。今复广药谱之未备，图地产之所宜，物色万殊，指掌斯见；将使合和者得十全之效，饮饵者无未达之疑。纳斯民于寿康，召和气于穹壤，太平之致，兹有助焉。

臣学不该，通职预编述，仰奉宸[①]旨，深愧寡闻。嘉祐六年九月日，朝奉郎太常博士、充集贤校理、新差知颍州军州兼管内劝农及管句开治沟洫河道事、骑都尉借紫臣苏颂谨上。

现注：

①宸（chén）辰，帝王住处，代指帝王。

开宝重定序

三坟之书，《神农》预其一，百药既辨，本草存其录。旧经三卷，世所流传，《名医别录》，互为编纂。至梁·正白先生陶景乃以《别录》参其《本经》，朱、墨杂书，时谓明白。而又考彼功用，为之注释，列为七卷，南国行焉。逮乎有唐，别加参校，增药余八百味，添注为二十一卷；《本经》漏功则补之，陶氏误说则证之。然而载历年祀，又逾四百，朱字、墨字，无本得同；旧注、新注，其文互阙；非圣主抚大同之运，永无疆之休，其何以改而正之哉！

乃命尽考传误，刊为定本；类例非允，从而革焉；至如笔头灰，兔毫也，而在草部，今移附兔头骨之下。半天河、地浆皆水也，亦在草部，今移附土石类之间。败鼓皮移附于兽皮，胡桐泪改从于木类，紫矿亦木也，自玉石品而取焉。伏翼实禽也，由虫鱼部而移焉。橘柚附于果实，食盐附于光盐，生姜、干姜同归一说。至于鸡肠、蘩蒌、陆英、蒴藋以类相似，从而附之。仍采陈藏器《拾遗》、李含光《音义》，或讨源于别本，或传效于医家，参而较之，辨其臧否。

至如突屈白，旧说灰类，今是木根。天麻根解似赤箭，今又全异。去非取是，特立新条。自余刊正，不可悉数，下采众议，定为印板。乃以白字为《神农》所说，墨字为《名医》所传。唐附、今附各加显注，详其解释，审其形性；证谬误而辨之者，署为今注，考文记而述之者又为今按。义既刊定，理亦详明。今以新旧药合九百八十三种，并目录二十一卷，广颁天下，传而行焉。

《唐本》序礼部郎中孔志约撰

盖闻天地之大德曰生，运阴阳以播物含灵之所保曰命，资亭育以尽年。蛰穴栖巢，感物之情盖寡；范金揉木，逐欲之道方滋。而五味或爽，时昧甘、辛之节；六气斯沴[①]，易愆寒燠[②]之宜。中外交侵，形神分战。饮食伺衅，成肠胃之眚[③]；风湿候隙，构手足之灾。机（当作几）[④]缠肤腠，莫知救止；渐固膏肓，期于夭折。暨[⑤]炎晖纪物，识药石之功；云瑞[⑥]名官，穷诊候之术。草木咸得其性，鬼神无所遁情。刳麝剸[⑦]犀，驱泄邪恶；飞丹炼石，引纳清和。大庇苍生，普济黔首。功侔[⑧]造化，恩迈财[⑨]成。日用不知，于今是赖。岐、和、彭、缓，腾绝轨于前；李、华、张、吴，振英声于后。昔秦政煨燔，兹经不预；永嘉丧乱，斯道尚存。

梁·陶景雅好摄生，研精药术。以为《本草经》者，神农之所作，不刊之书也。惜其年代浸远，简编残蠹，与桐、雷众记，颇或舛驳，兴言撰缉，勒成一家，亦以雕琢经方，润色医业。然而时钟鼎峙，闻见阙于殊方；事非佥[⑩]议，诠释拘于独学。至如重建平之防己，弃槐里之半夏。秋采榆人，冬收云实。谬粱米之黄、白，混荆子之牡、蔓；异蘩蒌于鸡肠，合由跋于鸢尾。防葵、狼毒，妄曰同根；钩吻、黄精，引为连类。铅、锡莫辨，橙、柚不分。凡此比例，盖亦多矣。自时厥后，以迄于今。虽方技分镳[⑪]，名医继轨，更相祖述，罕能厘正。乃复采杜蘅于及己，求忍冬于络石；舍陟厘而取莂[⑫]藤，退飞廉而用马蓟。承疑行妄，曾无有觉；疾瘵多殆，良深慨叹。

既而朝议郎行右监门府长史骑都尉臣苏恭，摭[13]陶氏之乖违，辨俗用之纰紊，遂表请修定，深副圣怀。乃诏太尉扬州都督监修国史上柱国赵国公臣无忌、太中大夫行尚药奉御臣许孝崇等二十二人，与苏恭详撰。窃以动植形生，因方舛性；春秋节变，感气殊功。离其本土，则质同而效异；乖于采摘，乃物是而时非。名实既爽，寒温多谬。用之凡庶，其欺已甚；施之君父，逆莫大焉。于是上禀神规，下询众议；普颁天下，营求药物。羽、毛、鳞、介，无远不臻；根、茎、花、实，有名咸萃。遂乃详探秘要，博综方术。《本经》虽阙，有验必书；《别录》虽存，无稽必正。考其同异，择其去取。铅翰昭章，定群言之得失；丹青绮焕，备庶物之形容。撰本草并图经、目录等，凡成五十四卷。臣禹锡等谨按《蜀本草》序作五十三卷，及唐英公《进本草表》云：勒成本草二十卷，目录一卷，药图二十五卷，图经七卷，凡五十三卷。又英公序云：撰本草并图经、目录等，凡成五十三卷，据此三者合作五十三卷。又据李含光《本草音义》云：正经二十卷，目录一卷，又别立图二十五卷，目录一卷，图经七卷，凡五十四卷。二说不同，今并注之。庶以网罗今古，开涤耳目，尽医方之妙极，拯生灵之性命。传万祀而无昧，悬百王而不朽。

现注：

①沴（lì 音立）：相害，相尅。

②燠（yù 音玉）：暖，热。

③眚（shěng 音省）：过错。

④“当作几”三字为原刻注释。

⑤暨（jì 音既）：到达意。炎晖指神农。

⑥云瑞指黄帝，黄帝官名用云命名，如春官青云。

⑦剸（tuán 音团）：割意。

⑧侔（móu 音牟）：齐意。

⑨财：通裁。

⑩佥（qiān 音千）全意。

⑪镳（biāo 音标）。

⑫莂（bié 音别）。

⑬摭（zhí 音直）：挑剔意。

梁·陶隐居序

隐居先生在乎茅山岩岭之上，以吐纳余暇，颇游意方技，览本草药性，以为尽圣人之心，故撰而论之。旧说皆称《神农本经》，余以为信。然昔神农氏之王天下也，画八卦以通鬼神之情，造耕种以省杀生之弊，宣药疗疾，以拯夭伤之命。此三道者，历众圣而滋彰。文王、孔子、彖[1]、象、繇[2]、辞，幽赞人天。后稷、伊尹播厥百谷，惠被群生。岐、黄、彭、扁振扬辅导，恩流含气。并岁逾三千，民到于今赖之。

但轩辕以前，文字未传，如六爻指垂画象，稼穑[3]即事成迹。至于药性所主，当以识识相因，不尔，何由得闻？至乎桐、雷，乃著在于篇简，此书应与《素问》同类，但后人多更修饰之尔。秦皇所焚，医方、卜术不预，故犹得全录。而遭汉献迁徙，晋怀奔迸[4]，文籍焚靡，臣禹锡等谨按《蜀本》作麼，[5]音靡。千不遗一，今之所存，有此四卷。

臣禹锡等谨按：《唐本》亦作四卷。韩保升又云：《神农本草》上、中、下并序录，合四卷。今按四字当作三，传写之误也。何则？按梁《七录》云：神农本草三卷。又据今《本经》陶序后朱书云：《本草经》卷上、卷中、卷下。卷上注云：序药性之源本，论病名之形诊；卷中云：玉石、草木、三品；卷下云：虫兽、菜、米食三名。即不云三卷外别有序录，明知韩保升所云：承据误本，妄生曲说，今当从三卷为正。是其《本经》所出郡县乃后汉时制，疑仲景、元化等所记。又云有《桐君采药录》，说其花、叶形色，《药对》四卷，论其佐使相须。魏、晋以来，吴普臣禹锡等谨按《蜀本》注云：普，广陵人也，华佗弟子，撰本草一卷。李当之臣禹锡等谨按《蜀本》注云：华佗弟子，修神农旧经而世少行用。等，更复损益；或五百九十五，或四百三十一，或三百一十九。或三品混糅[⑥]，冷、热舛错；草石不分；虫兽无辨。且所主治，互有得失，医家不能备见，则识智有浅深。今辄苞综诸经，研括烦省，以《神农本经》三品合三百六十五为主，又进名医副品亦三百六十五，合七百三十种。精粗皆取，无复遗落，分别科条，区畛（音轸）[⑦]物类，兼注诏（音瞑）[⑧]时用，土地所出，及仙经道术所须。并此序录，合为七卷。虽未足追踵前良，盖亦一家撰制，吾去世之后，可贻诸知音尔。

现注：

①彖：（tuàn）《周易》说明卦义的词。

②繇（yáo）卜兆的占辞。

③穑（sè 音涩）。收获谷物，农事。

④迸（bèn 音蹦）走散，奔散。

⑤《蜀本》作靡。之靡字为靡字下加火字。《字海》注与靡同。

⑥糅（róu）混杂。

⑦“音轸”二字为原注音，现音仍为（zhēn 诊）。

⑧诏：“音瞑”二字为原注音，现（音 ming 命），辨别物名。

《本草经》卷上（原为白字《本经》）序药性之源本，论病名之形诊，题记品录，详览施用。

《本草经》卷中（原为白字《本经》）玉石草木三品。

《本草经》卷下（原为白字《本经》）虫兽果菜米食三品，有名未用三品。

上三卷，其中，下二卷药合七百三十种，各别有目录，并朱墨杂书并子注，今大书分为七卷（原为墨字《别录》）。

《唐本》注：《汉书·艺文志》有《黄帝内外经》。班固论云：经方者，本草石之寒温，原疾病之深浅，乃班固论经方之语，而无本草之名。惟梁《七录》有《神农本草》三卷，陶据此以《别录》加之为七卷。序云三品混糅，冷热舛错，草石不分，虫兽无辨，岂使草木同品，虫兽共条，披览既难，图绘非易。今以序为一卷，例为一卷，玉石三品为三卷，草三品为六卷，木三品为三卷，禽兽为一卷，虫鱼为一卷，果为一卷，菜为一卷，米谷为一卷，有名未用为一卷，合二十卷。其十八卷中，药合八百五十种，三百六十一种《本经》，一百八十一种《别录》，一百一十五种新附，一百九十三种有名未用。

上药一百二十种为君，主养命以应天，无毒，多服，久服不伤人。欲轻身益气，不老延年者，本上经。（《本经》）

中药一百二十种为臣，主养性以应人，无毒，有毒，斟酌其宜。欲遏病补虚羸者，本

中经。(《本经》)

下药一百二十五种为佐使，主治病以应地，多毒不可久服，欲除寒热邪气、破积聚、愈疾者，本下经。(《本经》)

三品合三百六十五种，法三百六十五度，一度应一日，以成一岁，倍其数合七百三十名也。(《本经》)

臣禹锡等谨按：本草例：《神农本经》以朱书，名医别录以墨书。《神农本经》药三百六十五种，今此言倍其数合七百三十名，是并《名医别录》副品而言也。则此一节《别录》之文也，当作墨书矣。盖传写浸久，朱、墨错乱之所致耳。遂令后世览之者，捃摭[①]此类，以谓非神农之书，乃后人附托之文者，率以此故也。

上本说如此。今按上品药性，亦皆能遣疾，但其势力和厚，不为仓卒之效。然而岁月常服，必获大益，病既愈矣，命亦兼申。天道仁育，故云应天。一百二十种者，当谓寅、卯、辰、巳之月，法万物生荣时也。(《别录》)

中品药性，疗病之辞渐深，轻身之说稍薄，于服之者，祛患当速，而延龄为缓。人怀性情，故云应人。一百二十种者，当谓午、未、申、酉之月，法万物成熟时也。(《别录》)

下品药性，专主攻击，毒烈之气，倾损中和，不可常服，疾愈即止。地体收杀，故云应地。一百二十五种者，当谓戌，亥、子，丑之月，法万物枯藏时也。兼以闰之，盈数加之。凡合和之体，不必偏用之。自随人患，参而共行。但君臣配隶，依后所说，若单服之者，所不论尔。(《别录》)

药有君、臣、佐、使，以相宣摄。合和宜用一君、二臣、三佐、五使；又可一君，三臣、九佐、使也。(《本经》)

上本说如此。今按：用药犹如立人之制，若多君少臣，多臣少佐，则气力不周也。而检仙经、世俗诸方，亦不必皆尔。大抵养命之药则多君，养性之药则多臣，疗病之药则多佐；犹依本性所主，而兼复斟酌，详用此者亦当为善。又恐上品君中，复各有贵贱，譬如列国诸侯，虽并得称制，而犹归宗周；臣佐之中，亦当如此。所以门冬、远志别有君臣，甘草国老，大黄将军，明其优劣，皆不同秩。自非农岐之徒，孰敢诠正！正应领略轻重，为其分剂也。(《别录》)

药有阴阳配合。(《本经》)

臣禹锡等谨按：《蜀本》注云：凡天地万物，皆有阴阳、大小各有色类。寻究其理，并有法象；故羽毛之类皆生于阳而属于阴，鳞介之类皆生于阴而属于阳，所以空青法木，故色青而主肝，丹砂法火，故色赤而主心，云母法金，故色白而主肺，雌黄法土，故色黄而主脾，磁石法水，故色黑而主肾。余皆以此推之，例可知也。子母兄弟，(《本经》)，**臣禹锡等谨按**《蜀本》注云：若榆皮为母，厚朴为子之类是也。

根茎花实，草石骨肉。有单行者，有相须者，有相使者，有相畏者，有相恶者，有相反者，有相杀者。凡此七情，合和视之，当用相须相使者良，勿用相恶相反者。若有毒宜制，可用相畏相杀者。不尔，勿合用也。(《本经》)

臣禹锡等谨按《蜀本》注云：凡三百六十五种，有单行者七十一种，相须者十二种，相使者九十种，相畏者七十八种，相恶者六十种，相反者八十种，相杀者三十六种。凡此七情，合和视之。

上本说如此。今按：其主疗虽同，而性理不和，更以成患。今检旧方用药亦有相恶相反者，服之乃不为害，或能有制持之者。犹如寇、贾辅汉，程、周佐吴，大体既正，不得以私情为害。虽尔，恐不如不用。今《仙方》甘草丸有防己、细辛；俗方玉石散用瓜蒌、干姜。略举大体如此，其余复有数十条，别注在后，半夏有毒，用之必须生姜，此是取其所畏，以相制尔。其相须相使者，不必同类，犹如和羹调食，鱼肉葱豉，各有所宜，共相宣发也。（《别录》）

药有酸、咸，甘、苦、辛五味，又有寒、热、温、凉四气，及有毒，无毒、阴干、暴干，采造时月生熟，土地所出，真伪陈新，并各有法。（《本经》）

上本说如此。又有分剂秤两，轻重多少，皆须甄别，若用得其宜，与病相会，入口必愈，身安寿延。若冷热乖衷，真假非类，分两违舛，汤丸失度，当瘥反剧，以至殒命。医者意也，古之所谓良医者，盖善以意量得其节也。谚云：俗无良医，枉死者半。拙医疗病，不如不疗。喻如宰夫，以鳝鳖为莼羹，食之更足成病，岂充饥之可望乎！故仲景云：如此死者，愚医杀之也。（《别录》）

药性有宜丸者，宜散者，宜水煮者，宜酒渍者，宜膏煎者。亦有一物兼宜者，亦有不可入汤酒者。并随药性，不得违越。（《本经》）

上本说如此。又按：病有宜服丸者，服散者，服汤者，服酒者，服膏煎者。亦兼参用，察病之源，以为其制也。（《别录》）

凡欲疗病，先察其源，先候病机；五脏未虚，六腑未竭，血脉未乱，精神未散，服药必活。若病已成，可得半愈；病势已过，命将难全。（《本经》）

上本说如此。按：今自非明医，听声察色，至乎诊脉，孰能知未病之病乎！且未病之人，亦无肯自疗；故桓侯怠于皮肤之微，以致骨髓之痼。今非但识悟之为难，亦乃信受之弗易。仓公有言曰：病不肯服药一死也，信巫不信医二死也，轻身薄命不能将慎三死也。夫病之所由来虽多端，而皆关于邪。邪者不正之因，谓非人身之常理。风寒暑湿，饥饱劳逸，皆各是邪，非独鬼气疫疠者矣！（《别录》）

人生气中，如鱼在水；水浊则鱼瘦，气昏则人病。邪气之伤人最为深重，经络既受此气，传入脏腑，随其虚实冷热，结以成病。病又相生，故流变遂广。精神者，本宅身以为用。身既受邪，精神亦乱；神既乱矣，则鬼灵斯入；鬼力渐强，神守稍弱，岂得不致于死乎！古人譬之植杨，斯理当矣！（《别录》）

但病亦别有先从鬼神来者，则宜以祈祷祛之。虽曰可祛，犹因药疗致愈，昔李子豫有赤丸之例是也。其药疗无益者，是则不可祛，晋景公膏肓之例是也。大都鬼神之害则多端，疾病之源惟一种，盖有轻重者尔。《真诰》中有言曰：常不能慎事上者，自致百痾之本，而怨咎于神灵乎！当风卧湿，反责佗[②]人于失覆，皆痴人也。夫慎事上者，谓举动之事，必皆慎思。若饮食恣情，阴阳不节，最为百痾之本；致使虚损内起，风湿外侵，所以共成其害。如此者，岂得关于神明乎！惟当勤于药术疗理尔。（《别录》）

若用毒药疗病，先起如黍粟，病去即止，不去倍之，不去十之，取去为度。（《本经》）

上本说如此。按：今药中单行一两种有毒物，只如巴豆、甘遂之辈，不可便令至剂尔。如经所言，一物一毒，服一丸如细麻；二物一毒，服二丸如大麻；三物一毒，服三丸如胡豆；四物一毒，服四丸如小豆；五物一毒，服五丸如大豆，六物一毒，服六丸如梧

子。从此至十，皆如梧子，以数为丸。而毒中又有轻重，且如狼毒、钩吻，岂同附子、芫花辈邪！凡此之类，皆须量宜。（《别录》）

臣禹锡等谨按《唐本》旧云：三物一毒，服三丸如小豆；四物一毒服四丸如大豆；五物一毒，服五丸如兔矢。注云：谨按兔矢大于梧子，等差不类。今以胡豆替小豆，小豆替大豆，大豆替兔矢，以为折衷。

疗寒以热药，疗热以寒药，饮食不消，以吐下药；鬼疰蛊毒，以毒药；痈肿疮瘤，以疮药，风湿以风湿药，各随其所宜。（《本经》）

上本说如此，又按：药性一物兼主十余病者，取其偏长为本，复应观人之虚实、补泻，男女、老少、苦乐、荣悴、乡壤、风俗，并各不同。褚澄疗寡妇尼僧，异乎妻妾，此是达其性怀之所致也。（《别录》）

病在胸膈以上者，先食后服药；病在心腹以下者，先服药而后食；病在四肢血脉者，宜空腹而在旦；病在骨髓者，宜饱满而在夜。（《本经》）

上本说如此。按：其非但药性之多方，其节适早晚，复须条理。今方家所云先食后食，盖此义也。又有须酒服者，饮服者、冷服者，暖服者。服汤则有疏有数，煮汤则有生有熟，各有法用，并宜审详尔。（《别录》）

夫大病之主，有中风，伤寒，寒热，温疟，中恶，霍乱，大腹水肿，肠澼下痢，大小便不通，奔豚上气，咳逆，呕吐，黄疸，消渴，留饮、澼食坚积，癥瘕，惊邪，癫痫、鬼疰，喉痹，齿痛，耳聋、目盲，金疮。踒（乌卧切）**折，痈肿，恶疮，痔瘘，瘿瘤；男子五劳七伤，虚乏羸瘦，女子带下崩中，血闭、阴蚀，虫蛇蛊毒所伤。此大略宗兆，其间变动枝叶，各宜依端绪以取之。**（《本经》）

上本说如此，按：今药之所主，只说病之一名。假令中风，乃有数十种；伤寒证候，亦有二十余条。更复就中求其类例，大体归其始终，以本性为根宗，然后配合，证以合药尔。病之变状，不可一概言之。所以医方千卷，犹未尽其理。春秋已前，及和、缓之书蔑闻，而道经略载扁鹊数法，其用药犹是本草家意。至汉淳于意及华佗等方，今时有存者，亦皆条理药性。惟张仲景一部，最为众方之祖，又悉依本草。但其善脉，明气候，以意消息之尔。至于刳肠、剖臆，刮骨，续筋之法，乃别术所得，非神农家事。自晋代已来，有张苗、宫泰，刘德、史脱，靳邵、赵泉，李子豫等一代良医。其贵胜阮德如、张茂。先辈逸民皇甫士安，及江左葛洪、蔡谟，商仲堪诸名人等，并研精药术。宋有羊欣、元徽，胡洽、秦承祖。齐有尚书褚澄、徐文伯、嗣伯群从兄弟疗病，亦十愈其八九，凡此诸人各有所撰用方，观其指趣，莫非本草者乎！或时用别药，亦循其性度，非相逾越。《范汪方》百余卷及葛洪《肘后》其中有细碎单行经用者，或田舍试验之法，或殊域异识之术；如藕皮散血起自庖人，牵牛逐水近出野老；饼店蒜齑乃是下蛇之药，路边地菘而为金疮所秘。此盖天地间物，莫不为天地间用，触遇则会，非其主对矣！颜光禄亦云：诠三品药性以本草为主；道经、仙方、服食断谷，延年却老，乃至飞丹炼石之奇，云腾羽化之妙，莫不以药道为先。用药之理，一同本草，但制御之途小异。世法犹如粱肉主于济命，华夷禽兽皆共仰资。其为生理即同，其为性灵则异尔。大略所用不多，远至二十余物，或单行数种，便致大益，是其服食岁月深积，即本草所云：久服之效，不如俗人微觉便止，故能臻其所极，以致遐龄，岂但充体愈疾而已哉！今庸医处疗皆耻看本草，或倚约旧方，或闻人传说，或遇其所忆，便揽笔疏之。俄然戴面，以此表奇，其畏恶相反，故自寡昧，而药类违僻，分两参差，亦不以为疑脱。或偶尔值差，则自信方验。若旬月未瘳，则言病源深结，了不反求诸己，详思得失，虚构声称，多纳金帛，非惟在显宜责，固将居幽贻谴矣！其五经四部，军国礼服，若详用乖越者，犹可矣，止于事迹非宜尔。至于汤药一物，有谬便性命及之，千乘之君，百金之长，何不深思戒慎邪！昔许太子侍药不尝，招弑君之恶，季孙馈药，仲尼有未达之辞，知其药性之不可轻信也。晋时有一才人，欲刊正《周易》从及诸药方，先与祖讷共论。祖云：辨释经典，纵有异同，不足以伤风教。至于汤药，小小不达，便致寿夭。所由则后人受弊不少，何可轻以裁断！祖之此言，可为仁识，足为龟镜矣！按《论语》云：人而无恒，不可以作巫医。明此二法，不可以权节妄造。所以医不三世，不服其药，九折臂者乃成良医。盖谓学功须深故也。复患今之承藉者，多恃炫名价，亦不能精心研习，实为可惜。虚传声美，闻风竞往。自有新学该明，而名称未播，贵胜以为始习，多不信用，委命虚名，谅可惜也。京邑诸人，皆尚声誉，不取实事。余祖事已来，务敦方药，本有《范汪方》一部，斟酌详用，多获其效。内护家门，傍及亲族，其有虚心告请者，不限贵贱，皆摩踵救之，凡所救活数百千人。自余投缨宅岭，犹不忘此，日夜玩味，常觉欣欣。今亦撰方三卷，并效验方分五卷，又补葛氏《肘后方》三卷。盖欲承嗣善业，令诸子侄，不敢失坠，可以辅身济物者也。(《别录》)

今按诸药采造之法，既并用见成，非能自采不复具论其事，惟合药须解节度，列之左[3]。

按诸药所生，皆的有境界。秦汉以前，当言列国，今郡县之名，后人所改尔。江东已来，小小杂药皆出近道，气力性理，不及本邦。假令荆、益不通，则全用历阳当归，钱塘三建，岂得相似，所以疗病不及往人，亦当缘此故也。蜀药及北药，虽有去来，亦非复精者。且市人不解药性，惟尚形饰。上党人参，世不复售；华阴细辛，弃之如芥。且各随俗相竞，不能多备族诸，故往往遗漏，今之所存，二百许种尔。众医都不识药，惟听市人，市人又不辨究，皆委采送之家，采送之家，传习造作，真伪好恶，并皆莫测。所以钟乳醋煮令白，细辛水渍使直，黄芪蜜蒸为甜，当归酒洒取润，螵蛸胶着桑枝，蜈蚣朱足令赤，诸有此等，皆非事实，俗用既久，转以成法，非复可改，末如之何！又依方分药，不量剥除；只如远志、牡丹才不收半，地黄、门冬三分耗一。凡去皮心之属，分两皆不复相应，病家惟依此用，不知更秤取足。又王公贵胜合药之日，悉付群下，其中好药贵石。无不窃换；乃有紫石英，丹砂吞出洗去，一片动经十数过卖。诸有此例巧伪百端，虽复监检，终不能觉。以此疗病，固难既效，如斯并是药家之盈虚，不得咎医人之浅拙也。(《别录》)

凡采药时月，皆是建寅岁首，则从汉太初后所记也。其根物多以二月、八月采者，谓春初津润始萌，未冲枝叶，势力淳浓故也。至秋枝叶干枯，津润归流于下。今即事验之，春宁宜早，秋宁宜晚，华、实、茎、叶乃各随其成熟尔。岁月亦有早晏，不必都依本文也。经说阴干者，谓就六甲，阴中干之，又依遁甲法，甲子旬阴中在癸酉，以药着酉地也。实谓不必然，正是不露日暴，于阴影处干之尔。所以亦有云暴干故也。若幸可两用，益当为善。(《别录》)

今按：本草采药阴干者，皆多恶。至如鹿茸经称阴干皆悉烂令坏。今火干易得且良。草木根苗阴之皆恶，九月以前采者悉宜日干，十月已后采者阴干乃好。

古秤惟有铢、两，而无分名。今则以十黍为一铢，六铢为一分，四分成一两，十六两为一斤。虽有子谷秬黍之制，从来均之已久，正尔依此用之。(《别录》)

臣禹锡等谨按《唐本》又云：但古秤皆复今南秤是也，晋秤始后汉末以来，分一斤为二斤，一两为二两耳。金银丝绵并与药同，无轻重矣。古方唯有仲景而已，涉今秤若用古秤作汤，则水为殊少，故知非复秤悉用今者耳。

今方家所云等分者，非分两之分，谓诸药斤两多少皆同尔。先视病之大小轻重所须，乃以意裁之。凡此之类皆是丸散，丸散竟依节度用之，汤酒之中无等分也。(《别录》)

凡散药有云刀圭者，十分方寸匕之一，准如梧桐子大也。方寸匕者，作匕正方一寸，抄散取不落为度。钱五匕者，今五铢钱边五字者，以抄之亦令不落为度。一撮者，四刀圭也。十撮为一勺，十勺为一合。以药升分之者，谓药有虚实轻重，不得用斤两，则以升平之。药升方作上径一寸，下径六分，深八分，内散药勿按抑之，正尔微动令平调尔。今人分药，不复用此。(《别录》)

凡丸药，有云如细麻者，即胡麻也，不必扁扁，但令较略大小相称尔。如黍粟亦然，以十六黍为一大豆也。如大麻子者，准三细麻也。如胡豆者，即今青斑豆是也，以二大麻子准之。如小豆者，今赤小豆也，粒有大小，以三人麻子准之。如大豆者，以二小豆准之。如梧子者，以二大豆准之。一方寸匕散，蜜和得如梧子，准十丸为度。如弹丸及鸡子黄者，以十梧子准之。(《别录》)

《唐本》注云：方寸匕散为丸如梧子，得十六丸如弹丸一枚，若鸡子黄者，准四十丸。今弹丸同鸡子黄，此甚不等。

凡汤酒膏药，旧方皆云㕮（方汝切）咀（子与切）[4]者，谓秤毕捣之如大豆，又使吹去细末，此于事殊不允当；药有易碎难碎，多末少末，秤两则不复均平。今皆细切之，较略令如㕮咀者。乃得无末，而又粒片调和也。(《别录》)

唐本注云：㕮咀正谓商量，斟酌之，余解皆理外生情尔。

臣禹锡等：看详㕮咀即上文细切之义，非商量斟酌也。

凡丸散药，亦先切细，暴燥乃捣之。有各捣者，有合捣者，并随方所言。其润湿药，如天门冬、干地黄辈，皆先切暴独捣，令偏碎，更出细擘暴干。若逢阴雨，亦以微火烘之，既燥小停，冷乃捣之。(《别录》)

凡湿药，燥皆大耗，当先增分两，须得屑乃秤之为正。其汤酒中，不须如此也。(《别录》)

凡筛丸药，用重密绢令细，于蜜丸易熟。若筛散草药，用轻疏绢，于酒中服即不泥。其石药亦用绢筛，令如丸者。凡筛丸散药毕，皆更合于臼中，以杵捣之数百过，视其色理和同为佳也。(《别录》)

凡汤酒膏中，用诸石，皆细捣之如粟米，亦可以葛布筛令调，并以新绵别裹内中。其雄黄、朱砂辈细末如粉。凡煮汤欲微火令小沸，其水数以方多少，大略二十两药，用水一斗，煮取四升，以此为准。然则利汤欲生，少水而多取；补汤欲熟，多水而少取。好详视之，不得令水多少。用新布两人以尺木绞之，澄去垽[5]（鱼靳切）浊，纸覆令密，温汤勿令鎗[6]器中有水气，于熟汤上煮令暖亦好。服汤宁令小沸，热易下，冷则呕涌。(《别录》)

凡云分再服、三服者，要令势力相及。并视人之强羸，病之轻重，以为进退增减之，不必悉依方说也。(《别录》)

凡渍药酒，皆须细切，生绢袋盛之，乃入酒密封。随寒暑日数视其浓烈，便可漉出，

不必待至酒尽也。滓可暴燥微捣，更渍饮之；亦可散服。(《别录》)

凡建中、肾沥诸补汤滓，合两剂加水煮，竭饮之，亦敌一剂新药。贫人可当依此用，皆应先暴令燥。(《别录》)

凡合膏，初以苦酒渍令淹浃[7]；不用多汁，密覆勿泄。云晬[8]时者，周时也，从今旦至明旦。亦有只一宿者。煮膏当三上三下，以泄其热势，令药味得出上之使匝匝沸，乃下之，使沸静良久乃止，宁欲小小生。其中有薤白者，以两头焦黄为候。有白芷、附子者，亦令小黄色为度。猪肪皆勿令经水，腊月者弥佳，绞膏亦以新布绞之。若是可服之膏，膏滓亦可酒煮饮之。可摩之膏，膏滓则宜以敷病，上此盖欲兼尽其药力故也。(《别录》)

凡膏中有雄黄，朱砂辈，皆别捣细研如面，须绞膏毕，乃投中，以物疾搅至于凝，强勿使沉聚在下不调也。有水银者，于凝膏中研令消散，胡粉亦尔。(《别录》)

凡汤酒中用大黄，不须细锉。作汤者先以水浸，令淹浃，密覆一宿。明旦煮汤，临熟乃内汤中，又煮两三沸便绞出，则势力猛，易得快利。丸散中用大黄，旧皆蒸之，今不须尔。(《别录》)

凡汤中用麻黄，皆先别煮两三沸，掠去其沫，更益水如本数，乃内余药，不尔令人烦。麻黄皆折去节令理通，寸剉之。小草、瞿麦五分剉之，细辛，白前三分剉之；丸散膏中，则细剉也。(《别录》)

凡汤中用完物皆擘破；干枣、栀子、瓜蒌之类是也。用细核物亦打破；山茱萸、五味子、蕤核、决明子之类是也。细花子物正尔完用之；旋复花、菊花、地肤子、葵子之类是也。米、麦、豆辈亦完用之。诸虫先微炙之，惟螵蛸当中破之。生姜、射干皆薄切之。芒消、饴糖，阿胶皆须绞汤毕，内汁中，更上火两三沸，烊尽乃服之。(《别录》)

凡用麦门冬皆微润抽去心，杏仁、桃仁汤柔挞去皮，巴豆打破剥其皮刮去心，不尔令人闷。石韦刮去毛，辛夷去毛及心，鬼箭削取羽皮，藜芦剔取根微炙，枳实去其瓤亦炙之。椒去实于枪中微熬令汗出则有势力，矾石于瓦上若铁物中熬，令沸汁尽即止，礜石皆以黄土泥苞使燥，烧之半日令熟而解散。犀角、羚羊角皆镑刮作屑，诸齿骨并炙捣碎之。皂荚去皮子炙之。(《别录》)

凡汤并丸散用天雄、附子、乌头、乌喙、侧子皆煻灰中炮，令微坼削去黑皮乃秤之。直理破作七八片，随其大小，但削除外黑尖处令尽。(《别录》)

凡汤酒丸散膏中用半夏皆且完用热汤洗去上滑，以手挼[9]之，皮释随剥去，更复易汤洗令滑尽。不尔戟人咽喉。旧方云二十许过，今六七过便足。亦可煮之一两沸一易水，如此三四过，仍挼洗毕，便暴干，随其大小破为细片乃秤之以入汤。若膏酒丸散皆须暴燥乃秤之。凡丸散用阿胶皆先炙使通体沸起，燥乃可捣，有不沸处更炙之。(《别录》)

凡丸中用蜡皆烊，投少蜜中搅调以和药。若用熟艾先细擘，合诸药捣令散，不可筛者别捣内散中和之。(《别录》)

凡用蜜，皆先火煎掠去其沫，令色微黄，则丸经久不坏，掠之多少，随蜜精粗。

凡丸散用巴豆、杏仁、桃仁，葶苈，胡麻诸有膏腻药，皆先熬黄黑，别捣令如膏。指攠[10]视泯泯尔。乃以向成散；稍稍下臼中，合研捣令消散，仍复都以轻疏绢筛，度之须尽，又内臼中依法捣数百杵也。汤膏中用亦有熬之者，虽生并捣破之。(《别录》)

凡用桂心、厚朴、杜仲、秦皮、木兰之辈，皆削去上虚软甲错处，取里有味者秤之。茯苓、猪苓削除黑皮。牡丹、巴戟天、远志、野葛等皆捶破去心。紫苑洗去土皆毕乃秤之。薤白、葱白除青令尽。莽草、石南、茵芋、泽兰皆剔取叶及嫩茎，去大枝。鬼臼、黄连皆除根毛。蜀椒去闭口者及目熬之。(《别录》)

凡狼毒、枳实、橘皮、半夏、麻黄，吴茱萸，皆欲得陈久者良，其余须精新也。

凡方云巴豆若干枚者，粒有大小，当先去心皮乃秤之；以一分准十六枚。附子、乌头若干枚者，去皮毕以半两准一枚。枳实若干枚者去穰毕以一分准二枚。橘皮一分准三枚。枣有大小，三枚准一两。云干姜一累者以重一两为正。(《别录》)

凡方云半夏一升者，洗毕秤五两为正。蜀椒一升者三两为正。吴茱萸一升者，五两为正。菟丝子一升，九两为正。菴䕡子一升，四两为正。蛇床子一升，三两半为正。地肤子一升，四两为正。此其不同也。云某子一升者，其子各有虚实、轻重，不可通以秤准，皆取平升为正。(《别录》)

凡方云用桂一尺者，削去皮毕，重半两为正。甘草一尺者，重二两为正。云某草一束者，以重三两为正。云一把者，重二两为正。云蜜一斤者，有七合。猪膏一斤者，有一升二合也。

上合药分剂料理法则等(《别录》)

臣禹锡等谨按：徐之才《药对》、孙思邈《千金方》、陈藏器《本草拾遗》序例如后：

夫众病积聚皆起于虚也，虚生百病。积者五脏之所积，聚者六腑之所聚。如斯等疾，多从旧方，不假增损。虚而劳者，其弊万端，宜应随病增减。古之善为医者，皆自采药，审其体性所主，取其时节早晚；早则药势未成，晚则盛势已歇。今之为医不自采药，且不委节气早晚，又不知冷热消息，分两多少；徒有疗病之名，永无必愈之效，此实浮惑。聊复审其冷热，记增损之主尔；虚劳而头痛复热加枸杞、萎蕤，虚而欲吐加人参，虚而不安亦加人参。虚而多梦纷纭加龙骨，虚而多热加地黄、牡蛎、地肤子、甘草。虚而冷加当归、芎䓖、干姜。虚而损加钟乳、棘刺、苁蓉、巴戟天，虚而大热，加黄芩、天门冬。虚而多忘加茯神、远志，虚而惊悸不安加龙齿、沙参、紫石英、小草，若客热即用沙参、龙齿；不冷不热皆用之，虚而口干，加麦门冬，知母，虚而吸吸加胡麻、覆盆子、柏子仁。虚而多气兼微咳加五味子、大枣，虚而身强腰中不利加磁石、杜仲，虚而多冷加桂心、吴茱萸、附子、乌头，虚而劳小便赤加黄芩，虚而客热加地骨皮，白水黄芪(白水，地名)，虚而冷用西黄芪，虚而痰复有气用生姜、半夏、枳实，虚而小肠利加桑螵蛸、龙骨、鸡肶[⑪]胵，虚而小肠不利加茯苓、泽泻，虚而损溺白加厚朴。诸药无有一一历而用之，但据体性冷热的相主对，聊叙增损之一隅，夫处方者宜准此。

凡诸药子仁，皆去皮、尖及双仁者仍切之。

凡乌梅皆去核，入丸散熬之。大枣擘去核。

凡用麦蘖、粬、大豆黄卷、泽兰、芜荑、僵蚕、干漆、蜂房皆微炒。

凡汤中用麝香、犀角、鹿角、羚羊角、牛黄、蒲黄、丹砂须熟末如粉，临服内汤中搅令调和服之。凡茯苓、芍药补药须白者，泻药惟赤者。凡石蟹皆以槌极打令碎乃入臼，不尔捣不可熟。牛膝、石斛等入汤酒拍碎用之。凡菟丝子暖汤淘汰去沙土，干漉暖酒渍经一宿，漉出，曝微白，皆捣之；不尽者，更以酒渍经三五日乃出，更晒微干捣之，须臾悉尽极易碎。凡斑蝥等诸虫皆去足翅微熬，用牡蛎熬令黄。凡诸汤用酒者皆临熟下之。凡用银屑，以水银和成泥。

凡用钟乳等诸石，以玉槌水研三日三夜，漂炼务令极细。诸药有宣、通、补、泄、轻、重、涩、滑、燥、湿，此十种者，是药之大体，而(《本经》) 都不言之，后人亦所未述，遂令调合汤丸有昧于此者。至如宣可去雍即姜、橘之属是也。通可去滞即通草、防已之属是也。补可去弱即人参、羊肉之属是也，泄可去闭即葶苈、大黄之属是也。轻可去实即麻黄、葛根之属是也，重可去怯即磁石、铁粉之属是也，涩可去脱即牡蛎、龙骨之属是也，滑可去著即冬葵、榆皮之属是也，燥可去湿桑白皮、赤小豆之属是也，湿可去枯即紫石英、白石英之属是也。只如此体，皆有所属。凡用药者，审而详之则靡所遗失矣。

凡五方之气，俱能损人，人生其中，即随气受疾。虽习成其性，亦各有所资，乃天生万物以与人，亦人穷急以致物。今岭南多毒，足解毒药之物即金蛇、白药之属是也。江湖多气，足破气之物，即姜、橘、吴茱萸之属是也。寒温不节，足疗温之药即柴胡、麻黄之属是也。凉气多风，足理风之物即防风、独活之属是也。湿气多痹，足主痹之物即鱼、鳖、螺、蚬之属是也。阴气多血，足主血之物，即地锦、石血之属是也。岭气多瘴，足主瘴之物即常山、盐麸、涪醋之属是也。石气多毒，足主毒之物，即犀角、麝香、羚羊角之属是也。水气多痢，足主痢之物，即黄连、黄柏之属是也，野气多蛊，足主蛊之物蘘荷、茜根之属是也。沙气多狐，足主短狐之物，即鸀玛[12]、鸂鶒[13]之属是也。大略如此，各随所生，中央气交，兼有诸病。故医人之疗，亦随方之能。若易地而居，即致乖舛矣。故古方或多补养，或多导泄，或众味，或单行。补养即去风，导泄即去气，众味则贵要，单行乃贫下。岂前贤之偏有所好，或复用不遂其宜耳。

现注：

①捃：(jūn 君) 拾取。摭：(zhí 值) 摘取。

②佗：一般音驼，此处同他。

③列之左，今横排即下方。原作“例之左”，据柯本《大观》改。

④㕮 (fǔ 府) 咀 (jǔ 举)，原为咀嚼，后指将药捣碎。

⑤垽：(yìn 印)：泥渣。

⑥枪：(chēng 铛)：酒器，鼎类。

⑦浃：(jiā 佳)：湿透。

⑧晬：(zuì 醉)：原指婴儿周岁。

⑨挼：(ruó) 揉搓。

⑩擮：(miè 灭)：打击，原注音莫结切。

⑪胵：鸡胃。

⑫鸀：(shǔ 蜀) 玛 (yù 玉)，又叫鸑 (yuè 岳) 鷟 (zhuó 浊)，水鸟名。

⑬鸂：(xī 希) 鶒 (chì 斥)，水鸟又称紫鸳鸯。

现注：原刻分大字白文及墨文和小字三种，白文代表(《本经》)，墨文代表(《别录》)，小字为注文。现代无此印法，改为大字白文后注明为白文(《本经》)，墨文后注为(《别录》) 字样，加以区别。

原来小字注文仍用小字。

《补注》所引书传

《补注本草》所引书传，内医书十六家，援据最多。今取撰人名氏乃略述义例，附于末卷，庶使览之者知所从来。余非医家所切，不复存此，具列如下。

《开宝新详定本草》 开宝六年，诏尚药奉御刘翰、道士马志、翰林医官翟煦、张素、王从蕴、吴复圭、王光祐、陈昭遇、安自良等九人，详校诸本，仍取陈藏器《拾遗》诸书相参，颇有刊正。别名及增益品目，马志为之注解，仍命左司员外郎知制诰扈蒙、翰林学士卢多逊等刊定，凡二十卷。御制序，镂板于国子监。

《开宝重定本草》 开宝七年，诏以《新定本草》所释药类，或有未允。又命刘翰、马志等重详定，颇有增损，仍命翰林学士李肪、知制诰王祐、扈蒙等重看详，凡《神农》所说以白字别之，《名医》所传即以墨字，并目录共二十一卷。

《唐·新修本草》 唐司空英国公李勣等奉敕修，初，陶隐居因《神农本经》三卷，增修为七卷。显庆中，监门府长史苏恭表请修定，因命太尉赵国公长孙无忌、尚药奉御许孝崇与公等二十二人重广，定为二十卷，今谓之《唐本草》。

《蜀·重广英公本草》 伪蜀翰林学士韩保升等，与诸医工取《唐本草》并《图经》相参校，更加删定，稍增注释，孟昶自为序。凡二十卷，今谓之《蜀本草》。

《吴氏本草》 魏广陵人吴普撰。普，华佗弟子，修《神农本草》成四百四十一种。唐《经籍志》尚存六卷，今广内不复有。惟诸子书多见引据，其说药性寒温、五味，最为详悉。

《药总诀》 梁陶隐居撰，论次药品五味寒热之性，主疗疾病及采畜[①]时月之法，凡二卷。一本题云《药像敩诀》，不著撰人名氏，文字并相类。

《药性论》 不著撰人名氏，集众药品类，分其性味，君臣主病之效，凡四卷。一本题曰陶隐居撰。然所记药性，功状与本草有相戾者，疑非隐居所为。

《药对》 北齐尚书令西阳王徐之才撰，以众药名品，君臣佐使，性毒相反及所主疾病，分类而记之，凡二卷。旧本草多引以为据，其言治病，用药最详。

《食疗本草》 唐同州刺史孟诜撰。张鼎又补其不足者八十九种，并旧为二百二十七条，凡三卷。

《本草拾遗》 唐开元中，京兆府三原县尉陈藏器撰。以《神农本经》虽有陶、苏补集之说，然遗逸尚多，故别为序例一卷，拾遗六卷，解纷三卷，总曰《本草拾遗》共十卷。

《四声本草》 唐兰陵处士萧炳撰。取本草药名每上一字，以四声相从，以便讨阅，凡五卷。前进士王收撰序。

《删繁本草》 唐润州医博士兼节度随军杨损之撰。以本草诸书所载药类颇繁，难于看检，删去其不急，并有名未用之类，为五卷。不着年代，疑开元后人。

《本草性事类》 京兆医工杜善方撰。不详何代人，以本草药名随类解释，删去重复，又附以诸药制使、畏恶、解毒、相反、相宜者为一类，共一卷。

《南海药谱》 不着撰人名氏，杂记南方药所产郡县，及疗疾之验，颇无伦次。似唐末人所作，凡二卷。

《食性本草》 伪唐陪戎副尉剑州医学助教陈士良撰。以古有食医之官，因食养以治百病，故取《神农本经》洎[2]陶隐居、苏恭、孟诜、陈藏器诸药关于饮食者类之，附以己说，又载《食医》诸方及五时调养脏腑之术，集贤殿学士徐锴为之序。

《日华子诸家本草》 国初开宝中，四明人撰。不著姓氏，但云日华子大明。序集诸家本草，近世所用药，各以寒温性味，华实虫兽为类，其言近用，功状甚悉，凡二十卷。

现注：

①畜：通蓄

②洎：(jì 记)：及，自。

林枢密《重广本草图经》序

良医之不能以无药愈疾，犹良将不能以无兵胜敌也。兵之形易见，善用者能以其所以杀者生人；药之性难穷，不善用者返以其所以生者杀人。吁！可畏哉！

寒热温凉，辛甘缓急，品类万殊，非一日而七十毒者，孰能辨之！《玉函金匮》《肘后》囊中，《千金》之所传，《外台》之所秘，其为方不知其几何。由是言之，则非独察脉用方之为难，而辨药最其难者；金石之珍，草木之怪，飞潜动植之广且众也。风气不同，南北不通，或非中国之所有，或人力之所不可到，乃欲真伪无逃于指掌之间，则《本草》《图经》二者，何可须臾离也！

世所传曰《神农氏本草》三卷，梁陶隐居离以为七，唐苏恭、李勣之徒，又附益为二十卷，别图药形以为经，其书略备矣。开宝中，太祖皇帝命卢多逊等，考验得失，增药尤多，号为《开宝本草》。仁宗皇帝嘉祐初，又使掌禹锡、林亿、苏颂、张洞为之补注。因唐《图经》别为绘画，复增药至千有余种。于是收拾遗逸，订正讹[1]缪，刊在有司，布之天下。其为寿养生人之术，无一不具。然世之医者，习故守陋，妄意穿凿，操数汤剂，幸而数中，自谓足以应无穷之病。诘其论说，则漠然不知。顾《本草》与《图经》殆虚文耳。况偏州下邑，虽有愿见者，何所售之！

阆[2]中陈氏子承，少好学，尤喜于医，该通诸家之说，尝患二书传者不博，而学者不兼有也。乃合为一，又附以古今论说，与己所见闻，列为二十三卷，名曰《重广补注神农本草并图经》。书着其说，图见其形，一启秩而两得之。不待至乎！殊方绝域，山巅水涯而品类万殊者，森在目前，譬夫谈舆地者，观于职方，阅战具者之入武库也。

承之先世为将相，欧阳子所谓四世六公者，承其曾孙，少孤，奉其母江淮间，闭门蔬食以为养，君子称其孝。间有奇疾，众医愕[3]眙[4]，不知所出。承徐察其脉曰：当投某剂，某刻良愈，无不然者。然则承之学，虽出于图书，而精识超绝，兹二者又安能域之哉！鬼臾区、岐伯远矣，吾不得而知也，其视秦越人、淳于仓公、华佗辈为何如，识者当能知之。元祐七年四月朔。左朝请大夫充天章阁待制知杭州军州事兼管内劝农事充两浙西路兵马钤辖兼提举本路兵马巡检公事上轻车都尉赐紫金鱼袋长乐林希序。

现注：

①缪：通谬。

②阆中：阆（làng 浪）。

③愕：原“眲”，同愕。

④眙：(chì 翅)：瞪眼看

《雷公炮炙论》序

若夫世人使药，岂知自有君臣，既辨君臣，宁分相制。秪[①]如椒[②]毛（今盐草也），沾溺立销班[③]肿之毒；象胆挥黏，乃知药有情异。鲑鱼插树立便干枯，用狗涂之（以犬胆灌之，插鱼处立如故也）却当荣盛。无名（无名异形似玉柳石又如石灰味别）止楚，截指而似去甲毛。圣石开盲明目而如云离日。当归止血、破血，头尾效各不同（头止血尾破血）。蕤子熟生，足睡不眠立据。敝箄[④]淡卤（常使者，甑中箄，能淡盐味），如酒沾交（今蜜枳缴枝又云交加枝[⑤]）。铁遇神砂如泥似粉，石经鹤粪化作尘飞。椒见橘花似髓，断弦折剑，遇鸾血而如初（以鸾血炼作胶，粘折处铁物永不断）。海竭江枯，投游波（燕子是也）而立泛。令铅拒火，须仗修天（今呼为补天石）。如要形坚，岂忘紫背（有紫背天葵，如常食葵菜秪是背紫面青，能坚铅形）。留砒住鼎，全赖宗心（别有宗心草，今呼石竹，不是食者棕，恐误，其草出欻州，生处多虫兽）。雌得芹花（其草名为立起，其形如芍药，花色青，可长三尺已来，叶上黄班色，味苦涩，堪用，煮雌黄立住火），立便成庚。硇遇赤须（其草名赤须今呼为虎须草是，用煮硇砂，即生火验），永留金鼎。水中生火，非猾[⑥]髓而莫能（海中有兽名曰猾，以髓入在油中，其油沾水，水中火生不可救之，用酒喷之即婔，勿于屋下收）。长齿生牙，赖雄鼠之骨末（其齿若折，年多不生者，取雄鼠脊骨作末，揩折处，齿立生如故）。发[⑦]眉堕落，涂半夏而立生（眉发堕落者，以生半夏茎炼之，取涎涂发落处立生）。目辟眼䁾[⑧]，有五花而自正（五加皮是也，其叶有雄雌，三叶为雄，五叶为雌，须使五叶者作末，酒浸饮之，其目者正）。脚生肉椒，裩系菪根（脚有肉椒者，取莨菪根于裩带上系之，感应永不痛）。囊皱旋多，夜煎竹木（多小便者，夜煎萆薢一件服之，永不夜起也）。体寒腹大，全赖鸬鹚（若患腹大如鼓[⑨]，米饮调鸬鹚末服，立枯如故也）。血泛经过，饮调瓜子（甜瓜子内仁捣作末，去油，饮调服之立绝）。咳逆数数，酒服熟雄（天雄炮过，以酒调一钱匕服，立定也）。遍体疹风，冷调生侧（附子傍生者曰侧子，作末冷酒服，立差也）。肠虚泻痢，须假草零（捣五倍子作末，以熟水下之，立止也）。久渴心烦，宜投竹沥。除癥[⑩]去块，全仗硝硇（硝硇即硇砂、硝石二味。于乳钵中研作粉，同煅了，酒服神效也）。益食加觞，须煎芦朴（不食者并饮酒少者，煎逆水芦根并厚朴二味汤服）。强筋健骨，须是苁鳝（苁蓉并鳝鱼二味做末，以黄精汁丸服之，可力倍常十也，出《乾宁记》载）。驻色延年，精蒸神锦（出颜色，服黄精自然汁拌细研神锦，于木甑中蒸七日了，以木蜜丸服，颜貌可如幼女之容色也）。知疮所在，口点阴胶（阴胶即是甑中气垢，少许于口中，即知脏腑所起，直彻至住处知痛足可医也）。产后肌浮，甘皮酒服（产后肌浮，酒服甘皮立愈）。口疮舌坼，立愈黄苏（口疮舌坼，以根黄涂苏炙作末，含之立瘥）。脑痛欲亡，鼻投硝末（头痛者，以硝石作末，内鼻中立止）。心痛欲死，速觅延胡（以延胡索作散，酒服之立愈也）。如斯百种，是药之功，某忝[⑪]遇明时，谬看医理，虽寻圣法，难可穷微。略陈药饵之功能，岂溺仙人之要术，其制药炮，熬、煮、炙，不能记年月哉！欲审原由，须看海集。某不量短见，直录炮，熬、煮、炙，列药制方，分为上、中、下三卷，有三百件名，名具陈于后。

凡方云丸如细麻子许者，取重四两鲤鱼目比之。云如大麻子许者，取重六两鲤鱼目比之。云如小豆许者，取重八两鲤鱼目比之。云如大豆许者，取重十两鲤鱼目比之。云如兔蕈（俗云兔屎）许者，取重十二两鲤鱼目比之。云如梧桐子许者，取重十四两鲤鱼目比之。云如弹子许者，取重十六两鲤鱼目比之。一十五个白珠为准是一弹丸也。凡云水一溢，二溢至十溢者，每溢秤之重十二两为度。凡云一两，一分，一铢者，正用今丝绵秤也。勿得将四铢为一分，有误必所损兼伤药力。凡云散，只作散，丸只作丸，或酒煮，或醋或乳煎，一如法则。

凡方炼蜜，每一斤只炼得十二两半，或一分。是数，若火少，若火过并用不得也。

凡膏煎中用脂，先须炼去革膜了方可用也。凡修事诸药物等，一一并须专心，勿令交杂，或先熬后煮，或先煮后熬，不得改移，一依法则。

凡修合丸药，用蜜只用蜜，用饧只用饧[12]，用糖只用糖，勿交杂用，必宜泻人也。

现注：

①秖：此处通只。

②朹：（cì 次）：本指门窗上横木，又指疔疖之病（下文脚生肉朹）。朹毛原注为盐草，未查到盐草，有盐肤木梗叶均生棕毛或为此物。

③销班：原刻如此。销同消，班同斑。下面雌得芹花条有黄班二字，班亦同斑。

④箄：此处同箅（bì 必），蒸锅中的竹器。

⑤交加枝即枳椇子，能解酒。

⑥猾：海兽名。字典无载，暂缺。

⑦发：简化字将发髪合为一字，恐文意有失，此处为髪字。

⑧雔：字典有字无发音。

⑨㱿：（què 确）鸟卵。

⑩癥：简化字将癥症合为症字，恐失掉癥字原义，今据中医内科讲议仍用癥字。

⑪忝：谦词。

⑫饧：（xíng 形）饧即饴糖。

《本草衍义》序

通直郎添差充收买药材所辨验药材 **寇宗奭 编撰**

（序例上）

《衍义》总序

天地以生成为德，有生所甚重者身也。身以安乐为本，安乐所可致者，以保养为本。世之人，必本其本，则本必固，本既固，疾病何由而生，夭横何由而至！此摄生之道，无逮于此。夫草木无知，犹假灌溉，矧人为万物之灵，岂不资以保养。然保养之义，其理万计，约而言之，其术有三：一养神，二惜气，三堤疾。忘情去智，恬惔虚无，离事全真，内外无寄，如是则神不内耗，境不外惑，真一不杂，则神自宁矣，此养神也。抱一元之本根，固归精之真气，三焦定位，六贼忘形，识界既空，大同斯契，则气自定矣，此惜气也。饮食适时，温凉合度，出处无犯于八邪，寤寐不可以勉强，则身自安矣，此堤疾也。三者甚易行，然人自以谓难行而不肯行。如此难有长生之法，人罕专尚，遂至永谢。是以疾病交攻，天和顿失，圣人悯之，故假以保救之术，辅以蠲痾之药，俾有识无识，咸臻寿域。所以国家编撰《圣惠》，校正《素问》，重定《本草》，别为《图经》。至于张仲景《伤寒论》及《千金》《金匮》《外台》之类，粲然列于书府。今夏考拾天下医生，补以名职，分隶曹属，普救世人之疾苦。兹盖全圣至德之君，合天地之至仁，接物厚生，大赉天下。故野无遗逸之药，世无不识之病。然《本草》二部，其间撰著之人，或执用己私，失于商较，致使学者捡据之间，不得无惑。今则并考诸家之说，参之实事，有未尽厥理者，衍之以臻其理（如东壁土、倒流水、冬灰之类）。隐避不断者，伸之以见其情（如水自菊下过而水香，鼹鼠墜地溺精坠地而生子）。文简误脱者，证之以明其义（如玉泉、石蜜之类）。讳避而易名者，原之以存其名（如山药避本朝讳及唐避代宗讳）。使是非归一，治疗有源，捡用之际，晓然无惑。是以搜求访缉者，十有余年。采拾众善，诊疗疾苦，和合收蓄之功，率皆周尽。矧疾为圣人所谨，无常不可以为医，岂容易言哉！

宗奭常谓，疾病所可凭者，医也；医可据者，方也；方可恃者，药也。苟知病之虚实，方之可否，若不能达药性之良毒，辨方宜之早晚，真伪相乱，新陈相错，则曷由去道人陈宿之蛊（唐甄立言仕为太常丞，善医术。有道人心腹懑烦弥二岁。诊曰：腹有蛊，误食发而然。令饵雄黄一剂，少选[①]，吐一蛇，如拇指，无目，烧之有发气。乃愈）。生张果骈[②]洁之齿（唐张果诏见，元宗谓高力士曰：吾闻饮堇无苦者，奇士也。时天寒，取以饮，果三进，頹然曰：非桂酒。乃寝，顷，视齿焦缩。顾左右取铁如意，击堕之，藏带中，更出药敷其龈。良久齿已生，粲然骈洁，帝益神之）。此书之意，于是乎作。今则编次成书，谨依二经类例，分门条析，仍衍序例为三卷。内有名未用及意义已尽者，更不编入。其《神农本经》《名医别录》《唐本》先附、今附、新补、新定之目，缘(《本经》）已著目录内更不声说，依旧作二十卷，及目录一卷，目之曰《本草衍义》。若博爱卫生之士，志意或同，则更为诠修，以称圣朝好生之德，时政和六年丙申岁记。

本草之名自黄帝、岐伯始。其《补注·总叙》言，旧说《本草经》者，神农之所作，而不经[③]。《平帝纪》元始五年，举天下通知方术、本草者，所在轺传，遣诣京师，此但见本草之名，终不能断自何代而作。又《楼护传》称，护少诵医经、本草、方术数十万言，本草之名盖见于此，是尤不然也。《世本》曰：神农尝百草以和药济人，然亦不着本草之名，皆未臻厥理。尝读《帝王世纪》曰：黄帝使岐伯尝味草木，定《本草经》，造医方，以疗众疾，则知本草之名自黄帝、岐伯始。其《淮南子》之言，神农尝百草之滋味，一日七十毒，亦无本草之说。是知此书乃上古圣贤，具生知之智，故能辨天下品物之性味，合世人疾病之所宜。后之贤智之士，从而和之者，又增广其品，至一千八十二名(《补注本草》称一千八十二种，然一种有分两用者，有三用者，其种字为名字，于义方允)，可谓大备。然其间注说不尽，或舍理别趣者，往往多矣。是以衍摭[④]余义，期于必当，非足以发明圣贤之意，冀有补于缺疑。

夫天地既判[⑤]，生万物者，惟五气尔。五气定位，则五味生。五味生，则千变万化，至于不可穷已。故曰生物者气也，成之者味也。以奇生则成而偶，以偶生则成而奇。寒气坚，故其味可用以软。热气软，故其味可用以坚。风气散，故其味可用以收。燥气收，故其味可用以散。土者冲气之所生，冲气则无所不和，故其味可用以缓。气坚则壮，故苦可以养气。脉软则和，故咸可以养脉。骨收则强，故酸可以养骨。筋散则不挛，故辛可以养筋。肉缓则不壅，故甘可以养肉。坚之而后可以软，收之而后可以散。欲缓则用甘，不欲则弗用，用之不可太过，太过亦病矣。古之养生治疾者，必先通乎此，不通乎此，而能已人之疾者，盖寡矣。

夫安乐之道，在能保养者得之。况招来和气之药少，攻决之药多，不可不察也。是知人之生，须假保养，无犯和气，以资生命。才失将护，便致病生，苟或处治乖方，旋见颠越。防患须在闲日，故曰安不忘危，存不忘亡，此圣人之预戒也。

摄养之道，莫若守中，守中则无过写不及之害。《经》曰：春秋冬夏，四时阴阳，生病起于过用。盖不适其性而强云[⑥]，为逐强处即病生。五脏受气，盖有常分，用之过耗，是以病生。善养生者，既无过耗之弊，又能保守真元，何患乎外邪所中也。故善服药，不若善保养。不善保养，不若善服药。世有不善保养，又不善服药，仓猝病生，而归咎于神天。噫！是亦未尝思也，可不慎欤！

夫未闻道者，放逸其心，逆于生乐。以精神徇[⑦]智巧，以忧畏徇得失，以劳苦徇礼节，以身世徇财利，四徇不置，[⑧]心为之疾矣。极力劳形躁暴，气逆当风纵酒，食嗜辛咸，肝为之病矣。饮食生冷，温凉失度，久坐久卧，大饱大饥，脾为之病矣。呼叫过常，辨争陪答，冒犯寒暄，恣食咸苦，肺为之病矣。久坐湿地，强力入水，纵欲劳形，三田漏溢，肾为之病矣。五病既作，故未老而羸，未羸而病，病至则重，重则必毙。呜呼！是皆弗思而自取之也。卫生之士，须谨此五者，可致终身无苦。《经》曰：不治已病治未病正为此矣。

夫善养生者养内，不善养生者养外。养外者实外，以充快悦泽，贪欲恣情为务，殊不知外实则内虚也。善养内者实内，使脏腑安和，三焦各守其位，饮食常适其宜。故庄周曰：人之可畏者，衽席饮食之间，而不知为之戒者，过也。若能常如是畏谨，疾病何缘而起？寿考焉不得长！贤者造形而悟，愚者临病不知，诚可畏也。

夫柔情难绾而不断，不可不以智慧决也，故帏箔不可不远。斯言至近易，其事至难行。盖人之智慧浅陋，不能胜其贪欲也。故《佛书》曰：诸苦所因，贪欲为本，若灭贪欲，何所依止。是知贪欲不灭，苦亦不灭，贪欲灭，苦亦灭。圣人言近而指远，不可不思，不可不惧。善摄生者，不劳神，不苦形，神形既安，祸患何由而致也。

夫人之生，以气血为本，人之病未有不先伤其气血者，世有童男室女，积想在心，思虑过当，多致劳损。男则神色先散，女则月水先闭。何以致然？盖愁忧思虑则伤心，心伤则血逆竭。血逆竭，故神色先散，而月水先闭也。火既受病，不能荣养其子，故不嗜食。脾既虚，则金气亏，故发咳嗽既作，水气绝，故四肢干。木气不充，故多怒。鬓发焦，筋痿。俟五脏传遍，故卒不能死，然终死矣。此一种，于诸劳中最为难治，盖病起于五脏之中，无有已期，药力不可及也。若或自能改易心志，用药扶接，如此则可得九死一生。举此为例，其余诸劳，可按脉与证而治之。

夫治病有八要，八要不审，病不能去，非病不去，无可去之术也。故须审辨八要，庶不违误。其一曰虚，五虚是也（脉细、皮寒、气少、泄痢前后、饮食不入，此为五虚）。二曰实，五实是也（脉盛、皮热、腹胀、前后不通、闷瞀、此五实也）。三曰冷，脏腑受其积冷是也。四曰热，脏腑受其积热是也。五曰邪，非脏腑正病也。六曰正，非外邪所中也。七曰内病，不在外也。八曰外病，不在内也。既先审此八要，参知六脉，审度所起之源，继以望闻问切加诸病者，未有不可治之疾也。夫不可治者有六失：失于不审，失于不信，失于过时，失于不择医，失于不识病，失于不知药。六失之中，有一于此，即为难治。非只医家之罪，亦病家之罪也。矧又医不慈仁，病者猜鄙，二理交驰，于病何益！由是言之，医者不可不慈仁，不慈仁则招祸。病者不可猜鄙，猜鄙则招祸。惟贤者洞达物情，各就安药，亦治病之一说耳。

合药分剂料理法则中言，凡方云用桂一尺者，削去皮毕，重半两为正。既言广而不言狭，如何便以半两为正，且桂即皮也，若言削去皮毕，即是全无桂也。今定长一尺，阔一寸，削去皮上粗虚无味者，约为半两。然终不见当日用桂一尺之本意，亦前人之失也。

序例药有酸、咸、甘、苦、辛五味，寒、热、温、凉四气。今详之：凡称气者，即是香臭之气；其寒、热、温、凉，则是药之性。且如鹅条中云：白鹅脂性冷，不可言其气冷也，况自有药性论其四气，则是香、臭、臊、腥，故不可以寒、热、温、凉配之。如蒜、阿魏、鲍鱼、汗袜，则其气臭；鸡、鱼、鸭、蛇，则其气腥；肾、狐狸、白马茎、裩近隐处、人中白，则其气臊；沉、檀、龙、麝，则其气香。如此则方可以气言之。其序例中气字，恐后世误书，当改为性字，则于义方允。

今人用巴豆皆去油讫，生用。兹必为《本经》言生温、熟寒，故欲避寒而即温也。不知寒不足避，当避其大毒。矧《本经》全无去油之说。故陶隐居云：熬令黄黑，然亦太过矣。日华子云：炒不如去心膜煮，五度换水，各煮一沸为佳。其杏仁、桃仁、葶苈、胡麻，亦不须熬至黑，但慢火炒令赤黄色，斯可矣。

凡服药多少，虽有所说，一物一毒，服一丸如细麻之例。今更合别论：缘人气有虚实，年有老少，病有新久，药有多毒少毒，更在逐事斟量，不可举此为例。但古人凡设例者，皆是假令，岂可执以为定法。

《本草》第一序例言犀角、羚羊角、鹿角，一概末如粉，临服内汤中。然今昔药法中，有生磨者，煎取汁者。且如丸药中用蜡，取其能固护药之气味，势力全备，以过关膈而作效也。今若投之蜜相和，虽易为丸剂，然下咽亦易散化，如何得到脏中？若其间更有毒药，则便与人作病，岂徒无益而又害之，全非用蜡之本意。至如桂心，于得更有上虚软甲错，可削之也，凡此之类，亦更加详究。

今人用麻黄，皆合捣诸药中。张仲景方中，皆言去上沫，序例中言先别煮三两沸，掠去其沫，更益水如本数，乃纳余药，不尔令人发烦。甚得用麻黄之意，医家可持此说。然云：折去节，令通理，寸剉之，寸剉不若碎剉如豆大为佳，药味易出而无遗力也。

陶隐居云：药有宣、通、补、泄、轻、重、涩、滑、燥、湿。此十种今详之，惟寒、热二种何独见遗，如寒可去热，大黄、朴、消之属是也。如热可去寒，附子、桂之属是也。今特补此二种，以尽厥旨。

现注：

①选：此处为片刻之意

②骈：(pián) 并列之意

③《嘉祐补注》序原文为不经见，此与《汉书·平帝纪》原文同，故知缺一见字。平字刻成乎字，今改之。

④摭：(zhí 直) 拾取。

⑤判：分开。

⑥云：意为周旋，有。

⑦徇：谋求，掠取。

⑧置：舍弃，抛开。

（序例中）

人之生，实阴阳之气所聚耳，若不能调和阴阳之气，则害其生。故《宝命全形》篇论曰：人以天地之气生。又曰：天地合气，命之曰人，是以阳化气、阴成形也。夫游魂为变者，阳化气也；精气为物者，阴成形也。阴阳气合，神在其中矣，故《阴阳应象大论》曰：天地之动静，神明为之纲纪，即知神明不可以阴阳摄也。《易》所以言阴阳不测之谓神，盖为此矣。故曰，神不可大用，大用即竭；形不可大劳，大劳则毙。是知精、气、神，人之大本，不可不谨养。智者养其神，惜其气，以固其本。世有不谨卫生之经者，动皆触犯。既以犯养生之禁，须假以外术保救，不可坐以待毙。《本草》之经，于是兴焉。

既知保救之理，不可不穷保救之事，《衍义》于是存焉。二者其名虽异，其理仅同。欲使有知无知尽臻寿域，率至安乐之乡，适是意者，求其意而可矣。养心之道未可忽也。六欲七情千变万化，出没不定，其言至简，其义无穷，而以一心对无穷之事，不亦劳乎！心苟不明，不为物所病者，未之有也。故明达之士，遂至忘心，心既忘矣，则六欲七情无能为也。六欲七情无能为，故内事不生。内事不生，故外患不能入。外患不能入则本草之用，实世之刍[①]狗耳。若未能达是意而至是地，则未有不缘六欲七情而起忧患者。忧患既作，则此书一日不可阙也。愚何人哉，必欲斯文绝人之忧患乎！

上隐居以谓，凡筛丸散药毕，皆更合于臼中，以杵捣数百过，如此恐干末湔[②]荡，不可捣，不若令力士合研为佳。

又曰：凡汤酒膏中用诸石，皆细捣之如粟，亦可以葛布筛，令调匀，并以绵裹内中，其雄黄、朱砂辈细末如粉，今详之：凡诸石，虽是汤酒中，亦须稍细，药力方尽出，效亦速。但临服须澄滤后再上火，不尔恐遗药力，不见效。汤酒中尚庶几，若在服食膏中，岂得更如粟也。不合如此立例，当在临时应用详酌尔。又说㕮咀两字，《唐本》注谓为商量斟酌，非也。《嘉祐》复符陶隐居说为细切，亦非也。儒家以谓有含味之意，如人以口齿咀啮，虽破而不尘，但使含味耳。张仲景方多言㕮咀，其义如此。

病人有既不洞晓医药，复自行臆度，如此则九死一生。或医人未识其病，或以财势所迫，占夺强治。如此之辈，医家病家不可不察也。要在聪明贤达之士掌之，则病无不济，医无不功。世间如此之事甚多，故须一一该举，以堤或然。

夫人有贵贱少长，病当别论。病有新久虚实，理当别药。盖人心如面，各各不同。惟其心不同，脏腑亦异。脏腑既异，乃以一药治众人之病，其可得乎！故张仲景曰：又有土地高下不同，物性刚柔，餐居亦异；是故黄帝兴四方之问，岐伯举四治之能。临病之功，宜须两审。如是则依方合药，一概而用，亦以疏矣。且如贵豪之家，形乐志苦者也。衣食足则形乐，心虑多则志苦。岐伯曰：病生于脉。形乐则外实，志苦则内虚，故病生于脉。所养既与贫下异，忧乐思虑不同，当各逐其人而治之。后世医者，直委此一节，闭绝不行，所失甚矣。尝有一医官，暑月与贵人饮。贵人曰：我昨日饮食所伤，今日食减。医曰：可饵消化药，他人当服十丸，公当减其半。下咽未久，疏逐不已，几致毙。以此较之，虚实相辽，不可不察，故曰病当别论。又一男子，暑月患血痢，医妄以凉药逆制，专用黄连、阿胶、木香药治之。此药始感便治则可，今病久肠虚，理不可服。逾旬不已，几致委顿，故曰理当别药。如是论之，诚在医之通变，又须经历则万无一失。引此为例，余可效此。

凡用药必须择州土所宜者，则药力俱用之有据。如上党人参、川蜀当归、齐州半夏、华州细辛，又如东壁土、冬月灰、半天河水、热汤浆水之类，其物至微，其用至广，盖亦有理。若不推究厥理，治病徒费其功，终亦不能活人。圣贤之意，不易尽知，然舍理何求哉。

凡人少、长、老，其气血有盛、壮、衰三等，故岐伯曰：少火之气壮，壮火之气衰。盖少火生气，壮火散气，况复衰火不可不知也。故治法亦当分三等。其少日服饵之药于壮老之时皆须别处之，决不可忽也。世有不留心于此者，往往不信，遂致困危，哀哉！

今人使理中汤、丸，仓猝之间多不效者，何也？是不知仲景之意，为必效药，盖用药之人有差殊耳。如治胸痹心中痞坚，气结胸满，胁下逆气抢心。治中汤主之：人参、术、干姜、甘草四物等，共一十二两，水八升，煮取三升，每服一升，日三服，以知为度。或作丸，须鸡子黄大，皆奇效。今人以一丸如杨梅许，服之病既不去，乃曰药不神。非药之罪，用药者之罪也。今引以为例，他可效此。然年高及素虚寒人，当逐宜减甘草。

夫高医以蓄药为能，仓猝之间防不可售者所须也。若桑寄生、桑螵蛸、鹿角胶、天灵盖、虎胆、蟾酥、野驼、萤、蓬虆、空青、婆娑石、石蟹、冬灰、腊雪水、松黄之类，如此者甚多，不能一一遍举。唐元澹，字行冲，尝谓狄仁杰曰：下之事上，譬富家储积以自资也；脯、腊、膎、胰，以供滋膳。参、术、芝、桂，以防疾疢，门下充旨[3]味者多矣，愿以小人备一药，可乎？仁杰笑曰：公正吾药笼中物，不可一日无也。然梁公因事而言，独譬之以药，则有以见天下万物之中，尤不可阙者也。知斯道也，知斯意而已。

凡为医者，须略通古今，粗守仁义，绝驰骛能所之心，专博施救拔之意。如此则心识自明，神物来相，又何必戚戚沽名龊龊求利也。如或不然，则曷以致姜抚沽誉之惭，逋[4]华佗之矜能受戮乎。

尝读《唐·方技传》，有云：医要在视脉，唯用一物攻之，气纯而愈速。一药偶得，佗[5]药相制，弗能专力，此难愈之验也。今详之：病有大小、新久、虚实，岂可止以一药攻之。若初受病小则庶几，若病大多日，或虚或实，岂得不以他药佐使。如人用硫黄，皆知此物大热，然石性缓，仓猝之间下咽，不易便作效。故智者又以附子、干姜、桂之类相佐使以发之，将併力攻疾，庶几速效。若单用硫黄，其可得乎！故知许嗣宗之言，未可全信，贤者当审度之。

夫用药如用刑，刑不可误，误即干人命。用药亦然，一误即便隔生死。然刑有鞫[6]司，鞫成然后议定，议定然后书罪，盖人命一死，不可复生，故须如此详谨。今医人才到病家，便以所见用药。若高医识病知脉，药又相当，如此即应手作效。或庸下之流，孟浪乱投汤剂，逡[7]巡便致困危。如此杀人何太容易。世间此事甚多，良由病家不择医，平日未尝留心于医术也，可不惧哉！

现注：

①刍：(chú)。

②湔：(jiān)。

③旨：此处意为美味。

④逋：(bǔ)：逃亡。

⑤佗：同他。

⑥鞫：(jū) 审问。

⑦逡：(qūn) 逡巡：往来。

(序例下)

治妇人虽有别科，然亦有不能尽圣人之法者。今豪足之家，居奥室之中，处帏幔之内，复以帛幪[①]手臂，既不能行望色之神；又不能殚[②]切脉之巧，四者有二缺焉。黄帝有言曰：凡治病，察其形气色泽，形气相得，谓之可治；色泽以浮，谓之易已；形气相失，谓之难治；色夭不泽，谓之难已。又曰：诊病之道，观人勇怯，骨肉皮肤，能知其情，以为诊法。若患人脉病不相应，既不得见其形，医人只据脉供药，其可得乎。如此言之，乌能尽其术也。此医家之公患，世不能革。医者不免尽理质问，病家见所问繁，还为医业不精，往往得药不肯服，似此甚多。扁鹊见齐侯之色，尚不肯信，况其不得见者乎！呜呼！可谓难也已！

又妇人病温，已十二日，诊之，其脉六七至而涩，寸稍大，尺稍小，发寒热，颊赤，口干，不了了，耳聋。问之病，后数日经水乃行，此属少阳，热入血室也。若治不对病，则必死。乃按其证与小柴胡汤服之二日，又与小柴胡汤加桂枝、干姜汤一日，寒热遂已。又云：我脐下急痛，又与抵党[③]丸，微利，脐下痛痊。身渐凉和，脉渐匀，尚不了了；乃复与小柴胡汤，次日云：我但胸中热燥，口鼻干；又少与调胃承气汤，不得利。次日又云：心下痛。又与大陷胸丸半服，利三行。而次日虚烦不宁，时妄有所见，时复狂言。虽知其尚有燥屎，以其极虚，不敢攻之，遂与竹叶汤去其烦热。其夜大便自通，至晓两次中有燥屎数枚，而狂言虚烦尽解。但咳嗽唾沫，此肺虚也，若不治，恐乘虚而成肺痿，遂与小柴胡去人参、大枣、生姜，加干姜、五味子汤。一日咳减，二日而病悉愈。以上皆用张仲景方。

有妇人病吐逆，大小便不通，烦乱四肢冷，渐无脉。凡一日半，与大承气汤两剂，至夜半渐得大便通，脉渐生，翼日乃安。此关格之病，极难治，医者当审谨也。经曰：关则吐逆，格则不得小便。如此亦有不得大便者。有小儿病虚滑，食略化，大便日十余次，四肢柴瘦，腹大，食讫又饥，此疾正是大肠移热于胃，善食而瘦，又谓之食㑊[④]者。时五六月间，脉洪大，按之则绝。今六脉既单洪，则夏之气独然，按之绝，则无胃气也。经曰：夏脉洪，洪多胃气，少曰病，但洪无胃气曰死。夏以胃气为本，治疗失于过时。后不逾旬，果卒。

有人病久嗽肺虚，生寒热，以款冬花焚三两芽，俟烟出以笔管吸其烟满口则咽之，至倦则已。凡数日之间五七作，瘥。

有人病疟月余，日又以药吐下之，气遂弱，疾未愈。观其病与脉，乃夏伤暑，秋又伤风，乃与柴胡汤一剂。安后又饮食不节，寒热复作。此盖前以伤暑，今以饮食不慎，遂致吐逆不食，胁下牵急而痛，寒热无时，病名痰疟。以十枣汤一服，下痰水数升，明日又与理中散二钱，遂愈。

有人苦风痰头痛，颤掉吐逆，饮食减，医以为伤冷物，遂以药温之，不愈；又以丸药下之，遂厥；复与金液丹后谵语吐逆，颤掉不省人，狂若见鬼，循衣摸床，手足冷，脉伏。此胃中有结热，故昏瞀不省人，以阳气不能布于外，阴气不持于内，即颤掉而厥。遂与大承气汤，至一剂，乃愈。方见仲景。后服金箔丸，方见《删繁》。

有男子年六十一，脚肿生疮，忽食猪肉不安。医以药利之，稍愈，时出外中风，汗出后，头面暴肿起紫黑色，多睡。耳叶上有浮泡小疮，黄汁出。乃与小续命汤中加羌活一倍服之遂愈。

有人年五十四，素羸多中寒，近服菟丝有效。小年常服生硫黄数斤，脉左上二部，上下二部弦紧有力。五七年来，右手足筋急拘挛，言语稍迟。遂与仲景小续命汤加薏苡仁一两，以治筋急。减黄芩、人参、芍药各半以避中寒，杏仁只用一百五枚。后云尚觉大冷，因令尽去人参、芍药、黄芩三物，却加当归一两半，遂安。今人用小续命汤者，比比皆是，既不能逐证加减，遂至危殆，人亦不知。今小续命汤世所须也。故举以为例，可不谨哉。

夫八节之正气，生活人者也；八节之虚邪，杀人者也。非正气则为邪，非真实则为虚。所谓正气者，春温、夏热、秋凉、冬寒，此天之气也。若春在经络，夏在肌肉，秋在皮肤，冬在骨髓，此人之气也。在处为实，不在处为虚。故曰，若以身之虚逢时之虚邪不正之气，两虚相感，始以皮肤经络，次传至脏腑，逮于骨髓，则药力难及矣。如此则医家治病，正宜用药抵截散补，防其深固而不可救也。又尝须保护胃气。举斯为例，余可仿此。

现注：

①幪（méng）：遮盖。

②殚（dān）：竭尽。

③党：应做挡。原刻为党字，党为现之简化字，说明宋代已有此字，但当挡用。

④㑊（yì）：病名。

《本草衍义》序例终

卷第二

序例下

谨按：诸药一种虽主数病，而性理亦有偏著。立方之日或致疑混，复恐单行经用，赴急抄撮，不必皆得研究。今宜指抄病源所主药名，便可于此处疗。若欲的寻，亦兼易解，其甘苦之味可略，有毒无毒易知，惟冷热须明。今依《本经》（《别录》）注于本条之下，其有不宜入汤酒宜入汤酒者，今亦条于后矣。

今详：《唐本》以朱点为热，墨点为冷，无点为平，多有差互，今于逐药之下依《本经》（《别录》）而注焉。

疗风通用

防风（温） 防己（平，温） 秦艽（平，微温） 独活（平，微温） 芎藭（温） 羌活（平，微温） 麻黄（温，微温）

臣禹锡等谨按《蜀本》：鹿药（温） 天麻（平） 海桐皮（平） 蜱祁（平） 威灵仙（温）

《药对》：枫香（平，治疹痒毒，臣） 薏苡仁（微寒，主风，筋挛急屈伸不得，君） 萎蕤（平，治中风，暴热，不能转动者，君） 巴戟天（微温，治风邪气，君） 侧子（大热，治湿风，大风，拘急，使） 鳖头血（治口僻，臣） 山茱萸（平，治风气，臣） 淡竹沥及叶（大寒，主风瘛疾，臣） 牛膝（平，主风挛急，君） 细辛（温，主风挛急，君） 菖蒲（温，君） 并桂心（大热，吹鼻中，主风瘖，君） 梁上尘（微寒，以小豆大吹鼻中，治中风，使） 葛根（平，主暴中风，臣） 白鲜皮（寒，治风，不得屈伸，风热，臣） 白薇（大寒，治暴风身热，四肢急满，不知人，臣） 菊花（平） 天门冬（平，大寒） 附子（温，大热） 杜若（微温） 麦门冬（平，微寒） 羚羊角（温，微寒） 犀角（寒，微寒） 藁本（温，微寒） 天雄（温，大温） 黄芪（微温） 蒺藜子（温，微寒） 菜耳实（温） 叶（微寒） 狗脊（平，微温） 莽草（温） 柏子仁（平） 蔓荆实（微寒，微温） 当归（温，大温） 乌喙（微温） 萆薢（平） 羊踯躅（温） 栾荆（温） 辛夷（温） 小天蓼（温） 干蝎（温） 乌蛇（温） 天南星（温） 乌头（温，大热） 白花蛇（温） 酸枣仁（平） 鼠粘子（平） 牛黄（平） 枳壳（微寒） 牡荆（微寒，平）

风眩

菊花（平） 飞廉（平） 羊踯躅（温） 虎掌（温，微寒） 杜若（微温） 茯苓（平） 白芷（温） 茯神（平） 鸱头（平）

臣禹锡等谨按《蜀本》：伏牛花（平）

《药对》：

芎䓖（温，臣） 防风（微温，主头眩颠倒，大风湿痹，臣） 人参（微温，主头眩转，君） 兔头骨（平，臣） 蔓荆实（微寒） 薯蓣（温，平） 术（温） 蘼芜（温）

头面风

芎䓖（温） 薯蓣（温，平） 天雄（温，大温） 山茱萸（平，微温） 莽草（温） 辛夷（温） 牡荆实（温） 蔓荆实（微寒，平，温） 藁本（温、微温） 蘼芜（温） 葈耳（温）

臣禹锡等谨按《蜀本》：何首乌（微温）

《药对》：

皂荚（温，主风眩，使） 巴戟天（微温，主头面风，君） 白芷（温，主头面风，臣） 防风（温，治头面来去风气，臣） 蜂子（微寒，微温） 杜若（微温） 葈耳实（温） 叶（微寒）

中风脚弱

石斛（平） 石钟乳（温） 殷孽（温） 孔公孽（温） 石硫黄（温，大热） 附子（温，大热） 豉（寒） 丹参（微寒） 五加皮（温，微寒） 竹沥（大寒）大豆（平） 天雄（温，大温） 侧子（大热）

臣禹锡等谨按《药对》：

木防己（平，治挛急，臣） 独活（微温，主脚弱，君） 松节（温，治脚膝弱，君） 牛膝（平，治痛痹，君）

胡麻（平）

久风湿痹

菖蒲（温，平） 茵芋（温，微温） 天雄（温，大温） 附子（温，大热）乌头（温，大热） 蜀椒（温，大热） 牛膝（平） 天门冬（平，大寒） 术（温）丹参（微寒） 石龙芮（平） 茵陈蒿（平，微寒） 细辛（温） 松节（温） 侧子（大热） 松叶（温）

臣禹锡等谨按《药对》：

薏苡仁（微寒，治中风，湿痹，筋挛，君） 羊踯躅（温，治风，使） 柏子仁（平，治风湿痹，君） 独活（微温，治风，四肢无力，拘急，君） 天门冬（平，大寒） 葈耳实（温）叶（微寒） 蔓荆实（微寒，微温）

贼风挛痛

茵芋（温，微温） 附子（温，大热） 侧子（大热） 麻黄（温，微温） 芎䓖（温） 杜仲（平，温） 萆薢（平） 狗脊（平，微温） 白鲜皮（寒） 白及（平，微寒） 葈耳（温） 猪椒（温） 石斛（平） 汉防己（平，温）

暴风瘙痒

蛇床子（平） 蒴藋（温） 乌喙（微温） 蒺藜子（温，微寒） 景天（平） 茺蔚子（微温，微寒） 青葙子（微寒） 枫香脂（平） 藜芦（寒，微寒）

臣禹锡等谨按《蜀本》：乌蛇（平）

《药对》：

葶苈子（寒，主中暴风，使） 枳实（微寒，主大风，在皮肤中痒，君） 谷茎（主身瘾疹，煮水洗，臣） 枳壳（微寒）

伤　寒

麻黄（温，微温） 葛根（平） 杏仁（温） 前胡（微寒） 柴胡（平，微寒） 大青（大寒） 龙胆（寒，大寒） 芍药（平，微寒） 薰草（平） 升麻（平，微寒） 牡丹（寒，微寒） 虎掌（温，微寒） 术（温） 防已（平，温） 石膏（微寒，大寒） 牡蛎（平，微寒） 贝母（平，微寒）鳖甲（平） 犀角（寒，微寒） 羚羊角（寒，微寒） 葱白（平） 生姜（微温） 豉（寒） 人溺（寒） 芒硝（大寒）

臣禹锡等谨按《药对》：

瓜蒌（寒，主烦热渴，发黄，臣） 葱根（寒，主头痛，发表，臣） 大黄（大寒，使） 雄黄（平，君） 白鲜皮（寒，主时病，出汗，臣）

射干（微温，治时气病，鼻塞，喉痹，阴毒，使） 茵陈蒿（平，微寒，主发黄，臣） 栀子（大寒，臣） 青竹茹（微寒，主头痛，臣） 寒水石（大寒，主五内大热，臣） 水牛角（平，主温病，使） 紫草（寒，主骨肉中痛，臣） 耳（微寒，臣）虎骨（平，主伤寒） 知母（寒） 半夏（平，生微寒，熟温）

大　热

凝水石（寒，大寒） 石膏（微寒，大寒） 滑石（寒，大寒） 黄芩（平，大寒） 知母（寒） 白鲜皮（寒） 玄参（寒） 大黄（寒，大寒） 沙参（微寒） 苦参（寒） 茵陈蒿（平，微寒） 鼠李根皮（微寒） 竹沥（大寒） 栀子（寒，大寒） 蛇[1]莓（大寒） 人粪汁（寒） 白颈蚯蚓（寒，大寒） 芒硝（大寒）

臣禹锡等谨按《药对》：

梓白皮（寒，除热，使） 地肤子（寒，主去皮肤中热气） 小麦（微寒，主胃中热，使） 木兰皮（寒，主身大热暴热面，臣） 水中萍（寒，主暴热身痒） 理石（寒，君） 石胆（寒，主肝脏中热，臣） 牛黄（平，主小儿热痫，口不开，君）羚羊角（微寒。主热在肌肤，臣） 垣衣（大寒，主发疮） 白薇（大寒，臣） 景天（平，主身热，小儿发热惊气，君） 升麻（微寒，主热毒，君） 龙齿角（平，主小儿身热，臣） 葶苈（寒，主身暴热，利小便，使） 蓝叶实（寒，主五心烦闷，君）蜣螂（寒，主狂语，头发热，使） 楝实（寒，作汤浴通身热主温病，使） 荆沥（大寒，主胸中痰热，臣）

劳　复

鼠屎（微寒）　豉（寒）　竹沥（大寒）　人粪汁（寒）

臣禹锡等谨按《蜀本》:

大黄（大寒）　葱白（平）　犀角（寒）　防己（平）　虎掌（温）　牡蛎（微寒）　生姜（微温）　芒硝（大寒）　鳖甲（平）　柴胡（平，微寒）　麦门冬（平，微寒）

温　疟

常山（寒，微寒）　蜀漆（平，微温）　牡蛎（平，微寒）　鳖甲（平）　麝香（温）　麻黄（温，微温）　大青（大寒）　防葵（寒）　猪苓（平）　防己（平，温）　茵芋（温，微温）　巴豆（温，生温，熟寒）　白头翁（温）　女青（平）　芫花（温，微温）　白薇（平，大寒）　松萝（平）

臣禹锡等谨按《蜀本》：天灵盖（平）　荛花（寒）　茵陈蒿（平）

《药对》:

龟甲（平，臣）　小麦（微寒）　羊踯躅（温，使）　白蔹（微寒，主温疟寒热，使）　蒴藋根（温，使）　当归（温，主疟寒热，君）　竹叶（平，合常山煮，主孩子久疟极良，鸡子黄和常山为丸，用竹叶汤下，主久疟）　桃仁（平）　乌梅（平）　雄黄（平，大温）　菖蒲（温）　莽草（温）

中　恶

麝香（温）　雄黄（平，寒，大温）　丹砂（微寒）　升麻（平，微寒）　干姜（温，大热）　巴豆（温，生温熟寒）　当归（温，大温）　芍药（平，微寒）　吴茱萸（温，大热）　鬼箭（寒）　桃枭（微温）　桃皮（平）　桃胶（微温）乌头（温，大温）　乌雌鸡血（平）

臣禹锡等谨按《蜀本》：海桐皮（平）　肉豆蔻（温）　蓬莪茂（温）

《药对》:

牛黄（平，君）　芎䓖（温，臣）　苦参（寒，君）　栀子（大寒，臣）　菜耳叶（微寒，臣）　桔梗（微温，臣）　桃花（平，使）

霍　乱

人参（微寒，微温）　术（温）　附子（温，大热）　桂心（大热）　干姜（温，大热）　橘皮（温）　厚朴（温，大温）　香薷（微温）　麋舌（微温）　高良姜（大温）　木瓜（温）

臣禹锡等谨按《蜀本》:

小蒜（温）　鸡屎白（微寒）　扁豆叶　鸡舌香（微温）　豆蔻（温）　楠材（微温）　蓬莪茂（温）　肉豆蔻（温）　海桐皮（平）

《药对》：吴茱萸（大热，臣）　丁香（温）

转　　筋

小蒜（温）　木瓜（温）　橘皮（温）　鸡舌香（温）　楠材（微温）　豆蔻（温）　香薷（微温）　杉木（微温）　扁豆（微温）　生姜（微温）

臣禹锡等谨按《本经》朱字：干姜温；墨字：生姜微温。若从朱字，则是干姜，即不当言微温；若从微温，则是生姜，即当作墨字。然二姜俱不主转筋，难以改正。

呕　　哕[2]

厚朴（温，大温）　香薷（微温）　麢舌（微温）　附子（温，大热）　小蒜（温）　楠材（微温）　高良姜（大温）　木瓜（温）　桂（大热）　橘皮（温）　鸡舌香（微温）

臣禹锡等谨按《蜀本》：枇杷叶（平）　麝香（温）　肉豆蔻（温）

《药对》：

青竹茹[3]（微寒，主呕，臣）　芦根（寒，生主）　通草（平，主，臣）　生蘡薁藤汁（寒）　人参（微寒，微温）　丁香（温）　术（温）

大腹水肿

大戟（寒，大寒）　甘遂（寒，大寒）　泽漆（微寒）　葶苈（寒，大寒）　芫花（温，微温）　巴豆（温，生温熟寒）　猪苓（平）　防己（平，温）　泽兰（微温）　桑根白皮（寒）　商陆（平）　泽泄（寒）　郁李仁[4]（平）　海藻（寒）　昆布（寒）　苦瓠（寒）　小豆（平）　瓜蒂（寒）　鳢鱼（寒）　鲤鱼（寒）　大豆（平）　荛花（寒，微寒）　黄牛溺（寒）

臣禹锡等谨按《蜀本》：海松子（小温）

《药对》：

香薷（微温，主水肿，臣）　谷米（微寒，主逐水肿，利小便，臣）　通草（平，主利水肿及小便，臣）　麦门冬（微寒，臣）　椒目（寒，主除风水满，使）　柳花（寒，主腹肿，使）　雄黄（平，君）　白术（温，逐风水结肿，君）　秦艽（微温，主下大水，臣）

肠澼下痢

赤石脂（大温）　龙骨（平，微寒）　牡蛎（平，微寒）　干姜（温，大热）　黄连（寒，微寒）　黄芩（平，大寒）　当归（温，大温）　附子（温，大热）　禹余粮（寒，平）　藜芦（寒，微寒）　蘖木（寒）　云实（温）　矾石（寒）　阿胶（平，微温）　熟艾（微温）　陟厘（大温）　石硫黄（温，大热）　蜡（微温）　乌梅（平）　石榴皮（平）　枳实（寒，微寒）

臣禹锡等谨按《蜀本》：

使君子（温）　金樱子（平，温）

《药对》：

白石脂（平，主水痢，臣）　牛角（温，治痢，臣）　滑石（寒，主澼下，君）

地榆（微寒，止血痢） 桂心（大热，主下痢，君） 吴茱萸（温，大热，主冷下泄，臣） 鲫鱼头（温，主下痢） 厚朴（温，大温，主下泄腹痛，臣） 白术（温，主胃虚冷痢，君） 蜜（平，主赤白痢，君） 龟甲（平，主下泄，臣） 久蚬壳（寒，主下痢，使） 薤白（温，主下赤白痢，臣） 白头翁（温，主毒痢止痛，使） 猬皮（平，主赤白痢，臣） 蚺蛇胆（寒，主下痢虫，使） 柏叶（微温，主血痢，君） 蒲黄（平，主下血，臣） 小豆花（平，主下痢，使） 釉（温，主腹胀冷积下痢，臣） 猪悬蹄（微寒，主下漏泄，使） 鸡子（平，主下痢。） 贝子（平，主下血。） 白蘘荷（微温，主赤白痢，臣） 葛谷（平，主十年赤白痢，臣） 青羊脂（温，主下血，臣） 苁蓉（微温，主赤白下痢，臣） 赤白花鼠尾草（微寒，主赤白下痢，使） 赤地利（平） 桃花石（温）

大便不通

大黄（寒，大寒） 巴豆（温，生温熟寒） 石蜜（平，微温） 麻子（平） 牛胆（大寒） 猪胆（微寒） 朴消（寒，大寒） 芒消（大寒） 大戟（寒，大寒） 槟榔（温） 牵牛子（寒） 郁李仁（平）

小便淋

滑石（寒，大寒） 冬葵子及根（寒） 白茅根（寒） 瞿麦（寒） 榆皮（平） 石韦（平） 葶苈（寒，大寒） 蒲黄（平） 麻子（平） 琥珀（平） 石蚕（寒） 蜥蜴（寒） 胡燕屎（平） 衣鱼（温） 乱发（微温）

臣禹锡等谨按《蜀本》：

淋石（暖）

《药对》：

车前子（寒，主淋） 茯苓（平，主淋，利小便，君） 黄芩（大寒，主利小便，臣） 泽泻（寒，主淋利三焦停水，君） 败鼓皮（平，主利小便，臣） 冬瓜（微寒，主淋小便不通，君） 桑螵蛸（平，主五淋利小便，臣） 猪苓（平） 石燕（寒） 海蛤（平） 木通（平） 贝齿（平）

小便利

牡蛎（平，微寒） 龙骨（平，微寒） 鹿茸（温，微温） 桑螵蛸（平） 漏芦（寒，大寒） 土瓜根（寒） 鸡肶胵（微寒） 鸡肠草（微寒）

臣禹锡等谨按《药对》：

菖蒲（温，止小便利，君） 蒟酱（温，主尿不节，臣） 山茱萸（平）

溺血

戎盐（寒） 蒲黄（平） 龙骨（平，微寒） 鹿茸（温，微温） 干地黄（寒）

臣禹锡等谨按《蜀本》：

葱涕（平） 牛膝（平） 车前子（寒） 柏子并叶（平，温）

消　渴

白石英（微温） 石膏（微寒，大寒） 茯神（平） 麦门冬（平，大寒） 黄连（寒，微寒） 知母（寒） 瓜蒌根（寒） 茅根（寒） 枸杞根（大寒） 小麦（微寒） 竹叶（大寒） 土瓜根（寒） 葛根（平） 李根（大寒） 芦根（寒） 菰根（大寒） 冬瓜（微寒） 马乳（冷） 牛乳（微寒） 羊乳（温） 桑根白皮（寒）

臣禹锡等谨按《药对》：

茯苓（平，主口干，君） 理石（寒，主口干，消热毒，君） 菟丝子（平，主口干，消渴） 牛胆（大寒，主渴利中焦热。君） 苎汁（寒，止渴） 古屋瓦苔（寒，主消渴） 兔骨（平，治热中消渴，臣） 猪苓（平，主渴痢，使）

黄　疸

茵陈蒿（平，微寒） 栀子（寒，大寒） 紫草（寒） 白鲜皮（寒） 生鼠（微温） 大黄（寒，大寒） 猪屎（寒） 瓜蒂（寒） 瓜蒌（寒） 秦艽（平）

臣禹锡等谨按《唐本》：黄芩（大寒） 牡鼠（微寒）

上气咳嗽

麻黄（温，微温） 杏仁（温） 白前（微温） 橘皮（温） 紫菀（温） 桂心（大热） 款冬花（温） 五味子（温） 细辛（温） 蜀椒（温，大热） 半夏（平，生微寒熟温） 生姜（微温） 桃仁（平） 紫苏子（温） 射干（平，微温） 芫花（温，微温） 百部根（微温） 干姜（温，大热） 贝母（平，微寒） 皂荚（温）

臣禹锡等谨按《蜀本》：蛤蚧（平） 缩沙蜜（温）

《药对》：

钟乳（温，主上气，臣） 獭肝（平，主气嗽，使） 乌头（大热，主嗽逆上气，使） 藜芦（微寒，主嗽逆，使） 鲤鱼（平，烧末主咳嗽，臣） 淡竹叶（大寒，主嗽逆气上，臣） 海蛤（平，主上气，臣） 石硫黄（大热，主气嗽，臣）

呕　吐

厚朴（温，大温） 橘皮（温） 人参（微寒，微温） 半夏（平，生微寒，熟温） 麦门冬（平，微寒） 白芷（温） 生姜（微温） 铅丹（微寒） 鸡子（微寒） 薤白（温） 甘竹叶（大寒）

臣禹锡等谨按《蜀本》：旋复花（温） 白豆蔻（大温）

《药对》：

附子（大，主呕逆，使） 竹茹（微寒，主干呕，臣）

痰　饮

大黄（寒，大寒） 甘遂（寒，大寒） 芒消（大寒） 茯苓（平） 柴胡（平，微寒） 芫花（温，微温） 前胡（微寒） 术（温） 细辛（温） 旋复花（温） 厚朴（温，大温） 人参（微寒，微温） 枳实（寒，微寒） 橘皮（温） 半夏

（平，生微寒，熟温） 生姜（微温） 甘竹叶（大寒） 荛花（寒，微寒）

臣禹锡等谨按《蜀本》：威灵仙（温）

《药对》：

射干（微温，主胸中结气，使） 乌头（大热，主心中痰冷不下食，使） 吴茱萸（大热，主痰冷，腹内诸冷，臣） 朴消（大寒，主痰满停结，君） 巴豆（温，主痰饮留结，利水谷，破肠中冷） 高良姜（大温）

宿　食

大黄（寒，大寒） 巴豆（温，生温熟寒） 朴消（寒，大寒） 柴胡（平，微寒） 术（温） 桔梗（微温） 厚朴（温，大温） 皂荚（温） 曲（温） 蘖（温） 槟榔（温）

腹胀满

麝香（温） 甘草（平） 人参（微寒，微温） 术（温） 干姜（温，大热） 百合（平） 厚朴（温，大温） 菴蕳子（微寒，微温） 枳实（寒，微寒） 桑根白皮（寒） 皂荚（温） 大豆黄卷（平）

臣禹锡等谨按《唐本》：卷柏（温）

《蜀本》：荜澄茄（温）

《药对》：忍冬（温，主腹满，君） 射干（微温，主胁下满急，使） 香薷（微温，主腹满水肿，臣）

旋复花（温，主胁下寒热，下水，臣） 诃藜勒 草豆蔻

心腹冷痛

当归（温，大温） 人参（微寒，微温） 芍药（平，微寒） 桔梗（微温） 干姜（温，大热） 桂心（大热） 蜀椒（温，大热） 附子（温，大热） 吴茱萸（温，大热） 乌头（温，大热） 术（温） 甘草（平） 礜石（大热，生温熟热）

臣禹锡等谨按《蜀本》：

腽肭脐（大热） 肉豆蔻（温） 零陵香（平） 胡椒（大温） 红豆蔻（温）

《药对》：

黄芩（大寒，臣） 戎盐（寒，臣） 厚朴（温，臣） 萆薢（平，臣） 芎劳（温，臣） 高良姜（大温） 蜂子（平，微寒） 蓬莪茂（温） 蒜（温）

肠　鸣

丹参（微寒） 桔梗（微温） 海藻（寒） 昆布（寒） 半夏（生微寒，熟温）

心下满急

茯苓（平） 枳实（寒，微寒） 半夏（平，生微寒，熟温） 术（温） 生姜（微温） 百合（平） 橘皮（温）

臣禹锡等谨按《药对》：

菴蕳子（微寒，主心下坚，臣）　杏仁（温，主心下急满，臣）　石膏（大寒，主心下急，臣）

心　烦

石膏（微寒，大寒）　滑石（寒，大寒）　杏仁（温）　栀子（寒，大寒）　茯苓（平）　贝母（平，微寒）　通草（平）　李根（大寒）　竹沥（大寒）　乌梅（平）　鸡子（微寒）　豉（寒）　甘草（平）　知母（寒）　尿（寒）

臣禹锡等谨按《蜀本》：

芦荟（寒）　天竺黄（寒）　胡黄连（平）

《药对》：

王不留行（平，主心烦，君）　石龙芮（平，主心烦，君）　玉屑（平，主胃中热，心烦。君）　鸡肶胵（微寒，除热，主烦热，臣）　寒水石（大寒，主烦热，臣）　蓝汁（寒，主烦热，君）　楝实（寒，主大热狂，使）　廪米（温，止烦热，臣）　败酱（微寒，主烦热，臣）　梅核仁（平，除烦热，臣）　蒺藜子（微寒，主心烦，臣）　龙齿角（平，主小儿身热，臣）　牛黄（平，主小儿痫热，口不开，心烦，君）　酸枣（平，主心烦）

积聚癥瘕

空青（寒，大寒）　朴硝（寒，大寒）　芒硝（大寒）　石硫黄（温，大热）　粉锡（寒）　大黄（寒，大寒）　狼毒（平）　巴豆（温，生温熟寒）　附子（温，大热）　乌头（温，大热）　苦参（寒）　柴胡（平，微寒）　鳖甲（平）　蜈蚣（温）　赭魁（平）　白马溺（微寒）　鮀[5]甲（微温）　礜[6]石（大热，生温熟热。一本作矾石。）（臣禹锡等谨按：矾石条，并无主疗积聚癥瘕之文，一本做矾石都为非）　芫花（温，微温）（臣禹锡等谨按：唐·蜀本作荛花。今据《本经》荛花破积聚癥瘕，而芫花非的主，当作荛花）　鳣[7]鱼（微温。）（臣禹锡等谨按：《唐本》《蜀本》云：鮀鱼甲微温，无此鳣鱼一味，遍寻本草，并无鳣鱼。上已有鮀甲，此鳣鱼为文误，不当重出）

臣禹锡等谨按《蜀本》：

续随子（温）　京三棱（平）　大阴玄精（温）　威灵仙（温）

《药对》：

牡蒙（平）　蜀漆（平，主症结癖气，使）　贯众（微寒，主肠中邪气积聚，使）　甘遂（寒，主散症结积聚，使）　天雄（大热，主破症结积聚，使）　理石（寒，主除热结，破积聚。）　消石（寒，主破积聚坚结，君）　猪肚（微温）

鬼疰尸疰

雄黄（平，寒，大温）　丹砂（微寒）　金牙（平）　野葛（温）　马目毒公（温，微温）　女青（平）　徐长卿（温）　虎骨（平）　狸骨（温）　鹳骨（大寒）　獭肝（平）　芫青（微温）　白僵蚕（平）　鬼臼[8]（温，微温）

臣禹锡等谨按《神农本草》：鬼臼，一名马目毒公。今此疗鬼疰、尸疰药双出二名，据本草说为重，当删去一条。然详陶隐居注：鬼臼条下，以鬼臼与马目毒公为二物，及古方多有两用处，今且并存之。）白盐（寒）（臣禹锡等谨按《本经》言：盐有食盐、光明盐、绿盐、卤盐、大盐、戎盐六条，并无白盐之名。遍检诸盐，皆不主鬼疰、尸疰，唯食盐主杀鬼蛊邪疰。又陶隐居注：戒盐条下，述虏中盐有九种。云白盐、食盐常食者则白盐，乃食盐之类，而食盐主杀鬼蛊邪疰，疑此白盐乃食盐耳。即当为温，又不当为寒也。

臣禹锡等谨按《蜀本》：天灵盖（平） 温肭脐（大热）

《药对》：

麝香（温，君） 卷柏（温，臣） 败天公（平，臣） 蚱蝉（寒） 白鲜皮（寒） 牛黄（平） 龙齿（平，微寒） 雷丸（寒，微寒。） 安息香（平） 代赭（寒）

惊 邪

雄黄（平，寒，大温） 丹砂（微寒） 紫石英（温） 茯神（平） 龙齿（平） 龙胆（寒，大寒） 防葵（寒） 马目毒公（温，微温） 升麻（平，微寒） 麝香（温） 人参（微寒，微温） 沙参（微寒） 桔梗（微温） 白薇（平，大寒） 远志（温） 柏实（平） 鬼箭（寒） 鬼督邮（平） 小草（温） 卷柏（温，平，微寒） 紫菀（温） 羚羊角（寒，微寒） 鮀甲（微温） 丹雄鸡（微温微寒） 犀角（寒，微寒） 羖羊角（温，微寒） 茯苓（平）蚱蝉（寒）

臣禹锡等谨按《蜀本》：缩砂蜜（温） 鬼臼

癫 痫

龙齿角（平） 牛黄（平） 防葵（寒） 牡丹（寒，微寒） 白蔹（平，微寒） 莨菪子（寒） 雷丸（寒，微寒） 钩藤（微寒） 白僵蚕（平） 蛇床子（平） 蛇蜕（平） 蜣螂（寒） 白马目（平） 铅丹（微寒） 蚱蝉（寒） 白狗血（温） 豚卵（温） 猪牛犬等齿（平） 熊胆（寒）

臣禹锡等谨按《蜀本》：芦荟（寒） 玳瑁（寒）

《药对》：

白马悬蹄（平，臣） 淡竹沥（大寒，臣） 蛇衔（微寒，主寒热，臣） 秦皮（微寒，大寒） 头发（温） 鸡子（平，主发热） 狗粪中骨（平，臣） 露蜂房（平，使） 白鲜皮（寒，臣） 雀瓮（平，使） 甘遂（寒，使） 升麻（微寒，君） 大黄（大寒，使） 银屑（平）

喉 痹 痛

升麻（平，微寒） 射干（平，微温） 杏仁（温） 蒺藜子（温，微寒） 棘针（寒。臣禹锡等谨按《本经》：白棘一名棘针，不主喉痹痛。棘刺花条末云：又有枣针疗喉痹。不通此棘针，字当作枣针。） 络石（温，微寒） 百合（平） 篁竹叶（大寒） 莽草（温） 苦竹叶（大寒）

臣禹锡等谨按《唐本》：细辛（温）

《药对》

豉（寒，治喉闭不通，使） 当归（温，切醋熬敷肿上；亦主喉闭不通，君）

噎　病

羚羊角（寒，微寒）　通草（平）　青竹茹（微寒）　头垢（微寒）　芦根（寒）　牛龄[9]（平）　舂杵头细糠（平）

臣禹锡等谨按《药对》：

鸬鹚头（微寒，主噎不通）

鲠[10]

狸头骨（温）　獭骨（平）　鸬鹚骨（微寒）

齿　痛

当归（温，大温）　独活（平）　细辛（温）　蜀椒（温，大热）　芎䓖（温）　附子（温，大热）　莽草（温）　矾石（寒）　蛇床子（平）　生地黄（大寒）　莨菪子（寒）　鸡舌香（微温）　车下李根（寒）（臣禹锡等谨按：《本经》车下李根，郁李根也。）　马悬蹄（平）　雄雀屎（温）

臣禹锡等谨按《蜀本》：枫香脂（平）

《药对》：

金钗（火烧针齿，痛即止）　乌头（大热，使）　白头翁（温，使）　酒渍枳根（微寒）

口　疮

黄连（寒，微寒）　蘗木（寒）　龙胆（寒，大寒）　升麻（平，微寒）　大青（大寒）　苦竹叶（大寒）　石蜜（平，微温）　酪（寒）　酥（微寒）　豉（寒）

臣禹锡等谨按《药对》：干地黄（平）

吐唾血

羚羊角（寒，微寒）　白胶（平，温）　戎盐（寒）　柏叶（微温）　艾叶（微温）　水苏（微温）　生地黄（大寒）　大小蓟（温）　蛴螬（微温，微寒）　饴糖（微温）　伏龙肝（微温）　黄土（平）

臣禹锡等谨按《蜀本》：铛墨

《药对》：

马通（微温，使）　小麦（微寒，使）　麦句姜（寒，君，天名精也）　牛膝（平，治痛痹，君）　桑根白皮（寒）

鼻衄血

矾石（寒）　蒲黄（平）　虾蟆蓝（寒）（臣禹锡等谨按《本经》：天名精，一名虾蟆蓝。）　鸡苏（微温）（臣禹锡等谨按《本经》：水苏，一名鸡苏。）　大蓟（温）　艾叶（微温）　桑耳（平）　竹茹（微寒）　猬皮（平）　溺垽[11]（平）　蓝（寒）　狗胆（平）　烧乱发（微温）

臣禹锡等谨按《药对》：热马通（微温，敷顶止衄，使） 生地黄（大寒）

鼻 齆[12]

通草（平） 细辛（温） 桂心（大热） 蕤核（温，微寒） 薰草（平）瓜蒂（寒）

耳 聋

磁石（寒） 菖蒲（温，平） 葱涕（平） 雀脑（平） 白鹅膏（微寒） 鲤鱼脑（温） 络石（温微寒） 白颈蚯蚓（寒，大寒）

臣禹锡等谨按《药对》：

生麻油（微寒，君） 乌贼鱼骨（微温，臣） 土瓜（寒） 乌鸡膏（寒） 龙脑（微寒）

鼻息肉

藜芦（寒，微寒） 矾石（寒） 地胆（寒） 通草（平） 白狗胆（平）

臣禹锡等谨按《药对》：

细辛（温，君） 桂心（大热） 瓜蒂（寒，臣） 雄黄（平，大温）

目赤热痛

黄连（寒，微寒） 蕤核（温，微寒） 石胆（寒） 空青（寒，大寒） 曾青（小寒） 决明子（平，微寒） 蘗木（寒） 栀子（寒，大寒） 荠子（温） 苦竹叶（大寒） 鸡子白（微寒） 鲤鱼胆（寒） 田中螺（大寒） 车前子（寒） 菥蓂子（微温）

臣禹锡等谨按《药对》：

细辛（温，明目，君） 铜青（寒，主风烂泪出） 秦皮（微寒，主目赤热泪出） 石榴皮（温，主目赤痛泪下，使） 白薇（大寒，主目赤热，臣）

目肤翳

秦皮（微寒，大寒） 细辛（温） 珍珠（寒） 贝子（平） 石决明（平） 麝香（温） 马目毒公（温，微温） 伏翼（平） 青羊胆（平） 蛴螬汁（微温，微寒） 菟丝子（平）

臣禹锡等谨按《蜀本》：石蟹（寒）

《药对》：

丹砂（微寒）

声音哑

菖蒲（温，平） 石钟乳（温） 孔公孽（温） 皂角（温） 苦竹叶（大寒） 麻油（微寒）

臣禹锡等谨按《药对》：通草（平，利九窍出声，臣）

面皯[13]疱

菟丝子（平） 麝香（温） 熊脂（微寒，微温） 女萎（平） 藁本（温，微寒） 木兰（寒） 栀子（寒，大寒） 紫草（寒） 白瓜子（平，寒）

臣禹锡等谨按《药对》：

蜂子（微寒，君） 白蔹（平，主光泽） 白术（温，君） 山茱萸（平，臣） 冬瓜子（平，寒） 白僵蚕（平） 蜀葵花（平） 白附子（平）

发秃落

桑上寄生（平） 秦椒（温，生温熟寒） 桑根白皮（寒） 麻子（平） 桐叶（寒） 猪膏（微寒） 雁肪（平） 马鬐[14]膏（平） 松叶（温） 枣根鸡肪（臣禹锡等谨按《药对》云：鸡肪，寒。）

荆子（微寒，温）（臣禹锡等谨按《本经》有蔓荆、牡荆，此只言荆子。据朱字合是蔓荆子。又据《唐本》云：味苦辛，故定知非牡荆子矣。）

灭瘢

鹰屎白（平） 白僵蚕（平） 衣鱼（温） 白附子（平） 密陀僧（平）

金疮

石胆（寒） 蔷薇（温，微寒） 地榆（微寒） 艾叶（微温） 王不留行（平） 白头翁（温） 钓樟根（温） 石灰（温） 狗头骨（平）

臣禹锡等谨按《药对》：薤白（温，主金疮止痛疮中风水肿，臣）

车前子（寒，止血） 当归（温，君） 芦竹箨[15]（寒，主金疮，生肉，使） 桑灰汤（平同，臣） 蛇衔（微寒，臣） 葛根（平，臣） 水杨花（寒） 突厥白（寒）

踒折

生鼠（微温） 生龟（平） 生地黄（大寒） 乌雄鸡血（平） 乌鸡骨（平） 李核仁（平）

臣禹锡等谨按《蜀本》：自然铜（平） 木鳖子（温） 骨碎补（温） 无名异（平）

《药对》：续断（微温，臣）

瘀血

蒲黄（平） 琥珀（平） 羚羊角（寒，微寒） 牛膝（平） 大黄（寒，大寒） 干地黄（寒） 朴硝（寒，大寒） 紫参（寒，微寒） 桃仁（平） 虎杖（微温） 茅根（寒） 䗪虫（寒） 虻虫（微寒） 水蛭（平，微寒） 蜚蠊（寒）

臣禹锡等谨按：《蜀本》：天南星

《药对》：

鲍鱼（温，主跌） 饴糖（微温，去血病，臣） 神屋（平，主血） 菴蕳子（微寒，主脏血，身中有毒，臣） 芍药（微寒，主逐贼血） 鹿茸（温，主血流在腹，臣） 车前子（寒，主瘀血痛） 牡丹（微寒，主除留血，使） 射干（微温，主除留血、老血。使） 藕汁（寒，主消血） 天名精（地菘是也，寒）

火灼

柏白皮（微寒） 生胡麻（平） 盐（寒）（臣禹锡等谨按：食盐温，光明盐平，绿盐平，大盐寒，戎盐寒，并无火灼之文，不知此果何盐也。）

豆酱（寒） 井底泥（寒） 醋（温） 黄芩（平，大寒） 牛膝（平） 栀子（寒，大寒）

痈疽

络石（温，微寒） 黄芪（微温） 白蔹（平，微温） 乌喙（微温） 通草（平） 败酱（平，微寒） 白及（平，微寒） 大黄（寒，大寒） 半夏（平，生微寒熟温） 玄参（微寒） 蔷蘼（微寒） 鹿角（温，微温） 虾蟆（寒） 土蜂子（平） 伏龙肝（微温） 甘蕉根（大寒）

臣禹锡等谨按《药对》：

砺石（火烧于苦酒中碎，杵破，醋和贴之即消） 乌贼鱼骨（微温，臣） 鹿茸（温，臣） 升麻（微寒，贴诸毒，君） 赤小豆（平，主贴肿易消，臣） 侧子（大热，主痈肿）

恶疮

雄黄（平，寒，大温） 雌黄（平，大寒） 粉锡（寒） 石硫黄（温，大热） 矾石（寒） 松脂（温） 蛇床子（平） 地榆（微寒） 水银（寒） 蛇衔（微寒） 白蔹（平，微寒） 漏芦（寒，大寒） 蘗木（寒） 占斯（温） 雚菌（平，微寒） 莽草（温） 青葙子（微寒） 白及（平、微寒） 楝实（寒） 及己（平） 狼跋（寒） 桐叶（寒） 虎骨（平） 猪肚（微温） 蕳茹（寒，微寒） 藜芦（寒，微寒） 石灰（温） 狸骨（温） 铁浆（平）

臣禹锡等谨按《蜀本》：野驼脂

《药对》：

苦参（寒，主诸恶疮软疖，君） 白石脂（平，主疽痔恶疮，臣） 蘗蒌（平，主积年恶疮，臣） 藁本（温，臣） 菖蒲（温，主风瘙，君） 艾叶（微温，苦酒煎，主除癣及下部疮，臣） 槲皮（平，臣） 葵根（寒，君） 柳华（寒，主马疥恶疮，煮洗立差，使） 五加皮（微寒，主疽疮，使） 梓叶（微寒，使） 苎根（寒，主小儿赤丹，使） 谷叶（平，洗之令生肉，臣） 篇竹（平，主浸淫疥恶疮，使） 天麻（平，臣） 孔公孽（温，主男女阴蚀疮，臣） 紫草（寒，主小儿面上疮，使） 马鞭草（平，主下部疮，臣）

漆疮

蟹（寒） 茱萸皮（温，大热） 苦芙（微寒） 鸡子白（微寒） 鼠查（见杉材注） 井中苔萍（大寒） 秫米（微寒） 杉材（微温）

臣禹锡等谨按《蜀本》：石蟹（寒） 漆姑叶（微寒）

《药对》：

芒硝（大寒，敷漆疮君） 黄栌木（寒）

瘿瘤

小麦（微寒） 海藻（寒） 昆布（寒） 文蛤（平） 半夏（平，生微寒熟温） 贝母（平，微寒） 通草（平） 松萝（平） 连翘（平） 白头翁（温） 海蛤（平） 生姜（微温）

臣禹锡等谨按《药对》：玄参（微寒，主散颈下肿核，臣） 杜蘅（温，臣）

瘘疮

雄黄（平，寒，大温） 礜石（大热，生温熟热） 常山（寒，微寒） 狼毒（平） 侧子（大热） 连翘（平） 昆布（寒） 狸骨（温） 王不留行（平） 斑猫（寒） 地胆（寒） 鳖甲（平）

臣禹锡等谨按《药对》：

蟾蜍（寒，臣） 附子（大热，使） 漏芦（寒，主诸瘘） 白矾（寒，主恶疮瘰疬，使） 雌黄（平，主瘘疽恶疮，臣） 车前子（寒）蛇衔（微寒，主鼠瘘，臣） 虾蟆（寒）

五痔

白桐叶（寒） 萹蓄（平） 猬皮（平） 猪悬蹄（平） 黄芪（微温）

臣禹锡等谨按《蜀本》：五灵脂（温） 五倍子（平）

《药对》：

龟甲（平，主五痔，臣） 赤石脂（大温，君） 蘗木（寒，主肠痔） 榧子（平，臣） 槐子（寒，君） 蛇蜕（平） 腊月鸲鹆[16]（平，作屑，主五痔） 鳖甲（平，主五痔，臣） 腐木檽[17]（寒，臣） 竹茹（微寒，臣） 菓耳（微寒，臣） 槲脉（平，烧作散，主痔） 槐鹅（微温） 柏叶（平） 艾叶（微温）

脱肛

鳖头（平） 卷柏（温，平，微寒） 铁精（微温） 东壁土（平） 蜗牛（寒） 生铁（微寒）

䘌

青葙子（微寒） 苦参（寒） 蚺蛇胆（寒） 蝮蛇胆（微寒） 大蒜（温） 戎盐（寒）

臣禹锡等谨按《药对》：艾叶煎（微温，臣） 马鞭草（平）

蛔 虫

薏苡根（微寒） 藋[18]菌（平，微温） 干漆（温） 楝根（微寒） 茱萸根（温，大热） 艾叶（微温）

臣禹锡等谨按《药对》：

石榴根（平，使） 槟榔（温，君） 鹤虱（平） 龙胆（寒，大寒）

寸 白

槟榔（温） 芜荑（平） 贯众（微寒） 狼牙（寒） 雷丸（寒，微寒） 青葙子（微寒） 橘皮（温） 茱萸根（温，大热） 石榴根（平） 榧子（平）

臣禹锡等谨按《药对》：桑根白皮（寒，臣）

虚 劳

丹砂（微寒） 空青（寒，大寒） 石钟乳（温） 紫石英（温） 白石英（微温）磁石（寒） 龙骨（平，微寒） 茯苓（平） 黄芪（微温） 干地黄（寒） 茯神（平） 天门冬（平，大寒） 薯蓣（温，平） 石斛（平） 沙参（微寒） 人参（微寒，微温） 玄参（微寒） 五味子（温） 肉苁蓉（微温） 续断（微温） 泽泻（寒） 牡丹（寒，微寒） 芍药（平，微寒） 牡桂（温）远志（温） 当归（温，大温） 牡蛎（平，微寒） 五加皮（温，微寒） 白棘（寒） 覆盆子（平）巴戟天（微温） 牛膝（平） 杜仲（平，温） 柏实（平） 桑螵蛸（平） 石龙芮（平） 石南（平） 桑根白皮（寒） 地肤子（寒） 车前子（寒） 麦门冬（平，微寒） 干漆（温） 菟丝子（平） 蛇床子（平） 枸杞子（微寒） 大枣（平）枸杞根（大寒） 麻子（平） 胡麻（平）

臣禹锡等谨按《唐本》：葛根（平）

《蜀本》：补骨脂（大温）

《药对》：甘草（平，补益五脏，下气，长肌肉，制诸药，君） 黄雌鸡（平，主续绝，臣） 萎蕤（平，补不足除虚劳客热头痛，君） 甘菊（平，补中益五脏，君）紫菀（温，主劳气，臣） 狗脊（平，补益丈夫，臣） 藕实（平，寒，补中益气。君） 蜂子（微寒，补虚冷，君） 芜菁芦菔（温，益五脏轻身，君） 赤石脂（大温，主养心气，君） 蔷薇（微寒，主五脏寒热，君） 云母（平，主气益精，君）枳实（微寒，主虚羸少气，君） 防葵（寒，君）

阴 痿

白石英（微温） 阳起石（微温） 巴戟天（微温） 肉苁蓉（微温） 五味子（温） 蛇床子（平） 地肤子（寒） 铁精（微温） 白马茎（平） 菟丝子（平）原蚕蛾（热） 狗阴茎（平） 雀卵（温）

臣禹锡等谨按《药对》

樗鸡（平，使） 五加皮（微寒，主阴痿下湿，使） 覆盆子（平，能长阴，臣）

牛膝（平，主阴湿，君） 石南（平，使） 白及（微寒，主阴痿，使） 小豆花（平，主阴痿不起，使） 山茱萸（平，微温） 天雄（温，大温）

阴 癞[19]

海藻（寒） 铁精（微温） 狸阴茎（温） 狐阴茎（微寒） 蜘蛛（微寒） 蒺藜（温微寒） 鼠阴（平）

臣禹锡等谨按《药对》：

虾蟆衣（寒，主阴肿） 地肤子（寒） 槐皮（煮汁，主阴肿）

囊 湿

五加皮（温，微寒） 槐枝（作槐皮） 蘗木（寒） 虎掌（温，微寒） 菴蕳子（微寒，微温） 蛇床子（平） 牡蛎（平，微寒）

泄 精

韭子（温） 白龙骨（平，微寒） 鹿茸（温，微温） 牡蛎（平，微寒） 桑螵蛸（平） 车前子叶（寒） 泽泻（寒） 石榴皮（平） 獐骨（微温）

臣禹锡等谨按《药对》：

五味子（温，主泄精，臣） 棘刺（寒，使） 菟丝子（平，主精自出，君） 薰草（平，臣） 石斛（平，君） 钟乳（温，臣） 麦门冬（微寒臣）

好 眠

通草（平） 孔公孽（温） 马头骨（微寒） 牡鼠目（平） 茶茗（微寒） 沙参（微寒）

不得眠

酸枣仁（平） 榆叶（平） 细辛（温）

臣禹锡等谨按《药对》：沙参（微寒，臣） 乳香（温）

腰 痛

杜仲（平，温） 萆薢（平） 狗脊（平，微温） 梅实（平） 鳖甲（平） 五加皮（温微寒） 菝葜（平，温） 爵床（寒）

臣禹锡等谨按《蜀本》：木鳖子（温）

《药对》：

牡丹（寒，微寒，使） 石斛（平，君） 附子（温，大热，使） 鹿角胶（平，温） 牛膝（平） 鹿茸（温，微温） 乌喙（微温） 续断（微温）

妇人崩中

石胆（寒） 禹余粮（寒，平） 赤石脂（大温） 牡蛎（平，微寒） 龙骨（平，微寒） 蒲黄（平） 白僵蚕（平） 牛角（温） 乌贼鱼骨（微温） 紫葳

（微寒） 桑耳（平） 生地黄（大寒） 蘗木（寒） 白茅根（寒） 艾叶（微温） 鮀甲（微温） 鳖甲（平） 马蹄（平） 白胶（平，温） 丹雄鸡（微温，微寒） 阿胶（平，微温） 鬼箭（寒） 鹿茸（温，微温） 大小蓟（温） 马通（微温） 伏龙肝（微温） 干地黄（寒） 代赭（寒）

臣禹锡等谨按《药对》：

柏叶（微温，酒渍，主吐血及崩中赤白，君） 续断（温，臣） 淡竹茹（微寒，臣） 白芷（温，主漏下赤白，臣） 猬皮（平，臣） 饴糖（微温，臣） 地榆（微寒，主漏下赤血）

月　闭

鼠妇（微温，微寒） 䗪虫（寒） 虻虫（微寒） 水蛭（平，微寒） 蛴螬（微温，微寒） 桃仁（平） 狸阴茎（温） 土瓜根（寒） 牡丹（寒，微寒） 牛膝（平） 占斯（温） 虎杖（微温） 阳起石（微温） 桃毛（平） 白垩（温） 铜镜鼻（平）

臣禹锡等谨按《药对》：

白茅根（寒，主血闭，臣） 大黄（大寒，寒，治月候不通，使） 卷柏（温，臣） 生地黄（大寒，君） 干漆（温，治血闭，臣） 鬼箭（寒，破陈血，使） 菴蕳子（微寒，臣） 朴硝（寒，大寒，君）

无　子

紫石英（温） 石钟乳（温） 阳起石（微温） 紫葳（微寒） 桑螵蛸（平） 艾叶（微温） 秦皮（微寒，大寒） 卷柏（温，平，微寒）

臣禹锡等谨按《蜀本》：列当（温）

《药对》：

覆盆子（平，臣） 白胶（温，君） 白薇（大寒，臣）

安　胎

紫葳（微寒） 白胶（平，温） 桑上寄生（平） 鲤鱼（寒） 乌雌鸡（温） 葱白（平） 阿胶（平，微温）

臣禹锡等谨按《唐本》：生地黄（大寒）

《蜀本》：猪苓（平）

《药对》：艾叶（微温）

堕　胎

雄黄（平，寒，大温） 雌黄（平，大寒） 水银（寒） 粉锡（寒） 朴硝（寒，大寒） 飞生虫（平） 溲疏（寒，微寒） 大戟（寒，大寒） 巴豆（温生温熟寒） 野葛（温） 牛黄（平） 藜芦（寒，微寒） 牡丹（寒，微寒） 牛膝（平） 桂心（大热） 皂荚（温） 茹（寒，微寒） 踯躅（温） 鬼箭（寒） 槐子（寒） 薏苡（微寒） 瞿麦（寒） 附子（温，大热） 天雄（温，大温） 乌头

（温，大热） 乌喙（微温） 侧子（大热） 蜈蚣（温） 地胆（寒） 斑猫（寒） 芫青（微温） 亭长（微温） 水蛭（平，微温） 虻虫（微寒） 䗪虫（寒） 蝼蛄（寒） 蛴螬（微温，微寒） 猬皮（平） 蜥蜴（寒） 蛇蜕（平） 蟹爪（寒） 芒硝（大寒）

臣禹锡等谨按《药对》：

槠根（大热，使） 茵草（温，使） 牵牛子（寒，使） 半夏（平，生微寒，熟温） 虎掌（温，微寒） 鬼臼 代赭（寒） 蚱蝉（寒） 麝香（温） 桃仁（平） 荛花（寒，微寒） 狼牙（寒） 生鼠（微温）

难　产

槐子（寒） 桂心（大热） 滑石（寒，大寒） 贝母（平，微寒） 蒺藜（温，微寒） 皂荚（温） 酸浆（平，寒） 蚱蝉（寒） 蝼蛄（寒） 鼺鼠（微寒） 生鼠肝（平） 乌雄鸡冠血（温） 弓弩弦（平） 马衔（平） 败酱（平，微寒） 榆皮（平） 蛇蜕（平）

臣禹锡等谨按《药对》：

麻油（微寒，治产难胞不出，君） 泽泻（寒，治胞不出） 牛膝（平） 陈姜（大热） 猪脂酒（各随多少服，主产难衣不出） 飞生虫（平） 兔头（平） 海马（寒） 伏龙肝（温） 冬葵子（寒）

产后病

干地黄（寒） 秦椒（温，生温热寒） 败酱（平，微寒） 泽兰（微温） 地榆（微寒） 大豆（平）

臣禹锡等谨按《药对》：

大豆紫汤（温，治产后中风，恶血不尽痛） 羖羊角（微寒，烧灰酒服，主产后烦闷，臣） 羚羊角（微寒，主产后血闷，臣） 鹿角散（温，主堕娠，血不尽，臣） 小豆散（平，生产后血不尽，烦闷，臣） 三岁陈枣核（平，治产后腹痛，使） 芍药（平，微寒） 当归（温，大温） 红蓝花（温） 豉（寒）

下乳汁

石钟乳（温） 漏芦（寒，大寒） 蛴螬（微温，微寒） 栝楼（寒） 土瓜根（寒） 狗四足（平） 猪四足（小寒）

臣禹锡等谨按《药对》：葵子（寒） 猪胰（平，臣） 木通（平）

中　蛊

桔梗（微温） 鬼臼（温，微温） 马目毒公（温，微温） 犀角（寒，微寒） 斑猫（寒） 芫青（微温） 葛上亭长（微温） 射罔（大热） 鬼督邮（平） 白蘘荷（微温） 败鼓皮（平） 蓝宝（寒）

臣禹锡等谨按《药对》：

赭魁（平，使） 徐长卿（温，使） 羖羊角（微寒，臣） 野葛（温，使） 羖

羊皮（平，使） 獭肝（平，使） 露蜂房（平，使） 雄黄（平，君） 槲树皮（平）

现注：

①莓：原注反切音壬改切，现注（méi）同莓。

②啘（wa）：字典注为语气词，此处或有呕吐意。

③筎（rú）：刮竹皮所得之竹絮，现通常写成竹茹与本草原意不符，应写成竹筎。

④仁：本原刻皆写成人字；如桃人、杏人等，现根据现在通行写法，将原各种种仁所用之人字改成仁字，如桃仁、杏仁、郁李仁等，特注明之。

⑤鮀（tuó）：扬子鳄或吹沙鱼。

⑥礜（yù）：一种毒石。

⑦鰡（liú）：鲨或吹沙鱼。

⑧鬼臼：与马目毒公皆为小蘗科之八角莲。

⑨牛齝（chí）：牛反刍。

⑩鲠：鱼骨刺在咽曰鲠。

⑪垽（yìn）：泥渣。

⑫齆（wèng）：鼻塞发音不清。

⑬皯（gan）：面色黎黑。

⑭鬐（qí）：马鬃。

⑮箨（tuò）：即竹笋壳。

⑯鸲（qú）鹆（yù）：即八哥。

⑰檽（ruǎn）：此处指木耳。

⑱雚（guān）：为萝藦。雚菌不能确指。

⑲㿗（tuí）：阴部病或疝。

现注：原刻白文代表《本经》，墨字代表(《别录》)。掌禹锡所说朱文为原来《本经》文之颜色，到掌禹锡时为了刻印方便改为白文。现在以字下不加·代表《本经》，加·代表(《别录》)。

唐慎微添者原以所谓墨盖子表示，今无此号，改用药名下加＿标志表示。

臣禹锡等谨按序例所载外，《药对》主疗如后

出　汗

麻黄（温，臣） 杏仁（温，臣） 枣叶（平，君） 葱白（平，臣）

石膏（大寒，臣） 贝母（微寒，臣） 山茱萸（平，臣） 葛根（平，臣） 干姜（温，大热） 桂心（大热） 附子（温，大热） 生姜（微温） 薄荷（温） 蜀椒（温，大热） 豉（寒）

止　汗

干姜（温，大热，臣） 柏实（平，君） 麻黄根并故竹扇末（臣） 白术（温，君）粢[①]粉杂豆豉熬末 半夏（平，生微寒熟温，使） 牡蛎（微寒） 杂杜仲（平）水服） 枳实（寒，微寒） 松萝（平）

惊悸心气

络石（温，微寒，主大惊入腹，君） 人参（微寒，微温，君） 茯苓（平，君） 柏实（平，君） 沙参（微寒，臣） 龙胆（大寒，主惊伤五内，君） 羖羊角（微寒，臣） 桔梗（微温，臣） 小草（温，君） 远志（温，君） 银屑（平，君） 紫石英（温，君）

肺　痿

人参（微寒，微温，治肺痿，君） 天门冬（大寒，治肺气，君） 蒺藜子（微寒，治肺痿，臣） 茯苓（平，君） 白石英（微温，君） 薏苡仁（微寒，主肺） 麦门冬（微寒，治肺痿，臣）

下　气

麻黄（温，微温，臣） 杏仁（温，冷利，臣） 厚朴（温，大温，臣） 橘皮（温，臣） 半夏（平，生微寒熟温，使） 白前（微温，臣） 生姜（微温，臣） 前胡（微寒，臣） 李树根白皮（大寒，使） 苏子（温，臣） 石硫黄（温，大热，臣） 白茅根（寒，臣） 蒺藜子（微寒，臣）

蚀　脓

蔄茹（寒） 雄黄（平，寒，大温） 桔梗（微温） 龙骨（微寒） 麝香（温） 白芷（温） 大黄（大寒） 芍药（平，微寒） 当归（温，大温） 藜芦（寒） 巴豆（生温熟寒） 地榆（微寒）

女人血闭腹痛

黄芪[②]（微温） 芍药（平，微寒） 紫参（寒） 桃仁（平） 细辛（温） 紫石英（温） 干姜（温，大热） 桂心（大热） 茯苓（平）

女人血气历腰痛

泽兰（微温） 当归（温，大温） 甘草（平） 细辛（温） 柏实（平） 牡丹（寒，微寒） 牡蛎（微寒）

女人腹坚胀

芍药（平，微寒） 黄芩（大寒） 茯苓（平）

解百药及金石等毒例

蛇虺[③]百虫毒

雄黄 巴豆 麝香 丹砂 干姜

蜈 蚣 毒

桑汁及煮桑根汁

蜘 蛛 毒

蓝青　麝香

蜂　　毒

蜂房　蓝青汁

狗　　毒

杏仁　矾石　韭根　人屎汁

恶气瘴毒

犀角　羚羊角　雄黄　麝香

喉痹肿邪气恶毒入腹

升麻　犀角　射干

风肿毒肿

沉香　木香　薰陆香　鸡舌香　麝香　紫檀香

百 药 毒

甘草　荠苨　大小豆汁　蓝汁　蓝实

射 罔 毒

蓝汁　大小豆汁　竹沥　大麻子汁　六畜血　贝齿屑　蒿[④]根屑　蚯蚓屎　藕芰汁

野 葛 毒

鸡子清　葛根汁　甘草汁　鸭头热血　猪膏（若已死口噤者，以大竹筒盛冷水，注两胁及脐上，暖辄易之。口须臾开，开则内药，药入口使活矣。用荠苨汁解之）

斑猫芫青毒

猪膏　大豆汁　戎盐　蓝汁　盐汤煮猪膏　巴豆

狼 毒 毒

杏仁　蓝汁　白蔹　盐汁　木占斯

踯 躅 毒

栀子汁

巴 豆 毒

煮黄连汁　大豆汁　生藿汁　菖蒲屑汁　煮寒水石汁

藜 芦 毒

雄黄　煮葱汁　温汤

雄 黄 毒

防己

甘 遂 毒

大豆汁

蜀 椒 毒

葵子汁　桂汁　豉汁　人溺　冷水　土浆　食蒜　鸡毛烧吸烟及水调服

半 夏 毒

生姜汁煮　干姜汁

礜 石 毒

大豆汁　白鹅膏

芫 花 毒

防己　防风　甘草　桂汁

乌头天雄附子毒

大豆汁　远志　防风　枣肌　饴糖

莨 菪 毒

荠苨　甘草汁　犀角　蟹汁

马 刀 毒

清水

大 戟 毒

菖蒲汁

桔 梗 毒

白粥

杏仁毒

蓝子汁

诸菌毒

掘地作坑，以水沃中，搅令浊，俄顷饮之（名曰地浆）。

防葵毒

葵根汁（按：防葵，《本经》无毒，试用亦无毒。今用葵根汁，应是解野狼毒浮者尔。臣禹锡等谨按《蜀本》云：防葵伤火者不可服，令人恍惚，故以解之）。

野芋毒

土浆　人粪汁

鸡子毒

淳醋

铁毒

磁石

食诸肉马肝漏脯中毒

生韭汁　韭根烧末　烧猪骨末　头垢　烧犬屎酒服豉汁亦佳

食金银毒　服水银数两即出

服水银数两即出（现按：水银不能吃，恐系误记，万不可用）鸭血　鸡子汁　水淋鸡屎汁

食诸鱼中毒

煮橘皮　生芦苇根汁　大豆汁　马鞭草汁　烧末鲛鱼皮　大黄汁　煮朴硝汁

食蟹中毒

生藕汁　煮干蒜汁　冬瓜汁（一云：生紫苏汁，藕屑及干苏汁）

食诸菜毒

甘草　贝齿　胡粉三种末水和服之，小儿溺乳汁服二升佳。

饮食中毒心烦满

煮苦参汁饮之令吐出即止。

服石药中毒

白鸭屎汁　人参汁

服药过剂闷乱者

服药过剂闷乱者　吞鸡子黄　蓝汁　水和胡粉　地浆　蘘荷汁　粳米粉汁　豉汁　干姜　黄连屑　饴糖　水和葛粉饮

服药食忌例

有术，勿食桃、李及雀肉、胡荽、大蒜、青鱼鲊等物。
有藜芦勿食狸肉。
有巴豆，勿食芦笋羹及野猪肉。
有黄连、桔梗，勿食猪肉。
有地黄，勿食芜荑。
有半夏、菖蒲，勿食饴糖及羊肉。
有细辛，勿食生菜。
有甘草勿食菘菜（臣禹锡等谨按《唐本》并《伤寒论》《药对》又云勿食海藻）。
有牡丹，勿食生胡荽。
有商陆，勿食犬肉。
有常山，勿食生葱、生菜。
有空青、朱砂，勿食生血物。
有茯苓，勿食醋物。
有鳖甲，勿食苋菜。
有天门冬，勿食鲤鱼。
服药，不可多食生胡荽及蒜杂生菜。又不可食诸滑物果实等。又不可多食肥猪、犬肉、油腻肥羹、鱼脍腥臊等物。服药通忌见死尸及产妇淹秽事。

现按：以上诸服药忌是一定历史条件下的产物，与今天临床实际有很大差别，运用时应以今天的临床实际及药性药理而定。

凡药不宜入汤酒者

朱砂（熟入汤）　雄黄　云母　阳起石（入酒）　钟乳（入酒）　银屑　孔公孽（入酒）　礜石（入酒）　矾石（入酒）　石硫黄（入酒）　铜镜鼻　白垩　胡粉　铅丹　卤咸（入酒）　石灰（入酒）　藜灰

上一十七种石类

野葛　狼毒　毒公　鬼臼　莽草　巴豆　踯躅　蒴藋（入酒）　皂荚（入酒）藿菌　藜芦　蔄茹　贯众（入酒）　狼牙　芜荑　雷丸　鸢尾　蒺藜（入酒）女苑　莫耳　紫葳（入酒）　薇衔（入酒）　白及　牡蒙　飞廉　蛇衔　占斯辛夷　石南（入酒）　虎

掌　枳实　虎杖（入酒单浸）　芦根　羊桃（入酒）　麻勃　苦瓠　瓜蒂　陟厘　云实　狼跋（入酒）　槐子（入酒）　地肤子　青葙子　蛇床子（入酒）　茺蔚子　王不留行　菟丝子（入酒）

上四十八种草木类现按：此两节不入汤酒与今之临床有很大出入，应以临床实际及药理药性而定。

蜂子　蜜蜡　白马茎　狗阴茎　雀卵　鸡子　雄鹊　伏翼　鼠妇　樗鸡　萤火蠮螉　僵蚕　蜈蚣　蜥蜴　斑猫　芫菁　葶长　地胆　虻虫　蜚蠊　蝼蛄　马刀赭魁　虾蟆　蜗牛　生鼠　生龟（入酒）　诸鸟兽（入酒）

虫鱼膏、骨、髓、胆、血、屎、溺

上二十九种虫兽类

寻万物之性，皆有离合；虎啸风生，龙吟云起；磁石引针，琥珀拾芥。漆得蟹而散，麻得漆而涌；桂得葱而软，树得桂而枯。戎盐累卵，獭胆分杯。其气爽有相关感，多如此类，其理不可得而思之。至于诸药，尤能递为利害，先圣既明有所说，何可不详而避之。时人为方，皆多漏略。若旧方已有此病，亦应改除。假如两种相当，就其轻重，择而除之。《伤寒》赤散吾常不用藜芦，断下黄连丸，亦去其干姜而施之无不效，何忽强以相憎，苟令共事乎。相反为害，深于相恶。相恶者谓彼虽恶我，我无忿心。犹如牛黄恶龙骨而龙骨得牛黄更良，此有以制伏故也。相反者则彼我交仇，必不宜合，今画家用雌黄、胡粉相近便自黯，妒粉得黄即黑，黄得粉亦变，此盖相反之证也。药理既昧，所以不效，人多轻之。今按方处治，必恐卒难寻究本草，更复抄出其事在此，览略看之，易可知验。而《本经》有直云茱萸、门冬者，无以辨山、吴；天、麦之异，咸宜各题其条。又有乱误处，譬如海蛤之与鮀甲，畏恶正同，又有诸芝使薯预，复使紫芝，计无应如此。不知何者是非，亦且并记，当更广验正之。又《神农本经》相使，正各一种，兼以《药对》参之，乃有两三，于事亦无嫌。其有云相得共疗某病者，既非妨避之禁，不复疏出。

玉石上部

玉泉（畏款冬花）　玉屑（恶鹿角）　丹砂（恶磁石，畏鹹水）[5]　空青（臣禹锡等谨按《药性论》云：畏菟丝子）　曾青（畏菟丝子）

石胆（水英为使，畏牡桂、菌桂、芫花、辛夷、白薇。臣禹锡等谨按《药性论》云：陆英为使）

钟乳（蛇床子为使，恶牡丹、玄石、牡蒙，畏紫石英、蘘草。臣禹锡等谨按药性论云：忌羊血）

云母（泽泻为使，畏鳝甲及流水。臣禹锡等谨按《药性论》云：恶徐长卿，忌羊血）

硝石（火为使，恶苦参、苦菜，畏女菀。臣禹锡等谨按《蜀本》云：大黄为使，《药性论》云：恶曾青畏粥，《日华子》云畏杏仁、竹叶）

朴消（畏麦句姜）　芒硝（石韦为使，畏麦句姜）　生消（臣禹锡等谨按《详定本》云：恶麦句姜）

矾石（甘草为使，恶牡蛎。臣禹锡等谨按《药理论》云：畏麻黄）

滑石（石韦为使，恶曾青）　紫石英（长石为使，畏扁青、附子，不欲鮀甲、黄连、麦句姜）　白石英（恶马目毒公）　五色石脂（臣禹锡等谨按《日华子》云：畏黄芩、大黄）　赤石脂

（恶大黄，畏芫花。臣禹锡等谨按《药理论》云：恶松脂） 黄石脂（曾青为使，恶细辛，畏蜚蠊） 白石脂（燕屎为使，恶松脂，畏黄芩。臣禹锡等谨按《蜀本》云：畏黄连、甘草、飞廉） 太一余粮（杜仲为使，畏贝母、菖蒲、铁落） 禹余粮（臣禹锡等谨按萧炳云：牡丹为使）

玉石中部

金（臣禹锡等谨按《日华子》云：畏水银） 水银（畏磁石）

水银粉（臣禹锡等谨按陈藏器云：畏磁石、石黄，忌一切血）

生银（臣禹锡等谨按《蜀本》云：畏黄连、甘草、飞廉。《药性论》云：恶马目毒公）日华子云：畏石亭脂，忌羊血。

殷孽（恶防己畏术）

孔公孽（木兰为使恶细辛。臣禹锡等谨按《药性论》云：忌羊血）

石硫黄（臣禹锡等谨按《日华子》云：石亭脂、曾青为使，畏细辛、蜚蠊、铁） 阳起石（桑螵蛸为使，恶泽泻、菌桂、雷丸、蛇蜕皮，畏菟丝子。臣禹锡等谨按《药性论》云：恶石葵，忌羊血）

石膏（鸡子为使，恶莽草、毒公。臣禹锡等谨按《药性论》云：恶巴豆，畏铁） 凝水石（畏地榆，解巴豆毒） 磁石（柴胡为使，畏黄石脂，恶牡丹、莽草） 玄石（恶松脂、柏子仁、菌桂） 理石（滑石为使，畏麻黄）

铁（臣禹锡等谨按《日华子》云：畏磁石、灰炭）

玉石下部

礜石（得火良，棘针为使，恶虎掌、毒公、鹜屎、细辛，畏水。臣禹锡等谨按《药性论》云：铅丹为使，忌羊血）

青琅玕（得水银良，畏鸡骨，杀锡毒） 特生礜石（得火良，畏水）

代赭（畏天雄。臣禹锡等谨按《药性论》云：雁门城土、干姜为使。《日华子》云：畏附子）

方解石（恶巴豆） 大盐（漏芦为使）

硇砂（臣禹锡等谨按《药性论》云：畏浆水，忌羊血）。

草药上部

六芝（薯蓣为使，得发良，恶常山，畏扁青、茵陈蒿）

术（防风、地榆为使） 天门冬（垣衣、地黄为使，畏曾青）。（臣禹锡等谨按《日华子》云：贝母为使） 麦门冬（地黄、车前为使，恶款冬、苦瓠，畏苦参、青蘘）。（臣禹锡等谨按《药性论》云恶苦芙，畏木耳）。女萎、萎蕤（畏卤咸）

干地黄（得麦门冬、清酒良，恶贝母，畏芜荑） 菖蒲（秦艽、秦皮为使，恶地胆、麻黄） 泽泻（畏海蛤、文蛤） 远志（得茯苓、冬葵子、龙骨良，杀天雄、附子毒，畏珍珠、蜚蠊、藜

芦、齐蛤） 薯蓣（紫芝为使，恶甘遂）

石斛（陆英为使，恶凝水石、巴豆，畏白僵蚕、雷丸） 菊花（术、枸杞根、桑根白皮为使。臣禹锡等谨按《蜀本》云：青葙叶为使） 甘草（术、干漆、苦参为使，恶远志，反甘遂、大戟、芫花、海藻） 人参（茯苓为使，恶溲疏，反藜芦。臣禹锡等谨按《药性论》云：马蔺为使，恶卤咸） 牛膝（恶荧火、龟甲、陆英，畏白前） 独活（蠡实为使） 细辛（曾青、枣根为使，恶狼毒、山茱萸、黄芪，畏滑石、消石，反藜芦） 柴胡（半夏为使，恶皂荚，畏女苑、藜芦） 菴蔄子（荆子、薏苡仁为使） 车前子（臣禹锡等谨按《日华子》云：常山为使） 菥蓂子（得荆子、细辛良，恶干姜、苦参。臣禹锡等谨按《药性论》云：苦参为使） 龙胆（贯众为使，恶防葵、地黄。臣禹锡等谨按《日华子》云：小豆为使） 菟丝子（得酒良，薯蓣、松脂为使，恶雚菌） 巴戟天（覆盆子为使、恶朝生、雷丸、丹参） 蒺藜子（乌头为使） 沙参（恶防己，反藜芦） 防风（恶干姜、藜芦、白蔹、芫花，杀附子毒。臣禹锡等谨按《唐本》云：畏萆薢） 络石（杜仲、牡丹为使，恶铁落，畏菖蒲、贝母。臣禹锡等谨按《药性论》云：恶铁精） 黄连（黄芩、龙骨、理石为使，恶菊花、芫花、玄参、白鲜皮，畏款冬，胜乌头，解巴豆毒） 丹参（畏咸水，反藜芦） 天名精（垣衣为使。臣禹锡等谨按《蜀本》云：地黄为使） 决明子（蓍实为使，恶大麻子） 续断（地黄为使，恶雷丸） 芎䓖（白芷为使。臣禹锡等谨按《唐本》云：恶黄连。《日华子》云：畏黄连） 黄芪（恶龟甲。臣禹锡等谨按《日华子》云：恶白藓） 杜若（得辛夷、细辛良，恶柴胡、前胡） 蛇床子（恶牡丹、巴豆、贝母） 漏芦（臣禹锡等谨按《日华子》云：连翘为使） 茜根（畏鼠姑） 飞廉（得乌头良，恶麻黄） 薇衔（得秦皮良） 五味子（苁蓉为使，恶葳蕤，胜乌头）

草药中部

当归（恶茹，畏菖蒲、海藻、牡蒙）

秦艽（菖蒲为使。臣禹锡等谨按《药性论》云：畏牛乳）

黄芩（山茱萸、龙骨为使，恶葱实，畏丹砂、牡丹、藜芦）

芍药（须丸为使，恶石斛、芒硝，畏消石、鳖甲、小蓟，反藜芦）

干姜（秦椒为使，恶黄连、黄芩、天鼠屎，杀半夏、莨菪毒。臣禹锡等谨按《药性论》云：秦艽为使）

藁本（恶蔄茹。臣禹锡等谨按《药性论》云：畏青葙子）

麻黄（厚朴为使，恶辛夷、石韦。臣禹锡等谨按《蜀本》云：白薇为使）

葛根（杀野葛、巴豆、百药毒）

前胡（半夏为使，恶皂荚，畏藜芦）

贝母（厚朴、白薇为使，恶桃花，畏秦艽、礜石、莽草，反乌头）

瓜蒌（枸杞为使，恶干姜，畏牛膝、干漆，反乌头）

玄参（恶黄芪、干姜、大枣、山茱萸，反藜芦）

苦参（玄参为使，恶贝母、漏芦、菟丝子，反藜芦）

石龙芮（大戟为使，畏蛇蜕、吴茱萸）

萆薢（薏苡为使，畏葵根、大黄、柴胡、牡蛎、前胡）

石韦（滑石、杏仁为使，得菖蒲良。臣禹锡等谨按《唐本》云：射干为使）

狗脊（萆为使，恶败酱。臣禹锡等谨按《蜀本》云：恶莎草）

瞿麦（蘘草、牡丹为使，恶螵蛸）

白芷（当归为使，恶旋复花）

紫菀（款冬为使，恶天雄、瞿麦、雷丸、远志，畏茵陈。臣禹锡等谨按《唐本》云：恶藁本）

白鲜皮（恶螵蛸、桔梗、茯苓、萆薢）

白薇（恶黄芪、大黄、大戟、干姜、干漆、大枣、山茱萸）

紫参（畏辛夷）

淫羊藿（薯蓣为使）

款冬花（杏仁为使，得紫菀良，恶皂荚、消石、玄参，畏贝母，辛夷、麻黄、黄芩、黄连、黄芪、青葙）

牡丹（畏菟丝子。臣禹锡等谨按《唐本》云：畏贝母、大黄）

防己（殷孽为使，恶细辛，畏萆薢，杀雄黄毒）

木防己（臣禹锡等谨按《药性论》云：畏女苑、卤咸）

女苑（畏卤咸）　泽兰（防己为使）　地榆（得髮良，恶麦门冬）

海藻（反甘草）　茴香子（臣禹锡等谨按日华子云：得酒良）

草药下部

大黄（黄芩为使）　桔梗（节皮为使，畏白及、龙胆、龙眼）

甘遂（瓜蒂为使，恶远志，反甘草）　葶苈（榆皮为使，得酒良，恶僵蚕、石龙芮）　芫花（决明为使，反甘草）　泽漆（小豆为使，恶薯蓣）

大戟（反甘草。臣禹锡等谨按《唐本》云：畏菖蒲、芦草、鼠屎。《药性论》云：反芫花，海藻。《日华子》云：小豆为使，恶署预）

钩吻（半夏为使，恶黄芩）　藜芦（黄连为使，反细辛、芍药、五参，恶大黄）　乌头、乌喙（莽草为使，反半夏、瓜蒌、贝母、白蔹、白及，恶藜芦。臣禹锡等谨按《药性论》云：远志为使，忌豉汁）

天雄（远志为使，恶腐婢）　附子（地胆为使，恶蜈蚣，畏防风、甘草、黄芪、人参、乌韭、大豆）　羊踯躅（臣禹锡等谨按《药性论》云：恶诸石及面）

贯众（藋菌为使。臣禹锡等谨按《药性论》云：赤小豆为使）

半夏（射干为使，恶皂荚，畏雄黄、生姜、干姜、秦皮、龟甲，反乌头。臣禹锡等谨按《药性论》云：忌羊血、海藻。柴胡为使）

蜀漆（瓜蒌为使，恶贯众。臣禹锡等谨按《药性论》云：畏橐吾。萧炳云：桔梗为使）　虎掌（蜀漆为使，畏莽草）　狼牙（芜荑为使，恶枣肌、地榆）

常山（畏玉扎。臣禹锡等谨按《药性论》云：忌葱。《日华子》云：忌菘菜）

白及（紫石英为使，恶理石、李核仁、杏仁。臣禹锡等谨按《蜀本》云：反乌头） 白蔹（代赭为使，反乌头） 藋菌（得酒良，畏鸡子）

白头翁（臣禹锡等谨按《药性论》云：豚实为使。《日华子》云：得酒良）

蔺茹（甘草为使，恶麦门冬） 荩草（畏鼠妇） 夏枯草（土瓜为使）

乌韭（臣禹锡等谨按《日华子》云：垣衣为使） 牵牛子（臣禹锡等谨按《日华子》云：得青木香、干姜良） 狼毒（大豆为使，恶麦句姜）

鬼臼（畏垣衣） 萹蓄（臣禹锡等谨按《药性论》云：恶丹石）

商陆（臣禹锡等谨按《日华子》云：得大蒜良） 女青（臣禹锡等谨按《药性论》云：蛇衔为使） 天南星（臣禹锡等谨按《日华子》云：畏附子、干姜、生姜）

木药上部

茯苓、茯神（马间为使，恶白蔹，畏牡蒙、地榆、雄黄、秦艽、龟甲。臣禹锡等谨按《蜀本》作马蔺为使） 杜仲（恶蛇蜕、玄参） 柏实（牡蛎、桂心、瓜子为使，畏菊花、羊蹄、诸石、面、曲） 干漆（半夏为使，畏鸡子）

蔓荆子（恶乌头、石膏） 五加皮（远志为使，畏蛇皮、玄参）

蘖木（恶干漆） 辛夷（芎䓖为使，恶五石脂，畏菖蒲、蒲黄、黄连、石膏、黄环） 酸枣仁（恶防己） 槐子（景天为使） 牡荆实（防风为使，恶石膏）

木药中部

厚朴（干姜为使，恶泽泄、寒水石、消石） 山茱萸（蓼实为使，恶桔梗、防风、防己） 吴茱萸（蓼实为使，恶丹参、消石、白垩，畏紫石英） 秦皮（大戟为使，恶吴茱萸。臣禹锡等谨按《药性论》云：恶苦瓠、防葵） 占斯（解狼毒毒） 栀子（解踯躅毒） 秦椒（恶栝楼、防葵，畏雌黄） 桑根白皮（续断、桂心、麻子为使） 紫葳（臣禹锡等谨按《药性论》云：畏卤咸） 食茱萸（臣禹锡等谨按《药性论》云：畏紫石英） 麒麟竭（臣禹锡等谨按《日华子》云：得密陀僧良）

木药下部

黄环（鸢尾为使，恶茯苓，防己） 石南（五加皮为使。臣禹锡等谨按《药性论》云：恶小蓟） 巴豆（芫花为使，恶蘘草，畏大黄、黄连、藜芦，杀斑蝥毒） 栾华（决明为使） 蜀椒（杏仁为使，畏款冬。臣禹锡等谨按《唐本》云：畏橐吾、附子、防风。《药性论》云：畏雄黄） 栾荆子（臣禹锡等谨按《药性论》云：恶石膏，决明为使） 溲疏（漏芦为使） 皂荚（柏实为使，恶麦门冬，畏空青、人参、苦参） 雷丸（荔实、厚朴为使，恶葛根。臣禹锡等谨按《药性

论》云：蓄根、芫花为使）

兽上部

龙骨（得人参、牛黄良，畏石膏） 龙角（畏干漆、蜀椒、理石）

牛黄（人参为使，恶龙骨、地黄、龙胆、蜚蠊，畏牛膝。臣禹锡等谨按《药性论》云：恶常山，畏干漆）

白胶（得火良，畏大黄。臣禹锡等谨按《蜀本》：恶大黄）

阿胶（得火良，畏大黄。臣禹锡等谨按《药性论》云：薯蓣为使）

熊胆（臣禹锡等谨按《药性论》云：恶防己、地黄）

兽中部

犀角（松脂为使，恶菌、雷丸） 羖羊角（菟丝子为使）

鹿茸（麻勃为使） 鹿角（杜仲为使）

兽下部

麋脂（畏大黄） 伏翼（苋实、云：实为使） 天鼠屎（恶白蔹、白薇）

虫鱼上部

蜜蜡（恶芫花、齐蛤） 蜂子（畏黄芩、芍药、牡蛎。臣禹锡等谨按《蜀本》云：畏白前）牡蛎（贝母为使，得甘草、牛膝、远志、蛇床良，恶麻黄、吴茱萸、辛夷） 桑螵蛸（畏旋复花）海蛤（蜀漆为使，畏狗胆、甘遂、芫花） 龟甲（恶沙参、蜚蠊。臣禹锡等谨按《药性论》云：畏狗胆） 鲤鱼胆（臣禹锡等谨按《药性论》云：蜀漆为使）

虫鱼中部

猬皮（得酒良，畏桔梗、麦门冬） 蜥蜴（恶硫黄、斑蝥、芜荑）

露蜂房（恶干姜、丹参、黄芩、芍药、牡蛎） 白僵蚕（臣禹锡等谨按《药性论》云：恶桑螵蛸、桔梗、茯苓、茯神、萆薢） 䗪虫（畏皂荚、菖蒲）

蜚虻（臣禹锡等谨按《药性论》云：恶麻黄） 蛴螬（蜚蠊为使，恶附子）

水蛭（臣禹锡等谨按《日华子》云：畏石灰） 鳖甲（恶矾石。臣禹锡等谨按《药性论》云：恶理石） 蟹（杀莨菪毒、漆毒） 鮀鱼甲（蜀漆为使，畏狗胆、甘遂、芫花） 乌贼鱼骨（恶白蔹、白及。臣禹锡等谨按《蜀本》云：恶附子。）

虫鱼下部

蜣螂（畏羊角、石膏）

蛇蜕（畏磁石及酒。臣禹锡等谨按《蜀本》云：酒熬之良）

斑猫（马刀为使，畏巴豆、丹参、空青、恶肤青。臣禹锡等谨按《日华子》云：恶豆花）地胆（恶甘草）　马刀（得水良。臣禹锡等谨按《唐本》云：得火良）

果上部

大枣（杀乌头毒）　莲花（臣禹锡等谨按《日华子》云：忌地黄、蒜）

果下部

杏仁（得火良，恶黄芪、黄芩、葛根，解锡、胡粉毒，畏蘘草）

杨梅（臣禹锡等谨按《日华子》云：忌生葱）

菜上部

冬葵子（黄芩为使）

菜中部

葱实（解藜芦毒。臣禹锡等谨按《药对》云：杀百草毒，能消桂花为水）

米上部

麻蕡、麻子（畏牡蛎、白薇，恶茯苓）　麻花（臣禹锡等谨按《药性论》云：䗪虫为使）

米中部

大豆及黄卷（恶五参、龙胆，得前胡、乌喙、杏仁、牡蛎良，杀乌头毒）

大麦（蜜为使）　豉（臣禹锡等谨按《蜀本》并《药对》云：杀六畜胎子毒）

上二百三十一种相制使，其余皆无。三十四种续添。

立冬之日，菊花、卷柏先生时为阳起石、桑螵蛸凡十物使，主二百草为之长。

立春之日，木兰、射干先生为柴胡、半夏使，主头痛四十五节。

立夏之日，蜚蠊先生为人参、茯苓使，主腹中七节保神守中。

夏至之日，豕首、茱萸先生为牡蛎、乌喙使，主四肢三十二节。

立秋之日，白芷、防风先生为细辛、蜀漆使，主胸背二十四节。

上此五条出《药对》中，义旨渊深，非俗所究，虽莫可遵用，而是主统之本，故亦载之。

现注：凡云现注，现按都皆是此次点注所加解释或注音，全书皆同。

①粢：（zī 资）谷类，小米。

②耆：现多写成芪字。

③虺：（huǐ 悔）蛇，蜥蜴类。

④葍：（fú 福）旋花。

⑤鹹水：原作鹹水，疑此鹹指卤鹹应发（jiǎn 碱）音，而言，鹹水恐系指卤水。鹹水一词以后多次出现，意与此同。

卷 第 三

玉石部上品总七十三种

一十八种《神农本经》（原用白字，现用字下无标识方法表示）
三种《名医别录》（原用墨字，现用字下加·号表示）
一种《唐本》先附（注云：唐附）
三种今附（注云：今附）
五种新补
五种新分条
三种《海药》余三十五种陈藏器余

丹砂《本经》　云母《本经》　玉屑《别录》　玉泉《本经》　石钟乳《本经》　矾石《本经》　消石《本经》　芒硝《别录》　朴消《本经》（甜消附）　玄明粉（新补）　马牙消（新补）　生消（今附）　滑石《本经》　石胆《本经》　空青《本经》　曾青《本经》　禹余粮《本经》　太一余粮《本经》　白石英《本经》　紫石英《本经》　五色石脂《本经》　青石脂《别录》　赤石脂《别录》　黄石脂《别录》　白石脂《别录》　黑石脂《别录》（已上五种元附五色石脂今新分条）　白青《本经》　绿青《别录》　石中黄子（唐附）　无名异（今附）　菩萨石（新补）　婆娑石（今附）　绿矾（新补）　柳絮矾（新补）　扁青《本经》

三种《海药》余　车渠　金线矾　波斯矾

三十五种陈藏器余

金浆　古镜　劳铁　神丹　铁锈　布针　铜盆　钉棺下斧声

枷上铁钉　黄银　石黄　石脾　诸金　水中石子　石漆　烧石　石药　研朱石槌　晕石　流黄香　白师子　玄黄石　石栏干　玻璃　石髓　霹雳针　大石镇宅　金石　玉膏　温石　印纸　烟药　特蓬杀　阿婆赵荣药二药　六月河中诸热砂

丹　砂

味甘，微寒，无毒。主身体五脏百病，养精神，安魂魄益气明目。通血脉，止烦满，消渴，益精神，悦泽人面，杀精魅邪恶鬼，除中恶、腹痛、毒气、疥瘘，诸疮。久服通神明不老，轻身神仙，能化为汞。作末名真朱，光色如云母，可析者良。生符陵山谷。采无时。恶磁石，畏咸水。

陶隐居云：按此化为汞，及名真朱者，即是今朱砂也。俗医皆别取武都仇池雄黄夹雌黄者，名为丹砂。方家亦往往俱用，此为谬矣。符陵是涪州，接巴郡南，今无复采者。乃出武陵、西川诸蛮夷中，皆通属巴地，故谓之巴砂。《仙经》亦用越砂，即出广州、临漳者，此二处并好，惟须光明莹澈为佳。如云母片者，谓云母砂；如樗蒲子，紫石英形者谓

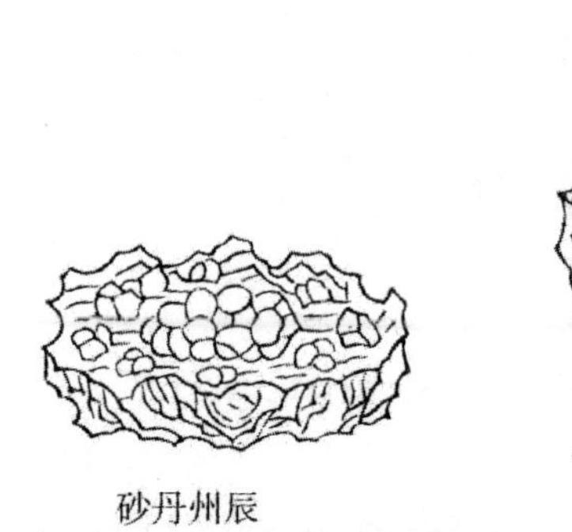
砂丹州辰

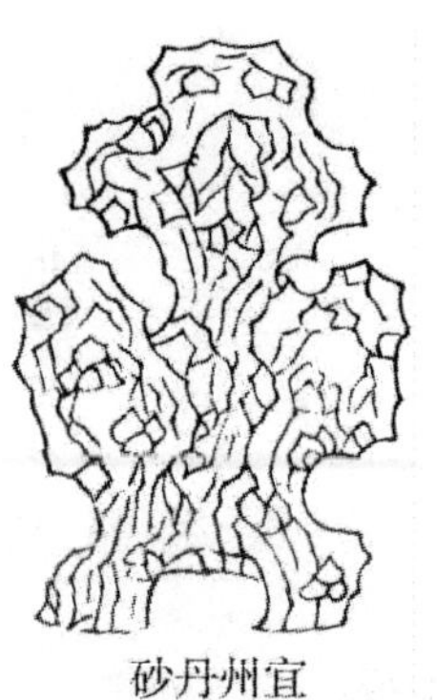
砂丹州宜

马齿砂，亦好。如大小豆及大块圆滑者，谓豆砂；细末碎者谓朱砂。此二种粗不入药用，但可画用尔。采砂皆凿坎入数丈许，虽同出一郡县亦有好恶，地有水井胜火井也。炼饵之法，备载仙方，最为长生之宝。

《唐本》注云：丹砂大略二种；有土砂、石砂；其土砂，复有块砂、末砂，体并重而色黄黑，不任画用。疗疮疥亦好，但不入心腹之药尔，然可烧之出水银乃多。其石砂便有十数种，最上者光明砂，云一颗别生一石龛内，大者如鸡卵，小者如枣栗，形似芙蓉，破之如云母，光明照澈，在龛中石台上生，得此者，带之辟恶为上。其次或出石中，或出水内，形块大者如拇指，小者如杏仁，光明无杂，名马牙砂，一名无重砂，入药及画俱善，俗间亦少有之。其有磨崖、新井、别井，水井，火井、芙蓉、石末、石堆、豆末等砂，形类颇相似。入药及画，当择去其杂土石，便可用矣。南有越砂，大者如拳，小者如鸡鹅卵，形虽大，其杂土石，不如细明净者。《经》言末之名真朱，谬矣！岂有一物而以全，末为殊名者也。

今注：今出辰州、锦州者，药用最良，余皆次焉。陶云出西川非也。蛮夷中或当有之。

臣禹锡等谨按《药性论》云：丹砂，君，有大毒。镇心主尸疰，抽风。

《日华子》云：凉，微毒。润心肺，治疮疥、痂、息肉。服并涂用。

《图经》曰：丹砂，生符陵山谷，今出辰州、宜州、阶州，而辰州者最胜，谓之辰砂。生深山石崖间，土人采之，穴地数十尺，始见其苗；乃白石耳，谓之朱砂床，砂生石上，其块大者如鸡子，小者如石榴子，状若芙蓉头，箭镞，连床者紫黯若铁色。而光明莹澈，碎之崭岩作墙壁，又似云母片，可析者真辰砂也。无石者弭佳。过此皆淘土石中得之，非生于石床者。陶隐居注谓出武陵、西川诸蛮中。今辰州乃武陵故地，虽号辰砂而本州境所出殊少，往往在蛮界中溪溆，锦州得之，此地盖陶所谓武陵、西川者是也。而后注谓出西川为非，是不晓武陵之西川耳。宜砂绝有大块者，碎之亦作墙壁，但罕有类物状，而色亦深赤，为不及辰砂，盖出土石间，非白石床所生也。然宜州近地春州、融州皆有砂，故其水尽赤，每烟雾郁蒸之气，亦赤黄色，土人谓之朱砂气，尤能作瘴疠，深为人患也。阶砂又次，都不堪入药，惟可画色耳。凡砂之绝好者为光明砂，其次谓之颗块，其次谓之鹿蔌[①]，其下，谓之末砂，而医方家惟用光明砂，余并不用。采无时。

谨按郑康成注《周礼》以丹砂、石胆、雄黄、礜石、磁石为五毒，古人惟以攻创疡。而《本经》以丹砂为无毒，故人多炼治服食，鲜有不为药患者。岂五毒之说胜乎服饵者，当以为戒。

雷公云：凡使宜须细认取，诸般尚有百等，不可一一论之。有妙硫砂，如拳许大，或重一镒，有十四面，面如镜，若遇阴沉天雨即镜面上有红浆汁出。有梅柏砂，如梅子许大，夜有光生，照见一室。有白庭砂，如帝珠子许大，面上有小星现。有神座砂，又有金座砂、玉坐砂，不经丹灶，服之而自延寿命。次有白金砂、澄水砂、阴成砂、辰锦砂、芙蓉砂、镜面砂、箭镞砂、曹末砂、土砂，金星砂、平面砂、神末砂，已上不可一一细述也。夫修事朱砂，先于一静室内，焚香斋沐，然后取砂，以香水浴过了，拭干即碎捣之，后向钵中更研三伏时，竟取一瓷锅子，着研了砂于内，用甘草、紫背天葵、五方草各剉之，著砂上下，以东流水煮，亦三伏时。勿令水火缺失，时候满，去三件草，又以东流水淘令净，干晒，又研如粉，用小瓷瓶子盛，又入青芝草，山须草半两盖之，下十斤火煅，从巳至子时方歇，候冷，再研似粉，如要服，则入熬蜜丸如细麻子许大，空腹服一丸。如要入药中用，则依此法。凡煅自然住火，五两朱砂用甘草二两，紫背天葵一镒，五方草自然汁一镒，若东流水取足。

《外台秘要》：伤寒时气温疫、头痛壮热，脉盛，始得一二日者，取真砂一两，以水一斗，煮取一升顿服，覆衣被取汗。

又方：辟瘟疫。取上等朱砂一两，细研，以白蜜和丸如麻子大，常以太岁日平旦，一家大小，勿食诸物，面向东立，各吞三七丸，永无疫疾。

又方：疗心腹宿癥及卒得癥：取朱砂细研，搜饭令殊匀，以雄鸡一只，先饿二日，后以朱饭饲之，著鸡于板上，收取粪，曝燥为末，温清酒服方寸匕至五钱，日三服。若病困者，昼夜可六服。一鸡少，更饲一鸡，取足服之，俟愈即止。

《斗门方》：治小儿未满月，惊着似中风欲死者。用朱砂以新汲水浓磨汁，涂五心上，立差。最有神验。

《十全博救》：疗子死腹中不出：用朱砂一两，以水煮数沸，末之，然后取酒服之，立出。

姚和众：小儿初生六日，温肠胃，壮血气方：炼成朱砂如大豆许细研，以蜜一枣大，熟调，以绵揾[②]取，令小儿吮之，一日令尽。

《太上八帝玄变经》：三皇真人炼丹方：丹砂一斤，色发明者，研末，重绢筛之，令靡靡，以醇酒不见水者沃丹，挠之令如葑[③]泥状，盛以铜盘中，置高阁上，勿令妇人见，曝之，身自起居数挠，燥复沃之，当令如泥，若阴雨疾风，复藏之无人处，天晏出曝之，尽酒三斗而成。能长曝之三百日，当紫色，握之不污手，如著手未干，可丸。欲服时沐浴兰香，斋戒七日，勿妇人近药过傍，丸如麻子大，常以平旦向日吞三丸服之，一月三虫出，服之五六月，腹内诸病皆差。服之一年，眉发更黑。岁加一丸，服之三年，神人至。

张潞云：乌髭眉大效方：以小雌鸡一对，别处各养喂，不得令食虫并杂物，只与乌油麻一件，并与水吃，使鸡长大，放卵时专觑取出先放者卵，收取及别处，更放卵绝，却收先放者卵，细研好朱砂一两，击破卵巅，些些作窍，入砂于卵内，安置，用纸粘损处数重，候干，用后放者卵一齐令鸡抱，候鸡子出为度。其药在卵内自然结实，打破取出，烂研如粉，用蒸饼丸如绿豆大，不计时候，水下五七丸，不惟变白，亦愈疾矣。

青霞子：丹砂自然不死，若以气衰血散，体竭骨枯，入石之功，稍能添益。若欲长生久视，保命安神，须饵丹砂。且八石见火，悉成灰烬；丹砂伏火，化为黄银，能重能轻，能神能灵，能黑能白，能暗能明，一斛[④]人擎力，难[⑤]升举万斤，遇火轻速上腾，鬼神寻求，莫知所在。

《太清服炼灵砂法》：丹砂外包八石，内含金精，先禀气于甲，受气于丙，出胎见壬，结魄成庚，增光归戊，阴阳升降，各本其原，且如矿石五金，俱受五阴神之气结，亦分为五类之形，形质顽嚚[⑥]，志性沉滞。

《宝藏论》：朱砂若草伏住火，胎包在鞴[⑦]，成汁可点银为金，次点铜为银。

《别说》云：谨按：金、商州亦见出一种，作土气色微黄。陕西、河东、河北、京东，京西等路并入药，及画家亦用。长安、蜀中研以代水银，朱作漆器。又信州近年出一种，极有大者，光芒墙壁，略类宜州所产，然皆有砒气，破之多作生砒色，入药用见火恐杀人。今浙中市肆所货，往往多是，用者宜审谛之。

鼎近得武林陈承编次《本草图经》本参对，陈于《图经》外又以《别说》附著于后，其言皆可稽据不妄，因增入之。

《衍义》曰：丹砂，今人谓之朱砂。辰州朱砂，多出蛮峒锦州界，猎獠峒老鸦井。其井深广数十丈，先聚薪於井，满则纵火焚之。其青石壁迸裂处即有小龛，龛中自有白石床，其石如玉。床上乃生丹砂，小者如箭镞，大者如芙蓉，其光明可鉴，研之鲜红。砂洎[⑧]床大者重七八两至十两者。晃州亦有形如箭镞带石者，得自上中，非此之比也。此物镇养心神，但宜生使。炼服少有不作疾者，亦不减硫黄辈。又一医流服伏火者数粒，一旦大热，数夕而毙。李善胜尝炼朱砂为丹，经岁余，沐浴再入鼎，误遗下一块，其徒丸服之，遂发懵冒，一夕而毙。生朱砂，初生儿便可服。因火力所变，遂能杀人，可不谨也。

现注：

①鹿蔌：蔌（sù 速）简陋。

②揾：（wěn 问），揩拭。

③葑：（fēng 封）芜菁

④斛：此处指道家所炼制斛食。

⑤难：此处意为抵挡。

⑥嚚：（yín 银）愚顽。

⑦鞴：（bài 拜）皮制囊状风箱。

⑧洎：（jì 记）及到。按：朱砂主要成分为为硫化汞（HgS）。临床用治失眠心悸牙痛等，不可多用。

时珍曰：丹乃石名，其字从井中一点，象丹在井中之形，义出许慎说文，后人以丹为朱色之名，故呼朱砂。

丹砂以辰、锦者为最。麻阳即古锦州地。佳者为箭镞砂，结不实者为肺砂，细者为末砂。色紫不染纸者为旧坑砂，为上品；色鲜染纸者为新坑砂，次之。苏颂、陈承所谓阶州、金、商州砂者，乃陶弘景所谓武都雄黄，非丹砂也。范成大桂海志云；本草以辰砂为上。宜砂次之。然宜州出砂出，与湖北大牙山相连。北为辰砂，南为宜砂，地脉不殊，无甚分别，老者亦出白石床上。苏颂乃云，宜砂出土石间，非石床所生，是未识此也。别有一种色红质嫩者，名土坑砂，乃土石间者，不甚耐火。邕州亦有砂，大者数十百两，作块黑暗，少墙壁，不堪入药，惟以烧取水银。颂云融州亦有，今融州无砂，乃邕州之讹也。臞仙庚辛玉册云；丹砂石以五溪山峒中产者，得正南之气为上。麻阳诸山与五溪相接者，次之。去南、波斯、西胡砂、并光洁可用。柳州一种砂，全似辰砂，惟块圆如皂角子，不入药用。商州、黔州土丹砂，宣、信州砂，皆内含毒气及金银铜铅气，不可服。张果丹砂要诀云；丹砂者，万娄之主，居之南方。或赤龙以建号，或朱鸟以为名。上品生于辰、锦二州石穴，中品生于交、桂、下品生于衡、邵。名有数种、清浊体异，真何不同。辰、锦上品砂，生白石床之上，十二枚为一座，色如未开莲花，光明耀日。亦有九枚为一座。七枚、五枚者次之。每痤中有大者为主，四围小者为臣朝护，四面杂砂一二斗抱之。中有芙蓉头成颗者，亦入上品。又有如马牙光明者，为上品，白光若云母，为中品，又有紫灵砂，圆长似笋而红紫，为上品，石片棱角生青光，为下品。交、桂所出，但是座上及打石得，形似芙蓉头面光明者，亦入品也。颗粒而通明者为中品，片段不明澈者，为下品，衡、邵所出，虽是紫砂，得之砂石中者，亦下品也，有溪砂，生溪州砂石之中；土砂、生土穴之中，土石相杂，故不入上品，不可服饵。唐李德裕黄冶论云：光明砂者，天地自然之宝，在石室之间，生雪床之上，如出生芙蓉，红芭未拆。细者还拱，大者处中，有辰居之象，有君臣之位，光明外澈，采之者，寻石脉而求，此造化之所铸也。土宿真君曰，丹砂受青阳之气，始生矿石，二百年成丹砂而青女孕，又二百年而成铅，又二百年成银，又二百年复得太和之气，化而为金，故诸金皆不若丹砂金为上也。

今法惟取好砂研末，流水飞三次用，其末砂多杂石末、铁屑、不堪入药。又法：以绢袋盛砂，用荞麦灰淋汁，煮三伏时取出，流水浸洗过，研粉飞晒用。又丹砂以石胆、消石和埋土中，可化为水。

岐伯：苦，有毒。扁鹊、苦。李当之：大寒。丹砂，别录云无毒，岐伯、甄权言有毒，似相矛盾。按何孟春余冬录云，丹砂性寒而无毒，入火则热而有毒，能杀人，物性逐火而变，此说是也。丹砂之畏慈石、碱水者，水克火也。斅曰铁遇神砂，如泥似粉。土宿真君曰丹砂用阴地厥、地骨皮、车前草、马鞭草、皂荚、石韦、决明、瞿麦、南星、白附子、乌头、三角酸、藕荷、桑椹、地榆、紫河车、地丁，皆可伏制。而金公以砂为子，有相生之道，可变化。

治惊痫，解胎毒痘毒，驱邪疟，能发汗。

丹砂生于炎方，禀离火气而成，体阳而性阴，故外显丹色而内含真汞。其气不热而寒，离中有阴也。其味不苦而干甘，火中有土也，是以同远志、龙骨之类，则养心气；同当归、丹参之类，则养心血；同枸杞、地黄之类，则养肾；同厚朴、川椒之类；则养脾；同南星、川乌之类，则祛风。可以明目，可以安胎，可以解毒，可以发汗，随佐使而见功，无所往而不可。夏子益奇疾方云；凡人自觉本形作两人，并行并卧，不辨真假者，离魂病也。用辰砂、人参、茯苓，浓煎日饮，真者气爽，假者化也，类编云，钱丕少卿夜多恶梦，通宵不寐，自虑非吉。遇邓州推官胡用之曰，昔常如此。有道士教戴辰砂如箭镞者，涉旬即验，四五年不复有梦。因解髻中一绛囊遗之。即夕无梦，神魂安静。道书谓丹砂辟恶安魂，观此二事可征矣。抱朴子曰，临沅县廖氏家，世世寿考，后徙去，子孙多夭折，他人居其故宅，复多寿考，疑其井水赤。乃掘之，得古人埋丹砂数十斛也。饮此水而得寿，况炼服者乎？陈文中曰，小儿初生，便服朱砂，轻粉，白蜜，黄连水，欲下胎毒，此皆伤脾败阳之药，轻粉下痰损心，朱砂下涎损神，儿实者服之软弱，弱者服之易伤，变生诸病也。叶石林避暑录载，林彦振、谢任伯皆服伏火丹砂，俱病脑疽死，张杲医说载，张悫服食丹砂，病者消数年，发鬓疽而死，皆可为服丹之戒。而周密野语载，临川周推官平生孱弱，多服丹砂，乌、附药，晚年发背疽。医悉归罪丹石，服解毒药不效。疡医老祝诊脉曰，此乃极阴证，正当多服伏火丹砂及三建汤，乃用小剂试之，复作大剂，三日后用膏敷贴，半月而疮平，凡服三建汤一百五十服。此又与前诸说异。盖人之脏腑禀受万殊，在智者辨其阴阳脉证。不以先入为主。非妙入精微者，不能企此。

附方：新二十四。

小神丹方：真丹末三斤，白蜜六斤，搅合日曝，至可丸，丸麻子大，每旦服十丸，一年白发返黑，齿落更生，身体润泽，老翁成少，(《抱朴子内编》)

明目轻身去三尸，除疮癞，美酒五升，浸朱砂五两，五宿，日干研末，蜜丸小豆大。每服二十丸，白汤下，久服见效。(《卫生易简方》)

神注丹方：白茯苓四两，糯米酒煮，软竹刀切片，阴干为末，入朱砂末二钱，以乳香水打糊丸梧子大，朱砂末二钱为衣。阳日二丸，阴日一丸，要秘精，新汲水下，要逆气过精，温酒下。并空心。(《王好古医垒元戎》)

预解痘毒：初发时或未出时。以朱砂末半钱，蜜水调服。多者可少，少者可无，重者可轻也。(《丹溪方》)

小儿惊热：夜卧多啼。朱砂半两，牛黄一分，为末。每服一字，犀角磨水调下。(《普济方》)

急惊搐搦：丹砂半两，天南星一个，一两重者，炮裂酒浸，大蝎三个，为末。每服一字，薄荷汤下。(《圣济录》)

惊忤不语：打仆惊改进忤，血入心窍，不能言语。朱砂为末，以雄猪心血和，丸麻子大。每枣汤下七丸。(《直指方》)

客忤卒死：真丹方寸匕，蜜三合，和灌之。(《肘后方》)

癫痫狂乱：归神丹：治一切惊忧，思虑多忘，及一切心气不足，癫痫狂乱。猿猪心二个，切，入大朱砂二两、灯心三两面三刀在内，麻扎，石器煮一伏时，取砂为末，以茯神末二两，酒打薄糊丸梧子大。每服九丸至二五丸、至二十五丸，麦门冬汤下，甚者乳香、人参汤下。(《百一选方》)

产后癫狂：败血及邪气人心，如见祟物，癫狂。用大辰砂一二钱，研细飞过，用饮儿乳汁三四茶匙调湿，以紫项地龙一条入药滚三滚，刮净，去地龙不用，入无龙酒一盏，分作三四次服。(《何氏方》)

心虚遗精：猪心一个，批片相连，以飞过朱砂末掺入，线缚，白水煮熟食之。(《唐瑶经验方》)

男妇心痛：朱砂、明矾枯等分，为末。沸汤调服。(《摘玄方》)

霍乱转筋：身冷，心下微温者。朱砂研二两，蜡三两，和丸著炎笼中熏之，周围厚覆，勿令烟泄。兼床下着炎，令腹微暖，良久当汗出而苏。(《外台秘要》)

辟瘴正阳：丹砂三两，水飞。每服半钱，温蜜汤下。(《圣济录》)

诸般吐血：朱砂、哈粉等分，为末。酒服二钱。又方：丹砂半两，金箔四片，蚯蚓三条，同研，丸小豆大。每冷酒下二丸。(《圣济录》)

妊妇胎动：朱砂一钱，和鸡子白三枚，搅匀顿服。胎死即出，未死即安。(《普济

方》）

目生障翳：生辰砂一块，日日擦之，自退。王居云病此，用之如故。（《普济方》）

目膜息肉：丹砂一两，五月五日研匀，铜器中以水浆一盏，腊水一盏，浸七日，暴干，铜刀刮下，再研瓶收。每点少许眦上。（《圣济录》）

目生弩肉：及珠管。真丹、贝母等分，为末。点注，日三四度。（《肘后方》）

面上皯黯：鸡子一枚去黄，朱砂末一两，入鸡子内封因，入白伏雌下，抱至雏出，取涂面即去。不过五度，面白如玉。此乃陈朝张贵妃常用方，出西王母枕中方。（《外台秘要》）

沙蜂叮螫：朱砂末，水涂之。（《摘玄方》）

木蛭疮毒：南方多雨，有物曰木蛭，大类鼻涕，生于古之上，闻人气则闪闪而动。人过其下，堕人体间，即立成疮，久则遍体。惟以朱砂、麝香涂之，即愈。（《张杲医说》）

产后舌出：不收。丹砂傅之，暗掷盆盎作堕地声惊之，即自收。（《集简方》）

云　　母

味甘，平，无毒，主身皮死肌、中风寒热，如在车船上，除邪气，安五脏，益子精，明目，下气坚肌，续绝补中，疗五劳七伤，虚损少气，止痢。久服轻身延年，悦泽不老，耐寒暑，志高神仙。一名云珠，色多赤，一名云华，五色具，一名云英，色多青，一名云液，色多白，一名云砂，色青黄，一名磷石，色正白。生太山山谷，庐齐、山及琅邪北定山石间，二月采。泽泻为之使，畏鮀甲及流水。

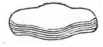

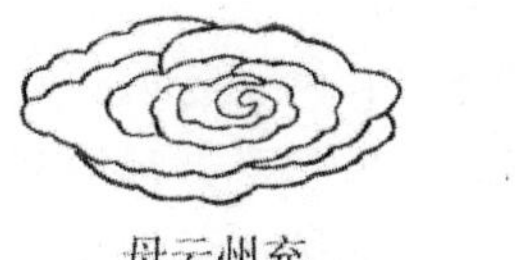

母云州兖　　母去州江

陶隐居云：按《仙经》云母乃有八种，向日视之，色青白多黑者名云母，色黄白多青名云英，色青黄多赤名云珠，如冰露乍黄乍白名云砂，黄白皛皛[①]名云液，皎然纯白明澈名磷石。此六种并好，服而各有时月。其黯黯纯黑有纹斑斑如铁者名云胆，色杂黑而强肥者名地涿。此二种并不可服。炼之有法，惟宜精细，不尔入腹大害人。今虚劳家丸散用之，并只捣筛，殊为未允。琅邪在彭城东北，青州亦有。今江东惟用庐山者为胜，以砂土养之岁月生长。今炼之用矾石则柔烂，亦便是相畏之效。百草上露乃胜东流水，亦用五月茅屋溜水。

臣禹锡等谨按《药性论》云：云母粉，君，恶徐长卿，忌羊血。粉有六等，白色者上，有小毒，主下痢肠澼，补肾冷。

杨损之云：青赤白黄紫者，并堪服饵，惟黑者不任用，害人。

《日华子》云：凡有数种，通透轻薄者为上也。

《图经》曰：云母生泰山山谷、齐庐山及琅邪北定山石间，今兖州、云梦山及江州，濠州、杭、越间亦有之。生土石间作片成层，可折，明滑光白者为上。江南生者多青黑色，不堪入药。二月采其片，绝有大而莹洁者，今人或以饰灯笼，亦古屏扇之遗事也。谨按方书用云母，皆以白泽者为贵；惟《中山卫叔卿单服法》云母五色具者。盖《本经》所谓一名云华者，是一物中而种类有别耳，葛洪《抱朴子·内篇》云：云母有五种，而人不能别也，当举以向日看其色，详占视之，乃可知正尔。于阴地视之，不见其杂色也。五色并具而多青者名云英，宜以春服之；五色并具而多赤者名云珠，宜以夏服之；五色并具而多白者名云液，宜以秋服之；五色并具而多黑者名云母，宜以冬服之；但有青黄二色者名云砂，宜以季夏服之。皛皛[①]纯白者名磷石，四时可服也。然则医方所用正白者，乃磷石一种耳。古之服五云之法甚多，陶隐居所撰《太清诸石药变化方》言之备矣。今道书中有之，然修炼节度恐非文字可详，诚不可轻饵也。又西南天竺等国，出一种石，谓之火齐，亦云母之类也，色如紫金，离析之如蝉翼，积之乃如纱縠[②]重沓。又云琉璃类也，亦堪入药。

雷公云：凡使，色黄黑者厚而顽，赤色者，经妇人手把者，并不中用。须要光莹如冰色者为上。凡修事一斤，先用小地胆草、紫背天葵、生甘草、地黄汁各一镒，干者细剉，湿者取汁了，于瓷锅中安云母并诸药了，下天池水三镒，着火煮七日夜，水火勿令失度，其云母自然成碧玉浆在锅底，却以天池水猛投其中，将物搅之，浮如蜗涎者即去之。如此三度淘净了，取沉香一两捣作末，以天池水煎沉香汤三升已来，分为三度，再淘云母浆了，日中晒，任用之。

《圣惠方》：治火疮败坏：用云母粉同生羊髓和如泥涂之。

《千金方》：治风疹遍身，百计治不差者：煅云母粉以清水调服之，看人大小，以意酌量，与之多少服。

《千金翼》：治热风汗出心闷：水和云母服之，不过再服，立差。

又方：治带下：温水和服三方寸匕，立见神效，差。

又方：治赤白痢，积年不差：饮调服方寸匕，两服立见神效。

又方：冶金疮并一切恶疮：用云母粉傅之绝妙。又方：治淋疾：温水和服三钱匕。

《经效方》：青城山丈人观主康道丰传治百病煅制云母粉法：云母一斤，折开揉碎，入一大瓶内，筑实，上浇水银一两封固，以十斤顶火锻通赤，取出却拌香葱、紫引翘草二件，合捣如泥，后以夹绢袋盛于大水盆内摇取粉，余滓未尽，再添草药，重捣如前法，取粉沉水，干以小木盘一面，于灰上印一浅坑，铺纸，倾粉在内，直候干，移入火焙，焙之取出细研，以面糊丸如梧桐子大。遇有病者服之无不效。知成都府辛谏议曾患大风，众医不效，遇此道士，进得此方，服之有神验。

《食医心镜》：治小儿赤白痢及水痢：云母粉半大两，研作粉煮白粥调，空腹食之。

《抱朴子》：服五云之法，或以桂，葱、水玉化之以为水，或以露于铁器中以元水熬之为水，或以消石合于筒中埋之为水，或以蜜搜为酪，或以秋露渍之百日，韦[③]囊挺[④]以为粉，或以无巅草樗[⑤]血合饵之。服之一年百病除。三年久服反老成童，五年不阙服，可役使鬼神。入火不烧，入水不濡，践棘而不伤肤，与仙人相见，他物埋地物朽，着火即焦，而五云内猛火中，经时终不焦，埋之永不腐，故能令人长生也。服经十年，云气常覆其上。夫服其母以致其子，其理之自然，《明皇杂录》：开元中有名医纪朋者，观人颜色谈笑，知病深浅，不待诊脉。帝闻之，召於掖[⑥]庭中看一宫人每日昃[⑦]则笑歌啼号，若狂疾而足不能履地，朋视之曰：此必因食饱而大促力，顿仆于地而然。乃饮以云母汤，令熟寐觉而失所苦。问之，乃言因太华公主载诞，宫中大陈歌吹，某乃主讴，惧其声不能清，且长吃豚蹄羹，饱而当庭歌大曲，曲罢觉胸中甚热，戏于砌台上，高而坠下，久而方苏，病狂，足不能及地。

《丹房镜源》：云母粉，制汞伏丹砂，亦可食之。《神仙传》：宫嵩服云母数百岁，有童子颜色。

青霞子：云母久服，寒暑难侵。

《衍义》曰：云母，古虽有服炼法，今人服者至少，谨之至也。市廛[8]多折作花朵以售之。今惟合云母膏，治一切痈毒疮等，惠民局别有法。

现注：

①皛：原注音“非料切”现注音（xiǎo 小）或（jiǎo 皎）。

②縠：（hú 胡）绉纱类。

③筀：（wěi 韦）竹的意思。

④挻：（shán 山）拍击。

⑤摴：（chū 初）。

⑥掖：（yè 夜）两旁。

⑦昃：（zé 仄）太阳偏西。

⑧廛：（chán 缠）出售货物之地

按：云母为硅酸盐类矿物。

综合本节中所述功能可祛风，益子精明目。目前临床很少用。

时珍曰：云母以五色立名，详见下文。按《荆南志》云：华容方台山出云母，土人候云所出之处，于下掘取，无不大获，有长五六尺可为屏风者，但掘时忌作声也。据此，则此石乃云之根，故得云母之名，而云母之根，则阳起石也。

胡演曰：炼粉法：八、九月间取云母，以矾石拌匀，入瓦罐内封口；三伏时则自柔软，去矾；次日取百草头上露水渍之；百日，筀囊以为粉。

时珍曰：道书言盐汤煮云母可为粉。又云：云母一斤，盐一斗渍之，铜器中蒸一日，臼中捣成粉。又云：云母一斤，白盐一升，同捣细，入重布袋之，沃令盐味尽，悬高处风吹，自然成粉。

时珍曰：昔人言云母壅尸，亡人不朽。盗发冯贵人冢，形貌如生，因共奸之；发晋幽公冢尸纵横。及衣服皆如生人，中并有云母壅之故也。

附方：新八。

服食云母：上白云母二十斤薄擘，以露水八斗作汤，分半淘洗二次。又取二斗作汤，纳芒硝十斤，木器中渍二十日，取出绢袋盛，悬屋上，勿见风日，令燥。以鹿皮为囊揉之，从旦至午，筛滓复揉，得好粉五斗，余者弃之。以粉一斗纳崖蜜二斤，搅糊，入竹筒中，薄削封口漆固，埋北垣南崖下，入地六尺，覆土。春夏四十日、秋冬三十日出之，当成水。若洞洞不消，更埋三十日。此水能治万病，及劳气风疹。每以温水一合和服之，日三服。十日，小盒饭变黄；二十日，腹中寒消；三十日，龋齿更生；四十日，不畏风寒；五十日，诸病皆愈，颜色日少，长生神仙。（《千金方》）

痰饮头痛：往来寒热。云母粉二两（炼过），恒山一两。为末。每服方寸匕，汤服取吐。忌生葱、生菜。（《深师方》）

牝疟多寒：云母（烧二日夜）、龙骨、蜀漆（烧去腥）等分。为散。未发前，浆水服

钱。(仲景《金匮方》)

妇人带下：水和云母粉方寸匕服，立见神效。(《千金方》)

妇人难产：经日不生：云母粉半两，温酒调服，入口即产，不顺者即顺，万不失一。陆氏云：此是何德扬方也，已救三五十人。(《积德堂方》)

粉滓面皯：云母粉、杏仁等分为末，黄牛乳拌，略蒸，夜涂旦洗。(《圣济录》)

一切恶疮：云母粉敷之。(《千金方》)

玉　屑

味甘，平，无毒。主除胃中热、喘息、烦满，止渴。屑如麻豆服之，久服轻身长年。生蓝田。采无时。恶鹿角。

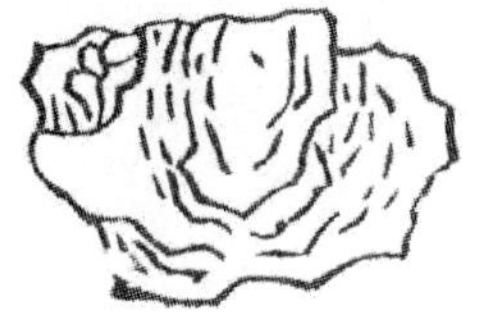 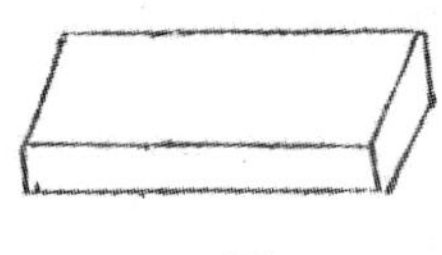 

玉　屑

陶隐居云：此云玉屑，亦是以玉为屑，非应别一种物也。《仙经》服瑴玉，有捣如米粒，乃以苦酒辈消令如泥，亦有合为浆者。凡服玉，皆不得用已成器物及冢中玉璞也。好玉出蓝田，及南阳徐善亭部界中，日南、卢容水中，外国于阗、疏勒诸处皆善。仙方名玉为玄真，洁白如猪膏，叩之鸣者是真也。其比类甚多相似，宜精别之。所以燕石入笥，卞氏长号也。

《唐本》注云：饵玉当以消作水者为佳。屑如麻豆服之，取其精润脏腑，滓秽当完出也。又为粉服之者即使人淋壅。屑如麻豆，其义殊深。

臣禹锡等谨按《抱朴子》云：玉屑服之，与水饵之，俱令人不死。所以不及金者，令人数数发热似寒食散状也。若服玉屑者，宜十日辄一服，雄黄、丹砂各一刀圭，散发洗沐寒水，迎风而行，则不发热也。

《日华子》云：玉润心肺、明目，滋毛发，助喉。《图经》曰：玉按《本经》玉泉生蓝田山谷，玉屑生蓝田。陶隐居注云：好玉出蓝田及南阳徐善亭部界中，日南、卢容水中，外国于阗、疏勒诸处皆善，今蓝田，南阳，日南不闻有玉，礼器及乘舆、服、御多是于阗国玉。晋金州防御判官平居诲①天福中为鸿胪卿张邺②使于阗，判官回作《行程记》载其国采玉之地，云玉河在于阗城外。其源出昆山，西流一千三百里至于阗界牛头山，乃疏为三河，一曰白玉河，在城东三十里，二曰绿玉河，在城西二十里，三曰乌玉河，在绿玉河西七里。其源虽一，而其玉随地而变，故其色不同。每岁五、六月大水暴涨，则玉随流而至，玉之多寡，由水之大小。七、八月水退乃可取，彼人谓之捞玉。其国之法，官未采玉，禁人辄至河滨者，故其国中器用服饰往往用玉。今中国所有，多自彼来耳。陶隐居云：玉泉是玉之精华，白者质色明澈，可消之为水，故名玉泉。世人无复的识者，惟通呼为玉尔。玉屑是以玉为屑，非应别是一物。《仙经》服瑴玉有捣如米粒，乃以苦酒辈消令如泥，亦有合为浆者。苏恭云：玉泉者，玉之泉液也，以仙室池中者为上。其以法化为玉浆者，功劣于自然泉液也。饵玉当以消作水者为佳。

又屑如麻豆服之，取其精润脏腑，滓秽当完出。若为粉服之，即使人淋壅。《周礼·

玉府》王齐，则供食玉[3]。郑康成注云：玉是阳精之纯者，食之以水气，王齐当食玉屑。《正义》云玉屑研之乃可食；然则玉泉今固无有，玉屑医方亦稀用。祥符中，先帝尝令工人碎玉如米豆粒，制作皆如陶、苏之说，然亦不闻以供膳饵。其云研之乃食，如此恐非益人，诚不可轻服也。方书中面膏有用玉屑者，此恐是研粉之乃可用，既非服饵用之，亦不害也。书传载玉之色曰：赤如鸡冠，黄如蒸栗，白如截肪，黑如纯漆，谓之玉符，而青玉独无说焉。又其质温润而泽，其声清越以长，所以为贵也。今五色玉，清、白者常有，黑者时有，黄、赤者绝无，虽礼之六器，亦不能得其真。今仪州出一种石，如蒸栗色，彼人谓之栗玉，或云亦黄玉之类，但少润泽，又声不清越，为不及耳。然服玉、食玉，惟贵纯白，它色亦不取焉。

《海药》云：按《异物志》云：出昆仑。又《淮南子》云：出锺山。又云蓝田出美玉，燕口出璧玉，味咸寒无毒。主消渴，滋养五藏，止烦躁。宜共金、银，麦门冬等同煎服之，甚有所益。《仙经》云：服玉如玉化水法，在《淮南三十六水法》中载。又别《宝经》云：凡石韫玉，但夜将石映灯看之，内有红光，明如初日，便知有玉。楚记卞和，三献玉不鉴，所以遭刖足。后有辨者，映灯验之，方知玉在石内，乃有玉玺，价可重连城也。

李预：每羡古人食玉之法，乃采访蓝田，躬往掘得若环壁杂器形者，大小百余枚，稍粗黑，皆光润可玩。预乃捶七十枚成屑，日食之经年，云有效验，而世事寝息，并不禁节。又加之以好酒损志，及疾笃，谓妻子曰：服玉当屏居山林，排弃嗜欲，或当有大神力，而吾酒色不绝，自致于死，非药之过也。尸体必当有异于人，勿使速殡，令后人知食服之验。时七月中旬，长安毒热，预停尸四宿而体色不变，其妻常氏以玉珠二枚，含之口闭，因嘱其口，都无秽气。

《宝藏论》：玉玄真者饵之，其命无极，令人举身轻飞，不但地仙而已。然其道迟成，服一二百斤乃可知也。玉可以乌米酒及地榆酒化之为水，亦可以葱浆水消之为粘，亦可饵以为丸，可烧为粉，服一年已上，入水中不濡。

王莽：遗孔休玉，休不受，莽曰：君面有疵，美玉可以灭瘢，休犹不受。莽曰：君嫌其价，遂[4]搥碎进休，休方受之。

青霞子：玉屑一升，地榆草一升，稻米一升。三物取白露二升置铜器中煮，米熟绞取汁，玉屑化为水，名曰玉液，以药内杯中，美醴所谓神仙玉浆也。

《天宝遗事》唐贵妃含玉咽津以解肺渴。

《叶天师枕中记》：玉屑味甘和无毒，屑如麻豆，久服轻身长寿，恶鹿角。

《马鸣先生金丹诀》：玉屑常服，令人精神不乱。

《丹房镜源》：玉末养丹砂。

现注：

①诲：因已有别本将诲错排成海字，因简化字诲及海极易弄混，故应注意。

②原邺字下有注曰：本二名上一字犯太祖庙讳上字。

③《周礼》原文为玉府：……王齐以共食玉。

④原刻为逐字，为误刻，查《汉书》原文为“遂椎碎之”，已据原文改为遂。

按：玉屑，为矿物软玉的碎粒，由角内石或阳起石变质而成。综合本节所述功能为除热定喘，除烦止渴。目前临床未见用者。释名：玄真。时珍曰：按许慎《说文》云：玉乃石之美者。有五德：润泽以温，仁也；理自外可以知中，义也；其声舒扬远闻，智也；不挠而折，勇也；锐廉而不技，洁也。其字象三玉连贯之形。葛洪《抱朴子》云：玄真者，玉之别名也，服之令人身飞轻举。故曰：服玄真者，其命不极。时珍曰：按：《太平御览》云：交州出白玉，夫余出赤玉，挹娄出青玉，大秦出菜玉，西蜀出黑玉。蓝田出美玉，色如蓝，故曰蓝田。《淮南子》云：钟山之玉，炊以炉炭，三日三夜，而色泽不变，得天地之精也。观此诸说，则产玉之处亦多矣，而今不出者，地方恐为害也，故独以于阗玉为贵焉。古礼玄圭苍璧，黄琮赤璋，白琥玄璜，以象天地四时而立名尔。《礼记》云：石蕴玉则气如白虹，精神见于山川也。《博物志》云：山有谷者生玉。《尸子》云：水圆折者有珠，方折者有玉。《地镜图》云：二月山中草木生光下垂者有玉，玉之精如美女。《玉书》云：玉有山玄文，水苍文，生于山而木润，产于水而流芳，藏于璞而文采露于外。观此诸说，则玉有山产、水产二种。各地之玉多在山，于阗之玉则在河也。其石似玉者，琨、璁、瓔也。北方有罐子玉，雪白有气眼，乃药烧成者，不可不辨，然皆无温润。《稗官》载火玉色赤，可烹鼎；暖玉可辟寒；寒玉可辟暑；香玉有香；软玉质柔；观日玉，洞见日中宫阙，此皆稀世之宝也。时珍曰：恶鹿角，养丹砂。

附方：新三。

小儿惊啼：白玉二钱半，寒水石半两，为末，水调涂心下。(《圣惠方》)

痃癖鬼气：往来疼痛，及心下不可忍者，不拘大人小儿。白玉、赤玉等分，为末，糊丸梧子大。每服三十丸，姜汤下。(《圣惠方》)

面身瘢痕：真玉日日磨之，久则自灭。(《圣济录》)

玉　泉

味甘，平，无毒。主五脏百病，柔筋强骨，安魂魄，长肌肉、益气，利血脉，疗妇人带下十二病，除气癃[1]，明耳目。久服耐寒暑，不饥渴，不老神仙，轻身长年。人临死服五斤，死三年色不变，一名玉札。生蓝田山谷。采无时。畏款冬花。

陶隐居云：蓝田在长安东南，旧出美玉，此当是玉之精华白者，质色明澈，可消之为水，故名玉泉。今人无复的识者，惟通呼为玉尔。张华又云：服玉用蓝田谷玉白色者，此物平常服之，则应神仙。有人临死服五斤，死经三年，其色不变。古来冢见尸如生者，其身腹内外无不大有金玉。汉制王公葬，皆用珠襦[2]玉匣，是使不朽故也。炼服之法，亦应依《仙经》服玉法，水、屑随宜。虽曰性平，而服玉者亦多乃发热，如寒食散状。金玉既天地重宝，不比余石，若未深解节度，勿轻用之。

今按：《别本》注云：玉泉者，玉之泉液也。以仙室玉池中者为上。今《仙经》三十六水法中，化玉为玉浆，称为玉泉。服之长年不老，然功劣于自然泉液也。一名玉液，一名琼浆。

臣禹锡等谨按《日华子》云：玉泉治血块。

《图经》：文具玉屑条下。

《别说》云：谨按《图经》说，仪州栗玉，乃黄石之光莹者。凡玉之所以异于石者，以其坚而有理，火刃不可伤为别尔。今仪州黄石，虽彼人强名栗玉，乃轻小，刀刃便可雕刻，与阶州白石同体而异色，恐不足继诸玉类。

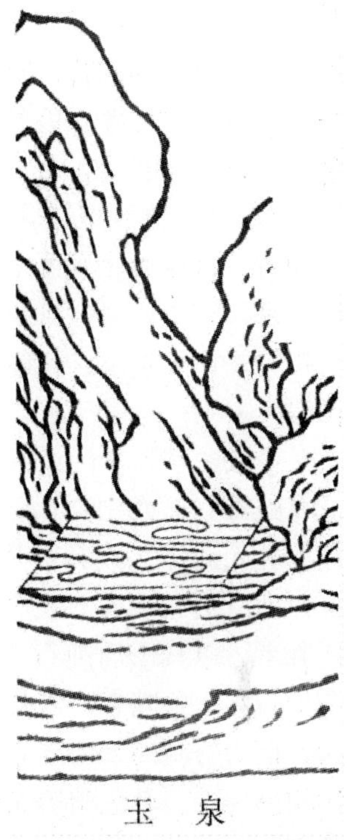
玉 泉

《衍义》曰：玉泉，《经》云，生蓝田山谷，采无时。今蓝田山谷无玉泉，泉水古今不言采。又曰：服五斤。古今方，水不言斤。又曰：一名玉札。如此则不知定是何物。诸家所解，更不言泉，但为玉立文。陶隐居虽曰可消之为水，故名玉泉。诚如是则当言玉水，亦不当言玉泉也。盖泉具流布之义，别之则无所不通。《易》又曰：山下出泉，蒙如此则诚非止水，终未臻厥理。今详泉字，乃是浆字，于义方允。浆中既有玉，故曰服五斤。去古既远，亦文字脱误也。采玉为浆，断无疑焉。且如书篇尚多亡逸，况本草又在唐尧之上，理亦无怪谓，如蛇含本草误为蛇全。《唐本》注云：全字乃是合[③]字，陶见误本，改为含，尚如此不定。后有铁浆，其义同此。又《道藏经》有金饭玉浆之文，唐李商隐有琼浆未饮结成冰之诗，是知玉诚可以为浆。又荆门军界有玉泉寺，中有泉，与寻常泉水无异，亦不能治病。寺中日用此水。又西洛有万安山，山腹间有寺曰玉泉。尝两登是山，质玉泉之疑，寺僧皆懵不能答。寺前有泉一泒[④]，供寺中用。泉窦皆青石，与诸井水无异。若按《别本》注玉泉，玉之泉液也，以仙室玉池中者为上。如此则举世不能得，亦漫立此名，故知《别本》所注为不可取。又有燕玉出燕北，体柔脆如油和粉色，不入药，当附于此。

现注：

①癃：原癃字下有音隆二字注音。

②襦：（rú 如）此处为细网之意。原刻为檽（ruǎn 软）或音（róu 柔）为误刻。汉·刘歆《西京杂记》：帝送死皆珠襦玉匣。据此改之。

③合：原刻本蛇全下有“合是含字”四字。寇氏说《唐本》注：“全乃是合”，并无含字，故“合是含字”四字盖为唐后之人所加。

④泒：（gū 孤）。原为古水名。

按：陶隐居云：可消之为水，故名玉泉。寇宗奭曰：今详泉字乃是浆字。二说一致。综合本节所述功能为柔筋强骨，安神益气通脉。目前临床未见用。

时珍曰：玉泉作玉浆甚是。别本所注乃玉髓也，《别录》自有条，诸家未深考尔。

时珍曰：汉武帝取金茎露和玉屑服，云可长生，即此物也。但玉亦未必能使生者不死，惟使死者不朽尔。养尸招盗，反成暴弃，曷若速朽归虚之为见理哉。

石钟乳

味甘，温，无毒。主咳逆上气，明目益精，安五脏，通百节。利九窍，下乳汁，益气，补虚损，疗脚弱疼冷，下焦伤竭，强阴。久服延年益寿，好颜色，不老，令人有子。不炼服之，令人淋。一名公乳，一名芦石，一名夏石。生少室山谷及太山。采无时。

蛇床为之使，恶牡丹、玄石、牡蒙，畏紫石英、蘘草。

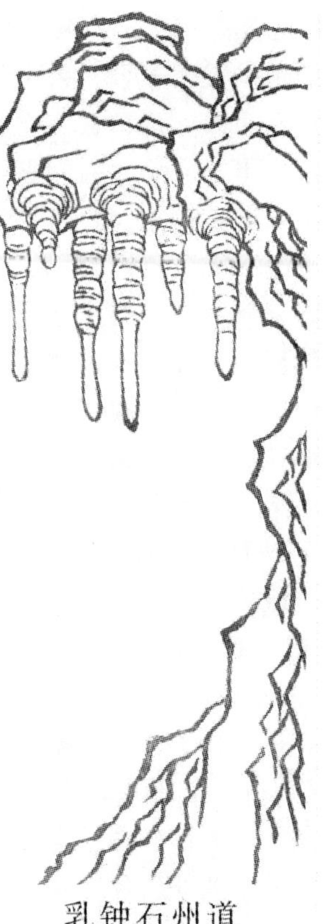
乳钟石州道

陶隐居云：第一出始兴，而江陵及东境名山石洞亦皆有。惟通中轻薄如鹅翎管，碎之如爪甲，中无雁齿，光明者为善。长挺乃有一二尺者。色黄，以苦酒洗刷则白。仙经用之少，而俗方所重，亦甚贡。

《唐本》注云：钟乳第一始兴，其次广、连、澧、朗、郴等州者，虽厚而光润可爱，饵之并佳。今峡州、青溪、房州三洞出者，亚于始兴。自余非其土地，不可轻服，多发淋渴，只可捣筛，白练裹之，合诸药草浸酒服之。陶云锺乳一二尺者，谬说。

今按：《别本》注云：凡乳生于深洞幽穴，皆龙蛇潜伏，或龙蛇毒气，或洞口阴阳不匀，或通风气。雁齿涩，或黄或赤，乳无润泽，或其煎炼火色不调，一煎已后不易水则生火毒，即令服人发淋。又乳有三种，有石乳、竹乳、茅山之乳。石乳者，以其山洞纯石，以石津相滋，阴阳交备，蝉翼文成，谓为石乳。竹乳者，以其山洞遍生小竹，以竹津相滋，乳如竹状，谓为竹乳。茅山之乳者，山有土石相杂，遍生茅草，以茅津相滋为乳，乳色稍黑而滑润。石乳性温，竹乳性平，茅山之乳微寒。一种之中，有上中、下色，余处亦有，不可轻信。凡乳光泽为好也。

臣禹锡等谨按吴氏云：钟乳，一名虚中，神农辛，桐君、黄帝、医和甘。扁鹊甘无毒。生山谷阴处，岸下。溜汁成如乳汁，黄白色，空中相通，二月、三月采，阴干。

《药性论》云：钟乳亦名黄石砂，有大毒。主泄精，寒嗽，壮元气，建益阳事，能通声。忌羊血。萧炳云：如蝉翅者上，爪甲者次，鹅管者下。明白薄者可服。

《日华子》云：补五劳七伤，通亮者为上。更有蝉翼乳，功亦同前。凡将合镇驻药，须是一气研七周时，点末臂上便入肉不见为度。虑人歇即将铃系于槌柄上研，常鸣为验。

《图经》曰：石钟乳，生少室山谷，及泰山，今道州江华县及连英、韶，阶、峡州山中皆有之。生岩穴阴处，溜山液而成，空中相通，长者六七寸，如鹅翎管状，碎之如爪甲，中无雁齿，光明者善，色白微红。采无时。旧说乳有三种：有石锺乳者，其山纯石，以石津相滋，状如蝉翼为石乳，石乳性温。有竹乳者，其山多生篁竹，以竹津相滋，乳如竹状，谓之竹乳，竹乳性平。有茅山之乳者，其山土石相杂，遍生茅草，以茅津相滋，乳色稍黑而滑润，谓之茅山之乳，茅山之乳性微寒。凡此三种，尤难识别。而唐·李补阙炼钟乳法云：取韶州钟乳，无间厚薄，但令颜色明净光泽者，即堪入炼。惟黄、赤二色不任用。柳宗元与崔连州论钟乳书云：取其色之美而已，不必惟土之信。是此药所重惟明白者，不必尽如上所说数种也。今医家但以鹅管中空者为最。又《本经》中品载殷孽云：钟乳根也，生赵国山谷，又生梁山及南海。又云：孔公孽，殷孽根也。生梁山山谷。又云：石花、石床并与殷孽同。陶隐居云：凡钟乳之类，有三种，同一体。从石室上汁溜积久盘结者，为钟乳床，即此孔公孽也；其以次小龍嵸[①]者，为殷孽，今人呼为孔公孽；殷孽复溜，轻好者为钟乳，虽同一类而疗体为异。苏恭云：二孽在上，床、花在下。陶谓孔公孽为乳床，非也。又有石脑，云亦钟乳之类。凡此五种，今医家稀复用之，但用钟乳耳。又观二孽所出州郡不同，陶云三种同根而所出各处，当是随其土地为胜，既云是钟乳同生，则有孽处皆当有乳，今并不闻有之，岂用之既寡则采者亦稀乎，抑时人不知孽中有乳，故不尽采乎，不能尽究也。下品又有土阴孽，《经》云生高山崖上之阴，色白如脂。陶隐居以为钟乳、孔公孽之类。苏恭云即土乳也。出渭州，生平地土窟中。土人云服之亦同钟乳，而不发热。又云是土之脂液，状如殷孽，故名之。今亦不见用者。

雷公云：凡使勿用头粗厚并尾大者，为孔公石，不用色黑及经大火惊过，并久在地上收者，曾经药物制者，并不得用。须要鲜明，薄而有光润者，似鹅翎筒子为上，有长五六寸者。凡修事法，以五香水煮过一伏时，然后漉出，又别用甘草、紫贝天葵汁渍，再煮一伏时，凡八两钟乳用沉香、零陵、藿香、甘松，白茅等各一两，以水先煮过一度了，第二度方用甘草等二味各二两再煮了，漉出，拭干，缓火焙之，然后入臼，杵如粉，筛过，却入钵中。令有力少壮者三两人，不住研三日夜，勿歇。然后用水飞澄了，以绢笼之于日中晒令干，又入钵中，研二万遍后，以瓷合子收贮用之。

《伤寒类要》：治舌痺渴而数饮：用钟乳石主之。柳宗元：与崔连州书论石钟乳直产于石，石之精粗疏密，寻尺特异，而穴之上下，土之薄厚不可知，则其依而产者，固不一性。然由其精密而出者，则油然而清，炯然而辉，其窍滑以夷，其肌廉以微，食之使人荣华温柔，其气宣流，生胃通肠，寿考康宁。其粗疏而下者，则奔突结涩，乍大乍小，色如枯骨，或类死灰，淹悴不发；丛齿积纇[②]，重浊顽璞；食之使偃塞壅郁，泻火生风，戟喉痒肺，幽关不聪，心烦喜怒，肝举气刚，不能平和。故君子慎取其色之美，而不必唯土之信，以求其至精，凡为此也。

《太清石壁记》：炼钟乳法，《太清经》云：取好细末，置金、银瓯器中，瓦一片密盖瓯上，勿令泄气，蒸之，自然化作水。

《丹房镜源》：乳石可为外匮。

青霞子：补髓添精。

《衍义》曰：石钟乳，萧炳云：如蝉翼，爪甲者为上，如鹅管者下。《经》既言乳，今复不取乳，此何义也，盖乳取性下，不用如雁齿者，谓如乌头、附子不用尖角之义同。但明白光润轻松，色如炼消石者佳。服炼别有法。

现注：

①巃（lóng 龙）嵸（zōng 宗）：高耸。

②纇：（lèi 类）丝上的疙瘩。

按：石钟乳为碳酸盐类矿物钟乳石，主要为碳酸钙。综合本节所述石钟乳功能为止咳降气，明目益精。临床偶有用于壮阳药者。

时珍曰：石之津气，钟聚成乳，滴溜成石，故名石钟乳。芦与鹅管，象其空中之状也。

时珍曰：按：范成大《桂海志》所说甚详明。云桂林接宜、融山洞穴中，钟乳甚多。仰视石脉涌起处，即有乳床，白如玉雪，石液融结成者。乳床下垂，如倒数峰小山，峰端渐锐，且长如冰柱，柱端轻薄中空如鹅翎。乳水滴沥不已，且滴且凝，此乳之最精者，以竹管仰承取之。炼治家又以鹅管之端，尤轻明如云母爪甲者为胜。时珍曰：《相感志》云：服乳石，忌参、术，犯者多死。

土宿真君曰：钟乳产于阳洞之内，阳气所结，伏之可柔五金。麦门冬、独蒜、韭实、胡葱、胡荽、猫儿眼草，皆可伏之。震亨曰：石钟乳为慓悍之剂。《内经》云：石药之气悍，仁哉言也。凡药气之偏者，可用于暂而不可久，夫石药又偏之甚者也。自唐时太平日久，膏粱之家惑于方士服食致长生之说，以石药体浓气浓，习以成俗，迨宋至今，犹未已也。斯民何辜，受此气悍之祸而莫之能救，哀哉！本草赞其久服延年之功，柳子浓又从而述美之，予不得不深言也。

时珍曰：石钟乳，乃阳明经气分药也，其气疾，令阳气暴充，饮食倍进，而形体壮盛。

昧者得此自庆，益肆淫，精气暗损，石气独存，孤阳愈炽。久之营卫不从，发为淋渴，变为痈疽，是果乳石之过耶？抑人之自取耶？凡人阳明气衰，用此合诸药以救其衰，疾平则止，夫何不可？五谷五肉久嗜不已，犹有偏绝之弊，况石药乎？《种树书》云：凡果树，作穴纳钟乳末少许固密，则子多而味美。纳少许于老树根皮间，则树复茂。信然，则钟乳益气、令人有子之说，亦可类推。但恐嗜欲者未获其福，而先受其祸也。然有禀赋异常之人，又不可执一而论。张杲《医说》载：武帅雷世贤多侍外家，常饵砂、母、钟乳，日夜煎炼，以济其欲。其外家父苦寒泄不嗜食，求丹十粒服之，即觉脐腹如火，少焉热狂，投井中，救出遍身发紫泡，数日而死；而世贤服饵千计，了无病恼，异哉！沈括《笔谈》载：夏英公性豪侈，而禀赋异于人。才睡即身冷而僵如死者，常服仙茅、钟乳、硫黄，莫知纪极。每晨以钟乳粉入粥食之。

有小吏窃食，遂发疽死。此与终身服附子无恙者，同一例也。沈括又云：医之为术，苟非得之于心，未见能臻其妙也。如服钟乳，当终身忌术，术能动钟乳也。然有药势不能蒸，须要其动而激发者。正如火少，必借风气鼓之而后发；火盛则鼓之反为害。此自然之理也。凡服诸药，皆宜仿此。又《十便良方》云；凡服乳人，服乳三日，即三日补之；服乳十日，即十日补之。欲饱食，以牛、羊、獐、鹿等骨煎汁，任意作羹食之。勿食仓米、臭肉，及犯房事。

一月后精气满盛，百脉流通，身体觉热，绕脐肉起，此为得力，可稍近房事，不可频数，令药气顿竭，弥更害人，戒之慎之！名之为乳，以其状人之乳也。与神丹相配，与凡石迥殊，故乳称石。语云：上士服石服其精，下士服石服其滓。滓之与精，其力远也。此说虽明快，然须真病命门火衰者宜之，否则当审。

附方：新十一。

李补阙服乳法：主五劳七伤，咳逆上气，治寒嗽，通音声，明目益精，安五脏，通百节，利九窍，下乳汁，益气补虚损，疗脚弱疼冷，下焦伤竭，强阴，久服延年益寿不老，令人有子。取韶州钟乳，无问浓薄，但颜色明净光泽者，即堪入炼；惟黄、赤二色，不任用。置于金、银器中，大铛着水，沉器煮之，令如鱼眼沸，水减即添。乳少，三日三夜；乳多，七日七夜。候干变黄白即熟。如疑生，更煮满十日最佳。取出去水，更以清水煮半日，其水色清不变即止，乳无毒矣。入瓷钵中，玉槌着水研之。觉干涩，即添水，常令如稀米泔状。研至四五日，揩之光腻，如书中白鱼，便以水洗之，不随水落者即熟，落者更研，乃澄取曝干。每用一钱半，温酒空腹调下，兼和丸散用。其煮乳黄浊水，切勿服。服之损人咽喉，伤肺，令人头痛，或下利不止。其有犯者，但食猪肉解之。（孙真人《千金方》）

钟乳煎：治风虚劳损，腰脚无力，补益强壮。用钟乳粉炼成者三两，以夹练袋盛之，牛乳一大升，煎减三之一，去袋饮乳，分二服，日一作。不吐不利，虚冷人微溏无苦。一袋可煮三十度，即力尽，别作袋。每煎讫，须濯净，令通气。其滓和面喂鸡，生子食之。此崔尚书方也。（孙真人《千金翼》）

钟乳酒：安五脏，通百节，利九窍，主风虚，补下焦，益精明目。钟乳炼成粉五两，以夹练袋盛之，清酒六升，瓶封，汤内煮减三之二，取出添满，封七日，日饮三合。忌房事、葱、豉、生食、硬食。（《外台秘要》）

钟乳丸：治丈夫衰老，阳绝肢冷，少气减食，腰疼脚痹，下气消食，和中长肌。钟乳粉二两，菟丝子（酒浸焙）、石斛各一两，吴茱萸（汤泡七次，炒）半两。为末，炼蜜和丸梧子大。每服七丸，空心温酒或米汤下，日二服。服讫行数百步，觉胸口热，稍定即食干饭豆酱。忌食粗臭恶食，及闻尸秽等气。初服七日，勿为阳事，过七日乃可行，不宜伤多。服过半剂，觉有功，乃续服。此曹公卓方也。（《和剂局方》）

元气虚寒：方见阳起石下。

一切劳嗽：胸膈痞满。焚香透膈散：用鹅管石、雄黄、佛耳草、款冬花等分。为末。每用一钱，安香炉上焚之，以筒吹烟入喉中，日二次。（《宣明》）

肺虚喘急：连绵不息。生钟乳粉（光明者）五钱，蜡三两（化和）。饭甑内蒸熟，研丸梧子大。每温水下一丸。（《圣济录》）

吐血损肺：炼成钟乳粉，每服二钱，糯米汤下，立止。（《十便良方》）

大肠冷滑：不止。钟乳粉一两，肉豆寇（煨）半两。为末，煮枣肉丸梧子大。每服七十丸，空心米饮下。（《济生方》）

乳汁不通：气少血衰，脉涩不行，故乳少也。炼成钟乳粉二钱，浓煎漏芦汤调下。或与通草等分为末，米饮服方寸匕，日三次。（《外台秘要》）

精滑不禁：大腑溏泄，手足厥冷。方见阳起石下。

矾 石

味酸，寒，无毒。主寒热，泄痢，白沃，阴蚀，恶疮，目痛，坚骨齿，除固热在骨髓，去鼻中息肉。炼饵服之，轻身不老增年。岐伯云：久服伤人骨。能使铁为铜。一名羽，一名羽泽。生河西山谷，及陇西，武都石门。采无时。甘草为之使，恶牡蛎。

陶隐居云：今出益州北部，西川，从河西来。色青白，生者名马齿矾。已炼成绝白，蜀人又以当消石，名白矾。其黄黑者，名鸡屎矾，不入药，惟堪镀作，以合熟铜，投苦酒中，涂铁皆作铜色。外虽铜色，内质不变。《仙经》单饵之，丹方亦用。俗中合药，皆先火熬令沸燥。以疗齿痛，多即坏齿，是伤骨之证，而云坚骨齿，诚为疑也。

《唐本》注云：矾石有五种：青矾，白矾、黄矾，黑矾、绛矾，然白矾多入药用；青，黑二矾疗疳及诸疮；黄矾亦疗疮生肉，兼染皮用之；其绛矾，本来绿色，新出窟未见风者，正如琉璃，陶及今人谓之石胆，烧之赤色，故名绛矾矣。出瓜州。

今按：陶云蜀人用白矾当消石，误矣。臣禹锡等谨按《药性论》云：矾石，使。一名理石。畏麻黄，有小毒。能治鼠漏瘰疬，疗鼻血衄，治衄鼻，生含咽津，治急喉痹。

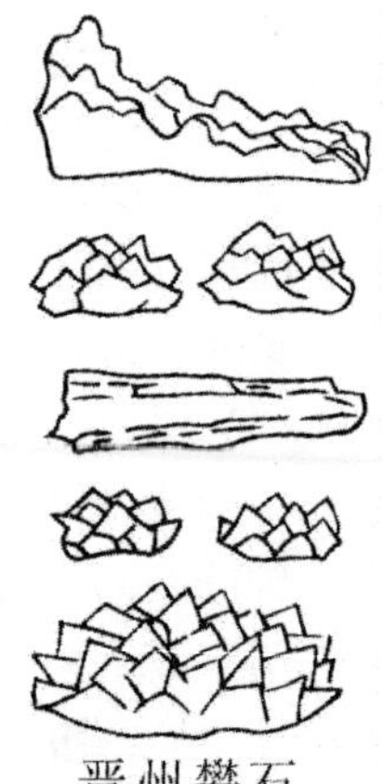
晋州礬石

《日华子》云：白矾，性凉，除风去劳，消痰止渴，暖水脏，治中风失音，疥癣。和桃仁、葱汤浴，可出汗也。

《图经》曰：矾石，生河西山谷，及陇西武都石门。今白矾则晋州，慈州，无为军。绿矾则隰州温泉县、池州铜陵县，并煎矾处出焉。初生皆石也，采得碎之，煎炼乃成矾。凡有五种，其色各异，谓白矾、绿矾、黄矾、黑矾、绛矾也。白矾则入药及染人所用者。绿矾方入咽喉、口齿药及染色。黄矾丹灶家所须，时亦入药。黑矾惟出西戎，亦谓之皂矾，染须鬓药或用之。绛矾本来绿色，亦谓之石胆，烧之赤色，故有绛名，今亦稀见。又有矾精、矾蝴蝶，皆炼白矾时，候其极沸，盘心有溅溢者，如物飞出，以铁匕接之作虫形者，矾蝴蝶也。但成块，光莹如水晶者，矾精也。此二种入药，力紧于常矾也。又有一种柳絮矾，亦出矾处有之，煎炼而成，轻虚如绵絮，故以名之。今医家用治痰壅，及心肺烦热甚佳。刘禹锡《传信方》治气痢巴石丸；取白矾一大斤，以炭火净地烧令汁尽，则其色如雪，谓之巴石。取一大两细研，治以熟猪肝作丸，空腹饮下，丸数随气力加减，水牛肝更佳。如素食人，蒸饼丸之亦通。或云白矾中青黑者，名巴石。又治蛇咬蝎螫，烧刀子头令赤，以白矾置刀上，看成汁便热滴咬处，立差。此极神验，得力者数十人。正元十三年，有两僧流向南到邓州，俱为蛇啮，令用此法救之，敷药了，便瘥，更无他苦。又崔氏方治甲疽，或因割甲伤肌，或因甲长侵肉，遂成疮肿痛，复缘窄靴，研损四边，肿焮黄水出，浸淫相染，五指俱烂，渐渐引上脚趺，泡浆四边起如火烧疮，日夜倍增，医方所不能疗者。绿矾石五两，形色似朴硝而绿色。取此一物，置于铁板上，聚炭封之，囊袋吹令火炽，其矾即沸，流出色赤如融金汁者是真也。看沸定汁尽，去火待冷取出挼为末，色似黄丹，收之。先以盐汤洗疮，拭干，用散傅疮上，惟多为佳，着药讫，以软帛缓裹，当日即汁断疮干。若患痛急，即涂少酥令润。每日一遍，盐汤洗濯有脓处，常洗使净，其痂干处不须近。每洗讫，敷药如初。但急痛即涂酥，五日即觉上痂，渐剥起，亦依前洗敷药，十日即疮渐渐剥尽。痂落软处，或更生白脓泡，即擦破敷药，自然总差。刑部张侍郎，亲婴此病，卧经六十日，困顿不复可言，京众医并经造问，皆随意处方无效验。惟此法得效如神，故录之以贻好事者。又有皂荚矾，亦入药。或云即绿矾也。《传信方》治喉痹用之，取皂荚矾入好米醋，或常用酽醋亦通，二物同研，咽之立差。如若喉中偏一傍痛，即侧卧，就痛处含之勿咽，云此法出于李謩，甚奇。黄矾入药，见崔元亮《海上方》灭瘢膏，以黄矾石，烧令汁出，胡粉炒令黄，各八分，惟须细研，以腊月猪脂和，更研如泥，先取生布揩令痛，即用药涂五度。又取鹰粪白、燕窠中草，烧作灰，等分，和人乳涂之，其瘢自灭，肉平如故。

雷公云：凡使，须以瓷瓶盛于火中煅，令内外通赤，用钳揭起盖，旋安石蜂窠于赤瓶子中，烧蜂窠尽为度，将钳夹出，放冷敲碎，入钵中研如粉后，于屋下掘一坑，可深五寸，却以纸裹，留坑中一宿，取出再研。每修事十两，用石蜂窠六两，尽为度。又云凡使，要光明如水精，酸、咸、涩味全者，研如粉。于瓷瓶中盛，其瓶盛得三升已来，以六一泥，泥於火畔，炙之令干，置研了白矾于瓶内，用五方草、紫背天葵二味自然汁各一镒，旋旋添白矾于中，下火，逼令药汁干，用盖子并瓶口，更以泥，泥上下，用火一百斤煅，从巳至未，去火取白矾瓶出，放冷敲破，取白矾，若经大火一煅，色如银，自然伏火，铢象[①]不失，捣细研如轻粉，方用之。

《圣惠方》：治小儿脐中汁出不止，并赤肿：用矾烧灰，细研傅之。

《外台秘要》：疗胸中多痰，瘀癖：矾石一两，以水二升，煮取一升，内蜜半合，顿服，须臾未吐，当饮少热汤。

又方：主目翳及胬肉：用矾石最白者，内一黍米大于翳上及胬肉上，即令泪出，绵拭之，令恶汁尽，其疾日日减，翳自消薄，便差。矾石须真白好者，方可使用。

《千金方》：治小儿舌上疮，饮乳不得：以白矾和鸡子，置醋中，涂儿足底，二七即愈。

又方：治鼻中息肉：以矾石末，面脂和绵裹，塞鼻中，数日息肉自随其药出。

又方：治齿龈间津液血出不止：以矾石一两，烧水三升，煮取一升，先拭齿，乃含之。

《千金翼》：治阴痒脱方：烧矾石一味研为末，每日空心酒调方寸匕服，日三。

又方：治脚气冲心：白矾二两，以水一斗五升，煎三五沸，浸洗脚良。

《肘后方》：救卒死而壮热者：矾石半斤，水一斗半，煮消以浸脚及踝即得苏也。

又方：目中风肿赤眼方：矾石二钱，熬和枣丸如弹丸，以摩上下，食顷止，日三度。

又方：足大指[②]角忽为甲所入肉便刺作疮，不可着履靴：用矾石一物，烧汁尽取末，著疮中，食恶肉，生好肉。细细割去甲角，旬日即差。此方神效。

又方：疗猘[③]犬咬人：掺矾石末，内疮中，裹之，止痛，其疮速愈。

又方：疗耳卒肿出脓水方：矾石烧末，以笔管吹耳内，日三四度，或以绵裹塞耳中，立差。又方：疗人阴生疮，脓出作臼：取高昌白矾一两，研作末，用猪脂相和成膏，槐白皮作汤，洗疮，拭令干即涂膏，然后以楸叶贴其上，不过三度差。

又方：患历齿，积久碎坏欲尽：常以绵裹矾石含嚼之，吐汁也。

《经验方》：治大小便不通：用白矾细研末，令患人仰卧，置矾末于脐中满，以新汲水滴之，候患人觉冷透腹内即自然通，如为曾灸无脐孔，即于元灸盘上，用纸作环子笼灸盘，高一指半已来，著矾末在内，仍依前法，用水滴之。

《孙真人食忌》：主蝎螫：以矾石一两，醋半升煎之，投矾末于醋中，浸螫处。

《王氏博济》：治驴涎、马汗毒所伤：神效。白矾飞过，黄丹炒令紫色，各等分，相滚，和调，贴患处。

《灵苑》：治折伤，先用止痛汤法：捣白矾为末，每用一匙匕，沸汤一碗冲了，以手帕蘸，乘热熨伤处，少时痛止，然后排整筋骨，贴药。

孙用和：治悬痈[④]垂长，咽中妨闷：白矾一两，烧灰，盐花一两，右[⑤]二味，细研为散，以箸头点药在上，差。

《子母秘录》：治小儿风疹不止：白矾十二分，暖热酒投化，用马尾揾酒涂之。

姚和众：治小儿目睛上白膜：白矾一分，以水四合，熟铜器中煎取半合，下少白蜜调之，以绵滤过，每日三度点一芥子大。

又方：初生小儿产下有皮膜，如榴中膜裹舌或遍舌根，可以指甲刺破令血出，烧矾灰细研敷之半绿豆许。若不摘去，儿必哑。

《御药院》：治脚膝风湿，虚汗少力，多疼痛及阴汗：烧矾作灰，细研末，一匙头，沸汤投之，淋洗痛处。

《丹房镜源》：紫矾石可制汞。

《异苑》：魏武北征，逾顿升岭眺瞩，见山冈不生百草。王粲曰：是古冢，此人在世服矾石，而石生热蒸出外，故卉木焦灭，即令发看果得大墓，内有矾石满茔。

《太平广记》：壁镜毒人必死，用白矾治之。

《简要济众》治牙齿肿痛：白矾一两烧灰，大露蜂房一两，微炙为散。每用二钱，水一中盏，煎十余沸，热煠牙令吐之。

《衍义》曰：矾石，今坊州矾务，以其火烧过石，取以煎矾，色惟白不逮晋州者。皆不可多服。损心肺，却水故也。水化书纸上，才干水不能濡，故知其性却水。治涎药多须者用此意尔。火枯为粉，贴嵌甲。牙缝中血出如衄者，贴之亦愈。

现注：

①絫：（lěi 累）重量单位，十黍为一絫。

②指：现一般用趾字。

③猘：（zhì 制）疯狗，猛犬。

④痈：现在写作悬雍垂。

⑤右：按现横排即是上二味。

按：矾石为矿物明矾石的结晶，[$KAl_3(SO_4)_2(OH)_6$] 硫酸铝钾。综合本节条文所述矾石功能止泄固涩，固齿，蚀恶疮。临床用名明矾，外洗痔疮效果好。释名：涅石（《纲目》）时珍曰：矾者，燔也，燔石而成也。《山海经》云：女床之山，其阴多涅石。郭璞注云：矾石也。楚人名涅石，秦人名为羽涅。

时珍曰：矾石折而辨之，不只于五种也。白矾，方士谓之白君，出晋地者上，青州、吴中者次之。洁白者为雪矾；光明者为明矾，亦名云母矾；纹如束针，状如粉扑者，为波斯白矾，并入药为良。黑矾，铅矾也，出晋地；其状如黑泥者，为昆仑矾；其状如赤石脂有金星者，为铁矾；其状如紫石英，火引之成金线，画刀上即紫赤色者，为波斯紫矾，并不入服饵药，惟丹灶及疮家用之。绿矾、绛矾、黄矾俱见本条。其杂色者，则有鸡屎矾、鸭屎矾、鸡毛矾、粥矾，皆下品，亦入外丹家用。

时珍曰：今人但干汁用，谓之枯矾，不者为生矾。若入服食，须循法度。按《九鼎神丹秘诀》，炼矾石入服食法：用新桑合一具。于密室净扫，以火烧地令热，洒水于上，或洒苦酒于上，乃布白矾于地上，以覆之，四面以灰拥定。一日夜，其石精皆飞于上，扫取收之。未尽者，更如前法，数遍乃止，此为矾精。若欲作水，即以扫下矾精一斤，纳三年苦酒一斗中清之，号曰矾华，百日弥佳。若急用之，七日亦可。

吐下痰涎饮澼，燥湿解毒追涎，止血定痛，食恶肉，生好肉，治痈疽疔肿恶疮，癫痫疸疾，通大小便，口齿眼目诸病，虎犬蛇蝎百虫伤（时珍）。

时珍曰：矾石之用有四：吐利风热之痰涎，取其酸苦涌泄也；治诸血痛脱肛阴挺疮疡，取其酸涩而收也；治痰饮泄痢崩带风眼，取其收而燥湿也；治喉痹痈疽中蛊蛇虫伤螫，取其解毒也。按：《李迅痈疽方》云：凡人病痈疽发背，不问老少，皆宜服黄矾丸。服至一两以上，无不作效，最止疼痛，不动脏腑，活人不可胜数。用明亮白矾一两生研，以好黄蜡七钱熔化，和丸梧子大。每服十丸，渐加至二十丸，熟水送下。如未破则内消，已破即便合。如服金石发疮者，引以白矾末一二匙，温酒调下，亦三五服见效。有人遍身生疮，状如蛇头，服此亦效。诸方俱称奇效，但一日中服近百粒，则有力。此药不惟止痛生肌，能防毒瓦斯内攻，护膜止泻，托里化脓之功甚大，服至半斤尤佳，不可欺其浅近，要知白矾大能解毒也。今人名为蜡矾丸，用之委有效验。

附方：新六十四。

中风痰厥：四肢不收，气闭膈塞者：白矾一两，牙皂角五钱。为末。每服一钱，温水调下，吐痰为度。(陈师古方)

风痰痫病：化痰丸。生白矾一两，细茶五钱，为末，炼蜜丸如梧子大。一岁十丸，茶汤下；大人，五十丸。久服，痰自大便中出，断病根。(邓笔峰《杂兴》)

小儿胎寒：啼发痫。白矾半日，枣肉丸黍米大。每乳下一丸，愈乃止，去痰良。(《保幼大全》）产后不语：胡氏孤凤散：用生白矾末一钱，熟水调下。(《妇人良方》)

牙关紧急：不开者。白矾、盐花等分。搽之，涎出自开。(《集简方》)

走马喉痹：用生白矾末涂于绵针上，按于喉中，立破。绵针者，用榆条，上以绵缠作枣大也。(《儒门事亲方》)

喉痈乳蛾：《济生》帐带散。用矾三钱，铁铫内熔化，入劈开巴豆三粒，煎干去豆，研矾用之，入喉立愈。甚者，以醋调灌之。亦名通关散。法制乌龙胆：用白矾末盛入猪胆中，风干研末。每吹一钱入喉，取涎出妙。

咽喉谷贼：肿痛。生矾石末少少点肿处，吐涎，以痒为度。(《圣惠方》)

风热喉痛：白矾半斤，研末化水，新砖一片，浸透取晒，又浸又晒，至水干，入粪厕中浸一月，取洗，安阴处，待霜出扫收。每服半钱，水下。(《普济方》)

牙齿肿痛：白矾一两（烧灰），大露蜂房一两（微炙）为散。每用二钱，水煎含漱去涎。(《简要济众方》）木舌肿强：白矾、桂心等分，为末。安舌下。(《圣惠方》)

太阴口疮：生甘草二寸，白矾一粟大。噙之，咽津。(《活法机要》)

口舌生疮，下虚上壅：定斋方：用白矾泡汤濯足。张子和方：用白矾（末）、黄丹（水飞炒）等分研，擦之。

小儿鹅口：满口白烂。枯矾一钱，朱砂二分。为末。每以少许敷之，日三次，神验。(《普济方》)

口中气臭：明矾，入麝香为末，擦牙上。(《生生编》)

衄血不止：枯矾末吹之，妙。(《圣济方》)

眉毛脱落：白矾十两。烧研，蒸饼丸梧子大。每空心温水下七丸，日加一丸，至四十九日减一丸，周而复始，以愈为度。(《圣济录》)

发斑怪证：有人眼赤鼻张，大喘，浑身出斑，毛发如铜铁，乃热毒气结于下焦也。

赤目风肿：甘草水磨明矾敷眼胞上效。或用枯矾频擦眉心。(《集简方》)

烂弦风眼：白矾一两，铜青三钱。研末，汤泡澄清，点洗。(《永类方》)

聤耳出汁：枯矾一两，铅丹（炒）一钱。为末，日吹之。(《圣济录》)

黄肿水肿：推车丸：用明矾二两，青矾一两，白面半斤，同炒令赤，以醋煮米粉糊为丸。枣汤下三十丸。(《济急方》)

女劳黄疸：黄家，日晡发热而反恶寒，膀胱急，少腹满，身尽黄，额上黑，足下热，因作黑疸。其腹胀如水状，大便必黑，时溏，此女劳之病，非水也。自大劳大热，交接后入水所致。腹满者难治。用矾石（烧）、硝石（熬黄）等分，为散。以大麦粥汁和服方寸匕。日三服。病从大小便去，小便正黄，大便正黑，是其候也。(张仲景《金匮方》)

妇人黄疸：经水不调，房事触犯所致。白矾、黄蜡各半两，陈橘皮三钱。为末，化蜡丸梧子大。每服五十丸，以滋血汤或调经汤下。(《济阴方》)

妇人白沃：经水不利，子脏坚癖，中有干血，下白物。用矾石三分（烧）、杏仁一分，研匀，炼蜜丸枣核大，纳入脏中，日一易之。(张仲景《金匮方》）男妇遗尿：枯白矾、牡蛎粉等分。为末。每服方寸匕，温酒下，日三服。(《余居士选奇方》)

霍乱吐泻：枯白矾末一钱，百沸汤调下。(华佗危病方)

伏暑泄泻：玉华丹：白矾为末，醋糊为丸。量大小，用木瓜汤下。(《经验方》)

老人泄泻：不止。枯白矾一两，诃黎勒（煨）七钱半。为末。米饮服二钱，取愈。(《太平圣惠方》)

赤白痢下：白矾飞过为末，好醋、飞罗面为丸梧子大。赤痢，甘草汤，白痢干姜汤下。(《生生方》)。

冷劳泄痢：食少，诸药不效。白矾三两（烧），羊肝一具（去脂），酽醋三升煮烂，擂泥和丸梧子大。每服二十丸，米饮下，早夜各一服。(《普济方》)

泄泻下痢：白龙丹。用明矾枯过为末，飞罗面醋打糊丸梧子大。每服二三十丸，白痢姜汤下；赤痢甘草汤下；泄泻米汤下。(《经验方》)

疟疾寒热：即上方，用东南桃心七个，煎汤下。

反胃呕吐：白矾、硫黄各二两，铫内烧过，入朱砂一分，为末，面糊丸小豆大。每姜汤下十五丸。又方：白矾（枯）三两，蒸饼丸梧子大。每空心米饮服十五丸。(《普济方》)

化痰治嗽：明矾二两，生参末一两，苦醋二升。熬为膏子，以油纸包收，旋丸豌豆大。每用一丸，放舌下，其嗽立止，痰即消。《定西侯方》：只用明矾末，醋糊丸梧子大。每睡时茶下二三十丸。《摘要》：用明矾（半生半烧）、山栀子（炒黑）等分。为末，姜汁糊为丸。如上服。《杂兴方》：用白明矾、建茶等分为末，糊丸服。

诸心气痛：《儒门事亲》方：生矾一皂子大，醋一盏，煎七分服，立止。邵真人方：用明矾一两（烧），朱砂一钱，金箔三个，为末。每服一钱半，空心白汤下。

中诸蛊毒：晋矾、建茶等分。为末。新汲水调下二钱，泻吐即效。未吐再服。(《济生方》）蛇虫诸毒：毒蛇、射工、沙虱等伤人，口噤目黑，手足直，毒气入腹。白矾、甘草等分为末。冷水服二钱。(《瑞竹堂方》)

刀斧金疮：白矾、黄丹等分为末。敷之最妙。(《救急方》)

漆疮作痒：白矾汤拭之。(《千金方》)

牛皮癣疮：石榴皮蘸明矾末，抹之。切勿用醋，即虫沉下。(《直指方》)

干湿头疮：白矾（半生半），酒调涂上。(《生生编》)

身面瘊子：白矾、地肤子等分，煎水。频洗之。(《多能鄙事》)

腋下狐臭：矾石绢袋盛之，常粉腋下，甚妙。(许尧臣方)

鱼口疮毒：白矾（枯）研，寒食面糊调敷上，即消。(《救急良方》)

足疮生虫：南方地卑湿，人多患足疮，岁久生虫如蛭，乃风毒攻注而然。用牛或羊或猪肚去粪不洗，研如泥，看疮大小，入过泥矾半两。以上研匀，涂帛上贴之。须臾痒入心，徐徐连帛取下，火上炙之。虫出，丝发马尾千万，或青白赤黑，以汤洗之。三日一作，不过数次，虫尽疮愈。(南宫从《岣嵝神书》)

鸡眼肉刺：枯矾、黄丹、朴硝等分。为末，搽之。次日浴二三次，即愈。(《多能鄙事》)

冷疮成漏：明矾（半生半飞，飞者生肉，生者追脓）、五灵脂（水飞）各半钱为末。以皮纸裁条，唾和末作小捻子，香油捏湿，于末拖过，剪作大小捻，安入漏，早安午换。候脓出尽后，有些小血出，方得干水住药，自然生肉痊好。(《普济方》)

鱼睛疔疮：枯矾末，寒食面糊调贴。消肿无脓。（崔氏方）疔疮肿毒：雪白矾末五钱，葱白煨熟，捣和丸梧子大。每服二钱五分，以酒送下，未效再服。久病、孕妇不可服。(《卫生宝鉴》)

痈疽肿毒：方见前发明下。交接劳复：卵肿或缩入，腹痛欲绝。矾石一分，硝三分。大麦粥清服方寸匕，日三服，热毒从二便出也。(《肘后方》)

女人阴痛：矾石三分（炒），甘草末半分。绵裹导之，取瘥。(《肘后百一方》)

疔肿恶疮：二仙散：用生矾、黄丹临时等分。以三棱针刺血，待尽敷之。不过三上，决愈。乃太医李管勾方。(《卫生宝鉴》)

虫蛇兽毒：及蛊毒。生明矾、明雄黄等分，于端午日研末，黄蜡和丸梧子大。每服七丸，念药王菩萨七遍，熟水送下。(东坡《良方》)

消　石

味苦、辛，寒、大寒，无毒。主五脏积热，胃胀闭，涤去蓄结饮食，推陈致新，除邪气，疗五脏十二经脉中百二十疾，暴伤寒、腹中大热，止烦满消渴，利小便及瘘蚀疮。炼之如膏，久服轻身，天地至神之物，能化成十二种石。一名芒硝。生益州山谷及武都、陇西、西羌。采无时。火为之使，恶苦参、苦菜，畏女苑。

陶隐居云：疗病亦与朴硝相似，《仙经》多用此消化诸石，今无正识别此者。

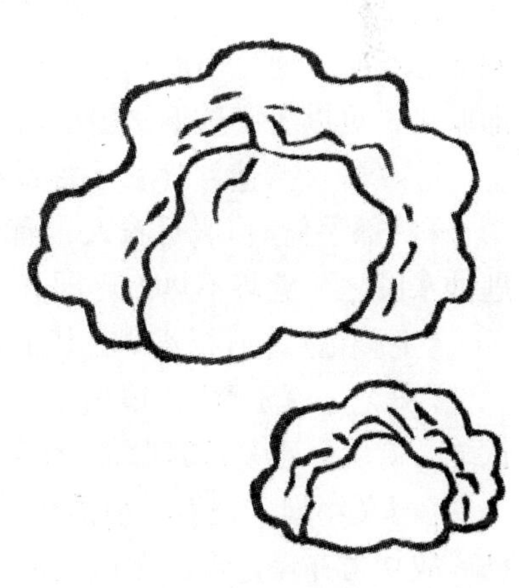
消　石

顷来寻访，犹云与朴消同山，所以朴消名消石朴也，如此则非一种物。先时有人得一种物，其色理与朴消大同小异，朏朏如握盐雪，不冰，强烧之紫青烟起，仍成灰，不停沸，如朴消，云是真消石也。此又云一名芒消，今芒消乃是炼朴消作之。与后皇甫说同，并未得核研其验，须试效当更证记尔。化消石法，在《三十六水方》中。陇西、蜀、秦州在长安西、羌中，今宕昌以北诸山有咸土处皆有之。

《唐本》注云：此即芒消是也。朴消一名消石朴，今炼粗恶朴消淋取汁，煎炼作芒硝，即是消石。《本经》一名芒硝，后人更出芒消条，谬矣。

今注：此即地霜也。所在山泽，冬月地上有霜，扫取以水淋汁后，乃煎炼而成，盖以能消化诸石，故名消石。非与朴消、芒硝同类，而有消名也。一名芒硝者。以其初煎炼时有细芒，而状若消，故有芒消之号，与后条芒消全别。旧《经》陶注引证多端，盖不的识之故也。今不取焉。臣禹锡等谨按《蜀本》云：大黄为使。按今消石是炼朴消或地霜为之，状如钗脚，好者长五分已来，能化七十二种石为水，故名消石。

吴氏云：消石，神农苦。扁鹊甘。

《药性论》云：消石君，恶曾青，畏粥，味咸，有小毒。主项下瘰疬，泻得根出，破血。一名芒消，烧之即成消石矣。主破积，散坚结。一作苦消，甚治腹胀。其消石，芒消多川原人制作，问之详其理。

《日华子》云：消石畏杏仁、竹叶。含之治喉闭，真者火上伏，法用柳枝汤煎三周时，如汤减少即入热者，伏火即止也。

《图经》云：文具朴消条下。

雷公云：凡使，先研如粉，以瓷瓶子于五斤火中煅令通赤，用鸡肠菜、柏子仁和作一处，分丸如小帝珠子许，待瓶子赤时，投硝[①]石于瓶子内，其硝[②]石自然伏火，每四两消石用鸡肠菜、柏子人共十五个帝珠子，尽为度。

《圣惠方》：治眼赤痛：用消石研令极细，每夜临卧以铜箸取如黍米大，点目皆头，至明旦，以盐浆水洗之。

《外台秘要》：疗恶寒啬啬，似欲发背，或已生疮肿。瘾疹起方：消石三两，以暖水一升，和令消，待冷，取故青布，揲[③]三重，可似赤处方圆，湿布拓之，热即换，频易立差。

《灵苑方》：治五种淋疾，劳淋、血淋、热淋、气淋、石淋及小便不通至甚者。透格散：用消石一两，不夹泥土，雪白者，生研为细末，每服二钱，诸淋各依汤使如后。劳淋，劳倦虚损，小便不出，小腹急痛，葵子末煎汤下，通后便须服补虚丸散。血淋，小便不出，时下血疼痛满急，热淋，小便热，赤色，淋沥不快，脐下急痛，并用冷水调下。气淋，小腹满急，尿后常有余沥，木通煎汤下。石淋，茎内痛，尿不能出，内引小腹膨胀急痛，尿下砂石，令人闷绝，将药末先入铫[④]子内，隔纸炒至纸焦为度，再研令细，用温水调下。小便不通，小麦汤下。卒患诸淋，并只以冷水调下。并空心，先调使药消散如水，即服之，更以汤使送下，服诸药未效者，服此立愈。

陈藏器《拾遗》序：头疼欲死，鼻内吹消末愈。

《兵部手集》：服丹石人，有热疮，疼不可忍方：用纸环围肿处，中心填消石，令满匙抄水淋之。觉甚不热，疼即止。

《宝藏论》：消石若草，伏而斤两不折，软切金、银、铜、铁硬物，立软。

《史记·淳于意》：菑川王美人，怀子而不乳，来召意，意往饮以莨菪药一撮，以酒饮之，旋乳。意复诊其脉而脉躁，躁者有余病，即饮以消石一剂，出血如豆，比五六枚。

《衍义》曰：消石是再煎炼时，已取讫芒消，凝结在下如石者。精英既去，但余滓而已。故功力亦缓，惟能发烟火。《唐本》注，盖以能消化诸石，故曰消石。煎柳枝汤煮三周时即伏火[⑤]，汤耗即又添柳枝汤。

现注①，②硝：消石等消字本书均用“消”，惟此二处用“硝”字，原刻如此。

③揲：（shé 舌）叠意。

④铫：（diào 吊）字典注同吊子，并说古指煮饮料器皿。但从文意看铫为炒用器皿。

⑤伏火：指煮熬至一定火候。

按：消石为矿物硝酸钾（KNO_3），综合本节条文所述消石功能清热消胀，涤结生新，丹药中用之，临床很少用，因药房很难找到此药。

释名：焰硝(《土宿》)、火硝(《纲目》)、北帝玄珠。

时珍曰：硝石，丹炉家用制五金八石，银工家用化金银，兵家用作烽燧火药，得火即焰起，故有诸名。狐刚子《粉图》谓之北帝玄珠。《开宝本草》重出生硝、芒硝，今并为一，并详下文。

时珍曰：硝石，诸卤地皆产之，而河北庆阳诸县及蜀中尤多。秋冬间遍地生白，扫取煎炼而成。货者苟且，多不洁净，须再以水煎化，倾盆中，一夜结成。澄在下者，状如朴硝又名生硝，谓炼过生出之硝也。结在上者，或有锋芒如芒硝，或有圭棱如马牙硝，故硝石亦有芒硝、牙硝之名，与朴硝之芒、牙同称，而水火之性则异也。崔《外丹本草》云：硝石，阴石也。此非石类，乃碱卤煎成，今呼焰硝。河北商城及怀、卫界，沿河人家，刮卤淋汁炼就，与朴硝小异，南地不产也。升玄子《伏汞图》云：硝石生乌场，其色青白，用白石英炙热点上，便消入石中者为真。其石出处，气极秽恶，飞鸟不能过其上。人或单衣过之，身上诸虫悉化为水。能消金石，为水服之长生，以形若鹅管者佳。谨按升玄子所说，似与今之硝石不同，而姚宽《西溪丛语》以其说为真正硝石，岂外国所产与中国异耶？抑别一种耶？当俟博物者订正。

好古曰：硝石者，硝之总名也。但不经火者，谓之生硝、朴硝；经火者，谓之芒硝、盆硝。

时珍曰：诸硝，自晋唐以来，诸家皆执名而猜，都无定见。惟马志《开宝本草》，以硝石为地霜炼成，而芒硝、马牙硝是朴硝炼出者，一言足破诸家之惑矣。诸家盖因硝石一名芒硝，朴硝一名硝石朴，之名相混，遂致费辨不决。而不知硝有水火二种，形质虽同，性气迥别也。惟《神农本经》朴硝、硝石二条为正。其《别录》芒硝、《嘉》马牙硝、《开宝》生硝，俱系多出，今并归并之。《神农》所列朴硝，即水硝也，有二种，煎炼结出细芒者为芒硝；结出马牙者，为牙硝；其凝底成块者通为朴硝，其气味皆咸而寒。《神农》所列硝石，即火硝也，亦有二种，煎炼结出细芒者亦名芒硝，结出马牙者，亦名牙硝，又名生硝；其凝底成块者，通为硝石。其气味皆辛苦而大温。二硝皆有芒硝、牙硝之称，故古方有相代之说。

自唐宋以下，所用芒硝、牙硝，皆是水硝也。南医所辨虽明，而以凝水石、猪胆煎成者为芒硝，则误矣。今通正其误。其石脾一名硝石者，造成假硝石也。见后石脾下。时珍曰：熔化，投甘草入内，即伏火。土宿真君曰：硝石，感海卤之气所产，乃天地至神之物，能寒能热，能滑能涩，能辛能苦，能酸能咸，入地千年，其色不变，七十二石，化而为水，制服草木，柔润五金，制炼八石，虽大丹亦不舍此也。

时珍曰：土宿所说，乃硝石神化之妙。《别录》列于朴硝之下，误矣。朴硝属水，味咸而气寒，其性下走，不能上升，阴中之阴也。故惟荡涤肠胃积滞，折治三焦邪火。硝石属火，味辛带苦微咸，而气大温，其性上升，水中之火也。故能破积散坚，治诸热病，升散三焦火郁，调和脏腑虚寒。与硫黄同用，则配类二气，均调阴阳，有升降水火之功，治冷热缓急之病。制礞石，则除积滞痰饮。盖硫黄之性暖而利，其性下行；硝石之性暖而散，其性上行。

礞石之性寒而下，硝石之性暖而上。一升一降，一阴一阳，此制方之妙也。今兵家造烽火铳机等物，用硝石者，直入云汉，其性升可知矣。《雷公炮炙论》序云：脑痛欲死，鼻投硝末，是亦取其上升辛散，乃从治之义。《本经》言其寒，《别录》言其大寒，正与龙脑性寒之误相似。凡辛苦物未有大寒者，况此物得火则焰生，与樟脑、火酒之性同，安有性寒、大寒之理哉？《史记·仓公传》云：川王美人怀子不乳，来召淳于意。意往饮以莨菪药一撮，以酒饮之，旋乳。意复诊其脉躁，躁者有余病，即饮以硝石一剂，出血，血如豆比五六枚而安。此去血结之验也。

附方：新九。

诸心腹痛：焰硝、雄黄各一钱。研细末。每点少许入内。名火龙丹。(《集玄方》)

腰腹诸痛：方同上。

眼目障翳：男女内外障翳，或三五个月不见效者，一点复明。好焰硝一两，铜器熔化，入飞过黄丹二分，片脑二分，铜匙急抄入罐内，收之。每点少许，其效如神。兖州朱秀才忽不见物，朝夕拜天，因梦神传此方，点之而愈。(《张三丰仙方》)

风热喉痹：及缠喉风病。玉钥匙。用焰硝一两半，白僵蚕一钱，硼砂半两，脑子一字。为末。吹之。(《三因方》)

重舌鹅口：竹沥，同焰硝点之。(《普济》)

伏暑泻痢：及肠风下血，或酒毒下血，一服见效，远年者不过三服。硝石、舶上硫黄各一两，白矾、滑石半两，飞面四两，为末，滴水丸梧子大。每新汲水下三五十丸。名甘露丸(《普济方》)

蛟龙癥病：方见雄黄下。

女劳黑疸：仲景曰：黄家日晡发热，反恶寒，此为女劳得之。膀胱急，小腹满，身尽黄，额上黑，足下热，因作黑疸。腹胀如水，大便黑，时溏，非水也。腹满者难治。硝石、矾石（烧）等分。为末。以大麦粥汁和服方寸匕，日三。病随大小便去，小便黄，大便黑，是其候也。(《金匮》)

手足不遂：大风，及丹石热风不遂。用硝石一两，生乌麻油二斤。置铛中，以土堑盖口，纸泥固济，火煎。初时气腥，熟则气香。更以生麻油二升，合煎得所，收不津器中。服时坐室中，重作小纸屋，燃火于内，服一大合，发汗，力壮者日二服。三七日，头面疮皆减也，然必以火为使。(波罗门僧方)

芒 消

味辛、苦，大寒。主五藏积聚，久热、胃闭，除邪气，破留血腹中痰实结博，通经脉，利大小便及月水，破五淋，推陈致新。生于朴消。石韦为之使，恶麦句姜。

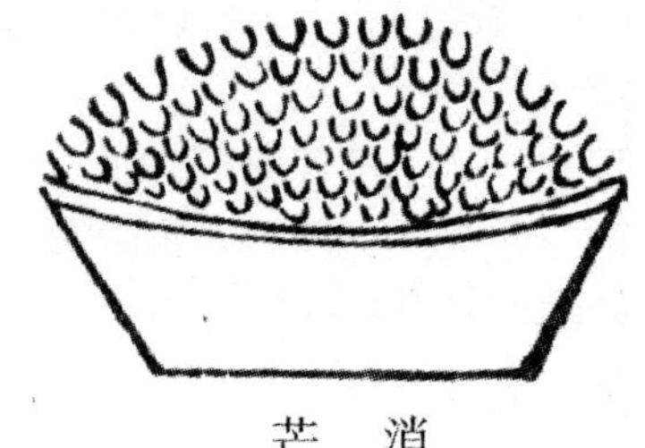
芒 消

陶隐居云：按《神农本经》无芒消，只有消石，名芒消尔。后《名医》别载此说，其疗与消石正同，疑此即是消石。旧出宁州，黄白粒大，味极辛、苦，顷来，宁州道断都绝，今医家多用煮炼作者，色全白，粒细而味不甚烈。此云生于朴消，则作者亦好。又皇甫士安，解散消石，大凡说云无朴消可用消石，生山之阴，盐之胆也。取石脾与消石，以水煮之，一斛得三斗，正白如雪，以水投中即消，故名消石。其味苦无毒。主消渴热中，止烦满。三月采于赤山。朴消者，亦生山之阴，有咸苦之水，则朴消生于其阳。其味苦无毒，其色黄白，主疗热，腹中饱胀，养胃消谷，去邪气，亦得水而消，其疗与消石小异。按如此说，是取芒消合煮，更成为真消石，但不知石脾复是何物，本草乃有石脾、石肺，人无识者，皇甫既是安定人，又明医药，或当详炼之。以朴消作芒消者，但以暖汤淋朴消，取汁清澄，煮之减半，出著木盆中，经宿即成，状如白石英，皆六道也。作之忌杂人临视。今益州人复炼矾石作消石，绝柔白而味犹是矾石尔。《孔氏解散方》又云：熬炼消石令沸定汁尽，如此消石犹是有汁也。今仙家须之，能化佗石乃用，于理第一。

《唐本》注云：晋、宋古方多用消石，少用芒消，近代诸医，但用芒消，鲜言消石，岂古人昧于芒消也。《本经》云：生于朴消，朴消一名消石朴，消石一名芒消，理既明白，不合重出之。

今注：此即出于朴消，以暖水淋朴消取汁，炼之令减半，投于盆中，经宿乃有细芒生，故谓之芒消也。又有英消者，其状若白石英，作四五棱，白色莹澈可爱，主疗与芒消颇同，亦出于朴消。其煎炼自别有法，亦呼为马牙消。唐注以此为消石同类，深为谬矣。

臣禹锡等谨按《蜀本》：又一说，人若常炼石而服者，至殁冢中生悬石，名芒消。冷如雪，能杀火毒，与此不同。旧注说朴消、消石、芒消等，互有得失，乃云不合重有芒消条也。夫朴消一名消石朴，即炼朴消成消石明矣，故有消石条焉。又消石一名芒消，即明芒消亦是炼朴消而成也。凡药虽为一体，盖同出而异名，修炼之法既殊，治之功遂别矣。

《药性论》云：芒消使。味咸有小毒。能通女子月闭癥瘕，下瘰疬，黄疸病。主堕胎，患漆疮，汁敷之。主时疾壅热，能散恶血。

陈藏器云：石脾、芒消、消石并出于西戎卤地咸水结成，所主亦以类相次。

《图经》云：文具朴消条下。

<u>雷公云：</u>凡使，先以水飞过，用五重纸滴过，去脚，于铛中干之，方入乳钵研如粉，任用。芒消是朴消中炼出形似麦芒者，号曰芒消。

《圣惠方》：治代指：用芒消煎汤淋渍之。

《千金方》：疗漆疮方：用汤渍芒消令浓涂之，乾即易之。

《梅师方》：治火丹毒：水调芒消涂之。

又方：治一切疹：以水煮芒消涂之。

又方：治伤寒发豌豆疮未成脓：研芒消，用猪胆相和，涂疮上，立效。

《子母秘录》：小儿赤游，行于体上下，至心即死：以芒消内汤中，取浓汁以拭丹上。

《百一方》：疗关隔：大小便不通，胀满欲死，两三日则杀人：芒消三两，纸裹三四重，炭火烧之，令内一升汤中，尽服，当先饮汤一升已，吐出乃服之。

《孙真人食忌》：主眼翳：取芒消一大两，置铜器中，急火上炼之，放冷后，以生绢细罗，点眼角中。每夜欲卧时，一度点，妙。

《丹房镜源》：芒消伏雌黄。

《衍义》曰：芒消，《经》云：生于朴消，乃是朴消以水淋汁，澄清，再经熬炼，减半，倾木盆中，经宿遂结芒，有廉棱者，故其性和缓，古今多用以治伤寒。

按：芒消为矿物芒硝，主要为硫酸钠［$Na_2SO_4 \cdot 10H_2O$］

综合本节条文所述芒消功能消积清热，通脉泻下。临床用于腑热实证，腹内积滞效果良好。亦可治退化性治关节肿痛，关节积液。

成无己曰：《内经》云：咸味下泄为阴。又云：咸以软之。热淫于内，治以咸寒。气坚者以咸软之；热盛者，以寒消之。故张仲景大陷胸汤、大承气汤、调胃承气汤皆用芒硝，以软坚去实热，结不至坚者不可用也。

好古曰：本草云：朴硝味辛，是辛以润肾燥也。今人不用辛字，只用咸字，咸能软坚也。其义皆是。本草言芒硝利小便而堕胎，然伤寒妊娠可下者用此，兼大黄引之，直入大肠，润燥软坚泻热，而母子俱安。《经》云：有故无殒，亦无殒也，此之谓欤？以在下言之，则便溺俱阴。以前后言之，则前气后血。以肾言之，总主大小便难。溺涩秘结，俱为水少火盛。

《经》云：热淫于内，治以咸寒，佐之以苦，故用芒硝、大黄相须为使也。

元素曰：芒硝气薄味浓，沉而降，阴也。其用有三：去实热，一也；涤肠中宿垢，二也；破坚积热块，三也。孕妇惟三、四月及七、八月不可用，余皆无妨。

时珍曰：朴硝澄下，硝之粗者也，其质重浊。芒硝、牙硝结于上，硝之精者也，其质清明。甜硝、风化硝，则又芒硝、牙硝之去气味而甘缓轻爽者也。故朴硝只可施于鲁莽之人，及敷涂之药；若汤散服饵，必须芒硝、牙硝为佳。张仲景《伤寒论》只用芒硝，不用朴硝，正此义也。硝，禀太阴之精，水之子也。气寒味咸，走血而润下，荡涤三焦肠胃实热阳强之病，乃折治火邪药也。唐时，腊月赐群臣紫雪、红雪、碧雪，皆用此硝炼成者，通治积热诸病有神效，贵在用者中的尔。

附方：新一十五。

紫雪：疗伤寒温疟，一切积热烦热，狂易叫走，瘴疫毒疠，猝死脚气，五尸五疰，心腹诸疾，疞刺切痛，解诸热毒，邪热发黄，蛊毒鬼魅，野道热毒，小儿惊痫百病。黄金一百两，石膏、寒水石、滑石、磁石各三斤。捣碎，水一斛，煮四斗，去滓；入犀角屑、羚羊角、青木香、沉香各五两，玄参（洗焙）、升麻各一斤，甘草（炒）八两，丁香一两，入前汁中煮取一斗五升，去滓；入炼朴硝十斤，硝石三十二两，于药汁中，微火煎之，柳木不住搅，至水气欲尽，倾木盆中。待欲凝，入麝香一两二钱半，朱砂末三两，搅匀，收之。每服一二钱，凉水服。临时加减，甚者一两。(《和剂局方》)

红雪：治烦热，消宿食，解酒毒，开三焦，利五脏，除毒热，破积滞。治伤寒狂躁，胃烂发斑，温瘴脚气，黄疸头痛，目昏鼻塞，口疮喉痹，重舌肠痈等病。用川朴硝十斤（炼去滓），羚羊角（屑）、黄芩、升麻各三两，人参、赤芍药、槟榔、枳壳（麸炒）、生甘草、淡竹叶、木香各二两，木通、栀子、葛根、桑白皮、大青、蓝叶各一两半，苏方木六两。并锉片。水二斗五升，煎至九升，去滓，滤过煎沸；下硝不住手搅，待水气将尽，倾入器中；欲凝，下朱砂一两，麝香半两，经宿成雪。每服一二钱，新汲水调下。欲行，则热汤化服一两。(《和剂方》)

碧雪：治一切积热，天行时疾，发狂昏愦，或咽喉肿塞，口舌生疮，心中烦躁，或大小便不通，胃火诸病。朴硝、芒硝、马牙硝、硝石、石膏（水飞）、寒水石（水飞）各一斤，以甘草一斤，煎水五升，入诸药同煎，不住手搅，令硝熔得所；入青黛一斤，和匀，倾盆内，经宿结成雪，为末。每含咽，或吹之，或水调服二三钱。欲通利，则热水服一两。(《和剂局方》)

骨蒸热病：芒硝末，水服方寸匕，日二服良。(《千金方》)

腹中痞块：皮硝一两，独蒜一个，大黄末八分。捣作饼。贴于患处，以消为度。（邵氏《经验方》）

赤眼肿痛：朴硝，置豆腐上蒸化，取汁收点。（《简便方》）

风眼赤烂：明净皮硝一盏。水二碗煎化，露一夜，滤净澄清。朝夕洗目。三日其红即消，虽半世者亦愈也。（杨诚《经验方》）

诸眼障翳：牙硝十两，汤泡汁，浓纸滤过，瓦器熬干，置地上一夜，入飞炒黄丹一两，麝香半分。再罗过，入脑子。日点。（《济急仙方》）

逐月洗眼：芒硝六钱。水一盏六分，澄清。依法洗目，至一年，眼如童子也。正月初三，二月初八，三月初四，四月初四，五月初五，六月初四，七月初三，八月初一，九月十三，十月十三，十一月十六，十二月初五日。（《圣惠方》）

牙齿疼痛：皂荚浓浆，同朴硝煎化，淋于石上，待成霜。擦之。（《普济方》）

食蟹龈肿：朴硝敷之，即消。（《普济方》）

灸疮飞蝶：因艾灸火疮痂退落，疮内鲜肉片子，飞如蝶状，腾空飞去，痛不可言，是血肉俱热，怪病也。用朴硝、大黄各半两。为末。水调下，微利即愈。（夏子益《奇疾方》）

妇人难产：芒硝末二钱，童子小便温服，无不效者。（《信效方》）

死胎不下：方同上。丰城曾尉有猫孕五子，一子已生，四子死腹中，用此灌之即下。又治一牛亦下。（《信效方》）

女人扎足：脱骨汤。用杏仁一钱，桑白皮四钱。水五碗，新瓶煎三碗，入朴硝五钱，乳香一钱，封口煎化。置足于上，先熏后洗。三日一作，十余次后，软若束绵也。（《闺阁事宜》）

朴　　消

味苦、辛，寒、大寒，无毒。主百病，除寒热邪气，逐六府积聚，结固留癖，胃中食饮热结，破留血，闭绝，停痰痞满，推陈致新，能化七十二种石。炼饵服之轻身神仙。炼之白如银，能寒能热，能滑能涩，能辛能苦，能咸能酸，入地千岁不变，色青白者佳，黄者伤人，赤者杀人。一名消石朴。生益州山谷，有咸水之阳。采无时。畏麦句姜。

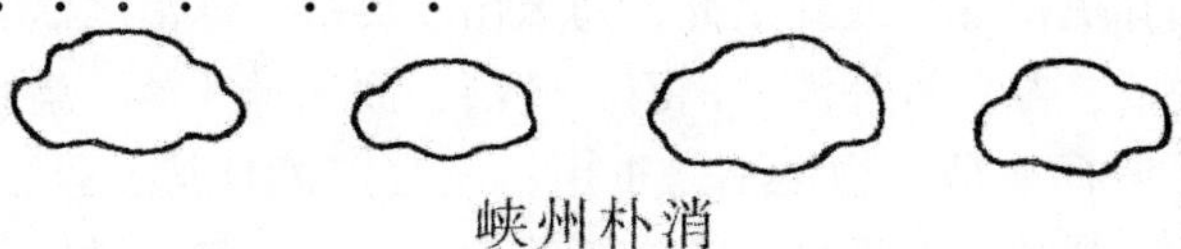

峡州朴消

陶隐居云：今出益州北部故汶山郡，西川蚕陵二县界。生山崖上，色多青白，亦杂黄斑。俗人择取白软者，以当消石用之，当烧令汁沸出，状如矾石也。《仙经》惟云消石能化佗石。今此亦云能化石，疑必相似，可试之。

《唐本》注云：此物有二种，有纵理、缦理，用之无别。白软者，朴消苗也，虚软少力，炼为消石，所得不多，以当消石，功力大劣也。

今注：今出益州，彼人采之，以水淋取汁，煎炼而成朴消也。一名消石朴者。消即是本体之名，石者乃坚白之号，朴者即未化之义也。以其芒消、英消皆从此出，故为消石朴也。其英消即今俗间谓之马牙消者是也。

臣禹锡等谨按《药性论》云：朴消，君，味苦，咸，有小毒。能治腹胀，大小便不通，女子月候不通。

《日华子》云：主通泄五藏百病及癥结，治天行热积，消肿毒及头痛，排脓润毛发。凡入饮药，先安于盏内搅。热药浇服。

《图经》曰：朴消，生益州山谷有咸水之阳。消石生益州山谷，及武都、陇西、西羌。芒消生于朴消，今南北皆有之，而以西川者为佳。旧说三物同种，初采得其苗，以水淋取汁，煎炼而成，乃朴消也，一名消石朴。以消石出于其中。又炼朴消或地霜而成坚白如石者，乃消石也，一名芒消。又取朴消，以暖水淋汁，炼之减半，投于盆中，经宿而有细芒生，乃芒消也。虽一体异名，而修炼之法既殊，则主治之功别矣。然《本经》各载所出，疑是二种。而今医方家所用，亦不复能究其所来，但以未炼成块，微青色者为朴消。炼成盆中上有芒者为芒消，亦谓之盆消，其芒消底澄凝者为消石。朴消力紧，芒消次之，消石更缓，未知孰为真者。又按苏恭谓，晋、宋古方多用消石，少用芒消。近代诸医但用芒消，鲜言消石，是不然也。张仲景《伤寒》方，承气汤，陷胸丸之类皆用芒消。葛洪《肘后方》伤寒、时气、温病亦多用芒消，惟治食鲙[①]胸膈中不化方用朴消。云无朴消者以芒消代，皆可用也。是晋宋以前通用朴消、芒消矣。又《胡洽方》十枣汤用芒消，大五饮丸用消石，亦云无消石用芒消，是梁、隋间通用芒消、消石矣。以此言之，朴消、消石为精，芒消为粗。故陶隐居引皇甫士安炼消石法云：乃是取芒消与石脾合煮成为真消石，然石脾无复识者。又注矾石云：生者名马齿矾，青白色已炼成绝白，蜀人以当消石，是消石当时已为难得其真矣，故方书罕用，通以相代，若然今所用者，虽非真识，而其功效既相近，亦可通用无疑矣。其《本经》所以各载所出州土者，乃方俗治炼之法有精粗，故须分别耳。至如芎䓖之与蘼芜，大戟之与泽漆，俱是一物，《本经》分亦各著州土者，盖根与苗，土地各有所宜，非别是一物。则朴消、消石，别著所出，亦其义也。他同此比。又有英消者，亦出于朴消，其状若白石英，作四五棱，白色莹澈可爱，功用与芒消颇同，但不能下利，力差小耳，亦谓之马牙消，盖以类得名，近世用之最多。又《金石凌法》，用马牙消、芒消、朴消、消石四种相参，次第下之。详此法出于唐世，不知当时如何分别也。又下有生消条云生茂州西山岩石间，其形块大小不常，色青白，鲜见用者。而今医家又用一种甜消弥更精好，或疑是此，乃云出于英消，炼治之法未闻。又南方医人论消，或小异。有著说云：本草有朴消、消石、芒消，而无马牙消。诸家所著本草，三种竟无坚决，或言芒消、消石本是一物，不合重出，又言煎炼朴消，投于盆中，经宿乃有细芒，既如是，自当为马牙消。又云马牙消亦名英消，自是一物，既以芒消为朴消所出，不应更有英消。今诸消之体各异，理亦易明，而至若此之惑也。朴消味苦而微咸，《本经》言苦，《名医别录》以为辛，盖误谓消石也。出蜀郡者，莹白如冰雪，内地者小黑，皆苏脆易碎，风吹之则结霜，泯泯如粉，熬之烊沸，亦可熔铸。以水合甘草，猪胆煮之减半，投大盆中，又下凝水石屑，同渍一宿，则凝结如白石英者，芒消也。扫地霜煎炼而成如解盐，而味辛苦，烧之成焰都尽则消石也。能化金石，又性畏火而能制诸石使拒火，亦天地之神物也。牙消则芒消是也。又有生消，不因煮炼而成，亦出蜀道，类朴消而小坚也。其论虽辩，然与古人所说殊别，亦未可全信也。张仲景《伤寒论》疗膀胱急，小腹满，身尽黄，额上黑及足下热，因作黑瘅，大便必黑，腹胪胀满，如水状，大便溏者，女劳得之，非水也。腹满者难疗，消石矾石散主之：消石熬黄，矾石烧令汁尽，二物等之，合夹绢筛，大麦粥汁和服方寸匕，日三，重衣覆取微汗，病随大小便去，小便正黄，大便正黑也。大麦用无皮者。《千金方》消石用二分，矾石用一分。刘禹锡《传信方》著石旻[②]山人甘露饭：疗热壅、凉膈，上呕积滞。蜀朴消成末，每一大斤用蜜，冬用十三两，春、夏、秋用十二两，先捣筛朴消成末，后以白蜜和令匀，便入新青竹筒，随小大者一节，着药得半筒已上即止，不得令满。却入炊甑中，令有药处在饭内，其虚处出其上，不妨甑箄即得，候饭熟取出，承热绵滤，入一瓷钵中，竹篦搅，勿停手，令至凝即药成，收入合中。如热月即于冷水中浸钵，然后搅，每食后或欲卧时，含一匙、半匙，渐渐咽之。如要通转亦得。

《圣惠方》：治时气头痛不止：用朴消二两捣罗为散，用生油调涂于顶上。

又方：治乳石发动，烦闷及诸风热：用朴消炼成者半两，细研如粉，每服以蜜水调下一钱匕。日三四服。

《外台秘要》：疗喉痹：神验，朴消一两，细细含咽汁，顷刻立差。

《孙真人食忌》：主口疮：取朴消含之。

《简要济众》：治小便不通，膀胱热。白花散：朴消不以多少，研为末，每服二钱匕，温茴香酒调下，无时服。

《衍义》曰：朴消是初采扫得一煎而成者，未经再炼治，故曰朴消。其味酷涩，所以力坚急而不和，可以熟生牛、马皮，及治金银有伪。葛洪治食鲙不化，取此以荡逐之。腊月中以新瓦罐满注热水，用朴消二升，投汤中，搅散，挂北檐下，俟消渗出罐外，羽收之。以人乳汁调半钱，扫一切风热毒气，攻注目睑外，及发于头面、四肢肿痛，应手神验。

现注：

①鲙：(kuài 侩)。指鳜鱼或细切鱼做的菜肴。

②旻：(mín 民)，意为天空。

按：朴消为芒硝经加工而得之粗结晶。

综合节条文所述朴消功能消积散结，通闭消痰痞。临床用同芒硝。

释名：盐硝(《纲目》) 时珍曰：此物见水即消，又能消诸物，故谓之消。生于盐卤之地，状似末盐，凡牛、马诸皮须此治熟，故今俗有盐硝、皮硝之称。煎炼入盆，凝结在下，粗朴者为朴硝，在上有芒者为芒硝，有牙者为马牙硝。《神农本经》只有朴硝、硝石，《名医别录》复出芒硝，宋《嘉本草》又出马牙硝。盖不知硝石即是火硝，朴硝即是芒硝、马牙硝，一物有精粗之异尔。诸说不识此，遂致纷纭也。今并芒硝、牙硝于一云。

时珍曰：硝有三品：生西蜀者，俗呼川硝，最胜；生河东者，俗呼盐硝，次之；生河北、青、齐者，俗呼土硝。皆生于斥卤之地，彼人刮扫煎汁，经宿结成，状如末盐，犹有沙土猥杂，其色黄白，故《别录》云：朴硝黄者伤人，赤者杀人。须再以水煎化，澄去滓脚，入萝卜数枚同煮熟，去萝卜倾入盆中，经宿则结成白硝，如冰如蜡，故俗呼为盆硝。齐、卫之硝则底多，而上面生细芒如锋，《别录》所谓芒硝者是也。川、晋之硝则底少，而上面生牙如圭角，作六棱，纵横玲珑，洞澈可爱，《嘉祐本草》所谓马牙硝者是也。状如白石英，又名英硝。二硝之底，则通名朴硝也。取芒硝、英硝，再三以萝卜煎炼去咸味，即为甜硝。以二硝置之风日中吹去水气，则轻白如粉，即为风化硝。以朴硝、芒硝、英硝同甘草煎过，鼎罐升，则为玄明粉。陶弘景及唐宋诸人皆不知诸硝是一物，但有精粗之异，因名迷实，谬猜乱度，殊无指归。详见硝石正误下。

玄 明 粉

味辛、甘，性冷，无毒。治心热烦躁，并五脏宿滞、癥结，明目，退膈上虚热，消肿毒。此即朴消炼成者。新补[①]见《药性论》并《日华子》。《仙经》以朴消制伏[②]为玄明粉。朴消是太阴之精华，水之子也。阴中有阳之药。

《太阴号》曰：玄明粉，内搜众疾，功莫大焉。治一切热毒风，搜冷痃癖，气胀满，五劳七伤，骨蒸传尸，头痛烦热，搜除恶疾，五脏秘涩，大小肠不通，三焦热淋，疰忤疾，咳嗽呕逆，口苦干涩，咽喉闭塞，心、肝、脾、肺藏胃积热，惊悸健忘，荣卫不调。中酒中脍，饮食过度。腰膝冷痛，手脚酸，久冷久热，四肢壅塞，背膊拘急，眼昏目眩，久视无力。肠风痔病，血癖不调，妇人产后，小儿疳气，阴毒伤寒，表里疫疠等疾，并悉治之。此药久服，令人身轻耳明，驻颜延寿。急解毒药，补益妙。

唐·明皇帝：闻说终南山有道士刘玄真服食此药，遂诏而问曰：朕闻卿寿约三百岁，服食何药得住世间，充悦如此。玄真答曰：臣按《仙经》修炼朴消，号玄明粉，只服此药，遂无病长生。其药无滓，性温能除众疾。生饵尚能救急难，性命，何况修炼，长服益精壮气，助阳证阴。不拘丈夫妇人，幼稚襁褓，不问四时冷热，即食后冷热俱治一两，分为十二服，但临时酌量加减。似觉壅热，伤寒，头痛鼻塞，四肢不举，饮食不下，烦闷气胀，不论昼夜，急疾要宣泻求安。即看年纪高下，用药一分或至半两，酌量加减，用桃花汤下为使最上，次用葱汤下，如未通宣，更以汤一碗或两碗，投之即验。自然调补如常。要微畅不秘涩，但长服之，稍稍得力，朝服暮服，应不搜刮人五脏，怡怡自泰。其药初服之时，每日空腹，酒饮茶汤任下三钱匕，食后良久，更下三钱匕，七日内常微泻利黄黑水，涎沫等，此是搜淘诸疾根本出去，勿用畏之。七日后渐觉腹脏暖，消食下气，唯忌食苦参，或食诸鱼、藕菜。饮食诸毒药解法，用葱白煎汤一茶碗，调玄明粉两钱顿服之，其诸毒药立泻下。若女人身怀六甲，长服安胎，诞孩子生日，无疮肿疾病。长服除故养新，气血日安。如有偶中毒物，取地胆一分，荠苊、犀角各半两服之立解。如五劳惊悸健忘，热毒风等，服之立愈。令人悦泽，开关建脾，轻身延寿，驻精神，明目。诸余功效，不可具载，有传在《太阴经》中，朴消二斤，须是白净者，以瓷炉一个叠实，却以瓦一片盖炉，用十斤炭火一煅，炉口不盖，着炭一条，候沸定了，方盖之，复以十五斤炭煅之。放冷一伏时，提炉出药，以纸摊在地上，盆盖之一伏时，日晒取干。入甘草二两，生熟用，细捣罗为末。

现注：

①新补即是《嘉祐本草》时所新补，本条玄明粉主条文虽也用大黑体字，表面看与《别录》文没有区别，但因没有陶隐居的注文故知其为比《别录》晚出的条文，后面还有很多晚出的药名条文，均同此例。因系后增补，故无图。

②伏：变化为玄明粉意。

按：玄明粉为芒硝经风化失去水合物而成的无水硫酸钠［Na_2SO_4］

综合本节条文所述玄明粉功能清膈热除烦，消肿泻下。临床多用清热缓下肝胆积滞。

释名：白龙粉　时珍曰：玄，水之色也。明，莹澈也。《御药院方》谓之白龙粉。

时珍曰：制法：用白净朴硝十斤，长流水一石，煎化去滓，星月下露一夜，去水取硝。每一斗，用萝卜一斤切片，同煮熟滤净，再露一夜取出。每硝一斤，用甘草一两，同煎去滓，再露一夜取出。以大沙罐一个，筑实盛之，盐泥固济浓半寸，不盖口，置炉中，以炭火十斤，从文至武之。待沸定，以瓦一片盖口，仍前固济，再以十五斤顶火之。放冷一伏时，取出，隔纸安地上，盆覆三日出火毒，研末。每一斤，入生甘草末一两，炙甘草末一两，和匀，瓶收用。

杲曰：玄明粉，沉也，阴也。其用有二：去胃中之实热，荡肠中之宿垢。大抵用此以代盆硝耳。好古曰：玄明粉治阴毒一句，非伏阳在内不可用。若用治真阴毒，杀人甚速。

震亨曰：玄明粉火而成，其性当温。曰长服久服，轻身固胎，驻颜益寿，大能补益，岂理也哉？予亲见一二朋友，不信予言而亡，故书以为戒。

时珍曰：《神农本草》言朴硝炼饵服之，轻身神仙，盖方士窜入之言。后人因此制为玄明粉，炼多遍，佐以甘草，去其咸寒之毒。遇有三焦肠胃实热积滞，少年气壮者，量与服之，亦有速效；若脾胃虚冷，及阴虚火动者服之，是速其咎矣。

附方：新三。

热厥气痛：玄明粉三钱，热童尿调下。（《集简方》）

伤寒发狂：玄明粉二钱，朱砂一钱。末之。冷水服。（《伤寒蕴要》）

鼻血不止：玄明粉二钱，水服。（《圣济》）

马牙消

味甘，大寒，无毒。能除五藏积热，伏气，末筛点眼，及点眼药中用，甚去赤肿，障翳，涩泪痛。新补见《药性论》并《日华子》。

《图经》云：文已具朴消条中。

《经验方》：治食物过饱不消，遂成痞鬲[①]马牙消一两碎之，吴茱萸半升陈者，煎取茱萸浓汁投消，乘热服，良久未转，更进一服，立愈。窦群在常州，此方得效。

又方：退翳明目白龙散：马牙消光净者，用厚纸裹令按实，安在怀内著肉处。养一百二十日，取出研如粉，入少龙脑同研细，不计年岁深远，眼内生翳膜，渐渐昏暗，远视不明，但瞳人不破散并医得，每点用药末两米许，点目中。

《简要济众》治小儿鹅口：细研马牙消于舌上掺之，日三五度。

姚和众：治小儿重舌：马牙消涂舌下，日三度。

《太清伏炼灵砂法》：马牙消阴极之精，能制伏阳精，消化火石之气。

《丹房镜源》：养丹砂，制硇砂。

现注：

①原刻为鬲字，与膈同，又音（lì利），指似鼎类。此处只当膈之意。

按：马牙消为芒硝结晶如圭角状而明净者，综合本节条文所述功能为除热导赤，退翳通下。临床用同芒硝。

时珍曰：咸、微甘。即英硝也。功同芒硝（时珍）。

生　消

味苦，无毒。主风热癫痫，小儿惊邪，瘈疭，风眩头痛，肺壅，耳聋，口疮，喉痹，咽塞，牙颔肿痛，目赤热痛，多眵泪。生茂州西山岩石间。其形块大小不定，色青白。采无时。恶麦句姜。今附。

《图经》云：文附朴消条下。

现注：今附即《开宝本草》时所增入。

按《图经》云：生消不因煮炼而成，综合本节条文生消功能清热定痛，熄风通耳，利喉。此是芒消未加工前之品，功应同芒硝。

时珍曰：辛苦，大温，无毒。

滑　石

味甘，寒、大寒，无毒。主身热泄澼，女子乳难癃[①]闭，利小便，荡胃中积聚，寒热，益精气，通九窍六腑津液，去留结，止渴，令人利中。久服轻身，耐饥长年。一名液石，一名共石，一名脱石，一名畨[②]石。生赭阳山谷，及太山之阴，或掖北白山，或卷山[③]。采无时。石韦为之使，恶曾青。

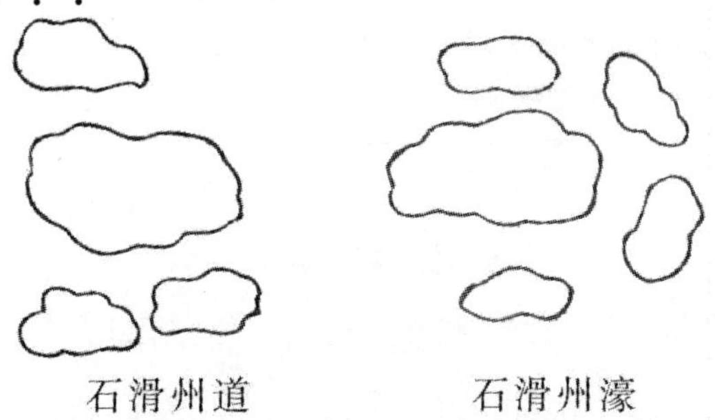

石滑州道　　石滑州濠

陶隐居云：滑石，色正白，《仙经》用之以为泥。又有冷石，小青黄，性并冷利，亦能熨油污衣物。今出湘州始安郡诸处。初取软如泥，久渐坚强，人多以作冢中明器物，并散热，人用之不正入方药。赭阳县先属南阳，汉哀帝置，明《本经》所注郡县，必是后汉时也。掖县属青州东莱，卷县属司州荥阳。

《唐本》注云：此石所在皆有。岭南始安出者白如凝脂，极软滑。其出掖县者，理粗质青白黑点，惟可为器，不堪入药。齐州南山神通寺南谷亦大有，色青白不佳，至于滑腻，犹胜掖县者。臣禹锡等谨按《药性论》云：滑石，臣。一名夕冷。能疗五淋，主难产。服其末，又木[④]与丹参、蜜猪脂为膏，入其月即空心酒下弹丸大，临产倍服，令滑胎易生，除烦热心躁，偏主石淋。

陈藏器云：按始安及掖县所出二石，形质既异，所用又殊。陶云不知今北方有之否。当陶之时，北方阻绝，不知之者，曷足怪焉。苏恭引为一物，深可嗟讶。其始安者，软滑而白，是滑石。东莱者硬涩而青，乃作器石也。

《南越志》云：膋[⑤]石城县出膋石，膋石即滑石也。土人以为烧器以烹鱼。

《日华子》云：滑石治乳痈，利津液。

《图经》曰：滑石生赭阳山谷，及泰山之阴，或掖北白山，或卷山。今道永、莱，濠州皆有之。此有二种，道永州出者，白滑如凝脂。《南越志》云：膋城县出膋石，膋石即滑石也。土人以为烧器，用以烹鱼是也。莱、濠州出者，理粗质青，有白黑点，亦谓之斑石。二种皆可作器用，甚精好。初出软烂如泥，久渐坚强，彼人皆就穴中，乘其软时制作，用力殊少，不然坚强费功。《本经》所载土地，皆是北方，而今医家所用，多是色白者，乃自南方来。又雷敩《炮炙方》滑石有五色，当用白色如方解石者。其绿色者性寒有毒，不入药。又云凡滑石似冰，白青色，画石上有白腻文者为真。如此说，则与今南中来者又皆相类，用之无疑矣。然雷敩虽名隋人，观其书，乃有言唐以后药名者，或是后人增损之欤？或云沂州出一种白滑石，甚佳，与《本经》所云泰山之阴相合。然彼土不取为药，故医人亦鲜知用之。今濠州医人所供青滑石，云性微寒，无毒。主心气涩滞。与《本经》大同小异。又《吴录地理志》及《大康地记》云郁林州布山县多虺，其毒杀人，有冷石可以解之，石色赤黑，味苦，屑之着疮中，并以切齿，立苏。一名切齿石。今人多用冷石作粉，治痱疮，或云即滑石也，但味之甘苦不同耳。按古方利小便，治淋涩，多单使滑石。又与石韦同捣末，饮服刀圭，更驶。又主石淋，发烦闷，取滑石十二分，研粉，分两服，以水和搅，令散，顿服之。烦热定，即停后服。未已，尽服必差。

雷公云：凡使，有多般，勿误使之。有白滑石绿滑石、乌滑石、冷滑石、黄滑石。其白滑石如方解石，色白，于石上画有白腻文，方使得。滑石绿者性寒，有毒，不入药中用。乌滑石似瑿[⑥]色，画石上有青白腻文，入用妙也。黄滑石色似金颗颗圆。画石上有青黑色者，勿用，杀人。冷滑石青苍色，画石上作白腻文，亦勿用。若滑石色似冰，白青色，画石上有白腻文者，真也。凡使先以刀刮研如粉，以牡丹皮同煮一伏时，出去牡丹皮，取滑石，却用东流水淘过，于日中晒干方用。

《圣惠方》治乳石发动，燥热烦渴不止：滑石半两，细研如粉，以水一中盏，绞如白饮，顿服之，未差再服。

又方：治妇人过忍小便，致胞转：滑石末，葱汤调下二钱匕。

又方：治膈上烦热多渴，通利九窍：滑石二两捣碎，以水三大盏，煎取二盏，去滓下粳米二合煮粥温温食之，效。

《外台秘要》：疗妊娠不得小便：滑石末水和泥脐下二寸。

《广利方》：气瘗关格不通，小便淋结，脐下妨闷兼痛：以滑石八分，研如面，以水五大合，和搅顿服。

《杨氏产乳》：疗小便不通：滑石末一升，以车前汁和涂脐四畔，方四寸，热即易之，冬月水和亦得。

《丹房镜源》：滑石能制雄雌黄为外匮。

《周礼》以滑养窍。注云：滑石也。凡诸物通利，往来似窍。

《衍义》曰：滑石，今谓之画石，以其软滑可写画，淋家多用。若暴得吐逆不下食，以生细末二钱匕，温水服，仍急以热面半盏押定。

现注：

①癃：下原有注音“音隆”二字。

②蕃：（fān 翻）与翻或番当地名时同。

③卷：下原有注音“羌权切”。

④木：原刻为“木”，恐系为末之误。因前面为“服其末”系指滑石末，接下如是“又末”亦应指滑石末，如是如原刻之“又木”则不知所指矣。

⑤膋：（liáo 辽）原意为脂肪。

⑥鷖：（yī 依）黑玉石。

按：滑石，为硅酸盐类，主要为硅酸镁［$Mg_3(Si_4O_{10})(OH)_2$］

综合本节条文滑石功能清热通乳，利水益精气。临床常用清热化湿。

时珍曰：滑石性滑利窍，其质又滑腻，故以名之。表画家用刷纸代粉，最白腻。

膋乃脂膏也，因以名县。脱乃肉无骨也。此物最滑腻，无硬者为良，故有诸名。时珍曰：滑石，广之桂林各邑及瑶峒中皆出之，即古之始安也。白、黑二种，功皆相似。山东蓬莱县桂府村所出者亦佳，故医方有桂府滑石，与桂林者同称也。今人亦以刻图书，不甚坚牢。滑石之根，为不灰木。滑石中有光明黄子，为石脑芝。

燥湿，分水道，实大肠，化食毒，行积滞，逐凝血，解燥渴，补脾胃，降心火，偏主石淋为要药（震亨）。

疗黄疸水肿脚气，吐血衄血，金疮血出，诸疮肿毒（时珍）。

好古曰：入足太阳经。滑能利窍，以通水道，为至燥之剂。猪苓汤用滑石、阿胶，同为滑剂以利水道；葱、豉、生姜同煎，去滓澄清以解利。淡味渗泄为阳，故解表利小便也。若小便自利者，不宜用。

时珍曰：滑石利窍，不独小便也。上能利毛腠之窍，下能利精溺之窍。盖甘淡之味，先入于胃渗走经络，游溢津气，上输于肺，下通膀胱。肺主皮毛，为水之上源。膀胱司津液，气化则能出。故滑石上能发表，下利水道，为荡热燥湿之剂。发表是荡上中之热，利水道是荡中下之热；发表是燥上中之湿，利水道是燥中下之湿。热散则三焦宁而表里和，湿去则阑门通而阴阳利。刘河间之用益元散，通治表里上下诸病，盖是此意，但未发出尔。

附方：新一十三。

益元散：又名天水散、太白散、六一散。解中暑伤寒疫疠，饥饱劳损，忧愁思虑，惊恐悲怒，传染并汗后遗热劳复诸疾。兼解两感伤寒，百药酒食邪热毒。治五劳七伤，一切虚损，内伤阴痿，惊悸健忘，痫瘛烦满，短气痰嗽，肌肉疼痛，腹胀闷痛，淋涩痛，服石石淋。疗身热呕吐泄泻，肠下痢赤白。除烦热，胸中积聚，寒热。止渴，消蓄水。妇人产后损液，血虚阴虚热甚，催生下乳。治吹乳乳痈，牙疮齿疳。此药大养脾肾之气，通九窍六腑，去留结，益精气，壮筋骨，和气，通经脉，消水谷，保真元，明耳目，安魂定魄，强志轻身，驻颜益寿，耐劳役饥渴，乃神验之仙药也。白滑石（水飞过）六两，粉甘草一两。为末。每服三钱，蜜少许，温水调下。实热，用新汲水下；解利用葱豉汤下；通乳，用猪肉面汤调下；催生，用香油浆下。凡难产或死胎不下，皆由风热燥涩，结滞紧敛，不能舒缓故也。此药力至，则结滞顿开而瘥矣。（刘河间《伤寒直格》）

女劳黄疸：日晡发热恶寒，小腹急，大便溏黑，额黑。滑石、石膏等分。研末。大麦汁服方寸匕，日三，小便大利愈。腹满者，难治。（《千金方》）

伤寒衄血：滑石末，饭丸梧子大。每服十丸，微嚼破，新水咽下，立止。汤晦叔云：鼻衄，乃当汗不汗所致。其血紫黑时，不以多少，不可止之。且服温和药，调其营卫；待血鲜时，急服此药止之也。（《本事方》）小便不通：滑石末一升，以车前汁和，涂脐之四畔，方四寸，干即易之。冬月水和。（杨氏《产乳》）

伏暑水泄：白龙丸：滑石（火过）一两，硫黄四钱。为末，面糊丸绿豆大。每用淡姜汤随大小服。（《普济方》）

伏暑吐泄：或吐，或泄，或疟，小便赤，烦渴。玉液散：用桂府滑石（烧）四两，藿香一钱，丁香一钱。为末，米汤服二钱。（《普济方》）

霍乱及疟：方同上。

痘疮狂乱：循衣摸床，大热引饮。用益元散，加朱砂二钱，冰片三分，麝香一分。每灯草汤下，二三服。（王氏《痘疹方》）风毒热疮，遍身出黄水。桂府滑石末敷之，次日愈。先以虎杖、豌豆、甘草等分。煎汤洗后，乃搽。（《普济方》）

阴下湿汗：滑石一两，石膏半两，枯白矾少许，研掺之。（《集简方》）

脚指缝烂：方同上。

杖疮肿痛：滑石、赤石脂、大黄等分，为末。茶汤洗净，贴。（赵氏《经验方》）

热毒怪病：目赤鼻胀，大喘，浑身出斑，毛发如铁，乃因中热，毒气结于下焦。用滑石、白矾各一两。为末，作一服。水三碗，煎减半，冷，不住饮之。（夏子益《奇疾方》）

石胆

味酸、辛，寒，有毒。主明目、目痛，金疮，诸痫痉[①]，女子阴蚀痛，石淋，寒热，崩中下血，诸邪毒气，令人有子，散癥积，咳逆上气，及鼠瘘恶疮。炼饵服之不老，久服增寿神仙。能化铁为铜，成金银。一名毕石，一名黑石，一名棋 石，一名铜勒。生羌道山谷，羌里句青山。二月庚子、辛丑日采。水英为之使，畏牡桂、菌桂、芫花、辛夷、白薇。

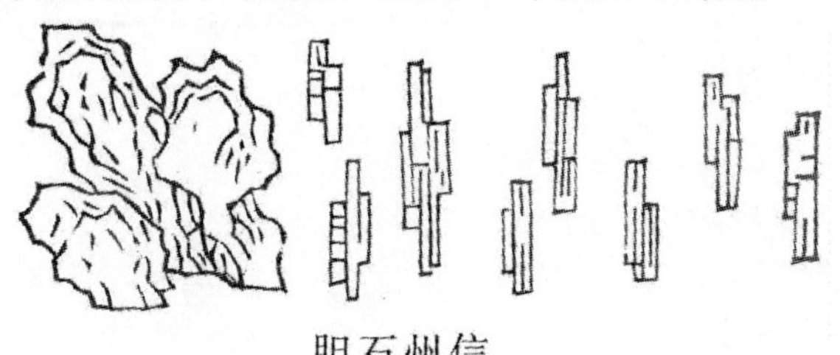

胆石州信

陶隐居云：《仙经》有用此处，俗方甚少，此药殆绝。今人时有采者，其色青绿，状如琉璃而有白文，易破折。梁州、信都无复有，俗用乃以青色矾石当[②]之，殊无仿佛。

《仙经》一名立制石。

《唐本》注云：此物出铜处有，形似曾青，兼绿相间，味极酸苦，磨铁作铜色，此是真者。陶云色似琉璃，此乃绛矾。比来亦用绛矾为石胆，又以醋揉青矾为之，并伪矣。真者出蒲州虞乡县东亭谷窟，及薛集窟中，有块如鸡卵者为真。

臣禹锡等谨按吴氏云：石胆，神农酸，小寒；季氏大寒；桐君辛，有毒；扁鹊苦，无毒。

《药性论》云：石胆，君，有大毒，破热毒，陆英为使。

《日华子》云：味酸涩，无毒。治蚛[③]牙，鼻内息肉。通透清亮，蒲州者为上也。

《图经》曰：石胆，生羌道山谷，羌里句青山，今惟信州铅山县有之。生于铜坑中，采得煎炼而成。又有自然生者，尤为珍贵，并深碧色。入吐风痰药用最快。二月庚子、辛丑日采。苏恭云：真者出蒲州虞乡县东亭谷窟，及薛集窟中，有块如鸡卵者为真。今南方医人多使之。又着其说云：石胆最上出蒲州，大者如拳，小者如桃栗，击之纵横解皆成叠文色青，见风久则绿，击破其中亦青也。其次出上饶曲江铜坑间者，粒细有廉棱如钗股米粒。《本草》注言：伪者以醋揉青矾为之。今不然，但取粗恶石胆合消石销溜而成。今块大色浅，浑浑无脉理，击之则碎无廉棱者是也。亦有挟石者，乃削取石胆床，溜造时投消汁中，及凝则相著也。

《唐本》余：下血赤白，面黄，女子脏寒。

《外台秘要》：疗齿痛及落尽：细研石胆，以人乳汁和如膏，擦所痛齿上或孔中，日三四度。止痛，复生齿百日后复故齿，每日以新汲水漱令净。

《梅师方》：治甲疽：以石胆一两，于火上烧令烟尽，碎研末敷疮上。不过四五度，立差。

《胜金方》：治一切毒：以胆子矾为末，用糯米糊丸如鸡头实大，以朱砂衣，常以朱砂养之，冷水化一丸，立差。

又方：治口疮，众疗不效：胆矾半两，入银埚子内，火煅通赤，置于地上，出火毒一夜，细研，每取少许敷疮上，吐酸水清涎甚者一，两上便差。

《谭氏小儿方》：治初中风瘫痪，一日内：细研胆矾如面，每使一字许，用温醋汤下，立吐出涎，渐轻。

《太清伏炼灵砂法》：石胆所出，嵩岳蒲州，禀灵石异气，形如瑟瑟。

《沈存中笔谈》：信州铅山有苦泉，流以为涧，挹其水熬之，则成胆矾，烹胆矾即成铜，熬胆矾铁釜久之亦化为铜。

现注：

①痉：原有注音“巨郢切”。

②当：原注“去声”二字。

③蚛：（zhòng 仲）虫咬。

按：石胆即胆矾，硫酸盐类矿物或含水硫酸铜［$CuSO_4 \cdot 5H_2O$］。

综合本节条文石胆功能明目定痛，化石通淋。临床作为涌吐药。

释名：胆矾(《纲目》)。时珍曰：胆以色味命名，俗因其似矾，呼为胆矾。时珍曰：石胆出蒲州山穴中，鸭嘴色者为上，俗呼胆矾；出羌里者，色少黑次之；信州又次之。此物乃生于石，其经煎炼者，即多伪也。但以火烧之成汁者，必伪也。涂于铁及铜上烧之红者，真也。又以铜器盛水，投少许入中，及不青碧，数日不异者，真也。《玉洞要诀》云：石胆，阳石也。出嵩岳及蒲州中条山。禀灵石异气，形如瑟瑟，其性流通，精感入石，能化五金，变化无穷。沈括《笔谈》载：铅山有苦泉，流为涧，挹水熬之，则成胆矾。所熬之釜，久亦化为铜也。此乃煎熬作伪，非真石胆也，不可入药。

时珍曰：石胆气寒，味酸而辛，入少阳胆经。其性收敛上行，能涌风热痰涎，发散风木相火，又能杀虫，故治咽喉口齿疮毒，有奇功也。周密《齐东野语》云：密过南浦，有老医授治喉痹极速垂死方，用真鸭嘴胆矾末，醋调灌之，大吐胶痰数升，即瘥。临汀一老兵妻苦此，绝水粒三日矣，如法用之即瘥。屡用无不立验，神方也。又周必大《阴德录》云：治蛊胀及水肿秘方，有用蒲州、信州胆矾明亮如翠琉璃似鸭嘴者，米醋煮以君臣之药，服之，胜于铁砂、铁蛾。盖胆矾乃铜之精液，味辛酸，入肝胆制脾鬼故也。安城魏清臣肿科黑丸子，消肿甚妙，不传，即用此者。

附方：新一十五。

女人头运：天地转动，名曰心眩，非血风也。胆子矾一两。细研，用胡饼剂子一个，按平一指浓，以篦子勒成骰子，大块勿界断，于瓦上焙干。每服一骰子，为末，灯心竹茹汤调下。（许学士《本事方》）

喉痹喉风：二圣散：用鸭嘴胆矾二钱半，白僵蚕（炒）五钱。研。每以少许吹之，吐涎。

（《济生方》）走马牙疳：北枣一枚（去核），入鸭觜胆矾。纸包赤，出火毒，研末敷之，追涎。（杨起《简便方》）

小儿齿疳：鸭觜胆矾一钱（匙上红），麝香少许。研匀。敷齿上，立效。（《活幼口议》）

小儿鼻疳：蚀烂。胆矾烧烟尽，研末。掺之，一二日愈。（《集简方》）

风眼赤烂：胆矾三钱。烧研。泡汤日洗。（《明目经验方》）

百虫入耳：胆矾末，和醋灌之，即出。（《千金方》）

疯犬咬毒：胆矾末敷之，立愈。（《济急方》）

一切诸毒：胆子矾末，糯米糊丸如鸡头子大，以朱砂为衣，仍以朱砂养之。冷水化一丸服，立愈。（《胜金方》）

挑生蛊毒：胸口痛者。胆矾二钱，茶清泡服，即吐出。（《岭南卫生方》）

腋下狐臭：胆矾半生半熟，入腻粉少许，为末。每用半钱，以自然姜汁调涂，十分热痛乃止。数日一用，以愈为度。（黎居士《简易方》）

赤白癜风：胆矾、牡蛎粉各半两。生研，醋调，摩之。（《圣济录》）

痔疮热肿：鸭觜青胆矾研，蜜水调敷，可以消脱。（《直指方》）

肿毒不破：胆矾、雀屎各少许。点之。（《直指方》）

杨梅毒疮：醋调胆矾末搽之。痛甚者，加乳香、没药。出恶水，一二上即干。又方：胆矾、白矾、水银各三钱半。研不见星，入香油、津唾各少许，和匀。坐帐内，取药涂两足心，以两手心对足心摩擦，良久再涂再擦，尽即卧。汗出，或大便去垢，口出秽涎为验。每一次，强者用四钱，弱者二钱，连用三日。外服疏风散，并澡洗。（《刘氏经验方》）

空　青

味甘、酸，寒、大寒，无毒。主青盲，耳聋，明目，利九窍，通血脉，养精神，益肝气，疗目赤痛，去肤翳，止泪，出利水道，下乳汁，通关节，破坚积。久服轻身，延年不老，令人不忘，志高神仙。能化铜、铁、铅、锡作金。生益州山谷及越巂[①]山有铜处。铜精熏则生空青，其腹中空。三月中旬采，亦无时。

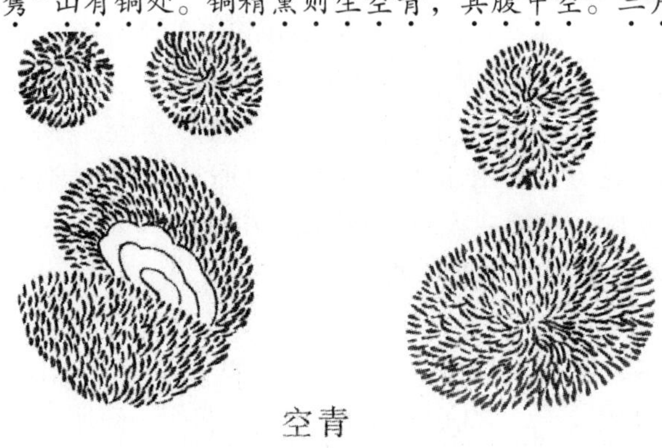

空青

陶隐居云：越巂属益州。今出铜官者色最鲜深，出始兴者弗如，益州诸郡无复有，恐久不采之故也。凉州西平郡有空青山，亦甚多。今空青但圆实如铁珠，无空腹者，皆凿土石中取之。又以合丹，成则化铅为金矣。诸石药中，惟此最贵。医方乃稀用之，而多充画色，殊为可惜。

《唐本》注云：此物出铜处有，乃兼诸青，但空青为难得。今出蔚州、兰州、宣州、梓州，宣州者最好，块段细，时有腹中空者。蔚州、兰州者片块大，色极深，无空腹者。

今注[②]：今出饶，信等州者亦好。

臣禹锡等谨按《范子计然》云：空青出巴郡，白青、曾青出新淦。

青色者善。

《药性论》云：空青君，畏菟丝子。能治头风，镇肝，瞳人破者再得见物。

萧炳云：腹中空，如杨梅者胜。

《日华子》云：空青大者如鸡子，小者如相思子，其青厚如荔枝，壳内有浆，酸甜，能点多年青盲内障，翳膜，养精神，其壳又可摩翳也。

《图经》曰：空青生益州山谷及越巂山有铜处，铜精熏则生空青，今信州亦时有之，状若杨梅，故别名杨梅青。其腹中空，破之有浆者绝难得。亦有大者如鸡子，小者如豆子，三月中旬采，亦无时。古方虽稀用，而今治眼翳障，为最要之物。又曾青所出与此同山，疗体颇相似，而色理亦无异，但其形累累如连珠相缀，今极难得。又有白青，出豫章山谷，亦似空青，圆如铁珠，色白而腹不空，亦谓之碧青，以其研之色碧也，亦谓之鱼目青，以其形似鱼目也。无空青时亦可用，今不复见之。

《千金方》：治眼睆[③]不明，以空青少许，渍露一宿，以水点之。

又方：治口㖞不正。取空青一豆许，含之即效。《肘后方》治卒中风，手臂不仁，口㖞僻。取空青末一豆许，著口中，渐入咽即愈。

《衍义》曰：空青，功长于治眼。仁庙朝，尝诏御药院，须中空有水者，将赐近戚，久而方得其杨梅青，治翳极有功。中亦或有水者，其用与空青同，弟[④]有优劣耳。今信州穴山而取，世谓之杨梅青，极难得。

现注：

①嶲：（xī 西）越嶲山在四川，今改为越西。

②今注：《开宝本草》所注为今注。

③睆：（huāng 荒）目不明。

④弟：此处意为但是。

按：空青为碳酸盐类蓝铜矿或球形或中空者［$2CuCO_3 \cdot Cu(OH)_2$］。

综合本节所述功能明目聪耳，通脉养神益肝。临床偶以铜绿入丸散治肝疾或眼目疾有效。

释名：杨梅青。时珍曰：空言质，青言色，杨梅言似也。

时珍曰：张果《玉洞要诀》云：空青似杨梅，受赤金之精，甲乙阴灵之气，近泉而生，久而含润。新从坎中出，钻破中有水，久即干，如珠，金星灿灿。《庚辛玉册》云：空青，阴石也。产上饶，似钟乳者佳，大片含紫色，有光采。次出蜀严道及北代山，生金坎中，生生不已，故青为之丹。有如拳大及卵形者，中空有水如油，治盲立效。出铜坑者亦佳，堪画。

又有杨梅青、石青，皆是一体，而气有精粗。点化以曾青为上，空青次之，杨梅青又次之。

《造化指南》云：铜得紫阳之气而生绿，绿二百年而生石绿，铜始生其中焉。曾、空二青，则石绿之得道者，均谓之矿。又二百年得青阳之气，化为石。观此诸说，则空青有金坑、铜坑二种，或大如拳卵，小如豆粒，或成片块，或若杨梅，虽有精粗之异，皆以有浆为上，不空无浆者为下也。方家以药涂铜物生青，刮下伪作空青者，终是铜青，非石绿之得道者也。

中风口不正，以豆许含咽，甚效（时珍，出《范汪方》）

保升曰：空青法木，故色青而主肝。

时珍曰：东方甲乙，是生肝胆，其气之清者为肝血，其精英为胆汁。开窍于目，血，五脏之英，皆因而注之，为神。胆汁充则目明，汁减则目昏。铜亦青阳之气所生，其气之清者为绿，犹肝血也；其精英为空青之浆，犹胆汁也。其为治目神药，盖亦以类相感应耳。石中空者，埋土中三五日，自有浆水。

附方：新三。

黑翳覆瞳：空青、矾石（烧）各一两，贝子四枚。研细，日点。（《圣济录》）

肤翳昏暗：空青二钱，蕤仁（去皮）一两，片脑三钱。细研，日点。（《圣济录》）

一切目疾：雀目、赤目、青盲、内外障翳、风眼用此，觉目中凉冷为验。杨梅青（洗净）、胡黄连（洗）各二钱半，槐芽（日未出时勿语采之，入青竹筒内，垂于天、月二德方，候干，勿见鸡犬，为末）一钱半。共末，入龙脑一字密收。每卧时，漱口仰头，吹一字入两鼻内便睡，隔夜便明。（《圣济录》）

曾　　青

味酸，小寒，无毒。主目痛，止泪出，风痹，利关节，通九窍，破癥坚积聚，养肝胆，除寒热，杀白虫，疗头风，脑中寒，止烦渴，补不足，盛阴气，久服轻身不老。能化金铜。生蜀中山谷及越巂，采无时。畏菟丝子。

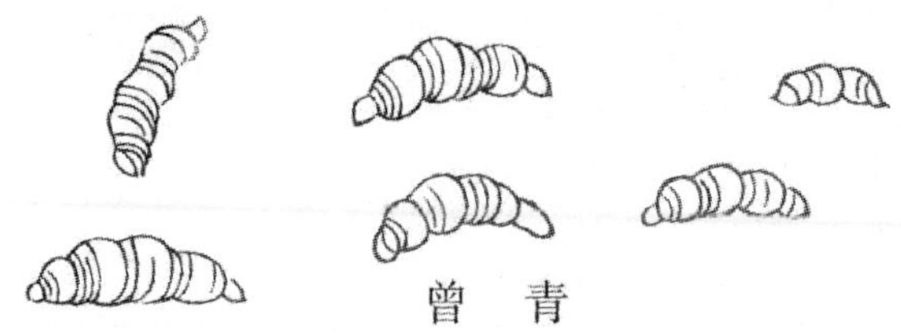
曾 青

陶隐居云：此说与空青同山，疗体亦相似。今铜官更无曾青，惟出始兴。形累累如黄连相缀，色理小类空青，甚难得而贵。《仙经》少用之。化金之法，事同空青。

《唐本》注云：曾青出蔚州，鄂州，蔚州者好，其次鄂州，余州并不任用。

《图经》云：文附空青条下。

雷公云：凡使，勿用夹石及铜青，若修事一两，要紫背天葵、甘草、青芝草三件，干湿各一镒，并细锉，放于一瓷埚内，曾青于中，以东流水二镒，并诸药等，缓缓煮之五昼夜，勿令水火失，时足取出，以东流水浴过，却入乳钵中，研如粉用。

《丹房镜源》：曾青结汞制丹砂，金气之所生。

《宝藏论》：曾青若住火成膏者，可立制汞成银，转得八石。

《青霞子》：爽神气。

按：曾青为碳酸盐类蓝铜矿石成层状者，成分 $2CuCO_3 \cdot Cu(OH_2)$。

综合本节所述曾青功能为明目散痹破癥养肝止渴。临床有用铜绿入丸散或外洗眼疾，入丸散疗肝及眼疾有效。

释名：时珍曰：曾，音层。其青层层而生，故名。或云其生从实至空，从空至层，故曰曾青也。

时珍曰：但出铜处，年古即生。形如黄连相缀，又如蚯蚓屎，方棱，色深如波斯青黛，层层而生，打之如金声者为真。《造化指南》云：层青生铜矿中，乃石绿之得道者。肌肤得东方正色，可以合炼大丹，点化与三黄齐驱。《衡山记》云：山有层青冈，出层青，可合仙药。

禹余粮

味甘，寒、平，无毒。主咳逆，寒热，烦满，下赤白，血闭癥瘕，大热，疗小腹痛结，烦疼。炼饵服之，不饥轻身延年。一名白余粮。生东海池泽及山岛中或池泽中。

陶隐居云：今多出东阳，形如鹅鸭卵，外有壳，重叠中有黄细末如蒲黄，无砂者为佳。近年茅山凿地，大得之，极精好，乃有紫华靡靡。《仙经》服食用之。南人又呼平泽中有一种藤叶如菝葜，根作块，有节似菝葜而色赤，根形似薯蓣，谓为禹余粮。言昔禹行山乏食，采此以充粮，而弃其余此云白余粮也。生池泽，复有仿佛，或疑今石者，即是太一也。张华云：地多蓼者，必有余粮，今庐江间便是也。适有人于铜官采空青，于石坎大得黄赤色石，极似今之余粮，而色过赤好，疑此是太一也。彼人呼为雌黄，试涂物，正如雄黄色尔。

唐本注云：陶云黄赤色石，疑是太一。既无壳裹，未是余粮，疑谓太一，殊非的称。

臣禹锡等谨按《药性论》云：禹余粮，君，味咸。主治崩中。肖炳云：牡丹为使。

《日华子》云：治邪气及骨节疼，四肢不仁，痔瘘等疾。久服耐寒暑。又名太一余粮。

《图经》曰：禹余粮，生东海池泽及山岛中，或池泽中，今惟泽，潞州有之。

旧说形如鹅鸭卵，外有壳重叠，中有黄细末如蒲黄。今图上者，全是山石之形，都不作卵状，与旧说小异。采无时。《本经》又有太一余粮。谨按陶隐居《登真隐诀》载长生四镇丸云：太一禹余粮，定六腑，镇五脏。注云：按《本草》有太一余粮、禹余粮两种。治体犹同。而今世惟有禹余粮，不复识太一，此方所用遂合其二名，莫辨何者的是。而后小镇，直云禹余粮，便当用之耳。禹余粮，多出东阳山岸间，茅山甚有好者，状如牛黄，重重甲错，其佳处乃紫色泯泯如面，啮之无复磣。虽然用之，宜细研以水洮取汁澄之，勿令有沙土也。而苏恭亦云：太一余粮与禹余粮本一物，而以精粗为别，故一名太一禹余粮，其壳若瓷，次在壳中未凝结者，犹是黄水，久凝乃有数色，或青，或白，或赤，或黄，年多渐变紫色，自赤及紫，俱名太一，其诸色通谓之余粮也。今医家但用余粮，亦不能如此细分别耳。张仲景治伤寒下痢不止，心下痞硬，利在下焦者，赤石脂禹余粮汤主之；赤石脂、禹余粮各一斤，并碎之，以水六升，煮取二升，去滓分再服。又按张华《博物志》曰：扶海洲上有草焉，名曰蒒[①]草，其实食之如大麦，从七月稔熟，民敛至冬乃讫名自然谷，亦曰禹余粮。今药中有禹余稂者，世传昔禹治水弃其所余食于江中，而为药也。然则草与此异物而同名也，其云弃之江中而为药，乃与生海池泽者同种乎。

《经验方》治产后烦躁：禹余粮一枚，状如酸馂[②]，入地埋一半，四面紧筑，用碳一秤，发顶火一斤煅，去火三分耗二为度，用湿砂土罨一宿，方取打去外面一重，只使里内，细研水淘，澄五七度，将纸淋干，再研数千遍。患者用甘草煎汤，调二钱匕，只一服立效。

《胜金方》治妇人带下，白下：即禹余粮一两，干姜等分。赤下；禹余粮一两，干姜半两，右件禹余粮用醋淬，捣研细为末，空心温酒调下二钱匕。

《别说》云：谨案越州会稽山中，见出一种甚良。彼人云昔大禹会稽于此地，余粮者，本为此尔。

现注：

①蒒：（shī 师）谷类。

②馂：（lián 连）小吃。

按：禹余粮主要为沼铁矿，由含铁矿物氧化分解而成，主要成分为 $Fe_2O_3 \cdot 3H_2O$。临床常用为涩肠止泻药，亦可用于贫血。

释名：时珍曰：石中有细粉如面，故曰余粮，俗呼为太一禹余粮。见太一下。

时珍曰：禹余粮乃石中黄粉，生于池泽；其生山谷者，为太一余粮。本衣冠文物白。陶引藤生禹余粮，苏引草生禹余粮，虽名同而实不同，殊为迂远。详太一余粮下。

催生，固大肠（时珍）。

成无己曰：重可去怯，禹余粮之重，为镇固之剂。

时珍曰：禹余粮，手足阳明血分重剂也。其性涩，故主下焦前后诸病。李知先诗曰：

下焦有病患难会，须用余粮、赤石脂。《抱朴子》云：禹余粮丸日再服，三日后令人多气力，负担远行，身轻不极。其方药多不录

附方：新六。

大肠咳嗽：咳则遗矢者，赤石脂禹余粮汤主之。方同下。(《洁古家珍》)

冷劳肠泄：不止，神效太一丹：禹余粮四两（火醋淬），乌头一两（冷水浸一夜，去皮、脐，焙）。为末，醋糊丸梧子大。每食前温水下五丸。(《圣惠方》)

崩中漏下：青黄赤白，使人无子。禹余粮（研）、赤石脂（研）、牡蛎（研）、乌贼骨、伏龙肝（炒）、桂心等分。为末。温酒服方寸匕，日二服。忌葱、蒜。(张文仲《备急方》)

胃肠气痛：妇人小腹痛：禹余粮为末。每米饮服二钱，日二服，极效。(《卫生易简方》)

身面瘢痕：禹余粮、半夏等分。为末，鸡子黄和敷。先以布拭干，勿见风，日三。十日，十年者亦灭。(《圣济录》)

大风疠疾：眉发堕落，遍身顽痹。禹余粮二斤，白矾一斤，青盐一斤。为末。罐子固济，炭火一秤之，从辰至戌。候冷研粉，埋土中，三日取出。每一两，入九蒸九曝炒熟胡麻末三两。每服二钱，荆芥茶下，日二服。(《圣惠方》)

太一余粮

味甘，平，无毒。主咳逆上气，癥瘕血闭，漏下，除邪气，肢节不利，大饱绝力，身重。久服耐寒暑，不饥轻身，飞行千里，神仙。一名石脑。生太山山谷。九月采。杜仲为之使，畏贝母、昌蒲、铁落。

陶隐居云：今人惟总呼为太一禹余粮，自专是禹余粮尔，无复识太一者，然疗体亦相似，《仙经》多用之，四镇丸亦总名太一禹余粮。

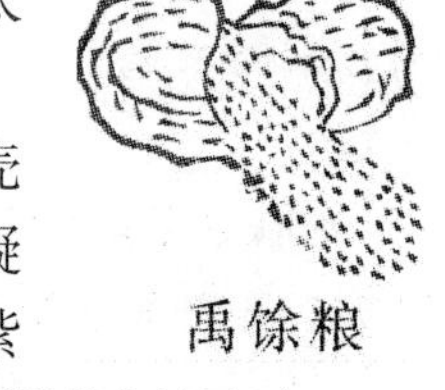
禹馀粮

《唐本》注云：太一余粮，及禹余粮，一物而以精粗为名尔。其壳若瓷，方圆不定，初在壳中，未凝结者，犹是黄水，名石中黄子。久凝乃有数色，或青，或白，或赤，或黄，年多变赤，因赤渐紫。自赤及紫俱名太一，其诸色通谓余粮。今太山不见采得者，会稽、王屋、泽、潞州诸山皆有之。

臣禹锡等谨按吴氏：太一禹余粮，一名禹哀。神农、岐伯、雷公：甘平。季氏小寒，扁鹊甘无毒。生太山上，有甲，甲中有白，白中有黄，如鸡子黄色。

九月采，或无时。

《图经》：文已具禹余粮条下。

陈藏器云：苏云禹余粮及太一禹余粮，皆以精粗为名；余粮中黄子，年多变赤，从赤入紫。俱名太一余粮。杂色者即禹余粮。案苏恭此谈，直以紫色为名，都无按据，且太一者，道之宗源，太者大也，一者道也，大道之师，即禹之理化神君，禹之师也。师常服之，故有太一之名，兼服混然。张司空云：还魂石中黄子，鬼物禽兽守之，不可妄得，即其神物也。会稽有地名蓼，出余粮，土人掘之，以物请买，所请有数，依数必得，不可妄求，此犹有神，岂非太一也。

雷公云：凡使，勿误用石中黄，并卵石黄，此二名石。真似禹余粮也。其石中黄，向里赤黑黄，味淡微跙[①]；卵石黄味酸。个个如卵，内有子一块，不堪用也。若误饵之，令

人肠干。太一禹余粮，看即如石，轻敲便碎，可如粉也。兼重重如叶子雌黄，此能益脾，安脏气。凡修事四两，先用黑豆五合，黄精五合，水二斗，煮取五升，置于瓷埚中，下禹余粮，著火煮，旋添汁尽为度。其药气自然香如新米，捣了，又研一万杵方用。

现注：

①跙：(jū 居)，偏。

按：《图经》云：太一余粮与禹余粮为一物，而以精粗为别。现在未见单有此药名。

时珍曰：按《别录》言：禹余粮生东海池泽及山岛，太一余粮生泰山山谷，石中黄出余粮处有之，乃壳中未成余粮黄浊水也。据此则三者一物也。生于池泽者，为禹余粮；生于山谷者，为太一余粮；其中水黄浊者，为石中黄水；其凝结如粉者，为余粮；凝干如石者，为石中黄。其说本明，而注者臆度，反致义晦。晋宋以来，不分山谷、池泽所产，故通呼为太一禹余粮。而苏恭复以紫赤色者为太一，诸色为禹余粮。皆由未加详究本文也。寇宗及医方乃用石壳为禹余粮，殊不察未成余粮黄浊水之文也。其壳粗顽不入药。《庚辛玉册》云：太一禹余粮，阴石也，所在有之。片片层叠，深紫色。中有黄土，名曰石黄。其性最热，冬月有余粮处，其雪先消。《云林石谱》云：鼎州祈阁山出石，石中有黄土，目之为太一余粮。色紫黑，块大小圆扁，外多粘缀碎石，涤去黄土，即空虚可贮水为砚。《丹房镜源》云：五色余粮及石中黄，皆可干汞，出金色。

时珍曰：禹余粮、太一余粮、石中黄水，性味功用皆同，但入药有精粗之等尔。故服食家以黄水为上，太一次之，禹余粮又次之。《列仙传》言：巴戎赤斧上华山，饵禹余粮，即此。

白石英

味甘，辛，微温，无毒。主消渴，阴痿不足，咳逆，胸膈间久寒，益气，除风湿痹，疗肺痿，下气，利小便，补五脏，通日月光。久服轻身长年，耐寒热。生华阴山谷，及太山。大如指，长二三寸，六面如削，白澈有光。

其黄端白棱名黄石英；赤端名赤石英，青端名青石英，黑端名黑石英。二月采，亦无时。恶马目毒公。

陶隐居云：今医家用新安所出，极细长白澈者，寿阳八公山多大者，不正用之。《仙经》大小并有用，惟须精白无瑕杂者。如此说则大者为佳。其四色英，今不复用。

《唐本》注云：白石英所在皆有，今泽州、虢州，洛州山中俱出，虢州者大径三四寸，长五六寸。今通以泽州者为胜也。

臣禹锡等谨按吴氏云：白石英，神农甘。岐伯、黄帝、雷公扁鹊无毒。生太山，形如紫石英。白泽，长者二三寸。采无时。

又云：青石英如白石英，青端赤后者是。赤石英，赤端白后者是。赤泽有光，味苦。补心气。黄石英，黄色如金在端者是。黑石英，黑泽有光。

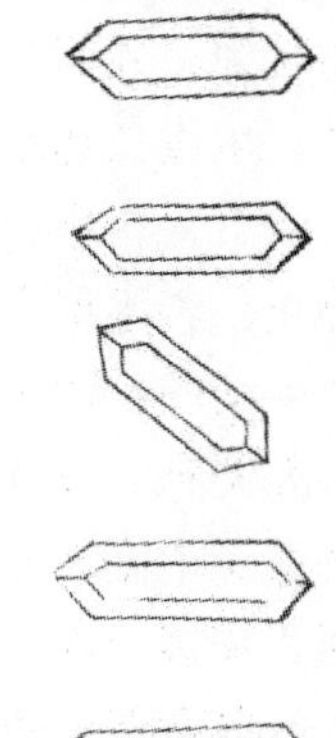
泽州白石英

《药性论》云：白石英，君。能治肺痈吐脓，治嗽逆上气，黄疸。

《日华子》云：五色石英，平。治心腹邪气，女人心腹痛，镇心疗胃冷气，益毛发，悦颜色，治惊悸，安魂定魄，壮阳道，下乳。通亮者为上，其补益随脏色而治；青者治肝，赤者治心，黄者治皮肤；白者治肺；黑者治肾。

《图经》曰：白石英，生华阴山谷，及泰山。陶隐居以新安出者佳。苏恭以泽州者为胜，今亦泽州出焉。大抵长而白泽明澈有光，六面如削者可用。长五六寸者弥佳。其黄色如金在端者名黄石英；赤端白后者名赤石英；青端赤后者名青石英；黑泽而有光者名黑石英，二月采，亦云无时。古人服食惟白石英为重，紫石英但入五石散，其黄、赤、青、黑四种，《本经》虽有名，而方家都不见用者。故《乳石论》以钟乳为乳，以白石英为石，是六英之贵者，惟白石也。又曰：乳者阳中之阴；石者阴中之阳，故阳生十一月后甲子服乳；阴生五月后甲子服石。然而相反畏恶动则为害不浅。故乳石之发，方治虽多，而罕有能济者，诚不可轻饵也。

《圣惠方》：治腹坚胀满，号石水方：用白石英十两，捶如大豆大，以瓷瓶盛，用好酒二斗，浸以泥，重封瓶口，将马粪及糠火烧之，长令酒小沸，从卯至午即住火，候次日暖一中盏饮，日可三度，如吃酒少，随性饮之。其白石英，可更一度烧之。

《简要济众方》：治心藏不安，惊悸善忘，上鬲风热，化痰：白石英一两，朱砂一两，同研为散，每服半钱，食后夜卧，金银汤调下。

《衍义》曰：白石英，状如紫石英，但差大而六棱，白色如水精，紫、白二石英当攻疾，可暂煮汁用，未闻久服之益。张仲景之意，只令吹咀，不为细末者，岂无意焉！其久服，更宜详审。

按：白石英为氧化物类矿石，主要为二氧化硅 SiO_2，综合本节所述白石英功能止渴起阴除痹利肺。临床用止血益肺及消渴病。

释名：时珍曰：徐锴云：英，亦作瑛，玉光也。今五种石英，皆石之似玉而有光莹者。

时珍曰：泽州有英鸡，食石英，性最补。见禽部。实大肠。（好古）

时珍曰：白石英，手太阴、阳明气分药也，治痿痹肺痈枯燥之病。但系石类，只可暂用，不宜久服。

附方：新八。

服石英法：白石英一斤，打成豆大，于砂盆中和粗砂，着水二三千下，洗净又，仍安柳箕中，入蒿叶少许，同水熟至光净，即以绵袋盛，悬门上。每日未梳前，以水或酒吞七粒，用饭二匙压下小腹。一切秽恶、白酒、牛肉，石家所忌者，皆不忌。久则新石推出陈石，石常在小腹内温暖，则气息调和，经脉通达，腰肾坚强，百病自除。石若得力，一斤即止；若不得力，十斤亦须服。此物光滑，既无浮碎着人肠胃作疮，又无石气发作诸病也。又法：泽州白石英，光净无点翳者，打小豆大，去细者，水淘净，袋盛，悬铛内，清水五大升，煮汁一升，澄清，平早服。以汁煮粥更佳。服后饮酒三二杯，可行百步。一袋可煮二十度。如无力，以布裹埋南墙下三尺土内，百日又堪用也。石煮猪肉法：白石英一两，袋盛，水三斗，煮四升；猪肉一斤，同葱、椒、盐、豉煮，以汁做羹食。石蒸羊肉法：白石英三两，打作小块，精羊肉一斤包之，荷叶裹之，于一石米饭中蒸熟，取出去石，切肉，和葱、椒作小馄饨，煮熟。每旦空腹冷浆水吞一百个，后以冷饭压之。百无所忌，永不发动。石煮牛乳法：白石英五两，捣碎密绢盛，以牛乳三升，酒三升，同煎至四升，去石，以瓶收之。每食前暖服三合。治虚损劳瘦，皮燥阴痿，脚弱烦疼。石饲牛法：

白石英三斤，捣筛。取十岁以上生犊牛一只，每日和豆与食，经七日，即可收乳。每旦热服一升，余者作粥食。百无所忌。润养脏腑，悦泽肌肉，令人体健。凡服石并忌芥菜、蔓菁、芜荑、葵菜、荠，宜食冬瓜、龙葵，压石气。（孙真人《千金翼》）

风虚冷痹：诸阳不足，及肾虚耳聋，益精保神。白石英三两，坩埚内火酒淬三次，入瓶中密封，勿泄气。每早温服，以少饭压之。一法：磁石（火醋淬五次）、白石英各五两，绢袋盛，浸一升酒中五六日，温服。将尽，更添酒。（《千金翼》）

紫石英

味甘、辛，温，无毒。主心腹，咳逆邪气，补不足，女子风寒在子宫，绝孕十年无子。疗上气，心腹痛，寒热邪气，结气，补心气不足，定惊悸，安魂魄，填下焦，止消渴，除胃中久寒，散痈肿，令人悦泽。久服温中，轻身延年。生太山山谷。采无时。长石为之使，得茯苓、人参、芍药共疗心中结气，得天雄、菖蒲共疗霍乱，畏扁青、附子，不欲鮀甲、黄连、麦句姜。

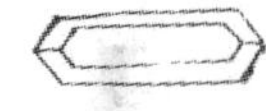
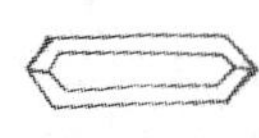
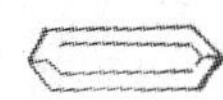
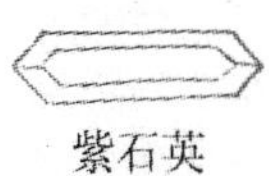
紫石英

陶隐居云：今第一用大山石，色重澈，下有根；次出零山，亦好；又有南城石，无根；又有青绵石，色亦重黑，不明澈；又有林邑石，腹里必有一物如眼；吴兴石，四面纔有紫色无光泽；会稽诸暨石，形色如石榴子。先时并杂用。今丸散家采择，惟太山最胜，余处者，可作丸酒饵。《仙经》不正用，而为俗方所重也。

臣禹锡等谨按吴氏云：紫石英，神农、扁鹊味甘平，季氏大寒，雷公大温，岐伯甘，无毒。生太山或会稽，采无时。欲令如削，紫色达头，如樗[①]蒲者。

《药性论》云：紫石英，君。女人服之有子，主养肺气，治惊痫，蚀脓，虚而惊悸不安，加而用之。

《岭南录异》云：陇州山中，多紫石英，其色淡紫，其实莹澈，随其大小皆五棱，两头如箭镞，煮水饮之，暖而无毒。比北中白石英，其力倍矣。

《日华子》云：紫石英，治痈肿毒等，醋淬捣为末，生姜、米醋煎，敷之，摩亦得。

《图经》曰：紫石英，生泰山山谷，今岭南及会稽山中亦有之。谨按《吴普本草》云：紫石英，生泰山及会稽，欲令如削，紫色达头如樗蒲者。陶隐居云：泰山石色重澈，下有根，最佳。会稽石，形色如石榴子，最下。先时并杂用，今惟用泰山石，余处者，可作丸酒饵。又按《岭表录异》云：今陇州山中多紫石英，其色淡紫，其实莹澈，随其大小皆五棱，两头如箭镞。煮水饮之，暖而无毒，比北中白石英，其力倍矣。然则泰山、会稽岭南紫石英用之亦久。《乳石论》无单服紫石者，惟五石散则通用之，张文仲有镇心单服紫石煮水法，胡洽及《千金方》则多杂诸药同用，今方家用者，惟治疗妇人，及治心病药时有使者。

《圣惠方》：补虚劳，止惊悸，令人能食：紫石英五两，打碎如米豆大，水淘一遍，以水一斗，煮取二升，去滓澄清，细细服，或煮粥羹食亦得，服尽更煎之。

《青霞子》：紫石英，轻身充肌。

《衍义》曰：紫石英，明澈如水精，其色紫而不匀。张仲景治风热瘈疭及惊痫瘈疭，风引汤：紫石英、白石英、寒水石，石膏、干姜、大黄、龙齿、牡蛎、甘草、滑石等分，混合㕮咀，以水一升煎，去三分，食后量多少温呷，不用滓，服之无不效者。

现注：

①摴：（chū 初）摴蒱，古代博戏。

按：紫石英为卤化物萤石矿石，主要为氟化钙 CaF_2，综合本节所述紫石英功能止咳，暖宫赞育，定惊止渴。临床用于妇科疾病效果好。

时珍曰：凡入丸散，扩火醋淬七次，碾末水飞过，晒干入药

时珍曰：服食紫石英，乍寒乍热者，饮酒良。

时珍曰：紫石英，手少阴、足缺阴血分药也。上能镇心，重以去怯也。下能益肝，湿以去枯也。心生血，肝藏血，其性暖而补，故心神不安，肝血不足，及女子血海虚寒不孕者宜之。《别录》言其补心气，甄权言其养肺者，殊昧气阳血阴营卫之别。惟《本经》所言诸证，甚得此理。

五色五脂

青石、赤石，黄石、白石、黑石脂等，味甘，平。主黄疸，泄痢肠澼、脓血，阴蚀，下血赤白，邪气，痈肿，疽痔恶疮，头疡疥瘙，久服补髓益气，肥健不饥，轻身延年。五石脂各随五色补五脏。生南山之阳，山谷中。

臣禹锡等谨按《蜀本》云：今义阳山甚有之，一本南阳山谷中也。

现按：此条为《本经》文，应有《别录》注文及陶注文。《别录》注文在下面赤、黄、白三石脂下，陶注文在黑石脂下。本节为综述五种石脂，综述五色石脂功能利胆退黄，止血消痈补髓，临床除赤石脂外，其他石脂现在不单列出，可能混在赤石脂中。因赤石脂中所含氧化铁、氧化锰多少而成青、黄、褐等色。

释名：时珍曰：膏之凝者，曰脂。此物性粘，固济炉鼎甚良，盖兼体用而言也。

时珍曰：亦有火煅水飞者。

青石脂

味酸，平，无毒。主养肝胆气，明目，疗黄疸，泄痢肠澼，女子带下百病，及疽痔恶疮。久服补髓益气，不饥延年。生齐区山及海崖。采无时。

《别说》云：谨按《唐注》云：出苏州余杭山，今不采。而苏州今乃见贡赤、白二种，然入药不甚佳，唯延州山中所出最良，揭两石中取之。延州每以蕃寇围城，苦无水，乃撅地深广三五丈，以石脂密固贮水，得经时久不渗漏，宜以此为良。

按：现药材中无青石脂之名，综合功能养肝明目止带。

赤石脂

味甘，酸、辛，大温，无毒。主养心气，明目益精，疗腹痛，泄澼，下痢赤白，小便利及痈疽疮痔，女子崩中漏下，产难，胞衣不出。久服补髓，好颜色，益智不饥，轻身延年。生济南、射阳，及太山之阴。采无时。恶大黄，畏芫花。

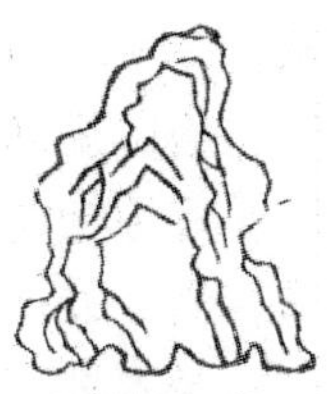
潞州赤石脂

《唐本》注云：此石济南太山不闻出者，今虢州卢氏县，泽州陵川县，及慈州吕乡县并有，色理鲜腻，宜州诸山亦有此，五石脂中，又有石骨，似骨如玉坚润，服之力胜钟乳。

臣禹锡等谨按《药性论》云：赤石脂，君，恶松脂，补五脏虚乏。

《图经》曰：赤石脂，生济南、射阳及泰山之阴。苏恭云：济南泰山不闻出者，惟虢州卢氏县，泽州陵川县，慈州吕乡县并有，及宜州诸山亦出，今出潞州，以色理鲜腻者为胜，采无时。古人亦有单服食者。《乳石论》载：服赤石脂，发则心痛，饮热酒不解，治之用葱、豉绵裹，水煮饮之。《千金翼》论曰：治痰饮吐水无时节者，其源以冷饮过度，遂令脾胃气羸，不能消于饮食，饮食入胃则皆变成冷水，反吐不停，皆赤石脂散主之：赤石脂一斤，捣筛服方寸匕，酒饮，自任稍稍加至三匕，服尽一斤，则终身不吐淡水，又不下痢，补五脏，令人肥健。有人痰饮，服诸药不效，用此方遂愈。其杂诸药用者，则张仲景治伤寒下痢不止，便脓血者，桃花汤主之。其方用赤石脂一斤，一半全用，一半末用，干姜一两，粳米半升，以水七升煮之，米熟为准，去滓，每饮七合，内赤石脂末方寸匕，服日三，愈止后服，不尔尽之。又有乌头赤石脂丸，主心痛彻背者：乌头一分，附子二分，并炮；赤石脂、干姜、蜀椒、各四分，五物同杵末，以蜜和丸，大如梧子，先食服一丸，不知稍增之。

《斗门经》：治小儿疳泻：用赤石脂，杵罗为末如面，以粥饮调半钱服，立差。或以京芎等分同服更妙。

《衍义》曰：赤石脂，今四方皆有，以舌试之，粘著者为佳。有人病大肠寒滑，小便精出，诸热药服及一斗二升未甚效。后有人教服赤石脂、干姜各一两，胡椒半两，同为末，醋糊丸如梧桐子大，空心及饭前米饮下五七十丸，终四剂，遂愈。

按：赤石脂为硅酸盐类，多水高岭土，主要为硅酸铝。综合本节所述赤石脂功能养心明目，益精止泄，补髓。临床常用，主要用于泄痢，经带之疾。

补心血，生肌肉，浓肠胃，除水湿，收脱肛（时珍）。

元素曰：赤、白石脂俱甘、酸，阳中之阴，固脱。

杲曰：降也。阳中阴也。其用有二：固肠胃有收敛之能，下胎衣无推荡之峻。

好古曰：涩可去脱，石脂为收敛之剂，赤入丙，白入庚。

时珍曰：五石脂皆手足阳明药也。其味甘，其气温，其体重，其性涩。涩而重，故能收湿止血而固下；甘而温，故能益气生肌而调中。中者，肠胃肌肉惊悸黄疸是也；下者，肠泄痢、崩带失精是也。五种主疗，大抵相同。故《本经》不分条目，但云各随五色补五脏。《别录》虽分五种，而性味、主治亦不甚相远，但以五味配五色为异，亦是强分尔。赤白二种，一入气分，一入血分，故时用尚之。张仲景用桃花汤治下痢便脓血。取赤石脂之重涩，入下焦血分而固脱；干姜之辛温，暖下焦气分而补虚；粳米之甘温，佐石脂、干姜而润肠胃也。

附方：新七。

赤白下痢：赤石脂末，饮服一钱。(《普济方》)

冷痢腹痛：下白冻如鱼脑。桃花丸：赤石脂（煅）、干姜（炮）等分。为末，蒸饼和丸。量大小服，日三服。(《和剂局方》)

老人气痢：虚冷。赤石脂五两（水飞），白面六两。水煮熟，入葱酱作，空心食三四

次，即愈。(《养老方》)

痢后脱肛：赤石脂、伏龙肝为末，敷之。一加白矾。(钱氏小儿方)

反胃吐食：绝好赤石脂为末，蜜丸梧子大。每空腹姜汤下一二十丸。先以巴豆仁一枚，勿令破，以津吞之。后乃服药。(《圣惠方》)

经水过多：赤石脂、破故纸一两。为末。每服二钱，米饮下。(《普济方》)

小便不禁：赤石脂、牡蛎各三两，盐一两。为末，糊丸梧子大。每盐汤下十五丸。(《普济方》)

黄石脂

味苦，平，无毒。主养脾气，安五脏，调中，大人小儿泄痢肠澼，下脓血，去白虫，除黄疸痈疽虫。久服轻身延年。生嵩高山。色如莺雏。采无时。

曾青为之使，恶细辛，畏蜚蠊。

《唐本》余：畏黄连、甘草、蜚蠊。

雷公云：凡使须研如粉，用新汲水投于器中搅，不住手，了倾作一盆。如此飞过三度，澄者去之，取飞过者，任入药中使用，服之不问多少，不得食卵味。

按：现只有赤石脂，为多水高岭土，主要为硅酸铝，以其含有氧化铁，氧化锰的多少而呈青、黄、褐等色。综合本节所述功能养脾调中，止泄退黄。临床似不用黄石脂不之名。

白石脂

味甘、酸，平，无毒。主养肺气，厚肠，补骨髓，疗五脏惊悸不足，心下烦，止腹痛，下水，小肠澼热，溏便脓血，女子崩中漏下，赤白沃，排痈疽疮痔。久服安心不饥，轻身长年。生泰山之阴，采无时。得厚朴并米汁饮，止便脓。燕屎为主使，恶松脂，畏黄芩。

《唐本》注云：白石脂，今出慈州诸山，胜于余处者。太山左侧不闻有之。

潞州白石脂

臣禹锡等谨按《蜀本》及肖炳云：畏黄连，甘草，飞廉。

《药性论》云：白石脂，一名白符。恶马目毒公。味甘辛，涩大肠。

《图经》曰：白石脂，生太山之阴。苏恭云：出慈州诸山，泰山左侧不闻有之。今惟潞州有焉，潞与慈相近，此亦应可用，古断下方多用。而今医家亦稀使，采无时。五色石脂旧《经》同一条，并生南山之阳山谷中，主治并同，后人各分之，所出既殊，功用亦别，用之当依后条。然今惟用赤，白二种，余不复识者。唐·韦宙《独行方》治小儿脐汁出不止，兼赤肿，以白石脂细末，熬温扑脐中，日三良。又《斗门方》治泻痢，用白石脂、干姜二物，停捣以百沸汤和面为稀糊，搜匀，并手丸如梧子，暴干，饮下三十丸。久痢不定，更加三十丸，霍乱煎浆水为使。

《子母秘录》：治小儿水痢，形羸不胜大汤药，白石脂半大两，研如粉，和白粥空肚与食。

《别说》云：谨按《唐注》云：出苏州余杭山，今不采。而苏州今乃见贡赤白二种，然入药不甚佳。唯延州山中所出最良，揭两石中取之。延州每以蕃寇围城，若无水乃撅地深广三五丈，以石脂密固贮水，得经时久，不渗漏，宜以此为良。

《衍义》曰：白石脂，有初生未满月小儿多啼叫，致脐中血出，以白石脂细末贴之即愈。未愈，微微炒过，放冷再贴，仍不得剥揭。

按：白石脂为硅酸盐类，主要为硅酸铝。综合本节所述功能为养肺厚肠，补髓，止泄排痈。临床用之不多。

附方：新二。

小儿滑泄：白龙丸：白石脂、白龙骨等分。为末，水丸黍米大。每量大小，木瓜、紫苏汤下。(《全幼心鉴》)

粉滓面皯：白石脂六两，白蔹十二两。为末。鸡子白和，夜涂旦洗。(《圣济录》)

黑石脂

味咸，平，无毒。主养肾气，强阴，主阴蚀疮，止肠澼泄痢，疗口疮，咽痛。久服益气不饥延年。一名石涅，一名石墨。出颍川，阳城。采无时。

陶隐居云：此五石脂，如《本经》疗体亦相似，《别录》各条所以具载，今俗用赤石、白石二脂尔，《仙经》亦用白石脂以涂丹釜，好者出吴郡，犹与赤石脂同源。赤石脂多赤而色好，惟可断下，不入五石散用。好者亦出武陵，建平，义阳。今五石散皆用义阳者，出鄳[①]县界东八十里，状如豚脑，色鲜红可爱，随采复而生，不能断痢而不用之。余三色脂，有而无正用，黑石脂乃可画用尔。

《唐本》注云：义阳即申州也，所出者名桃花石，非五色，脂色如桃花，久服肥人，土人亦以疗下痢，旧出苏州余杭山大有，今不收采尔。

臣禹锡等谨按吴氏云：五色石脂，一名青，赤，黄，白，黑符。青符，神农甘，雷公酸无毒，桐君辛，无毒。季氏小寒，生南山或海涯，采无时。赤符，神农，雷公甘。黄帝，扁鹊无毒。季氏小寒。或生少室，或生太山。色绛，滑如脂。黄符，季氏小寒。雷公苦。或生嵩山。色如豚脑、雁雏，采无时。白符，一名随。岐伯，雷公酸无毒。季氏小寒。桐君甘无毒。扁鹊辛。或生少室天娄山或太山。黑符，一名石泥。桐君甘，无毒，生洛西山空地。

《日华子》云：五色石脂，并温无毒。畏黄芩，大黄。治泻痢，血崩、带下，吐血衄血，并涩精淋沥，安心镇五脏，除烦，疗惊悸，排脓，治疮疖痔瘘，养脾气，壮筋骨，补虚损。久服悦色，文理腻，缀唇者为上也。

按：综合本节所述黑石脂功能养肾强阴，止泄利咽。此盖为石脂色较深者。注：鄳(音 méng 盟）汉置县名，在今河南省罗山县。

时珍曰：此乃石脂之黑者，亦可为墨，其性粘舌，与石炭不同，南人谓之画眉石。许氏《说文》云：黛，画眉石也。

白青

味甘、酸、咸，平，无毒。主明目，利九窍，耳聋，心下邪气，令人吐，杀诸毒三虫。久服通神明，轻身延年不老。可消为铜剑，辟五兵。生豫章山谷。采无时。

陶隐居云：此医方不复用，市人亦无卖者，惟《仙经》三十六水方中时有须处。铜剑之法具在九元子术中。

《唐本》注云：陶所云今空青，圆如铁珠，色白而腹不空者是也。研之色白如碧，亦谓之碧青，不入画用。无空青时亦用之，名鱼目青，以形似鱼目故也。今出简州、梓州者好。

按：白青即扁青，碳酸盐类蓝铜矿石。综合本节所述白青功能明目利九窍，通神明，聪耳。

时珍曰：此即石青之属，色深者为石青，淡者为碧青也。今绘彩家亦用。

绿 青

味酸，寒，无毒。主益气，疗鼽鼻，止泄痢。生山之阴穴中，色青白。

陶隐居云：此即用画绿色者，亦出空青中相带挟。今画工呼为碧青，而呼空青作绿青，正反矣。

《唐本》注云：绿青即扁青也，画工呼为石绿。其碧青即白青也，不入画用。

《图经》曰：绿青，今谓之石绿。旧不著所出州土，但云生山之阴穴中《本经》次空青条上云：生益州山谷，及越嶲山有铜处，此物当是生其山之阴耳。今出韶州，信州。其色青白，即画工用画绿色者，极有大块，其中青白花文可爱。信州人用琢为腰带环，及妇人服饰。其入药者，当用颗块如乳香，不挟石者佳。

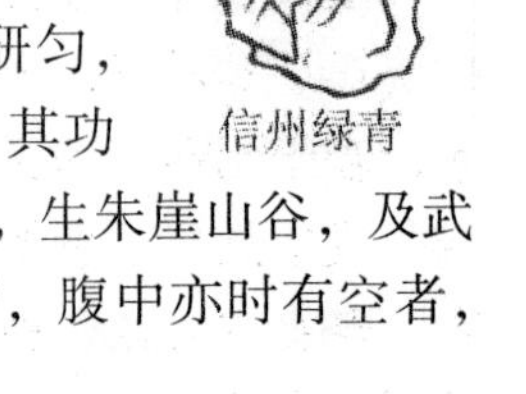
信州绿青

今医家多用吐风痰，其法拣取上色精好者，先捣下筛，更用水飞过至细，乃再研治之。如风痰眩闷，取二三钱匕，同生龙脑三四豆许，研匀，以生薄荷汁合酒温调服。使偃卧，须臾涎自口角流出乃愈。不呕吐，其功速于它药，今人用之，比比皆效，故以其法附之云。又下条云：扁青，生朱崖山谷，及武都、朱提。苏恭云：即绿青是也，海南来者，形块大如拳，其色又青，腹中亦时有空者，今未见此色。武昌、简州、梓州亦有，今亦不用。

《衍义》曰：绿青即石绿是也。其石黑绿色者佳，大者刻为物形或作器用。又同硇砂作吐风涎药，验则验矣，亦损心肺。

按：绿青为碳酸盐类矿物孔雀石，主要成分为碳酸铜 $CuCO_3 \cdot Cu(OH)_2$ 综合本节所述功能益气通鼻止泄吐风痰。

释名：大绿(《纲目》)。时珍曰：石绿，阴石也。生铜坑中，乃铜之祖气也。铜得紫阳之气而生绿，绿久则成石。谓之石绿，而铜生于中，与空青、曾青同一根源也。今人呼为大绿。范成大《桂海志》云：石绿，铜之苗也，出广西右江有铜处。生石中，质如石者，名石绿。一种脆烂如碎土者，名泥绿，品最下。《大明会典》云：青绿石矿一斤，淘净绿一十一两四钱。暗色绿石矿一斤，淘净绿一十两八钱。砂一斤，烧造砂绿一十五两五钱。时珍曰：有小毒。

时珍曰：痰在上宜吐之，在下宜利之，亦须观人之虚实强弱而察其脉，乃可投之。初虞世有金虎、碧霞之戒，正此意也。金虎丹治风痰，用天雄、腻粉诸药者。

附方：新四。

急惊昏迷：不省人事。石绿四两，轻粉一钱。为末。薄荷汁入酒调一字服，取吐。(《全婴方》)

风痰迷闷：碧霞丹：用石绿十两，乌头尖、附子尖、蝎梢各七十个。为末，糊丸芡子大。每服一丸，薄荷汁入酒半合化下，须臾吐出痰涎。(《和剂局方》)

小儿疳疮：肾疳鼻疳、头疮耳疮、久不瘥者。石绿、白芷等分。为末。先以甘草水洗疮，拭净敷之，一日愈。(《集玄方》)

腋下狐臭：石绿三钱，轻粉一钱。浓醋调涂。五次断根。(《集玄方》)

石中黄子

味甘，平，无毒。久服轻身延年不老。此禹余粮壳中，未成余粮黄浊水也。出余粮处有之。陶云芝品中有石中黄子，非也。《唐本》先附。

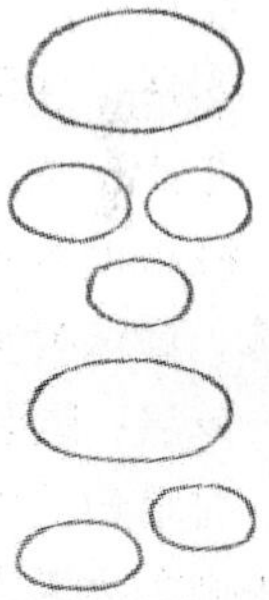

臣禹锡等谨按《日华子》云：功同上。去壳研用，即是壳内未干凝者。

河中府石中黄子

《图经》曰：石中黄子《本经》不载所生州土，云出禹余粮处有之。今惟出河中府，中条山谷内。旧说是余粮壳中未成余粮黄浊水。今云其石形如面剂，紫黑色，石皮内黄色者，谓之中黄。两说小异。

谨按葛洪《抱朴子》云：石中黄子，所在有之，近水之山尤多，在大石中，其石常润湿不燥，打石，石有数十重，见之赤黄，溶溶如鸡子之在壳，得者即当饮之，不尔便坚凝成石，不中服也。破一石中，多者有一升，少者数合，法当正及未坚时饮之，即坚凝亦可末服也。若然旧说是初破取者。今所用是久而坚凝者耳。采无时。

《衍义》曰：石中黄子，此又字误也。子当作水，况当条自言未成余粮黄浊水，焉得却名之子也，若言未干者亦不得谓之子也。子字乃水字无疑。又曰太一余粮者，则是兼石言之者也。今医家用石中黄，只石中干者，及细末者即便是，若用禹余粮石，即用其壳。故本条言一名石脑，须火烧醋淬。如此即是石中黄水为一等，太一余粮为一等，断无疑焉。

按：《图经》曰：石中黄子，禹余粮中黄浊水也。抱朴子云：在大石中……如鸡子之在壳，得之便当饮之，不尔便坚凝成石。综合本节所述功能固肠止泄。

时珍曰：余粮乃石中已凝细粉也，石中黄则坚凝如石者也，石中黄水则未凝者也。故雷云：用余粮勿用石中黄，是矣。

无名异

味甘，平。主金疮折伤内损，止痛生肌肉。出大食国。生于石上。状如黑石炭，蕃人以油炼如瑿石，嚼之如饧。今附。

臣禹锡等谨按《日华子》云：无名异，无毒。

《图经》曰：无名异出大食国，生于石上。今广州山石中，及宜州南八里龙济山中亦有之。黑褐色，大者如弹丸，小者如墨石子，采无时。《本经》云味甘，平。主金疮折伤，内损，生肌肉。今云味咸寒。消肿毒痈疣，与《本经》所说不同，疑别是一种。又岭南人云有石无名异，绝难得。有草无名异，彼人不甚贵重。岂《本经》说者为石，而今所有者为草乎。用时以醋磨涂敷所苦处。又有婆娑石，生南海，解一切毒。其石绿色，无斑点，有金星，磨之成乳汁者为上。胡人尤珍贵之，以金装饰作指彄[①]带之。每欲食及食罢，辄含吮数四以防毒，今人有得指面许块，则价直[②]百金。人莫能辨，但水磨涓滴，点鸡冠热血当化成水，乃真也。俗谓之摩娑石。

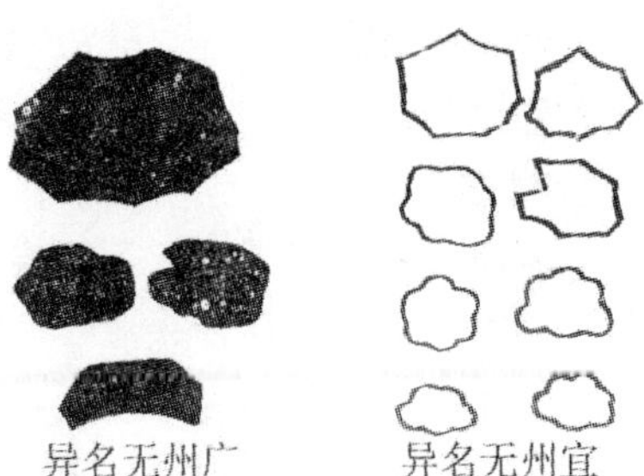
异名无州广　　异名无州宜

《衍义》曰：无名异，今《图经》曰：《本经》云，味甘，平。冶金疮折伤，生肌肉。今云味咸寒。消肿毒痈肿，与《本经》所说不同，疑别是一种。今详上文三十六字未审，今云字下即不知是何处云也。

现注：

①彄：（kōu 抠）环意。

②直：原刻为“直”字，古代直通值。

按：无名异为软锰矿石，主要为二氧化锰 MnO_2　综合本节所述无名异功能合疮止痛生肌。临床时有用治湿痒恶疮者。

释名：时珍曰：无名异，廋词也。

时珍曰：生川、广深山中，而桂林极多，一包数百枚，小黑石子也，似蛇黄而色黑，近处山中亦时有之。用以煮蟹，杀腥气；煎炼桐油，收水气；涂剪剪灯，则灯自断也。

收湿气（时珍）。

时珍曰：按《雷炮炙论》序云：无名止楚，截指而似去甲毛。崔《外丹本草》云：无名异，阳石也。昔人见山鸡被网损其足，脱去，衔一石摩其损处，遂愈而去。乃取其石理伤折，大效，人因傅之。

附方：新十一。

打伤肿痛：无名异为末，酒服，赶下四肢之末，血皆散矣。（《集验方》）

损伤接骨：无名异、甜瓜子各一两，乳香、没药各一钱。为末。每服五钱，热酒调服，小儿三钱。服毕，以黄米粥涂纸上，掺左顾牡蛎末裹之，竹篦夹住。（《多能鄙事》）

临杖预服：无名异末，临时温服三五钱，则杖不甚痛，亦不甚伤。（《谈野翁试效方》）

赤瘤丹毒：无名异末，葱汁调涂，立消。（《简便方》）

痔漏肿痛：无名异炭火红，米醋淬七次，为细末。以温水洗疮，绵裹箸头填末入疮口，数次愈。（《简便方》）

天泡湿疮：无名异末，井华水调服之。（《普济方》）

臁疮溃烂：无名异、虢丹细研，清油调搽。湿则干搽之。（《济急方》）

股阴瘙疠：无名异二钱，麝香一字，研。酒半碗，午后空腹服，立效。（《多能鄙事》）

拳毛倒睫：无名异末，纸卷作捻，点灯吹杀熏之，睫自起。（《保命集》）

消渴引饮：无名异一两，黄连二两。为末，蒸饼丸绿豆大。每服百丸，以茄根、蚕茧

煎汤送下。(《圣济录》)

脚气痛楚：无名异末，化牛皮胶调涂之，频换。(《卫生易简方》)

菩萨石

平，无毒。解药毒、蛊毒，及金，石药发动作痈疽，渴疾，消仆损瘀血，止热狂惊痫，通月经，解风肿，除淋，并水磨服。蛇、虫，蜂、蝎、狼、犬、毒箭等所伤，并末敷之良。新补见《日华子》。

《杨文公谈苑》：嘉州峨眉山有菩萨石，人多采得之。色莹白若太山狼牙石，上饶州水晶之类，日光射之有五色，如佛顶圆光。

《衍义》曰：菩萨石，出峨眉山中，如水精明澈，日中照出五色光，如峨眉普贤菩萨圆光，因以名之。今医家鲜用。

按：《谈苑》曰：若太山狼牙石，上饶水晶之类。综合本节所述功能解毒消痈止渴镇惊通淋。

释名：放光石、阴精石(《纲目》。义见下)。时珍曰：出峨眉、五台、匡庐岩窦间。其质六棱，或大如枣栗，其色莹洁，映日则光采微芒，有小如樱珠，则五色粲然可喜，亦石英之类也。丹炉家制，作五金三黄匮。

明目去翳。(时珍)

婆娑石

主解一切药毒，瘴疫热闷，头痛。生南海。胡人采得之，无斑点，有金星，磨成乳汁者为上。又有豆斑石，虽亦解毒，功力不及，复有鄂绿，有文理，磨铁成铜色。人多以此为之，非真也。凡欲验真者，以水磨，点鸡冠热血，当化成水是也。此即俗谓之摩娑石也。今附。

《图经》：文具无名异条下。

《衍义》曰：婆娑石，今则转为磨娑石，如淡色，石绿间微有金星者佳，磨之如淡乳汁，其味淡。又有豆斑石，亦如此石，但于石上黑斑点，无金星。

按：《图经》曰：其石绿色，无斑点，有金星，磨之成乳汁。综合本节所述婆娑石功能为解毒除瘴，散热清头。

时珍曰：姚宽《西溪丛话》云：舶船过产石山下，爱其石，以手扪之，故曰摩挲。不知然否。

婆娑石

时珍曰：《庚辛玉册》云：摩挲石，阳石也。出三佛齐。海南有山，五色耸峙，其石有光焰。其水下滚如箭，船过其下，人以刀斧击取。烧之作硫黄气。以形如黄龙齿而坚重者为佳。匮五金，伏三黄，制铅汞。

绿矾

凉，无毒。治喉痹，蚛①石，口疮，及恶疮疥癣。酿鲫鱼烧灰和服，疗肠风泻血。新补见《日华子》。

《图经》：文具矾石条下。

《集验方》治小儿疳气不可疗神效丹：绿矾，用火煅通赤，取出用酽醋淬过复煅，如此三度。细研，用枣肉和丸如绿豆大，温水下，日进两三服。

现注：

①蚛：（zhòng 仲）虫咬。

按：绿矾为水绿矾矿石，主要为硫酸亚铁［$FeSO_4 \cdot 7H_2O$］。综合本节所述绿矾石功能利喉固齿，消疮止血。

释名：皂矾(《纲目》)，青矾，矾红。时珍曰：绿矾可以染皂色，故谓之皂矾。又黑矾亦名皂矾，不堪服食，惟疮家用之。赤者俗名矾红，以别朱红。

时珍曰：绿矾晋地河内西安沙州皆出之，状如焰消，其中拣出深青莹净者，即为青矾，煅过变赤，则为绛矾，入杇墁及漆将家多用之。然货者亦杂以沙土为块。昔人往往以青矾为石胆，误矣。

消积滞，燥脾湿，化痰涎，除胀满黄肿疟利，风眼口齿诸病。(时珍)

时珍曰：绿矾酸涌涩收，燥湿解毒化涎之功与白矾同，而力差缓。按《张三丰仙传方》载伐木丸云：此方乃上清金蓬头祖师所传。治脾土衰弱，肝木气盛，木来克土，病心腹中满，或黄肿如土色，服此能助土益元。用苍术二斤（米泔水浸二宿，同黄酒面曲四两炒赤色)，皂矾一斤（醋拌晒干，入瓶火)，为末，醋糊丸梧子大。每服三四十丸，好酒、米汤任下，日二三服。时珍常以此方加平胃散，治一贱役中满腹胀，果有效验。盖此矾色绿味酸，烧之则赤，既能入血分伐木，又能燥湿化涎，利小便，消食积，故胀满黄肿疟痢疳疾方往往用之，其源则自张仲景用矾石硝石治女劳黄疸方中变化而来。

附方：新三十四。

重舌木舌：皂矾二钱，铁上烧红，研，掺之。(陆氏《积德堂方》)

喉风肿闭：皂矾一斤，米醋三斤拌，晒干末，吹之。痰涎出尽，用良姜末少许，入茶内漱口，咽之即愈。(孙氏《集效方》)

眼暴赤烂：红枣五斤，入绿矾在内，火煨熟，以河水、井水各一碗，桃、柳心各七个，煎稠。每点少许入上。(《摘玄方》)

烂弦风眼：青矾火出毒，细研。泡汤澄清，点洗。(《永类方》)

倒睫拳毛：方同上。

疟疾寒热：矾红、独蒜头（煨）等分。捣丸芡子大。每白汤嚼下一丸，端午日合之。(《普济方》)

少阴疟疾：呕吐。绿矾一钱，干姜（泡)、半夏（姜制)，各半两。为末。每服半钱，发日早以醋汤下。(《圣济录》)

反胃吐食：白面二斤半，蒸作大馒头一个，头上开口，剜空，将皂矾填满，以新瓦围住，盐泥封固，挖土窑安放。文武火烧一日夜，取出研末，枣肉为丸梧子大。每服二十丸，空心酒、汤任下。忌酒色。(《医方摘要》)

大便不通：皂矾一钱，巴霜二个，同研，入鸡子内搅匀，封头，湿纸裹，煨熟食之，酒下，即通。(《集玄方》)

肠风下血：积年不止，虚弱甚者，一服取效。绿矾四两，入砂锅内，新瓦盖定，盐泥固济，赤取出，入青盐、生硫黄各一两、研匀。再入锅中固济，赤取出，去火毒，研。入熟附子末一两，粟米粥糊丸梧子大。每空心米饮、温酒任下三十丸。(《永类方》)

妇人血崩：青矾二两，轻粉一钱，为末，水丸梧子大。每服二三十丸，新汲水下。（《摘玄方》）

血证黄肿：绿矾四两，百草霜一升，炒面半升，为末，砂糖和丸梧子大。每服三四十丸，食后姜汤下。郑时举所传。又方：小麦淘净一斤，皂矾半斤，同炒黄为末，黑枣肉半斤捣匀，米醋打糊丸梧子大。每姜汤下八九十丸，一日三服。（《简便方》）

脾病黄肿：青矾四两（成赤珠子），当归四两（酒浸七日，焙），百草霜三两。为末，以浸药酒打糊丸梧子大。每服五丸至七丸，温水下。一月后黄去立效，此方祖传七世。又方：绿矾四两，百草霜、五倍子各一两，木香一钱。为末，酒煎，飞面丸梧子大。每空心酒下五丸。又方：平胃散四两、青矾二两。为末，醋糊丸，米饮下。或加乌沉汤四两，酒糊丸亦可。（洁古《活法机要》）

酒黄水肿：黄肿积病。青矾半斤（醋一大盏，和匀，瓦盆内干为度）、平胃散、乌药顺气散各半两。为末，醋煮糊丸梧子大。每酒或姜汤下二三十丸。不忌口，加锅灰。（赵原杨真人《济急方》）

食劳黄病：身目俱黄。青矾锅内安，炭赤，米醋拌为末，枣肉和丸梧子大。每服二三十丸，食后姜汤下。（《救急方》）腹中食积：绿矾二两，研，米醋一大碗，瓷器煎之，柳条搅成膏，入赤脚乌一两（研），丸绿豆大。每空心温酒下五丸。（《圣惠方》）

疳虫食土：及生物。研绿矾末，猪胆汁丸绿豆大。每米饮下五七丸。（《保幼大全》）

走马疳疮：绿矾入锅内，炭火红，以醋拌匀，如此三次，为末，入麝香少许。温浆水漱净，掺之。（谈野翁《试效方》）白秃头疮：皂矾、楝树子，烧研，搽之。（《普济方》）

小儿头疮：绛矾一两，淡豉一两（炒黑），腻粉二钱。研匀。以桑灰汤洗净，掺之良。小儿甜疮：大枣去核，填入绿矾，烧存性研，贴之。（《拔萃方》）

耳生烂疮：枣子去核，包青矾研，香油调敷之。（《摘玄方》）

蚰蜒入耳：水调绿矾，灌之。（《普济方》）

蛆入耳中：绿矾掺之，即化为水。（《摘玄方》）

疮中生蛆：绿矾末掺贴，即化为水。（《摘玄方》）

汤火伤灼：皂矾和凉水浇之。其疼即止，肿亦消。（杨诚《经验方》）

癣疮作痒：螺蛳十四个，槿树皮末一两，入碗内蒸熟，入矾红三钱捣匀，搽之。（孙氏《集效方》）

甲疽延烂：崔氏方：治甲疽，或因割甲伤肌，或因甲长侵肉，遂成疮肿，黄水浸淫相染，五指俱烂，渐上脚趺，泡浆四边起，如火烧疮，日夜倍增，医不能疗。绿矾石五两，烧至汁尽，研末，色如黄丹，收之。每以盐汤洗拭，用末浓敷之，以软帛缠裹，当日即汁断疮干。每日一遍，盐汤洗濯，有脓处使净敷，其痂干处不须近。但有急痛，即涂酥少许令润。五日即觉上痂起，依前洗敷。十日痂渐剥尽，软处或更生白脓疱，即擦破敷之，自然瘥也。张侍郎病此，卧经六十日，京医并处方无效，得此法如神。（王焘《外台秘要》）

妇人甲疽：妇人趾甲内生疮，恶肉突出，久不愈，名臭田螺。用皂矾日晒夜露。每以一两，煎汤浸洗。仍以矾末一两，加雄黄二钱，硫黄一钱，乳香、没药各一钱。研匀，搽之。（《医方摘要》）

涂染白发：绿矾、薄荷、乌头等分为末，以铁浆水浸。日染之。（《相感志》）

腋下狐气：绿矾（半生半）为末，入少轻粉。以半钱，浴后姜汁调搽，候十分热痛乃止。(《仁斋直指方》)

柳絮矾

冷，无毒，消痰治渴，润心肺。新补见《日华子》。《图经》：文具矾石条下。

按《图经》曰：出矾处有之，煎炼而成，轻虚如棉絮。综合本节所述功能消痰止渴润心肺。

扁[①]青

味甘，平，无毒。主目痛，明目，折跌[②]，痈肿，金疮不瘳[③]，破积聚，解毒气，利精神，去寒热风痹，及丈夫茎中百病，益精。久服轻身不老。

生朱崖山谷。武都、朱提[④]采无时。陶隐居云：《仙经》俗方都无用者。朱崖郡先属交州，在南海中，晋代省之。朱提郡，今属宁州。《唐本》注云：此即前条陶谓绿青是也。朱崖、巴南及林邑、扶南舶上来者形块大如拳，其色又青，腹中亦时有空者。武昌者片块小而色更佳。简州、梓州者，形扁作片而色浅也。

臣禹锡等谨按吴氏云：扁青，神农、雷公小寒，无毒。生蜀郡。治丈夫内绝，令人有子。

《图经》：文具绿青条下。

现注：

①扁：原有注音曰："音褊"。

②跌：原有注音"音迭"二字注音。

③瘳：原有注音"音抽"二字注音。

④朱：原有注音"音殊"二字，现（音 shū 殊）提：原有注音"音时"二字。现（音 shí 时），与原注音同。朱提汉置县名在今云南昭通市。陶隐居云属宁州则在甘肃。应以汉朱提为是。

释名：石青(《纲目》)、大青。时珍曰：扁以形名。时珍曰：苏恭言即绿青者非也，今之石青是矣。绘画家用之，其色青翠不渝，俗呼为大青，楚、蜀诸处亦有之。而今货石青者，有天青、大青、西夷回回青、佛头青，种种不同，而回青尤贵。本草所载扁青、层青、碧青，白青，皆其类耳。

吐风痰癫痫，平肝（时珍）。

附方：新一。

顽痰不化：石青一两，石绿半两，并水飞为末，面糊丸绿豆大。每服十丸，温水下。吐去痰一二碗，不损人。(《瑞竹堂方》)

三种海药余

车渠

《集韵》云：生西国。是玉石之类，形似蚌蛤，有文理。大寒无毒。主安神镇宅，解诸毒药，及虫螫，以玳瑁一片，车渠等同，以人乳磨服极验也。又《西域记》云：重堂殿梁檐，皆以七宝饰之，此其一也。

按：此非玉石类，乃为砗磲科贝壳类，磷砗磲等之贝壳。综合本节所述功能为安神重镇解毒。

释名：海扇。时珍：按《韵会》云：车渠，海中大贝也。背上垄纹如车轮之渠，故名。车沟曰渠。刘绩《霏雪录》云：海扇，海中甲物也。其形如扇，背纹如瓦屋。三月三日潮尽乃出。《梵书》谓之牟婆洛揭拉婆。

时珍曰：车渠，大蛤也。大者长二三尺，阔尺许，浓二三寸。壳外沟垄如蚶壳而深大，皆纵纹如瓦沟，无横纹也。壳内白皙如玉。亦不甚贵，番人以饰器物，谬言为玉石之类。或云玉中亦有车渠，而此蛤似之故也。沈存中《笔谈》云车渠大者如箕背有渠垄如蚶壳，以作器，致如白玉。杨慎《丹铅录》云：车渠作杯，注酒满过一分不溢。试之果然。

时珍曰：车渠，盖瓦垄之大者，故其功用亦相仿佛。

金线矾

《广州志》云：生波斯国。味咸，酸涩有毒。主野鸡瘘痔，恶疮，疥癣等疾。打破内有金线文者为上。多入烧家用。

按：为硫酸盐类矿物黄矾，主含硫酸铁 $Fe_2O_3 \cdot 2SO_3$ 综合本节所述功能为消疮消痔消癣。

时珍曰：黄矾，出陕西瓜州、沙州及舶上来者为上，黄色，状如胡桐泪。人于绿矾中拣出黄色者充之，非真也。波斯出者，打破中有金丝纹，谓之金线矾，磨刀剑显花纹。《丹房镜源》云：五色山脂，吴黄矾也。

治阳明风热牙疼（李杲）。

附方：新四。

聤耳出汁：黄矾二两烧枯，绵裹二钱塞之。（《圣惠方》）

妇人颊疮：每年频发。水银一两半，以猪脂揉擦，令消尽。入黄矾石末二两，胡粉一两，再加猪脂和令如泥。洗疮净，涂之。别以胡粉涂膏上。此甘家秘方也。（《肘后方》）

急疳蚀齿：黄矾、青矾半钱，白矾（烧）一钱，麝香一分，为末。敷之，吐涎。（《圣惠方》）妒精阴疮：黄矾、青矾、麝香等分。为末，敷之，不过三度。（《千金方》）

波斯矾

《广州记》云，出大秦国。其色白而莹净，内有棘针纹。味酸、涩，温，无毒。主赤白漏下，阴蚀、泄痢，疮疥，解一切虫蛇等毒。去目赤暴肿，齿痛。火炼之良。恶牡蛎。多入丹灶家，功力逾于河西石门者，近日文州诸番往往亦有，可用也。

按：从条文所述性状即今之明矾，当时从波斯泊来者。综合本节条文所述功能止漏止痢，解毒明目。

三十五种陈藏器余

金浆 味辛平，无毒。主长生神仙，久服肠中尽为金色。

按：《抱朴子·金丹》云：以朱草、玉、金银、八石为之。综合功能为重镇益心智。

时珍曰：金乃西方之行，性能制木，故疗惊痫风热肝胆之病，而古方罕用，唯服食家言之。

《淮南三十六水法》，亦化为浆服饵。葛洪《抱朴子》言：饵黄金不亚于金液。其法用豕负革肪、苦酒，炼之百遍即柔，或以樗皮治之，或以牡荆酒、磁石消之为水，或以雄黄、雌黄合饵，皆能地仙。又言丹砂化为圣金，服之升仙。《别录》、陈藏器亦言久服神仙。其说盖自秦皇、汉武时方士传流而来，岂知血肉之躯，水谷为赖，可能堪此金石重坠之物久在肠胃乎？求生而丧生，可谓愚也矣。故《太清法》云：金，禀中宫阴己之气，性本刚，服之伤损肌肉。又《东观秘记》云：亡人以黄金塞九窍，则尸不朽。此虽近于理，然亦诲盗矣，曷若速化归虚之为愈也哉。

古镜 味辛无毒。主惊痫邪气，小儿诸恶。煮取汁，和诸药煮服之。文字弥古者佳尔。

按：综合功能镇惊熄风。

释名：鉴、照子。时珍曰：镜者，景也，有光景也。鉴者，监也，监于前也。《轩辕内传》言：帝会王母，铸镜十二，随月用之。此镜之始也，或云始于尧臣尹寿。

小儿疝气肿硬，煮汁服（时珍）。

时珍曰：镜乃金水之精，内明外暗。古镜如古剑，若有神明，故能辟邪魅忤恶。

凡人家宜悬大镜，可辟邪魅。《刘根传》云：人思形状，可以长生。用九寸明镜照面，熟视令自识己身形，久则身神不散，疾患不入。葛洪《抱朴子》云：万物之老者，其精悉能托人形惑人，唯不能易镜中真形。故道士入山，以明镜径九寸以上者背之，则邪魅不敢近，自见其形，必反却走。转镜对之，视有踵者山神，无踵者老魅也。群书所载，古镜灵异，往往可证，谩撮于左方：《龙江录》云：汉宣帝有宝镜，如八铢钱，能见妖魅，帝常佩之。

《异闻记》云：隋时王度有一镜，岁疫令持镜诣里中，有疾者，照之即愈。《樵牧闲谈》云：孟昶时张敌得一古镜，径尺余，光照寝室如烛，举家无疾，号无疾镜。《西京杂记》云：汉高祖得始皇方镜，广四尺，高五尺，表里有明，照之则影倒见，以手捧心，可见肠胃五脏；人疾病照之，则知病之所在；女子有邪心，则胆张心动。《酉阳杂俎》云：无劳县舞溪石窟有方镜，径丈，照人五脏，云是始皇照骨镜。《松窗录》云：叶法善有一铁镜，照物如水。

人有疾病，照见脏腑。《宋史》云：泰宁县耕夫得镜，厚三寸，径尺二，照见水底，与日争辉。病热者照之，心骨生寒。《云仙录》云：京师王氏有镜六鼻，常有云烟，照之则左右前三方事皆见。黄巢将至，照之，兵甲如在目前。《笔谈》云：吴僧一镜，照之知未来吉凶出处。又有火镜取火，水镜取水，皆镜之异者也。

附方：新一。

小儿夜啼：明鉴挂床脚上。(《圣惠方》)

劳铁 主贼风。烧赤投酒中，热服之。劳铁经用辛苦者，铁是也。

按：综合功能祛风除湿。

神丹 味辛温，有小毒。主万病有寒温，飞金石及诸药，随寒温共成之，长生神仙。

按：综合功能重镇祛寒退热。

铁锈 主恶疮，疥癣，和油涂之。蜘蛛虫等咬，和蒜磨敷之。此铁上衣也，锈生铁上者堪用。

按：铁锈综合条文，功能为解毒消疥癣。

平肝坠热，消疮肿、口舌疮。醋磨，涂蜈蚣咬（时珍）。

时珍曰：按陶华云：铁锈水和药服，性沉重，最能坠热开结有神也。

附方：新八。

风瘙瘾疹：锈铁磨水涂之。(《集简方》)

汤火伤疮：青竹烧油，同铁锈搽之。(《积德堂方》)

疔肿初起：多年土内锈钉，火醋淬，刮下锈末，不论遍次，取收之。每用少许，人乳和，挑破敷之。仍炒研二钱，以齑水煎滚，待冷调服。(《普济方》)

脚腿红肿，热如火炙，俗名赤游风。用铁锈水涂解之。(《惠济方》)

重舌肿胀：铁锈锁烧红，打下锈，研末。水调一钱，噙咽。(《生生编》)

小儿口疮：铁锈末，水调敷之。(《集简方》)

内热遗精：铁锈末，冷水服一钱，三服止。(《活人心统》)

妇人难产：杂草烧镬锈、白芷等分。为末。每服一钱，童尿、米醋各半，和服见效。(《救急方》)

布针 主妇人横产。烧令赤，内酒中七遍服之，可取二七布针，一时火烧粗者，用缝布大针是也。

按：综合条文，功能为催生助产。

附方：新一。

眼生偷针：布针一个，对井睨视，已而折为两段，投井中，勿令人见。（张杲《医说》)

铜盆 主熨霍乱，可盛灰，厚二寸许，以炭火安其上，令微热，下以衣藉患者腹，渐渐熨之。腹中通热差。

按：综合条文铜盆功能为外熨霍乱。

钉棺下斧声 之时，主人身弩肉，可候有时，专听其声，声发之时，便下手速捺二七遍，已[①]后自得消平也。产妇勿用。

按：条文中说可消平弩肉。

注：①已：原刻如此，原刻将以后，以前等以字皆用已字，为保持原貌，照原刻排出。

铁斧主治妇人产难横逆，胞衣不出，烧赤淬酒服。亦治产后血瘕，腰腹痛（时珍）。

时珍曰：古人转女为男法：怀妊三月，名曰始胎，血脉未流，象形而变，是时宜服药，用斧置床底，系刃向下，勿令本妇知。恐不信，以鸡试之，则一窠皆雄也。盖胎化之法，亦理之自然。故食牡鸡，取阳精之全于天产者；佩雄黄，取阳精之全于地产者；操弓矢，藉斧斤，取刚物之见于人事者。气类潜感，造化密移，物理所必有。故妊妇见神像异物，多生鬼怪，即其征矣。象牙、犀角，纹逐象生；山药、鸡冠，形随人变。以鸡卵告灶而抱雏，以苕帚扫猫而成孕。物且有感，况于人乎？

枷上铁及钉 有犯罪者，忽遇恩得免，枷了取叶钉等，后遇有人官累，带之除得灾。

按：文中称可免灾。

铁钉主治酒醉齿漏出血不止，烧赤注孔中即止（时珍）。

黄银 银注中，苏云：作器辟恶，瑞物也。按瑞物黄银载于《图经》。银瓮、丹甑，非人所为，既堪为器，明非瑞物。今乌银辟恶，煮之，工人以为器物，养生者为器，以煮药。兼于庭中，高一丈，夜承得醴，投别器中饮，长年。今人作乌银，以硫黄薰之，再宿写[①]之出，即其银黑矣。此是假，非真也。

时珍曰：按《方勺泊宅编》云：黄银出蜀中，色与金无异，但上石则白色。《熊太古冀越集》云：黄银绝少，道家言鬼神畏之。《六帖》载唐太宗赐房玄龄带云：世传黄银鬼神畏之。《春秋运斗枢》云：人君秉金德而生，则黄银见世。人以鍮石为黄银，非也。鍮[②]石，即药成黄铜也。

石黄 雄黄注中，苏云，通名黄石。按石黄，今人敲取精明者为雄黄，外黑者为薰黄。主恶疮，杀虫，薰疮疥，虮虱和诸药薰嗽。其武都雄黄，烧不臭。薰黄中者烧则臭。以此分别之，苏云通名，未之是也。

按：《唐本》注云：出石门名石黄者亦是雄黄。综合本条功能主恶疮杀虫。

附方：新五。

小便不通：熏黄末豆许，纳孔中，良。（崔氏方）

卅年呷嗽：熏黄、木香、莨菪子等分。为末。羊脂涂青纸上，以末铺之，竹筒烧烟，吸之。（崔氏方）

咳嗽熏法：熏黄一两。以蜡纸调卷作筒十枚，烧烟吸烟，取吐止。一日一熏，惟食白粥，七日后以羊肉羹补之。（《千金方》）

水肿上气，咳嗽腹胀：熏黄一两，款冬花二分，熟艾一分。以蜡纸铺艾，洒二末于上，苇管卷成筒，烧烟吸烟三十口则瘥。三日尽一剂，百日断盐、醋。（《外台秘要》）

手足甲疽：熏黄、蛇皮等分为末。以泔洗净，割去甲，入肉处敷之，一顷痛定，神

效。(《近效方》)

石脾 芒硝注中，陶云，取石脾为硝石。以水煮之一斛，得三斗，正白如雪，以石投中，则消，故名消石。按石脾，芒消、消石，并生西戎卤地。碱[3]水结成，所生次类相似。

按：黄甫士安云：取芒硝、石脾合煮成消石。综合本条石脾功能泻下。

诸金 有毒，生金有大毒，药人至死。生岭南夷獠洞穴山中。如赤黑碎石金铁屎之类。南人云：毒蛇齿脱在石中。又云蛇著石上。又鸩屎著石上皆碎，取毒处为生金。以此为雌黄有毒，雄黄亦有毒。生金皆同此类。人中金药毒者，用蛇解之。其候法在金蛇条中。《本经》云：黄金有毒，误甚也。生金与彼黄金全别也。

按：从生金皆同此类看，此有毒者非为一种，并与黄金不同。

水中石子 无毒。主食鱼脍腹中胀满成瘕，痛闷，饮食不下，日渐瘦。取水中石子数十枚，火烧赤，投五升水中，各七遍，即热饮之。如此三五度，当利出瘕也。

按：即水中石头子，烧赤投水中饮其爆热之水。综合本节水中石子功能破鱼脍瘕痛。

时珍曰：此石处处溪涧中有之。大者如鸡子，小者如指头，有黑、白二色，入药用白小者。

时珍曰：昔人有煮石为粮法，即用此石也。其法用胡葱汁或地榆根等煮之，即熟如芋，谓之石羹。《抱朴子》云：洛阳道士董威辟谷方：用防风、苋子、甘草之属十许种为散，先服三方寸匕，乃吞石子如雀卵十二枚。足百日，不食，气力颜色如故。欲食，则饮葵汤，下去石子。又有赤龙血、青龙膏，皆可煮石。又有引石散，投方寸匕，可煮白石子一斗，立熟如芋，可食。

石漆 堪燃烛膏半缸[4]如漆，不可食，此物水石之精，固应有所主疗，检诸方，见有说《博物志》酒泉南，山石出水，其如肥肉汁，取著器中，如凝脂，正黑，与膏无异，彼方人为之石漆。今检不见其方，深所恨也。

按：石漆最早见晋·张华《博物志》，即今石油。藏器云为水石之精。

释名：石油(《纲目》)、猛火油、雄黄油、硫黄油(《纲目》)。时珍曰：石油所出不一，出陕之肃州、州、延州、延长，广之南雄，以及缅甸者，自石岩流出，与泉水相杂，汪汪而出，肥如肉汁。土人以草挹入缶中，黑色颇似淳漆，作雄硫气。土人多以燃灯甚明，得水愈炽，不可入食。其烟甚浓，沈存中宦西时，扫其煤作墨，光黑如漆，胜于松烟。张华《博物志》载：延寿县南山石泉注为沟，其水有脂，挹取着器中，始黄后黑如凝膏，燃之极明，谓之石漆。段成式《酉阳杂俎》载：高奴县有石脂水，腻浮水上如漆，采以膏车及燃灯。康誉之《昨梦录》载：猛火油出高丽东，日烘石热所出液也，惟真琉璃器可贮之。入水涓滴，烈焰遽发；余力入水，鱼鳖皆死。边人用以御敌。此数说，皆石脑油也。国朝正德末年，嘉州开盐井，偶得油水，可以照夜，其光加倍。沃之以水则焰弥甚，扑之以灰则灭。作雄硫气，土人呼为雄黄油，亦曰硫黄油。近复开出数井，官司主之。此亦石油，但出于井尔。盖皆地产雄、硫、石脂诸石，源脉相通，故有此物。王冰谓龙火得湿而焰，遇水而燔，光焰诣天，物穷方止，正是此类，皆阴火也。

涂疮癣虫癞，治针、箭入肉药中用之（时珍）。

时珍曰：石油气味与雄、硫同，故杀虫治疮。其性走窜，诸器皆渗，惟瓷器、琉璃不漏。故钱乙治小儿惊热膈实，呕吐痰涎，银液丸中，用和水银、轻粉、龙脑、蝎尾、白附子诸药为丸，不但取其化痰，亦取其能透经络、走关窍也。

烧石 令赤投水中，内盐数合，主风瘙瘾疹，及洗之。又取石如鹅卵大，猛火烧令赤，内醋中十余度。至石碎，尽取屑，暴干和醋涂肿上。出《北齐书》[5]，医人马嗣明发背，及诸恶肿皆愈，此并是寻常石也。

按：盐石烧即烧石投水中再加盐。本节言其功能主瘾疹风瘙。醋石烧即烧石赤投醋中，主发背恶疮。

石药 味苦，寒，无毒。主折伤内损瘀血，止烦闷欲死者，酒消服之，南方俚人以敷毒箭镞，及深山大蝮中人。速取病者，当顶上十字劈[6]之令皮断出血，以药末疮上，并敷所伤处，其毒必攻，上下泄之，当出黄计数升，则闷解。俚人重之带于腰，以防毒箭。亦主恶疮，热毒痈肿，赤白游，瘘蚀等疮。北人呼肿名之曰游，并水和敷之。出贺州石上山内，似碎石、硇砂之类，土人以竹筒盛之。

按：石药出贺州石上山内，似碎石，硇砂之类。解恶疮蛇毒，防箭毒，消肿。

研朱石槌 主妬[7]乳。煮令热，熨乳上，取二槌，更互用之，以巾覆乳上，令热彻内，数十遍，取差为度也。

按：以研末石锤煮热以熨病。可解毒消肿消妒乳。

晕石 无毒。主石淋磨服之，亦烧令赤，投酒中服。生大海底。如姜石，紫褐色，极紧似石，是咸水结成之自然有晕也。

按：晕石生海底如姜石，姜石按《唐本草》乃孔公孽，即钟乳石。此晕石生海底与《唐本草》之姜石并非一物。可通淋消石淋。

流黄香 味辛，温，无毒。去恶气，除冷杀虫。似流黄而香，吴时外国传云：流黄香，出都昆国，在扶南南三千里。《南洲异物志》云：流黄香，出南海边诸国，今中国用者，从西戎来。

按：似流黄而香，但流黄为何物又不可解。云可去恶气除冷杀虫。

白师子 主白虎病。向东人呼为历节风，置白师子于病者前，自愈，此压伏之义也。白虎鬼，古人言如猫，在粪堆中，亦云是粪神。今时人扫粪，莫置门下，令人病此，疗之法，以鸡子揩[8]病人痛，咒愿送着粪堆，头勿反顾。

按：从此压服之义看此白师子即石狮子之类。功能可除白虎历节风。

玄黄石 味甘，平，温，无毒。主惊恐，身热邪气，镇心。久服令人眼明，令人悦泽。出淄川，北海山谷土石中。如赤土，代赭之类。又有一名零陵，极细，研服之如代赭，土人用以当朱，呼为赤石，恐是代赭之类也。人未用之。

按：本条自注为赤土代赭之类。能令人悦泽。

时珍曰：此亦他方代赭耳，故其功效不甚相远也。

石栏干 味辛，平，无毒。主石淋，破血，产后恶血。磨服，亦煮汁服，亦火烧，投酒中服。生大海底，高尺余，如树，有眼、茎。茎上有孔，如物点之，渔人以网罾得之，初从水出，微红，后渐青。

按：从生大海底，高尺余如树有眼茎，渔人以网罾得之，初从水出，微红，后渐青。看此则是珊瑚类。可去石淋破血。

玻璃 味辛，寒，无毒。主惊悸心热，能安心明目，去赤眼，熨热肿。此西国之宝也，是水王或云千岁冰化为之，应玉石之类，生土石中。未必是冰。今水精珠精者极光明，置水中不见珠也。熨目除热泪，或云火燧珠向日取得火。

按：本条自注玉石类……今水精珠精者极光明。如此则是水晶类。可安心明目。

释名：时珍曰：本作颇黎。颇黎，国名也。其莹如水，其坚如玉，故名水玉，与水精同名。

时珍曰：出南番。有酒色、紫色、白色，莹澈与水精相似，碾开有雨点花者为真。外丹家亦用之。药烧者有气眼而轻。《玄中记》云：大秦国有五色颇黎，以红色为贵，《梁四公子记》云：扶南人来卖碧颇黎镜，广一尺半，重四十斤，内外皎洁，向明视之，不见其质。蔡绦云：御库有玻璃母，乃大食所产，状如铁滓，之但作珂子状，青、红、黄、白数色。

释名：水晶：时珍曰：莹澈晶光，如水之精英，会意也。《山海经》谓之水玉，《广雅》谓之石英。

时珍曰：水精，亦颇黎之属，有黑、白二色。倭国多水精，第一。南水精白，北水精黑，信州、武昌水精浊。性坚而脆，刀刮不动，色澈如泉，清明而莹，置水中无瑕、不见珠者佳。古语云水化，谬言也。药烧成者，有气眼，谓之硝子，一名海水精。《抱朴子》言：交广人作假水精碗，是此。

亦入点目药。穿串吞咽中，推引诸哽物（时珍）。

火珠：时珍曰：《说文》谓之火齐珠。《汉书》谓之玫瑰（音枚回）。《唐书》云：东南海中有罗刹国，出火齐珠，大者如鸡卵，状类水精，圆白，照数尺。日中以艾承之则得火，用灸艾炷不伤人。今占城国有之，名朝霞大火珠。又《续汉书》云：哀牢夷出火精、琉璃，则火齐乃火精之讹，正与水精对。

碝石音软时珍曰：出雁门。石次于玉，白色如冰，亦有赤者。《山海经》云：北山多碝石。《礼》云：士佩碝玫，是也。

时珍曰：此亦他方代赭耳，故其功效不甚相远也。

石髓 味甘，温，无毒。主寒热中羸瘦，无颜色，积聚，心腹胀满，食饮不消，皮肤枯槁，小便数疾，癖块，腹内肠鸣下利，腰脚疼冷，男子绝阳，女子绝产，血气不调，令人肥健，能食，合金疮，性拥，宜寒瘦人，生临海盖山石窟。土人采取，澄陶如泥，作丸如弹子，有白有黄，弥佳矣。

按：自注生临海盖山石窟。又《晋书·嵇康传》有尝得石髓如饴。云彼石髓乃钟乳石。可祛寒热消积聚。

时珍曰：按《列仙传》言：疏煮石髓服，即钟乳也。《仙经》云：神山五百年一开，石髓出，服之长生。王列入山见石裂，得髓食之，因撮少许与嵇康，化为青石。《北史》云：龟兹北大山中，有如膏者，流出成川，行数里入地，状如醍醐，服之齿发更生，病患服之皆愈。《方镇编年录》云：高展为并州判官，一日见砌间沫出，以手撮涂老吏面，皱皮顿改，如少年色。展以为神药，问承天道士。道士曰：此名地脂，食之不死。乃发砌，无所见。此数说皆近石髓也。

霹雳针 无毒。主大惊失心，恍惚不识人，并下淋，磨服亦煮服。此物伺候震处，掘地三尺得之。其形非一，或言是人所造，纳与天曹，不知事实。今得之亦有似斧刃者，亦有如剉刀者，亦有安二孔者。一用人间石作也。注出雷州并河东山泽间。因雷震后时多似斧，色青黑，斑文至硬如玉。作枕除魔梦，辟不祥。名霹雳屑也。

按：从“一用人间石作也。……雷震后时多似斧”看。此似雷击之碎石。可除魔梦，辟不祥。

释名：雷楔。时珍曰：旧作针及屑，误矣。

时珍曰：按：《雷书》云：雷斧如斧，铜铁为之。雷似，乃石也，紫黑色。雷锤重数斤，雷钻长尺余，皆如钢铁，雷神以劈物击物者。雷环如玉环，乃雷神所遗落者。雷珠乃神龙所含遗下者，夜光满室。又《博物志》云：人间往往见细石形如小斧，名霹雳斧，一名霹雳楔。《玄中记》云：玉门之西有一国，山上立庙，国人年年出钻，以给雷用。此谬言也。雷虽阴阳二气激薄有声，实有神物司之，故亦随万物启蛰，斧、钻、锤皆实物也。若曰在天成象，在地成形，如星陨为石。则雨金石、雨粟麦、雨毛血及诸异物者，亦在地成形者乎？必太虚中有神物使然也。陈时苏绍雷锤重九斤。宋时沈括于震木之下得雷楔，似斧而无孔。鬼神之道幽微，诚不可究极。

刮末服，主瘵疾，杀劳虫，下蛊毒，止泄泻。置箱间，不生蛀虫。诸雷物佩之，安神定志，治惊邪之疾（时珍。出《雷书》）

大石镇宅 主灾异不起。宅经取大石镇宅四隅。《荆楚岁时记》：十二月暮日，掘宅四角，各埋一大石为镇宅。又《鸿宝万毕术》云：埋丸石于宅四隅，槌桃核七枚，则鬼无能殃也。

按：埋大石于宅四角。可令灾异不起。

金石 味甘无毒。主久羸瘦，不能食，无颜色。补腰脚冷，令人健壮，益阳，有暴热脱发，飞炼服之。生五台山清凉寺。石中金屑，作赤褐色。

按：自注金石生石中有金屑，如此则是今之金精石，为硅酸盐类。可补腰脚益阳。

玉膏 味甘，平，无毒。玉石[9]主延年。神仙术家取蟾蜍膏软玉如泥，以苦酒消之成水，此则为膏之法。今玉石间水饮之长生，令人体润，以玉投朱草汁中化成醴，朱草瑞物，已出金水卷中。《洲仙记》：瀛洲有玉膏泉，如酒，饮之数杯辄醉，令人长生。洲上多有仙家，似吴儿，虽仙境之事，有可凭者，故以引为证也。

按：自注为蟾蜍软玉如泥，以苦酒消之成水。可延年体润。

温石及烧砖 主之得热气彻腰腹，久患下部冷，久痢肠腹下白脓，烧砖并温石熨，及坐之，并差。但取坚石烧暖用之，非别有温石也。

按：即烧砖并温石熨。外用。可驱寒止利。

印纸 无毒。主令妇人断产无子。剪有印处，烧灰水服之一钱匕，神效。

按：此指盖官印处之纸。可断产。

释名：时珍曰：古者编竹炙青书字，谓之汗青，故简策字皆从竹。至秦汉间以缯帛书事，谓之幡纸，故纸字从糸，或从巾也。从氏，谐声也。刘熙《释名》云：纸者砥也，其平如砥也。东汉和帝时，耒阳蔡伦始采树皮、故帛、渔网、麻缯，煮烂造纸，天下乃通用之。苏易简《纸谱》云：蜀人以麻，闽人以嫩竹，北人以桑皮，剡溪以藤，海人以苔，浙人以麦䴸、稻秆，吴人以茧，楚人以楮，为纸。又云：凡烧药，以墨涂纸裹药，最能拒火。药品中有闪刀纸，乃折纸之际，一角叠在纸中，匠人不知漏裁者，医人取入药用。今方中未见用此，何欤?

楮纸：烧灰，止吐血、衄血、血崩、金疮出血（时珍）。

竹纸：包犬毛烧末，酒服，止疟(《圣惠》)。

藤纸：烧灰，敷破伤出血，及大人小儿内热，衄血不止。用故藤纸（瓶中烧存性）二钱，入麝香少许，酒服。仍以纸捻包麝香，烧烟熏鼻（时珍）。

草纸：作捻，痈疽，最拔脓。蘸油燃灯，照诸恶疮浸淫湿烂者，出黄水，数次取效(时珍)。

麻纸：止诸失血，烧灰用（时珍）。

纸钱：主痈疽将溃，以筒烧之，乘热吸患处。其灰止血。其烟久嗅，损人肺气（时珍)。

附方：新六。

吐血不止：白薄纸五张烧灰，水服。效不可言。(《普济方》)

衄血不止：屏风上故纸烧灰，酒服一钱，即止。(《普济方》)

皮肤血溅：出者。以煮酒坛上纸，扯碎如杨花，摊在出血处，按之即止。(王《百一选方》)

血痢不止：白纸三张，裹盐一匙，烧赤研末。分三服，米饮下。(《圣惠方》)

诸虫入耳：以纸塞耳鼻，留虫入之耳不塞，闭口勿言，少顷虫当出也。(《集玄方》)

老小尿床：白纸一张铺席下，待遗于上，取纸晒烧，酒服。(《集简方》)

青纸：治妒精疮，以唾粘贴，数日即愈，且护痛也。弥久者良。上有青黛，杀虫解毒(时珍)。

桐油伞纸： 治蛀干阴疮。烧灰，出火毒一夜，敷之，便结痂（时珍)。

附方：新一。

疔疮发汗：千年锻石（炒）十分，旧黑伞纸烧灰一分。每用一小匙，先以齑水些少，

次倾香油些少，入末搅匀。沸汤一盏调下。厚被盖之，一时大汗出也。《医方捷径》

烟药 味辛，温，有毒。主瘰疬，五痔瘘，瘿瘤，疮根恶肿，石黄、空青、桂心并四两，干姜一两为末，取铁片阔五寸，烧赤以药置铁上，用瓷碗以猪脂涂碗底，药飞上，待冷即开，如此五度，随疮孔大小，以药如鼠屎，内孔中。面封之，三度根出也，无孔者针破内之。

按：烧雄黄空青等使烟气熏黑碗底，取下以当药用。可消瘰化痔。

特蓬杀 味辛，苦，温，小毒。主飞金石用之，炼丹亦须用，生西国，似石脂，蛎粉之类，能透金石铁无碍下通出。

按：自注似石脂、蛎粉之类。可飞金石炼丹。

阿婆赵荣二药 有小毒。主丁肿恶疮，出根，蚀息肉，肉刺。齐人以白姜石、犬屎、绯帛，棘针钩等合成如墨硬土作丸。又有阿婆赵荣药，功状相同。云石灰和诸虫及绯帛棘针合成之，并出临淄齐州。

按：自注以石灰、诸石、绯帛、棘针合成之。可消肿毒，化息肉。

六月河中诸热砂 主风湿顽痹不仁，筋骨挛缩，脚痛冷，风掣瘫缓，血脉断绝。取干沙日暴令极热，伏坐其中，冷则更易之，取热彻通汗。然后随病进药及食，忌风冷劳役。

现注：

①写：（xiè 泻）。意为移置，以此注彼曰写。

②鍮：（tōu 偷），鍮石字典注即黄铜。

③碱：原为“鹹”，“鹹”字俱《图经》注有碱音，如卤碱，有盐碱地可生硝，并不能称为盐咸地，故鹹水结成，实为盐碱地结成。故应为卤碱水结成。

④釭：（gāng 缸），灯。

⑤北：原刻“比”为误，应为《北齐书》。

⑥剺：（lí 离）割开。

⑦妬：（gòu 够），又音（dù 度）同妒。此处同妒，即妒乳。

⑧揩：（kāi 开），擦抹。

⑨玉石二字原刻即为小号字。

按：此即热砂外用以热熨除痹。

释名：砂，小石也。字从少石，会意。

治石淋，取细白沙三升炒热，以酒三升淋汁，服一合，日再服。又主绞肠痧痛，炒赤，冷水淬之，澄清服一二合（时珍）。

附方：新一。

人溺水死：白沙（炒），覆死人面上下，惟露七孔，冷湿即易。（《千金》）

杓上砂：时珍曰：此淘米杓也。有木杓、瓢杓，皆可用。

治面上风粟，或青或黄赤，隐暗涩痛，及人唇上生疮者，本家杓上刮去唇砂一二粒，即安。又妇人吹乳，取砂七枚，温酒送下，更以炊帚枝通乳孔。此皆莫解其理。（时珍）

卷 第 四

玉石部中品总八十七种（金、银、铁、盐、土等附）

一十六种《神农本经》
七种《名医别录》
七种《唐本》先附
八种今附
三种新补
一种新分条
三种《图经》余
一种唐慎微续添
一种《唐本》余
四十种陈藏器余

雄黄《本经》 石硫黄《本经》 雌黄《本经》 食盐《别录》 水银《本经》 石膏《本经》玉火石附 金屑《别录》 银屑《别录》 生银今附，朱砂银续注灵沙《证类》 水银粉新补 磁石《本经》磁石毛续注 玄石《别录》 绿盐唐附 凝水石《本经》 阳起石《本经》 孔公孽《本经》 殷孽《本经》 蜜陀僧唐附 铁精《本经》铁荮[1]、淬铁水、针砂、煅鐄下铁屑，刀刃、犁镵尖续注 铁浆元附铁精下新分条 秤锤今附，铁杵、故锯、钥匙续注 铁华粉今附 生铁《别录》 铁粉今附 铁落《本经》 钢铁《别录》 铁《本经》 石脑《别录》 理石《本经》 珊瑚唐附 石蟹今附，浮石续注 长石《本经》 马衔今附 砺石新补 石花唐附 桃花石唐附 光明盐唐附 石床唐附 肤青《本经》 马脑新补 太阴玄精今附盐精附 车辖今附 石蛇《图经》余 黑羊石《图经》余 白羊石《图经》余

一种唐本余

银膏

四十种陈藏器余

天子藉[2]田三推犁下土 社坛四角土 土地 市门土 自然灰 铸钟黄土 户垠下土 铸铧锄孔中黄土 瓷瓯中里白灰 弹丸土 执日取天星上土 大甑中蒸土 蚡鼠壤堆上土 冢上土及砖石 桑根下土 春牛角上土 土蜂窠上细土 载盐车牛角上土 驴溺泥土 故鞋底下土 鼠壤土 屋内墉下虫尘土 鬼屎 寡妇床头尘土 床四脚下土 瓦甑 甘土 二月上壬日取土 柱下土 胡燕窠内土 道中热尘土 正月十五日灯盏 仰天皮 蚁穴中出土 古砖 富家中庭土 百舌鸟窠中土 猪槽上垢及土 故茅屋上尘 诸土有毒

现注：

①荮：（ruò 若）意为燃烧。

②藉（音 jiè 借或 jí 稽），原刻如此。应为耤（jí 稽），意为天子征用民力所耕之田。

不知藉为误刻还是古代可与耤通用。

雄　黄

味苦，甘，平、寒、大温，有毒。主寒热鼠瘘，恶疮疽痔，死肌，疗疥虫䘌疮，目痛，鼻中息肉，及绝筋破骨，百节中大风，积聚，癖气，中恶腹痛鬼疰、杀精物恶鬼邪气，百虫毒，胜五兵。杀诸蛇虺毒，解藜芦毒，悦泽人面。炼食之，轻身神仙，饵服之，皆飞入人脑中，胜鬼神，延年益寿，保中不饥。得铜可作金。一名黄食石。生武都山谷、炖煌山之阳。采无时。

黄雄州階

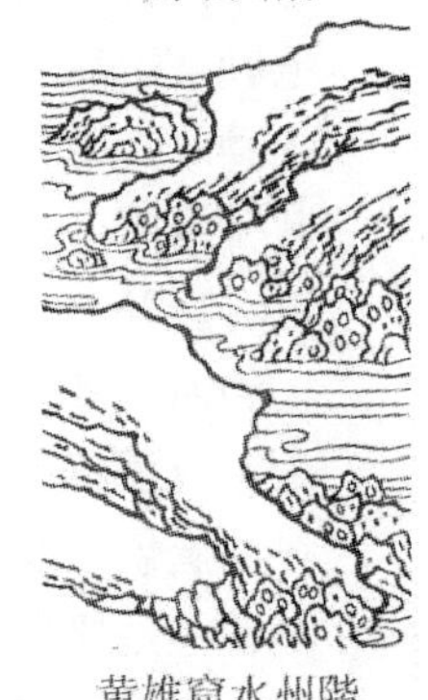

黄雄窟水州階

陶隐居云：炼服之法皆在《仙经》中，以铜为金亦出黄白术中。晋末已来氐羌中纷扰，此物绝不复通，人间时有三五两，其价如金。合丸皆用石门，始兴石黄之好者尔。始以齐初凉州互市，微有所得，将至都下，余最先见于使人陈典签处，捡获见十余片，伊辈不识此是何等，见有夹雌黄，或谓是丹砂，示吾，吾乃示语，并又属觅，于是渐渐来好者，作鸡冠色，不臭而坚实，若黯黑及虚软者不好也。武都氐羌是为仇池，宕昌亦有，与仇池正同而小劣。敦煌在凉州西数千里，所出者未尝得来，江东不知当复云何。此药最要，无所不入。

《唐本》注云：出石门名石黄者，亦是雄黄，而通名黄食石，而石门者，最为劣尔，宕昌、武都者为佳。块方数寸，明澈如鸡冠，或以为枕服之辟恶。其青黑坚者不入药用，若火飞之，而疗疮亦无嫌。又云恶者名熏[①]黄，用熏疮疥故名之，无别熏黄也。贞观年中，以宕州新出，有得方数尺者，但重脆不可全致之尔。

臣禹锡等谨按吴氏云：雄黄，神农苦，山阴有丹雄黄，生山之阳，故曰雄是丹之雄，所以名雄黄也。

《水经》云：黄水出零阳县西北，连巫山溪出雄黄，颇有神异。采常以冬月，祭祀凿石深数丈方得，故溪水取名焉。

《抱朴子》云：雄黄，当得武都山所出者，纯而无杂，其赤如鸡冠，光明晔晔者，乃可用耳。其但纯黄似雌黄色，无光者，不任作仙药，可以合理病药耳。

《药性论》云：雄黄，金苗也，杀百毒，又名黄石，味辛有大毒，能治尸疰，辟百邪鬼魅，杀蛊毒，人佩之鬼神不能近，入山林虎狼伏，涉川济毒物不敢伤。

萧炳云：雄黄君。

陈藏器云：按石黄，今人敲取中精明者为雄黄，外黑者为熏黄，主恶疮，杀虫熏疮疥、虮虱，及和诸药熏嗽。其武都雄黄烧不臭，熏黄中者烧则臭，以此分别之，苏云通名，未之是也。《日华子》云：雄黄微毒。治疥癣、风邪、癫痫、岚瘴，一切蛇虫犬兽伤咬，久服不饥。通赤亮者为上，验之可以熁虫死者为真，臭气少，细嚼口中含汤不激辣者通用。

《图经》曰：雄黄生武都山谷，敦煌山之阳，今阶州山中有之，形块如丹砂，明澈不夹石，其色如鸡冠者为真，有青黑色而坚者名熏黄，有形色似真而气臭者名臭黄，并不入服食药，只可疗疮疥耳。其臭以醋洗之便可断气，足以乱真，用之尤宜细辨。又阶州接西戎界出一种水窟雄黄，生于山岩中，有水泉流处。其石名青烟石、白鲜石，雄黄出其中，其块大者如胡桃，小者如粟豆，上有孔窍，其色深红而微紫，体极轻虚，而功用胜于常雄黄，丹灶家尤所贵重。或云雄黄，金之苗也，故南方近金坑冶处时或有之，但不及西来者真好耳。谨案雄黄治疮疡尚矣。《周礼·疡医》凡疗疡，以五毒攻之。郑康成注云：今医方有五毒之药，作之合黄堥[2]，置石胆丹砂、雄黄、礜石、磁石其中烧之三日三夜，其烟上着，以鸡羽扫取之，以注创，恶肉，破骨则尽出。故翰林学士杨亿常笔记直史馆杨嵎，年少时有疡生于颊，连齿辅车外，肿若覆瓯，内溃出脓血不辍，吐之痛楚难忍，疗之百方弥年不差。人语之依郑法合烧药成，注之创中，少顷朽骨连两牙溃出，遂愈，后便安宁。信古方攻病之速也。黄堥若今市中所货，有盖瓦合也，近世合丹药，犹用黄瓦鬲[3]，亦名黄堥，事出于古也。

雷公云：凡使勿用黑鸡黄、自死黄、夹腻黄、其臭黄真似雄黄，只是臭不堪用，时人以醋洗之三两度，便无臭气，勿误用也。次有夹腻黄，亦似雄黄，其内一重黄一重石，不堪用。次有黑鸡黄，亦似雄黄，如乌鸡头上冠也。凡是要似鹧鸪鸟肝色为上。凡修事，先以甘草、紫背天葵、地胆、碧棱花四件、并细锉，每件各五两，雄黄三两，下东流水，入埳[4]埚中煮三伏时，漉出捣如粉，水飞澄去黑者，晒干，再研，方入药用。其内有劫铁石，是雄黄中有，又号赴矢黄，能劫于铁，并不入药用。

《圣惠方》：治伤寒狐惑，蚀于下部，肛外如䘌，痛痒不止：以雄黄半两，先用瓶子一个，口大者，内入灰，上如装香火，将雄黄烧之，候烟出当病处熏之。

《外台秘要》：治骨蒸极热：以一两和小便一升，研如粉，乃取黄理石一枚，方圆可一尺，以炭火烧之三食顷，极热灌雄黄汁于石上，恐大热不可近，宜着一片薄毡置石上，令患人脱衣坐石上，冷停，以衣被围绕身，勿令药气泄出，经三五度差。

又方：治箭毒：捣为末，敷之，沸汁出愈，亦疗蛇咬毒。

《千金方》：治妇人始觉有妊，养胎，转女为男：以一两，囊盛带之。

又方：治耳聋：以雄黄、硫黄等分为末，绵裹塞耳中。

又方：卒中鬼击及刀兵所伤，血满腹中不出，烦满欲绝：雄黄粉，酒服一刀圭，日三服，化血为水。

又方：治癥瘕积聚，去三尸，益气延年却老：以雄黄二两，细研为末，九度水飞过，却入新净竹筒内盛，以蒸饼一块塞筒口，蒸七度，用好粉脂一两，为丸如绿豆大，日三服，酒下七丸、十丸，三年后道成，益力不饥，玉女来侍。《肘后方》若血内漏者，以雄黄末如大豆，内疮中，又服五钱匕，血皆化为水，卒以小便服之。《经验方》治马汗入肉：雄黄、白矾等分，更用乌梅三个，槌碎，巴豆一个合研为细末，以半钱匕油调敷患处。

《斗门方》：辟魔：以一块带头上妙。

《博济方》：治偏头痛至灵散：雄黄、细辛等分，研令细，每用一字以下，左边疼吹入右鼻，右边疼吹入左鼻，立效。

《续十全方》：治缠喉风：雄黄一块，新汲水磨，急灌，吐下差。

《集验方》：治卒魇：雄黄捣为末，细筛，以管吹入鼻孔中。

《伤寒类要》：治小腹痛满，不得小便，及疗天行病：雄黄细研，蜜丸如枣核，内溺孔中。

又方：杀齿虫：以末如枣，塞牙间。

《抱朴子》：饵之法，或以蒸煮，或以酒服，或以消石化为水，乃凝之。或以猪脂裹蒸之于赤土下，或以松脂和之，或以三物炼之，引之如布，白如冰。服之皆令人长生，百病除，三尸下，瘢痕灭，白发黑，堕齿生，千日玉女来侍，可使鬼神。又云：玉女常以黄玉为志，大如黍米在鼻上是真玉女，无此志者，鬼试人也。带雄黄入山林即不畏蛇，若蛇中人，以少许末敷之，登时愈。蛇虽多品，惟蝮蛇、青蝰[5]、金蛇中人为至急，不治一日即死，人不晓治之方术者，为二蛇中人即以刀急割疮肉，投地其肉沸如火炙，须臾尽焦，而人得活也。此蛇七月、八月毒盛之时，不得啮人，其毒不泄，乃以牙刺大竹木，即亦焦枯。

《太平广记》：刘无名，成都人也，志希延生，谓古方草木之药但愈疾得效，见火辄为灰烬，自不能固，岂有延生之力哉。乃入雾中山，尝遇人教服雄黄，凡三十余年。一旦，有二人，赤巾朱服，径诣其室，刘问何人，对曰：我泰山直事，追摄子耳，不知子以何术，我已三日冥期迫促，而无计近子，将欲阴符谴责，以稽延获罪，故见形相问。刘曰：余无他术，但冥心至道，不视声利，静处幽山，志希度世而已。二使曰：子之黄光照灼于顶，迨高数尺，得非雄黄之功乎，今子三尸已去，而积功未着，大限既尽，将及死期，岂可苟免。刘闻其语，心魂忧迫，不知所为。二使谓之曰：岷峨青城神仙之府，可以求真师，访寻要道，我闻铅汞、朱髓，可致冲天，此非高真上仙，须得修炼之旨。复入青城北崖之下，见一洞，行数里，忽觉平博，殆非人世，遇神仙居其间，云青城刘真人。刘祈叩再三，具述所值鬼使追摄之由，愿示要道，以拨沉沦赐度生死之苦。真人指一岩室，使栖止其中，复令斋心七日，乃视其阳炉阴鼎，柔金炼化水玉之方，伏汞炼铅成朱髓之诀，狐刚子、阴长生皆得此道，亦名金液九丹之经。丹分三品，以铅为君，以汞为臣，八石为使，黄牙为田，君臣相得运火，功全七日为轻水，二七日变紫锋，三七日五彩具，内赤上黄，状如窗尘。复运火二年，日周六百，再经四时，重履长至。初则十月离胞胎，已成初品，即能干汞成银，丸而服之，可以祛疫。二年之外服者，延年益筭[6]，白发反黑。三年之后，服之刀圭，散居名山，周游四海，为初品地仙。服之半剂，变化万端，坐在立亡，驾驭飞龙，白日升天。大都此药经十六节，已为中品，便能使人长生。药成之日，五金八石、黄牙诸物，与君臣二药不相杂乱。千日功毕，名上品还丹，谨而藏之，勿示非人。世有其人，视形气功行，合道依而俦之。刘受丹诀，还雾中山，筑室修炼，三年乃成，开成二年，犹驻于蜀，自述无名传以示后人，入青城山去，不知所终矣。

《太上八帝玄变经》小丹法，用雄黄、柏子拘魂制魄方：柏子细筛去滓，松脂十斤以和柏子、雄黄各二斤，色如赤李，合药臼中，复捣如蒸药一日，如饵，正坐北向，平旦顿服五丸，百日之后，与神人交见。

《明皇杂录》：有黄门奉使交广回，周顾谓曰：此人腹中有蛟龙。上惊问黄门曰：卿有疾否？曰：臣驰马大庾岭，时当大热，困且渴，遂饮水觉腹中坚痞如石。周遂以消石及雄黄煮服之，立吐一物，长数寸，大如指，视之鳞甲具，投之水中，俄顷长数尺，复以苦酒沃之如故，以器覆之，明日已生一龙矣。上甚讶之。

《唐书》：甄立言，究习方书，仕唐为太常丞。有道人心腹满烦，弥二岁，立言诊曰：腹有蛊，误食发而然。令饵雄黄一剂，少选吐一蛇，如人小指，惟无目，烧之有发气，乃愈。

《宝藏论》：雄黄若以草药伏住者，熟炼成汁，胎色不移；若将制诸药成汁，并添得者，上可服食，中可点铜成金，下可变银成金。

《丹房镜源》：雄黄千年，化为黄金。

《衍义》曰：雄黄非金苗。今有金窟处无雄黄。金条中言金之所生，处处皆有，雄黄岂处处皆得也。别法治蛇咬，焚之熏，蛇远去。又武都者，镌磨成物形，终不免其臭。唐甄立言仕为太常丞，有道人病心腹满烦，弥二岁，诊曰：腹有蛊，误食发而然，令饵雄黄一剂，少选吐一蛇如拇指，无目，烧之有发气，乃愈。此杀毒虫之验也。

现注：

①熏：下原有注音“音训”二字。

②埶：下原有注音“音武”二字，现音（móu 谋）意为土釜。

③鬲：（lì 利），三足炊具，原刻鬲字右加一瓦字字典注与鬲同。

④垍：（jì 纪），陶器。

⑤蝰：（kuí 葵）。

⑥筭：（suàn 算），同算。

按：雄黄为硫化物类矿物硫化砷 AsS，综合本节雄黄功能解毒祛风续伤消积。临床常用，治肿毒疗效好。

时珍曰：雄黄入点化黄金用，故名黄金石，非金苗也。时珍曰：武都水窟雄黄，北人以充丹砂，但研细色带黄耳。《丹房镜源》云：雄黄千年化为黄金。武都者上，西番次之。铁色者上，鸡冠次之。以沉水银脚铁末上拭了，旋有黄衣生者为真。一云：验之可以虫死者为真，细嚼口中含汤不臭辣者次之。思邈曰：凡服食用武都雄黄，须油煎九日九夜，乃可入药；不尔有毒，慎勿生用。时珍曰：一法：用米醋入萝卜汁，煮干用，良。土宿真君曰：南星、地黄、莴苣、五加皮、紫河车、地榆、五叶藤、黄芩、白芷、当归、地锦、鹅肠草、鸡肠草、苦参、鹅不食草、圆桑、脂，皆可制雄黄。

搜肝气，泻肝风，消涎积（好古）。治疟疾寒热，伏暑泄痢，酒饮成癖，惊痫，头风眩晕，化腹中瘀血，杀劳虫疳虫（时珍）。

时珍曰：五毒药，《范汪东阳方》变为飞黄散，治缓疽恶疮，蚀恶肉。其法取瓦盆一个，安雌黄于中，丹砂居南，磁石居北，曾青居东，白石英居西，石居上，石膏次之，钟乳居下，雄黄覆之，云母布于下，各二两末。以一盆盖之，羊毛泥固济，作三隅灶，以陈苇烧一日，取其飞黄用之。夫雄黄乃治疮杀毒要药也。而入肝经气分，故肝风肝气、惊痫痰涎、头痛眩晕、暑疟泄痢、积聚诸病，用之有殊功。

又能化血为水。而方士乃炼治服饵，神异其说，被其毒者多矣。按洪迈《夷坚志》云：虞雍公允文感暑痢，连月不瘥。忽梦至一处，见一人如仙官，延之坐。壁间有药方，其辞云：暑毒在脾，湿气连脚；不泄则痢，不痢则疟。独炼雄黄，蒸饼和药；别作治疗，医家大错。

公依方，用雄黄水飞九度，竹筒盛，蒸七次，研末，蒸饼和丸梧子大。每甘草汤下七丸，日三服，果愈。《太平广记》载成都刘无名服雄黄长生之说，方士言尔，不可信。

附方：新三十八。

猝中邪魔：雄黄末，吹鼻中。（《集验方》）

家有邪气：用真雄黄三钱，水一碗，以东南桃枝咒洒满屋，则绝迹。勿令妇女见知。

(《集简方》)

女人病邪：女人与邪物交通，独言独笑，悲思恍惚者。雄黄一两，松脂二两，溶化，以虎爪搅之，丸如弹子。夜烧于笼中，令女坐其上，以被蒙之，露头在外，不过三剂自断。仍以雄黄、人参、防风、五味子等分为末，每旦井水服方寸匕，取愈。(《肘后方》)

小儿诸痫：雄黄、朱砂等分。为末。每服一钱，猪心血入齑水调下。(《直指方》)

伤寒咳逆：服药无效：雄黄二钱。酒一盏，煎七分，乘热嗅其气，即止。(《活人》书)

五尸注病：发则痛变无常，昏恍沉重，缠结脏腑，上冲心胁，即身中尸鬼接引为害也。雄黄、大蒜各一两，杵丸弹子大。每热酒服一丸。(《肘后方》)

腹胁痞块：雄黄一两，白矾一两，为末，面糊调膏摊贴，即见功效。未效，再贴，待数百斤之状乃愈，秘方也。(《集玄方》)

胁下痃癖：及伤饮食：煮黄丸：用雄黄一两，巴豆五钱。同研，入白面二两，滴水为丸梧子大。每服二十四丸，浆水煮三十沸，入冷浆水沉冷吞下，以利为度，如神。(《保命集》)

饮酒成癖：酒症丸：治饮酒过度，头旋恶心呕吐，及酒积停于胃间，遇饮即吐，久而成癖。雄黄（皂角子大）六个，巴豆（连皮油）十五个，蝎梢十五个。同研，入白面五两半滴水丸豌豆大，将干，入麸内炒香。将一粒放水试之，浮则取起收之。每服二丸，温酒下。(《和剂局方》)

发癥饮油：有饮油五升以来方快者，不尔则病，此是发入于胃，气血裹之，化为虫也。雄黄半两为末，水调服之，虫自出。(夏子益《奇疾方》)

阴肿如斗：痛不可忍：雄黄、矾石各二两，甘草一尺。水五升，煮二升，浸之。(《肘后方》)

中饮食毒：雄黄、青黛等分。为末。每服二钱，新汲水下。(邓笔峰方)

虫毒蛊毒：雄黄、生矾等分。端午日研化，蜡丸梧子大。每服七丸，念药王菩萨七遍，熟水下。(苏东坡《良方》)

结阴便血：雄黄不拘多少，入枣内，线系定，煎汤。用铅一两化汁，倾入汤内同煮，自早至晚，不住添沸汤，取出为末，共枣杵和丸梧子大。每服三十丸，煎黑铅汤空心下，只三服止。(《普济方》)

暑毒泄痢：方见发明下。中风舌强：正舌散：用雄黄、荆芥穗等分。为末。豆淋酒服二钱。(《卫生宝鉴》)

破伤中风：雄黄、白芷等分。为末。酒煎灌之，即苏。(邵真人《经验方》)

疯狗咬伤：雄黄五钱，麝香二钱。为末。酒下，作二服。(《救急良方》)

百虫入耳：雄黄烧捻熏之，自出。(《十便良方》)

蜘蛛伤人：雄黄末，敷之。(《朝野佥载》)

杖疮肿痛：雄黄二分，密陀僧一分。研末。水调敷之，极妙。(《救急方》)

解藜芦毒：水服雄黄末一钱。(《外台》)

小儿痘疔：雄黄一钱，紫草三钱。为末。胭脂汁调，先以银簪挑破，搽之，极妙。(《痘疹证治》)

白秃头疮：雄黄、猪胆汁和，敷之。(《圣济录》)

眉毛脱落：雄黄末一两。醋和涂之。(《圣济录》)

筋肉化虫：有虫如蟹走于皮下，作声如小儿啼，为筋肉之化。雄黄、雷丸各一两，为末。

掺猪肉上炙熟，吃尽自安。(夏氏《奇疾方》)

风痒如虫：成炼雄黄、松脂等分。研末，蜜丸梧子大。每饮下十丸，日三服，百日愈。

忌酒肉盐豉。(《千金方》)

疔疮恶毒：《千金方》：刺四边及中心，以雄黄末敷之，神验。《积德堂方》：用雄黄、蟾酥各五分。为末，葱、蜜捣丸小米大。以针刺破疮顶，插入，甚妙。

广东恶疮：雄黄一钱半，杏仁三十粒（去皮），轻粉一钱。为末。洗净，以雄猪胆汁调上，二三日即愈。百发百中，天下第一方，出武定侯府内。(《积德堂方》)

蛇缠恶疮：雄黄末，醋调敷之。(《普济方》)

风热头痛：用雄黄、干姜各等分。为末。鼻，左痛右，右痛左。

走马牙疳：臭烂出血：雄黄（豆大）七粒。每粒以淮枣（去核）包之，铁线串，于灯上烧化为末。每以少许掺之，去涎，以愈为度。(《全幼心鉴》)

小儿牙疳：雄黄一钱，铜绿二钱。为末贴之。(陈氏《小儿方》)

疳虫蚀齿：雄黄、葶苈等分。研末。腊猪胆和，以槐枝点之。(《金匮方》)

耳出臭脓：雄黄、雌黄、硫黄等分。为末，吹之。(《圣济方》)

臁疮日久：雄黄二钱，陈艾五钱。青布卷作大捻，烧烟熏之，热水流出，数次愈。(笔峰《杂兴》)

鼻准赤色：雄黄、硫黄五钱，水粉二钱，用头生乳汁调敷，不过三五次愈。(《摄生妙用方》)

石硫黄

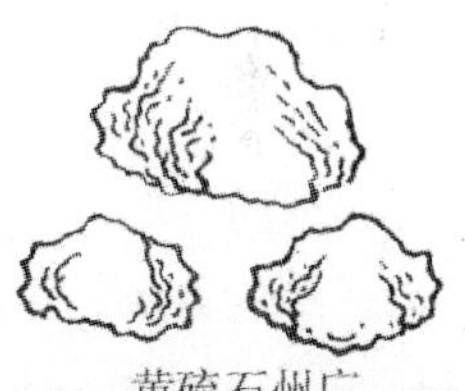
黄硫石州广

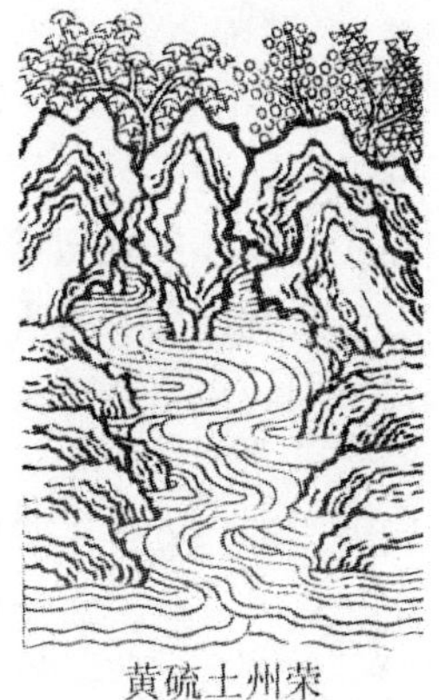
黄硫土州荣

味酸，温、大热，有毒。主妇人阴蚀，疽痔，恶血，坚筋骨，除头秃，疗心腹积聚邪气，冷癖在胁，咳逆上气，脚冷疼弱无力，及鼻衄恶疮，下部䘌疮，止血杀疥虫。能化金、银，铜，铁奇物。生东海，牧羊山谷中，及太山，河西山，矾石液也。

陶隐居云：东海郡属北徐州，而箕山亦有。今第一出扶南林邑。色如鹅子初出壳，名昆仑黄。次出外国，从蜀中来，色深而煌煌然。方用之疗脚弱及痼冷甚良。《仙经》颇用之。所化奇物并是黄白术，及合丹法，此云矾石液，今南方则无矾石，恐不必尔。

臣禹锡等谨案吴氏云：硫黄，一名石留黄，神农、黄帝、雷公咸有毒，医和、扁鹊苦无毒。或生易阳，或河西，或五色黄，是潘水石液也，烧令有紫焰者。八月、九月采，治妇人血结。

《药性论》云：石硫黄，君，有大毒，以黑锡煎汤解之，及食宿冷，猪肉。味甘，太阳之精，鬼焰居焉，伏炼数般，皆传于作者。能下气，治脚弱腰肾久冷，除冷风顽痹，又云生用治疥癣及疗寒热咳逆，炼服主虚损泄精。

箫炳云：硫黄臣。

《日华子》云：石亭脂，曾青为使，畏细辛、飞廉、铁，壮阳道，治痃癖冷气，补筋骨劳损，风劳气，止嗽上气，及下部痔瘘，恶疮疥癣，杀腑脏虫，邪魅等。煎余甘子汁，以御其毒也。

《图经》曰：石硫黄，生东海牧羊谷山中，及泰山，河西山，矾石液也。今惟出南海诸蕃，岭外州郡或有而不甚佳，以色如鹅子初出壳者为真，谓之昆仑黄。其赤色者名石亭脂，青色者号冬结石，半白半黑名神惊石，并不堪入药。又有一种土硫黄，出广南及荣州溪涧水中流出，其味辛，性热腥臭，主治疥疮，杀虫毒。又可煎炼成汁，以模锊[①]作器，亦如鹅子黄色。谨按古方书未有服饵硫黄者，《本经》所说功用，止于治疮蚀，攻积聚，冷气脚弱等。而近世遂火炼治，为常服丸散，观其制炼服食之法，殊无本源，非若乳石之有论议节度，故服之其效虽紧，而其患更速，可不戒之。

《海药》谨案《广州记》云：生昆仑日脚下，颗块莹净，无夹石者良。主风冷虚惫，肾冷，止气，腿膝虚羸，长肌肤，益气力，遗精，痔瘘，老人风秘等，并宜烧炼服。《仙方》谓之黄硇砂，能坏五金，亦能造作金色，人能制伏归本色。服而能除万病，如有发动，宜以猪肉、鸭羹、余甘子汤并解之。蜀中雅州亦出，光腻甚好，功力不及舶上来者。

雷公云：凡使，勿用青赤色，及半白半青，半赤半黑者。自有黄色，内莹净，似物命者贵也。凡用四两，先以龙尾蒿自然汁一镒，东流水三镒，紫背天葵汁一镒，粟遂子茎汁一镒，四件合之，搅令匀，一垍埚用六一泥固济底下，将硫黄碎之入于埚中，以前件药汁旋旋添入，火煮之，汁尽为度了，再以百部末十两，柳蚛末二斤，一簇草二斤，细剉之，以东流水并药等同煮硫黄二伏时，日满去诸药，取出，用熟甘草汤洗了，入钵中研二万匝，方用。

《圣惠方》：治诸疮弩肉，如蛇出数寸：用硫黄一两，细研，于肉上薄涂之，即便缩。

《外台秘要》：千金疗小儿聤耳：硫黄末，以粉耳中，日一夜一，差止。

《肘后方》：女子阴疮，末硫黄敷之。

《经验方》：大治元脏气发久冷，腹痛虚泻，应急大效玉粉丹：生硫黄五两，青盐一两，已上衮细研，以蒸饼为丸，如绿豆大，每服五丸，热酒空心服，以食压之。

《梅师方》：治阴生湿疱疮，取石硫黄研如粉，敷疮上，日三度。

《博济方》：治阴阳二毒，伤寒黑龙丹：舶上硫黄一两，以柳木捶研三两日，巴豆一两，和壳记个数，用二升，铛子一口，先安硫黄，铺铛底，次安巴豆，又以硫黄盖之，酽醋半升以来浇之，盏子盖合令紧密，更以湿纸周回固济缝，勿令透气，缝纸干，更以醋湿之，文武火熬，常着人守之，候里面巴豆作声数已半为度，急将铛子离火，更入臼中，急捣令细。再以米醋些子，并蒸饼些小，再捣令冷，可丸如鸡头大。若是阴毒，用椒四十九粒，葱白二茎，水一盏，煎至六分，服一丸。阳毒，用豆豉四十九粒，葱白二茎，水一盏同煎，吞一丸，不得嚼破。《孙尚药》治气虚伤冷，暴作水泻，日夜三二十行，腹痛不止，夏月路行，备急朝真丹：硫黄二两，牛角研令极细，枯白矾半两，同细研匀，水浸蒸饼，去水脉了，和丸如梧桐子大，朱砂为衣，每服十五丸，至二十丸，米饮盐汤下。《玉函方》[②]王方平通灵王粉散：治腰膝，暖水脏，益颜色，其功不可具载：硫黄半斤，桑柴灰五斗，淋取汁，煮三伏时，以铁匙抄于火上，试之，伏火即止。候干，以大火煅之，如未伏，更煮以伏为度。煅了研为散，穿地坑一尺二寸，投水于中，待水清，取水和硫黄水，不得多，于坩埚中煎熬令如膏，及用铁钱一面，不着火上，以细砂隔纸慢抄出硫黄于纸上滴之，自然如玉色，光彩射人，此号为玉粉散。细研，要丸，以饭丸如麻子大，空心每日盐汤下十丸，散服亦盐汤调两字，极有效验。余乡人王昭，遂合服之，年九十，颜貌如童，夜视细字，力倍常人。《太清服炼灵砂法》石硫黄，本出波斯国南明之境，禀纯阳火石之精气而结成，质性通流，含其猛毒，药品之中，号为将军。功能破邪归正，返滞还清，挺立阳精，消阴化魄。

《丹房镜源》：石硫黄，可干汞诀曰：此硫黄，见五金而黑，得水银而赤。又曰黄牙。

《青霞子》：硫黄散癖。

《衍义》曰：石硫黄，今人用治下元虚冷，元气将绝，久患寒泄，脾胃虚弱，垂命欲尽，服之无不效。中病当便已，不可尽剂。世人盖知用而为福，不知用久为祸，此物损益兼行，若俱弃而不用，当仓卒之间，又可阙乎。或更以法制拒火，而又常服者，是亦弗思也。在《本经》则不言如此服食，但专治妇人。不知者往往更以酒服，其可得乎。或脏中久冷，服之先利。如病势危急，可加丸数服，少则不效，仍如附子、干姜、桂。

现注：

①钨：(xiě 写)，用模子浇铸金属。

②《玉函方》《隋书·经籍志》二，著录葛洪《玉函煎方》五卷。原刻将函字刻成亟字，查此二字并不通用，可能为误刻。

按：石硫黄即硫黄，含硫并含碲与硒。

综合本节条文硫黄功能温阳通便，杀虫蚀疮。临床时有用者，治慢性腹泻，喘等。

释名：黄牙、阳侯(《纲目》)、将军。时珍曰：硫黄，秉纯阳火石之精气而结成，性质通流，色赋中黄，故名硫黄。含其猛毒，为七十二石之将，故药品中号为将军。外家谓之阳侯，亦曰黄牙，又曰黄砂。

时珍曰：凡产石硫黄之处，必有温泉，作硫黄气。《魏书》云：悦般有火山，山旁石皆焦熔，流地数十里乃凝坚，即石硫黄也。张华《博物志》云：西域硫黄出且弥山。去高昌八百里，有山高数十丈，昼则孔中状如烟，夜则如灯光。《庚辛玉册》云：硫黄有二种：石硫黄，生南海琉球山中；土硫黄，生于广南。以嚼之无声者为佳，舶上倭硫黄亦佳。今人用配硝石作烽燧烟火，为军中要物。

时珍曰：凡用硫黄，入丸散用，须以萝卜剜空，入硫在内，合定，稻糠火煨熟，去其臭气；以紫背浮萍同煮过，消其火毒；以皂荚汤淘之，去其黑浆。一法：打碎，以绢袋盛，用无灰酒煮三伏时用。又硝石能化硫为水，以竹筒盛硫埋马粪中一月亦成水，名硫黄液。

葛洪曰：四黄惟阳侯为尊，金石炼者不可用，惟草木制伏者堪入药用。桑灰、益母、紫荷、菠、天盐、桑白皮、地骨皮、车前、马鞭草、黄柏、何首乌、石苇、荞麦、独帚、地榆、蛇床、菟丝、蓖麻、蚕砂，或灰或汁，皆可伏之。

玄寿先生曰：硫是矾之液，矾是铁之精，磁石是铁之母。故铁砂磁石制，入硫黄立成紫粉。

主虚寒久痢，滑泄霍乱，补命门不足，阳气暴绝，阴毒伤寒，小儿慢惊（时珍）。

好古曰：如太白丹、来复丹，皆用硫黄佐以硝石，至阳佐以至阴，与仲景白通汤佐以人尿、猪胆汁大意相同。所以治内伤生冷、外冒暑热、霍乱诸病，能去格拒之寒，兼有伏阳，不得不尔。如无伏阳，只是阴证，更不必以阴药佐之。何也？硫黄亦号将军，功能破邪归正，返滞还清，挺出阳精，消阴化魄。

时珍曰：硫黄秉纯阳之精，赋大热之性，能补命门真火不足，且其性虽热而疏利大肠，又与躁涩者不同，盖亦救危妙药也。但炼制久服，则有偏胜之害。况服食者，又皆假此纵欲，自速其咎，于药何责焉？按孙升《谈圃》云：硫黄，神仙药也。每岁三伏日饵百粒，去脏腑积滞有验。但硫黄伏生于石下，阳气溶液凝结而就，其性大热，火炼服之，多发背疽。

方勺《泊宅编》云：金液丹，乃硫黄炼成，纯阳之物，有痼冷者所宜。今夏至人多服之，反为大患。韩退之作文戒服食，而晚年服硫黄而死，可不戒乎？夏英公有冷病，服硫黄、钟乳，莫之纪极，竟以寿终，此其禀受与人异也。洪迈《夷坚志》云：唐与正亦知医，能以意治疾。

吴巡检病不得溲，卧则微通，立则不能涓滴，遍用通利药不效。唐问其平日自制黑锡丹常服，因悟曰：此必结砂时，硫飞去，铅不死。铅砂入膀胱，卧则偏重，犹可溲；立则正塞水道，故不通。取金液丹三百粒，分为十服，煎瞿麦汤下。铅得硫气则化，累累水道下，病遂愈。

硫之化铅，载在经方，苟无通变，岂能臻妙？《类编》云：仁和县一吏，早衰齿落不已。一道人令以生硫黄入猪脏中煮熟捣丸，或入蒸饼丸梧子大，随意服之。饮啖倍常，步履轻捷，年逾九十，犹康健。后醉牛血，遂洞泄如金水，悴而死。内医官管范云：猪肪能制硫黄，此用猪脏尤妙。王枢使亦常服之。

附方：新四十一。

硫黄杯：此杯配合造化，调理阴阳，夺天地冲和之气，乃水火既济之方。不冷不热，不缓不急，有延年却老之功，脱胎换骨之妙。大能清上实下，升降阴阳。通九窍，杀九虫，除梦泄，悦容颜，解头风，开胸膈，化痰涎，明耳目，润肌肤，添精髓，蠲疝坠。又治妇人血海枯寒，赤白带下。其法用瓷碗以胡桃擦过，用无砂石硫黄生熔成汁，入明矾少许，则尘垢悉浮，以杖掠去，绵滤过，再入碗熔化，倾入杯内，荡成杯，取出，埋土中一夜，木贼打光用之。欲红入朱砂，欲青则入葡萄，研匀同煮成。每用热酒二杯，清早空心温服，则百病皆除，无出此方也。

紫霞杯：叶石林《水云录》云：用硫黄袋盛，悬罐内，以紫背浮萍同水煮之，数十沸取出，候干研末十两。用珍珠、琥珀、乳香、雄黄、朱砂、羊起石、赤石脂、片脑、紫粉、白芷、甘松、三柰、木香、血竭、没药、韶脑、安息香各一钱，麝香七分，金箔二十片，为末，入铜杓中，慢火熔化。以好样酒杯一个，周遭以粉纸包裹，中开一孔，倾硫入内，旋转令匀，投冷水中取出。每旦盛酒饮二三杯，功同上方。昔中书刘景辉因遘劳瘵，于太白山中遇一老仙，亲授是方，服之果愈。人能清心寡欲而服此，仙缘可到也。

金液丹：固真气，暖丹田，坚筋骨，壮阳道。除久寒痼冷，补劳伤虚损。治男子腰肾久冷，心腹积聚，胁下冷痛，腹中诸虫，失精遗尿，形羸力劣，腰膝痛弱，冷风顽痹，上气衄血，咳逆寒热，霍乱转筋，虚滑下利。又治痔湿生疮，下血不止，及妇人血结寒热，阴蚀疽痔等。用石硫黄十两研末，用瓷盒盛，以水和赤石脂封口，盐泥固济，日干。地内先埋一小罐，盛水令满，安盒在内，用泥固济。慢火养七日七夜，候足加顶火一斤，俟冷取出研末。每一两，用蒸饼一两，水浸为丸，如梧子大。每服三十丸至百丸，空心米饮服。又治伤寒身冷脉微，或吐或利，或自汗不止，或小便不禁，并宜服之，得身热脉出为度。(《惠民和剂局方》)

风毒脚气：痹弱硫黄末三两，钟乳五升。煮沸入水，煎至三升，每服三合。又法：牛乳三升，煎一升半，以五合调硫黄末一两服，浓盖取汗，勿见风。未汗再服，将息调理数日，更服。北人用此多效。亦可煎为丸服。(《肘后方》)

阴证伤寒：极冷厥逆烦躁，腹痛无脉，危甚者。舶上硫黄为末。艾汤服三钱，就得睡汗出而愈。(《本事方》) 一切冷气，积块作痛：硫黄、焰硝各四两（结砂），青皮、陈皮各四两。为末，糊丸梧子大。每空心米饮下三十丸。(鲍氏方)

元脏冷泄：腹痛虚极：硫黄一两。黄蜡化丸梧子大。每服五丸，新汲水下。一加青盐二钱，蒸饼和丸，酒下。(《普济方》)

伏暑伤冷：二气交错，中脘痞结，或泄或呕，或霍乱厥逆。二气丹：硫黄、硝石等分研末，石器炒成砂，再研，糯米糊丸梧子大。每服四十丸，新井水下。(《济生方》)

伤暑吐泻：硫黄、滑石等分为末。每服一钱，米饮下，即止。(《救急良方》) 霍乱吐泻：硫黄一两，胡椒五钱，为末，黄蜡一两化，丸皂子大。每凉水下一丸。(《圣济录》)

小儿吐泻：不拘冷热，惊吐反胃，一切吐利，诸治不效者。二气散：用硫黄半两，水银二钱半。研不见星。每服一字至半钱，生姜水调下，其吐立止。或同炒结砂为丸，方见灵砂下。(钱氏小儿方)

反胃呕吐：方见水银。

脾虚下白，脾胃虚冷，停水滞气，凝成白涕下出。舶上硫黄一两研末，炒面一分同研，滴冷热水丸梧子大。每米汤下五十丸。(杨子建《护命方》)

下痢虚寒：硫黄半两，蓖麻仁七个，为末。填脐中，以衣隔，热汤熨之，止乃已。(《仁存方》)

协热下痢：赤白。用硫黄、蛤粉等分，为末，糊丸梧子大。每服十五丸，米饮下。(《指南方》)

肠风下血：方见鲫鱼。

老人冷秘：风秘或泄泻，暖元脏，除积冷，温脾胃，进饮食，治心腹一切痃冷气。硫黄（柳木槌研细）、半夏（汤泡七次焙研）等分。生姜自然汁调，蒸饼和杵百下，丸梧子大。每服十五丸至二十丸，空心温酒或姜汤下，妇人醋汤下。(《和剂局方》)

久疟不止：鲍氏方：用硫黄、朱砂等分为末。每服二钱，腊茶清，发日五更服。当日或大作或不作，皆其效也。寒多，倍硫；热多倍砂。朱氏方：用硫黄、腊茶等分为末。发日早冷水服二钱，二服效。寒多加硫；热多，加茶。

酒鳖气鳖：嗜酒任气，血凝于气，则为气鳖。嗜酒痼冷，败血入酒，则为血鳖。摇头掉尾，大者如鳖，小者如钱。上侵人喉，下蚀人肛，或附胁背，或隐肠腹。用生硫黄末，老酒调下，常服之。(《直指方》)

咳逆打呃：硫黄烧烟，嗅之立止。(《医方摘要》)

头痛头风：如神丹：光明硫黄、硝石各一两，细研，水丸芡子大。空心嚼一丸，茶下。(《普济方》)

肾虚头痛：《圣惠方》：用硫黄一两，胡粉半两，为末，饭丸梧子大。痛时冷水服五丸，即止。《本事方》：用硫黄末、食盐等分。水调生面糊丸梧子大。每薄荷茶下五丸。《普济方》：用生硫黄六钱，乌药四钱，为末，蒸饼丸梧子大。每服三五丸，食后茶清下。

鼻上作痛：上品硫黄末，冷水调搽。（《澹寮方》）

酒齄赤鼻：生硫黄半两，杏仁二钱，轻粉一钱。夜夜搽之。《瑞竹堂方》：用舶上硫黄、鸡心槟榔等分，片脑少许，为末。绢包，日日擦之。加蓖麻油更妙。

鼻面紫风：乃风热上攻阳明经络，亦治风刺瘾疹。舶上硫黄、白矾（枯）等分，为末。

每以黄丹少许，以津液和涂之，一月见效。（《宣明方》）

身面疣目：蜡纸卷硫黄末少许，以火烧点之，之有声便拨，根去。（《普济方》）

疬疡风病：白色成片：以布拭，醋摩硫黄、附子涂之，或硫黄、白矾擦之。（《集验方》）小儿口疮：糜烂。生硫黄水调，涂手心、足心。效即洗去。（危氏《得效方》）

耳猝聋闭：硫黄、雄黄等分研末。绵裹塞耳，数日即闻人语也。（《千金方》）

痈疽不合：石硫黄粉，以箸蘸插入孔中，以瘥为度。（《外台秘要》）

一切恶疮：真君妙神散：用好硫黄三两，荞麦粉二两，为末，井水和捏作小饼，日干收之，临用细研，新汲水调敷之。痛者即不痛；不痛则即痛而愈。（《坦仙皆效方》）

疥疮有虫：硫黄末，以鸡子煎香油调搽，极效。（《救急良方》）

顽癣不愈：倾过银有盖罐子，入硫黄一两熔化，取起，冷定打开，取硫同盖研末，搽之。（《孙氏集效方》）

疠风有虫：硫黄末酒调少许，饮汁。或加大风子油，更好。（《直指方》）

玉门宽冷：硫黄，煎水频洗。（《心传方》）

小儿夜啼：硫黄二钱半，铅丹二两。研匀，瓶固过，埋土中七日取出，饭丸黍米大。每服二丸，冷水下。

雌　　黄

味辛、甘，平、大寒，有毒。主恶疮头秃，痂疥，杀毒虫虱，身痒邪气诸毒。蚀鼻中息肉，下部䘌疮，身面白驳，散皮肤死肌及恍惚邪气，杀蜂蛇毒。炼之久服轻身增年不老，令人脑满。生武都山谷，与雄黄同山，生其阴，山有金，金精熏则生雌黄，采无时。

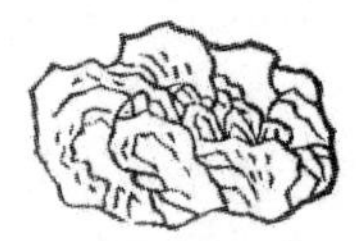

陶隐居云：今雌黄出武都仇池者，谓为武都仇池黄，色小赤，扶南林邑者谓昆仑黄，色如金而似云母甲错，画家所重，依此言，既有雌雄之名，又同山之阴阳，于合药便当以武都为胜，用之既稀，又贱于昆仑者。《仙经》无单服法，惟以合丹砂，雄黄共飞炼为丹尔。金精是雌黄，铜精是空青，而服空青反胜于雌黄，其义难了。

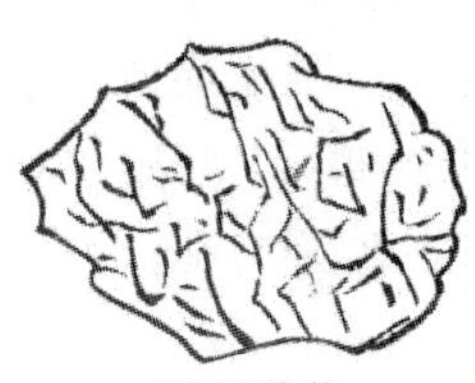
階州雌黄

臣禹锡等谨按《药性论》云：雌黄君，不入汤服。《图经》曰：雌黄，生武都山谷，与雄黄同山，其阴只有金之精，熏则生雌黄。今出阶州，以其色如金，又似云母甲错可析者为佳。其夹石及黑如铁色者不可用，或云一块重四两者，析之可得千重，此尤奇好也，采无时。

雷公云：凡使，勿误用夹石黄、黑黄、珀熟等。雌黄一块重四两，按《乾宁记》云：指开拆得千重，软如烂金者上，凡修事勿令妇人、鸡、犬、新犯淫人、有患人、不男人、非形人、曾是刑狱地，臭秽，已上并忌。若犯触者，雌黄黑如铁，不堪用也，及损人寿。凡修事四两，用天碧枝、和阳草、粟遂子草各五两，三件干，湿加一倍，用瓷埚子煮三伏时了，其色如金汁，一垛在埚底下，用东流水猛投于中，如此淘三度了，去水，取出拭干，却于臼中捣筛过，研如尘，可用之。

《圣惠方》：治乌癞疮，杀虫：用雌黄，研如粉，以醋并鸡子黄，打令匀，涂于疮上，干即更涂。又方：治妇人久冷，血气攻心，疼痛不止；以叶子黄二两，细研，醋一升，煎似稠糊丸如小豆大。每服无时，醋汤下五丸。

又方：治久心痛，时发不定，多吐清水，不下饮食：以雌黄二两，好醋二升，慢火煎成膏，用干蒸饼丸，如梧桐子大，每服七丸，姜汤下。《百一方》治小腹满不得小便：细末雌黄，蜜丸如枣核大，内一丸溺孔中，令入半寸许，以竹管注阴令紧嗍[1]气通之。

《经验方》：缩小便：以颗块雌黄一两半，研如粉，干姜半两，切碎，入盐四大钱，同炒令干姜色黄，同为末，干蒸饼入水为丸如绿豆大。每服十丸至二十丸，空心盐汤下。

《斗广方》：治肺劳咳嗽，以雌黄一两，入瓦合内不固济，坐合子于地上，用灰培周匝令实，可厚二寸，以炭一斤，簇定顶，以火煅之，三分去一，退火待冷，出研如面，用蟾酥为丸如粟大，每日空心杏仁汤下三丸，差。

《胜金方》：治久嗽暴嗽劳嗽金粟丸：叶子雌一两，研细用纸筋泥固济小合子一个，令干，勿令泥厚，将药入合子内，水调赤石脂封合子口，更以泥封之，候干，坐合子于地上，上面以未入窑瓦坯子弹子大拥合子，令作一尖子，上用炭十斤簇定顶上，着火一熨斗笼起令火从上渐炽，候火消三分去一，看瓦坯通赤，则去火，候冷开合子，取药当如镜面光明红色，入乳钵内细研，汤浸蒸饼心为丸如粟米大。每服三丸、五丸，甘草水服，服后睡良久妙。

《宝藏论》：雌黄伏住火，胎色不移，鞴[2]镕成汁者，点银成金，点铜成银。

《丹房镜源》：黄背阴者，雌也，纯柔者亦可干录[3]，舶上噀[4]血者上，湖南者次。青者本性叶子，上者可转硫黄，伏粉霜，记之不可误使。

《青霞子》云：雌黄，辟邪去恶。

《衍义》曰：雌黄入药最稀，服石者宜审谛，治外功多，方士点化术多用，亦未闻终始如何，画工用之。

现注：

①嗍：（suō 梭），吮吸。

②鞴：（bèi 备），风箱。

③录：收藏之意。

④噀：（xùn 讯），喷。

按：雌黄为硫化物三硫化二砷 As_2S_3，综合本节条文雌黄功能解毒杀虫，令人脑满。

释名：坐七火切。

时珍曰：生山之阴，故曰雌黄。《土宿本草》云：阳石气未足者，为雌；已足者，为雄，相距五百年而结为石。造化有夫妇之道，故曰雌、雄。

时珍曰：按独孤滔《丹房镜源》云：背阴者，雌黄也。淄成者，即黑色轻干，如焦锡块。

臭黄作者，硬而无衣。试法：但于甲上磨之，上色者好。又烧熨斗底，以雌划之，如赤黄线一道者好。舶上来如血者上，湘南者次之，青者尤佳。叶子者为上，造化黄金非此不成。亦能柔五金，干汞，转硫黄，伏粉霜。又云：雄黄变铁，雌黄变锡。土宿真君曰：芎、地黄、独帚、益母、羊不食草、地榆、五加皮、瓦松、冬瓜汁，皆可制伏。又雌见铅及胡粉则黑。

治冷痰劳嗽，血气虫积，心腹痛，癫痫，解毒（时珍）。

时珍曰：雌黄、雄黄同产，但以山阳、山阴受气不同分别。故服食家重雄黄，取其得纯阳之精也；雌黄则兼有阴气故尔。若夫治病，则二黄之功亦仿佛，大要皆取其温中、搜肝杀虫、解毒祛邪焉尔。

附方：新五。

反胃吐食：雌黄一分，甘草（生）半分。为末，饭丸梧子大。以五叶草、糯米煎汤，每服四丸。(《圣济录》)

停痰在胃，喘息不通，呼吸欲绝：雌黄一两，雄黄一钱。为末，化蜡丸弹子大。每服一丸，半夜时投热糯米粥中食之。(《济生方》)

癫痫瘛疭：眼暗嚼舌，雌黄、黄丹（炒）各一两。为末，入麝香少许，以牛乳汁半升熬成膏，和杵千下，丸麻子大。每温水服三五丸。(《直指方》)

肾消尿数：干姜半两，以盐四钱（炒黄成颗），雌黄一两半。为末，蒸饼和丸绿豆大。每服十丸至三十丸，空心盐汤下。(《圣济录》)

牛皮顽癣：雌黄末，入轻粉，和猪膏敷之。(《直指方》)

食　盐

味咸，温，无毒。主杀鬼蛊邪疰毒气，下部䘌疮，伤寒寒热，吐胸中痰癖，止心腹卒痛，坚肌骨。多食伤肺，喜咳。

陶隐居云：五味之中，惟此不可缺。有东海、北海盐及河东盐池，梁益盐井。交广有南海盐，西羌有山盐，胡中有树盐，而色类不同，以河东者为胜。东海盐、官盐白草粒细；北海盐，黄草粒粗，以作鱼鲊，及咸菹，乃言北胜。而藏茧必用盐官者。蜀中盐小淡，广州盐咸苦，不知其为疗体，复有优劣否。西方，北方人食不耐咸而多寿少病，好颜色。东方、南方人食绝欲咸，而少寿多病，便是损人则伤肺之效矣。然以浸鱼肉则能经久不败，以沾布帛则易致朽烂，所施处各有所宜也。

今注：《唐本》原在米部，今移。

臣禹锡等谨按《蜀本》云：多食令人失色肤黑，损筋力也。

《药性论》云：盐有小毒，能杀一切毒气，鬼疰气。主心痛中恶，或连腰脐者。盐如鸡子大，青布裹烧赤，内酒中顿服，当吐恶物。主小儿卒不尿，安盐于脐中灸之。面上五色疮，盐汤绵浸搨疮上，日五六度易，差。又和槐白皮切蒸治脚气。又空心揩齿，少时吐水中洗眼，夜见小字良。治妇人隐处疼痛者，盐，青布裹熨之。主鬼疰，尸疰，下部蚀疮，炒盐布裹坐熨之，兼主火灼疮。

陈藏器云：按盐本功外，除风邪，吐下恶物，杀虫明目，去皮肤风毒，调和腑藏，消

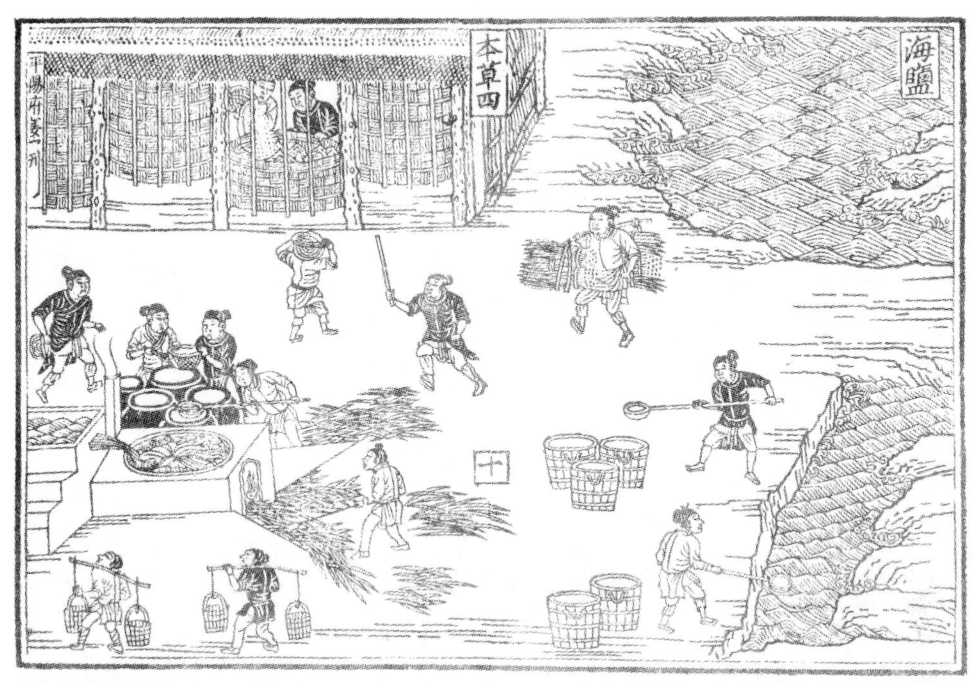

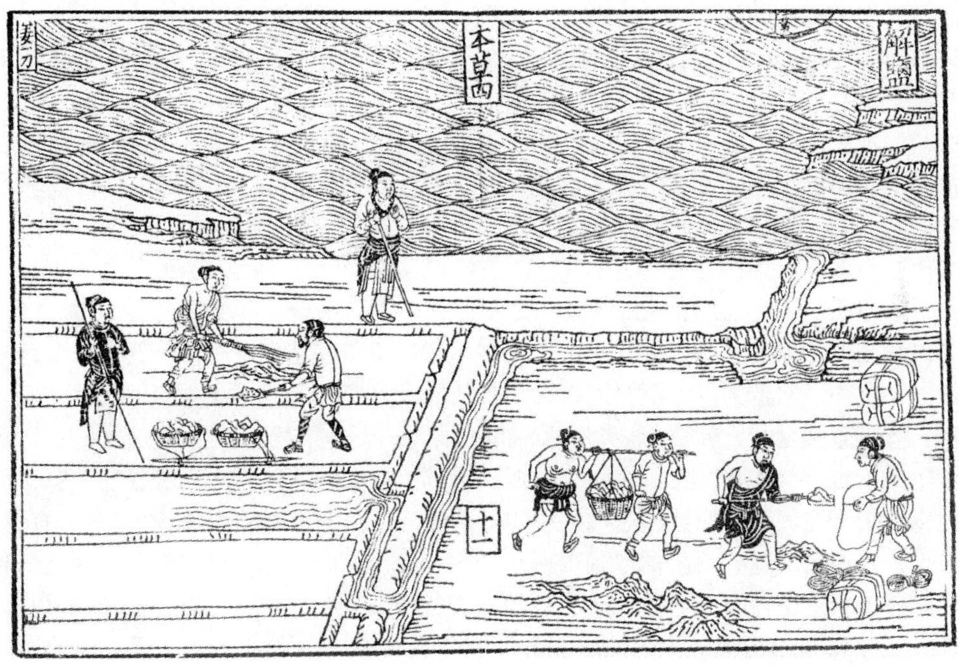

宿物，令人壮健。人卒小便不通，炒盐内脐中，即下。陶公以为损人，斯言不当。且五味之中，以盐为主，四海之内，何处无之。惟西南诸夷稍少，人皆烧竹及木盐当之。

《日华子》云：暖水脏，及霍乱心痛，金疮，明目，止风泪邪气，一切虫伤，疮肿，消食，滋五味，长肉补皮肤，通大小便，小儿疝气，并内肾气。以葛袋盛于户口悬之，父母用手拈抖尽，即疾当愈。

《图经》曰：食盐，旧不着所出州郡。陶隐居云：有东海、北海盐，及河东盐池，梁

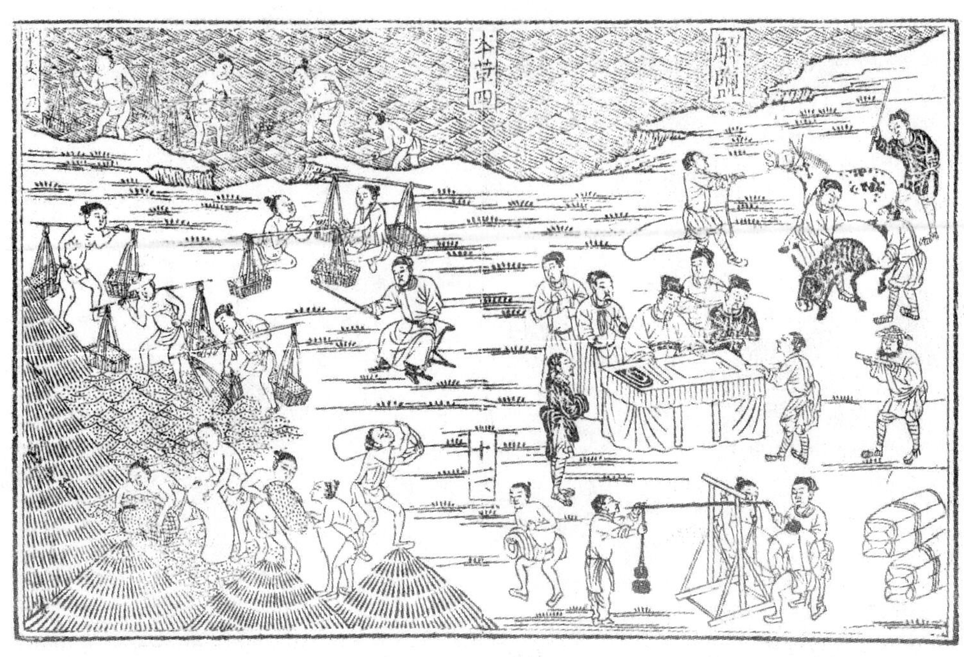

益有盐井，交广有南海盐，西羌有山盐，胡中有木盐，而色类不同，以河东者为胜。河东盐，今解州、安邑两池所种盐最为精好是也。又有并州两监末盐，乃刮鹹[①]煎炼，不甚佳，其鹹盖下品，所着卤鹹生河东盐池者谓此也。下品又有大盐生邯郸及河东池泽，苏恭云：大盐即河东印盐，人之常食者，形粗于末盐，乃似今解盐也。解人取盐于池，傍耕地沃以池水，每靊南风急，则宿昔成盐满畦，彼人谓之种盐。东海、北海、南海盐者，今沧、密、楚、秀、温、台、明、泉、福、广、琼、化诸州官场煮海水作之，以给民食者，又谓之泽盐，医方所谓海盐是也。其煮盐之器，汉谓之牢盆，今或鼓铁为之，或编竹为之，上下周以蜃[②]灰，广丈深尺，平底，置于灶，皆谓之盐盘。《南越志》所谓织篾[③]为鼎，和以牡蛎也。然后于海滨掘地为坑，上布竹木，覆以蓬茅，又积沙于其上。每潮汐冲沙卤鹹淋于坑中。水退则以火炬照之，卤气冲火皆灭，因取海卤注盘中煎之，顷刻而就。管子曰：齐有渠展之盐，代菹[④]薪煮海水征积之，十月始生，至于正月成三万是也。菹薪谓以茅菹然火也。梁益盐井者，今归州及西川诸郡皆有盐井，汲其水以煎作盐，如煮海之法，但以食彼方之民耳。西羌山盐、胡中木盐者即下条云光明盐，生盐州。下品有戎盐，生胡盐山，及西羌北地，酒泉福禄城东南角，北海青，南海赤者是也。然羌、胡之盐种类自多。陶注又云虏中盐有九种：白盐、食盐常食者，黑盐、柔盐、赤盐、驳盐、臭盐、马齿盐之类，今人不能遍识。医家治眼及补下药多用青盐，疑此即戎盐，而《本经》云：北海青，南海赤。今青盐从西羌来者，形块方棱，明莹而青黑色。最奇北胡来者，作大块而不光莹，又多孔窍，若蜂窠状，色亦浅于西盐，彼人谓之盐枕，入药差劣。北胡又有一种盐，作片屑如碎白石，彼人亦谓之青盐，缄封于匣中，与盐枕并作礼贽，不知是何色类。又阶州出一种石盐，生山石中，不由煎炼，自然成盐，色甚明莹，彼人甚贵之，云即光明盐也。医方所不用，故不能尽分别也。

又通、泰、海州并有亭[⑤]户刮碱煎盐输官，如并州末盐之类，以供给江湖，极为饶衍，其味乃优于并州末盐也。滨州亦有人户煎炼草土盐，其色最粗黑，不堪入药，但可啖[⑥]马耳。又下有绿盐条云：以光明盐、硇砂、赤铜屑酿之为块，绿色，真者出焉耆国水中石下取之，状若扁青、空青，今不闻识此者，医方亦不用。唐·柳柳州纂救三死治霍乱盐汤方云：元和十一年十月得干霍乱，上不可吐，下不可利，出冷汗三大斗许，气即绝。河南房伟传此汤，入口即吐，绝气复通。其法用盐一大匙，熬令黄，童子小便一升，二物温和服之，少顷吐下即愈。刘禹锡《传信方》著崔中丞炼盐黑丸方：盐一升，捣末，入粗瓷瓶中，实筑泥头讫，初以塘火烧，渐渐加炭火，勿令瓶破，候赤彻盐如水汁即去火，其盐冷即凝，破瓶取之。豉一升熬焦，桃仁一大两，和麸熬令熟，巴豆二大两，去心膜，纸中熬令油出，须生熟得所，熟即少力，生又损人，四物各用研捣成熟药，秤量蜜和丸如梧子，每服三丸，皆平旦时服。天行时气，豉汁及茶下，并得服后多吃茶汁行药力。心痛酒下，入口便止，血痢饮下，初便水痢后便止，鬼疟茶饮下，骨热白蜜汤下，忌冷浆水。合药久则丸稍加令大，凡服药后吐痢，勿怪。服药一日，忌口两日，吐痢若多，即煎黄连汁服止之。平旦服药，至小食时已来不吐痢者，或遇杀药人，即更服一两丸，投之其药，冬中合腊月尤佳。瓷合子中盛贮，以蜡纸封之，勿令泄气。清河崔能云：合得一剂，可救百人。天行时气，卒急觅诸药不得，又恐过时，或道途，或在村落，无诸药可求，但将此药一刀圭，即敌大黄、朴消数两。曾试有效，宜行于闾里间及所使辈。若小儿、女子不可服多，被搅作耳。唐方又有药盐法，出于张文仲。唐之大夫多作之。

《食疗》：蠼螋[⑦]尿疮：盐三升，水一斗煮取六升，以绵浸汤淹疮上。又治一切气，及脚气，取盐三升蒸候热，分裹近壁，脚踏之，令脚心热。又和槐白皮蒸用，亦治脚气，夜夜与之良。又以皂荚两梃，盐半两，同烧令通赤，细研，夜夜用揩齿，一月后有动者齿及血䘌齿并差，其齿牢固。

《圣惠方》：治小儿脐风湿，以盐二两，豉二合，相和烂捣，捏作饼子如钱大，安新瓦上炙令热，以熨脐上差，亦用黄蘗药末敷之。

又方：治肝风虚，转筋入腹：以盐半斤，水煮少时热渍之佳。

《外台秘要》：治胸心痰饮，伤寒热病，瘴疟，须吐者：以盐末一大匙，以水或暖汤送下，须臾则吐，吐不快，明旦更服甚良。

又方：治天行后两肋胀满，小便涩，熬盐熨脐下。

又方：主风，身体如虫行：盐一斗，水一石，煎减半，澄清，温洗三五度，治一切风。

《千金方》：治齿龈宣露：每旦捻盐内口中，以热水含遍齿百遍，不过五日，齿即牢密。

又方：主逆生：以盐涂儿足底，又可急搔爪之。《千金翼》治诸疮癣初生或始痛时。以单方救不较[⑧]，嚼盐涂之妙。

《肘后方》：治中风，但腹中切痛：以盐半斤，熬令水尽，着口中，饮热汤二升，得吐愈。

又方：齿疼，龈间出血，极验。以盐末，每夜厚封齿龈上，有汁沥尽乃卧，其汁出时，仍叩齿勿住。不过十夜，疼血止，更久尤佳，长慎猪肉油菜等。

又方：卒得风，觉耳中恍恍者：急取盐五升，甑蒸使热，以耳枕之，冷复易。

又方：治耳卒疼痛，以盐蒸熨之。

又方：手足忽生疣目，以盐敷疣上，令牛舐之不过三度。

又方：治金疮中风。煎盐令热，以匙抄沥，取水，热泻疮上。冷更著，一日许勿住，取差，大效。

又方：治赤白久下，谷道疼痛，不可忍，宜服温汤，熬盐熨之。又炙枳实熨之妙。

《经验方》：治蚯蚓咬，浓作盐汤，浸身数遍差。浙西军将张韶，为此虫所咬，其形如大风，眉须皆落，每夕蚯蚓鸣于体，有僧教以此方愈。

《梅师方》：治心腹胀坚，痛闷不安，虽未吐下，欲死。以盐五合，水一升，煎令消，顿服，自吐下，食出即定，不吐更服。

又方：治金中经脉，伤皮及诸大脉，血出多，心血冷则杀人，宜炒盐三撮，酒调服之。

又方：治蜈蚣咬人，痛不止，嚼盐沃上，及以盐汤浸疮极妙，其蜈蚣有赤足者螫人，黄足者痛甚。

又方：治热病，下部有䘌虫生疮，熬盐绵裹熨之，不过三度差。

《孙真人食忌》：主眯[9]眼者，以少盐并豉置水视之，立出。

又方：主卒喉中生肉，以绵裹箸头，柱盐揩，日六七度易。

又方：主卒中尸遁，其状腹胀气急冲心，或块起，或牵腰脊者是，服盐汤取吐。

《食医心镜》：盐主杀鬼蛊气，下部䘌疮，伤寒寒热，吐胸中痰癖，止心腹卒痛，坚肌骨。黄帝云：食甜瓜竟，食盐成霍乱。又主大小肠不通，取盐和苦酒敷脐中，干即易。

《广利方》：治气淋，脐下刃痛，以盐和醋调下。《集验方》主毒箭，以盐贴疮上灸盐三十壮差。《范汪方》主转筋，以盐一升，水一升半，作汤洗渍之。

又方：主目中泪出不得开，即刺痛方：以盐如大豆许，内目中，习习去盐，以冷水数洗目差。《产宝方》治妊娠心腹痛，不可忍，以一斤盐，烧令赤，以三指取一撮，酒服差。

《子母秘录》：小儿撮口，盐、豉脐上灸之。

后魏·《李孝伯传》：盐九种各有所宜，白盐主上，所自食，黑盐治腹胀气满，末之以酒服六铢。《素问》盐伤血，发渴之证。

《丹房镜源》：盐消作汁，拒火之力。

《衍义》曰：食盐，《素问》曰，咸走血。故东方食鱼盐之人多黑色，走血之验，故可知矣。病嗽及水者，宜全禁之。北狄用以淹尸，取其不坏也，至今如此。若中蚯蚓毒，当以盐洗沃，亦宜汤化饮汁。其烧剥金银，熔汁作药，仍须解州池盐[10]为佳。齿缝中多出血，常以盐汤嗽[11]即已。益齿走血之验也。

现注：

①“鹹”：原刻下有“音减”二字注音。现代字典将此字注音“咸”，因此中药卤鹹也随之读为卤咸，曾疑卤咸可能有卤碱的发音，但无根据，现据《图经》注释证明“鹹”字确有减音。《图经》注食盐条曰：“两监末盐，乃刮鹹（音减）煎炼，不甚佳，甚鹹盖下品所著卤鹹生河东盐池者谓此也。”卤鹹条唐本注云：此是硷土名卤鹹。二者所说一致，故卤鹹确实应读为卤碱。“刮碱煎炼”符合古代原刻注音及口语，但与字典不一致，如释为“刮咸煎炼”则讲不通，故用原鹹字，发音依原注音读硷。

②蜃：（shèn 慎），蜃灰：蚌蛤壳类烧成的灰。

③篾：（miè 灭），竹皮薄片。篾字口语中经常用，如称高粱杆外硬皮为细篾儿，编

蝈蝈笼者是也。

④菹：(zū 租)，枯草类。

⑤亭户：原刻“停”字为误刻，应为亭户。《新唐书·食货志四》云：游民业盐者为亭户，免杂役。

⑥啖：(dàn 淡)，吃，给吃。

⑦蠼：(qú 渠) 螋：(sóu 搜) 俗名蓑衣虫、钱龙。

⑧较：病愈。

⑨眯：(mí 迷) 灰沙入眼中。

⑩解州池盐：“从傍耕地沃以池水”的取盐方法看，解州池盐与刮碱地所取之盐同类，可能是消石 (KNO_3)，与一定食盐的混合盐。所以才“烧剥金银，镕汁作药”为佳。若是纯食盐则无此功能。旧时所卖小盐即此，但苦涩难吃，一般人家多不愿买此类盐。

⑪嗽：此处通漱。

按：食盐主要为氯化钠 NaCl。

综合本条功能涌吐解毒，合疮坚骨。临床可做解毒药，外用高张盐洗疮及溃疡甚效。

释名：鹾音醝 时珍曰：盐字，象器中煎卤之形。《礼记》：盐，曰咸鹾。《尔雅》云：天生曰卤，人生曰盐。许慎《说文》云：盐，咸也。东方谓之斥，西方谓之卤，河东谓之咸。黄帝之臣宿沙氏，初煮海水为盐。《本经》大盐，即今解池颗盐也。《别录》重出食盐，今并为一。方士呼盐为海砂。

时珍曰：盐品甚多：海盐取海卤煎炼而成，今辽冀、山东、两淮、闽浙、广南所出是也。井盐取井卤煎炼而成，今四川、云南所出是也。池盐出河东安邑、西夏灵州，今惟解州种之。疏卤地为畦陇，而堑围之。引清水注入，久则色赤。待夏秋南风大起，则一夜结成，谓之盐南风。如南风不起，则盐失利。亦忌浊水淤淀盐脉也。海丰、深州者，亦引海水入池晒成。并州、河北所出，皆碱盐也，刮取碱土，煎炼而成。阶、成、凤州所出，皆崖盐也，生于土崖之间，状如白矾，亦名生盐。此五种皆食盐也，上供国课，下济民用。海盐、井盐、碱盐三者出于人，池盐、崖盐二者出于天。《周礼》云：盐人掌盐之政令。祭祀供其苦盐、散盐；宾客供其形盐；王之膳羞，供其饴盐。苦盐，即颗盐也，出于池，其盐为颗，未炼治，其味咸苦。散盐，即末盐，出于海及井，并煮碱而成者，其盐皆散末也。形盐，即印盐，或以盐刻作虎形也；或云积卤所结，其形如虎也。饴盐，以饴拌成者；或云生于戎地，味甜而美也。此外又有崖盐生于山崖，戎盐生于土中，伞子盐生于井，石盐生于石，木盐生于树，蓬盐生于草。造化生物之妙，诚难殚知也。

时珍曰：凡盐，人多以矾、硝、灰、石之类杂之。入药须以水化，澄去脚滓，煎炼白色，乃良。

时珍曰：咸、微辛，寒，无毒。

解毒，凉血润燥，定痛止痒，吐一切时气风热、痰饮关格诸病（时珍）。

时珍曰：《洪范》：水曰润下作咸。《素问》曰：水生咸。此盐之根源也。夫水周流于天地之间，润下之性无所不在，其味作咸凝结为盐亦无所不在。在人则血脉应之。盐之气味咸腥，人之血亦咸腥。咸走血，血病无多食咸，多食则脉凝泣而变色，从其类也。煎盐者用皂角收之，故盐之味微辛。辛走肺，咸走肾。喘嗽水肿消渴者，盐为大忌。或引痰吐，或泣血脉，或助水邪故也。然盐为百病之主，百病无不用之。故服补肾药用盐汤者，咸归肾，引药气入本脏也。

补心药用炒盐者，心苦虚，以咸补之也。补脾药用炒盐者，虚则补其母，脾乃心之子也。

治积聚结核用之者，咸能软坚也。诸痈疽眼目及血病用之者，咸走血也。诸风热病用之者，寒胜热也。大小便病用之者，咸能润下也。骨病齿病用之者，肾主骨，咸入骨也。吐药用之者，咸引水聚也。能收豆腐与此同义。诸蛊及虫伤用之者，取其解毒也。

附方：新二十七。

鬼击中恶：盐一盏，水二盏，和服，以冷水之，即苏。(《救急方》)

脱阳虚证：四肢厥冷，不省人事，或小腹紧痛，冷汗气喘。炒盐熨脐下气海，取暖。(《救急方》)

酒肉过多：胀满不快：用盐花搽牙，温水漱下二三次，即如汤沃雪也。(《简便方》)

霍乱腹痛：炒盐一包，熨其心腹，令气透，又以一包熨其背。(《救急方》)

霍乱转筋：欲死气绝，腹有暖气者。以盐填脐中，灸盐上七壮，即苏。(《救急方》)

脚气疼痛：每夜用盐擦腿膝至足甲，淹少时，以热汤泡洗。有一人病此，曾用验。(《救急方》)

小便不通：湿纸包白盐，烧过，吹少许入尿孔中，立通。(《普济方》)

气淋脐痛：盐和醋服之。(《广利方》)

二便不通：盐和苦酒敷脐中，干即易。仍以盐汁灌肛内；并内用纸裹盐投水中饮之。(《家藏方》)

漏精白浊：雪白盐一两（并筑紧固济，一日，出火毒），白茯苓、山药各一两。为末，枣肉和蜜丸梧子大。每枣汤下三十丸。盖甘以济咸，脾肾两得也。(《直指方》)

血痢不止：白盐，纸包烧研，调粥吃，三四次即止也。(《救急方》)

中蛊吐血：或下血如肝，盐一升，苦酒一升，煎化顿服，得吐即愈。乃支太医方也。(《小品方》)

病笑不休：沧盐赤，研入河水煎沸，啜之，探吐热痰数升，即愈。《素问》曰：神有余，笑不休。神，心火也。火得风则焰，笑之象也。一妇病此半年，张子和用此方，遂愈。(《儒门事亲》)

饮酒不醉：凡饮酒，先食盐一匕，则后饮必倍。(《肘后方》)

明目坚齿：去翳，大利老眼：海盐，以百沸汤泡散，清汁于银石器内，熬取雪白盐花，新瓦器盛。每早揩牙漱水，以大指甲点水洗目，闭坐良久，乃洗面。名洞视千里法，极神妙。(《永类钤方》)

风热牙痛：槐枝煎浓汤二碗，入盐一斤，煮干炒研，日用揩牙，以水洗目。（唐瑶《经验方》)

帝钟喉风：垂长半寸，食盐，频点之，即消。(《圣惠方》)帝钟乃悬雍别名。

目中浮翳：遮睛，白盐生研少许，频点屡效，小儿亦宜。(《直指方》)

小儿目翳：或来或去，渐大侵睛。雪白盐少许，灯心蘸点，日三五次。不痛不碍，屡用有效。(《活幼口议》)

酒皶赤鼻：白盐常擦之，妙。(《直指方》)

口鼻急疳，蚀烂腐臭：斗子盐、白面等分。为末。每以吹之。(《普济方》)

一切漏疮：故布裹盐，烧赤为末。每服一钱。(《外台秘要》)

臁疮经年：盐中黑泥，晒研搽之。(《永类方》)

解黄蝇毒：乌蒙山峡多小黄蝇，生毒蛇鳞中，啮人初无所觉，渐痒为疮。勿搔，但以冷水沃之，擦盐少许，即不为疮。(《方舆胜览》)

毒蛇伤螫：嚼盐涂之，灸三壮，仍嚼盐涂之。(徐伯玉方)

虱出怪病，临卧浑身虱出，约至五升，随至血肉俱坏，每宿渐多，痛痒不可言状，惟吃水，卧床昼夜号哭，舌尖出血不止，身齿俱黑，唇动鼻开。但饮盐醋汤十数日，即安。(夏子益《奇疾方》)

解狼毒毒：盐汁饮之。(《千金方》)

救溺水死：以大凳卧之，后足放高，用盐擦脐中，待水自流出，切勿倒提出水。(《救急方》)

溃痈作痒：以盐摩其四围，即止。(《外科精义》)

水银

味辛，寒，有毒，主疥瘘痂[①]疡，白秃，杀皮肤中虱，堕胎，除热。以敷男子阴，阴消无气。杀金银铜锡毒，熔化还复为丹，久服神仙不死。一名汞，生符陵平土，出于丹砂。畏磁石。

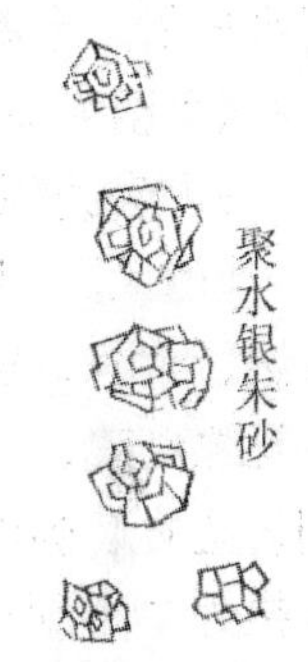
聚水银朱砂

陶隐居云：今水银有生熟，此云生符陵平土者，是出朱砂腹中，亦别出沙地，皆青白色，最胜。出于丹砂者是今烧粗末朱砂所得，色小白浊，不及生者，甚能消化金银，使成泥，人以镀物是也。还复为丹，事出《仙经》，酒和日暴，服之长生。烧时飞着釜上灰，名汞粉，俗呼为水银灰，最能去虱。

《唐本》注云：水银出于朱砂，皆因热气，未闻朱砂腹中自出之者。火烧飞取，人皆解法，南人蒸取之，得水银虽少，而朱砂不损，但色少变黑尔。

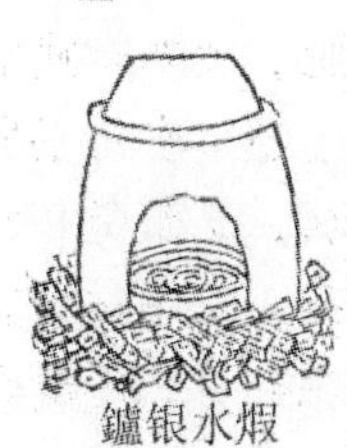
鑪银水煅

今按：陈藏器本草云：水银本功外，利水道，去热毒。入耳能食脑，至尽入肉，令百节挛缩，到阴绝阳。人患疮疥，多以水银涂之，性滑重，直入肉，宜慎之。昔北齐徐王疗挛躄病，以金物火炙熨之，水银得金当出蚀金，候金色白者是也。如此数度，并差也。

臣禹锡等谨按《广雅》云：水银谓之澒[②]。

《药性论》云：水银，君，杀金铜毒，姹[③]女也，有大毒，朱砂中液也。此还丹之元母，神仙不死之药，伏炼五金为泥，生能堕胎。主疗瘑疥等，缘杀虫。

《日华子》云：水银，无毒。治天行热疾，催生下死胎，治恶疮，除风安神，镇心。

镀金烧粉人多患风，或大段[④]使作，须饮酒，并肥猪肉及服铁浆，可御其毒。

《图经》曰：水银，生符陵平土，今出秦州、商州、道州、邵武军，而秦州乃来自西羌界。《经》云：出于丹砂者，乃是山石中采粗次朱砂，作炉置砂于中，下承以水，上覆以盎[⑤]器，外加火煅养，则烟飞于上，水银溜于下，其色小白浊。陶隐居云符陵平土者，是出朱砂腹中，亦别出沙地，皆青白色，今不闻有此。至于西羌来者，彼人亦云如此烧煅。但其山中所生极多，至于一山自拆裂，人采得砂石皆大块如升斗，碎之乃可烧煅，故西来水银极多于南方者。谨按《广雅》水银谓之澒⊣，丹灶家乃名汞，盖字亦通用耳。其炉盖上灰。亦名⊣澒粉是也。又飞炼水银为轻粉，医家下膈，最为要药，服者忌血，以其本出于丹砂故也。

雷公云：凡使，勿用草中取者，并旧朱漆中者，勿用经别药制过者，勿用在尸过者、半生半死者。其水银若在朱砂中产出者，其水银色微红。收得后用葫芦收之，免遗失。若先以紫背天葵并夜交藤自然汁二味同煮一伏时，其毒自退，若修十两，用前二味汁各七镒，和合煮足为度。

《圣惠方》：误吞银环子，钗子，以半两[⑥]服之，再服即出。

《经验后方》：治心风秘，水银一两，藕节八个，先研藕节令细，次入水银同研成沙子，丸如鸡头大。每服二丸，磨刀水下一二服差。

《梅师方》：治胎死腹中不出，其母气绝。以水银二两吞之，立出。

又方：治难产。以水银二两，先煮之后服立差。又方：治痔，谷道中虫痒不止。以水银

枣膏各二两，同研相和，拈如枣形状，薄绵片裹，内下部，明日虫出。若痛者，加粉三大分作丸。

《汉武帝内传》曰：封君达，陇西人，初服黄连五十余年，入乌峰山服水银百余年，还乡里如二十者，常乘青牛，故号青牛道士。

《太清服炼灵砂法》：汞禀五阳神之灵，精会符合为体，故能轻飞玄化，感遇万灵。

《丹房镜源》：可以勾金，可为涌泉，匮盖藉死，水银之气也。

《衍义》曰：水银入药虽各有法，极须审慎，有毒故也。妇人多服绝妊。今人治小儿惊热，涎潮，往往多用，《经》中无一字及此，亦宜详谛。得铅则凝，得硫黄则结，并枣肉研之则散，别法煅为腻粉，粉霜，唾研毙虱，铜得之则明，灌尸中则令尸后腐，以金银铜铁置其上则浮，得紫何[⑦]车则伏。唐·韩愈云：太学博士李干遇信安人方士柳贲，能烧水银为“不死药”，以铅满一鼎，按中为空，实以水银，盖封四际，烧为丹砂，服之下血，比四年病益急，乃死。余不知服食说自何世起，杀人不可计，而世慕尚之益至，此其惑也。在文书所记及耳闻传者不说，今直取目见，亲与之游，而以药败者六七公，以为世诫，工部尚书归登，自说既服水银得病若有烧铁杖，自颠贯其下，推而为火射窍节以出狂痛，号呼乞绝其茵席，得水银发且止，唾血十数年以毙。殿中御史李虚中疽发其背死。刑部尚书李逊谓余曰：我为药误，遂死。刑部侍郎李建，一旦无病死。工部尚书孟简，邀我于万州，屏人曰：我得秘药，不可独不死，今遗子一器，可用枣肉为丸服之，别一年而病，后有人至，讯之曰：前所服药误，方且下之下则平矣，病二岁卒。东川节度御史大夫卢坦，溺血肉痛不可忍，乞死。金吾将军李道古，以柳贲得罪，食贲药五十死海上。此可为诫者也。蕲不死，乃速得死，谓之智者不可也。五谷三牲，盐醯果蔬，人所常御，人相厚勉，必曰强食。今惑者皆曰五谷令人夭，当务减节，临死乃悔，呜呼哀也已！今有水银烧成丹砂，医人不晓，研为药衣或入药中，岂不违误，可不慎哉！

现注：

①痂：下原有注音“加”，疡下原有注音“羊”。

②澒：(hóng 洪)，通汞。

③姹女：少女，水银的别称。

④叚：现音（jiǎ 假）为假的异体字。但此字在古代也是段字，如本书中多次引用段成式《酉阳杂俎》之段字用的即是叚字。另在铁条《图经》曰中有“以铁拍作片段”一句，所用段字也是叚字。故此处叚字应是段字，段通锻，铸金之意。这样“大叚使作”与“镀金烧粉人多患风”文意就连上了。

⑤盎：(àng)，腹大口小的盆。

⑥所记吞半两水银之方实不可服，水银不能内服，其他类似吞水银之方皆不可服。

⑦何：现通用写为紫河车。

释名：灵液(《纲目》)。时珍曰：其状如水似银，故名水银。者，流动貌。方术家以水银和牛、羊、豕三脂杵成膏，以通草为炷，照于有金宝处，即知金、银、铜、铁、铅、玉、龟、蛇、妖怪，故谓之灵液。颂曰：《广雅》：水银谓之。丹灶家名汞，其字亦通用尔。

时珍曰：汞出于砂为真汞。雷言有草汞。陶弘景言有沙地汞。《淮南子》言弱土之气生白石，石生白。苏颂言陶说者不闻有之。按《陈霆墨谈》云。拂林国当日没之处，地有水银海，周遭四五十里。国人取之，近海十里许掘坑井数十，乃使健夫骏马，皆贴金箔，行近海边。日照金光晃耀，则水银滚沸如潮而来，其势若粘裹。其人即回马疾驰，水银随赶。若行缓，则人马俱扑灭也。人马行速，则水银势远力微，遇坑堑而溜积于中。然后取之，用香草同煎，则成花银，此与中国所产不同。按：此说似与陶氏沙地所出相合；又与陈藏器言人服水银病拘挛，但炙金物熨之，则水银必出蚀金之说相符。盖外番多丹砂，其液自流为水银，不独炼砂取出，信矣。胡演《丹药秘诀》云：取砂汞法：用瓷瓶盛朱砂，不拘多少，以纸封口，香汤煮一伏时，取入水火鼎内，炭塞口，铁盘盖定。凿地一孔，放碗一个盛水，连盘覆鼎于碗上，盐泥固缝，周遭加火之，待冷取出，汞自流入碗矣。邕州溪峒烧取极易，以百两为一铫，铫之制似猪脬，外糊浓纸数重，贮之即不走漏。若撒失在地，但以川椒末或茶末收之，或以真金及石引之即上。

嘉谟曰：取去汞之砂壳，名天流，可点化。

土宿真君曰：荷叶、松叶、松脂、谷精草、萱草、金星草、瓦松、夏枯草、忍冬、莨菪子、雁来红、马蹄香、独脚莲、水慈菇，皆能制汞。

镇坠痰逆，呕吐反胃（时珍）。

时珍曰：水银乃至阴之精，禀沉着之性。得凡火炼，则飞腾灵变；得人气熏蒸，则入骨钻筋，绝阳蚀脑。阴毒之物无似之者。而大明言其无毒，《本经》言其久服神仙，甄权言其还丹元母，《抱朴子》以为长生之药。六朝以下贪生者服食，致成废笃而丧厥躯，不知若干人矣。方士固不足道，本草其可妄言哉？水银但不可服食尔，而其治病之功，不可掩也。

同黑铅结砂，则镇坠痰涎；同硫黄结砂，则拯救危病。此乃应变之兵，在用者能得肯綮（qǐ 启）而执其枢机焉。余见铅白霜及灵砂下。

附方：新二十四。

初生不乳：咽中有噤物如麻豆许。用水银米粒大与之，下咽即愈。(《圣惠方》)

小儿痫疾：能压一切热：水银小豆许，安盏中，沉汤内煮一食顷，与服。勿仰儿头，

恐入脑也。(《圣济方》)

急惊坠涎：水银半两，生南星一两，麝香半分，为末，入石脑油同捣，和丸绿豆大。每服一丸，薄荷汤下。

精魅鬼病：水银一两，浆水一升，炭火煎减三分。取水银一豆许，神符裹吞之，晚又服，一二日止。(《广济方》)

反胃吐食：水不能停，黑铅、水银各一钱半（结砂），舶硫黄五钱，官桂一钱，为末。每服六钱，一半米汤，一半自然姜汁，调作一处服。(《圣济录》)

消渴烦热：水银一两，铅一两（结砂），皂荚一挺（酥炙），麝香一钱。为末。每服半钱，白汤下。(《圣济录》)

胆热衄衊：血上妄行水银、朱砂、麝香等分。为末。每服半钱，新汲水下。(《宣明方》)

血汗不止：方同上。

妊妇胎动：母欲死，子尚在，以此下之。水银、朱砂各半两。研膏。以牛膝半两，水五大盏。煎汁，入蜜调服半匙。(《圣惠方》)

妇人断产：水银以麻油煎一日，空心服枣大一丸，永断，不损人。(《妇人良方》)

解金银毒：水银一两，服之即出。(《千金方》)

百虫入耳：水银豆许，倾入耳中，以耳向下，击铜物数声即出。能食人脑，非急切勿用。(《圣济录》)

头上生虱：水银和蜡烛油揩之，一夜皆死。(《摘玄方》)

腋下狐臭：水银、胡粉等分，以面脂和，频掺之。(《千金方》)

少年面疱：水银、胡粉等分。研，腊猪脂和。夜涂旦拭，勿见水，三度瘥。(《肘后方》)

老小口疮：水银一分，黄连六分，水二升，煮五合。含之，日十次。(《普济方》)

白癜风痒：水银数拭之，即消。(《千金方》)

虫癣瘙痒：水银、胡粉等分。研敷。又水银、芜荑，和酥敷之。(《外台秘要》)

恶肉毒疮：一女年十四，腕软处生物如黄豆大，半在肉中，红紫色，痛甚，诸药不效。一方士以水银四两，白纸二张揉熟，蘸银擦之，三日自落而愈。(李楼《怪证方》)

一切恶疮：水银、黄连、胡粉（熬黄），各一两，研匀敷之，干则以唾调。(《肘后方》)

杨梅毒疮：水银、黑铅各一钱（结砂），黄丹一钱，乳香、没药各五分。为末。以纸卷作小捻，染油点灯，日照疮三次，七日见效。方广《附余》：用水银、黑铅（结砂）、银朱各二钱，白花蛇一钱。为末，作纸捻七条。头日用三条，自后日用一条，香油点灯于炉中，放被内熏之，勿透风。头上有疮，连头盖之。一方：水银一钱二分，黑铅、白锡各八分，(共结砂)，黄丹四分，朱砂六分。为末，分作十二纸捻，以香油浸灯盏内，点于小桶中。以被围病患坐之，以鼻细细吸烟，三日后口出恶物为效。

痘后生翳：水银一钱，虢丹五钱。研作六丸，坩埚糊定，火一日取出，薄绵裹之。左翳塞右耳，右翳塞左耳，自然坠下。(危氏方)

石 膏

味辛、甘，微寒、大寒，无毒。主中风寒热，心下逆气，惊喘，口干舌焦，不能息，腹中坚痛，除邪鬼，产乳金疮。除时气头痛身热，三焦大热，皮肤热，肠胃中隔气，解肌发汗，止消渴烦逆腹胀，暴气喘息，咽热，亦可作浴汤。一名细石，细理。白泽者良，黄者令人淋①。生齐山山谷，及齐卢山，鲁蒙山。采无时。鸡子为之使，恶莽草、马目毒公。

陶隐居云：二郡之山即青州、徐州也。今出钱塘县，皆在地中，雨后时时自出取之，皆如棋子，白澈最佳，彭城者亦好，近道多有，而大块，用之不及彼，《仙经》不须此。

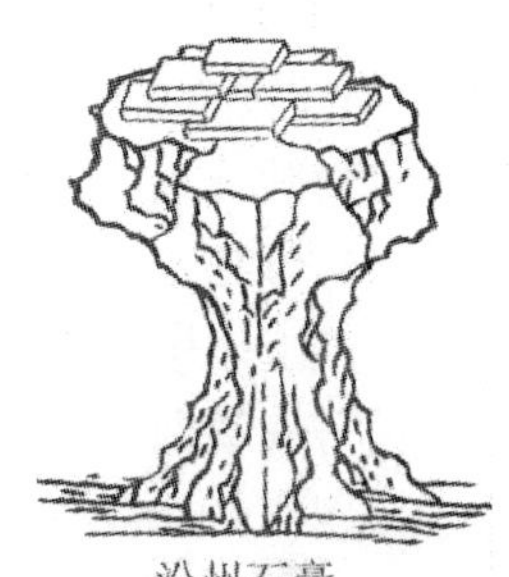
汾州石膏

《唐本》注云：石膏，方解石大体相似，而以未破为异。今市人皆以方解石代石膏，未见有真石膏也。石膏生于石傍，其方解石不因石而生，端然独处，大者如升，小者若拳，或在土中，或生溪水，其土皮随土及水苔色，破之方解大者方尺，今人以此为石膏，疗风去热虽同而解饥发汗不如真者。臣禹锡等谨按《药性论》云：石膏，使，恶巴豆，畏铁，能治伤寒头痛如裂，壮热皮如火，躁烦渴，解肌，出毒汗。主通胃中结，烦闷心下急，烦躁。治唇口干焦，和葱煎茶去头痛。

萧炳云：石膏臣。

陈藏器云：陶云出钱塘县中，按钱塘在平地，无石膏，陶为错注。苏又注五石脂云：

五石脂中又有石膏似骨如玉坚润，服之胜钟乳，与此石膏乃是二物同名耳，不可混而用之。

《日华子》云：治天行热狂，下乳，头风眩，心烦躁，揩齿益齿，通亮理如云母者上，又名方解石。

《图经》曰：石膏，生齐山山谷及齐卢山，鲁蒙山，今汾、孟，虢，耀州，兴元府，亦有之。生于山石上，色至莹白，其黄者不堪，此石与方解石绝相类，今难得真者，用时惟取未破者以别之。其方解右不附石而生，端然独处，外皮有土及水苔色，破之皆作方稜，石膏自然明莹如玉石，此为异也，采无时。方解石旧出下品，《本经》云：生方山。陶隐居以为长石一名方石，疗体相似，疑是一物。苏恭云：疗热不减石膏，若然似可通用，但主头风不及石膏也。又今南方医家着一说云按本草，石膏、方解石大体相似，但方解石不因石，端然独处，又云今市人皆以方解石代石膏，未见有真石膏也。又陶隐居谓石膏皆在地中，雨后时时自出，取之皆如棋子，此又不附石生也，二说相反，未知孰是。今详石膏既与方解石肌理形段刚柔皆同，但以附石不附石岂得功力相异也。但意今之所用石膏，方解者自是方解石，石膏乃别是一物尔。今石膏中时时有莹澈可爱，有纵理而不方解者，好事者或以为石膏，然据本草又似长石，又有议者以谓青石间往往有白脉贯彻，类肉之有膏肪者为石膏，此又本草所谓理石也。然不知石膏定是何物，今且依市人用方解石，然博物者亦宜坚考其实也。

今密州、九仙、山东南隅地中出一种石，青白而脆，击之内有火，谓之玉火石，彼土医人常用之，云味甘微辛温，疗伤寒发汗，止头目昏眩痛，功与石膏等，彼土人或以当石膏，故以附之。

雷公云：凡使，勿用方解石，方解石虽白不透明，其性燥若石膏，出剡州茗山县，义情山，其色莹净如水精，性良善也。凡使之先于石臼中捣成粉，以夹物罗过，生甘草水飞过了，水尽令干，重研用之。

《外台秘要》：骨蒸，亦曰内蒸，所以言内者，必外寒内热附骨也，其根在五脏六腑之中，或皮燥而无光，蒸盛之时四肢渐细，足肤[②]肿者。石膏十分，研如乳法，和水服方寸匕，日再，以体凉为度。

《肘后方》：葛氏疗小便卒大数，非淋，令人瘦，以石膏半斤，捣碎，水一斗煮取五升，稍饮五合。

《梅师方》：治热油汤火烧，疮痛不可忍，取石膏捣末，细研用粉，疮愈。

《子母秘录》：治乳不下：以石膏三两，水二升，煮之三沸，三日饮令尽妙。

《太上八帝玄变经》：石膏发汗。

《丹房镜源》：石膏，桂州者可结汞。

《别说》云：谨按陶说，出钱塘山中，雨后时时自出，今钱塘人乃凿山以取之甚多，捣为末，作齿药货用，浙人呼为寒水石，然入药最胜他处者。今既凿山石而取，乃是因石而生，即石膏也。陈藏器谓钱塘县在平地，无石膏，乃知陈不识钱塘明矣。

《衍义》曰：石膏，二书纷辨不决，未悉厥理。详《本经》原无方解石之文，只缘《唐本》注：石膏、方解石大体相似，因此一说，后人遂惑。《经》曰：生齐山山谷，及齐卢山，鲁蒙山，采无时，即知他处者为非，今《图经》中又以汾州者编入，前后人都不详经中所言细理白泽者良，故知不如是，则非石膏也。下有理石条中《经》云：如石膏顺理而细，又可明矣。今之所言石膏、方解石二者何等有顺理细文又白泽者，有是则石膏也，无是则非石膏也。仍须是经中所言州土者方可入药，余皆偏见，可略不取。仲景白虎汤中服之如神，新校正仲景《伤寒论》后言四月已后天气热时用白虎者是也，然四方气候不齐，又岁中气运不一，方所既异，虽其说甚雅，当此之时，亦宜两审，若伤寒热病或大汗后脉洪大，口舌燥，头痛大渴不已，或着暑热身痛，倦怠，白虎汤服之无不可。

现注：

①石膏皆为白色，黄者可能系有杂质，故令人淋。

②肤：(dié 迭)，隆起之意。

按：石膏为硫酸盐矿物，含水硫酸钙 $CaSO_4$。

综合条文石膏功能清热退烧止渴定喘。为临床常用药，入退烧熄风药效果好。

释名：寒水石(《纲目》)。震亨曰：火细研醋调，封丹灶，其固密甚于脂膏。此盖兼质与能而得名，正与石脂同意。时珍曰：其纹理细密，故名细理石。其性大寒如水，故名寒水石，与凝水石同名异物。

阎孝忠曰：南方以寒水石为石膏，以石膏为寒水石，正与汴京相反，乃大误也。石膏洁白坚硬，有墙壁。寒水石则软烂，以手可碎，外微青黑，中有细纹。又一种坚白全类石膏，而敲之成方者，名方解石也。

震亨曰：本草药之命名，多有意义，或以色，或以形，或以气，或以质，或以味，或以能，或以时，是也。石膏固济丹炉，苟非有膏，岂能为用？此盖兼质与能而得名。昔人以方解为石膏，误矣。石膏味甘而辛，本阳明经药，阳明主肌肉。其甘也，能缓脾益气，止渴去火。其辛也，能解肌出汗，上行至头，又入太阴、少阳。彼方解石，只有体重、质坚、性寒而已，求其有膏而可为三经之主治者，焉在哉？

时珍曰：石膏有软、硬二种。软石膏，大块生于石中，作层如压扁米糕形，每层浓数寸。

有红、白二色，红者不可服，白者洁净，细纹短密如束针，正如凝成白蜡状，松软易碎，烧之即白烂如粉。其中明洁，色带微青，而纹长细如白丝者，名理石也。与软石膏乃一物二种，碎之则形色如一，不可辨矣。硬石膏，作块而生，直理起棱，如马齿坚白，击之则段段横解，光亮如云母、白石英，有墙壁，烧之亦易散，仍硬不作粉。其似硬石膏成块，击之块块方解，墙壁光明者，名方解石也，烧之则散亦不烂。与硬石膏乃一类二种，碎之则形色如一，不可辨矣。自陶弘景、苏恭、大明、雷、苏颂、阎孝忠皆以硬者为石膏，软者为寒水石；至朱震亨始断然以软者为石膏，而后人遵用有验，千古之惑始明矣。盖昔人所谓寒水石者，即软石膏也；所谓硬石膏者，乃长石也。石膏、理石、长石、方解石四种，性气皆寒，俱能去大热结气；但石膏又能解肌发汗为异尔。理石即石膏之类，长石即方解之类，俱可代用，各从其类也。今人以石膏收豆腐，乃昔人所不知。

时珍曰：古法惟打碎如豆大，绢包入汤煮之。近人因其性寒，火过用，或糖拌炒过，则不妨脾胃。

好古曰：入足阳明、手太阴、少阳经气分。

除胃热肺热，散阴邪，缓脾益气（李杲）。止阳明经头痛，发热恶寒，日晡潮热，大渴引饮，中暑潮热，牙痛（元素）。

成无己曰：风，阳邪也；寒，阴邪也。风喜伤阳，寒喜伤阴。营卫阴阳，为风寒所伤，则非轻剂所能独散，必须轻重之剂同散之，乃得阴阳之邪俱去，营卫之气俱和。是以大青龙汤，以石膏为使。石膏乃重剂，而又专达肌表也。又云：热淫所胜，佐以苦甘。知母、石膏之苦甘以散热。

元素曰：石膏性寒，味辛而淡，气味俱薄，体重而沉，降也，阴也，乃阳明经大寒之药。

善治本经头痛牙痛，止消渴中暑潮热。然能寒胃，令人不食，非腹有极热者，不宜轻用。又阳明经中热，发热恶寒燥热，日晡潮热，肌肉壮热，小便浊赤，大渴引饮，自汗，苦头痛之药，仲景用白虎汤是也。若无以上诸证，勿服之。多有血虚发热象白虎证，及脾胃虚劳，形体病证，初得之时，与此证同。医者不识而误用之，不可胜救也。

杲曰：石膏，足阳明药也。故仲景治伤寒阳明证，身热、目痛、鼻干、不得卧。身以前，胃之经也；胸前，肺之室也；邪在阳明，肺受火制，故用辛寒以清肺气，所以有白虎之名。

又治三焦皮肤大热，入手少阳也。凡病脉数不退者，宜用之；胃弱者，不可用。

时珍曰：东垣李氏云：立夏前多服白虎汤者，令人小便不禁，此乃降令太过也。阳明津液不能上输于肺，肺之清气亦复下降故尔。甄立言《古今录验方》：治诸蒸病有五蒸汤，亦是白虎加人参、茯苓、地黄、葛根，因病加减。王焘《外台秘要》：治骨蒸劳热久嗽，用石膏（纹如束针者）一斤，粉甘草一两。细研如面，日以水调三四服。言其无毒有大益，乃养命上药，不可忽其贱而疑其寒。《名医录》言：睦州杨士丞女，病骨蒸内热外寒，众医不瘥，处州吴医用此方而体遂凉。愚谓此皆少壮肺胃火盛，能食而病者言也。

若衰暮及气虚、血虚、胃弱者，恐非所宜。

广济林训导年五十，病痰嗽发热。或令单服石膏药至一斤许，遂不能食，而咳益频，病益甚，遂至不起。此盖用药者之瞀瞀也，石膏何与焉。杨士瀛云：石膏过，最能收疮晕，不至烂肌。按：刘《钱乙传》云：宗室子病呕泄，医用温药加喘。乙曰：病本中热，奈何以刚剂燥之，将不得前后溲，宜与石膏汤。宗室与医皆不信。后二日果来召。乙曰：仍石膏汤证也。

竟如言而愈。又按：古方所用寒水石，是凝水石；唐宋以来诸方所用寒水石，即今之石膏也。故寒水石诸方多附于后。近人又以长石、方解石为寒水石，不可不辨之。

附方：新二十五。

伤寒发狂：逾垣上屋，寒水石二钱，黄连一钱。为末。煎甘草冷服，名鹊石散。(《本事方》) 风热心躁：口干狂言，浑身壮热。寒水石半斤，烧半日。净地坑内盆合，四面湿土拥起，经宿取出。入甘草末、天竺黄各二两，龙脑二分，糯米糕丸弹子大。蜜水磨下。(《集验方》)

解中诸毒：方同上。

乳石发渴：寒水石一块含之，以瘥为度。(《圣济录》)

男女阴毒：寒水石不拘多少为末，用两馏饭捣丸栗子大，日干。每用一丸，炭火红烧研，以滚酒调服，饮葱醋汤投之，得汗愈。(蔡氏《经验必用方》)

小儿丹毒：寒水石末一两，和水涂之。(《集玄方》)

小儿身热：石膏一两，青黛一钱。为末，糕糊丸龙眼大。每服一丸，灯芯汤化下。(《普济方》)

热盛喘嗽：石膏二两，甘草（炙）半两，为末。每服三钱，生姜、蜜调下。(《普济方》)

痰热喘嗽，痰涌如泉：石膏、寒水石各五钱。为末。每入参汤服三钱。(《保命集》)

食积痰火，泻肺火、胃火。白石膏（火，出火毒）半斤。为末，醋糊丸梧子大。每服四五十丸，白汤下。(丹溪方)。

胃火牙疼：好软石膏一两（火，淡酒淬过，为末），入防风、荆芥、细辛、白芷五分。为末。日用揩牙，甚效。(《保寿堂方》)

老人风热：内热，目赤头痛，视不见物。石膏三两，竹叶五十片，砂糖一两，粳米三合，水三大盏，煎石膏、竹叶，去滓，取二盏煮粥，入糖食。(《养老方》)

风邪眼寒：乃风入头系，败血凝滞，不能上下流通，故风寒客之而眼寒也。石膏（煅）二两，川芎二两，甘草（炙）半两。为末。每服一钱，葱白、茶汤调下，日二服。(《宣明方》)

头风涕泪，疼痛不已：方同上。

鼻衄头痛，心烦：石膏、牡蛎各一两。为末。每新汲水服二钱，并滴鼻内。(《普济方》)

筋骨疼痛：因风热者。石膏三钱，飞罗面七钱。为末，水和红，冷定。滚酒化服，被盖取汗。连服三日，即除根。(笔峰《杂兴》)

雀目夜昏：百治不效。石膏末，每服一钱，猪肝一片薄批，掺药在上缠定，沙瓶煮熟，切食之，一日一服。(《明目方》)

湿温多汗：妄言烦渴。石膏、炙甘草等分为末。每服二钱匕，浆水调下。（庞安时《伤寒论》）

小儿吐泻：黄色者，伤热也。玉露散：用石膏、水石各五钱，生甘草二钱半，为末。滚汤调服一钱。（钱乙小儿方）

水泻腹鸣：如雷，有火者。石膏火，仓米饭和丸梧子大，黄丹为衣。米饮下二十丸。不二服，效。（李楼《奇方》）

妇人乳痈：一醉膏：用石膏红，出火毒，研。每服三钱，温酒下，添酒尽醉。睡觉，再进一服。（陈日华《经验方》）

金疮出血：寒水石、沥青等分。为末。干掺，勿经水。（《积德堂方》）

刀疮伤湿：溃烂不生肌。寒水石一两，黄丹二钱。为末。洗敷。甚者，加龙骨一钱，孩儿茶一钱。（《积德堂方》）

疮口不敛：生肌肉，止疼痛，去恶水。寒水石（烧赤，研）二两，黄丹半两。为末，掺之。名红玉散。（《和剂局方》）

口疮咽痛：上膈有热。寒水石（煅）三两，朱砂三钱半，脑子半字。为末，掺之。（《三因方》）

金屑

味辛，平，有毒。主镇精神，坚骨髓，通利五脏，除邪毒气。服之神仙。生益州。采无时。

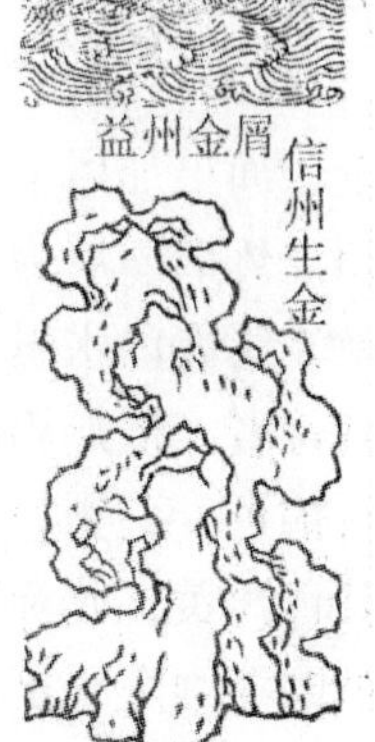
益州金屑　信州生金

陶隐居云：金之所生，处处皆有，梁、益、宁三州多有，出水沙中，作屑，谓之生金。辟恶而有毒，不炼服之杀人。建平晋安亦有金砂，出石中，烧熔鼓铸为碢[①]，虽被火亦未熟，犹须更炼。高丽扶南，及西域外国成器皆炼熟可服。《仙经》以醯、蜜及猪肪，牡荆、酒辈，炼饵柔软，服之神仙。亦以合水银作丹砂外，医方都无用者，当是虑其有毒故也。仙方名金为太真。

今注：医家所用皆炼熟金薄，及以水煎金器取汁用之，固无毒矣。

按：陈藏器《拾遗》云：岭南人云生金是毒蛇屎，此有毒。常见人取金掘地深丈余，至纷子石，石皆一头黑焦，石下有金，大者如指，小犹麻豆，色如桑黄，咬时极软，即是真金，夫匠窃而吞者不见有毒。其麸金出水沙中，毡上淘取，或鹅鸭腹中得之，即便打成器物，亦不重炼。煎取金汁，便堪镇心，此乃藏器传闻之言，全非按据。皇朝收复岭表，询其事于彼人，殊无蛇屎之事，入药当必用熟金，恐后人览藏器之言惑之，故此明辨。

臣禹锡等谨按《药性论》云：黄金屑，金薄亦同，主小儿惊伤五脏，风痫失志，镇心，安魂魄。杨损之云：百炼者堪，生者杀人，水饮合膏饮之即不炼。

《日华子》云：金平，无毒。畏水银。镇心益五脏，添精补髓调利血脉。

《图经》曰：金屑生益州，银屑生永昌。陶隐居注云：金之所生，处处皆有，梁、益、宁三州多有，出水沙中作屑谓之生金。而银所出处亦与金同，但皆生石中耳。苏恭以为银之与金生不同处，金又出水中。陈藏器云生金是毒蛇屎。常见人取金掘地深丈余，至纷子石，石皆一头黑焦，石下有金，大者如指，小犹若麻豆，色如桑黄，咬时极软，即是真金。麸金出水沙中，毡上淘取，或鹅鸭腹中得之，注以陈说为非是。然今饶、信、南、剑、登州出金处采得金亦多端，或有若山石状者，或有若米豆粒者，若此类未经火皆可为生金。其银在矿中则与铜相杂，土人采得之，必以铅再三煎炼方成，故不得为生银也。故下别有生银条云：出饶州乐平诸坑生银矿中，状如硬锡，文理粗错自然者真，今坑中所得乃在土石中，渗溜成条若丝发状，土人谓之老翁须，似此者极难得，方书用生银必得此乃真耳。金屑古方不见用者，银屑惟葛洪治痈肿五石汤用之，今人弥不用，惟作金银薄入药甚便。又金石凌[②]、红雪、紫雪辈，皆取金银取汁，此亦通用经炼者耳。

海药云：按《广州记》云：出大食国，彼方出金最多凡是货易，并使金。金性多寒，生者有毒，熟者无毒。主癫痫，风热，上气咳嗽，伤寒，肺损吐血，骨蒸劳极，渴，主利五脏邪气，补心，并入薄于丸散服。《异志》[③]云：金生丽水，《山海经》说：诸山出金极多，不能备录。蔡州出瓜子金，云南山出颗块金在山石间采之，黔南遂府，吉州水中并产麸金，又《岭表录异》云：广州洽涯[④]县有金池，彼中居人忽有养鹅鸭常于屎中见麸金片，遂多养收屎淘之，日得一两或半两，因而至富矣。

《淮南子》：阳燧见日，然而为火，许慎注云，阳燧金也，取金杯无缘[⑤]者，熟磨令热，日中时，日下以艾承之则然[⑥]得火也。

《太清服炼灵砂法》：金所禀于中宫阴已之魄，性本刚，服之伤损肌。

《宝藏论》：凡金有二十件：雄黄金，雌黄金、曾青金、硫黄金、土中金、生铁金、熟铁金、生铜金、鍮石金、砂子金、土碌砂子金、金母砂子金、白锡金、黑铅金、朱砂金，已上十五件，惟只有还丹金、水中金、瓜子金、青麸金、草砂金等五件是真金，余外并皆是假。

《丹房镜源》：楚金出汉江五溪，或如瓜子形，杂众金带青色，若天生牙，亦曰黄牙，若制水银，朱砂成器为利术，不堪食，内有金气毒也。

《青霞子》：《金液还丹论》金末，增年。又黄金破冷除风。《衍义》曰：金屑，不曰金，而更加屑字者，是已经磨屑可用之义，如玉浆之义同。二《经》不解屑为未尽，盖须烹炼锻　屑为薄[⑦]，方可研屑入药。陶隐居云：凡用银屑，以水银和成泥，若非锻屑成薄，焉能以水银和成泥也，独不言金屑亦其缺也。生金有毒，至于杀人，仍为难解，有中其毒者，惟鹧鸪肉可解，若不经锻屑则不可用。颗块金即穴山或至百十尺，见伴金石，其石褐色，一头如火烧黑之状，此定见金也，其金色深赤黄。麸金即在江沙水中淘汰而得，其色浅黄，此等皆是生金也，得之皆当销炼，麸金耗折少，块金耗折多，入药当用块金，色既深则金气足，余更防罨[⑧]制成及点化者，如此焉得更有造化之气也。若本朝张永德，字抱一，并州人，五代为潞帅，淳化二年改并州。初寓睢阳，有书生邻居卧病，永德疗之获愈。生一日就永德求汞五两，即置鼎中煮成中金，永德恳求药法，生曰君当贵，吾不吝此，虑损君福。锻工毕升[⑨]言祥符年，尝在禁中为方士王捷锻金，以铁为金，凡百余两，为一饼，辐解为八段，谓之鸦嘴金，初自治中出，色尚黑，由是言之，如此之类乃是水银及铁用药制成，非造化所成，功治焉得不差殊。如惠民局合紫雪用金，盖假其自然金气尔，然恶锡。又东南方金色深，西南方金色淡，亦土地所宜也。入药故不如色深者，然得余甘子则体柔，亦相感尔。

现注：

①碢：同砣。

②凌：冰之意。

③《异志》，原文如此，盖应为《异物志》。

④洽涯：原书自勘为含洭，含洭为古水名在广东。

⑤缘：下原有去声二字注音，这意在提醒缘字应是去声发音“院”，意为边饰。金杯无缘即是口缘无边饰的金杯。

⑥然：原文如此，按今应为燃。

⑦薄：今通用箔字。

⑧罨：（yǎn 掩）掩盖，表面罨画，内非金。

⑨毕升：（事见祥符即公元 1008—1016 年）此非活字排版之毕昇，（事见庆历即公元 1041—1048 年）此毕升比排版毕昇早出现三十多年，系宋代又一巧匠。简化字将升、昇合为一字，为了区别二人之名字，活字排版之毕昇应保留原名写法，即毕昇，以与此毕升区别。

按：金屑即黄金所为，今用金箔或煮金器以借其力。综合条文金屑可重镇解毒安神。临床有用金箔者安宫牛黄等。

释名：时珍曰：按许慎《说文》云：五金黄为之长，久埋不生衣，百炼不轻，从革不违，生于土，故字左右注，象金在土中之形。《尔雅》云：黄金，谓之，美者谓之，饼金，谓之钣；绝泽谓之铣。独孤滔云：天生牙谓之黄牙。梵书谓之苏伐罗。

时珍曰：金有山金、沙金二种。其色七青、八黄、九紫、十赤，以赤为足色。和银者性柔，试石则色青；和铜者性硬，试石则有声。《宝货辨疑》云：马蹄金象马蹄，难得。橄榄金出荆湖岭南；胯子金象带胯，出湖南北；瓜子金大如瓜子，麸金如麸片，出湖南等地；沙金细如沙屑，出蜀中；叶子金出云南。《地镜图》云：黄金之气赤，夜有火光及白鼠。或云：山有薤，下有金。凡金曾在冢墓间及为钗钏溲器者，陶隐居谓之辱金，不可合炼。《宝藏论》云：金有二十种。又外国五种。还丹金，出丹穴中，体含丹砂，色尤赤，合丹服之，稀世之宝也。麸金出五溪、汉江，大者如瓜子，小者如麦，性平无毒。山金出交广南韶诸山，衔石而生。马蹄金乃最精者，二蹄一斤。毒金即生金，出交广山石内，赤而有大毒，杀人，炼十余次，毒乃已。此五种皆真金也。水银金、丹砂金、雄黄金、雌黄金、硫黄金、曾青金、石绿金、石胆金、母砂金、白锡金、黑铅金，并药制成者。铜金、生铁金、熟铁金、石金，并药点成者。已上十五种，皆假金也，性顽滞有毒。外有五种，乃波斯紫磨金、东夷青金、林邑赤金、西戎金、占城金也。

时珍曰：洗金以盐。骆驼、驴、马脂，皆能柔金。金遇铅则碎，翡翠石能屑金，亦物性相制也。金蛇能解生金毒。晋贾后饮金屑酒而死，则生金有毒可知矣。凡用金箔，须辨出铜箔。

时珍曰：金乃西方之行，性能制木，故疗惊痫风热肝胆之病，而古方罕用，唯服食家言之。《淮南三十六水法》，亦化为浆服饵。葛洪《抱朴子》言：饵黄金不亚于金液。其法用豕负革肪、苦酒，炼之百遍即柔，或以樗皮治之，或以牡荆酒、磁石消之为水，或以雄黄、雌黄合饵，皆能地仙。又言丹砂化为圣金，服之升仙。《别录》、陈藏器亦言久服神仙。其说盖自秦皇、汉武时方士传流而来，岂知血肉之躯，水谷为赖，可能堪此金石重坠之物久在肠胃乎？求生而丧生，可谓愚也矣。故《太清法》云：金，禀中宫阴己之气，性本刚，服之伤损肌肉。又《东观秘记》云：亡人以黄金塞九窍，则尸不朽。此虽近于理，然亦诲盗矣，曷若速化归虚之为愈也哉。

附方：新四。

风眼烂弦：金环烧红，掠上下睑肉，日数次，甚妙。(《集简方》)

牙齿风痛：火烧金钗针之，立止。(《集简方》)

轻粉破口：凡水肿及疮病，服轻粉后口疮龈烂。金器煮汁频频含漱，能杀粉毒，以愈为度。(《外台秘要》)

水银入耳：能蚀人脑，以金枕耳边，自出也。(张仲景方)

银 屑

味辛，平，有毒。主安五脏，定心神，止惊悸，除邪气，久服轻身长年。生永昌。采无时。

陶隐居云：银之所出处，亦与金同，但皆是生石中，炼饵法亦相似，今医方合镇心丸用之，不可正服尔。为屑当以水银研令消也。永昌本属益州，今属宁州。《仙经》又有服炼法，此当无正主疗，故不为本草所载。古者名金为黄金，银为白金，铜为赤金，今铜有生熟，炼熟者柔赤，而本草并无用。今铜青及大钱皆入方用，并是生铜，应在下品之例也。

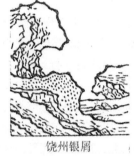

饶州银屑

《唐本》注云：银之与金，生不同处，金又兼出水中。方家用银屑，当取见[①]成银薄，以水银消之为泥，合消石及盐研为粉，烧出水银，淘去盐石为粉极细，用之乃佳，不得已磨取屑尔。且银所在皆有，而以虢州者为胜。此外多锡秽为劣，高丽作帖者云非银矿所出。然色青不如虢州者。又有黄银《本经》不载，俗云为器辟恶，乃为瑞物。

臣禹锡等谨按《药性论》云：银屑，君，银薄。同。主定志，去惊痫，小儿癫疾狂走之病。

《图经》：文具金屑条下。

海药云：谨按《南越志》云：出波斯国，有天生药银，波斯国用为试药指环。大寒无毒，主坚筋骨，镇心明目，风热癫疾等，并入薄于丸散服之。又烧朱粉瓮下，多年沉积有银，号杯铅银，光软甚好，与波斯银功力相似，只是难得，今时烧炼家，每一斤生铅，只煎得一二铢。《山海经》云：东北乐平郡党少山出银甚多，黔中生银体骨硬，不堪入药。又按唐·《贞观政要》云：十年，有理书御史权万纪奏曰：宣、饶二州诸山极有银坑，采之甚是利益。太宗曰：朕贵为天子，无所乏少，何假取乎。是知彼处出银也。

《子母秘录》：妊娠卒腰背痛如折，银一两，水三升，煎取二升饮之。

《太上八帝玄变经》：银屑益寿。

《青霞子》：金液还丹论，银破冷除风。

《衍义》曰：银屑，金条中已解屑义。银本出于矿，须煎炼而成，故名熟银，所以于后别立生银条也。其用与熟银大同。世有术士，能以朱砂而成者，有铅汞而成者，有焦铜而成者，不复更有造化之气，岂可更入药，既有此类不可不区别。其生银即是不自矿中出，而特然自生者，又谓之老翁须，亦取像而言之耳。然银屑经言有毒，生银经言无毒。释者漏略不言。盖生银已生发于外，无蕴郁之气，故无毒，矿银尚蕴蓄于石中，郁结之气，全未敷畅，故言有毒。亦恶锡。

现注：

①见：同现。

按：银屑即银所为，今有用银箔者。

综合条文银屑功能重镇，安五脏，解惊悸。

释名：白金(《纲目》)、鋈。

时珍曰：《尔雅》：白金谓之银，其美者曰。《说文》云：鋈，白金也。梵书谓之阿路巴。

时珍曰：闽、浙、荆、湖、饶、信、广、滇、贵州诸处，山中皆产银，有矿中炼出者，有沙土中炼出者。其生银，俗称银笋、银牙者也，亦曰出山银。独孤滔《丹房镜源》所谓铅坑中出褐色石，形如笋，打破即白，名曰自然牙，曰自然铅，亦曰生铅，此有变化之道，不堪服食者，是也。《管子》云：上有铅，下有银。《地镜图》云：山有葱，下有银。银之气，入夜正白，流散在地，其精变为白雄鸡。《宝藏论》云：银有十七种，又外有四种。天生牙，生银坑内石缝中，状如乱丝，色红者上，入火紫白如草根者次之，衔黑石者最奇，生乐平、鄱阳产铅之山，一名龙牙，一名龙须，是正生银，无毒，为至药根本也。生银生石矿中，成片块、大小不定，状如硬锡。母砂银，生五溪丹砂穴中，色理红光。黑铅银，得子母之气。

此四种为真银。有水银银、草砂银、曾青银、石绿银、雄黄银、雌黄银、硫黄银、胆矾银、灵草银，皆是以药制成者；丹阳银、铜银、铁银、白锡银，皆以药点化者，十三种皆假银也。外有四种：新罗银、波斯银、林邑银、云南银，并精好。

时珍曰：入药只用银箔易细，若用水银盐硝制者，反有毒矣。《龙木论》谓之银液。又有锡箔可伪，宜辨之。

生　银

寒，无毒。主热狂惊悸发痫，恍惚，夜卧不安，谵[②]语邪气鬼祟，服之明目镇心，安神定志。小儿诸热，丹毒。并以水磨服，功胜紫雪。出饶州、乐平诸坑，生银矿中，状如硬锡，文理粗错，自然者真。今附[①]

臣锡等谨按陈藏器云：生银味辛。

《日华子》云：冷微毒，畏石亭脂，磁石，治小儿冲恶热毒烦闷，并水磨服，忌生血。

又云：朱砂银，冷无毒，畏石亭脂、磁石，铁，延年益色，镇心安神，止惊悸，辟邪，治中恶蛊毒，心热煎烦，忧忘，虚劣，忌一切血。

《图经》：文具金屑条下。

雷公云：金银铜铁气，凡使在药中，用时即浑安置于药中，借气生药力而已，勿误入药中用，消人脂也。

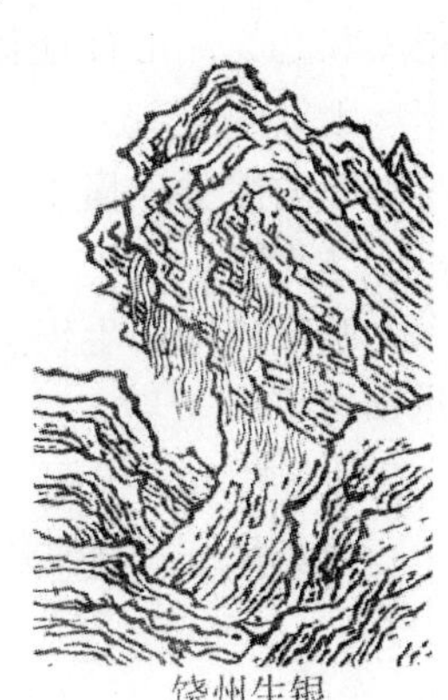

饶州生银

《千金翼》：治身有赤疵，常以银揩令热，不久渐渐消。

《抱朴子》：银但不及金玉可以地仙也，服之法，麦浆化之，亦可以朱草酒饵之。亦可以龙膏饵炼之。然日三服，服辄大如弹丸，然非清贫道士所能得也。

《太清服炼灵砂法》：银禀西方辛阴之神，结精而为质，性戾服之伤肝。

《宝藏论》云：夫银有一十七件：真水银银、白锡银、曾青银、土碌银，丹阳银、生铁银、生铜银、硫黄银、砒霜银、雄黄银、雌黄银、鍮[③]石银。惟有至药银、山泽银、草砂银、母砂银、黑铅银五件是真，外余则假，银坑内石缝间有生银迸出如布线，土人曰老翁须是正生银也。《丹房镜源》银生洛平卢氏县，褐色石，打破内即白，生于铅坑中，形如笋子，此有变化之道，亦曰自然牙，亦曰生铅，又曰自然铅，可为利术，不堪食，铅内银性有毒，可用结砂子。

《衍义》：文具银屑条下。

现注：

①此条今附为《开宝本草》所增。

②谵下原注音詹。

③鍮：(tóu 偷)，鍮石指黄铜。

按：生银亦指银。可用银箔，亦有煮银器以借其力者。综合条文生银功能清热镇惊定痫明目。

时珍曰：荷叶、蕈灰能粉银。羚羊角、乌贼鱼骨、鼠尾、龟壳、生姜、地黄、磁石，俱能瘦银。羊脂、紫苏子，皆能柔银。

煮水，入葱白、粳米做粥食，治胎动不安，漏血。(时珍)

好古曰：白银属肺。

时珍曰：此说非矣。生银初煎出如缦理，乃其天真，故无毒。熔者投以少铜，则成丝纹金花，铜多则反败银，去铜则复还银。而初入少铜终不能出，作伪者又制以药石铅锡。且古法用水银煎消，制银箔成泥入药，所以银屑有毒。银本无毒，其毒则诸物之毒也。今人用银器饮食，遇毒则变黑；中毒死者，亦以银物探试之，则银之无毒可征矣。其入药，亦是平肝镇怯之义。故《太清服炼书》言：银禀西方辛阴之神，结精为质，性刚戾，服之能伤肝，是也。《抱朴子》言银化水服，可成地仙者，亦方士谬言也，不足信。

时珍曰：朱砂银，此乃方士用诸药合朱砂炼制而成者。《鹤顶新书》云：丹砂受青阳之气，始生矿石，二百年成丹砂而青女孕，三百年而成铅，又二百年而成银，又二百年复得太和之气，化而为金。又曰：金公以丹砂为子，是阴中之阳，阳死阴凝，乃成至宝。

附方：新四。

胎动欲堕：痛不可忍。银五两，苎根二两。清酒一盏，水一大盏，煎一盏，温服。(《妇人良方》)

胎热横闷：生银五两，葱白三寸，阿胶（炒）半两。水一盏，煎服。亦可入糯米，作粥食。(《圣惠方》)

风牙疼痛：文银一两，烧红淬烧酒一盏，热漱饮之，立止。(《集简方》)

口鼻疳蚀：穿唇透颊。银屑一两，水三升，铜器煎一升，日洗三四次。(《圣济录》)

灵　砂①

味甘，性温，无毒。主五脏百病，养神安魂魄，益气明目，通血脉，止烦满，益精神，杀精魅恶鬼气。久服通神明不老，轻身神仙，令人心灵。一名二气砂，水银一两，硫黄六铢细研，先炒作青砂头，后入水火既济炉，抽之如束针绞者成就也。恶磁石，畏鹹水。

《茅亭话》杨子度饵猢狲灵砂，辄会人语，然可教好事者知之，多以灵砂饲猢狲、鹦鹉、大鼠等教之。

《青霞子》灵砂，若草伏得，住火成汁，不折，可疗风冷，用作母砂子，匮为银，若把五金折不成汁不堪。

现注：

①此条唐慎微添。

按：灵砂乃以水银硫黄炼制而成。

综合条文功能重镇安神，明目通脉。

释名：二气砂。时珍曰：此以至阳勾至阴，脱阴反阳，故曰灵砂。

时珍曰：按胡演《丹药秘诀》云：升灵砂法：用新锅安逍遥炉上，蜜揩锅底，文火下烧，入硫黄二两熔化，投水银半斤，以铁匙急搅，作青砂头。如有焰起，喷醋解之。待汞不见星，取出细研，盛入水火鼎内，盐泥固济，下以自然火升之，干水十二盏为度，取出如束针纹者，成矣。《庚辛玉册》云：灵砂者，至神之物也。硫汞制而成形，谓之丹基。夺天地造化之功，窃阴阳不测之妙。可以变化五行，炼成九还。

其未升鼎者，谓之青金丹头；已升鼎者，乃曰灵砂。灵砂有三：以一伏时周天火而成者，谓之金鼎灵砂；以九度抽添用周天火而成者，谓之九转灵砂；以地数三十日炒炼而成者，谓之医家老火灵砂。并宜桑灰淋醋煮伏过用，乃良。

主上盛下虚，痰涎壅盛，头旋吐逆，霍乱反胃，心腹冷痛，升降阴阳，既济水火，调和五脏，辅助元气。研末，糯糊为丸，枣汤服，最能镇坠，神丹也（时珍）。

时珍曰：硫黄，阳精也；水银，阴精也。以之相配夫妇之道，纯阴纯阳二体合璧。故能夺造化之妙，而升降阴阳，既济水火，为扶危拯急之神丹，但不可久服尔。苏东坡言：此药治久患反胃，及一切吐逆，小儿惊吐，其效如神，有配合阴阳之妙故也。时珍常以阴阳水送之，尤妙。

附方：新七。

伏热吐泻：阴阳丸：用硫黄半两，水银一钱，研黑，姜汁糊丸小豆大。三岁三丸，冷水下；大人三四十丸。（郑氏《小儿方》）

诸般吐逆：方同上。

霍乱吐逆：不问虚实冷热。二气散，一名青金丹：用水银、硫黄等分。研不见星。每服一字至半钱，生姜汤调下。（钱氏《小儿方》）

脾疼反胃：灵砂一两，蚌粉一两（同炒赤），丁香、胡椒各四十九粒。为末，自然姜汁煮，半夏粉糊丸梧子大。每姜汤下二十丸。（《普济方》）

冷气心痛：灵砂三分，五灵脂一分。为末，稀糊丸麻子大。每服二十丸，食前石菖蒲、生姜汤下。（《直指方》）

九窍出血：因暴惊而得，其脉虚者。灵砂三十粒，人参汤下，三服愈。此证不可错认作血得热则流，妄用凉药误事。（杨仁斋《直指方》）。

养正丹：又名交泰丹，乃宝林真人谷伯阳方也。却邪辅正，助阳接真。

治元气亏虚，阴邪交荡，上盛下虚，气不升降，呼吸不足，头旋气短，心怯惊悸，虚烦狂言，盗汗，腹痛腰痛，反胃吐食，霍乱转筋，咳逆。又治中风涎潮，不省人事，阳气欲脱，四肢厥冷。伤寒阴盛自汗，唇青脉沉。妇人产后月候不匀，带下腹痛。用黑盏一只，入黑铅熔汁，次下水银，次下朱砂末，炒不见星，少顷乃下硫黄末，急搅。有焰，酒醋解之。取出研末，糯粉煮糊丸绿豆大。每服二十丸，盐汤下。四味皆等分。此药升降阴阳，既济心肾，神效。不可具述。(《和济局方》)

水银粉

味辛，冷，无毒。畏磁石、石黄。通大肠，转小儿疳，并瘰疬，杀疮疥癣虫，及鼻上酒齄风疮，瘙痒。又名汞粉，轻粉，峭粉。忌一切血。新补见陈藏器及《日华子》[①]。

《图经》：文具水银条下。

《经验方》：治小儿吃泥膗[②]肚，腻粉一分，用砂糖搜和丸如麻子大，空心米饮下一丸，良久泻出埿[③]差。

孙用和：治虚风不二散：腻粉一两，用汤煎五度如茶脚慢火上焙干，麝香半两细研如粉，每服一字，温水调，但是风，临时服半钱或一钱匕，看虚实加减。

又方：治血痢：腻粉五钱，淀粉三钱，同研匀，用水浸蒸饼心少许，和为丸如绿豆大，每服七丸或十丸，艾一枝，水一盏，煎汤下，艾汤多亦妙。

《衍义》曰：水银粉，下涎药并小儿涎潮瘈疭多用，然不可常服，及过多，多则其损兼行。若兼惊，则尤须审慎，盖惊为心气不足，不可下，下之里虚，惊气入心，不可治。若其人本虚，便须禁此一物，慎之至也。

现注：

①新补为《嘉祐本草》所新补。

②膗：(ráng 壤)，原意为肥。

③埿：同泥。

按：水银粉即轻粉，为粗制氯化亚汞。(Hg_2Cl_2)

综合功能通大肠，消瘰疬。但有毒，内服者甚少，外用恶毒疮肿，亦须慎用。

释名：腻粉。时珍曰：轻，言其质；峭，言其状，腻，言其性。昔萧史与秦穆公炼飞云丹，第一转乃轻粉，即此。

时珍曰：升炼轻粉法：用水银一两，白矾二两，食盐一两，同研不见星，铺于铁器内，以小乌盆覆之。筛灶灰，盐水和，封固盆口。以炭打二炷香取开，则粉升于盆上矣。

其白如雪，轻盈可爱。一两汞，可升粉八钱。又法：水银一两，皂矾七钱，白盐五钱，同研，如上升炼。又法：先以皂矾四两，盐一两，焰硝五钱，共炒黄为曲。水银一两，又曲二两，白矾二钱。研匀，如上升炼。《海客论》云：诸矾不与水银相合，而绿矾和盐能制水银成粉，何也？盖水银者，金之魂魄；绿矾者铁之精华，二气同根，是以暂制成粉。无盐则色不白。

时珍曰：温燥有毒，升也，浮也。黄连、土茯苓、陈酱、黑铅、铁浆，可制其毒。治痰涎积滞，水肿鼓胀，毒疮。

刘完素曰：银粉能伤牙齿。盖上下齿龈属手足阳明之经，毒气感于肠胃，而精神气血水谷既不胜其毒，则毒即循经上行，而至齿龈嫩薄之分为害也。时珍曰：水银乃至阴毒物，因火丹砂而出，加以盐、矾炼而为轻粉，以硫黄升而为银朱，轻飞灵变，化纯阴为燥烈。其性走而不守，善劫痰涎，消积滞。故水肿风痰湿热毒疮被劫，涎从齿龈而出，邪郁为之暂开，而疾因之亦愈。若服之过剂，或不得法，则毒气被蒸，窜入经络筋骨，莫之能出。痰涎既去，血液耗亡，筋失所养，营卫不从。变为筋挛骨痛，发为痈肿疳漏，或手足皲裂，虫癣顽痹，经年累月，遂成废痼，其害无穷。观丹客升炼水银轻粉，鼎器稍失固济，铁石撼透，况人之筋骨皮肉乎？陈文中言轻粉下痰而损心气，小儿不可轻用，伤脾败阳，必变他证，初生尤宜慎之；而演山氏谓小儿在胎，受母饮食热毒之气，畜在胸膈，故生下个个发惊，宜三日之内与黄连去热，腻粉散毒，又与人参、朱砂、蜜汤解清心肺，积毒既化，儿可免此患。二说不同，各有所见：一谓无胎毒者，不可轻服；一谓有胎毒者，宜预解之。用者宜审。

附方：新二十四。

小儿初生：浴汤中入盐少许，拭干，以腻粉少许摩其身，既不畏风，又散诸气。(《全幼心鉴》)

初生锁肚：证由胎中热毒，结于肛门，儿生之后，闭而不通三日者。急令妇人咂儿前后心手足心并脐七处，四五次。以轻粉半钱，蜜少许，温水化开，时时与少许，以通为度。(《全幼心鉴》)

小儿涎喘：服药不退者。用无雄鸡子一个取清，入轻粉（炒）十钱拌和，银器盛，置汤瓶上蒸熟。三岁儿尽食，当吐痰或泄而愈。气实者乃可用。(演山《活幼口议》)

幼儿哯乳：不止，服此立效腻粉一钱，盐豉七粒（去皮）。研匀，丸麻子大。每服三丸，藿香汤下。(《活幼口议》)

大小便闭：胀闷欲死，二三日则杀人。腻粉一钱，生麻油一合，相和，空心服。(《圣惠方》)

大便壅结：腻粉半钱，砂糖一弹丸。研丸梧子大。每服五丸，临卧温水下。又方：腻粉二钱，黄丹一钱。为末。每米饮服一钱。(《普济方》)

消中嗜食：多因外伤瘅热，内积忧思，啖食咸物及面，致脾胃干燥，饮食倍常，不生肌肉，大便反坚，小便无度。轻粉一钱为末，姜汁拌匀，长流水下，齿浮是效，后服猪肚丸补之。(危氏《得效方》)

水气肿满：汞粉一钱（乌鸡子去黄，盛粉，蒸饼包，蒸熟取出），苦葶苈（炒）一钱，同蒸饼杵丸绿豆大。每车前汤下三五丸，日三服，神效。(《医垒元戎》)

痘疮生翳：轻粉、黄丹等分。为末。左目患吹右耳，右目吹左耳，即退。(王氏《痘疹方》)

女人面脂：太真红玉膏。轻粉、滑石、杏仁（去皮）等分。为末。蒸过，入脑、麝少许，以鸡子清调匀，洗面毕敷之。旬日后，色如红玉。(《闺阁事宜》)

抓破面皮：生姜自然汁调轻粉末搽之。更无痕迹。(《救急方》)

牙齿疼痛：轻粉一钱，大蒜一瓣，杵饼，安膈骨前陷中。先以铜钱隔了，用蚬壳盖定

扎住，一宿愈。左疼安右，右疼安左。(《摘玄方》)

风虫牙疳，脓血有虫：轻粉一钱，黄连一两，为末掺之。(《普济方》)

小儿耳烂：轻粉、枣子灰等分，研，油调敷。(《摘玄方》)

底耳肿痛，汁水不绝：轻粉一钱，麝香一分，为末掺之。(《简便方》)

烂弦风眼：腻粉末，口津和，点大，日二三次。(《圣惠方》)

小儿头疮：葱汁调腻粉涂之。又方：鸡子黄炒出油，入麻油及腻粉末，敷之。(《集简方》)

小儿生癣：猪脂和轻粉抹之。(《直指方》)

牛皮恶癣：五更食炙牛肉一片，少刻以轻粉半钱，温酒调下。(《直指方》)

杨梅疮癣：《岭南卫生方》：用汞粉、大风子肉等分，为末，涂之即愈。《医方摘玄》：用轻粉二钱，杏仁四十二个（去皮）。洗疮拭干，搽之。不过三即愈。干则以鹅胆汁调。

杨梅毒疮：《医学统旨》：用轻粉一钱，雄黄、丹砂各二钱半，槐花（炒）、龟板（炙）各一两。为末，糊丸梧子大。每服一钱，冷茶下，日二服，七日愈。《杨诚经验方》：用轻粉、胡桃仁、槐花（炒研）、红枣肉各二钱。捣丸。分作三服，初日鸡汤下，二日酒下，三日茶下，三日服尽，五日疮干，七日痂落。一方：用猪肾一对，去膜批开，各掺轻粉一钱扎定，麻油二两炸熟。顿食，不破口肿牙。仍服金银花药。一方：用大鸡卵一个，去黄留白，入轻粉一钱搅匀，纸糊饭上蒸熟食。

下疳阴疮：轻粉末，干掺之，即结靥而愈。(万表《积善堂方》)

臁疮不合：以齑汁温洗拭干，用葱汁调轻粉，敷之。一方：轻粉五分，黄蜡一两。以粉掺纸上，以蜡铺之。缚在疮上，黄水出即愈。(《永类方》)

痈疽恶疮：杨梅诸疮。水银一两，朱砂、雄黄各二钱半，白矾、绿矾各二两半。研匀罐盛，灯盏盖定，盐泥固济，文武火炼，升罐口扫收。每以三钱，入乳香、没药各五分，洒太乙膏上贴之，绝效，名曰五宝霜。

磁　　石

味辛，咸，寒，无毒。主周痹。臣禹锡等谨按《蜀本》注云：凡痹随血脉上下不能左右去者为周痹。风湿肢节中痛，不可持物，洗洗酸痟[①]，除大热烦满及耳聋。养肾脏，强骨气，益精除烦，通关节，消痈肿，鼠瘘颈核，喉痛，小儿惊痫，炼水饮之，亦令人有子。一名玄石，一名处石。生太山川谷，及慈山山阴，有铁处则生其阳。采无时。柴胡为之使，杀铁毒，恶牡丹、莽草，畏黄石脂。

陶隐居云：今南方亦有好者，能悬吸针，虚连三四为佳。杀铁毒，消金。《仙经》丹方黄白术中多用之。

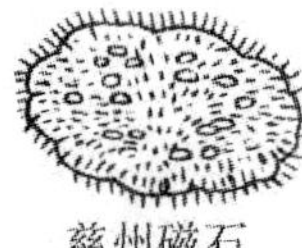
慈州磁石

臣禹锡等谨按《蜀本》注云：吸铁虚连十数针，乃至一二斤刀器，回转不落。

《南州异物志》云：涨海崎[②]头水浅而多磁石，外徼[③]人乘舶皆以铁鍱鍱[④]之，至此閡[⑤]，以磁石不得过。《吴氏》云：磁石一名磁君。

《药性论》云：磁石，臣，味咸有小毒。能补男子肾虚，风虚身强，腰中不利，加而用之。

陈藏器云：磁石毛，味咸温无毒，主补绝伤，益阳道，止小便白数，治腰脚，去疮瘘，长肌肤，令人有子。宜入酒。出相州北山，磁石毛，铁之母也，取铁如母之招子焉。《本经》有磁石，不言毛，毛石功状殊也，又言磁石寒，此弥误也。

《日华子》云：磁石，味甘，涩平。治眼昏，筋骨羸弱，补五劳七伤，除烦躁，消肿毒，小儿误吞针铁等，即细末筋肉莫令断，与磁石同下之。《图经》曰磁石，生泰山山谷，及慈山山阴，有铁处则生其阳，今磁[⑥]州、徐州及南海傍山中皆有之。慈州者岁贡最佳，能吸铁虚连十数针，或一二斤刀器回转不落者尤真，采无时。其石中有孔，孔中黄赤色，其上有细毛，性温功用更胜。谨按《南州异物志》云：涨海崎头，水浅而多磁石，徼外大舟以铁叶锢之者至此多不得过，以此言之海南所出尤多也。按磁石一名玄石，而此下自有玄石条云生泰山之阳，山阴有铜，铜者雌，铁者雄，主疗颇亦相近，而寒温铜铁畏恶乃别，苏恭以为铁液也，是磁石中无孔，光泽纯黑者，其功劣于磁石，又不能悬针，今北蕃以磁石作礼物，其块多光泽，又吸针无力，疑是此石，医方罕用。

雷公云：凡使勿误用玄中石，并中麻石，此石之二真相似磁石，只是吸铁不得，中麻石心有赤，皮粗是铁山石也。误服之令人有恶疮不可疗。夫欲验者一斤磁石，四面只吸铁一斤者，此名延年沙，四面只吸得铁八两者，号曰续未石，四面只吸得五两已来者号曰磁石。若夫修事一斤，用五花皮一镒，地榆一镒，故绵十五两，三件并细剉，以槌于石上碎作二三十块了。将磁石于瓷瓶子中下草药，以东流水煮三日夜，然后漉出，拭干以布裹之，向大石上再槌令细了，却入乳钵中研细如尘，以水沉飞过了，又研如粉用之。

《圣惠方》：治小儿误吞针，用磁石如枣核大，磨令光，钻作窍，丝穿令含，针自出。

《外台秘要》：疗疔肿。取磁石捣为粉，酽酢和，封之，根即立出，差。

《钱相公箧中方》：疗误吞钱，以磁石枣许大一块，含之立出。

《鬼遗方》：治金疮肠出，欲入之，磁石、滑石各三两为末，以白米饮调方寸匕服，日再服。

《沈存中笔谈》：磁石指南。

《丹房镜源》：磁石四两，协物上者伏丹砂，养汞，去铜晕，软硬汞坚顽之物，服食不可长久，多服必有大患。

《青霞子》：磁石毛治肾之疾。

《衍义》曰：磁石色轻[⑦]紫，石上皲涩，可吸连针铁，俗谓之熁[⑧]铁石。养益肾气，补填精髓，肾虚耳聋，目昏皆用之。入药需烧赤，醋焠。其玄石即磁石之黑色者也，多滑净，其治体大同小异，不可不分而为二也。磨针锋则能指南，然常偏东，不全南也，其法取新纩[⑨]中独缕以半芥子许蜡缀于针腰无风处垂之，则针常指南。以针横贯灯芯浮水上亦指南，然常偏丙位，盖丙为大火，庚辛金受其制故如是，物理相感尔。

现注：

①痟：（xiāo 消），酸痛。

②崎：（qí 奇），弯。

③徼：（jiào 叫）边界。

④鍱：（yè 叶），金属薄片。

⑤閞：（biān 边），又音（guān 关），意为关。

⑥磁：原刻如此，其前后出现三次慈州，其余两次均刻成慈州。只此刻成磁州。

⑦轻：原刻如此，按形容颜色应用青字。

⑧熁：（xié 协）原意为烤，熁铁石，现口语为吸铁石。

⑨纩：（kuàng 矿）丝绵。

按：磁石为磁铁矿石四氧化三铁 Fe_3O_4。

综合条文磁石功能重镇安神，通窍除痹。临床常用于心脑疾病及贫血等。

释名：吸针石。时珍曰：石之不磁者，不能引铁，谓之玄石，而《别录》复出玄石于后。

土宿真君曰：铁受太阳之气，始生之初，石产焉。一百五十年而成磁石，又二百年孕而成铁。明目聪耳，止金疮血（时珍）。

时珍曰：磁石法水，色黑而入肾，故治肾家诸病而通耳明目。一士子频病目，渐觉昏暗生翳。时珍用东垣羌活胜风汤加减法与服，而以磁朱丸佐之。两月遂如故。盖磁石入肾，镇养真精，使神水不外移；朱砂入心，镇养心血，使邪火不上侵；而佐以神曲，消化滞气，生熟并用，温养脾胃发生之气，乃道家黄婆媒合婴之理，制方者宜窥造化之奥乎？方见孙真人《千金方》神曲丸，但云明目，百岁可读细书，而未发出药微义也，孰谓古方不可治今病耶？独孤滔云：磁石乃坚顽之物，无融化之气，只可假其气服食，不可久服渣滓，必有大患。夫药以治病，中病则止，砒犹可饵服，何独磁石不可服耶？磁石既炼末，亦匪坚顽之物，惟在用者能得病情而中的尔。《淮南万毕术》云：磁石悬井，亡人自归。注云：以亡人衣裹磁石悬于井中，逃人自反也。

附方：新一十二。

耳猝聋闭：铁石半钱，入病耳内，铁砂末入不病耳内，自然通透。（《直指方》）

肾虚耳聋：真磁石一豆大，穿山甲（烧存性研）一字。新绵裹塞耳内，口含生铁一块，觉耳中如风雨声即通。（《济生方》）

老人耳聋：磁石一斤捣末，水淘去赤汁，绵裹之。猪肾一具，细切。以水五斤煮石，取二斤，入肾，下盐豉作羹食之。米煮粥食亦可。（《养老方》）

老人虚损：风湿，腰肢痹痛。磁石三十两，白石英二十两，捶碎瓮盛，水二斗浸于露地。每日取水作粥食，经年气力强盛，颜如童子。（《养老方》）

阳事不起：磁石五斤研，清酒渍二七日。每服三合，日三夜一。（《千金》）

眼昏内障：磁朱丸。治神水宽大渐散，昏如雾露中行，渐睹空花，物成二体，久则光不收，及内障神水淡绿、淡白色者。真磁石（火、醋淬七次）二两，朱砂一两，神曲（生用）三两，为末。更以神曲末一两煮糊，加蜜丸梧子大。每服二十丸，空心饭汤下。服后俯视不见，仰视微见星月，此其效也。亦治心火乘金、水衰反制之病。久病累发者服之，永不更作。（倪维德《原机启微集》）

小儿惊痫：磁石炼水饮之。（《圣济录》）

子宫不收：名瘣疾，痛不可忍。磁石丸：用磁石酒浸研末，米糊丸梧子大。每卧时滑石汤下四十丸。次早用磁石散，米汤服二钱。散用磁石（酒浸）半两，铁粉二钱半，当归五钱，为末。

大肠脱肛：《直指方》：磁石半两，火醋淬七次，为末。每空心米饮服一钱。《简便方》：用磁石末，面糊调涂囟上。入后洗去。

金疮血出：磁石末敷之，止痛断血。（《千金方》）

诸般肿毒：吸铁石三钱，金银藤四两，黄丹八两，香油一斤，如常熬膏，贴之。(《乾坤秘韫》)

玄石

味咸，温，无毒。主大人、小儿惊痫，女子绝孕，小腹冷痛，少精，身重。服之令人有子。一名玄水石，一名处石。生太山之阳。山阴有铜，铜者雌，黑者雄。恶松脂、柏实、菌桂。陶隐居云：《本经》磁石一名玄石，别录各一种。

今按：其一名处石既同，疗体又相似，而寒温铜铁及畏恶有异，俗方既不复用之，亦无识其形者，不知与磁石相类否。

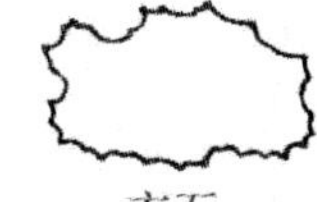
玄石

《唐本》注云：此物铁液也，但不能拾针，疗体如《经》，劣于磁石，磁石中有细孔，孔中黄赤色，初破好者能连十针，一斤铁刀亦被回转，其无孔，光泽纯黑者玄石也，不能吸针。

《图经》：文具磁石条下。

按：《唐本》注云：铁液也，但不能拾针，劣于磁石。

综合条文可重镇安神通窍。

释名：时珍曰：玄以色名。时珍曰：磁石生山之阴有铁处，玄石生山之阳有铜处，虽形相似，性则不同，故玄石不能吸铁。

绿盐

味咸，苦、辛，平，无毒。主赤泪出，肤翳眵暗。

《唐本》注云：以光明盐、硇砂、赤铜屑酿之为块，绿色。真者出焉耆国，水中石下取之，状若扁青、空青为眼药之要。《唐本》先附。

《图经》：文具食盐条下。

《海药》谨按《古今录》云：波斯国在石上生，味咸涩。主明目消翳，点眼及小儿无辜疳气。方家少见用也。按舶上将来，为之石绿，装色久而不变。中国以铜错[①]造者不堪入药，色亦不久。《后魏·李孝伯》云：赤盐、臭盐、马齿盐、驳盐，并非食盐。胡盐治目痛。已上自《唐本》注，比并是绿盐说。

现注：

①错：错同锉。有治铜铁之工具亦称错刀，如汉·刘向《列女传》错者所以治锯。以铜错造者应是将铜锯锉成铜屑而造者。《四库全书》改为铜酯造者，《本草纲目》改为铜醋造者，不知何本。酯、醋盖为锉成铜屑后所用原料之一。《唐本》注云：以光明盐、硇砂、赤铜屑酿之为块。盖此法。

按：《唐本》注云：以光明盐，硇砂，赤铜屑酿之。《海药》云：波斯国在石上生。其天然者为氯铜矿。

综合条文绿盐功能明目退翳。

释名：盐绿、石绿(《纲目》)。

时珍曰：方家言波斯绿盐色青，阴雨中干而不湿者为真。又造盐绿法：用熟铜器盛取浆水一升，投青盐一两在内，浸七日取出，即绿色。以物刮末，入浆水再浸七日或二七取出。此非真绿盐也。

附方：新二。

胎赤眼痛：盐绿一分，蜜半两。于蚌蛤壳内相和。每夜卧时浆水洗目，炙热点之，能断根。(《圣济录》)

目暗赤涩多泪：盐绿一钱，蕤仁（去皮）一钱。研热，入好酥一钱，研匀。每夜点一麻子。(《圣惠方》)

凝水石

味辛甘，寒、大寒，无毒。主身热腹中积聚邪气，皮中如火烧，烦满水饮之。除时气热盛，五脏伏热，胃中热，烦满，止渴，水肿，小腹痹。久服不饥，一名白水石。一名寒水石，一名凌水石，色如云母可析者良，盐之精也。生常山山谷，又水县及邯郸。解巴豆毒，畏地榆。

陶隐居云：常山属并州；中水县属河间郡；邯郸即赵郡，并属冀州域。此处地皆鹹[1]卤，故云盐精，而碎之亦似朴消。此石末置水中，夏月能为冰者佳。《唐本》注：此石有两种，有纵理、横理，色清明者为佳。或云纵理为寒水石，横理为凝水石。今出同州韩城，色青黄，理如云母为良。出澄城者斜理文，色白为劣也。

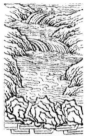

石水凝州汾

臣禹锡等谨按吴氏云：神农辛，岐伯、医和、扁鹊甘，无毒，季氏大寒。或生邯郸，采无时，如云母色。

《药性论》云：寒水石，能压丹石毒风，去心烦渴闷，解伤寒复劳。

《图经》曰：凝水石，即寒水石也，生常山山谷，又出中水县，及邯郸。今河东汾、隰州及德顺军亦有之。此有两种，有纵理者，有横理者，色清明如云母可折，投置水中与水同色，其水凝动者为佳。或曰纵理者为寒水石，横理者为凝水石，三月采。又有一种冷油石，全与此相类，但投沸油铛中油即冷者是也。此石有毒，若误用之，令腰以下不能举。

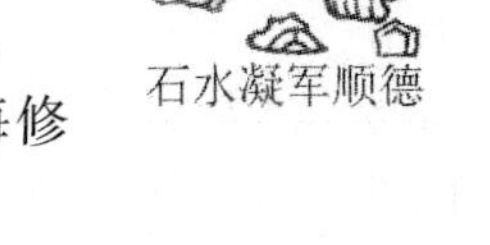

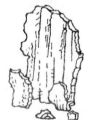

石水凝军顺德

雷公云：凡使，先须用生姜自然汁煮，汁尽为度，研成粉用，每修十两，用姜汁一镒。

《经验方》：治小儿丹毒，皮肤热赤：用寒水石半两，白土一分捣罗为末，用米醋调敷之，愈。

《集验方》：治风热心躁，口干狂言，浑身壮热，及中诸毒，龙脑甘露丸：寒水石半斤，烧半日，净地坑内盆合，四面湿土拥起，候经宿取出，入甘草末，天竺黄各二两，龙脑二分，糯米膏丸弹子大，蜜水磨下。

《伤寒类要》：治肉痺，其人小便白，以凝水石主之也。《丹房镜源》：凝水石，可作油衣可食，制丹砂为匮，伏玄精。

《衍义》曰：凝水石，又谓之寒水石，纹理通澈，人或磨刻为枕，以备暑月之用，入药须烧过，或市人烧入赋粉中以乱真，不可不察也。陶隐居言，夏月能为冰者佳，如此则举世不能得，似乎失言。

现注：

①“鹹”：原刻为“鹹”，据食盐条《图经》注“刮鹹（音减）”而来，故当名词时应读碱音，形容味道才读咸音。

按：凝水石即寒水石，现将寒水石正品定为芒硝晶体，但实际用的有红石膏等。

综合条文功能，清热消积除烦。临床有用寒水石退热者。

释名：盐精石、泥精、盐枕(《纲目》)、盐根。时珍曰：拆片投水中，与水同色，其水凝动；又可夏月研末，煮汤入瓶，倒悬井底，即成凌冰，故有凝水、白水、寒水、凌水诸名。生于积盐之下，故有盐精以下诸名。石膏亦有寒水之名，与此不同。

时珍曰：《别录》言凝水，盐之精也。陶氏亦云卤地所生，碎之似朴硝。《范子计然》云：出河东。河东，卤地也。独孤滔《丹房镜源》云：盐精出盐池，状如水精。据此诸说，则凝水即盐精石也，一名泥精，昔人谓之盐枕，今人谓之盐根。生于卤地积盐之下，精液渗入土中，年久至泉，结而成石，大块有齿棱，如马牙硝，清莹如水精，亦有带青黑色者，皆至暑月回润，入水浸久亦化。陶氏注戎盐，谓盐池泥中自有凝盐如石片，打破皆方，而色青黑者，即此也。苏颂注玄精石，谓解池有盐精石，味更咸苦，乃玄精之类；又注食盐，谓盐枕作精块，有孔窍，若蜂窠，可缄封为礼贽者，皆此物也。唐宋诸医不识此石，而以石膏、方解石为注，误矣。今正之于下。

阎孝忠曰：石膏，洁白坚硬，有墙壁。寒水石软烂，可以手碎，外微青黑，中有细纹。

王隐君曰：寒水石，坚白晶洁，状若明矾、硼砂之质。或有碎之，粒粒大小皆四方，故又名方解石，今人谓之硬石膏者是也。

时珍曰：寒水石有二：一是软石膏，一是凝水石。惟陶弘景所注，是凝水之寒水石，与本文相合。苏恭、苏颂、寇宗奭、阎孝忠四家所说，皆是软石膏之寒水石。王隐君所说，则是方解石。诸家不详本文盐精之说，不得其说，遂以石膏、方解石指为寒水石。唐宋以来相承其误，通以二石为用，而盐精之寒水，绝不知用，此千载之误也。石膏之误近千载，朱震亨氏始明；凝水之误，非时珍深察，恐终于绝响矣。

时珍曰：辛、咸。治小便白，内痹，凉血降火，止牙疼，坚牙明目（时珍）。

时珍曰：凝水石禀积阴之气而成，其气大寒，其味辛咸，入肾走血除热之功，同于诸盐。古方所用寒水石是此石，唐宋诸方寒水石是石膏，近方寒水石则是长石、方解石，俱附各条之下，用者详之。

附方：新三。

男女转脬：不得小便：寒水石二两，滑石一两，葵子一合。为末。水一斗，煮五升，时服一升，即利。(《永类方》)

牙龈出血：有窍。寒水石粉三两，朱砂二钱，甘草脑子一字。为末干掺。(《普济方》)

汤火伤灼：寒水石，烧研敷之。(《卫生易简方》)

阳起石

味咸，微温，无毒。主崩中漏下，破子藏中血，癥瘕结气，寒热腹痛，无子，阴痿不起，补不足。疗男子茎头寒，阴下湿痒，去臭汗，消水肿。久服不饥，令人有子。一名白石，一名石生，一名羊起石，云母根也。生齐山山谷，及琅邪或云山阳起山，采无时。桑螵蛸为之使，恶泽泄、菌桂、雷丸、蛇蜕皮，畏菟丝。

石起阳州齐

陶隐居云：此所出即与云母同，而甚似云母，但厚实尔。今用乃出益州，与矾石同处，色小黄，黑即矾石、云母根。未知何者是，俗用乃稀，《仙经》亦服之。

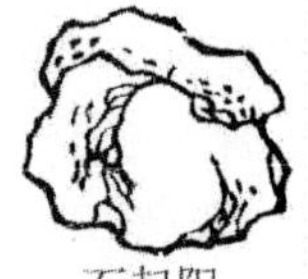

石起阳

《唐本》注云：此石以白色，肌理似殷孽，仍夹带云母绿润者为良，故《本经》一名白石，今有用纯黑如炭者误矣。云母条中既云黑者名云胆，又名地涿，服之损人，黑阳起石必为恶矣。《经》言生齐山，齐山在齐州历城西北五六里，采访无阳起石，阳起石乃齐山西北六七里卢山出之。《本经》云：或云山，云、卢字讹矣。今泰山、沂州惟有黑者，其白者独出齐州也。

臣禹锡等谨按吴氏云：阳起石，神农、扁鹊酸，无毒，桐君、雷公、岐伯咸无毒，季氏小寒，或生泰山。

杨损之云：不入汤。

《药性论》云：阳起石，恶石葵，忌羊血，味甘平。主补肾气，精乏腰疼膝冷，湿痹，能暖女子子宫久冷，冷癥寒瘕，止月水不定。

萧炳云：阳起石，臣。

《南海药谱》云：阳起石惟太山所出黄者绝佳，邢州鹊山出白者亦好。

《日华子》云：治带下，温疫冷气，补五劳七伤。合药时烧后水锻用，凝白者为上。

《图经》：阳起石，生齐山山谷及琅邪或云山阳起山。今惟出齐州，他处不复有，或云邢州鹊山亦有之，然不甚好。今齐州城西惟一土山，石出其中，彼人谓之阳起山，其山常有温暖气，虽盛冬大雪遍境，独此山无积白，盖石气熏蒸使然也。山惟一穴，官中常禁闭，至初冬则州发丁夫，遣人监视取之。岁月积久，其穴益深，镵凿他石得之甚艰。以色白肌理莹明若狼牙者为上，亦有夹他石作块者不堪，每岁采择上供之，余州中货之，不尔市贾无由得也。货者虽多，而精好者亦难得，旧说是云母根，其中犹夹带云母，今不复见此色。古服食方不见用者，今补下药多使之。采无时。

《丹房镜源》：阳起石可为外匮。

《青霞子》：阳起治肾之疾。

《衍义》曰：阳起石，如狼牙者佳，其外色不白，如姜石，其大块者亦内白，治男子妇人下部虚冷，肾气乏绝，子藏久寒。须水飞研用，凡石药冷热皆有毒，正宜斟酌。

按：阳起石为硅酸盐类矿物。

综合条文功能，补阳破癥。临床常用于治肾阳虚衰。

释名：时珍曰：以能命名。时珍曰：今以云头雨脚轻松如狼牙者为佳，其铺茸茁角者不佳。《王建平典术》乃云：黄白而赤重浓者佳，云母之根也。《庚辛玉册》云：阳起，阳石也。齐州拣金山出者胜，其尖似箭镞者力强，如狗牙者力微，置大雪中倏然没者为真。

时珍曰：凡用火中赤，酒淬七次，研细水飞过，日干。亦有用烧酒浸过，同樟脑入罐升炼，取粉用者。

补命门不足（好古）。散诸热肿（时珍）。

时珍曰：阳起石，右肾命门气分药也，下焦虚寒者宜用之，然亦非久服之物。张子和《儒门事亲》云：喉痹，相火急速之病也。相火，龙火也，宜以火逐之。一男子病缠喉风肿，表里皆作，药不能下。以凉药灌入鼻中，下十余行。外以阳起石（烧赤）、伏龙肝等分细末，日以新汲水调扫百遍。三日热始退，肿始消。此亦从治之道也。

附方：新三。

丹毒肿痒：阳起石研，新水调涂。(《儒门事亲》)

元气虚寒：精滑不禁，大腑溏泄，手足厥冷。阳起石（研）、钟乳粉各等分，酒煮附子末同面糊丸梧子大，每空心米饮服五十丸，以愈为度。(《济生方》)

阴痿阴汗：阳起石为末，每服二钱，盐酒下。(《普济方》)

孔公孽

味辛，温，无毒。主伤食不化，邪结气，恶疮疽瘘痔，利九窍，下乳汁。男子阴疮，女子阴蚀，及伤食，病常欲眠睡。一名通石，殷孽根也。青黄色。生梁山山谷。木兰为之使，恶细辛。

陶隐居云：梁山属冯翊郡。此即今钟乳床也，亦出始兴，皆大块，打破之。凡钟乳之类，三种同一体，从石室上汁溜积久，盘结者为钟乳床，即此孔公孽也，其次以小巃嵸[①]者为殷孽。今人呼为孔公孽。殷孽复溜轻好者为钟乳。虽同一类而疗体为异，贵贱相殊，此二孽不堪丸散，人皆捣末酒渍饮之，甚疗脚弱，其前诸疗恐宜水煮为汤也。按今三种同根而所生各处，当是随其土地为胜尔。

《唐本》注云：此孽次于钟乳，如牛羊角者，中尚孔通，故名通石。《本经》误以为殷孽之根，陶依《本经》以为今人之误，其实是也。

臣禹锡等谨按《蜀本》云：凡钟乳之类有五种，一钟乳、二殷孽、三孔公孽、四石床，五石花，虽一体而注[②]疗有异，此二孽止可酒浸，不堪入丸散药用，然甚疗脚弱脚气，石花石淋[③]显在后条。《吴氏》云：孔公孽，神农辛，岐伯咸，扁鹊酸无毒，色青黄。

《药性论》云：孔公孽，忌羊血，味甘有小毒。主治腰冷膝痹，毒风，男女阴蚀疮。治人常欲多睡，能使喉声圆朗。

《日华子》云：孔公孽，味甘，暖，治癥结。此即殷孽床也。

《图经》：文具石钟乳条下。

《青霞子》：孽轻身充肌。

现注：

①巃：(lóng 龙) 嵸 (zōng 宗)，原意为高耸。

②注：原刻如此，按文意应为主疗才对。

③淋：原刻为淋，恐为误，应为石床。

按：《别录》云：为殷孽根也。即钟乳石类。古人按不同的部位划分出不同名称。

综合条文孔公孽功能解毒通乳。

释名：孔公石(《纲目》)、通石。时珍曰：孔窍空通，附垂于石，如木之芽蘖，故曰孔空蘖，而俗讹为孔公尔。

时珍曰：以姜石、通石二石推之，则似附石生而粗者，为殷蘖；接殷蘖而生，以渐空通者，为孔公蘖；接孔公蘖而生者，为钟乳。当从苏恭之说为优。盖殷蘖如人之乳根，孔公蘖如乳房，钟乳如乳头也。

附方：新一。

风气脚弱：孔公二斤，石斛五两，酒二斗，浸服。(《肘后方》)

殷　　孽

味辛，温，无毒。主烂伤瘀血，泄痢寒热，鼠瘘，癥瘕结气。脚冷疼弱。一名姜石，钟乳根也。生赵国山谷，又梁山及南海。采无时。恶防己，畏术。

陶隐居云：赵国属冀州，此即今人所呼孔公孽，大如牛羊角，长一二尺左右，亦出始兴。

《唐本》注云：此即石堂下孔公孽根也，盘结如姜，故名姜石，俗人乃为孔公孽，为之误尔。

臣禹锡等谨按《日华子》云：殷孽治筋骨弱并痔瘘等疾，及下乳汁。

《图经》：文具石钟乳条下。

按：殷孽乃钟乳根

综合条文所述殷孽功能破癥散结。

释名：时珍曰：殷，隐也。生于石上，隐然如木之蘖也。

密陀僧

味咸、辛，平，有小毒。主久痢，五痔，金疮，面上瘢皯，面膏药用之。

《唐本》注云：形以黄龙齿而坚重，亦有白色者，作理石文，出波斯国。一名没多僧，并胡言也。《唐本》先附。

广州密陀僧

臣禹锡等谨按《蜀本》注云：五痔谓牡痔、酒痔、肠痔、血痔、气痔。

《日华子》云：味甘平，无毒，镇心，补五脏，治惊痫，嗽呕及吐痰等。

《图经》曰：密陀僧《本经》不载所出州土，注云出波斯国。今岭南、闽中银铜冶处亦有之，是银铅脚。其初采矿时银铜相杂，先以铅同煎炼，银随铅出。又采山木叶烧灰，开地作炉，填灰其中，谓之灰池。置银铅于灰上，更加火大锻，铅渗灰下，银住灰上，罢火候冷出银，其灰池感铅银气置之积久成此物。今之用者往往是此，未必胡中来也，形似黄龙齿而坚重者佳。

雷公云：时呼密陀僧。凡使，捣令细，于瓷埚中置了，用重纸袋盛柳蚛末焙密陀僧，埚中次下东流水，浸令满，着火煮一伏时足，去柳末、纸袋取密陀僧用。

《圣惠方》：治黑皯䵟[①]斑点方：用密陀僧二两细研，以人乳调涂面，每夜用之。

又方：赤白痢，所下不多，遍数不减，用密陀僧三两，烧令黄色研如粉。每服醋茶调下一钱匕，日三服。

《外台秘要》：令面生光方，以密陀僧用乳煎，涂面佳，兼治齄鼻皰[②]。

《谭氏小儿方》：疗豆疮瘢，面黡[③]，以密陀僧细研，水调，夜涂之，明旦洗去，平复矣。

《别说》云：今考市中所货，乃是用小瓷瓶实铅丹锻成者，块大者尚有小瓶形状，银冶所出最良而罕有货者，外国者未尝见之。通治口疮最验。《衍义》曰：密陀僧，坚重，椎[4]破如金色者佳。

现注：

①皯：(gǎn 赶)，黵：(zèng 赠)，面部黑斑，黑气。皯亦同皯。

②皻：(zhā 渣)，酒皻鼻上红斑，皰同疱。

③黡：(yǎn 眼)，黑痣。

④椎：原刻成推，为误，据书后勘校表改为椎。

按：密陀僧，《图经》云：银铜冶处有之，是银铅脚。现将密陀僧定为粗制氧化铅PbO。

综合条文所述密陀僧功能消瘢枯痔。临床有外用者。

时珍曰：密陀僧原取银冶者，今既难得，乃取煎销银铺炉底用之。造黄丹者，以脚滓炼成密陀僧，其似瓶形者是也。时珍曰：制狼毒。

疗反胃消渴，疟疾下痢。止血，杀虫，消积。治诸疮，消肿毒，除狐臭，染髭发(时珍)。

时珍曰：密陀僧感铅银之气，其性重坠下沉，直走下焦，故能坠痰、止吐、消积，定惊痫，治疟痢，止消渴，疗疮肿。洪迈《夷坚志》云：惊气入心络，喑不能言语者，用密陀僧末一匕，茶调服，即愈。昔有人伐薪，为狼所逐，而得是疾，或授此方而愈。又一军校采藤逢恶蛇病此，亦用之而愈。此乃惊则气乱，密陀僧之重以去怯而平肝也。其功力与铅丹同，故膏药中用代铅丹云。

附方：新一十四。

痰结胸中不散：密陀僧一两。醋、水各一盏，煎干为末。每服二钱，以酒、水各一小盏，煎一盏，温服，少顷当吐出痰涎为妙。(《圣惠方》)

消渴饮水：神效丸：用密陀僧二两。研末，汤浸蒸饼丸梧子大。浓煎蚕茧、盐汤，或茄根汤，或酒下，一日五丸，日增五丸，至三十丸止，不可多服，五六服后，以见水恶心为度。恶心时，以干物压之，日后自定，甚奇。(《选奇方》)

赤白下痢：密陀僧三两，烧黄色研粉。每服一钱，醋、茶下，日三服。(《圣惠方》)

肠风痔瘘：铜青、密陀僧各一钱，麝香少许，为末，津和涂之。(《济急方》)

小儿初生：遍身如鱼脬，又如水晶，破则成水，流渗又生者。密陀僧生研之，仍服苏合香丸。(《救急方》)

腋下狐臭：浆水洗净，油调密陀僧涂之。以一钱，用热蒸饼一个，切开掺末夹之。(《集简方》)

香口去臭：密陀僧一钱，醋调漱口。(《普济方》)

大人口疮：密陀僧锻研，掺之。(《圣济方》)

小儿口疮：不能吮乳。密陀僧末，醋调涂足心，疮愈洗去。蔡医博方也。(黎居士《简易方》)

鼻内生疮：密陀僧、香白芷等分。为末。蜡烛油调涂之。(《简便方》)

夏月汗斑：如疹。用密陀僧八钱，雄黄四钱，先以姜片擦热，仍以姜片蘸末擦之，次日即焦。(《活人心统》)

骨疽出骨：一名多骨疮，不时出细骨，乃母受胎未及一月，与六亲骨肉交合，感其精

气，故有多骨之名。以密陀僧末，桐油调匀，摊贴之，即愈。（《寿域方》）

血风臁疮：密陀僧，香油入粗碗内磨化，油纸摊膏，反复贴之。（孙氏《集效方》）

阴汗湿痒：密陀僧末敷之。戴氏，加蛇床子末。

铁　　精

平，微温。主明目化铜。疗惊悸，定心气，小儿风痫，阴㿉[①]脱肛。

陶隐居云：铁落是染皂铁浆，生铁是不破鐳、鎗[②]、釜之类，钢铁是杂炼生鍒[③]作刀镰者。铁精出锻灶中如尘，紫色，轻者为佳，亦以摩莹铜器用之。

《唐本》注云：单言铁者，鍒铁也，铁落是锻家烧铁赤沸砧上，锻之皮甲落者。夫诸铁疗病，并不入丸散，皆煮取浆用之，若以浆为铁落，钢生之汁复谓何等。落是铁皮，滋液黑于余铁，陶谓可以染皂，云是铁浆，误矣。又铁屑炒使极热，用投酒中，饮酒疗贼风痉，又裹以熨腋，疗胡[④]臭有验。

今按：陈藏器本草云：凡言铁疗病，不入丸散，皆煮浆用之。按今针砂铁精，俱堪染皂，铁并入丸散。

臣禹锡等谨按陈藏器云：铁浆，取诸铁于器中，以水浸之，经久色青沫出，即堪染帛成皂，兼解诸物毒。入腹服之亦镇心明目，主癫痫，发热，急黄，狂走。六畜癫狂。人为蛇犬虎狼，毒恶虫等啮，服之毒不入内也。

又云：铁㸦[⑤]，主恶疮蚀䘌，金疮，毒物伤皮肉，止风水不入，入水不烂，手足皲坼[⑥]，疮根结筋，瘰疬毒肿。染髭发令永黑，并及热末凝涂之，少当干硬。以竹木爇火于刀斧刃上烧之，津出如漆者是也。一名刀烟，江东人多用之防水，项边疬子以桃核烧熏。

又云：杀虫立效。

又云：淬铁水，味辛无毒，主小儿丹毒，饮一合，此打铁器时，坚铁槽中水。

又云：针砂，性平无毒，堪染白为皂，及和没食子染须至黑，飞为粉，功用如铁粉。炼铁粉中亦别须之针，是其真钢砂堪用，人多以杂和之，谬也。

又云：锻锧[⑦]下铁屑，味辛平，无毒。主鬼打，鬼注邪气，水渍搅令沫出，澄清去滓，及暖饮一二盏。

又云：刀刃，味辛平，无毒。主蛇咬毒入腹者，取两刀于水中相磨，饮其汁。又两刀于耳门上相磨，敲作声，主百虫入耳，闻刀声即自出也。

《日华子》云：铁屑，治惊邪癫痫，小儿客忤，消食及冷气，并煎汁服之也。

又云：犁镵尖浸水，名为铁精，可制朱砂、石亭脂、水银毒。

《图经》：文具铁条下。

《圣惠方》：阴脱，铁精、羊脂二味搅令稠，炙热熨，推内之差。

又方：食中有蛊毒，令人腹内坚痛，两目[⑧]青黄，淋露骨立，病变无常，用铁精细研捣鸡肝和为丸，如梧桐子大。食前后下五丸。

《百一方》：产后阴下脱，铁精粉推纳之。

又方：地骨刺人，毒痛，以铁精粉如大豆，以管吹疮内。

《子母秘录》：疗阴肿，铁精粉敷上。

《姚和众》：治小儿因痢肛门脱，以铁精粉敷之。《太清服炼灵砂法》云：铁性坚，服之伤肺。

现注：

①癞：(tuí 颓)，疝。

②鑐：下原有“音柔”二字注音。现注同鍒，又音（xu 须），鎗：下原有“音铮”二字注音。现音（chēng 撑）鼎类。

③鍒：(róu 柔)，熟铁。

④胡臭：原文如此，现通写为狐臭。

⑤爇：(ruò 若)，燃烧。

⑥坼：(chè 彻)，裂开。

⑦锧：(zhí 质)，垫。

⑧两目：书后勘校表为面目。

按：即铁精粉，临床有用生铁落者。

综合条文所述可疗惊定心。可以生铁落入煎剂

消积聚肿满黄疸，平肝气，散瘿（时珍）。

磨刀水，服，利小便。涂脱肛痔核，产肠不上，耳中猝痛（时珍）。

附方：新十二。

疔肿拔根：铁渣一两，轻粉一钱，麝香少许，为末。针画十字口，点药入内，醋调面糊敷之，神效。(《普济方》)

风湿脚痛：针砂、川乌头为末，和匀炒热，绵包熨之。(《摘玄方》)

风痹暖手：针砂四两，砂三钱，黑脚白矾六钱，研末，以热醋或水拌湿，油纸裹置袋内，任意执之，冷再拌。(《圣济录》)

脾劳黄病：针砂四两（醋炒七次），干漆（烧存性）二钱，香附三钱，平胃散五钱，为末，蒸饼丸梧子大。任汤使下。(《摘玄方》)

湿热黄疮：助脾去湿。针砂丸：用针砂不拘多少，擂尽锈，淘洗白色，以米醋于铁铫内浸过一指，炒干，再炒三五次，候通红取出。用陈粳米半升，水浸一夜，捣粉作块，煮半熟，杵烂，入针砂二两半，百草霜（炒）一两半，捣千下，丸梧子大。每服五十丸，用五加皮、牛膝根、木瓜浸酒下。初服若泄泻，其病源去也。(《乾坤生意》)

水肿尿少：针砂（醋煮炒干）、猪苓、生地龙各三钱。为末，葱涎研和，敷脐中约一寸浓，缚之，待小便多为度，日二易之。入甘遂更妙。(《德生堂方》)

泄泻无度：诸药不效。方同上，不用甘遂。(《医学正传》)

虚寒下痢：肠滑不禁。针砂七钱半，官桂一钱，枯矾一钱。为末，以凉水调摊脐上下，缚之。当觉大热，以水润之。可用三四次，名玉胞肚。(《仁存方》)

项下气瘿：针砂入水缸中浸之，饮食皆用此水，十日一换砂，半年自消散。(杨仁斋《直指方》)

染白须发：针砂（醋炒七次）一两，诃子、白及各四钱，百药煎六钱，绿矾二钱，为末，用热醋调刷须发，菜叶包住，次早酸浆洗去。此不坏须，亦不作红。又方：针砂、荞面各一两。百药煎为末，茶调，夜涂旦洗。再以诃子五钱，没石子（醋炒）一个，百药煎少许，水和涂一夜，温浆洗去，黑而且光。

项边疬子：以桃核于刀上烧烟熏之。(陈氏《本草》)

铁　浆

铁注法中，陶为铁落是铁浆，苏云非也。按：铁浆，取诸铁于器中，以水浸之，经久色青，沫出即堪染皂，兼解诸毒，入腹服之亦镇心。主癫痌，发热，急黄狂走[1]，六畜癫狂。人为蛇、犬、虎、狼、毒刺、恶虫等啮，服之毒不入内。见陈藏器。

《图经》：文具铁条下。

《外台秘要》：疗膝疮。以铁浆洗之，随手差，频为之妙。

《梅师方》：治时气病，骨中热，生疱疮，豌豆疮，饮铁浆差。

现注：

①此条为《图经》所分。原文为急狂走，书末勘校表据上条掌禹锡引陈藏器原文改为急黄狂走。

按：铁浆即以水浸铁所生之浸液。临床一般用生铁落。可定痛抗癫狂。

附方：新三。

一切疔疮：铁浆，日饮一升。(《千金方》)

发背初起：铁浆饮二升，取利。(《外台秘要》)

蛇皮恶疮：铁浆，频涂之。(《谈野翁方》)

秤　锤

主贼风，止产后血瘕腹痛，及喉痹热塞，并烧令赤，投酒中，及热饮之。时人呼血瘕为儿枕，产后即起，痛不可忍。无锤用斧。今附。

臣禹锡等谨按陈藏器云：秤锤，味辛温，无毒。《日华子》云：铜秤锤，平，治难产并横逆产，酒淬服。

陈藏器云：铁杵无毒，主妇人横产，无杵用斧，并烧令赤，投酒中饮之，自然顺生。杵捣药者是也。

又云：故锯，无毒，主误吞竹木入喉咽，出入不得者，烧令赤，渍酒中及热饮并得。

《日华子》云：钥匙，治妇人血禁失音，冲恶，以生姜、醋、小便煎服。弱房人煎汤服亦得。

《图经》：文具铁条下。

《圣惠方》：治妇人血瘕痛，用古秤锤或大斧，或铁杵，以炭火烧赤，内酒中五升以来，稍稍饮之。《外台秘要》疗妊娠卒下血，烧锤令赤，内酒中沸[1]，出饮之。

《千金方》：妊娠腹胀及产后下血，烧令赤，投酒中服。《产宝》治胎衣不出，烧铁杵、铁钱令赤，投酒饮之。

现注：

①沸：本书所附勘误表校为沸定。

按：从条文看有铜秤锤、铁杵等不同材质所成之锤，所疗应殊。从条文看二者并无区分开，可催产，化血瘕。

时珍曰：旧本铁器条繁，今撮为一。大抵皆是借其气，平木解毒重坠，无他义也。

治男子疝痛，女子心腹妊娠胀满，漏胎，猝下血(《时珍》)。

附方：新四。

喉痹肿痛：菖蒲根嚼汁，烧秤锤淬一杯，饮之。(《普济方》)

舌肿咽痛，咽生息肉，舌肿。秤锤烧赤，淬醋一盏，咽之。(《圣惠方》)

误吞竹木：秤锤烧红，淬酒饮之。(《集玄方》)

便毒初起，极力提起，令有声。以铁秤锤摩压一夜，即散。(《集简方》)

铁华粉

味咸，平，无毒。主安心神，坚骨髓，强志力，除风邪，养血气，延年变白，去百病。随体所冷热合和诸药，用枣膏为丸。作铁华粉法：取钢，锻作叶如笏，或团平面，磨错令光净，以盐水洒之，于醋瓮中，阴处埋之一百日，铁上衣生，铁华成矣。刮取更细捣筛，入乳钵研如面，和合诸药为丸散。此铁之精华，功用强于铁粉也。今附。

臣禹锡等谨按《日华子》云：铁胤粉，止惊悸，虚痫，镇五脏，去邪气，强志壮筋骨，治健忘，冷气心痛，痃癖癥结，脱肛痔瘘，宿食等，及敷竹木刺其所，造之法，与华粉同。惟悬于酱瓿上，就润地及刮取霜时研淘去粗汁、咸味，烘干。

《图经》：文具铁条下。

《经验后方》治心虚风邪，精神恍惚，健忘，以经使铧铁四斤，于炭火内烧令通赤，投于醋中，如此七遍，即堪打碎如棋子大，以水二斗，浸经二七日，每于食后服一小盏。

按：铁华粉乃铁上洒醋所生之锈衣，功用应与铁落加醋后之坎离砂功用相似。条文综合功能坚骨髓养血气。

附方：新一。

妇人阴挺：铁胤粉一钱，龙脑半钱，研，水调刷产门。(危氏《得效方》)

生铁

微寒。主疗下部及脱肛。

臣禹锡等谨按《日华子》云：生铁锈，锻后飞，淘去粗赤汁，烘干用。治痫疾，镇心安五脏，能黑鬓发，治癣及恶疮疥，蜘蛛咬，蒜摩生油敷并得。今注：解在铁精条。

《图经》：文具铁条下。

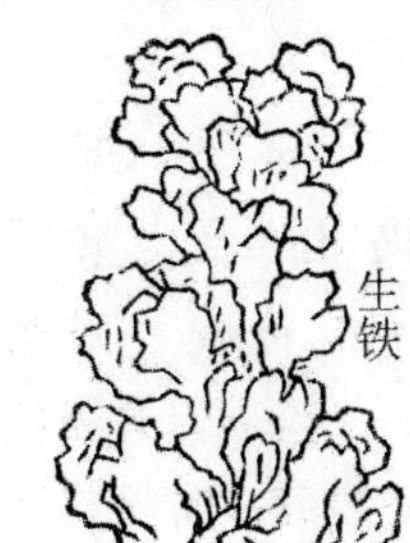

《千金方》：治耳聋，烧铁令赤，投酒中饮之，仍以磁石塞耳。

《肘后方》：治熊虎所伤毒痛，煮生铁令有味，以洗之。

又方：若被打瘀血在骨节及胁外不去，以铁一斤，酒三升，煮取一升，服之。

《集验方》：治脱肛历年不愈，以生铁三斤，水一斗，煮取五升，出铁以汁洗，日再。

《子母秘录》：治小儿卒得熛[1]疮，一名烂疮，烧铁淬水中二七遍，以浴儿三二遍，起作熛疮浆。

现注：

①熛：（biāo 标）

按：临床用生铁落，综合条文功能乌发提肛，通耳窍。

散瘀血，消丹毒（时珍）。

时珍曰：铁于五金，色黑配水，而其性则制木，故痫疾宜之。《素问》治阳气太盛，病狂善怒者，用生铁落，正取伐木之义。《日华子》言其镇心安五脏，岂其然哉？本草载太清服食法，言服铁伤肺者，乃肝字之误。

附方：小儿丹毒：烧铁淬水，饮一合。（陈氏《本草》）

铁　　粉

味咸，平，无毒。主安心神，坚骨髓，除百病，变白，润肌肤，令人不老，体健能食，久服令人身重肥黑，合诸药各有所主。其造作粉，飞炼有法，文多不载。人多取杂铁作屑飞之，令体重，真钢则不尔。其针砂，市人错鍒铁为屑，和砂飞为粉卖之，飞炼家亦莫辨也。

取钢铁为粉胜之。今附。

《图经》：文具铁具下。

按：铁粉，应同铁落。

综合条文铁粉功能坚骨髓、乌发。

附方：新六。

惊痫发热：铁粉，水调少许服之。（《圣惠方》）

急惊涎潮：壮热闷乱。铁粉二钱，朱砂一钱。为末。每服一字，薄荷汤调下。（《杨氏家藏方》）

伤寒阳毒：狂言妄语乱走，毒瓦斯在脏也。铁粉二两，龙胆草一两。为末。磨刀水调服一钱，小儿五分。（《全幼心鉴》）

头痛鼻塞：铁粉二两，龙脑半分。研匀。每新汲水服一钱。（《圣惠方》）

雌雄疔疮：铁粉一两，蔓菁根三两，捣如泥封之，日二换。（《集玄方》）

风热脱肛：铁粉研，同白蔹末敷上，按入。（《直指方》）

铁　　落

味辛，甘，平，无毒。主风热，恶疮疡，疽疮痂疥，气在皮肤中。除胸膈中热气，食不下，止烦，去黑子。一名铁液。可以染皂，生牧羊平泽及祊[①]城或析城。采无时。

臣禹锡等谨按《日华子》云：铁液，治心惊邪，一切毒，蛇虫及蚕漆咬疮，肠风痔瘘脱肛，时疾热狂，并染鬓发。今注解在铁精条。

《图经》：文具铁条下。

现注：

①祊：原有注“音伻”二字。现注音（bēng 崩），春秋邑名，在今山东肥城。

按：今只有铁落在临床有用者，可除疮疥，去黑子，镇癫狂。

释名：铁蛾。时珍曰：生铁打铸，皆有花出，如兰如蛾，故俗谓之铁蛾，今烟火家用之。铁末浸醋书字于纸，背后涂墨，如碑字也。

平肝去怯，治善怒发狂（时珍）。

时珍曰：按《素问·病态论》云：帝曰：有病怒狂者，此病安生？　岐伯曰：生于阳也。阳气者，暴折而不决，故善怒，病名阳缺。曰：何以知之？曰：阳明者常动，巨阳、少阳不动而动大疾，此其候也。治之当夺其食即已。夫食入于阴，长气于阳，故夺其食即已。以生铁落为饮。夫生铁落者，下气疾也。此《素问》本文也，愚尝释之云：阳气怫郁而不得疏越，少阳胆木，挟三焦少阳相火、巨阳阴火上行，故使人易怒如狂，其巨阳、少阳之动脉，可诊之也。夺其食，不使胃火复助其邪也。饮以生铁落，金以制木也。木平则火降，故曰下气疾速，气即火也。又李仲南《永类方》云：肿药用铁蛾及针砂入丸子者，一生须断盐。盖盐性濡润，肿若再作，不可为矣。制法：用上等醋煮半日，去铁蛾，取醋和蒸饼为丸。每姜汤服三四十丸，以效为度，亦只借铁气尔，故《日华子》云煎汁服之。不留滞于脏腑，借铁虎之气以制肝木，使不能克脾土，土不受邪，则水自消矣。铁精、铁粉、铁华粉、针砂、铁浆入药，皆同此意。

附方：新一。

小儿丹毒：铁屎研末，猪脂和敷之。（《千金方》）

钢　铁

味甘，无毒。主金疮烦满，热中，胸膈气塞，食不化。一名跳音条[1]**铁。**

今注[2]。解在铁精条。

《图经》：文具铁条。

钢铁

现注：

①跳字下“音条”二字为原刻为跳字注音，因与平常发音有别，特此说明。

②此条本为《别录》文，今注系《开宝》时所注。

按：综合条文，功能钢铁可除满利膈。

时珍曰：钢铁有三种：有生铁夹熟铁炼成者，有精铁百炼出钢者，有西南海山中生成状如紫石英者。凡刀剑斧凿诸刃，皆是钢铁。其针砂、铁粉、铁精，亦皆用钢铁者。按沈括《笔谈》云：世用钢铁，以柔铁包生铁泥封，炼令相入，谓之团钢，亦曰灌钢，此乃伪钢也。真钢是精铁百炼，至斤两不耗者，纯钢也。此乃铁之精纯，其色明莹，磨之黯然，青且黑，与常铁异。亦有炼尽无钢者，地产不同也。又有地溲，淬柔铁二三次，即钢可切玉，见石脑油下。凡铁内有硬处不可打者，名铁核，以香油涂烧之即散。

铁

主坚肌耐痛[1]。

臣禹锡等谨按《详定本草》云：作熟铁。《日华子》云：铁味辛，平，有毒。畏磁石，灰炭等，能制石亭脂毒。

今注。解在铁精条。

《图经》曰：铁，《本经》云：铁落出牧羊平泽及祊[2]城或析城，诸铁不着所出州郡，

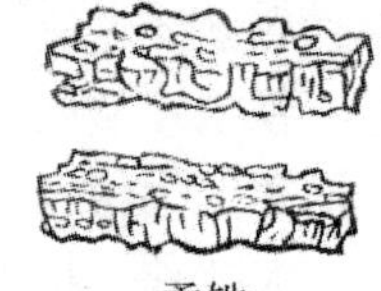
柔铁

亦当同处耳。今江南西蜀有炉冶处皆有之。铁落者，锻家烧铁赤沸砧上打落细皮屑，俗呼为铁花是也。初炼去矿，用以铸泻[3]器物者为生铁，再三销拍可以作鍱者为鑐铁，亦谓之熟铁。以生柔[4]相杂和用以作刀剑锋刃者为钢铁，锻灶中飞出如尘紫色而轻虚，可以莹磨铜器者为铁精，作针家磨鑢[5]细末谓之针砂，取诸铁于器中，水浸之，经久色青，沫出可以染皂者为铁浆，以铁拍作片段，置醋糟中，经久衣生，刮取之为铁华粉，入火飞炼者为铁粉，作铁华粉自有法，文多不载。诸铁无正入丸散者，惟煮汁用之，华粉则研治极细，合和诸药。又马衔、秤锤、车辖及杵锯等，皆烧以淬酒用之，刀斧刃磨水作药使，并俗用有效，故载之。

《别说》云：谨按铁浆，即是以生铁渍水服饵者，日取饮，旋添新水，日久铁上生黄膏，则力愈胜，令人肌体轻健，唐太妃所服者，乃此也。若以染皂者为浆，其酸苦臭涩，安可近，况为服食也。

现注：

①此条本为《本经》原文，原书刻为白字，因其后没有《别录》文也就无法衬托出此段为《本经》文，故说明之。

②祊：下原有“音伻”二字注音。

③泻：(xiě 写)，浇铸。

④柔：原文如此，按此柔代表熟铁，应用鍒字。

⑤鑢：(lǜ 虑)，磨具。

按：铁，临床可用生铁落。

《本经》条文曰：可坚肌耐痛。

释名：黑金(《说文》)、乌金。时珍曰：铁，截也，刚可截物也。于五金属水，故曰黑金。

时珍曰：铁皆取矿土炼成。秦、晋、淮、楚、湖南、闽、广诸山中皆产铁，以广铁为良。甘肃土锭铁，色黑性坚，宜作刀剑。西番出宾铁尤胜。《宝藏论》云：铁有五种：荆铁出当阳，色紫而坚利；上饶铁次之；宾铁出波斯，坚利可切金玉；太原、蜀山之铁顽滞；刚铁生西南瘴海中山石上，状如紫石英，水火不能坏，穿珠切玉如土也。《土宿本草》云：铁受太阳之气。始生之初，卤石产焉。一百五十年而成磁石，二百年孕而成铁，又二百年不经采炼而成铜，铜复化为白金，白金化为黄金，是铁与金银同一根源也。今取磁石碎之，内有铁片，可验矣。铁禀太阳之气，而阴气不交，故燥而不洁。性与锡相得。《管子》云：上有赭，下有铁。

时珍曰：铁畏皂荚、猪犬脂、乳香、朴硝、砂、盐卤、荔枝。貘食铁而蛟龙畏铁。凡诸草木药皆忌铁器，而补肾药尤忌之，否则反消肝肾，盖肝伤则母气愈虚矣。

石　脑

味甘，温，无毒。主风寒虚损，腰脚疼痹。安五脏，益气。一名石饴饼。生名山土石中。采无时。

陶隐居云：此石亦钟乳之类，形如曾青而白色黑斑，软易破。今茅山东及西平山并有，凿土龛取之，俗方不见用，《仙经》有刘君导仙散用之。又《真诰》曰：李整采服疗风痹虚损，而得长生。《唐本》注云：隋时有化公者，所服亦名石脑，出徐州宋里山，初在烂石中，入土一丈已下得之，大如鸡卵或如枣许，触着即散如面，黄白色，土人号为握雪礜石，云服之长生，与李整相会。今附[①]下品条中。

臣禹锡等谨按《蜀本》云：今据下品握雪礜石，主疗与此不同，苏妄引握雪礜石注，为之谬。

《图经》：文具石钟乳条下。

现注：

①今附二字原为白文，系《开宝》注文，但因前有陶氏注文，故知非《开宝》所增，石脑条为《别录》文。

按：陶隐居云：此石亦钟乳之类。

综合《本经》条文可祛风除痹。

释名：石芝(《纲目》)、化公石。时珍曰：其状如结脑，故名。昔有化公服此，又名化公石。

时珍曰：按《抱朴子·内篇》云：石脑芝生滑石中，亦如石中黄子状，但不皆有耳。打破大滑石千计，乃可得一枚。初破之，在石中五色光明而自得，服一升得长生。乃石芝也。《别录》所谓石脑及诸仙服食，当是此物也。苏恭所说本是石脑，而又以注握雪石，误矣。握雪乃石上之液，与此不同。见后本条。

时珍曰：《真诰》载姜伯真在大横山服石脑，时时使人身热而不渴，即此。

理　　石

味辛、甘，寒、大寒，无毒。主身热利胃，解烦益精明目，破积聚，去三虫。除荣卫中去来大热，结热，解烦毒，止消渴及中风痿痹。一名立制石，一名肌石，如石膏，顺理而细。生汉中山谷及卢山。采无时。滑石为之使，恶麻黄。

陶隐居云：汉中属梁州，卢山属青州，今出宁州。俗用亦稀，《仙经》时须，亦呼为长理石。石胆一名立制，今此又名立制，疑必相类。

《唐本》注云：此石夹两石间，如石脉，打用之。或在土中重叠而生，皮黄赤，肉白，作斜理文，全不似石膏。汉中人取酒渍服之疗癖，令人肥悦。市人或刮削去皮以代寒水石，并以当礜石，并是假伪。今卢山亦无此物，见出襄州，西汎水侧也。

《图经》：文具长石条下。

《丹房镜源》：长理石可食。

《衍义》曰：理石如长石，但理石如石膏顺理而细，其非顺理而细者为长石，治疗亦不相辽。

按：寇宗奭云：如石膏，顺理而细。此即今之纤维石膏。

综合条文功能退热破积。

释名：时珍曰：理石即石膏之顺理而微硬有肌者，故曰理石、肌石。

时珍曰：理石，即石膏中之长纹细直如丝而明洁，色带微青者。唐人谓石膏为寒水石，长石为石膏，故苏恭言其不似石膏也。此石与软石膏一类二色，亦可通用，详石膏下。

珊　瑚

味甘，平，无毒。主宿血，去目中翳，鼻衄，末吹鼻中，生南海。

《唐本》注云：似玉红润，中多有孔，亦有无孔者，又从波斯国及师子国来。《唐本》先附。

臣禹锡等谨按《日华子》云：镇心止惊，明目。

《图经》曰：珊瑚生南海，注云又从波斯国及师子国来。今广州亦有，云生海底，作枝柯状，明润如红玉，中多有孔，亦有无孔者，枝柯多者更难得，采无时。谨按《海中经》曰：取珊瑚先作铁网，沉水底，珊瑚贯中而生，岁高三二尺，有枝无叶，因绞网出之，皆摧折在网中，故难得完好者，不知今之取者果尔否。汉积翠池中有珊瑚，高一丈二尺，一本三柯，上有四百六十三条，云是南越王，赵佗所献，夜有光影。晋石崇家有珊瑚，高六七尺，今并不闻有此高大者。

陈藏器云：珊瑚生石岩下，刺刻之，汁流如血，以金投之为丸，名金浆，以玉投之为玉髓，久服长生。

《海药》按《晋列传》云：石崇金谷园珊瑚树交加苑①生蕊。味甘，平，无毒。主消宿血，风痫等疾。按主治与金相似也。

《钱相公箧中方》：治七八岁小儿，眼有肤翳未坚，不可妄敷药，宜点珊瑚散，细研如粉，每日少少点之，三日立愈。

《异物志》云：出波斯国，为人间至贵之宝也。

《衍义》曰：珊瑚。治翳目，今人用为点眼箸。有一等红油色，有细纵纹可爱，又一种如铅丹色，无纵纹为下，入药用红油色者。尝一见一本高尺许，两枝直上，分十余岐，将至其颠则交合连理，仍红润有纵纹，亦一异也。波斯国海中有珊瑚洲，海人乘大舶堕铁网水底，珊瑚初生盘石上，白如菌，一岁而黄，三岁赤，枝干交错，高三四尺。铁发其根，系网舶上，绞而出之，失时不取即腐。

现注：

①苑：此处发音（yùn 晕）意为花纹。

按：珊瑚为矶花科动物桃色珊瑚等分泌的石灰质骨骼。

综合条文所述珊瑚功能退翳止衄。

释名：钵摆娑福罗(《梵书》)

时珍曰：珊瑚生海底，五七株成林，谓之珊瑚林。居水中直而软，见风日则曲而硬，变红色者为上，汉赵佗谓之火树是也。亦有黑色者不佳，碧色者亦良。昔人谓碧者为青琅玕，俱可作珠。许慎《说文》云：珊瑚色赤，或生于海，或生于山。据此说，则生于海者为珊瑚，生于山者为琅玕，尤可征矣。互见琅下。

点眼，去飞丝（时珍）。

石　蟹

味咸，寒，无毒。主青盲目淫肤翳及丁翳漆疮。生南海。又云是寻常蟹尔，年月深久，水沫相著，因化成石，每遇海潮即飘出。又一般入洞穴年深者亦然。皆细研，水飞过，入诸药相佐用之点目良。今附。臣禹锡等谨按《日华子》云：石蟹，凉，解一切药毒并蛊毒，催生落胎，疗血运[①]，消痈，治天行热疾等，并熟水磨服也。

又云：浮石，平，无毒。止渴治淋杀野兽毒。

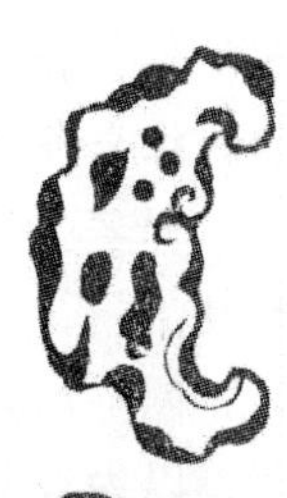

《图经》曰：石蟹，出南海，今岭南近海州郡皆有之。体质石也，而都与蟹相似，或云是海蟹多年水沫相著，化而为石，每海潮风飘出为人所得。又一种入洞穴，年深者亦然。醋磨敷痈肿，亦解金石毒，采无时。

《衍义》曰：石蟹，直是今之生蟹更无异处，但有泥与粗石相着。凡用须去其泥，并粗石，只用蟹磨合他药点目中须水飞。

又云：浮石，水飞，治目中翳，今皮作家用之磨皮上垢，无出此右。石蟹条中云：浮石，平，无毒，止渴，治淋，杀野兽毒，合于此条收入。

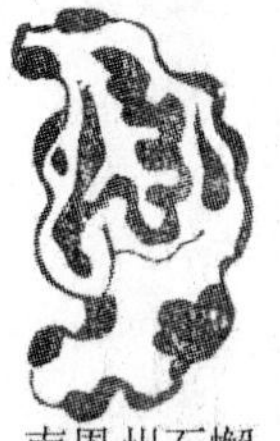

南恩州石蟹

现注：

①运：原刻如此，现皆写成“血晕”。

按：石蟹为古生物石蟹的化石，主要为碳酸钙 $CaCO_2$。

综合条文所述石蟹功能明目退翳。

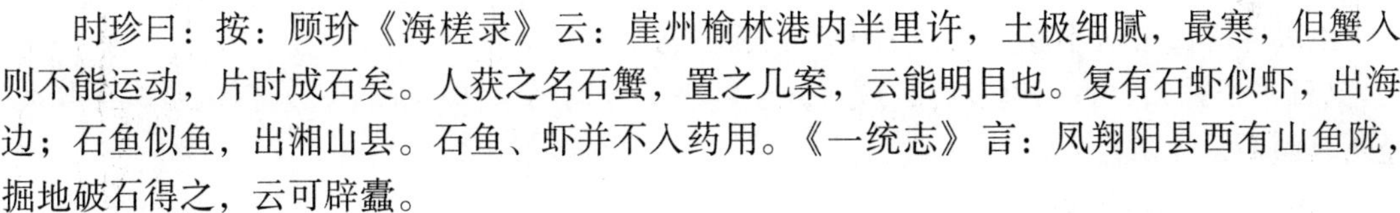

时珍曰：按：顾玠《海槎录》云：崖州榆林港内半里许，土极细腻，最寒，但蟹入则不能运动，片时成石矣。人获之名石蟹，置之几案，云能明目也。复有石虾似虾，出海边；石鱼似鱼，出湘山县。石鱼、虾并不入药用。《一统志》言：凤翔阳县西有山鱼陇，掘地破石得之，云可辟蠹。

附方：新一。

喉痹肿痛：石蟹，磨水饮，并涂喉外。（《圣济录》）

长　　石

味辛，苦，寒，无毒。主身热。胃中结气。四肢寒厥，利小便，通血脉，明目去翳眇[①]，下三虫，杀蛊毒。止消渴，下气，除胁肋肺间邪气。久服不肌[②]，一名方石，一名土石，一名直石，理如马齿，方而润泽，玉色。生长子山谷及太山、临淄。采无时。

陶隐居云：长子县属上党郡，临淄县属青州。俗方及《仙经》并无用此者。《唐本》注云：此石状同石膏而厚大，纵理而长文似马齿，今均州辽坂山有之，土人以为理石者是长石也。

潞州长石

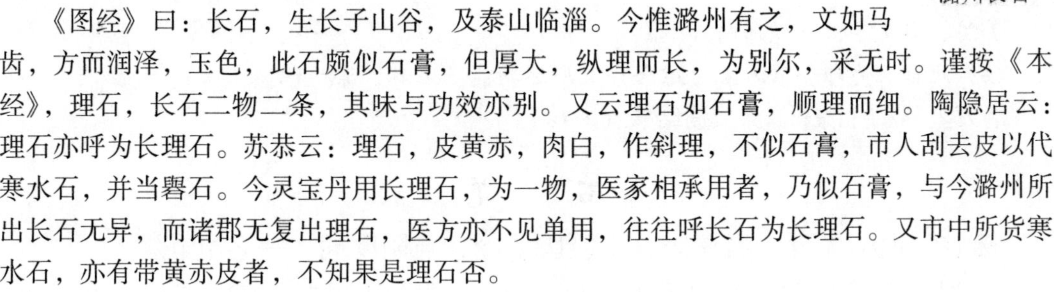

《图经》曰：长石，生长子山谷，及泰山临淄。今惟潞州有之，文如马齿，方而润泽，玉色，此石颇似石膏，但厚大，纵理而长，为别尔，采无时。谨按《本经》，理石，长石二物二条，其味与功效亦别。又云理石如石膏，顺理而细。陶隐居云：理石亦呼为长理石。苏恭云：理石，皮黄赤，肉白，作斜理，不似石膏，市人刮去皮以代寒水石，并当礜石。今灵宝丹用长理石，为一物，医家相承用者，乃似石膏，与今潞州所出长石无异，而诸郡无复出理石，医方亦不见单用，往往呼长石为长理石。又市中所货寒水石，亦有带黄赤皮者，不知果是理石否。

现注：

①眇：（miǎo 秒），目盲。

②肌：原刻为肌，不肌应为不长肌肉之意。若不做此解，则为饥之误。

按：长石为硬石膏，主要为硫酸钙，有时杂含氧化铝。

综合条文所述长石功能清热，通血脉。

释名：硬石膏《纲目》。时珍曰：长石，即俗呼硬石膏者，状似软石膏而块不扁，性坚硬洁白，有粗理，起齿棱，击之则片片横碎，光莹如云母、白石英，亦有墙壁似方解石，但不作方块尔。烧之亦不粉烂而易散，方解烧之亦然，但声为异尔。昔人以此为石膏，以为方解，今人以此为寒水石，皆误矣。但与方解乃一类二种，故亦名方石，气味功力相同，通用无妨。唐宋诸方所用石膏，多是此石，昔医亦以取效，则亦可与石膏通用，但不可解肌发汗耳。

马衔

无毒。主难产，小儿痫，产妇临产时手持之，亦煮汁服一盏，此马勒口铁也。《本经》马条注中已略言之。今附。

臣禹锡等谨按《本经·难产通用药》云：马衔平。

《日华子》云：古旧铤者好，或作医士针也。今据马条注中都无说马衔之事，不知此经所言何谓，今姑存云。

《图经》：文具铁条下。

《圣惠方》：治马喉痹，喉中深肿连颊，壮热，吐气数者，用马衔一具，水三大盏，煎取一盏半，分为三服。

按：本条自注为马勒口铁。条文综合功能可催产定痫。

砺石

无毒。主破宿血，下石淋，除癥结，伏鬼物恶气。一名磨石，烧赤热，投酒中饮之，即今磨刀石，取垽敷蠼螋溺疮有效。又不欲人蹋之，令人患带下，未知所由。又有越砥石，极细，磨汁滴目除障闇[①]，烧赤投酒中，破血瘕痛，功状极同，名又相近，应是砺矣。《禹贡》注云：砥细于砺，皆磨石也。新补见陈藏器。

现注：

①闇，多义字，此处通暗。

按：此自注为即今磨刀石。综合条文所述功能下石淋，除癥结。

磨刀垽一名龙白泉粉。涂瘰疬结核（时珍）。

石花

味甘，温，无毒。酒渍服，主腰脚风冷，与阴孽同。一名乳花。

《唐本》注云：三月、九月采之。乳水滴水上，散如霜雪者，出乳穴堂中。《唐本》先附。

臣禹锡等谨按《日华子》云：石花治腰膝及壮筋骨，助阳。此即洞中石乳滴下凝结者。

《图经》：文具石钟乳条下。

《衍义》曰：石花白色，圆如覆大马杓[1]，上有百十枝，每枝各槎牙分岐如鹿角，上有细文起，以指撩[2]之，铮铮然有声，此石花也。多生海中石上，世亦难得。家中有一本，后于大相国宫中见一本，其体甚脆，不禁触击，本条所注皆非。

现注：

①杓：（sháo 勺）。

②：撩（liáo 辽），挑弄。

按：《日华子》云：此即洞中石乳滴下凝结者。《衍义》曰：生海中。二说不同。石花功能壮筋骨强腰膝。

时珍曰：石花是钟乳滴于石上迸散，日久积成如花者。苏恭所说甚明。寇宗奭所说，乃是海中石梅石柏之类，亦名石花，不入药用，非本草石花，正自误矣。

桃花石

味甘，温，无毒。主大肠中冷，脓血痢，久服令人肌热能食。

《唐本》注云：出申州钟山县，似赤石脂，但舐之不着舌者为真。《唐本》先附。

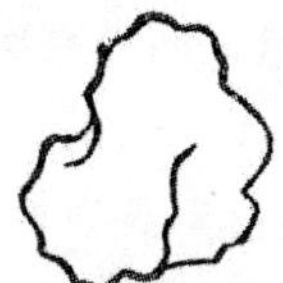

信阳军桃花石

臣禹锡等谨按《蜀本》云：令人肥悦能食。《南海药谱》云：其状亦似紫石英，若桃花，其润且光而重，目之可爱是也。《图经》曰：桃花石，《本经》不载所出州土。注云出申州钟山县，今信州亦有之，形块似赤石脂、紫石英辈，其色似桃花光润而体重，以舐之不着舌者为佳，采无时。陶隐居解赤石脂云，用义阳者状如豚脑，色鲜红可爱。苏恭以为非是，即桃花石也，久服肥人，土人亦以疗痢，然则功用亦不相远矣。

《衍义》曰：桃花石，有赤白两等，有赤地淡白点如桃花片者，有淡白地有淡赤点如桃花片者，人往往镌磨为器用，今人亦罕服食。

按：桃花石，《唐本》注云：似赤石脂。

综合条文所述功能桃花石可温肠止脓血痢。

时珍曰：此即赤白石脂之不粘舌、坚而有花点者，非别一物也。故其气味功用皆同石脂。

昔张仲景治痢用赤石脂名桃花汤，《和剂局方》治冷痢有桃花丸，皆即此物耳。

光明盐

味咸、甘，平，无毒。主头面诸风，目赤痛多眵[1]泪，生盐州五原盐池下，凿取之，大者如升，皆正方光彻，一名石盐。《唐本》先附。

臣禹锡等谨按《蜀本》注云：亦呼为圣石。

《图经》：文具食盐条下。

现注：

①眵：原注音“蚩”。

按：《图经》云：石盐出山石中，不由煎炼……即光明盐。如此则指今之岩盐。综合条文功能光明盐可明目主头面风。

释名：水晶盐(《纲目》)。时珍曰：雷斅《炮炙论》序云：圣石开盲，明目而如云离日。则光明者，乃兼形色与功而名也。

时珍曰：石盐有山产、水产二种。山产者即崖盐也，一名生盐，生山崖之间，状如白矾，出于阶、成、陵、凤、永、康诸处。水产者，生池底，状如水晶、石英，出西域诸处。

《吴录》云：天竺有新淘水，味甘美，下有石盐，白如水晶。又波斯出自然白盐，如细石子。

金幼孜《北征录》云：北虏有盐海子，出白盐，莹洁如水晶。又有盐池盐，色或青或白，军士采食之。此皆水产者也。《梁四公子传》云：高昌国烧羊山出盐，大者如斗，状白如玉。

月望收者，其纹理粗，明澈如水；非月望收者，其纹理密。金楼子云：胡中白盐，产于崖，映月光明洞澈如水晶。胡人以供国厨，名君王盐，亦名玉华盐。此则山产者也。皆自然之盐，所谓天成者也。《益州记》云：汶山有咸石，以水渍而煎之成盐。此亦石盐之类，而稍不同者。

时珍曰：光明盐得清明之气，盐之至精者也，故入头风眼目诸药尤良。其他功同戎盐，而力差次之。

石　床

味甘，温，无毒。酒渍服，与殷孽同。一名乳床，一名逆石。

《唐本》注云：陶谓孔公孽即乳床，非也，二孽在上，床花在下，性体虽同，上下有别。钟乳水下凝积，生如笋状，渐长，久与上乳相接为柱也。出钟乳堂中，采无时。《唐本》先附。

臣禹锡等谨按《日华子》云：石荀[①]，即是石乳下凝滴长者，与石花功同，一名石床。

《图经》：文具石钟乳条下。

现注：

①荀：原刻如此，盖为误刻，应为笋，笋与笋同。

按：本条自注云：与殷孽同，如此则为钟乳石类。

综合本节所述石床功能破癥散结。

肤　青

味辛、咸，平，无毒，主蛊毒，及蛇、菜、肉诸毒，恶疮。不可久服，令人瘦，一名推青。一名推石，生益州川谷。

陶隐居云：俗方及《仙经》并无用此者，亦相与不复识。

按：陶云：无用者，不复识。后人亦无注者，条文自注为一名推青，一名推石。综合条文所述肤青可令人瘦，即今之减肥，又可解蛊毒，祛恶疮。《纲目》写为绿肤青。

马 脑

味辛，寒，无毒。主辟恶，熨目赤烂。红色似马脑，亦美石之类，重宝也。生西国，玉石间，来中国者皆以为器，亦云马脑珠，是马口中吐出，多是胡人谬言，以贵之耳。

新补见陈藏器。

陈藏器：马脑出日本国，用研[1]木不热为上，研木热非真也。

《衍义》曰：码磁[2]，非石非玉，自是一类。有红、白、黑色三种，亦有其纹如缠丝者，出西裔者佳，彼土人以小者碾为好玩之物，大者碾为器，今古方入药，绝可用此物，西方甚重，故佛经多言之其马口吐出，既知谬言不合编入。

现注：

①研：(yà 亚)，磨。

②码磁：原刻如此，按一般应为玛瑙。

按：玛瑙为矿物石英的隐晶质变种，主要为二氧化硅。综合条文所述玛瑙功能辟恶明目。

释名：文石、摩罗迦隶佛书。时珍曰：按《增韵》云：玉属也。纹理交错，有似马脑，因以名之。《拾遗记》云是鬼血所化，更谬。

时珍曰：马脑出西南诸国，云得自然灰即软，可刻也。曹昭《格古论》云：多出北地、南番、西番，非石非玉，坚而且脆，刀刮不动，其中有人物鸟兽形者最贵。顾荐《负暄录》云：马脑品类甚多，出产有南北，大者如斗，其质坚硬，碾造费工。南马脑产大食等国，色正红无瑕，可作杯。西北者色青黑，宁夏、瓜、沙、羌地砂碛中得者尤奇。有柏枝马脑，花如柏枝。有夹胎马脑，正视莹白，侧视则若凝血，一物二色也。截子马脑，黑白相间。合子马脑，漆黑中有一白线间之。锦江马脑，其色如锦；缠丝马脑，红白如丝，此皆贵品。浆水马脑，有淡水花；酱斑马脑，有紫红花；蛐马脑，粉红花，皆价低。又紫云马脑出和州，土马脑出山东沂州，亦有红色云头，缠丝、胡桃花者。又竹叶马脑，出淮右，花如竹叶，并可作桌面、屏风。金陵雨花台小马脑，只可充玩耳。试马脑法：以研木不热者为真。

主目生障翳，为末日点（时珍）。

太阴玄精

味咸，温，无毒。主除风冷邪气，湿痹，益精气，妇人痼冷、漏下，心腹积聚，冷气，止头痛，解肌，其色青白，龟背者良，出解县。今附。

《图经》曰：太阴玄精，出解县，今解池及通泰州积盐仓中亦有之。其色青白，龟背者佳，采无时。解池又有盐精，味更咸苦，青黑色，大者三二寸，形似铁铧嘴，三月、四月采。亦主除风冷，无毒，又名泥精。盖玄精之类也。古方不见用者，近世补药及治伤寒多用之。其着者治伤寒三日，头痛壮热，四肢不利，正阳丹：太阴玄精、消石、硫黄各二两，硇砂一两，四物都细研，入瓷瓶子中固济，以火半斤，于瓶子周一寸熁[1]之均约近半日，候药青紫色，住火，待冷取出，用腊月雪水拌令匀湿，入瓷罐子中屋后北阴下阴干，

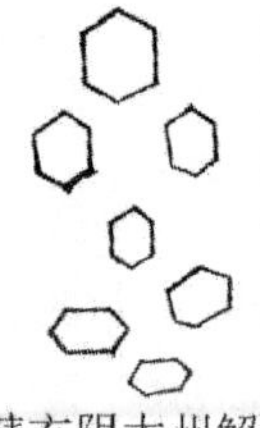
精玄阴太州解

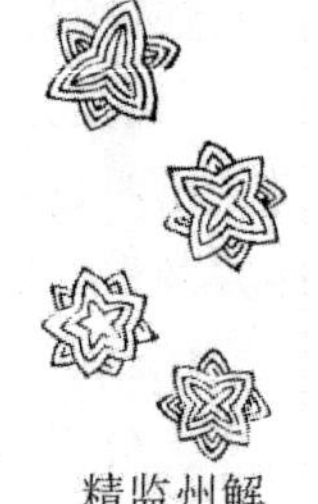
精监州解

又入地埋二七日，取出细研，以面糊和为丸，如鸡头实大，先用热水浴后，以艾汤研下一丸，以衣盖汗出为差。

《唐本》余：近地亦有，色赤，青白片大不佳。

沈存中云：大卤之地，即生阴精石。

《衍义》曰：太阴玄精石，合他药涂犬风疾，别有法。阴证伤寒，指甲面色青黑，六脉沉细而疾，心下胀满结硬，躁渴，虚汗不止，或时狂言，四肢逆冷，咽喉不利，腹痛，亦须佐他药兼之。《图经本草》已有法，惟出解州者良。

现注：

①熁：(xié 协)，熏烤意。

按：《图经》曰：积盐仓中亦有之。……又有盐精。如此则是盐夹杂质而成。综合本节条文所述太阴玄精功能散风除痹。

释名：玄英石(《纲目》)。

时珍曰：此石，乃碱卤至阴之精凝结而成，故有诸名。

时珍曰：玄精是碱卤津液流渗入土，年久结成石片，片状如龟背之形。蒲、解出者，其色青白通彻。蜀中赤盐之液所结者，色稍红光。沈存中《笔谈》云：太阴玄精生解州盐泽大卤中，沟渠土内得之。大者如杏叶，小者如鱼鳞，悉皆六角，端正似刻，正如龟甲状。其裙小椭，其前则下剡，其后则上剡，正如穿山甲相掩之处，全是龟甲，更无异也。

色绿而莹彻，叩之则直理而拆，莹明如鉴，拆处亦六角，如柳叶大。烧过则悉解拆，薄如柳叶，片片相离，白如霜雪，平洁可爱。此乃禀积阴之气凝结，故皆六角。今天下所用玄精，乃绛州山中所出绛石，非玄精也。

时珍曰：甘、咸，寒。

独孤滔曰：制硫黄、丹砂。

时珍曰：玄精石禀太阴之精，与盐同性，其气寒而不温，其味甘咸而降，同硫黄、硝石治上盛下虚，救阴助阳，有扶危拯逆之功。故铁瓮申先生来复丹用之，正取其寒，以配硝、之热也。《开宝本草》言其性温，误矣。

附方：新八。

小儿风热：挟风蕴热，体热。太阴玄精石一两，石膏七钱半，龙脑半两，为末。每服半钱，新汲水下。(《普济方》)

肺热咳嗽：方见不灰木下。

冷热霍乱：分利阴阳。玄精石、半夏各一两，硫黄三钱，为末，面糊丸梧子大。每米饮服三十丸。(《指南方》)

头风脑痛：玄精石末，入羊胆中阴干。水调一字，吹鼻中，立止。(《千金方》)

目赤涩痛：玄精石半两，黄柏（炙）一两。为末。点之，良。(《普济方》)

赤目失明：内外障翳．太阴玄精石（阴阳火）、石决明各一两，蕤仁、黄连各二两，羊子肝七个（竹刀切晒）。为末，粟米饭丸梧子大。每卧时茶服二十丸。服至七日，烙顶心以助药力，一月见效。宋丞相言：黄典史病此，梦神传此方，愈。(《朱氏集验方》)

目生赤脉：玄精石一两，甘草半两。为末。每服一钱，小儿半钱，竹叶煎汤调下。(《总微论》)

重舌涎出：水浆不入．太阴玄精石二两，牛黄、朱砂、龙脑各一分。为末。以铍针舌上去血，盐汤漱口，掺末咽津，神效。(《圣惠方》)

车　辖

无毒，主喉痹及喉中热塞，烧令赤，投酒中及热饮之。今附。

《图经》：文具铁条下。

《圣惠方》：治妊娠咳嗽，以车釭一枚烧令赤，投酒中，候冷饮之。

《外台秘要》：治小儿大便失血。车釭一枚，烧令赤，内水中服之。

按：《图经》曰：文具铁条下。可见为铁类。综合功能可利咽喉。

石　蛇

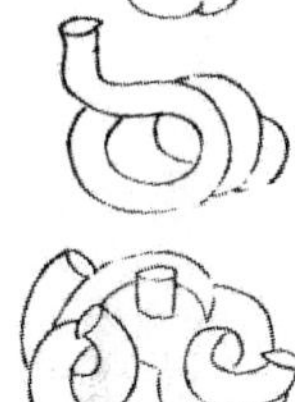
南恩州石蛇

《图经》曰：石蛇，出南海水傍山石间，其形盘屈如蛇也，无首尾，内空，红紫色。又似车螺，不知何物所化，大抵与石蟹同类，功用亦相近，尤能解金石毒。以左盘者良，采无时，味咸性平无毒。

《衍义》曰：石蛇，《本经》不收，始自《开宝本草》添附，其色如古墙上土盘结如楂梨大，中空，两头巨细一等，无盖，不与石蟹同类，蟹则真蟹也，蛇非真蛇也，今人用绝少。

按：《图经》曰：大抵与石蟹同类。如此则为古生物化石。综合条文所述石蛇功能解金石毒。

时珍曰：按：姚宽《西溪丛话》云：南恩州海边有石山嘴，每蟹过之则化为石，蛇过亦然。此说不知果否？若然，则石蛇亦真蛇所化。

黑羊石

《图经》曰：黑羊石，生兖州宫山之西，味淡性热，解药毒。春中掘地采之，以黑色有墙壁光莹者为上。

按：黑羊石，生兖州。掘地采之。可解药毒。

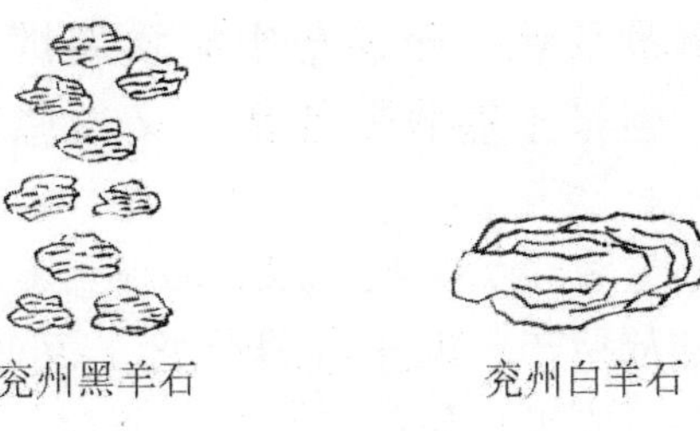
兖州黑羊石　　兖州白羊石

白羊石

《图经》曰：白羊石，生兖州白羊山。其性熟用即大热，生用即凉解众药毒。春中掘地采之，以白莹者为良。

按：白羊石，生兖州，春时掘地采之。可解众药毒。

一种《唐本》余

银　膏

味辛，大寒，主热风心虚，惊痫恍惚，狂走，膈上热，头面热风冲心上下。安神定志，镇心明目，利水道，治人心风健忘。其法以白锡和银薄及水银合成之。亦甚补牙齿缺落，又当凝硬如银，合炼有法。

按：以白锡和银薄及水银合成。条文称可安神定志，并可补牙。但水银有毒，今人不会用水银补牙。不过由此看到古代合金技术及牙科成就。

时珍曰：今方士家有银脆，恐即此物也。

四十种陈藏器余

天子耤[①]田三推犁下土　无毒。主惊悸癫邪安神定魄，强志，入官不惧，利见大官。宜婚市王者所封。五色土亦其次焉。以前主病正尔水服，余皆藏宝。

按：即皇帝扶犁之土，可强志宜婚。

时珍曰：《月令》：天子以元日祈谷于上帝，亲载耒耜，率三公、九卿、诸侯、大夫躬耕。天子三推，三公五推，卿、诸侯九推。反执爵于太寝，命曰劳酒。

社坛四角土　牧宰临官，自取以涂门户，主盗不入境，今郡县皆有社坛也。

按：即社坛四角土，可驱盗防邪。

土地　主敛万物毒，人患发背者，掘地为孔，一头傍通取风，以穴大小可肿处，仰卧穴上，令痈入穴孔中噏[②]之作三五个，觉热即易，仍以物藉[③]他处。又人卒患急黄，热盛欲死者，于沙土中掘坎斜埋患人，令头出土上，灌之，久乃出，曾试有效，当是土能收摄热也。又人患丹石发肿，以肿处于湿地上卧熨之地热易之。

按：土地，即掘地为孔，患痈人以痈对孔而卧，以抽痈毒。可敛万物毒。

市门土　无毒。主妇人易产，取土临月带之。又临月产时，取一钱匕末，酒服之。又捻为丸，小儿于苦瓠中作白龙乞儿。此法，崔知悌方，文多不录。

按：此即门市上之土，可催产。

时珍曰：日中为市之处门栅也。

自然灰　主白癜风、疬疡。重淋取汁和醋。先以布揩白癜风破敷之，当为创勿怪。能软琉璃、玉石如泥，至易雕刻，及浣衣令白，洗恶疮疥癣，验于诸灰。生海中如黄土。《南中异物志》云：自然灰，生南海畔，可浣衣，石得此灰即烂，可为器。今马脑等，形质异者，先以此灰埋之，令软，然后雕刻之也。

按：《南中异物志》云：石得此灰即烂。从文中看，实乃宝物也，惜不知为何物。综合条文自然灰可软坚通淋，消白癜风。

铸钟黄土 无毒。主卒心痛，疰忤恶气，置酒中温服之，弥佳也。

按：铸钟时之土，可主心痛疰忤。

户垠下土 无毒。主产后腹痛，末一钱匕，酒中热服之。户者门之别名也。新注云：和雄雀粪暖酒服方寸匕，治吹奶效。

按：本条自注云：户者，门之别名也。垠即边，如此则是门边下之土，可止产后腹痛。汉书叙传注云：垠：限也。

《纲目》写为户限下土。时珍曰：限，即门阈也。

铸铧锄孔中黄土 主丈夫阴囊湿痒，细末摸之，亦去阴汗最佳。

按：即铸铧鉏孔中之土，可止阴囊湿痒。

瓷瓯中里白灰 主游肿，醋磨敷之。瓷器物初烧时，相隔皆以灰为泥，然后烧之瓯瓷也，但看里有，即收之。

按：即烧瓷物时相隔之灰，可祛风消肿。

弹丸土 无毒。主难产。末一钱匕，热酒调服之，大有功效也。

按：即弓弹之丸土，可催产。

执日取天星上土 和柏叶、薰草，以涂门户方一尺，盗贼不来。抱朴子亦云有之。

按：一种仪式上天星之土，可使盗贼不来。

大甑中蒸土 一两，硕热坐卧其上，取病处热，彻汗遍身。仍随疾服药，和鼠壤用亦得。

按：大甑蒸土，取其热气熏蒸之法，犹今理疗。可消肿祛风。

蚡鼠壤堆上土 苦酒和为泥，敷肿极效。又云：鬼疰气痛，取土以秫米甘汁搜作饼，烧令热，以物裹熨痛处。凡蚡鼠，是野田中尖嘴鼠也。

按：此亦外敷法，可消肿去鬼疰气痛。

孕妇腹内钟鸣，研末二钱，麝香汤下，立愈（时珍）。

冢上土及砖石 主温疫。五月一日取之瓦器中盛埋之，著门外阶下，合家不患时气。又正月朝早，将物去冢头取古砖一，口将咒要，断一年无时疫，悬安大门也。

按：此似今之心理暗示疗法。

附方：新一。

肠痈：死人冢上土，作泥涂之，良。(《千金方》)

桑根下土 搜成泥饼，敷风肿上，仍灸三二十壮，取热通疮中。又人中恶风水肉肿，一个差，以土碗灸二百壮，当下黄水即差也。

按：此桑根土外敷法，可解毒消肿。

春牛角上土 收置户上，令人宜田。

按：此乃心理慰藉法。

时珍曰：宋时立春日进春牛，御药院取牛睛以充眼药。今人鞭春时，庶民争取牛土，云宜蚕；取土撒檐下，云辟蚰蜒。

土蜂窠上细土 主肿毒，醋和为泥敷之。亦主蜘蛛咬。土蜂者，在地土中作窠者是。

按：此土或有土蜂分泌之物，应有作用。可消肿解毒。

时珍曰：蠮螉窠，即细腰蜂也。

治疔肿乳蛾，妇人难产（时珍）。

附方：新六。

女人难产：土蜂儿窠，水泡汤饮之。取时逢单是男，双是女，最验。（《妇人良方》）

肿毒痛：陈藏器《本草》：用醋和泥蜂窠，涂之。《直指》：加川乌头等分，云未结则散，已结则破也。

丁疮肿痛：土蜂窠（煅）、蛇皮（烧）等分。酒服一钱。（《直指方》）

咽喉乳蛾：土蜂窠一个。为末。先用楮叶擦破病患舌，令血出。

以醋和末，用翎点之。令痰涎出为效。后用扁竹根擂水服数口，取利。（《瑞竹堂方》）

手足发指：毒痛不可忍。用壁间泥蜂窠为末，入乳香少许研匀，以醋调涂，干即以醋润之。（《奇效方》）

蠼螋尿疮：螟蛉窠，水调敷之。（《集玄方》）

载盐车牛角上土 主恶疮，黄汁出不差渐胤者，取土封之即止。牛角谓是车边脂角也，好用。

按：车边脂角由油垢结成，可消肿愈疮。

行人死，取车轮土五钱，水调澄清服，一碗即苏。又小儿初生，无肤色赤，因受胎未得土气也。取车辇土碾敷之，三日后生肤（时珍）。

驴溺泥土 主蜘蛛咬，先用醋泔汁洗疮，然后后敷之。黑驴弥佳，浮汁洗之更好。

按：驴溺中有机物应有药效。

故鞋底下土 主人适他方不服水土，刮取末，和水服之。不服水土，与诸病有异，即其状也。

按：今大多饮用滤后消毒之自来水，似已很少有水土不服之症。

鼠壤土 主中风，筋骨不隋[④]，冷痹骨节疼，手足拘急风，掣痛偏枯死肌。多收取，暴干用之。

按：未见用者。

时珍曰：柔而无块曰壤。

小儿尿和，涂疔肿（思邈）。

屋内墉[⑤]下虫尘土 治恶疮久不差，干敷之，亦油调涂之。

按：此土有虫分泌物有以毒攻毒之意。未见用。墉为墙壁之意。壖为空地，边远地，宫墙外墙等意。

《纲目》写为屋内壖下土。时珍曰：壖音软平声。河边地及垣下地，皆谓之壖。

鬼屎 主人马反花疮。刮取和油涂之。生阴湿地，如屎，亦如地钱，黄白色。

按：恐系菌类，可外愈反花疮。

寡妇床头尘土 主人耳上月割疮，和油涂之效也。

按：古之外用法。

床四脚下土 主猘犬咬人。和成泥，敷疮上，灸之一七壮，疮中得大毛者愈。猘犬，狂犬也。

按：疮中得大毛之症不为狂犬病独有，其他类似霍乱之吐泻症，针挑皮下亦可有毛，民间谓之羊毛疔。此用土灸法得毛并治难病应予重视。

瓦甑 主魇寐不寤。覆人面，疾打破之，觉好魇及无梦，取火烧死者灰著枕中履中即止。

按：此亦心理疗法。

甘土 无毒。主去油垢，水和涂之，洗腻，服如灰，及主草叶诸菌毒热，汤末和之。出安西及东京龙门土底，澄取之。

按：西山八大处西麓，有半石质之硬块可磨淋成涂墙白粉，当地人称甘土，不知是此否。可解菌毒。

二月上壬日取土 泥屋四角，大宜蚕也。

按：宜养蚕。

柱下土 无毒。主腹痛暴卒者，未服方寸匕。

按：土敛万毒，故或有效。

胎衣不下，取宅中柱下土，研末，鸡子清和服之（思邈）。

胡燕窠内土 无毒。主风瘙隐疹，末以水和服之。又巢中草，主卒溺血，烧为灰饮服，又主恶刺疮，及浸淫疮，绕身至心者死，亦用之。

按：可消风止痒。

治口吻白秃诸疮（时珍）。

附方：新八。

口角烂疮：燕窠泥敷之，良。（《救急方》）

白秃头疮：百年屋下燕窠泥、窠。研末，剃后麻油调搽。（《圣济录》）

蠼螋尿疮：绕身汁出。以燕窠中土和猪脂、苦酒敷之。（《外台秘要》）

瘭疽恶疮：着手足肩背，累累如赤豆，出汁。剥痂，以温醋、米泔洗净，用胡燕窠土和百日男儿屎，敷之。（《千金方》）

皮肤中毒：名症疰。用醋和燕窠土敷之。（《千金方》）

风瘙瘾疹：胡燕窠土，水和敷之。（《千金方》）

小儿丹毒：向阳燕窠土，为末，鸡子白和敷。（《卫生易简方》）

一切恶疮：燕窠内外泥粪，研细，油调搽。一加黄柏末。（《瑞竹堂方》）

道中热尘土 主夏中热暍死，取土积死人心。其死非为遇热亦可，以蓼汁灌之。

按：以土敛热毒应有其效。

亦可以热土围脐旁，令人尿脐中；仍用热土、大蒜等分，捣水去滓灌之，即活（时珍）。

十字道上土主治主头面黄烂疮，同灶下土等分敷之（时珍）。

正月十五日灯盏 令人有子。夫妇共于富家局会所盗之，勿令人知之，安卧床下，当月有娠。

按：灯火之气感应也。

仰天皮 无毒。主卒心痛中恶，取人膏和作丸，服之一七丸。人膏者，人垢汗也，揩取。仰天皮者，是中庭内停污水后，干地皮也，取卷起者，一名掬天皮，亦主人马反花疮，和油涂之佳。

按：反花疮为重症应以好土为之。

蚁穴中出土 取七枚如粒，和醋搽狐刺疮。

按：治狐刺疮。

《纲目》写为蚁垤土释名蚁封。时珍曰：垤，音迭，高起也。封，聚土也。

又死胎在腹，及胞衣不下，炒三升，囊盛，拓心下，自出也。（藏器）。

古砖 热烧之，主下部久患白痢脓泄下，以物裹上坐之，入秋小腹多冷者亦用此。古砖煮汁服之，主哕气，又令患处熨之三五度差。又主妇人带下，五色俱治之，取黄砖石烧令微赤热，以面，五味和作煎饼七个，安砖上，以黄瓜蒌敷面上，又以布两重，患冷病人坐上，令药气入腹如熏之有虫出如蚕子，不过三五度差。

按：以砖外熨可视为热疗法，砖以土烧之应与伏龙肝相仿治食道病。

附方：新三。

寒湿脚气：砖烧红，以陈臭米泔水淬之，乘热布包三块，用膝夹住，绵被覆之，三五次愈。（《扶寿方》）

赤眼肿痛：新砖浸粪池中，年久取放阴处，生花刷下，入脑子和点之。（《普济方》）

臀生湿疮：日以新砖坐之，能去湿气。（《集玄方》）

富家中庭土 七月丑日取之泥灶，令人富，勿令人知。

按：此亦心理支持法。

时珍曰：除日取富家田中土泥灶，招吉。

百舌鸟窠中土 末和酽醋敷蚯蚓及诸恶虫咬疮。

按：此物今人难觅。

猪槽上垢及土 主难产。取一合，和面半升，乌豆二十颗，煮取汁服之。

按：乌豆可治多种病。

火焰丹毒，赤黑色，取槽下泥敷之，干又上（时珍）。

故茅屋上尘 无毒。主老嗽。取多年烟火者，拂取上尘，和石黄、款冬花，妇人月经衣带为末，以水和涂于茅上，待干内竹筒子中烧，一头以口吸之，入咽喉数数咽之，无不差也。

按：唐代已有吸入疗法。

诸土有毒 怪曰坟羊，掘土见之不可触，已出上土部[⑥]。土有气，触之令人面黄色，上气身肿。掘土处慎之，多断地脉，古人所忌，地有仰穴，令人移也。

现注：

①耤：（jí 及），天子诸侯之田。

②噏：（xī 吸），吸。

③藉：（jié 介），草垫子。

④随：原文如此，现多用遂。后用此字者皆改，不再重注。

⑤墉：（yōng 庸），墙。

⑥部：（pōu 剖之第三声）小丘。

卷第五

玉石部下品总九十三种

一十二种《神农本经》白字（现用宋体字下不加点）

一十一种《名医别录》墨字（现用楷体字下·号表示）

一十种《唐本》先附 注云：唐附

八种今附 注云：今附

一十一种新补

五种新定

一种唐慎微续补 墨盖子下是（现注字下加 号表示）

三十五种陈藏器余

伏龙肝《别录》 石灰《本经》百草霜续注礜石《本经》 砒霜今附，砒黄续注。 锴墨今附 硇砂唐附 铅丹《本经》 铅新补 粉锡《本经》 东壁土好土、土消、土槟榔续注 赤铜屑唐附，铜器续注 锡铜镜鼻古鉴续注 铜青新补 井底砂 代赭《本经》赤土附 石燕唐附 戎盐《本经》盐药续注 大盐《本经》 卤鹹《本经》 浆水新补，冰浆附 井华水新补 菊花水新补 地浆《别录》 自草部移 腊雪新补 泉水新补 半天河《别录》自草部移 热汤新补，缫丝汤，㷮猪汤附 白垩《本经》（乌恪切，白土也） 冬灰《本经》 青琅玕《本经》琉璃、玻璃续注 自然铜今附，鉐石附 金牙《别录》 铜矿石唐附 铜弩牙《别录》金星石新定，银星石附 特生礜石《别录》 握雪礜石唐附 梁上尘唐附 土阴孽《别录》 车脂今附 釭中膏今附 锻灶灰《别录》灶突墨，灶中热灰续注 淋石今附 方解石《别录》礞石新定 礞石唐附 姜石唐附，粗黄石，麦饭石，水中圆石等附 井泉石新定 苍石《别录》 花乳石新定 石蚕今附 石脑油新定 白瓷瓦屑唐附 乌古瓦唐附 不灰木今附 蓬砂新补 铅霜新补 古文钱新补 蛇黄唐附

三十五种陈藏器余

玉井水 碧海水 千里水 秋露水 甘露水 繁露水 六天气 梅雨水 醴泉 甘露蜜 冬霜 雹 温汤 夏冰 方诸水 乳穴中水 水花 赤龙浴水 粮罂中水 甑气水 好井水 正月雨水 生熟汤 屋漏水 三家洗碗水 蟹膏投漆中化为水 猪槽中水 市门众人溺坑中水 盐胆水 水气 冢井中水 阴地流泉 铜器盖食器上汗 炊汤 诸水有毒

玉石部上中下三品纲目新增

潦水 神水 阿井水 车辙中水 齑水 铜壶滴漏水 磨刀水 浸蓝水 洗手足水 洗儿汤阳火 阴火 燧火 桑柴火 炭火 芦火竹火 艾火附阳燧火珠 神针火 火针 灯火 烛烬 赤土 太阳土执日六癸上土 清明日戌上土 神后土 亭部中土 千步蜂 烧尸场上土 白蚁泥 螺蛳泥 白鳝泥 犬尿泥 尿坑泥 粪坑泥 檐溜下泥 田中泥 乌爹泥 土墼 甘锅 锅砂 胶烟 门臼尘 香炉灰 石硷 锡吝脂 铁铳 大刀环 剪

刀股　铁镞　铁甲　铁锁　铁华　马蹬　宝石　炉甘石　蜜栗子　石炭　石面　石芝　金钢石　砭石　石鳖　墨雷　汤瓶内硷　火药　马肝石　猪牙石　碧霞石　龙涎石　铅光石　太阳石　朵梯牙　癖石　霜粉　银珠

伏龙肝

味辛，微温。主妇人崩中，吐血，止咳逆，止血消痈肿毒气。

陶隐居云：此灶中对釜月下黄土也，取捣筛合葫，涂痈甚效。以灶有神，故号为伏龙肝，并以迂隐其名尔。今人又用广州盐城屑以疗漏血瘀血，亦是近耳之土兼得火烧之义也。

臣禹锡等谨按《药性论》云：伏龙肝单用亦可，味咸无毒，末与醋调涂痈肿。

萧炳云：釜月中墨，一名釜脐上墨。

陈藏器云：灶中土及四交道土合末以饮儿，辟夜啼。

《日华子》云：伏龙肝热，微毒，治鼻洪肠风，带下，血崩，泄精尿血，催生下胞，及小儿夜啼。

《图经》：文具石灰条下。

雷公云：凡使，勿误用灶下土，其伏龙肝是十年已来灶额内火气积自结如赤色，石中黄，其形貌八棱，取得后细研，以滑石水飞过两遍，令干，用熟绢裹却，取子时安于旧额内一伏时重研了用。

《圣惠方》：治小儿脐疮久不差，用伏龙肝敷之。

《外台秘要》：救急治心痛冷热，伏龙肝末煮水服方寸匕，若冷以酒服。

又方：治痈肿，伏龙肝，以蒜和作泥涂用布上贴之，如干则再易。

《千金方》治风痱者，卒不能语，口噤，手足不随而强直方：伏龙肝五升，以水八升，和搅取汁饮之能尽为善。

又方：治诸腋臭。伏龙肝烧作泥敷之立差。

又方：治鬼魇不悟，取伏龙肝末，吹鼻中。

又方：治中风心烦恍惚或腹中痛满，或时绝而复甦者，取釜下土五升捣末，以冷水八升和之，取汁尽服之，口已噤者，强开以筒灌之，使得下入便愈，甚效。

又方：发背欲死方：伏龙肝末，以酒调，厚敷其上，疮口干即易，不日平复。

又方：小儿卒重舌，釜下土苦酒和涂舌下。

又方：灸疮痛肿急痛，灶中黄土水煮令热，淋渫之即良。

《千金翼》：治狂癫不识人，以水服伏龙肝方寸匕，日进三。

《肘后方》：治诸痈疽发背，及乳房：釜下土，捣取末，鸡子中黄和涂之佳。

《简要济众》：治小儿丹毒，从脐中起方：伏龙肝是年深灶下黄土，研为末，以屋漏水和如糊，敷患处，干即再敷，以差为度，用新汲水调亦得。《广利方》治吐血鼻衄不止，伏龙肝半升，以新汲水一大升，淘取汁和蜜顿服。

《伤寒类要》：妊娠热病方：以水调伏龙肝一鸡子许，服之。

又方：妊娠遭时疫热病，令子不堕，灶下土，水和涂脐，干又涂之，以酒调亦妙。

《十全博救方》：治子死腹中，其母气欲绝不出方：伏龙肝三钱匕，以水调下，其土当儿头上戴出，甚妙。

《子母秘录》：小儿赤游，行于身上下，至心即死。伏龙肝末，和鸡子白涂，干即易。

又方：小儿尿灰疮，伏龙肝和鸡子白涂之。

《产宝》：治胞衣不出，取灶下土一寸，研碎，用好醋调令相得，内于脐中，续取甘草汤三，四合服之出。

《贾相公进过牛经》：牛粪血者，取灶中黄土二两，酒一升，煎候冷灌之立差。

《杨氏产乳》：疗患时行，令胎不损，伏龙肝末和水服，涂脐方寸，干即易。

《丹房镜源》云：伏龙肝或经十年者，灶下掘深一尺，下真片紫瓷色者可用，伏砂缩贺妙贺者锡也。

《衍义》曰：伏龙肝，妇人血露，蚕沙一两，炒伏龙肝半两，阿胶一两同为末，温酒调，空肚服二三钱，以知为度。本条中有东壁土，陈藏器云：取其东壁土久干也。今详之，南壁土，亦向阳久干也，何不取。盖东壁常先得晓日烘炙，日者，太阳真火，故治瘟疟，或曰何不取午盛之时南壁土，而取日初出东壁土者何也。火生之时，其气壮，故《素问》云：少火之气壮，及其当午之时，则壮火之气衰，故不取，实用此义。或曰何以知日者太阳真火，以水精珠，心凹铜鉴向日射之，以艾承接其光聚处，火出故知之。

按：伏龙肝又称灶中黄土，主含硅酸、氧化铁、铝等。此本为烧柴草灶上壁土，不能用烧煤灶壁土。现临床仍用，作止血止吐止眩晕等。

时珍曰：按《广济历》作灶忌日云：伏龙在不可移作。则伏龙者，乃灶神也。《后汉书》言：阴子方腊日晨炊而灶神见形。注云：宜市买猪肝泥灶，令妇孝。则伏龙肝之名义，又取此也。临安陈舆言：砌灶时，纳猪肝一具于土，俟其日久，与土为一，乃用之，始与名符。盖本于此。《独孤滔丹书》言：伏龙肝取经十年灶下，掘深一尺，有色如紫瓷者是真，可缩贺，伏丹砂。盖亦不知猪肝之义，而用灶下土以为之也。治心痛狂癫，风邪蛊毒，妊娠护胎，小儿脐疮重舌，风噤反胃，中恶猝魇，诸疮（时珍）。

附方：新十七。

猝中恶气：伏龙肝末，一鸡子大，水服取吐。（《千金方》）

小儿夜啼：伏龙肝末二钱，朱砂一钱，麝香少许。为末，蜜丸绿豆大。每服五丸，桃符汤下。（《普济方》）

重舌肿木：伏龙肝末，牛蒡汁调涂之。（《圣惠方》）

反胃吐食：灶中土年久者，为末，米饮服三钱，经验。（《百一选方》）

猝然咳嗽：釜月土一分，豉七分，捣丸梧桐子大。每饮下四十丸。（《肘后方》）

吐血泻血：心腹痛。伏龙肝、地垆土、多年烟壁土，等分，每服五钱，水二碗，煎一碗，澄清，空心服，白粥补之。（《普济方》）

赤白带下：日久黄瘁，六脉微涩。伏龙肝（炒令烟尽）、棕榈灰、屋梁上尘（炒烟尽）等分。为末，入龙脑、麝香各少许，每服三钱，温酒或淡醋汤下。一年者，半月可安。（《大全方》）

产后血气：攻心痛。恶物不下：用灶中心土研末，酒服二钱，泻出恶物，立效。（《救急方》）

横生逆产：灶中心对锅底土，细研。每服一钱，酒调，仍搽母脐中。（《救急方》）

中诸蛊毒：伏龙肝末一鸡子大，水服取吐。（《千金方》）

六畜肉毒：方同上。

阴冷发闷，冷气入腹，肿满杀人。釜月下土，和鸡子白敷之。（《千金方》）

男阴猝肿：方同上。

聤耳出汁：绵裹伏龙肝末塞之，日三易。（《圣济录》）

小儿热疖：釜下土、生椒末等分。醋和涂之。（《千金方》）

臁疮久烂：灶内黄土（年久者，研细）、入黄柏、黄丹、赤石脂、轻粉（末）等分。清油调入，油绢中贴之。勿动，数日愈。纵痒，忍之良。（《济急方》）

杖疮肿痛：釜月下土为末，油和涂之，卧羊皮上，频涂。（《千金方》）

石　　灰

味辛，温。主疽疡疥瘙，热气恶疮癞疾，死肌，堕眉，杀痔虫，去黑子息肉。疗髓骨疽，一名恶灰，一名希灰。生中山川谷。

陶隐居云：中山属代郡。今近生石青白色，作灶烧竟，以水沃之，即热蒸而解末矣。性至烈，人以度酒饮之，则腹痛下痢，疗金疮亦甚良，俗名石垩，古今多以构冢用，捍水而辟虫，故古冢中水洗诸疮皆即差。

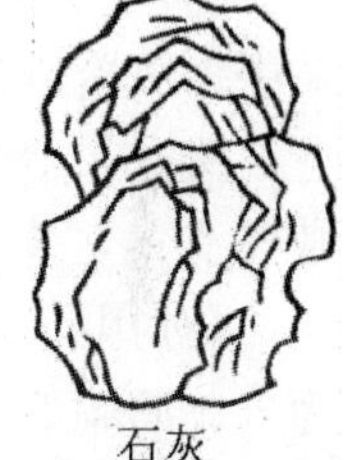
石灰

《唐本》注云：《别录》及今人用疗金疮止血大效，若五月五日采蘩蒌、葛叶、鹿活草、槲叶、芍药、地黄叶、苍耳叶，青蒿叶合石灰捣为团如鸡卵，暴干末，以疗疮生肌大神验。

今按：《别本》注云：烧青石为灰也，有两种：风化，水化，风化为胜。

臣禹锡等谨按《蜀本》云：有毒，堕胎。

《药性论》云：石灰治瘑疥，蚀恶肉，不入汤服，止金疮血和鸡子白，败船茹甚良。

《日华子》云：味甘无毒生肌长肉，止血，并主白癜疬疡，瘢疵等。疗冷气，妇人粉刺，痔瘘疽疮，瘿赘疣子。又治产后阴不能合，浓煎汁熏洗，解酒味酸，令不坏，治酒毒，暖水脏，倍胜炉灰。又名锻石。

《图经》曰：石灰生中山川谷，今所在近山处皆有之，此烧青石为灰也，又名石锻。有两种：风化，水化。风化者取锻了石置风中自解，此为有力。水化者，以水沃之则热蒸而解，力差劣。古方多用合百草团末，冶金创殊胜。今医家或以腊月黄牛胆取汁，搜和，却内胆中，挂之当风百日，研之更胜草叶者，又败船茹灰，刮取用亦同。又冬灰生方谷川泽，浣衣。黄灰烧诸蒿藜积聚炼作之。今用灰多杂薪蒸，乃不善，惟桑薪灰纯者入药绝奇。古方以诸灰杂石灰熬煎以点疣痣、黑子等，丹灶亦用之。又锻铁灶中灰，主坚积古方二车丸用之。

灶中对釜月下黄土名伏龙肝，灶额上墨名百草霜，并主消化积滞，今人下食药中多用之。铛下墨，梁上尘，并主金创，屋尘煤，治齿断肿出血，东壁土，主下部疮，脱肛，皆医家常用，故并见此。伤寒黑奴丸用釜底墨、灶突墨、梁上尘三物同合诸药，盖其功用亦相近矣。

雷公云：凡使，用醋浸一宿，漉出待干，下火煅令腥秽气出，用瓶盛着密盖放冷，拭上灰令净，细研用。

《圣惠方》：治蝼蛄咬人，用石灰醋和涂之。

又方：治大肠久积虚冷，每因大便脱肛，挼不得入方：炒石灰令热，故帛裹坐其上，冷即易之。《外台秘要》元希声侍郎治卒发疹秘验方：石灰，随多少和醋浆水调涂，随手即减。

《千金方》：治眉发髭落，石灰三升，右以水拌令匀，焰火炒令焦，以绢袋贮，使好酒一斗渍之，密封，冬十四日，春秋七日，取服一合，常令酒气相接，服之百日，即新髭发生，不落。

又方：治瘘疮取古冢中石灰，敷厚调涂之。

《肘后方》：治产后阴道开不闭，石灰一斗熬之，以水二斗投灰中，适寒温入水中坐，须臾更作。

又方：治汤火灼疮，石灰细筛，水和涂之，干即易。

又方：治金刃所伤，急以石灰裹之，既止痛，又速愈。无石灰，灰亦可用，疮若深，未宜速合者，以滑石敷之。

《经验方》：治蚯蚓虫咬，其形如大风，眉须皆落。以石灰水浸身亦良。

《梅师方》：治产后阴肿下脱肠出，玉门不闭。取石灰一斗，熬令黄，以水三斗，投灰中，放冷澄清，取一斗三升，暖洗。

又方：治金疮，止血速差方：炒石灰和鸡子白，和丸如弹子大，炭火煅赤，捣末，以敷疮上，立差。

《孙用和》：治误吞金银，或钱在腹内不下方：石灰一杏核大，硫黄一皂子大，同研为末，酒调下，不计时候服。

《孙真人食忌》：治疥，淋石灰汁洗之。

又方：去靥子，取石灰，炭上熬令热，插糯米于灰上，候米化即取米点之。

《斗门方》：治刀斧伤，用石灰上包，定痛止血佳差。又方：治中风口面㖞斜，向右即于左边涂之，向左即于右边涂之，候才正如旧，即须以水洗下大妙。

《崔氏》：治血痢十年方：石灰三升，熬令黄，以水一斗，搅令清澄，一服一升，日三服。

《抱朴子·内篇》：古大墓中，多石灰汁，夏月行人有疮者，见墓中清水，用自洗浴疮自愈，于是诸病者闻之，悉往洗之，传有人饮之以中病。

《新唐书·李百药传》：百药劝杜伏威朝京师，既至历阳中悔欲杀之，饮以石灰酒，因大利顿欲死，既而宿病皆愈。

《丹房镜源》云：石灰伏硫黄，去锡上晕，制雄黄，制硇砂可用之。

《衍义》曰：石灰水调一盏，如稠粥，拣好糯米粒全者，半置灰中半灰外，经宿灰中米色变如水精，若人手，面上有黑黡子及纹刺，先微微以针头拨动，置少许如水精者于其上，经半日许，黡汁自出，剔去药不用，且不得着水，三二日愈。又取新硬石灰一合，以醋炒调如泥，于患偏风牵口㖞斜人，口唇上不患处一边涂之，立便牵正。

按：石灰，即普通石灰，由石灰岩煅烧而成，主含碳酸钙，常夹杂铁、铝、镁等。综合条文功能解毒治癞疾。临床未见内服者。

释名：白虎(《纲目》)、矿灰(《纲目》)。

时珍曰：今人作窑烧之，一层柴或煤炭一层在下，上累青石，自下发火，层层自焚而散。入药惟用风化、不夹石者良。

散血定痛，止水泻血痢，白带白淫，收脱肛阴挺，消积聚结核，贴口，黑须发（时珍）。

时珍曰：锻石，止血神品也。但不可着水，着水即烂肉。

附方：新三十二。

人落水死：裹锻石纳下部中，水出尽即活。(《千金方》)

痰厥气绝：心头尚温者。千年锻石一合。水一盏，煎滚去清水，再用一盏煎极滚，澄清灌之。少顷痰下自愈。(《集玄方》)

风牙肿痛：二年锻石、细辛等分。研。搽即止。(《普济方》)

虫牙作痛：矿灰，砂糖和，塞孔中。(《普济方》)

风虫牙痛：百年陈锻石（为末）四两，蜂蜜三两。拌匀，盐泥固济，火一日，研末。擦牙神效。名神仙失笑散。(张三丰方)

干霍乱病：千年锻石，砂糖水调服二钱，或淡醋汤亦可。名落盏汤。(《摘玄方》)

偏坠气痛：陈锻石（炒）、五倍子、山栀子等分。为末。面和醋调，敷之，一夜即消。(《医方摘要》)

妇人血气：方见兽部猪血下。

产后血渴：不烦者。新锻石一两，黄丹半钱。渴时浆水调服一钱。名桃花散。(张洁古《活法机要》)

白带白淫：风化锻石一两，白茯苓三两。为末。糊丸梧子大。每服二三十丸，空心米饮下，绝妙。(《集玄方》)

水泻不止：方同上。

酒积下痢：锻石五两，水和作团，黄泥包，一日夜，去泥为末，醋糊丸梧子大。每服三十丸，姜汤空心下。(《摘玄方》)

产门生合：不开。用铜钱磨利割开，以陈锻石敷之，即愈。(《通变方》)

腹胁积块：风化锻石半斤，瓦器炒极热，入大黄末一两，炒红取起，入桂末半两，略烧，入米醋和成膏，摊绢上贴之。内服消块药，甚效。(《丹溪心法》)

疟疾寒热，一日一发或二三发，或三日一发。古城锻石二钱，头垢、五灵脂各一钱。研末，饭丸皂子大。每服一丸，五更无根水下，即止。(《集玄方》)

老小暴嗽：锻石一两，蛤粉四钱，为末，蒸饼丸豌豆大，焙干。每服三十丸，温齑汁下。(《普济方》)

猝暴吐血：锻石于刀头上烧研，井水下二钱。(《普济方》)

染发乌须：矿灰一两，水化开，七日，用铅粉一两研匀，好醋调搽，油纸包一夜。先以皂角水洗净乃用。(《集玄方》)

身面疣目：苦酒浸锻石，六七日，取汁频滴之，自落。(《千金方》)

疣痣瘤赘：锻石一两，用桑灰淋汁熬成膏。刺破点之。(《普济方》)

痈疽瘀肉：锻石半斤，荞麦秸灰半斤，淋汁煎成霜，密封。每以针画破涂之，自腐。(《普济方》)

疔疮恶肿：锻石、半夏等分，为末，敷之。(《普济方》)

脑上痈疖：锻石入饭内捣烂，合之。(李楼《奇方》)

痰核红肿：寒热，状如瘰。锻石火为末，以白果肉同捣，贴之。蜜调亦可。(《活人心统》)

痄腮肿痛：醋调锻石敷之。(《简便方》)

多年恶疮：多年锻石，研末，鸡子清和成块，过再研，姜汁调敷。(《救急方》)

痔疮有虫：古锻石、川乌头（炮）等分。为末，烧饭丸梧子大。每服二三十丸，白汤下。(《活法机要》)

血风湿疮：千年陈锻石研搽，痛即止，疮即愈，神效。(蔺氏方)

火焰丹毒：醋和锻石，涂之，或同青靛涂。(《摘玄方》)

夏月痱疱：锻石（煅）一两，蛤粉二两，甘草一两。研，扑之。(《集玄方》)

杖疮肿痛：新锻石，麻油调搽，甚妙。(《集简方》)

马汗入疮：锻石敷之。(《摘玄方》)

古墓中石灰名地龙骨主治顽疮疮，脓水淋漓，敛诸疮口。棺下者尤佳（时珍）。

舱船油石灰，名水龙骨。主治金疮跌仆伤损，破皮出血，及诸疮，止血杀虫（时珍）。

附方：新三。

软疖不愈：烂船底油石灰，研末。油调敷之。(胡氏方)

下体癣疮：舱船灰、牛粪，烧烟熏之，一日一次，即安。(《医方摘玄》)

血风臁疮：船上旧油灰，将泥作釜，火过研末，入轻粉少许，苦茶洗净，敷之。忌食发物。(邓真人《经验方》)

礜　石

味辛，甘，太热。生温熟热，有毒。主寒热鼠瘘，蚀疮死肌，风痹，腹中坚，癖邪气，除热明目，下气除膈中热，止消渴，益肝气，破积聚痼冷腹痛，去鼻中息肉。久服令人筋挛。火炼百日，服一刀圭，不炼服则杀人及百兽。一名青分石，一名立制石，一名固羊石，一名白礜石，一名太白石，一名泽乳，一名食盐，生汉中山谷及少室。采无时。得火良，棘针为之使，恶马目毒公，鹜屎、虎掌、细辛，畏水。

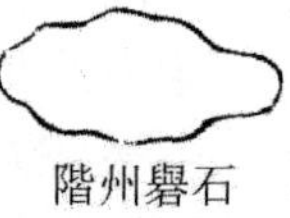
階州礜石

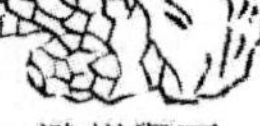
潞州礜石

陶隐居云：今蜀汉亦有，而好者出南康南野溪及彭城界中，洛阳城南堑。常取少室生礜石[①]，内水中令水不冰，如此则生亦大热。今以黄土泥苞炭火烧之，一日一夕则解碎，可用疗冷结为良，丹方及黄白术多用之此。又湘东新宁及零陵皆有白礜石能柔金。

《唐本》注云：此石能拒火，久烧但解散，不可夺其坚，今市人乃取洁白细理石当之，烧即为灰，非也。此药攻击积聚痼冷之病为良，若以余物代之，疗病无效，正为此也。今汉川、武当、西辽坂名礜石谷，此即是其真出处，少室亦有，粒细，理不如汉中者也。

臣禹锡等谨按吴氏云：白礜石，一名鼠乡。神农、岐伯辛，有毒，桐君有毒，黄帝甘，有毒，季氏云：或生魏兴，或生少室，十二月采。

《山海经》云：皋涂之山，有白石焉，名曰礜，可以毒鼠。郭注云：今礜石杀[②]鼠，蚕食而肥也。《说文解字》云礜，毒石也。

《博物志》云：鹳伏卵时取礜石周围绕卵以助暖气，方术家取鹳巢中礜石为真也。

《药性论》云：礜石使，铅丹为之使，味甘有小毒，主除胸膈间积气，去冷湿风痹，瘙痒皆积年者，忌羊血。

萧炳云：不入汤。

《图经》曰礐石，生汉中山谷，及少室，今潞州亦有焉。性大热，置水中令水不冰，又坚而拒火，烧之一日夕，但解散而不夺其坚，市人多取洁白石当之，烧即为灰也。此药攻击积聚痼冷之病为良，用之须真者乃佳。又有特生礐石，生西域。张华《博物志》云：鹳伏卵取礐石周围绕卵，以助暖气，方术家用之，取鹳巢中者为真，即此特生礐石也。然此色难得，人多使汉中者，外形紫赤，内白如霜，中央有白形状如齿，其块小于白礐石，而肌粒大数倍，乃如小豆许。白礐石粒细，才若粟米耳。又有握雪礐石，出徐州西宋里山，入土丈余，生于烂土石间，色白细软如面也。又下条苍石，生西城。苏恭云：特生礐石，一名苍礐石，而梁州特生，亦有青者。房陵、汉川与白礐石同处，亦有青色者，多与特生同，但不入方用。而今医家多只用礐石，即白礐石也。形类相近，如此尤宜详择之耳。古方治寒冷积聚，皆用礐石。胡洽大露宿丸主寒冷百病方：礐石（炼）、干姜、桂心、皂荚、桔梗各三两，附子二两，六物捣筛蜜丸服如梧子五丸，日三，渐增以知为度。又有匈奴露宿丸，硫黄丸，并主积聚及饮食不下，心腹坚实，皆用礐石，近世乃少用者。

《丹房镜源》云：红皮礐石能伏丹砂，养汞。

《衍义》曰：礐石，并特生礐石，《博物志》及陶隐居皆言此二石，鹳取之以壅卵，如此则是一物也。隐居又言《仙经》不云特生则止是前白礐石，今补注但随文解义，不见特生之意，盖二条止是一物，但以特生不特生为异耳。所谓特生者，不附着他石为特耳，今用者绝少，惟两字礐石入药，然极须慎用，其毒至甚。及至论鹳巢中者又却从谬说，鹳巢中皆无此石，乃曰：鹳常入水冷，故取以壅卵，如此则鸬鹚鸭鹜之类皆食于水，亦自繁息生化，复不用此二石，其说往往取俗士之言，未尝究其实而穷其理也。尝官于顺安军，亲检鹳巢，率无石，矧礐[3]石焉得处处有之，然治久积及久病胸腹冷有功，直须慎用，盖其毒不可尝。

现注：

①礜：（yù 音玉）。

②原刻为“若”，为误刻，原刻本勘误表勘校为杀鼠。郭璞注原文为杀鼠。

③原刻成矾石，按文意应为礜石。

按：礜石为硫化物矿物砷黄铁矿又叫毒砂，主要含铁、砷、硫、少量钴等。综合条文礜石功能祛死肌风痹。有毒。

时珍曰：礐义不解。许氏《说文》云：礐，毒石也。《西山经》云：皋涂之山，有白石，其名曰礐，可以毒鼠。郭璞注云：鼠食则死，蚕食而肥。则鼠乡之意以此。

时珍曰：详见特生礐石下。

张仲景云：生用，破人心肝。

时珍曰：礐石性气与砒石相近，盖亦其类也。古方礐石、矾石常相混书，盖二字相似，故误耳。然矾石性寒无毒，礐石性热有毒，不可不审。陆农师云：礐石之力，十倍钟乳。按：《洪容斋随笔》云：王子敬静息帖，言礐石深是可疑，凡喜散者辄发痈。盖散者，寒食散也，古人多服之，中有礐石，性热有毒，故云深可疑也。刘表在荆州，与王粲登鄣山，见一冈不生百草。粲曰：此必古冢，其人在世，服生礐石，热不出外，故草木焦灭。表掘之，果有礐石满茔。又今洛水不冰，下亦有礐石，人谓之温洛是也。取此石安瓮中，水亦不冰。文鹳伏卵，取石置巢中，以助温气。其性如此，岂可服？予兄文安公镇金陵，秋暑减食。医者汤三益教服礐石丸。已而饮啖日进，遂加意服之。越十月而毒作，衄血斗余。自是数数不止，竟至精液皆竭而死。时珍窃谓：洪文安之病，未必是礐石毒发。盖亦因其健啖自恃，浓味房劳，纵恣无忌，以致精竭而死。夫因减食而服石，食既进则病去，药当止矣。而犹服之不已，恃药妄作，是果药之罪欤？

附方：新一。

风冷脚气：白礐石（煅）二斤，酒三斗，渍三日，稍稍饮之。(《肘后方》)

砒　霜

味苦，酸，有毒。主诸疟风痰在胸膈，可作吐药，不可久服，能伤人。飞炼砒黄而成，造作别有法。今附。

臣禹锡等谨按《日华子》云：砒霜，暖，治妇人血气冲心痛，落胎，又砒黄暖亦有毒，畏绿豆、冷水、醋。治疟疾，肾气，带辟蚤虱，入药以醋煮，杀毒乃用。

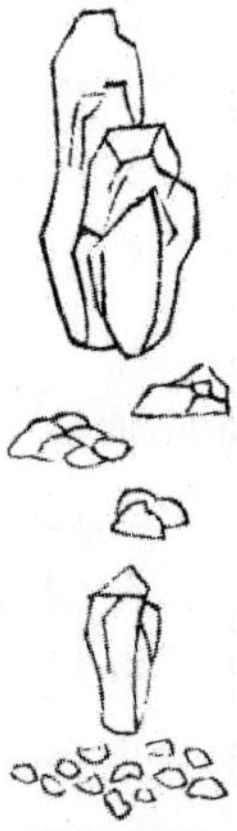

《图经》曰：砒霜，旧不著所出郡县，今近铜山处亦有之，惟信州者佳，其块甚有大者，色如鹅子黄，明澈不杂，此类本处自是难得之物，每一两大块真者，人竞珍之，市之不啻金价，古服食方中亦或用之，必得此类，乃可入药，其市肆所蓄片如细屑，亦夹土石，入药服之为害不浅。误中解之，用冷水研绿豆浆饮之，乃无也。

信州砒霜

雷公云：凡使，用小瓷瓶子盛后入紫背天葵、石龙芮二味，三件便下火煅，从巳至申，便用甘草水浸，从申至子，出拭干，却入瓶盛，于火中煅，别研三万下用之。

《圣惠方》：治卒中风昏愦若醉，痰涎壅盛，四肢不收，方用砒霜如下绿豆大，研，以新汲水调下少许，用熟水投，大吐即愈，若未吐，再服。

又方：治恶刺方：用砒霜细研，和胶清涂之。《博济方》治小儿牙宣，常有鲜血不止，牙龈臭烂，砒黄一钱，麝香半钱，同研细，先用纸条子以生油涂之后掺药末在上，少用末，剪作小片纸棋子大，看大小用，插在烂动处。

《孙尚药》治痁[①]疾，信砒二两，别研如粉，寒水石三两，别捣为末，右用一生铁铫子，先铺石末一半，后堆砒末在上，又以石末盖头，然后取厚盏盖之周回，醋糊纸条子密封约十重，以炭火一斤已来，安铫子在上，候纸条子黑，取出置冷地上，候冷取开盏子，净刮取砒石末一处，入乳钵内细研，以软粟米饭和丸如梧子，更别作小丸子一等，以备小儿服，以飞过辰砂为衣，候干入瓷合收，每人服时于发日早腊茶清下一丸，一日内不得热物。

合时先扫洒一净室中合之不得令妇人、猫犬，鸡、鼠等见，收得时亦如然。若妇人患则男著在口中，男子患亦然。

《灵苑方》：治瘰疬，用信州砒黄，细研滴浓墨汁丸如梧桐子大，于铫子内炒令干，后用竹筒子盛，要用，于所患处灸破或针将药半丸敲碎贴之，以自然蚀落为度，觉药尽时，更贴少许。

《青霞子》：《宝藏论》云：砒霜，若草伏，住火煅色不变，移镕成汁，添得者点铜成银，若只质枯折者不堪用。

《丹房镜源》云：砒霜化铜干汞。

《别说》云：谨按今信州玉山有砒井，官中封禁甚严。生不夹石者色赤，甚如雄黄，以冷水磨解热毒，治痰壅甚效，近火即杀人，《图经》所谓不啻金价者此也。若今市人通货者，即取山中夹砂石者，烧烟飞作白霜，乃碎屑而芒刺，其伤火多者，块大而微黄，则《图经》所谓如鹅子色明澈者此也。古方并不入药，唯见烧炼丹石家用。近人多以治疟，然大意本以生者能解热毒，盖疟本伤暑故用，今俗医乃不究其理，即以所烧霜用服之，必吐下，因此幸有安者，遂为定法。尔后所损极多，不可不慎也。初取飞烧霜时，人在上风十余丈外立，下风所近草木皆死，又多见以和饭毒鼠，若猫犬食死鼠者亦死，其毒过于射罔远矣，可不察之。又衡山所出一种力差，劣于信州者云。

《衍义》曰：砒霜疟家或用，纔过剂则吐泻兼作，须浓研绿豆汁，仍兼冷水饮，得石脑油即伏。今信州凿坑井下取之，其坑常封锁，坑中有浊渌[②]水，先绞水尽，然后下凿取生砒，谓之砒黄，其色如牛肉，或有淡白路，谓石非石，谓土非土，磨研酒饮，治癖积气有功，纔见火更有毒，不可造次服也。取砒之法，将生砒就置火上，以器覆之令砒烟上飞，着覆器遂凝结，累然下垂如乳，尖长者为胜，平短者次之《图经》言，大块者，其大块者，以[③]是下等，片如细屑者极下也。入药当用如乳尖长者，直须详谨。

现注：

①痁：(shān 山)，疟疾。

②渌：(lù 录)，清澈。

③以：原文如此，现一般用“已”字。

按：为氧化物矿砒石加工而成，主要为三氧化二砷。综合条文功能吐风痰止喘。合丸散中曾见少量用治喘者，未见入汤剂。但剧毒，最好不用。

释名：信石、人言(《纲目》)，时珍曰：砒，性猛如貔，故名。惟出信州，故人呼为信石，而又隐信字为人言。

时珍曰：此乃锡之苗，故新锡器盛酒日久能杀人者，为有砒毒也。生砒黄以赤色者为良，熟砒霜以白色者为良。

时珍曰：医家皆言生砒轻见火则毒甚，而雷氏治法用火，今所用多是飞炼者，盖皆欲求速效，不惜其毒也，曷若用生者为愈乎？

时珍曰：辛、酸，大热，有大毒。土宿真君曰：砒石用草制，炼出金花，成汁化铜干汞。青盐、鹤顶草、硝石、蒜、水蓼、常山、益母、独帚、木律、菖蒲、三角酸、鹅不食草、菠菱、莴苣，皆能伏砒。

除齁喘积痢，烂肉，蚀瘀腐瘰疬（时珍）。蚀痈疽败肉，枯痔杀虫，杀人及禽兽（时珍）。

刘纯曰：疟丹多用砒霜大毒之药。本草谓主诸疟风痰在胸膈，可作吐药。盖以性之至烈，大能燥痰也。虽有燥痰之功，大伤胸气，脾胃虚者，切宜戒之。

时珍曰：砒乃大热大毒之药，而砒霜之毒尤烈。鼠雀食少许，即死；猫犬食鼠雀亦殆；人服至一钱许，亦死。虽钩吻、射罔之力，不过如此，而宋人着本草不甚言其毒，何哉？此亦古者石之一种也，若得酒及烧酒，则腐烂肠胃，顷刻杀人，虽绿豆、冷水亦难解矣。

今之收瓶酒者，往往以砒烟熏瓶，则酒不坏，其亦嗜利不仁者哉？饮酒潜受其毒者，徒归咎于酒耳。此物不入汤饮，惟入丹丸。凡痰疟及喘用此，真有劫病立地之效。但须冷水吞之，不可饮食杯勺之物，静卧一日或一夜，亦不作吐；少物引发，即作吐也。其燥烈纯热之性，与烧酒、焰硝同气，寒疾湿痰被其劫而怫郁顿开故也。今烟火家用少许，则爆声更大，急烈之性可知矣。此药亦只宜于山野藜藿之人。若嗜酒膏粱者，非其所宜，疾亦再作，不慎口欲故尔。凡头疮及诸疮见血者，不可用，此其毒入经必杀人。李楼《奇方》云：一妇病心痛数年不愈。一医用人言半分，茶末一分，白汤调下，吐瘀血一块而愈。得《日华子》治妇人血气心痛之旨乎？

附方：新六。

一切积痢：砒霜、黄丹等分。蜡和收，旋丸绿豆大。每米饮下三丸。(《普济方》)

休息下痢：经一二年不瘥，羸瘦衰弱。砒霜（成块者为末）、黄蜡各半两。化蜡入砒，以柳条搅，焦则换，至七条，取起收之。每旋丸梧子大，冷水送下。小儿，黍米大。(《和剂局方》)

脾疼腰痛：即上方，用冷水下。

走马牙疳：恶疮。砒石、铜绿等分。为末。摊纸上贴之，其效如神。又方：砒霜半两。醋调如糊，碗内盛，待干刮下。用粟米大，绵裹安齿缝，来日取出，有虫自死。久患者，不过三日即愈。(《普济方》)

一切漏疮：有孔。用信石，新瓦火，研末。以津调少许于纸捻上，插入，蚀去恶管，漏多，勿齐上。最妙。(《急救良方》)

铛　墨

主蛊毒，中恶，血晕，吐血。以酒或水细研，温服之。亦涂金疮，生肌止血。疮在面，慎勿涂之，黑入肉如印，此铛下墨是也。今附。①

臣禹锡等谨按《蜀本》云：铛墨无毒。

《图经》：文具石灰条下。

《千金方》：臭气，鼻气壅塞不通方：水服釜墨末。

又方：治舌卒肿如猪胞状满口，不治须臾死，以釜墨和酒涂舌下，立差。

又方：治心痛，取铛墨，以热小便调下二钱匕。又方：治逆生，以手中指取釜下墨交画儿足下顿生。

又方：治中恶心痛欲绝，用釜下墨半两，盐一钱和研，以熟水一盏调，顿服。

《肘后方》：治转筋入肠中欲转者，釜底墨末和酒服之差。

《经验方》：治霍乱取锅底墨煤少许，只半钱以下，又于灶额上取少许，以百沸汤一盏，投煤其中，急搅数十下，用碗盖之，汗②出通口，微呷一两口，吐泻立止。

现注：

①今附为《开宝》所增。

②汗：指蒸气，如称蒸馏法之酒为汗酒。

按：此为锅底灰，为百草霜类。但此指烧柴草之锅，不能用烧煤或气之锅。可止血解毒，治口舌生疮效果好。

释名：釜月中墨(《四声》)、釜煤(《纲目》)、釜炲(《纲目》)、锅底墨。时珍曰：大者曰釜、曰锅，小者曰铛。

消食积，舌肿喉痹口疮，阳毒发狂（时珍）。

附方：新六。

吐血咯血：锅底墨炒过，研细，井华水服二钱，连进三服。（《济急方》）

产血不下：锅底墨烟，热酒服二钱。（《生生编》）

鼻中息肉：方同上，三五日愈。（《普济方》）

聤耳脓血：月下灰吹满耳，深入无苦，即自出。（《肘后方》）

小儿口疮：釜底墨，时时搽之。（《普济方》）

手搔疮肿：作脓。用锅脐墨研细，清油调搽。（《简便方》）

硇砂

味咸、苦、辛，温，有毒。不宜多服。主积聚，破结血烂胎，止痛下气，疗咳嗽宿冷，去恶肉，生好肌。柔金银，可为銲[①]药。出西戎，形如牙消，光净者良，驴马药亦用。

今按[②]陈藏器本草云：硇砂，主妇人、丈夫羸瘦积病，血气不调，肠鸣，食饮不消，腰脚疼冷，痃癖痰饮，喉中结气，反胃吐水，令人能食，肥健。一飞为酸砂，二飞为伏翼，三飞为定精，色如鹅儿黄，和诸补药为丸服之有暴热。飞炼有法，亦能变铁。

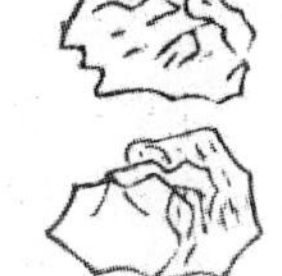

硇砂

又按：《别本》注云：胡人谓为浓沙，其性大热，今云温，恐有误也，《唐本》先附。臣禹锡等谨按《药性论》云：硇砂有大毒。畏浆水，忌羊血，味酸咸，能销五金八石，腐坏人肠胃，生食之化人心，为血中[③]者，研生绿豆汁饮一二升解之。道门中有伏炼法，能除冷病，大益阳事。

萧炳云：硇砂使，生不宜多服，光净者良，今生北庭为上。

《日华子》云：北庭砂，味辛、酸，暖无毒。畏一切酸，补水脏，暖子宫，消冷癖瘀血，宿食不消，气块痃癖及血崩带下，恶疮息肉，食肉饱胀，夜多小便，女人血气心疼，丈夫腰胯酸重，四肢不任。凡修制用黄丹、石灰作柜煅赤使用，并无毒。世人自疑烂肉，如人被刀刃所伤，以北庭罯[④]敷定，当时生痂。亦名狄盐者。

《图经》曰：硇砂出西戎，今西凉夏国及河东陕西近边州郡亦有之。然西戎来者颗块光明，大者有如拳，重三五两，小者如指面，入药最紧。边界出者，杂碎如麻豆粒，又夹砂石，用之须飞澄去土石讫，亦无力，彼人谓之气砂。此药近出唐世，而方书着古人单服一味伏火作丸子，亦有兼硫黄、马牙消辈合饵者，不知方出何时，殊非古法。此本攻积聚之物，热而有毒，多食腐坏人肠胃，生用又能化人心为血，固非平居可饵者，而西土人用淹肉炙，以当盐食之无害，盖积习之久，若魏武噉野葛不毒之义也。又名北庭砂，又名狄盐。《本经》云：柔金银，可为焊药，今人作焊药乃用硼砂，硼砂出于南海，性温平，今医家治咽喉最为要切，其状甚光莹，亦有极大块者，诸方亦稀用。

陈藏器云：有暴热损发。

《圣惠方》：治悬痈[⑤]卒肿。用硇砂半钱，绵裹含嚥津即差。

《外台秘要》：救急治鱼骨鲠在喉中。以少许硇砂口中咀嚼，嚥之立下。

《经验方》硇砂丸方：硇砂不计多少，用罐子内着硇砂，上面更坐罐子一个，用纸筋、白土和上下俱泥了，窨[6]干后，从辰初时便用苍耳自在落下叶，将来捣罗为末，药上铺头盖底，上面罐子内用水坐着水，旋添火烧，从罐子外五寸已来围绕，欲尽更添火，移向前，罐子周回火尽更旋烧，促向前，计一伏时为度，更不移火，却闲杂人及妇人不得见，一伏时住，取来捣罗为末，醋面糊为丸，如桐子大，每服逐日十丸至十五丸，温酒或米饮下，并无忌，若烧吃三二斤，进食无病。

陈巽：治元藏虚冷，气攻脐腹疼痛。硇砂一两，川乌头，生去皮脐，杵为末，取二两

与硇砂同研匀，用一小砂罐子不固济，慢火烧通赤热，将拌了者硇砂入罐子内，不盖口，加顶火一秤，候火尽炉寒，取出研，与乌头末同研匀，汤浸蒸饼丸如桐子大，每服三丸，热木香汤，醋汤任下。

《青霞子》：《宝藏论》硇砂若草伏住火不碎，可转制得诸石药，并引诸药，可治妇人久冷。硇砂为五金贼也，若石药并灰霜伏得者，不堪用也。《太清服炼灵砂法》云：北庭砂，所禀阴石之气，性含阳毒之精，功能消败去秽，益阳，其功甚著。《丹房镜源》云：硇砂，性有大毒，或沉冷之疾可服则愈，久服有痈肿，出北庭，白黄者诀曰为之金贼，能制合群药，药中之使，自制雄、雌黄。《衍义》曰：硇砂，金银有伪，投锵窝[7]中，其伪物尽消散，矧人腹中有久积，故可溃腐也。合他药治目中翳，用之须水飞过，入瓷器中，于重汤中煮其器，使自干，杀其毒及去其尘秽。

现注：

①銲：字下原有“音旱”二字注音。

②今按：今按为《开宝》注时所引《唐本》按语。

③中：音（zhòng 仲）。犹中风之用法。

④罯：（ǎn 俺），复盖，网。

⑤痈：原刻为痈，如指悬雍垂应用雍字。[6]窨：（yìn 印）。原意为地窖，此为阴干意。

⑦窝：原刻如此，似应为锅。

按：硇砂为卤化物矿物，主要为氯化铵 NH_4Cl，临床常用。综合条文功能解毒化痰软坚。也可用于病毒性流感等。

透骨将军(《土宿》)。时珍曰：硇砂性毒。服之使人乱，故曰砂。狄人以当盐食。土宿本草云：性透物，五金借之以为先锋，故号为透骨将军。

时珍曰：硇砂亦硝石之类，乃卤液所结，出于青海，与月华相射而生，附盐而成质，虏人采取淋炼而成。状如盐块，以白净者为良。其性至透，用黝罐盛悬火上则常干，或加干姜同收亦良。若近冷及得湿，即化为水或渗失也。《一统志》云：临洮兰县有洞出砂。张匡邺《行程记》云：高昌北庭山中，常有烟气涌起而无云雾，至夕光焰若炬火，照见禽鼠皆赤色，谓之火焰山。采砂者，乘木屐取之，若皮底即焦矣。北庭，即今西域火州也。

时珍曰：今时人多用水飞净，醋煮干如霜，刮下用之。

《抱朴子》曰：伏药甚多：牡蛎、海螵蛸、晚蚕沙、羊骨、河豚鱼胶、鱼腥草、萝卜、独帚、卷柏、羊蹄、商陆、冬瓜、羊踯躅、苍耳、乌梅。

消内积（好古）。

治噎膈癥瘕，积痢骨鲠，除痣疣赘（时珍）。

元素曰：砂破坚癖，不可独用，须入群队药中用之。

时珍曰：砂大热有毒之物，噎膈反胃积块内症之病，用之则有神功。盖此疾皆起于七情饮食所致，痰气郁结，遂成有形，妨碍道路，吐食痛胀，非此物化消，岂能去之？其性善烂金银铜锡，庖人煮硬肉，入砂少许即烂，可以类推矣。所谓化人心为血者，亦甚言其不可多服尔。张果《玉洞要诀》云：北庭砂秉阴石之气，含阳毒之精，能化五金八石，去秽益阳，其功甚着，力并硫黄。独孤滔《丹房镜源》云：砂性有大毒，为五金之贼，有沉冷之疾，则可服之，疾减便止，多服则成拥塞痈肿。二说甚明，而唐宋医方乃有单服之法，盖欲得其助阳以纵欲，而不虞其损阴以发祸也。其方唐慎微已收附本草后，今亦存之，以备考者知警。

附方：新二十三。

肾脏积冷：气攻心腹疼痛，面青足冷：砂二两，桃仁一两（去皮）。酒一小盏，煎十余沸，去砂石，入桃仁泥，旋旋煎成膏，蒸饼和丸梧子大。每热酒下二十丸。（《圣惠方》）

积年气块：脐腹痛疼。砂（醋煮）二两，木瓜三枚（切，须去瓤）。入在内，碗盛，于日中晒至瓜烂，研匀，以米醋五升，煎如稀饧，密收。用时旋以附子末和丸梧子大。热酒化下一丸。（《圣惠方》）

痃癖癥块：硇砂丸。治癖癥块，暖水脏，杀三虫，妇人血气，子宫冷。腊月收桑条灰，淋去苦汁，日干。每砂一两，用灰三两，以水化，拌灰干湿得所。以瓶盛灰半寸，入于内，以灰填盖固济，文武火赤，冷定取出，研。以箕铺纸三重，安药于上，以热水淋之，直待味尽即止。以钵盛汁，于热灰火中养之，常令鱼眼沸，待汁干入瓶，再一食顷，取出重研，以粟饭和丸绿豆大。每空心。酒下五丸，病去即止。（《圣惠方》）

噎膈反胃：邓才清兴用北庭砂二钱，水和荞麦面包之，焦，待冷，取中间湿者，焙干一钱，入槟榔二钱，丁香二个，研匀。每服七厘，烧酒送下，日三服，愈即止。后吃白粥半月，仍服助胃丸药。《孙天仁集效方》：用北庭砂二两（一两，用人言末一两，同入罐内，文武火升三炷香，取出，灯盏上末；一两，以黄丹末一两，同入罐内，如上法升过，取末），用桑灰霜一两。研匀。每服三分，烧酒下，愈即止。又方：平胃散各一钱，入砂、生姜各五分，为末。沸汤点服二钱，当吐出黑物如石，屡验。

一切积痢：灵砂丹：用硇砂、朱砂各二钱半。为末。用黄蜡半两，巴豆仁三七粒（去膜），同入石器内，重汤煮一伏时，候豆紫色为度。去二七粒，只将一七粒同二砂研匀，溶蜡和收。每旋丸绿豆大。或三丸、五丸，淡姜汤下。（《本事方》）

月水不通：脐腹积聚疼痛。硇砂一两，皂角五挺（去皮子）。锉为末，以头醋一大盏，熬膏，入陈橘皮末三两，捣三百杵，丸梧子大。每温酒下五丸。（《圣惠方》）

死胎不下：砂、当归各半两。为末。分作二服，温酒调下，如人行五里，再一服。（《瑞竹堂方》）

喉痹口噤：硇砂、马牙硝等分，研匀，点之。（《圣济方》）牙齿肿痛：老鼠一个去皮，以硇砂淹擦，三日肉烂化尽，取骨，瓦上焙干，为末，入樟脑一钱，蟾酥二分。每以少许点牙根上，立止。（《孙氏集效方》）

偏头风痛：硇砂末一分，水润豉心一分。捣丸皂子大。绵包露出一头，随左右内鼻中，立效。（《圣惠方》）

损目生瘀：赤肉努出不退。杏仁百个，蒸熟去皮尖研，滤取净汁，入脑砂末一钱，水

煮化。日点一二次，自落。(《普济方》)

鼻中息肉：硇砂点之，即落。(白飞霞方)

鼻中毛出：昼夜可长一二尺，渐渐粗圆如绳，痛不可忍，摘去复生，此因食猪羊血过多致生。用乳香、硇砂各一两，为末，饭丸梧子大。每空心临卧各服十丸，水下。自然退落。(夏子益《奇疾方》)

蚰蜒入耳：硇砂、胆矾等分。为末。每吹一字，虫化为水。(《圣济录》)

割甲侵肉：久不瘥。硇砂、矾石，为末。裹之，以瘥为度。(《外台秘要》)

蝎虿叮螫：水调硇砂涂之，立愈。(《千金方》)

代指肿痛：唾和白硇砂，以面作碗子，套指入内，一日瘥。(《千金方》)

面上疣目：硇砂、硼砂、铁锈、麝香等分研，搽三次自落。(《集效方》)

疔疮肿毒：好硇砂、雄黄等分研。以银篦刺破疮口，挤去恶血，安药一豆入内，纸花贴住即效。毒气入腹呕吐者，服护心散。(《瑞竹堂方》)

疝气卵肿：胀痛不可忍。念珠丸：用硇砂、乳香各二钱，黄蜡一两。研溶和丸，分作一百单八丸，以绵缝，露一夜，次日取出，蛤粉为衣。每用一丸，乳香汤吞下，日二服，取效。(《本事方》)

诸劳久嗽：方见兽部下。

铅　丹

味辛，微寒，主吐逆，胃反，惊痫癫疾，除热下气，止小便利，除毒热，脐挛，金疮溢血。炼化还成九光，久服通神明。一名铅华，生于铅，生蜀郡平泽。

陶隐居云：即今熬铅所作黄丹也，画用者，俗方亦稀用，惟《仙经》涂丹釜所须，云化成九光者，当谓九光丹，以为釜尔，无别变炼法。

《唐本》注云：丹、白二粉，俱炒锡作，今经称铅丹。陶云熬铅俱误矣。

今注：此即今黄丹也，与粉锡二物，俱是化铅为之。按李含光《音义》云：黄丹，胡粉皆化铅，未闻用锡者，故《参同契》云：若胡粉投炭中色壤为铅。《抱朴子・内篇》云：

愚人乃不信黄丹及胡粉是化铅所作，今唐注以三物俱炒锡，大误矣。臣禹锡等谨按《药性论》云：铅丹君。主治惊悸狂走，呕逆，消渴，煎膏用止痛生肌。

萧炳云：臣，不入汤。

《日华子》云：黄丹，凉，无毒。镇心安神，疗反胃，止吐血及嗽，敷金疮，长肉及汤火疮，染须发。可煎膏。

《图经》：文具铅锡条下。

《外台秘要》：《集验》疗逆产方：真丹刀圭，涂儿蹠下。《肘后方》客忤，中恶之类，多于道间门外得之，令人心腹疼痛胀满，气冲心胸，不即治亦害人，救之方：真丹方寸匕，蜜三合和服之，口噤者，折齿灌之。

又方：治伤寒及时气温病，头痛壮热脉盛。真丹涂行身令遍，向火坐令汗出。

又方：蝎螫人，黄丹醋调涂之。

《经验方》：碧霞丹，治吐逆立效，北来黄丹四两，筛过，用好米醋半升，同药入铫内煎令干，却用炭火三秤，就铫内煅透红，冷取研细为末，用粟米饭丸如桐子大，煎醇汤下七丸，不嚼，只一服。

《王氏博济》：治风痌[①]驱风散：铅丹二两，白矾二两为末，用砖一口，以纸铺砖上，先以丹铺纸上，次以矾铺丹上，然后用纸搊[②]却，将十斤柳木柴烧过为度，取出细研。每服一钱，温酒下。《刘氏》治小儿疟方：黄丹两钱匕，以蜜水和与服，冷即以酒和令服之良。

《子母秘录》：治小儿重舌方：黄丹如豆大，内管中，以安舌下。

治疟：百草霜、黄丹等分，细研，每服二钱匕，于发日，空心米饮调服，不过两服愈。

《衍义》曰：铅丹，本谓之黄丹，化铅而成，别有法。《唐本》注炒锡作。然经称铅丹则炒锡之说误矣，亦不为难辨，盖锡则色黯暗，铅则明白，以此为异，治疟及久积皆用。

现注：

①痌：古代医书写风痌、癫痌皆用痌字，直至1964年版的五院本《中医内科讲义》仍用痌字。不知何时将痌字改为痫字并发音（xián 贤）。这不符和癫痌原意，癫痌民间称羊角风或羊痌（jiàn 间）风，因羊角纹路绕圈向上很像旋风而得名。《庄子·逍遥游》抟扶摇羊角而上者九万里司马彪注曰：风曲上行曰羊角。《说文解字》痌字注曰：病也，閒（jiàn 间）声，据此医务界将癫痌发音为癫痌（jiàn 间）。将痌发音为痫是据《说文解字》反切注音“户閒切”应发闲音，但《说文解字》并无将閒字发闲音的记载，只发间音。说明《说文》自身注音有矛盾。閒可通闲是后来事。按羊角（痌 jiàn 间）风的命名根据和民间与医界的历史习惯，应该读癫痌（jiàn 间）。可又改不了字典注音。故只好用痌字，不用痫字，以不破坏历史沿革。用痫字不合历史，因古代医书皆用痌字。即便简化也应门字里加日字不应加木字。因古书未见加木字者。

②搊挡：（chōu 音抽）。原意为束紧。

按：铅丹为用铅加工而成的四氧化三铅 pb_3O_4，综合条文铅丹功能止吐镇惊。临床偶有作外用药者。

时珍曰：今人以作铅粉不尽者，用硝石、矾石炒成丹。若转丹为铅，只用连须葱白汁拌丹慢煎，成金汁倾出，即还铅矣。货者多以盐硝砂石杂之。凡用以水漂去硝盐，飞去砂石，澄干，微火炒紫色，地上去火毒，入药。《会典》云：黑铅一斤，烧丹一斤五钱三分也。

震亨曰：一妇因多子，月内服铅丹二两，四肢冰冷，食不入口。时正仲冬，急服理中汤加附子数十帖乃安。谓之凉无毒可乎？

时珍曰：铅丹本无甚毒，此妇产后冬月服之过剂，其病宜矣。

坠痰杀虫，去怯除忤恶，止痢明目（时珍）。

成无己曰：仲景龙骨牡蛎汤中用铅丹，乃收敛神气以镇惊也。

好古曰：涩可去脱而固气。

时珍曰：铅丹体重而性沉，味兼盐、矾，走血分，能坠痰去怯，故治惊痫癫狂、吐逆反胃有奇功。能消积杀虫，故治疳疾下痢疟疾有实绩。能解热拔毒，长肉去瘀，故治恶疮肿毒，及入膏药，为外科必用之物也。

附方：新二十五。

消渴烦乱：黄丹，新汲水服一钱，以荞麦粥压之。(《圣惠方》)

伏暑霍乱：水浸丹，见木部巴豆下。

小儿吐逆：不止，宜此清镇。烧针丸：用黄丹研末，小枣肉和丸芡子大。每以一丸，针签于灯上烧过，研细，乳汁调下。一加朱砂、枯矾等分。(谢氏《小儿方》)

反胃气逆：胃虚。铅丹二两，白矾二两，生石亭脂半两。以丹、矾研匀，入坩埚内，以炭半秤赤，更养一夜，出毒两日，入亭脂同研，粟米饭和丸绿豆大。每日米饮下十五丸。(《圣济录》)

泄泻下痢：赤白。用枣肉捣烂，入黄丹、白矾各皂子大，粳米饭一团，和丸弹子大，铁线穿，于灯上烧过，为末。米饮服之。(《摘玄方》)

赤白痢下：黄丹（炒紫）、黄连（炒）等分。为末，以糊丸麻子大。每服五十丸，生姜、甘草汤下。(《普济方》)

妊娠下痢：疼痛。用乌鸡卵一个，开孔去白留黄，入铅丹五钱搅匀，泥裹煨干研末。每服二钱，米饮下。一服愈，是男；二服愈，是女。(《三因方》)

吐血咯血：咳血：黄丹，新汲水服一钱。(《经验方》)

寒热疟疾：体虚汗多者。黄丹、百草霜等分，为末。发日，空心米饮服三钱，不过二服愈。或糊丸，或蒜丸，皆效。《肘后方》：用飞炒黄丹一两，恒山末三两，蜜丸梧子大。每服五十丸，温酒下。平旦及未发、将发时，各一服，无不效。《普济方》：端午日，用黄丹二两，独蒜一百个，捣丸梧子大。每服九丸，空心长流水面东下。二三发后乃用，神效。亦治痢疾。《三因方》：用黄丹（炒）、建茶等分。为末。温酒服二钱。又黄丹飞焙，面糊丸芡子大。每枣子一枚，去核，包一丸，纸裹煨熟食之。

温疟不止：黄丹（炒）半两，青蒿（童尿浸）二两，为末。每服二钱，寒多酒服，热多茶服。(《仁存堂方》)

一切目疾：昏障，治；只障，不治。蜂蜜半斤，铜锅熬起紫色块，入飞过真黄丹二两，水一碗，再炼，至水气尽，以细生绢铺薄纸一层，滤净，瓶封埋地内三七。每日点眼七次，药粘则洗之。一方：入诃子肉四个。(《保寿堂方》)

赤眼痛：黄丹，蜂蜜调贴太阳穴，立效。(《明目经验方》)

赤目及翳：铅丹、白矾等分，为末点之。又方：铅丹、乌贼骨等分，合研，白蜜蒸点之。(《千金方》)

眼生珠管：铅丹半两，鲤鱼胆汁和如膏。日点三五次。(《圣惠方》)

痘疹生翳：黄丹、轻粉等分，为末。吹少许入耳内，左患吹右，右患吹左。(《疹痘方》)

小儿口疮：糜烂。黄丹一钱，生蜜一两，相和蒸黑。每以鸡毛蘸搽，甚效。(《普济方》)

腋下胡臭：黄丹入轻粉，唾调，频掺之。(《普济方》)

蚰蜒入耳：黄丹、酥、蜜、杏仁等分，熬膏。绵裹包塞之，闻香即出，抽取。(《圣惠方》)

金疮出血：不可以药速合，则内溃伤肉。只以黄丹、滑石等分，为末敷之。(《集玄方》)

外痔肿痛：黄丹、滑石等分，为末。新汲水调，日五上之。(《婴童百问》)

血风臁疮：黄丹一两，黄蜡一两，香油五钱，熬膏。先以葱、椒汤洗，贴之。(陆氏《积德堂方》)

远近臁疮：黄丹（飞炒）、黄柏（酒浸七日，焙）各一两，轻粉半两。研细。以苦茶洗净，轻粉填满，次用黄丹护之，外以柏末摊膏贴之，勿揭动，一七见效。(孙氏《集效方》)

铅

味甘，无毒，镇心安神，治伤寒毒气，反胃呕哕，蛇蜴所咬，炙熨之。新补见《日华子》。

《图经》曰：铅生蜀郡平泽，锡生桂阳山谷，今有银坑处皆有之，而临贺出锡尤盛，亦谓之白镴[1]。铅丹，黄丹也；粉锡，胡粉也，二物并是化铅所作，故附于铅。镜虽铜而皆用锡杂之，乃能明白，故镜鼻附于锡。谨按《字书》为：锡为镴；铅为青金，虽相似而入用殊别也。又有铅霜，亦出于铅。其法以铅杂水银十五分之一，合炼作片，置醋瓮中密封，经久成霜，亦谓之铅白霜，性极冷，入治风痰及婴孺惊滞药，今医家用之尤多。凡铸铜之物多和以锡，《考工记》攻金之工，金有六齐是也。凡药用铜弩牙、古文钱之类，皆以有锡，故其用亦近之。又铅灰治瘰疬，刘禹锡着其法云：取铅三两，铁器中熬之，久当有脚如黑灰，和脂涂疬子上，仍以旧帛贴之，数数去帛，拭恶汁，又贴，如此半月许，亦不痛不破、不作疮，但内消之为水差。虽流过项亦差。

鈆

陈藏器云：锡、铅及琅玕、铜镜鼻、铜，陶云琅玕杀锡毒，按锡有黑有白，黑锡寒小毒，主瘿瘤，鬼气疰忤，错为末和青木香敷风疮肿恶毒。《本经》虽有条，皆以成丹及粉，非专为铅锡生文也。锡为粉化铅为丹，《本经》云：铅丹，锡粉是也。苏云：铅为丹，锡为粉深误。

《经验方》：治发背，及诸般痈毒疮，黑铅一斤，甘草三两微炙剉，用酒一斗，著空瓶在旁，先以甘草置在酒瓶内，然后镕锡投在酒瓶中，却出酒在空瓶内，取出铅，依前镕后投，如此者九度，并甘草去之，只留酒，令病者饮，醉寝即愈。

《胜金方》：乌髭鬓，明目，牢齿牙：黑铅半斤，大锅内镕成汁，旋入桑条灰，柳木搅令成沙，右以熟绢罗为末，每日早晨如常揩齿牙后用温水漱在盂子内，取用其水洗眼，治诸般眼疾，髭黄白者，用之皆变黑也。

又方：治金石药毒：用黑铅一斤，以坩埚中镕成汁，投酒一升，如此十数回，候酒至半升，去铅顿服之差。

《青霞子》：《宝藏论》云，黑铅草伏得成宝，可点铜为银，并铸作鼎，养朱砂，住得火，养水银住火，断粉霜，住火。

《太清服炼灵砂法》：锡、铅俱禀北方壬癸阴极之精也，性濡滑，服之而多阴毒，伤人心胃。

《丹房镜源》云：铅，咸。铅者不出银，熟铅是也。嘉州、陇陁[2]利州出铅精之华，深有变形之状，文曰紫背铅，铅能碎金刚钻。草节铅出嘉州，打着碎，如烧之有硫黄臭烟者。信州铅、卢氏铅此粗恶，用时直须滤过。阴平铅出剑州，是铁之苗，铅黄[3]花投汞中，以文武火养，自浮面上，掠刮取，炒作黄丹色。钓脚铅出雅州山洞，溪砂中，形如皂子又如蝌蚪子，黑色。炒铅丹法：铅一斤，土硫黄一两，消石一两。右先镕铅成汁，下醋点之，滚沸时下土硫黄一小块，并续更下消石少许，沸定再点醋，依前下少许消黄已，消沸尽，黄亦尽，炒为末成丹。

现注：

①镴：（là 辣），锡或铅锡合金。

②陁：（tuó 驼），山冈。

③铅黄：铅黄矿如鳞片。

按：由方铅矿炼成金属铅。条文所述功能镇心安神，临床黑锡丹中用铅其他未见用者。黑锡丹治喘有效。

释名：金公（《纲目》）、水中金。时珍曰：铅易沿流，故谓之铅。锡为白锡，故此为黑锡。而神仙家拆其字为金公，隐其名为水中金。

时珍曰：铅生山穴石间，人挟油灯，入至数里，随矿脉上下曲折斫取之。其气毒人，若连月不出，则皮肤痿黄，腹胀不能食，多致疾而死。《地镜图》云：草青茎赤，其下多铅。

铅锡之精为老妇。《宝藏论》云：铅有数种，波斯铅，坚白为天下第一。草节铅，出犍为，银之精也。

衔银铅，银坑中之铅也，内含五色。并妙。上饶乐平铅，次于波斯、草节。负版铅，铁苗也，不可用。倭铅，可勾金。《土宿真君本草》云：铅乃五金之祖，故有五金狴犴、追魂使者之称，言其能伏五金而死八石也。雌黄乃金之苗，而中有铅气，是黄金之祖矣。银坑有铅，是白金之祖矣。信铅杂铜，是赤金之祖矣。与锡同气，是青金之祖矣。朱砂伏于铅而死于硫，硫恋于铅而伏于，铁恋于磁而死于铅，雄恋于铅而死于五加。故金公变化最多，一变而成胡粉，再变而成黄丹，三变而成密陀僧，四变而为白霜。《雷氏炮炙论》云：令铅住火，须仗修天；如要形坚，岂忘紫背。注云：修天，补天石也。紫背，天葵也。

时珍曰：凡用以铁铫熔化泻瓦上，滤去渣脚，如此数次收用。其黑锡灰，则以铅沙取黑灰。白锡灰，不入药。

消瘰痈肿，明目固牙，乌须发，治实女，杀虫坠痰，治噎膈消渴风痫，解金石药毒（时珍）。

黑锡灰主治积聚，杀虫，同槟榔末等分，五更米饮服（震亨）。

好古曰：黑锡，属肾。时珍曰：铅，禀北方癸水之气，阴极之精，其体重实，其性濡滑，其色黑，内通于肾，故《局方》黑锡丹，《宣明》补真丹皆用之。得汞交感，即能治一切阴阳混淆，上盛下虚，气升不降，发为呕吐眩晕、噎膈反胃危笃诸疾，所谓镇坠之剂，有反正之功。但性带阴毒，不可多服，恐伤人心胃耳。铅性又能入肉，故女子以铅珠耳，即自穿孔；实女无窍者，以铅作铤，逐日之，久久自开，此皆昔人所未知者也。铅变化为胡粉、黄丹、密陀僧、铅白霜，其功皆与铅同。但胡粉入气分，黄丹入血分，密陀僧镇坠下行，铅白霜专治上焦胸膈，此为异耳。方士又铸为梳，梳须发令光黑，或用药煮之，尤佳。

附方：新十七。

揩牙乌髭：黑铅消化，以不蛀皂荚寸切投入，炒成炭，入盐少许，研匀。日用揩牙。摘去白髭，黑者更不白也。又方：黑锡一斤，炒灰埋地中五日，入升麻、细辛、诃子同炒黑。日用揩牙，百日效。(《普济》)

牙齿动摇：方同上。

乌须铅梳：铅十两，锡三两，婆罗得三个，针砂、熟地黄半两，茜根、胡桃皮一两，没石子、诃黎勒皮、硫黄、石榴皮、磁石、皂矾、乌麻油各二钱半，为末。先化铅锡，入末一半，柳木搅匀，倾入梳模子，印成修齿。余末同水煮梳，三日三夜，水耗加之，取出故帛重包五日。每以熟皮衬手梳一百下，须先以皂荚水洗净拭干。(《普济》) 肾脏气发攻心，面黑欲死，及诸气奔豚喘急。铅二两，石亭脂二两，丁香一两，木香一两，麝香一钱。先化铅炒干，入亭脂急炒，焰起以醋喷之，倾入地坑内覆住，待冷取研，粟饭丸芡子大。每用二丸，热酒化服，取汗或下或通气即愈。如大便不通，再用一丸，入玄明粉五分服。(《圣济录》)

妇人血气：冷痛攻心。方同上。

风痫吐沫：反目抽掣，久患者：黑铅、水银（结砂）、南星（炮）各一两。为末，糯饭丸绿豆大。一岁一丸，乳汁下。(《普济方》)

反胃哕逆：黑铅化汁，入纸灰以柳木槌研成粉，一两，入米醋一升，砂锅熬膏，入蒸饼末少许，捣丸小豆大。每服一丸，姜汤下。(《圣济录》)

多年反胃：不止。紫背铅二两，石亭脂二两，盐卤汁五两，烧铅以卤汁淬尽，与亭脂同炒，或焰起，铫子盖上焰即止，研匀，蒸饼和丸梧子大。每服二十丸，煎石莲、干柿汤下。(《圣济录》)

消渴烦闷：黑铅、水银等分。结如泥，常含豆许，吞津。(《圣惠方》)

寸白虫病：先食猪肉一片，乃以砂糖水调黑铅灰四钱，五更服之，虫尽下，食白粥一日。

许学士病嘈杂，服此下二虫，一寸断，一长二尺五寸，节节有斑纹也。(《本事方》)

水肿浮满：乌锡五两，皂荚一挺（炙）。酒二斗，煮六沸。频服，至小便出二三升，即消。(《千金翼》)

小便不通：黑铅错末一两，生姜半两，灯心一握，井水煎服，先以炒葱贴脐。(《圣惠方》)

猝然咳嗽：炉中铅屑、桂心、皂荚等分。为末，蜜丸如梧子大。每饮下十五丸，忌葱。(《备急方》)

取轻粉毒：出山黑铅五斤，打壶一把，盛烧酒十五斤，纳土茯苓半斤，乳香三钱，封固，重汤煮一日夜，埋土中，出火毒。每日早晚任性饮数杯，后用瓦盆接小便，自有粉出为验。服至筋骨不痛，乃止。(《医方摘要》)

解砒霜毒，烦躁如狂，心腹疼痛，四肢厥冷，命在须臾。黑铅四两，磨水一碗灌之。(《华佗危病方》)

解硫黄毒：黑锡煎汤服，即解。(《集简方》)

粉锡

味辛，寒，无毒。主伏尸毒螫[1]，杀三虫。去鳖瘕，疗恶疮，堕胎，止小便利。一名解锡。陶隐居云：即今化铅所作胡粉也，其有金色者疗尸虫弥良。而谓之粉锡，事与经乖。《唐本》注云：铅丹、胡粉实用锡造，陶今言化铅作之。《经》云粉锡，亦为误矣。

今注：按《本经》呼为粉锡，然其实铅粉也，故《英公序》云：铅锡莫辨者，盖谓此也。

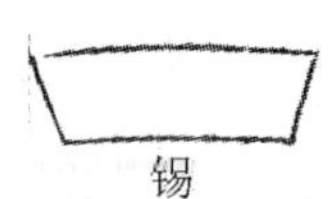
锡

臣禹锡等谨按《药性论》云：胡粉使，又名定粉。味甘辛，无毒。能治积聚不消，焦炒止小儿疳痢。

陈藏器云：胡粉，本功外主久痢成疳，和水及鸡子白服，以粪黑为度，为其杀虫而止痢也。

《日华子》云：光粉，凉无毒。治痈肿瘘烂，呕逆，疗癥瘕，小儿疳气。

《图经》：文具铅条下。

《外台秘要》：误吞钱并金银物，以胡粉一两，捣调之，分再服，食[②]水银、金如泥，吞金银物在腹中，服之令消洋[③]出之。

《千金方》：治疮中水，胡粉、炭灰白、等分，脂和涂孔上，水即止。

又方：治诸腋臭，胡粉三合，以牛脂和煎令可丸，涂之。

《肘后方》：治笃病新起，早劳食饮多，至复欲死方：水服胡粉少许。《伤寒类要》同。

又方：治卒从高落下，瘀血抢心，面青短气欲死方：胡粉一钱匕，和水服之即差。

《孙真人食忌》：治火烧疮，以胡粉羊髓和涂上封之。

《食医心镜》：治小儿舌上疮，取胡粉末并猪䯗[④]骨中髓敷之，日三度。

张文仲：治干湿癣等及阴下常湿且臭或作疮，但以胡粉一分粉之，除即差止，常用大验。《肘后方》同。

又方：治寸白虫，熬胡粉令速燥，平旦作肉臛，以药方寸匕内臛[⑤]中服之，有大效。

又方：小儿疳疮，胡粉熬八分，猪脂和涂之，差为度，油亦得。

《子母秘录》：小儿夜啼，胡粉服水调三豆大日三服。又方：小儿腹胀，胡粉盐熬，色变以摩腹上，兼治腹皮青，若不理，须臾死。

又方：治小儿无辜痢赤白，兼成疳，胡粉熟熬令色变以饮服之。

又方：治小儿耳后月蚀疮，胡粉和土涂上。

《丹房镜源》云：胡粉可制硫黄，亦可用外柜。

《衍义》曰：粉锡，胡粉也，又名定粉，止泄痢，积聚久痢。

现注：

①螫：原有“音释”二字注音。现注（shì 是），一般读（zhé 蜇）。

②食：通蚀。

③洋：舒缓貌。《孟子·万章上》：少则洋洋焉，朱熹注曰：则稍纵矣。

④䯗：（tóng 铜），猪羊腿骨。

⑤臛：（huò 霍），肉羹。

按：粉锡又称铅粉，由铅加工成碱式碳酸铅 $2PbCO_3 \cdot Pb(OH)_2$，综合条文功能解毒除瘕。只可合外用药。

释名：铅粉(《纲目》)、铅华(《纲目》)、水粉(《纲目》)、官粉。时珍曰：铅、锡一类也，古人名铅为黑锡，故名粉锡。《释名》曰：胡者，糊也，和脂以糊面也。定、瓦言其形，光、白言其色。俗呼吴越者，为官粉；韶州者，为韶粉；辰州者，为辰粉。

震亨曰：胡粉是锡粉，非铅粉也。古人以锡为粉，妇人用以附面者，其色类肌肉，不可入药。《参同契》云：胡粉投炭中，色坏，还为铅。

时珍曰：锡炒则成黑灰，岂有白粉。苏恭已误，而朱震亨复踵其误，何哉？

时珍曰：按《墨子》云：禹造粉。张华《博物志》云：纣烧铅锡作粉。则粉之来亦远矣。今金陵、杭州、韶州、辰州皆造之，而辰粉尤真，其色带青。彼人言造法：每铅百斤，熔化，削成薄片，卷作筒，安木甑内，甑下、甑中各安醋一瓶，外以盐泥固济，纸封甑缝。风炉安火四两，养一七，便扫入水缸内，依旧封养，次次如此，铅尽为度。不尽者，留炒作黄丹。每粉一斤，入豆粉二两，蛤粉四两，水内搅匀，澄去清水。用细灰按成沟，纸隔数层，置粉于上，将干，截成瓦定形，待干收起，而范成大《虞衡志》言：桂林所作铅粉最有名，谓之桂粉，以黑铅着糟瓮中罨化之。《何孟春余冬录》云：嵩阳产铅，居民多造胡粉。其法：铅块悬酒缸内，封闭四十九日，开之则化为粉矣。化不白者，炒为黄丹。黄丹滓为密陀僧。三物收利甚博。其铅气有毒，工人必食肥猪犬肉、饮酒及铁浆以厌之。枵腹中其毒，辄病至死。长幼为毒熏蒸，多痿黄瘫挛而毙。其法略皆不同，盖巧者时出新意，以速化为利故尔。又可见昔人炒锡之谬。《相感志》云：韶粉蒸之不白，以萝卜瓮子蒸之则白。

时珍曰：胡粉能制硫黄。又雌黄得胡粉而失色，胡粉得雌黄而色黑，盖相恶也。又入酒中去酸味，收蟹不沙。

治食复劳复，坠痰消胀，治疥癣狐臭，黑须发（时珍）。

时珍曰：胡粉，即铅之变黑为白者也。其体用虽与铅及黄丹同，而无硝盐火烧之性，内有豆粉、蛤粉杂之，只能入气分，不能入血分，此为稍异。人服食之，则大便色黑者，此乃还其本质，所谓色坏还为铅也。亦可入膏药代黄丹用。

附方：新三十。

小儿脾泄：不止。红枣二十个去核，将官粉入内，以阴阳瓦焙干，去枣研粉。每服三分，米汤下。(孙真人《集效方》)

赤白痢下：频数，肠痛。定粉一两，鸡子清和，炙焦为末。冷水服一钱。(《肘后方》)

身热多汗：胡粉半斤，雷丸四两，为末粉身。(《千金方》)

妇人心痛：急者。好官粉为末，葱汁和丸小豆大。每服七丸，黄酒送下即止。粉能杀虫，葱能透气故也。(邵真人方)

服药过剂：闷乱者。水和胡粉服之。(《千金方》)

鼻衄不止：胡粉炒黑，醋服一钱，即止(《圣惠方》)

齿缝出血：胡粉半两，麝香半钱，为末。卧时揩牙。(《圣济录》)

折伤接骨：官粉、硼砂等分，为末。每服一钱，苏木汤调下，仍频饮苏木汤，大效。(《接骨方》)

杖疮肿痛：水粉一两，赤石脂（生）一钱，水银一分，以麻油杵成膏，摊油纸贴之。肉消者，填满紧缚。(《救急方》)

抓伤面皮：香油调铅粉搽之，一夕愈。(《集简方》)

食梅牙齼：韶粉揩之。(《相感志》)

染白须发：胡粉、锻石等分，水和涂之，以油纸包，烘令温暖，候未燥间洗去，以油润之，黑如漆也。(《博物志》)

阴股常湿：胡粉粉之。(《备急方》)

干湿癣疮：方同上。

黄水脓疮：官粉（黄）、松香各三钱，黄丹一钱，飞矾二钱。为末，香油二两，熬膏敷之。(邵真人方)

燕口吻疮：胡粉（炒）一分，黄连半两，为末，敷之。(《普济方》)

痘疮瘢痕，或凸或凹。韶粉一两，轻粉一定，和研，猪脂调敷。(陈文中小儿方)

妒精阴疮：铅粉二钱，银杏仁七个，铜铫内炒至杏黄，去杏取粉，出火毒，研搽效。(《集简方》)

反花恶疮：胡粉一两，胭脂一两。为末。盐汤洗净敷之，日五次。(《圣惠方》)

疮似蜂窠，愈而复发。胡粉、朱砂等分。为末，蜜和涂之。(《圣济录》)

血风臁疮：《孙氏集效方》：用官粉四两，水调入碗内，以蕲州艾叶烧烟熏干，入乳香少许同研，香油调作隔纸膏，反复贴之。《杨氏简便方》：用官粉炒过，桐油调作隔纸贴之。

小儿丹毒：唾和胡粉，从外至内敷之良。(《千金方》)

蠼尿疮：酢和胡粉涂之。(《千金方》)

诸蛇螫伤：胡粉和大蒜捣涂。(《千金方》)

三年目翳：胡粉涂之。(《圣惠方》)

口中干燥：烦渴无津。雄猪胆五枚，酒煮皮烂，入定粉一两研匀，丸芡子大，每含化一丸咽汁。(《太平圣惠方》)

腹中鳖癥：胡粉、黍米，淋汁温服，大效。(《卫生易简方》)

接骨续筋：止痛活血。定粉、当归各一钱，硼砂一钱半。为末。每服一钱，苏木煎汤调下，仍频饮汤。(同上)

发背恶疮：诸痈疽。好光粉二两，真麻油三两。慢火熬，以柳枝急搅，至滴水成珠，入白胶末少许，入器，水浸两日，油纸摊贴，名神应膏。(《直指方》)

东 壁 土

主下部疮，脱肛。

陶隐居云：此屋之东壁上土尔，当取东壁之东边，谓常先见日光，刮取用之，亦疗小儿风脐，又可除油污衣，胜石灰、滑石。

《唐本》注云：此土摩干湿二癣，极有效也。

臣禹锡等谨按《药性论》云：东壁土，亦可单用，性平，刮末细筛点目中去翳。又东壁土、蚬壳细末敷豌豆疮，及主温疟。

《日华子》云：东壁土，温，无毒。

陈藏器云：好土，味甘，平，无毒。主泄痢冷热赤白，腹内热毒绞结痛下血。取入地干土，以水煮三五沸，绞去滓，适稀稠及暖服二升。又解诸药毒，中肉毒，合口椒毒，野菌毒并解之。取东壁土用之功亦小同，止泄痢，霍乱，烦闷。为要取其向阳壁，久干也。

张司空云：土三尺已上曰粪，三尺已下曰土，服之当去上恶物，勿令入客水。又食牛马肉，及肝中毒者，先剉头发令寸长，拌好土作溏泥二升，合和饮之，须臾发皆贯所食肝出。牛马独肝者有大毒，不可食。汉武云：文成食马肝死。又人卒患心痛，画地作五字，以撮取中央土，水和一升绞服之良也。

又云：土消，大寒，无毒。主伤寒时气，黄疸病烦热，汤淋取汁顿服之。《庄子》云：蛣蜣转丸是也，藏在土中，掘地得之，正圆如人捻作，弥久者佳。

又云：土槟榔主恶疮，诸虫咬，及瘰疬疥瘘等，细研油涂之。状如槟榔，于土穴中及阶除间得之，新者犹软，云蟾蜍屎也。蟾食百虫，故特主恶疮。

《图经》：文具石灰条下。

《外台秘要》：治肛门凸出，故东壁土一升研，皂荚三挺，长一尺二寸。壁土挹粉肛门头出处，皂荚炙，暖更递熨之差。

《肘后方》：服药过剂及中毒，烦闷欲死，刮东壁土，以水一二升，调饮之。

《经验方》：治背痈疖，以多年烟薰壁土并黄柏二件，等，捣罗末，用生姜汁拌成膏摊贴之，更以茅香汤调下一钱匕服妙也。

《子母秘录》：治小儿脐风疮，历年不差方：东壁土敷之。《衍义》东壁土文具伏龙肝条下。

按：即东墙壁先见日光者刮取之土。可解毒止霍乱及多种难治之病。

时珍曰：昔一女，忽嗜河中污泥，日食数碗。玉田隐者以壁间败土调水饮之，遂愈。又凡脾胃湿多，吐泻霍乱者，以东壁土，新汲水搅化，澄清服之，即止。盖脾主土，喜燥而恶湿，故取太阳真火所照之土，引真火生发之气，补土而胜湿，则吐泻自止也。《岭南方》治瘴疟香椿散内用南壁土，近方治反胃呕吐用西壁土者，或取太阳离火所照之气，或取西方收敛之气，然皆不过借气补脾胃也。

时珍曰：按刘《钱乙传》云：元丰中，皇子仪国公病瘈疭，国医未能治，长公主举乙人，进黄土汤而愈。神宗召见，问黄土愈疾之状。乙对曰：以土胜水，木得其平，则风自退尔。上悦，擢太医丞。又《夷坚志》云：吴少师得疾，数月消瘦，每日饮食入咽，如万虫攒攻，且痒且痛，皆以为劳瘵，迎明医张锐诊之。锐令明旦勿食，遣卒诣十里外，取行路黄土至，以温酒二升搅之，投药百粒饮之。觉痛几不堪，及登溷，下马蝗千余，宛转，其半已困死，吴亦惫甚，调理三日乃安。因言夏月出师，燥渴，饮涧水一杯，似有物入咽，遂得此病。锐曰：虫入人脏，势必孳生，饥则聚咂精血，饱则散处脏腑。苟知杀之而不能扫取，终无益也。是以请公枵腹以诱之，虫久不得土味，又喜酒，故乘饥毕集，一洗而空之。公大喜，厚赂谢之，以礼送归。

附方：新十九。

急心痛：五十年陈壁土、枯矾各二钱。为末，蜜丸，艾汤服。（《集玄方》）

霍乱烦闷：向阳壁土，煮汁服。（《圣济录》）

解乌头毒：不拘川乌、草乌毒。用多年陈壁土，泡汤服之。冷水亦可。（《通变要法》）

六畜肉毒：东壁土末，水服一钱，即安。（《集玄方》）

目中翳膜：东壁土细末，日点之，泪出佳。（《肘后方》）

痱子瘙痒：干壁土末敷之，随手愈。（《普济方》）

耳疮唇疮：东壁土和胡粉敷之。(《救急方》)

破经年，脓水不绝。用百年茅屋厨中壁土为末，入轻粉调敷，半月即干愈。(《永类方》)

诸般恶疮：拔毒散：东墙上土、大黄等分。为末，用无根井华水调搽，干再上。(《瑞竹堂方》)

小儿吃土：用干黄土一块，研末，浓煎黄连汤调下。《救急方》

乌纱惊风：小儿惊风，遍身都乌者。急推向下，将黄土一碗，捣末，入久醋一钟，炒热包定熨之，引下至足，刺破为妙。(《小儿秘诀》)

目卒无见：黄土搅水中，澄清洗之。(《肘后方》)

内痔痛肿：朝阳黄土、黄连末、皮硝各一两。用猪胆汁同研如泥，每日旋丸枣大，纳入肛内，过一夜，随大便去之。内服乌梅、黄连二味丸药。(孙氏《集效方》)

颠仆欲死：一切伤损，从高坠下，及木石所迮，落马仆车，瘀血凝滞，气绝欲死者，亦活。用净土五升蒸热，以故布重裹作二包，更互熨之。勿大热，恐破肉，取痛止则已，神效之方。(孙真人《千金方》)

杖疮未破：干黄土末，童尿入鸡子清调涂刷上，干即上，随以热水洗去，复刷复洗，数十次，以紫转红为度。仍刷两胯，以防血攻阴也。(《摄生方》)

汤火伤灼：醋调黄土，涂之。(《谈野翁方》)

蜈蚣螫伤：画地作王字，内取土掺之，即愈。(《集简方》)

蜂虿叮螫：反手取地上土敷之，或入醋调。(《千金方》)

蠼螋尿疮：画地作蠼形，以刀细取腹中土，唾和涂之，再涂即愈。孙真人云：予得此疾，经五六日不愈，或教此法，遂瘳。乃知万物相感，莫晓其由也。(《千金方》)

赤铜屑

以醋和如麦饭，袋盛，先刺腋下脉，去血封之，攻腋臭神效。又熬使极热，投酒中服五合，日三，主贼风反折。又烧赤铜五斤，内酒二斗中百遍，服同前，主贼风甚验。

今按陈藏器本草云：赤铜屑主折伤，能焊人骨，及六畜有损者，取细研，酒中温服之，直入骨损。焚六畜死后取骨视之，犹有焊痕。赤铜为佳，熟铜不堪。《唐本》先附。

臣禹锡等谨按《日华子》云：铜屑味苦平，微毒，明目治风眼，接骨焊齿，疗女人血气及心痛。又云：铜器，平，治霍乱转筋，肾堂及脐下疰痛，并衣被衬后贮火熨之。

《外台秘要》：治狐臭崔氏方：先用清水净洗，又用清酢浆净洗讫，微揩使破，取铜屑和酢熟揩。又方：赤铜屑，以酢和银器中炒极热，以布裹熨腋下，冷复易，差止，甚验。

《太清服炼灵砂法》云：铜禀东方乙阴之气，结而成魄。性利，服之伤肾。

《朝野佥版》云：定州人崔务，坠马折足，医者令取铜末和酒服之遂痊平，及亡后十余年，改葬视其胫骨折处有铜束之。

《丹房镜源》云：武昌铜，若作丹，打之不裂拆。

按：此主要为金属铜。条文功能解毒治狐臭。临床可用铜绿。

释名：红铜(《纲目》)、屑名铜落、铜末、铜花、铜粉、铜砂。时珍曰：铜与金同，故字从金、同也。时珍曰：铜有赤铜、白铜、青铜。赤铜出川、广、云、贵诸处山中，土人穴山采矿炼取之。白铜出云南，青铜出南番，唯赤铜为用最多，且可入药。人以炉甘石炼为黄铜，其色如金。砒石炼为白铜，杂锡炼为响铜。《山海经》言：出铜之山四百六十七，今则不知其几也。《宝藏论》云：赤金一十种：丹阳铜、武昌白慢铜、一生铜、生银铜，皆不出陶冶而生者，无毒，宜作鼎器。波斯青铜，可为镜。新罗铜，可作钟。石绿、石青、白、青等铜，并是药制成。铁铜以苦胆水浸至生赤，煤熬炼成而黑坚。锡坑铜大软，可点化。自然铜见本条。《鹤顶新书》云：铜与金银同一根源也，得紫阳之气而生绿，绿二百年而生石，铜始生于中，其气禀阳，故质刚戾。《管子》云：上有陵石，下有赤铜。《地镜图》云：山有磁石，下有金若铜。草茎黄秀，下有铜器。铜器之精，为马为僮。《抱朴子》云：铜有牝牡。在火中尚赤时，令童男、童女以水灌之，铜自分为两段，凸起者牡也，凹下者牝也。以牝为雌剑，牡为雄剑，带之入江湖，则蛟龙水神皆畏避也。

时珍曰：即打铜落下屑也。或以红铜火水淬，亦自落下。以水淘净，用好酒入砂锅内炒见火星，取研末用。

时珍曰：苍术粉铜，巴豆、牛脂软铜，慈菇、乳香哑铜，物性然也。

同五倍子，能染须发（时珍）。

锡铜镜鼻

臣禹锡等谨按月闭通用药云：锡铜镜鼻平。主女子血闭癥瘕，伏肠绝孕。及伏尸邪气，生桂阳山谷。

陶隐居云：此物与胡粉异类，而今共条，当以其非止成一药，故以附见锡品中也。古无纯铜，作镜者皆用锡杂之，《别录》分用铜镜鼻，即是今破古铜镜鼻尔。用之当烧令赤，内酒中饮之，若置醯中出入百过，亦可捣也。铅与锡《本经》云生桂阳，今则乃出临贺，犹是分桂阳所置。铅与锡相似，而入用大异。

《唐本》注云：临贺出者名铅，一名白镴，唯此一处，资天下用。其锡出银处皆有之，虽相似而入用大异也。

今按《别本》注云：凡铸镜皆用锡和，不尔即不明白，故言锡铜镜鼻，今广陵者为胜。

臣禹锡等谨按《药性论》云：铜镜鼻微寒，主治产后余疹[①]，刺痛，三十六候，取七枚投醋中熬过呷之，亦可入当归、芍药煎服之。

《药诀》云：镜鼻，味酸冷无毒。

《日华子》云：古鉴，平，微毒。辟一切邪魅，女人鬼交，飞尸蛊毒，小儿惊痫，百虫入人耳鼻中，将就彼敲其虫即出。又催生及治暴心痛，并烧酒淬服之。

《图经》：文具铅锡条下。

《圣惠方》：治小儿卒中客忤，用铜照子鼻烧令赤，著少许酒中淬过，少少与儿服之。

现注：

①疹：通疢（chén 趁），疾病意。

按：锡铜镜鼻为锡铜类，可破血除瘕。临床有自然铜常用，虽为硫化铁也有少量锡铜类。

时珍曰：锡铜相和，得水浇之极硬，故铸镜用之。《考工记》云：金锡相半，谓之鉴燧之剂，是也。

附方：新一。

小儿客忤，面青惊痛。铜照子鼻烧赤，少酒淬过，与儿饮。(《圣惠方》)

镜锈即镜上绿也。俗名杨妃垢主治腋臭，又疗下疳疮，同五倍子末等分，米泔洗后敷之(时珍)。

白镴音腊、钔音引、贺。时珍曰：《尔雅》：锡，谓之钔。郭璞注云：白镴也。方术家谓之贺，盖锡以临贺出者为美也。

时珍曰：锡出云南、衡州。许慎《说文》云：锡者，银铅之间也。《土宿本草》云：锡受太阴之气而生，二百年不动成砒，砒二百年而锡始生。锡禀阴气，故其质柔。二百年不动，遇太阳之气乃成银。今人置酒于新锡器内，浸渍日久或杀人者，以砒能化锡，岁月尚近，便被采取，其中蕴毒故也。又曰：砒乃锡根。银色而铅质，五金之中独锡易制，失其药则为五金之贼，得其药则为五金之媒。《星槎胜览》言：满剌加国，于山溪中淘沙取锡，不假煎炼成块，名曰斗锡也。

时珍曰：苏恭不识铅、锡，以锡为铅，以铅为锡。其谓黄丹、胡粉为炒锡，皆由其不识故也。今正之。

气味甘，寒，微毒。时珍曰：洪迈《夷坚志》云：汝人多病瘿。地饶风沙，沙入井中，饮其水则生瘿。故金房间人家，以锡为井阑，皆夹锡钱镇之，或沉锡井中，乃免此患。

附方：新二。

解砒霜毒：锡器，于粗石上磨水服之。(《济急方》)

杨梅毒疮：黑铅、广锡各二钱半（结砂），蜈蚣二条，为末，纸卷作小捻，油浸一夜，点灯日照疮二次，七日见效。(《集玄方》)

铜　　青

平，微毒。治妇人血气心痛，合金疮，止血明目，去肤赤息肉。生铜皆有青，青则铜之精华，铜器上绿色是，北庭罯者最佳。治目时淘洗用。新补见陈藏器，《日华子》。

陈藏器云：陶云：青铜不入方用，按青铜明目去肤赤，合金疮，止血，入水不烂，令疮青黑。生熟铜皆有青，即是铜之精华，大者即空绿，以次空青也。铜青独在铜器上绿色者是。

《经验方》：治痰涎潮盛，卒中不语，备急大效，碧琳丹：生碌[①]二两，净洗于乳钵内研细，以水化去石，澄清同碌粉慢火熬令干，是取辰日辰时，于痕[②]位上修合，再研匀，入麝香一分同研，以糯米糊和丸，如弹子大，阴干。如卒中者，每丸作二服，用薄荷酒研下。瘫缓一切风，用朱砂酒研化下，候吐涎出沫青碧色，泻下恶物。

又方：治小儿绿云丹，不计分两，研细如粉，用醋面糊和丸如鸡头大，每有中者，纔觉使用薄荷酒磨下一丸，须臾便吐，其涎如胶，令人以手拨之，候吐罢，神效。

现注：

①碌：又称孔雀石，即碱式碳酸铜 $CuCO_3 \cdot Cu(OH)_2$。

②痕：原刻成痕，恐误。据文意应为辰。

按：陈藏器云：铜青独在铜器上，绿色者是。如此则即是今之铜绿。为碱式碳酸铜或孔雀石。临床明目退翳，益肤色乌发生发。

释名：铜绿。时珍曰：近时人以醋制铜生绿，取收晒干货之。

治恶疮、疳疮，吐风痰，杀虫（时珍）。

时珍曰：铜青乃铜之液气所结，酸而有小毒，能入肝胆，故吐利风痰，明目杀疳，皆肝胆之病也。《抱朴子》云：铜青涂木，入水不腐。

附方：新十。

赤发秃落：油磨铜钱衣，涂之即生。（《普济方》）

面黑痣：以草划破，铜绿末敷之，三日勿洗水，自落。浓者，再上之。（《圣济录》）

走马牙疳：铜青、滑石、杏仁等分，为末，擦之立愈。（邵真人《经验方》）

口鼻疳疮：铜青、枯矾等分。研敷之。又方：人中白一钱，铜绿三分。研敷之。

杨梅毒疮：铜绿醋煮研末，烧酒调搽，极痛出水，次日即干。或加白矾等分，研掺。（《简便方》）

臁疮顽癣：铜绿七分（研），黄蜡一两化熬，以浓纸拖过，表里别以纸隔贴之。出水妙。亦治杨梅疮及虫咬。（笔峰《杂兴》）

肠风痔瘘：方见密陀僧下。

诸蛇螫毒：铜青敷之。（《千金方》）

百虫入耳：生油调铜绿滴入。（《卫生家宝方》）

头上生虱：铜青、明矾末，掺之。（《摘玄方》）

井底沙

至冷，主治汤火烧疮用。

《千金方》蝎螫人，以井底泥涂敷之，温则易之。《肘后方》卧忽不寤，勿以火照，火照之杀人。但痛啮其踵及足拇指甲际，而多唾其面即活。井底泥涂目毕，令人垂头于井中，呼其姓名，便起。又方：治妊娠得时疫病，令胎不伤，取井底泥敷心下。

按：可治烧伤。

疗妊娠热病，取敷心下及丹田，可护胎气（时珍）。

附方：新三。

头风热痛：井底泥和大黄、芒硝末，敷之。（《千金方》）

胎衣不下：井底泥，以鸡子大，井华水服，即下。（《集玄方》）

小儿热疖：井底泥敷其四围。（《谈野翁方》）

代赭

味苦、甘，寒，无毒。主鬼疰贼风蛊毒，杀精物恶鬼，腹中毒邪气，女子赤沃漏下。带下百病，产难，胞衣不出，堕胎，养血气，除五脏血脉中热，血痹血瘀，大人小儿，惊气入腹，及阴痿不起。一名须丸。出姑幕者名须丸，出代郡者名代赭。一名血师，生齐国山谷，赤红青色如鸡冠有泽，染爪甲不渝[①]者良。采无时。畏天雄。陶隐居云：旧说是代郡城门下土，江东久绝，顷[②]魏国所献犹是彼间赤土尔，非复真物。此于俗用乃疏，而为《仙方》之要，并与戎盐、卤鹹[③]皆是急须。

《唐本》注云：此石多从代州来，云山中采得，非城门下土。又言生齐地山谷，今齐州亭山出赤石，其色有赤、红、青者，其赤者亦如鸡冠且润泽，土人惟采以丹楹柱而紫色且暗。此物与代州出者相似，古来用之。今灵州鸣沙县界河北，平地掘深四五尺得者，皮上赤滑，中紫如鸡肝，大胜齐，代所出者。

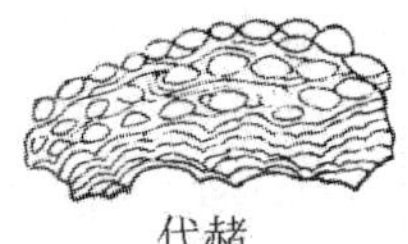
代赭

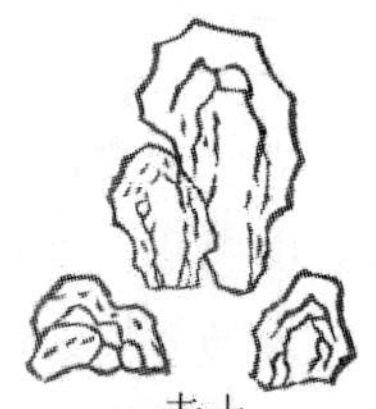
赤土

臣禹锡等谨按《药性论》云：代赭，使，雁门城土，干姜为使，味甘，平。主治女子崩中，淋沥不止，疗生子不落，末温服之，辟鬼魅。

萧炳云：代赭，臣。

《日华子》云：代赭畏附子，止吐血，鼻衄，肠风痔瘘，月经不止，小儿惊痫，疳疾，反胃，止泻痢，脱精尿血遗溺，金疮，长肉，安胎，健脾，又治夜多小便。

《图经》曰：代赭生齐国山谷，今河东，京东山中亦有之。以赤、红、青色如鸡冠有泽，染爪甲不渝者良。古方紫丸治小儿用代赭，云无真者以左顾牡蛎代，使乃知真者难得，今医家所用多择取大块，其上文头有如浮沤[④]丁者为胜，谓之丁头伏赭，采无时。次条又有白垩，生邯郸山谷，即画家所用者，多而且贱，一名白善土。胡居士云：始兴小桂县晋阳乡有白善，俗方稀用，今处处皆有，人家往往用以浣衣。《山海经·西山经》石鄗[⑤]之山其阴灌水出焉，而北流于愚水，其中有流赭，以涂牛马无病。郭璞注云：赭，赤土也。今人以朱涂牛角云以辟恶。又云：大次之山其阳多垩。又《北山经》，天池之山，其中多黄垩。又《中山经》葱聋之山，其中有大谷多白黑青黄垩注云言有杂色之垩也。然则赭以西土者为贵，垩有五色，入药惟白者耳。

《雷公》云：凡使不计多少，用蜡水细研尽重重飞过，水面上有赤色如薄云者去之。

然后用细茶脚汤煮之，一伏时了，取出又研一万匝，方入用净铁铛一口，著火得铛热底赤，即下白蜡一两于铛底，逡巡间便投新汲水冲之于中沸一二千度了，如此放冷取出使之。

《斗门方》：治小肠气，用血师一两，米醋一升，以火烧血师通赤，淬入醋中，以淬竭为度，捣罗如面，用汤调下一大钱即差，如神矣。血师即代赭也。

《御药院》：治风疹痒不可忍，赤土不计多少，研碎空心温酒调下一钱。

《丹房镜源》云：代赭出金色。

《别说》云：谨按今处州岁贡数不啻万斤，其色亦丹鲜。

《衍义》曰：代赭，方士炉火中多用丁头光泽坚实赤紫色者佳。白垩即白善土，京师谓之白土子，方寸许，切成段鬻于市，人得以浣衣。今人合王瓜等分为末，汤点二钱服治头痛。赤土今公府用以饰椽柱者，水调细末一二钱服，以治风疹。

现注：

①渝：意为改变。

②顷：当时之意。

③鹹：食盐条《图经》注鹹曰：（音减）。

④浮沤：水面泡沫。

⑤郈：下原有“音跪”二字注音，现注音为（guǐ 鬼）。

按：代赭为氧化物矿三氧化二铁 Fe_2O_3。综合条文代赭功能养血气，除血痹，治阴痿。临床常用为镇逆止吐药常治胃病。

释名：土朱(《纲目》)、铁朱。时珍曰：赭，赤色也。代，即雁门也。今俗呼为土朱、铁朱。《管子》云：山上有赭，其下有铁。铁朱之名或缘此，不独因其形色也。

时珍曰：赭石处处山中有之，以西北出者为良。宋时虔州岁贡万斤。崔《外丹本草》云：代赭，阳石也，与太一余粮并生山峡中。研之作朱色，可点书，又可罨金益色赤。张华以赤土拭宝剑，倍益精明，即此也。

时珍曰：今人惟赤，以醋淬三次或七次，研，水飞过用，取其相制，并为肝经血分引用也。《相感志》云：代赭以酒醋煮之，插铁钉于内，扇之成汁。

好古曰：代赭入手少阴、足缺阴经。怯则气浮，重所以镇之。代赭之重，以镇虚逆。故张仲景治伤寒汗吐下后心下痞硬，噫气不除者，旋覆代赭汤主之。用旋覆花三两，代赭石一两，人参二两，生姜五两，甘草三两，半夏半斤，大枣十二枚。水一斗，煮六升，去滓，再煎三升，温服一升，日三服。时珍曰：代赭乃肝与包络二经血分药也，故所主治皆二经血分之病。昔有小儿泻后眼上，三日不乳，目黄如金，气将绝。有名医曰：此慢惊风也，宜治肝。用水飞代赭石末，每服半钱，冬瓜仁煎汤调下，果愈。

附方：新一十二。

哮呷有声，卧睡不得：土朱末，米醋调，时时进一二服。(《普济方》)

伤寒无汗：代赭石、干姜等分为末。热醋调涂两手心，合掌握定，夹于大腿内侧，温覆汗出，乃愈。(《伤寒蕴要》)

婴儿疟疾：无计可施：代赭石五枚（红，醋淬），朱砂五分，砒霜一豆大，同以纸包七重，打湿煨干，入麝香少许为末。香油调一字，涂鼻尖上及眉心、四肢，神应。(《保幼大全》)

急慢惊风：吊眼撮口，搐搦不定。代赭石火烧醋淬十次，细研水飞，日干。每服一钱，或半钱，煎真金汤调下，连进三服。儿脚胫上有赤斑，即是惊气已出，病当安也。无斑点者，不可治。(《直指方》)

堕胎下血：不止。代赭石末一钱，生地黄汁半盏调。日三五服，以瘥为度。(《圣济录》)

妇人血崩：赭石火醋淬七次，为末。白汤服二钱。(《普济方》)

赤眼肿闭：土朱二分，石膏一分。为末。新汲水调敷眼头尾及太阳穴。(《直指方》)

喉痹肿痛：紫朱煮汁饮。(《普济方》)

牙宣有疪：土朱、荆芥同研，揩之，三日。(《普济方》)

诸丹热毒：土朱、青黛各二钱，滑石、荆芥各一钱，为末。每服一钱半，蜜水调下，仍外敷之。(《直指方》)

一切疮疖：土朱、虢丹、牛皮胶等分。为末。好酒一碗冲之，澄清服。以渣敷之，干再上。(《朱氏集验方》)

百合病发：已汗下复发者。百合七（擘破，泉水浸一宿），赭一两，滑石三两。泉水二钟，煎一钟，入百合汁，再煎一钟，温服。(《伤寒蕴要》)

石　　燕

以水煮汁饮之，主淋有效。妇人难产，两手各把一枚，立验。出零陵。

《唐本》注云：俗云因雷雨则从石穴中出，随雨飞堕者妄也。永州祁阳县西北百一十五里土岗上，掘深丈余取之形似蚶而小，坚重如石也。

臣禹锡等注云：《尔雅》云：螺，谨按《蜀本》作蝠[1]。

今按陈藏器本草云：石燕主消渴，取水牛鼻和煮饮之，自死者鼻不如落崖死者良。《唐本》先附。臣禹锡等谨按萧炳云：别有乳洞中食乳有命者，亦名石燕，似蝙蝠，口方，生气物也。

《日华子》云：石燕，凉无毒。出南土穴中，凝强似石者佳。

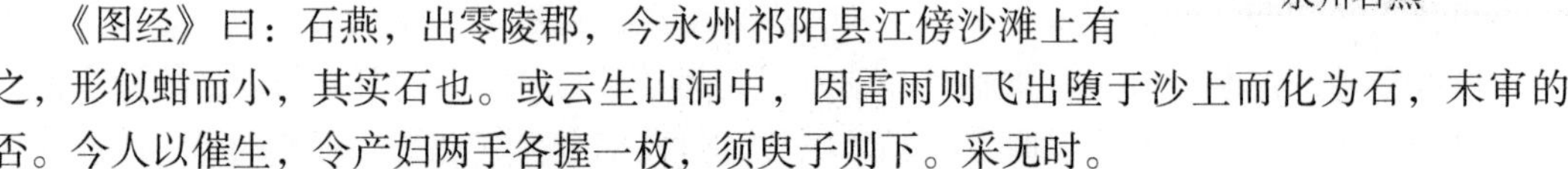

永州石燕

《图经》曰：石燕，出零陵郡，今永州祁阳县江傍沙滩上有之，形似蚶而小，其实石也。或云生山洞中，因雷雨则飞出堕于沙上而化为石，未审的否。今人以催生，令产妇两手各握一枚，须臾子则下。采无时。

《食疗》云：在乳穴石洞中者，冬月采之堪食，余月采者，只堪治病，不堪食也。又治法取石燕二七枚，和五味炒令熟，以酒一斗浸三日，即每夜卧时饮一两盏，随性也。甚能补益，能吃食，令人健力也。

《圣惠方》：治伤寒小腹胀满，小便不通。用石燕捣罗为末，不计时候，葱白汤调半钱，得通为度。《简要济众》治淋疾：石燕子七个，捣如黍米粒大，新桑根白皮三两，剉如豆粒，同拌令均，分作七贴，用水一盏煎一贴，取七分去滓，每服空心，午前各一服。

《灵苑方》：治久患肠风痔瘘，一二十年不差，面色虚黄，饮食无味，及患脏腑伤损，多患泄泻，暑月常泻不止，及诸般淋沥，久患消渴，妇人月候湛[2]浊，赤白带下，多年不差，应是藏腑诸疾皆主之；用石燕净洗刷去泥土，收之右[3]每日空心取一枚，于坚硬无油瓷器内，以温水磨服之，如弹丸大者一个分三服，大小以此为准，晚食更一服。若欲作散，须先杵罗为末，以磁石熁[4]去杵头铁屑后，更入坚瓷钵内，以硬乳槌研细，水飞过，取白汁如泔乳者，澄去水，曝干，每服半钱至一钱，清饭饮调下，温水亦得，此方偏治久年肠风痔，须常服，勿令歇，服至及一月，诸疾皆愈。

《衍义》曰：石燕，今人用者如蚬蛤之状，色如土，坚重则石也。既无羽翼，焉能自石穴中飞出，何故只堕沙滩上，此说近妄。《唐本》注：永州土岗上掘深丈余取之，形似蚶而小重如石，则此自是一物，余说不可取。溃虚积药中多用。

现注：

①蝠：下原有："音含"二字注音。《尔雅》原文为：蠃小者蝠。疏曰：蠃与螺音义同。但螺与石燕非其类。只是有外形相似者，如《图经》曰：形似蚶而小。《衍义》曰：今人用者如蚬蛤之状。

②湛：徐缓，浓重。

③右：指重要。右通侑及宥。此右疑指侑卮(zhī)即攲(jī)器，一种尖底大腹陶罐。

④熁：即磁石。

按：石燕为古生物化石主要为碳酸钙及少量磷酸二氧化硅。综合本条文功能为止淋催产。

时珍曰：石燕有二：一种是此，乃石类也，状类燕而有纹，圆大者为雄，长小者为雌；一种是钟乳穴中石燕，似蝙蝠者，食乳汁能飞，乃禽类也，见禽部禽石燕食乳，食之补助，与钟乳同功，故方书助阳药多用之。俗人不知，往往用此石为助阳药，刊于方册，误矣。

疗眼目障翳，诸般淋沥，久患消渴，脏腑频泻，肠风痔，年久不瘥，面色虚黄，饮食无味，妇人月水湛浊，赤白带下多年者，每日磨汁饮之。一枚用三日，以此为准。亦可为末，水飞过，每日服半钱至一钱，米饮服。至一月，诸疾悉平（时珍）。

时珍曰：石燕性凉，乃利窍行湿热之物。宋人修本草，以食钟乳、禽石燕，混收入此石燕下。故世俗误传此石能助阳，不知其正相反也。

附方：新八。

血淋心烦：石燕子、商陆、赤小豆、红花等分，为末。每服一钱，葱白汤调下。(《圣惠方》)

赤白带下：多年不止。石燕一枚，磨水服，立效。(《徐氏家传方》)

襁褓吐乳：咳嗽，久不愈石燕子为末。蜜调少许，涂唇上，日三五次。(《卫生宝鉴》)

拳毛倒睫：石燕子（一雌一雄）。磨水点搽眼。先以镊子摘去拳毛，乃点药，后以黄连水洗之。(《乾坤生意》)

牢牙止痛：石燕三对（火醋淬七次），青盐、乳香各一两，细辛半两。为末。揩之，荆芥汤漱口。一方：去乳香、细辛，加麝香。

齿疏不坚：石燕子五对（火、米醋淬七次，为末），青盐、麝香各少许。研匀。日用揩牙后，以温酒漱咽之。(元遗山方)

服石发动：石燕子七个（打碎）。水三升，煮二升，频频淋洗，以瘥为度。(《圣济》)

戎　盐

味咸，寒，无毒。主明目，目痛，益气，坚肌骨，去毒蛊，心腹痛，溺血，吐血，齿舌血出，一名胡盐，生胡盐山，及西羌北地，酒泉福禄城东南角，北海青，南海赤，十月采。

陶隐居云：今俗中不复见卤鹹[①]，惟魏国所献虏盐即是河东大盐，形如结冰，圆强味咸苦，夏月小润液。虏中盐乃有九种：白盐、食盐常食者，黑盐主腹胀气满，胡盐主耳聋目痛，柔盐主马脊疮，又有赤盐、驳盐、臭盐、马齿盐四种并不入食。马齿即大盐，黑盐疑是卤鹹，柔盐疑是戎盐，而此戎盐，又名胡盐，并主眼痛，二三相乱，今戎盐虏中甚有，从凉州来，芮芮河南使及北部胡客从燉煌来亦得之，自是稀少尔。其形作块片，或如鸡鸭卵，或如菱米，色紫白，味不甚咸，口尝气臭，正如毈[②]鸡子臭者，言真。又河南盐池泥中，自有凝盐如石片，打破皆方青黑色，善疗马脊疮，又疑此或是。盐虽多种，而戎盐，卤鹹最为要用。又巴东朐䏰[③]县北岸大有盐井，盐水自凝，生粥[④]子盐，方一二寸，中央突，张伞形，亦有方如石膏，博棋者。李云：戎盐味苦臭，是海潮水浇山石经久盐凝著石取之。北海者青，南海者紫赤。又云卤鹹即是人煮盐釜底凝强盐滓，如此二说并未辨。

《唐本》注云：陶称卤鹹疑是黑盐，此是硷土，议如前说，其戎盐即胡盐，沙州名为秃登盐，廓州名为阴土盐。生河岸山坂之阴土石间，块大小不常，坚白似石，烧之不鸣灹[5]尔。

臣禹锡等谨按陈藏器云：盐药，味咸无毒。主眼赤眦烂，风赤，细研，水和点目中。又入腹去热烦痰满头痛，明目镇心，水研服之。又主蚖[6]蛇恶虫毒，疥癣痈肿，瘰疬。以前入腹水消服之，著疮正尔摩敷，生海西南雷，罗诸州山谷，似芒消末细，入口极冷，南人多取敷疮肿，少有服者，恐极冷，入腹伤人，且宜慎之。

《日华子》云：戎盐平，助水脏，益精气，除五脏癥结，心腹积聚，痛疮疥癣等，即西蕃所出食者号戎盐，又名羌盐。

《图经》：文具石[7]盐条下。

陈藏器云：戎盐累卵。

《丹房镜源》云：戎盐赤黑二色累卵，干汞制丹砂。《衍义》曰：戎盐成垛裁之如枕，细白味甘咸，亦功在却血入肾，治目中瘀赤涩昏。

现注：

①鹹：食盐条《图经》注在鹹字下有音减二字注音。下面还有几处出现鹹字皆依《图经》读减音。

②毈：（duàn 段），原指蛋坏散，孵不出雏鸟。此处指未孵成鸡之臭鸡卵。

③朐肕：（chǔn 蠢）（rùn 润），古县名，今陕西汉中。

④粥：此处发音（yù 玉）意与鬻（yù 玉）同。粥子，也作鬻子，先秦书名、人名。《列子·黄帝篇》曾引粥子语：积于柔必刚，积于弱必强。陶氏将井盐称粥子盐应有其据。《本草纲目》将粥子盐改为伞子盐，盖见弘景“粥子盐，张伞形”之语而附之。医家应以弘景原文粥子盐为准。

⑤灹：（zhà 乍），火声。

⑥蚖：（yuán 元），蝮蛇。

⑦石盐在食盐条中。

按：戎盐，石盐类，卤化物矿，主含氯化钠，可明目益气。

释名：青盐：时珍曰：本草戎盐云：北海青，南海赤。而诸注乃用白盐，似与本文不合。按：《凉州异物志》云：姜赖之墟，今称龙城。刚卤千里，蒺藜之形。其下有盐，累棋而生。出于胡国，故名戎盐。赞云：盐山二岳，二色为质。赤者如丹，黑者如漆。小大从意，镂之为物。作兽辟恶，佩之为吉。或称戎盐，可以疗疾。此说与本草本文相合，亦惟赤、黑二色，不言白者。

盖白者乃光明盐，而青盐、赤盐则戎盐也。故《西凉记》云：青盐池出盐，正方半寸，其形如石，甚甜美。《真腊记》云：山间有石，味胜于盐，可琢为器。《梁杰公传》言：交河之间，掘碛下数尺，有紫盐，如红如紫，色鲜而甘。其下丈许，有珀。《北户录》亦言：张掖池中出桃花盐，色如桃花，随月盈缩。今宁夏近凉州地，盐井所出青盐，四方皎洁如石。山丹卫，即张掖地，有池产红盐，红色。此二盐，即戎盐之青、赤二色者。医方但用青盐，而不用红盐，不知二盐皆名戎盐也。所谓南海、北海者，指西海之南北而言，非炎方之南海也。张果《玉洞要诀》云：赤戎盐出西戎，禀自然水土之气，结而成质。其地水土之气黄赤，故盐亦随土气而生。味淡于石盐，力能伏阳精。但于火中烧汁红赤，凝定色转益者，即真也。

亦名绛盐。《抱朴子》书有作赤盐法。又岭南一种红盐，乃染成者，皆非真红盐也。又《丹房镜源》云：蛮盐可伏雌雄，作金用红盐为上。

解芫青、斑蝥毒（时珍）。

时珍曰：戎盐功同食盐，不经煎炼，而味咸带甘，入药似胜。《周礼注》云：饴盐味甜，即戎盐，不知果否？或云以饴拌盐也。

附方：新五。

小便不通：戎盐汤：用戎盐（弹丸大）一枚，茯苓半斤，白术二两。水煎，服之。（仲景《金匮方》）

风热牙痛：青盐一斤，槐枝半斤。水四碗，煎汁二碗，煮盐至干，炒研。日用揩牙、洗目。（唐氏《经验方》）

牢牙明目：青盐二两，白盐四两，川椒四两。煎汁拌盐炒干。日用揩牙洗目，永无齿疾、目疾。（《通变要法》）

风眼烂弦：戎盐化水，点之。（《普济方》）

痔疮漏疮：白矾四两，青盐四两。为末，猪尿脬一个盛之，阴干。每服五钱，空心温水下。（赵氏《经验方》）

大　盐

味甘、咸，寒，无毒。主肠胃结热，喘逆，胸中病。令人吐。生邯郸及河东池泽。

漏芦为之使。《唐本》注云：大盐即河东印盐也，人之常食者是，形粗于末盐，故以大别之。

臣禹锡等谨按萧炳云：大盐，臣。

《图经》：文具石盐条下。

《太平广记·梁四公子传》，䜌[①]杰曰，交河之间平碛[②]中，堀深数尺有末盐，红紫色鲜，味甘，食之止痛。《衍义》曰：大盐，新者不苦，久则咸苦。今解州盐池所出者，皆成豘[③]子，其形大小不等，久亦苦。海水煎成者但味和二盐互有得失，入药及金银作多用大盐及解盐。傍海之人多黑色，盖日食鱼盐，此走血之验也。齿缝中血出，盐汤嗽之，及接药入肾。北虏以盐淹尸，使不腐。

现注：

①䜌：（wàn 万），姓。

②碛：（qì 气），水中沙石滩。

③豘：（tuán 团），原刻为豆字右边加屯字，字典无此字，疑发音（tuán 团）。因字典有豆字右加它字音（tuán 团），为勾欠团粉之团之正字。

按：食盐，《唐本》注云：形粗于末盐，故以大别之。可散结开胸。

时珍曰：咸、微辛，寒，无毒。

解毒，凉血润燥，定痛止痒，吐一切时气风热、痰饮关格诸病（时珍）。

时珍曰：《洪范》：水曰润下作咸。《素问》曰：水生咸。此盐之根源也。夫水周流于天地之间，润下之性无所不在，其味作咸凝结为盐亦无所不在。在人则血脉应之。盐之气味咸腥，人之血亦咸腥。咸走血，血病无多食咸，多食则脉凝泣而变色，从其类也。煎盐者用皂角收之，故盐之味微辛。辛走肺，咸走肾。喘嗽水肿消渴者，盐为大忌。或引痰吐，或泣血脉，或助水邪故也。然盐为百病之主，百病无不用之。故服补肾药用盐汤者，咸归肾，引药气入本脏也。补心药用炒盐者，心苦虚，以咸补之也。补脾药用炒盐者，虚则补其母，脾乃心之子也。治积聚结核用之者，咸能软坚也。诸痈疽眼目及血病用之者，咸走血也。诸风热病用之者，寒胜热也。大小便病用之者，咸能润下也。骨病齿病用之者，肾主骨，咸入骨也。吐药用之者，咸引水聚也。能收豆腐与此同义。诸蛊及虫伤用之者，取其解毒也。

附方：新二十五。

鬼击中恶：盐一盏，水二盏，和服，以冷水之，即苏。(《救急方》)

脱阳虚证：四肢厥冷，不省人事，或小腹紧痛，冷汗气喘。炒盐熨脐下气海，取暖。(《救急方》)

酒肉过多，胀满不快：用盐花搽牙，温水漱下二三次，即如汤沃雪也。(《简便方》)

霍乱腹痛：炒盐一包，熨其心腹，令气透，又以一包熨其背。(《救急方》)

霍乱转筋：欲死气绝，腹有暖气者。以盐填脐中，灸盐上七壮，即苏。(《救急方》)

脚气疼痛：每夜用盐擦腿膝至足甲，淹少时，以热汤泡洗。有一人病此，曾用验。(《救急方》)

小便不通：湿纸包白盐，烧过，吹少许入尿孔中，立通。(《普济方》)

二便不通：盐和苦酒敷脐中，干即易。仍以盐汁灌肛内；并内用纸裹盐投水中饮之。(《家藏方》)

漏精白浊：雪白盐一两（并筑紧固济，一日，出火毒），白茯苓、山药各一两。为末，枣肉和蜜丸梧子大。每枣汤下三十丸。盖甘以济咸，脾肾两得也。(《直指方》)

血痢不止：白盐，纸包烧研，调粥吃，三四次即止也。(《救急方》)

中蛊吐血，或下血如肝：盐一升，苦酒一升，煎化顿服，得吐即愈。乃支太医方也。(《小品方》)

病笑不休：沧盐赤，研入河水煎沸，啜之，探吐热痰数升，即愈。《素问》曰：神有余，笑不休。神，心火也。火得风则焰，笑之象也。一妇病此半年，张子和用此方，遂愈。(《儒门事亲》)

饮酒不醉：凡饮酒，先食盐一匕，则后饮必倍。(《肘后方》)

明目坚齿：去翳，大利老眼：海盐，以百沸汤泡散，清汁于银石器内，熬取雪白盐花，新瓦器盛。每早揩牙漱水，以大指甲点水洗目，闭坐良久，乃洗面。名洞视千里法，极神妙。(《永类钤方》)

风热牙痛：槐枝煎浓汤二碗，入盐一斤，煮干炒研，日用揩牙，以水洗目。（唐瑶《经验方》)

帝钟喉风：垂长半寸。食盐，频点之，即消。(《圣惠方》)

目中浮翳：遮睛。白盐生研少许，频点屡效，小儿亦宜。(《直指方》)

小儿目翳：或来或去，渐大侵睛。雪白盐少许，灯心蘸点，日三五次。不痛不碍，屡用有效。(《活幼口议》)

酒齇赤鼻：白盐常擦之，妙。(《直指方》)

口鼻急疳：蚀烂腐臭。斗子盐、白面等分。为末。每以吹之。(《普济方》)

一切漏疮：故布裹盐，烧赤为末。每服一钱。(《外台秘要》)

臁疮经年：盐中黑泥，晒研搽之。(《永类方》)

解黄蝇毒：乌蒙山峡多小黄蝇，生毒蛇鳞中，啮人初无所觉，渐痒为疮。勿搔，但以冷水沃之，擦盐少许，即不为疮。(《方舆胜览》)

毒蛇伤螫：嚼盐涂之，灸三壮，仍嚼盐涂之。(徐伯玉方)

虱出怪病：临卧浑身虱出，约至五升，随至血肉俱坏，每宿渐多，痛痒不可言状，惟吃水，卧床昼夜号哭，舌尖出血不止，身齿俱黑，唇动鼻开。但饮盐醋汤十数日，即安。(夏子益《奇疾方》)

解狼毒毒：盐汁饮之。(《千金方》)

救溺水死：以大凳卧之，后足放高，用盐擦脐中，待水自流出，切勿倒提出水。(《救急方》)

溃痈作痒：以盐摩其四围，即止。(《外科精义》)

卤碱[1]

味苦、咸，寒，无毒。主大热消渴狂烦，除邪及下蛊毒，柔肌肤，去五脏肠胃留热结气，心下坚，食已呕逆喘满，明目，目痛。生河东盐池。陶隐居云：是煎盐釜下凝滓。

《唐本》注云：卤碱既生河东，河东盐不釜煎，明非凝滓。此是碱土，名卤碱，今人熟皮用之，斯则于碱地掘取之。

《图经》：文具石盐条下。

《丹房镜源》云：卤盐，纯制四黄作焊药。

现注：

①原刻为鹹字，简化字将此字定为咸字，因此将卤碱写成卤咸，此为误写。因食盐条《图经》注在鹹字下有“音减”二字注音，故知不是卤咸应是卤碱。前面有将应读碱音的鹹字原封不动写鹹的，是因字典鹹字无同碱或读碱的注释，写鹹注明碱音，以期字典改正。

按：卤碱，原刻卤鹹（jiǎn 碱），为盐卤结晶，要为氯化镁等。条文功能解热止渴。但多服亦毒人。

释名：石碱(《补遗》)。时珍曰：碱音有二：音咸者，润下之味；音减者，盐土之名，后人作碱，作碱，是矣。许慎《说文》云：卤，西方碱地也。故字从西省文，象盐形。东方谓之斥，西方谓之卤，河东谓之碱。《传》云：兑为泽，其于地也为刚卤，亦西方之义。

时珍曰：《说文》既言卤碱皆斥地之名，则谓凝滓及卤水之说皆非矣。卤盐与卤碱不同。山西诸州平野，及太谷、榆次高亢处，秋间皆生卤，望之如水，近之如积雪。土人刮而熬之为盐，微有苍黄色者，即卤盐也。《尔雅》所谓天生曰卤、人生曰盐者是矣。凡盐未经滴去苦水，则不堪食，苦水即卤水也。卤水之下，澄盐凝结如石者，即卤碱也。丹溪所谓石碱者，乃灰碱也，见土类。《吴普本草》谓卤碱一名卤盐者，指卤水之盐，非卤地之盐也，不妨同名。

附方：新二。

风热赤眼：虚肿涩痛。卤碱一升，青梅二十七个，古钱二十一文。新瓶盛，密封，汤中煮一炊时。三日后取点，日三五度。(《圣惠方》)

齿腐龈烂，不拘大人小儿：用上好碱土，热汤淋取汁，石器熬干刮下，入麝香少许研，掺之。(《宣明方》)

浆　　水

味甘、酸，微温无毒。主调中引气，宣和强力，通关开胃，止渴，霍乱泄痢，消宿食。宜作粥，薄暮啜之，解烦去睡，调理腑脏。粟米新熟白花者佳，煎令醋，止呕哕，白人肤体。如缯帛为其常用，故人不齿其功。冰浆至冷，妇人怀妊不可食之，食谱所忌也。新补。

《外台秘要》：妙去黑子方：夜以暖浆水洗面，以布揩黑子，令赤痛，水研白檀香，取浓汁以涂之，旦又复以浆水洗面，仍以鹰粪粉黑子。

《孙真人食忌》：手指肿方：煎浆水和少盐，热渍之，冷即易。

又方：食生脯脂过多，筋痛闷绝，煮细浆水粥，以少鹰粪末搅和，顿服三五合。鹞子粪亦得。

《兵部手集》：救人霍乱颇有神效，浆水稍醋味者，煎干姜屑呷之。夏月腹肚不调，煎呷之差。

《产宝》云：孕妇令易产，酸浆水和水少许，顿服立产。

《杨氏产乳》云：妊娠不得食浆水粥，令儿骨瘦不成人。

《衍义》曰：浆水，不可同李实饮，令人霍乱吐利。

按：浆水为粟米浸水发酵而成的白色浆液。条文中功能调中止渴。

嘉谟曰：浆，酢也。炊粟米热，投冷水中，浸五六日，味酢，生白花，色类浆，故名。若浸至败者，害人。

利小便（时珍）。

震亨曰：浆水性凉善走，故解烦渴而化滞物。

附方：新一。骨鲠在咽：磁石（火醋淬）、陈橘红（焙）、多年浆水脚（炒），等分为末，别以浆水脚和丸芡子大，每含咽一丸。(《圣济录》)

井 华 水

味甘，平，无毒。主人九窍大惊，出血，以水噀面，亦主口臭，正朝舍之，吐弃厕下，数度即差。又令好颜色，和朱砂服之，又堪炼诸药石，投酒醋令不腐，洗目肤翳及酒后热痢，与诸水有异，有功极广，此水井中平旦第一汲者。《本经》注井苔条中略言之，今此重细解也。新补。

《千金方》：治心闷汗出不识人，新汲水和蜜饮之甚妙。又方：欲产时，取井花水半升，顿一服。

又方：治马汗及毛入人疮，肿毒热痛，入腹害人，以冷水浸疮，顿易，饮好酒立愈。

又云：井华水，服药，炼药并用之。

《梅师方》：治眼睛无故突一二寸者，以新汲水灌渍睛中，数易水，睛自入。

又方：治卒惊悸，九窍血，皆溢出。以井华水噀面当止，勿使知之。

《衍义》井华水文具半天河条下。

按：晨起第一汲水。可驻颜退翳。

释名：时珍曰：井字象井形，泉字象水流穴中之形。

颖曰：井水新汲，疗病利人。平旦第一汲，为井华水，其功极广，又与诸水不同。凡井水有远从地脉来者，为上；有从近处江湖渗来者，次之；其城市近沟渠污水杂入者，成碱，用须煎滚，停一时，候碱澄乃用之，否则气味俱恶，不堪入药、食、茶、酒也。雨后水浑，须擂入桃、杏仁澄之。

时珍曰：凡井以黑铅为底，能清水散结，人饮之无疾。入丹砂镇之，令人多寿。按麻知几《水解》云：九畴昔访灵台太史，见铜壶之漏水焉。太史召司水者曰：此水已三周环，水滑则漏迅，漏迅则刻差，当易新水。子因悟曰：天下之水，用之灭火则同，濡槁则同，至于性从地变，质与物迁，未尝同也。故蜀江濯锦则鲜，济源烹楮则。南阳之潭渐于菊，其人多寿；辽东之涧通于参，其人多发。晋之山产矾石，泉可愈疽；戎之麓伏硫黄，汤可浴疠。

扬子宜，淮菜宜醪；沧能盐，阿井能胶。澡垢以污，茂田以苦。瘿消于藻带之波，痰破于半夏之洳。冰水咽而霍乱息，流水饮而癃通。雪水洗目而赤退，咸水濯肌而疮干。

菜之为齑，铁之为浆，曲之为酒，之为醋，千派万种，言不可尽。至于井之水一也，尚数名焉，况其他者乎。反酌而倾曰倒流，出未放曰无根，无时初出曰新汲，将旦首汲曰井华。

夫一井之水，而功用不同，岂可烹煮之间，将行药势，独不择夫水哉？昔有患小溲者，众不能瘥。张子和易之以长川之急流，煎前药，一饮立溲。此正与《灵枢经》治不瞑半夏汤，释名时珍曰：井字象井形，泉字象水流穴中之形。

颖曰：井水新汲，疗病利人。平旦第一汲，为井华水，其功极广，又与诸水不同。凡井水有远从地脉来者，为上；有从近处江湖渗来者，次之；其城市近沟渠污水杂入者，成碱，用须煎滚，停一时，候碱澄乃用之，否则气味俱恶，不堪入药、食、茶、酒也。雨后水浑，须擂入桃、杏仁澄之。

时珍曰：凡井以黑铅为底，能清水散结，人饮之无疾。入丹砂镇之，令人多寿。按麻知几《水解》云：九畴昔访灵台太史，见铜壶之漏水焉。太史召司水者曰：此水已三周环，水滑则漏迅，漏迅则刻差，当易新水。子因悟曰：天下之水，用之灭火则同，濡槁则同，至于性从地变，质与物迁，未尝同也。故蜀江濯锦则鲜，济源烹楮则。南阳之潭渐于菊，其人多寿；辽东之涧通于参，其人多发。晋之山产矾石，泉可愈疽；戎之麓伏硫黄，汤可浴疠。扬子宜，淮菜宜醪；沧能盐，阿井能胶。澡垢以污，茂田以苦。瘿消于藻带之波，痰破于半夏之洳。冰水咽而霍乱息，流水饮而癃通。雪水洗目而赤退，咸水濯肌而疮干。菜之为齑，铁之为浆，曲之为酒，之为醋，千派万种，言不可尽。至于井之水一也，尚数名焉，况其他者乎。反酌而倾曰倒流，出未放曰无根，无时初出曰新汲，将旦首汲曰井华。夫一井之水，而功用不同，岂可烹煮之间，将行药势，独不择夫水哉？昔有患小溲者，众不能瘥。张子和易之以长川之急流，煎前药，一饮立溲。此正与《灵枢经》治不瞑半夏汤，用千里流水同意味。后之用水者，当以子和之法为制。予于是作《水解》。

宜煎补阴之药（虞抟）。宜煎一切痰火气血药（时珍）。

菊花水

味甘，温，无毒。除风补衰，久服不老，令人好颜色，肥健，益阳道，温中去痼疾。出南阳郦县北潭水，其源悉芳菊生被崖，水为菊味盛洪之。《荆州记》云：郦县菊水，太尉胡广久患风羸，常汲饮此水后，疾遂瘳。此菊甘美，广后收此菊实，播之京师，处处传植。《抱朴子》云：南阳郦县山中有甘谷水，所以甘者，谷上左右皆生甘菊，菊花堕其中，历世弥久，故水味为变。其临此谷中居民皆不穿井，悉食甘谷水，食无不寿考。故司空王畅、太尉刘宽、太傅袁隗皆为南阳太守，每到官，常使郦县月送甘谷水四十斛，以为饮食。此诸公多患风痹及眩冒，皆得愈。新补。

《衍义》曰：菊花水，本条言南阳郦县北潭水，其源悉芳菊生被崖，水为菊味，此说甚怪。且菊生于浮土上，根深者不过尺，百花之中，此特浅露，水泉莫非深远而来。况菊根亦无香，其花当九月、十月间，只三两旬中，焉得香入水也。若因花而香，其无花之月合如何也殊不详。水自有甘淡咸苦，焉知无有菊味者。尝官于求耀间，沿干至洪门北出下古石渠中，泉水清澈。众官酌而饮，其味与惠山泉水等，亦微香，世皆未知之，烹茶尤相宜。由是知泉脉如此，非缘浮土上所生菊能变泉味。博识之士，宜细详之。

按：水源处有菊，故认为水中有菊之力。可驻颜益阳。

地浆

寒，主解中毒烦闷。

陶隐居云：此掘地作坎，以水沃其中，搅令浊，俄顷取之，以解中诸毒。山中有毒菌，人不识，煮食之无不死。又枫树菌食之令人笑不止，惟饮土浆皆差，余药不能救矣。

今注：《唐本》元在草部下品之下，今移。

臣禹锡等谨按《日华子》云：地浆无毒。

《圣惠方》：治热渴心闷，服地浆一盏并妙。

《梅师方》：食生肉中毒。掘地深三尺，取土三升，以水五升，煎五沸，清之一升，即愈。

按：即将水放入地坑中所得之浆水。可解热解毒，能解菌毒。此或陈藏器土敛万毒之意。白木耳有黑斑者，食之致死，无药可治，或可用此治之而活。

疗霍乱及中卒死者，饮一升妙（时珍）。

时珍曰：按罗天益《卫生宝鉴》云：中暑霍乱，乃暑热内伤，七神迷乱所致。阴气静则神脏，躁则消亡，非至阴之气不愈。坤为地，地属阴，土平曰静顺。地浆作于墙阴坎中，为阴中之阴，能泻阳中之阳也。

附方：新六。

干霍乱病：不吐不利，胀痛欲死。地浆三五盏服即愈。大忌米汤。（《千金方》）

服药过剂：闷乱者。地浆饮之。（《肘后方》）

闭口椒毒：吐白沫，身冷欲死者。地浆饮之。（张仲景《金匮方》）

中野芋毒：土浆饮之。（《集简方》）

黄鲿鱼毒：食此鱼，犯荆芥，能害人。服地浆解之。（《集简方》）

中砒霜毒：地浆调铅粉服之，立解。（《集玄方》）

腊　雪

味甘，冷，无毒。解一切毒，治天行时气，温疫，小儿热痫狂啼，大人丹石发动，酒后暴热黄疸。仍小温服之，藏淹一切果实良。春雪有虫，水便败，所以不收之。新补见陈藏器及《日华子》。

《别说》云：谨按霜，治暑月汗渍，腋下赤肿，及痱疮。以和蚌粉敷之立差。瓦木上以鸡毛羽扫取收瓷瓶中，时久不坏。今宜附腊雪后。

《衍义》：腊雪文具半天河条下。

按：即腊月收藏雪花所化之水。可解毒退疫。

释名：时珍曰：按刘熙《释名》云：雪，洗也。洗除瘴疠虫蝗也。凡花五出，雪花六出，阴之成数也。冬至后第三戊为腊。腊前三雪，大宜菜麦，又杀虫蝗。腊雪密封阴处，数十年亦不坏；用水浸五谷种，则耐旱不生虫；洒几席间，则蝇自去；淹藏一切果食，不蛀蠹，岂非除虫蝗之验乎。

洗目，退赤（张从正）。煎茶煮粥，解热止渴（吴瑞）。宜煎伤寒火之药，抹痱亦良（时珍）。

泉　水

味甘，平，无毒。主消渴，反胃热痢热淋，小便赤涩，兼洗漆疮，射痈肿令散。久服却温，调中下热气，利小便并多饮之。又新汲水，《百一方》云，患心腹冷病者，若男子病，令女人以一杯与饮，女子病，令男子以一杯与饮。又解合口椒毒，又主食鱼肉为骨所鲠，取一杯水，合口向水张口取水气，鲠当自下。又主人忽被坠损肠出，以冷水喷之令身噤，肠自入也。又腊日，夜令人持椒井傍，无与人语，内椒井中，服此水去温气。《博物志》亦云：凡诸饮水疗疾，皆取新汲清泉，不用停污浊暖，非直无效，固亦损人。新补。

《沈存中笔谈》东阿是济水所[①]经，取其井水煮胶谓之阿胶，用搅浊水则清，人服之下膈疏痰止吐皆服，济水性趋下，清而重，故以治淤浊及逆上之疾。

现注：

①原刻成“济水所”，书后勘校表校勘正为“济水所经”。

按：即新汲清泉水。可止渴消痈。

解马刀毒（之才）。解砒石、乌喙、烧酒、煤炭毒。治热闷昏瞀烦渴（时珍）。

虞抟曰：新汲井华水，取天一真气，浮于水面，用以煎补阴之剂，及炼丹煮茗，性味同于雪水也。时珍曰：井泉地脉也，人之经血象之，须取其土浓水深，源远而质洁者，食用可也。《易》曰：井泥不食，井冽寒泉食，是矣。人乃地产，资禀与山川之气相为流通，而美恶寿夭，亦相关涉。金石草木，尚随水土之性，而况万物之灵者乎。贪淫有泉，仙寿有井，载在往牒，必不我欺。《淮南子》云：土地各以类生人。是故山气多男，泽气多女，水气多瘖，风气多聋，林气多癃，木气多伛，岸下气多，石气多力尰，险阻气多瘿，暑气多夭，寒气多寿，谷气多痹，丘气多狂，广气多仁，陵气多贪。坚土人刚，弱土人脆，垆土人大，沙土人细，息土人美，秏土人丑，轻土多利，重土多迟。清水音小，浊水音大，湍水人轻，迟水人重。皆应其类也。又《河图括地象》云：九州殊题，水泉刚柔各异。青州角征会，其气轻，人声急，其泉酸以苦。梁州商征接，其气刚勇，人声塞，其泉苦以辛。兖豫宫征会，其气平静，人声端，其泉甘以苦。雍冀商羽合，其气快烈，人声捷，其泉咸以辛。观此二说，则人赖水土以养生，可不慎所择乎。

时珍曰：按《后汉书》云：有妇人病经年，世谓寒热注病。十一月，华佗令坐石槽中，平旦用冷水灌，云当至百。始灌七十，冷颤欲死，灌者惧欲止，佗不许。灌至八十，热气乃蒸出，嚣嚣然高二三尺。满百灌，乃使燃火温床，浓覆而卧，良久冷汗出，以粉扑之而愈。

又《南史》云：将军房伯玉，服五石散十许剂，更患冷疾，夏月常复衣。徐嗣伯诊之，曰：乃伏热也，须以水发之，非冬月不可。十一月冰雪大盛时，令伯玉解衣坐石上，取新汲冷水，从头浇之，尽二十斛，口噤气绝。家人啼哭请止，嗣伯执挝谏者。又尽水百斛，伯玉始能动，背上彭彭有气。俄而起坐，云热不可忍，乞冷冻饮料。嗣伯以水一升饮之，疾遂愈。自尔常发热，冬月犹单衫，体更肥壮。时珍窃谓二人所病，皆伏火之证，《素问》所谓诸噤鼓栗，皆属于火也。治法火郁则发之，而二子乃于冬月平旦浇以冷水者，冬至后阳气在内也，平旦亦阳气方盛时也，折之以寒，使热气郁遏至极，激发而汗解，乃物不极不反，是亦发之之意。《素问》所谓逆者正治，从者反治，逆而从之，从而逆之，疏通道路，令气调和者也。春月则阳气已泄，夏秋则阴气在内，故必于十一月至后，乃可行之。二子之医，可谓神矣。

附方：新二十一。

衄血不止：叶氏用新汲水，随左右洗足即止，累用有效。一方：用冷水面。一方：冷水浸纸贴囟上，以熨斗熨之，立止。一方：用冷水一瓶，淋射顶上及哑门上。或以湿纸贴之。

金疮血出：不止。冷水浸之即止。(《延寿方》)

犬咬血出：以水洗，至血止，绵裹之。(《千金方》)

蝎虿螫伤：以水浸故布拓之，暖即易。(《千金方》)

中砒石毒：多饮新汲井水，得吐利佳。(《集简方》)

中蒙汗毒：饮冷水即安。(《济急方》)

中煤炭毒：一时晕倒，不救杀人。急以清水灌之。(唐瑶《经验方》)

服药过剂，卒呕不已：饮新汲水一升。(《肘后方》)

烧酒醉死：急以新汲水浸其发，外以故帛浸湿，贴其胸膈，仍细细灌之，至苏乃已。(《濒湖集简方》)

饮酒齿痛：井水频含漱之。(《直指方》)

破伤风病：用火命妇人取无根水一盏，入百草霜调捏作饼，放患处。三五换如神，此蒋亚香方也。(《谈野翁试验方》)

时行火眼：患人每日于井上。视井旋匝三遍，能泄火气。(《集玄方》)

呕吐阳厥卒死者：饮新汲水三升佳。(《千金方》)

霍乱吐泻：勿食热物，饮冷水一碗，仍以水一盆浸两足，立止。(《急救良方》)

厌禳瘟疫：腊旦除夜，以小豆、川椒各七七粒投井中，勿令人知，能却瘟疫。又法：元旦以大麻子三七粒，投井中。

口气臭恶：正旦含井华水吐弃厕下，数度即瘥也。(《肘后方》)

疔毒疽疮：凡手指及诸处有疮起，发痒，身热恶寒，或麻木，此极毒之疮也。急用针刺破，挤去恶血，候血尽，口噙凉水吮之，水温再换，吮至痛痒皆住即愈，此妙法也。(《保寿堂方》)

初生不啼：取冷水灌之，外以葱白茎细鞭之，即啼。(《全幼心鉴》)

阿井水甘、咸，平，无毒。下膈，疏痰，止吐（时珍）。

时珍曰：阿井在今兖州阳谷县，即古东阿县也。又青州范公泉，亦济水所注，其水用造白丸子，利膈化痰。《管子》云：齐之水，其泉青白，其人坚劲，寡有疥瘙，终无酲。

水性之不同如此。陆羽烹茶，辨天下之水性美恶，烹药者反不知辨此，岂不戾哉！

半天河

微寒，主鬼疰狂，邪气恶毒。

陶隐居云：此竹篱头水也，及空树中水，皆可饮并洗诸疮用之。

今按陈藏器本草云：半天河，在槐树间者，主诸风及恶疮风瘙疥痒。亦温取洗疮。

今注：《唐本》元在草部今移。

臣禹锡等谨按《药性论》云：半天河，单用此竹篱头水及高树穴中盛天雨，能杀鬼精，恍惚妄语，勿令知之，与饮差。

《日华子》云：平无毒。主蛊毒。

《外台秘要》：治身体白驳，取树木孔中水洗之，捣桂屑唾和敷驳上，日再。白驳者，浸淫渐长似癣，但无疮也。

《衍义》曰：半天河水，一水也。然用水之义有数种，种各有理。如半天河水在上，天泽水也，故治心病鬼疰，狂邪气恶毒。腊雪水，大寒水也，故解一切毒，治天行时气，温疫热痢，丹石发，酒后暴热黄疸。井华水，清冷澄澈水也，故通九窍，洗目肤翳，及酒后热痢。后世又用东流水者，取其快顺疾速，通关下鬲者也。倒流水者，取其回旋留止，上而不下者也。

按：半天河水乃竹篱头水及树洞中水。可祛邪解毒。应以竹篱头水为上。

时珍曰：《战国策》云：长桑君饮扁鹊以上池之水，能洞见脏腑。注云：上池水，半天河也。然别有法。

附方：新一。

辟禳时疫：半天河水，饮之。(《医林集要》)

热汤

主忤死，先以衣三重，藉忤死人腹上，乃取铜器，若瓦器盛汤着衣上，汤冷者去衣，大冷者换汤即愈。又霍乱手足转筋，以铜器若瓦器盛汤熨之，亦可令蹋器使脚底热彻，亦可以汤捋之，冷则易，用醋煮汤更良，煮蓼子及吴茱萸汁亦好。以锦絮及破毡角脚以汤淋之，贵在热彻。又缫[①]丝汤，无毒。主蛔虫热，取一盏服之，此煮茧汁，为其杀虫故也。又焊[②]猪汤，无毒。主产后血刺心痛欲死，取一盏温服之。新补，见《抱朴子》、陈藏器。

陈藏器云：凡初觉伤寒，三日内但取热汤饮之，候吐则止，可饮一二升，随吐汗出差，重者亦减半。又冻疮不差者，热汤洗之效。

《野人闲话》《朱真人灵验篇》：有病者患风疾数年不较[③]。掘坑令患者解衣坐于坑内，遂以热汤上淋之良久，复以簟[④]盖之差。

《别说》云：谨按《外台秘要》有作甘烂水法，以木盆盛水，杓扬千百下，泡起作珠子五六千颗，撇取治霍乱，及入膀胱，治奔豚药用殊胜，《伤寒论》第三卷亦有此法。

《衍义》曰：热汤助阳气，行经络，患风冷气痹，人多以汤涂脚至膝上，厚覆使汗出周身，然别有药亦终假汤气而行也。四时暴泄利，四肢冷，脐腹疼，深汤中坐浸至腹上，频频作生阳佐药无速于此，虚寒人始坐汤中必战，仍常令人伺守。

现注：

①原刻为缲，在此与缫（sāo）同。

②焊：（xún 寻）或（qián 前）烫后去毛。

③较：病愈。

④簟：（diàn 电），竹席。

按：热汤即烧煮之热汤。可助阳气行经络。缫丝汤为胜。

释名：百沸汤(《纲目》)

时珍曰：按汪颖云：热汤须百沸者佳。若半沸者，饮之反伤元气，作胀。或云：热汤漱口损齿。病目人勿以热汤洗浴。冻僵人勿以热汤灌之，能脱指甲。铜瓶煎汤服，损人之声。

张从正曰：凡伤寒、伤风、伤食、伤酒，初起无药，便饮太和汤碗许，或酸齑汁亦可，以手揉肚，觉恍惚，再饮再揉，至无所容，探吐，汗出则已。

时珍曰：张仲景治心下痞，按之濡，关上脉浮，大黄黄连泻心汤，用麻沸汤煎之，取其气薄而泄虚热也。《朱真人灵验篇》云：有人患风疾数年，掘坑令坐坑内，解衣，以热汤淋之，良久，以簟盖之，汗出而愈，此亦通经络之法也。时珍常推此意，治寒湿，加艾煎汤；治风虚，加五枝或五加煎汤淋洗，觉效更速也。

附方：新九。

初感风寒，头痛憎寒者。用水七碗，烧锅令赤，投水于内，取起再烧再投，如此七次，名沸汤，乘热饮一碗，以衣被覆头取汗，神效。(《伤寒蕴要》)

暑月暍死：以热汤徐徐灌之，小举其头，令汤入腹，即苏。(《千金方》)

火眼赤烂：紧闭目。以热汤沃之，汤冷即止，频沃取安，妙在闭目。或加薄荷、防风、荆芥煎汤沃之，亦妙。(赵原阳《济急方》)

金疮血出不止：以故布蘸热汤之。(《延寿书》)

代指肿痛：麻沸汤渍之，即安。(《千金方》)

痈肿初起：以热汤频沃之，即散也。(《集简方》)

马汗入疮，肿痛欲死。沸汤温洗，即瘥。（《千金方》）

蝎虿螫伤：温汤渍之，数易，至旦愈。（华佗治彭城夫人方）

蛇绕不解：热汤淋之，即脱。（《千金方》）

白垩[①]

味苦，辛，温，无毒。主女子寒热，癥瘕月闭积聚。阴肿痛，漏下无子，泄痢。不可久服，伤五脏，令人羸瘦。一名白善。生邯郸山谷。采无时。

陶隐居云：此即今画用者甚多而贱，俗方亦稀，《仙经》不须。

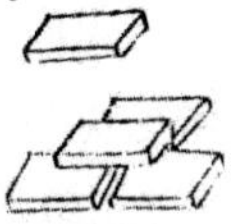

臣禹锡等谨按《唐本》云：胡居士言，始兴小桂县晋阳乡有白善。

《药性论》云：白垩，使，味甘平。主女子血结，月候不通，能涩肠止痢，温暖。

白垩

萧炳云：不入汤。

《日华子》云：白善，味甘，治泻痢痔瘘，泄精，女子子宫冷，男子水脏冷，鼻洪吐血。本名白垩入药烧用。

《图经》：文具代赭条下。

《唐本》余注云：此即今画工用者，甚易得，方中稀用之，近代以白瓷为之。

雷公云：凡使勿用色青，并底白者。先单捣令细，三度筛过了，又入钵中研之，然后将盐汤飞过浪[②]干，每修事白垩二两，用白盐一分，投于斗水中，用铜器物内沸十余沸了，然后用此沸了水飞过白垩，免结涩人肠也。

《衍义》：文具代赭条下。

现注：

①垩下原有“乌格切”三字注音。

②浪干：原文如此，查浪并无使物致干之意，此盖随意放干之意。

按：白垩即白善土，方解石类，主含碳酸钙。综合条文功能化癥通闭。《唐本》注云：可以白瓷为之。即无白垩可以破碎白瓷代之。用是应捣磨细为好。

时珍曰：土以黄为正色，则白者为恶色，故名垩。后人讳之，呼为白善。

时珍曰：白土处处有之，用烧白瓷器坯者。

时珍曰：诸土皆能胜湿补脾，而白垩土，则兼入气分也。

附方：新九。

衄血不止：白土末五钱，井华水调服，二服除根。（《瑞竹堂方》）

水泄不化：日夜不止。白垩、干姜（炮）各一两，楮叶（生研二两）。为末，糊丸绿豆大。每米饮下二十丸。（《普济方》）

反胃吐食：男妇皆治。白善土（赤，以米醋一升淬之，再再淬，醋干为度），取一两（研），干姜二钱半（炮）。为末。每服一钱，调下。服至一斤以上为妙。（《千金翼》）

卒暴咳嗽：白善土粉、白矾各一两。为末，姜汁糊丸梧子大。临卧姜汤服二十丸。（《普济方》）

风赤烂眼：倒睫拳毛。华佗方：用白土一两，铜青一钱。为末。每以半钱泡汤洗。《乾坤生意》：加焰硝半两。为末，汤泡杏仁杵，和丸皂子大。每用凉水浸一丸，洗眼。（《乾坤秘韫》）

小儿热丹：白土一分，寒水石半两。为末。新水调涂。（钱乙《小儿方》）

痱子瘙痒：旧屋梁上刮赤白垩末，敷之。（《普济方》）

代指肿痛：猪膏和白善土，敷之。（《肘后方》）

臁疮不干：白善土研末，生油调搽。（《集玄方》）

冬　灰

味辛，微温，主黑子去疣[①]息肉疽蚀，疥瘙，一名藜灰。生方谷川泽。

陶隐居云：此即今浣衣黄灰尔，烧诸蒿、藜积聚炼作之，性亦烈，又荻灰尤烈。欲销黑志疣赘，取此三种灰和水蒸以点之即去，不可广用，烂人皮肉。

《唐本》注云：桑薪灰最入药用，疗黑子疣赘功胜冬灰，用煮小豆，大下水肿，然冬灰本是藜灰，余草不真。又有青蒿灰，烧蒿作之。柃[②]灰烧木叶作，并入染用，亦堪蚀恶肉。柃灰一作苓字。

臣禹锡等谨按陈藏器云：桑灰，本功外去风血癥瘕块，又主水瘾[③]淋，取酽汁作食服三五升，又取鳖一头，治如食法，以桑灰汁煎如泥，和诸癥瘕药重煎堪丸，众手捻成，日服十五丸，癥瘕痃癖无不差者，其方文多不具载。

《图经》：文具石灰条下。

《衍义》曰：冬灰，诸家只解灰而不解冬，亦其阙也。诸灰一烘而成，惟冬灰则经三、四月方彻，炉灰既晓夕烧灼，其力得不全燥烈乎。而又体益重，今一爇[④]而成者体轻，盖火力劣，故不及冬灰耳。若古紧面少容方中，用九烧益母灰，盖取此义。如或诸方中用桑灰，自合依本法。既用冬灰则须尔。《唐本》注云：冬灰本是藜灰。未知别有何说。又汤火灼，以饼炉中灰，细罗脂麻油调，羽扫不得着水，仍避风。

现注：

①疣：原为“肬”字，肬下有注音“音尤”二字。肬与疣同。

②柃：（líng 铃），柃木。

③瘾：（yìn 印），血的印痕或心病。

④爇：（rè 热），点燃。

按：冬灰，蒿、藜、荻等之灰，冬日者良。综合条文冬灰功能去疣除息肉。

时珍曰：冬灰，乃冬月灶中所烧薪柴之灰也。专指作蒿藜之灰，亦未必然。原本一名藜灰，生方谷川泽，殊为不通。此灰既不当言川泽，又岂独方谷乃有耶？今人以灰淋汁，取碱浣衣，发面令皙，治疮蚀恶肉，浸蓝靛染青色。

治犬咬，热灰敷之。又治溺死、冻死，蚀诸痈疽恶肉（时珍）。

时珍曰：古方治人溺水死，用灶中灰一石埋之，从头至足，唯露七孔，良久即苏。

凡蝇溺水死，试以灰埋之，少顷即便活，甚验。盖灰性暖而能拔水也。

附方：新二。

堕水冻死：只有微气者，勿以火炙，用布袋盛热灰，放在心头，冷即换，待眼开，以温酒与之。（《普济方》）

阴冷疼闷：冷气入腹，肿满杀人：醋和热灰，频熨之。（《千金方》）

青 琅 玕①

味辛，平，无毒。主身痒火疮痈伤，白秃。疥瘙死肌，浸淫在皮肤中。煮炼服之，起阴气，可化为丹，一名石珠，一名青珠，生蜀郡平泽，采无时。杀锡毒，得水银良，畏鸡骨。

陶隐居云：此《蜀都赋》所称青珠，黄环也。黄环乃是草，苟取名类而种族为乖。琅玕亦是昆②仑山上树名，又《九真经》中大丹名也，此石今亦无用，惟以疗手足逆胪，化丹之事未的见其术。

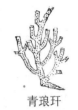

《唐本》注云：琅玕乃有数种色，是琉璃之类，火齐宝也。且琅玕五色，其以青者入药为胜。今出巂③州以西，乌白蛮中，及于阗国也。

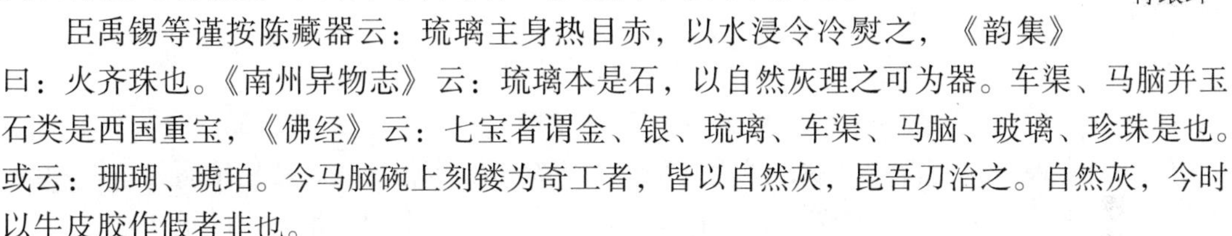

青琅玕

臣禹锡等谨按陈藏器云：琉璃主身热目赤，以水浸令冷熨之，《韵集》曰：火齐珠也。《南州异物志》云：琉璃本是石，以自然灰理之可为器。车渠、马脑并玉石类是西国重宝，《佛经》云：七宝者谓金、银、琉璃、车渠、马脑、玻璃、珍珠是也。或云：珊瑚、琥珀。今马脑碗上刻镂为奇工者，皆以自然灰，昆吾刀治之。自然灰，今时以牛皮胶作假者非也。

《日华子》云：玻璃冷，无毒。安心止惊悸，明目摩翳障。

《图经》曰：青琅玕生蜀郡平泽。苏恭注云：琅玕乃有数种，是琉璃之类，火齐宝也。琅玕五色具以青者入药为胜，出巂州以西，乌白蛮中及于阗国也。今秘书中有《异鱼图》载琅玕青色，生海中，云海人于海底以网挂得之，初出水红色，久而青黑，枝柯似珊瑚而上有孔窍如虫蛀，击之有金石之声，乃与珊瑚相类。其说不同，人莫能的识。谨按《尚书·禹贡》雍州厥贡璆④、琳、琅玕。《尔雅》云：西北之美者有昆仑墟之璆、琳、琅玕焉。孔安国、郭璞皆以为石之似珠者，而《山海经》云：昆仑山有琅玕。若然是石之美者，明莹若珠之色，而其状森植耳。大抵古人谓石之美者，多谓之珠。《广雅》谓琉璃，珊瑚皆为珠是也。故《本经》一名青珠。而左太冲蜀都赋云：青珠、黄环；黄环是木，然引以相并者，亦谓其美如珠，而其类实木也。又如上所说，皆出西北山中，而今《图》乃云海底得之，盖珍瑰之物，山、海容⑤俱产焉。今医方家亦以难得而稀用也。

《唐本》余：味甘。

《衍义》曰：青琅玕《书》曰：三危⑥既宅。三危西裔之山也，厥贡惟球、琳、琅玕。孔颖达以谓琅玕石似玉，新书亦谓三苗、西戎。《西域记》云：天竺国正出此物。陶隐居谓为木名，大丹名。既是大丹名，则《本经》岂可更言煮炼服之。又曰：可化为丹，陶不合远，引非此琅玕也。《唐本》注云：是琉璃之类，且琉璃火成之物，琅玕又非火成。《经》曰：生蜀郡平泽，安得同类言之，其说愈远。且《佛经》所谓琉璃者，正如鬼谷珠之类，乃火成之物也，今人绝不见用。

现注：

①琅玕：（láng 郎）（gān 干）。

②昆山：原刻勘校表校为昆仑山。

③巂：下原有音髓二字注音，现读（xī 西）或（juàn 倦），越巂在四川，巂在山东。《图经》引巂州时亦注有音髓二字。

④璆：同球，玉相击声。美玉。琳，美石。

⑤容：意为或许。

⑥三危：山名，郑玄注《尚书·禹贡》三危曰：南当岷山。既宅为居住意。

按：《唐本》注云：为琉璃。《图经》云：与珊瑚相类。综合条文青琅玕功能止痒消痈。

时珍曰：琅玕，象其声也。时珍曰：按许慎《说文》云：琅，石之似玉者。

孔安国云：石之似珠者。《总龟》云：生南海石崖间，状如笋，质似玉。《玉册》云：生南海崖石内，自然感阴阳之气而成，似珠而赤。《列子》云：蓬莱之山，珠之树丛生。据诸说，则琅玕生于西北山中及海山崖间。其云生于海底网取者，是珊瑚，非琅玕也。在山为琅玕，在水为珊瑚，珊瑚亦有碧色者。今回民地方出一种青珠，与碧靛相似，恐是琅玕所作者也。《山海经》云：开明山北有珠树。《淮南子》云：曾城九重，有珠树在其西。珠树即琅玕也。余见珊瑚下。

时珍曰：《汉书》作流离，言其流光陆离也。火齐，与火珠同名。

时珍曰：按：《魏略》云：大秦国出金银琉璃，有赤、白、黄、黑、青、绿、缥、绀、红、紫十种。此乃自然之物，泽润光采，逾于众玉。今俗所用，皆销冶石汁，以众药灌而为之，虚脆不贞。《格古论》云：石琉璃出高丽，刀刮不动，色白，浓半寸许，可点灯，明于牛角者。《异物志》云：南天竺诸国出火齐，状如云母，色如紫金，重沓可开，析之则薄如蝉翼，积之乃如纱，亦琉璃、云母之类也。按：此石今人以作灯球，明莹而坚耐久。苏颂言亦可入药，未见用者。

自然铜

味辛，平，无毒。疗折伤，散血止痛，破积聚。生邕州山岩中出铜处，于坑中及石间采得，方圆不定，其色青黄如铜，不从矿炼，故号自然铜。今附。

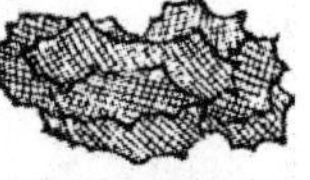
信州自然铜

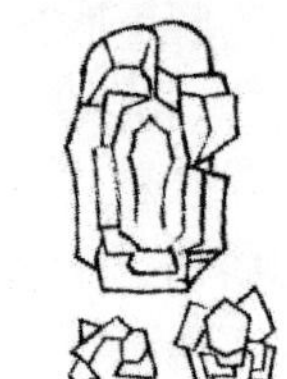
鍮石

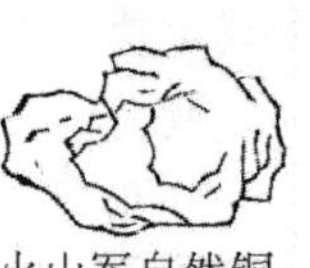
火山军自然铜

臣禹锡等谨按《日华子》云：自然铜，凉，排脓消瘀血，续筋骨，治产后血邪，安心，止惊悸，以酒摩服。

《图经》曰：自然铜，生邕州山岩中出铜处，今信州，火山军皆有之。于铜坑中及石间采之，方圆不定，其色青黄如铜，不从矿炼，故号自然铜。今信州出一种如乱铜丝状，云在铜矿中山气薰蒸，自然流出，亦若生银，如老翁须之类。入药最好，火山军者，颗块如铜而坚重如石，医家谓之鍮[①]石，用之力薄，采无时。今南方医者说自然铜有两，三体；一体大如麻黍，或多方解累累相缀，至如斗大者，色煌煌明烂如黄金、鍮[②]石，最上；一体成块，大小不定，亦光明而赤；一体如姜铁矢之类。又有如不治而成者，形大小不定，皆出铜坑中，击之易碎，有黄赤，有青黑者，炼之乃成铜也。据如此说，虽分析颇精，而未见似乱丝者耳。又云：今市人多以鍮石为自然铜，烧之皆成青焰如硫黄者是也。此亦有二三种：一种有壳如禹余粮，击破其中光明如鉴，色黄类石也；一种青黄而有墙壁，或文如束针；一种碎理如团砂者，皆光明如铜，色多青白而赤少者，烧之皆成烟焰，顷刻都尽。今药家多误以此为自然铜，市中所货往往是此，自然铜用多须煅，此乃畏火，不必形色，只此可辨也。

雷公云：石髓铅即自然铜也。凡使勿用方金牙，其方金牙真似石髓铅，若误饵，吐煞人。其石髓铅色似干银泥珠，微甘。如采得，先捶碎，同甘草汤煮一伏时，至明漉出，摊令干，入臼中捣了，重筛过，以醋浸一宿至明，用六一泥，泥瓷合子约盛得二升已来，于文武火中养三日夜，才干便用盖盖了泥，用火煅两伏时，去土抉盖，研如粉用。若修事五两，以醋两镒为度。《丹房镜源》云：可食之，自然铜出信州铅山县银场铜坑中，深处有铜矿，多年矿气结成，似马屁勃，色紫重，食之若涩是真自然铜，今人只以大磈[3]石为自然铜误也。

《别说》云：谨按今辰州川泽中出一种形圆似蛇含，大者如胡桃，小者如栗，外青皮黑，色光润，破之与鍮石无别，但比鍮石不作臭气尔，入药用殊验。

《衍义》曰：自然铜，有人饲折翅雁后遂飞去，今人打扑损研极细，水飞过，同当归、没药各半钱，以酒调，频服，仍以手摩痛处。

现注：

①鍮：（xiàng 项），又读（hóu 猴）。

②硢：（yù 愉）。

③磈：（kuǐ 傀）。

按：《图经》云：出铜处于坑中及石间采得。今之自然铜为硫化铁。综合条文自然铜功能接骨破积。临床常用。

时珍曰：按《宝藏论》云：自然铜生曾青、石绿穴中，状如寒林草根，色红腻，亦有墙壁。又一类似丹砂，光明坚硬有棱，中含铜脉，尤佳。又一种似木根，不红腻，随手碎为粉，至为精明，近铜之山则有之。今俗中所用自然铜，皆非也。

时珍曰：今人只以火醋淬七次，研细水飞过用。

震亨曰：自然铜，世以为接骨之药，然此等方尽多，大抵宜补气、补血、补胃。俗工唯在速效，迎合病患之意，而铜非不可用，若新出火者，其火毒、金毒相扇，挟香药热毒，虽有接骨之功，燥散之祸，甚于刀剑，戒之。

时珍曰：自然铜接骨之功，与铜屑同，不可诬也。但接骨之后，不可常服，即便理气活血可尔。

附方：新三。

心气刺痛：自然铜，火醋淬九次，研末，醋调一字服，即止。(《卫生易简方》)

项下气瘿：自然铜贮水瓮中，逐日饮食，皆用此水，其瘿自消。或火烧烟气，久久吸之，亦可。(杨仁斋《直指方》)

暑湿瘫痪：四肢不能动。自然铜（烧红，酒浸一夜）、川乌头（炮）、五灵脂、苍术（酒浸）各一两，当归二钱（酒浸）。为末，酒糊丸梧子大。每服七丸，酒下，觉四肢麻木即止。(陆氏《积德堂方》)

金 牙

味咸，无毒。主鬼疰毒蛊，诸疰。生蜀郡如金色者良。

陶隐居云：今出蜀汉，似粗金，大如棋子而方。又有铜牙亦相似，但外色黑，内色小浅，不入药用。金牙惟合酒散及五疰丸，余方不甚须此。《唐本》注云：金牙离本处，入土水中，久皆色黑，不可谓之铜牙也。此出汉中，金牙，湍湍两岸入石间打出者，内即金色，岸摧入水久者皆黑，近南山溪谷茂州、雍州亦有，胜于汉中者。臣禹锡等谨按《药性论》云：金牙石，君，治一切风，筋骨挛急，腰脚不遂，烧浸服之良。

《日华子》云：金牙石，味甘平。治一切冷风气，暖腰膝，补水脏，惊悸，小儿惊痫。

入药并烧淬，去粗汁乃用。

金牙

《图经》曰：金牙生蜀郡，今雍州亦有之。《本经》以如金色者良。而此物出于溪谷，在蜀汉江岸石间打出者，内即金色；岸摧入水年久者多黑。葛洪治风毒厥，有大小金牙酒，但浸其汁而饮之。古方亦有烧淬去毒入药者。孙思邈治风毒及鬼疰，南方瘴气，传尸等，各有大小金牙散之类是也。又有铜牙，亦相似而外黑色，方书少见用者。小金牙酒主风疰百病，虚劳湿冷，缓不仁，不能行步，近人用之多效，故著其法云：金牙、细辛、地肤子、莽草、干地黄、蒴藋根、防风、附子、茵芋、续断、蜀椒各四两，独活一斤，十二物，金牙捣末，别盛练[①]囊，余皆薄切，并金牙共内大绢囊，以清酒四斗渍之，密泥器口，四宿酒成，温服二合，日三，渐增之。

《衍义》曰：金牙，今方家绝可用，以此故，商客无利不贩卖，医者由是委而不用，兼所惟蜀郡有之，盖亦不度[②]也。余如《经》。

现注：

①练：（shū 书），一种如芒布的稀疏织物。

②原刻为度，原刻书末勘校表勘校为广。

按：《唐本》注云：金牙入土久者皆色黑。如此则说明金牙外面是黄，故称金牙，入水土久则黄色退掉，故呈黑色。这很符合今日所用之自然铜，即如金牙一样的小长方块外黄内黑。综合条文所述金牙功能解毒消蛊。

释名黄牙石。时珍曰：象形。

时珍曰：崔昉《本草》云：金牙石，阳石也。生川、陕山中，似蜜栗子，有金点形者妙《圣济经》治疠风大方中，用金牙石、银牙石。银牙，恐即金牙石之白色者尔，方书并无言及者，姑阙。

铜矿石

味酸，寒，有小毒。主疔肿恶疮，驴马脊疮，臭腋。石上水磨取汁涂之，其疔[①]肿末之敷疮上良。

今按：《别本》注云：状如姜石而有铜星镕取铜也。《唐本》先附。

现注：

①疔：原刻为丁，现通用为疔。按：《唐本》注云：状如姜石，熔取铜也。如此则是炼铜之矿石。综合条文所述铜矿石功能消肿愈疮。

时珍曰：矿，粗恶也。五金皆有粗石衔之，故名。麦之粗者，曰穬；犬之恶者，亦曰犷。

铜弩牙

主妇人产难血闭，月水不通，阴阳隔塞。陶隐居云：即今人所用射者尔。取烧赤，内酒中饮汁，得古者弥胜。

臣禹锡等谨按《日华子》云：平，微毒。

《圣惠方》：治小儿吞珠珰钱而哽方：烧铜弩牙赤，内水中冷饮其汁立出。

《千金方》：令易产，铜弩牙烧令赤，投醋三合服，良久顿服，立产。

按：陶云：所用射者尔。如此则是弓弩上铜牙档，功能应与铜同，又可催产通闭。

时珍曰：黄帝始作弩。刘熙《释名》云：弩，怒也，有怒势也。其柄曰臂，似人臂也。

钩弦者曰牙，似人牙也。牙外曰郭。下曰悬刀。合名之曰机。

刘完素曰：弩牙速产，以机发而不括，因其用而为使也。

时珍曰：铜器盛饮食茶酒，经夜有毒。煎汤饮，损人声。

古铜器畜之，辟邪祟（时珍）。

时珍曰：赵希鹄《洞天录》云：山精水魅多历年代，故能为邪祟。三代钟鼎彝器，历年又过之，所以能辟祟也。

铜钴锅一作铢熨斗也。主治折伤接骨，捣末研飞，和少酒服，不过二方寸匕。又盛灰火，熨脐腹冷痛（时珍）。

铜匙柄主治风眼赤烂，及风热赤眼翳膜，烧热烙之，频用妙（时珍）。

金星石

寒，无毒。主脾肺壅毒，及主肺损吐血、嗽血，下热涎，解众毒。今多出濠州。又有银星石，主疗与金星石大体相似。新定。

《图经》曰：金星石生并州，濠州，寒无毒。主脾肺壅毒及肺损出血，嗽血，下热涎，解众毒。又有一种银星石，体性亦相似，采无时。《衍义》曰：金星石、银星石治大风疾，别有法，须烧用。金星石于苍石内，外有金色麸片；银星石，有银色麸片。又一种深青色坚润，中有金色如麸片，不入药，工人碾为器或妇人首饰，余如《经》。

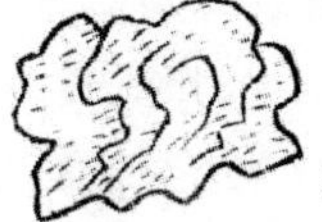
并州金星石

按：寇宗奭云：金星石于苍石内，外有金麸片，银星石有银色麸片。据此金星石似为云母类。综合条文金星石功能补肺止咳血。

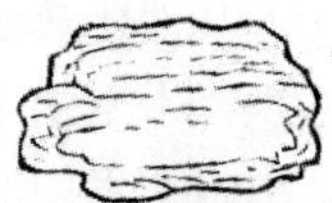
并州银星石

时珍曰：金星有数种。苏颂所说二石，武当山亦有之。或云金星出胶东，银星出雁门，盖亦礞石之类也。寇宗所说二石治大风者，今考《圣惠方》大风门，皆作金星、银星石，则似是石之类。《丹房镜源》石篇中，亦载二石名，似与苏说者不同。且金星、银星无毒，主热涎血病；石则有毒，主风癞疾。观此，则金星、银星入药，各有二种矣。又歙州砚石，亦有金星、银星者。琼州亦出金星石，皆可作砚。翡翠石能屑金，亦名金星名。

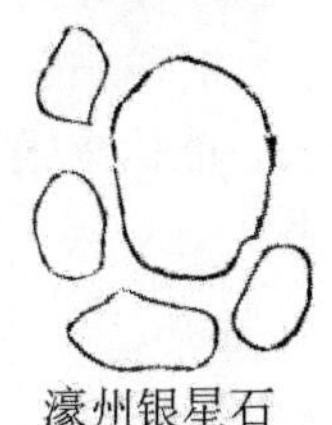
濠州银星石

此皆名同物异也。刘河间《宣明方》点眼药方中用金精石、银精石，不知即此金星、银星否也？

水磨少许服，镇心神不宁，亦治骨鲠（时珍）。

附方：新二。

吐血嗽血：肺损者。金星石、银星石、玄精石、不灰木、阳起石、云母石等分。用坩埚一个，铺冬月水牛粪一二寸，铺药一层，铺灰二寸，又药一层，重重如此，以灰盖之，盐泥固济。用炭一秤，火一日夜，埋土中一夜，取出药块，去灰为末。每一两，入龙脑、麝香各半钱，阿胶二钱半（炒）。每服一钱，糯米汤下，日三服。（《圣惠方》）

大风虫疮：有五色虫取下，诸石丸。用金星石、银星石、云母石、禹余粮石、滑石、阳起石、磁石、凝水石、蜜陀僧、自然铜、龙涎石等分。捣碎瓶盛，盐泥固济之。炭火十斤，过为末，醋糊丸小豆大。每服十五丸，白花蛇酒下，一日三服，以愈为度。（《太平圣惠方》）

特生礜石

味甘，温，有毒。主明目，利耳，腹内绝寒，破坚结及鼠瘘，杀百虫恶兽。久服延年。一名苍礜石，一名鼠毒。生西域。采无时。火炼之良，畏水。

陶隐居云：旧鹳巢中者最佳，鹳常入水冷，故取以壅卵令热。今不可得，惟用出汉中者，其外形紫赤色，内白如霜，中央有臼，形状如齿者佳。《大散方》云：又出荆州新城郡房陵县，缥白色为好，用之亦先以黄土包烧之一日，亦可内斧孔中烧之，合玉壶诸丸用此。《仙经》不云特生，则止是前白礜石尔。

《唐本》注云：陶所说特生云中如齿臼形者是，今出梁州北马道戍涧中亦有之，形块小于白礜石而肌粒大数倍，乃如小豆许。白礜石粒细，若粟米尔。

《图经》：文具礜石条下。

按：寇宗奭云：礜石并特生礜石……盖二条止是一物。……所谓特生者，不附著他石为特耳。礜石为硫化物类矿物毒砂矿石。又名砷黄铁矿含铁砷硫等。综合条文所述功能明目利耳破坚结。今药房中未见此药。

时珍曰：礜石有苍、白二种，而苍者多特生，故此云一名苍礜石，则《别录》苍石系重出矣。其功疗皆相同，今并为一。时珍曰：石有数种，白礜石、苍礜石、紫礜石、红皮礜石、桃花礜石、金星礜石、银星礜石、特生礜石俱是一物，但以形色立名。

其性皆热毒，并可毒鼠制汞，惟苍、白二色入药用。诸礜生于山，则草木不生，霜雪不积；生于水则水不冰冻，或有温泉，其气之热可知矣。《庚辛玉册》云：礜，阳石也，生山谷。水中濯出似矾，有文理横截在中者为佳。伏火，制砂汞。其状颇与方解石相似，但投水不冰者为真。其出金穴中者，名握雪礜石。

时珍曰：《别录》言：礜石久服令人筋挛，特生礜石久服延年。丹书亦云：礜石化为水，能伏水银，炼入长生药。此皆方士谬说也，与服砒石、汞长生之义同，其死而无悔者乎。

握雪礜石

味甘，温，无毒。主痼冷积聚，轻身延年，多食令人热。

《唐本》注云：出徐州西宋里山，入土丈余，于烂土石间，黄白色，细软如面。一名化公石，一名石脑，炼服别有法。《唐本》先附。

臣禹锡等谨按《蜀本》注云：今据中品自有石脑一条，主治与此甚别。应似徐长卿一名鬼督邮之类也。

《图经》：文具礜石条下。

《丹房镜源》：握雪礜石干汞制汞并丹砂。

按：从《丹房镜源》“握雪礜石干汞制汞并丹砂”看此石含硫，礜石也含硫，故知也是礜石类。礜石为硫化物类矿物毒砂矿石。又名砷黄铁矿含铁砷硫等。综合条文功能除固冷积聚。

时珍曰：谨按：独孤滔《丹房镜源》云：握雪礜石出曲滩泽。盛寒时有髓生于石上，可采。一分结汞十两。又按：南宫从《岣嵝神书》云：石液，即丹矾之脂液也。此石出襄阳曲滩泽中，或在山，或在水，色白而粗糯。至冬月有脂液出其上，旦则见日而伏。当于日未出时，以铜刀刮置器内，火通赤，取出，楮汁为丸，其液沾处便如铁色。以液一铢，制水银四两，器中火之立干。但此液亦不多有，乃神理所惜，采时须用白鸡、清酒祭之。此石华山、嵩山皆出，而有脂液者，惟此曲滩。又熊太古《冀越集》亦言：丹山矾十两，可干汞十两。此乃人格物之精，发天地之秘也。据三书所引，则握雪礜石乃石之液，非土中石脑也。苏恭所说，自是石脑。其说与《别录》及陶弘景所注石脑相合，不当复注于此。又按：诸书或作石，或作矾石，未知孰是？古书二字每每讹混。以理推之，似是矾石。礜石有毒，矾石无毒故也。

梁上尘

主腹痛，噎，中恶，鼻衄，小儿软疮。《唐本》先附。

臣禹锡等谨按《药对》云：梁上尘，微寒。《日华子》云：平，无毒。

雷公云：凡使，须去烟火，达高堂殿上者，拂下筛用之。

《外台秘要》：治小便不通，及胞转，取梁上尘三指撮，以水服之。又方：治自缢死，用梁上尘如大豆，各内一个耳鼻中，四处各一粒，极力齐吹之，即活。

《千金方》：妒乳，梁上尘醋和涂之，亦治阴肿。

又方：治妇人日月未足而欲产，取梁上尘、灶突煤二味，合方寸匕酒服。

《千金翼》：凡痈以梁上尘、灰葵茎等分，用醋和敷之。《子母秘录》：治横生不可出，梁上尘，酒服方寸匕，亦治倒生。又方：治小儿头疮，梁上尘和油取瓶下滓，以皂荚汤洗后涂上。

按：可止腹痛利膈通噎。

释名：倒挂尘名乌龙尾(《纲目》)、烟珠。

时珍曰：凡用倒挂尘，烧令烟尽，筛取末入药，雷氏所说，似是梁上灰尘，今人不见用。

食积，止金疮血出，齿龈出血（时珍）。

附方：新十一。

反胃吐食：梁上尘，黑驴尿调服之。(《集简方》)

霍乱吐利：屋下倒挂尘，滚汤泡，澄清服，即止。(《卫生易简方》)

大肠脱肛：乌龙尾即梁上尘，同鼠屎烧烟于桶内，坐上熏之。数次即不脱也。(《济急》)

喉痹乳蛾：乌龙尾、枯矾、猪牙皂荚（以盐炒黄）等分。为末。或吹或点皆妙。(《孙氏集效方》)

牙疼鼻：壁上扫土，用盐炒过，为末。随左右鼻。(《普济方》)

鼻中息肉：梁尘吹之。(《普济方》)

夜卧魇死：勿用火照，急取梁尘纳鼻中，即活。(《琐碎录》)

经血不止：乌龙尾（炒烟尽）、荆芥穗各半两。为末。每服二钱，茶下。(《圣济录》)

发背肿痛：厨内倒吊尘，为末。以生葱极嫩心同捣膏敷之，留顶，一日一换，干则以水润之。(《濒湖集简方》)

无名恶疮：梁上倒挂尘二条，韭地蚯蚓泥少许。生蜜和捻作饼如钱大，阴干，用蜜水调，频敷之。(杨起《简便方》)

小儿赤丹：屋尘和腊猪脂敷之。(《千金方》)

土阴孽

味咸，无毒。主妇人阴蚀，大热干痂，生高山崖上之阴，色白如脂，采无时。

陶隐居云：此犹似钟乳、孔公孽之类，故亦有孽名，但在崖上尔，今时有之但不复采用。

《唐本》注云：此即土乳是也。出渭州鄣县三交驿西北坡平地上窟中见有六十余坎，昔人采处，土人云服之亦同钟乳而不发热。陶及《本经》俱云在崖上，此说非也，今渭州不复采用。

今按《别本》注云：此则土脂液也，生于土穴，状如殷孽，故名土阴孽。

臣禹锡等谨按《蜀本》注云：今据《本经》所载，既与陶注同而苏说独异，恐苏亦未是。

按：陶云：此犹似钟乳、孔公孽之类，故亦有孽名，但在崖上尔。《别经》注云：此则土脂液也，生于土穴，状如殷孽。如此则有两种土阴孽。主妇人阴蚀，干痂。

时珍曰：此即钟乳之生于山崖土中者，南方名山多有之。人亦掘为石山，货之充玩，不知其为土钟乳也。

车　　脂

主卒心痛，中恶气。以温酒调，及热搅服之。又主妇人妒乳，乳痈，取脂熬令热涂之，亦和热酒服。今附。

臣禹锡等谨按陈藏器云：车脂，味辛，无毒。主鬼气，温酒烊令热服之。

《圣惠方》治虾蟆及蝌蚪蛊，得之心腹胀满，口干思水，不能食，闷乱大喘而气发。方用车辖脂半升已来，渐渐服之，其蛊即出。

《外台秘要》治聤耳脓血出，取车辖脂，绵裹塞耳中。《千金方》治小儿惊啼。车辖脂如小豆许内口中，又脐中差。

《别说》云：谨按车脂涂衣，衣不可洗涤，唯以生油方可解，然后复以蜜汤洗则净。

按：车脂，乃车垢类，古代车垢为动植物油积成，故可解心痛中恶。

释名：车毂脂(《纲目》)、轴脂(《纲目》) 时珍曰：毂即轴也。《史记》“齐人嘲淳于髡为炙毂”即此，今云油滑是矣。

治霍乱、中蛊、妊娠诸腹痛，催生，定惊，除疟，消肿毒诸疮（时珍）。

附方：新三。

少小腹胀：车毂中脂和轮下土，如弹丸，吞之立愈。(《千金方》)

疟疾不止：不拘久近。车轴垢，水洗，下面和丸弹子大，作烧饼。未发时食一枚，发时又食一枚。(《圣惠方》)

针刺入肉：车脂，摊纸上如钱大，粘贴。二日一易，三五次即出。(《集玄方》)

釭[①]中膏

主逆产，以膏画儿脚底即正，又主中风发狂，取膏如鸡子大，以热醋搅令消服之。今附。

《千金方》：治妊娠妇热病方：取车釭脂服之大良，随意服。又方：治妊娠腹中痛，烧车辖脂末内酒中随意服之。

《梅师方》：治诸虫入耳，取车釭脂涂耳孔中，自出。

《子母秘录》：治产后阴脱，烧车釭头脂，内酒中，分温三服，亦治咳嗽。

现注：

①原有音工二字注音。现注（gāng 缸），又读（gōng 工），车轮穿轴金属圈。

按：釭中膏与车脂同类，皆为油垢，可催产熄风。

时珍曰：辖脂(《纲目》)、缸膏音公。辖即缸也。乃裹轴头之铁，频涂以油，则滑而不涩。

附方：新四。

中恶蛊毒：车缸脂如鸡子大，酒化服。(《千金方》)

儿脐不合：车辖脂烧灰，敷之。(《外台秘要》)

瘭疽已溃：车缸脂和梁上尘，敷之。(《外台秘要》)

灸疮不瘥：车缸脂涂之，良。(《千金方》)

煅灶灰

主癥瘕坚积，去邪恶气。

陶隐居云：即今锻铁灶中灰尔，兼得铁力以疗暴癥大有效。臣禹锡等谨按《唐本》云：贰车丸用之。陈藏器云：灶突后黑土，无毒。主产后胞衣不下，末服三指撮，暖水及酒服之。天未明时取，至验也。又云：灶中热灰，和醋熨心腹冷气痛，及血气绞痛，冷即易。

《图经》：文具石灰条下。

《经验方》：治妇人崩中，用百草霜二钱，狗胆汁一处拌匀，分作两服，以当归酒调下。

《续十全方》：治暴泻痢，百草霜末，米饮调下二钱。《杜壬方》治逆生，横生，瘦胎，妊娠产前产后虚损，月候不调，崩中；百草霜、白芷等分末，每服二钱，童子小便，醋各少许调匀，更以热汤化开服，不过二服即差。

治疮：头疮及诸热疮，先用醋少许和水，净洗，去痂，再用温水洗裛[①]干，百草霜细研，入腻粉少许，生油调涂，立愈。

现注：

①裛（yì 意），香气薰衣为裛。

按：陶云：即煅铁灶中灰。可破积除癥。陈藏器云灶突后黑土及灶中热灰与煅灶灰不同。《图经》称为百草霜，将蒿藜之灰称黄灰。

时珍曰：此乃灶额及烟炉中墨烟也。其质轻细，故谓之霜。

止上下诸血，妇人崩中带下、胎前产后诸病，伤寒阳毒发狂，黄疸，疟痢，噎膈，咽喉口舌一切诸疮（时珍）。

时珍曰：百草霜、釜底墨、梁上倒挂尘，皆是烟气结成，但其体质有轻虚结实之异。重者归中下二焦，轻者入心肺之分。古方治阳毒发狂，黑奴丸，三者并用，而内有麻黄、大黄，亦是攻解三焦结热，兼取火化从治之义。其消积滞，亦是取其从化，故疸、膈、疟、痢诸病多用之。其治失血胎产诸病，虽是血见黑则止，亦不离从化之理。

附方：新十七。

产后阴脱：铁炉中紫尘、羊脂，二味和匀，布裹炙热，熨推纳上。（《徐氏胎产方》）

衄血不止：百草霜末吹之，立止也。

衄血吐血：《刘长春经验方》：治吐血，及伤酒食醉饱，低头掬损肺脏，吐血汗血，口鼻妄行，但声未失者。用乡外人家百草霜末，糯米汤服二钱。一方：百草霜五钱，槐花末二两。每服二钱，茅根汤下。

齿缝出血：百草霜末掺之，立止。（《集简方》）

妇人崩中：百草霜二钱，狗胆汁拌匀，分作二服，当归酒下。（《经验方》）

胎动下血：或胎已死。百草霜二钱，棕灰一钱，伏龙肝五钱。为末。每服一二钱，白汤入酒及童尿调下。（笔峰《杂兴方》）

妇人白带：百草霜一两，香金墨半两。研末。每服三钱，猪肝一叶，批开入药在内，纸裹煨熟，细嚼，温酒送之。（《永类方》）

脏毒下血：百草霜五钱，以米汤调，露一夜，次早空心服。（邵真人《经验方》）

一切痢下：初起一服如神，名铁刷丸。百草霜三钱，金墨一钱，半夏七分，巴豆（煮）十四粒。研匀，黄蜡三钱，同香油化开，和成剂。量大小，每服三五丸，或四五十丸，姜汤下。（《江方》）

小儿积痢：驻车丸：用百草霜二钱，巴豆（煨去油）一钱。研匀，以飞罗面糊和丸绿豆大。每服三五丸，赤痢，甘草汤下；白痢，米饮下；红白，姜汤下。（《全幼心鉴》）

挟热下痢：脓血。灶突中墨、黄连各一两。为末。每酒下二钱，日二服。（《圣惠方》）

魇寐猝死：锅底墨，水灌二钱，并吹鼻。（《医说》）

尸厥不醒：脉动如故。灶突墨弹丸，浆水和饮，仍针百会、足大趾、中趾甲侧。（《千金方》）

咽中结块：不通水食，危困欲死。百草霜，蜜和丸芡子大。每新汲水化一丸灌下。甚者不过二丸，名百灵丸。（《普济方》）

鼻疮脓臭：百草霜末，冷水服二钱。（《三因方》）

白秃头疮：百草霜和猪脂涂之。（《简便方》）

瘭疽出汁：着手足肩背，累累如米。用灶突墨、灶屋尘、釜下土研匀。水一斗，煮三沸，取汁洗，日三四度。(《外台秘要》)

淋石

无毒。主石淋。此是患石淋人或于溺中出者，如小石，水磨服之，当得碎石随溺出。今附。臣禹锡等谨按《日华子》云：淋石暖。

陈藏器云：溺中出，正如小石，非他物也。候出时收之，淋为用最佳也。又主噎病吐食，俗云涩饭病者效。

按：此即患石淋人排出之结石，可排石治噎病吐食。

时珍曰：此是淫欲之人，精气郁结，阴火煎熬，遂成坚质。正如滚水结硷，卤水煎盐，小便炼成秋石，同一义理也。

方解石

味苦、辛，大寒，无毒。主胸中留热结气黄疸，通血脉，去蛊毒。一名黄石，生方山。采无时。恶巴豆。陶隐居云：按《本经》长石一名方石，疗体亦相似，疑是此也。

《唐本》注云：此石性冷，疗热不减石膏也。

今注：此物大体与石膏相似，惟不附石而生，端然独处，形块大小不定，或在土中，或生溪水，得之敲破皆方解，故以为名。今沙州大鸟山出者佳。

《图经》：文具石膏条下。

按：此亦碳酸钙类，主含碳酸钙。综合条文方解石功能清热退黄。

时珍曰：方解石与硬石膏相似，皆光洁如白石英，但以敲之段段片碎者，为硬石膏；块块方棱者，为方解石，盖一类二种，亦可通用。唐宋诸方皆以此为石膏，今人又以为寒水石，虽俱不是，而其性寒治热之功，大抵不相远，惟解肌发汗不能如硬石膏为异尔。

礞石

治食积不消，留滞在藏腑，宿食癥块久不差，及小儿食积羸瘦。妇人积年食癥攻刺心腹，得硇砂、巴豆、大黄、京三棱等良。可作丸服用之，细研为粉，一名青礞石。新定

按：青礞石含铁、镁、铝、硅酸等，金礞石含钾、镁、铝、硅酸等。综合条文功能消食破癥化顽痰。临床仍常用，治痰迷积聚，癥块诸疾。

释名：时珍曰：其色濛濛然，故名。

时珍曰：礞石，江北诸山往往有之，以山出者为佳。有青、白二种，以青者为佳。坚细而青黑，打开中有白星点，后则星黄如麸金。其无星点者，不入药用。通城县一山产之，工人以为器物。

时珍曰：用大坩埚一个，以礞石四两打碎，入硝石四两拌匀。炭火十五斤簇定，至硝尽，其石色如金为度。取出研末，水飞去消毒，晒干用。

治积痰惊痫，咳嗽喘急（时珍）。

时珍曰：青礞石气平味咸，其性下行，阴也沉也，乃厥阴之药。肝经风木太过，来制脾土，气不运化，积滞生痰，壅塞上中二焦，变生风热诸病，故宜此药重坠。制以硝石，其性疏快，使木平气下，而痰积通利，诸证自除。汤衡《婴孩宝书》，言礞石乃治惊利痰之圣药。吐痰在水上，以石末糁之，痰即随水而下，则其沉坠之性可知。然止可用之救急，气弱脾虚者，不宜久服。杨士瀛谓其功能利痰，而性非胃家所好。如慢惊之类，皆宜佐以木香。

而王隐君则谓痰为百病，不论虚实寒热，概用滚痰丸通治百病，岂理也哉？朱丹溪言：一老人忽病目盲，乃大虚证，一医与礞石药服之，至夜而死。吁！此乃盲医虚虚之过，礞石岂杀人者乎？况目盲之病，与礞石并不相干。

附方：新四。

滚痰丸：通治痰为百病，惟水泻双娠者不可服。礞石、焰硝各二两（过研飞晒干，一两），大黄（酒蒸）八两，黄芩（酒洗）八两，沉香五钱。为末，水丸梧子大。常服一二十丸，欲利大便则服一二百丸，温水下。（王隐君《养生主论》）

一切积病：金宝神丹：治一切虚冷久积，滑泄久痢，癖块，血刺心腹，下痢，及妇人崩中漏下。青礞石半斤（为末），硝石（末）二两。坩埚内铺头盖底，按实。炭火二十斤，过取出，入赤石脂末二两，滴水丸芡子大；候干，入坩埚内，小火红，收之。每服一丸至二三丸，空心温水下，以少食压之。久病泻痢，加至五七丸。（《杨氏家藏方》）

急慢惊风：夺命散。治急慢惊风，痰涎壅塞咽喉，命在须臾，服此坠下风痰，乃治惊利痰之圣药也。真礞石一两，焰硝一两。同过为末。每服半钱或一钱。急惊痰热者，薄荷自然汁入生蜜调下；慢惊脾虚者，木香汤入熟蜜调下。亦或雪糕丸绿豆大，每服二三丸。（汤氏《婴孩宝书》）

小儿急惊：青礞石，磨水服。（《卫生方》）

姜　石

味咸，寒，无毒。主热豌豆疮，丁毒等肿，生土石间，状如姜，有五种，色白者最良。所在有之，以烂不碜插荏切[①]者好，齐州历城东者良。《唐本》先附。

《图经》曰：姜石，生土石间，齐州历城来者良，所在亦有，今惟出齐州。其状如姜，有五种，用色白者，以烂而不碜者好，采无时。崔氏疗丁肿，单用白姜石末，和鸡子清敷之，疔自出。乳痈涂之亦善。大凡石类多主痈疽，北齐马嗣明，医杨遵彦背疮，取粗理黄石如鹅卵石大，猛烈火烧令赤，内酽[②]醋中，因有屑落醋里，频烧淬石至尽，取屑暴干，捣筛和醋涂之立愈。刘禹锡谓之炼石法，用之敷疮肿无不愈者。世人又敷麦饭石，亦治发背疮，麦饭石者，粗黄白类麦饭，曾作磨硙[③]者尤佳。中岳山人《吕子华方》云：取此石，碎如棋子，炭火烧赤，投米醋中，浸之良久又烧，如此十遍。鹿角一具连脑骨者，二三寸截之，炭火烧令烟出即止，白敛末与石末等分，鹿角倍之，三物同杵筛，令精细，取三年米醋于铛中煎如鱼眼，沸即下前药，调和令如寒食饧，以篦敷于肿上，惟留肿头如指面，勿令有药，使热气得泄。如未有肿脓，即当内消，若已作头，即撮令小。其病久得此膏，直至肌肉烂落，出筋骨者，即于细布上涂之，贴于疮上，干即易之，但中隔不穴者即无不差。其疮肿

齐州姜石

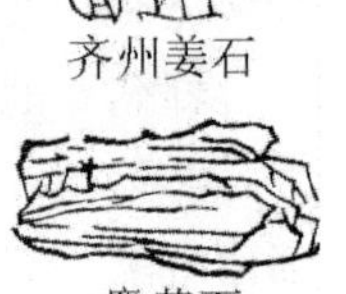

麤黄石

时，切禁手触，其效极神异。此方孙思邈《千金·月令》已有之，与此大同小异，但此本论说稍备耳。又水中圆石，治背上忽肿渐如碟子，不识名者，以水中圆石一两，碗烧令极热，写[④]入清水中，沸定后洗肿处立差。

《外台秘要》：救急治乳痈肿如碗大痛甚。取白姜石捣末一二升，用鸡子白和如饧敷肿上，干易之，此方频试验佳。

《衍义》曰：姜石所在皆有，须不见日色旋取，微白者佳，治疔肿殊效。

现注：

①磣下插茬切三字为原刻注音。

②醶：（yàn 验），此处指醋或汁浓味厚之醋。

③硙：（wèi 位），石磨。

④写：通泻。

按：《本经》曰：般孽，一名姜石。但《唐本》在本条中云生土石间，状如姜。二者说法不尽相同。综合条文姜石功能消疔疮肿毒。《图经》将麦饭石一并述之，说明姜石与麦饭石相类，临床可用麦饭石。

时珍曰：姜石以形名。或作礓砾，邵伯温云：天有至戾，地有至幽，石类得之则为礓砾是也。俗作㻬蛎。

附方：新二。

产后胀冲：气噎。㻬蛎石、代赭石等分，为末，醋糊丸梧子大。每服三五十丸，醋汤下。（洁古《保命集》）

通身水肿：姜石烧赤，纳黑牛尿中，热服，日饮一升。（《千金方》）

麦饭石　时珍曰：象形。

时珍曰：李迅云：麦饭石处处山溪中有之。其石大小不等，或如拳，或如鹅卵，或如盏，或如饼，大略状如握聚一团麦饭，有粒点如豆如米，其色黄白，但于溪间麻石中寻有此状者即是。古方云：曾作磨者佳，误矣。此石不可作磨。若无此石，但以旧面磨近齿处石代之，取其有麦性故耳。

主治一切痈疽发背（时珍）。

井泉石

大寒，无毒。主诸热，治眼肿痛，解心脏热结，消去肿毒，及疗小儿热疳，雀目青盲。得大黄、栀子治眼睑肿，得决明、菊花疗小儿眼疳生翳膜甚良，亦治热嗽。近道处处有之，以出饶阳郡者为胜。生田野间地中，穿地深丈余得之，形如土色圆方长短大小不等，内实而外则重重相叠。采无时。用之当细研为粉，不尔使人淋，又有一种如姜石，时人多指以为井泉者，非是。新定《图经》曰：井泉石，生深州城西二十里剧家村地泉内，深一丈许，其石如土色，圆方长短大小不等，内实外圆，作层重叠相交，其性大寒无毒，解心脏热结，消去肿毒，及疗小儿热疳，不拘时月采之。

按：《嘉祐》曰：穿地丈余得之形如土色，圆方不等。可清热明目。

时珍曰：性寒如井泉，故名。

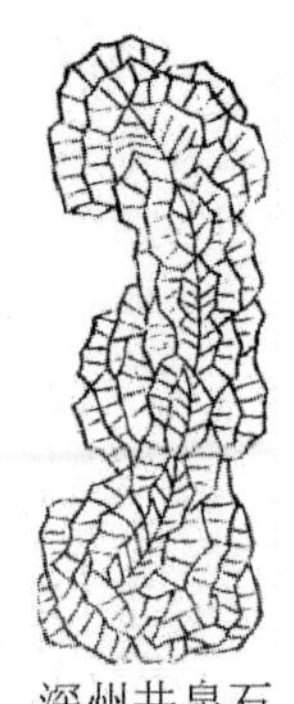
深州井泉石

附方：新四。

膀胱热闭：小便不快。井泉石、海金沙、车前子、滑石各一两。为末。每服二钱，蜜汤下。(《圣济录》)

风毒赤目：井泉石半两，井中苔（焙）、谷精草一两，豉（焙）一合。为末。每服二钱，空心井华水服。(《圣济录》)

产后搐搦：俗名鸡爪风。舒筋散：用井泉石四两（另研），天麻（酒浸）、木香各一两，人参、川芎、官桂、丁香各半两。为末。每服三钱，大豆淋酒调下，出汗即愈。(《宣明方》)

痤疿瘙痒：井泉石（生）三两，寒水石四两，脑子半钱。为末扑之。(《圣济录》)

苍石

味甘，平，有毒。主寒热下气，瘘蚀，杀禽兽。生西城。采无时。陶隐居云：俗中不复用，莫识其状。《唐本》注云：特生礐石，一名苍礐石，而梁州特生亦有青者。今房陵、汉川与白礐石同处有色青者，并毒杀禽兽礐石同。汉中人亦取以毒鼠，不入方用。此石出梁州，均州，房州，与二礐石同处，特生苍石并生西城，在汉川金州也。

《图经》：文具礐石条下。

按：本节《唐本》注云：特生礐石一名苍礐石。……与礐石同。似说苍石系苍礐石。综合条文，苍石有毒，主寒热下气。

花乳石

主金疮止血，又疗产妇血晕，恶血。出陕、华诸郡，色正黄，形之大小方圆无定。欲服者，当以大火烧之。金疮止血正尔刮末敷之即合，仍不作脓溃，或名花蕊石。新定。

《图经》曰：花乳石，出陕州阌[①]乡县，体至坚重，色如硫黄，形块有极大者，人用琢器。古方未有用者，近世以合硫黄同煅研末敷金疮，其效如神。又人仓卒中金刃，不及煅合，但刮石上取细末敷之，亦效。采无时。

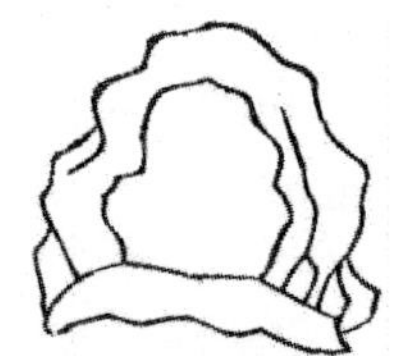
陕州花蕊石

《别说》云：《图经》玉石中品有花蕊石一种，主治与此同是一物。

《衍义》曰：花乳石其色如硫黄，《本经》第五卷中已着。今出陕、华间，于黄石中间有淡白点，以此得花之名。今《惠民局》花乳石散者是此物。陕人又能镌为器，《图经》第二卷中，易其名为花蕊石，是却取其色黄也。更无花乳之名，虑岁久为世所惑，故书之。

现注：

①阌：(wén 文)，阌乡县在河南。

按：花乳石即花蕊石，为含有大量钙镁的碳酸盐。主要由方解石颗粒组成并含蛇纹石，为一种大理石。综合功能止血愈疮，临床时用止血治宫寒不孕等。

时珍曰：《玉册》云：花乳石，阴石也。生代州山谷中，有五色，可代丹砂匮药。蜀中汶山、彭县亦有之。

时珍曰：凡入丸散，以罐固济，顶火过，出火毒，研细，水飞，晒干用。

治一切失血伤损，内漏目翳（时珍）。

时珍曰：花蕊石，旧无气味。今尝试之，其气平，其味涩而酸，盖缺阴经血分药也。其功专于止血，能使血化为水，酸以收之也。而又能下死胎，落胞衣，去恶血，恶血化则胎与胞无阻滞之患矣。东垣所谓胞衣不出，涩剂可以下之，故赤石脂亦能下胞胎，与此同义。葛可久治吐血出升斗，有花蕊石散；《和剂局方》治诸血及损伤金疮胎产，有花蕊石散，皆云能化血为水。则此石之功，盖非寻常草木之比也。

附方：新四。

花蕊石散：治五内崩损，喷血出斗升，用此治之。花蕊石存性，研如粉。以童子小便一钟，男，入酒一半；女，入醋一半，煎温，食后调服二钱，甚者五钱。能使瘀血化为黄水，后以独参汤补之。（葛可久《十药神书》）

花蕊石散：治一切金刃箭镞伤，及打仆伤损，狗咬至死者。急以药掺伤处，其血化为黄水，再掺便活，更不疼痛。如内损血入脏腑，煎童子小便，入酒少许，热调一钱服，立效。畜生抵伤，肠出不损者，急纳入，桑白皮线缝之，掺药，血止立活。妇人产后败血不尽，血晕，恶血奔心，胎死腹中，胎衣不下，至死，但心头温暖者。急以童子小便调服一钱，取下恶物如猪肝，终身不患血风血气。若膈上有血，化为黄水，即时吐出，或随小便出，甚效。硫黄四两，花蕊石一两。并为粗末拌匀，以胶泥固济，日干，瓦罐一个盛之，泥封口，焙干，安在四方砖上，砖上书八卦五行字。用炭一秤簇匝，从巳午时自下生火，至炭消冷定，取出为细末，瓶收用。（《和剂局方》）

多年障翳：花蕊石（水飞焙）、防风、川芎、甘菊花、白附子、牛蒡子各一两，甘草（炙）半两。为末。每服半钱，腊茶下。（《卫生家宝方》）

脚缝出水：好黄丹，入花蕊石末，掺之。（谈野翁《试效方》）

石　　蚕

无毒。主金疮，止血生肌，破石淋血结。摩服之当下碎石，生海岸石傍，状如蚕，其实石也。今附。臣禹锡等谨按《药诀》云：石蚕味苦热，有毒。

按：生海岸石傍，状如蚕。虫鱼部亦有石蚕，与此不同。可止血碎石。

石脑油

主小儿惊风化涎。可和诸药作丸服，宜以瓷器贮之，不可近金银器，虽至完密，直尔透之，道家多用。俗方亦不甚须。新定。

《图经》：文具钟乳石条下。

《衍义》曰：石脑油，真者难收，多渗蚀器物，今人药最少。烧炼或须也，仍常用有油[①]器贮之。又研生砒霜入石脑油，再研如膏，入坩埚内，用净瓦片子盖定，置火上，俟锅子红泣尽油出之。又再研，再入油，再上火，凡如此共两次，即砒霜伏。

现注：

①油下原有去声二字，注声部。

按：《图经》云在钟乳石条中，但石钟乳条中只有“又有石脑云亦钟乳之类”一句。可见《图经》认为石脑油出自石钟乳。卷四又单有石脑，云在土石中凿得。从可透金银器看，似为今之放射物质，似为铀矿石。如能确认，则我国千年以前已发现放射物质。如综合条文石脑油功能熄风化涎。

地溲：时珍曰：沟涧流水，及引水灌田之次，多有之。形状如油，又如泥，色如黄金，甚腥烈。冬月收取，以柔铁烧赤投之二三次，刚可切玉。

白瓷瓦屑

平，无毒。主妇人带下白崩，止呕吐，破血止血。水摩涂疮灭瘢。定州者良，余皆不如。《唐本》先附。

《经验后方》治鼻衄久不止，定州白瓷，细捣研为末，每抄一剜耳许，入鼻立止。

《梅师方》：治人面目卒得赤黑丹如疥状，不急治，遍身即死。若白丹者方取白瓷瓦末，猪脂和涂之。

按：此由定州白瓷，细捣为末而成。瓷器应为白垩类。可止带平瘢。

时珍曰：此以白土为坯，坯烧成者，古人以代白垩用。今饶州者，亦良。

研末，敷痈肿，可代针。又点目，去翳（时珍）。

附方：新五。

吐血不止：上色白瓷器末二钱，皂荚子仁煎汤下，连服三服，即愈。（《圣济录》）

小便淋痛：真定瓷器（研）二两，生熟地黄末各一两。每用二钱，木通煎汤服。（《传信适用方》）

一切鼾齁：处州瓷器为末。发时用二钱，以手指点津液蘸药，点舌下咽之，即效。（《普济方》）

目生翳膜：用细料白瓷钟一个，大火过，研末，纸筛，加雄黄二分，为末。早晚各点少许，不可多用，牛角簪拨出翳膜为妙。若红，用人退末点四角，即愈。（孙天仁《集效方》）

赤黑丹疥，或痒或燥，不急治，遍身即死。白瓷末，猪脂和涂之。（《圣济录》）

汤火伤灼：《多能鄙事》：用青瓷碗片为末，水飞过，和桐油敷，数次瘥。《活幼口议》：用景德镇瓷器打碎，埋灶内，炭火铺上，一夜取出，去火毒为末，入黄丹少许傅之，立愈。

乌古瓦

寒，无毒。以水煮及渍汁饮，止消渴，取屋上年深者良。《唐本》先附。

臣禹锡等谨按《药性论》云：乌古瓦，亦可单用。煎汤服，解人中大热。《日华子》云：冷，并止小便，煎汁服之。《陈藏器》云：主汤火伤，当取土底深者，既古且润。三角瓦子灸牙痛法：令三姓童子候星初出时指第一星下火，三角瓦上灸之。

按：此即陈年瓦片，瓦由土烧成，故应与伏龙肝相类。文中所述治消渴大热等应有其效。

时珍曰：夏桀始以泥坯烧作瓦。

治折伤，接骨（时珍）。

附方：新六。

暑月暍死：屋上两畔瓦，热熨心头，冷即易之。(《千金方》)

折伤筋骨：秘传神效散。治跌仆伤损，骨折骨碎，筋断，痛不可忍。此药极能理伤续断，累用累验。用路上墙脚下，往来人便溺处，久碎瓦片一块，洗净火，米醋淬五次，黄色为度，刀刮细末。每服三钱，好酒调下。在上食前，在下食后。不可以轻易而贱之，诚神方也。(邵以正真人经验方)

汤火伤灼：取多年屋上吻兽为末，油和涂之，立效。(《儒门事亲方》)

唇吻生疮：新瓦为末，生油调涂。(《集玄方》)

瘢痕凸起：热瓦频熨之。(《千金方》)

蜂虿螫伤：瓦摩其上，唾二七遍，置瓦于故处。(《千金》)

不灰木

大寒。主热痱疮。和枣叶、石灰为粉敷身。出上党，如烂木，烧之不然，石类也。今附。

《图经》曰：不灰木，出上党，今泽，潞山中皆有之，盖石类也。其色青白如烂木，烧之不然，以此得名。或云滑石之根也，出滑石处皆有，亦名无灰木。采无时。今处州山中出一种松石，如松干而实石也，或云松久化为石，人家多取以饰山亭及琢为枕，虽不入药，然与不灰木相类，故附之。

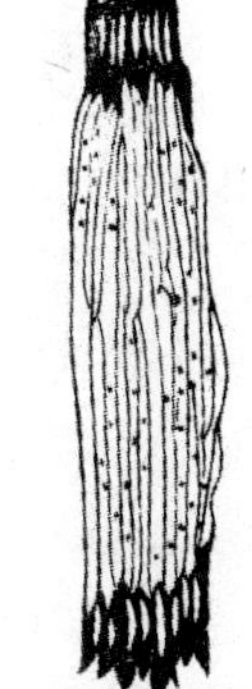

潞州不灰木

陈藏器：要烧成灰，即斫破以牛乳煮了，便烧黄牛粪烧之成灰。中和二年于李宗处见传。

《丹房镜源》云：不灰木煮汞。

按：不灰木为角闪石棉，主要为水化硅酸镁。与阳起石相类。综合条文不灰木功能清热消疮。《图经》所说松石，从描述看应是松树化石。

释名：无灰木见下。

时珍曰：不灰木有木、石二种：石类者，其体坚重，或以纸裹，蘸石脑油燃灯，彻夜不成灰，人多用作小刀靶。《开山图》云：徐无山出不灰之木，生火之石。山在今顺天府玉田县东北。《庚辛玉册》云：不灰木，阴石也。生西南蛮夷中，黎州、茂州者好，形如针，文全若木，烧之无烟。此皆言石者也。《伏深齐地记》云：东武城有胜火木，其木经野火烧之不灭，谓之不灰木。杨慎《丹铅录》云：《太平寰宇记》云：不灰木俗多为铤子，烧之成炭而不灰，出胶州。其叶如蒲草，今人束以为燎，谓之万年火把。此皆言木者也。时珍常得此火把，乃草叶束成，而中夹松脂之类，一夜仅烧一二寸尔。

独孤滔曰：结草砂，三黄，匮五金。

除烦热阳厥（时珍）。

时珍曰：不灰木性寒，而同诸热药治阴毒。刘河间《宣明方》，治阳绝心腹痞痛，金针丸中亦用服之。盖寒热并用，所以调停阴阳也。

附方：新四。

肺热咳嗽：卧时盛者。不灰木一两半，太阴玄精石二两，甘草（炙）半两，贝母一两半，天南星（白矾水煮过）半两。为末。每服半钱，姜汤下。(《圣济录》)

咽喉肿痛：五心烦热。不灰木（以牛粪烧赤）四两，太阴玄精石（赤）四两，珍珠

一钱。为末，糯米粥丸芡子大。每服一丸，以生地黄汁、粟米泔研化服，日二次。(《圣济录》)

霍乱烦满：气逆腹胀，手足厥冷。不灰木、阳起石、阿魏各半两，巴豆（去心）、杏仁（去皮）各二十五个。为末，粟饭丸樱桃大，穿一孔。每服一丸，灯上烧烟尽，研末，米姜汤下，以利为度。(《圣济录》)

阴毒腹痛：回阳丹：用不灰木、牡蛎、高良姜（炒）、川乌头（炮）、白芍药各一钱。为末，入麝香少许。每用一钱，男，用女唾调涂外肾；女，用男唾调涂乳上，得汗即愈。(《玉机微义》)

蓬　砂

味苦，辛，暖无毒。消痰止嗽，破癥结喉痹。及焊金银用，或名鹏砂。新补见《日华子》。

《图经》：文具硇砂条下。

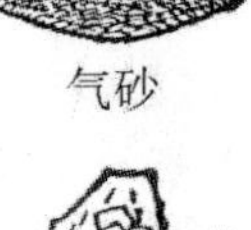

气砂

鹏砂

《衍义》曰：蓬砂，含化咽津治喉中肿痛，膈上痰热，初觉便治不能成喉痹，亦缓取效可也。南番者色重褐，其味和，其效速。西戎者其色白，其味焦，其功缓，亦不堪作焊。

按：蓬砂主要是四硼酸钠（$Na_2B_4O_7 \cdot 10H_2O$），综合条文蓬砂功能消痰止嗽破癥。现时有用蓬砂外洗疮疡。

释名：盆砂。时珍曰：名义未解。一作硼砂。或云：炼出盆中结成，谓之盆砂，如盆硝之义也。

时珍曰：硼砂生西南番，有黄白二种。西者白如明矾，南者黄如桃胶，皆是炼结成，如砂之类。西者柔物去垢，杀五金，与硝石同功，与砒石相得也。独孤滔曰：制汞，哑铜，结砂子。

土宿真君曰：知母、鹅不食草、芸苔、紫苏、甑带、何首乌，皆能伏硼砂。同砒石过，有变化。

上焦痰热，生津液，去口气，消障翳，除噎膈反胃，积块结瘀肉，阴溃骨鲠，恶疮及口齿诸病（时珍）。

时珍曰：硼砂，味甘微咸而气凉，色白而质轻，故能去胸膈上焦之热。《素问》云：热淫于内，治以咸寒，以甘缓之，是也。其性能柔五金而去垢腻，故治噎膈积聚、骨鲠结核、恶肉阴用之者，取其柔物也；治痰热、眼目障翳用之者，取其去垢也。洪迈《夷坚志》云：鄱阳汪友良，因食误吞一骨，哽于咽中，百计不下。恍惚梦一朱衣人曰：惟南硼砂最妙。遂取一块含化咽汁，脱然而失。此软坚之征也。《日华》言其苦辛暖，误矣。

附方：新十一。

鼻血不止：硼砂一钱，水服立止。(《集简方》)

劳瘵有虫：硼砂、砂、兔屎等分为末，蜜丸梧子大。每服七丸，生甘草一分，新水一钟，揉汁送下。自朔至望，五更时，令病患勿言，服之。(《乾坤秘韫》)

木舌肿强：硼砂末，生姜片蘸揩，少时即消。(《普济方》)

咽喉谷贼：肿痛。硼砂、牙硝等分为末。蜜和半钱，含咽。(《直指方》)

咽喉肿痛：破棺丹。用硼砂、白梅等分。捣丸芡子大。每噙化一丸。(《经验方》)

喉痹牙疳：盆砂末，吹，并擦之。(《集简方》)

小儿阴溃：肿大不消。硼砂一分。水研涂之，大有效。(《集玄方》)

饮酒不醉：先服盆砂二钱，妙。(《相感志》)

饮食毒物：硼砂四两，甘草四两，真香油一斤。瓶内浸之。遇有毒者，服油一小盏。久浸尤佳。(《瑞竹堂经验方》)

一切恶疮：方同上。

弩肉瘀突：南鹏砂（黄色者）一钱，片脑少许。研末。灯草蘸点之。(《直指方》)

铅霜

冷无毒。消痰止惊悸，解酒毒，疗胸膈烦闷，中风痰实，止渴。新补见《日华子》。

《图经》：文具铅条下。

《简要济众》：治室女月露滞涩，心烦恍惚，铅白霜，细研为散，每服一钱，温地黄汁一合调下，生干地黄煎汤调服亦得。

《十全博救》治鼻衄方：铅白霜为末，取新汲水调一字。

《衍义》曰：铅霜，《图经》已着其法，治上膈热涎塞，涂木瓜失酸味，金克木也。

按：铅霜，《图经》曰：铅杂十五分之一水银合炼作片，置醋瓮中经久成霜。今之铅霜不含水银，主要为醋酸铅。综合功能消痰止惊解毒。

时珍曰：以铅打成钱，穿成串，瓦盆盛生醋，以串横盆中，离醋三寸，仍以瓦盆覆之，置阴处，候生霜刷下，仍合住。

治吐逆，镇惊去怯，黑须发（时珍）。

时珍曰：铅霜乃铅汞之气交感英华所结，道家谓之神符白雪，其坠痰去热，定惊止泻，盖有奇效，但非久服常用之物尔。病在上焦者，宜此清镇。

附方：新八。

小儿惊热：心肺积热，夜卧多惊。铅霜、牛黄各半分，铁粉一分。研匀。每服一字，竹沥调下。(《圣济录》)

惊风痫疾：喉闭牙紧。铅白霜一字，蟾酥少许。为末，乌梅肉蘸药于龈上揩之，仍吹通关药，良久便开。(《普济方》)

消渴烦热：铅白霜、枯白矾等分。为末，蜜丸芡子大。绵裹，含化咽汁。又方：铅白霜一两，根黄、硝石各一两。为末。每冷水服一钱。(《圣济录》)

喉痹肿痛：铅白霜、甘草半两，青黛一两，为末，醋糊丸芡子大。每含咽一丸，立效。(《圣济录》)

悬痈肿痛：铅白霜一分，甘草（半生半炙）一分。为末。绵裹含咽。(《圣惠方》)

口疳龈烂：气臭血出，不拘大人小儿。铅白霜、铜绿各二钱，白矾豆许。为末扫之。(《宣明方》)

痔疮肿痛：铅白霜、白片脑各半字。酒调涂之，随手见效。(《婴童百问》)

梳发令黑：铅霜包梳，日日梳之，胜于染者。(《普济方》)

古文钱

平，治翳障明目，疗风赤眼。盐卤浸用，妇人横逆产，心腹痛，月隔五淋，烧以醋淬用。新补见《日华子》。

《图经》：文具铅条下。

陈藏器云：大钱，银注中陶云不入用。按：钱青者是大钱，煮汁服主五淋，磨入目主盲瘴肤赤，和薏苡根煮服主心腹痛。煮比轮钱，以新汲水投服之，又主时气。含青钱又主口内热疮，以二十文烧令赤，投酒中服之立差。又主妇人患横产。

《衍义》曰：古文钱，古铜，焦赤有毒。治目中瘴瘀，腐蚀坏肉，妇人横逆产，五淋多用。非特为有锡也，此说非是。今但取景王时大泉五十，及宝货秦半两，汉荚钱大小五铢，吴大泉五百、大泉当千，宋四铢、二铢及梁四柱，北齐常平五铢尔。后其品尚多，如此之类方可用。少时常自患暴赤目肿痛，数日不能开，客有教以生姜一块，洗净去皮，以古青铜钱，刮取姜汁，就钱棱上点，初甚苦，热泪蔑[①]面，然终无损。后有患者教如此点，往往疑惑。信士点之，无不获验，一点遂愈，更不可再作。有疮者不可用。

现注：

①蔑：(miè 灭) 此处为眼肿红赤不明。

按：古文钱，《图经》云：古文钱皆以有锡。陈藏器云：非特为有锡。《衍义》曰：古文钱，古铜。综合条文古文钱功能明目退翳。

释名：孔方兄、上清童子(《纲目》)、青蚨。时珍曰：《管子》言：禹以历山之金铸币，以救人困，此钱之始也。至周太公立九府泉法，泉体圆含方，轻重以铢，周流四方，有泉之象，故曰泉。后转为钱。鲁褒《钱神论》云：为世神宝，亲爱如兄，字曰孔方。又昔有钱精，自称上清童子。青蚨血涂子母钱，见虫部。

《考工记》云：攻金之工，金有六剂，是也。药用古文钱、铜弩牙之类，皆有锡，故其用近之。

时珍曰：古文钱，但得五百年之外者即可用，而唐高祖所铸开元通宝，得轻重大小之中，尤为古今所重。綦毋氏《钱神论》云：黄金为父，白银为母，铅为长男，锡为适妇，其性坚刚，须水终始，体圆应天，孔方效地，此乃铸钱之法也。三伏铸钱，其汁不清，俗名炉冻，盖火克金也。唐人端午于江心铸镜，亦此意也。

时珍曰：同胡桃嚼即碎，相制也。时珍曰：以胡桃同嚼食二三枚，能消便毒。便毒属肝，金伐木也。

附方：新二十。

时气欲死：大钱百文，水一斗煮八升，入麝香末三分，稍饮至尽，或吐或下愈。(《肘后方》)

时气温病：头痛壮热脉大，始得一日者。比轮钱一百五十七文，水一斗，煮取七升，服汁。须臾复以水五升，更煮一升，以水二升投中，合得三升，出钱饮汁，当吐毒出也。(《肘后方》)

心腹烦满：及胸胁痛欲死者。比轮钱二十枚，水五升，煮三升，分三服。(《肘后方》)

急心气痛：古文钱一个（打碎），大核桃三个，同炒热，入醋一碗冲服。(《杨诚经验

方》)

霍乱转筋：青铜钱四十九枚，木瓜一两，乌梅（炒）五枚。水二盏，煎分温服。(《圣济录》)

慢脾惊风：利痰奇效。用开元通宝钱背后上下有两月痕者，其色淡黑，颇小。以一个放铁匙上，炭火烧四围上下，各出珠子，取出候冷，倾入盏中，作一服，以南木香汤送下，或人参汤亦可。钱虽利痰，非胃家所好，须以木香佐之。(《杨仁斋直指方》)

下血不止：大古钱四百文，酒三升，煮二升，分三服。(《普济方》)

赤白带下：铜钱四十文。酒四升，煮取二升，分三服。(《千金方》)

小便气淋：比轮钱三百文。水一斗，煮取三升，温服。(《千金方》)

沙石淋痛：古文钱，煮汁服。(《普济方》)

伤水喘急：因年少饮冷水惊恐所致者。古文钱七枚（洗净），白梅七个，水一钟，同浸三宿，空心一呷，良久得吐效。(《仁存方》)

唇肿黑痛：痒不可忍：四文大钱于石上磨猪脂汁涂之，不过数遍愈。(《幼幼新书》)

眼赤生疮：连年不愈。古钱一文，青江石一个，洗净，以钱于石上磨蜜，取浓汁三四滴在盏，覆瓦上，以艾灸瓦内七壮熏蜜，取点之，效。(《普济方》)

赤目浮翳：古钱一文，盐方寸匕，治筛点之。(《千金方》)

目猝不见：钱于石上磨汁，注中。(《普济方》)

目生珠管：及肤翳。铜钱青一两，细墨半两，为末，醋丸白豆大。每以一丸，乳汁、新汲水各少许，浸化点之。(《圣惠方》)

腋下狐臭：古文钱十文，铁线串烧，醋淬十次，入麝香研末，调涂。(《应急良方》)

跌仆伤损：半两钱五个（火醋淬四十九次），甜瓜子五钱，珍珠二钱。研末。每服一字，好酒调，随上下，食前后。(《青囊》)

误吞铁钱：古文铜钱十个，白梅肉十个，淹过即烂，捣丸绿豆大。每服一丸，流水吞下，即吐出。(《圣济录》)

百虫入耳：青钱十四文，煎猪膏二合，少少滴之。(《圣济录》)

蛇　　黄

主心痛疰忤，石淋，产难，小儿惊痫。以水煮研服汁。出岭南，蛇腹中得之，圆重如锡，黄黑青杂色。今注：蛇黄多赤色，有吐出者，野人或得之。《唐本》先附。

臣禹锡等谨按《日华子》云：冷，无毒。镇心。如入药，烧赤三四次醋淬飞研用之。

《图经》曰：蛇黄，出岭南，今越州、信州亦有之。《本经》云是蛇腹中得之，圆重如锡黄黑青杂色。注云：多赤色。有吐出者，野人或得之。今医家用者大如弹丸，坚如石，外黄内黑色，二月采。云是蛇冬蛰时所含土，到春发蛰吐之而去，与旧说不同，未知孰是。

按：蛇黄，《唐本》云：蛇腹中得之。《图经》曰：云是蛇冬蛰时所含土。今将蛇黄定为蛇含石，为褐铁矿结核，主要为三氧化二铁。综合条文所述蛇黄功能宽心化石。

时珍曰：蛇黄生腹中，正如牛黄之意。世人因其难得，遂以蛇含石代之，以其同出于蛇故尔。广西平南县有蛇黄冈，土人九月掘下七八尺，始得蛇黄，大者如鸡子，小者如弹

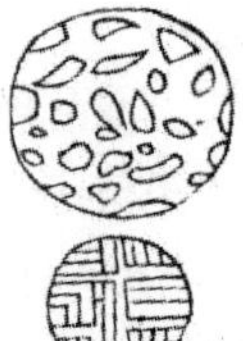
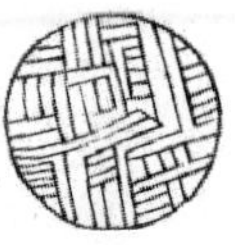
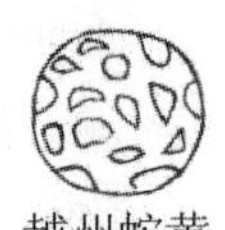
越州蛇黄

丸，其色紫。《庚辛玉册》云：蛇含自是一种石，云蛇入蛰时，含土一块，起蛰时化作黄石，不稽之言也。有人掘蛇窟寻之，并无此说。

镇心（大明）。磨汁，涂肿毒（时珍）。

附方：新六。

暗风痫疾：忽然仆地，不知人事，良久方醒。蛇黄，火醋淬七次，为末。每调酒服二钱，数服愈。年深者亦效。（危氏《得效方》）

惊风痫疳：神穴丹：治急惊风、痫疾、天吊、疳热等证。用紫色蛇黄四两（过），猪屎二两（小者泥固过），铁粉一两，朱砂半两，麝香一钱。为末，糯粉糊丸芡子大，漆盘晒干。看之每丸有一小穴，故名神穴丹。每服一丸，薄荷酒化下，立苏。疳热，冷水化下。（《灵苑方》）

小儿项软：因风虚者。蛇含石一块（七次，醋淬七次研），郁金等分。为末，入麝香少许，白米饭丸龙眼大。每服一丸，薄荷汤化服，一日一服。（《活幼全书》）

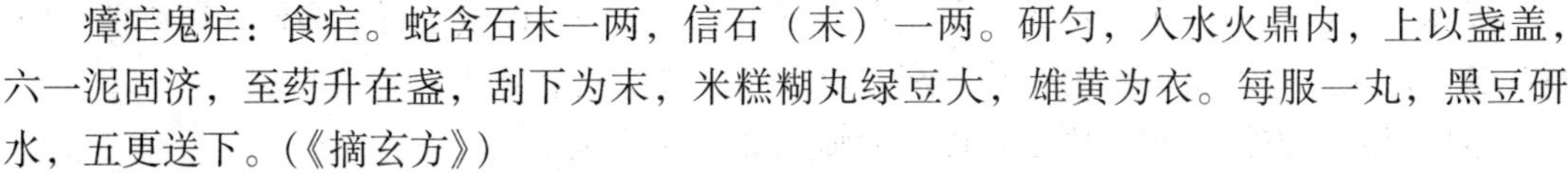

瘴疟鬼疟：食疟。蛇含石末一两，信石（末）一两。研匀，入水火鼎内，上以盏盖，六一泥固济，至药升在盏，刮下为末，米糕糊丸绿豆大，雄黄为衣。每服一丸，黑豆研水，五更送下。（《摘玄方》）

血痢不止：蛇含石二枚。火醋淬，研末。每服三钱，米饮下。（《普济方》）

肠风下血：脱肛。蛇黄二颗。火醋淬七次，为末。每服三钱，陈米饮下。（《普济方》）

三十五种陈藏器余

玉 井 水

味甘，平，无毒。久服神仙，令人体润，毛发不白。出诸有玉处，山谷水泉皆有。犹润于草木，何况于人乎。夫人有发毛，如山之草木，故山有玉而草木润，身有玉而毛发黑。《异类》云：昆仑山有一石柱，柱上露盘，盘上有玉水溜下，土人得一合服之与天地同年。又太华山有玉水，人得服之，长生。玉既重宝，水又灵长，故能延生之望，今人近山多寿者，岂非玉石之津乎，故引水为玉证。

按：为有玉处之泉水。综合功能可润体黑发。

碧 海 水

味咸，小温，有小毒。煮浴去风瘙疥癣。饮一合，吐下宿食胪胀。夜行海中拨之，有火星者咸，水色既碧，故云碧海。东方朔《十洲记》云[1]。

按：即海水，可袪风愈癣。

时珍曰：海乃百川之会。天地四方，皆海水相通，而地在其中。其味咸，其色黑，水行之正也。

千里水及东流水

味平，无毒。主病后虚弱，汤[②]之万过煮药禁神验。二水皆堪荡涤邪秽，煎煮汤药，禁咒鬼神，潢污行潦[③]。尚可荐羞王公，况其灵长者哉！盖取其洁诚也。《本经》云：东流水为云母所畏，炼云母用之，与诸水不同，即其效也。

按：二水荡涤邪秽。《本经》云：东流水为云母所畏，炼云母用之。综合功能补虚荡邪。

秋 露 水

味甘，平，无毒。在百草头者愈百疾，止消渴，令人身轻不饥，肌肉悦泽。亦有化云母成粉，朝露未晞时拂取之柏叶上露，主明目。百花上露，令人好颜色。露即一般所在有异，主疗不同。

按：秋露水，朝露未晞时拂取于百草头上。综合条文功能可止消渴百疾。

时珍曰：露者，阴气之液也，夜气着物而润泽于道旁也。

禀肃杀之气，宜煎润肺杀祟之药，及调疥癣虫癞诸散。（虞抟）八月朔日收取，摩墨点太阳穴，止头痛；点膏肓穴，治劳瘵，谓之天灸（时珍）。

菖蒲上露，并能明目，旦旦洗之（时珍）。

韭叶上露，去白癜风，旦旦涂之（时珍）。

凌霄花上露，入目损目（时珍）。

时珍曰：秋露造酒最清冽。姑射神人吸风饮露。汉武帝作金盘承露，和玉屑服食。杨贵妃每晨吸花上露，以止渴解酲。番国有蔷薇露，甚芬香，云是花上露水，未知是否？

甘 露 水

味甘，平，美无毒。食之润五脏，长年不饥，神仙。缘是感应天降，祐兆人也。

按：陈藏器云：感应天降，祐兆人也。《老子》曰：天地相合以降甘露。综合条文功能可滋润脏腑。

释名：膏露(《纲目》)、瑞露(《纲目》)、天酒(《纲目》)、神浆。时珍曰：按《瑞应图》云：甘露，美露也。神灵之精，仁瑞之泽，其凝如脂，其甘如饴，故有甘、膏、酒、浆之名。《晋中兴书》云：王者敬养耆老，则降于松柏；尊贤容众，则降于竹苇。《列星图》云：天乳一星明润，则甘露降。以上诸说，皆瑞气所感者也。《吕氏春秋》云：水之美者，三危之露。和之美者，揭雩之露，其色紫。《拾遗记》云：昆仑之山有甘露，望之如丹，着草木则皎莹如雪。《山海经》云：诸沃之野，摇山之民，甘露是饮不寿者八百岁。《一统志》云：雅州蒙山常有甘露。以上诸说，皆方域常产者也。杜镐言：甘露，非瑞也，乃草木将枯，精华顿发于外，谓之雀饧，于理甚通。

繁 露 水

是秋露繁浓时也，作盘以收之煎令稠，可食之延年不饥。五月五日取露草一百种，阴干烧为灰，和井花水重炼令白醶醋为饼，腋下挟之，干即易，主腋气臭。当抽一身间疮出，即以小便洗之，《续齐谐记》云：司农邓沼，八月朝入华山，见一童子，以五彩囊承取柏叶下露，露皆如珠，云赤松先生取以明目。今人八月朝朝作露华明像此也。汉武帝时有吉云国有吉云草，食之不死，日照草木有露著皆五色。东方朔得玄露、青黄二露各盛五合，帝赐群臣，老者皆少，病者皆除。东方朔曰：日初出处露皆如糖可食。汉武帝《洞冥记》所载。今时人煎露亦如糖，久服不饥。《吕氏春秋》云：水之美者有三危之露，为水即味重于水也。

按：繁露水，本条自云：秋露繁浓时作盘收之煎令稠。综合条文功能不饥延年。

六天气

服之令人不饥长年美颜色，人有急难阻绝之处，用之如龟蛇服气不死，阳陵子《明经》言：春食朝露，日欲出时，向东气也；秋食飞泉，日没时向西气也；冬食沆瀣，北方夜半气也；夏食正阳，南方日中气也；并天玄地黄之气，是为亦言平明为朝露；日中为正阳；日入为泉飞；夜半为沆瀣；及天地玄黄为六气，皆令人不饥延年无疾者，人有堕穴中，穴中有蛇，蛇每日作此气服之，其人既见蛇如此，依蛇时节，饥时便服，又即仿蛇日日如之，经久渐渐有验，即体轻健，似能轻举，启蛰之后，人与蛇一时跃出焉。

按：春朝露，秋飞泉，冬沆瀣，夏正阳，天玄地黄为六天气。综合条文功能不肌长年。

梅雨水

洗疮疥，灭瘢痕，入酱令易熟，沾衣便腐，浣垢如灰汁，有异他水。江淮以南，地气卑湿，五月上旬连下旬尤甚。月令土润溽[4]暑，是五月中气过此节以后皆须曝书，汉崔寔七夕暴书，阮咸焉能免俗，盖此谓也。梅沾衣皆以梅叶汤洗之脱也，余并不脱。

按：梅雨季之雨水洗疮疥灭瘢痕。

时珍曰：梅雨或作霉雨，言其沾衣及物，皆生黑霉也。芒种后逢壬为入梅，小暑后逢壬为出梅。又以三月为迎梅雨，五月为送梅雨。此皆湿热之气，郁遏熏蒸，酿为霏雨。人受其气则生病，物受其气则生霉，故此水不可造酒醋。其土润溽暑，乃六月中气，陈氏之说误矣。

醴泉

味甘，平，无毒。主心腹痛，疰忤鬼气邪秽之属，并就泉空腹饮之。时代升平则醴泉涌出，读古史大有此水，亦以新汲者佳。止热消渴，及反胃，腹痛霍乱为上。

按：陈藏器云：时代升平则醴泉涌出。王充云：其味甘若醴，故名醴泉。综合条文功能可止消渴霍乱。

释名：甘泉。时珍曰：醴，薄酒也，泉味如之，故名。出无常处，王者德至渊泉，时代升平，则醴泉出，可以养老。《瑞应图》云：醴泉，水之精也，味甘如醴，流之所及，草木皆茂；饮之令人多寿。《东观记》云：光武中元元年，醴泉出京师，人饮之者，痼疾皆除。

甘露蜜

味甘，平，无毒。主胸膈诸热，明目止渴。生巴西绝域中，如饧也。汉武帝立金茎，作仙人掌，承露盘取云表之露，服食以求仙。

按：陈藏器云：生巴西绝域中如饧，又云：承露盘取云表之露。二者不尽相同，如依后者，则类繁露水。综合功能明目止渴。

时珍曰：按《方国志》云：大食国秋时收露，朝阳曝之，即成糖霜，盖此物也。又《一统志》云：撒马儿罕地在西番，有小草丛生，叶细如蓝，秋露凝其上，味如蜜，可熬为饧，夷人呼为达即古宾，盖甘露也。此与刺蜜相近，又见果部。

冬霜

寒，无毒。团食者主解酒热，伤寒鼻塞，酒后诸热面赤者。

按：冬霜，《诗·秦风》蒹葭苍苍，白露为霜。古人认为霜由露结，《千字文》也有露结为霜语。可解伤寒及酒热。

时珍曰：阴盛则露凝为霜，霜能杀物而露能滋物，性随时异也。干象占云：天气下降而为露，清风薄之而成霜。霜所以杀万物，消。当降而不降，当杀物而不杀物，皆政弛而慢也。不当降而降，不当杀物而杀物，皆政急而残也。许慎《说文》云：早霜，曰霄；白霜，曰皑。又有玄霜。

附方：新一。寒热疟疾（秋后霜一钱半，热酒服之。《集玄方》）

雹

主酱味不正。当时取一二升，酱瓮中即如本味也。

按：即冰雹，可正酱味。

时珍曰：程子云：雹者阴阳相搏之气，盖气也。或云：雹者，炮也，中物如炮也。曾子云：阳之专气为雹，阴之专气为霰。陆农师云：阴包阳为雹，阳包阴为霰。雪六出而成花，雹三出而成实。阴阳之辨也。《五雷经》云：雹乃阴阳不顺之气结成。亦有懒龙鳞甲之内，寒冻生冰，为雷所发，飞走堕落，大者如斗升，小者如弹丸。又蜥蜴含水，亦能作雹，未审果否?

气味咸，冷，有毒。时珍曰：按《五雷经》云：人食雹，患疫疾大风颠邪之证。

温汤

主诸风筋骨挛缩，及皮顽痹，手足不遂，无眉发，疥癣诸疾，在皮肤骨节者。入浴浴干，当大虚惫，可随病与药及饭食补养，自非有他病，人则无宜轻入。又云：下有硫黄，即令水热。硫黄主诸疮病，水亦宜然。水有硫黄臭，故应愈诸风冷为上。当其热处大可燖猪羊。

按：陈藏器云：下有硫黄即令水热。如此则是含硫温泉。综合条文温汤功能舒筋除痹，生发治癣。

释名：温泉(《纲目》)、沸泉。时珍曰：温泉有处甚多。按胡仔《渔隐丛话》云：汤泉多作硫黄气，浴之则袭人肌肤。唯新安黄山是朱砂泉，春时水即微红色，可煮茗。长安骊山是石泉，不甚作气也。朱砂泉虽红而不热，当是雄黄尔。有砒石处亦有汤泉，浴之有毒。

颖曰：庐山有温泉，方士往往教患疥癣、风癞、杨梅疮者，饱食入池，久浴得汗出乃止，旬日自愈也。

夏 冰

味甘，大寒，无毒。主去热，烦热，熨人乳石发热肿。暑夏盛热食此应与气候相反，便非宜人，或恐入腹冷热相激，却致诸疾也。《食谱》云：凡夏用冰，正可隐映饮食，令气冷，不可打碎食之，虽复当时暂快，久皆成疾。今冰井，西陆朝觌[5]，出之颁赐官宰，应悉此。《淮南子》亦有作法，又以凝水石为之，皆非正冰也。

按：此应是冬贮夏用之冰，人造冰出现以前所用之自然冰，现恐已难有。可退热，解乳石发热。

释：名凌去声。时珍曰：冰者，太阴之精，水极似土，变柔为刚，所谓物极反兼化也。故字从水，从。《周礼》：凌人掌冰，以供祭祀宾客。《左传》：古者日在北陆而藏冰，西陆朝觌而出之。其藏之也，深山穹谷，涸阴冱寒；其用之也，录位宾客丧祭。

郎顗曰：藏冰以时，则雷出不震；弃冰不用，则雷不发而震。今人冬月藏冰于窖，登之以盐，是也。

解烦渴，消暑毒（吴瑞）。伤寒阳毒，热盛昏迷者，以冰一块置于膻中良，亦解烧酒毒（时珍）。

时珍曰：宋徽宗食冰太过，病脾疾。国医不效，召杨介诊之。介用大理中丸。上曰：服之屡矣。介曰：疾因食冰，臣因以冰煎此药，是治受病之原也。服之果愈。若此，可谓舌机之士矣。

附方：新一。灭瘢痕：以冻凌频熨之，良。(《千金方》)

方 诸 水

味甘，寒，无毒。主明目，定心，去小儿热烦，止渴。方诸，大蚌也，向月取之，得三二合水，亦如朝露。阳燧向日，方诸向月，皆能致水火也。《周礼》明诸承水于月，谓之方诸，陈馔明水以为玄酒，酒水也。

按：陈藏器云：方诸，大蚌也，如朝露。阳燧向日，方渚向月至水火也。《淮南子·天文》方诸注曰：大蛤也，热磨令热，月盛时，以向月下，则水生，以铜盘受之，下水数滴。方诸水又称明水，《周礼·秋官》曰：以鉴取明水于月。由此想到 ufo 不明飞行物，可能为方诸水。傍晚时月光照到人造飞行物上会形成方诸水气团，水气团与人造飞行物分离后，地面看去，即似不明飞行物。综合功能明目定心止渴。

时珍曰：明水者，取其清明纯洁，敬之至也。《周礼》：司氏，以夫燧取明火于日，鉴取明水于月，以恭祭祀。魏伯阳《参同契》云：阳燧以取火，非日不生光；方诸非星月，安能得水浆。

《淮南子》云：方诸见月，则津而为水。注者或以方诸为石，或以为大蚌，或以为五石炼成，皆非也。按《考工记》云，铜锡相半，谓之鉴燧之剂，是火为燧、水为鉴也。高堂隆云：阳燧一名阳符，取火于日。阴燧一名阴符，取水于月。并以铜作之，谓之水火之镜。此说是矣。

干宝《搜神记》云：金锡之性，一也。五月丙午日午时铸，为阳燧；十一月壬子日子时铸，为阴燧。

乳穴中水

味甘，温，无毒。久服肥健人，能食，体润不老，与乳同功。近乳穴处，人取水作食酿酒则大有益也。其水浓者秤重他水，煎上有盐花，此真乳液也，所谓穴中有鱼，出鱼部中。

按：乳穴，从条文所述，其水浓者秤重他水看，应是钟乳穴中水。综合条文功能此水可润体健人。

水　花

平，无毒。主渴。远行山无水处，和苦栝楼为丸，朝预服二十丸，永无渴。亦入杀野兽药，和狼毒、皂荚，矾石为散，揩安兽食余肉中，当令不渴，渴恐饮水药解，名水沫，江海中间久沫成乳石，故如石，水沫犹是软者是也。

按：从“江海中间久沫成乳石”看，水花为海浮石之类，即火成岩类岩石或胞孔科脊突苔虫或瘤苔虫之胶质及石灰质骨骼。可止渴。海浮石可治咳血症。日华子在石蟹条中云浮石止渴治淋杀野兽毒。寇宗奭在石蟹条中云浮石水飞之目翳。

释名：海石(《纲目》)、水花。

时珍曰：浮石，乃江海间细沙、水沫凝聚，日久结成者。状如水沫及钟乳石，有细孔如蛀窠，白色，体虚而轻。今皮作家用磨皮垢甚妙。海中者，味咸，入药更良。

止咳（弘景）。清金降火，消积块，化老痰（震亨）。消瘤瘿结核疝气，下气，消疮肿（时珍）。

震亨曰：海石治老痰积块，咸能软坚也。

时珍曰：浮石乃水沫结成，色白而体轻，其质玲珑，肺之象也。气味咸寒，润下之用也。故入肺除上焦痰热，止咳嗽而软坚。清其上源，故又治诸淋。按余琰《席上腐谈》云：肝属木，当浮而反沉；肺属金，当沉而反浮，何也？肝实而肺虚也。故石入水则沉，而南海有浮水之石；木入水则浮，而南海有沉水之香。虚实之反如此。

附方：新十二。

咳嗽不止：浮石末汤服，或蜜丸服。(《肘后方》)

消渴引饮：《本事方》：浮石、舶上青黛等分，麝香少许，为末。温汤服一钱。又方：白浮石、蛤粉、蝉壳等分，为末。鲫鱼胆汁七个，调服三钱，神效。

血淋砂淋：小便涩痛。用黄烂浮石为末。每服二钱，生甘草煎汤调服。（《直指方》）

石淋破血：浮石满一手，为末，以水三升，酢一升，和煮二升，澄清，每服一升。（《传信适用方》）

小肠疝气，茎缩囊肿者。《直指方》：用浮石为末。每服二钱，木通、赤茯苓、麦门冬煎汤调下。丹溪方：用海石、香附等分，为末。每服二钱，姜汁调下。

头核脑痹：头枕后生痰核，正者为脑，侧者为痹。用轻虚白浮石烧存性，为末，入轻粉少许，麻油调，扫涂之。勿用手按，即涨。或加焙干黄牛粪尤好。亦治头。（《直指方》）

底耳有脓：海浮石一两，没药一钱，麝香一字。为末。缴净吹之。（《普济方》）

疳疮不愈：海浮石（烧红，醋淬数次）二两，金银花一两，为末。每服二钱半，水煎服。

病在上，食后；在下，食前。一年者，半年愈。（《儒门事亲》）

疔疮发背：白浮石半两，没药二钱半。为末，醋糊丸梧子大。每服六七丸，临卧，冷酒下。（《普济方》）

诸般恶疮：方同上。

赤龙浴水

小毒。主瘕结气，诸瘕恶虫入腹及咬人生疮者。此泽间小泉赤蛇在中者，人或遇之，经雨取水服，及人浴。蛇有大毒，故以为用也。

按：此泽间水泉赤蛇在中者。有小毒，散结除瘕。

粮罂中水

味辛，平，小毒。主鬼气中恶，疰忤，心腹痛，恶梦鬼神。进一合，多饮令人心闷。又云：洗眼见鬼，末试。害蚘[⑥]蛊，其清澄久远者佳。《古冢文》[⑦]云：蔗留[⑧]余节，瓜表遗犀[⑨]言此二物不烂，余皆成水。北人呼粮罂为食罂也。

按：罂本为酒器。从“言此二物不烂，余皆成水”看，粮罂中水应由粮、瓜、蔗等存罂中久所化，并非纯水。治“鬼气中恶”等。

附方：新一。噎疾：古冢内罐罂中水，但得饮之即愈，极有神效。（《寿域方》）

甑气水

主长毛发，以物于炊饮饭时承取沐[⑩]头，令发长密黑润。不能多得，朝朝梳小儿头，渐渐觉有益。

按：以物于炊饮时承取。可见为蒸饭锅发出之水蒸气所化之水。可黑发生发。

附方：新一。

小儿诸疮，遍身或面上生疮，烂成孔臼，如大人杨梅疮，用蒸糯米时甑蓬四边滴下气

水，以盘承取，扫疮上，不数日即效。百药不效者，用之神妙。(《集简方》)

好井水及土石间新出泉水

味甘，平，无毒。主霍乱烦闷，呕吐腹空转筋，恐入腹及多服之，名曰洗肠。人皆懼此，尝试有效。不令腹空，空则更服，如遇力弱身冷，则恐藏胃悉寒，寒则不能支持，当以意消息，兼及当时横量灸脊骨三五十壮，令暖气彻内，补胃气间，不然则危。又主消渴反胃，热痢淋，小便赤涩，兼洗漆疮，射痈肿令散，久服调中下热气，伤胃利大小便，并多饮之，令至喉少即消下。

按：此即井水及泉水。可祛霍乱转筋，消渴反胃。

时珍曰：此山岩土石间所出泉，流为溪涧者也。《尔雅》云：水正出，曰滥泉；悬出，曰沃泉；仄出曰氿泉。其泉源远清冷，或山有玉石美草木者为良；其山有黑土毒石恶草者不可用。陆羽云：凡瀑涌漱湍之水，饮之令人有颈疾。

颖曰：昔在浔阳，忽一日城中马死数百。询之，云：数日前雨，洗出山谷中蛇虫之毒，马饮其水然也。

正月雨水

夫妻各饮一杯，还房当获时有子，神效也。

按：此正月雨水，可令有子。

时珍曰：地气升为云，天气降为雨，故人之汗，以天地之雨名之。

气味咸，平，无毒。

宜煎发散及补中益气药。(时珍) 时珍曰：虞抟《医学正传》云：立春节雨水，其性始是春升生发之气，故可以煮中气不足、清气不升之药。古方妇人无子，是日夫妇各饮一杯，还房有孕，亦取其资始发育万物之义也。

液雨水主治杀百虫，宜煎杀虫消积之药（时珍）。时珍曰：立冬后十日为入液，至小雪为出液，得雨谓之液雨，亦曰药雨。百虫饮此皆伏蛰，至来春雷鸣起蛰乃出也。

生熟汤

味咸，无毒。热盐投中饮之，吐宿食毒恶物之气，胪胀欲为霍乱者，觉腹内不稳，即进一二升，令吐得尽便愈。亦主痰疟，皆须吐出痰及宿食，调中消食。又人大醉，及食瓜果[11]过度，以生熟汤浸身，汤皆为酒及瓜味。《博物志》云：浸至腰，食瓜可五十枚，至胫颈则无限。

按：此新汲水加百沸汤以热盐投中饮之可吐宿食解酒毒。因有盐，故应有些效用。

释名：阴阳水。时珍曰：以新汲水百沸汤合一盏和匀，故曰生熟，今人谓之阴阳水。凡霍乱及呕吐，不能纳食及药，危甚者，先饮数口即定（时珍）。

时珍曰：上焦主纳，中焦腐化，下焦主出。三焦通利，阴阳调和，升降周流，则脏腑畅达。一失其道，二气淆乱，浊阴不降，清阳不升，故发为霍乱呕吐之病。饮此汤辄定者，分其阴阳，使得其平也。

屋漏水

主洗犬咬疮，以水浇屋檐承取用之。以水滴檐下令土湿，取土以敷犬咬处疮上，中大有毒，误食必生恶疾。

按：屋漏水其实是水滴檐下土已成泥矣。主犬咬疮。

辛、苦，有毒。李廷飞曰：水滴脯肉，食之，成症瘕，生恶疮。又檐下雨滴菜，亦有毒，不可食之。

涂疣目，敷丹毒（时珍）。

三家洗碗水

主恶疮久不差者。煎令沸，以盐投中，洗之，不过五度立效。

按：此主疮久不差，并非洗碗水之力，因以盐投中，乃是盐之力。

蟹膏投漆中化为水

仙人用和药。《博物志》亦载。又蚯蚓破之去泥，以盐涂之化成水，大主天行诸热，小儿热病痫癫等疾。新注云：涂丹毒并敷漆疮效。

按：蟹膏投漆中化为水，记载甚多。漆可化瘀，蟹可软坚，如确可化为水，此水应有较高疗效。盐涂蚯蚓成水可解天行热毒，治癫痫。

猪槽中水

无毒。主诸蛊毒，服一杯，主蛇咬，可浸疮，皆有效验者矣。

按：可主诸蛊毒。

市门众人溺坑中水

无毒。主消渴，重者取一小盏服之，勿令病人知之，三度差。

按：可主消渴。但此物现代恐难接受。

盐胆水

味咸，苦，有大毒。主䘌蚀疥癣瘘，虫咬，马牛为虫蚀，毒虫入肉生子。毒六畜，饮一合当时死，人亦如之。并盐初熟，槽中沥黑汁也。主疮，有血不可敷也。

按：盐胆水，盐初熟时槽中沥黑汁。如此则此物系卤碱之类，应有毒。可蚀疥癣。

释名：卤水。时珍曰：盐下沥水，则味苦不堪食。今人用此水，收豆腐。独孤滔云：盐胆煮四黄，焊物。

痰厥不省，灌之取吐，良（时珍）。

水气

有毒。能为风温疼痹，水肿面黄，腹大。初在皮肤脚手，入渐至六腑，令人大小便涩，至五脏渐渐加至，忽攻心便死，急不旋踵，无宽延岁月。既是阴病，复宜以阴物，生类诸猪、鱼、螺、鳖之属。春夏秋宜泻，冬宜补，药尤宜浸酒中服之，随阴阳所行者。昔马援南征，多载薏苡人；闵叔留寓，常食猪肝，盖以为湿疾也。江湖间露气成瘴，两山夹水中气虐，一冷一热，相激成病癥。此三疾俱是湿为，能与人作寒热，消铄骨肉，南土尤甚。若欲医疗须细分析，其大略皆瘴类也。人多一概医之则不差。

按：此水气，陈藏器云：大略皆瘴类也。此则述山岚瘴气，及防避之法，如服薏苡仁等。

冢井中水

有毒。人中之者立死，欲入冢井者当先试之，法以鸡毛投井中，毛直而下者无毒，毛回旋而舞，似不下者有毒。以热醋数斗投井穴中则可入矣。凡冢井及灶中从夏至秋，毒气害人，从冬至春则无毒气。凡秋露春水著草水亦能害人，冬夏则无。人素为物所伤，并有诸疮触犯毒露及毒水，觉疮顽不痒痛，当中风水所为，身必反张似角弓。主之法以盐豉和面作碗子盖疮上，作大艾炷，灸一百壮，令抽恶水数升，举身觉痒疮处知痛差也。

按：此讲冢中水有毒，及入井前探毒法，及以醋解其毒法。及冢上草露致毒疮，以盐豉面艾灸法。并非说能当药用。

阴地流泉

二月、八月行途之间勿饮之，令人夏发疟瘴又损脚令软。五月、六月勿饮泽中停水，食著鱼鳖精，令人鳖瘕病也。

按：此条戒人勿饮阴地流泉及泽中停水。

铜器盖食器上汗

滴食中令人发恶疮内疽食性忌之也。

按：铜器上汗中可能杂有毒物，故发恶疮。

炊　汤

经宿洗面，令人无颜色，洗体令人成癣。未经宿者洗面令人亦然。

按：言炊汤不可洗面洗体。

诸水有毒

水府龙宫不可触犯，水中亦有赤脉，不可断之。井水沸不可食之，已上并害人。东晋温峤以物照水为神所怒。《楚辞》云：鳞屋贝阙，言河伯所居。《国语》云：季桓子穿井，获土缶，仲尼曰：水之怪魍魉；土之怪羵[12]羊。水有脉及沸并见《白泽图》。

按：井水沸，可能泉中含矿物质。

井水沸溢，不可饮。时珍曰：但于三十步内取青石一块投之，即止。

花瓶水，饮之杀人。腊梅尤甚。冷水沐头，热泔沐头，并成头风，女人尤忌之。时病后浴冷水，损心胞。盛暑浴冷水，成伤寒。汗后入冷水，成骨痹。时珍曰：顾闵远行，汗后渡水，遂成骨痹痿蹶，数年而死也。产后洗浴，成痉风，多死。酒中饮冷水，成手颤。酒后饮茶水，成酒癖。饮水便睡，成水癖。小儿就瓢及瓶饮水，令语讷。夏月远行，勿以冷水濯足。冬月远行，勿以热汤濯足。

现注：

①东方朔《十洲记》云。原刻如此，此为倒装句，应在水色即碧前。《十洲记》原文为“水即不咸苦，正作碧色”。

②汤：通荡，如荡舟即摇动意。汤之万即摇动万次之意。勘误表勘为扬，系有千扬水之故。

③潢污停潦：杜预注：潢污：停水。潦：（lǎo 老），雨后积水。

④溽：（rù 褥），溽暑：湿暑。

⑤西陆朝觌：西陆：星宿名，昴宿。觌：（dí 敌）显现之意。句意为早晨天空出现昴宿时。

⑥蚢：（háng 杭），野蚕，或大贝。

⑦《古冢文》云。原刻成“古冢云文”现以《祭古冢文》原文改之。

⑧留：原刻为“蔗留余节”。《祭古冢文》原文为“蔗传余节”。

⑨瓜表遗犀：原刻为“瓜毒溃尸”，为误刻。犀即瓜子，《尔雅》曰：瓠犀，瓣。《说文》曰：瓣，瓜中实也。“蔗传余节，瓜表遗犀”言蔗节、瓜子不易烂化成水。

⑩沭：（shù 术），指山东一河名，并无洗意，原刻为沭，为误刻。应为沐头才对，即洗头。

⑪瓜果：原刻为苽果，按苽为菰（gū 孤），苽指茭白，按本文意不是茭白，应是瓜果。苽（gū 姑）字，也可能古代有瓜音意，而现代失载。

⑫羵：（fén 坟）。

三四五卷玉石部上中下三品纲目新增

潦水　神水　阿井水　车辙中水　亩水　铜壶滴漏水　磨刀水　浸蓝水　洗手足水　洗儿汤阳火　阴火　燧火　桑柴火　炭火　芦火竹火　艾火　附阳燧火珠　神针火　火针灯火　烛烬　赤土　太阳土　执日六癸上土　清明日戌上土　神后土　亭部中土　千步蜂烧尸场上土　白蚁泥　螺蛳泥　白鳝泥　犬尿泥　尿坑泥　粪坑泥　檐溜下泥　田中泥乌爹泥　土墼　甘锅　锅砂　胶烟　门臼尘　香炉灰　石硷　锡吝脂　铁铳　大刀环　剪刀股　铁镞　铁甲　铁锁　铁华　马蹬　宝石　炉甘石　蜜栗子　石炭　石面　石芝　金钢石　砭石　石鳖　墨雷　汤瓶内硷　火药　马肝石　猪牙石　碧霞石　龙涎石　铅光石太阳石　朵梯牙　癖石　霜粉　银珠

李时珍曰：水者，坎之象也。其文横则为三，纵则为川。其体纯阴，其用纯阳。上则为雨露霜雪，下则为海河泉井。流止寒温，气之所钟既异；甘淡咸苦，味之所入不同。是以昔人分别九州水土，以辨人之美恶寿夭。盖水为万化之源，土为万物之母。饮资于水，食资于土。饮食者，人之命脉也，而营卫赖之。故曰：水去则营竭，谷去则卫亡。然则水之性味，尤慎疾卫生者之所当潜心也。今集水之关于药食者，注：三字位原为坎卦象，川字位为将坎卦象纵立之象。坎卦象电脑没有，以三和川代之。坎象似三字上下两横断开。纵则似川字两边竖断开。

潦　水

释名：时珍曰：降注雨水谓之潦，又淫雨为潦。韩退之诗云，潢潦无根源，朝灌夕已除，是矣。

气味：甘，平，无毒。

主治：煎调脾胃、去湿热之药（时珍）。

成无己曰：仲景治伤寒瘀热在里，身发黄，麻黄连轺赤小豆汤，煎用潦水者，取其味薄则不助湿气。

神　水

时珍曰：《金门记》云：五月五日午时有雨，急伐竹竿，中必有神水，沥取为药。

气味：甘，寒，无毒。

主治：心腹积聚及虫病，和獭肝为丸服。又饮之，清热化痰，定惊安神（时珍）。

车辙中水

时珍曰：辙，乃车行迹也。

主治：疡风，五月五日取洗之，甚良。牛蹄中水亦可（时珍）。

齑　水

时珍曰：此乃作黄齑菜水也。

气味：酸、咸，无毒。

主治：吐诸痰饮宿食，酸苦涌泄为阴也（时珍）。

铜壶滴漏水

主治：性滑，上可至颠，下可至泉，宜煎四末之药（虞抟）

磨刀水

气味：咸，寒，无毒。

时珍曰：洗手则生癣。

主治：利小便，消热肿（时珍）。

附方：新五。

小便不通：磨刀交股水一盏，服之效。（《集简方》）

肛门肿痛，欲作痔疮：急取屠刀磨水服，甚效。（《集简方》）

盘肠生产，肠干不上者：以磨刀水少润肠，煎好磁石二杯，温服，自然收上，乃扁鹊方也。

蛇咬毒攻入腹：以两刀于水中相摩，饮其汁。(《救急方》)

耳中卒痛：磨刀铁浆，滴入即愈。(《活人心统》)

浸 蓝 水

气味：辛、苦，寒，无毒。

主治：除热，解毒，杀虫。治误吞水蛭成积，胀痛黄瘦，饮之，取下则愈（时珍）。

染布水，疗咽喉病及噎疾，温服一钟，良（时珍）。

时珍曰：蓝水、染布水，皆取蓝及锻石能杀虫解毒之义。昔有人因醉饮田中水，误吞水蛭，胸腹胀痛，面黄，遍医不效。因宿店中渴甚，误饮此水，大泻数行，平明视之，水蛭无数，其病顿愈也。

洗手足水

主治：病后劳复，或因梳头，或食物复发，取一合饮之，效(《圣惠》)。

洗 儿 汤

主治：胎衣不下，服一盏，勿令知之(《延年秘录》)。

李时珍曰：水火所以养民，而民赖以生者也。本草医方，皆知辨水而不知辨火，诚缺文哉。火者，南方之行，其文横则为三卦，直则为火字，炎上之象也。其气行于天，藏于地，而用于人。太古燧人氏上观下察，钻木取火，教民熟食，使无腹疾。周官司氏以燧取明火于日，鉴取明水于月，以供祭祀。司氏掌火之政令，四时变国火以救时疾。《曲礼》云：圣王用水火金木，饮食必时。则古先圣王之于火政，天人之间，用心亦切矣，而后世慢之何哉？今撰火之切于日用灸焫者凡一十一种，为火部云。注：三卦之三字中间一横应断开以代离卦之象。

阳火、阴火

李时珍曰：火者五行之一，有气而无质，造化两间，生杀万物，显仁藏用，神妙无穷，火之用其至矣哉。愚尝绎而思之，五行皆一，唯火有二。二者，阴火、阳火也。其纲凡三，其目凡十有二。所谓三者，天火也，地火也，人火也。所谓十有二者，天之火四，地之火五，人之火三也。试申言之，天之阳火二：太阳，真火也；星精，飞火也（赤物暾暾，降则有灾，俗呼火殃）。天之阴火二：龙火也，雷火也（龙口有火光，霹雳之火，神火也）。

地之阳火三：钻木之火也，击石之火也，戛金之火也。地之阴火二：石油之火也（见石部石脑油），水中之火也（江湖河海，夜动有火。或云：水神夜出，则有火光）。人之阳火一，丙丁君火也（心、小肠，离火也）。人之阴火二：命门相火也（起于北海，坎火也，游行三焦，寄位肝胆），三昧之火也（纯阳，干火也）。合而言之，阳火六，阴火亦六，共十二焉。诸阳火遇草而，得木而燔，可以湿伏，可以水灭。诸阴火不焚草木而流金石，得湿愈焰，遇水益炽。以水折之，则光焰诣天，物穷方止；以火逐之，以灰扑之，则灼性自消，光焰自灭。故人之善反于身者，上体于天而下验于物，则君火相火、正治从治之理，思过半矣。此外又有萧丘之寒火（萧丘在南海中，上有自然之火，春生秋灭。生一种木，但小焦黑。出《抱朴子外篇》。又陆游云：火山军，其地锄耘深入，则有烈焰，不妨种植。亦寒火也），泽中之阳焰（状如火焰，起于水面。出《素问王冰注》），野外之鬼磷（其火色青，其状如炬，或聚或散，俗呼鬼火。或云：诸血之磷光也），金银之精气（凡金银玉宝，皆夜有火光）。此皆似火而不能焚物者也。至于樟脑、猾髓，皆能水中发火，（樟脑见木部，猾髓见兽部）。浓酒、积油，得热气则火自生。（烧酒、醇酒，得火气则自焚。油满百石，则火自生。油纸、油衣、油铁，得热蒸激，皆自生火也）。南荒有厌火之民（国近黑昆仑，人能食火炭）、食火之兽(《原化记》云：祸斗兽，状如犬而食火，粪复为火，能烧人屋）；西戎有食火之鸟（鸵鸟，见禽部）。火鸦蝙蝠，能食焰烟；火龟火鼠，生于火地。（火龟见介部龟下，火鼠见兽部鼠下）

此皆五行物理之常，而乍闻者目为怪异，盖未深诣乎此理故尔。复有至人，入水不溺，入火不焚，入金石无碍，步日月无影。斯人也，与道合真，不知其名，谓之至人。蔡九峰只言木火、石火、雷火、水火、虫火、磷火，似未尽该也。

震亨曰：太极动而生阳，静而生阴，阳动而变，阴静而合，而生水火木金土，各一其性。唯火有二：曰君火，人火也；曰相火，天火也。火内阴而外阳，主乎动者也，故凡动皆属火。以名而言，形气相生，配于五行，故谓之君；以位而言，生于虚无，守位禀命，因其动而可见，故谓之相。天主生物，故恒于动，人有此生，亦恒于动。动者，皆相火之为也。见于天者，出于龙雷则木之气，出于海则水之气也；具于人者，寄于肝肾二部，肝木而肾水也。胆者肝之腑，膀胱者肾之腑，心包络者肾之配，三焦以焦言，而下焦司肝肾之分，皆阴而下者也。天非此火不能生物，人非此火不能自生。天之火虽出于木，而皆本乎地。故雷非伏，龙非蛰，海非附于地，则不能鸣，不能飞，不能波也。鸣也，飞也，波也，动而为火者也。肝肾之阴，悉具相火，人而同乎天也。然而东垣以火为元气之贼，与元气不两立，一胜则一负者，何哉？周子曰：神发知矣。五性感物而万事出。有知之后，五者之性，为物所感而动，即《内经》五火也。五性缺阳之火，与相火相扇，则妄动矣。火起于妄，变化莫测，煎熬真阴，阴虚则病，阴绝则死。君火之气，《经》以暑与湿言之；相火之气，《经》以火言之，盖表其暴悍酷烈甚于君火也。故曰：相火元气之贼。周子又曰：圣人定之以中正仁义而主静。朱子曰：必使道心常为一身之主，而人心每听命焉。夫人心听命而又主之以静，则彼五火之动皆中节，相火唯有裨补造化，以为生生不息之运用尔，何贼之有？或曰：《内经》只于六气言火，未言及脏腑也。曰：岐伯历举病机一十九条，而属火者五：诸热瞀瘛，皆属于火；诸逆冲上，皆属于火；诸躁狂越，皆属于火；诸禁鼓栗，如丧神守，皆属于火；诸病胕，疼酸惊骇，皆属于火，是也。刘河间云：诸风掉眩属于肝，风火也；诸气郁属于肺，燥火也；诸湿肿满属于脾，湿火也；诸痛痒疮属于心，郁火也。是皆火之为病，出于脏腑者然也。以陈无择之通敏，犹以暖温为君火，日用之火为相火，无怪乎后人之聋瞽也。

燧　　火

时珍曰：周官司氏四时变国火以救时疾，季春出火，季秋纳火，民咸从之。盖人之资于火食者，疾病寿夭生焉。四时钻燧，取新火以为饮食之用，依岁气而使无亢不及，所以救民之时疾也。榆柳先百木而青，故春取之，其火色青。杏枣之木心赤，故夏取之，其火色赤。柞之木理白，故秋取之，其火色白。槐檀之木心黑，故冬取之，其火色黑。桑柘之木肌黄，故季夏取之，其火色黄。天文大火之次，于星为心。季春龙见于辰而出火，于时为暑。季秋龙伏于戌而纳火，于时为寒。顺天道而百工之作息皆因之，以免水旱灾祥之流行也。后世寒食禁火，乃季春改火遗意，而俗作介推事，谬矣。《道书》云：灶下灰火谓之伏龙屎，不可爇香事神。

桑柴火

主治：痈疽发背不起，瘀肉不腐，及阴疮瘰疬流注，疮顽疮，然火吹灭，日灸二次，未溃拔毒止痛，已溃补接阳气，去腐生肌。凡一切补药诸膏，宜此火煎之。但不可点艾，伤肌（时珍）。

震亨曰：火以畅达拔引郁毒，此从治之法也。

时珍曰：桑木能利关节，养津液。得火则拔引毒瓦斯，而祛逐风寒，所以能去腐生新。《抱朴子》云：一切仙药，不得桑煎不服。桑乃箕星之精，能助药力，除风寒痹诸痛，久服终身不患风疾故也。藏器曰：桑柴火灸蛇，则足见。

炭　火

时珍曰：烧木为炭。木久则腐，而炭入土不腐者，木有生性，炭无生性也。葬家用炭，能使虫蚁不入，竹木之根自回，亦缘其无生性耳。古者冬至、夏至前二日，垂土炭于衡两端，轻重令匀，阴气至则土重，阳气至则炭重也。

主治：栎炭火，宜锻炼一切金石药。桴炭火，宜烹煎焙炙百药丸散（时珍）。

芦火、竹火

主治：宜煎一切滋补药（时珍）。

时珍曰：凡服汤药，虽品物专精，修治如法，而煎药者卤莽造次，水火不良，火候失度，则药亦无功。观夫茶味之美恶，饭味之甘，皆系于水火烹饪之得失，即可推矣。是以煎药须用小心老成人，以深罐密封，新水活火，先武后文，如法服之，未有不效者。

火用陈芦、枯竹，取其不强，不损药力也；桑柴火取其能助药力；桴炭，取其力慢；栎炭，取其力紧；温养用糠及马屎、牛屎者，取其缓而能使药力匀遍也。

艾　火

主治：灸百病。若灸诸风冷疾，入硫黄末少许，尤良（时珍）。

时珍曰：凡灸艾火者，宜用阳燧、火珠承日，取太阳真火。其次则钻槐取火，为良。若急卒难备，即用真麻油灯，或蜡烛火，以艾茎烧点于炷，滋润灸疮，至愈不痛也。

其戛金、击石、钻燧入木之火，皆不可用。邵子云：火无体，因物以为体，金石之火，烈于草木之火，是矣。八木者，松火，难瘥；柏火，伤神多汗；桑火，伤肌肉；柘火，伤气脉；枣火，伤内吐血；橘火，伤营卫经络；榆火，伤骨失志；，竹火，伤筋损目也。《南齐书》载武帝时，有沙门从北齐赤火来，其火赤于常火而小，云以疗疾，贵贱争取之，灸至七炷，多得其验。吴兴杨道庆虚疾二十年，灸之即瘥。咸称为圣火，诏禁之不止。不知此火，何物之火也。

附录：阳燧时珍曰：火镜也。以铜铸成，其面凹，摩热向日，以艾承之，则得火。《周礼》司氏以火燧取明火于日，是矣。

火珠见石部水精下。

神针火

主治：心腹冷痛，风寒湿痹，附骨阴疽，凡在筋骨隐痛者，针之，火气直达病所，甚效（时珍）。

时珍曰：神针火者，五月五日取东引桃枝，削为木针，如鸡子大，长五六寸，干之。用时以绵纸三五层衬于患处，将针蘸麻油点着，吹灭，乘热针之。又有雷火神针法，用熟蕲艾末一两，乳香、没药、穿山甲、硫黄、雄黄、草乌头、川乌头、桃树皮末各一钱，麝香五分，为末，拌艾，以浓纸裁成条，铺药艾于内，紧卷如指大，长三四寸，收贮瓶内，埋地中七七日，取出。用时，于灯上点着，吹灭，隔纸十层，乘热针于患处，热气直入病处，其效更速。并忌冷水。

火针

燔针(《素问》)、淬针(《素问》)、烧针(《伤寒论》)、煨针。

时珍曰：火针者，《素问》所谓燔针、淬针也，张仲景谓之烧针，川蜀人谓之煨针。其法：麻油满盏，以灯草二七茎点灯，将针频涂麻油，灯上烧令通赤用之。不赤或冷，则反损人，且不能去病也。其针须用火箸铁造之为佳。点穴墨记要明白，差则无功。

主治：风寒筋急挛引痹痛，或瘫痪不仁者，针下疾出，急按孔穴则疼止，不按则疼甚。症块结积冷病者，针下慢出，仍转动，以发出污浊。痈疽发背有脓无头者，针令脓溃，勿按孔穴。凡用火针，太深则伤经络，太浅则不能去病，要在消息得中。针后发热恶寒，此为中病。凡面上及夏月湿热在两脚时，皆不可用此（时珍）。

时珍曰：《素问》云：病在筋，调之筋，燔针劫刺其下，及筋急者。病在骨，调之骨，淬针药熨之。又《灵枢经》叙十二经筋所发诸痹痛，皆云治在燔针劫刺，以知为度，以痛为输。又云：经筋之病，寒则反折筋急，热则纵弛不收，阴痿不用。淬刺者，淬寒急也。纵缓不收者，无用燔针。观此，则燔针乃为筋寒而急者设，以热治寒，正治之法也。而后世以针积块，亦假火气以散寒涸，而发出污浊也。或又以治痈疽者，则是以从治之法，溃泄其毒瓦斯也。而昧者以治伤寒热病，则非矣。张仲景云：太阳伤寒，加温针必发惊。营气微者，加烧针则血流不行，更发热而烦躁。太阳病，下之，心下痞，表里俱虚，阴阳俱竭，复加烧针，胸烦、面色青黄、肤润者，难治。此皆用针者不知往哲设针之理，而谬用以致害人也。又凡肝虚目昏多泪，或风赤，及生翳膜顽浓，或病后生白膜失明，或五脏虚劳风热，上冲于目生翳，并宜熨烙之法。盖气血得温则宣流，得寒则凝涩故也。其法用平头针如翳大小，烧赤，轻轻当翳中烙之，烙后翳破，即用除翳药敷点。

灯火

主治：小儿惊风、昏迷、搐搦、窜视诸病。又治头风胀痛，视头额太阳络脉盛处，以灯心蘸麻油点灯淬之，良。外痔肿痛者，亦淬之。油能去风解毒，火能通经也。小儿初生，因冒寒气欲绝者，勿断脐，急烘絮包之，将胎衣烘热，用灯炷于脐下，往来燎之，暖气入腹内，气回自苏。又烧铜匙柄熨烙眼弦内，去风退赤，甚妙（时珍）。

时珍曰：凡灯唯胡麻油、苏子油然者，能明目治病。其诸鱼油、诸禽兽油、诸菜子油、棉花子油、桐油、豆油、石脑油诸灯烟，皆能损目，亦不治病也。

附方：新七。

搅肠沙痛：阴阳腹痛，手足冷，但身上有红点。以灯草蘸油点火，淬于点上。（《济急方》）

小儿诸惊：仰向后者，灯火淬其囟门、两眉际之上下。眼翻不下者，淬其脐之上下。不省人事者，淬其手足心、心之上下。手拳不开、目往上者，淬其顶心、两手心。撮口出白沫者，淬其口上下、手足心。（《小儿惊风秘诀》）

百虫咬伤：以灯火熏之，出水妙。（《济急方》）

杨梅毒疮：方广《心法附余》：用铅汞结砂、银朱各二钱，白花蛇一钱。为末，作纸捻七条。初日用三条，自后日用一条，香油点灯于烘炉中，放被内盖卧，勿透风。须食饱口含椒茶，热则吐去，再含。神灯熏法：用银朱二钱，孩儿茶、龙挂香、皂角子各一钱，为末，以纸卷作灯心大，长三寸。每用一条，安灯盏内，香油浸点，置水桶中，以被围坐，用鼻吸烟咽之，口含冷茶，热则吐去。日熏二次。三日后口中破皮，以陈酱水漱之。神灯照法：治杨梅疮，年久破烂坑陷者。用银朱、水粉、线香各三钱，乳香、没药各五分，片脑二分。为末，以纸卷作捻，浸油点灯照疮，日三次，七日见效。须先服通圣散数帖，临时口含椒茶，以防毒气入齿也。

年深疥癣：遍身延蔓者。硫黄、艾叶研匀作捻，浸油点灯，于被中熏之。以油涂口鼻耳目，露之。（《集玄方》）

烛　烬

时珍曰：烛有蜜蜡烛、虫蜡烛、油烛、牛脂烛，唯蜜蜡、油者，烬可入药。

气味：缺。

主治：疔肿，同胡麻、针砂等分，为末，和醋敷之。治九漏，同阴干马齿苋等分，为末，以泔水洗净，和腊猪脂敷之。日三上（时珍）。

李时珍曰：土者，五行之主，坤之体也。具五色而以黄为正色，具五味而以甘为正味。

是以禹贡辨九州之土色，周官辨十有二壤之土性。盖其为德，至柔而刚，至静有常，兼五行生万物而不与其能，坤之德其至矣哉。在人则脾胃则应之，故诸土入药，皆取其裨助戊己之功。

赤　土

气味：甘，温，无毒。

主治：主汤火伤，研末涂之（时珍）。

附方：新三。

牙宣疳䘌：赤土、荆芥叶同研，揩之，日三次。（《普济方》）

风疹瘙痒：甚不能忍者。赤土研末，空心温酒服一钱。（《御药院方》）

身面印文：刺破。以醋调赤土敷之，干又易，以黑灭为度。(《千金方》)

太阳土

主治人家动土犯禁，主小儿病气喘，但按九宫，看太阳在何宫，取其土煎汤饮之，喘即定（时珍。出《正传》）。

附录

执日六癸上土

时珍曰：《抱朴子》云：常以执日取六癸上土、市南门土、岁破土、月建土，合作人，着朱鸟地上，辟盗。

清明日戌上土

时珍曰：同狗毛作泥，涂房户内孔穴，蛇鼠诸虫永不入。

神后土

时珍曰：逐月旦日取泥屋之四角，及塞鼠穴，一年鼠皆绝迹，此李处士禁鼠法也。神后，正月起申，顺行十二辰。

亭部中土

时珍曰：取作泥涂灶，水火盗贼不经；涂屋四角，鼠不食蚕；涂仓，鼠不食稻；塞穴百日，鼠皆绝去。出《阴阳杂书》云。

千步峰

时珍曰：此人家行步地上高起土也，乃人往来鞋履沾积而成者。技家言人宅有此，主兴旺。

主治便毒初发，用生姜蘸醋，磨泥涂之（时珍）。

烧尸场上土

主治邪疟，取带黑土同葱捣作丸，塞耳，或系膊上，即止。男左女右（时珍）。

附方新三。

尸厥猝死：不知人者。烧尸场土二三钱，擂细，汤泡灌之，即活。如无，以灶心土代之。(何氏方)

小儿夜啼：烧尸场土，置枕边。(《集简方》)

脚底多汗：烧人场上土，铺于鞋底内蹉之。灰亦可。(《集玄方》)

白蚁泥

主治恶疮肿毒，用松木上者，同黄丹各炒黑，研和香油涂之，取愈乃止（时珍）。

螺蛳泥

气味性凉。主治反胃吐食，取螺蛳一斗，水浸，取泥晒干，每服一钱，火酒调下（时珍）。

白鳝泥

主治火带疮，水洗取泥炒研，香油调敷（时珍）。

犬尿泥

主治妊娠伤寒，令子不落，涂腹上，干即易（时珍）。

尿坑泥

主治蜂蝎诸虫咬，取涂之（时珍）。

粪坑底泥

主治发背诸恶疮，阴干为末，新水调敷，其痛立止（时珍）。

附方新一。

疔肿：粪下土、蝉蜕、全蝎等分。捣作钱大饼，香油煎滚，温服。以滓敷疮四围，疔自出也。（《圣济总录》）

檐溜下泥

主治猪咬、蜂螫、蚁叮、蛇伤毒，并取涂之。又和羊脂，涂肿毒、丹毒（时珍）。

附方新一。

蝎虿螫叮：蝎有雌雄：雄者痛在一处，以井底泥封之，干则易；雌者痛牵诸处，以瓦沟下泥封之。若无雨，以新汲水，从屋上淋下取泥。（《肘后方》）

田中泥

主治蚂蝗入人耳，取一盆枕耳边，闻气自出。人误吞蚂蝗入腹者，酒和一二升服，当利出（时珍）。

乌爹泥

释名：乌叠泥（《纲目》）、孩儿茶。

时珍曰：乌爹，或作乌丁，皆番语，无正字。

时珍曰：乌爹泥，出南番爪哇、暹罗、老挝诸国，今云南等地造之。云是细茶末入竹筒中，坚塞两头，埋污泥沟中，日久取出，捣汁熬制而成。其块小而润泽者，为上；块大而焦枯者，次之。

气味：苦、涩，平，无毒。

主治：清上膈热，化痰生津。涂金疮、一切诸疮，生肌定痛，止血收湿（时珍）。

附方：新八。

鼻渊流水：孩儿茶末，吹之，良。(《本草权度》)

牙疳口疮：孩儿茶、硼砂等分。为末搽之。《积德堂方》：治走马牙疳，用孩儿茶、雄黄、贝母等分。为末，米泔漱净搽之。

下疳阴疮：外科用孩儿茶末，米泔洗净，敷之神效。或加胡黄连等分。《纂奇方》：孩儿茶一钱，珍珠一分，片脑半分，为末敷之。唐氏用孩儿茶一钱，轻粉一分，片脑一字。为末搽之。

痔疮肿痛：孩儿茶、麝香为末，唾津调敷。(孙氏《集效方》)

脱肛气热：孩儿茶二分，熊胆五分，片脑一分。为末，人乳搽肛上，热汁自下而肛收也。

亦治痔疮。(董炳方)

土墼

释名：煤赭。时珍曰：此是烧锻石窑中流结土渣也，轻虚而色赭。

主治：妇人鳖瘕，及头上诸疮。凡人生痰核如指大红肿者，为末，以菜子油调搽，其肿即消；或出脓，以膏药贴之（时珍）。

附方：新一。

白秃腊梨：灰窑内烧过红土墼四两，百草霜一两，雄黄一两，胆矾六钱，榆皮三钱，轻粉一钱。为末，猪胆汁调，剃头后搽之，百发百中，神方也。(《陆氏积德堂方》)

甘埚

释名：销金银锅。吴人收瓷器屑，碓舂为末，筛澄取粉，呼为滓粉，用胶水和剂作锅，以销金银者。

主治：偏坠疝气，研末，热酒调服二钱。又主炼眉疮、汤火疮，研末，入轻粉少许敷之。锅上黝，烂肉（时珍）。

砂锅

时珍曰：沙土埏埴烧成者。

主治：消积块黄肿，用年久者，研末，水飞过，作丸，每酒服五钱（时珍）。

烟胶

时珍曰：此乃熏消牛皮灶上，及烧瓦窑上黑土也。

主治头疮白秃，疥疮风癣，痒痛流水，取牛皮灶岸为末，麻油调涂。或和轻粉少许（时珍）。

附方：新三。

牛皮血癣：烟胶三钱，寒水石三钱，白矾二钱，花椒一钱半。为末，腊猪脂调搽。(《积德堂方》)

消渴引饮：瓦窑突上黑煤，干似铁屎者，半斤。为末，入生姜四两，同捣，绢袋盛，水五升浸汁，每饮五合。(《圣济录》)

胞衣不下：灶突后黑土三指撮，五更酒下。(陈藏器)

门臼尘

主治止金疮出血。又诸般毒疮，切蒜蘸擦，至出汗即消（时珍）。

香炉灰

主治跌仆金刃伤损，罨之，止血生肌。香炉岸，主疥疮（时珍）

李时珍曰：石者，气之核，土之骨也。大则为岩巖，细则为砂尘。其精为金为玉，其毒为砒。气之凝也，则结而为丹青；气之化也，则液而为矾汞。其变也：或自柔而刚，乳卤成石是也；或自动而静，草木成石是也；飞走含灵之为石，自有情而之无情也；雷震星陨之为石，自无形而成有形也。大块资生，鸿钧炉鞲，金石虽若顽物，而造化无穷焉。身家攸赖，财剂卫养，金石虽曰死瑶，而利用无穷焉。是以禹贡、周官列其土产，《农经》《轩典》详其性功，亦良相、良医之所当注意者也。乃集其可以济国却病者为金石部，分为四类：曰金，曰玉，曰石，曰卤。

石碱

释名：灰碱、花碱。时珍曰：状如石类碱，故亦得碱名。时珍曰：石碱，出山东济宁诸处。彼人采蒿蓼之属，开窖浸水，漉起，晒干烧灰，以原水淋汁，每百引入粉面二三斤，久则凝淀如石，连汁货之四方，浣衣发面，甚获利也。他处以灶灰淋浓汁，亦去垢发面。

气味辛、苦，温，微毒。主治去湿热，止心痛，消痰，磨积块，去食滞，洗涤垢腻，量虚实用，过服损人（震亨）。杀齿虫，去目翳，治噎膈反胃，同锻石烂肌肉，溃痈疽瘰，去瘀血，点痣疣赘痔核，神效（时珍）。

附方：新四。

消积破气：石碱三钱，山楂三两，阿魏五钱，半夏（皂荚水制过）一两，为末，以阿魏化醋煮糊丸服。（《摘玄方》）

一切目疾：石碱拣去黑碎者，浓纸七层，包挂风处，四十九日取，研极细，日日点之。（《普济方》）

拳毛倒睫：用刀微划动，以药泥眼胞上，睫自起也。石碱一钱，锻石一钱。醋调涂之。（《摘玄方》）

虫牙疼痛：花碱填孔内，立止。（《儒门事亲》）

痣黡疣赘：花碱、矿灰（以小麦秆灰汁煎二味令干）等分。为末。以针刺破，水调点之，三日三上，即去，须新合乃效。（《圣济录》）

锡吝脂

时珍曰：此乃波斯国银矿也，一作悉蔺脂。主治目生翳膜，用火烧铜针轻点，乃敷之，不痛。又主一切风气，及三焦消渴饮水，并入丸药用（时珍）。

附方新一。

小儿天吊：多涎，搐搦不定。锡吝脂一两（水淘黑汁令尽），水银一分（以少枣肉研，不见星），牛黄半分，麝香半分，研匀，粳米饭丸黍米大。每服三十二丸，新汲水

下，名保命丹。(《普济方》)

铁铳

主治催生，烧赤，淋酒入内，孔中流出，乘热饮之，即产。旧铳尤良（时珍）。

大刀环

主治产难数日不出，烧赤淬酒一杯顿服。(时珍)

剪刀股

主治小儿惊风。钱氏有剪刀股丸，用剪刀环头研破，煎汤服药（时珍）。

铁镞

主治胃热呃逆，用七十二个，煎汤啜之（时珍）。

铁甲

主治忧郁结滞，善怒狂易，入药煎服（时珍）。

铁锁

主治鼻不闻香臭，磨石上取末，和猪脂绵裹塞之，经日肉出，瘥(《普济》)。

铁铧：(即锸也。《纲目》)

主治心虚风邪，精神恍惚健忘，以久使者四斤，烧赤投醋中七次，打成块，水二斗，浸二七日，每食后服一小盏。(时珍)

附方新三。

小儿伤寒，百日内患壮热。用铁铧一斤，烧赤，水二斗，淬三七次，煎一半，入柳叶七片，浴之。(《圣济录》)

积年齿䘌：旧铁铧头一枚，炭火烧赤，捻硫黄一分，猪脂一分，于上熬沸。以绵包柳杖药，热烙齿缝，数次愈。(《普济方》)

灌顶油法：治脑中热毒风，除目中翳障，镇心明目。生油二斤，故铁铧五两（打碎），硝石半两，寒水石一两，马牙硝半两，曾青一两，绵裹入油中浸七日。每以一钱顶上摩之，及滴少许入鼻内，甚妙。此大食国胡商方。(《圣惠方》)

马镫

主治田野磷火，人血所化，或出或没，来逼夺人精气，但以马镫相戛作声即灭。故张华云：金叶一振，游光敛色（时珍）。

宝石

时珍曰：宝石出西番、回鹘地方诸坑井内，云南、辽东亦有之。有红、绿、碧、紫数色：红者名剌子；碧者名靛子；翠者，名马价珠；黄者，名木难珠；紫者，名蜡子；又有鸦鹘石、猫精石、石榴子、红扁豆等名色，皆其类也。《山海经》言骒山多玉，凄水出焉，西注于海，中多采石。采石，即宝石也。碧者，唐人谓之瑟瑟。红者，宋人谓之靺鞨今通呼为宝石。以镶首饰器物，大者如指头，小者如豆粒，皆碾成珠状。《张勃吴录》云：越、云南河中出碧珠，须祭而取之，有缥碧、绿碧。此即碧色宝石也。

主治去翳明目，入点药用之。灰尘入目，以珠拭拂即去（时珍）。

炉甘石

释名：炉先生。土宿真君曰：此物点化为神药绝妙，九天三清俱尊之曰炉先生，非小药也。时珍曰：炉火所重，其味甘，故名。

时珍曰：炉甘石所在坑冶处皆有，川蜀、湘东最多，而太原、泽州、阳城、高平、灵丘、融县及云南者为胜，金银之苗也。其块大小不一，状似羊脑，松如石脂，亦粘舌。

产于金坑者，其色微黄，为上。产于银坑者，其色白，或带青，或带绿，或粉红。赤铜得之，即变为黄。今之黄铜，皆此物点化也。《造化指南》云：炉甘石受黄金、白银之气熏陶，三十年方能结成。以大秽浸及砒煮过，皆可点化，不减三黄。崔《外丹本草》云：用铜一斤，炉甘石一斤，炼之即成石一斤半。非石中物取出乎？真石生波斯，如黄金，烧之赤而不黑。

时珍曰：凡用炉甘石，以炭火红，童子小便淬七次，水洗净，研粉，水飞过，晒用。

气味：甘，温，无毒。

主治：止血，消肿毒，生肌，明目去翳退赤，收湿除烂。同龙脑点，治目中一切诸病（时珍）。

时珍曰：炉甘石，阳明经药也。受金银之气，故治目病为要药。时珍常用炉甘石（淬）、海螵蛸、硼砂各一两。为细末，以点诸目病，甚妙。入朱砂五钱，则性不粘也。

附方：新十五。

目暴赤肿：炉甘石（火尿淬）、风化硝等分。为末。新水化一粟点之。（《御药院方》）

诸般翳膜：炉甘石、青矾、朴硝等分。为末。每用一字，沸汤化开，温洗，日三次。（《宣明方》）

一切目疾：真炉甘石半斤，用黄连四两。锉豆大，银石器内，水二碗，煮二伏时，去黄连为末，入片脑二钱半，研匀罐收。每点少许，频用取效。又方：炉甘石一钱，盆硝一钱。为末。热汤泡洗。

目中诸病：石连光明散：治眼中五轮八廓诸证，神效。炉甘石半斤，取如羊脑、鸭头色者，以桑柴灰一斗，火赤研末，用雅州黄连各四两，切片，煎水浸石，澄取粉，晒干。用铅粉二定，以二连水浸过，炒之。雄黄研末。每用甘石、铅粉各三分，雄黄一分，片脑半分。研匀，点眼甚妙。（张氏方）

目暗昏花：炉甘石（火，童尿淬七次）、代赭石（火，醋淬七次）、黄丹（水飞）各四两。为末；白沙蜜半斤，以铜铛炼去白沫，更添清水五六碗，熬沸下药，文武火熬至一碗，滴水不散，以夹纸滤入瓷器收之。频点日用。（《卫生易简方》）

烂弦风眼：刘长春方：治风眼流泪，烂弦。白炉甘石四两，火童尿淬七次，地上出毒三日，细研。每用椒汤洗目后，临卧点三四次，次早以茶汤洗去，甚妙。又方：炉甘石一斤（火），黄连四两，煎水淬七次，为末，入片脑。每用点目。《宣明眼科方》：用炉甘石、石膏各一钱，海螵蛸三分。为末。入片脑、麝香各少许，收点。《卫生易简方》：用炉甘石二两。以黄连一两煎水，入童尿半盏再熬，下朴硝一两又熬成。以火石淬七次，洗净为末，入蜜陀僧末一两研匀，收点之。

聤耳出汁：炉甘石、矾石各二钱，胭脂半钱，麝香少许，为末，缴净吹之。(《普济方》)

齿疏陷物：炉甘石、寒水石等分。为末。每用少许擦牙，忌用刷牙，久久自密。(《集玄方》)

漏疮不合：(童尿制）炉甘石、牡蛎粉，外塞之，内服滋补药。(《杂病治例》)

下疳阴疮：炉甘石（火醋淬五次）一两，孩儿茶三钱，为末。麻油调敷，立愈。(通妙邵真人方)

阴汗湿痒：炉甘石一分，真蚌粉半分。研粉扑之。(《直指方》)

蜜栗子

时珍曰：蜜栗子生川、广、江、浙金坑中，状如蛇黄而有刺，上有金线缠之，色紫褐，亦无名异之类也。丹炉家采作五金匮药，制三黄。

主治金疮折伤，有效（时珍）。

石炭

释名：煤炭、石墨、铁炭、乌金石(《纲目》)、焦石。

时珍曰：石炭即乌金石，上古以书字，谓之石墨，今俗呼为煤炭，煤、墨音相近也。《拾遗记》言焦石如炭，《岭表录》言康州有焦石穴，即此也。

时珍曰：石炭南北诸山产处亦多，昔人不用，故识之者少。今则人以代薪炊爨，炼铁石，大为民利。土人皆凿山为穴，横入十余丈取之。有大块如石而光者，有疏散如炭末者，俱作硫黄气，以酒喷之则解。入药用坚块如石者。昔人言夷陵黑土为劫灰者，即此疏散者也。《孝经·援神契》云：王者德至山陵，则出黑丹。《水经》言：石炭可书，燃之难尽，烟气中人。《酉阳杂俎》云：无劳县出石墨，爨之弥年不消。《夷坚志》云：彰德南郭村井中产石墨。宜阳县有石墨山，阳县有石墨洞。燕之西山，楚之荆州、兴国州，江西之庐山、袁州、丰城、赣州，皆产石炭，可以炊爨。并此石也。又有一种石墨，舐之粘舌，可书字画眉，名画眉石者，即黑石脂也。见石脂下。

气味：甘、辛，温，有毒。时珍曰：人有中煤气毒者，昏瞀至死，惟饮冷水即解。

独孤滔曰：去锡晕，制三黄、砂、硝石。

主治：妇人血气痛，及诸疮毒，金疮出血，小儿痰痫（时珍）。

附方：新五。

金疮出血：急以石炭末浓敷之。疮深不宜速合者，加滑石。(《医学集成》)

误吞金银：及钱，在腹中不下者。光明石炭一杏核大，硫黄一皂子大。为末，酒下。(《普济方》)

腹中积滞：乌金石（即铁炭也）三两，自然铜（为末醋熬）一两，当归一两，大黄（童尿浸晒）一两。为末。每服二钱，红花酒一盏，童尿半盏，同调，食前服，日二服。(张子和《儒门事亲》)

月经不通：巴豆去油，如绿豆大三丸，以乌金石末一钱，调汤送下，即通。（《卫生易简方》）

产后儿枕：刺痛。黑白散：用乌金石（烧酒淬七次）、寒水石（为末）等分。每用粥饮服一钱半，即止，未止再服。（洁古《保命集》）

附：然石时珍曰：曹叔雅《异物志》云：豫章有石，黄色，如理疏，以水灌之便热，可以烹鼎，冷则再灌。张华谓之然石。高安亦有之。

石　面

时珍曰：石面不常生，亦瑞物也。或曰：饥荒则生之。唐玄宗天宝三载，武威番禾县醴泉涌出，石化为面，贫民取食之。宪宗元和四年，山西云、蔚、代三州山谷间，石化为面，人取食之。宋真宗祥符五年四月，慈州民饥，乡宁县山生石脂如面，可作饼饵。仁宗嘉七年三月，彭城地生面；五月，钟离县地生面。哲宗元丰三年五月，青州临朐、益都石皆化面，人取食之。搜集于此，以备食者考求云。

气味：甘，平，无毒。

主治：益气调中，食之止饥（时珍）。

石　芝

葛洪曰：芝有石、木、草、菌、肉五类，各近百种。道家有《石芝图》。石芝者，石象芝也。生于海隅名山岛屿之涯，有积石处。其状如肉，有头尾四足如生物，附于大石。赤者如珊瑚，白者如截肪，黑者如泽漆，青者如翠羽，黄者如紫金，皆光明洞彻。大者十余斤，小者三四斤，须斋祭取之，捣末服。其类有七明九光芝，生临水高山石崖之间。状如盘碗，不过径尺，有茎连缀之，起三四寸。有七孔者名七明，九孔者名九光，光皆如星，百步内夜见其光。常以秋分伺之，捣服方寸匕，入口则然身热，五味甘美。得尽一斤，长生不老，可以夜视也。玉脂芝，生于有玉之山。玉膏流出，千百年凝而成芝。有鸟兽之形，色无常彩，多似玄玉、苍玉及水精。得而末之，以无心草汁和之，须臾成水。服至一升，长生也。石蜜芝生少室石户中。有深谷不可过，但望见石蜜从石户上入石偃盖中，良久辄有一滴。得服一升，长生不老也。石桂芝生石穴中，有枝条似桂树，而实石也。高尺许，光明而味辛。

时珍曰：神仙之说，渺茫不知有无；然其所述之物，则非无也。贵州普定分司署内有假山，山间有树，根干枝条皆石，而中有叶如榴，袅袅茂翠，开花似桂微黄。嘉靖丁巳，佥事焦希程赋诗纪之，以比康于断松化石之事，而不知其名。时珍按《图》及《抱朴子》之说，此乃石桂芝也。海边有石梅，枝干横斜，石柏，叶如侧柏，亦是石桂之类云。

主治：诸芝捣末，或化水服，令人轻身长生不老（葛洪）。

土　黄

时珍曰：用砒石二两，木鳖子仁、巴豆仁各半两，砂二钱。为末，用木鳖子油、石脑油和成一块，油裹，埋土坑内，四十九日取出，劈作小块，瓷器收用。

气味：辛、酸，热，有毒。独孤滔曰：土黄制雄黄。

主治：枯瘤赘痔乳，食并诸疮恶肉（时珍）。

金刚石

释名：金刚钻。时珍曰：其砂可以钻玉补瓷，故谓之钻。

时珍曰：金刚石，出天竺诸国及西番。葛洪《抱朴子》云：扶南出金刚，生水底石上，如钟乳状，体似紫石英，可以刻玉。人没水取之，虽铁椎击之亦不能伤。惟羚羊角扣之，则然冰泮。《丹房镜源》云：紫背铅能碎金刚钻。

周密《齐东野语》云：玉人攻玉，以恒河之砂，以金刚钻镂之，其形如鼠矢，青黑色，如石如铁。相传出西域及回纥高山顶上，鹰隼粘带食入腹中，遗粪于河北砂碛间。未知然否。《玄中记》云：大秦国出金刚，一名削玉刀，大者长尺许，小者如稻黍，着环中，可以刻玉。

观此则金刚有甚大者，番僧以充佛牙是也。欲辨真伪，但烧赤淬醋中，如故不酥碎者为真。

若觉钝，则赤，冷定即锐也。故西方以金刚喻佛性，羚羊角喻烦恼。《十洲记》载西海流砂有昆吾石，治之作剑如铁，光明如水精，割玉如泥，此亦金刚之大者。又兽有貘及啮铁、狡兔，皆能食铁，其粪俱可为兵切玉，详见兽部貘下。

主治：磨水涂汤火伤。作钗服佩，辟邪恶毒气。（时珍）

砭石

释名：针石。

时珍曰：按：《东山经》云：高氏之山，凫丽之山，皆多针石。郭璞注云：可为砭针也。

《素问·异法方宜论》云：东方之域，鱼盐之地，海滨傍水，其病为痈疡，其治宜砭石，故砭石亦从东方来。王冰注云：砭石如玉，可以为针。盖古者以石为针，季世以针代石，今人又以瓷针刺病，亦砭之遗意也。但砭石无识者，岂即石之属为之欤？

主治：刺百病痈肿。

附录：石砮时珍曰：石出肃慎国，人以枯木为矢，青石为镞，施毒，中人即死。石生山中。禹贡荆州、梁州皆贡，即此石也。又南方藤州，以青石为刀剑，如铜铁，妇人用作环。琉璃国人垦田，以石为刀，长尺余。皆此类也。

石鳖

时珍曰：石鳖生海边，形状大小俨如虫，盖亦化成者。虫，俗名土鳖。

气味：甘，凉，无毒。

主治：淋疾血病，磨水服（时珍）。

雷墨

时珍曰：按：《雷书》云：凡雷书木石，谓木札，入二三分，青黄色。

或云：雄黄、青黛、丹砂合成，以雷楔书之。或云：蓬莱山石脂所书。雷州每雷雨大作，飞下如沙石，大者如块，小者如指，坚硬如石，黑色光艳至重。刘恂《岭表录异》

云：雷州骤雨后，人于野中得石如石，谓之雷公墨，扣之铮然，光莹可爱。又李肇《国史补》云：雷州多雷，秋则伏蛰，状如人，掘取食之。观此，则雷果有物矣。

主治：小儿惊痫邪魅诸病，以桃符汤磨服即安（时珍）。

汤瓶内硷

时珍曰：此煎汤瓶内，澄结成水硷，如细砂者也。

主治：止消渴，以一两为末，粟米烧饭丸梧子大，每人参汤下二十丸。又小儿口疮，卧时以醋调末书十字两足心，验（时珍）。

附方：新二。

消渴引饮：汤瓶内硷、葛根、水萍（焙）等分。每服五钱，水煎服。又方：汤瓶内硷、菝根（炒）各一两，乌梅（连核）二两（焙）。为散。每服二钱，水一盏，石器煎七分，温呷，日一服。(《圣济录》)

火药

时珍曰：味辛、酸，有小毒。主疮癣，杀虫，避湿气温疫。乃焰硝、硫黄、杉木炭所合，以为烽燧铳机诸药者。

马肝石

时珍曰：按郭宪《洞冥记》云：郅支国进马肝石百片，青黑如马肝，以金函盛水银养之。用拭白发，应手皆黑。云和九转丹吞一粒，弥年不饥。亦可作砚。

猪牙石

时珍曰：明目去翳。出西番，纹理如象牙，枣红色。

碧霞石

时珍曰：明目、去翳障。

龙涎石

时珍曰：主大风疠疮。出齐州。一名龙仙石。

铅光石

时珍曰：主哽骨。

太阳石

时珍曰：刘守真《宣明方》：治远年近日一切目疾方：用太阳石、太阴石、碧霞石、猪牙石、河洛石、寒水石、紫石英、代赭石、菩萨石、金精石、银精石、禹余石、矾矿石、云母石、炉甘石、井泉石、阳起石、滑石、乌贼骨、青盐、铜青各一两，砂半两，密陀僧一两，鹏砂三钱，乳香二钱，麝香、脑子一钱，轻粉一钱半，黄丹四两，各为末，熊胆一斤，白砂蜜二斤，井华水九碗，同熬至四碗，点水内不散为度，滤净收点。此方所用太阳石、太阴石等，多无考证，姑附于此。

朵梯牙

时珍曰：周定王《普济方》：眼科去翳，用水飞朵梯牙、火大海螺、碗糖霜，为末，日点。又方：用可铁刺一钱，阿飞勇一钱，李子树胶四钱，白雪粉八钱，为末，鸡子白调作锭，每以乳女儿汁磨点之。又方：安咱芦（出回回地面）、黑丁香（即蜡粪）、海螵蛸，各为末，日点。所谓朵梯牙、碗糖霜、安咱芦、可铁刺、阿飞勇，皆不知何物也。附录于此以俟。

粉霜

释名：水银霜、白雪(《纲目》)、白灵砂。时珍曰：以汞粉转升成霜，故曰粉霜。《抱朴子》云：白雪，粉霜也。以海卤为匮，盖以土鼎。勿泄精华，七日乃成。要足阳气，不为阴侵。惟姜、藕、地丁、河车，可以炼之点化。在仙，为玄壶；在人，为精原；在丹为木精；在造化为白雪；在天为甘露。

时珍曰：升炼法：用真汞粉一两，入瓦罐内令匀。以灯盏仰盖罐口，盐泥涂缝先以小炭火铺罐底四围，以水湿纸不住手在灯盏内擦，勿令间断。逐渐加火，至罐颈住火。冷定取出，即成霜如白蜡。按《外台秘要》载古方崔氏造水银霜法云：用水银十两，石硫黄十两，各以一铛熬之。良久银热黄硝，急倾入一铛，少缓即不相入，仍急搅之。良久硫成灰，银不见，乃下伏龙肝末十两，盐末一两，搅之。别以盐末铺铛底一分，入药在上，又以盐末盖面一分，以瓦盆覆之，盐土和泥涂缝，炭火一伏时，先文后武，开盆刷下，凡一转后，分旧土为四分，以一分和霜，入盐末二两，如前法飞之讫。又以土一分，盐末二两，和飞如前，凡四转。土尽更用新土，如此七转，乃成霜用之。此法后人罕知，故附于此云。

气味：辛，温，有毒。时珍曰：畏荞麦秆灰、硫黄。

主治：下痰涎，消积滞，利水，与轻粉同功（时珍）。

元素曰：粉霜、轻粉，亦能洁净腑，去膀胱中垢腻，既毒而损齿，宜少用之。时珍曰：其功过与轻粉同。

附方：新六。

小儿急惊，搐搦涎盛：粉霜二钱，白牵牛（炒）、轻粉各一钱。为末。每服一字，薄荷汤下，吐涎为效。(《全婴方》)

小儿躁渴：粉霜一字，大儿半钱，莲花汤调下。冬月用莲肉。(《保幼大全》)

风热惊狂：神白丹：治伤寒积热，及风生惊搐，或如狂病，诸药不效。粉霜一两，(以白面六钱，和作饼子，炙熟同研)，轻粉半两，铅白霜二钱半。为末，滴水丸梧子大。每服十丸至十五丸，米饮下。(《宣明方》)

癍疹生翳：粉霜八分，朱砂一钱。为末。水调少许，倾入耳内。(《鸿飞集》)

腋下狐臭：粉霜、水银等分，以面脂和涂之。(《圣济录》) 杨梅恶疮：粉霜一味搽之。(《集简方》)

银　朱

释名：猩红、紫粉霜。时珍曰：昔人谓水银出于丹砂，熔化还复为朱者，即此也。名亦由此。

时珍曰：胡演《丹药秘诀》云：升炼银朱，用石亭脂二斤，新锅内熔化，次下水银一斤，炒作青砂头，炒不见星。研末罐盛，石板盖住，铁线缚定，盐泥固济，大火之。

待冷取出，贴罐者为银朱，贴口者为丹砂。今人多以黄丹及矾红杂之，其色黄黯，宜辨之。

真者谓之水华朱。每水银一斤，烧朱一十四两八分，次朱三两五钱。

气味：辛，温，有毒。

主治：破积滞，劫痰涎，散结胸，疗疥癣恶疮，杀虫及虱，功同粉霜（时珍）。

时珍曰：银朱乃硫黄同汞升炼而成，其性躁烈，亦能烂龈挛筋，其功过与轻粉同也。今厨人往往以之染色供馔，宜去之。

附方：新二十。

小儿内钓多啼：银朱半钱，乳香、煨蒜各一钱，为末，研丸黍米大。半岁五丸，薄荷汤下。（《心鉴》）

男女阴毒：银朱、轻粉各一钱。用五日独蒜一枚，捣和作饼。贴手心，男左女右，两手合定，放阴下，顷间气回、汗出即愈。但口中微有气，即活。（唐瑶《经验方》）

痰气结胸：鹤顶丹：不问阴阳虚实，炒过陷胸、泻心等药。用银朱半两，明矾一两，同碾。以熨斗盛火，瓦盏盛药，熔化，急刮搓丸。每服一钱，真茶入姜汁少许服之。心上隐隐有声，结胸自散。不动脏腑，不伤真气，明矾化痰，银朱破积，故也。（曾世荣《活幼全书》）

正水肿病，大便利者：银朱半两，硫黄四两。为末，面糊丸梧子大。每饮下三十丸。（《普济方》）

咽喉疼痛：银朱、海螵蛸末等分。吹之取涎。（《急救方》）

火焰丹毒：银朱调鸡子清涂之。（李楼《怪症方》）

汤火灼伤：银朱研细，菜油调敷，二次愈。（《多能鄙事》）

疽疮发背：银朱、白矾等分，煎汤温洗，却用桑柴火远远炙之，日三次，甚效。（《救急方》）

鱼脐疔疮：四面赤，中央黑。银朱，水和丸。每服一丸，温酒下，名走马丹。（《普济方》）

杨梅毒疮：银朱、官香等分。为末，以纸卷作捻，点灯置桶中。以鼻吸烟，一日一作，七日愈。又方：银朱二钱，孩儿茶一钱，龙挂香一钱，皂角子一钱，为末。如上法用。又方：银朱、轻粉各一钱，黄蜡、清油各一两，化开和收。以油纸摊贴，疮痂自脱也。

筋骨疼痛：猩红三钱，枯矾四钱。为末，作三纸捻。每旦以一捻蘸油点火熏脐，被覆卧之，取汗。（《纂要奇方》）

日久顽疮：不收者。银朱一钱，千年地下锻石五分，松香五钱，香油一两。为末。化摊纸上贴之。(《应急良方》)　臁疮不敛：方同上。

血风臁疮：生脚股上，乃湿毒成风也。黄蜡一两溶化，入银朱一两，搅摊纸上，刺孔贴之。(《简便方》)

黄水湿疮：银朱、盐梅和捣敷之。(《集玄方》)

癣疮有虫：银朱、牛骨髓，桐油调搽。(《医方摘要》)

头上生虱：银朱浸醋，日日梳头。包银朱纸，以碗覆烧之，茶清洗下烟子揉之。包头一夜，至旦虱尽死。(《积德堂方》)

卷第六

草部上品之上，总八十七种

三十八种《神农本经》（原刻用白文表示，今用字下不加·表示）

二种《名医别录》（原刻用墨字表示，今用字下加·表示）

一种《唐本》余

四十六种陈藏器余（原刻除黄精、升麻为墨字，即《别录》文，至卷柏前皆白文，即《本经》文）

黄精《别录》 菖蒲《本经》 菊花《本经》苦薏，白菊续注。人参《本经》 天门冬《本经》 甘草《本经》 干地黄《本经》 术《本经》 菟丝子《本经》 牛膝《本经》 茺蔚子《本经》茎附 女萎萎蕤附《本经》 防葵《本经》 茈（柴）胡《本经》 麦门冬《本经》 独活《本经》羌活附 升麻《别录》 车前子《本经》叶、根等附 木香《本经》 薯预《本经》（今呼山药） 薏苡（音以）仁《本经》 泽泻《本经》叶、实等附 远志《本经》小草附 龙胆《本经》细辛《本经》 石斛《本经》 巴戟天《本经》 白英《本经》 白蒿《本经》 赤箭《本经》 菴（音淹）蕳（音间）子《本经》 菥（音锡）蓂（音觅）子《本经》 蓍实《本经》 赤芝《本经》 黑芝《本经》 青芝《本经》 白芝《本经》 黄芝《本经》 紫芝《本经》 卷柏《本经》

一种唐本余 辟虺[1]雷

四十六种陈藏器余（以下四十六种及辟虺雷原刻为浅色墨字）

药王 兜木香 草犀根 薇 无风独摇草 零余子 百草花 红莲花白莲花 旱藕 羊不吃草 萍蓬草根 石蕊 仙人草 会州白药 救穷草 草豉 陈思岌 千里及 孝文韭 倚待草 鸡侯菜 桃朱术 铁葛 伏鸡子根 陈家白药 龙珠 摭胡根 甜藤 孟娘菜 吉祥草 地衣草 郎耶草 地杨梅茅膏菜 鳘[2]菜 益妳[3]草 蜀胡烂 鸡脚草 难火兰 蓼荞 石荠宁 蓝藤根 七仙草 甘家白药 天竺干姜 池德勒

现注：

①虺：（huǐ 悔），土虺蛇，即蝮蛇。

②鳘：（zǎn 昝）。

③妳：同奶。

黄　精

味甘，平，无毒。主补中益气，除风湿，安五脏。久服轻身延年不饥。一名重楼，一名菟竹，一名鸡格，一名救穷，一名鹿竹，生山谷，二月采根，阴干。

陶隐居云：今处处有。二月始生，一枝多叶，叶状似竹而短，根似萎蕤。萎蕤根如荻

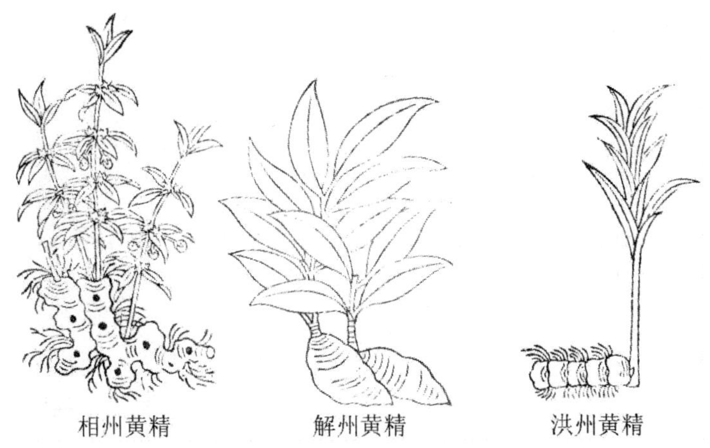

相州黄精　　解州黄精　　洪州黄精

根，及菖蒲，概[1]节而平直。黄精根如鬼臼、黄连，大节而不平。虽燥并柔软有脂润，俗方无用此，而为《仙经》所贵，根、叶、华、实皆可饵服，酒、散随宜，具在断谷方中。黄精叶乃与钩吻相似，唯茎不紫、花不黄为异。而人多惑之。其类乃殊，遂致死生之反，亦为奇事。

唐本注云：黄精，肥地生者即大如拳，薄地生者犹如拇指，萎蕤肥根颇类其小者，肌理形色都大相似。今以鬼臼、黄连为比，殊无仿佛，又黄精叶似柳及龙胆、徐长卿辈而坚，其钩吻蔓生，殊非比类。

今按：《别本》注：今人服用，以九蒸九暴为胜，而云阴干者，恐为烂坏。

臣禹锡等谨按《抱朴子》云：一名垂珠，服其花胜其实，其实胜其根，但花难得。得其生花十斛，干之纔可得五六斗耳，而服之日可三合，非大有役力者不能办也。服黄精仅十年乃可得其益耳，且以断谷不及术，术饵令人肥健，可以负重涉险，但不及黄精甘美易食。凶年之时，可以与老小休粮人食之，谓为米脯也。

《广雅》云：黄精，龙衔也。

《永嘉记》云：黄精，出崧阳，永宁县。

《药性论》云：黄精，君。

陈藏器云：黄精，陶云将钩吻相似，但一善一恶耳。按钩吻即野葛之别名，若将野葛比黄精则二物殊不相似，不知陶公凭何此说。其叶偏生不对者为偏精，功用不如正精。

萧炳云：黄精，寒。

《日华子》云：补五劳七伤，助筋骨，止饥耐寒暑，益脾胃，润心肺。单服九蒸九暴，食之驻颜，入药生用。

《图经》云：黄精，旧不载所出州郡，但云生山谷，今南北皆有之，以嵩山、茅山者为佳。三月生苗高一二尺以来，叶如竹叶而短，两两相对，茎、梗柔脆颇似桃枝，本黄末赤，四月开细青白花如小豆花状，子白如黍，亦有无子者，根如嫩生姜黄色，二月采根蒸过曝干用。今通八月采，山中人九蒸九曝作果卖，甚甘美而黄黑色。江南人说黄精苗叶稍类钩吻，但钩吻叶头极尖而根细，苏恭注云：钩吻蔓生，殊非比类，恐南北所产之异耳。初生苗，时人多采为菜茹，谓之笔菜，味极美，采取尤宜辨之。隋羊公服黄精法云：黄精是芝草之精也，一名萎蕤，一名仙人余粮，一名苟格，一名菟竹，一名垂珠，一名马箭，一名白及。二月、三月采根，入地八九寸为上，细切，一石以水二石五斗煮去苦味，漉出，囊中压取汁，澄清再煎如膏乃止，以炒黑豆黄末相和令得所，捏作饼子如钱许大，初服二枚，日益之，百日知。亦焙干筛末水服，功与上等。《抱朴子》云：服黄精花胜其实。花生十斛干之，可得五六斗，服之十年乃可得益。又《博物志》云：天老谓黄帝曰：太阳之草名黄精，饵之可以长生。世传华佗漆叶青黏散云青黏是黄精之正叶者，书传不载，未审的否。

雷公云：凡使，勿用钩吻，真似黄精，只是叶有毛钩子二个是别认处，若误服害人。黄精叶似竹叶，凡采得以溪水洗净后蒸，从巳至子，刀薄切曝干用。

《食疗》饵黄精能老不饥，其法可取瓮子去底，釜上安置令得所，盛黄精令满，密盖蒸之，令气溜即曝之，第二遍蒸之亦如此，九蒸九曝，凡生时有一硕[②]，熟有三四斗，蒸之若生，则刺人咽喉，曝使干，不尔朽坏。其生者若初服，只可一寸半，渐渐增之，十日不食能长服之，只三尺五升，服三百日后尽见鬼神，饵必昇天。根、叶、花、实皆可食之，但相对者是，不对者名偏精。

《圣惠方》神仙服黄精成地仙，根茎不限多少。细锉阴干捣末，每日净水调服，任意多少。一年之周，变老为少。

《稽神录》临川有士人，虐所使婢，婢乃逃入山中，久之，见野草枝叶可爱，即拔取根食之甚美，自是常食，久而遂不饥轻健，夜息大树下，闻草中动，以为虎，惧而上树避之，及晓下平地，其身欻[③]然凌空而去，或自一峰之顶若飞鸟焉，数岁其家人采薪见之告其主，使捕之不得，一日遇绝壁下，以网三面围之，俄而腾上山顶，其主异之，或曰：此婢安有仙骨，不过灵药服食，遂以酒馔五味香美置往来之路，观其食否，果来食，食讫遂不能远去，擒之具述其故，指所食之草即黄精也。

《道藏神仙芝草经》黄精，宽中益气，五脏调良，肌肉充盛，骨体坚强，其力倍多年不老，颜色鲜明，发白更黑，齿落更生，先下三尸虫，上尸好宝货，百日下；中尸好五味，六十日下；下尸好五色，三十日下；烂出。花、实、根三等，花为飞英，根为气精。

《博物志》昔黄帝问天老曰：天地所生，岂有食之令人不死乎？天老曰：太阳之草名曰黄精，饵之可以长生；太阴之草名曰钩吻不可食之，入口立死。人信钩吻之杀人，不信黄精之益寿，不亦甚乎。《灵芝瑞草经》：黄芝即黄精也。

现注：

①穊：原有音既二字注音。(jì 既)，稠密。

②硕：(dàn 旦)，通石（旦）

③欻：(xū 虚)，迅疾。

按：黄精，百合科，黄精之根茎。

综合条文所述黄精功能补阴血，补中气，除风湿，安五脏。临床常用，补阴补血。华佗漆叶青粘散，益人延年，青粘即黄精。现将黄精列入滋阴药或补血药。

释名黄芝(《瑞草经》)、戊己芝(《五符经》) 时珍曰：黄精为服食要药，故《别录》列于草部之首，仙家以为芝草之类，以其得坤土之精粹，故谓之黄精。《五符经》云：黄精获天地之淳精，故名为戊己芝，是此义也。余粮、救穷，以功名也；鹿竹、菟竹，因叶似竹，而鹿兔食之也。垂珠，以子形也。陈氏《拾遗》救荒草即此也，今并为一。嘉谟曰：根如嫩姜，俗名野生姜。九蒸九曝，可以代粮，又名米餔。时珍曰：黄精野生山中，亦可劈根长二寸，稀种之，一年后极稠，子亦可种。其叶似竹而不尖，或两叶、三叶、

四、五叶，俱对节而生。其根横行，状如葳蕤，俗采其苗爆熟，淘去苦味食之，名笔管菜。《陈藏器本草》言青粘是葳蕤，见葳蕤发明下。又黄精、钩吻之说，陶弘景、雷、韩保升皆言二物相似。苏恭、陈藏器皆言不相似。苏颂复设两可之辞。今考《神农本草》《吴普本草》，并言钩吻是野葛，蔓生，其茎如箭，与苏恭之说相合。张华《博物志》云：昔黄帝问天老曰：天地所生，有食之令人不死者乎？天老曰：太阳之草名黄精，食之可以长生；太阴之草名钩吻，不可食之，入口立死。人信钩吻杀人，不信黄精之益寿，不亦惑乎？按：此但以黄精、钩吻相对待而言，不言其相似也。陶氏因此遂谓二物相似，与神农所说钩吻不合。恐当以苏恭所说为是，而陶、雷所说别一毒物，非钩吻也。历代本草惟陈藏器辨物最精审，尤当信之。余见钩吻条。时珍曰：忌梅实，花、叶、子并同。

补诸虚，止寒热，填精髓，下三尸虫（时珍）。

时珍曰：黄精受戊己之淳气，故为补黄宫之胜品。土者万物之母，母得其养，则水火既济，木金交合，而诸邪自去，百病不生矣。

附方：新四。

服食法：臞仙《神隐书》：以黄精细切一石，用水二石五斗煮之，自旦至夕，候冷，以手碎，布袋榨取汁煎之。渣焙干为末，同入釜中，煎至可丸，丸如鸡头子大。每服一丸，日三服。绝粮轻身，除百病。渴则饮水。

补肝明目：黄精二斤，蔓菁子一斤（淘），同和，九蒸九晒，为末。空心每米饮下二钱，日二服，延年益寿。（《圣惠方》）

大风癞疮：营气不清，久风入脉，因而成癞，鼻坏色败、皮肤痒溃。用黄精根（去皮，洗净）二斤，日中曝令软，纳粟米饭甑中，同蒸至二斗米熟，时时食之。（《圣济总录》）

补虚精气：黄精、枸杞子等分。捣作饼，日干为末，炼蜜丸梧子大。每汤下五十丸。（《奇效良方》）

菖　蒲

味辛，温，臣禹锡等谨按《久风湿痹通用药》云：菖蒲，平。无毒。主风寒湿痹，咳逆上气，开心孔，补五脏，通九窍，明耳目，出音声。主耳聋痈疮，温肠胃，止小便，利四肢，湿痹不得屈伸，小儿温疟，身积热不解，可作浴汤。久服轻身，聪耳目，不忘，不迷惑，延年。益心智，高志不老。一名昌阳。生上洛池泽，及蜀郡严道。一寸九节者良，露根不可用。五月、十二月采根，阴干。

秦皮、秦艽为之使，恶地胆、麻黄。

陶隐居云：上洛郡属梁州，严道县在蜀郡。今乃处处有，生石碛[①]上，概[②]节为好。在下湿地，大根者名昌阳，只主风湿，不堪服食，此药甚去虫，并蚤虱，而今都不言之。真菖蒲叶有脊，一如剑刃，四月、五月亦作小釐华也。东间溪侧又有名溪荪者，根形气色极似石上菖蒲，而叶正如蒲无脊，俗人多呼此为石上菖蒲者谬矣。此只主咳逆，亦断蚤虱尔，不入服御用。诗咏多云兰荪，正谓此也。臣禹锡等谨按吴氏云：菖蒲一名尧韭。

《罗浮山记》云：山中菖蒲一寸二十节。

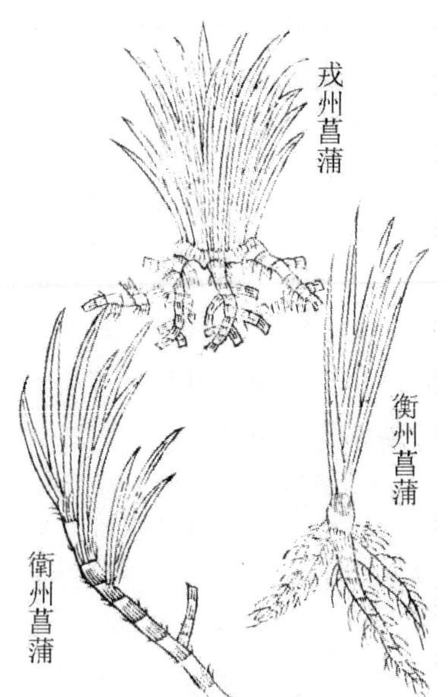

《药性论》云：菖蒲，君，味苦辛无毒。治风湿𤸷[③]痹，耳鸣头风泪下，鬼气，杀诸虫，治恶疮疥瘙。石涧所生，坚小，一寸九节者上，此菖蒲亦名昌阳。

《日华子》云：除风下气，丈夫水脏，女人血海冷败，多忘。长智除烦闷，止心腹痛，霍乱转筋，治客风疮疥，涩小便，杀腹脏虫及蚤虱，耳痛，作末炒，承热裹罯[④]甚验。忌饴糖、羊肉。石菖蒲出宣州，二月、八月采取。

《图经》曰：菖蒲，生上洛池泽，及蜀郡严道，今处处有之，而池州、戎州者佳。春生青叶，长一二尺许，其叶中心有脊，状如剑，无花实，五月、十二月采根阴干。今以五月五日收之，其根盘屈有节，状如马鞭，大一根傍引三四根，傍根节尤密，一寸九节者佳，亦有一寸十二节者。采之初虚软，曝干方坚实，折之中心色微赤，嚼之辛香少滓，人多植于干燥沙石土中，腊月移之尤易活。古方亦有单服者，采得紧小似鱼鳞者，治择一斤许，以水及米泔浸各一宿，又刮去皮，切曝干，捣筛，以糯米粥和匀，更入熟蜜搜丸梧子大，絺葛袋盛置当风处令干，每旦酒饮任下三十丸，临卧更服二十丸，久久得效，如《本经》所说。又蜀人用治心腹冷气㨯[⑤]痛者，取一二寸捶碎，同吴茱萸煎汤饮之良。黔、蜀蛮人亦常将随行卒患心痛嚼一二寸，热汤或酒送亦效。其生蛮谷中者尤佳，人家移种者亦堪用，但干后辛香坚实，不及蛮人持来者，此即医方所用石菖蒲也。又有水菖蒲，生溪涧水泽中甚多，叶亦相似，但中心无脊，采之干后轻虚多滓，殊不及石菖蒲，不堪入药用，但可捣末油调涂疥瘙，今药肆所货，多以两种相杂，尤难辨也。

《雷公》云：凡使勿用泥菖、夏菖其二件相似，如竹根鞭，形黑气秽味腥不堪用。凡使采石上生者，根条嫩黄紧硬，节稠，长一寸有九节者是真也。采得后用铜刀刮上黄黑硬节皮一重子[⑥]，用嫩桑枝条相拌，蒸，出曝干，去桑条锉用。

《千金方》：日月未足而欲产者，捣菖蒲根汁一二升灌喉中。又方：久服聪明益智，甲子日取菖蒲一寸九节者阴干百日为末，服方寸匕，日三服，耳目聪明不忘。又方：治产后崩中下血不止，菖蒲一两半，锉，酒二盏，煎取一盏，去滓，分三服，食前温服。又方：治好忘，久服聪明益智。七月七日取菖蒲，酒服三方寸匕，饮酒不醉，好事者服而验之。不可犯铁，若犯之令人吐逆。《肘后方》扁鹊云：中恶与卒死，鬼击亦相类。已死者为治，皆参用此方：捣菖蒲生根绞汁，灌之立差。尸厥之病卒死，脉犹动，听其耳中如微语声，股间暖是也，亦此方治之。又人卧忽不寤，勿以火照，照之害人，但痛啮其踵，及足拇指甲际，而唾其面即活。又菖蒲末吹鼻中，桂末纳舌下。

又方：耳聋，菖蒲根一寸，巴豆一粒，去心，二物合捣，分作七丸，绵裹塞耳，日著一丸效。又方：卒胎动不安，或腰痛胎转，抢心下血不止，菖蒲根汁三升，服之。又方：若下血不止，菖蒲三两，酒五升，煮取二升分三服。

《经验方》：治痈肿发背，生菖蒲捣贴，若疮干，捣末以水调涂之。孙用和方同。

《子母秘录》：治胎动，劳热不安，去血，手足烦，菖蒲捣取汁，服二升，分三服。

《产书》：治产后下血不止，菖蒲二两，以酒二升，煮，分作两服。

《夏禹神仙经》：菖蒲薄切，令日干者三斤，以绢囊盛之，玄水一斛清者，玄水者酒也。悬此菖蒲密封闭一百日，出视之如绿菜色，以一斗熟黍米纳中，封十四日，间出饮酒。则一切三十六种风有不治者悉较。

《汉武帝内传》：武帝上嵩山，忽见仙人长可二丈，问之曰：吾九嶷山人也，闻中岳有石上菖蒲，一寸九节，食之长生，故来采之。忽然不见。《抱朴子》南中多鹿，每一雄，游牝百数，至春羸瘦，盖游牝多也。及夏则唯食菖蒲一味，却肥，当角解之时，其茸甚痛，猎人逢之其鹿不敢逸走，伏而不动，猎者先以绳系其茸，截取之，以其血未散，然后毙鹿。又韩众服菖蒲十三年，身上生毛，日视书万言，皆诵之，冬袒不寒。又菖蒲须得石上一寸九节，紫花尤善。

《别说》云：谨按今阳羡山中生水石间者，其叶逆水而生，根须略无，少泥土，根叶极紧细，一寸不啻九节，入药极佳。今二浙人家以瓦石器种之，旦暮易水则茂，水浊及有泥滓则萎，近方多称用石菖蒲，必此类也。其池泽所生肥大节疏粗慢，恐不可入药，唯可作果盘，盖气味不烈而和淡尔。《衍义》曰：菖蒲，世又谓之兰荪，生水次，失水则枯，根节密者气味足。有人患遍身生热毒疮，痛而不痒，手足尤甚，然至颈而止，粘着衣被，晓夕不得睡，痛不可任，有下俚教以菖蒲三斗，锉，日干之，舂[⑦]罗为末，布席上，使病疮人恣卧其间，仍以被衣覆之，既不粘着衣被又复得睡，不五七日间，其疮如失。后自患此疮亦如此用，应手神验。其石菖蒲根络石而生者节乃密，入药须此等。

现注：

①碛：(qì 气)，水中沙石滩。

②概下原有音既二字注音。

③瘴：(qún 群)，麻痹。

④罯：(ǎn 俺)，覆盖。

⑤挡搊：(chōu 抽)，原意为弹或紧。

⑥了：原刻为一重子，现据文意应改为一重了，《雷公》中多处形容一件事完了皆用“了”，并无“子”字的用法。

⑦舂：(chōng 舂)，意为捣。

按：菖蒲，为天南星科石菖蒲根茎。“图经”曰“一寸九节者良”故有九菖蒲之名，今所用九菖蒲为阿尔泰金莲花与此不是一物，已失原九菖蒲之意。

综合条文所述菖蒲功能养心开窍，除痹止咳通九窍。临床常用开窍安神散硬结肿。临床列入安神药。

释名：尧时韭（普）、水剑草。时珍曰：菖蒲，乃蒲类之昌盛者，故曰菖蒲。又《吕氏春秋》云：冬至后五十七日，菖始生。菖者百草之先生者，于是始耕。则菖蒲、昌阳又取此义也。《典术》云：尧时天降精于庭为韭，感百阴之气为菖蒲。故曰尧韭。方士隐为水剑，因叶形也。时珍曰：菖蒲凡五种：生于池泽，蒲叶肥，根高二三尺者，泥菖蒲，白菖也；生于溪涧，蒲叶瘦，根高二三尺者，水菖蒲，溪荪也；生于水石之间，叶有剑脊，瘦根密节，高尺余者，石菖蒲也；人家以砂栽之一年，至春剪洗，愈剪愈细，高四五寸，叶如韭，根如匙柄粗者，亦石菖蒲也；甚则根长二三分，叶长寸许，谓之钱蒲是矣。服食入药须用二种石菖蒲，余皆不堪。此草新旧相代，四时常青。时珍曰：服食须如上法制。若常用，但去毛微炒耳。

心积伏梁（好古）。治中恶卒死，客忤癫痫，下血崩中，安胎漏，散痈肿。捣汁服，解巴豆、大戟毒（时珍）。

时珍曰：国初周颠仙对太祖高皇帝常嚼菖蒲饮水。问其故。云服之无腹痛之疾。高皇御制碑中载之。菖蒲气温味辛，乃手少阴、足厥阴之药。心气不足者用之，虚则补其母也。肝苦急以辛补之，是矣。《道藏经》有《菖蒲传》一卷，其语粗陋。今略节其要云：菖蒲者，水草之精英，神仙之灵药也。其法采紧小似鱼鳞者一斤，以水及米泔浸各一宿，刮去皮切，曝干捣筛，以糯米粥和匀，更入熟蜜搜和，丸如梧子大，稀葛袋盛，置当风处令干。每旦酒、饮任下三十丸，临卧更服三十丸。服至一月，消食；二月，痰除；服至五年，骨髓充，颜色泽，白发黑，落齿更生。其药以五德配五行：叶青，花赤，节白，心黄，根黑。能治一切诸风，手足顽痹，瘫痪不遂，五劳七伤，填血补脑，坚骨髓，长精神，润五脏，裨六腑，开胃口，和血脉，益口齿，明耳目，泽皮肤，去寒热，除三尸九虫，天行时疾，瘴疫瘦病，泻痢痔漏，妇人带下，产后血运。并以酒服。河内叶敬母中风，服之一年而百病愈。寇天师服之得道，至今庙前犹生菖蒲。郑鱼、曾原等，皆以服此得道也。《神仙传》云：咸阳王典食菖蒲得长生。安期生采一寸九节菖蒲服，仙去。又按：仙《神隐书》云：石菖蒲置一盆于几上，夜间观书，则收烟无害目之患。或置星露之下，至旦取叶尖露水洗目，大能明视，久则白昼见星。端午日以酒服，尤妙。苏东坡云：凡草生石上，必须微土以附其根。惟石菖蒲濯去泥土，渍以清水，置盆中，可数十年不枯。节叶坚瘦，根须联系，苍然于几案间，久更可喜。其延年轻身之功，既非昌阳可比；至于忍寒淡泊，不待泥土而生，又岂昌阳所能仿佛哉？

杨士瀛曰：下痢噤口，虽是脾虚，亦热气闭隔心胸所致。俗用木香失之温，用山药失之闭。惟参苓白术散加石菖蒲，粳米饮调下。或用参、苓、石莲肉，少入菖蒲服。胸次一开，自然思食。

附方：新一十七。

癫痫风疾：九节菖蒲不闻鸡犬声者，去毛，木臼捣末。以黑猪心一个批开，砂罐煮汤。调服三钱，日一服。（《医学正传》）除一切恶：端午日，切菖蒲渍酒饮之。或加雄黄少许。（《洞天保生录》）

喉痹肿痛：菖蒲根嚼汁，烧铁秤锤淬酒一杯，饮之。（《圣济总录》）

霍乱胀痛：生菖蒲（锉）四两，水和捣汁，分温四服。（《圣惠方》）

诸积鼓胀：食积、气积、血积之类：石菖蒲八两（锉），斑蝥四两（去翅足），同炒黄，去斑蝥不用。以布袋盛，拽去蝥末，为末，醋糊丸梧子大。每服三五十丸，温白汤下。治肿胀尤妙。或入香附末二钱。（《奇效方》）

肺损吐血：九节菖蒲末、白面等分。每服三钱，新汲水下，一日一服。（《圣济录》）

解一切毒：石菖蒲、白矾等分，为末，新汲水下。（《事林广记》）

赤白带下：石菖蒲、破故纸等分，炒为末。每服二钱，更以菖蒲浸酒调服，日一。（《妇人良方》）

蚤虱入耳：菖蒲末炒热，袋盛，枕之即愈。（《圣济录》）

诸般赤眼，攀睛云翳。菖蒲擂自然汁，文武火熬作膏，日点之效。（《圣济录》）

眼睑挑针：独生菖蒲根，同盐研敷。（《寿域神方》）

飞丝入目：石菖蒲捶碎。左目塞右鼻，右目塞左鼻。百发百中。（危氏《得效方》）

头疮不瘥：菖蒲末，油调敷之，日三、夜二次。（《法天生意》）

露岐便毒：生菖蒲根捣敷之。（《证治要诀》）

风癣有虫：菖蒲末五斤。以酒三升渍，釜中蒸之，使味出。先绝酒一日，每服一升或半升阴汗湿痒：石菖蒲、蛇床子等分。为末。日搽二三次。（《济急仙方》）

叶，主治洗疥、大风疮（时珍）。

菊　花

味苦，甘，平，无毒。主风头眩肿痛，目欲脱，泪出，皮肤死肌，恶风湿痹。疗腰痛，去来陶陶，除胸中烦热，安肠胃，利五脉，调四肢。久服利血气，轻身耐老延年。一名节华，一名日精，一名女节，一名女华，一名女茎，一名更生，一名周盈，一名傅延年，一名阴成。生雍州川泽及田野。正月采根，三月采叶，五月采茎，九月采花，十一月采实，皆阴干。术、枸杞根、桑根白皮为之使。

陶隐居云：菊有两种：一种茎紫气香而味甘，叶可作羹食者为真。一种青茎而大，作蒿艾气，味苦不堪食者名苦薏，非真。其华正相似，唯以甘苦别之尔。南阳郦县最多，今近道处处有，取种之便得。又有白菊，茎叶都相似，唯花白，五月取，亦主风眩，能令头不白。《仙经》以菊为妙用，但难多得，宜常服之尔。

臣禹锡等谨按《尔雅》云：鞠，治蘠[①]。注：今之秋华菊。《药性论》云：甘菊花，使，能治热头风旋倒地，脑骨疼痛，身上诸风令消散。

陈藏器云：苦薏，味苦，破血，妇人腹内宿血，食之又调中止泄。花如菊，茎似马兰，生泽畔，似菊，菊甘而薏苦。语曰苦如薏是也。

又云：白菊，味苦染髭发令黑，和巨胜、茯苓蜜丸，主风眩，变白不老，益颜色。又《灵宝方》茯苓合为丸，以成炼松脂和，每服如鸡子一丸，令人好颜色，不老，主头眩。生平泽，花紫白，五月花。《抱朴子》刘生丹法，用白菊花汁和之。《杨损之》云：甘者入药，苦者不任。

《日华子》云：菊花，治四肢游风，利血脉，心烦，胸膈壅闷，并痈毒头痛，作枕明目，叶亦明目，生熟并可食。菊有两种；花大气香茎紫者为甘菊；花小气烈茎青小者名野菊，味苦。然虽如此，园蔬内种肥沃后同一体花上水益色。壮阳治一切风，并无所忌。

《图经》曰：菊花，生雍州川泽及田野，今处处有之，以南阳菊潭者为佳。初春布地生细苗，夏茂、秋花、冬实。然菊之种类颇多，有紫茎而气香叶厚，至柔嫩可食者，其花微小味甚甘，此为真，有青茎而大，叶细，作蒿艾气，味苦者，华亦大，名苦薏，非真也。南阳菊亦有两种，白菊叶大，似艾叶，茎青根细，花白蕊黄。其黄菊，菊叶似茼[②]蒿，花蕊都黄，然今服饵家多用白者。南京又有一种开小花，花瓣下如小珠子，谓之珠子菊，云入药亦佳。正月采根，三月采叶，五月采茎，九月采花，十一月采实，皆阴干用。《唐·天宝单方图》载，白菊云味辛平无毒。元生南阳山谷，及田野中，颍川人呼为回蜂菊，汝南名荼[③]苦蒿，上党及建安郡、顺政郡并名羊欢草，河内名地薇蒿，诸郡皆有。其功主丈夫、妇人久患头风眩闷，头发干落，胸中痰结，每风发即头旋，眼昏暗，不觉欲倒者是其候也。先灸两风池二七壮，并服此白菊酒，及丸，永差。其法春末夏初，收软苗阴干，捣末。空腹取一方寸匕，和无灰酒服之，日再，渐加三方寸匕，若不欲饮酒者，但和羹粥汁服之亦得。秋八月合花收曝干，切取三大斤，以生绢囊盛贮三大斗酒中，经七日服之，日三，常令酒气相续为佳，今诸州亦有作菊花酒者，其法得于此乎。《食疗》云：甘菊平其叶正月采，可作羹。茎，五月五日采，花，九月九日采，并主头风目眩泪出，去烦热，利五脏，野生苦菊不堪用。

《圣惠方》：治头风头旋，用九月九日菊花暴干，取家糯米一斗蒸熟，用五两菊花末搜拌如常酝法，多用细面曲为，候酒熟即压之去滓，每暖一小盏服。《肘后方》治疔肿垂死，菊叶一握，捣绞汁一升，入口即活，此神验。冬用其根。

《食医心镜》：甘菊，主头风目眩，胸中汹汹，目泪出，风痹，骨肉痛，切作羹煮粥，并生食并得。《玉函方》王子乔变白增年方，甘菊，三月上寅日采，名曰玉英；六月上寅日采，名曰容成；九月上寅日采，名曰金精；十二月上寅日采，名曰长生。长生者根茎是也。四味并阴干，百日取等分，以成[④]日合捣千杵为末，酒调下一钱匕。以蜜丸如桐子大，酒服七丸，一日三服，百日身轻润泽，服之一年，发白变黑；服之二年，齿落再生；服之三年，八十岁老人变为童儿，神效。《衍义》曰：菊花，近世有二十余种，唯单叶花小而黄，绿叶色深小而薄，应候而开者是也，《月令》所谓菊有黄花者也。又邓州白菊，单叶者亦入药，余皆医经不用。专治头目风热，今多收之作枕。

现注：

①治蘠：(qiáng 墙)，菊之别名。又据崔寔《四民月令》治蘠为菊根之意。

②茼：(tóng 桐)，茼蒿也作蓬蒿，为一种蔬菜。

③荼，原刻有误多之笔呈一蔡字，象蔡字又示字出头。据大观本为荼字。

④成日：从上文用上寅日看，此似应为戊日或戌日。

按：菊药为菊科菊的头状花序。

综合条文菊花功能清头目，祛头风止目痛，除湿痹。临床常用各种头痛头晕等头面诸疾。临床可入解表药或清肝明目药。

释名：金蕊(《纲目》)。时珍曰：按陆佃《埤雅》云：菊本作，从鞠。鞠，穷也。《月令》：九月，菊有黄华。华事至此而穷尽，故谓之。节华之名，亦取其应节候也。崔实《月令》云：女节、女华，菊华之名也。治蔷、日精，菊根之名也。《抱朴子》云：仙方所谓日精、更生、周盈，皆一菊而根、茎、花、实之名异也。瑞曰：花大而香者，为甘菊；花小而黄者，为黄菊；花小而气恶者，为野菊。

时珍曰：菊之品凡百种，宿根自生，茎叶花色，品品不同。宋人刘蒙泉、范致能、史正志皆有《菊谱》，亦不能尽收也。其茎有株、蔓、紫、赤、青、绿之殊，其叶有大、小、浓、薄、尖、秃之异，其花有千叶单叶、有心无心、有子无子、黄白红紫、间色深浅、大小之别，其味有甘苦辛之辨，又有夏菊秋菊冬菊之分。大抵惟以单叶味甘者入药，《菊谱》所载甘菊、邓州黄、邓州白者是矣。甘菊始生于山野，今则人皆栽植之。其花细碎，品不甚高。蕊如蜂窠，中有细子，亦可捺种。嫩叶及花皆可炸食。白菊花稍大，味不甚甘，亦秋月采之。菊之无子者，谓之牡菊。烧灰撒地中，能死蛙黾。说出《周礼》。

杲曰：苦、甘，寒，可升可降，阴中微阳也。时珍曰：《本经》言菊花味苦，《别录》言菊花味甘。诸家以甘者为菊，苦者为苦薏，惟取甘者入药。谨按：张华《博物志》，言菊有两种，苗花如一，惟味小异，苦者不中食。范致能《谱》序，言惟甘菊一种可食，仍入药饵。其余黄白二花，皆味苦，虽不可饵，皆可入药。其治头风，则白者尤良。据此二说则是菊类自有甘苦二种，食品须用甘菊，入药则诸菊皆可，但不得用野菊名苦薏者尔。故景焕《牧竖闲谈》云：真菊延龄，野菊泄人。正如黄精益寿、钩吻杀人之意。

养目血，去翳膜（元素）。主肝气不足。

震亨曰：黄菊花属土与金，有水与火，能补阴血，故养目。

时珍曰：菊春生夏茂，秋花冬实，备受四气，饱经露霜，叶枯不落，花槁不零，味兼甘苦，性禀平和。昔人谓其能除风热，益肝补阴，盖不知其得金水之精英尤多，能益金水二脏也。补水所以制火，益金所以平木，木平则风息，火降则热除，用治诸风头目，其旨深微。

黄者入金水阴分；白者，入金水阳分；红者，行妇人血分。皆可入药，神而明之，存乎其人。其苗可蔬，叶可啜，花可饵，根实可药，囊之可枕，酿有五美赞云：圆花高悬，准天极也。纯黄不杂，后土色也。早植晚发，君子德也；冒霜吐颖，象贞质也；杯中体轻，神仙食也。《西京杂记》言：采菊花茎叶，杂秫米酿酒，至次年九月始熟，用之。

附方：新六。

风热头痛：菊花、石膏、川芎各三钱，为末。每服一钱半，茶调下。(《简便方》)

瘫痘入目：生翳障。用白菊花、谷精草、绿豆皮等分，为末。每用一钱，以干柿饼一枚，粟米泔一盏，同煮候泔尽，食柿，日食三枚。浅者五七日，远者半月，见效。(《仁斋直指方》)

病后生翳：白菊花、蝉蜕等分，为散。每用二三钱，入蜜少许，水煎服。大人小儿皆宜，屡验。(《救急方》)

女人阴肿：甘菊苗捣烂煎汤，先熏后洗。(危氏《得效方》)

眼目昏花：双美丸：用甘菊花一斤，红椒（去目）六两，为末，用新地黄汁和丸梧子大每服五十丸，临卧茶清下。《瑞竹堂方》。

人参

味甘，微寒、微温，无毒。主补五脏安精神，定魂魄，止惊悸，除邪气，明目开心益智。疗肠胃中冷，心腹鼓痛，胸胁逆满，霍乱吐逆，调中止消渴，通血脉，破坚积，令人不忘。久服轻身延年。一名人衔，一名鬼盖，一名神草，一名人微，一名土精，一名血参。如人形者有神。生上党山谷，及辽东。二月、四月、八月上旬采根，竹刀刮暴干，无令见风。茯苓为之使，恶溲疏，反藜芦。陶隐居云：上党郡在冀州西南，今魏国所献即是，形长而黄，状如防风，多润实而甘；俗用不入服。乃重百济者，形细而坚白，气味薄于上党。次用高丽，高丽即是辽东。形大而虚软，不及百济，百济今臣属高丽。高丽所献兼有两种，只应择取之尔。实用并不及上党者，其为药切要，亦与甘草同功而易蛀蚛[①]，唯纳器中密封，头可经年不坏。人参生一茎直上，四五叶相对生，花紫色，高丽人作人参赞曰：三桠五叶，背阳向阴。欲来求我，椵[②]树相寻。椵树叶似桐，甚大阴广，则多生阴地，采作甚有法。今近山亦有，但作之不好。

《唐本》注云：陶说人参苗乃是荠苨、桔梗，不悟高丽赞也。今潞州、平州、泽州、易州、檀州、箕州、幽州、妫州并出。盖以其山连亘相接，故皆有之也。

今注：人参见用多高丽、百济者，潞州太行山所出谓之紫团参，亦用焉。陶云俗用不入服非也。臣禹锡等谨按《药性论》云：人参，恶卤碱。生上党郡，人形者上，次出海东新罗国，又出渤海。主五脏气不足，五劳七伤，虚损痰弱，吐逆不下食，止霍乱烦闷呕哕，补五脏六腑，保中守神。又云：马蔺为之使，消胸中痰，主肺萎吐脓，及痫疾冷气逆上，伤寒不下食，患人虚而多梦纷纭，加而用之。萧炳云：人参和细辛密封，经年不坏。《日华子》云：杀金石药毒，调中治气，消食开胃，食之无忌。

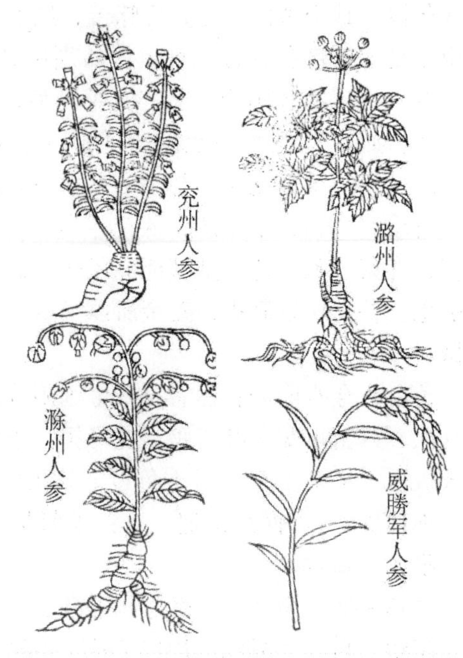

《图经》曰：人参生上党山谷，及辽东，今河东诸州及泰山皆有之。又有河北榷[③]场及闽中来者名新罗人参，然俱不及上党者佳。其根形状如防风而润实，春生苗，多于深山中背阴近椵[④]漆下湿润处，初生小者三四寸许，一椏五叶，四五年后生两椏五叶，未有花茎，至十年后生三椏，年深者生四椏，各五叶。中心生一茎，俗名百尺杆。三月、四月有花，细小如粟，蕊如丝，紫白色，秋后结子，或七八枚，如大豆，生青熟红，自落。根如人形者神。二月、四月、八月上旬采根，竹刮去土，曝干，无令见风。泰山出者叶干青，根白殊别，江淮出一种土人参，叶如匙而小，与桔梗相似，苗长一二尺，叶相对生，生五七节，根亦如桔梗而柔，味极甘美，秋生紫花，又带青色，春秋采根不入药，本处人或用之。相传欲试上党人参者，当使二人同走，一与人参含之，一不与，度走三五里许，其不含人参者必大喘，含者气息自如者，其人参乃真也。李绛《兵部手集方》疗反胃呕吐无常，粥饮入口即吐，困弱无力垂死者，以上党人参二大两，拍破，水一大升，煮取四合，热顿服，日再，兼以人参汁煮粥与啖。李直方司勋徐郎中于汉南患反胃两月余，诸方不差，遂与此方，当时便定，差后十余日，发入京，绛每与名医持论此药，难可为俦也。又杂他药而其效最着者张仲景治胸痹心中痞坚，留气结胸，胸满胁下，逆气抢心，治中汤主之：人参、术、干姜、甘草各三两，四味以水八升煮取三升，每服一升，日三。如脐上筑[⑤]者，为肾气动，去术加桂四两，吐多者，去术加生姜三两，下多者，复其术，悸者加茯苓二两，渴者加术至四两半，腹痛者加人参至四两半，寒者加干姜至四两半，满者去术加附子一枚，服药后如食顷饮热粥一升许，微自温，勿发揭衣被。此方晋、宋以后至唐，名医治心腹病者无不用之，或作汤，或蜜丸，或加减，皆奇效。胡洽治霍乱谓之温中汤，陶隐居《百一方》云：霍乱余药乃可难求，而治中丸、四顺、厚朴诸汤不可暂缺，常须预合，每至秋月常赍[⑥]。自隋、唐石泉公王方庆云：治中丸以下四方不唯霍乱可医，至于诸病皆疗，并须预排比也。其三方者治中汤、四顺汤、厚朴汤也。四顺汤用人参、附子、炮干姜、甘草各二两，切，以水六升，煎取二升半，分四服。若下不止加龙骨二两，若痛加当归二两。厚朴汤见厚朴条。

《海药》云：出新罗国所贡，又有手脚状，如人形，长尺余，以杉木夹定，红线缠饰之，味甘微温。主腹腰，消食，补养脏腑，益气，安神，止呕逆，平脉下痰，止烦躁，变酸水。又有沙州参，短小不堪，采根用时去其芦头，不去者吐，人慎之。

《雷公》云：凡使要肥大，块如鸡腿并似人形者，采得阴干去四边芦头并黑者，锉入药中。夏中少使，发心痃之患也。

《外台秘要》：治蜂蝎螫人方：人参嚼以封之。

《千金方》：开心肥健人：人参一分，猪肪十分，酒拌和服一百日。百日满，体髓溢，日诵千言，肌肤润泽，去热风痰。

《肘后方》：治卒上气喘急鸣息，便欲绝。人参末服方寸匕，日五六服。

《经验后方》：治大人小儿不进乳食，和气去痰。人参四两，半夏一两，生姜汁熬一宿，曝干为末，面糊丸如绿豆大，每服十丸，食后生姜汤吞下。又方：治狗咬，破伤风，以人参不计多少，桑柴火上烧令烟绝，用盏子合研为末，掺在疮上，立效。《胜金方》：治吐血：以人参一味，为末，鸡子清投新汲水调下一钱服之。

《灵苑方》：治咳嗽上气喘急，嗽血吐血。人参好者捣为末，每服三钱匕，鸡子清调之。五更初服便睡，去枕仰卧，只一服愈，年深者再服。忌腥、咸、酢、酱、面等，并勿过醉饱，将息佳。

《衍义》曰：人参，今之用者皆河光擢[⑦]场博易到，尽是高丽所出，率虚软味薄，不若潞州上党者，味浓体实，用之有据。土人得一窠，则置于版上，以色茸缠系，根颇纤长，不与擢场者相类，根下垂有及一尺余者，或十岐者，其价与银等，稍为难得。

现注：

①蛀：下有音注二字注音，蚛：下原有音仲二字注音。

②椵：(jiǎ 甲)，木名，柚类。原有音贾二字注音。

③榷：(què 确)，专卖。原刻将榷场之场字误刻为扬，按文意应为榷场，榷扬意不明，榷场为博易场所。

④椵：原下有音贾二字。

⑤筑：坚实意。

⑥赍：(jī 基)，带着。

⑦擢：(huò 豁)，意与榷同。

按：人参为五加科人参之根。

综合条文所述人参功能补气补五脏，安精神，定魂魄。临床常用，是治疗及抢救各种衰竭的有效药物，临床入补气药。

释名：人蓡音参。或省作蓡、地精(《广雅》)、海腴、皱面还丹(《广雅》)。

时珍曰：人蓡年深，浸渐长成者，根如人形，有神，故谓之人蓡、神草。蓡字从蓡，亦浸渐之义，蓡即浸字，后世因字文繁，遂以参星之字代之，从简便尔。然承误日久，亦不能变矣，惟张仲景《伤寒论》尚作蓡字。《别录》一名人衔衔乃蓡字之讹也。其成有阶级，故曰人衔。其草背阳向阴，故曰鬼盖。其在五参，色黄属土，而补脾胃，生阴血，故有黄参、血参之名。得地之精灵，故有土精、地精之名。《广五行记》云：隋文帝时，上党有人宅后每夜闻人呼声，求之不得。去宅一里许，见人参枝叶异常，掘之入地五尺，得人参，一如人体，四肢毕备，呼声遂绝。观此，则土精之名，尤可证也。《礼斗威仪》云：下有人参，上有紫气。《春秋运斗枢》云：摇光星散而为人参。人君废山渎之利，则摇光不明，人参不生。观此，则神草之名，又可证矣。嘉谟曰：紫团参，紫大稍扁；百济参，白坚且圆，名白条参，俗名羊角参；辽东参，黄润纤长有须，俗名黄参，独胜；高丽参，近紫体虚；新罗参，亚黄味薄。肖人形者神；其类鸡腿者，力洪。时珍曰：上党，今潞州也。民以人参为地方害，不复采取。今所用者皆是辽参。其高丽、百济、新罗三国，今皆属于朝鲜矣。其参犹来中国互市。亦可收子，于十月下种，如种菜法。秋冬采者，坚实；春夏采者，虚软，非地产有虚实也。辽参，连皮者，黄润色如防风；去皮者，坚白如粉；伪者，皆以沙参、荠、桔梗采根造作乱之。沙参，体虚无心而味淡；荠，体虚无心；桔梗，体坚有心而味苦；人参，体实有心而味甘，微带苦，自有余味，俗名金井玉阑也。其似人形者，谓之孩儿参，尤多赝伪。宋苏颂《图经本草》所绘潞州者，三椏五叶，真人参也；其滁州者，乃沙参之苗叶；沁州、兖州者，皆荠之苗叶。其所云江淮土人参者，亦荠也。并失之详审。今潞州者尚不可得，则他处者尤不足信矣。近又有薄夫以人参先浸取汁自啜，乃晒干复售，谓之汤参，全不任用，不可不察。考月池翁讳言闻，字子郁，衔太医吏目。尝着《人参传》上、下卷甚详，不能备录，亦略节要语于下条云耳。

李言闻曰：人参生时背阳，故不喜见风日。凡生用宜㕮咀；熟用，宜隔纸焙之，或醇酒润透㕮咀、焙熟用，并忌铁器。元素曰：性温，味甘、微苦，气味俱薄，浮而升，阳中之阳也。又曰：阳中微阴。

元素曰：人参得升麻引用，补上焦之元气，泻肺中之火；得茯苓引用，补下焦之元气，泻肾中之火。得麦门冬则生脉；得干姜，则补气。

杲曰：得黄、甘草，乃甘温除大热，泻阴火，补元气，又为疮家圣药。

震亨曰：人参入手太阴。与藜芦相反，服参一两，入黎芦一钱，其功尽废也。

言闻曰：东垣李氏理脾胃，泻阴火，交泰丸内用人参、皂荚，是恶而不恶也。古方疗月闭四物汤加人参、五灵脂，是畏而不畏也。又疗痰在胸膈，以人参、黎芦同用而取涌越，是激其怒性也。此皆精微妙奥，非达权衡者不能知。

治肺胃阳气不足，肺气虚促，短气少气，补中缓中，泻心、肺、脾、胃中火邪，止渴生津液（元素）。治男妇一切虚证，发热自汗，眩晕头痛，反胃吐食，疟，滑泻久痢，小便频数淋沥，劳倦内伤，中风中暑，痿痹，吐血、嗽血、下血，血淋、血崩，胎前、产后诸病（时珍）。

杲曰：人参甘温，能补肺中元气，肺气旺则四脏之气皆旺，精自生而形自盛，肺主诸气故也。张仲景云：病患汗后身热、亡血、脉沉迟者，下痢身凉、脉微、血虚者，并加人参。

古人血脱者益气，盖血不自生，须得生阳气之药乃生，阳生则阴长，血乃旺也。若单用补血药，血无由而生矣。《素问》言：无阳则阴无以生，无阴则阳无以化。故补气须用人参，血虚者亦须用之。本草十剂云：补可去弱，人参、羊肉之属是也。盖人参补气，羊肉补形，形气者，有无之象也。

好古曰：洁古老人言：以沙参代人参，取其味甘也。然人参补五脏之阳，沙参补五脏之阴，安得无异？虽云补五脏，亦须各用本脏药相佐使引之。

言闻曰：人参生用气凉，熟用气温；味甘补阳，微苦补阴。气主生物，本呼天；味主成物，本呼地。气味生成，阴阳之造化也。凉者，高秋清肃之气，天之阴也，其性降；温者，阳春生发之气，天之阳也，其性升。甘者，湿土化成之味，地之阳也，其性浮；微苦者，火土相生之味，地之阴也，其性沉。人参气味俱薄。气之薄者，生降熟升；味之薄者，生升熟降。如土虚火旺之病，则宜生参，凉薄之气，以泻火而补土，是纯用其气也；脾虚肺怯之病，则宜熟参，甘温之味，以补土而生金，是纯用其味也。东垣以相火乘脾，身热而烦，气高而喘，头痛而渴，脉洪而大者，用黄柏佐人参。孙真人治夏月热伤元气，人汗大泄，欲成痿厥，用生脉散，以泻热火而救金水。君以人参之甘寒，泻火而补元气；臣以麦门冬之苦甘寒，清金而滋水源，佐以五味子之酸温，生肾精而收耗气。此皆补天元之真气，非补热火也。白飞霞云：人参炼膏服，回元气于无何有之乡。凡病后气虚及肺虚咳者，并宜之，若气虚有火者合天门冬高对服之。

好古曰：人参甘温，补肺之阳，泄肺之阴，肺受寒邪，宜此补之。肺受火邪，则反伤肺，宜以沙参代之。王纶曰：凡酒色过度，损伤肺肾真阴，阴虚火动，劳嗽吐血、咳血等证，勿用之。盖人参入手太阴能补火，故肺受火邪者忌之。若误服参、甘温之剂，则病日增；服之过多，则死不可治。盖甘温助气，气属阳，阳旺则阴愈消；惟宜苦甘寒之药，生血降火。世人不识，往往服参、为补，而死者多矣。言闻曰：孙真人云：夏月服生脉散、肾沥汤三剂，则百病不生。李东垣亦言生脉散、清暑益气汤，乃三伏泻火益金之圣药，而雷反谓发心之患非矣。乃脐旁积气，非心病也。人参能养正破坚积，岂有发之理？观张仲景治腹中寒气上冲，有头足，上下痛不可触近，呕不能食者，用大建中汤，可知矣。又海藏王好古言人参补阳泄阴，肺寒宜用，肺热不宜用。节斋王纶因而和之，谓参、能补肺火，阴虚火动失血诸病，多服必死。二家之说皆偏矣。

夫人参能补元阳，生阴血，而泻阴火，东垣李氏之说也明矣。仲景张氏言：亡血血虚者，并加人参；又言：肺寒者，去人参，加干姜，无令气壅。丹溪朱氏亦言虚火可补，参、之属；实火可泻，芩、连之属。二家不察三氏之精微，而谓人参补火，谬哉。夫火与元气不两立，元气胜则邪火退。人参既补元气而又补邪火，是反复之小人矣，何以与甘草、苓、术谓之四君子耶？虽然，三家之言不可尽废也。惟其语有滞，故守之者，泥而执一，遂视人参加蛇蝎，则不可也。凡人面白、面黄、面青黧悴者，皆脾、肺、肾气不足，可用也；面赤、面黑者，气壮神强，不可用也。脉之浮而芤、濡、虚、大、迟缓无力，沉而迟、涩、弱、细、结、代无力者，皆虚而不足，可用也；若弦长紧实、滑数有力者，皆火郁内实，不可用也。洁古谓喘嗽勿用者，痰实气壅之喘也；若肾虚气短喘促者，必用也。仲景谓肺寒而咳勿用者，寒束热邪壅郁在肺之咳也；若自汗恶寒而咳者，必用也。东垣谓久病郁热在肺勿用者，乃火郁于内宜发不宜补也；若肺虚火旺，气短自汗者，必用也。丹溪言诸痛不可骤用者，乃邪气方锐，宜散不宜补也；若里虚吐利及久病胃弱虚痛喜按者，必用也。节斋谓阴虚火旺勿用者，乃血虚火亢能食，脉弦而数，凉之则伤胃，温之则伤肺，不受补者也。若自汗气短，肢寒脉虚者，必用也。如此详审，则人参之可用不可用，思过半矣。机曰：节斋、王纶之说，本于海藏王好古，但纶又过于矫激。丹溪言虚火可补，须用参。又云阴虚潮热，喘嗽吐血，盗汗等证，四物加人参、黄柏、知母。又云好色之人，肺肾受伤，咳嗽不愈，琼玉膏主之。又云肺肾虚极者，独参膏主之。是知阴虚劳瘵之证，未尝不用人参也。节斋，私淑丹溪者也，而乃相反如此。斯言一出，印定后人眼目。凡遇前证，不问病之宜用不宜，辄举以借口。致使良工掣肘，惟求免夫病家之怨。病家亦以此说横之胸中，甘受苦寒，虽至上呕下泄，去死不远，亦不悟也。古今治劳莫过于葛可久，其独参汤、保真汤，何尝废人参而不用耶？节斋之说，诚未之深思也。杨起曰：

人参功载本草，人所共知。近因病者吝财薄医，医复算本惜费，不肯用参疗病，以致轻者至重，重者至危。然有肺寒、肺热、中满、血虚四证，只宜散寒、消热、消胀、补营，不用人参，其说近是；殊不知各加人参在内，护持元气，力助群药，其功更捷。若曰气无补法，则谬矣。古方治肺寒以温肺汤，肺热以清肺汤，中满以分消汤，血虚以养营汤，皆有人参在焉。所谓邪之所辏，其气必虚。又曰养正邪自除，阳旺则生阴血，贵在配合得宜尔。庸医每谓人参不可轻用，诚哉庸也。好生君子，不可轻命薄医，医亦不可计利不用。书此奉勉，幸勿曰迂。

附方：新五十五。

人参膏：用人参十两细切，以活水二十盏浸透，入银石器内，桑柴火缓缓煎取十盏，滤汁，再以水十盏，煎取五盏，与前汁合煎成膏，瓶收，随病作汤使。丹溪云：多欲之人，肾气衰惫，咳嗽不止，用生姜、橘皮煎汤，化膏服之。浦江郑兄，五月患痢，又犯房室，忽发昏晕，不知人事，手撒目暗，自汗如雨，喉中痰鸣如曳锯声，小便遗失，脉大无伦，此阴亏阳绝之证也。予令急煎大料人参膏，仍与灸气海十八壮，右手能动，再三壮，唇口微动，遂与膏服一盏，半夜后服三盏，眼能动，尽三斤，方能言而索粥，尽五斤而痢止，至十斤而全安，若作风治则误矣。一人背疽，服内托十宣药已多，脓出作呕，发热，六脉沉数有力，此溃疡所忌也。遂与大料人参膏，入竹沥饮之，参尽一十六斤，竹伐百余竿，而安。后经旬余，值大风拔木，疮起有脓，中有红线一道，过肩胛，抵右肋。予曰：急作参膏，以芎、归、橘皮作汤，入竹沥、姜汁饮之。尽三斤而疮溃，调理乃安。若痈疽溃后，气血俱虚，呕逆不食，变证不一者，以参、归、术等分，煎膏服之，最妙。

四君子汤：治脾胃气虚，不思饮食，诸病气虚者，以此为主。人参一钱，白术二钱，白茯苓一钱，炙甘草五分，姜三片，枣一枚。水二钟，煎一钟，食前温服。随证加减。(《和剂局方》)

胃寒气满：不能传化，易饥不能食。人参（末）二钱，生附子（末）半钱，生姜二钱。水七合，煎二合，鸡子清一枚，打转空心服之。(《圣济总录》)

脾胃虚弱：不思饮食。生姜半斤（取汁），白蜜十两，人参（末）四两。银锅煎成膏。每米饮调服一匙。(《普济方》)

胃虚恶心：或呕吐有痰。人参一两。水二盏，煎一盏，入竹沥一杯，姜汁三匙，食远温服，以知为度，老人尤宜。(《简便方》)

胃寒呕恶：不能腐熟水谷，食即呕吐。人参、丁香、藿香各二钱半，橘皮五钱，生姜三片，水二盏，煎一盏，温服。(《拔萃方》)

反胃呕吐：饮食入口即吐，困弱无力，垂死者。上党人参三大两（拍破）。水一大升，煮取四合，热服，日再。兼以人参汁，入粟米、鸡子白、薤白，煮粥与啖。李直方司勋，于汉南患此，两月余，诸方不瘥。遂与此方，当时便定。后十余日，遂入京师。绛每与名医论此药，难可为俦也。(李绛《兵部手集方》)

食入即吐：人参半夏汤：用人参一两，半夏一两五钱，生姜十片。水一斗，以杓扬二百四十遍，取三升，入白蜜三合，煮一升半，分服。(张仲景《金匮方》)

霍乱呕恶：人参二两，水一盏半，煎汁一盏，入鸡子白一枚，再煎温服。一加丁香。(《卫生家宝方》)

霍乱烦闷：人参五钱，桂心半钱。水二盏，煎服。(《圣惠方》)

霍乱吐泻：烦躁不止。人参二两，橘皮三两，生姜一两。水六升，煮三升，分三服。(《圣济总录》)

妊娠吐水：酸心腹痛，不能饮食：人参、干姜（炮）等分，为末，以生地黄汁和丸梧子大。每服五十丸，米汤下。(《和剂局方》)

阳虚气喘：自汗盗汗，气短头晕。人参五钱，熟附子一两。分作四帖，每帖以生姜十片，流水二盏，煎一盏，食远温服。(《济生方》)

产后发喘：乃血入肺窍，危症也：人参（末）一两，苏木二两。水二碗，煮汁一碗，调参末服，神效。(《圣惠方》)

产后血晕：人参一两，紫苏半两以童尿、酒、水三合，煎服。(《医方摘要》)

产后不语：人参、石菖蒲、石莲肉等分，每服五钱，水煎服。(《妇人良方》)

产后诸虚：发热自汗。人参、当归等分。为末，用猪腰子一个，去膜，切小片，以水三升，糯米半合，葱白二茎，煮米熟，取汁一盏，入药煎至八分，食前温服。(《永类方》)

产后秘塞：出血多。以人参、麻子仁、枳壳（麸炒）。为末，炼蜜丸梧子大。每服五十丸，米饮下。(《济生方》)

横生倒产：人参（末）、乳香（末）各一钱，丹砂（末）五分。研匀，鸡子白一枚，入生姜自然汁三匙，搅匀，冷服，即母子俱安，神效，此施汉卿方也。(《妇人良方》)

闻雷即昏：一小儿七岁，闻雷即昏倒，不知人事，此气怯也。以人参、当归、麦门冬各二两，五味子五钱。水一斗，煎汁五升；再以水五升，煎滓取汁二升，合煎成膏。每服三匙，白汤化下。服尽一斤，自后闻雷自若矣。(杨起《简便方》)

离魂异疾：有人卧则觉身外有身，一样无别，但不语。盖人卧则魂归于肝，此由肝虚邪袭，魂不归舍，病名曰离魂。用人参、龙齿、赤茯苓各一钱。水一盏，煎半盏，调飞过朱砂末一钱，睡时服。一夜一服，三夜后，真者气爽，假者即化矣。(夏子益《怪证奇疾方》)

怔忡自汗：心气不足也。人参半两，当归半两，用猪腰子二个，以水二碗，煮至一碗半，取腰子细切，人参、当归同煎至八分，空心吃腰子，以汁送下。其滓焙干为末，以山药末作糊丸绿豆大。每服五十丸，食远枣汤下，不过两服即愈。此昆山神济大师方也，一加乳香二钱。(王璆《百一选方》)

心下结气：凡心下硬，按之则无，常觉膨满，多食则吐，气引前后，噫呃不除，由思虑过多，气不以时而行则结滞，谓之结气。人参一两，橘皮（去白）四两。为末，炼蜜丸梧子大，每米饮下五六十丸。(《圣惠方》)

房后困倦：人参七钱，陈皮一钱，水一盏半，煎八分，食前温服，日再服，千金不传。(赵永庵方)

虚劳发热：愚鲁汤：用上党人参、银州柴胡各三钱，大枣一枚，生姜三片。水一钟半，煎七分，食远温服，日再服，以愈为度。(《奇效良方》)

肺热声哑：人参二两，诃子一两，为末噙咽。(《丹溪摘玄》)

肺虚久咳：人参（末）二两，鹿角胶（炙，研）一两。每服三钱，用薄荷、豉汤一盏，葱少许，入铫子煎一二沸，倾入盏内。遇咳时，温呷三五口，甚佳。(《食疗本草》)

止嗽化痰：人参（末）一两，明矾二两。以酽醋二升，熬矾成膏，入参末、炼蜜和

收。每以豌豆大一丸，放舌下，其嗽即止，痰自消。(《简便方》)

小儿喘咳：发热自汗吐红，脉虚无力者。人参、天花粉等分。每服半钱，蜜水调下，以瘥为度。(《经济方》)

咳嗽吐血：人参、黄芪、飞罗面各一两，百合五钱。为末，水丸梧子大。每服五十丸，食前茅根汤下。《朱氏集验方》：用人参、乳香、辰砂等分。为末，乌梅肉和丸弹子大。每白汤化下一丸，日一服。

虚劳吐血：甚者，先以十灰散止之，其人必困倦，法当补阳生阴，独参汤主之。好人参一两，肥枣五枚。水二钟，煎一钟服，熟睡一觉，即减五六，继服调理药。(葛可久《十药神书》)

吐血下血：因七情所感，酒色内伤，气血妄行，口鼻俱出，心肺脉破，血如涌泉，须臾不救。用人参（焙）、侧柏叶（蒸，焙）、荆芥穗（烧存性）各五钱。为末。用二钱，入飞罗面二钱，以新汲水调如稀糊服，少顷再啜，一服立止。(华佗《中藏经》)

衄血不止：人参、柳枝（寒食采者）等分，为末。每服一钱，东流水服，日三服。无柳枝，用莲子心。(《圣济总录》)

齿缝出血：人参、赤茯苓、麦门冬各二钱。水一钟，煎七分，食前温服，日再。苏东坡得此，自谓神奇。后生小子多患此病，予累试之，累如所言。(《谈野翁试验方》)

阴虚尿血：人参（焙）、黄芪（盐水炙）等分。为末。用红皮大萝卜一枚，切作四片，以蜜二两，将萝卜逐片蘸炙，令干再炙，勿令焦，以蜜尽为度。每用一片，蘸药食之，仍以盐汤送下以瘥为度。(《三因方》)

沙淋石淋：方同上。

消渴引饮：人参为末，鸡子清调服一钱，日三四服。《集验》：用人参、栝楼根等分。生研为末，炼蜜丸梧子大。每服百丸，食前麦门冬汤下，日二服，以愈为度。名玉壶丸。忌酒面炙爆。《郑氏家传》消渴方：人参一两，粉草二两。以雄猪胆汁浸炙，脑子半钱。为末，蜜丸芡子大。每嚼一丸，冷水下。《圣济总录》：用人参一两，葛粉二两。为末。发时以猪汤一升，入药三钱，蜜二两，慢火熬至三合，状如黑饧，以瓶收之，每夜以一匙含咽，不过三服，取效也。

虚疟寒热：人参二钱二分，雄黄五钱。为末，端午日用粽尖捣丸梧子大。发日侵晨，井华水吞下七丸，发前再服。忌诸般热物，立效。一方：加神曲等分。(《丹溪纂要》)

冷痢厥逆：六脉沉细。人参、大附子各一两半。每服半两，生姜十片，丁香十五粒，粳米一撮。水二盏，煎七分，空心温服。(《经验方》)

下痢噤口：人参、莲肉各三钱。以井华水二盏，煎一盏，细细呷之。或加姜汁炒黄连三钱。(《经验良方》)

老人虚痢：不止，不能饮食。上党人参一两，鹿角（去皮，炒研）五钱。为末。每服方寸匕，米汤调下，日三服。(《十便良方》)

伤寒坏证：凡伤寒时疫，不问阴阳，老幼妊妇，误服药饵，困重垂死，脉沉伏，不省人事，七日以后，皆可服之，百不失一。此名夺命散，又名复脉汤。人参一两，水二钟，紧火煎一钟，以井水浸冷服之，少顷鼻梁有汗出，脉复立瘥。苏韬光侍郎云：用此救数十人。予作清流宰，县申屠行辅之子妇患时疫三十余日，已成壤病，令服此药而安。(王璆

《百一选方》）

伤寒厥逆：身有微热，烦躁，六脉沉细微弱，此阴极发躁也。无忧散：用人参半两。水一钟，煎七分，调牛胆南星末二钱，热服，立苏。（《三因方》）

夹阴伤寒：先因欲事，后感寒邪，阳衰阴盛，六脉沉伏，小腹绞痛，四肢逆冷，呕吐清水，不假此药，无以回阳。人参、干姜（炮）各一两，生附子一枚（破作八片）。水四升半，煎一升，顿服。脉出身温，即愈。（吴绶《伤寒蕴要》）

筋骨风痛：人参四两（酒浸三日，晒干），土茯苓一斤，山慈菇一两。为末，炼蜜丸梧子大。每服一百丸，食前米汤下。（《经验方》）

小儿风痫：瘈瘲。用人参、蛤粉、辰砂等分。为末，以猪心血和丸绿豆大。每服五十丸，金银汤下，一日二服，大有神效。（《卫生宝鉴》）

惊后瞳斜：小儿惊后瞳人不正者。人参、阿胶（糯米炒成珠）各一钱。水一盏，煎七分，温服，日再服。愈乃止，效。（《直指方》）

小儿脾风：多困。人参、冬瓜仁各半两，南星一两。浆水煮过，为末。每用一钱，水半盏，煎二三分，温服。（《本事方》）

酒毒目盲：一人形实，好饮热酒，忽病目盲而脉涩，此热酒所伤，胃气污浊，血死其中而然。以苏木煎汤，调人参末一钱服。次日鼻及两掌皆紫黑，此滞血行矣。再以四物汤，加苏木、桃仁、红花、陈皮，调人参末服，数日而愈。（《丹溪纂要》）

酒毒生疽：一妇嗜酒，胸生一疽，脉紧而涩。用酒炒人参、酒炒大黄，等分为末，姜汤服一钱，得睡汗出而愈。效。（《丹溪医案》）

胁破肠出：急以油抹入，煎人参、枸杞汁淋之，内吃羊肾粥，十日愈。（危氏《得效方》）

附：人参芦

气味：苦，温，无毒。主治吐虚劳痰饮（时珍）。吴绶曰：人弱者，以人参芦代瓜蒂。

震亨曰：人参入手太阴，补阳中之阴；芦，则反能泻太阴之阳。亦如麻黄，苗，能发汗；根，则止汗。谷属金而糠之性热，麦属阳而麸之性凉。先儒谓物物具一太极，学人可不触类而长之乎？一女子性躁味浓，暑月因怒而病呃，每作则举身跳动，昏冒不知人。其形气俱实，乃痰因怒郁，气不得降，非吐不可。遂以人参芦半两，逆流水一盏半，煎一大碗饮之，大吐顽痰数碗，大汗昏睡一日而安。又一人作劳发疟，服疟药变为热病，舌短痰嗽，六脉洪数而滑，此痰蓄胸中，非吐不愈。以参芦汤加竹沥二服，涌出胶痰三块，次与人参、黄、当归煎服，半月乃安。

天冬门

味苦、甘，平、大寒，无毒。主诸暴风湿偏痹，强骨髓，杀三虫，去伏尸。保定肺气，去寒热，养肌肤，益气力，利小便，冷而能补。久服轻身，益气延年，不饥。一名颠勒。生奉高山谷。二月、三月、七月、八月采根暴干。垣衣、地黄为之使，畏曾青。

陶隐居云：奉高，泰山下县名也。今处处有，以高地大根味甘者为好。张华《博物志》云：天门冬，逆捋有逆刺，若叶滑者，名絺[①]休，一名颠棘。可以浣缣，素白如绒[②]，金城人名为浣草。擘其根温汤中挼之以浣衣胜灰，此非门冬相似尔。按如此说，今人所采皆是有刺者，本名颠勒，亦粗相似，以浣垢衣则净。桐君《药录》又云：叶有刺，蔓生，五月花白，十月实黑，根连数十枚。如此殊相乱而不复更有门冬，恐门冬自一种，不即是浣草耶。又有百部根亦相类，但苗异尔。门冬蒸剥去皮，食之甚甘美，止饥。虽曝干犹脂润难捣，必须薄切曝于日中，或火烘之也。俗人呼苗为棘刺，煮作饮乃宜人，而终非真棘刺尔。服天门冬，禁食鲤鱼。唐本注云：此有二种，苗有刺而涩者；无刺而滑者，俱是门冬。俗云颠刺、浣草者，形貌詺[③]之虽作数名，终是一物，二根浣垢俱净，门冬、浣草互名之也。

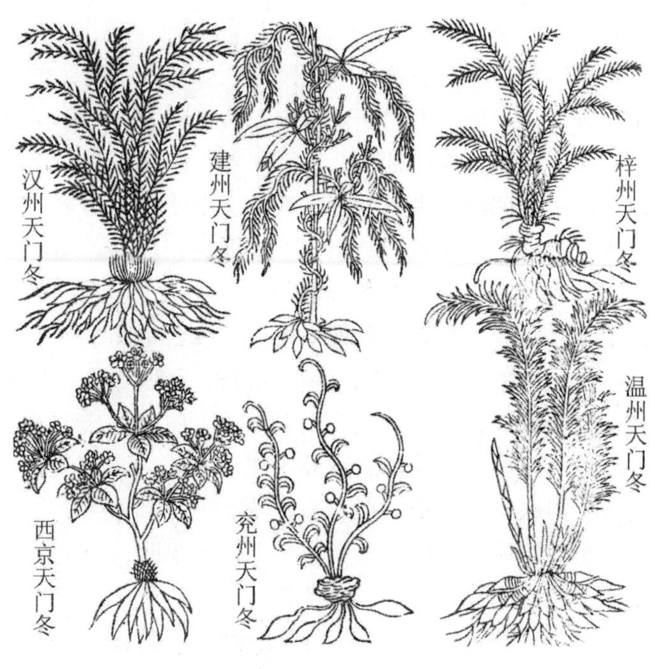

今按：陈藏器本草云：天门冬，陶云百部根亦相类，苗异尔。按天门冬根有十余茎；百部多者五六十茎，根长尖，内虚味苦；天门冬根圆短，实润味甘，不同，苗蔓亦别。如陶所说乃是同类，今人或以门冬当百部者，说不明也。臣禹锡等谨按《尔雅》云：蘠蘼，虋冬[④]。注云：门冬，一名满冬。(虋音门)[⑤]。

《抱朴子》云：或名地门冬，或名莚[⑥]门冬，或名巅棘，或名淫羊食，或名管松，其生高地，根短，味甜，气香者上。其生水侧下地者，叶细似蕴[⑦]而微黄，根长而味多苦，气臭者下。亦可服食，然善令人下气，为益又迟也，服之百日，皆丁壮兼[⑧]倍，驶[⑨]于术及黄精也。入山便可蒸，若煮啖之，取足以断谷，若有力可饵之，亦作散并捣绞其汁作液，以服散尤益。

《药性论》云：天门冬，君。主肺气咳逆，喘息促急，除热，通肾气。疗肺痿生痈吐脓，治湿疥，止消渴，去热中风，宜久服煮食之，令人肌体滑泽，除身中一切恶气不洁之疾，令人白净，蜀人使浣衣如玉，和地黄为使，服之耐老，头不白，能冷补，患人体虚而热，加而用之。《杨损之》云：服天门冬，误食鲤鱼中毒，浮萍解之。《日华子》云：贝母为使。镇心润五脏，益皮肤，悦颜色，补五劳七伤，治肺气并嗽，消痰风痹，热毒游风，烦闷吐血，去心用[⑩]。

《图经》曰：天门冬，生奉高山谷，今处处有之，春生藤蔓大如钗股，高至丈余，叶如茴香，极尖细而疏滑，有逆刺，亦有涩而无刺者，其叶如丝杉而细散，皆名天门冬。夏生白花亦有黄色者，秋结黑子在其根枝旁，入伏后无花，暗结子，其根白或黄紫色，大如手指，长二三寸，大者为胜。颇与百部根相类，然圆实而长，一二十枚同撮。二月、三月、七月、八月采根，四破之去心，先蒸半炊间曝干，停留久仍湿润，入药时重炕焙令燥。洛中出者叶大干粗，殊不相类，岭南者无花，余无它异。谨按天门冬别名《尔雅》谓之蘼[11]，一名虋[12]冬。《山海经》云：条谷之山，其草多芍药，虋冬是也。《抱朴子》及《神仙服食方》云：天门冬，一名颠棘，在东岳名淫羊藿；在中岳名天门冬；在西岳名管松；在北岳名无不愈；在南岳名百部；在京陆山阜名颠棘，虽处处皆有，其名各异，其实一也，在北岳地阴者尤佳。欲服之细切阴干，捣，下筛，酒调三钱匕，日五六进之，二百日知。可以强筋髓，驻颜色，与炼成松脂同蜜丸益善。服者不可食鲤鱼，此方以颠棘为别名，而张茂先以为异类。《博物志》云：天门冬，茎间有刺而叶滑者曰絺休，一名颠棘，根以浣缣素令白，越人名为浣草，似天门冬而非也。凡服此，先试浣衣，如法者便非天门冬。若如所说则有刺而叶滑便不中服，然今所有，往往是此类，用者须详之。

《雷公》云：采得了，去上皮一重，便劈破去心，用柳木甑烧柳木柴，蒸一伏时，洒酒令遍，更添火蒸，出曝，去地二尺已来，作小架上铺天门叶，将蒸了天门冬摊令干用。

《食疗》：补虚劳，治肺痨，止渴去热风。可去皮心，入蜜煮之，食后服之。若曝干入蜜丸尤佳，亦用洗面甚佳。

《外台秘要》：治风癫，引胁牵痛，发作则吐，耳如蝉鸣。天门冬去心皮，曝干捣筛，酒服方寸匕，若人久服，亦能长生。

《经验后方》：服天门冬法：不计多少，去心皮为末，每服方寸匕，日三四服不绝，甚益人。以酒饮之又治癥瘕积聚，去三尸，轻身，益气，延年，耐老，百病不侵。

《孙真人枕中记》：天门冬，末服方寸匕，日三，无问山中、人间恒勿废，久服益。若酿酒服之，去癥瘕积聚，风痰癫狂，三虫伏尸，除瘟痹，轻身益气，令人不饥，百日还年耐老。

《修真秘旨》：神仙服天门冬三十斤，细切阴干，捣末，每服三钱，酒调下，日五六服。二百日后怡泰，拘急者缓，羸劣者强，三百日身轻，三年走及奔马。

《道书八帝圣化经》：欲不畏寒，取天门冬、茯苓等分为末，服方寸匕，日再服。大寒时单衣汗出。

《抱朴子》云：杜紫微服天门冬，御八十妾，有男一百四十人，日行三百里。

《列仙传》：赤顶子食天门冬，齿落更生，细发复出。《神仙传》甘始者，太原人，服天门冬，在人间三百余年。

《衍义》曰：天门冬，麦门冬之类。虽曰去心，但以水渍漉，使周润渗入肌，俟软，缓缓擘取，不可浸出脂液，其不知者乃以汤浸一二时，柔即柔矣，然气味都尽，用之不效，乃曰药不神，其可得乎？治肺热之功为多。其味苦，但专泄而不专收，寒多人禁服。余如二经。

现注：

①絺：(chí 迟)，细葛布。

②绒：原有注音，音越，纻类。绒（yuè 月）有彩纹的织物。纻：(zhù 住)，苎类织物。

③詺：原有音暝二字注音。(mìng 命)，辨别物名。

④《尔雅·释草》疏：草药也，一名蘠蘼，一名虋（mén 门)，原意为谷类，赤梁粟，或指茂盛。

⑤（虋音门）此三字为原刻注音。

⑥莚：（yán 延）蔓延。

⑦蕴：（wēn 温），蕴藻又作薀藻，水中藻类。

⑧兼倍：二倍。

⑨驶：迅捷。

⑩去心用：疑指用天门冬应去掉心后再用。如是去心火，去心热之误，则火和热字形与用又不相近。

⑪蘼：下原刻有亡彼切三字反切注音。

⑫虋：下有与门同三字注音。

按：天门冬为百合科天门冬之块根。

综合条文所述天门冬功能补肺阴，除偏痹，强骨髓。临床常用治疗肺心，乳腺，子宫诸疾。通常列入滋阴药。

时珍曰：草之茂者为虋，俗作门。此草蔓茂，而功同麦门冬，故曰天门冬，或曰天棘。

《尔雅》云：髦，颠棘也。因其细叶如髦，有细棘也。颠、天，音相近也。按：《救荒本草》云：俗名万岁藤，又名娑萝树。其形与治肺之功颇同百部，故亦名百部也。蔷蘼乃营实苗，而《尔雅》指为虋冬，盖古书错简也。时珍曰：生苗时，亦可以沃地栽种。子亦堪种，但晚成。

好古曰：气寒，味微苦而辛。气薄味浓，阳中之阴。入手太阴、足少阴经气分之药。

主心病，嗌干心痛，渴而欲饮，痿蹶嗜卧，足下热而痛（好古）。润燥滋阴，清金降火（时珍）。阳事不起，宜常服之（思邈）

元素曰：苦以泄滞血，甘以助元气，及治血妄行，此天门冬之功也。保定肺气，治血热侵肺，上气喘促，宜加人参、黄为主，用之神效。

嘉谟曰：天、麦门冬并入手太阴，祛烦解渴，止咳消痰。而麦门冬兼行手少阴，清心降火，使肺不犯邪，故止咳立效。天门冬复走足少阴，滋肾助元，全其母气，故消痰殊功。盖肾主津液，燥则凝而为痰，得润剂则化，所谓治痰之本也。

好古曰：入手太阴、足少阴经。营卫枯涸，宜以湿剂润之。二门冬、人参、五味、枸杞子同为生脉之剂，此上焦独取寸口之意。

赵继宗曰：五药虽为生脉之剂，然生地黄、贝母为天门冬之使；地黄、车前，为麦门冬之使；茯苓，为人参之使。若有君无使，是独行无功也。故张三丰与胡濙（yíng 营）尚书长生不方，用天门冬三斤，地黄一斤，乃有君而有使也。

时珍曰：天门冬清金降火，益水之上源，故能下通肾气，入滋补方，合群药用之有效。

若脾胃虚寒人，单饵既久，必病肠滑，反成痼疾。此物性寒而润，能利大肠故也。

附方：新十五。

天门冬酒：补五脏，调六腑，令人无病：天门冬三十斤，去心捣碎，以水二石，煮汁一石，糯米一斗，细曲十斤，如常炊酿，酒熟，日饮三杯。

天门冬膏：去积聚风痰，补肺，疗咳嗽失血，润五脏，杀三虫伏尸，除瘟疫，轻身益气，令人不饥：以天门冬流水泡过，去皮心，捣烂取汁，砂锅文武炭火煮，勿令大沸。以十斤为率，熬至三斤，却入蜜四两，熬至滴水不散，瓶盛埋土中一七，去火毒。每日早、晚白汤调服一匙。若动大便，以酒服之。（《医方摘要》）

肺痿咳嗽：吐涎沫，心中温温，咽燥而不渴。生天门冬（捣汁）一斗，酒一斗，饴一升，紫菀四合，铜器煎至可丸。每服杏仁大一丸，日三服。（《肘后方》）

阴虚火动：有痰，不堪用燥剂者。天门冬一斤（水浸洗去心，取肉十二两，石臼捣烂），五味子（水洗去核，取肉四两，晒干，不见火）。共捣丸梧子大。每服二十丸，茶下，日三服。（《简便方》）

酒洒之，九蒸九晒，待干秤之。人参一两为末，蒸枣肉捣和，丸梧子大。每服三十丸，食前温酒下，日三服。（洁古《活法机要》）

虚劳体痛：天门冬末，酒服方寸匕，日三。忌鲤鱼。（《千金方》）

天门冬去皮心，煮食。或曝干为末，蜜丸服，尤佳。亦可洗面。（孟诜《食疗》）

热寝汗，口干引饮，气喘：天门冬十两，麦门冬八两（并去心为末）。以生地黄三斤，取汁熬膏，和丸梧子大。每服五十丸，以逍遥散去甘草，煎汤下。（《活法机要》）

耳如蝉鸣，引胁牵痛：天门冬去心皮，曝捣为末。酒服方寸匕，日三服，久服良。

天门冬酒，补五脏，调六腑，令人无病：天门冬三十斤，去心捣碎，以水二石，煮汁一石，糯米一斗，细曲十斤，如常炊酿，酒熟，日饮三杯。

天门冬膏，去积聚风痰，补肺，疗咳嗽失血，润五脏，杀三虫伏尸，除瘟疫，轻身益气，令人不饥：以天门冬流水泡过，去皮心，捣烂取汁，砂锅文武炭火煮，勿令大沸。以十斤为率，熬至三斤，却入蜜四两，熬至滴水不散，瓶盛埋土中一七，去火毒。每日早、晚白汤调服一匙。若动大便，以酒服之。（《医方摘要》）

肺痿咳嗽：吐涎沫，心中温温，咽燥而不渴：生天门冬（捣汁）一斗，酒一斗，饴一升，紫菀四合，铜器煎至可丸。每服杏仁大一丸，日三服。（《肘后方》）

阴虚火动：有痰，不堪用燥剂者。天门冬一斤（水浸洗去心，取肉十二两，石臼捣烂），五味子（水洗去核，取肉四两，晒干，不见火）。共捣丸梧子大。每服二十丸，茶下，日三服。（《简便方》）

滋阴养血：温补下元。三才丸：用天门冬去心，生地黄二两，（二味用柳甑箅，以酒洒之，九蒸九晒，待干秤之）。人参一两为末，蒸枣肉捣和，丸梧子大。每服三十丸，食前温酒下，日二服。（洁古《活法机要》）

虚劳体痛：天门冬末，酒服方寸匕，日三。忌鲤鱼。（《千金方》）

妇人骨蒸：烦热寝汗，口干引饮，气喘：天门冬十两，麦门冬八两（并去心为末）。以生地黄三斤，取汁熬膏，和丸梧子大。每服五十丸，以逍遥散去甘草，煎汤下。（《活法机要》）

疯癫发作：则吐耳如蝉鸣，引胁牵痛：天门冬去心皮，曝捣为末。酒服方寸匕，日三服，久服良。（《外台秘要》）

小肠偏坠：天门冬三钱，乌药五钱，以水煎服。（吴球《活人心统》）

面黑令白：天门冬曝干，同蜜捣作丸，日用洗面。《圣济总录》。口疮连年：不愈者。天门冬麦门冬并去心，玄参等分，为末，炼蜜丸弹子大，每噙一丸。乃僧居寮所传方也。（齐德之《外科精义》）

诸般痈肿：新掘天门冬三五两，洗净，沙盆擂细，以好酒滤汁，顿服。未效，再服必愈。此祖传经验方也。(虞抟《医学正传》)。

甘 草[1]

味甘，平，无毒。主五脏六腑寒热邪气，坚筋骨，长肌肉，倍力，金疮尰[2]，解毒，温中下气，烦满短气，伤脏咳嗽，止渴，通经脉，利血气，解百药毒，为九土之精，安和七十二种石，一千二百种草。久服轻身延年。一名蜜甘，一名美草，一名蜜草，一名蕗草。生河西川谷，积沙山及上郡。二月、八月除日采根，暴干，十日成。术、干漆、苦参为之使，恶远志、反大戟、芫花、甘遂、海藻四物。

陶隐居云：河西上郡不复通市，今出蜀汉中，悉从汶山诸夷中来，赤皮，断理看之坚实者是抱罕草，最佳。抱罕，羌地名。亦有火炙干者，理多虚疏。又有如鲤鱼肠者，被刀破，不复好。青州间亦有，不如。又有紫甘草，细而实。乏时可用此草。最为众药之主，经方少不用者，犹如香中有沉香也。国老即帝师之称，虽非君，为君所宗，是以能安和草石，而解诸毒也。

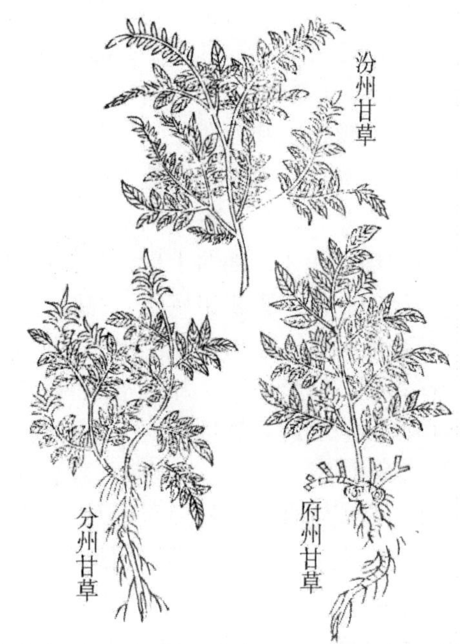

臣禹锡等谨按《尔雅》云：蘦[1]大苦。注：今甘草也。蔓延，生叶似荷，青黄，茎赤，有节，节有枝相当。疏引《诗·唐风》云：采苓[5]，采苓，首阳之巅是也。

《药性论》云：甘草，君，忌猪肉，诸药众中为君。治七十二种乳石毒，解一千二百般草木毒，调和使诸药有功，故号国老之名矣。主腹中冷痛，治惊痫，除腹胀满，补益五脏，制诸药毒，养肾气内伤，令人阴痿，主妇人血沥腰痛。虚而多热，加而用之。

《日华子》云：安魂定魄，补五劳七伤，一切虚损，惊悸烦闷，健忘，通九窍，利百脉，益精养气，壮筋骨，解冷热，入药炙用。

《图经》曰：甘草，生河西川谷，积沙山及上郡，今陕西河东州郡皆有之。春生青苗，高一二尺叶如槐叶，七月开紫花，似柰，冬结实作角子如毕豆，根长者三四尺，粗细不定，皮赤，上有横梁，梁下皆细根也。二月、八月除日采根曝干，十日成，去芦头及赤皮，今云阴干用。今甘草有数种，以坚实断理者为佳，其轻虚纵理及细韧者不堪，唯货汤家用之。谨按《尔雅》云：蘦，大苦，释曰：蘦，一名大苦。郭璞云：甘草也。蔓延生叶，似荷，青黄，茎赤有节，节有枝相当。或云蘦似地黄。《诗·唐风》云：采苓，采苓，首阳之巅是也。蘦与苓通用。首阳之山在河东蒲坂县，乃今甘草所生处相近，而先儒所说苗叶与今全别，岂种类有不同者乎。张仲景《伤寒论》有一物甘草汤、甘草附子、甘草干姜、甘草泻心等汤，诸方用之最多，又能解百毒，为众药之要。孙思邈论云：有人中乌头、巴豆毒，甘草入腹即定，方称大豆解百药毒，尝试之不效，乃加甘草为甘豆汤，其验更速。又《备急方》云：席辩刺史尝言：岭南俚人解毒药，并是尝用物，畏人得其法，乃言三百头牛药，或言三百两银药。辩久住彼，与之亲狎，乃得其实；凡欲食，先取甘草一寸炙熟，嚼咽汁，若中毒，随即吐出。乃用都惏[⑥]藤、黄藤二物，酒煎令温，常服，毒随大小溲出。都惏藤者，出岭南，高三尺余，甚细长，所谓三百两银药也。又常带甘草十数寸，随身以备缓急，若经含甘草而食物不吐者，非毒也。崔元亮《海上方》治发背秘法；李北海云：此方神授，极奇秘，以甘草三大两，生捣，别筛末，大麦面九两，于一大盘中相和搅令匀，取上好酥少许，别捻入药令匀，百沸水溲[⑦]如饼剂，方圆大于疮一分，热敷肿上，以油片及故纸隔令通风，冷则换之，已成脓水自出，未成肿便内消，当患肿着药时，常须吃黄芪粥甚妙。又一法：甘草一大两，微炙捣碎，水一大升浸之，器上横一小刀子，置露中经宿，平明以物搅令沫出，吹沫服之，但是疮肿发背皆可服，甚效。

《雷公》云：凡使，须去头，尾尖处，其头，尾吐人，每斤皆长三寸，剉劈破作六七片，使瓷器中盛，用酒浸蒸，从巳至午，出曝干，细锉，使一斤，用酥七两涂上炙，酥尽为度。又先炮令内外赤黄用良。

《外台秘要》：救急瘦疾，甘草三两，炙，每旦以小便煮三四沸，顿服之良。

《百一方》：小儿初生，未可与朱蜜，取甘草一指节长，炙，碎，以水二合，煮取一合，以缠绵点儿口中，可得一蚬[⑧]壳止，儿当快吐胸中恶汁，此后待儿饥渴更与之，若两服并不吐，尽一合止，得吐恶汁，儿智惠[⑨]无病。

又方：中蛊者，煮甘草服之，当痰出，若平生预服防蛊者，宜熟炙甘草煮服之，凡中蛊毒即内消不令吐痰，神验。

又方：食牛羊肉中毒者，煮甘草汁服之一二升，当愈。

《经验方》：崔宣州衍传赤白痢方：甘草一尺，炙擘破，以淡浆水蘸三二度，又以慢火炙之后，用生姜去皮半两，二味以浆水一升半，煎取八合服之立效。

《梅师方》：治初得痢，冷热赤白及霍乱，甘草一两，炙，豆蔻七个锉，以水三升，煎取一升分服。《孙真人食忌》：主一切伤寒。甘草如中指长，炙，细锉，取童子小便一升和煎，取七合，空心服，日再服之。

《广利方》：治肺痿久咳嗽，涕唾多，骨节烦闷，寒热，甘草十二分，炙捣为末，每日取小便三合，甘草末一钱匕，搅令散服。

《御药院》：治二三日咽痛，可与甘草汤去滓，日三服。

《今古录验》：治阴下湿痒，甘草一尺，并切，以水五升，煮取三升，渍洗之，日三五度差。

《金匮玉函》：菜中有水莨菪，叶圆而光，有毒，误食之令人狂乱，状若中风，或吐，甘草煮汁服之即解。

又方：治误饮馔中毒者，未审中何毒，卒急无药可解，只煎甘草、荠苨汤服之，入口便活。

又方：治小儿撮口及发噤方：用生甘草一分，细锉，以水一盏，煎至六分，去滓，温与儿服，令吐痰涎，后以乳汁点儿口中差。

又方：治小儿中蛊欲死。甘草半两，锉，以水一盏，煎五分，去滓，作二服，当吐蛊出。

又方：治小儿羸瘦惙惙[⑩]方，甘草二两，炙焦，杵为末，蜜丸如绿豆大，每温水下五丸，日二服。《伤寒类要》：治伤寒三二日咽痛者。与甘草二两，炙，水三升，煮取一升半，服五合，日三。

又方：伤寒脉结代者，心悸动方：甘草二两，水三升，煮取一半，服七合，日二。

《姚和众》：治小儿尿血，甘草五分，以水六合，煎取二合，去滓，一岁儿一日服令尽。

《淮南子》：甘草主生肌肉。

《衍义》曰：甘草枝叶悉如槐，高五六尺，但叶端微尖而糙涩，似有白毛，实作角，生如相思角，作一本生，子如小扁豆，齿啮不破，今出河东西界，入药须微炙，不尔亦微凉。生则味不佳。

现注：

①甘草下原有国老二字为小字黑体，属注文。

②尰：原有时勇切三字反切注音。现音（zhǒng 肿），原意为脚肿。原刻尰字由兀重组成为尰的另一写法。

③蕗：（lù 路），甘草别名。

④蘦：（líng 灵）。《尔雅》中蘦即甘草。

⑤苓：通蘦。

⑥啉：（lín 林）。原意为寒冷、悲伤。又为梦的异体字。

⑦溲：（sǒu 叟）此处为泡、拌之意。

⑧蚬：（xiǎn 显），介壳动物。

⑨惠：原刻如此，现在写智慧用慧字。

⑩惙：（chuò 绰），疲乏。

按：甘草为豆科甘草的根及根状茎。

综合条文所述甘草功能补气，坚筋骨，长肌肉，解毒。临床常用解毒补虚调和诸药，几乎每方必用。通常列入补气药。

释名：灵通（《记事珠》）李时珍曰：按：沈括《笔谈》云：《本草注》引《尔雅》大苦之注，为甘草者，非矣。郭璞之注，乃黄药也，其味极苦，故谓之大苦，非甘草也。甘草枝叶悉如槐，高五六尺，但叶端微尖而糙涩，似有白毛，结角如相思角，作一本生，至熟时角拆，子扁如小豆，极坚，齿啮不破，今出河东西界。寇氏《衍义》亦取此说，而不言大苦非甘草也。以理度之，郭说形状殊不相类，沈说近之。今人惟以大径寸而结紧断纹者，为佳，谓之粉草；其轻虚细小者，皆不及之。刘绩《霏雪录》，言安南甘草大者如柱，土人以架屋，不识果然否也？

时珍曰：方书炙甘草皆用长流水蘸湿炙之，至熟刮去赤皮，或用浆水炙熟，未有酥炙、酒蒸者。大抵补中宜炙用；泻火宜生用。

王好古曰：气薄味浓，升而浮，阳也。入足太阴厥阴经。时珍曰：通入手足十二经。

时珍曰：甘草与藻、戟、遂、芫四物相反，而胡洽居士治痰，以十枣汤加甘草、大黄，乃是痰在膈上，欲令通泄，以拔去病根也。东垣李杲治项下结核，消肿溃坚汤加海藻。丹溪朱震亨治劳瘵，莲心饮用芫花。二方俱有甘草，皆本胡居士之意也。故陶弘景言古方亦有相恶相反者，乃不为害。非妙达精微者，不知此理。

生用泻火热；熟用散表寒，去咽痛，除邪热，缓正气，养阴血，补脾胃，润肺（李杲）。吐肺痿之脓血，消五发之疮疽（好古）。解小儿胎毒惊痫，降火止痛（时珍）。

梢生用治胸中积热，去茎中痛，加酒煮玄胡索、苦楝子尤妙（元素）。

甘草头生用能行足厥阴、阳明二经污浊之血，消肿导毒（震亨）。主痈肿，宜入吐药（时珍）。

震亨曰：甘草味甘，大缓诸火，黄中通理，浓德载物之君子也。欲达下焦，须用梢子。杲曰：甘草气薄味浓，可升可降，阴中阳也。阳不足者，补之以甘。甘温能除大热，故生用则气平，补脾胃不足而大泻心火；炙之则气温，补三焦元气而散表寒，除邪热，去咽痛，缓正气，养阴血。凡心火乘脾，腹中急痛，腹皮急缩者，宜倍用之。其性能缓急，而又协和诸药，使之不争。故热药得之缓其热；寒药得之缓其寒；寒热相杂者用之得其平。好古曰：五味之用，苦泄辛散，酸收咸敛，甘上行而发，而本草言甘草下气何也？盖甘味主中，有升降浮沉，可上可下，可外可内，有和有缓，有补有泄，居中之道尽矣。张仲景附子理中汤用甘草，恐其僭上也；调胃承气汤用甘草，恐其速下也，皆缓之之意。小柴胡汤有柴胡、黄芩之寒，人参、半夏之温，而用甘草者，则有调和之意。建中汤用甘草，以补中而缓脾急也；凤髓丹用甘草，以缓肾急而生元气也，乃甘补之意。又曰：甘者令人中满；中满者勿食甘，甘缓而壅气，非中满所宜也。凡不满而用炙甘草为之补；若中满而用生甘草为之泻，能引诸药直至满所，甘味入脾，归其所喜，此升降、浮沉之理也。《经》云：以甘补之，以甘泻之，以甘缓之，是矣。

时珍曰：甘草外赤中黄，色兼坤离；味浓气薄，资全土德。协和群品，有元老之功；普治百邪，得王道之化。赞帝力而人不知，敛神功而己不与，可谓药中之良相也。然中满、呕吐、酒客之病，不喜其甘；而大戟、芫花、甘遂、海藻，与之相反。是亦迂缓不可以救昏昧，而君子尝见嫉于宵人之意欤？

附方：新二十二。

伤寒咽痛：少阴证，甘草汤主之。用甘草二两（蜜水炙），水二升，煮一升半，服五合，日二服。（张仲景《伤寒论》）

肺热喉痛：有痰热者。甘草（炒）二两，桔梗（米泔浸一夜）一两。每服五钱，水一钟半，入阿胶半片，煎服。（钱乙《直诀》）

肺痿多涎：肺痿吐涎沫，头眩，小便数而不咳者，肺中冷也，甘草干姜汤温之。甘草（炙）四两，干姜（炮）二两。水三升，煮一升五合，分服。（张仲景《金匮要略》）

小儿热嗽：甘草二两，猪胆汁浸五宿，炙，研末，蜜丸绿豆大。食后薄荷汤下十丸。名凉膈丸。（《圣惠方》）

初生便闭：甘草、枳壳（煨）各一钱。水半盏，煎服。（《全幼心鉴》）

婴儿目涩：月内目闭不开，或肿羞明，或出血者，名慢肝风。用甘草一截，以猪胆汁炙，为末。每用米泔调少许，灌之。（《幼幼新书》）

小儿遗尿：大甘草头，煎汤，夜夜服之。（危氏《得效方》）

舌肿塞口：不治杀人。甘草，煎浓汤，热漱频吐。（《圣济总录》）

太阴口疮：甘草二寸，白矾一粟大，同嚼，咽汁。（《保命集》）

诸般痈疽：甘草三两，微炙，切，以酒一斗，同浸瓶中，用黑铅一片熔成汁，投酒中取出，如此九度。令病者饮酒至醉，寝后即愈也。（《经验方》）

痈疽秘塞：生甘草二钱半，井水煎服，能疏导下恶物。（《直指方》）

乳痈初起：炙甘草二钱，新水煎服，仍令人咂之。(《直指方》)

些小痈疖：发热时，即用粉草节，晒干为末，热酒服一二钱，连进数服，痛热皆止。(《外科精要方》)

痘疮烦渴：粉甘草（炙）、栝楼根等分，水煎服之。甘草能通血脉，发疮痘也。(《直指方》)

阴下悬痈：生于谷道前后，初发如松子大，渐如莲子，数十日后，赤肿如桃李，成脓即破，破则难愈也。用横纹甘草一两，四寸截断，以溪涧长流水一碗，河水、井水不用，以文武火慢慢蘸水炙之，自早至午，令水尽为度，劈开视之，中心水润乃止。细锉，用无灰好酒二小碗，煎至一碗，温服，次日再服，便可保无虞。此药不能急消，过二十日，方得消尽。兴化守康朝病已破，众医拱手，服此两剂即合口，乃韶州刘从周方也。（李迅《痈疽方》）

阴头生疮：蜜煎甘草末，频频涂之，神效。(《千金方》)

代指肿痛：甘草，煎汤渍之。(《千金方》)

冻疮发裂：甘草，煎汤洗之。次以黄连、黄柏、黄芩末，入轻粉、麻油调敷。(《谈野翁方》) 汤火灼疮：甘草，煎蜜涂。(李楼《奇方》)

蛊毒药毒：甘草节，以真麻油浸之，年久愈妙。每用嚼咽，或水煎服，神妙。(《直指方》)

附：黄藤

时珍曰：黄藤生岭南，状若防己。俚人常服此藤，纵饮食有毒，亦自然不发。

席辩刺史云：甚有效。

气味甘、苦，平，无毒。主治饮食中毒，利小便，煮汁频服即解（时珍）。

干地黄

味甘，苦，寒，无毒。主折跌绝筋，伤中，逐血痹，填骨髓，长肌肉，作汤，除寒热积聚，除痹。主男子五劳七伤，女子伤中，胞漏下血，破恶血，溺血，利大小肠，去胃中宿食饱力断绝，补五脏内伤不足，通血脉，益气力，利耳目。生者尤良。

生地黄，大寒，主妇人崩中血不止，及产后血上薄心闷绝，伤身胎动下血，胎不落，堕坠踠折，瘀血留血，衄鼻吐血，皆捣饮之。久服轻身不老。一名地髓，一名芐[①]，一名芑[②]。生咸阳川泽黄土地者佳。二月、八月采根，阴干。得麦门冬清酒良，恶贝母，畏芜荑。陶隐居云：咸阳即长安也。生渭城者乃有子实，实如小麦，淮南七星散用之。中间以彭城干地黄最好，次历阳。今用江宁板桥者为胜。作干者有法，捣汁和蒸殊用工意，而此直云阴干，色味乃不相似，更恐以蒸为失乎。大贵时乃取牛膝、萎蕤作之，人不能别。《仙经》亦服食，要用其华；又善生根，亦主耳暴聋重听。干者粘湿作丸散，用须烈日曝之，既燥则斤两大减，一斤才得十两散尔，用之宜加量也。今按：陈藏器本草云：干地黄，《本经》不言生干及蒸干。方家所用二物别；蒸干即温补，生干则平宣，当依此以用之。

臣禹锡等谨按《尔雅》云：芐，地黄。注云：一名地髓，江东呼芐（音怙）。

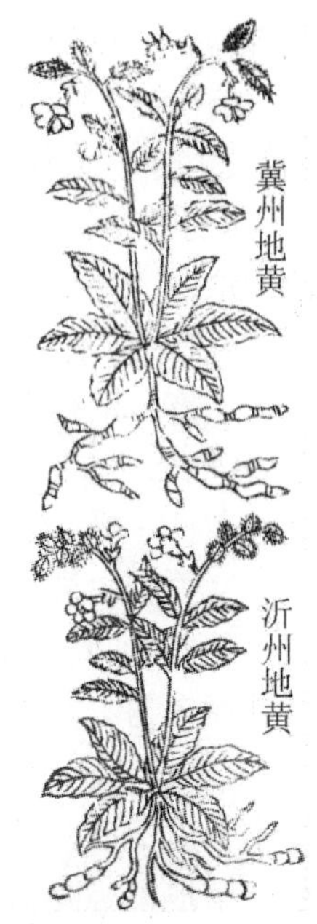

《药性论》云：干地黄，君，能补虚损，温中下气，通血脉。久服变白延年。治产后腹痛，主吐血不止。又云：生地黄，忌三白，味甘平，无毒，解诸热，破血通利月水闭绝，不利[③]水道，捣薄[④]心腹能消瘀血，病人虚而多热，加而用之。

萧炳云：干、生二种，皆黑须发良药。

《日华子》云：干地黄，助心胆气，安魂定魄，治惊悸劳劣，心肺损，吐血鼻衄，妇人崩中血晕运[⑤]，肋筋骨，长志。日干者平，火干者温，功用同前。又云：生者水浸验：浮者名天黄，半浮半沉者名人黄，沉者名地黄。沉有力佳，半沉者次，浮者劣，煎忌铁器。

《图经》曰：地黄，生咸阳川泽，黄土地者佳，今处处有之，以同州为上，二月生叶，布地便出，似车前，叶上有皱纹而不光。高者及尺余，低者三四寸，其花似油麻花而红紫色，亦有黄花者，其实作房如连翘，子甚细而沙褐色，根如人手指通黄色，粗细长短不常。二月、八月采根，蒸三二日令烂，暴干谓之熟地黄，阴干者是生地黄。种之甚易，根入土即生。一说古称种地黄宜黄土，今不然，大宜肥壤虚地，则根大而多汁，其法以苇席圆编如车轮，径丈余，以壤土实苇席中为坛，坛上又以苇席实土为一级，比下坛径减一尺，如此数级如浮屠也。乃以地黄根节多者寸断之，莳坛上，层层令满，逐日以水灌之令茂盛，至春秋分时，自上层取之，根皆长大而不断折，不被斸伤故也。得根曝干之熟干地黄最上，出同州，光润而甘美，南方不复识，但以生地黄，草烟熏使干黑，洗之煤尽仍白也。今干之法，取肥地黄三二十斤，净洗，更以拣去细根及根节瘦短者，亦得二三十斤，捣绞取汁，投银铜器中，下肥地黄浸漉，令浃饭上蒸三四过，时时浸漉，转蒸讫又曝，使汁尽，其地黄当光黑如漆，味甘如饴糖，须瓷器内收之，以其脂柔喜曝润也。又医家欲辨精粗，初采得以水浸，有浮者名天黄，不堪用，半沉者名人黄为次，其沉者名地黄，最佳也。神仙方服食地黄，采取根，净洗捣绞取汁，煎令小稠，纳白蜜更煎令可丸，晨朝酒送三十丸如梧子，日三。亦入青州枣肉同丸。又煎膏入干根末丸服，又四月采其实，阴干筛末，水服钱匕，其效皆等。其花名地髓花。延年方有单服二法。又治伤折金疮为最要之药。《肘后方》：疗踠[⑥]折，四肢骨破碎及筋伤蹉跌，烂捣生地黄熬之，裹所伤处，以竹简编夹之遍，急缚[⑦]勿令转动，一日一夕可以十易，则差。崔元亮《海上方》治一切心痛，无问新久，以生地黄一味，随人所食多少，捣绞取汁，搜面作馎饦[⑧]或冷淘食。良久当利出虫，长一尺许，头似壁宫，后不复患矣。昔有人患此病，三年不差，深以为恨，临终戒其家人，吾死后当剖去病本，果得蛊，置于竹节中，每所食皆饲之，因食地黄饦饦，亦与之，随即坏烂，由此得方。刘禹锡《传信方》亦纪其事云：正元十年，通事舍人崔抗女，患心痛垂[⑨]气绝，遂作地黄冷淘食之，便吐一物，可方一寸以来，如虾蟆状，无目、足等，微似有口，盖为此物所食，自此遂愈。食冷淘不用著盐。

《雷公》云：采生地黄去白皮，瓷锅上，柳木甑蒸之，摊令气歇，拌酒再蒸，又出令干。勿令犯铜铁器，令人肾消，并白髭发，男损荣，女损卫也。《食疗》：地黄，微寒，以少蜜煎或浸食之，或煎汤，或入酒饮并妙。生则寒，主齿痛，吐血，折伤。叶可以羹。

《外台秘要》：张文仲治骨蒸方：生地黄一升，捣取汁，三度捣绞汁尽，分再服。若利即减之，以身体凉为度。

《千金方》：治牙齿根欲动脱，生地黄细锉，绵裹着齿上咂之，渍齿根，日三四，并燕[10]之，十日大佳。

《肘后方》：治耳中常鸣，生地黄，截塞耳，数易之，以差为度。一云以纸裹，微灰火中煨之，用良。

《百一方》：妊娠漏胎，生地黄汁一升，渍酒四合，煮三五沸，服之，不止，又服。

又方：治猘犬咬人，捣地黄汁饮之，并涂疮口百度止。《梅师方》：治堕损筋骨，蹉跌骨碎破，捣生地黄，熨热裹三日夜，数易，若血聚，以针决之。又方：治吐血神效方：生地黄汁一升二合，白胶香二两，以瓷器盛，入甑蒸令胶消，服。

又方：治乳痈，捣生地黄汁敷之，热即易之，无不见效也。

《食医心镜》：主劳瘦骨蒸，日晚寒热，咳嗽吐血，生地黄汁二合，煮白粥临熟入地黄汁搅令匀，空心食之。

《博济方》：治一切痈肿，未破疼痛令内消，以生地黄杵如泥，随肿大小摊于布上，掺木香末于中，又再摊地黄一重，贴于肿上，不过三五度。《孙兆方》：治鼻衄及膈上盛热，干地黄、龙脑薄荷等分为末，冷水调下。

《子母秘录》：小儿患蛊毒痢，生地黄汁，一升二合，分三四服，立效。

《产宝》：妊娠下血如月信通恐胎漏方：干地黄、干姜等分为末，用酒调方寸匕。

《抱朴子》：楚文子服地黄八年，夜视有光，手上车弩。《淮南子》云：地黄主属骨。

《衍义》曰：地黄叶如甘露子，花如脂麻花，但有细斑点，北人谓之牛奶子花，茎有微细短白毛。《经》只言干、生二种，不言熟者。如血虚劳热，产后虚热，老人中虚燥热须地黄者，生与生干常虑太寒，如此之类，故后世改用熟者。蒸曝之法，以细碎者洗出研取汁，将粗地黄蒸出曝干，投汁中浸三二时，又曝再蒸，如此再过为胜，亦不必多，此等与干、生二种功治殊别，陶但云捣汁，和蒸殊用工意，不显其法，不注治疗，故须悉言耳。

现注：

①苄：（hù 户）。

②芑：（qí 起），苄、芑皆指地黄。

③不利水道。原文如此，一般应为水道不利。

④捣薄，此处指捣敷心腹。

⑤血运：现在写成血晕。

⑥踠：（wǎn 宛），筋骨受伤。

⑦缚：（juān 绢），捆。

⑧饦：（bó 脖），饦：（tuō 托），面或米粉食品。原刻馎字由饣不组成与馎同。

⑨垂：将近。

⑩燕：闲或息。

按：干地黄为玄参科地黄之根茎。现在分生地及熟地二种。生地养阴，熟地补血滋阴补肾。

综合条文所述干地黄功能养阴补血，续筋，逐血痹，填骨髓。临床可将生地列入养阴药，熟地列入滋阴药或补肾药。

时珍曰：《尔雅》云：苄，地黄。郭璞云：江东呼为苄。罗愿云：苄以沉下者为贵，故字从下。时珍曰：今人惟以怀庆地黄为上，亦各处随时兴废不同尔。其苗初生塌地，叶如山白菜而毛涩，叶面深青色，又似小芥叶而颇浓，不叉丫。叶中撺茎，上有细毛。茎梢开小筒子花，红黄色。结实如小麦粒。根长四五寸，细如手指，皮赤黄色，如羊蹄根及胡萝卜根，曝干乃黑，生食作土气。俗呼其苗为婆婆奶。摘其旁叶作菜，甚未尽归根。二月新苗已生，根中精气已滋于叶。不如正月、九月采者殊好，又与蒸曝相宜。《礼记》云：羊豕嘉谟曰：江浙壤地种者，受南方阳气，质虽光润而力微；怀庆山产者，禀北方纯阴，皮有疙瘩而力大。

时珍曰：《本经》所谓干地黄者，即生地黄之干者也。其法取地黄一百斤，择肥者六十斤洗净，晒令微皱。以拣下者洗净，木臼中捣绞汁尽，投酒更捣，取汁拌前地黄，日中晒干，或火焙干用。好古曰：甘、苦，寒，气薄味浓，沉而降，阴也。入手足少阴厥阴及手太阳之经。酒浸，上行外行；日干者平；火干者温，功用相同。元素曰：生地黄大寒，胃弱者斟酌用之，恐损胃气。时珍曰：姜汁浸则不泥膈；酒制则不妨胃。鲜用则寒；干用则凉。

凉血生血，补肾水真阴，除皮肤燥，去诸湿热主心病掌中热痛，脾气痿蹶嗜卧，足下热而痛（好古）治齿痛吐血。

生地黄

好古曰：生地黄入手少阴，又为手太阳之剂，故钱仲阳泻丙火与木通同用以导赤也。诸经之血热，与他药相随，亦能治之。溺血、便血皆同。时珍曰：《本经》所谓干地黄者，乃阴干、日干、火干者，故又云生者尤良。《别录》复云生地黄者，乃新掘鲜者，故其性大寒。其熟地黄乃后人复蒸晒者。诸家本草皆指干地黄为熟地黄，虽主治证同，而凉血、补血之功稍异，故今别出熟地黄一条于下。

熟地黄

元素曰：甘、微苦，寒。假酒力蒸，则微温而大补。味浓气薄，阴中之阳，沉也。入手足少阴厥阴之经。治外治上血凉血，滋阴补髓。

主治填骨髓，长肌肉，生精血，补五脏内伤不足，通血脉，利耳目，黑须发，男子五劳七伤，女子伤中胞漏，经候不调，胎产百病（时珍）。补血气，滋肾水，益真阴，去脐腹急痛，病后胫股酸痛（元素）。坐而欲起，目𥇖𥇖无所见。元素曰：地黄生则大寒而凉血，血热者须用之；熟则微温而补肾，血衰者须用之。又脐下痛属肾经，非熟地黄不能除，乃通肾之药也。

好古曰：生地黄治心热、手足心热，入手足少阴厥阴，能益肾水，凉心血，其脉洪实者宜之。若脉虚者，则宜熟地黄，假火力蒸九数，故能补肾中元气。仲景八味丸以之为诸药之首，天一所生之源也。汤液四物汤治藏血之脏，以之为君者，癸乙同归一治也。

时珍曰：按王硕《易简方》云：男子多阴虚，宜用熟地黄；女子多血热，宜用生地黄。

又云：生地黄能生精血，天门冬引入所生之处；熟地黄能补精血，用麦门冬引入所补之处。

虞搏《医学正传》云：生地黄生血，而胃气弱者服之，恐妨食；熟地黄补血，而痰饮多者服之，恐泥膈。或云：生地黄酒炒则不妨胃，熟地黄姜汁炒则不泥膈。此皆得用地黄之精微者也。

附方：新五十三。

地黄煎：补虚除热，治吐血唾血，取乳石去痈疖等疾。生地黄不拘多少三捣三压，取汁令尽，以瓦器盛之，密盖勿泄气，汤上煮减半，绞去滓，再煎如饧，丸弹子大。每温酒服一丸，日二服。(《千金》)

地髓煎：生地黄十斤洗净鹿角胶一斤半，生姜半斤（绞取汁），蜜二升，酒四升。文武火煮地黄汁数沸，即以酒研紫苏子四两，取汁入煎一二十沸，下胶；胶化，下姜汁、蜜再煎；候稠，瓦器盛之。每空心酒化一匕服，大补益。(同上)

地黄粥：大能利血生精。地黄（切）二合，与米同入罐中煮之，候熟，以酥二合，蜜一合，同炒香入内，再煮熟食。(《仙神隐》)

琼玉膏：常服开心益智，发白反黑，齿落更生，辟谷延年，治痈疽劳瘵，咳嗽唾血等病，乃铁瓮城申先生方也：生地黄汁十六斤（取汁），人参末一斤半，白茯苓末三斤，白沙蜜十斤，滤净拌匀，入瓶内，箬封，安砂锅中，桑柴火煮三日夜。再换蜡纸重封，浸井底一夜，取起，再煮一伏时。每以白汤或酒点服一匙。丹溪云：好色虚人，咳嗽唾血者，服之甚捷。国朝太医院进御服食，议加天门冬、麦门冬、枸杞子末各一斤，赐名益寿永真。《臞仙方》加琥珀，沉香半两。

明目补肾：生苄、熟苄各二两，川椒红一两，为末，蜜丸梧桐子大，每空心盐汤下三十丸。(《普济方》)

固齿乌须：一治齿痛，二生津液，三变白须，其功极妙。地黄五斤，柳木甑内，以土盖上，蒸熟晒干。如此三次，捣为小饼。每噙咽一枚。(《御药院方》)

男女虚损：或大病后，或积劳后，四体沉滞，骨肉酸痛，吸吸少气，或小腹拘急，腰背强痛，咽干唇燥，或饮食无味，多卧少起，久者积年，轻者百日，渐至瘦削。用生地黄二斤，面一斤。捣烂，炒干为末。每空心酒服方寸匕，日三服。忌如法。(《肘后方》)

虚劳困乏：地黄一石，取汁，酒三斗，搅匀煎收。日服。(《必效方》)

病后虚汗：口干心躁。熟地黄五两，水三盏，煎一盏半，分三服，一日尽。(《圣惠方》)

妇人发热：欲成劳病，肌瘦食减，经候不调：地髓煎：用干地黄一斤，为末，炼蜜丸梧子大，每酒服五十丸。(《保庆集》)

妇人劳热：心忪地黄煎：用生，干地黄、熟干地黄等分，为末，生姜自然汁，入水相和，打糊丸梧子大。每服三十丸，用地黄汤下，或酒醋茶汤下亦可，日二服。觉脏腑虚冷，则晨服八味丸，地黄性冷坏脾。阴虚则发热，地黄补阴血故也。(《妇人良方》)

吐血咳嗽：熟地黄末，酒服一钱，日三。(《圣惠方》)

肺损吐血：或舌上有孔出血。生地黄八两（取汁），童便五合（同煎热），入鹿角胶（炒研）一两，分三服。

心热吐衄：脉洪数者。生汁半升，熬至一合，入大黄末一两，待成膏，丸梧子大，每熟水下五丸至十丸。(并圣惠方)

吐血便血：地黄汁六合，铜器煎沸，入牛皮胶一两，待化入姜汁半杯，分三服，便止。或微转一行，不妨。(《圣惠方》)

肠风下血：生地黄、熟地黄（并酒浸）、五味子等分，为末，以炼蜜丸梧子大，每酒

下七十丸。(《百一选方》)

初生便血：小儿初生七八日，大小便血出，乃热传心肺，不可服凉药，只以生地黄汁五七匙，酒半匙，蜜半匙，和服之。(《全幼心鉴》)

小便尿血：吐血，及耳鼻出血。生地黄汁半升，生姜汁半合，蜜一合，和服。(《圣惠方》)

小便血淋：生地黄汁、车前叶汁各三合，和煎服。(《圣惠方》)

月水不止：生地黄汁，每服一盏，酒一盏，煎服，日二次。(《千金方》)

月经不调：久而无子，乃冲任伏热也。熟地黄半斤，当归二两，黄连一两，并酒浸一夜，焙研为末，炼蜜丸梧子大。每服七十丸，米饮温酒任下。(禹讲师方)

胎寒腹痛：妊妇冲任脉虚，惟宜抑阳助阴：内补丸：用熟地黄二两，当归一两，微炒为末，蜜丸梧子大，每温酒下三十丸。(许学士《本事方》)

妊娠胎动：生地黄捣汁，煎沸，入鸡子白一枚，搅服。(《圣惠方》)

产后血痛：有块，并经脉行后，腹痛不调：黑神散：用熟地黄一斤，陈生姜半斤，同炒干为末。每服二钱，温酒调下。(《妇人良方》)

产后恶血：不止。干地黄捣末，每食前热酒服一钱，连进三服。(《瑞竹堂方》)

产后中风：胁不得转：交加散：用生地黄五两（研汁），生姜五两（取汁）。交互相浸一夕，次日各炒黄，浸汁干，乃焙为末。每酒服一方寸匕。(《济生方》)

产后烦闷：乃血气上冲：生地黄汁、清酒各一升，相和煎沸，分二服。(《集验方》)

产后百病：地黄酒：用地黄汁渍曲二升，净秫米二斗，令发，如常酿之。至熟，封七日，取清，常服令相接。忌生冷、酢、滑蒜、鸡、猪、鱼一切毒物。未产先一月酿成。夏月不可造。(《千金方》)

胞衣不出：生地黄汁一升，苦酒三合，相和暖服。(《必效方》)

寒疝绞痛：来去。用乌鸡一只（治如常法），生地黄七斤（锉细）。甑中同蒸，下以铜器承取汁。清旦服，至日晡令尽。其间当下诸寒讫，作白粥食之。久疝者作三剂。(《肘后方》)

小儿阴肿：以葱椒汤暖处洗之，唾调地黄末敷之。外肾热者，鸡子清调。或加牡蛎少许。

（危氏方）小儿热病：壮热烦渴，头痛。生地黄汁三合，蜜半合，和匀，时时与服。(《普济方》)

热暍昏沉：地黄汁一盏服之。热瘴昏迷：烦闷，饮水不止致危者，一服见效。生地黄根，生薄荷叶等分，擂烂，取自然汁，入麝香少许，井华水调下，觉心下顿凉，勿再服。(《普济方》)

温毒发斑，黑膏：治温毒发斑呕逆：生地黄二两六钱二字半，好豆豉一两六钱二字半，以猪膏十两合之，露一夜，煎减三分之一，绞去滓，入雄黄、麝香如豆大，搅匀，分作三服，毒从皮中出则愈。忌芜荑。(《千金方》)

血热生癣：地黄汁频服之。(《千金方》)

痈疖恶肉：地黄三斤，水一斗，煮取三升，去滓煎稠，涂纸上贴之，日三易。(《鬼遗方》)

物伤睛突：轻者睑胞肿痛，重者目睛突出，但目系未断者。即纳入，急捣生地黄，绵

裹敷之。仍以避风膏药，护其四边。(《圣济总录》)

睡起目赤：肿起，良久如常者，血热也。良久如常者，血热也。卧则血归于肝，故热则目赤肿。良久血散，故如常也：用生地黄汁，浸粳米半升，晒干，三浸三晒。每夜以米煮粥食一盏，数日即愈。有人病此，用之得效。(《医余》)

眼暴赤痛：水洗生地黄、黑豆各二两，捣膏。卧时以盐汤洗目，闭目以药浓罨目上，至晓，水润取下。(《圣济总录》)

蓐内赤目：生地黄薄切，温水浸贴。(《短剧方》)

牙疳宣露，脓血口气：生地黄一斤，盐二合，末，自捣和团，以面包煨令烟断，去面入麝一分，研匀，日夜贴之。(《圣济录》)

牙齿挺长，出一分者：常服生地黄，甚妙。(张文仲《备急方》)

食蟹龈肿：肉出者。生地黄汁一碗，牙皂角数条火炙，蘸尽地黄汁，为末敷之。(《永类钤方》)

须发黄赤：生地黄一斤，生姜半斤，各洗，研自然汁，留滓。用不蛀皂角十条，去皮弦，蘸汁，炙至汁尽为度。同滓入罐内泥固，存性，为末，用铁器盛。末三钱汤调，停二日，临卧刷染须发上，即黑。(《本事方》)

竹木入肉：生地黄嚼烂罨之。(《救急方》)

毒箭入肉：煎生地黄汁作丸服。至百日，箭出。(《千金方》)

叶主治恶疮似癞，十年者，捣烂日涂，盐汤先洗(《千金方》)。

时珍曰：按《抱朴子》云：韩子治用地黄苗喂五十岁老马，生三驹，又一百三十岁乃死卧也。张鷟《朝野佥载》云：雉被鹰伤，衔地黄叶点之；虎中药箭，食清泥解毒，何况人花主治肾虚腰脊痛，为末，酒服方寸匕，日三（时珍）。附方：新一。

内瘴青盲：风赤生翳，坠睛日久，瞳损失明。地黄花晒，黑豆花晒，槐花晒，各一两，为末。猪肝一具，司以水二斗，煮致上有凝脂，掠尽瓶收每及点少许，日三四次。(《圣惠方》)

术[①]

味苦、甘，温，无毒。主风寒湿痹，死肌痉[②]疸，止汗，除热消食。主大风在身面，风眩头痛，目泪出，消痰水，逐皮间风水结肿，除心下急满，及霍乱吐下不止，利腰脐间血，益津液，暖胃消谷，嗜食。作煎饵，久服轻身、延年不饥。一名山蓟，一名山姜，一名山连。生郑山山谷、汉中南郑。二月、三月、八月、九月采根，暴干。防风、地榆为之使。

陶隐居云：郑山即南郑也，今处处有，以蒋山、白山、茅山者为胜。十一月、十二月、正月、二月采好，多脂膏而甘。《仙经》云：亦能除恶气，弭灾疹[③]。丸散煎饵并有法。其苗又可作饮甚香美，去水。术乃有两种，白术叶大有毛而作桠，根甜而少膏，可作丸散用；赤术，叶细无桠，根小苦而多膏，可作煎用。昔刘涓子挼取其精而丸之，名守中金丸，可以长生。东境术大而无气烈，不任用。今市人卖者，皆以米粉涂令白，非自然，用时宜刮去之。

臣禹锡等谨按《吴氏本草》云：术，一名山芥，一名天苏[④]。《尔雅》云：术，山

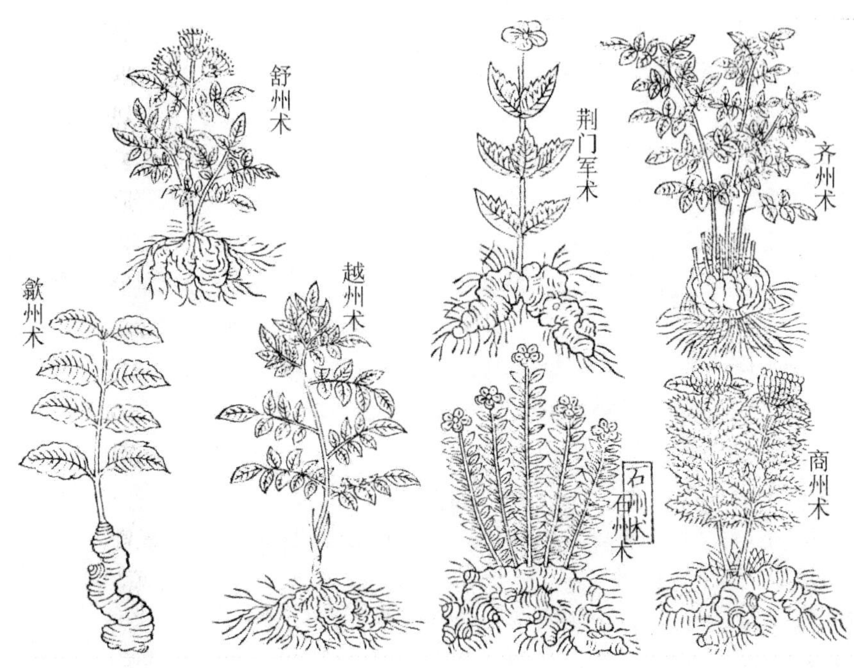

蓟。注：今术似蓟而生山中。疏云：生平地者即名蓟，生山中者名术。《抱朴子》云：术，一名山精，故《神农药经》曰：必欲长生，常服山精。

《药性论》云：白术，君。忌桃、李、雀肉、菘菜、青鱼。味甘、辛无毒。能主大风瘰痹，多年气痢，心腹胀痛，破消宿食，开胃去痰涎，除寒热，止下泄，主面光悦，驻颜去皯⑤，治水肿胀满，止呕逆，腹内冷痛，吐泻不住，及胃气虚，冷痢。

《日华子》云：术，治一切风疾，五劳七伤，冷气腹胀，补腰膝，消痰治水气，利小便，止反胃呕逆，及筋骨弱软，痃癖气块，妇人冷，癥瘕，温疾，山岚瘴气，除烦，长肌。用米泔浸一宿，入药如常用，又名吃力伽。苍者去皮。

《图经》曰：术，生郑山山谷、汉中南郑，今处处有之，以嵩山、茅山者为佳。春生苗，青色无桠。一名山蓟，以其叶似蓟也。茎作蒿干状，青赤色，长三二尺以来，夏开花紫碧色，亦似刺蓟花，或有黄白花者，入伏后结子，至秋而苗枯，根似姜而旁有细根，皮黑，心黄白色，中有膏液紫色。二月、三月、八月、九月采，曝干。干湿并通用，今八月采之。服食家多单饵之，或合白茯苓，或合石菖蒲并捣末，旦日水调服，晚再进，久久弥佳。又劚一取生术，去土，水浸再三，煎如饴糖，酒调饮之更善，今茅山所制术煎，是此法也。陶隐居云：昔者刘涓子挼取其精而丸之，名守中金丸。今传其法，乃是膏煎，恐非真尔。谨按术有二种，《尔雅》云：术，山蓟、杨枹⑥蓟。释曰：此辨蓟，生山中及平地者名也，生平地者名蓟，生山中名术。陶注本草云：白术，叶大而有毛，甜而少膏，赤术细苦而多膏是也。其生平地而肥大于众者名杨抱蓟，今呼之马蓟，然则杨抱即白术也。今白术生杭、越、舒、宣州高山冈上，叶叶相对，上有毛，方茎，茎端生花，淡紫碧红数色，根作桠生，二月、三月、八月、九月采根，曝干。以大块紫花者为胜，又名吃力伽。凡古方云术者，乃白术也。非谓今之术矣。

《唐本》云：利小便及用苦酒渍之，用拭面皯黯极效。《圣惠方》治雀目不计时月，用苍术二两，捣罗为散，每服一钱，不计时候，以好羊子肝一个，用竹刀子批[7]破，掺药在内，麻绳缠定。以粟米泔一大盏，煮熟为度，患人先熏眼，药气绝即吃之。《简要济众》亦治小儿雀目。

《外台秘要》：疗忽头眩晕，经久不差，四体渐羸，食无味，好食黄土。术三斤，曲三斤，捣筛，酒和并丸如梧桐子大，曝干，饮服二十丸，忌桃、李、雀、蛤，日三服。

《千金方》：治中风口噤不知人，术四两，酒三升，煮取一升，顿服。又方：疗烦闷。白术末，水调服方寸匕。《经验方》：乌髭鬓，驻颜色，壮筋骨，明耳目，除风气，润肌肤，久服令人轻健；苍术，不计多少，用米泔水浸三两日，逐日换水，候满日取出，刮去黑皮，切作片子，曝干，用慢火炒令黄色，细捣末，每一斤末，用蒸过茯苓半斤，炼蜜为丸，如梧桐子大，空心卧时温熟水下十五丸。别用术末六两，甘草末一两，拌和匀，作汤点之下术丸妙。忌桃、李、雀、蛤及三白。又方：治内、外障眼，苍术四两，米泔浸七日，逐日换水后刮去黑皮，细切，入青盐一两同炒黄色为度，去盐不用，木贼二两，以童子小便浸一宿，水淘焙干，同捣为末，每日不计时候，但饮食菜蔬内调下一钱匕服，甚验。

《梅师方》：治心下有水，白术三两，泽泻五两，剉，以水三升，煎取一升半，分服。

《集验方》：治毒气攻疰足胫，久疮不差。白术为细末，盐浆水洗疮，干贴，二日一换。可以负重涉险，凶年与老少休粮人，不能别之，谓之米脯。

《产宝》：产后中风寒，遍身冷直，口噤不识人方：白术四两，以酒三升，煎取一升顿服。

《荀子》注：《列仙传》刘涓子，齐人，隐于岩山，饵术能致风雨。

《抱朴子：内篇》曰：南阳文氏，值乱逃壶[8]山中，饥困欲死，有一人教之食术，遂不饥，数十年乃还乡里，颜色更少，气力转胜，故术一名山精，神农药经曰必欲长生，常服山精。

《异术》：术草者山之精也，结阴阳之精气，服之令人长生，绝谷致神仙。

梁·庾肩吾答陶隐居赉[9]术启曰：味重金浆，芳逾玉液，足使坐致延生伏深铭感。

《衍义》曰：苍术，其长如大小指，肥实，皮色褐，气味辛烈，须米泔浸洗，再换泔，浸二日，去上粗皮。白术粗促色微褐，气味亦微辛、苦而不烈。古方及《本经》只言术，未见分其苍、白二种也，只缘陶隐居言术有两种，自此人多贵白者。今人但贵其难得，唯用白者，往往将苍术置而不用，如古方平胃散之类苍术为最要药，功尤速。殊不详本草元无白术之名，近世多用，亦宜两审。嵇康曰：闻道人遗言，饵术、黄精，令人久寿，亦无白字。

现注：

①《本经》《别录》中未分白术、苍术而只称术。苍术二字首见《经验方》明确提出白术、苍术见《衍义》。陶隐居称有赤术，《日华子》称苍者。原刻在正文前及所绘七幅术图前有苍术二字，字体不一致，可能晦明轩重刻时所加。七幅图形也没分白术、苍术。

②痓：下原有巨井切三字注音。

③疹：通疢，指疾病。

④苏：疑此字应为蓟，因《别录》及《尔雅》称术为山蓟。繁体字蘇（苏）和蓟相

近，容易误刻。故《吴氏本草》称术可能为天蓟而不是天苏。

⑤皯：(gǎn 赶)，指脸上黑斑，原刻为皯，与皯同。

⑥枹：下原有音孚二字注音，现音（fú 浮），同桴，原指鼓槌。

⑦批：原文如此，现在用劈字。

⑧壶：原刻为壶的异体字，壶山在河南，壶头山在湖南沅陵。

⑨赉：(lài)，赠送。

按：术为菊科术的根茎，目前分苍术与白术二种，本节中凡用术字者大体为今白术功效。《衍义》中明确写出白术、苍术二名。

综合条文则苍术功能明目平胃化湿健脾。临床可入化湿药或健脾药。白术功能补气健脾，除湿痹，退热消食兼能化瘀。临床列入补气健脾药。

释名：马蓟(《纲目》）时珍曰：按《六书本义》，术字篆文，象其根干枝叶之形。《吴普本草》一名山芥，一名天蓟。因其叶似蓟，而味似姜、芥也。西域谓之吃力伽，故《外台秘要》有吃力伽散。扬州之域多种白术，其状如桴，故有杨桴及桴蓟之名，今人谓之吴术是也。桴乃鼓槌之名。古方二术通用。后人始有苍、白之分，详见下。时珍曰：苍术，山蓟也，处处山中有之。苗高二三尺，其叶抱茎而生，梢间叶似棠梨叶，其脚下叶有三五叉，皆有锯齿小刺。根如老姜之状，苍黑色，肉白有油膏。白术，桴蓟也，吴越有之。人多取根栽莳，一年即稠。嫩苗可茹，叶稍大而有毛。根如指大，状如鼓槌，亦有大如拳者。彼人剖开曝干，谓之削术，亦曰片术。陈自良言：白而肥者，是浙术；瘦而黄者，是幕阜山所出，其力劣。昔人用术不分赤、白。自宋以来，始言苍术苦辛气烈，白术苦甘气和，各自施用，亦颇有理。并以秋采者，佳；春采者，虚软易坏。嵇含《南方草木状》云：药有吃力伽，即术也。濒海所产，一根有至数斤者，采饵尤良。嘉谟曰：浙术，俗名云头术，种平壤，颇肥大，由粪力也，易润油。歙术，俗名狗头术，虽瘦小，得土气充也，甚燥白，胜于浙术。宁国、昌化、池州者，并同歙术，境相邻也。

术白术也。杲曰：味苦而甘，性温，味浓气薄，阳中阴也，可升可降。

好古曰：入手太阳、少阴，足太阴、阳明，少阴、厥阴六经。

嘉谟曰：咀后人乳汁润之，制其性也。脾病，以陈壁土炒过，窃土气以助脾也。

除湿益气，和中补阳，消痰逐水，生津止渴，止泻痢，消足胫湿肿，除胃中热、肌热。得枳实，消痞满气分；佐黄芩，安胎清热（元素）。理胃益脾，补肝风虚，主舌本强，食则呕，胃脘痛，身体重，心下急痛，心下水痞。冲脉为病，逆气里急，脐腹痛（好古）。

好古曰：本草无苍、白术之名。近世多用白术，治皮间风，止汗消痞，补胃和发，有汗则止，与黄芪同功。

元素曰：白术除湿益燥，和中补气。其用有九：温中，一也；去脾胃中湿，二也；除胃中热，三也；强脾胃，进饮食，四也；和胃生津液，五也；止肌热，六也；四肢困倦，嗜卧，目不能开，不思饮食，七也；止渴，八也；安胎，九也。凡中焦不受湿不能下利，必须白术以逐水益脾。非白术不能去湿，非枳实不能消痞，故枳术丸以之为君。

机曰：脾恶湿，湿胜则气不得施化，津何由生？故曰：膀胱者津液之府，气化则能出焉。用白术以除其湿，则气得周流而津液生矣。

附方：新二十四。

枳术丸：消痞强胃，久服令人食自不停也。白术一两（黄壁土炒过，去土），枳实（麸炒，去麸）一两。为末，荷叶包饭烧熟，捣和丸梧子大。每服五十丸，白汤下。气滞，加橘皮一两；有火，加黄连一两；有痰，加半夏一两；有寒，加干姜五钱，木香三钱；有食，加神曲、麦各五钱。（《洁古家珍》）

白术膏：服食滋补，止久泄痢。上好白术十斤，切片，入瓦锅内，水淹过二寸，文武火煎至一半，倾汁入器内，以渣再煎，如此三次，乃取前后汁同熬成膏，入器中一夜，倾去上面清水，收之。每服二三匙，蜜汤调下。（《千金良方》）

参术膏：治一切脾胃虚损，益元气。白术一斤，人参四两。切片，以流水十五碗浸一夜，桑柴文武火煎取浓汁，熬膏，入炼蜜收之。每以白汤点服。（《集简方》）

五饮酒癖：一留饮，水停心下；二癖饮，水在两胁下；三痰饮，水在胃中；四溢饮，水在五脏间；五流饮，水在肠间。皆因饮食冒寒，或饮茶过多致此。倍术丸：用白术一斤，干姜（炮）、桂心各半斤。为末，蜜丸梧子大。每温水服二三十丸。（《惠民和剂局方》）

四肢肿满：白术三两。咀。每服半两，水一盏半，大枣三枚，煎九分，温服，日三四服，不拘时候。（《本事方》）

湿气作痛：白术切片，煎汁熬膏，白汤点服。（《集简方》）

中湿骨痛：术一两，酒三盏，煎一盏，顿服。不饮酒，以水煎之。（《三因良方》）

妇人肌热：血虚者。吃力伽散：用白术、白茯苓、白芍药各一两，甘草半两。为散。姜、枣煎服。（王焘《外台秘要》）

风瘙瘾疹：白术为末，酒服方寸匕，日二服。（《千金方》）

面多雀卵色：苦酒渍术，日日拭之。极效。（《肘后方》）

自汗不止：白术末，饮服方寸匕，日二服。（《千金方》）

脾虚盗汗：白术四两，切片，以一两同黄炒，一两同牡蛎炒，一两同石斛炒，一两同麦麸炒，拣术为末。每服三钱，食远粟米汤下，日三服。（丹溪方）老小虚汗白术五钱，小麦一撮。水煮干，去麦为末，用黄汤下一钱。（《全幼心鉴》）

产后呕逆，别无他疾者：白术一两二钱，生姜一两五钱。酒、水各二升，煎一升，分三服。（《妇人良方》）

脾虚胀满，脾气不和，冷气客于中，壅遏不通，是为胀满。宽中丸：用白术二两，橘皮四两。为末，酒糊丸梧子大。每食前木香汤送下三十丸，效。（《指迷方》）

脾虚泄泻：白术五钱，白芍药一两，冬月用肉豆蔻（煨）。为末，米饭丸梧子大。每米饮下五十丸，日二。（《丹溪心法》）

湿泻暑泻：白术、车前子等分。炒为末，白汤下二三钱。（《简便方》）

久泻滑肠：白术（炒）、茯苓各一两，糯米（炒）二两。为末，枣肉拌食，或丸服之。（《简便方》）

老小滑泻：白术半斤（黄土炒过），山药四两（炒）。为末，饭丸。量人大小，米汤服。或加人参三钱。（《濒湖集简方》）

老人常泻：白术二两（黄土拌蒸，焙干去土），苍术五钱（泔浸炒），茯苓一两。为末，米糊丸梧子大，每米汤下七八十丸。（《简便方》）

小儿久泻：脾虚，米谷不化，不进饮食。温白丸：用白术（炒）二钱半，半夏曲二

钱半，丁香半钱为末，姜汁面糊丸黍米大，每米饮随大小服之。(《全幼心鉴》)

泻血萎黄：肠风痔漏，脱肛泻血，面色萎黄，积年不瘥者。白术一斤（黄土炒过，研末），干地黄半斤。饭上蒸熟，捣和，干则入少酒，丸梧子大。每服十五丸，米饮下，日三服。(《普济方》)

孕妇束胎：白术、枳壳（麸炒）等分。为末，烧饭丸梧子大。入月一日，每食前温水下三十丸。胎瘦，则易产也。(《保命集》)

牙齿日长：渐至难食，名髓溢病。白术煎汤，漱服取效，即愈也。(张锐《鸡峰备急方》)

苍术

释名：仙术(《纲目》)。时珍曰：《异术》言：术者山之精也，服之令人长生辟谷，致神仙，故有山精、仙术之号。术有赤、白二种，主治虽近，而性味止发不同。本草不分苍、白，亦未可据。今将《本经》并《别录》、甄权、大明四家所说功用，参考分别，各自附方，庶用户有所依凭。

时珍曰：苍术性燥，故以糯米泔浸去其油，切片，焙干用。亦有用脂麻同炒，以制其燥者。

时珍曰：白术，甘而微苦，性温而和；赤术，甘而辛烈，性温而燥，阴中阳也，可升可降，入足太阴、阳明、手太阴、阳明、太阳之经。忌同白术。

明目，暖水脏（刘完素）。除湿发汗，健胃安脾，治痿要药（李杲）。散风益气，总解诸郁（震亨）。治湿痰留饮，或挟瘀血成窠囊，及脾湿下流，浊沥带下，滑泻肠风（时珍）。

杲曰：本草但言术，不分苍、白。而苍术别有雄壮上行之气，能除湿，下安太阴，使邪气不传入脾也。以其经泔浸、火炒，故能出汗，与白术止汗特异，用者不可以此代彼。盖有止、发之殊，其余主治则同。

元素曰：苍术与白术主治同，但比白术气重而体沉。若除上湿发汗，功最大；若补中焦，除脾胃湿，力少不如白术。腹中窄狭者，须用之。

震亨曰：苍术治湿，上、中、下皆有可用。又能总解诸郁。痰、火、湿、食、气、血六郁，皆因传化失常，不得升降。病在中焦，故药必兼升降。将欲升之，必先降之；将欲降之，必先升之。故苍术为足阳明经药，气味辛烈，强胃强脾，发谷之气，能径入诸经，疏泄阳明之湿，通行敛涩。香附乃阴中快气之药，下气最速。一升一降，故郁散而平。杨士瀛曰：脾精不禁，小便漏浊淋不止，腰背酸疼，宜用苍术以敛脾精，精生于谷故也。

时珍曰：按：《吐纳经》云：紫微夫人术序云：吾察草木之胜速益于已者，并不及术之多验也。可以长生久视，远而更灵。山林隐逸，得服术者，五岳比肩。又《神仙传》云：陈子皇得饵术要方，其妻姜氏得疲病，服之自愈，颜色气力如二十时也。时珍谨按：以上诸说，皆似苍术，不独白术。今服食家亦呼苍术为仙术，故皆列于苍术之后。又张仲景辟一切恶气，用赤术同猪蹄甲烧烟。陶隐居亦言术能除恶气，弭灾。故今病疫及岁旦，人家往往烧苍术以辟邪气。《类编》载越民高氏妻，病恍惚谵语，亡夫之鬼凭之。其家烧苍术烟，鬼遽求去。《夷坚志》载江西一士人，为女妖所染。其鬼将别曰：君为阴气所浸，必当暴泄，但多服平胃散为良。中有苍术能去邪也。许叔微《本事方》云：微患饮癖三十年。始因少年夜坐写文，左向伏几，是以饮食多坠左边。中夜必饮酒数杯，又向左卧。壮时不觉，三五年后，觉酒止从左下有声，胁痛食减嘈杂，饮酒半杯即止。十数日，必呕酸水数升。暑月止右边有汗，左边绝无。遍访名医及海上方，间或中病，止得月余复作。其补，如天雄、附子、矾石辈；利，如牵牛、甘遂、大戟，备尝之矣。自揣必有癖囊，如潦水之有科臼，不盈科不行。但清者可行，而浊者停滞，无路以决之，故积至五七日必呕而去。脾土恶湿，而水则流湿，莫若燥脾以去湿，崇土以填科臼。乃悉屏诸药，只以苍术一斤（去皮，切片，为末），生油麻（半两）（水二盏，研，滤汁），大枣（五十枚）（煮，去皮核）。捣和丸梧子大。每日空腹温服五十丸，增至一二百丸。忌桃、李、雀肉。服三月而疾除。自此常服，不呕不痛，胸膈宽利，饮啖如故，暑月汗亦周身，灯下能书细字，皆术之力也。初服时必觉微燥，以山栀子末，沸汤点服解之，久服亦自不燥矣。

附方：新三十二。

苍术膏：邓才笔峰《杂兴方》：除风湿，健脾胃，变白驻颜，补虚损，大有功效。苍术新者，刮去皮，薄切，米泔水浸二日，一日一换，取出，以井华水浸过二寸，春、秋五日，夏三日，冬七日，漉出，以生绢袋盛之，放在一半原水中，揉洗津液出，纽干。将渣又捣烂，袋盛于一半原水中，揉至汁尽为度。将汁入大砂锅中，慢火熬成膏。每一斤，入白蜜四两，熬二炷香。每膏一斤，入水澄白茯苓末半斤，搅匀瓶收。每服三匙，清早、临卧各一服，以温酒送下。忌醋及酸物、桃、李、雀、蛤、菘菜、首鱼等物。吴球《活人心统》苍术膏：治脾经湿气，少食，足肿无力，伤食，酒色过度，劳逸有伤，骨热。用鲜白苍术二十斤，浸，刮去粗皮，晒切，以米泔浸一宿，取出，同溪水一石，大砂锅慢火煎半干，去渣。再入石楠叶三斤（刷去红衣），楮实子一斤，川当归半斤，甘草四两，切，同煎黄色，滤去滓，再煎如稀粥，乃入白蜜三斤，熬成膏。每服三五钱空心好酒调服。苍术丸：萨谦斋《瑞竹堂方》云：清上实下，兼治内外障，服。茅山苍术（洗刮净）一斤，分作四分，用酒、醋、糯泔、童尿各浸三日，一日一换；取出，洗捣晒焙，以黑脂麻同炒香，共为末，酒煮面糊丸梧子大。每空心白汤下五十丸。李仲南《永类方》八制苍术丸：疏风顺气养肾，治腰脚湿气痹痛。苍术一斤（洗刮净），分作四分，用酒、醋、米泔、盐水各浸三日，晒干。又分作四分，用川椒红、茴香、补骨脂、黑牵牛各一两，同炒香，拣去不用，只取术研末，醋糊丸梧子大。每服五十丸，空心盐酒送下。五十岁后，加沉香末一两。

苍术散：治风湿，常服壮筋骨，明目。苍术一斤，粟米泔浸过，竹刀刮去皮。半斤以无灰酒浸，半斤以童子小便浸，春五、夏三、秋七、冬十日，取出。净地上掘一坑，炭火赤，去炭，将浸药酒，小便倾入坑内，却放术在中，以瓦器盖定，泥封一宿，取出为末。每服一钱，空心温酒或盐汤下。万表《积善堂方》：六制苍术散：治下元虚损，偏坠茎痛。茅山苍术（净刮）六斤，分作六分：一斤，仓米泔浸二日，炒；一斤，酒浸二日，炒；一斤，青盐半斤炒黄，去盐；一斤，小茴香四两炒黄，去茴；一斤，大茴香四两炒黄，去茴；一斤，用桑椹子汁浸二日，炒。取术为末。每服三钱，空心温酒下。

固真丹：《瑞竹堂方》固真丹：燥湿养脾，助胃固真。茅山苍术（刮净）一斤，分作四分一两炒。并拣术研末，酒煮面，糊丸梧子大。每空心米饮下五十丸。《乾坤生意》平补固真丹：治元脏久虚，遗精白浊，妇人赤白带下崩漏。金州苍术（刮净）一斤，分作四分：一分，川椒一两炒；一分，破故纸一两炒；一分，茴香、食盐各一两炒；一分，川楝肉一两炒。取净术为末，入白茯苓末二两，酒洗当归末二两，酒煮，面糊丸梧子大。每空心盐酒下五十丸。

固元丹：治元脏久虚，遗精白浊五淋，及小肠膀胱疝气，妇人赤白带下，血崩便血等疾，以小便频数为效。好苍术（刮净）一斤，分作四分：一分，小茴香、食盐各一两，同炒；一分，川椒、补骨脂各一两，同炒；一分，川乌头、川楝子肉各一两，同炒；一分，用醇醋、老酒各半斤，同煮干焙，连同炒药通为末，用酒煮糊丸梧子大。每服五十丸，男以温酒，女以醋汤，空心下。此高司法方也。（王璆《百一选方》）

少阳丹：苍术（米泔浸半日，刮皮，晒干为末）一斤，地骨皮（温水洗净，去心晒研）一斤，熟桑椹二十斤（入瓷盆揉烂，绢袋压汁）。和末如糊，倾入盘内，日晒夜露，采日精月华，待干，研末，炼蜜和丸赤小豆大。每服二十丸，无灰酒下，日三服。一年辮发返黑，三年面如童子。（刘松石《保寿堂方》）

交感丹：补虚损，固精气，乌髭发。此铁瓮城申先生方也，久服令人有子。茅山苍术（刮净）一斤（分作四分，用酒、醋、米泔、盐汤各浸七日，晒研），川椒红、小茴香各四两（炒研陈米糊和丸梧子大）。每服四十丸，空心温酒下。（《圣济总录》）

交加丸：升水降火，除百病。苍术（刮净）一斤（分作四分：一分，米泔浸炒；一分，盐水浸炒；一分，川椒炒；一分，破故纸炒），黄柏皮（刮净）一斤（分作四分：一分，酒炒；一分，童尿浸炒；一分，小茴香炒；一分，生用）。拣去各药，只取术、柏为末，炼蜜丸梧子大。每服六十丸，空心盐汤下。（邓才笔峰《杂兴方》）

坎离丸：滋阴降火，开胃进食，强筋骨，去湿热。白苍术（刮净）一斤（分作四分：一分，川椒一两炒；一分，破故纸一两炒；一分，五味子一两炒；一分，川芎一两炒，只取术研末），川柏皮四斤（分作四分：一斤，酥炙；一斤，人乳汁炙；一斤，童尿炙；一斤，米泔炙，各十二次，研末）。和匀，炼蜜丸梧子大。每服三十丸，早用酒，午用茶，晚用白汤下。（《积善堂方》）

不老丹：补脾益肾，服之，七十亦无白发。茅山苍术（刮净，米泔浸软，切片）四斤（一斤，酒浸焙；一斤，醋浸焙；一斤，盐四两炒；一斤，椒四两炒），赤、白何首乌各二斤（泔浸，竹刀刮切，以黑豆、红枣各五升，同蒸至豆烂，曝干），地骨皮（去骨）一斤。各取净末，以桑椹汁和成剂，铺盆内，汁高三指，日晒夜露，取日月精华，待干，石臼捣末，炼蜜和丸梧子大。每空心酒服一百丸。此皇甫敬之方也。（王海藏《医垒元戎》）

灵芝丸：治脾肾气虚，添补精髓，通利耳目。苍术一斤。米泔水浸，春、夏五日，秋、冬七日，逐日换水，竹刀刮皮切晒，石臼为末，枣肉蒸，和丸梧子大。每服三五十丸，枣汤空心服。（《奇效良方》）

补脾滋肾：生精强骨，真仙方也。苍术（去皮）五斤（为末，米泔水漂，澄取底用），脂麻二升半（去壳研烂，绢袋滤去渣）。澄浆拌术，曝干。每服三钱，米汤或酒空心调服。（《孙氏集效方》）

面黄食少：男妇面无血色，食少嗜卧。苍术一斤，熟地黄半斤，干姜（炮）冬一两（春、秋七钱，夏五钱），为末糊丸，梧子大，每温水下五十丸。（《济生拔萃方》）

小儿癖疾：苍术四两，为末。羊肝一具，竹刀批开，撒术末，线缚，入砂锅煮熟，捣作丸服。（《生生编》）

好食生米：男子、妇人因食生熟物留滞肠胃，遂至生虫，久则好食生米，否则终日不乐，至憔悴萎黄，不思饮食，以害其生。用苍术米泔水浸一夜，锉焙为末，蒸饼丸梧子大。每服五十丸，食前米饮下，日三服。益昌伶人刘清啸，一娼名曰花翠，年逾笄病此。惠民局监赵尹，以此治之，两旬而愈。盖生米留滞，肠胃受湿，则谷不磨而成此疾，苍术能去湿暖胃消谷也。（杨氏《家藏经验方》）

腹中虚冷：不能饮食，食辄不消，羸弱生病。术二斤，曲一斤。炒为末，蜜丸梧子大。每服三十丸，米汤下，日三服。大冷，加干姜三两；腹痛，加当归三两；羸弱，加甘草二两。（《肘后方》）

脾湿水泻：注下，困弱无力，水谷不化，腹痛甚者。苍术二两，白芍药一两，黄芩半两，淡桂二钱。每服一两，水一盏半，煎一盏，温服。脉弦头微痛，去芍药，加防风二两。（《保命集》）暑月暴泻：壮脾温胃，及疗饮食所伤。曲术丸：用神曲（炒）、苍术（米泔浸一夜，焙）等分为末，糊丸梧子大。每服三五十丸，米饮下。（《和剂局方》）

飧泻久痢：椒术丸：用苍术二两，川椒一两。为末，醋糊丸梧子大。每服二十丸，食前温水下。恶痢久者，加桂。（《保命集》）

脾湿下血：苍术二两，地榆一两。分作二服，水二盏，煎一盏，食前温服。久痢虚滑，以此下桃花丸。（《保命集》）。

肠风下血：苍术不拘多少，以皂角浓汁浸一宿，煮干，焙研为末，面糊丸如梧子大。每服五十丸，空心米饮下，日三服。（《妇人良方》）

湿气身痛：苍术泔浸切，水煎，取浓汁熬膏，白汤点服。（《简便方》）

补虚明目：健骨和血。苍术（泔浸）四两，熟地黄（焙）二两。为末，酒糊丸梧子大。每温酒下三五十丸，日三服。（《普济方》）

青盲雀目：《圣惠方》：用苍术四两，泔浸一夜，切焙研末。每服三钱，猪肝三两，劈开掺药在内，扎定，入粟米一合，水一碗，砂锅煮熟，熏眼，临卧食肝饮汁，不拘大人、小儿皆治。又方：不计时月久近。用苍术二两，泔浸，焙捣为末。每服一钱，以好羊子肝一斤，竹刀切破，掺药在内，麻扎，以粟米泔煮熟，待冷食之，以愈为度。

婴儿目涩：不开，或出血。苍术二钱，入猪胆中扎煮。将药气熏眼后，更嚼取汁与服。妙。（《幼幼新书》）

风牙肿痛：苍术盐水浸过，烧存性，研末揩牙。去风热。（《普济方》）脐虫怪病：腹中如铁石，脐中水出，旋变作虫行，绕身匝痒难忍，拨扫不尽。用苍术浓煎汤浴之。仍以苍术末入麝香少许，水调服。夏子益奇疾方。

苗亦止自汗。

菟丝子

味辛、甘，平，无毒。主续绝伤，补不足，益气力，肥健。汁去面皯皯，养肌强阴，坚筋骨，主茎中寒，精自出，溺有余沥，口苦燥渴，寒血为积。久服明目，轻身延年。一名菟芦，一名菟缕，一名蓎[①]蒙，一名玉女，一名赤网，一名菟累。[②]生朝鲜川泽田野，蔓延草木之上，色黄而细为赤网，色浅而大为菟累，九月采实，暴干。得酒良，薯蓣、松脂为之使，恶雚[③]菌。陶隐居云：宜丸不宜煮，田野墟落中甚多，皆浮生蓝、纻、麻、蒿上。旧言下有茯苓，上生菟丝，今不必尔。其茎挼以浴小儿，疗热痱[4]，用其实，先须酒渍之一宿，《仙经》、俗方并以为补药。

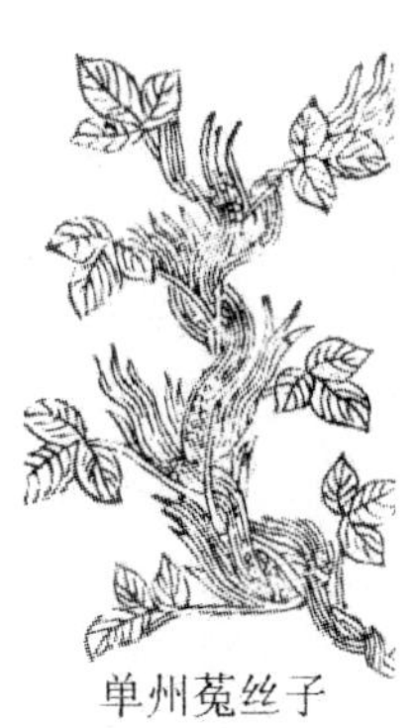
单州菟丝子

臣禹锡等谨按《吕氏春秋》云：或谓菟丝无根也，其根不属地，茯苓是也。《抱朴子》云：菟丝之草下有伏兔之根，无此兔则丝不得生于上，然实不属也。又《内篇》云：菟丝，初生之根，其形似兔，掘取割其血，以和丹服之，立变化。《药性论》云：菟丝子，君。能治男子、女人虚冷，添精益髓，去腰疼膝冷，久服延年，驻悦颜色，又主消渴，热中。

《日华子》云：补五劳七伤，治鬼交泄精，尿血，润心肺，苗茎似黄麻线，无根，株多附田中草，被缠死或生一丛如席阔，开花结子不分明，如碎黍米粒。八月、九月以前采。

《图经》曰：菟丝子生朝鲜川泽田野，今近京亦有之，以冤句者为胜。夏生苗如丝综，蔓延草木之上，或云无根，假气而生，六、七月结实极细，如蚕子，土黄色，九月收采，暴干，得酒良。其实有二种，色黄而细者名赤网，色浅而大者名菟累，其功用并同。谨按《尔雅》云：唐、蒙、女萝。女萝，菟丝。释曰：唐也，蒙也，女萝也，菟丝也。一物四名。而《本经》并以唐蒙为一名。又《诗》云：茑[5]与女萝。毛传云：女萝，菟丝也。陆机云：今合药菟丝也。而《本经》菟丝无女萝之名，别有松萝条，一名女萝，自是木类。寄生松上者，亦如菟丝，寄生草上，岂二物同名，《本经》脱漏乎。又书、传多云菟丝无根，其根不属地。今观其苗，初生纔若丝遍地，不能自起，得他草梗则缠绕，随而上生，其根渐绝于地，而寄空中。信书、传之说不谬矣。然云上有菟丝，下有茯苓，茯苓抽则菟丝死。又云菟丝初生之根，其形似兔菟[6]，掘取剖其血，以和丹服之，今人未见其如此者，岂自一类乎。仙方多单服者，取实，酒浸暴干，再浸又暴，令酒尽筛末，酒服，久而弥佳，兼明目。其苗生研汁，涂面斑神效。

<u>《雷公》</u>曰：勿用天碧草子，其样真相似，只是天碧草子味酸涩，并粘，不入药用。其菟丝子，禀中和凝正阳气受结，偏补人卫气，助人筋脉。一茎从树感，枝成又从中春上阳结实其气，大小受七镒[7]二两全。采得去粗薄壳了，用苦酒浸二日，漉出用黄精自然汁浸一宿，至明微用火煎至干入臼中，热烧铁杵一，去三千余杵成粉，用苦酒并黄精自然汁与菟丝子相对用之。《肘后方》治卒肿满身面皆洪大，菟丝子一升，酒五升，渍二三宿，每服一升，日三服。

又方：治痔发痛如虫啮，菟丝子熬令黄黑，末和鸡子黄涂之，亦治谷道中赤痛。

又方：治面上粉刺，捣菟丝子，绞取汁，涂之差。《经验后方》治丈夫腰膝积冷痛，或顽麻无力，菟丝子洗，秤一两，牛膝一两，同浸于银器内，用酒过一寸五，日曝干为末，将元浸酒再入少醇酒作糊，搜和丸如梧桐子大，空心酒下二十丸。

又方：固阳丹，菟丝子二两，酒浸十日，水淘焙干为末，更入杜仲一两，蜜炙捣用薯蓣末，酒煮为糊丸，如梧桐子大，空心用酒下五十丸。

《子母秘录》：治小儿头疮，及女人面疮，菟丝汤洗。《产书》治横生，菟丝子为末，酒调下一钱匕，米饮调亦得。

《修真方》：神仙方：菟丝子一斗，酒一斗，浸良久漉出，暴干，又浸以酒尽为度。

每服二钱，温酒下，日二服后吃三五匙水饭压之，至三七日，加至三钱匕，服之令人光泽，三年老变为少，此药治腰膝去风，久服延年。

《衍义》曰：菟丝子，附丛木中即便蔓延，花实，无绿叶，此为草中之异，其上有菟丝，下有茯苓之说未必耳。已于茯苓条中具言之。

现注：

①蓎：(táng 唐)，原意为花椒。下文图经写为唐蒙为原刻如此。

②累：下原有音羸二字注音。

③雚：(guàn 贯)。雚指萝藦。

④痱：下原有音沸二字注音。

⑤茑：(niǎo 鸟)。《诗经》茑与女萝，施于松柏。

⑥菟：上文《抱朴子》中有"其形似兔"句，兔字并无草字头，菟似为兔之误。

⑦镒：(yì 义)，二十或二十四两为一镒，但此句意，解不甚明。似说一株树上的菟丝子感树和中春上阳之气数之多少。

按：菟丝子为旋花科菟丝子的种子。

综合条文所述菟丝子功能补肾填精，续绝伤，补不足。临床常用之补肾滋阴填精补血药，临床列入补肾药。

释名：火焰草(《纲目》)、野狐丝(《纲目》)。

震亨曰：菟丝未尝与茯苓共类，女萝附松而生，不相关涉，皆承讹而言也。

时珍曰：《毛诗》注女萝即菟丝。《吴普本草》菟丝一名松萝。陆佃言：在木为女萝，在草为菟丝，二物殊别，皆由《尔雅》释《诗》误以为一物故也。张揖《广雅》云：菟丘，菟丝也。女萝，松萝也。陆玑《诗疏》言：菟丝蔓草上，黄赤如金；松萝蔓松上，生枝正青，无杂蔓者，皆得之。详见木部松萝下。又菟丝茯苓说，见茯苓下。时珍曰：按：宁献王《庚辛玉册》云：火焰草即菟丝子，阳草也，多生荒园古道。其子入地，初生有根，及长延草物，其根自断。无叶有花，白色微红，香亦袭人。结实如秕豆而细，色黄，生于梗上尤佳，惟怀孟林中多有之，入药更良。

时珍曰：凡用，以温水淘去沙泥，酒浸一宿，曝干捣之。不尽者，再浸曝捣，须臾悉细。

又法：酒浸四五日，蒸曝四五次，即刻成粉，且省力也。

补肝脏风虚（好古）。

附方：新七。

消渴不止：菟丝子煎汁，任意饮之，以止为度。(《事林广记》)

白浊遗精：茯菟丸：治思虑太过，心肾虚损，真阳不固，渐有遗沥，小便白浊，梦寐频泄：菟丝子五两，白茯苓三两，石莲肉二两，为末，酒糊丸梧子大。每服三五十丸，空心盐汤下。(《和剂局方》)

小便淋沥：菟丝子，煮汁饮。(《范汪方》)

小便赤浊，心肾不足，精少血燥，口干烦热，头晕怔忡：菟丝子、麦门冬等分，为末，蜜丸梧子大。盐汤每下七十丸。

肝伤目暗：菟丝子三两。酒浸三日，曝干为末，鸡子白和丸梧子大。空心温酒下二十丸。(《圣惠方》)

眉炼癣疮：菟丝子炒研，油调敷之。（《山居四要》）

苗甘，平，无毒。玉册云：汁伏三黄，硫汞，结草砂。

附方：新一。

目中赤痛：野狐浆草，捣汁点之。（《圣惠方》）

牛膝[1]

味苦、酸，平，无毒。主寒湿痿痹，四肢拘挛，膝痛不可屈伸，逐血气，伤热火烂，堕胎，疗伤中少气，男子阴消，老人失溺，补中续绝，填骨髓，除脑中痛，及腰脊痛，妇人月水不通，血结，益精利阴气，止发白。久服轻身耐老。一名百倍。生河内川谷，及临朐。二月、八月、十月采根，阴干。恶萤火、陆英、龟甲，畏白前。

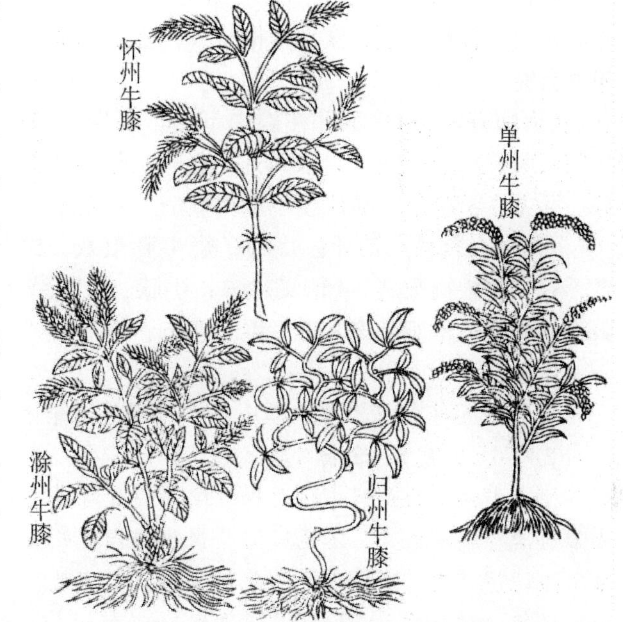

陶隐居云：今出近道蔡州者最良、大、柔润，其茎有节，似牛膝，故以为名也。乃云有雌雄，雄者茎紫色而节大为胜尔。

《唐本》注云：诸药八月以前采者皆日干，火干乃佳，不尔饐[2]烂黑黯，其十月以后至正月，乃可阴干。

臣禹锡等谨按《药性论》云：牛膝，臣，忌牛肉。能治阴痿，补肾填精，逐恶血流结，助十二经脉，病患虚羸，加而用之。

《日华子》云：牛膝，治腰膝软怯冷弱，破癥结，排脓止痛，产后心腹痛，并血运，落死胎，壮阳。怀州者长白，近道苏州者色紫。

《图经》曰：牛膝，生河内川谷及临朐，今江、淮、闽、粤、关中亦有之，然不及怀州者为真。春生苗茎高二三尺，青紫色，有节如鹤膝，又如牛膝状，以此名之。叶尖圆如匙，两两相对，于节上生花作穗，秋结实甚细。此有两种，茎紫节大者为雄，青细者为雌。二月、八月、十月采根阴干，根极长大而柔润者佳。茎叶亦可单用，葛洪治老疟久不断者取茎、叶一把，切，以酒三升渍服，令微有酒气，不即断，更作，不过三剂止。唐崔元亮《海上方》治疟用水煮牛膝根，未发前服。今福州人单用土牛膝根，净洗，切，焙干，捣下筛，酒煎温服，云治妇人血块极效。

《雷公》云：凡使，去尘土了，用黄精自然汁，浸一宿，漉出，细锉，焙干用之。

《圣惠方》：治眼卒生珠管，牛膝并叶捣绞取汁，日三四度点之。

又方：治气湿痹腰膝痛，用牛膝叶一斤，切，以米三合于豉汁中相和煮作粥，和盐、酱，空腹食之。

《外台秘要》：治劳疟积久不断者，长生牛膝一握，切，以水六升，煮取二升，分二服，未发前服，临发又一服。

《千金方》：治妇人小户嫁痛。牛膝五两，酒三升，煮取一升半，去滓分作三服。

又方：治风瘙瘾疹，牛膝末，酒服方寸匕，日三，并主骨疽癞病，及瘖瘤。

《肘后方》：口中及舌上生疮烂，取牛膝酒渍，含渐之，无酒者空含亦佳。

又方：治卒暴癥，腹中有如石刺，昼夜啼呼，牛膝二斤，以酒一斗，渍，密封，热灰火中温令味出，服五合至一升，量力服之。

又方：治齿痛，牛膝末着齿间含之。

又方：凡痢下应先白后赤，若先赤后白为肠蛊，牛膝三两，捣碎，以酒一升，渍，经一宿。每服饮一两杯，日三服。

又方：治小便不利，茎中痛欲死，兼治妇人血结，腹坚痛，牛膝一大把并叶，不以多少，酒煮饮之，立愈。

《经验后方》：治消渴不止，下元虚损，牛膝五两，细锉为末，生地黄汁五升，浸，昼曝夜浸，汁尽为度，蜜丸梧桐子大，空心温酒下三十丸。久服壮筋骨，驻颜色，黑发，津液自完。

《梅师方》：治竹木针在肉中不出。取生牛膝茎捣末涂之即出。又方：治胞衣不出。牛膝八两，葵子一两。以水九升，煎取三升，分三服。

又方：治金疮，痛所生牛膝捣敷疮上，立差。

《孙真人食忌》治牙齿疼痛，烧牛膝根灰，致牙齿间。又方：治卒得恶疮，人不识者，以牛膝根捣敷之。《衍义》曰：牛膝，今西京作畦种，有长三尺者最佳。与苁蓉酒浸服，益肾。竹木刺入肉，嚼烂罨之即出。

现注：

①牛膝下原有"为君"二小字，为原刻注释语。

②饐：(yì 意)，食物败坏。

按：牛膝，为苋科牛膝之根。综合条文所述牛膝功能强腰膝，祛湿除痿强膝止痉。临床常用治疗腰痛膝痛，不论风湿劳损外伤皆有效验。亦可用于高血压，经血不来。临床入祛风强筋药。又有川牛膝亦为苋科植物，偏治风湿。

释名：对节菜。时珍曰：《本经》又名百倍，隐语也，言其滋补之功，如牛之多力也。其叶似苋，其节对生，故俗有山苋、对节之称。时珍曰：牛膝处处有之，谓之土牛膝，不堪服食。惟北土及川中人家栽莳者为良。秋间收子，至春种之。其苗方茎暴节，叶皆对生，颇似苋叶而长且尖艄。秋月开花，作穗结子，状如小鼠负虫，有涩毛。皆贴茎侧生，九月采取根，水中浸两宿，挼去皮，裹扎暴干。虽白直可贵，而挼去白汁入药，不如留皮者力大也。嫩苗可作菜茹。

时珍曰：今惟以酒浸入药，欲下行则生用；滋补则焙用，或酒拌蒸过用。

治久疟寒热，五淋尿血，茎中痛，下痢，喉痹口疮齿痛，痈肿恶疮伤折（时珍）。

震亨曰：牛膝能引诸药下行，筋骨痛风在下者，宜加用之。凡用土牛膝，春夏用叶，秋冬用根，惟叶汁效尤速。

时珍曰：牛膝乃足厥阴、少阴之药。所主之病，大抵得酒则能补肝肾，生用则能去恶血，二者而已。其治腰膝骨痛、足痿阴消、失溺久疟、伤中少气诸病，非取其补肝肾之功欤？其癥瘕心腹诸痛、按陈日华《经验方》云：方夷吾书云：老人久苦淋疾，百药不效。

偶见临汀《集要方》中用牛膝者，服之而愈。又叶朝议亲人患血淋，流下小便在盆内凝如，膝根煎浓汁，日饮五服，名地髓汤。虽未即愈，而血色渐淡，久乃复旧。后十年病又作，服之又瘥。因检本草，见《肘后方》治小便不利，茎中痛欲死，用牛膝并叶，以酒煮服之。今再拈出，表其神功。又按杨士瀛《直指方》云：小便淋痛，或尿血，或沙石胀痛。用川牛膝一两，水二盏，煎一盏，温服。一妇患此十年，服之得效。杜牛膝亦可，或入麝香、乳香尤良。

附方：新七。

女人血病：万病丸：治女人月经淋闭，月信不来，绕脐寒疝痛，及产后血气不调，腹中结瘕症不散诸病：牛膝（酒浸一宿焙）、干漆（炒令烟尽）各一两（为末），生地黄汁一升，入石器内，慢火熬至可丸，丸如梧子大。每服二丸，空心米饮下。(《拔萃方》)

生胎欲去：牛膝一握（捣）。以无灰酒一盏，煎七分，空心服。仍以独根土牛膝涂麝香，插入牝户中(《妇人良方》)。

胞衣不出：牛膝八两，葵子一合，水九升，煎三升，分三服(《延年方》)。

产后尿血：川牛膝水煎频服(《熊氏补遗》)。

喉痹乳蛾：新鲜牛膝根一握，艾叶七片，捣和人乳，取汁灌入鼻内。须臾痰涎从口鼻出，即愈。无艾亦可。一方：牛膝捣汁，和陈醋灌之。

折伤闪肭：杜牛膝捣罨之。(《卫生易简方》)

痈疖已溃：用牛膝根略刮去皮，插入疮口中，留半寸在外，以嫩橘叶及地锦草各一握，捣其上。牛膝能去恶血，二草温凉止痛，随干随换，有十全之功也。(陈日华《经验方》)

茎叶气味缺。

主治寒湿痿痹，老疟淋秘，诸疮。功同根，春夏宜用之（时珍）。

附方：新一。

溪毒寒热，东间有溪毒中人，似射工，但无物。初病恶寒发热烦懊，骨节强痛。不急治，生虫食脏杀人：用雄牛膝（茎紫色节大者）一把，以酒、水各一杯同捣，绞汁温饮，日三服。(《肘后方》)

茺蔚子

味辛，甘，微温、微寒，无毒。主明目益精，除水气。疗血逆大热，头痛心烦。久服轻身。茎主瘾疹[1]痒，可用浴汤。一名益母，一名益明，一名大札，一名贞蔚。生海滨池泽。五月采。

陶隐居云：今处处有。叶如荏，方茎，子形细长，三棱，方用亦稀。《唐本》注云：捣茺蔚茎，敷疔肿，服汁使疔肿毒内消，又下子死腹中，主产后血胀闷，诸杂毒肿、丹油等肿。取汁如豆滴耳中，主聤耳。中虺蛇毒敷之良。今按：陈藏器本草云：此草田野间人呼为郁臭草，本功外，苗子入面药，令人光泽，亦捣苗敷乳痈恶肿痛者。又捣苗绞汁服，主浮肿，下水兼恶毒肿。

又按：《别本》注云：其子状如菥蓂子而稍粗大，微有陈气，作煎及捣绞取汁服之，下死胎也。臣禹锡等谨按《尔雅·释草》注云：萑[2]，蓷[3]。今茺蔚也。叶似荏，方茎白华，华生节间，又名益母。疏引刘歆曰：萑，臭秽。臭秽即茺蔚也。

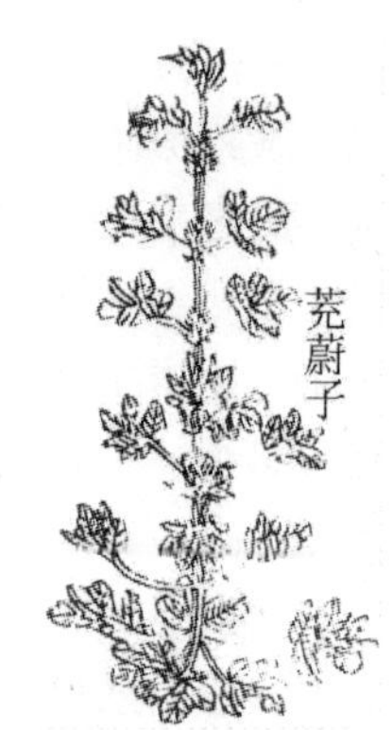

《日华子》云：治产后血胀，苗、叶同功，乃益母草子也，节节生花如鸡冠子，黑色，九月采。

《图经》曰：茺蔚子，生海滨池泽，今处处有之。谨按《毛诗》云：中谷有蓷[④]。《尔雅》云：萑[⑤]，蓷。郭璞云：今茺蔚也。叶似荏，方茎白华，华生节间。陆机云：《韩诗》及《三苍》皆云蓷，益母也。故曾子见之感恩。刘歆亦谓蓷，臭秽，臭秽即茺蔚也。今园圃及田野见者极多，形色皆如郭说。而苗叶上节节生花实，似鸡冠子黑色，茎作四方棱，五月采。又云九月采实，医方中稀见用实者。唐天后炼益母草泽面法：五月五日采根苗具者，勿令著土，曝干，捣罗以水和之，令极熟，团之如鸡子大，再曝，仍作一炉，四旁开窍，上下置火，安药中央，大火烧一炊久，即去大火，留小火养之，勿令绝。经一复时出之，瓷器中研，筛，再研，三日收之，使如澡豆[⑥]法。《广济方》：疗小儿疳痢，困垂死者，取益母草，煮食之，取足差止，甚佳。韦丹治女子因热病胎死腹中，捣此草并苗令熟，以少许暖水和绞取汁顿服良。又主难产，捣取汁七大合煎半，顿服，立下。无新者以干者一大握，水七合煎服。又名郁臭草，又名苦低草，亦主马啮，细切，此草和醋炒敷之良。

《圣惠方》：治妇人勒乳痛成痈[⑦]，益母为末，水调涂乳上一宿自差。生捣烂用之亦得。

又方：治产后血不下，益母捣绞汁，每服一小盏，入酒一合，温搅匀服。

《外台秘要》：治折伤内损有瘀血，每天阴则痛，兼治产妇诸疾神方：三月采益母草，一名负担，一名夏枯草，洗择令净，于箔上摊曝令水干，别用拔断，可长五寸以来，勿用刀，即置锅中，以水二硕[⑧]以来，令草上水深二三寸，煎煮候益母烂，水三分减二，漉出草，取五六斗汁，泻入盆中，澄之半日以来，以绵滤取清汁，盆中滓淀尽弃之，其清汁于小釜中慢火煎取一斗以来，如稀饧，每取梨许大，暖酒和服之。日再服。以和羹粥并可。如远行不能稀煎去即更炼可丸，得每服之，七日内则疼痛渐瘳，七日平复，或有产妇恶露不尽及血晕，一二服差。其药治风，益心力，无忌。

《肘后方》：治一切产后血病，并一切伤损，益母草不限多少，竹刀切洗净，银器内炼成膏，瓷器内封之，并以酒服。内损亦服。

《孙真人》：治马咬方：益母草细切，和醋炒封之。

《食医心镜》：治小儿疳痢痔疾，以益母草叶煮粥食之，取汁饮之亦妙。

《简要济众》：新生小儿浴法：益母草五两，锉，水一斗，煎十沸，温浴而不生疮疥。

《斗门方》：治疖子已破，用益母捣敷疮妙。

《丹房镜源》：烧益母灰用面汤溲，烧之，偏治面上风刺，亦制硫黄。

《集验方》：治妇人带下，赤白色，益母草花开时采捣为末。每服二钱，食前温汤调下。

《子母秘录》：治产后血晕，心气绝，益母草研绞汁，服一盏妙。

又方：治小儿疳，益母草绞汁稍稍服。

《衍义》曰：茺蔚子叶，至初春，亦可煮作菜食。凌冬不凋悴，唐武后，九烧此灰，入紧面药丸烧之，义已具冬灰条下。

现注：

①瘾疹下原有上音瘾，下音诊六字注音。但以瘾注瘾等于没注，此当本意用隐字注瘾字之误。

②萑：(zhuī 锥)。

③蓷：(tuí 推)，皆指益母草。

④蓷：下原有他日切三字注音。

⑤萑：下原有音佳二字注音。按注音与现发音不同。

⑥澡豆：洗涤用粉剂，用豆末合诸药制成。《外台秘要》三二有澡豆方。

⑦痈：原刻不清，据大观及成化本皆为痈。

⑧硕：通石（dàn）。

按：茺蔚子为唇形科益母草的果实，本节末将益母草单列出来，而文中已述及不少益母草的功效用法。现临床用茺蔚子及益母草为两种药。综合条文所述，益母草功能调经理血，愈疮疖，净颜面。临床常用，经水先期后期，或多或不至或少皆佳。茺蔚子功能平肝调经明目益精除水气。临床入平肝药。

释名：野天麻(《会编》)、猪麻(《纲目》) 时珍曰：此草及子皆充盛密蔚，故名茺蔚。其功宜于妇人及明目益精，故有益母、益明之称。其茎方类麻，故谓之野天麻。俗呼为猪麻，猪喜食之也。夏至后即枯，故亦有夏枯之名。《近效方》谓之土质汗。林亿云：质汗出西番，乃热血合诸药煎成，治金疮折伤。益母亦可作煎，治折伤，故名为土质汗也。禹锡曰：《尔雅》：萑。注云：今茺蔚也。又名益母。刘歆云：臭秽也。臭秽，即茺蔚也。陆玑云：益母也。故曾子见之感思。

时珍曰：茺蔚近水湿处甚繁。春初生苗如嫩蒿，入夏长三四尺，茎方如黄麻茎。其叶如艾叶而背青，一梗三叶，叶有尖岐。寸许一节，节节生穗，丛簇抱茎。四、五月间，穗内开小花，红紫色，亦有微白色者。每萼内有细子四粒，粒大如同蒿子，有三棱，褐色，药肆往往以作巨胜子货之。其草生时有臭气，夏至后即枯，其根白色。苏颂《图经》谓其叶似荏，其子黑色，似鸡冠子，九月采实，寇宗《衍义》谓其凌冬不凋者，皆误传也。此草有白花、紫花二种，茎、叶、子、穗皆一样。但白者能入气分，红者能入血分，别而用之可也。

按《闺阁事宜》云：白花者为益母；紫花者为野天麻。《返魂丹注》云：紫花者为益母，花者不是。孙思邈《千金方》云：天麻草，茎如火麻，冬生苗，夏着赤花，如鼠尾花。此皆似以茺蔚、天麻为二物，盖不知其是一物二种。凡物花皆有赤白，如牡丹、芍药、菊花之类是矣。又按：郭璞《尔雅注》云：音推，即茺蔚，又名益母。叶似荏，白华，华生节间。又云：蓷（音推），方茎，叶长而锐，有穗，穗间有花紫缥色，可以为饮，江东呼为牛。据此则是蓷、蓷名本相同，但以花色分别之，其为一物无疑矣。宋人重修本草，以天麻草误注天麻，尤为谬失。陈藏器《本草》又有錾菜，云生江南阴地，似益母，方茎对节白花，主产后血病。此即茺蔚之白花者，故其功主血病亦相同。

子：时珍曰：凡用，微炒香，亦或蒸熟，烈日曝燥，舂簸去壳，取仁用。

时珍曰：甘、辛，温。灰制硫黄。舂仁生食，补中益气，通血脉，填精髓，止渴润肺（吴瑞）。治风解热，顺气活血，养肝益心，安魂定魄，调女人经脉，崩中带下，产后胎前诸病。久服令人有子（时珍）。

震亨曰：茺蔚子活血行气，有补阴之功，故名益母。凡胎前产后所恃者，血气也。胎前无滞，产后无虚，以其行中有补也。

时珍曰：茺蔚子味甘、微辛，气温，阴中之阳，手、足厥阴经药也。白花者入气分；紫花者入血分。治妇女经脉不调，胎产一切血气诸病，妙品也，而医方鲜知用。时珍常以之同四物、香附诸药治人，获效甚多。盖包络生血，肝藏血。此物能活血补阴，故能明目、益精、调经，治女人诸病也。东垣李氏言瞳子散大者，禁用茺蔚子，为其辛温主散，能助火也。当归虽辛温，而兼苦甘，能和血，故不禁之。愚谓目得血而能视，茺蔚行血甚捷，瞳子散大，血不足也，故禁之，非助火也。血滞病目则宜之，故曰明目。

时珍曰：茎、叶：味辛、微苦。花：味微苦、甘。根：味甘。并无毒。

活血破血，调经解毒，治胎漏难产。胎衣不下，血晕血风血痛，崩中漏下，尿血泻血，疳痢痔疾，打扑内损瘀血，大便小便不通（时珍）。

时珍曰：益母草之根、茎、花、叶、实，并皆入药，可同用。若治手、足厥阴血分风热，明目益精，调女人经脉，则单用茺蔚子为良。若治肿毒疮疡，消水行血，妇人胎产诸病，则宜并用为良。盖其根、茎、花、叶专于行，而子则行中有补故也。

附方：新十。

济阴返魂丹：昝殷《产宝》曰：此方，乃吉安文江高师禹，备礼求于名医所得者，其效神妙，活人甚多，能治妇人胎前、产后诸疾危证。用野天麻，又名益母，又名火，又名负担，即茺蔚子也。叶似艾叶，茎类火麻，方梗凹面，四、五、六月节节开花，红紫色如蓼花，南北随处皆有，白花者不是。于端午、小暑，或六月六日，花正开时，连根收采阴干，用叶及花子。忌铁器，以石器碾为细末，炼蜜丸如弹子大随证嚼服用汤使。其根烧存性为末，酒服，功与黑神散不相上下。其药不限丸数，以病愈为度。或丸如梧子大，每服五七十丸。又可捣汁滤净，熬膏服之。胎前脐腹痛，或作声者，米饮下；胎前产后，脐腹刺痛，胎动不安，下血不止，当归汤下；产后，以童子小便化下一丸，能安魂定魄，血气自然调顺，诸病不生。又能破血痛，养脉息，调经络，并温酒下。胎衣不下，及横生不顺，死胎不下，经日胀满，心闷心痛，并用炒盐汤下。产后血晕，眼黑血热，口渴烦闷，如见鬼神，狂言不省人事，以童子小便和酒化下；产后结成血块，脐腹奔痛，时发寒热，有冷汗，或面垢颜赤，五心烦热，并用童子小便、酒下，或薄荷自然汁下。产后恶露不尽，结滞刺痛，上冲心胸满闷，童子小便、酒下。产后泻血水，以枣汤下。产后痢疾，米汤下。产后血崩漏下，糯米汤下。产后赤白带下，煎胶艾汤下；月水不调，温酒下。产后中风，牙关紧急，半身不遂，失音不语，童便、酒下；产后气喘咳嗽，胸膈不利，恶心吐酸水，面目浮肿，两胁疼痛，举动失力，温酒下。产后月内咳嗽，自汗发热，久则变为骨蒸，童便、酒下；产后鼻衄，舌黑口干，童便酒下。产后两太阳穴痛，呵欠心忪，气短羸瘦，不思饮食，血风身热，手足顽麻，百节疼痛，并米饮化下。产后大小便不通，烦躁口苦者，薄荷汤下。妇人久无子息，温酒下。

女人难产：益母草捣汁七大合，煎减半，顿服立止。无新者，以干者一大握，水七合，煎服。（韦宙《独行方》）

小便尿血：益母草捣汁，服一升立瘥。此苏澄方也。（《外台秘要》）

赤白杂痢：困重者。益母草（日干）、陈盐梅（烧存性），等分为末。每服三钱，白痢干姜汤、赤痢甘草汤下。名二灵散。（《卫生家宝方》）

一切痈疮：妇人妒乳乳痈，小儿头疮，及浸淫黄烂热疮，疥疽阴蚀：并用天麻草（切）五升以水一斗半，煮一斗，分数次洗之以杀痒。

急慢疔疮：《圣惠方》：用益母草捣封之，仍绞五合服，即消。《医方大成》：用益母草四月连花采之，烧存性。先以小尖刀十字划开疔根，令血出。次绕根开破，捻出血，拭干。以稻草心蘸药捻入疮口，令到底。良久当有紫血出，捻令血净，再捻药入，见红血乃止。一日夜捻药三五度。重者二日根烂出，轻者一日出。有疮根胀起，即是根出，以针挑之。出后仍敷药生肌易愈。忌风寒，房室酒肉一切毒物。喉闭肿痛：益母草捣烂，新汲水一碗，绞浓汁顿饮，随吐愈。冬月用根。（《卫生易简方》）

粉刺黑斑：《闺阁事宜》云：五月五日收带根天麻紫花者，晒干烧灰。以商陆根捣自然汁，加酸醋和搜灰作饼，炭火过收之。半年方用，入面药，甚能润肌。

女　萎

萎蕤，味甘，平，无毒。主中风暴热，不能动摇，跌筋结肉，诸不足。心腹结气，虚热湿毒，腰痛。茎中寒，及目痛眦烂泪出。久服去面黑䵟，好颜色，润泽，轻身不老。一名荧，一名地节，一名王竹，一名马薰。生泰山山谷，及丘陵。立春后采，阴干。畏卤碱。

陶隐居云：按《本经》有女萎，无萎蕤。《别录》无女萎有萎蕤。而为用正同，疑女萎即萎蕤也，唯名异尔。今处处有，其根似黄精而小异，服食家亦用之。今市人别用一种物，根形状如续断，茎味至苦，乃言是女青根，出荆州，今疗下痢方多用女萎，而此都无止泄之说，疑必非也。萎蕤又主理诸石，人服石不调和者，煮汁饮之。《唐本》注云：女萎功用及苗蔓与萎蕤全别，列在中品，今《本经》朱书是女萎能效，墨字乃萎蕤之效。今以朱书为白字。

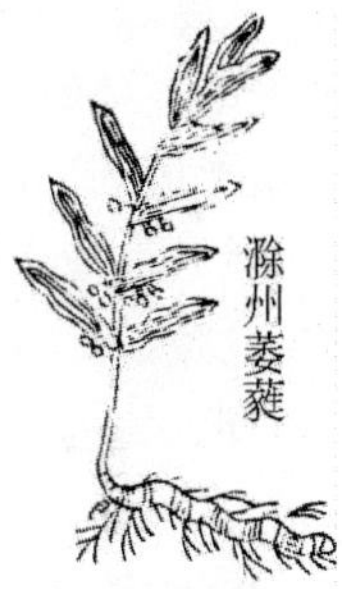

滁州萎蕤

舒州萎蕤

臣禹锡等谨按《尔雅》云：荧，委萎。释曰：药草也，一名荧，一名委萎。叶似竹，大者如箭竿，有节，叶狭长而表白里青，根大如指，长一二尺，可啖。

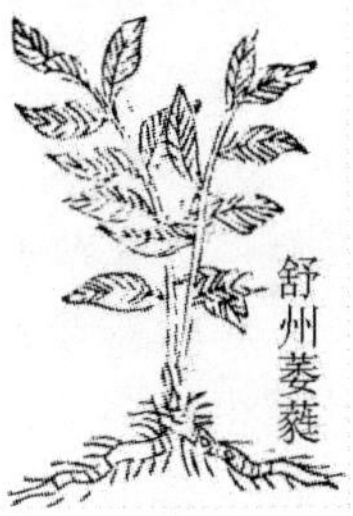

《药性论》云：萎蕤，君。主时疾寒热，内补不足，去虚劳客热，头痛不安，加而用之良。

陈藏器云：女萎、葳蕤二物同传，陶云同是一物，但名异耳。下痢方多用女萎，而此都无止泄之说，疑必非也。按女萎，苏又于中品之中出之云：主霍乱，泄痢肠鸣，正与陶注上品女萎相会，如此即二萎功用同矣。更非二物，苏乃剩出一条。苏又云：女萎与萎蕤不同，其萎蕤一名玉竹，为其似竹，一名地节，为其有节。《魏志》樊阿传青黏，一名黄芝，一名地节，此即萎蕤，极似偏精，本功外主聪明调血气，令人强壮。和漆叶为散，主五脏，益精，去三虫，轻身不老，变白，润肌肤，暖腰脚。唯有热不可服。晋·嵇绍有胸中寒疹[①]，每酒后苦唾，服之得愈。草似竹，取根、花、叶阴干。昔华佗入山，见仙人所服，以告樊阿服之，寿百岁也。萧炳云：萎蕤，补中益气，出均州。

《日华子》云：除烦闷，止渴，润心肺，补五劳七伤，虚损，腰脚疼痛，天行热狂服食无忌。

《图经》曰：萎蕤，生泰山山谷，丘陵。今滁州、舒州及汉中皆有之。叶狭而长，表白里青，亦类黄精，茎秆强直似竹箭秆，有节，根黄多须，大如指，长一二尺，或云可啖。三月开青花，结圆实，立春后采根，阴干用之。《本经》与女萎同条，云是一物二名。又云自是二物，苗蔓与功用全别。《尔雅》谓荧，委萎[②]。郭璞注云：药草也。亦无女萎之别名，疑别是一物，且《本经》中品又别有女萎条，苏恭云即此女萎。今《本经》朱书是女萎能效，黑字是萎蕤之功，观古方书所用，则似差别。胡洽治时气洞下，瓥下有女萎丸，治伤寒冷下，结肠丸中用女萎，治虚劳小黄芪酒云：下痢者加女萎。详此数方所用，乃似中品女萎。缘其性温，主霍乱泄痢故也。又主贼风，手足枯痹，四肢拘挛，茵芋酒中用女萎，及《古今录验》治身体疬疡，斑剥，女萎膏，乃似朱字女萎，缘其主中风不能动摇，及去皯好色故也。又治伤寒七八日不解，续命鳖甲汤，治脚弱鳖甲汤并用萎蕤，及延年方主风热项急痛，四肢骨肉烦热萎蕤饮；又主虚风热，发即头热萎蕤丸，乃似此黑字女萎，缘其主虚热湿毒腰痛故也。三者主治既别，则非一物明矣。然陈藏器以为更非二物，是不然矣。此女萎性平味甘，中品女萎，味辛性温，性味既殊，安得为一物。又云：萎蕤一名地节，极似偏精，疑即青粘，华佗所服漆叶青粘散是此也。然世无复能辨者，非敢以为信然耳。

《雷公》云：凡使勿用钩吻并黄精，其二物相似萎蕤，只是不同，有误疾人，萎蕤节上有毛，茎斑，叶尖处有小黄点，采得先用竹刀刮上节皮了，洗净，却以蜜水浸一宿，蒸了焙干用。

《外台秘要》：主发热口干，小便涩，萎蕤五两，煮汁饮之。

《杨氏产乳》：疗久痢脱肛不止，取女萎切一升，烧熏之。

现注：

①疹：通疢。

②委萎下原有上于为切，下人垂切八个小字为注音。

按：女萎为百合科萎蕤，用根茎，今名玉竹。综合条文功能女萎（玉竹）可养阴袪热，养颜愈风。为临床常用药，治阴虚发热，心虚气短，肝风内动。临床入养阴药。另有卷八之女萎为毛茛科女萎与此完全不同，且未见用者。

释名：萎香(《纲目》）时珍曰：按：黄公绍《古今韵会》云：葳蕤，草木叶垂之貌。此草根长多须，如冠缨下垂之而有威仪，故以名之。凡羽盖旌旗之缨，皆象葳蕤，是矣。张氏《瑞应图》云：王者礼备，则葳蕤生于殿前。一名萎香。则威仪之义，于此可见。《别录》作葳蕤，省文也。

《说文》作萎，音相近也。《尔雅》作委萎，字相近也。其叶光莹而象竹，其根多节，故有荧及时珍曰：《本经》女萎，乃《尔雅》委萎二字，即《别录》葳蕤也，上古钞写讹为女萎尔。古方治伤寒风虚用女萎者，即葳蕤也，皆承本草之讹而称之。诸家不察，因中品有女萎名字相同，遂致费辩如此。今正其误，只依《别录》书葳蕤为纲，以便寻检。其治泄痢女萎，乃蔓草也，见本条玉竹、地节诸名。《吴普本草》又有乌女、虫蝉之名。宋本一名马熏，即乌萎之讹者也。

时珍曰：《本经》女萎，乃《尔雅》委萎二字，即《别录》葳蕤也，上古钞写讹为女萎尔。古方治伤寒风虚用女萎者，即葳蕤也，皆承本草之讹而称之。诸家不察，因中品有女萎名字相同，遂致费辩如此。今正其误，只依《别录》书葳蕤为纲，以便寻检。其治泄痢女萎，乃蔓草也，见本条时珍曰：处处山中有之。其根横生似黄精，差小，黄白色，性柔多须，最难燥。其叶如竹，两两相值。亦可采根种之，极易繁也。嫩叶及根，并可煮淘食茹。

主风温自汗灼热，及劳疟寒热，脾胃虚乏，男子小便频数，失精，一切虚损（时珍）。

杲曰：葳蕤能升能降，阳中阴也。其用有四：主风淫四末，两目泪烂，男子湿注腰痛，女子面生黑䵟。

时珍曰：葳蕤性平味甘，柔润可食。故朱肱《南阳活人书》，治风温自汗身重，语言难出，用葳蕤汤，以之为君药。予每用治虚劳寒热痁，及一切不足之证，用代参，不寒不燥，大有殊功，不只于去风热湿毒而已，此昔人所未阐者也。

时珍曰：苏颂注黄精，疑青粘是黄精，与此说不同。今考黄精、葳蕤性味功用大抵相近，而葳蕤之功更胜。故青粘，一名黄芝，与黄精同名；一名地节，与葳蕤同名，则二物虽通用亦可。

附方：新六。

服食法：二月、九月采葳蕤根，切碎一石，以水二石煮之，从旦至夕，以手烂，布囊榨取汁，熬稠。其渣晒为末，同熬至可丸，丸如鸡头子大。每服一丸，白汤下，日三服。导气脉，强筋骨，治中风湿毒，去面皱颜色，久服延年。（《臞仙神隐书》）

赤眼涩痛：葳蕤、赤芍药、当归、黄连等分。煎汤，熏洗。（《卫生家宝方》）

眼见黑花：赤痛昏暗，甘露汤：用葳蕤（焙）四两。每服二钱，水一盏，入薄荷二叶，生姜一片，蜜少许，同煎七分，卧时温服，日一服。（《圣济总录》）

小便卒淋：葳蕤一两，芭蕉根四两。水二大碗，煎一碗半，入滑石二钱，分三服。（《太平圣惠方》）

乳石发热：葳蕤三两，炙甘草二两，生犀角一两。水四升，煮一升半，分三服。（《圣惠方》）

痫后虚肿：小儿痫病瘥后，血气上虚，热在皮肤，身面俱肿。葳蕤、葵子、龙胆、茯苓、前胡等分，为末。每服一钱，水煎服。（《圣济总录》）

防葵

味辛，甘、苦，寒，无毒。主疝瘕，肠泄，膀胱热结，溺不下，咳逆温疟，癫痫，惊邪狂走。疗五脏虚气，小腹支满胪胀，口干，除肾邪强志。久服坚骨髓，益气轻身。中火者不可服，令人恍惚见鬼。一名梨盖，一名房慈，一名爵离，一名农果，一名利茹，一名方盖。生临淄川谷及嵩高、太山少室。三月三日采根曝干。

陶隐居云：北信断，今用建平间者。云本与狼毒同根，犹如三建，今其形亦相似，但置水中不沉尔。而狼毒陈久亦不能沉矣。

《唐本》注云：此药上品无毒，久服主邪气惊狂之患，其根叶似葵花子，根香，味似防风，故名防葵。采依时者亦能沉水，令乃用枯朽野狼毒当之，极为谬矣。此物亦稀有，

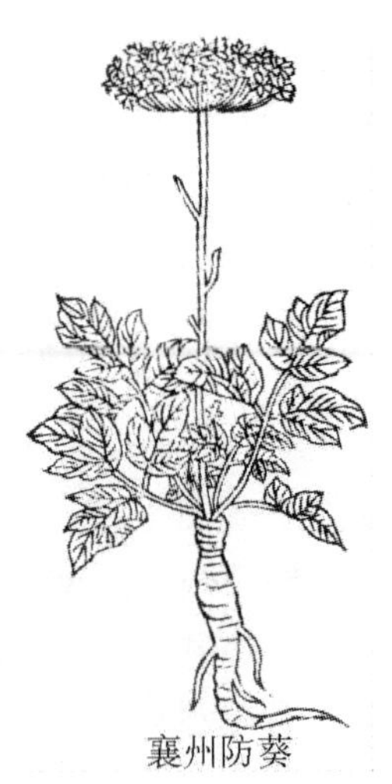
襄州防葵

襄阳望楚山东及兴州西方有之，其兴州采得，乃胜南者，为邻蜀土也。

臣禹锡等谨按《药性论》云：防葵，君，有小毒，能治疝气，痃癖气块，膀胱宿水，血气，瘤大如碗，悉能消散，治鬼疟，主百邪鬼魅精怪，通气。

《图经》曰：防葵，生临淄川谷及嵩高少室、泰山。苏恭云：襄阳望楚山东，及兴州西方有之，其兴州采得，乃胜南者，为邻蜀土也。今唯出襄阳，诸郡不闻有之。其叶似葵，每茎三叶，一本十数茎中发一干，其端开花如葱花、景天辈而色白，根似防风，香味亦如之。依时采者乃沉水，陶隐居云：与狼毒同根，但置水不沉耳。今乃用枯朽狼毒当之，极为谬矣。三月三日采，六月开花即结实，采根为药。

陈藏器云：按此二物，一是上品，而陶云防葵与狼毒根同，但置水中不沉尔。然此二物善恶不同，形质又别，陶既为此说，后人因而用之防葵将以破坚积为下品之物，与狼毒同功。今古因循，遂无甄别，此殊误也。

《雷公》云：凡使勿误用狼毒，缘真似防葵，而验之有异，效又不同，切须审之，恐误疾人。其防葵在蔡州沙土中生，采得二十日便蚛用之，唯轻为妙。欲使先须拣去蚛末，后用甘草汤浸一宿，漉出，曝干，用黄精自然汁一二升拌了，土器中炒，令黄精汁尽。

《肘后方》：治癫狂疾，防葵末，温酒服一刀圭，至二三服，身润有小不仁为候。

按：《图经》云：其叶似葵，一本十数茎中发一干，花如葱花，根似防风。综合条文所述防葵功能止咳镇惊。临床未见此药。

时珍曰：唐时陇西成州贡之。苏颂所说，详明可据。

时珍曰：防葵乃神农上品药，黄帝、岐伯、桐君、雷公、扁鹊、吴普皆言其无毒；独《别录》言中火者服之，令人恍惚见鬼。陈延之《短剧方》云：防葵多服，令人迷惑恍惚如狂。按《难经》云：重阳者狂，脱阳者见鬼，是岂上品养性所宜乎？是岂寒而无毒者乎？不然，则《本经》及苏恭所列者，是防葵功用；而《别录》所列者，乃似防葵之狼毒功用，非防葵也。狼毒之乱防葵，其来亦远矣，不可不辨。古方治蛇瘕、鳖瘕大方中，多用防葵，皆是狼毒也。

附方：新一。

伤寒动气：伤寒汗下后，脐左有动气：防葵散：用防葵一两，木香、黄芩、柴胡各半两。每服半两，水一盏半，煎八分，温服。（云岐子《保命集》）

柴　胡[①]

味苦，平，微寒，无毒。主心腹，去肠胃中结气，饮食积聚，寒热邪气，推陈致新。除伤寒心下烦热，诸痰热结实，胸中邪逆，五脏间游气，大肠停积水胀，及湿痹拘挛，亦可作浴汤。久服轻身明目益精，一名地熏，一名山菜，一名茹草叶，一名芸蒿。辛香可食，生洪农川谷，及冤句。二月、八月采根，暴干。

得茯苓、桔梗、大黄、石膏、麻子仁、甘草、桂，以水一斗，煮取四升，入硝石三方寸匕。疗伤寒，寒热头痛，心下烦满。半夏为之使，恶皂荚，畏女菀、藜芦。

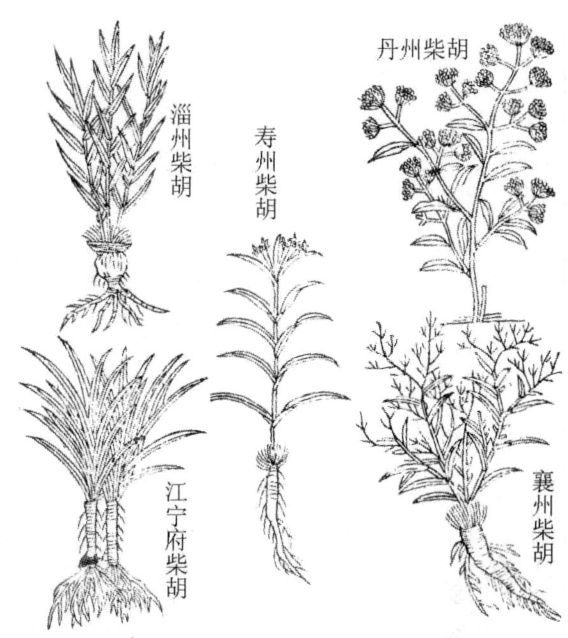

陶隐居云：今出近道，状如前胡而强。《博物志》云：芸蒿，叶似邪蒿，春秋有白蒻[②]，长四五寸，香美可食，长安及河内并有之，此茈胡疗伤寒第一用。

《唐本》注云：茈是古柴字。《上林赋》云：茈姜[③]，及《尔雅》云藐[④]，茈[⑤]草。并作茈字，且此草根紫色，今太常用茈胡是也。又以木代系，相承呼为茈胡。且检诸本草无名此者，《伤寒》大、小茈胡汤，最为痰气之要，若以芸蒿根为之，更作茨音大谬矣。臣禹锡等谨按《药性论》云：茈胡能治热劳，骨节烦疼热气，肩背疼痛，宣畅血气，劳乏羸瘦。主下气消食，主时疾内外热不解，单煮服良。萧炳云：主痰满，胸胁中痞。

《日华子》云：味甘。补五劳七伤，除烦止惊，益气力，消痰止嗽，润心肺，添精补髓，天行温疾，热狂乏绝，胸胁气满，健忘。

《图经》曰：柴胡，生洪农山谷，及冤句，今关陕、江湖间近道皆有之，以银州者为胜。二月生苗甚香，茎青紫，叶似竹叶稍紧，亦有似斜蒿，亦有似麦门冬而短者。七月开黄花。生丹州，结青子与他处者不类，根赤色，似前胡而强，芦头有赤毛如鼠尾，独窠长者好。二月、八月采根，暴干。张仲景治伤寒有大、小柴胡及柴胡加龙骨、柴胡加芒硝等汤。故后人治寒热，此为最要之药。

陈藏器：陶云：芸蒿是茈胡，主伤寒，苏云紫姜作紫，此草紫色。《上林赋》云：茈姜。今常用茈胡是也。

雷公曰：凡使茎长软，皮赤黄髭须，出在平州平县，即今银州银县也。西畔生处多有白鹤、绿鹤于此翔处，是茈胡香直上云间，若有过往闻者，皆气爽。凡采得后去髭并头，用银刀削上赤薄皮少许，却以粗布拭了，细锉用之，勿令犯火，立便无效也。

《孙尚药》：治黄疸，柴胡一两去苗，甘草一分，右都细锉作一剂，以水一碗，白茅根一握，同煎至七分，绞去滓，任意时时服，一日尽。

《别说》云：谨按柴胡，唯银夏者最良，根如鼠尾，长一二尺，香味甚佳。今虽不见于《图经》，俗亦不识其真，故市人多以同华者代之，然亦胜于他处者，盖银夏地多沙，同华亦沙苑所出也。

《衍义》曰：茈胡，《本经》并无一字治劳，今人治劳方中鲜有不用者，呜呼，凡此误世甚多。尝原病劳有一种真脏虚损，复受邪热，邪因虚而致劳，故曰劳者牢也，当须斟酌用之。如经验方中，治劳热，青蒿煎丸用茈胡正合宜耳。服之无不效，热去即须急已，若或无热，得此愈甚，虽至死，人亦不怨，目击甚多。《日华子》又谓补五劳七伤，《药性论》亦谓治劳乏羸瘦，若此等病苟无实热，医者热而用之，不死何待。注释本草，一字亦不可忽，盖万世之后，所误无穷耳。苟有明哲之士，自何处治中下之学，不肯考究，枉致沦没，可不谨哉，可不戒哉。如张仲景治寒热往来如疟状，用柴胡汤正合其宜。

现注：

①原刻柴胡之柴字用茈字，并在其下有“柴字”二小字注释。胡字下有“为君”二字为对柴胡的注释。

②蒻：下原有若弱二字注音。

③茈（zǐ子）姜：即子姜。茈有二音。与胡组成茈胡一词时发（chái柴）音。

④蘈：下原有音邈二字注音。⑤茈草指紫草，并不是指柴胡。茈有紫草及柴胡两个含义，应当引起注意。

按：柴胡为伞形科柴胡的根。

综合条文所述柴胡功能升提解热，利心腹，除结积。临床常用是退热升提舒肝利胆调经之良药。临床可列入升散药中。又文中所述银夏者，根如鼠尾，乃银柴胡，为石竹科植物。退虚热。

时珍曰：茈字，有柴、紫二音。茈姜、茈草之茈，皆音紫；茈胡之茈，音柴。茈胡生山中，嫩则可茹，老则采而为柴，故苗有芸蒿、山菜、茹草之名，而根名柴胡也。苏恭之说殊欠明。古本张仲景《伤寒论》，尚作茈字也。

机曰：解散用北柴胡，虚热用海阳软柴胡为良。时珍曰：银州，即今延安府神木县，五原城是其废迹。所产柴胡长尺余而微白且软，不易得也。北地所产者，亦如前胡而软，今人谓之北柴胡是也，入药亦良。南土所产者，不似前胡，正如蒿根，强硬不堪使用。其苗有如韭叶者、竹叶者，以竹叶者为胜。

其如邪蒿者最下也。按：《夏小正月令》云：仲春芸始生。《仓颉解诂》云：芸，蒿也。似邪蒿，可食。亦柴胡之类，入药不甚良，故苏恭以为非柴胡云。近时有一种，根似桔梗、沙参，白色而大，市人以伪充银柴胡，殊无气味，不可不辨。

元素曰：气味俱轻，阳也，升也，少阳经药，引胃气上升。苦寒以发散表热。杲曰：升也，阴中之阳，手足少阳、厥阴四经引经药也。在脏主血，在经主气。欲上升，则用根，以酒浸；欲中及下降，则用梢。之才曰：半夏为之使，恶皂荚，畏女菀、藜芦。时珍曰：行手、足少阳，以黄芩为佐；行手、足厥阴，以黄连为佐。

除虚劳，散肌热，去早晨潮热，寒热往来，胆瘅，妇人产前、产后诸热，心下痞，胸胁痛（元素）。治阳气下陷，平肝胆三焦包络相火，及头痛眩晕，目昏赤痛障翳，耳聋鸣，诸疟，及肥气寒热，妇人热入血室，经水不调，小儿痘疹余热，五疳羸热。（时珍）

杲曰：能引清气而行阳道，伤寒外，诸有热则加之，无热则不加也。又能引胃气上行、升腾而行春令者，宜加之。又凡诸疟，以柴胡为君，随所发时所在经分，佐以引经之药。十二经疮疽中，须用柴胡以散诸经血结气聚，功与连翘同也。

好古曰：柴胡能去脏腑内外俱乏，既能引清气上行而顺阳道，又入足少阳。在经主气，在脏主血。证前行则恶热，却退则恶寒。惟气之微寒，味之薄者，故能行经。若佐以三棱、广术、巴豆之类，则能消坚积，是主血也。妇人经水适来适断，伤寒杂病，易老俱用小柴胡汤，加以四物之类，并秦艽、牡丹皮辈，为调经之剂。又言妇人产后血热必用之药也。

时珍曰：劳有五劳，病在五脏。若劳在肝、胆、心，及包络有热，或少阳经寒热者，则柴胡乃手足厥阴、少阳必用之药；劳在脾胃有热，或阳气下陷，则柴胡乃引清气、退热必用之药；惟劳在肺、肾者，不用可尔。然东垣李氏言诸有热者，宜加之；无热，则不加。又言诸经之疟，皆以柴胡为君。十二经疮疽，须用柴胡以散结聚。则是肺疟、肾疟，十二经之疮，有热者皆可用之矣。但要用者精思病原，加减佐使可也。寇氏不分脏腑经络、有热无热，乃谓柴胡不治劳乏，一概摈斥，殊非通论。如《和剂局方》治上下诸血，龙脑鸡苏丸，用银柴胡浸汁熬膏之法，则世人知此意者鲜矣。按：庞元英《谈薮》云：张知久病疟，热时如火，年余骨立。医用茸、附诸药，热益甚。召医官孙琳诊之。琳投小柴胡汤一帖，热减十之九，三服脱然。琳曰：此名劳疟，热从髓出，加以刚剂，气血愈亏，安得不瘦？盖热有在皮肤、在脏腑、在骨髓，非柴胡不可。若得银柴胡，只须一服；南方者力减，故三服乃效也。观此，则得用药之妙的矣。寇氏之说，可尽凭乎？

附方：新五。

伤寒余热：伤寒之后，邪入经络，体瘦肌热，推陈致新，解利伤寒时气伏暑，仓卒并治，不论长幼。柴胡四两，甘草一两。每用三钱，水一盏，煎服。(许学士《本事方》)

小儿骨热：十五岁以下，遍身如火，日渐黄瘦，盗汗，咳嗽烦渴。柴胡四两，丹砂三两。为末，猪胆汁拌和，饭上蒸熟，丸绿豆大。每服一丸，桃仁、乌梅汤下，日三服。(《圣济总录》)

虚劳发热：柴胡、人参等分。每服三钱，姜、枣同水煎服。(《澹寮方》)

眼目昏暗：柴胡六铢，决明子十八铢。治筛，人乳汁和敷目上，久久夜见五色。(《千金方》)

积热下痢：柴胡、黄芩等分。半酒半水煎七分，浸冷，空心服之。(《济急方》)

苗治卒聋，捣汁频滴之(《千金》)。

麦门冬[1]

味甘，平，微寒，无毒。主心腹结气，肠中伤饱，胃络脉绝，羸瘦短气。身重目黄，心下支满，虚劳客热，口干燥渴，止呕吐，愈痿蹷，强阴益精，消谷，调中保神，定肺气，安五脏，令人肥健，美颜色，有子。久服轻身，不老，不饥。秦名羊韭，齐名爱韭，楚名马韭，越名羊蓍，一名禹葭，一名禹余粮。叶如韭，冬夏长生。生函谷川谷及坂肥土石间久废处，二月、三月、八月、十月采，阴干。

地黄、车前为之使，恶款冬、苦瓠，畏苦参、青蘘。

陶隐居云：函谷即秦关，而麦门冬异于羊韭之名矣。处处有，以四月采，冬月作实如青珠，根似穬[2]麦，故谓麦门冬，以肥大者为好，用之汤泽[3]，抽去心，不尔令人烦，断谷家为要。二门冬润时并重，既燥即轻，

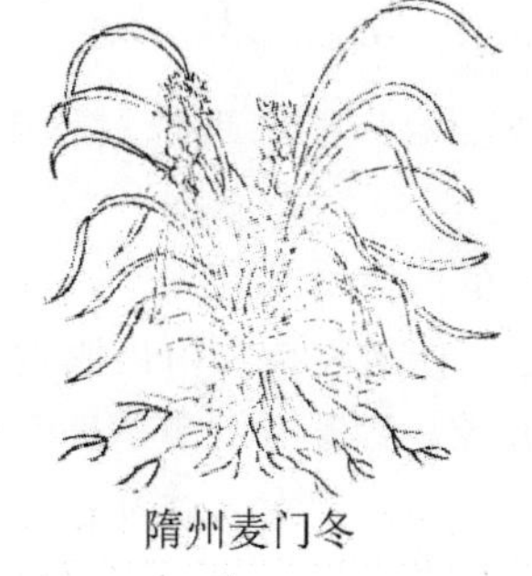
隋州麦门冬

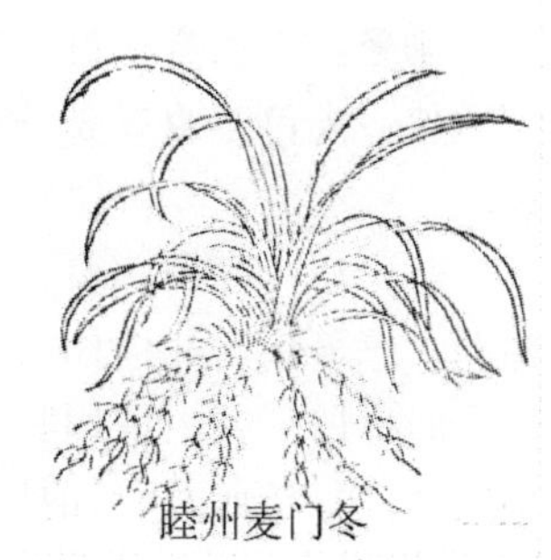
睦州麦门冬

一斤减四五两尔。

今按：陈藏器本草云：麦门冬《本经》不言生者，按生者本功外，去心煮饮，止烦热消渴，身重目黄，寒热体劳，止呕开胃；下痰饮。干者入丸散及汤用之，功如《本经》。方家自有分别，出江宁小润，出新安大白，其大者苗如鹿葱，小者如韭叶，大小有三四种，功用相似。其子圆碧，久服轻身明目，和车前子、干地黄为丸，食后服之，去温瘴，变白明目，夜中见光。臣禹锡等谨按吴氏云：一名马韭，一名虋[④]火冬，一名忍冬，一名忍陵，一名不死药，一名仆垒，一名随脂。神农、岐伯甘平，黄帝、桐君、雷公甘，无毒。季氏甘小温，扁鹊无毒。生山谷肥地，叶如韭，肥泽丛生，采无时，实青黄。

《药性论》云：麦门冬，使，恶苦芙，畏木耳，能治热毒，止烦渴，主大水面目肢节浮肿，下水治肺痿吐脓，主泄精，疗心腹结气，身黑目黄，心下苦，支满，虚劳客热。

《日华子》云：治五劳七伤，安魂定魄，止渴肥人，时疾热狂，头痛，止嗽。

《图经》曰：麦门冬，生函谷川谷及堤坂肥土石间久废处。今所在有之。叶青似莎草，长及尺余，四季不凋，根黄白色，有须根，作连珠，形似穬麦颗，故名麦门冬，四月开淡红花如红蓼花。实碧而而圆如珠。江南出者，叶大者苗如粗葱，小者如韭，大小有三四种，功用相似，或云吴地者尤胜。二月、三月、八月、十月采。阴干。亦堪单作煎饵之。取新根，去心捣熟，绞取汁，和白蜜银器中重汤煮，搅不停手，候如饴乃成，酒化温服之。治中益心，悦颜色，安神益气，令人肥健，其力甚驶。又主金石药发，麦门冬去心六两，人参四两，甘草二两炙，三物下筛，蜜丸如梧子，日再饮下。又崔元亮《海上方》治消渴丸云：偶于野人处得，神验不可言，用上元板桥麦门冬鲜肥者二大两，宣州黄连九节者二大两，去两头尖三五节，小刀子条理去皮毛了，净吹去尘，更以生布摩拭秤之捣末，以肥大苦瓠汁浸麦门冬经宿，然后去心，即于臼中捣烂，即纳黄连末，臼中和捣，候丸得即併手。丸大如梧子，食后饮下五十丸，日再，但服两日，其渴必定，苦重者，即初服药每一服一百五十丸，第二日服一百二十丸，第三日一百丸，第四日八十丸，第五日依本服丸。若欲合药，先看天气晴明，其夜方浸药，切须净处，禁妇人鸡犬见知。如似可，每日只服二十五丸，服讫觉虚，即取白羊头一枚，净去毛洗了，以水三大斗，煮令烂，去头取汁，可一斗以来，细细服之，亦不著盐，不过三剂平复。

《衍义》曰：麦门冬，根上子也。治心肺虚热，并虚劳客热，亦可取苗作熟水饮。

现注：

①麦门冬下原有为君二字为注释。

②穬：(kuàng 矿)，青稞类。

③泽：通醳（yì 义），意为酒。

④虋：下原有音门二字为注音。

按：麦门冬为百合科植物沿阶草之块根。临床治心脑肺消渴等病，效果好，为常用药。

时珍曰：麦须曰虋，此草根似麦而有须，其叶如韭，凌冬不凋，故谓之麦虋冬，及有诸韭、忍冬诸名。俗作门冬，便于字也。可以服食断谷，故又有余粮，不死之称。

时珍曰：古人惟用野生者。后世所用多是种莳而成。其法：四月初采根，于黑壤肥沙地栽之。每年六月、九月、十一月三次上粪及耘灌。夏至前一日取根，洗晒收之。其子亦可种，但成迟尔。浙中来者甚良，其叶似韭而多纵纹且坚韧为异。

时珍曰：凡入汤液，以滚水润湿，少顷抽去心，或以瓦焙软，乘热去心。若入丸散，须瓦焙热，即于风中吹冷，如此三四次，即易燥，且不损药力。或以汤浸捣膏和药，亦可。滋补药，则以酒浸擂之。

治肺中伏火，补心气不足，主血妄行，及经水枯，乳汁不下（元素）。

元素曰：麦门冬治肺中伏火、脉气欲绝者，加五味子、人参二味为生脉散，补肺中元气不足。杲曰：六七月间湿热方旺，人病骨乏无力，身重气短，头旋眼黑，甚则痿软。故孙真人以生脉散补其天元真气。脉者，人之元气也。人参之甘寒，泻热火而益元气。麦门冬之苦寒，滋燥金而清水源。五味子之酸温，泻丙火而补庚金，兼益五脏之气也。时珍曰：按：赵继宗《儒医精要》云：麦门冬以地黄为使，服之令人头不白，补髓，通肾气，定喘促，令人肌体滑泽，除身上一切恶气不洁之疾，盖有君而有使也。若有君无使，是独行无功矣。此方惟火盛气壮之人服之相宜。若气弱胃寒者，必不可饵也。

附方：新八。

劳气欲绝：麦门冬一两，甘草（炙）二两，粳米半合，枣二枚，竹叶十五片，水二升，煎一升，分三服。（《南阳活人书》）

吐血衄血：诸方不效者：麦门冬（去心）一斤，捣取自然汁，入蜜二合，分作二服，即止。（《活人心统》）

衄血不止：麦门冬（去心）、生地黄各五钱。水煎服，立止。（《保命集》）

齿缝出血：麦门冬煎汤漱之。（《兰室宝鉴》）

咽喉生疮：脾肺虚热上攻也。麦门冬一两，黄连半两，为末，炼蜜丸梧子大。每服二十丸，麦门冬汤下。（《普济方》）

乳汁不下：麦门冬（去心），焙为末。每用三钱，酒磨犀角约一钱许，温热调下，不过二服便下。（《熊氏补遗》）

下痢口渴：引饮无度。麦门冬（去心）三两，乌梅肉二十个，细锉，以水一升，煮取七合，细细呷之。（《必效》）

男女血虚：麦门冬三斤（取汁熬成膏）、生地黄三斤（取汁熬成膏）等分。一处滤过，入蜜四之一，再熬成，瓶收。每日白汤点服。忌铁器。（《医方摘要》）

独活

味苦、甘，平，微温，无毒。主风寒所击，金疮，止痛，贲豚，痫痓[①]，女子疝瘕。疗诸贼风，百节痛风，无久新者。久服轻身耐老。一名羌活，一名羌青，一名护羌使者，一名胡王使者，一名独摇草。此草得风不摇，无风自动。生雍州川谷或陇西南安。二月、八月采根，暴干。豚实为之使。

陶隐居云：药名无豚实，恐是蠡实。此州郡县，并是羌活，羌活形细而多节，软润，气息极猛烈，出益州北部。西川为独活，色微白，形虚大，为用亦相似而小不如，其一茎直上，不为风摇，故名独活，至易蛀，宜密器藏之。

《唐本》注云：疗风宜用独活，兼水宜用羌活。

臣禹锡等谨按《药性论》云：独活，君，味苦、辛，能治中诸风湿冷，奔喘逆气，皮肌苦痒，手足挛痛，劳损，主风毒齿痛。

又云：羌活，君，味苦、辛，无毒。能治贼风，失音不语，多痒血癞，手足不遂，口面㖞邪，遍身㿂痹。

《日华子》云：羌活，治一切风，并气。筋骨拳挛，四肢羸劣，头旋明目，赤疼，及伏梁水气，五劳七伤，虚损冷气，骨节酸疼，通利五脏。独活即是羌活母类也。

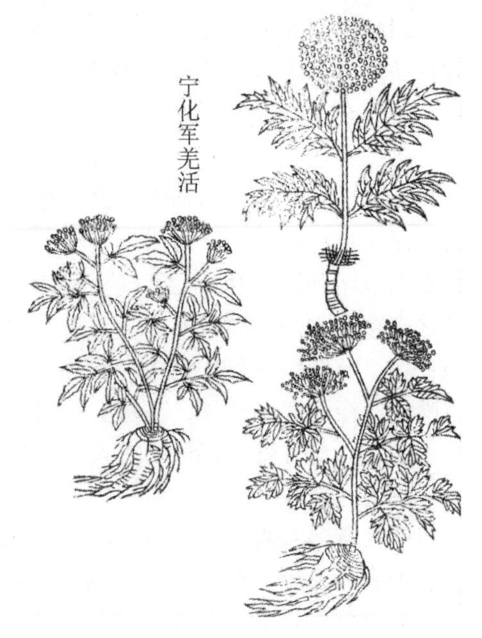
宁化军羌活

《图经》曰：独活、羌活出雍州川谷，或陇西南安，今蜀汉出者佳。春生苗叶如青麻，六月开花作丛，或黄或紫，结实时叶黄者是，夹石上生，叶青者是，土脉中生。此草得风不摇，无风自动，故一名独摇草，二月、八月采根，暴干用。《本经》云：二物同一类，今人以紫色而节密者为羌活，黄色而作块者为独活。一说按陶隐居云：独活生西川益州北部，色微白，形虚大，用与羌活相似。今蜀中乃有大独活，类桔梗而大，气味了不与羌活相类，用之微寒而少效。今又有独活，亦自蜀中来，形类羌活，微黄而极大，收时寸解干之，气味亦芳烈，小类羌活。又有槐叶气者，今京下多用之，极效验，意此为真者，而市人或择羌活之大者为独活，殊未为当。大抵此物有两种，西川者黄色香如蜜，陇西者紫色，秦陇人呼为山前独活。古方但用独活，今方既用独活而又用羌活，兹为谬矣。《箧中方》疗中风䰟觉，不问轻重，便须吐涎，然后次第治之。吐法用羌活五大两，以水一大斗，煎取五升，去滓更入好酒半升和之，以牛蒡子半升，炒，下筛，令极细，以前汤酒斟酌调服，取吐，如已昏眩，即灌之，更不可用下药及缪针灸，但用补治汤饵自差。

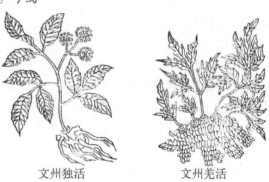

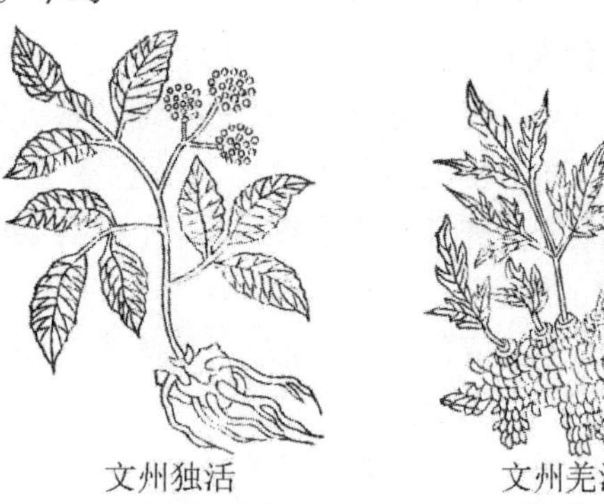
文州独活　　文州羌活

《雷公》云：采得后细锉，拌淫羊藿，裛[②]二日后暴干，去淫羊藿用，免烦人心。

《千金方》：治中风，通身冷，口噤不知人，独活四两，好酒一升，煎取半升，分温再服。

《肘后方》：治风齿疼，颊肿。独活酒煮热含之。

《经验后方》：治中风不语，独活一两，锉，酒二升，煎一升，大豆五合，炒有声，将药酒热投，盖良久，温服三合，未差再服。

《必效方》：治产后腹中绞刺疼痛，羌活二两，酒二升，煎取一升，去滓为二服。

《子母秘录》：治中风腹痛或子肠脱出，酒煎羌活取汁服。

《小品方》：治产后风虚，独活汤主之。又白鲜皮汤主之，亦可与独活合白鲜皮各三两，水三升，煮取一升半，分三服，耐酒者，可以酒水中煮之佳。用白鲜亦同法。

又方：治产后中风语涩，四肢拘急，羌活三两，为末，每服五钱，水酒各半盏，煎去滓温服。《经验方》。

文潞公：治牙齿风，上攻肿痛，独活、地黄各三两，末。每服三钱，水一盏，煎，和滓温服，卧时再用。

现注：

①痓：下原有音炽二字注音。

②裛：（yì 意）熏。

按：《本经》所述治奔豚，痫痓，女子疝瘕，及《别录》所说治百节痛风。应为独活功能。陶隐居已将羌独之产地分开，《图经》以药的颜色区分羌独。《药性论》已将羌独主治分开。现用之羌活为伞形科羌活之根茎。综合条文所述功能祛风及气，舒筋止挛，止头眩，去伏梁。临床常用解表祛风止头痛，臂痛。独活为伞形科毛当归根茎，功能祛风除湿，奔喘气痛，手足挛痛，中风不语。

时珍曰：独活以羌中来者为良，故有羌活、胡王使者诸名，乃一物二种也。正如川芎、抚芎，白术、苍术之义，入用微有不同。后人以为二物者非矣。机曰：《本经》独活一名羌活，本非二物。后人见其形色气味不同，故为异论。然物多不齐，一种之中自有不同。仲景治少阴所用独活，必紧实者；东垣治太阳所用羌活，必轻虚者。正如黄芩，取枯飘者，名片芩，治太阴；条实者，名子芩，治阳明之义同也。况古方但用独活无羌活，今方俱用，不知病宜两用耶？抑未之考耶？时珍曰：独活、羌活乃一类二种，以他地者，为独活；西羌者，为羌活，苏颂所说颇明。按：王贶《全生指迷方》云：羌活，须用紫色有蚕头鞭节者。独活，是极大羌活有臼如鬼眼者，寻常皆以老宿前胡为独活者，非矣。近时江淮山中出一种土当归，长近尺许，白肉黑皮，气亦芬香，如白芷气，人亦谓之水白芷，用充独活，解散亦或用之，不可不辨。元素曰：独活微温，甘、苦、辛，气味俱薄，浮而升，阳也，足少阴行经气分之药。羌活性温，辛苦，气味俱薄，浮而升，阳也，手足太阳行经风药，并入足厥阴、少阴经气分。

治风寒湿痹，酸痛不仁，诸风掉眩，颈项难伸（李杲）。去肾间风邪，搜肝风，泻肝气，治项强，腰脊痛（好古）。散痈疽败血（元素）。

刘完素曰：独活不摇风而治风，浮萍不沉水而利水，因其所胜而为制也。张元素曰：风能胜湿，故羌活能治水湿。独活与细辛同用，治少阴头痛，头运目眩，非此不能除；羌活与川芎同用，治太阳、少阴头痛，透关利节，治督脉为病，脊强而厥。好古曰：羌活乃足太阳、厥阴、少阴药，与独活不分二种。后人因羌活气雄，独活气细。故雄者，治足太阳风湿相搏，头痛、肢节痛、一身尽痛者，非此不能除，乃却乱反正之主君药也。细者，治足少阴伏风，头痛、两足湿痹、不能动止者，非此不能治，而不治太阳之证。时珍曰：羌活、独活皆能逐风胜湿，透关利节，但气有刚、劣不同尔。《素问》云：从下上者，引而去之。二味苦辛而温，味之薄者，阴中之阳，故能引气上升，通达周身，而散风胜湿。按文系曰：唐刘师贞之兄病风，梦神人曰：但取胡王使者浸酒服，便愈。师贞访问，皆不晓。复梦其母曰：胡王使者，即羌活也。求而用之，兄疾遂愈。嘉谟曰：羌活，本手足太阳表里引经之药，又入足少阴、厥阴。名列君部之中，非比柔懦之主。小无不入，大无不通。故能散肌表八风之邪，利周身百节之痛。

附方：新七。

热风瘫痪：常举发者。羌活二斤，构子一升。为末。每酒服方寸匕，日三服。（《广

济方》）

妊娠浮肿：羌活、萝卜子同炒香，只取羌活为末。每服二钱，温酒调下，一日一服，二日二服，三日三服。乃嘉兴主簿张昌明所传。（许学士《本事方》）

风水浮肿：方同上。历节风痛：独活、羌活、松节等分。用酒煮过，每日空心饮一杯。（《外台秘要》）

喉闭口噤：羌活三两，牛蒡子二两，水煎一钟，入白矾少许，灌之取效。（《圣济录》）

睛垂至鼻：人睛忽垂至鼻，如黑角色，痛不可忍，或时时大便血出，名曰肝胀。用羌活煎汁，服数盏，自愈。（夏子益《奇疾方》）

太阳头痛：羌活、防风，红豆等分，为末，嗅鼻。（《玉机微义》）

升麻

味甘、苦，平，微寒，无毒。主解百毒，杀百精老物殃鬼，辟温疫瘴气邪气蛊毒，入口皆吐出，中恶腹痛，时气毒疠，头痛寒热，风肿诸毒，喉痛口疮。久服不夭，轻身长年。一名周麻。生益州山谷，二月、八月采根日干。

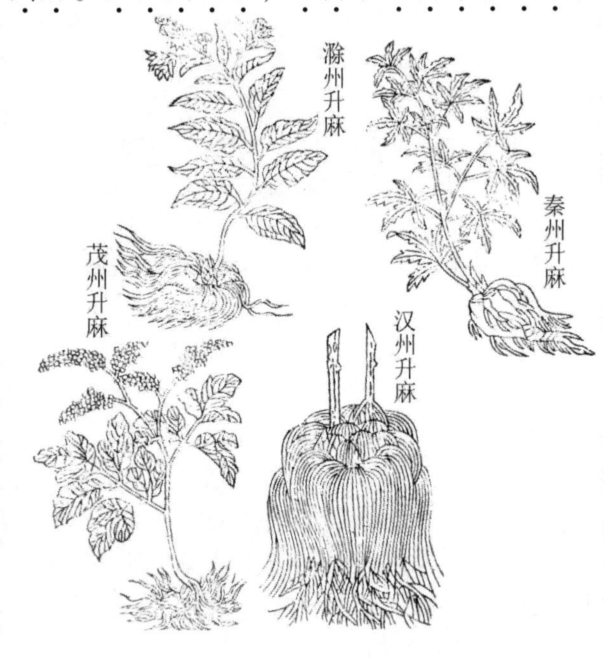

陶隐居云：旧出宁州者第一，形细而黑，极坚实，顷无复有。今唯出益州，好者细，削皮青绿色，为之鸡骨升麻。北部间亦有，形又虚大，黄色。建平间亦有形大味薄，不堪用。人言是落新妇根，不必尔，其形自相似，气色非也。落新妇亦解毒，取叶挼作小儿浴汤，主惊忤。

今按《别本》注云：今嵩高出者色青，功用不如蜀者。臣禹锡等谨按《药性论》云：蜀升麻主治小儿风，惊痫时气热疾，能治口齿风䘌肿疼，牙根浮烂，恶臭，热毒脓血。除心肺风毒热，壅闭不通，口疮烦闷，疗痈肿，豌豆疮。水煎绵沾拭疮上。主百邪鬼魅。

陈藏器云：陶云：人言升麻是落新妇根，非也。相似耳。解毒。取叶作小儿浴汤，主惊。按今人多呼小麻为落新妇，功用同于升麻，亦大小有殊。

《日华子》云：安魂定魄，并鬼附啼泣，游风肿毒，口气疳。又名落新妇。

《图经》曰：升麻，生益州川谷，今蜀汉陕西淮南州郡皆有之，以蜀川者为胜。春生苗高三尺以来，叶似麻叶，并青色，四月、五月著花，似粟穗，白色，六月以后结实，黑色，根紫如蒿根多须。二月、八月采，日曝干。今医家以治咽喉肿痛，口舌生疮，解伤寒头痛，凡肿毒之属，殊效。细锉一两，水一升，煎炼取浓汁服之，入口即吐出毒气，蜀人多用之。杨炎《南行方》疗𤺄疽汤用升麻。又有升麻膏、升麻㭼[①]汤，并疗诸丹毒等。石泉公王方庆《岭南方》服乳石补壅法云：南方养生治病无过丹砂，其方用升麻末三两研炼了，光明砂一两，二物相合，蜜丸如梧子，每日食后服三丸。又有七物升麻丸，升麻、犀角、黄芩、朴硝、栀子、大黄各二两，豉二升，微熬同捣散蜜丸，觉四肢大热，大便难即服三十丸，取微利为知，若四肢小热于食上服二十丸，非但辟瘴，兼甚明目。

《雷公》曰：采得了，刀刮上粗皮一重了，用黄精自然汁浸一宿，出曝干，细锉蒸了，曝干用之。《圣惠方》治小儿斑疮及豆疮心躁，眠卧不安，用川升麻一味，不计多少，细锉，水一盏，煎去滓，取汁，以绵沾汁，洗拭疮盘上。

《外台秘要》比岁有病天行发斑疮，头面及身须臾周匝状如火烧疮，皆戴白浆，随决随生，不治数日必死。治差后盘黯，弥岁方减，此恶毒之气所为，以水煮升麻，绵沾洗之。苦酒煮弥佳，但躁痛难忍也。

《千金翼》：治产后恶血不尽，或经月半岁，升麻三两，清酒五升，煮取二升半，分温再服，当吐下恶物极良。

《肘后方》：喉痹，升麻锉之，喉塞亦然。

《梅师方》：治时行病发疮，升麻五两，以水蜜二味同煎三沸，半服半敷疮。

《姚和众》：小儿尿血，蜀升麻五分，水五合，煎取一合，去滓，一岁儿一日服尽。

现注：

①㭼：（tà 踏），套。

按：升麻为毛茛科升麻的根状茎。

综合条文所述升麻功能升提解热解百毒杀百精，辟温疫。临床常用，是治中气不足，各类发热之良药。临床可入解表药。

时珍曰：其叶似麻，其性上升，故名。按：张揖《广雅》及《吴普本草》并云：升麻，一名周升麻。则周或指周地，如今人呼川升麻之义。今《别录》作周麻，非省文，即脱误也。时珍曰：今人惟取里白外黑而紧实者，谓之鬼脸升麻，去须及头芦，锉用。元素曰：性温，味辛微苦，气味俱薄，浮而升，阳也，为足阳明、太阴引经的药。得葱白、白芷，亦入手阳明、太阴。杲曰：引葱白，散手阳明风邪。引石膏，止阳明齿痛。人参、黄，非此引之，不能上行。时珍曰：升麻，同柴胡，引生发之气上行；同葛根，能发阳明之汗。

治阳明头痛，补脾胃，去皮肤风邪，解肌肉间风热，疗肺痿咳唾脓血，能发浮汗（元素）。牙根浮烂恶臭，太阳鼽衄，为疮家圣药（好古）。消斑疹，行瘀血，治阳陷眩晕，胸胁虚痛，久泄下痢，后重遗浊，带下崩中，血淋下血，阴痿足寒（时珍）。

元素曰：补脾胃药，非此为引用不能取效。脾痹非此不能除。其用有四：手足阳明引经，一也；升阳气于至阴之下，二也；去至高之上及皮肤风邪，三也；治阳明头痛，四也。杲曰：升麻，发散阳明风邪，升胃中清气，又引甘温之药上升，以补卫气之散而实其表。故元气不足者，用此于阴中升阳，又缓带脉之缩急。有胃虚伤冷，郁遏阳气于脾土者，宜升麻、葛根以升散其火郁。好古曰：升麻葛根汤，乃阳明发散药。若初病太阳证便服之，发动其汗，必传阳明，反成其害也。朱肱《活人书》言：瘀血入里，吐血衄血者，犀角地黄汤，乃阳明经圣药。如无犀角，以升麻代之。二物性味相远，何以代之？盖以升麻能引地黄及余药同入阳明也。时珍曰：升麻引阳明清气上行，柴胡引少阳清气上行。此乃禀赋素弱，元气虚馁，及劳役饥饱生冷内伤，脾胃引经最要药也。升麻葛根汤，乃发散阳明风寒药也。

时珍用治阳气郁遏，及元气下陷诸病，时行赤眼，每有殊效，神而明之，方可执泥乎？一人素饮酒，因寒月哭母受冷，遂病寒中，食无姜、蒜，不能一啜。至夏酷暑，又多饮水，兼怀怫郁。因病右腰一点胀痛，牵引右胁，上至胸口，则必欲卧。发则大便里急后重，频欲登圊，小便长而数，或吞酸，或吐水，或作泻，或阳痿，或厥逆，或得酒少止，或得热稍止。但受寒食寒，或劳役，或入房，或怒或饥，即时举发。一止则诸证泯然，如无病患，甚则日发数次。服温脾胜湿、滋补消导诸药，皆微止随发。时珍思之，此乃饥饱劳逸，内伤元气，清阳陷遏，不能上升所致也。遂用升麻葛根汤合四君子汤，加柴胡、苍术、黄，煎服，服后仍饮酒一二杯助之。其药入腹，则觉清气上行，胸膈爽快，手足和暖，头目精明，神采迅发，诸证如扫。每发一服即止，神验无比。若减升麻、葛根，或不饮酒，则效便迟。大抵人年五十以后，其气消者多，长者少；降者多，升者少；秋冬之令多，而春夏之令少。若禀受弱而有前诸证者，并宜此药活法治之。《素问》云：阴精所奉其人寿，阳精所降其人夭。千古之下，窥其奥而阐其微者，张洁古、李东垣二人而已。外此，则着《参同契》《悟真篇》者，旨与此同也。又升麻能解痘毒，惟初发热时，可用解毒；痘已出后，气弱或泄泻者，亦可少用；其升麻葛根汤，则见斑后必不可用，为其解散也。本草以升麻为解毒、吐蛊毒要药，盖以其为阳明本经药，而性又上升故也。按《范石湖文集》云：李焘为雷州推官，鞫狱得治蛊方：毒在上，用升麻吐之；在腹，用郁金下之，或合二物服之，不吐则下。此方活人甚多也。

附方：新八。

卒肿毒起：升麻磨醋，频涂之。(《肘后》)

胃热齿痛：升麻煎汤，热漱咽之，解毒。或加生地黄。(《直指方》)

口舌生疮：升麻一两，黄连三分。为末，绵裹含咽。(《本事方》)

热痱瘙痒：升麻，煎汤饮，并洗之。(《千金方》)

产后恶血：不尽，或经月半年。以升麻三两，清酒五升，煮取二升，分半再服。当吐下恶物，极良。(《千金翼方》)

解莨菪毒：升麻煮汁，多服之。(《外台秘要》)

挑生蛊毒：野葛毒。并以升麻多煎频饮之。(《直指方》)

射工溪毒：升麻、乌。煎水服，以滓涂之。(《肘后方》)

车 前 子

味甘、咸，寒，无毒。主气癃，止痛，利水道小便，除湿痹。男子伤中，女子淋沥，不欲食，养肺强阴益精，令人有子。明目疗赤痛。久服轻身耐老。

叶及根，味甘寒。主金疮，止血衄鼻瘀血，血瘕下血，小便赤。止烦下气除小虫。一名当道。一名芣苢[①]，一名虾蟆衣，一名牛遗，一名胜舄[②]。生真定平泽，丘陵，阪道中。五月五日采，阴干。

陶隐居云：人家及路甚多。其叶捣取汁服，疗泄精甚验。子性冷利。《仙经》亦服饵之，令人身轻，能跳越岸谷，不老而长生也。《韩诗》乃言芣苢是木似李，食其实宜子孙，此为谬矣。

《唐本》注云：今出开州者为最。

臣禹锡等谨按《尔雅》云：芣苢、马舄、马舄，车前注：今车前草，大叶长穗，好生道边，江东呼为虾[③]蟆衣。疏引陆机疏云：马舄，一名车前，一名当道，喜在牛迹中生，故曰车前当道也。幽州人谓之牛舌草，可鬻作茹，大滑，其子治妇人难产。

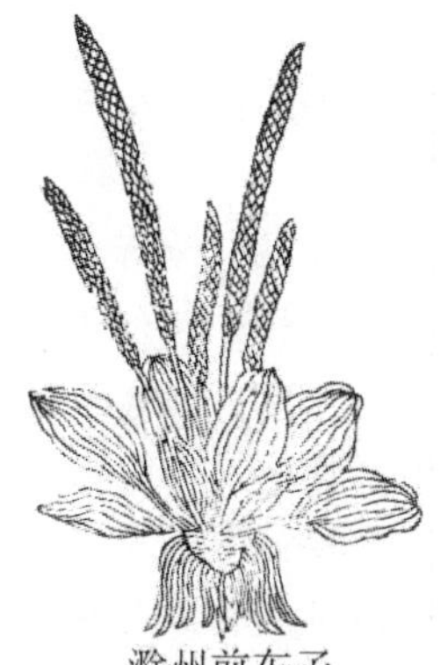
滁州前车子

《药性论》云：车前子，君，味甘平。能去风毒，用中风，热毒风冲眼目，赤痛瘴翳，脑痛泪出，压丹石毒，去心胸烦热。叶主泄精病，治尿血，能补五脏，明目利小便，通五淋。

萧炳云：车前，养肝。

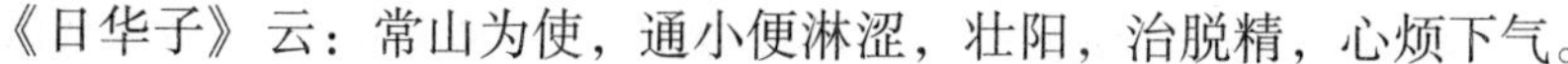
《日华子》云：常山为使，通小便淋涩，壮阳，治脱精，心烦下气。

《图经》曰：车前子，生真定平泽、丘陵、道路中，今江湖淮甸、近京北地，处处有之。春初生苗叶布地如匙，而累年者长及尺余，如鼠尾，花甚细，青色，微赤，结实如葶苈，赤黑色。五月五日采，阴干。今人五月采苗，七月、八月采实。人家园圃中或种之，蜀中尤尚。北人取根日干，作紫菀卖之甚误。所用谨按《周南·诗》云：采采芣苢。《尔雅》云：芣苢，马舄，马舄，车前。郭璞云：今车前草，大叶当道，长穗，好生道边，江东人呼为虾蟆衣。陆机云：马舄，一名车前，一名当道，喜在牛迹中生，故曰车前当道也。幽州人谓之牛舌草，可鬻[④]作茹，大滑。其子治妇人难产是也。然今人不复有啖者，其子入药最多。驻景丸用车前、菟丝二物蜜丸，食下服，古今为奇方。其叶今医家生研水解饮之，治衄血甚善。

《雷公》曰：凡使，须一窠有九叶，内有蕊，茎可长一尺二寸者，和蕊叶根去土了，称有一镒者，力全堪用。使叶勿使蕊茎，使叶锉于新瓦上，摊干用之。

《圣惠方》：治热痢不止者，捣车前叶，绞取汁一盏，入蜜一合煎，温分二服。

又方：治久患内障眼，车前子、干地黄、麦门冬等分为末，蜜丸如梧桐子大，服屡试有效。

《外台秘要》：治阴痒痛，车前子以水三升，煮三沸去滓，洗痒痛处。

又方：治尿血，车前草，捣绞取汁五合，空心服之。

《百一方》：小便不通，车前子草一斤，水三升，煎取一升半，分三服。

又方：治石淋，车前子二升。以绢囊盛水八升，煮取三升，不食，尽服之，须臾石下。

《梅师方》：治妊娠患淋小便涩，水道热不通，车前子五两，葵根切一升，二件以水五升，煎取一升半，分三服。

《子母秘录》：治横生不可出，车前子末，酒服二钱匕。

治泻：欧阳文忠公，尝得暴下，国医不能愈。夫人云：市人有此药，三文一贴甚效。公曰：吾辈脏腑与市人不同，不可服。夫人买之，以国医药杂进之，一服而愈。后公知之，召卖药者厚遗之，问其方，久之乃肯传，但用车前子一味为末，米饮下二钱匕。云此药利水道而不动气，水道利则清浊分，谷藏自止矣。

《衍义》曰：车前，陶隐居云：其叶捣取汁服，疗泄精。大误矣。此药甘滑利小便，走泄精气。《经》云主小便赤，下气，有人作菜食，小便不禁，几为所误。

现注：

①芣：下原有音浮二字注音，现注音（fú 浮），苢：原有音以二字注音，现音（yǐ 以）。

②舄：原有音昔二字注音，现音（xì 细），原指加木底的鞋。

③虾：此处读（hā 蛤）。

④鬻：（yù 玉），下原有与煮同三字为对此字字义的注释。此字在此义为煮。茹为蔬菜总称。

按：车前子，为车前草科车前的种子。综合条文所述车前子功能利水止泄，通癃闭，除湿痹。临床常用治膀胱结气，排尿不畅，尿痛尿赤，肾气不利，腰痛虚肿。临床可列入利湿通淋药。

时珍曰：按《尔雅》云：苢，马舄。马舄，车前。陆玑《诗疏》云：此草牛马迹中，故有车前、当道、马舄、牛遗之名。舄，足履也。幽州人谓之牛舌草。蛤蟆喜藏伏于下，故江东称为蛤蟆衣。又《韩诗外传》言：直曰车前；瞿曰芣苢，恐亦强说也生于两旁者。时珍曰：王旻《山居录》，有种车前剪苗食法，则昔人常以为蔬矣。今野人犹采食之。

时珍曰：凡用须以水淘洗去泥沙，晒干。入汤液，炒过用；入丸散，则以酒浸一夜，蒸熟研烂，作饼晒干，焙研。

治妇人难产。（陆玑）导小肠热，止暑湿泻痢（时珍）。

好古曰：车前子，能利小便而不走气，与茯苓同功。

时珍曰：按《神仙服食经》云：车前一名地衣，雷之精也，服之形化，八月采之。今车前五月子已老，而云七八月者，地气有不同尔。唐《张籍诗》云：开州午月车钱子，作药人皆道有神。惭愧文君怜病眼，三千里外寄闲人。观此亦以五月采开州者为良，又可见其治目之功。大抵入服食，须佐他药，如六味地黄丸之用泽泻可也。若单用则泄太过，恐非久服之物。欧阳公常得暴下病，国医不能治。夫人买市人药一帖，进之而愈。力叩其方，则车前子一味为末，米饮服二钱匕。云此药利水道而不动气，水道利则清浊分，而谷藏自止矣。

附方：新六。

小便血淋：作痛。车前子晒干为末，每服二钱，车前叶煎汤下。（《普济方》）

老人淋病：身体热甚。车前子五合，绵裹煮汁，入青粱米四合，煮粥食。（《寿亲养老书》）

滑胎易产：车前子为末。酒服方寸匕。不饮酒者，水调服。《诗》云：采采芣苢，能令妇人乐有子也。陆玑注云：治妇人产难横产不出故也。（《妇人良方》）

阴冷闷疼：渐入囊内，肿满杀人：车前子末，饮服方寸匕，日二服。（《千金方》）

隐疹入腹：体肿舌强。车前子末粉之，良。（《千金方》）

补虚明目：驻景丸。治肝肾俱虚，眼昏黑花，或生障翳，迎风有泪，久服补肝肾，增目力：车前子、熟地黄（酒蒸焙）各三两，菟丝子（酒浸）五两，为末，炼蜜丸梧子大。每温酒下三十丸，日二服。（《和剂局方》）

风热目暗：涩痛。车前子、宣州黄连各一两，为末。食后温酒服一钱，日二服。（《圣惠方》）

初生尿涩：不通。车前捣汁，入蜜少许，灌之。（《全幼心鉴》）

金疮血出：车前叶捣敷之。(《千金方》)

产后血渗：入大小肠。车前草（汁）一升，入蜜一合，和煎一沸，分二服。（崔氏方）

湿气腰痛：蛤蟆草（连根）七科，葱白（连须）七科，枣七枚，煮酒一瓶，常服，终身不发。(《简便方》)

喉痹乳蛾：蛤蟆衣、凤尾草擂烂，入霜梅肉、煮酒各少许，再研绞汁，以鹅翎刷患处，随手目赤作痛：车前草自然汁，调朴硝末，卧时涂眼胞上，次早洗去。小儿目痛，车前草汁，和竹沥点之。(《圣济总录》)

目中微翳：车前叶、枸杞叶等分，手中揉汁出，以桑叶两重裹之，悬阴处一夜，破桑叶取点，不过三五度。(《十便良方》)

木香

味辛，温，无毒。主邪气，辟毒疫温鬼，强志，主淋露，疗气劣，肌中偏寒。主气不足，消毒，杀鬼精物，温疟，蛊毒，行药之精。久服不梦寤魇寐。轻身致神仙。一名蜜香。生永昌山谷。

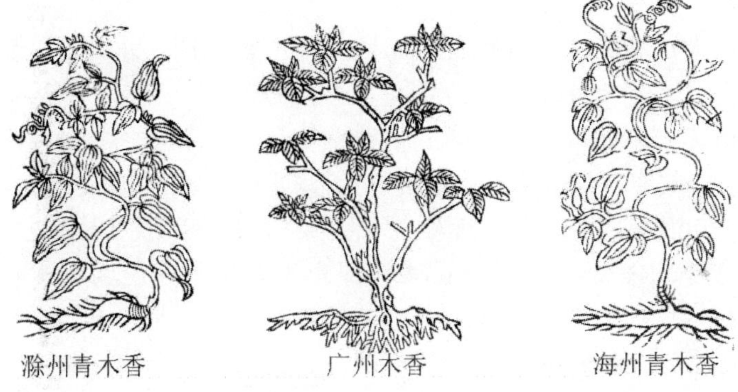

滁州青木香　广州木香　海州青木香

陶隐居云：此即青木香也。永昌不复贡，今皆从外国舶[①]上来，乃云大秦国。以疗毒肿，消恶气有验。今皆用合香不入药用，唯制蛀虫丸用之，常能煮以沐浴，大佳尔。

《唐本》注云：此有二种，当以昆仑来者为佳，出西胡来者不善。叶似羊蹄而长大，花如菊花，其实黄黑，所在亦有之。

今按《别本》注云：叶似薯蓣而根大，花紫色，功效极多，为药之要用。陶云：不入药用，非也。

臣禹锡等谨按《蜀本》云：今苑中种之，花黄苗高三四尺，叶长八九寸，皱软而有毛。

《药性论》云：木香，君。治女人血气刺心，心痛不可忍，末酒服之。治九种心痛，积年冷气，痃癖癥块胀痛，逐诸壅气上冲，烦闷，治霍乱吐泻，心腹刺。

《隋书》云：樊子盖为武威太守，车驾西巡，将入吐谷浑，子盖以彼多瘴气，献青木香以御雾露。《南州异物志》云：青木香出天竺，是草根，状如甘草。

萧炳云：青木香功用与此同，又云昆仑船上来，形如枯骨者良。

《日华子》云：治心腹一切气，止泻。霍乱痢疾，安胎，健脾消食，疗羸劣，膀胱冷痛，呕逆反胃。

《图经》曰：木香，生永昌山谷，今唯广州舶上有来者，他无所出。陶隐居云：即青木香也。根窠大类茄子，叶似羊蹄而长大，花如菊，实黄黑，亦有叶如山芋而开紫花者。不拘时月采根芽为药，以其形如枯骨者良。江淮间亦有此种，名土青木香，不堪入药用。伪蜀王昶苑中亦尝种之，云：苗高三四尺，叶长八九寸，皱软而有毛，开黄花，恐亦是土木香种也。《续传信方》着张仲景青木香丸，主阳衰诸不足，用昆仑青木香，六路诃子各二十两，筛末，砂糖和之。驸马都尉郑某，忘其名，去砂糖加羚羊角十二两，白蜜丸如梧子，空腹酒下三十丸，日再，其效甚速。然用药不类古方，而云仲景者，不知何从而得之邪。《杂修养书》云：正月一日，取五木煮汤以浴，令人至老须发黑。徐锴注云：道家谓青木香为五香，亦云五木，道家多以此浴，当是其义也。又古方主痈疽五香汤中，亦使青木香，青木香名为五香，信然矣。

《海药》谨按《山海经》云：生东海昆仑山。

《雷公》曰：凡使其香是芦蔓，根条左盘旋，采得二十九日方硬如朽骨硬碎，其有芦头丁盖子色青者是木香神也。

《外台秘要》：治狐臭，若股内阴下恒湿臭或作疮，青木香，好醋浸，致腋下夹之即愈。

《伤寒类要》：天行热病，若发赤黑斑如病，青木香二两，水二升，煮取一升，顿服之效。

《孙尚药》：治丈夫、妇人、小儿痢。木香一块，方圆一寸，黄连半两，右件二味用水半升，同煎干，去黄连，只薄切木香，焙干为末。三服。第一橘皮汤，第二陈米饮，第三甘草汤调下。此方李景纯传。有一妇人，久患痢将死，梦中观音授此方，服之遂愈。

《别说》云：谨按木香，今皆从外国来，即青木香也。陶说为得本在草部。而《图经》所载广州一种，乃是木类。又载滁州、海州者乃马兜铃根，此山乡俗名尔。治疗冷热殊不相似，此三种自当入一外类别名尔。

《衍义》曰：木香，专泄决胸腹间滞塞冷气，他则次之。得橘皮、肉豆蔻、生姜相佐使绝佳，效尤速。又一种尝自岷州出塞得生青木香持归西洛，叶如牛蒡，但狭长，茎高三四尺，花黄一如金钱，其根则青木香也。生嚼之极辛香，尤行气。

现注：舶：下原有音白二字注音。

按：木香为菊科云木香之根。综合条文所述木香功能理气止痛，辟毒疫邪气，强志通淋。临床常用，治胃气胸痛，痛经。近代发现木香可降血压，治高血压性头痛头晕有良效。临床可列入理气药。《别说》所说马兜铃根今称青木香可降压，近云伤肾应避之。

释名：南木香。时珍曰：木香，草类也。本名蜜香，因其香气如蜜也。缘沉香中有蜜香，遂讹此为木香尔。昔人谓之青木香。后人因呼马兜铃根为青木香，乃呼此为南木香、广木香以别之。今人又呼一种蔷薇为木香，愈乱真矣。《三洞珠囊》云：五香者，即青木香也。一株五根，一茎五枝，一枝五叶，叶间五节，故名五香，烧之能上彻九天也。古方治痈疽有五香连翘汤，内用青木香。《古乐府》云：氍毹毾㲪五木香，皆指此也。时珍曰：凡入理气药，只生用，不见火。若实大肠，宜面煨熟用。

元素曰：气热，味辛、苦，气味俱浓，沉而降，阴也。

杲曰：苦、甘、辛，微温，降也，阴也。

好古曰：辛、苦，热，味浓于气，阴中阳也。

散滞气，调诸气，和胃气，泄肺气（元素）。行肝经气。煨熟，实大肠（震亨）。治冲脉为病，逆气里急，主脬渗小便秘（好古）。

元素曰：木香除肺中滞气，若治中、下二焦气结滞，及不转运，须用槟榔为使。

震亨曰：调气用木香，其味辛，气能上升，如气郁不达者宜之。若阴火冲上者，则反助火邪，当用黄柏、知母，而少以木香佐之。

好古曰：本草云：主气劣，气不足，补也；通壅气，导一切气，破也。安胎，健脾胃，补也；除痃癖癥块，破也。其不同如此。洁古张氏机曰：与补药为佐则补，与泄药为君则泄也。

时珍曰：木香乃三焦气分之药，能升降诸气。诸气膹郁，皆属于肺，故上焦气滞用之者，乃金郁则泄之也。中气不运，皆属于脾，故中焦气滞宜之者，脾胃喜芳香也。大肠气滞则后重，膀胱气不化则癃淋，肝气郁则为痛，故下焦气滞者宜之，乃塞者通之也。

附方：新一十八。

中气不省：闭目不语，如中风状。南木香为末，冬瓜子煎汤灌下三钱。痰盛者，加竹沥、姜汁。(《济生方》)

气胀懒食：即青木香丸，见发明下。热者牛乳下，冷者酒下。(《圣惠方》)

心气刺痛：青木香一两，皂角（炙）一两。为末，糊丸梧子大。每汤服五十丸，甚效。(《摄生方》)

一切走注：气痛不和。广木香，温水磨浓汁，入热酒调服。(《简便方》)

内钓腹痛：木香、乳香、没药各五分。水煎服之。(阮氏《小儿方》)

小肠疝气：青木香四两，酒三斤。煮过，每日饮三次。(孙天仁《集效方》)

气滞腰痛：青木香、乳香各二钱。酒浸，饭上蒸，均以酒调服。(《圣惠方》)

耳猝聋闭：昆仑真青木香一两（切）。以苦酒浸一夜，入胡麻油一合，微火煎，三上三下，以绵滤去滓，日滴三四次，以愈为度。(《外台秘要》)

耳内作痛：木香末，以葱黄染鹅脂，蘸末深纳入耳中。(《圣济录》)

霍乱转筋：腹痛。木香末一钱，木瓜汁一盏。入热酒调服。(《圣济总录》)

香连丸方：方见黄连下。肠风下血：木香、黄连等分为末，入肥猪大肠内，两头扎定，煮极烂，去药食肠。或连药捣为丸服。(刘松石《保寿堂方》)

小便混浊：如精状。木香、没药、当归等分，为末，以刺棘心自然汁和丸梧子大，每食前盐汤下三十丸。(《普济方》)

小儿阴肿：小儿阳明经风热湿气相搏，阴茎无故肿，或痛缩，宜宽此一经自愈。广木香、枳壳（麸炒）二钱半，炙甘草二钱。水煎服。(曾氏《小儿方》)

小儿天行：壮热头痛。木香六分，白檀香三分，为末，清水和服。仍温水调涂囟顶上取瘥。(《圣惠方》)

一切痈疽：疮疖、痟恶疮、下疰疮溃后，外伤风寒，恶汁臭败不敛，并主之。木香、黄连、槟榔等分，为末油调频涂之，取效。(《和剂局方》)

恶蛇虺伤：青木香不拘多少，煎水服，效不可述。(《袖珍方》)

腋臭阴湿：凡腋下、阴下湿臭，或作疮。青木香以好醋浸，夹于腋下、阴下。为末敷之。(《外台秘要》)

牙齿疼痛：青木香末，入麝香少许，揩牙，盐汤漱之。(《圣济录》)

薯　蓣

味甘，温，平，无毒。主伤中，补虚羸，除寒热邪气，补中益气力，长肌肉，主头面游风，风头眼眩，下气，止腰痛，补虚劳羸瘦，充五脏，除烦热强阴。久服耳目聪明，轻身不饥延年。一名山芋，秦、楚名玉延，郑、越名土藷①。生嵩高山谷。二月、八月采根，暴干。紫芝为之使，恶甘遂。

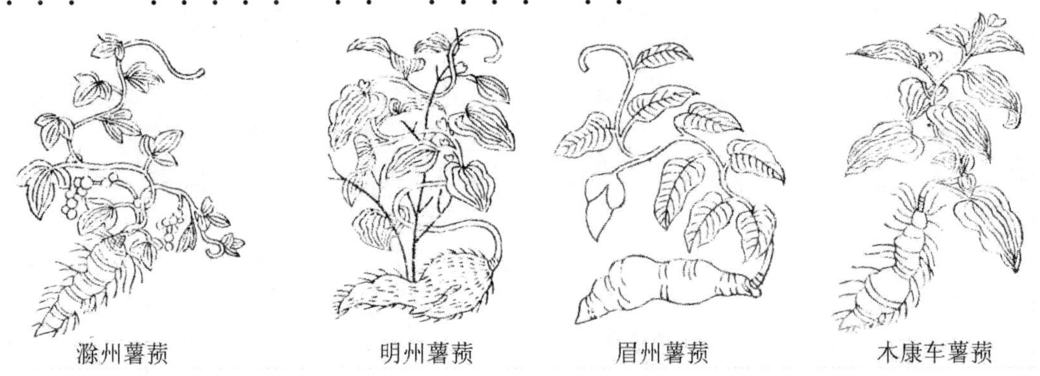
滁州薯蓣　明州薯蓣　眉州薯蓣　木康车薯蓣

陶隐居云：今近道处处有，东山、南江皆多，掘取食之以充粮，南康间最大而美，服食亦用之。

《唐本》注云：薯蓣，日干捣细筛为粉，食之大美，且愈疾而补。此有两种：一者白而且佳，一者青黑，味亦不美，蜀道者尤良。

臣禹锡等谨按吴氏云：薯蓣，一名诸署。齐、越名山羊，一名修脆，一名儿草。神农甘，小温，桐君、雷公甘，无毒。或生临朐、钟山，始生赤茎细蔓，五月花白，七月实青黄，八月熟落，根中白皮黄，类芋。

《药性论》云：薯蓣，臣。能补五劳七伤，去冷风，止腰疼，镇心神，安魂魄，开达心孔多记事，补心气不足。患人体虚羸，加而用之。

《异苑》云：薯蓣，野人谓之土藷，若欲掘取，嘿然则获，唱名便不可得，人有植之者，随所种之物而像之也。

《日华子》云：助五脏，强筋骨，长志安神，主泄精健忘。干者功用同前。

《图经》曰：薯蓣，生嵩高山山谷，今处处有之，以北都四明者为佳。春生苗，蔓延篱援。茎紫叶青，有三尖角似牵牛，更厚而光泽，夏开细白花，大类枣花，秋生实于叶间，状如铃。二月、八月采根，今人冬春采，刮之白色者为上，青黑者不堪，暴干用之。法取粗根，刮去黄皮，以水浸，末白矾少许，掺水中，经宿取，净洗去涎，焙干。近都人种之极有息，春取宿根头以黄沙和牛粪作畦，种苗生，以竹梢作援，援高不得过一二尺，夏月频溉之，当年可食，极肥美。南中有一种生山中，根细如指极紧实，刮磨入汤煮之，作块不散，味更珍美，云食之尤益人，过于家园种者。又江、湖、闽中出一种，根如姜芋之类，而皮紫极有大者，一枚可重斤余，刮去皮，煎煮食之俱美，但性冷于北地者耳。彼土人为单呼为藷②，亦曰山藷。而《山海经》云：景山北望少泽，其草多藷藇③。郭璞注云：根似芋，可食，今江南人单呼藷④，语或有轻重耳。据此注，则薯蓣与藷，乃一种，南北之产。或有不同，故其形类差别。然字音殊、储不同，盖相传之讹也。一名山芋。

《食疗》：治头疼，利丈夫，助阴力，和面作馎饦，则微动气，为不能制面毒也。熟者和蜜或为汤煎或为粉并佳。干之入药更妙也。

《雷公》云：凡使勿用平田生二三纪内者，要经十纪者，山中生，皮赤，四面有髭生者妙。若采得，用铜刀削去上赤皮，洗去涎，蒸用。

《圣惠方》：补虚损，益颜色。用薯蓣于砂盆中细研，然后下于铫中，先以酥一大匙，熬令香，次旋添酒一盏，煎搅令匀，空心饮之。

《食医心镜》：主下焦虚冷，小便数，瘦损无力，生薯蓣半斤，刮去皮，以刀切碎，研令细烂，于铛中着酒，酒沸下薯蓣，不得搅，待熟着少盐、葱白，更添酒，空腹饮三二杯，妙。

《衍义》曰：山药，按本草，上一字犯[5]英庙讳，下一字曰蓣，唐代宗名预，故改下一字为药，今人遂呼为山药。如此则尽失当曰本名，虑岁久以山药为别物，故书之。此物贵生干方入药，其法冬月以布裹手，用竹刀子剐[6]去皮，于檐下风迳处盛竹筛中，不得见日色。一夕干五分，俟全干收之。唯风紧则干速。所以用干之意，盖生湿则滑，不可入药。熟则只堪啖，亦滞气。余如《经》。

现注：

①藷：原有音除二字注音，现在字典将藷列入薯的异体字。原刻薯蓣二字没有草字头，呈署预，现根据通用贯例，写为薯蓣。

②藷：下原有音若殊三字注音。

③萮：下原有音与署预同四字注音。

④藷：下原有音储二字注音。

⑤原空缺一字，按文意应为曙英庙讳，指宋英宗赵曙。唐代宗名李豫，预与豫音同，薯与曙音同，故皆属避讳之列。

⑥剐：原刻如此，按现用刮字。

按：薯蓣，今称为山药，为薯蓣科薯蓣的块茎。综合条文所述薯蓣功能健脾补虚，补肾除寒热，聪耳目。临床常用薯蓣（山药）健脾止泄，治慢性肠炎，涩精止带，肾虚喘促，肾病虚肿。临床入补气药。

时珍曰：薯蓣入药，野生者为胜；若供馔，则家种者为良。四月生苗延蔓，紫茎绿叶。叶有三尖，似白牵牛叶而更光润。五、六月开花成穗，淡红色。结荚成簇，荚凡三棱合成，坚而无仁。其子别结于一旁，状似雷丸，大小不一，皮色土黄而肉白，煮食甘滑，与其根同。王旻《山居录》云：曾得山芋子如荆棘子者，食之更愈于根。即此也。霜后收子留种，或春月采根截种，皆生。

益肾气，健脾胃，止泄痢，化痰涎，润皮毛（时珍）。生捣贴肿硬毒，能消散（震亨）。

李杲曰：山药入手太阴。张仲景八味丸用干山药，以其凉而能补也。亦治皮肤干燥，以此润之。

时珍曰：按：吴绶云：山药入手、足太阴二经，补其不足，清其虚热。又按：王履《溯洄集》云：山药虽入手太阴，然肺为肾之上源，源既有滋，流岂无益，此八味丸所以用其强阴也。又按：曹毗《杜兰香传》云：食薯蓣可以辟雾露。

附方：新十。

心腹虚胀：手足厥逆，或饮苦寒之剂多，未食先呕，不思饮食：山药半生半炒，为末。米饮服二钱，一日二服，大有功效。忌铁器、生冷。(《普济方》)

小便数多：山药（以矾水煮过）、白茯苓等分，为末。每水饮服二钱。(《儒门事亲》)

下痢禁口：山药半生半炒，为末。每服二钱，米饮下。(《卫生易简方》)

痰风喘急：生山药捣烂半碗，入甘蔗汁半碗，和匀。顿热饮之，立止。(《简便单方》)

脾胃虚弱：不思饮食。山芋、白术各一两，人参七钱半，为末，水糊丸小豆大，每米饮下四五十丸。(《普济方》)

湿热虚泄：山药、苍术等分。饭丸。米饮服。大人、小儿皆宜。(《濒湖经验方》)

肿毒初起：带泥山药、蓖麻子、糯米等分，水浸研，敷之即散也。(《普济方》)

胯眼臖疡：山药、砂糖同捣，涂上即消。先以面涂四围，乃上此。(《简便单方》)

项后结核：或赤肿硬痛：以生山药一挺（去皮），蓖麻子二个同研，贴之如神。(《救急易方》)

手足冻疮：山药一截，磨泥，敷之。(《儒门事亲》)

薏苡[①]仁

味甘，微寒，无毒。主筋急拘挛，不可屈伸，风湿痹，下气。除筋骨邪气不仁，利肠胃，消水种，令人能食。久服轻身益气，其根下三虫，一名解蠡。一名屋菼[②]，一名起实，一名藾[③]。生真定平泽及田野。八月采实，采根无时。

陶隐居云：真定县属常山郡，近道处处有，多生人家。交趾者子最大，彼土呼为䔧[④]珠。马援大取将还，人谗以为珍珠也。实重累者为良，用之取中仁，今小儿病蛔虫，取根煮汁糜食之甚香，而去蛔虫大效。

今按：陈藏器本草云：薏苡收子，蒸令气馏，曝干，磨取仁，炊作饭及作面，主不饥，温气，轻身。煮汁饮之，主消渴。

又按《别本》注云：今多用梁、汉者，气力劣于真定，取青水色者良。臣禹锡等谨按《药性论》云：能治热风，筋脉挛急，能令人食。主肺痿肺气吐脓血，咳嗽涕唾上气。昔马援煎服之，破五溪毒肿。种于彼，取人，甑中蒸，使气馏，暴于日中，使干，挼之得人矣。孟诜云：性平，去干湿脚气大验。

薏苡仁

《图经》曰：薏苡人，生真定平泽，及田野，今所在有之，春生苗茎，高三四尺。叶如黍，开红白花作穗子，五月、六月结实，青白色，形如珠子而稍长，故呼意珠子。小儿多以线穿如贯珠为戏。八月采实，采根无时。今人通以九月、十月采用其实中人，古方大抵心肺药多用之。韦丹治肺痈，心胸甲错者，淳苦酒煮薏苡人令浓，微温顿服之，肺有血，当吐愈。《广济方》：治冷气，薏苡人饭粥法，细舂其人，炊为饭，气味欲匀，如麦饭乃佳，或煮粥亦好，自任无忌。根之入药者，葛洪治卒心腹烦满，又胸胁痛者，剉根浓煮汁服三升乃定。今人多取叶为饮，香益中空膈，甚胜其杂他药用者。张仲景治风湿身烦疼，日晡剧者，与麻黄，杏人，薏苡人汤；麻黄三两，杏人三十枚，甘草、薏苡人各一两，四物以水四升，煮取二升，分温再服。又治胸痹，偏缓急者，薏苡人附子散方：薏苡人十五两，大附子十枚炮，二物杵末，每服方寸匕，日三。

陈藏器余：主消渴，煞蛔虫。根煮服堕胎。

《雷公》云：凡使，勿用䅟[5]米，颗大无味，其䅟米时人呼为粳䅟是也，若薏苡人，颗小色青，味甘，咬着黏人齿。夫用一两，以糯米二两同熬，令糯米熟，去糯米，取使，若更以盐汤煮过，别是一般修制，亦得。

《外台秘要》：治牙齿风痛，薏苡根四两，水四升，煮取二升，含，冷易之，龈便生。

又方：咽喉卒痈肿，吞薏苡人二枚。

又方：蛔虫攻心腹痛，薏苡根二斤，切，水七升，煮取三升。先食尽服之，虫死尽出。

《梅师方》：肺疾，唾脓血，取薏苡人十两，杵碎，以水三升，煎取一升，入酒少许服之。

《食医心镜》：治筋脉拘挛，久风湿痹，下气，除骨中邪气，利肠胃，消水肿，久服轻身，益气力，薏苡人一升，捣为散，每服以水二升，煮两匙末，作粥空腹食之。

马援：《后汉·马援传》：援在交趾，常饵薏苡实用，能轻身省欲，以胜瘴气，南方薏苡实大，援欲以为种，军还载之一车。

《衍义》曰：薏苡人，此李商隐《太仓铭》中所谓薏苡似珠，不可不虞者也。取人用。《本经》云：微寒，主筋急拘挛。拘挛有两等，《素问》注中，大筋受热则缩而短，缩短故挛急不伸，此是因热而拘挛也，故可用薏苡人。若《素问》言因寒即筋急者，不可更用此也。凡用之，须倍于他药，此物力势和缓，须倍加用即见效。盖受寒即能使人筋急，受热故使人筋挛，若但热而不曾受，又亦能使人筋缓，受湿则又引长无力。

现注：

①薏下原有音意，苡下原有音义为注音。原刻为薏苡人，现写为薏苡仁。

②菼：原有音毯二字注音，现音（tǎn 坦），与原注音相同。

③赣：下原有音感二字注音，现音（gòng 贡），与原注音不同。

④䅐：下原有音干二字注音，现音注为同秆。

⑤䅟：现注音：同赣。既然赣与䅟同，则雷公所言勿用之䅟米即赣薏苡仁也。

按：薏苡人，今通用写为薏苡仁，为禾本科薏苡的种仁。

综合条文所述薏苡仁功能化湿健脾，舒筋挛，除湿痹。临常用治关节风湿肿痛，腹泻不止，肺痈肺萎，皮肤疣赘。可划入化湿药。

时珍曰：薏苡名义未详。其叶似蠡实叶而解散，又似芑黍之苗，故有解蠡、芑实之名。

赣䕸米乃其坚硬者，有赣强之意。苗名屋菼。《救荒本草》云：回回米又呼西番蜀秫。俗名草珠儿。时珍曰：薏苡，人多种之。二、三月宿根自生。叶如初生芭茅。五、六月抽茎开花结实。有二种：一种粘牙者，尖而壳薄，即薏苡也。其米白色如糯米，可作粥饭及磨面食，亦可同米酿酒。一种圆而壳浓坚硬者，即菩提子也。其米少，即粳赣䅟也。

但可穿作念经数珠，故人亦呼为念珠云。其根并白色，大如匙柄，糺结而味甘也。

健脾益胃，补肺清热，祛风胜湿。炊饭食，治冷气。煎饮，利小便（时珍）。

震亨曰：寒则筋急，热则筋缩。急因于坚强，缩因于短促。若受湿则弛，弛则引长。然寒与湿未尝不挟热。三者皆因于湿，然外湿非内湿启之不能成病。故湿之为病，因酒而鱼肉继之。甘滑、陈久、烧炙并辛香，皆致湿之因也。

时珍曰：薏苡仁属土，阳明药也，故能健脾益胃。虚则补其母，故肺痿、肺痈用之。筋骨之病，以治阳明为本，故拘挛筋急风痹者用之。土能胜水除湿，故泄痢水肿用之。按：古方小续命汤注云：中风筋急拘挛，语迟脉弦者，加薏苡仁。亦扶脾抑肝之义。又《后汉书》云：马援在交趾常饵薏苡实，云能轻身省欲以胜瘴气也。又张师正《倦游录》云：辛稼轩忽患疝疾，重坠大如杯。一道人教以薏珠用东壁黄土炒过，水煮为膏服，数服即消。程沙随病此，稼轩授之亦效。《本草》薏苡乃上品养心药，故此有功。

附方：新七。

薏苡仁粥：治久风湿痹，补正气，利肠胃，消水肿，除胸中邪气，治筋脉拘挛：薏苡仁为末，同粳米煮粥，日日食之，良。（《食医心镜》）

水肿喘急：用郁李仁三两（研）。以水滤汁，煮薏苡仁饭，日二食之。（《独行方》）

沙石热淋：痛不可忍。用玉秫，即薏苡仁也，子、叶、根皆可用，水煎热饮。夏月冷饮，以通为度。（《杨氏经验方》）

消渴饮水：薏苡仁煮粥饮，并煮粥食之。肺痈咯血：薏苡仁三合（捣烂），水二大盏，煎一盏，入酒少许，分二服。（《济生》）

痈疽不溃：薏苡仁一枚，吞之。（姚僧坦方）

孕中有痈：薏苡仁煮汁，频频饮之。（《妇人良方补遗》）

牙齿䘌痛：薏苡仁、桔梗生研末。点服。不拘大人、小儿。（《永类方》）

根：捣汁和酒服，治黄疸有效（时珍）。

附方：新二。

黄疸如金：薏苡根煎汤频服。经水不通：薏苡根一两，水煎服之。不过数服，效。（《海上方》）

叶：暑月煎饮，暖胃益气血。初生小儿浴之，无病（时珍。出《琐碎录》）

泽　泻

味甘、咸，寒，无毒。主风寒湿痹，乳难，消水，养五脏，益气力，肥健. 补虚损五劳，除五脏痞满，起阴气，止泄精、消渴淋沥，逐膀胱三焦停水。久服耳目聪明不饥，延年轻身，面生光，能行水上。扁鹊云：多服病人眼[①]。一名水泻，一名及泻，一名芒芋，一名鹄泻。生汝南池泽，五月、六月、八月采根阴干。畏海蛤、文蛤。

叶，味咸，无毒。主大风，乳汁不出，产难，强阴气。久服轻身。五月采。

实，味甘，无毒。主风痹、消渴，益肾气，强阴补不足，除邪湿。久服面生光，令人无子，九月采。

陶隐居云：汝南郡属豫州，今近道亦有，不堪用，唯用汉中、南郑、青弋，形大而长，尾间必有两岐为好。此物易朽蠹，常须密藏之。叶狭长，丛生诸浅水中。《仙经》服食，断谷皆用之，亦云身轻能步行水上。

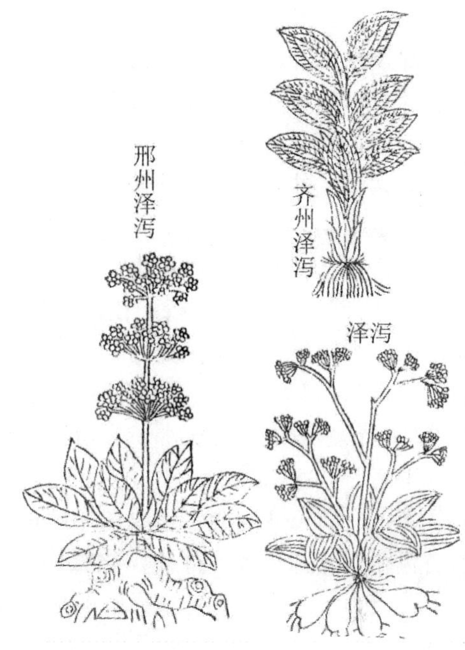

《唐本》注云：今汝南不复采用，惟以泾州、华州者为善也。

臣禹锡等谨按《尔雅》云：蕍、蕮[②]。疏云：蕍，一名蕮，即药草泽泻也。

《药性论》云：泽泻，君，味苦。能主肾虚精自出，治五淋，利膀胱热，宣通水道。

《日华子》云：治五劳七伤，主头旋耳虚鸣，筋骨挛缩，通小肠，止遗沥尿血，催生难产，补女人血海，令人有子。叶壮水脏，下乳通血脉。《图经》曰：泽泻，生汝南池泽，今山东、河、陕、江、淮亦有之，以汉中者为佳。春生苗多在浅水中，叶似牛舌草，独茎而长，秋时开白花，作丛似谷精草。五月、六月、八月采根，阴干。今人秋末采，曝干用。此物极易朽蠹，常须密藏之。汉中出者，形大而长，尾间有两岐，最佳。《尔雅》谓之蕍[③]，一名蕮[④]。《素问》身热解堕，汗出如浴，恶风少气，名曰酒风，治之以泽泻、术各十分，麋衔五分，合以二指撮为后饭，后饭者，饭后药先，谓之后饭。张仲景治杂病，心下有支饮，苦冒，泽泻汤主之，泽泻五两，术二两，水二升，煎取半升，分温再服。治伤寒有大小泽泻汤，五苓散辈，皆用泽泻，行利停水为最要。深师治支饮亦同用泽泻、术，但煮法小别，先以水二升，煮二物取一升，又以水一升，煮泽泻取五合，合此二汁，为再服。病甚欲眩者，服之必差。仙方亦单服泽泻一物，捣筛取末，水调，日分服六两，百日体轻，久而健行。

《雷公》曰：不计多少，细剉，酒浸一宿，漉出，曝干，任用也。

《经验方》常服泽泻，皂荚水煮烂，焙干为末，炼蜜为丸，如桐子大，空尽以温酒下十五丸至二十丸甚妙。治肾脏风生疮尤良。

《衍义》曰：泽泻其功尤长于行水，张仲景曰：水蓄[⑤]渴烦小便不利，或吐或泻，五苓散主之，方用泽泻，故知其用长于行水。《本经》又引扁鹊云：多服病人眼，诚为行去其水。张仲景八味丸用之者，亦不过引接桂、附等归就肾经，别无他意。凡服泽泻散，人未有不小便多者，小便既多，肾气焉得复实。今人止泄精，多不敢用。

现注：

①云多服病人眼，说明《本经》时已发现泽泻不能多用。

②蕍：（yú 愉），蕮：（xì 细）。

③蕍：下原有羊朱切三字为反切注音。

④蕮：下原有与舄同，私夕切六字为注音。

⑤水蓄：原刻成水搐，《伤寒论》原文为：中风发热六七日不解而烦，有表里证，渴欲饮水，水入则吐，名为水逆，五苓散主之。此证为蓄水证，无水搐之名。

按：泽泻为泽泻科植物泽泻的块茎。

综合条文所述泽泻功能利水伐肾，除湿痹，通乳止渴。临床常用于利水消肿，用于腹泻、肾炎、膀胱炎、消渴、头晕、高血压、高血脂等。

释名：禹孙。时珍曰：去水曰泻，如泽水之泻也。禹能治水，故曰禹孙。余未详。

元素曰：甘，平。沉而降，阴也。杲曰：甘、咸，寒，降，阴也。好古曰：阴中微阳。入足太阳、少阴经。

入肾经，去旧水，养新水，利小便，消肿胀，渗泄止渴（元素）。去脬中留垢，心下水痞（李杲）。渗湿热，行痰饮，止呕吐泻痢，疝痛脚气。（时珍）元素曰：泽泻乃除湿之圣药，入肾经，治小便淋沥，去阴间汗。无此疾服之，令人目盲。

好古曰：《本经》云久服明目，扁鹊云多服昏目，何也？易老云：去脬中留垢，以其味咸能泻伏水故也。泻伏水，去留垢，故明目；小便利，肾气虚，故昏目。

王履曰：寇宗之说，王好古韪之。窃谓八味丸以地黄为君，余药佐之，非止补血，兼补气也，所谓阳旺则能生阴血也。地黄、山茱萸、茯苓、牡丹皮皆肾经之药，附子、官桂乃右肾命门之药，皆不待泽泻之接引而后至也。则八味丸之用此，盖取其泻肾邪，养五脏，益气力，起阴气，补虚损五劳之功而已。虽能泻肾，从于诸补药群众之中，则亦不能泻矣。

时珍曰：泽泻气平，味甘而淡。淡能渗泄，气味俱薄，所以利水而泄下。脾胃有湿热，则头重而目昏耳鸣。泽泻渗去其湿，则热亦随去，而土气得令，清气上行，天气明爽，故泽泻有养五脏、益气力、治头旋、聪明耳目之功。若久服，则降令太过，清气不升，真阴潜耗，安得不目昏耶？仲景地黄丸用茯苓、泽泻者，乃取其泻膀胱之邪气，非引接也。古人用补药必兼泻邪，邪去则补药得力，一辟一阖，此乃玄妙。后世不知此理，专一于补，所以久服必致偏胜之害也！

时珍曰：神农书列泽泻于上品，复云久服轻身，面生光，能行水上。《典术》云：泽泻久服，令人身轻，日行五百里，走水上。一名泽芝。陶、苏皆以为信然。愚窃疑之。泽泻行水泻肾，久服且不可，又安有此神功耶？其谬可知。

附方：新三。

水湿肿胀：白术、泽泻各一两，为末，或为丸。每服三钱，茯苓汤下。（《保命集》）

冒暑霍乱：小便不利，头运引饮。三白散：用泽泻、白术、白茯苓各三钱，水一盏，姜五片，灯心十茎，煎八分，温服。（《局方》）

疟后怪症：口鼻中气出，盘旋不散，凝如黑盖色，过十日渐至肩胸，与肉相连，坚胜金石，无由饮食。煎泽泻汤，日饮三盏，连服五日愈。（《夏子益奇疾方》）

时珍曰：《别录》言泽泻叶及实，强阴气，久服令人无子；而《日华子》言泽泻催生，补女人血海，令人有子，似有不同。既云强阴，何以令人无子？既能催生，何以令人有子？盖泽泻同补药，能逐下焦湿热邪垢，邪气既去，阴强海净，谓之有子可也；若久服则肾气大泄，血海反寒，谓之无子可也。所以读书不可执一。

远　　志[①]

味苦，温，无毒。主咳逆伤中，补不足，除邪气，利九窍，益智慧，耳目聪明，不忘强志，倍力，利丈夫，定心气，止惊悸，益精，去心下膈气，皮肤中热，面目黄。久服轻身不老，好颜色，延年。叶名小草，主益精补阴气，止虚损梦泄。一名棘菀，一名葽[②]绕，一名细草。生太山及冤句川谷，四月采根、叶阴干。

得茯苓、冬葵子、龙骨良，杀天雄、附子毒，畏珍珠、藜芦、蜚蠊、齐蛤。

陶隐居云：按药名无齐蛤，恐是百合。冤句县属兖州济阴郡，今犹从彭城北兰陵来，用之打去心，取皮，今用一斤，正得三两皮尔，市者加量之。小草状似麻黄而青，远志亦入仙方药用。

《唐本》注云：《药录》下卷有齐蛤，即齐蛤原有不得言无，今陶云恐是百合非也。[③]

今注：远志，茎、叶似大青而小，比之麻黄，陶不识尔。

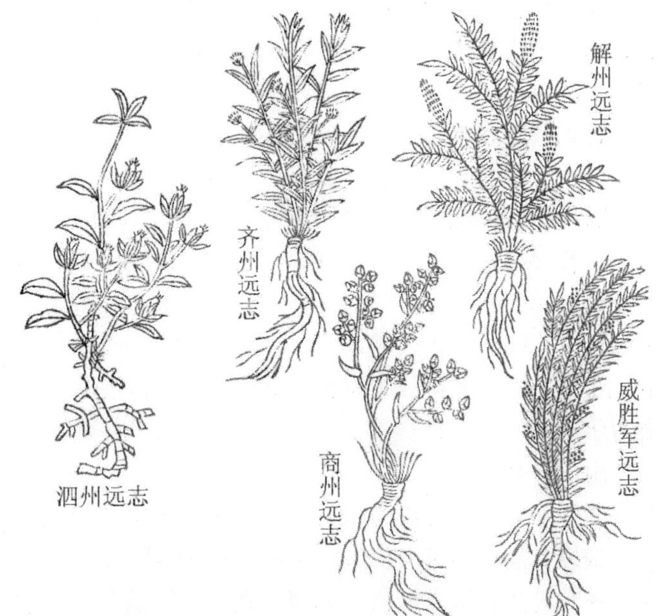

臣禹锡等谨按《尔雅》云：
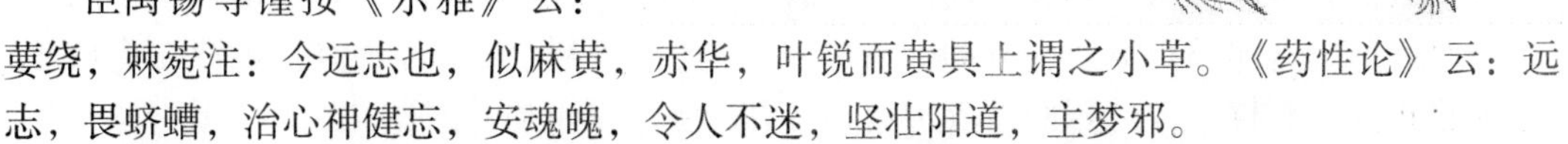
葽绕，棘菀注：今远志也，似麻黄，赤华，叶锐而黄具上谓之小草。《药性论》云：远志，畏蛴螬，治心神健忘，安魂魄，令人不迷，坚壮阳道，主梦邪。

《日华子》云：主膈气，惊魇，长肌肉助筋骨，妇人血噤，失音，小儿客忤，服无忌。

《图经》曰：远志，生泰山及冤句川谷，今河、陕、京西州郡亦有之。根黄色，形如蒿根，苗名小草，似麻黄而青，又如荜豆叶，亦有似大青而小者，三月开花白色，根长及一尺，四月采根、叶，阴干。今云晒干用，泗州出者花红，根叶俱大于它处。商州者，根又黑色。俗传夷门远志最佳。古本通用远志、小草，今医但用远者，稀用小草。《古今录验》及《范汪方》治胸痹心痛，逆气膈中，饮不下小草丸。小草、桂心、蜀椒去汗、干姜、细辛各三分，附子二分，炮，六物合捣，下筛，和以蜜丸，大如梧子，先食，米汁下三丸，日三，不知稍增，以知为度，禁猪肉、冷水、生葱、菜。

《雷公》曰：远志，凡使，先须去心，若不去心服之令人闷。去心了，用熟甘草汤浸宿漉出，暴干用之也。

《肘后方》治人心孔惛[④]塞，多忘喜误，丁酉日密自至市买远志着巾角中，还为末服之，勿令人知。《抱朴子·内篇》云：陵阳仲子服远志二十年，有子三十七人，开书所视便记而不忘。

现注：

①远志下原有为君二字为注释语。

②葽：（yāo 妖）。

③非也：也字原版似一电字，据北京图书馆藏《证类本草》胶片为非也。

④惛：（hūn 昏）。

按：远志为远志科远志的根。

综合条文所述远志功能补心安神，止咳，通九窍，益智聪耳。临床常用治心悸失眠，心脑血管病，耳目不聪，心窍迷闭诸症。临床划入安神药。

时珍曰：此草服之能益智强志，故有远志之称。《世说》载郝隆讥谢安云：处则为远志，出则为小草。《记事珠》谓之醒心杖。时珍曰：远志有大叶、小叶二种，陶弘景所说者，小叶也；马志所说者，大叶也。大叶者，花红。

肾积奔豚（好古）。治一切痈疽（时珍）。

好古曰：远志，肾经气分药也。

时珍曰：远志，入足少阴肾经，非心经药也。其功专于强志益精，治善忘。盖精与志，皆肾经之所藏也。肾经不足，则志气衰，不能上通于心，故迷惑善忘。《灵枢经》云：肾藏精，精合志。肾盛怒而不止则伤志，志伤则喜忘其前言，腰脊不可以俯仰屈伸，毛悴色夭。又云：人之善忘者，上气不足，下气有余，肠胃实而心肺虚，虚则营卫留于下，久之不以时上，故善忘也。陈言《三因方》远志酒，治痈疽，云有奇功，盖亦补肾之力尔。

附方：新五。

喉痹作痛：远志肉为末，吹之。涎出为度。（《直指方》）

脑风头痛：不可忍。远志末鼻。（《宣明方》）

吹乳肿痛：远志焙研，酒服二钱，以滓敷之。（《袖珍方》）

一切痈疽：远志酒：治一切痈疽、发背、疖毒，恶候侵大。有死血，阴毒在中则不痛，敷之即痛。有忧怒等气积而怒攻则痛不可忍，敷之即不痛。或蕴热在内，热逼人手不可近，敷之即清凉。或气虚血冷，溃而不敛，敷之即敛。此本韩大夫宅用以救人方，极验。若七情内郁，不问虚实寒热，治之皆愈。用远志不以多少，米泔浸洗，捶去心，为末。每服三钱，温酒一盏调，澄少顷饮其清，以滓敷患处。（《三因方》）

小便赤浊远志（甘草水煮）半斤茯神、益智仁各二两。为末，酒糊丸梧子大。每空心枣汤下五十丸。《普济》

龙　　胆

味苦，寒，大寒，无毒。主骨间寒热，惊痫邪气，续绝伤，定五脏，杀蛊毒，除胃中伏热时气，温热，热泄下痢，去肠中小虫，益肝胆气，止惊惕。久服益智不忘，轻身耐老。一名陵游。生齐朐山谷，及冤句。二月、八月、十一月、十二月采根，阴干。贯众为之使，恶防葵、地黄。

陶隐居云：今出近道，吴兴为胜，状似牛膝，味甚苦，故以胆为名。

今按《别本》注云：叶似龙葵，味苦如胆，因以为名。

臣禹锡等谨按《药性论》云：龙胆，君，能主小儿惊痫，入心，壮热，骨热，痈肿，治时疾热黄，口疮。

《日华子》云：小豆为使，治客忤疳气热病狂语及疮疥，明目止烦，益智治健忘。

《图经》曰：龙胆生齐朐山谷及冤句，今近道亦有之，宿根黄白色，下抽根十余本，类牛膝，直上生苗，高尺余，四月生叶，似柳叶而细，茎如小竹枝，七月开花如牵牛花作

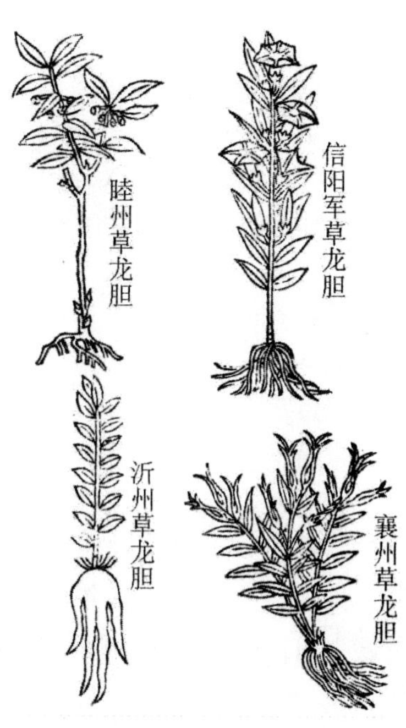

铃铎形，青碧色，冬后结子苗便枯。二月、八月、十一月、十二月采根，阴干。俗呼为草龙胆。浙中又有山龙胆草，味苦涩，取根细剉，用生姜自然汁浸一宿，去其性，焙干，捣，水煎一钱匕，温服之，治四肢疼痛，采无时候。叶经霜雪不凋，此同类而别种也。古方治疸多用之。《集验方》谷疸丸，苦参三两，龙胆一两，二物下筛，牛胆和丸，先食以麦饮服之如梧子五丸，日三，不知稍增。《删繁方》治劳疸，同用此龙胆，加至二两，更增栀子仁三七枚，三物同筛，捣丸，以猪胆服如前法，以饮下之。其说云：劳疸者，因劳为名，谷疸者，因食而劳也。《雷公》云：采得后阴干，欲使时用铜刀切去髭、土头了，剉，于甘草汤中浸一宿，至明漉出，曝干用。勿空腹饵之，令人溺不禁。

《圣惠方》：治蛔虫攻心如刺，吐清水。龙胆一两去头，剉，水二盏，煮取一盏，去滓。隔宿不食，平旦一顿服。

《外台秘要》：治卒下血不止，龙胆一虎口，以水五升，煮取二升半，分为五服，差。

《肘后方》：治卒心痛，龙胆四两，酒三升，煮取一升半，顿服。

按：龙胆草为龙胆科龙胆的根茎。

综合条文所述龙胆草功能清肝胆热，祛骨热，定惊痫，杀蛊毒。临床常用清肝胆湿热，口苦耳聋等。可列入清湿热药。

去目中黄及睛赤肿胀，瘀肉高起，痛不可忍（元素）。退肝经邪热，除下焦湿热之肿，泻膀胱火（李杲）。疗咽喉痛，风热盗汗（时珍）。

元素曰：龙胆味苦性寒，气味俱浓，沉而降，阴也，足厥阴、少阳经气分药也。其用有四：除下部风湿，一也；及湿热，二也；脐下至足肿痛，三也；寒湿脚气，四也。下行之功与防己同，酒浸则能上行，外行以柴胡为主，龙胆为使治眼中疾必用之药。好古曰：益肝胆之气而泄火。时珍曰：相火寄在肝胆，有泻无补，故龙胆之益肝胆之气，正以其能泻肝胆之邪热也。但大苦大寒，过服恐伤胃中生发之气，反助火邪，亦久服黄连反从火化之义。《别录》久服轻身之说，恐不足信。

附方：新六。

伤寒发狂：草龙胆为末，入鸡子清、白蜜，化凉水服二钱。（《伤寒蕴要》）

一切盗汗：妇人、小儿一切盗汗，又治伤寒后盗汗不止。龙胆草研末，每服一钱，猪胆汁三两，点入温酒少许调服。（《杨氏家藏方》）

小儿盗汗：身热。龙胆草、防风各等分。为末。每服一钱，米饮调下。亦可丸服，及水煎咽喉热痛：龙胆，擂水服之。（《集简方》）

暑行目涩：生龙胆（捣汁）一合，黄连（二寸切烂浸汁）一匙，和点之。（危氏《得效方》）

眼中漏脓：龙胆草、当归等分。为末。每服二钱，温水下。（《鸿飞集》）

细 辛

味辛，温，无毒。主咳逆头痛脑动，百节拘挛，风湿痹痛，死肌。温中下气，破痰，利水道，开胸中，除喉痹齆[①]鼻，风痫癫疾，下乳结汗不出，血不行，安五脏，益肝胆，通精气。久服明目，利九窍，轻身长年。一名小辛。生华阴山谷，二月、八月采根，阴干。

曾青、枣根为之使，得当归、芍药、白芷、芎䓖、牡丹、藁本、甘草共疗妇人。得决明、鲤鱼胆，青羊肝共疗目痛。恶狼毒、山茱萸、黄芪，畏硝石、滑石，反藜芦。

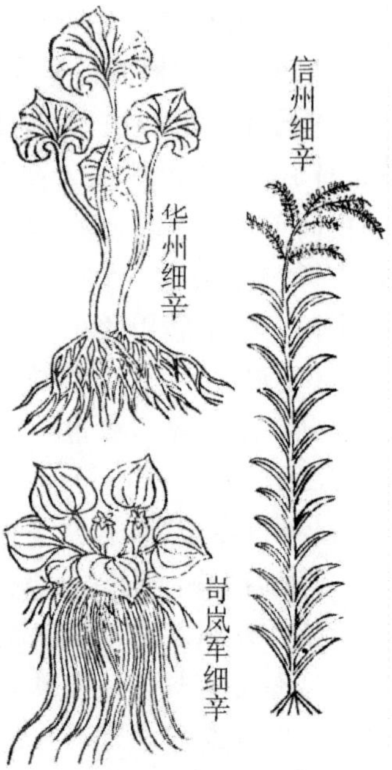

陶隐居云：今用东阳临海者，形段乃好而辛烈，不及华阴、高丽者。用之去其头节。人患口臭者，含之多效。最能除痰明目也。臣禹锡等谨按范子云：细辛出华阴，色白者善。吴氏云：细辛，一名细草。神农、黄帝、雷公、桐君辛，小温。岐伯无毒。季氏小寒。如葵叶赤黑，一根一叶相连。

《药性论》云：细辛，臣，忌生菜，味苦辛。治咳逆上气，恶风风头，手足拘急，安五脏六腑，添胆气，去皮风湿痒，能止眼风泪下，明目，开胸中滞，除齿痛，主血闭，妇人血沥腰痛。日华子云：治嗽，消死肌疮肉，胸中结聚。忌狸肉。

信州细辛

华州细辛

峕岚军细辛

《图经》曰：细辛，生华山山谷，今处处有之，然它处所出者，不及华州者真。其根细而其味极辛，故名之曰细辛。二月、八月采根，阴干用。今人多以杜衡当之，杜衡吐人，用时须细辨耳。杜衡春初于宿根上生苗叶似马蹄形状，高三二寸，茎如麦藁[②]粗细，每窠上有五七叶，或八九叶，别无枝蔓。又于叶茎间罅[③]内，芦头上贴地生紫花，其花似见不见，暗结实如豆大，窠内有碎子似天仙子。苗、叶俱青，经霜即枯，其根成窠，有似饭帚，密闹细长四五寸，微黄白色，味辛，江淮俗呼为马蹄香。以人多误用，故此详述之。

《雷公》云：凡使，一一拣去双叶，服之害人，须去头土了，用瓜水浸一宿，至明漉出，曝干用之。《圣惠方》治口臭及䘌齿肿痛，细辛煮取浓汁，热含冷吐，差。

《外台秘要》治卒客忤，停口不能言，细辛、桂心等分，内口中。

《别说》云：谨按细辛，非华阴者不得为细辛用，若杜衡之类，自应依本性于用尔。又细辛若单用末，不可过半钱匕，多即气闷塞不通者死，虽死无伤。近年关中或用此毒人者，闻平凉狱中尝治此，故不可不记。非本有毒，但以不识多寡之用，因以有此。

《衍义》曰：细辛用根，今唯华州者佳。柔韧极细，直深紫色，味极辛，嚼之习习如椒，治头面风痛不可阙也。叶如葵叶赤黑，非此则杜衡也，杜衡叶形如马蹄下，故俗云马蹄香，盖根似白前，又似细辛。襄、汉间一种细辛，极细而直，色黄白，乃是鬼督邮，不可用。

现注：

①䶒：下原有音瓮二字注音，现注音（wèng 瓮），与原注音同。

②藁：同稿，谷类植物的茎秆。

③罅：（xià 下），间隙。

按：细辛为马兜铃科细辛之全草。综合条文所述细辛功能祛风止咳，清头脑，舒拘挛，除湿痹。临床常用治疗头痛鼻塞，眼赤牙痛，关节肿痛，咳喘等。可入祛风药。有毒，不能多用。

时珍曰：小辛、少辛，皆此义也。按《山海经》云，浮戏之山多少辛。《管子》云，五沃之土，群药生少辛，是矣。

润肝燥，治督脉为病，脊强而厥（好古）。治口舌生疮，大便燥结，起目中倒睫。

元素曰：细辛气温，味大辛，气浓于味，阳也，升也，入足厥阴、少阴血分，为手少阴引经之药。香味俱细，故入少阴，与独活相类。以独活为使，治少阴头痛如神。亦止诸阳头痛，诸风通用之。味辛而热，温少阴之经，散水气以去内寒。成无己曰：水停心下不行，则肾气燥，宜辛以润之。细辛之辛，以行水气而润燥。杲曰：胆气不足，细辛补之。又治邪气自里之表，故仲景少阴证，用麻黄附子细辛汤。时珍曰：气之浓者能发热，阳中之阳也。辛温能散，故诸风寒、风湿头痛、痰饮、胸中滞气、惊痫者，宜用之。口疮、喉痹、齿诸病用之者，取其能散浮热，亦火郁则发之之义也。辛能泄肺，故风寒咳嗽上气者，宜用之。辛能补肝，故胆气不足，惊痫眼目诸病，宜用之。辛能润燥，故通少阴及耳窍，便涩者宜用之。

附方：新六。

暗风猝倒：不省人事。细辛末，吹入鼻中。（危氏《得效方》）

虚寒呕哕：饮食不下。细辛（去叶）半两，丁香二钱半。为末。每服一钱，柿蒂汤下。小儿口疮：细辛末，醋调，贴脐上。（《卫生家宝方》）

口舌生疮：细辛、黄连等分，为末掺之，漱涎甚效，名兼金散。一方用细辛、黄柏。（《三因方》）

鼻中息肉：细辛末，时时吹之。（《圣惠方》）

诸般耳聋：细辛末，溶黄蜡丸鼠屎大，绵裹一丸塞之，一二次即愈。须戒怒气，名聪耳丸。（龚氏《经验方》）

石斛

味甘，平，无毒，主伤中，除痹下气，补五脏虚劳羸瘦，强阴。益精，补内绝不足，平胃气，长肌肉，逐皮肤邪热痱[①]气，脚膝疼冷痹弱。久服浓肠胃轻身延年。定志除惊。一名林兰，一名禁生，一名杜兰，一名石蓫[②]。生六安山谷水傍石上。七月、八月采茎阴干。陆英为之使，恶凝水石、巴豆，畏僵蚕、雷丸。

陶隐居云：今用石斛出始兴，生石上。细实，桑灰汤沃之色如金，形似蚱蜢髀[③]者为佳。近道亦有。次宣城间生栎树上者名木斛[④]。其茎形长大而色浅，六安属庐江，今始安亦出木斛，至虚长，不入丸散，惟可为酒渍煮汤用尔。俗方最以补虚疗脚膝。

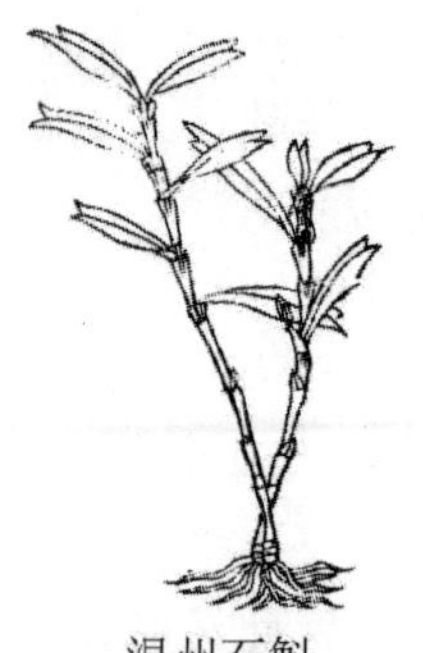
温州石斛

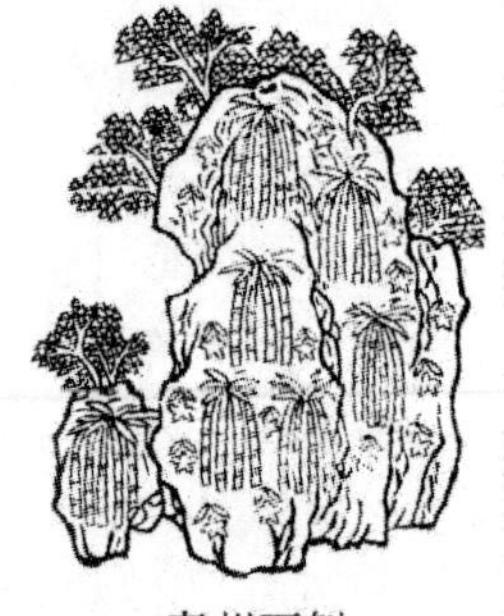
春州石斛

《唐本》注云：作干石斛，先以酒洗捋蒸炙成，不用灰汤。今荆襄及汉中江左又有二种，一者似大麦累累相连，头生一叶而性冷。一种大如雀髀，名雀髀斛，生酒渍服乃言胜干者，亦如麦斛，叶在茎端。其余斛如竹节间生叶也。

臣禹锡等谨按《药性论》云：石斛，君。益气除热，主治男子腰脚软弱，健阳，逐皮肌风痹，骨中久冷，虚损，补肾积精，腰痛，养肾气，益力。《日华子》云：治虚损劣弱，壮筋骨，暖水脏，轻身益智，平胃气，逐虚邪。

《图经》曰：石斛，生六安山谷水旁石上，今荆、湖、川、广州郡及温、台州亦有之，以广南者为佳，多在山谷中。五月生苗茎似竹节，节节间出碎叶，七月开花，十月结实，其根细长黄色。七月、八月采茎，以桑灰汤沃之色如金，阴干用。或云以酒洗捋蒸炙成，不用灰汤。其江南生者有二种，一种似大麦，累累相连，头生一叶名麦斛。一种大如雀髀，名雀髀斛，惟生石上者胜，亦有生栎木上者，名木斛，不堪用。

《雷公》云：凡使，先去头土了，用酒浸一宿，漉出于日中暴干，却用酥蒸从巳至酉，却徐徐焙干用。石斛锁涎，涩丈夫原气，如斯修事，服满一镒，永无骨痛。

《衍义》曰：石斛，细若小草，长三四寸，柔韧，折之如肉而实，今人多以木斛浑行，医工亦不能明辨。世又谓之金钗石斛，盖后人取象而言之，然甚不经。将木斛折之，中虚如禾草，长尺余，但色深黄，光泽而已。真石斛，治胃中虚热有功。

现注：

①痹：下原有音弗二字注音。

②蓫：下原有音逐二字注音。

③蚱：下原有音窄二字注音，蜢：下原有音猛二字注音。髀：(bì 必)，股。

④木斛：生栎树上似应是槲寄生，不是石斛。

按：石斛为兰科金钗石斛等石斛之茎。综合条文所述石斛功能养阴明目，除痹，补虚强阴。

临床常用治胃阴不足，眼目昏暗，眼底病，脑血管病，语言障碍，半身不遂等。临床划入养胃阴药。

时珍曰：石斛名义未详。其茎状如金钗之股，故古有金钗石斛之称。今蜀人栽之，呼为金钗花。盛弘之《荆州记》云：耒阳龙石山多石斛，精好如金钗，是矣。林兰、杜兰，与木部木兰同名，恐误。

时珍曰：石斛丛生石上。其根纠结甚繁，干则白软。其茎叶生皆青色，干则黄色。开红花。节上自生根须。人亦折下，以砂石栽之，或以物盛挂屋下，频浇以水，经年不死，俗称为千年润。石斛短而中实，木斛长而中虚，甚易分别。处处有之，以蜀中者为胜。治发热自汗，痈疽排脓内塞（时珍）。

时珍曰：石斛气平，味甘、淡、微咸，阴中之阳，降也。乃足太阴脾、足少阴右肾之药。

深师云：囊湿精少，小便余沥者，宜加之。一法：每以二钱入生姜一片，水煎代茶饮，甚清肺补脾也。

附方：新二。

睫毛倒入：川石斛、川芎等分，为末。口内含水，随左右鼻，日二次。(《袖珍方》)

飞虫入耳：石斛数条，去根如筒子，一边入耳中，四畔以蜡封闭，用火烧石斛，尽则止。熏右耳，则虫从左出。未出更作。(《圣济》)

巴戟天

味辛、甘，微温，无毒。主大风邪气，阴痿不起，强筋骨，安五脏，补中增志益气，疗头面游风，小腹及阴中相引痛，下气，补五劳，益精利男子。生巴郡及下邳山谷。二月、八月采根阴干。覆盆子为之使，恶朝生、雷丸、丹参。

陶隐居云：今亦用建平、宜都者，状如牡丹而细，外赤内黑，用之打去心。

《唐本》注云：巴戟天苗，俗方名三蔓草，叶以茗，经冬不枯，根如连珠，多者良。宿根青色，嫩根白紫，用之亦同。连珠肉厚者为胜。

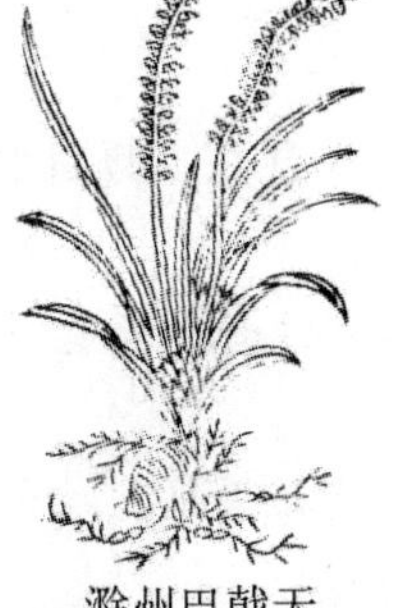
滁州巴戟天

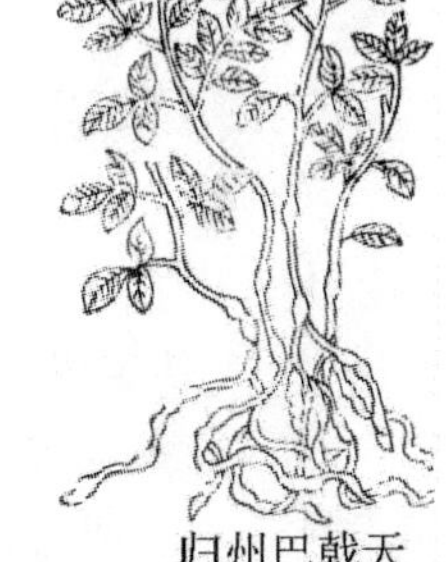
归州巴戟天

臣禹锡等谨按《药性论》云：巴戟天，使。能治男子夜梦鬼交，泄精，强阴。除头面中风，主下气，大风血癞，病人虚损加而用之。《日华子》云：味苦，安五脏，定心气，除一切风，治邪气，疗水肿。又名不凋草，色紫如小念珠，有小孔子，坚硬难捣。

《图经》曰：巴戟天，生巴郡及下邳山谷，今江、淮、河东州郡亦有之，皆不及蜀州者佳。叶似茗，经冬不枯，俗名三蔓草，又名不凋草，多生竹林内。内地生者叶似麦门冬而厚大，至秋结实，二月、八月采根，阴干，今多焙之。有宿根者青色，嫩根者白色，用之皆同，以连珠，肉厚者胜，今方家多以紫色为良。蜀人云：都无紫色者，彼方人采得或用黑豆同煮，欲其色紫，此殊失气味，尤宜辨之。一说蜀中又有一种山律根，正似巴戟，但色白，土人采得以醋水煮之乃紫，以杂巴戟，莫能辨也。真巴戟嫩者亦白，干时亦煮治使紫，力劣弱不可用。今两种市中皆是，但击破视之，其中而紫鲜洁者伪也。真者击破其中虽紫，又有微白，惨如粉色，理小暗也。

《雷公》曰：凡使须用枸杞子汤浸一宿，待稍软漉出，却用酒浸一伏时，又漉出，用菊花同熬令焦黄，去菊花，用布拭令干用。

《衍义》曰：巴戟天，本有心，干缩时偶自落，或可以抽摘，故中心或空，非自有小孔子也。今人欲要中间紫色，则多伪以大豆汁沃之，不可不察。外坚难染，故先从中间紫色。有人嗜酒，日须五七杯，后患脚气甚危，或教以巴戟半两，糯米同炒，米微转色，不用米，大黄一两剉炒同为末，熟蜜为丸，温水服五七十丸，仍禁酒遂愈。

按：巴戟天为茜草科巴戟天之根。综合条文所述巴戟天功能补肾壮阳，强阴壮骨，增志益气。临床常用治疗肾阳虚弱，下肢痿弱，腰膝无力，贫血。可划入补肾药。

时珍曰：名义殊不可晓。时珍曰：

今法：惟以酒浸一宿，铿焙入药。若急用，只以温水浸软去心也。

治脚气，去风疾，补血海（时珍，出《仙经》）。好古曰：巴戟天，肾经血分药也。

白　　英

味甘，寒，无毒。主寒热八疸，消渴，补中益气。久服轻身延年。一名縠菜，一名白草。生益州山谷。春采叶，夏采茎，秋采花，冬采根。

陶隐居云：诸方药不用此．乃有蔛[①]菜，生水中，人蒸食之，此乃生山谷，当非是。又有白草，叶作羹饮甚疗劳而不用根华。益州乃有苦菜，土人专食之皆充健无病，疑或是此。

《唐本》注云：此鬼目草也，蔓生，叶似王瓜，小长而五椏，实圆若龙葵子，生青熟紫黑，煮汁饮解劳。东人谓之白草，陶云白草似识之，而不的辨。

今按：陈藏器本草云：白英，主烦热风疹丹毒，疟瘴寒热，小儿结热，煮汁饮之。一名鬼目。《尔雅》云：苻[②]，鬼目。注：似葛，叶有毛，子赤如耳珰珠。若云子熟黑，误矣。

又按《别本》注云：今江东人夏月取其茎叶煮粥，极解热毒。

现注：

①蔛：下原有音斛二字注音，现音（hú 胡）。

②苻：（fú 扶）。

按：白英，为茄科白英之全草。综合条文所述白英功能解毒消疸，止渴益气。临床常治疗肿毒痈，对膀胱肿瘤有效。

时珍曰：白英，谓其花色；縠菜，象其叶文；排风，言其功用；鬼目，象其子形。《别录》有名未用，复出鬼目，虽苗子不同，实一物也。故并之。

时珍曰：此俗名排风子是也。正月生苗，白色，可食。秋开小白花。子如龙葵子，熟时紫赤色。《吴志》云：孙皓时有鬼目菜，缘枣树，长丈余，叶广四寸，浓三分，人皆异之。即此物也。又羊蹄草一名鬼目。岭南有木果，亦名鬼目，叶似楮，子大如鸭子，七、八月熟，黄色，味酸可食。皆与此同名异物也。

白　　蒿

味甘，平，无毒。主五脏邪气，风寒湿痹，补中益气，长毛发，令黑，疗心悬少食常饥。久服轻身，耳目聪明，不老。

生中山川泽，二月采。

陶隐居云：蒿类甚多，而俗中不闻呼白蒿者。方药家既不用，皆无复识之，所主疗既殊佳，应更加研访。服食七禽散云：白兔食之仙。与前菴庵闾子同法尔。

《唐本》注云：《尔雅》蘩皤[①]蒿即白蒿也。此蒿叶粗于青蒿，从初生至枯，白于众蒿，欲似细艾者。所在有之也。

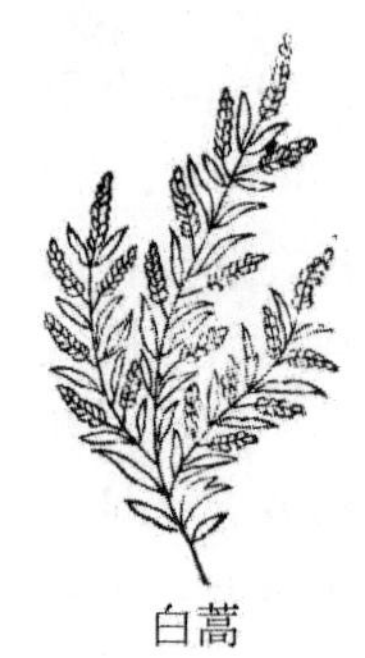
白蒿

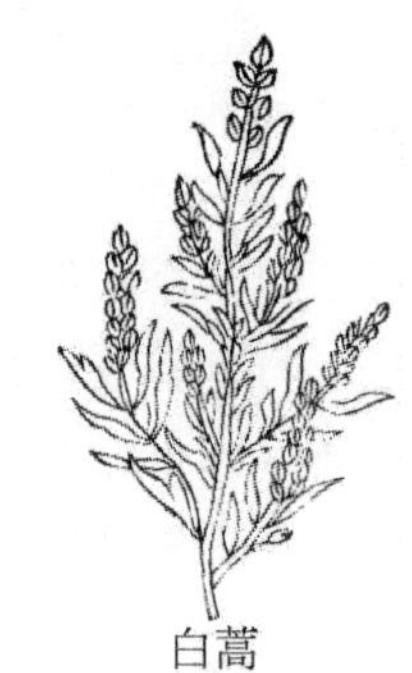
白蒿

今按《别本》注云：叶似艾叶，上有白毛，

粗涩，俗呼为蓬蒿。

臣禹锡等谨按《尔雅》疏云：蓬蒿可以为菹，故《诗笺》云：以豆荐蘩菹。陆机云：凡艾，白色为皤蒿。今白蒿，春始生，及秋香美可生食，又可蒸。一名游胡，北海人谓之旁勃，故《大戴礼·夏小正传》曰：蘩，游胡，游胡，旁勃也。

孟诜云：白蒿，寒。春初此蒿前诸草生。捣汁去热黄，及心痛。其叶生挼醋淹之为菹甚益人。又叶干为末，夏日暴水痢，以米饮和一匙，空腹服之。子主鬼气。末和酒服之良。又烧淋灰煎治淋沥疾。

《图经》曰：白蒿，蓬蒿也。生中山川泽，今所在有之。春初最先诸草而生，似青蒿而叶粗，上有白毛错涩，从初生至枯，白于众蒿颇似细艾，二月采此。《尔雅》所谓蘩皤[②]蒿是也。疏云：蓬蒿，可以为菹。故《诗笺》云：以豆荐蘩菹。陆机云：凡艾，白色为皤蒿。今白蒿，春始生，及秋香美可生食，又可蒸。一名游胡，北海人谓之旁勃，故《大戴礼·夏小正》云：蘩，游胡，游胡旁勃也。此草古人以为菹。唐孟诜亦云：生挼醋食。今人但食蒌蒿，不复食此，或疑此蒿即蒌蒿，而孟诜又别着蒌蒿条。所说不同，明是二物，乃知古今食品之异也。又今阶州以白蒿为茵陈蒿，苗叶亦相似，然以入药，恐不可用也。按：蒿类亦多，《尔雅》云：蘩之丑[③]，秋蒿。言春时各有种名，至秋老成，皆通呼为蒿也。中品有马先蒿云：生南阳川泽，叶如益母草，花红白，八、九月有实，俗谓之虎麻，亦名马新蒿。《诗·小雅》所谓匪莪伊蔚是也。陆机云：蔚，牡蒿。牡蒿，牡菣[④]也。三月始生，七月花似胡麻花而紫赤，八月为角，角似小豆角，锐而长，一名马新蒿。郭璞注《尔雅》：蔚，牡菣，谓无子者，而陆云有子，二说小异。今当用有子者为正，下品又有角蒿，云叶似白蒿，花如瞿麦，红赤可爱，子似王不留行，黑色作角，七、八月采。又有茵陈蒿、草蒿，下自有条。白蒿、马新蒿，古方治癞疾多用之。《深师方》云：取白艾蒿十束如升，大煮取汁，以曲及米一如酿酒法，候熟稍稍饮之。但是恶疾遍体，面目有疮者，皆可饮之。又取马新蒿，捣末服方寸匕，日三，如更赤起，服之一年，都差平复。角蒿，医方鲜有用者。

现注：

①蘩：下原有音烦二字注音，现发音与此同。皤：原有音婆二字注音现音同此。

②蘩：有音烦二字注音，皤：有音婆二字注音。

③丑：此处意为类，如说蘩之类。

④菣：（qín 嘤），下原有愆刃切三字注音。

按：白蒿为菊科大籽蒿的全草。综合条文所述功能，除湿生发，除痹聪耳目。

时珍曰：白蒿有水陆二种，《尔雅》通谓之蘩，以其易蘩衍也。曰：蘩，皤蒿。即今陆生艾蒿也，辛熏不美。曰：蘩，由胡。即今水生蒌蒿也，辛香而美。曰：蘩之丑，秋为蒿，则通指水陆二种而言，谓其春时各有种名，至秋老则皆呼为蒿矣。曰赖，曰萧，曰，皆老蒿之通名，象秋气肃赖之气。

时珍曰：白蒿处处有之，有水、陆二种。本草所用，盖取水生者，故曰生中山川泽，不曰山谷平地也。二种形状相似，但陆生辛熏，不及水生者香美尔。《诗》云：呦呦鹿鸣，食野之苹。苹，即陆生皤蒿，俗呼艾蒿是矣。鹿食九种解毒之草，白蒿其一也。《诗》云：于以采蘩，于沼于。《左传》云：苹蘩蕴藻之菜，可以荐于鬼神，羞于王公。并指水生白蒿而言，则本草白蒿之为蒌蒿无疑矣。郑樵《通志》谓苹为蒌蒿，非矣。鹿乃山兽，蒌乃水蒿。陆玑《诗疏》谓苹为牛尾蒿，亦非矣。牛尾蒿色青不白，细叶直上，状如牛尾也。蒌蒿生陂泽中，二月发苗，叶似嫩艾而岐细，面青背白。其茎或赤或白，其根白脆。采其根茎，生熟菹曝皆可食，盖嘉蔬也。《景差大招》云：吴酸蒿蒌不沾薄。谓吴人善调酸，瀹蒌蒿为齑，不沾不薄而甘美，此正指水生者也。利膈开胃，杀河豚鱼毒(时珍)。

时珍曰：《本经》列白蒿于上品，有功无毒，而古今方家不知用，岂不得服之之诀欤？

赤箭

味辛，温。主杀鬼精物蛊毒恶气，消痈肿，下支满，疝[①]，下血。久服益气力，长阴肥健，轻身增年。一名离母，一名鬼督邮。生陈仓川谷、雍州及太山少室。三月、四月、八月采根，暴干。

陶隐居云：陈仓属雍州扶风郡。按此草亦是芝类，茎赤如箭簳，叶生其端，根如人足，又云如芋。有十二子为卫，有风不动，无风自摇，如此亦非俗所见。而徐长卿亦名鬼督邮。又复有鬼箭，茎有羽，其疗并相似而益人乖异，恐并非此赤箭。

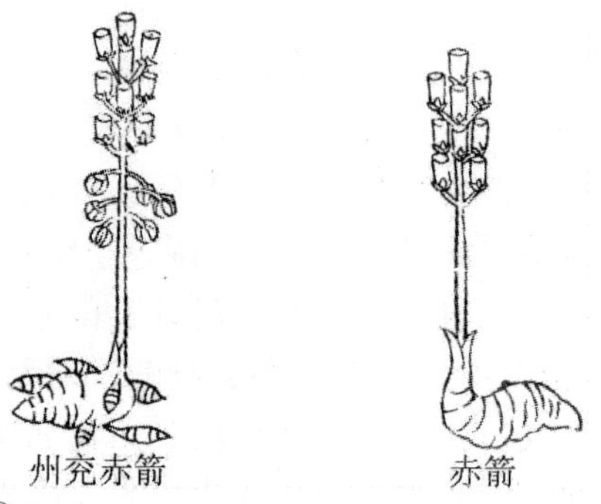
州兖赤箭　　赤箭

《唐本》注云：此芝类，茎似箭簳，赤色，端有花叶，远看如箭有羽，根皮肉汁与天门冬同，惟无心脉，去根五六寸，有十余子卫似芋，其实似苦楝子，核作五六棱，中有肉如面，日曝则枯萎也。得根即生啖[②]之，无干服法也。

臣禹锡等谨按《药性论》云：赤箭无毒。

《图经》曰：赤箭生陈仓川谷、雍州及泰山少室。今江湖间亦有之，然不中药用。其苗独茎如箭簳，叶生其端，四月开花，簳叶俱赤，实似苦楝子，核作五六棱，中有肉如面。日曝则枯萎，其根大类天门冬，惟无心脉耳。去根五六寸，有十余子为卫似芋。三月、四月、八月采根，曝干。今三月、四月采苗，七月、八月、九月采根。谨按，此草有风不动，无风自摇。《抱朴子》云：按仙方中有合离草，一名独摇，一名离母。所以谓之合离、离母者，此草为物下根如芋魁[③]，有游子十二枚周环之，去大魁数尺，虽相须而实不连，但以气相属耳，如菟丝之草下有伏菟之根，无此菟则丝不得上，亦不相属也。然则赤箭之异，陶隐居已云此亦非俗所见，菟丝之下有伏菟，亦不复闻有见者。殆其种类中时有神异者，乃如此耳。又陶、苏皆云赤箭是芝类，而上有六芝条，五芝皆以五色生于五岳，诸方所献者，紫芝生高夏山谷。苏云芝多黄白，稀有黑青者。紫芝最多，非五芝类。但芝自难得，纵获一二岂得终久服邪。今山中虽时复有之，而人莫能识其真，医家绝无用者，故州郡亦无图上，盖祥异之物，非世常有，但附其说于此耳。凡采药时月皆先据《本经》，而后著今土俗所宜。且赤箭《本经》但云三月、四月、八月采根，不言用苗，而今方家乃并用根苗，各有收采时月，与《本经》参差不同，难以兼著，故但从今法。其他药有相类者，亦同此比。又按序例云：凡采药，其根物多以二月、八月采者，谓春初津闰[④]始萌，未冲枝叶，势力淳浓故也。至秋枝叶津润归流于下，今即事验之，春宁宜早，秋宁宜晚，据此文意采根者须晚秋以后，初春以前，欲其苗梗枯落至未萌芽时，气味正完，乃可采耳。然其他药类，生长及枯死有早晚，采之自随其时，不必拘以春秋也。下又云：华实茎叶乃各随其所熟岁月，亦有早晏，不必都依本文，是其义也。他亦同此比。

《别说》云：谨按：今医家见用天麻，即是此赤箭根。今《补注》与《图经》所载乃别是一物，中品之下，又出天麻一目，注云出郓州。考今之所出，赤箭根苗，乃自齐、郓而来者为上。今翰林沈公括最为博识，尝解此一说云：古方用天麻者，不用赤箭；用赤箭者即无天麻，方中诸药皆同，而唯此名或别，即是天麻、赤箭本为一物，并合用根也。今中品之下所别出天麻一目，乃与此赤箭所说都不相干，即明别是一物尔。然中品之下所为天麻者，世所未尝见用，今就此赤箭根为天麻，则与今所用不相违。然赤箭则言苗，用之有自表入里之功，天麻则言根，用之有自内达外之理。根则抽苗径直而上，苗则结子成熟而落返从簳中而下至土而生，似此粗可识其外内主治之理。

《衍义》曰：赤箭，天麻苗也。然与天麻治疗不同，故后人分之为二。《经》中言八月采根曝干，故知此即苗也。

现注：

①疝，下原有音山二字注音。

②啖：下原有音淡二字注音。

③魁：通块。

④闰：原刻如此，现一般用润字。

按：赤箭为天麻苗。如今只用天麻，为兰科天麻之根茎。综合条文所述赤箭功能平肝熄风，杀蛊毒，消痈肿。消下肢满，疝气，下血。临床常用天麻治肝阳上亢之头晕目眩，头痛耳鸣。治脑血管病尤佳。临床划入平肝熄风药。

菴蕳子[①]

味苦，微寒，微温，无毒。主五脏瘀血，腹中水气。胪胀留热，风寒湿痹，身体诸痛。疗心下坚，膈中寒热，周痹，妇人月水不通，消食明目。久服轻身延年不老，驱驉[②]食之神仙。生雍州川谷，亦生上党，及道边。十月采实，阴干。荆实、薏苡为之使。

陶隐居云：状如蒿艾之类，近道处处有。《仙经》亦时用之，人家种此辟蛇也。

臣禹锡等谨按《药性论》云：菴蕳，使，味辛苦。益气，主男子阴痿不起，治心腹胀满，能消瘀血。

《日华子》云：治腰脚重痛，膀胱疼。明目及骨节烦痛，不下食。

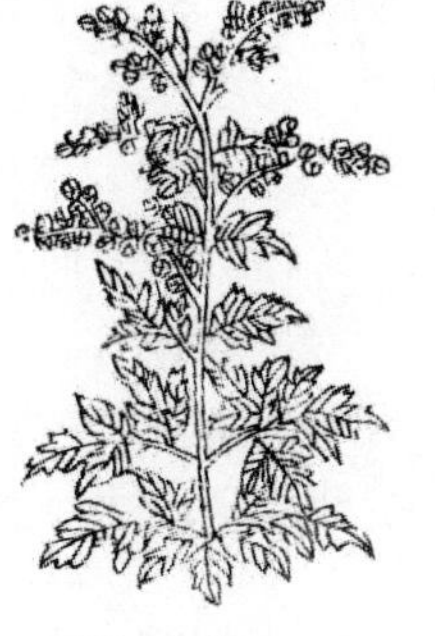

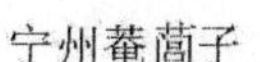

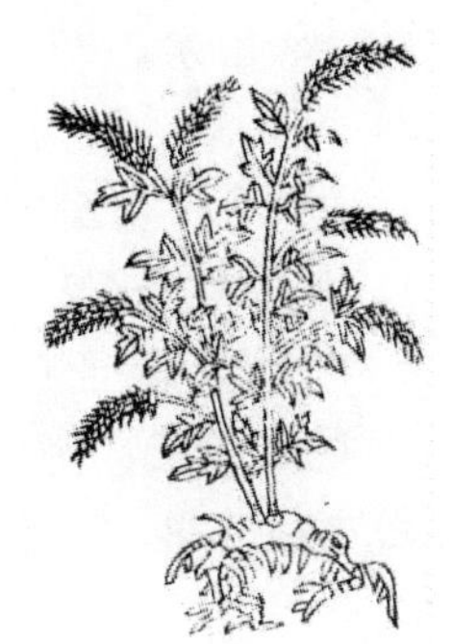

宁州菴蕳子　　秦州菴蕳子

《图经》曰：菴蕳子，生雍州川谷，及上党道边，今江、淮亦有之。春生苗叶如艾蒿，高三二尺，七月开花，八月结实，十月采，阴干。今人通以九月采。江南人家多种此辟蛇。谨按《本经》久服轻身延年不老。而古方书少有服食者，唯入诸杂治药中。如胡洽疗惊邪狸骨丸之类，皆大方中用之。孙思邈《千金翼》、韦宙《独行方》主蜿折瘀血，并单用菴蕳一物，煮汁服之，亦末服。今人治打扑损亦多用此法，饮，散皆通，其效最速。服食方不见用者。《广利方》治诸瘀血不散，变成痈，捣生菴蕳蒿取汁一升服之。

现注：

①菴下原有音淹二字注音，蕳下原有音闾二字注音。

②駏下原有音巨为注音，驉下原有音虚二字注音。

按：菴蕳子，为菊科菴蕳的种子。综合条文所述菴蕳子功能祛风除痹，消瘀血，下水气。临床可用于瘀血痹症等。可划入祛风药。

释名：覆闾。时珍曰：庵，草屋也。闾，里门也。此草乃蒿属，老茎可以盖覆庵闾，故以名之。《贞元广利方》谓之庵蒿云。又史注云：庵庐，军行宿室也。则闾似当作庐。

时珍曰：庵叶不似艾，似菊叶而薄，多细丫，面背皆青。高者四五尺，其茎白色，如艾茎而粗。八、九月开细花，淡黄色。结细实如艾实，中有细子，极易繁衍。艺花者以之接菊。

擂酒饮，治闪挫腰痛，及妇人产后血气痛（时珍）。

时珍曰：庵闾叶不似艾，似菊叶而薄，多细丫，面背皆青。高者四五尺，其茎白色，如艾茎而粗。八、九月开细花，淡黄色。结细实如艾实，中有细子，极易繁衍。艺花者以之接菊。

时珍曰：《吴普本草》及《名医别录》，并言駏驉食庵闾神仙，此亦谓其多寿尔。駏驉乃兽名，似骡而小，前足长，后足短，不能自食，每负蹶鼠为之啮食。

附方：新二。

月水不通：妇人宿有风冷，留血积聚，月水不通。庵闾子一升，桃仁二升（酒浸去皮尖）。研匀入瓶内，以酒二斗浸，封五日后，每饮三合，日三服。（《圣惠方》）

产后血痛：庵闾子一两。水一升，童子小便二杯，煎饮。（《频湖集简方》）

菥蓂子[①]

味辛，微温，无毒。主明目目痛泪出，除痹，补五脏，益精光。疗心腹腰痛。久服轻身不老。一名蔑菥，一名大蕺，一名马辛，一名大荠。生咸阳川泽及道旁。四月、五月采，暴干。得荆实、细辛良，恶干姜、苦参。

陶隐居云：今处处有之，人乃言是大荠子，俗用甚稀。

《唐本》注云：《尔雅》云是大荠，然验其味甘而不辛也。

臣禹锡等谨按《蜀本》云：似荠菜而细，俗呼为老荠。

《药性论》云：菥蓂子，苦参为使，能治肝家积聚，眼目赤肿。

陈藏器云：菥蓂子，《本经》一名大荠，苏引《尔雅》为注云：大荠，按：大荠即葶苈，非菥蓂也。菥蓂大而偏，葶苈细而圆，二物殊别也。

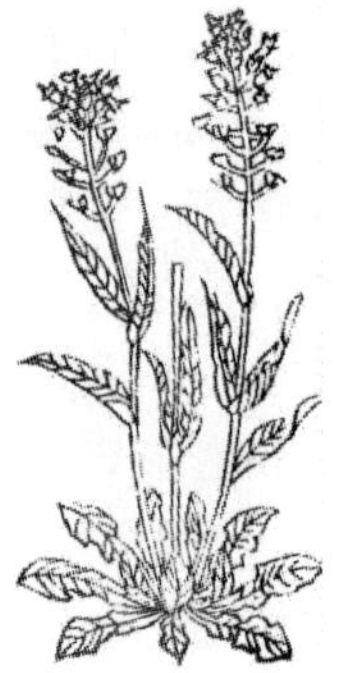
菥蓂子

《图经》曰：菥蓂子生咸阳川泽及道旁，今处处有之。《尔雅》云：菥蓂，大荠。郭璞云：似荠，细叶，俗呼之曰老荠。苏恭亦云是大荠。又云然，菥蓂味辛，大荠味甘。陈藏器以大荠当是葶苈非菥蓂，菥蓂大而扁，葶苈细而圆，二物殊也。而《尔雅》自有葶苈谓之蕇[②]。注云：实、叶皆似荠，一名狗荠，大抵二物皆荠类，故人多不能细分，乃尔致疑也。四月、五月采，暴干。古今眼目方中多用之。崔元亮《海上方》疗眼热痛，泪不止，以菥蓂子一物，捣筛为末，欲卧以铜箸点眼中，当有热泪及恶物出，并去努肉，可三四十，夜点之甚佳。

现注：

①菥：下原有音锡二字注音。蓂：下原有音觅二字注音。

②蕇：下原有音典二字注音。现音（diǎn 典）与古注音同。

按：菥蓂子为十字花科菥蓂的种子。综合条文功能明目除痹，补五脏益精光。菥蓂之全草，有些地方当败酱草用，主要用于南方地区，北方则以苣荬菜当败酱用。

时珍曰：诸名不可解。《吴普本草》又云：一名析目，一名荣目，一名马驹。时珍曰：荠与菥蓂一物也，但分大、小二种耳。小者为荠，大者为菥蓂，菥蓂有毛。故其子功用相同，而陈士良之本草，亦谓荠实一名菥蓂也。葶苈与菥蓂同类，但菥蓂味甘花白，葶苈味苦花黄为异耳。或言菥蓂即甜葶苈，亦通。

苗：气味甘，平，无毒。主治和中益气，利肝明目（时珍）。

蓍实

味苦、酸，平，无毒。主益气，充肌肤，明目，聪慧先知，久服不饥，不老轻身。生少室山谷。八月、九月采实，日干。

《唐本》注云：此草所在有之，以其茎为筮。陶误用楮实为之，《本经》云：味苦，楮实味甘，其楮实移在木部也。

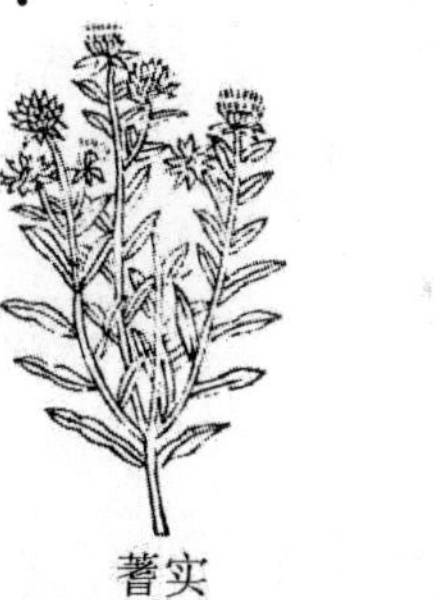
蓍实

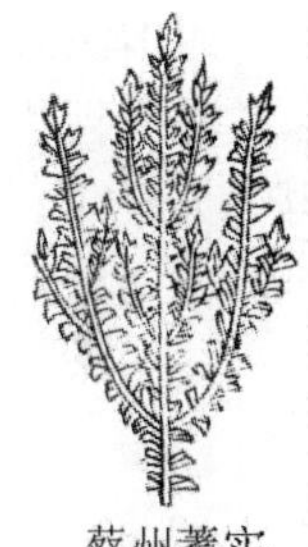
蔡州蓍实

《图经》曰：蓍实，生少室山谷，今蔡州上蔡县白龟祠旁，其生如蒿作丛，高五六尺，一本一二十茎，至多者三五十茎，生便条直，所以异于众蒿也，秋后有花出于枝端，红紫色，形如菊，八月、九月采其实，日干入药。今医家亦稀用。其茎为筮，以问鬼神，知吉凶，故圣人赞之，谓之神物。《史记·龟策传》曰：龟千岁乃游于莲叶之上[①]，蓍百茎共一根，又其所生，兽无虎狼，虫无毒螫。徐广注曰：刘向云：龟千岁而灵，蓍百年而一本生百茎。又褚先生云：蓍生满百茎者，其下必有神龟守之，其上常有青云覆之。传曰：天下和平，王道得而蓍茎长丈，其丛生满百茎。方今世取蓍者，不能中古法度，不能得满百茎长丈者，取八十茎以上，蓍长八尺即难得也。人民好用卦者，取满六十茎以上长满六尺者，即可用矣。今蔡州所上者，皆不言如此，然则此类其神物乎。故不常有也。

现注：

①按此段为《史记·龟策传》原文。其下文又有“龟在其中，常巢于芳莲之上”。看来龟喜莲叶，莲能引龟乃莲之又一奇功，莲治多病此或一因。按：蓍实，为菊科蓍之果实。综合条文所述蓍实功能益气明目，聪慧，充肌肤。

时珍曰：按班固《白虎通》载孔子云：蓍之为言也。老人历年多，更事久，事能尽知也。陆佃《埤雅》云：草之多寿者，故字从。《博物志》言：蓍千岁而三百茎，其本已老，故知吉凶。时珍曰：蓍乃蒿属，神草也。故《易》曰：蓍之德，圆而神。天子蓍长九尺，诸侯七尺，大夫五尺，士三尺。张华《博物志》言：以末大于本者为主，次蒿，次荆，皆以月望浴之。然则无蓍揲卦，亦可以荆、蒿代之矣。

叶：主治痞疾（时珍）。

附方：新一。

腹中痞块：蓍叶、独蒜、穿山甲（末）、食盐。同以好醋捣成饼，量痞大小贴之，两炷香为度。其痞化为脓血，从大便出。（刘松石《保寿堂方》）

赤　芝

味苦，平。主胸中结，益心气，补中增智慧不忘。久食轻身不老，延年神仙。一名丹芝。生霍山。

陶隐居云：南岳本是衡山，汉武帝始以小霍山代之，非正[①]也。此则应生衡山也。

英公云：安心神。

按：赤芝为多孔菌科赤芝全株。综合功能益气养心增智慧。

黑　芝

味咸，平。主癃[②]，利水道，益肾气，通九窍，聪察。久食轻身不老，延年神仙。一名玄芝。生常山。

唐本注云：五芝，《经》云：皆以五色生于五岳。诸方所献，白芝未必华山，黑芝又非常岳。且芝多黄白，稀有黑青者，然紫芝最多，非五芝类。但芝自难得，纵获一二，岂得终久服耶。

按：黑芝为多孔菌科紫芝赤芝的全株。综合条文所述功能益肾利水，通九窍，聪察。

青　芝

味酸，平。主明目，补肝气，安精魂，仁恕。久食轻身不老，延年神仙。一名龙芝。生泰山。

英公云：不忘强志。

按：青芝为孔菌科紫芝或赤芝。综合功能明目补肝安精魄。

白　芝

味辛，平。主咳逆上气，益肺气，通利口鼻，强志意，勇悍，安魄。久食轻身不老，延年神仙。一名玉芝。生华山。

按：白芝亦为多孔菌科紫芝或赤芝。综合功能益肺通鼻止咳强志。

黄　芝

味甘，平。主心腹五邪，益脾气，安神，忠信和乐。久食轻身不老，延年神仙。一名金芝。生嵩山。

按：黄芝，亦为多孔菌科紫芝或赤芝。综合功能益脾安神利心腹。

紫芝

味甘，温。主耳聋，利关节，保神益精气，坚筋骨，好颜色，久服轻身不老，延年。一名木芝。生高夏山谷。六芝皆无毒，六月、八月采。薯蓣为之使，得发良，得麻子仁、白瓜子、牡桂共益人，恶常山，畏扁青、茵陈蒿。

陶隐居云：按郡县无高夏名，恐是山名尔。此六芝皆仙草之类，俗所稀见，族种甚多，形色瓌[3]异，并载芝草图中。今俗所用紫芝，此是朽树木株上所生，状如木檽[4]，名为紫芝，盖止[5]疗痔而不宜以合诸补丸药也。凡得芝草便正尔食之，无余节度，故皆不云服法也。

臣禹锡等谨按《尔雅》云：苬[6]、芝。释曰：瑞草名也，一岁三华，一名苬，一名芝，《论衡》云：芝生于土，土气和故芝草生瑞命[7]。《礼》曰：王者仁慈，则芝草生是也。《抱朴子》云：赤者如珊瑚，白者如截肪，黑者如泽漆，青者如翠羽，黄者如紫金，而皆光明洞彻如坚冰也。

又云：木芝者，松柏脂沦地，千岁化为茯苓，万岁其上生小木状似莲花，名曰木威喜芝，夜视有光，持之甚滑，烧之不焦，带之辟兵。

《药性论》云：紫芝使，畏发，味甘平，无毒。主能保神益寿。

现注：

①正：字刻版蚀，据北京图书馆《证类本草》胶版卷为“正”字。生霍山，应指南岳衡山。宋·邢昺疏《尔雅》亦持此说。

②癃：下原有音隆二字注音。

③瓌：(guī 归)，珍奇。

④檽：下原有音软二字注音。即木耳。

⑤止：原文如此，现习惯用“只”字，本书原刻皆如此用法，后面不再加注。

⑥苬：(xiū 修，阳平。) 即木灵芝。

⑦《论衡·指瑞》原文为：“王者受富贵之命，故其动出见吉祥异物，见则谓之瑞。”此即芝草生瑞命之含意。

按：紫芝为多孔菌科紫芝。综合功能益精通耳利关节，保神好颜色。

时珍曰：芝本作之，篆文象草生地上之形。后人借之字为语辞，遂加草以别之也。《尔雅》云：芝也。注云：一岁三华瑞草。或曰生于刚处曰菌，生于柔处曰芝。昔四皓采芝，群仙服食，则芝亦菌属可食者，故移入菜部。时珍曰：芝类甚多，亦有花实者。《本草》惟以六芝标名，然其种属不可不识。《神农经》云：山川云雨、四时五行、阴阳昼夜之精，以生五色神芝，为圣王休祥。《瑞应图》云：芝草常以六月生，春青夏紫，秋白冬黑。葛洪《抱朴子》云：芝有石芝、木芝、草芝、肉芝、菌芝，凡数百种也。石芝石象，生于海隅石山岛屿之涯。肉芝状如肉，附于大石，头尾具有，乃生物也。赤者如珊瑚，白者如截肪，黑者如泽漆，青者如翠羽，黄者如紫金，皆光明洞彻如坚冰也。大者十余斤，小者三四斤。凡求芝草，入名山，必以三月、九月，乃山开出神药之月。必以天辅时，出三奇吉门，到山须六阴之日，明堂之时。带灵宝符，牵白犬，抱白鸡，包白盐一斗，及开山符檄，着大石上。执吴唐草一把入山，山神喜，必得见芝。须禹步往采。以王相专和、支干相生之日，刻以骨刀，阴干为末服，乃有功效。若人不至精久斋，行秽德薄，又不晓入山之术，虽得其图，鬼神不以与，人终不可得见也。曰菌芝，生深山之中，大木之下，泉水之侧。其状或如宫室，如龙虎，如车马，如飞鸟，五色无常。凡百二十种，自有图也。曰木威喜芝，乃松脂沦地，千年化为茯苓，万岁其上生小木，状似莲花，夜视有光，持之甚滑，烧之不焦，带之辟兵，服之神仙。曰飞节芝，三千岁老松上，皮中有脂，状如龙形，服之长生。曰木渠芝，寄生大木上，状如莲花，九茎一丛，味甘而辛。曰黄柏芝，生于千岁黄柏根下，有细根如缕，服之地仙。曰建木芝，生于都广，其皮如缨蛇，其实如鸾鸟。曰参成芝，赤色有光，扣其枝叶，如金石之音。曰樊桃芝，其木如升龙，其花叶如丹萝，其实如翠鸟，并可服食。曰千岁芝，生枯木下，根如坐人，刻之有血，血涂二足，可行水隐形，又可治病。以上皆木芝也。曰独摇芝，无风自动，其茎大如手指，叶似苋，根有大魁如斗，周绕有细子十二枚绕之，相去丈许，生高山深谷，服之神仙。曰牛角芝，生虎寿山及吴陵上，状似葱而特出如牛角，长三四尺，青色。曰龙仙芝，似升龙相负之形。曰紫珠芝，茎黄叶赤，实如李而紫色。曰白符芝，似梅，大雪而花，季冬而实。曰朱草芝九曲三叶，叶有实也，其茎如针。曰五德芝，状似楼殿，五色各具，方茎紫气。以上皆草芝也，有百二十种，人得服之神仙。曰玉脂芝，生于有玉之山，状似鸟兽，色无常彩，多似山水苍玉，亦如鲜明水晶。曰七明九光芝，生于临水石崖之间，状如盘碗，有茎蒂连缀之，此芝有七孔者名七明，九孔者名九光，夜见其光，食至七枚，七孔洞彻，一名萤火芝。曰石蜜芝，生少室石户中石上，终难得。曰石桂芝，生石穴中，似桂树，乃石也，光明味辛。曰石脑芝、石中黄，皆石芝类也。千岁燕、千岁蝙蝠、千岁龟、万岁蟾蜍、山中见小人，皆肉芝类也，凡百二十种。又按：《采芝图》云：凤凰芝，生名山金玉间，服食一年，与凤凰俱也。曰燕胎芝，形如葵，紫色，有燕象。曰黑云芝，生山谷之阴，黑盖赤理黑茎，味咸苦。又有五色龙芝、五方芝、天芝、地芝、人芝、山芝、土芝、石芝、金芝、水芝、火芝、雷芝、甘露芝、青云芝、云气芝、白虎芝、车马芝、太一芝等，名状不一。张华《博物志》云：名山生神芝不死之草。上芝为车马，中芝人形，下芝六畜形。又按：段成式《酉阳杂俎》云：屋柱无故生芝者，白主丧，赤主血，黑主贼，黄主喜；形如人面者亡财，如牛马者远役，如龟蛇者蚕耗。时珍尝疑：芝乃腐朽余气所生，正如人生瘤赘，而古今皆以为瑞草，又云服食可仙，诚为迂谬。近读成式之言，始知先得我所欲言，其揆一也。又方士以木积湿处，用药敷之，即生五色芝。嘉靖中王金尝生以献世宗。此昔人所未言者，不可不知。

时珍曰：五色之芝，配以五行之味，盖亦据理而已，未必其味便随五色也。即如五畜以羊属火，五果以杏配心，皆云味苦之义。

疗虚劳，治痔（时珍）。

附方：新一。

紫芝丸：治虚劳短气，胸胁苦伤，手足逆冷，或时烦躁口干，目视，腹内时痛，不思饮食，此药安神保精也：紫芝一两半，山芋（焙）、天雄（炮去皮）、柏子仁（炒）、巴戟天（去心）、白茯苓（去皮）、枳实（去瓤麸炒）各三钱五分，生地黄（焙）、麦门冬（去心焙）、五味子（炒）、半夏（制炒）、附子（炒去皮）、牡丹皮、人参各七钱五分，远志（去心）、蓼实各二钱五分，瓜子仁（炒）、泽泻各五钱，为末，炼蜜丸梧子大。每服十五丸，渐至三十丸，温酒下，日三服。（《圣济总录》）

卷[1]　柏

味辛、甘，温、平，微寒，无毒。主五脏邪气，女子阴中寒热痛，癥瘕血闭绝子。止咳逆，治脱肛，散淋结，头中风眩，痿蹶，强阴益精。久服轻身，和颜色。令人好容体。一名万岁，一名豹足，一名求股，一名交时。生常山山谷石间。五月、七月采，阴干。

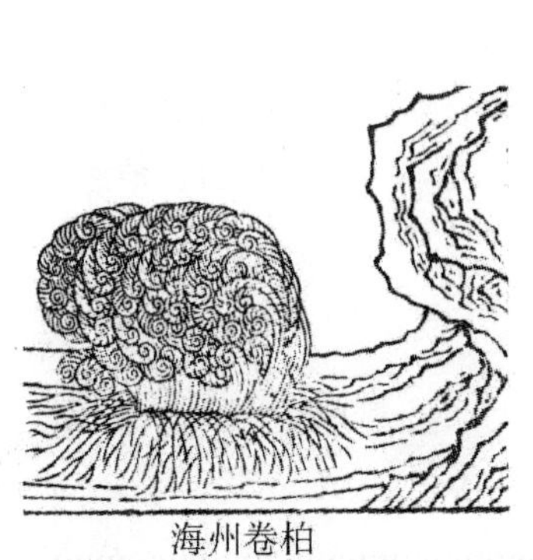

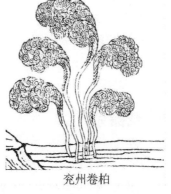

海州卷柏　兖州卷柏

陶隐居云：今出近道。丛生石土上，细叶似柏卷屈，状如鸡足，青黄色，用之去下近石有沙土处。

臣禹锡等谨按范子云：卷柏出三辅。

吴氏云：卷柏，神农辛平。桐君、雷公甘。

《建康记》云：建康出卷柏。《药性论》云：卷柏，君。能治月经不通，尸疰、鬼疰腹痛，去百邪鬼魅。

《日华子》云：镇心，治邪啼泣，除面皯头风，暖水脏。生用破血，炙用止血。

《图经》曰：卷柏，生常山山谷间，今关、陕、沂、兖诸州亦有之。宿根紫色，多须。春生苗似叶而细碎，拳挛如鸡足，青黄色，高三五寸，无花子，多生石上。五月、七月采，阴干。去下近石有沙土处用之。

现注：

①卷：下原有君免切三字反切注音。

按：卷柏为卷柏科卷柏之全草。综合条文所述功能破癥通闭和颜色。临床时用治肝胆疾病及湿热诸症。可入化湿药。

释名：长生不死草(《纲目》) 时珍曰：卷柏、豹足，象形也。万岁、长生，言其耐久也。时珍曰：凡用，以盐水煮半日，再以井水煮半日，晒干焙用。

附方：新二。

大肠下血：卷柏、侧柏、棕榈等分。烧存性为末。每服三钱，酒下。亦可饭丸服。(《仁存方》)

远年下血：卷柏、地榆（焙）等分。每用一两，水一碗，煎数十沸，通口服。(《百一选方》)

一种《唐本》余

辟虺雷

味苦，大寒，无毒。主解百毒，消痰去大热，疗头痛，辟瘟疫。一名辟蛇雷。其状如粗块苍术，节中有眼。

按：辟虺雷，《唐本》云：如粗块苍术，节中有眼。综合功能解毒辟瘟。

时珍曰：此物避蛇虺有威，故以雷名之。时珍曰：今川中峨眉，鹤鸣诸山皆有之。根状如苍术，大者若拳。彼人以冲方物，苗状当俟访问。治咽喉痛，痹解蛇虺毒。（时珍）

四十六种陈藏器余

药　王

味甘，平，无毒。解一切毒，止鼻衄吐血，祛烦躁。苗茎青色，叶摘之有乳汁，捣汁饮验。

按：陈藏器云：苗茎青色，叶摘之有乳汁。综合功能止血祛烦。

兜木香

烧去恶气，除病疫。《汉武帝故事》：西王母降，上烧兜木香末。兜木香，兜渠国所献，如大豆，涂宫门，香闻百里。关中大疾疫，死者相枕，烧此香，疫则止，《内传》云：死者皆起，此则灵香，非中国所致，摽[①]其功用为众草之首焉。

现注：

①摽：通标。

按：兜木香，如大豆，涂宫门香闻百里。综合功能除病疫，返生。

草犀根

味辛，平，无毒。主解诸药毒，岭南及睦婺间如中毒草，此药及千金藤并解之。亦主蛊毒，溪毒，恶刺[①]，虎狼虫虺[②]等毒。天行疟瘴，寒热咳嗽，痰壅，飞尸喉闭，疮肿，小儿寒热，丹毒，中恶，注忤，痢血等，并煮汁服之。其功用如犀，故名草犀。解毒为最。生衢、婺、洪、饶间。苗高二三尺，独茎，根如细辛，研服更良。生水中者，名木犀也。

《海药》云：谨按《广州记》云：生岭南及海中。独茎、对叶而生，如灯台草，若细辛。平无毒。主解一切毒气，虎狼所伤，溪毒，野蛊等毒，并宜烧碎服，临死者服之得活。

现注：

①刺：（là 辣）意为乖违。但病名是恶刺还是恶刺（cì 次）则不能确定。因无论恶刺

或恶刺皆生疏不常用。

②虺（huì 会），即蝮蛇。

按：草犀根，苗高二三尺，独茎，根如细辛。今有辟汗草为豆科草木犀，与此相类。疑为即此草犀根。综合功能解毒除瘴。陈藏器云：其功用如犀故名草犀，可见功效颇高。

时珍曰：其解毒之功如犀角，故曰草犀。

薇

味甘，寒，无毒。久食不饥，调中利大小肠。生水旁，叶似萍。《尔雅》曰：薇，垂也。《三秦记》曰：夷、齐食之三年，颜色不异，武王诫之，不食而死。《广志》曰：薇，叶似萍，可食，利人也。

《海药》云：谨按《广州记》云：生海池泽中，《尔雅》注云：薇，水菜。主利水道，下浮肿，润大肠。

按：薇即巢菜，又名野豌豆，生水中者名小巢。《史记》云：伯夷、叔齐采薇而食，或即此。综合功能调中驻颜。

释名：垂水(《尔雅》)、野豌豆(《纲目》)、大巢菜。

时珍曰：案：许慎《说文》云：薇，似藿。乃菜之微者也。王安石《字说》云：微贱所食，因谓之薇。故《诗》以“采薇赋戍役”。孙炎注《尔雅》云：薇草生水旁而枝叶垂于水，故名垂水也。巢菜见翘摇下。

时珍曰：薇生麦田中，原泽亦有，故《诗》云：“山有蕨、薇”，非水草也。即今野豌豆，蜀人谓之巢菜。蔓生，茎叶气味皆似豌豆，其藿作蔬、入羹皆宜。《诗》云：采薇采薇，薇亦柔止。《礼记》云：豕以薇。皆此物也。《诗疏》以为迷蕨，郑氏《通志》以为金樱芽，皆谬矣。项氏云：巢菜有大、小二种：大者即薇，乃野豌豆之不实者，小者即苏东坡所谓元修菜也。此说得之。

无风独摇草

带之令夫妇相爱。生岭南。头如弹子，尾若鸟尾，两片开合，见人自动，故曰独摇草。

《海药》云：谨按《广志》云：生岭南，又云：生大秦国，性温平，无毒。主头面游风，遍身痒。煮汁淋蘸。《陶朱术》云：五月五日采诸山野，往往亦有之。

按：无风独摇草，陈藏器云：头如弹子，尾若鸟尾，两片开合，见人自动。可主头面游风，令夫妻和谐。

时珍曰：羌活、天麻、鬼臼、薇衔四者，皆名无风独摇草，而物不同也。段成式《酉阳杂俎》言：雅州出舞草，独茎三叶，叶如决明，一叶在茎端，两叶居茎之半相对。人近之歌讴及抵掌，则叶动如舞。按此即虞美人草，亦无风独摇之类也。又按：《山海经》云：姑媱之山，帝女死焉，化为䔄草。其叶相重，花黄，实如兔丝。服之媚人。郭璞注云：一名荒夫草。此说与陈藏器佩之相爱之语相似，岂即一物欤？

零余子

味甘，温，无毒。主补虚强腰脚，益肾。食之不饥。晒干功用强于薯蓣，有数，此则是其一也。一本云大如鸡子，小者如弹丸，在叶下生。

按：零余子为薯蓣叶腋间之珠芽。俗称山药豆，约如蚕豆大，味道一如山药。综合功能强腰益肾。

时珍曰：此即山药藤上所结子也。长圆不一，皮黄肉白。煮熟去皮食之，胜于山药，美于芋子。霜后收之。坠落在地者，亦易生根。

百草花

主百病，长生神仙。亦煮花汁酿酒服之。《异类》云：凤刚者，渔阳人也，常采百花水渍封泥埋之百日，煎为丸，卒死者，内口中即活。胡刚服药百余岁，入地肺山。《列仙传》云：尧时赤松子服之得仙。

按：百草花、花汁、百花水皆从百草而得。卷五繁露水与百花水相类。可主百病，治卒死，令人长生。

红莲花、白莲花

味甘，平，无毒。久服令人好颜色，变白却老。生西国，胡人将来至中国也。

按：此红莲花，白莲花不应是荷藕之花。荷藕之花虽有红、白二种，人皆识之，如是荷藕之花，陈藏器不会不识。说明是不常见之花。从“生西国，胡人将来”看，可能是雪莲。可令人好颜色，变白却老。

时珍曰：此不知即莲花否？而功与莲同，以类相从，姑移入此。

旱　藕

味甘，平，无毒。主长生不饥，黑毛发。生太行，如藕。

按：《衍义》曰：旱藕，牡蒙也。牡蒙为百合科四叶王孙的根茎。是否还另有旱藕，或四叶王孙旱藕是否即《衍义》所说之旱藕则不能确定。可黑发长生。

羊不吃草

味苦，辛，温，无毒。主一切风血，补益，攻诸病，煮之亦浸酒。生蜀川山谷，叶细长，在诸草中，羊不吃者是。

按：羊不吃草，叶细长，诸草中羊不吃。可补益，祛风血，攻诸病。

时珍曰：此草似羊踯躅而云无毒，盖别有此也。

萍蓬草根

味甘，无毒。主补虚益气力，久食不饥，厚肠胃。生南方池泽。大如荇[①]，花黄，未开前如算袋，根如藕，饥年当谷也。

现注：

①荇：(xìng 杏)，荇菜为水生植物。

按：萍蓬草根生南方池泽，花黄，大如荇，根如藕。

释名：水粟(《纲目》)、水栗子。时珍曰：陈藏器《拾遗》：萍蓬草，即今水粟也。其子如粟，如蓬子也。俗人呼水粟包，又云水栗子，言其根味也。或作水笠。

时珍曰：水粟，三月出水。茎大如指。叶似荇叶而大，径四五寸，初生如荷叶。六、七月开黄花，结实状如角黍，长二寸许，内有细子一包，如罂粟。泽农采之，洗擦去皮，蒸曝，舂取米，作粥饭食之。其根大如栗，亦如鸡头子根，俭年人亦食之，作藕香，味如栗子。

昔楚王渡江得萍实，大如斗，赤如日，食之甜如蜜者，盖此类也。若水萍，安得有实耶？

三四月采茎叶取汁，煮硫黄能拒火。又段公路《北户录》有睡莲，亦此类也。其叶如荇而大。其花布叶数重，当夏昼开花，夜缩入水，昼复出也。

子：气味甘，涩，平，无毒。主治助脾厚肠，令人不饥（时珍）。

石蕊

主长年不饥，生太山石上，如花蕊，为丸散服之。今时无复有。王隐《晋书》曰：庾褒入林虑山，食木实，饵石蕊，得长年也。

按：石蕊为石蕊科石蕊之全株。食之可得长年。

释名：云茶(《纲目》)、蒙顶茶。时珍曰：其状如花蕊，其味如茶，故名。石芥乃茶字之误。时珍曰：《别录》石濡，具其功用，不言形状。陈藏器言是屋游之类，复出石蕊一条，功同石濡。盖不知其即一物也。此物惟诸高山石上者为良。今人谓之蒙顶茶，生兖州蒙山石上，乃烟雾熏染，日久结成，盖苔衣类也，彼人春初刮取曝干馈人，谓之云茶。其状白色轻薄如花蕊，其气香如蕈，其味甘涩如茗。不可煎饮，止宜咀嚼及浸汤啜，清凉有味。庾褒入山饵此，以代茗而已。长年之道，未必尽缘此物也。

时珍曰：甘、涩，凉。生津润咽，解热化痰（时珍）

仙人草

主小儿酢疮，煮汤浴，亦捣敷之。酢疮头小大硬，小者，此疮或有不因药而自差者，当丹毒入腹必危，可预饮冷药以防之。兼用此草洗疮。亦明目，去肤翳，挼汁滴目中。生阶庭间，高二三寸，叶细有雁齿，似离鬲草，北地不生也。

按：仙人草，生阶庭间，高二三寸，有雁齿，似离鬲草。可解毒愈疮。

会州白药

主金疮，生肤，止血，碎末敷疮上，药如白蔹，出会州也。

按：会州白药，出会州，如白蔹。可愈金疮，止血。

救穷草

食之可绝谷长生。生地肺山大松树下，如竹出新，《道书》：地肺山高六千丈，其下有之，应可求也。

按：《抱朴子·仙药》："黄精，一名兔竹，一名救穷。"与此相符。从如竹，看此救穷即《抱朴子》云之一名救穷，应是黄精。云可令食之绝谷长生。

草豉

味辛，平，无毒。主恶气，调中，益五脏，开胃，令人能食。生巴西诸国。草似韭，豉出花中，人食之。

按：草似韭，豉出花中。如此则很像鸢尾科之豆豉草，豆豉草含当归素与草豉之调中益五脏功能也相合。可祛恶气，益五脏。

陈思岌

味辛，平，无毒。主解诸药毒，热毒，丹毒痈肿，天行壮热，喉痹，蛊毒。除风血，补益。以上并煮服之，亦磨敷疮上，亦浸酒，出岭南。一名千金藤，一名石黄香。今江东又有千金藤，一名乌虎藤，与陈思岌所主颇有异同，终非一物也。陈思岌蔓生，如小豆，根及叶辛香也。

按：一名千金藤，蔓生如小豆，根及叶辛香。千金藤有数种，此千金藤似为防己科之千金藤。综合条文功能解毒消肿，治丹毒天行热。

千里及

味苦，平，小毒。主天下疫气，结黄，疟瘴，蛊毒。煮服之，吐下。亦捣敷疮、虫、蛇、犬等咬处。藤生道旁，篱落间有之，叶细厚。宣、湖间有之。

按：千里及，今名千里光，卷三十有千里光今认作一物。为菊科植物，用全草。综合功能除疫气消疟瘴治蛊毒。卷三十又有千里急与千里光皆治眼疾。

同小青煎服，治赤痢腹痛（时珍）。

孝文韭

味辛，温，无毒。主腹内冷，胀满，泄痢肠澼，温中补虚。生塞北山谷，如韭，人多食之能行。云昔后魏孝文帝所种，以是为名。又有山韭，亦如韭，生山间，主毛发。又有石蒜，生石间。又有泽蒜，根如小蒜，叶如韭。生平泽，并温补下气，又滑水源。又有诸葛亮韭，而长，彼人食之，是蜀魏时诸葛亮所种也。

按：孝文韭，生塞北山谷，如韭。又有山韭，亦如韭，又有诸葛亮韭，而长。此三种皆言如韭，应是野韭类或薤白类。石蒜、泽蒜，根如小蒜叶如韭。此二种则是薤白类。综合功能消胀止痢，温中补虚。

时珍曰：此亦山韭也，但因人命名耳。

倚待草

味甘，温，无毒。主血气虚劳，腰膝疼弱，风缓羸瘦，无颜色，绝伤无子，妇人老血。浸酒服之。逐病拯疾，故名倚待。生桂州如安山谷，叶圆，高二三尺，八月采取。

按：生桂州如安山谷，叶圆，高二三尺。综合功能强腰膝，祛风，益颜色，续绝伤，活老血。

鸡侯菜

味辛，温，无毒。久食温中益气。生岭南。顾《广州记》曰：鸡侯菜，似艾，二月生，宜鸡羹，故名之。

按：鸡侯菜，似艾，二月生，宜鸡羹。综合功能温中益气。

桃朱术

取子带之，令妇人为夫所爱，生园中，细如芹，花紫，子作角，以镜向旁敲之，则子自发，五月五日收之也。

按：桃朱术（shù 述），陈藏器云：生园中细如芹，花紫，子作角。综合功能增色养颜。

铁葛

味甘，温，无毒。主一切风，血气羸弱，令人性健，久服风缓及偏风并正。生山南峡中，叶似枸杞，根如葛，黑色也。

按：铁葛，陈藏器云：叶似枸杞，根如葛，黑色。综合功能可祛风活络，治血虚偏风。

伏鸡子根

味苦，寒，无毒。主解百药毒，诸热烦闷，急黄，天行黄疸，疸疮，疟瘴，中恶，寒热头痛，马急黄及牛疫。并水磨服。生者尤佳。亦敷痈肿，与陈家白药同功，但霍乱诸冷，不可服耳。生四明天台。叶圆薄似钱，蔓延，根作鸟形者良。一名承露仙。

按：伏鸡子根，陈藏器云：叶圆薄似钱，蔓延，根作鸟形者良。综合功能退黄疸，除疟瘴。

陈家白药

味苦，寒，无毒。主解诸药毒。水研服之，入腹与毒相攻必吐，疑毒未止，更服。亦去心胸烦热，天行温瘴。出苍梧陈家，解药用之，故有陈家之号，蔓及根并似土瓜，紧小者良。冬春采取，一名吉利菜，人亦食之，与婆罗门白药及赤药功用并相似，叶如钱，根如防己，出明山。

按：陈家白药，陈藏云：出苍梧陈家，蔓及根并似土瓜。叶如钱，根如防己。综合功能解诸药毒。

时珍曰：按：刘恂《岭表录异》云：陈家白药善解毒，诸药皆不及之，救人甚多。封州、康州有种之者。广府每岁充土贡。按：此药当时充贡，今无复有。或有之，古今名谓不同耳。

龙 珠

味苦，寒，无毒。子主疗肿，叶变白发，令人不睡。《李邕方》云：主诸热毒，石气发动，调中解烦。生道旁，子圆赤，珠似龙葵，但子熟时赤耳。

按：龙珠，为茄科龙珠。似龙葵，熟时赤。综合功能主疗肿诸热毒，令白发变黑，不睡。

时珍曰：龙珠、龙葵，虽以子之黑赤分别，其实一物二色，强分为二也

捶胡根

味甘，寒，无毒。主润五脏，止消渴，除烦，去热，明目，功用如麦门冬。生江南川谷荫地，苗如萱草，根似天门冬，用之去心。

按：捶胡根，生江南，苗如萱草，根似天冬。综合功能止消渴除烦。用如麦冬。

甜 藤

味甘寒，无毒。去热烦，解毒，调中气。令人肥健。又主剥马血毒入肉，狂犬，牛马热黄。捣绞取汁，和米粉作糗饵，食之甜美，止泄。捣叶汁敷蛇咬疮。生江南山林下，蔓如葛，又有小叶尖长，气辛臭。捣敷小儿腹，除痞满闪癖。

按：甜藤，生江南林，蔓如葛，小叶尖长，气辛臭。综合功能去烦热，解毒调中。

孟娘菜

味苦，小温，无毒。主妇人腹中血结，羸瘦，男子阴囊湿痒，强阳道。令人健行不睡，补虚，去痔瘘、瘰疬瘿瘤。作菜。生四明诸山，冬夏常有。叶似升麻，方茎，山人取以为菜。一名孟母菜，一名厄菜。

按：孟娘菜，陈藏器云：生四明山，冬夏常有，叶似升麻，方茎，山人取以为菜。综合功能，散血结，强阳道，消瘰疬瘿瘤，不睡。

吉祥草

味甘，温，无毒。主明目强记，补心力。生西国，胡人将来也。

按：吉祥草，生西国。综合功能强记明目补心。

时珍曰：今人种一种草，叶如漳兰，四时青翠，夏开紫花成穗，易繁。亦名吉祥草。非此吉祥也。

地衣草

味苦，平，无毒。主明目。崔知悌方云：服之令人目明。地上衣如草，生湿处是。

按：地衣草，地上衣如草，生湿处是。此应为地衣类。综合功能明目。

研末，新汲水服之，治中暑（时珍）。

附方：新三。

身面丹肿，如蛇状者：以雨滴阶上苔痕水花，涂蛇头上，即愈。（危氏《得效方》）

雀目夜昏：七月七日、九月九日取地衣草，阴干为末。酒服方寸匕，日三服，一月愈。（崔知悌方）

阴上粟疮：取停水湿处干卷皮，为末。敷之，神效。（《外台秘要》）

郎耶草

味苦，平，无毒。主赤白久痢，小儿大腹痞满，丹毒，寒热。取根茎服，煮之。生山泽间，三四尺，叶作雁齿，如鬼针苗。

按：郎耶草，即狼把草。生山泽间，应为高三四尺，但原刻无高字。狼把草为菊科植物。综合功能消痞除满。卷十草部下品之上，二十五种陈藏器余中，另有狼把草条。今人认为此二者为一物。

地杨梅

味辛，平，无毒。主赤白痢。取茎、子煎服。生江东温湿地。四、五月有子似杨梅，苗如蓑草也。

按：地杨梅，为灯心草科地杨梅，药用全草。功能消脓止痢。

茅膏菜

味甘，平，无毒。主赤白久痢，煮服之。草高一尺，生茅中，叶有毛，如油腻黏人手，子作角，中有小子也。

按：茅膏菜，为茅膏菜科植物茅膏菜，药用全草功能止痢固肠，治久痢。

錾菜

味辛，平，无毒。主破血，产后腹痛，煮汁服之，亦捣碎敷疔疮。生江南国荫地。似益母，方茎，对节，白花，花中甜汁，饮之如蜜。

按：錾菜为唇形科植物錾菜，药用全草。综合功能破血止痛，治产后腹痛。

时珍曰：此即益母之白花者，乃《尔雅》所谓蓷是也。其紫花者，《尔雅》所谓蓷是也。蓷、蓷皆同一音，乃一物二种。故此条亦主血病，与益母功同。郭璞独指白花者为益母，昝殷谓白花者非益母，皆欠详审。嫩苗可食，故谓之菜。寇宗奭言茺蔚嫩苗可煮食，正合此也。

益奶草

味苦，平，无毒。主五野鸡病，脱肛，止血。炙令香，浸酒服之。生永嘉山谷。叶如泽兰，茎赤，高二三尺也。

按：益奶草，如泽兰，茎赤，高二三尺。综合功能提肛消痔，治痔病脱肛。

蜀胡烂

味辛，平，无毒。主冷气，心腹胀满，补肾，除妇人血气，下痢，杀牙齿虫。生安南，似茴香子。

按：蜀胡烂，生安南，似茴香子。可补肾温下焦，治妇人血气，心腹胀满。

鸡脚草

味苦，平，无毒。主赤白久痢成疳。生泽畔。赤茎对叶如百合苗。

按：鸡脚草，生泽畔，赤茎对叶如百合苗。可止痢消疳。

难火兰

味酸，温，无毒。主冷气风痹，开胃下食，去腹胀，久服明目。生巴西胡国。似菟丝子，长少许。

按：难火兰，生巴西胡国。似菟丝子，长少许。可祛风除痹。

蓼荞

味辛，温，无毒。主霍乱腹冷胀满，冷气攻击，腹内不调，产后血攻胸胁刺痛。煮服之，亦食其苗，如葱韭。亦捣敷蛇咬疮。生高原，如小蒜而长。产后作羹食之良。

按：蓼荞，生高原，如小蒜而长。可除霍乱腹冷。

时珍曰：此亦山薤之类，方名不同耳。

石荠宁

味辛，温，无毒。主风冷气，并疮疥瘙，野鸡漏下血。煮汁服。生山石上。紫花细叶，高一二尺，山人并用之。

按：石荠宁为唇形科粗糙荠宁的全草。生山石上紫花细叶，高一二尺。可祛风除痹。

蓝藤根

味辛，温，无毒。上气冷嗽，煮服之。生新罗国，根如细辛。

按：蓝藤根，生新罗国，根如细辛。可降气止咳。

七仙草

主杖疮，捣枝叶敷之。生山足，叶尖细长。

按：七仙草，生山足，叶尖细长。可外敷杖伤。

甘家白药

味苦，大寒，小有毒。主解诸药毒，与陈家白药功用相似。人吐毒物，疑不稳。水研服之即当吐之。未尽又服，此二物性冷，与霍乱下痢相反。出龚州以南。亦因人为号，叶似车前，生阴处，根形如半夏，岭南多毒物，亦多解物，岂天资乎。

按：甘家白药，叶似车前，生于阴处，根形如半夏。可吐诸药毒。

天竺干姜

味辛，温，无毒。主冷气寒中，宿食不消，腹胀下痢，腰背疼，痃癖气块，恶血积聚。生婆罗门国，似姜，小黄。一名胡干姜。

按：天竺干姜，生婆罗门国，似姜小黄。可温中消块，治痃癖积聚。

池德勒

味辛，温，无毒。主破冷气，消食。生西国。草根也，胡国人用之。

按：池德勒，生西国，草根也。可破冷气消食。

卷第七

草部上品之下总五十三种

三十四种《神农本经》
二种《名医别录》
二种《唐本》先附
五种《唐本》余
一十种陈藏器余

蓝实《本经》靛、青布续注芎䓖《本经》 蘼芜《本经》 黄连《本经》络石《本经》地锦、扶芳、土鼓、石血、薜荔、木莲、常青藤等续注 蒺藜子《本经》 黄芪《本经》白水耆、赤水耆、木耆续注肉苁蓉《本经》草苁蓉附 防风《本经》叶附花续注 蒲黄《本经》 香蒲《本经》 续断《本经》 漏芦《本经》 营实《本经》白蔷薇根续注 天名精《本经》决明子《本经》茳芏续注 丹参 《本经》 茜根《本经》 飞廉《本经》 五味子《本经》 旋花《本经》续筋附 兰草《本经》 忍冬《别录》 蛇床子《本经》 地肤子《本经》鸭舌草附 千岁蘽《本经》藤是也 景天《本经》花附 茵陈蒿《本经》 杜若《本经》 沙参《本经》 白兔藿《本经》 徐长卿《本经》 石龙蒭《本经》败席续注 薇衔《本经》 云实《本经》花附 王不留行《本经》 鬼督邮唐附 白花藤唐附

五种唐本余

留军待 地不容 独用将军 山胡椒 灯笼草

一十种陈藏器余

人肝藤 越王余筭 石莼 海根 寡妇荐 自经死绳 刺蜜 骨路支 长松 合子草

蓝　实

味苦，寒，无毒。主解诸毒，杀虫蚑[①]，疰鬼，螫毒。久服头不白，轻身。其叶汁杀百药毒，解狼毒射罔毒。其茎叶可以染青。生河内平泽。

陶隐居云：此即今染㯫[②]碧所用者，至解毒，人卒不能得，生蓝汁乃浣㯫布汁，以解之亦善。以汁涂五心，又止烦闷，尖叶者为胜，甚疗蜂螫毒。

《唐本》注云：蓝实有三种，一种围径二寸许，厚三四分，出岭南。云疗肿毒，太常名此草为木蓝子。如陶所引乃是菘蓝，其汁抨[③]为澱[④]者，按《经》所用，乃是蓼蓝实也。其苗似蓼而味不辛者，此草汁疗热毒，诸蓝非比。且二种蓝，今并堪染，菘蓝为澱，惟堪染青。其蓼蓝不堪为澱，惟作碧色尔。

臣禹锡等谨按《蜀本》图经云：叶似水蓼，花红白色，子若蓼子而大，黑色，今所在下湿地有，人皆种之。

《尔雅》云：葴[5]，马蓝。注：今大叶冬蓝也。疏：今为澱者是也。

《药性论》云：蓝实，君，味甘。能填骨髓，明耳目，利五脏，调六腑，利关节，治经络中结气，使人健，少睡，益心力。蓝汁止心烦躁，解蛊毒。

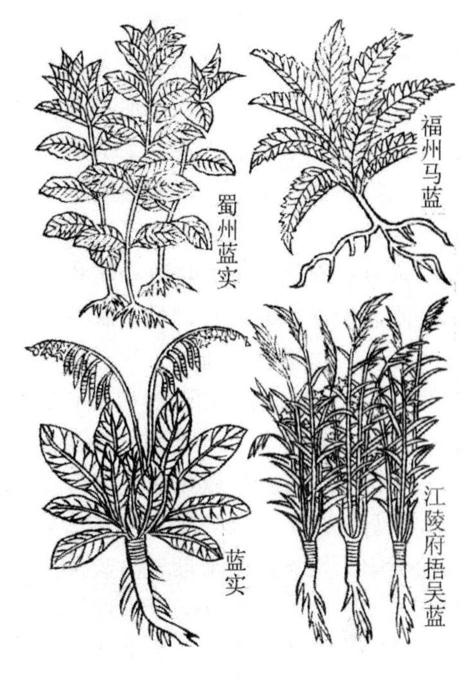

《日华子》云：吴蓝，味苦、甘，冷，无毒。治天行热狂，疔疮游风，热毒肿毒，风疹，除烦止渴，杀疳，解毒药毒箭，金疮血闷，虫蛇伤，毒刺，鼻洪吐血，排脓，寒热头痛，赤眼。产后血运，解金石药毒，解野狼毒、射罔毒，小儿壮热，热疳。

陈藏器云：苏云：菘蓝造澱。按：澱多是槐蓝。蓼蓝作者，入药胜槐蓝澱，寒敷热疮，解诸毒。滓敷小儿秃疮热肿。初作上沫，堪染，如青黛解毒，小儿丹热，和水服之。蓝有数种，蓼蓝最堪入药，甘蓝，此人食之去热黄也。

又云：青布，味咸寒。主解诸物毒，天行烦毒，小儿寒热，丹毒，并水渍取汁饮。烧作黑灰，敷恶疮经年不差者，及灸疮止血，令不中风，水和蜡熏恶疮，入水不烂，熏嗽，杀虫，熏虎野狼咬疮，出水毒，又于器中烧令烟出，以器口熏人中风水恶露等疮，行下得恶汁，知痛痒差。又入诸膏药疗疔肿狐刺等恶疮，又浸汁和生姜煮服止霍乱，真者入用，假者不中。

《图经》曰：蓝实，生河内平泽，今处处有之，人家蔬圃中作畦种莳。三月、四月生苗，高三二尺许，叶似水蓼，花红白色，实亦若蓼子而大，黑色，五月、六月采实。按：蓝有数种，有木蓝出岭南，不入药，有菘蓝可以为澱者，亦名马蓝。《尔雅》所谓葴，马蓝是也。有蓼蓝，但可染碧而不堪作澱，即医方所用者也。又福州有一种马蓝，四时俱有叶，类苦益菜，土人连根采之，焙捣下筛，酒服钱匕，治妇人败血甚佳。又江宁有一种吴蓝，二、三月内生如蒿状，叶青花白，性寒。去热解毒，止吐血。此二种虽不类，而俱有蓝名。又古方多用吴蓝者，或恐是此，故并附之。后汉赵岐作《蓝赋》，其序云：余就医偃师，道经陈留，此境人皆以种蓝染绀为业。蓝田弥望，黍稷不殖[6]。至今近京种蓝特盛，云蓝汁治虫豸伤咬。刘禹锡《传信方》著其法云：取大蓝汁一碗，入雄黄、麝香二物，随意看多少，细研，投蓝汁中，以点咬处，若是毒者即并细服其汁，神异之极也。昔张荐员外在剑南为张延赏判官，忽被斑蜘蛛咬项上，一宿咬处有二道赤色，细如箸绕项上，从胸前下至心，经两宿头面肿疼如数升碗，大肚渐肿，几至不救。张相素重荐，因出家财五百千，并荐家财又数百千，募能疗者。忽一人应召云：可治。张相初甚不信，欲验其方，遂令目前合药。其人云：不惜方，当疗人性命耳。遂取大蓝汁一瓷碗，取蜘蛛投之蓝汁，良久方出，得汁中甚困，不能动。又别捣蓝汁加麝香末，更取蜘蛛投之，至汁而死。又更取蓝汁、麝香，复加雄黄和之，更取一蜘蛛投汁中，随化为水。张相及诸人甚异之，遂令点于咬处，两日内悉平愈。但咬处作小疮，痂落如旧。又中品着青黛条云：从胡国来，及太原、庐陵、南康等。染澱亦堪敷热毒等。染瓮上池[7]沫紫碧色者，同青黛功。

《圣惠方》：治时气热毒，心神烦躁，用蓝澱半大匙，以新汲水一盏服。

又方：治小儿中蛊，下血欲死。捣青蓝汁频频服半合。

《千金方》：治唇上生疮，连年不差。以八月蓝叶一斤，捣取汁洗，不过三日差。

又方：治自缢死，以蓝汁灌之，又极须安定其心，徐缓解，慎勿割断绳，抱取。心下犹温者刺鸡冠血滴着口中即活也。男雌女雄。

又方：熊伤人疮，烧青布熏疮口，毒出仍煮葛根令浓汁以洗疮，日十度，并捣葛根为散，煮葛根汁服方寸匕，日五服差。

又方：治鳖癥，蓝叶一斤，捣，以水三升，绞取汁，服一升，日二。

《千金翼》：治急疳蚀鼻口数日欲死，取蓝淀敷之令遍，日十度，夜四度，差。

《肘后方》：治人身体重，小腹急热上冲胸，头重不能举，眼中生臓，膝胫拘急欲死。取蓝一把，水五升，鼠屎两头尖者二七枚，煮取二升，尽服之，温覆取汗。

《葛氏方》：新被毒箭，捣蓝青绞汁饮，并敷疮上。如无蓝，可渍青布绞汁饮之，亦以治疮中。又方：中水毒，捣蓝青汁，以少水和敷头面身上令匝。

又方：服药过剂烦闷及中毒烦闷欲死，捣蓝取汁服数升。无蓝，浣青绢取汁饮亦佳。

又方：食杏仁中毒，蓝子汁解之。

《梅师方》：治虎伤人疮，取青布，紧卷作缠，烧一头，内竹筒中，射疮口，令烟熏入疮中佳。

又方：治上气咳嗽，呷呀息气，喉中作声，唾粘，以蓝实、叶水浸良久，捣绞取汁一升，空腹频服。须更以杏仁研取汁，煮粥食之一两日，将息依前法，更服，吐痰尽方差。

《子母秘录》：治小儿赤痢，捣青蓝汁二升，分四服。又方：治小儿丹，蓝澱敷，热即易。

《广五行记》：永徽中，绛州僧病噎不下食，告弟子，吾死之后，便可开吾胸喉，视有何物，言终而卒。弟子依言而开视胸中，得一物，形似鱼而有两头，遍体是肉鳞，弟子致器中，跳跃不止，戏以诸味，皆随化尽。时夏中蓝盛作澱，有一僧，以澱致器中，此虫遂绕器中走，须臾化为水矣。

《衍义》曰：蓝实，即大蓝实也，谓之蓼蓝，非是。《尔雅》所说是解诸药等毒不可阙也。实与叶两用，注，不解实，只解蓝叶，为未尽《经》所说尽矣！蓝一本而有数色，刮竹青、绿云碧，青蓝黄，岂非青出于蓝而青于蓝者也。生叶汁解药毒，此即大叶蓝，又非蓼蓝也，蓼蓝即堪揉汁染翠碧，花成长穗，细小浅红色。

现注：

①蚑：下原有音其，小儿鬼也六字注音并释义。

②噤：下原有音禁二字注音。

③抨：下原有普更切三字反切音。

④澱：字下原有音殿二字注音，原刻文澱字，现通用将蓝澱写成蓝靛。《词源》有“蓝色染料，称为蓝澱或蓝靛”之语，故本节之澱字与靛字含义相同。

⑤葴：(zhēn 针)。

⑥殖：古有种植意，如《尚书》“农殖嘉谷”。

⑦瓮上地沫：以制蓝时漂浮表面的泡沫制青黛。

按：蓝实，为蓼科蓼蓝的果实。文中所举治疗效验，有些是指蓝叶。即今之大青叶。综合条文所述蓝实及蓝叶功能解毒，杀蛊毒，消肿消癥，通噎膈。文中并附带有青黛及蓝澱（蓝靛）功能，可解毒肿恶疮顽癣。

时珍曰：按陆佃《埤雅》云：《月令》：仲夏令民无刈蓝以染。郑玄言：恐伤长养之气也。然则刈蓝先王有禁，制字从监，以此故也。时珍曰：蓝凡五种，各有主治，惟蓝实专取蓼蓝者。蓼蓝：叶如蓼，五、六月开花，成穗细小，浅红色，子亦如蓼，岁可三刈，故先王禁之。菘蓝：叶如白菘。马蓝：叶如苦，即郭璞所谓大叶冬蓝，俗中所谓板蓝者。二蓝花子并如蓼蓝。吴蓝：长茎如蒿而花白，吴人种之。木蓝：长茎如决明，高者三四尺，分枝布叶，叶如槐叶，七月开淡红花，结角长寸许，累累如小豆角，其子亦如马蹄决明子而微小，迥与诸蓝不同，而作淀则一也。别有甘蓝，可食，见本条。苏恭以马蓝为木蓝，苏颂以菘蓝为马蓝，宗以蓝实为大叶蓝之实，皆非矣。今并开列于下。

斑蝥，芫青，樗鸡毒。朱砂，砒石毒（时珍）。震亨曰：蓝属水，能使败血分归经络。时珍曰：诸蓝形虽不同，而性味不远，故能解毒除热。惟木蓝叶力似少劣，蓝子则专用蓼蓝者也。至于用淀与青布，则是刈蓝浸水入锻石澄成者，性味不能不少异，不可与蓝汁一概论也。有人病呕吐，服玉壶诸丸不效，用蓝汁入口即定，盖亦取其杀虫降火尔。如此之类，不可不知。附方：新七。

惊痫发热：干蓝、凝水石等分。为末，水调敷头上。（《圣惠方》）

飞血赤目：热痛。干蓝叶（切）二升，车前草半两，淡竹叶（切）三握。水四升，煎二升，去滓温洗。冷即再暖，以瘥为度。（《圣济总录》）

应声虫病：腹中有物作声，随人语言，名应声虫病。用板蓝汁一盏。分五服，效。（夏子益《奇疾方》）

齿㽲肿痛：紫蓝，烧灰敷之，日五度。（《广济方》）白头秃疮：粪蓝，煎汁频洗。（《圣济录》）

天泡热疮：蓝叶捣敷之，良。（《集简方》）疮疹不快：板蓝根一两，甘草一分。为末。每服半钱或一钱，取雄鸡冠血三二点，同温酒少许调下。（《钱氏小儿方》）

时珍曰：澱，石殿也，其滓澄殿在下也。亦作淀，俗作靛。南人掘地作坑，以蓝浸水一宿，入锻石搅至千下，澄去水，则青黑色。亦可干收，用染青碧。其搅起浮沫，掠出阴干，谓之靛花，即青黛，见下。

止血杀虫，治噎膈（时珍）。

时珍曰：淀乃蓝与锻石作成，其气味与蓝稍有不同，而其止血、拔毒、杀虫之功，似胜于蓝。世传淀水能治噎疾，盖本于此。今方士或以染缸水饮人治噎膈，皆取其杀虫也。

附方：新一。

误吞水蛭：青靛调水饮，即泻出。（《普济方》）

芎　䓖

味辛，温，无毒。主中风入脑头痛，寒痹筋挛缓急，金疮，妇人血闭无子。除脑中冷动，面上游风去来，目泪出，多涕唾，忽忽如醉，诸寒冷气，心腹坚痛，中恶，卒急肿痛，胁风痛。温中内寒。一名胡穷，一名香果。其

叶名蘼芜。生武功川谷、斜谷西岭。三月、四月采根，暴干。得细辛疗金疮止痛，得牡蛎疗头风吐逆。白芷为之使。

陶隐居云：今惟出历阳，节大茎细，状如马衔，谓之马衔芎䓖。蜀中亦有而细。人患齿根血出者，含之多差。苗名蘼芜，亦入药，别在下说。俗方多用，道家时须尔。胡居士云：武功去长安二百里，正长安西，与扶风狄道相近。斜谷是长安西岭下，去长安一百八十里，山连接七百里。

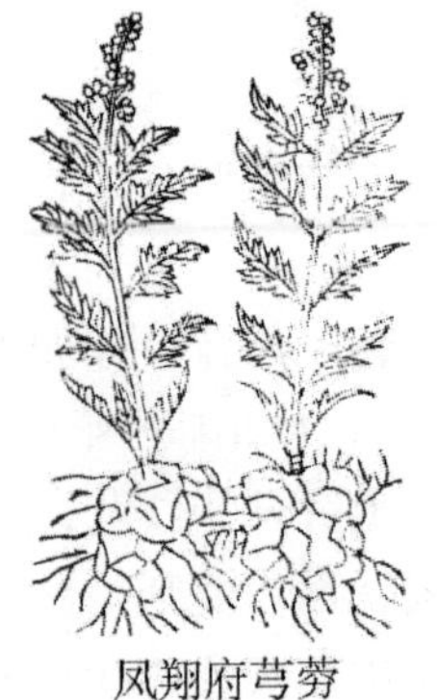
凤翔府芎䓖

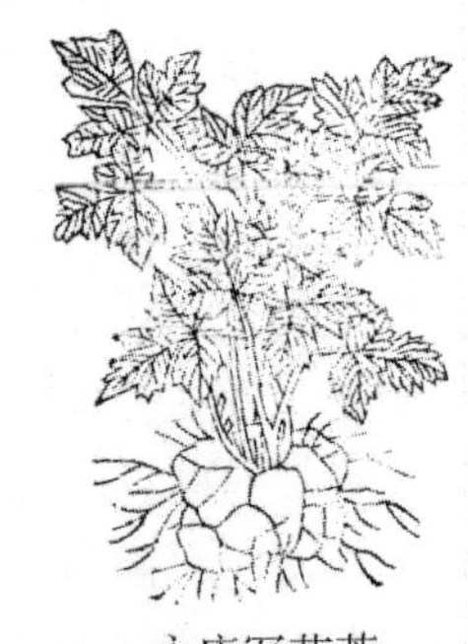
永康军芎䓖

《唐本》注云：今出秦州，其人间种者，形块大，重实多脂润。山中采者瘦细。味苦、辛，以九月、十月采为佳。今云三月、四月，虚恶非时也。陶不见秦地芎䓖，故云惟出历阳，历阳出者今不复用。

臣禹锡等谨按《蜀本》《图经》云：苗似芹、胡荽、蛇床辈，丛生，花白。今出秦州者为善，九月采根乃佳。

吴氏云：芎䓖，神农、黄帝、岐伯、雷公辛，无毒，扁鹊酸，无毒。季氏，生温熟寒。或生胡无桃山阴，或太山，叶香细青黑，文赤如藁本，冬夏丛生，五月华赤，七月实黑，茎端两叶，三月采根，有节似马衔状。

《药性论》云：芎䓖，臣。能治腰脚软弱，半身不遂，主胞衣不出，治腹内冷痛。

《日华子》云：畏黄连，治一切风，一切气，一切劳损，一切血。补五劳，壮筋骨，调众脉，破癥结宿血，养新血，长肉，鼻洪吐血，及溺血痔瘘，脑痈发背，瘰疬瘿赘，疮疥，及排脓消瘀血。

《图经》曰：芎䓖，生武功山谷、斜谷西岭。蘼芜芎䓖苗也。生雍州川泽，及冤句，今关陕、蜀川、江东山中多有之，而以蜀川者为胜。其苗四、五月间生叶似芹、胡荽、蛇床辈，作丛而茎细。《淮南子》所谓夫乱人者，若芎䓖之与藁本；蛇床之与蘼芜是也。其叶倍香，或莳于园庭，则芬馨满径。江东、蜀川人采其叶作饮香，云可以已泄泻。七、八月开白花，根坚瘦，黄黑色，三月、四月采，曝干。一云九月、十月采为佳，三月、四月非时也。关中出者俗呼为京芎，并通用，惟贵形块重实作雀脑状者，谓之雀脑芎，此最有力也。蘼芜一名蕲[①]，古方单用芎䓖含咀，以主口齿疾。近世或蜜和作指大丸，欲寝服之，治风痰殊佳。

<u>《圣惠方》</u>：治妇人崩中下血，昼夜不止，以芎䓖一两，剉，酒一大盏，煎至五分，去滓，入生地黄汁二合，煎三两沸，食前分二服。

《千金方》：治崩中，昼夜不止，芎䓖八两，清酒五升，煎取二升半，分三服，不耐者，徐徐进之。

《经验后方》：治头风化痰，川芎，不计分量，用净水洗浸，薄切片子，日干或焙，杵为末，炼蜜为丸，如小弹子大，不拘时，茶酒嚼下一丸。

《斗门方》：治偏头疼。用京芎细剉，酒浸服之佳。

《灵苑方》：治妇人经络住经三个月，验胎法：川芎生为末，空心浓煎艾汤下一匙头，腹内微动者，是有胎也。

《续十全方》：治胎忽因倒地，忽举动擎重，促损，腹中不安，及子死腹中。以芎䓖为末，酒服方寸匕，须臾一二服，立出。

又方：风齿败口臭，但含芎䓖。

《御药院方》：真宗赐高公相国，去痰清目进饮食，生犀丸：川芎十两，紧小者，粟米泔浸三日，换，切片子，日干为末，作两料，每料入麝、脑各一分，生犀半两，重汤煮，蜜杵为丸，小弹子大，茶酒嚼下一丸。痰加朱砂半两，膈壅，加牛黄一分，水飞铁粉一分，头目昏眩，加细辛一分，口眼㖞斜，加炮天南星一分。

《春秋注》云：麦曲、鞠穷所以御湿。

《简文帝劝医文》：麦曲、芎䓖，鑱止河鱼之腹。

《衍义》曰：芎䓖，今出川中，大块，其里色白，不油色，嚼之微辛甘者佳。他种不入药，止可为末，煎汤沐浴。此药今人所用最多，头面风不可阙也。然须以他药佐之。沈括云：予一族子，旧服芎䓖，医郑叔熊见之云，芎䓖不可久服，多令人暴死，后族子果无疾而卒。又朝士张子通之妻，病脑风，服芎䓖甚久，亦一旦暴亡。皆目见者。此盖单服耳，若单服既久，则走散真气。既使他药佐使，又不久服，中病便已，则乌能至此也。

现注：

①蕲：下原有古芹字三字释意，及巨斤切三字反切注音。

按：芎䓖今通常写成川芎，为伞形科植物，可袪风清眩，舒筋除痹，通妇人血闭，去头面游风。《衍义》所云久服芎䓖暴亡，可能与川芎用量过大有关。

释名：川芎(《纲目》)、山鞠穷(《纲目》)。

时珍曰：芎本作营，名义未详。或云：人头穹窿穷高，天之象也。此药上行，专治头脑诸疾，故有芎䓖之名。以胡戎者为佳，故曰胡䓖。古人因其根节状如马衔，谓之马衔芎䓖。

后世因其状如雀脑，谓之雀脑芎。其出关中者，呼为京芎，亦曰西芎；出蜀中者，为川芎；出天台者，为台芎；出江南者，为抚芎，皆因地而名也。《左传》：楚人谓萧人曰：有麦曲乎？有山鞠穷乎？河鱼腹疾奈何？二物皆御湿，故以谕之。丹溪朱氏治六郁越鞠丸中用越桃、鞠穷，故以命名。《金光明经》谓之阇莫迦。时珍曰：蜀地少寒，人多栽莳，深秋茎叶亦不萎也。清明后宿根生苗，分其枝横埋之，则节节生根。八月根下始结芎䓖，乃可掘取，蒸曝货之。《救荒本草》云：叶似芹而微细窄，有丫叉，又似白芷，叶亦细，又似胡荽叶而微壮，一种似蛇床叶而亦粗。嫩叶可炸食。

元素曰：性温，味辛苦，气浓味薄，浮而升，阳也。少阳本经引经药，入手、足厥阴气分。搜肝气，补肝血，润肝燥，补风虚（好古）。燥湿，止泻痢，行气开郁（时珍）。

元素曰：川芎上行头目，下行血海，故清神及四物汤皆用之。能散肝经之风，治少阳厥阴经头痛，及血虚头痛之圣药也。其用有四：为少阳引经，一也；诸经头痛，二也；助清阳之气，三也；去湿气在头，四也。

杲曰：头痛必用川芎。如不愈，加各引经药：太阳羌活，阳明白芷，少阳柴胡，太阴苍术，厥阴吴茱萸，少阴细辛，是也。

震亨曰：郁在中焦，须抚芎开提其气以升之，气升则郁自降。故抚芎总解诸郁，直达三焦，为通阴阳气血之使。

时珍曰：芎䓖，血中气药也。肝苦急，以辛补之，故血虚者宜之。辛以散之，故气郁者宜之。《左传》言：麦曲鞠穷御湿，治河鱼腹疾。予治湿泻每加二味，其应如响也。血痢已通而痛不止者，乃阴亏气郁，药中加芎为佐，气行血调，其病立止。此皆医学妙旨，圆机之士，始可语之。

虞搏曰：骨蒸多汗，及气弱之人，不可久服。其性辛散，令真气走泄，而阴愈虚也。时珍曰：五味入胃，各归其本脏。久服则增气偏胜，必有偏绝，故有暴夭之患。若药具五味，备四气，君臣佐使配合得宜，岂有此害哉？如芎，肝经药也。若单服既久，则辛喜归肺，肺气偏胜，金来贼木，肝必受邪，久则偏绝，岂不夭亡？故医者贵在格物也。

附方：新一十三。

气虚头痛：真川芎为末，腊茶调服二钱，甚捷。曾有妇人产后头痛，一服即愈。(《集简方》)

气厥头痛：妇人气盛头痛，及产后头痛。川芎、天台乌药等分，为末。每服二钱，茶调下。《御药院方》：加白术，水煎服。

风热头痛：川芎一钱，茶叶二钱，水一钟，煎五分，食前热服。(《简便方》)

风热上冲：头目晕眩，或胸中不利。川芎、槐子各一两。为末。每服三钱，用茶清调下。胸中不利，以水煎服。(张洁古《保命集》)

首风旋运：及偏正头疼，多汗恶风，胸膈痰饮。川芎一斤，天麻四两，为末，炼蜜丸如弹子大。每嚼一丸，茶清下。(刘河间《宣明方》)

失血眩晕：方见当归下。一切心痛：大芎一个，为末，烧酒服之。一个住一年，两个住二年。(《孙氏集效方》)

酒癖胁胀：时复呕吐，腹有水声。川芎、三棱（炮）各一两，为末。每服二钱，葱白汤下。(《圣济总录》)

小儿脑热：好闭目，或太阳痛，或目赤肿。川芎、薄荷、朴硝各二钱，为末，以少许吹鼻中。(《全幼心鉴》)

牙齿疼痛：大川芎一个，入旧糟内藏一月，取焙，入细辛同研末，揩牙。(《本事方》)

诸疮肿痛：抚芎研，入轻粉，麻油调涂。(《普济方》)

产后乳悬：妇人产后，两乳忽长，细小如肠，垂过小肚，痛不可忍，危亡须臾，名曰乳悬。将芎、当归各一斤。以半斤锉散，于瓦石器内，用水浓煎，不拘多少频服；仍以一斤半锉块，于病患桌下烧烟，令将口鼻吸烟。用尽未愈，再作一料。仍以蓖麻子一粒，贴其顶心。(夏子益《奇疾方》)

蘼　芜

味辛，温，无毒。主咳逆，定惊气，辟邪恶，除蛊毒鬼疰，去三虫。久服通神。主身中老风，头中久风风眩。一名薇芜。一名茳蓠，芎䓖苗也。生雍州川泽及冤句。四月、五月采叶，暴干。

陶隐居云：今出历阳，处处亦有，人家多种之。叶似蛇床而香骚，人惜以为譬方药用甚稀。《唐本》注云：此有二种：一种似芹叶，一种如蛇床，香气相似，用亦不殊尔。

臣禹锡等谨按《尔雅》云：蕲、茝[①]、蘼芜。注：香草，叶小如萎状。疏引郭云：如萎蕤之状。

《图经》曰：蘼芜，说文已具芎䓖条下。

《广志》曰：蘼芜，香草。魏武帝以藏衣中。

《管子》曰：五沃之土，生蘼芜。

郭璞赞曰：蘼芜香草，乱之蛇床，不陨其贵。自烈以芳。

现注：

①茝（chāi 钗上）。

按：蘼芜为伞形科川芎之苗叶。综合条文所述蘼芜功能止咳定惊，祛身中老风及头中久风。

时珍曰：蘼芜，一作蘪芜，其茎叶靡弱而繁芜，故以名之。当归名蕲，白芷名蓠。其叶似当归，其香似白芷，故有蕲、江蓠之名。王逸云：蓠草生江中，故曰江蓠，是也。余见下。

时珍曰：《别录》言：蘼芜一名江蓠，芎䓖苗也。而司马相如《子虚赋》称：芎䓖菖蒲，江蓠蘼芜。《上林赋》云：被以江蓠，揉以蘼芜。似非一物，何耶？盖嫩苗未结根时，则为蘼芜；既结根后，乃为芎䓖。大叶似芹者为江蓠，细叶似蛇床者为蘼芜。如此分别，自明白矣。

花：入面脂用（时珍）。

黄　连

味苦，寒、微寒，无毒。主热气目痛，眦伤泣出，明目，肠澼腹痛，下痢，妇人阴中肿痛。五脏冷热，久下泄澼脓血，止消渴、大惊，除水利骨，调胃厚肠，益胆，疗口疮。久服令人不忘。一名王连。生巫阳川谷，及蜀郡、太山。二月、八月采。黄芩、龙骨、理石为之使。恶菊花、芫花、玄参、白藓，畏款冬。胜乌头，解巴豆毒。

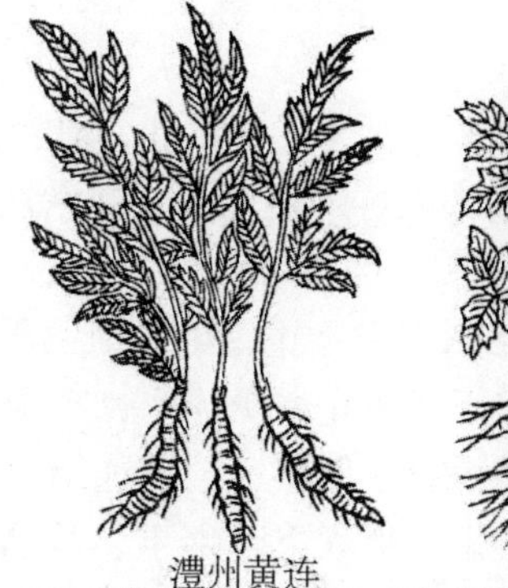
澧州黄连

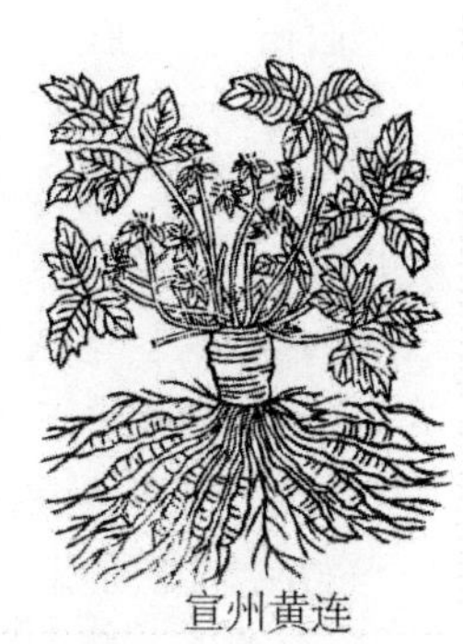
宣州黄连

陶隐居云：巫阳在建平。今西间者色浅而虚，不及东阳、新安诸县最胜。临海诸县者不佳。用之当布裹，挼去毛，令如连珠，俗方多疗下痢，及渴。道方服食长生。

《唐本》注云：蜀道者粗大，节平，味极浓苦，疗渴为最。江东者节如连珠，疗痢大善。今澧州者更胜。

今注：医家见用宣州，九节坚重、相击有声者为胜。

臣禹锡等谨按《蜀本》《图经》云：苗似茶，花黄，丛生，一茎生三叶，高尺许，冬不凋，江左者节高若连珠。蜀都者节下不连珠，今秦地及杭州、柳州者佳。

《药性论》云：黄连，臣。一名支连，恶白僵蚕，忌猪肉，恶冷水，杀小儿疳虫，点赤眼昏痛，镇肝去热毒。

萧炳云：今出宣州绝佳，东阳亦有，歙州、处州者次。

陈藏器云：主羸瘦气急。

《日华子》云：治五劳七伤，益气，止心腹痛，惊悸烦躁，润心肺，长肉，止血并疮疥，盗汗，天行热疾。猪肚蒸为丸，治小儿疳气。

《图经》曰：黄连，生巫阳川谷，及蜀郡、泰山。今江、湖、荆、夔州郡亦有，而以宣城者为胜，施、黔者次之。苗高一尺已来，叶似甘菊，四月开花，黄色，六月结实，似芹子，色亦黄，二月、八月采根，用生。江左者根若连珠，其苗经冬不凋，叶如小雉尾草，正月开花作细穗，淡白微黄色，六、七月根紧始堪采。古方以黄连为治痢之最，胡洽方载九盏汤，主下痢，不问冷热、赤白、谷滞、休息、久下，悉主之。以黄连长三寸，三十枚秤重一两半，龙骨如棋子四枚，重四分，附子大者一枚，干姜一两半，胶一两半，并切，先以水五合，著铜器中，去火三寸，煎沸，便下著生土上，沸止，又上水五合，如此九上九下。内诸药，著火上沸，辄下著土上，沸止又复，九上九下，度可得一升，顿服即止。又香连丸，亦主下痢，近世盛行。其法以宣连、青木香分两停同捣筛，白蜜丸如梧子，空腹饮下二三十丸，日再，如神。其久冷人，即用煨熟大蒜作丸，此方本出李绛《兵部手集方》，婴孺用之亦效。又治目方用黄连多矣，而羊肝丸尤奇异，取黄连末一大两，白羊子肝一具，去膜，同于砂盆内研令极细，众手拈为丸如梧子，每食以暖浆水吞二七枚，连作五剂差。但是诸眼目疾，及障翳青盲皆主之。禁食猪肉及冷水。刘禹锡云：有崔承元者，因官治一死罪囚出活之，囚后数年以病自致死。一旦崔为内障所苦丧明，逾年后，半夜叹息，独坐，时闻阶除间悉窣之声，崔问为谁，曰是昔所蒙活者囚，今故报恩至此，遂以此方告讫而没。崔依此合服，不数月眼复明，因传此方于世。又今医家洗眼汤，以当归、芍药、黄连等分停细切，以雪水或甜水煎浓汁，乘热洗，冷即再温洗，甚益眼目，但是风毒赤目、花翳等皆可用之，其说云：凡眼目之病，皆以血脉凝滞使然，故以行血药合黄连治之，血得热即行，故乘热洗之，用者无不神效。

《雷公》云：凡使，以布拭上肉毛，然后用浆水浸二伏时，漉出，于柳木火中焙干用。若服此药得十两，不得食猪肉，若服至三年，不得食猪肉一生也。

《外台秘要》：治卒心痛，黄连八两，一味㕮咀，以水七升，煮取五升，绞去滓，寒温饮五合，日三服。

又方：治目卒痒，目痛，末黄连，乳汁浸，点眦中，止。

《千金方》：治大热毒纯血痢，宣连六两，以水七升，煮取三升半，夜露星月下平旦，空腹顿服之，少卧将息。

《肘后方》：治眼泪出不止，浓汁渍绵干拭目。

又方：赤痢热下久不止，黄连末，鸡子白丸，饮服十丸，三十丸即差。

又方：治卒消渴，小便多，捣黄连绢筛，蜜和服三十丸，治渴延年。

又方：赤白痢下，令人下部疼重，故名重下，出脓血如鸡子白，日夜数十行，绞脐痛。治之黄连一升，酒五升，煮取一升半，分再服，当小绞痛。

《经验方》：治暴赤白痢，如鹅鸭肝者，痛不忍。黄连、黄芩各一两，以水二升，煎取一升，分三服，热吃，冷即凝矣。

《梅师方》：伤寒病，发豌豆疮，未成脓方：黄连四两，水三升，煎取一升，去滓分服。

《斗门方》：治痔疾有头如鸡冠者，用黄连末敷之即差，更加赤小豆末尤良。

《简要济众》：小儿吐血不止，以一两去须，捣为散，每服一钱，水七分，入豉二十粒同煎至五分，去滓温服，量儿大小加减进。

《博济方》：治久患脾泄，神圣香黄散：宣连一两，生姜四两，一处以慢火炒令姜干脆色深，去姜取连捣末，每服二钱匕，空心腊茶清下，甚者不过二服差。

《胜金方》：治眼黄连丸，宣连不限多少，捶碎，用新汲水一大碗，浸至六十日后，用绵滤过，取汁，入元碗内，却于重汤上熬，不住以匙荡搅，候干为度。即穿地坑子，可深一尺，以瓦铺底，将熟艾四两，坐在瓦上，以火然如灸法。然后以药碗覆上，四畔封泥，开孔令烟出尽即止，取出刮下，丸如小豆大，每服十丸，甜竹叶汤下。又方：治久痢，累医不差。黄连一两，为末，以鸡子白和为饼，炙令如紫肝色，杵为末，以浆水三升，慢火煎成膏，白痢加酒半盏同煎，每服半合，温米饮调下，食前服。

《广利方》：治骨节热积，渐黄瘦，黄连四分，碎切，以童子小便五大合，浸经宿，微煎三四沸去滓，食上分两服，如人行四五里再服。

杜壬：治气痢泻，里急后重，神妙方：宣连一两，干姜半两，各为末，每用连二钱，姜半钱，和匀空心温酒下。

《子母秘录》：因惊举重，胎动出血，取黄连末，酒服方寸匕，日三服。孙尚药同。

又方：小儿赤白痢多时，体弱不堪，宣连浓煎，和蜜服，日六七服，量其大小，每煎三分，水减二分，频服。

又方：小儿耳后月蚀疮，末黄连敷之。

又方：小儿鼻下两道赤者名曰䘌，亦名赤鼻，疳鼻，以米泔洗敷黄连末，日三四度佳。

《姚和众小儿方》：小儿食土，取好土浓煎黄连汁搜之，日干与服。

《抱朴子》：乳汁煎之，治目中百病。

《宋王微黄连赞》：黄连味苦，左右相因，断凉涤暑，阐命轻身，缙[①]云昔御，飞跸上旻[②]，不行而至，吾闻其人。

《梁江淹黄连颂》：黄连上草，丹砂之次，御孽辟妖，长灵久视，骖龙行天，驯[③]马匝地。鸿飞以仪，顺道则利。

《衍义》曰：黄连，今人多用治痢，盖热以苦燥之义。下俚但见肠虚渗泄，微似有血，便即用之，更不知止，又不顾寒热多少，但以尽剂为度，由是多致危困。若气实初病热多血利，服之便止，仍不必尽剂也。或虚而冷则不须服。余如《经》。

现注：

①缙：(jìn 晋)，原指浅红色的帛。

②旻：(mín 民)，天空。

③驯马：原刻“驯”字不清，据北京图书馆藏大观本为“驯”字。《淮南子·说林》，马先驯，而后求良。

按：黄连，为毛茛科植物黄连根茎。综合条文所述黄连功能清热明目，厚肠胃，止泄痢，止消渴，除水利骨，利胆镇惊，益智。临床常用，治胃病，消渴，胃肠炎，肝胆疾病。可归入清热药。

时珍曰：其根连珠而色黄，故名。时珍曰：黄连，汉末李当之本草，惟取蜀郡黄肥而坚者为善。唐时以澧州者为胜。今虽吴、蜀皆有，惟以雅州、眉州者为良。药物之兴废不同如此。大抵有二种：一种根粗无毛有珠，如鹰、鸡爪形而坚实，色深黄；一种无珠多毛而中虚，黄色稍淡。各有所宜。时珍曰：五脏六腑皆有火，平则治，动则病，故有君火、相火之说，其实一气而已。黄连入手少阴心经，为治火之主药：治本脏之火，则生用之；治肝胆之实火，则以猪胆汁浸炒；治肝胆之虚火，则以醋浸炒；治上焦之火，则以酒炒；治中焦之火，则以姜汁炒；治下焦之火，则以盐水或朴硝研细调水和炒；治气分湿热之火，则以茱萸汤浸炒；治血分块中伏火，则以干漆末调水炒；治食积之火，则以黄土研细调水和炒。诸法不独为之引导，盖辛热能制其苦寒，咸寒能制其燥性，在用者详酌之。

时珍曰：道书言服黄连犯猪肉令人泄泻，而方家有猪肚黄连丸、猪脏黄连丸，岂只忌肉而不忌脏腑乎？治郁热在中，烦躁恶心，兀兀欲吐，心下痞满（元素）。主心病逆而盛，心积伏梁（好古）。去心窍恶血，解服药服药过剂烦闷及巴豆，轻粉毒。

元素曰：黄连性寒味苦，气味俱浓，可升可降，阴中阳也，入手少阴经。其用有六：泻心脏火，一也；去中焦湿热，二也；诸疮必用，三也；去风湿，四也；赤眼暴发，五也；止中部见血，六也。张仲景治九种心下痞，五等泻心汤，皆用之。

成无己曰：苦入心，寒胜热，黄连、大黄之苦寒，以导心下之虚热。蛔得甘则动，得苦则安，黄连、黄柏之苦，以安蛔也。

好古曰：黄连苦燥，苦入心，火就燥。泻心者，其实泻脾也，实则泻其子也。

震亨曰：黄连，去中焦湿热而泻心火。若脾胃气虚，不能转运者，则以茯苓、黄芩代之。以猪胆汁拌炒，佐以龙胆草，则大泻肝胆之火。下痢胃口热禁口者，用黄连、人参煎汤，终日呷之，如吐再强饮，但得一呷下咽便好。

刘完素曰：古方以黄连为治痢之最。盖治痢惟宜辛苦寒药，辛能发散开通郁结，苦能燥湿，寒能胜热，使气宣平而已。诸苦寒药多泄，惟黄连、黄柏性冷而燥，能降火去湿而止泻痢，故治痢以之为君。杲曰：诸痛痒疮疡，皆属心火。凡诸疮宜以黄连、当归为君，甘草、黄芩为佐。凡眼暴发赤肿，痛不可忍者，宜黄连、当归以酒浸煎之。宿食不消，心下痞满者，须用黄连、枳实。韩懋曰：火分之病，黄连为主，不但泻心火，而与芩、柏诸苦药例称者比也。目疾，人以人乳浸蒸，或点或服之。生用为君，佐以官桂少许，煎百沸，入蜜空心服之，能使心肾交于顷刻。入五苓、滑石，大治梦遗。以黄土、姜汁、酒、蜜四炒为君，以使君子为臣，白芍药酒煮为佐，广木香为使，治小儿五疳。以茱萸炒者，加木香等分，生大黄倍之，水丸，治五痢。此皆得制方之法也。

时珍曰：黄连，治目及痢为要药。古方治痢：香连丸，用黄连、木香；姜连散，用干姜、黄连；变通丸，用黄连、茱萸；姜黄散，用黄连、生姜。治消渴，用酒蒸黄连；治伏暑，用酒煮黄连；治下血，用黄连、大蒜；治肝火，用黄连、茱萸；治口疮，用黄连、细辛。皆是一冷一热，一阴一阳，寒因热用，热因寒用，君臣相佐，阴阳相济，最得制方之妙，所以有成功而无偏胜之害也。时珍曰：《本经》《别录》并无黄连久服长生之说，惟陶弘景言道方久服长生。《神仙传》载封君达、黑穴公，并服黄连五十年得仙。窃谓黄连大苦大寒之药，用之降火燥湿，中病即当止。岂可久服，使肃杀之令常行，而伐其生发冲和之气乎？《素问》载岐伯言：五味入胃，各归所喜攻。久而增气，物化之常也。气增而久，夭之由也。王冰注云：酸入肝为温，苦入心为热，辛入肺为清，咸入肾为寒，甘入脾为至阴而四气兼之，皆增其味而益其气，故各从本脏之气为用。所以久服黄连、苦参反热，从火化也，余味皆然。久则脏气偏胜，即有偏绝，则有暴夭之道。是以绝粒服饵之人不暴亡者，无五味偏助也。又秦观与乔希圣论黄连书云：闻公以眼疾饵黄连，至十数两犹不已，殆不可也。医经有久服黄连、苦参反热之说。此虽大寒，其味至苦，入胃则先归于心，久而不已，心火偏胜则热，乃其理也。况眼疾本于肝热，肝与心为子母。心火也，肝亦火也，肾孤脏也，人患一水不胜二火。岂可久服苦药，使心有所偏胜，是以火救火，其可乎？秦公此书，盖因王公之说而推详之也。我明荆端王素多火病，医令服金花丸，乃芩、连、栀、柏四味，饵至数年，其火愈炽，遂至内障丧明。观此，则寒苦之药，不但使人不能长生，久则气增偏胜，速夭之由矣。当以《素问》之言为法，陶氏道书之说，皆谬谈也。杨士瀛云：黄连能去心窍恶血。

附方：新五十三。

心经实热：泻心汤：用黄连七钱。水一盏半，煎一盏，食远温服。小儿减之。(《和剂局方》)

肝火为痛：黄连（姜汁炒），为末，粥糊丸梧子大。每服三十丸，白汤下。左金丸：用黄连六两，茱萸一两。同炒为末，神曲糊丸梧子大。每服三四十丸，白汤下。（丹溪方）

伏暑发热：作渴呕恶，及赤白痢，消渴，肠风酒毒，泄泻诸病，并宜酒煮黄龙丸主之。川黄连一斤（切）。以好酒二升半，煮干焙研，糊丸梧子大。每服五十丸，熟水下，日三服。(《和剂局方》)

阳毒发狂：奔走不定。宜黄连、寒水石等分，为末。每服三钱，浓煎甘草汤下。(《易简方》)

小儿疳热：流注，遍身疮蚀，或潮热，肚胀作渴。猪肚黄连丸：用猪肚一个（洗净），宣黄连五两。切碎，水和，纳入肚中缝定，放在五升粳米上，蒸烂，石臼捣千杵，或入少饭同杵，丸绿豆大。每服二十丸，米饮下。仍服调血清心之药佐之。盖小儿之病，不出于疳，则出于热，常须识此。(《直指方》)

三消骨蒸：黄连末，以冬瓜自然汁浸一夜，晒干又浸，如此七次，为末，以冬瓜汁和丸梧子大。每服三四十丸，大麦汤下。寻常渴，只一服见效。(《易简方》)

消渴尿多：《宝鉴》：用黄连半斤，酒一升浸，重汤内煮一伏时，取晒为末，水丸梧子大。每服五十丸，温水下。《总录》：用黄连末，入猪肚内蒸烂，捣丸梧子大，饭饮下。破伤风病：黄连五钱，酒二盏，煎七分，入黄蜡三钱，溶化热服之。（高文虎《蓼花洲闲录》）

小便白淫：因心肾气不足，思想无穷所致。黄连、白茯苓等分，为末，酒糊丸梧子大。每服三十丸，煎补骨脂汤下，日三服。(《普济方》)

热毒赤痢：黄连二两（切，瓦焙令焦），当归一两（焙），为末，入麝香少许。每服二钱，陈米饮下。佛智和尚在闽，以此济人。(《本事方》)

赤白久痢，并无寒热，只日久不止。用黄连四十九个，盐梅七个，入新瓶内，烧烟尽，热研。每服二钱，盐米汤下。（杨子建《护命方》）

治痢香连丸：《易简方》：黄连（茱萸炒过）四两，木香（面煨）一两，粟米饭丸。钱仲阳香连丸：治小儿冷热痢，加煨熟诃子肉。又治小儿泻痢，加煨熟肉豆蔻。又治小儿气虚泻痢腹痛，加白附子尖。刘河间治久痢，加龙骨。朱丹溪治噤口痢，加石加石莲肉。王氏治痢渴，加乌梅肉，以阿胶化和为丸。五疳八痢：四治黄连丸：用连珠黄连一斤（分作四分：一分用酒浸炒，一分用自然姜汁炒，一分用吴茱萸汤浸炒，一分用益智仁同炒，去益智，研末），白芍药（酒煮，切焙）四两，使君子仁（焙）四两，广木香二两，为末，蒸饼和丸绿豆大。每服三十丸，米饮食前下，日三服。忌猪肉冷水。(《韩氏医通》)

伤寒下痢，不能食者。黄连一斤，乌梅二十枚（去核，炙燥为末），蜡一棋子大，蜜一升。合煎，和丸梧子大。一服二十丸，日三服。又方：黄连二两，熟艾（如鸭子大）一团。水三升，煮取一升，顿服立止。(并《肘后方》)

诸痢脾泻：脏毒下血。雅州黄连半斤，去毛切，装肥猪大肠内，扎定，入砂锅中，以水酒煮烂，取连焙，研末，捣肠和丸梧子大。每服百丸，米汤下，极效。(《直指》)

湿痢肠风：戊己丸：治脾胃受湿，下痢腹痛，米谷不化。用二味加白芍药，同炒研，蒸饼和丸服。积热下血：聚金丸：治肠胃积热，或因酒毒下血，腹痛作渴，脉弦数。黄连四两（分作四面糊丸如梧子大）。每服五十丸，米泔浸枳壳水，食前送下。冬月，加酒蒸大黄一两。(《杨氏家藏方》)

脏毒下血：黄连为末，独头蒜煨研，和丸梧子大，每空心陈米饮下四十丸。(《济生方》)

酒痔下血：黄连（酒浸，煮熟）为末，酒糊丸梧子大。每服三四十丸，白汤下。一方：用自然姜汁浸焙炒。(《医学集成》)

痔病秘结：用此宽肠。黄连、枳壳等分，为末，糊丸梧子大。每服五十丸，空心米饮下。痢痔脱肛：冷水调黄连末涂之，良。(《经验良方》)

脾积食泄：川黄连二两。为末。大蒜捣和丸梧子大。每服五十丸，白汤下。(《活人心统》)

暴赤眼痛：宣黄连锉，以鸡子清浸，置地下一夜，次早滤过，鸡羽蘸滴目内。又方：苦竹两头留节，一头开小孔，入黄连片在内，油纸封，浸井中一夜。次早服竹节内水，加片脑少许，外洗之。《海上方》：用黄连、冬青叶煎汤洗之。《选奇方》：用黄连、干姜、杏仁等分，为末，绵包浸汤，闭目乘热淋洗之。

小儿赤眼：水调黄连末，贴足心，甚妙。(《全幼心鉴》)

烂弦风眼：黄连十文，槐花、轻粉少许，为末。男儿乳汁和之，饭上蒸过，帛裹，熨眼上三四次即效，屡试有验。

《仁存方》牙痛恶热：黄连末掺之，立止。(李楼《奇方》)

口舌生疮：《肘后》：用黄连煎酒，时含呷之。赴筵散：用黄连、干姜等分，为末掺之。

小儿口疳：黄连、芦荟等分，为末，每蜜汤服五分。走马疳，入蟾灰等分，青黛减半，麝香少许。(《简便方》)

预解胎毒：小儿初生，以黄连煎汤浴之，不生疮及丹毒。又方：未出声时，以黄连煎汁灌一匙，令终生不出斑，已出声者灌之，斑虽发亦轻。此祖方也。（王海藏《汤液本草》)

腹中儿哭：黄连煎浓汁，母常呷之。(《熊氏补遗》)

妊娠子烦：口干不得卧。黄连末。每服一钱，粥饮下。或酒蒸黄连丸，亦妙。(《妇人良方》)

痈疽肿毒：已溃、未溃皆可用。黄连、槟榔等分。为末。以鸡子清调搽之。（王氏

《简易方》）

中巴豆毒：下利不止。黄连、干姜等分。为末。水服方寸匕。（《肘后方》）

络　石

味苦，温，微寒，无毒。主风热死肌，痈伤，口干舌焦，痈肿不消，喉舌肿，不通，水浆不下。大惊入腹，除邪气，养肾，主腰髋[①]痛，坚筋骨，利关节。久服轻身，明目，润泽好颜色，不老延年，通神。一名石鲮[②]，一名石蹉，一名略石，一名明石，一名领石，一名悬石。生泰山川谷，或石山之阴，或高山岩石上，或生人间。正月采。杜仲、牡丹为之使，恶铁落，畏贝母、菖蒲。

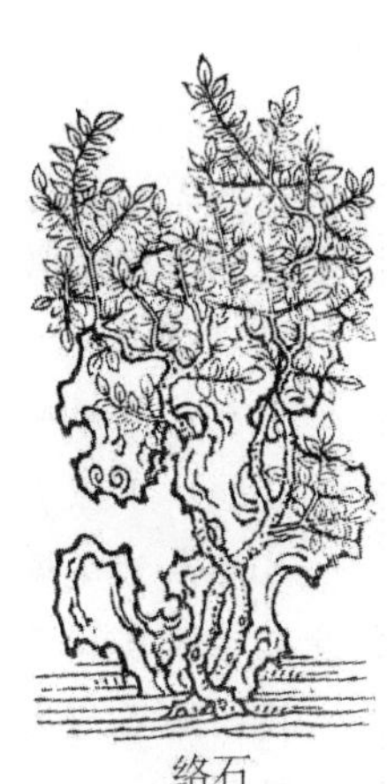
络石

陶隐居云：不识此药，仙、俗方法都无用者，或云是石类。既云或生人间，则非石，犹如石斛等，系石以为名尔。

《唐本》注云：此物生阴湿处，冬夏常青，实黑而圆，其茎蔓延，绕树石侧。若在石间者，叶细厚而圆短，绕树生者，叶大而薄，人家亦种之，俗名耐冬，山南人谓之石血。疗产后血结大良。以其苞络石木而生，故名络石。《别录》谓之石龙藤，主疗蝮蛇疮，绞取汁洗之，服汁亦去蛇毒，心闷，刀斧伤诸疮，封之立差。

今按：陈藏器本草云：络石煮汁服之，主一切风，变白，宜老。在石者良，在木者随木有功。生山之阴，与薜荔相似。更有木莲、石血、地锦等十余种藤，并是其类，大略皆主风血，暖腰脚，变白不衰，若呼石血为络石殊误尔。石血叶尖，一头赤，络石叶圆正青。

臣禹锡等谨按《蜀本》《图经》云：生木石间，凌冬不凋，叶似细橘，蔓延木石之阴，茎节著处即生根须，包络石傍，花白子黑。今所在有，六月、七月采茎叶，日干。

《药性论》云：络石，君，恶铁精，杀孽毒。味甘，平。主治喉痹。

陈藏器云：地锦，味甘温无毒。主破老血，产后血结，妇人瘦损，不能饮食，腹中有块，淋沥不尽，赤白带下，天行心闷，并煎服之，亦浸酒。生淮南林下，叶如鸭掌，藤蔓著地节处有根，亦缘树石，冬月不死。山人产后用之。一名地噤。苏恭注曰络石，石血，亦此类也。

又云：扶芳藤，味苦，小温，无毒。主一切血，一切气，一切冷，去百病，久服延年，变白不老。山人取枫树上者为附枫藤，亦如桑上寄生，大主风血，一名滂藤。隋朝稠禅师作青饮进炀帝以止渴。生吴郡，采之忌塚墓间者，取茎叶细剉，煎为煎，性冷，以酒浸服。藤苗小时如络石、薜荔，夤缘树木，三五十年渐大，枝叶繁茂，叶圆，长二三寸，厚若石韦，生子似莲房，中有细子，一年一熟，子亦入用，房破血，一名木莲，打破有白汁，停久如漆，采取无时也。又云：土鼓藤，味苦。子味甘温，无毒。主风血羸老，腹内诸冷，血闭，强腰脚，变白。煮服，浸酒服。生林薄间，作蔓，绕草木，叶头尖，子熟如珠，碧色，正圆。小儿取藤于地打作鼓声，李邕名为常春藤。

《日华子》云：木莲藤汁敷白癜疠疡，及风恶疥癣。又云：常春藤，一名龙鳞薜荔。

《图经》曰：络石，生泰山川谷或石山之阴，或高山岩上，或生人间。今在处有之。宫寺及人家亭圃山石间种，以为饰。叶圆如细橘正青，冬夏不凋，其茎蔓延，茎节著处即生根须，包络石上，以此得名。花白子黑，正月采，或云六月、七月采茎、叶日干，以石上生者良，其在木上者，随木性而移。薜荔、木莲、地锦、石血，皆其类也。薜荔与此极相类，但茎叶粗大，如藤状，近人用其叶治背痈，干末服之，下利即愈。木莲更大如络石，其实若莲房，能壮阳道尤胜。地锦叶如鸭掌，蔓著地上，随节有根，亦缘木石上。石血，极与络石相类，但叶头尖而赤耳。

《雷公》云：凡采得后，用粗布揩叶上，茎蔓上毛了，用熟甘草水浸一伏时，出切，日干任用。

《外台秘要》：治喉痹，咽喉寒，喘息不通，须臾欲绝，神验。以络石草二两，水一升，煎取一大盏，去滓，细细吃，须臾即通。

背痈[3]：《图经》云：薜荔治背痈。晟顷寓宜兴县张渚镇，有一老举人，聚村学，年七十余，忽一日患发背，村中无他医药，急取薜荔叶，烂研绞汁，和蜜饮数升，以其滓敷疮上，后以他药敷贴遂愈。医者云：其本盖得薜荔之力，乃知《图经》所载不妄。

现注：

①髋：下原有音宽二字注音。

②鲮：下原有音陵二字注音。

③此条为艾晟所见别的医者或自治病例，并非书中所记述，因此没有书名，故将病名背痈二字放在了前面与书名平列。

按：络石为夹竹桃科络石茎叶。综合条文所述络石功能祛风热死肌，消痈肿，养肾强腰，坚筋骨，利关节。临床写成络石藤，多治关节病，肾病。临床列入祛风活络药。

时珍曰：络石贴石而生。其蔓折之有白汁。其叶小于指头，浓实木强，面青背淡，涩而不光。有尖叶、圆叶二种，功用相同，盖一物也。苏恭所说不误，但欠详耳。时珍曰：味甘、微酸、不苦。时珍曰：络石性质耐久，气味平和。神农列之上品，李当之称为药中之君。其功主筋骨关节风热痈肿，变白耐老。即医家鲜知用者，岂以其近贱而忽之耶？服之当浸酒耳。《仁存堂方》云：小便白浊，缘心肾不济，或由酒色，遂至已甚，谓之上淫。盖有虚热而肾不足，故土邪干水。史载之言：夏则土燥水浊，冬则土坚水清，即此理也。医者往往峻补，其疾反甚。惟服博金散，则水火既济，源洁而流清矣。用络石、人参、茯苓各二两，龙骨一两。为末。每服二钱，空心米饮下，日二服。

附方：新一。

痈疽焮痛：止痛。灵宝散：用鬼系腰（生竹篱阴湿石岸间，络石而生者，好；络木者，无用。其藤柔细，两叶相对，形生三角，用茎叶）一两（洗晒，勿见火），皂荚刺一两（新瓦炒黄），甘草节半两，大栝楼一个（取仁炒香），乳香、没药各三钱。每服二钱，水一盏，酒半盏，慢火煎至一盏，温服。（《外科精要》）

木莲：释名：木馒头(《纲目》)、鬼馒头。

时珍曰：木莲、馒头，象其实形也。薜荔（音壁利），未详。《山海经》作草荔。

时珍曰：木莲，延树木垣墙而生，四时不凋，浓叶茎强，大于络石。不花而实，实大如杯，微似莲蓬而稍长，正如无花果之生者。六、七月，实内空而红；八月后，则满腹细子，大如稗子，一子一须。其味微涩，其壳虚轻，乌、鸟、童儿皆食之。

固精消肿，散毒止血，下乳，治久痢肠痔，心痛阴（时珍）。

附方：新八。

惊悸遗精：木馒头（炒）、白牵牛等分，为末。每服二钱，用米饮调下。（《乾坤秘韫》）

阴颓囊肿：木莲（即木馒头），烧研，酒服二钱。又方：木馒头子、小茴香等分。为末。每空心酒服二钱，取效。（《集简》）

酒痢肠风：黑散子：治风入脏，或食毒积热，大便鲜血，疼痛肛出，或久患酒痢：木馒头（烧存性）、棕榈皮（烧存性）、乌梅（去核）、粉草（炙）等分。为末。每服二钱，水一盏，煎服肠风下血，大便更涩：木馒头（烧）、枳壳（炒）等分。为末。每服二钱，槐花酒下。（杨《家藏方》）

大肠脱下：木馒头（连皮子切炒）、茯苓、猪苓等分，为末。每服二钱，米饮下。亦治梦遗，名锁阳丹。（《普济方》）

一切痈疽：初起，不问发于何处。用木莲四十九个。揩去毛，研细，酒解开，温服。功与忍冬草相上下。（陈自明《外科精要》）

乳汁不通：木莲二个，猪前蹄一个。烂煮食之，并饮汁尽，一日即通。无子妇人食之，亦

地锦

时珍曰：别有地锦草，与此不同。

常春藤

凡一切痈疽肿毒初起，取茎叶一握，研汁和酒温服，利下恶物，去其根本（时珍。《外科精要》）。

附方：新二。

疔疮黑凹：用发绳扎住，将尖叶薜荔捣汁，和蜜一盏服之。外以葱、蜜捣敷四围。（《圣惠方》）

衄血不止：龙鳞薜荔，研水饮之。（《圣济录》）

蒺藜子

味苦、辛，温、微寒，无毒。主恶血，破癥结积聚，喉痹，乳难，身体风痒，头痛咳逆伤肺，肺痿，止烦下气，小儿头疮，痈肿阴㿉。可作摩粉。其叶主风痒，可煮以浴。久服长肌肉，明目，轻身。一名旁通，一名屈人，一名止行，一名豺羽，一名升推，一名即藜，一名茨。生冯翊平泽或道旁，七月、八月采实，暴干。乌头为之使。

陶隐居云：多生道上，而叶布地，子有刺，状如菱而小。长安最饶，人行多著木屐。今军家乃铸铁作之，以布敌路，亦呼蒺藜。《易》云：据于蒺藜，言其凶伤。《诗》云：墙有茨[①]，不可扫也，以刺梗秽也。方用甚稀尔。

今按：《别本》注云：《本经》云温，《别录》云寒。此药性宣通，久服不冷，而无

壅热，则其温也。臣禹锡等谨按《尔雅》云：茨，蒺藜。注：布地蔓生，细叶，子有三角刺人。

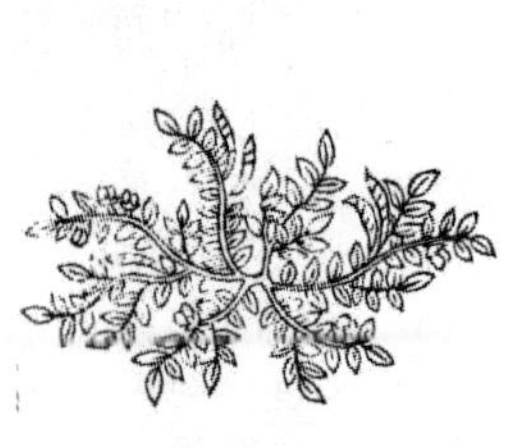
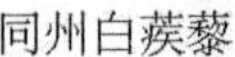
同州白蒺藜

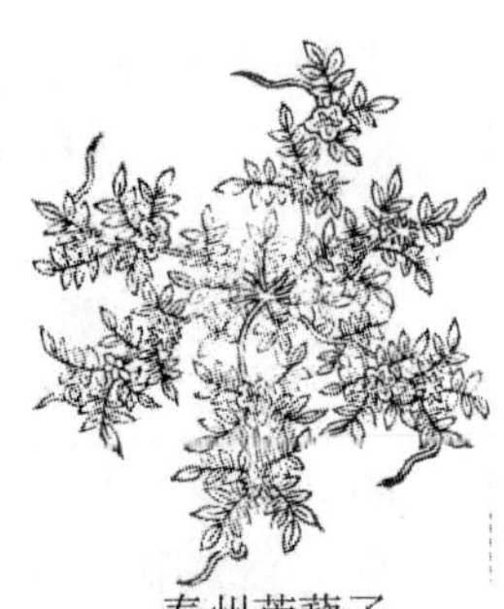
秦州蒺藜子

《药性论》云：白蒺藜子，君，味甘，有小毒。治诸风疬疡，破宿血，疗吐脓，主难产，去燥热，不入汤用。

《日华子》云：治贲豚肾气，肺气胸膈满，催生并堕胎。益精疗肿毒，及水藏冷，小便多，止遗沥泄精，溺血。入药不计丸散，并炒去刺用。《图经》曰：蒺藜子，生冯翊平泽，或道旁。七月、八月采实暴干。又冬采黄白色，类军家铁蒺藜，此《诗》所谓墙有茨者。郭璞注《尔雅》云：布地蔓生，细叶，子有三角刺人是也。又一种白蒺藜今生同州沙苑，牧马草地最多，而近道亦有之，绿叶细蔓，绵布沙上，七月开花黄紫色，如豌豆花而小，九月结实，作荚子，便可采其实。味甘而微腥，褐绿色，与蚕种子相类而差大。又与马薸[②]子酷相类，但马薸子微大，不堪入药，须细辨之，今人多用，然古方云：蒺藜子皆用有刺者，治风明目最良。《神仙方》亦有单饵蒺藜云：不问黑白，但取坚实者，舂去刺用，兼主痔漏阴汗及妇人发乳，带下。葛洪治卒中五尸，捣蒺藜子，蜜丸服如胡豆二枚，日三，愈。

《雷公》云：凡使，采后净拣择了，蒸从午至酉出，日干，于木臼中舂，令皮上刺尽，用酒拌，再蒸，从午至酉出，日干用。

《圣惠方》治鼻塞多年，不闻香臭，水出不止。以蒺藜二握，当道车碾过，以水一大盏，煮取半盏，仰卧先满口含饭，以汁一合，灌鼻中，不过再灌之，嚏出一两个息肉似赤蛹虫，即差。

《外台秘要》：治急引腰脊痛，捣末蜜和丸，酒服如胡豆大二丸，日三服。

又方：补肝散：治三十年失明：蒺藜子，七月七日收，阴干，捣散食后水服方寸匕。

又方：治肿，蒺藜子一升，熬令黄，捣筛以麻油和如泥，炒令焦黑，以涂故布上，剪如肿大，勿开头，搨上[③]。

又方：治蛔虫攻心如刺，吐清汁，七月七日采蒺藜子阴干，作灰，先食服方寸匕，日三。

又方：治一切疔肿，蒺藜子一升作灰，以酽酢和封头上，如破涂之佳。

又方：备急小儿蠼螋疮，绕身匝即死。以蒺藜捣叶敷之，无叶用子亦可。

《千金方》：涂疮肿，蒺藜蔓洗三寸截之，以水五升，煮取二升，去滓内铜器中，又煮取一升，内小器中如稠糖，下取敷疮肿上。

又方：治遍身风痒，生疮疥。以蒺藜子苗煮汤洗之，立差。《千金翼》同。

《梅师方》：治难产，碍胎在腹中，如已见儿，并胞衣不出，胎死。蒺藜子、贝母各四两，为末。米汤下一匙，相去四五里不下，再服。

《孙真人食忌》：治白癜风。以白蒺藜子，生捣为末，作汤服之。

《神仙秘旨》云：服蒺藜子一硕，当七、八月熟时收，日干，舂去刺，然后杵为末。每服二钱，新汲水调下，日三服，勿令中绝，断谷长生。服之一年以后，冬不寒，夏不热；服之二年，老者复少，白发复黑，齿落重生；服之三年，身轻长生。

《衍义》曰：蒺藜有两等：一等杜蒺藜，即今之道旁布地而生或生墙上有小黄花，结芒刺，此正是墙有茨者。又一种白蒺藜，出同州，沙苑收马处，黄紫花，作荚，结子如羊内肾，补肾药，今人多用，风家惟用刺蒺藜。

现注：

①茨：（cí 词），即蒺藜。

②藨：（piāo 飘）

③揩：（tà 踏）套。

按：蒺藜子，为蒺藜科蒺藜之果实。今称白蒺藜或刺蒺藜。《图经》所说同州白蒺藜沙苑者，今称沙苑子，也有写潼蒺藜者。常作补肾壮阳药用，为豆科扁黄芪或华黄芪之种子。综合条文所述白蒺藜功能破癥结，化积聚，通乳汁，止头痛咳逆，疗肺伤肺痿。临床常用为明目药，治各种眼疾，白癜风等，但与《本经》原意及各家论述已有距离，应注意挖掘书中原意，发挥蒺藜固有功效。

时珍曰：蒺，疾也；藜，利也；茨，刺也。其刺伤人，甚疾而利也。屈人、止行，皆因其伤人也　。时珍曰：蒺藜叶如初生皂荚叶，整齐可爱。刺蒺藜状如赤根菜子及细菱，三角四刺，实有仁。其白蒺藜结荚长寸许，内子大如脂麻，状如羊肾而带绿色，今人谓之沙苑蒺藜。以此分别。

治风秘，及蛔虫心腹痛。

附方：新八。

通身浮肿：杜蒺藜日日煎汤洗之。大便风秘：蒺藜子（炒）一两，猪牙皂荚（去皮，酥炙）五钱。为末。每服一钱，盐茶汤下。（《普济方》）

月经不通：杜蒺藜、当归等分，为末，米饮每服三钱。（《儒门事亲》）

牙齿动摇：疼痛及打动者。土蒺藜（去角生研）五钱，淡浆水半碗。蘸水入盐温漱，甚效。或以根烧灰，贴牙即牢固也。（《御药院方》）

牙齿出血：不止，动摇。白蒺藜末，旦旦擦之。（《道藏经》）

打动牙疼：蒺藜子或根为末，日日揩之。（《瑞竹堂方》）

面上瘢痕：蒺藜子、山栀子各一合。为末。醋和，夜涂旦洗。（《救急方》）

附方：新一。

鼻流清涕：蒺藜苗二握，黄连二两，水五升，煎一升，少少灌鼻中取嚏，不过再灌。（《圣济录》）

白蒺藜

气味甘，温，无毒。补肾，治腰痛泄精，虚损劳乏（时珍）。

时珍曰：古方补肾治风，皆用刺蒺藜。后世补肾多用沙苑蒺藜，或以熬膏和药，恐其功亦不甚相远也。刺蒺藜炒黄去刺，磨面作饼，或蒸食，可以救荒。

黄　芪

味甘，微温，无毒。主痈疽久败疮，排脓止痛，大风癞疾，五痔，鼠瘘，补虚，小儿百病。妇人子脏风邪气，逐五脏间恶血，补丈夫虚损，五劳羸瘦，止渴，腹痛泄痢，益气，利阴气。生白水者冷补。其茎叶疗渴及筋挛，痈肿疽疮。一名戴糁，一名戴椹，一名独椹，一名芰草，一名蜀脂，一名百本。生蜀郡山谷、白水汉中，二月、十月采，阴干。恶龟甲。

陶隐居云：第一出陇西叨阳，色黄白，甜美，今亦难得。次用黑水宕昌者，色白，肌肤粗新者，亦甘温补。又有蚕陵白水者，色理胜蜀中者，而冷补。又有赤色者可作膏贴用消痈肿。俗方多用，道家不须。

《唐本》注云：此物叶似羊齿，或如蒺藜。独茎或作丛生。今出原州及华原者最良，蜀汉不复采用之。

臣禹锡等谨按《蜀本》《图经》云：叶似羊齿草，独茎，枝扶疎[①]，紫花，根如甘草，皮黄肉白，长二三尺许。今原州者好，宜州、宁州亦佳。

《药性论》云：黄芪，一名王孙，治发背，内补，主虚喘肾衰耳聋，疗寒热。生陇西者下，补五脏。蜀白水赤皮者微寒，此治客热用之。

惠州黄耆

萧炳云：出原州华原谷子山，花黄。

《日华子》云：黄芪，恶白鲜皮。助气，壮筋骨，长肉补血，破癥癖，瘰疬瘿赘，肠风血崩，带下，赤白痢，产前后一切病，月候不匀，消渴痰嗽，并治头风热毒，赤目等。药中补益，呼为羊肉。

又云：白水耆，凉无毒。排脓治血，及烦闷热毒，骨蒸劳，功次黄芪。赤水者凉，无毒。治血，退热毒，余功用并同上。木耆，凉，无毒。治烦排脓，力微于黄芪，遇阙，即倍用之。

《图经》曰：黄芪，生蜀郡山谷、白水汉中，今河东、陕西州郡多有之。根长二三尺已来。独茎，作丛生，枝秆去地二三寸，其叶扶疎作羊齿状，又如蒺藜苗。七月中开黄紫花，其实作荚子，长寸许，八月中采根用。其皮折之如绵，谓之绵黄芪。然有数种，有白水耆、有赤水耆、有木耆，功用并同而力不及白水耆。木耆短而理横，今人多以苜蓿根假作黄芪，折皮亦似绵，颇能乱真。但苜蓿根坚而脆，黄芪至柔韧，皮微黄褐色，肉中白色，此为异耳。唐许裔宗，初仕陈为新蔡王外兵参军，时柳太后感风不能言，脉沉而口噤。裔宗曰：既不能下药，宜汤气熏之，药入腠理，周时可差。乃造黄芪防风汤数斛，置于床下，气如烟雾，其夕便得语。药力熏蒸，其效如此，因附著之。使善医者知所取法焉。

《雷公》云：凡使，勿用木耆，草真相似，只是生时叶短，并根横，先须去头上皱皮了，蒸半日，出后用手擘令细，于槐砧上剉用。

《圣惠方》：治肺壅得吐。以黄芪二两，杵为细末，每服三钱，水一中盏，煎至六分，温服，日三四服。

又方：治缓疽。以一两杵成散，不计时候，温水调下二钱匕。

《外台秘要》：主甲疽疮肿烂，生脚指甲边，赤肉出，时差时发者，以二两，蔄茹三两，苦酒浸一宿，以猪脂五合，微火上煎取三合，绞去滓，以封疮上，日三两度，其肉即消。

《肘后方》：治酒疸，心懊痛，足胫满，小便黄，饮酒发赤黑黄斑，由大醉当风，入水所致，黄芪二两，木兰一两为末，酒服方寸匕，日三服。

《梅师方》：补肺排脓。以黄芪六两，剉碎，以水三升，煎取一升，去滓服。

《初虞世》：治陷甲生入肉，常有血疼痛，黄芪、当归等分为末，贴疮上，若有恶肉，更研少硫黄末同贴。

孙用和：治肠风泻血。黄芪、黄连等分，右为末，面糊丸如绿豆大，每服三十丸，米饮下。

席延赏：治虚中有热，咳嗽脓血，口舌咽干，又不可服凉药，好黄芪四两，甘草一两为末，每服三钱，如茶点羹粥中亦可服。

《别说》云：谨按黄芪本出绵上为良，故名绵黄芪，今《图经》所绘，宪水者即绵上地相邻尔。若以谓柔韧如绵即谓之绵黄芪，然黄芪本皆柔韧，若伪者，但以干脆为别尔。

《衍义》曰：防风、黄芪，世多相须而用。唐许嗣[②]宗，为新蔡王外兵参军王太后病风不能言，脉沉难对，医告术穷。嗣宗曰：饵液不可进。即以黄芪、防风煮汤数十斛，置床下，气如雾熏薄之，是夕语。

现注：

①扶疎，扶通匐。

②嗣：下原有嗣本羊晋切，犯庙讳，今改为嗣12字。为注释。羊晋切指裔字，此人本名许裔宗，寇氏所言犯庙讳不知指谁，《本草衍义》成书于政和六年，政和为赵佶年号，与裔不同音。宋朝皇帝名字发义音的只有赵光义（太宗）一人。发“印”音者有太祖赵匡胤之胤字。但距政和间都已过了一百多年，何况《图经》中已引过许裔宗的名字，同是宋朝，为何苏颂就不怕犯讳呢，可见怕犯讳只是寇氏谨慎之举。但羊晋切应发“印”音与现在将裔字注成“义”音有很大差别，可见古今发音已有很大变化。按说裔发“印”音比较符合口语，至今民间仍有将植物衍根说成“印（裔）根”的口语。但羊晋切是寇氏的注音，而裔字在《说文》中的注音为余制切，可见汉到宋代对裔字已有两种发音。

按：黄芪，现一般写作黄芪也可写作黄耆。为豆科植物黄芪之根。综合条文所述黄芪功能补虚排脓止痛，平败疮，除癞疾，逐风邪，逐恶血，补虚损，扶劳羸，止消渴，补血气，利阴气。临床常用，《本经》条文已高度概括黄芪功能，今临床大体应用在此范围内，临床入补气药。

释名：黄芪(《纲目》) 时珍曰：耆，长也。黄芪色黄，为补药之长，故名。今俗通作黄芪。或作蓍者，非矣。蓍，乃蓍龟之蓍，音尸。王孙与牡蒙同名异物。

好古曰：绵上，即出西沁州；白水，在陕西同州。黄芪味甘，柔软如绵，能令人肥；苜蓿根，味苦而坚脆，俗呼为土黄芪，能令人瘦。用者宜审。嘉谟曰：绵上，沁州乡名，今有巡检司；白水、赤水二乡，俱属陇西。时珍曰：黄芪，叶似槐叶而微尖小，又似蒺藜叶而微阔大，青白色。开黄紫花，大如槐花。结小尖角，长寸许。根长二三尺，以紧实如箭竿者为良。嫩苗亦可淘茹食。其子收之，十月下种，如种菜法亦可。时珍曰：今人但捶扁，以蜜水涂炙数次，以熟为度。亦有以盐汤润透，器盛，于汤瓶蒸熟切用者。

元素曰：味甘，气温、平。气薄味浓，可升可降，阴中阳也。入手足太阴气分，又入手少阳、足少阴命门。治虚劳自汗，补肺气，泻肺火、心火，实皮毛，益胃气，去肌热及诸经之痛（元素）。主太阴疟疾，阳维为病，苦寒热；督脉为病，逆气里急（好古）。

元素曰：黄芪甘温纯阳，其用有五：补诸虚不足，一也；益元气，二也；壮脾胃，三也；去肌热，四也；排脓止痛，活血生血，内托阴疽，为疮家圣药，五也。又曰：补五脏诸虚，治脉弦自汗，泻阴火，去虚热，无汗，则发之；有汗，则止之。

好古曰：黄芪，治气虚盗汗，并自汗及肤痛，是皮表之药；治咯血，柔脾胃，是中州之药；治伤寒尺脉不至，补肾脏元气，是里药。乃上、中、下、内、外、三焦之药也。

杲曰：《灵枢》云：卫气者，所以温分肉而充皮肤，肥腠理而司开阖。黄芪既补三焦，实卫气，与桂同功；特比桂甘平，不辛热为异耳。但桂则通血脉，能破血而实卫气，则益气也。又黄芪与人参、甘草三味，为除燥热肌热之圣药。脾胃一虚，肺气先绝，必用黄芪温分肉，益皮毛，实腠理，不令汗出，以益元气而补三焦。

震亨曰：黄芪补元气，肥白而多汗者，为宜；若面黑形实而瘦者服之，令人胸满，宜以三拗汤泻之。杲曰：防风能制黄芪，黄芪得防风其功愈大，乃相畏而相使也。

震亨曰：人之口通乎地，鼻通乎天。口以养阴，鼻以养阳。天主清，故鼻不受有形而受无形；地主浊，故口受有形而兼乎无形。柳太后之病不言，若以有形之汤，缓不及事；今投以二物，汤气满室，则口鼻俱受。非智者通神，不可回生也。

杲曰：小儿外物惊，宜用黄连安神丸镇心药。若脾胃寒湿，呕吐腹痛，泻痢青白，宜用益黄散药。如脾胃伏火，劳役不足之证，及服巴豆之类，胃虚而成慢惊者，用益黄、理中之药，必伤人命。当于心经中，以甘温补土之源，更于脾土中，以甘寒泻火，以酸凉补金，使金旺火衰，风木自平矣。今立黄汤泻火补金益土，为神治之法。用炙黄芪二钱，人参一钱，炙甘草五分，白芍药五分，水一大盏，煎半盏，温服。

机曰：萧山魏直著《博爱心鉴》三卷，言小儿痘疮，惟有顺、逆、险三证。顺者为吉，不用药。逆者为凶，不必用药。惟险乃悔吝之象，当以药转危为安，宜用保元汤加减主之。

此方原出东垣，治慢惊土衰火旺之法。今借而治痘，以其内固营血，外护卫气，滋助阴阳，作为脓血，其证虽异，其理则同。去白芍药，加生姜，改名曰保元汤。炙黄芪三钱，人参二钱，炙甘草一钱，生姜一片，水煎服之。险证者，初出圆晕干红少润也，浆长光泽，顶陷不起也；既出虽起惨色不明也，浆行色灰不荣也，浆定光润不消也，浆老湿润不敛也，结痂而胃弱内虚也，痂落而口渴不食也，痂后生痈肿也，痈肿溃而敛迟也。凡有诸症，并宜此汤。或加芎䓖，加官桂，加糯米以助之。详见本书。嘉谟曰：人参补中，黄芪实表。凡内伤脾胃，发热恶寒，吐泄怠卧胀满痞塞，神短脉微者，当以人参为君，黄芪为臣；若表虚自汗亡阳，溃疡痘疹阴疮者，当以黄芪为君，人参为臣，不可执一也。

附方：新九。

小便不通：绵黄芪二钱，水二盏，煎一盏，温服。小儿减半。（《总微论》）

气虚白浊：黄芪（盐炒）半两，茯苓一两。为末。每服一钱，白汤下。（《经验良方》）

治渴补虚：男子妇人诸虚不足，烦悸焦渴，面色萎黄，不能饮食，或先渴而后发疮疖，或先痈疽而后发渴，并宜常服此药，平补气血，安和脏腑，终身可免痈疽之疾。用绵黄芪（箭杆者，去芦）六两（一半生焙，一半以盐水润湿，饭上蒸三次，焙，锉），粉甘草一两（一半生用，一半炙黄为末）。每服二钱，白汤点服，早晨、日午各一服，亦可煎服，名黄芪六一汤。(《外科精要》)

老人秘塞：绵黄芪、陈皮（去白）各半两。为末。每服三钱，用大麻子一合，研烂，以水滤浆，煎至乳起，入白蜜一匙，再煎沸，调药空心服，甚者不过二服。此药不冷不热，常服无秘塞之患，其效如神。(《和剂局方》)

尿血沙淋：痛不可忍。黄芪、人参等分。为末，以大萝卜一个，切一指浓大，四五片，蜜二两，淹炙令尽，不令焦，点末，食无时，以盐汤下。(《永类方》)

吐血不止：黄芪二钱半，紫背浮萍五钱。为末。每服一钱，姜、蜜水下。(《圣济总录》)

胎动不安：腹痛，下黄汁。黄芪、川芎各一两，糯米一合。水一升，煎半升，分服。(《妇人良方》)

阴汗湿痒：绵黄芪，酒炒为末，以熟猪心点吃妙。(赵真人《济急方》)

痈疽内固：黄芪、人参各一两。为末，入真龙脑一钱，用生藕汁和丸绿豆大。每服二十，温水下，日三服。(《本事方》)

肉苁蓉

味甘、酸咸，微温，无毒。主五劳七伤，补中。除茎中寒热痛。养五脏，强阴，益精气，多子，妇人癥瘕。除膀胱邪气，腰痛，止痢。久服轻身。生河西山谷及代郡雁门。五月五日采，阴干。

陶隐居云：代郡、雁门属并州。多马处便有，言是野马精落地所生，生时似肉，以作羊肉羹，补虚乏极佳。亦可生啖。芮芮[①]河南间至多，今第一出陇西，形扁广柔润，多花而味甘。次出北国者，形短而少花。巴东建平间亦有，而不如也。

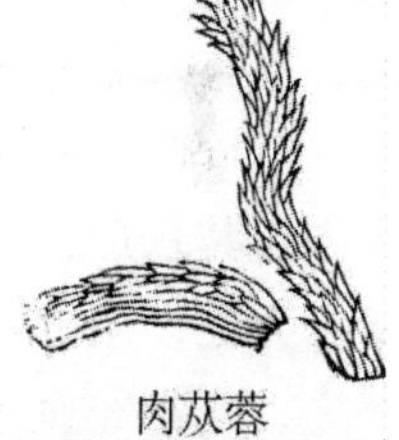
肉苁蓉

《唐本》注云：此注论草苁蓉，陶未见肉者，今人所用亦草苁蓉，刮去花用代肉尔。《本经》有肉苁蓉，功力殊胜。比来医人时有用者。

臣禹锡等谨按《蜀本》《图经》云：出肃州禄福县沙中，三月、四月掘根，切取中央好者，三四寸，绳穿阴干。八月始好，皮如松子鳞甲，根长尺余。其草苁蓉四月中旬采，长五六寸，至一尺已来，茎圆紫色，采取压令扁，日干。原州、秦州、灵州皆有之。

吴氏云：肉苁蓉，一名肉松蓉。神农、黄帝咸，雷公酸。季氏小温，生河西山阴地。长三四寸，丛生。或代郡，二月至八月采。

《药性论》云：肉苁蓉，臣，益髓，悦颜色，延年，治女人血崩，壮阳，日御过倍，大补益，主赤白下，补精败，面黑劳伤，用苁蓉四两，水煮令烂，薄切细研，精羊肉，分为四度五味，以米煮粥，空心服之。

《日华子》云：治男绝阳不兴，女绝阴不产，润五脏，长肌肉，暖腰膝，男子泄精尿血，遗沥带下，阴痛。据本草云，即是野马精余沥结成。采访人，方知勃[②]落树下并土堑上，此即非马交之处，陶说误耳。又有花苁蓉，即是春抽苗者，力较微耳。

《图经》曰：肉苁蓉，生河西山谷，及代郡，雁门，今陕西州郡多有之。然不及西羌界中来者，肉厚而力紧。旧说是野马遗沥落地所生，今西人云：大木间及土堑垣中多生此，非游牝之所而乃有，则知自有种类耳。或凝其初生于马沥后，乃滋殖，如茜根生于人血之类是也。皮如松子，有鳞甲，苗下有一细扁根，长尺余，三月采根，采时掘取中央好者，以绳穿，阴干。至八月乃堪用。《本经》云：五月五日采。五月恐已老不堪，故多三月采之。西人多用作食品啖之，刮去鳞甲，以酒净洗，去黑汁，薄切，合山芋、羊肉作羹，极美好益人，食之胜服补药。又有一种草苁蓉，极相类，但根短，茎圆，紫色，比来人多取刮去花，压令扁，以代肉者，功力殊劣耳。又下品有列当条云：生山南岩石上，如藕根，初生掘取阴干，亦名草苁蓉。性温补男子。疑即是此物。今人鲜用，故少有辨之者，因附见于此。

陈藏器序云：强筋健髓，苁蓉、鳝鱼为末，黄精酒丸服之，力可十倍。此说出《乾宁记》。

《雷公》云：凡使，先须用清酒浸一宿，至明以棕刷刷去沙土，浮甲尽，劈破中心，去白膜一重，如竹丝草样是，此偏隔人心前气不散，令人上气不出。凡使用先须酒浸，并刷草了，却蒸从午至酉出，又用酥炙得所。

《衍义》曰：肉苁蓉，《图经》以谓皮如松子有鳞。子字当为壳，于义为允。又曰：以酒净洗去黑汁作羹，黑汁既去，气味皆尽。然嫩者方可作羹，老者若入药，少则不效。

现注：

①芮芮：东胡族支属，活动中心在今敦煌、张掖以北。

②勃：忽然。

按：肉苁蓉为列当科肉苁蓉的肉质茎。综合功能补劳伤，补中养脏，强阴益精，消癥瘕，清茎中，利膀胱，祛腰痛。临床常用补肾强阴，疗体所及，大体为《本经》条文所述，临床入补肾养阴药中。

时珍曰：此物补而不峻，故有从容之号。从容，和缓之貌。震亨曰：河西混一之后，今方识其真形，何尝有所谓鳞甲者？盖苁蓉罕得，人多以金莲根用盐盆制而为之，又以草苁蓉充之，用者宜审。嘉谟曰：今人以嫩松梢盐润伪之。好古曰：命门相火不足者，以此补之，乃肾经血分药也。凡服苁蓉以治肾，必妨心。震亨曰：峻补精血，骤用，反动大便滑也。

附方：新四。

肾虚白浊：肉苁蓉、鹿茸、山药、白茯苓等分，为末，米糊丸梧子大，每枣汤下三十丸。（《圣济总录》）

汗多便秘：老人虚人皆可用。肉苁蓉（酒浸，焙）二两，研沉香末一两。为末，麻子仁汁打糊，丸梧子大。每服七十丸，白汤下。（《济生方》）

消中易饥：肉苁蓉、山茱萸、五味子为末。蜜丸梧子大。每盐酒下二十丸。（《医学指南》）

破伤风病：口噤身强。肉苁蓉切片晒干，用一小盏，底上穿定，烧烟于疮上熏之，累效。（《卫生总微》）

防　风

味甘、辛，温，无毒。主大风，头眩痛，恶风风邪，目盲无所见，风行周身，骨节疼痹，烦满。胁痛胁风，头面去来，四肢挛急，字乳金疮，内痉。久服轻身。叶主中风热汗出。一名铜芸，一名茴草，一名百枝，一名屏风，一名茴①根，一名百蜚。生沙苑川泽，及邯郸琅琊、上蔡。二月、十月采根，暴干。得泽泻、藁本疗风，得当归、芍药、阳起石、禹余粮疗妇人子脏风，杀附子毒，恶干姜、藜芦、白蔹、芫花。

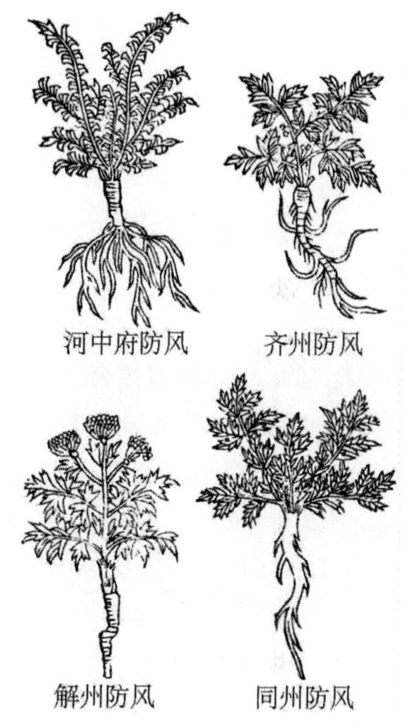
河中府防风　齐州防风　解州防风　同州防风

陶隐居云：郡县无名沙苑，今第一出彭城、兰陵，即近琅琊者，郁州互市亦得之。次出襄阳、义阳县界，亦可用，即近上蔡者，惟实而脂润，头节坚如蚯蚓头者为好。俗用疗风最要，道方时用。

《唐本》注云：今出齐州龙山最善，淄州、兖州、青州者亦佳。叶似牡蒿、附子苗等。《别录》云：叉头者令人发狂，叉尾者发痼疾。子似胡荽而大，调食用之香而疗风更优也。沙苑在同州南，亦出防风，轻虚不如东道者，陶云无沙苑误矣！襄阳、义阳、上蔡原无防风，陶乃妄注尔。臣禹锡等谨按《蜀本》《图经》云：叶似牡蒿，白花，八月、九月采根。

《药性论》云：防风，臣。花主心腹痛，四肢拘急，行履不得，经脉虚羸，主骨节间疼痛。

段成式《酉阳杂俎》云：青州防风子，可乱荜拨。《日华子》云：治三十六般风，男子一切劳劣，补中益神，风赤眼，止泪及瘫缓，通利五脏关脉，五劳七伤，羸损盗汗，心烦体重，能安神定思，匀气脉。

《图经》曰：防风，生沙苑川泽及邯郸、上蔡，今京东、淮浙州郡皆有之。根土黄色与蜀葵根相类，茎、叶俱青绿色，茎深而叶淡，似青蒿而短小，初时嫩紫，作菜茹极爽口，五月开细白花，中心攒聚作大房，似莳萝花，实似胡荽而大。二月、十月采根曝干。关中生者，三月、六月采，然轻虚不及齐州者良。又有石防风出河中府，根如蒿根而黄，叶青花白，五月开花，六月采根，曝干，亦疗头风眩痛。又宋、亳间及江东出一种防风，其苗初春便生，嫩时红紫色，彼人以作菜茹，味甚佳，然云动风气。《本经》云：叶主中风热汗出，与此相反，恐别是一种耳。

《经验后方》治破伤风，防风、天南星等分，为末，每服二三匙，童子小便五升，煎至四升，服愈即止。

又方：治崩中，防风，去芦头，炙赤色，为末，每服二钱，以面糊酒调下，更以面糊酒投之此药，累经有效。

《衍义》：文具黄芪条下。

现注：

①蕳：(jiān 肩)，原指兰草、莲。

按：防风为伞形科防风之根。综合条文所述防风功能祛大风恶风风邪，止头眩头痛，治肝风目盲，四肢挛急，骨节疼痛，头风乳痛。《本经》所述完备，今临床大体不出此范围，临床划入祛风药。

时珍曰：防者，御也。其功疗风最要，故名。屏风隐语也，曰芸，曰茴，曰蕳者，其花如茴香，其气如芸蒿，蕳兰也。时珍曰：江淮所产多是石防风，生于山石之间。二月采嫩苗作菜，辛甘而香，呼为珊瑚菜。其根粗丑，其子亦可种。吴绶云：凡使，以黄色而润者为佳，白者多沙条，不堪。元素曰：味辛而甘，气温，气味俱薄，浮而升，阳也。手足太阳经之本药。好古曰：又行足阳明、太阴二经，为肝经气分药。杲曰：防风能制黄，黄得防风其功愈大，乃相畏而相使者。

治上焦风邪，泻肺实，散头目中滞气，经络中留湿，主上部见血（元素）。搜肝气（好古）。

元素曰：防风，治风通用。身半以上风邪用身，身半以下风邪，用梢，治风去湿之仙药也，风能胜湿故尔。能泻肺实，误服泻人上焦元气。杲曰：防风治一身尽痛，乃猝伍卑贱之职，随所引而至，乃风药中润剂也。若补脾胃，非此引用不能行。凡脊痛项强，不可回顾，腰似折，项似拔者，乃手足太阳证，正当用防风。凡疮在胸膈以上，虽无手足太阳证，亦当用之，为能散结，去上部风。病患身体拘倦者，风也，诸疮见此证，亦须用之。钱仲阳泻黄散中倍用防风者，乃于土中泻木也。

附方：新十一。

自汗不止：防风（去芦）为末，每服二钱，浮麦煎汤服。《朱氏集验方》：防风用麸炒，猪皮煎汤下。

睡中盗汗：防风二两，芎一两，人参半两。为末。每服三钱，临卧饮下。(《易简方》)

消风顺气：老人大肠秘涩。防风、枳壳（麸炒）一两，甘草半两，为末，每食前白汤服二钱。(《简便方》)

偏正头风：防风、白芷等分。为末，炼蜜丸弹子大。每嚼一丸，茶清下。(《普济方》)

小儿解颅：防风、白及、柏子仁等分，为末。以乳汁调涂，一日一换。(《养生主论》)

解乌头毒：附子、天雄毒。并用防风煎汁饮之。(《千金方》)

解芫花毒：同上。解野菌毒：同上。解诸药毒：已死，只要心间温暖者，乃是热物犯之。只用防风一味，擂冷水灌之。(万氏《积善堂》)

蒲　黄

味甘，平，无毒。主心腹膀胱寒热，利小便，止血消瘀血，久服轻身，益气力，延年神仙。生河东池泽，四月采。

陶隐居云：此即蒲釐[①]花上黄粉也，伺其有便拂取之，甚疗血，《仙经》亦用此。

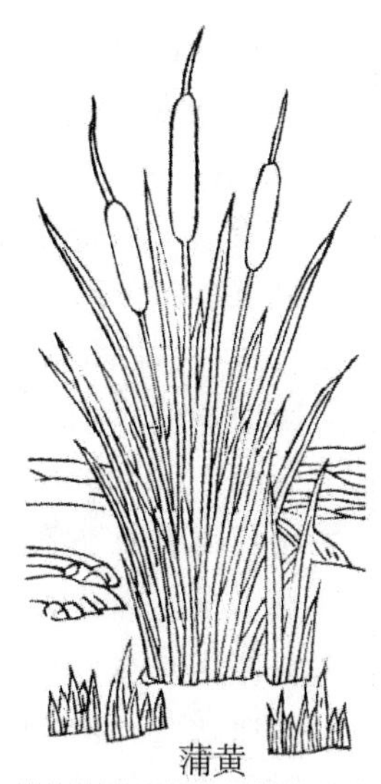

臣禹锡等谨按《药性论》云：蒲黄，君，通经脉，止女子崩中不住。主痢血，止鼻衄，治尿血，利水道。

《日华子》云：蒲黄，治扑血闷，排脓，疮疖。妇人带下，月候不匀，血气心腹痛，妊孕人下血坠胎，血运血癥，儿枕急痛。小便不通，肠风泻血。游风肿毒，鼻洪吐血。下乳，止泄精，血痢。此即是蒲上黄花。入药要破血消肿即生使，要补血止血即炒用。蒲黄筛下后有赤滓，名为萼。炒用甚涩肠止泻血及血痢。

《图经》曰：蒲黄，生河东池泽。香蒲，蒲黄苗也。生南海池泽，今处处有之，而泰州者为良。春初生嫩叶，未出水时红白色，茸茸然。《周礼》以为菹[②]。谓其始生，取其中心入地，大如匕柄，白色，生啖之甘脆，以苦酒浸如食笋，大美。亦可以为鲊，今人罕复有食者。至夏抽梗于丛叶中，花抱梗端如武士捧杵，故俚俗谓蒲搥，亦谓之蒲蓋。花黄即花中蕊屑也，细若金粉，当其欲开时，有便取之。市廛[③]间亦采以蜜搜作果食货卖，甚益小儿。医家又取其粉下筛后有赤滓，谓之蒲萼，入药以涩肠已泄殊胜。

《雷公》云：凡使，勿用松黄，并黄蒿，其二件全似，只是味跙[④]及吐人。凡欲使蒲黄须隔三重纸焙，令色黄，蒸半日，却焙令干，用之妙。

《千金方》：治重舌，舌上生疮，涎出，以蒲黄敷之，不过三度差。

又方：治丈夫阴下湿痒，蒲黄末敷之，三四良。

《肘后方》：治肠痔，每大便常血水，服蒲黄方寸匕，日三服良。

《葛氏方》：忍小便，久致胞转，以蒲黄裹腰肾，令头致地，三度通。

又方：若血内漏者。蒲黄二两，水服方寸匕，立止。

《梅师方》：治产后血不下，蒲黄三两，水三升，煎取一升，顿服。

《孙真人食忌》：主卒吐血，以水服蒲黄一升。

《简要济众》：治吐血，唾血，蒲黄一两，捣为散，每服三钱，温酒或冷水调，妙。

又方：治小儿吐血不止，蒲黄细研，每服半钱，用生地黄汁调下，量儿大小，加减进之。

《塞上方》：治鼠妇[⑤]痔。蒲黄末空心温酒下方寸匕，日三服。

又方：治坠伤扑损瘀血在内烦闷，蒲黄末空心热酒调下三钱匕服。

《子母秘录》：治日月未足而欲产者，蒲黄如枣许大，以井花水服。

又方：治脱肛肠出，蒲黄和猪脂敷上，日三五度。

《杨氏产乳》：疗母劳热，胎动下血，手足烦躁，蒲黄根，绞汁服一二升。

《产宝》：治产后下血，虚羸迨死，蒲黄二两，水二升，煎取八合顿服。

又方：治产后妒乳，并痈肿，蒲黄草熟杵，敷肿上，日二度易之，并煎叶汁饮之亦佳。食之亦得，并差。

催生：蒲黄、地龙、陈橘皮等分，地龙洗去土，于新瓦上焙令微黄，各为末，三处贴之。如经日不产，各抄一钱匕，新汲水调服立产，此常亲用之，甚妙。

《衍义》曰：蒲黄，处处有，即蒲槌中黄粉也。今京师谓槌为蒲棒。初得黄细罗取萼，别贮以备他用。将蒲黄水调为膏，擘为块，人多食之，以解心脏虚热，小儿尤嗜。涉月则燥，色味皆淡，须蜜水和，然不可多食，令人自利，不益极虚人。

现注：

①鳖：下原有力之切三字注音。

②菹：(zū 租)，腌菜。

③廛：(chán 缠)，市场。

④跙：(jǔ 举)，本指行走困难，此可能指味道不好。

⑤妁：(shuò 硕)。

按：蒲黄为香蒲科长苞香蒲等多种蒲类花粉。综合条文所述功能蒲黄利心腹，利膀胱，利水道，止血消瘀血，益气力。临床常用，治各种瘀血疼痛用生者，治各种出血症用炒者。临床归入止血消瘀药。

凉血活血，止心腹诸痛。(时珍)

时珍曰：蒲黄，手足厥阴血分药也，故能治血治痛。生则能行，熟则能止。与五灵脂同用，能治一切心腹诸痛，详见禽部寒号虫下。按许叔微《本事方》云：有士人妻舌忽胀满口，不能出声。一老叟教以蒲黄频掺，比晓乃愈。又《芝隐方》云：宋度宗欲赏花，一夜忽舌肿满口。蔡御医用蒲黄、干姜末等分，干搽而愈。据此二说，则蒲黄之凉血活血可证矣。盖舌乃心之外候，而手厥阴相火乃心之臣使，得干姜是阴阳相济也。

附方：新八。

肺热衄血：蒲黄、青黛各一钱，新汲水服之。或去青黛，入油发灰等分，生地黄汁调下。(《简便单方》)

金疮出血：闷绝。蒲黄半两，热酒灌下。(危氏方)

胞衣不下：蒲黄二钱。井水服之。(《集验方》)

儿枕血瘕：蒲黄三钱。米饮服。(《产宝》)

产后烦闷：蒲黄方寸匕，东流水服，极良。(《产宝》)

聤耳出脓：蒲黄末，掺之。(《圣惠》)

口耳大衄：蒲黄、阿胶（炙）各半两。每用二钱，水一盏，生地黄汁一合，煎至六分，温服。急以帛系两乳，止乃已。《圣惠方》

耳中出血：蒲黄炒黑研末，掺入。(《简便方》)

香　蒲

味甘，平，无毒。主五脏心下邪气，口中烂臭，坚齿明目聪耳，久服轻身耐老。一名睢①，一名醮②。生南海池泽。

陶隐居云：方药不复用，俗人无采，彼土人亦不复识者。江南贡菁茅，一名香茅，以供宗庙缩酒，或云是薰草，又云是燕麦，此蒲亦相类尔。

《唐本》注云：此即甘蒲作荐者，春初生用白为菹，亦堪蒸食。山南名此蒲为香蒲，谓菖蒲为臭蒲。陶隐居所引菁茅乃三脊茅也。其燕麦、薰草、香茅，野俗皆识，都不为类，此并非例也。蒲黄即此香蒲花是也。

《图经》曰：文具蒲黄条下。

现注：

①睢：下原有七余切三字注音。

②醮：（jiào 叫），原指婚礼中礼节。

按：香蒲为香蒲科长苞香蒲等多种蒲类全草。综合条文所述香蒲功能祛五脏邪气，清洁口腔，坚齿明目聪耳。

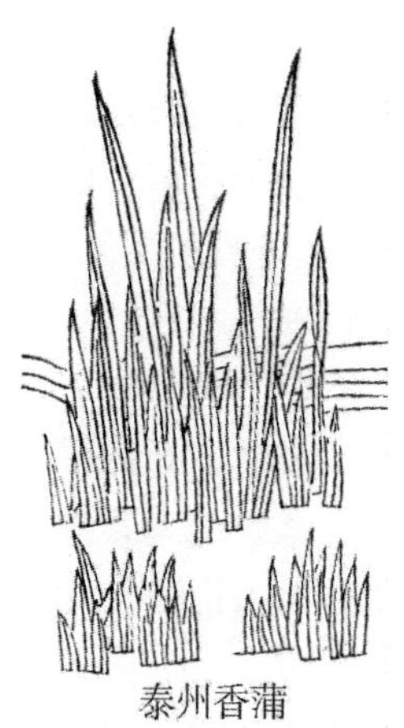
泰州香蒲

时珍曰：蒲丛生水际，似莞而褊，有脊而柔，二、三月苗。采其嫩根，瀹过作鲊，一宿可食。亦可炸食、蒸食及晒干磨粉作饼食。《诗》云：其蔌伊何，惟笋及蒲。是矣。八、九月收叶以为席，亦可作扇，软滑而温。

蒲蒻一名蒲笋（《食物》）、蒲儿根（《野菜谱》）。气味甘，平，无毒。时珍曰：寒。

去热燥，利小便（宁原）。生啖，止消渴（汪颖）。补中益气，和血脉（《正要》）。捣汁服，治妊妇劳热烦躁，胎动下血（时珍。出《产乳》）。

附方：新一。

热毒下痢：蒲根二两，粟米二合，水煎服，日二次。（《圣济总录》）

续　断

味苦、辛，微温，无毒。主伤寒，补不足，金疮痈，伤折跌，续筋骨，妇人乳难，崩中漏血，金疮血内漏，止痛，生肌肉及踠伤，恶血，腰痛，关节缓急。久服益气力。一名龙豆，一名属折，一名接骨，一名南草，一名槐。生常山山谷。七月、八月采，阴干。地黄为之使，恶雷丸。陶隐居云：按桐君《药录》云：续断生蔓延叶，细茎如荏，大根，本黄白有汁，七月、八月采根。今皆用茎叶，节节断，皮黄皱，状如鸡脚者，又呼为桑上寄生，恐皆非真。时人又有接骨树，高丈余许，叶似蒴藋[①]，皮主疗金疮，有此接骨名，疑或是。而广州又有一藤，名续断，一名诺藤断，其茎，器承其汁，饮之疗虚损绝伤，用沐头，又长发，折枝插地即生，恐此又相类。李云是虎蓟，与此大乖，而虎蓟亦自疗血尔。

《唐本》注云：此药所在山谷皆有，今俗用者是叶，似苎而茎方，根如大蓟，黄白色。陶注者非也。

臣禹锡等谨按《蜀本》《图经》云：叶似苎，茎方，两叶对，花红白色，根如大蓟，一株有五六枝。《药性论》云：续断，君。主绝伤，去诸温毒，能通宣经脉。

《日华子》云：助气，调血脉，补五劳七伤，破癥结瘀血，消肿毒，肠风痔瘘，乳痈瘰疬，朴损，妇人产前后一切病，面黄虚肿，缩小便，止泄精，尿血，胎漏，子宫冷。又名大蓟、山牛蒡。《图经》曰：续断，生常山山谷，今陕西、河中、兴元府、舒、越、晋州亦有之。三月已后，生苗秆，四棱，似苎麻。叶亦类之，两两相对而生。四月开花，红白色，似益母花。根如大蓟，赤黄色，七月、八月采。谨按《范汪方》云：续断即是马蓟，与小蓟叶相似，但大于小蓟耳。叶似旁翁菜而小厚，两边有刺刺人，其花紫色，与今越州生者相类。而市之货者亦有数种，少能辨其粗良，医人用之，但以节节断，皮黄皱者为真。

《雷公》云：凡使，勿用草茆②根，缘真似续断，若误用服之，令人筋软。采得后横切剉之，又去向里硬筋了，用酒浸一伏时，焙干用。

《外台秘要》：治淋，取生续断，绞取汁服之。马蓟根是。

《子母秘录》：治产后心闷，手足烦热厌厌气欲绝，血晕，心头硬，乍寒乍热，增寒忍不禁。续断皮一握，剉，以水三升，煎取一升，分三服，温服，如人行三二里再服，无所忌，此药救产后垂死。

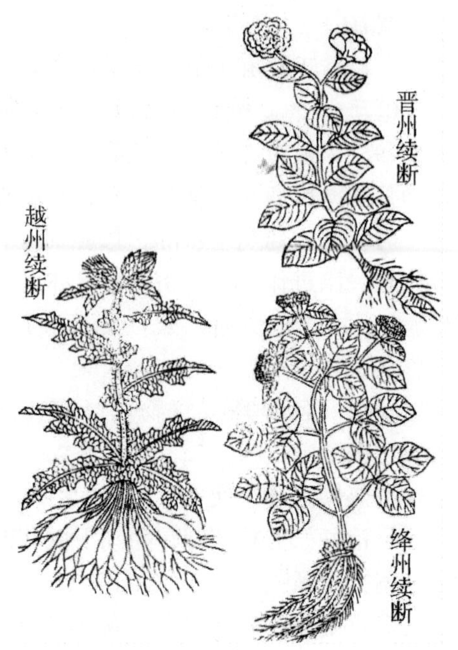

现注：

①蒴：下原有音朔注音。藋：下原有音濯二字注音。

②茆：字典注音（yuán 元）。

按：续断为川断科植物川断或续断的根。综合条文所述续断功能疗伤寒，补不足，续筋骨，续折伤，通乳汁，止崩漏，散恶血，生肌肉，治腰痛关节痛。临床常用治腰痛及文中所述各症。

时珍曰：续断、属折、接骨，皆以功命名也。时珍曰：续断之说不一。桐君言是蔓生，叶似荏。李当之、范汪并言是虎蓟。《日华子》言是大蓟，一名山牛蓟条，颇难依据。但自汉以来，皆以大蓟为续断，相承久矣。究其实，则二苏所云，似与桐君相符，当以为正。今人所用，以川中来，色赤而瘦，折之有烟尘起者为良焉。郑樵《通志》谓范汪所说者乃南续断，不知何据？盖以别川续断耳。时珍曰：宋张叔潜秘书，知剑州时，其阁下病血痢。一医用平胃散一两，入川续断末二钱半。每服二钱，水煎服即愈。绍兴壬子，会稽时行痢疾。叔潜之子以方传人，往往有验。小儿痢服之效。

附方：新二。

妊娠胎动：两、三月堕，预宜服此。川续断（酒浸）、杜仲（姜汁炒去丝）各二两。为末，枣肉煮烂杵和丸梧子大。每服三十丸，米饮下。

打仆伤损：闪肭骨节。用接骨草叶捣烂罨之，立效。（《卫生易简方》）

漏　芦

味苦、咸，寒、大寒，无毒。主皮肤热，恶疮疽痔，湿痹，下乳汁。止遗溺热气，疮痒如麻豆，可作浴汤。久服轻身益气，耳目聪明，不老，延年。一名野兰。生乔山山谷。八月采根，阴干。

陶隐居云：乔山应是黄帝所葬处，乃在上郡。今出近道亦有。疗诸瘘疥，此久服甚益人，而服食方罕用之，今市人皆取苗用之。俗中取根名鹿骊①根，苦酒摩以疗疮疥。

《唐本》注云：此药俗名荚蒿，茎叶似白蒿，花黄生荚，长似细麻如箸许，有四五瓣，七月、八月后皆黑，异于众草，蒿之类也。常用其茎、叶及子，未见用根。其鹿骊山南谓之木藜芦，有毒，非漏芦也。

今按：《别本》注云：漏芦茎箸大，高四五尺，子房似油麻房而小，江东人取其苗用，胜于根。江宁及上党者佳。陶注云：根名鹿骊，《唐》注云：山南人名木藜芦，皆非也，漏芦自别尔。臣禹锡等谨按《蜀本》《图经》云：叶似角蒿，今曹、兖州下湿地最多。六月、七月采茎，日干之黑于众草。

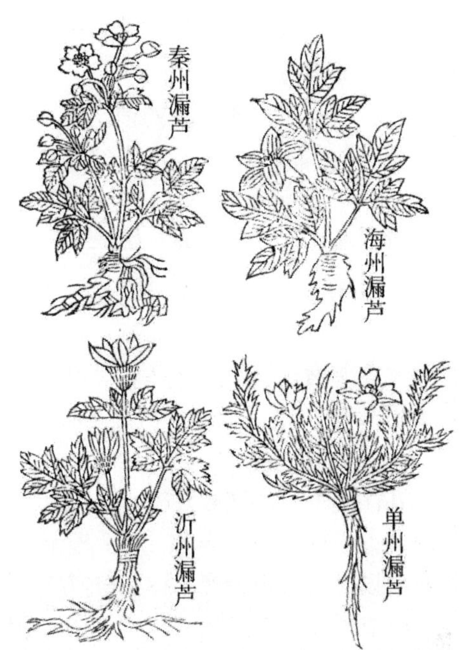

《药性论》云：漏芦，君。能治身上热毒风，生恶疮，皮肌瘙痒，瘾疹。

陈藏器云：按漏芦，南人用苗，北土多用根。树生如茱萸树，高二三尺，有毒，杀虫。山人洗疮疥用之。

《日华子》云：连翘为使，治小儿壮热，通小肠，泄精，尿血，风赤眼，乳痈，发背，瘰疬，肠风，排脓，补血，治仆损，续筋骨，敷金疮，止血，长肉，通经脉。花、苗并同用，俗呼为鬼油麻，形并气味似干牛蒡，头上有白花子。

《图经》曰：漏芦，生乔山山谷，今京东州郡及秦、海州皆有之。旧说茎叶似白蒿有荚，花黄，生荚端，茎若箸大，其子作房，类油麻房而小，七、八月后皆黑，异于众草。今诸郡所图上惟单州者差相类，沂州者花叶颇似牡丹。秦州者花似单叶寒菊，紫色，五七枝同一上。海州者花紫碧如单叶莲花，花萼下及根旁有白茸裹之，根黑色如蔓菁而细，又类葱本，淮甸人呼为老翁花。三州所生花虽别，而叶颇相类，但秦、海州者，叶更作锯齿状耳。一物而殊类，若此医家何所适从，当依旧说，以单州出者为胜。六月、七月采茎苗日干，八月采根阴干。南方用苗，北土多用根。又此下有飞廉条云：生河内川泽，一名漏芦，与苦芙[②]相类，惟叶下附茎有皮起似箭羽，又多刻缺，花紫色，生平泽。又有一种生山冈上，叶颇相似，而无疏缺，且多毛，茎亦无羽，根直下更旁枝生则肉白皮黑，中有黑脉，日干则黑如玄参。《经》云：七月、八月采花阴干用。苏恭云用茎叶及疗疳蚀杀虫有验，据此所说与秦州、海州所谓漏芦者，花叶及根颇相近，然彼人但谓之漏芦。今医家罕有用飞廉者，既未的识，故不复分别，但附其说于下。

<u>《雷公》</u>云：凡使，勿用独漏，缘似漏芦，只是味苦、酸，误服令人吐不止，须细验。夫使漏芦细剉，拌生甘草相对蒸，从巳至申，去甘草，净拣用。

《圣惠方》：治小儿无辜疳，肚胀或时泻痢，冷热不调。以漏芦一两，杵为散，每服以猪肝一两，散子一钱匕，盐少许，以水煮熟，空心顿服。

《外台秘要》：治蛔虫，漏芦杵以臛饼和方寸匕服之。

现注：

①骊：下原有力支切三字反切注音。

②芙：下原有乌老切三字反切注音。

按：漏芦为菊科祁州漏芦等之根。综合条文所述漏芦功能退肤热，除恶疮湿痹，下乳汁，止遗溺，聪耳目。临床常用治疮疡肿毒，乳痈，无乳等。大体在《本经》所述之内，临床归入解毒药。

时珍曰：屋之西北黑处谓之漏；凡物黑色谓之芦。此草秋后即黑，异于众草，故有漏芦之称。《唐韵》作扁，其荚如麻，故俗呼为鬼油麻云。时珍曰：按沈存中《笔谈》云：今方家所用漏芦乃飞廉也。飞廉一名漏芦，苗似苦，根如牛蒡绵头者是也。采时用根。今闽中所谓漏芦，茎如油麻，高六七寸，秋深枯黑如漆，采时用苗，乃真漏芦也。余见飞廉下。

附方：新六。

冷劳泄痢：以漏芦一两，艾叶炒四两，为末，米醋三升，入药末一半，同熬成膏，入后末和丸梧子大。每温水下三十丸。(《圣济总录》)

产后带下：方同上。

乳汁不下：乃气脉壅塞也，又治经络凝滞，乳内胀痛，邪畜成痈，服之自然内消：漏二两半，蛇蜕十条（炙焦），栝楼十个（烧存性）。为末。每服二钱，温酒调下，良久以热羹汤投之，以通为度。(《和剂方》)

历节风痛：筋脉拘挛。古圣散：用漏芦（麸炒）半两，地龙（去土炒）半两，为末。生姜二两取汁，入蜜三两，同煎三五沸，入好酒五合，盛之。每以三杯，调末一钱，温服。(《圣济总录》)

一切痈疽：发背，初发二日，但有热证，便宜服漏芦汤，退毒下脓，乃是宣热拔毒之剂，热退半两，大黄（微炒）一两，为细末。每服二钱，姜枣汤调下。(李迅《痈疽集验方》)

白秃头疮：五月收漏芦草，烧灰，猪膏和涂之。(《圣济总录》)

营 实

味酸，温、微寒，无毒。主痈疽恶疮，结肉跌筋，败疮热气，阴蚀不瘳，利关节。久服轻身益气。根，止泄痢腹痛，五脏客热，除邪逆气，疽癞诸恶疮，金疮伤挞。生肉复肌。一名墙薇[①]，一名墙麻，一名牛棘，一名牛勒，一名蔷蘼，一名山棘，生零陵川谷及蜀郡，八月、九月采，阴干。

陶隐居云：营实，即是墙薇子，以白花者为良，根亦可煮醴酒，茎叶亦可煮作饮。

臣禹锡等谨按《蜀本·图经》云：即蔷薇也，茎间多刺，蔓生，子若杜棠子，其花有百叶，八出、六出，或赤或白者，今所在有之。

《葛洪治金创方》用蔷薇灰末，一方寸匕，日三服之。

《药性论》云：蔷薇，使，味苦，子治头疮白秃，主五脏客热。

《日华子》云：白蔷微根，味苦涩，冷，无毒。治热毒风，痈疽恶疮，牙齿痛，治邪气，通血经，止赤白痢，肠风泻血，恶疮疥癣，小儿疳虫，肚痛。野白者用良。

《雷公》云：今蔷薇也。凡采得，去根并用粗布拭黄毛了，用刀于槐砧上细剉，用浆水拌令湿，蒸一宿至明出，日干用。

《外台秘要》：治鲠及刺不出，蔷薇根末，水服方寸匕，日三。

又方：治折箭刺入肉，脓囊不出，坚慘及鼠仆，服十日，鲠刺皆穿皮出。

又方：治少小睡中遗尿不自觉，以根随多少，剉，以酒饮之。

《千金方》：治口疮久不差，及胸中并生疮，三年以上不差。以根浓煮汁服之，稍稍噍，效。冬取根，夏取茎叶用之。

又方：治蘊热，口中及舌生疮烂，剉根浓煮汁，含漱之。冬用根皮，夏用枝叶。

又方：诸痈肿发背及痈疖已溃烂疼痛，蔷薇壳，更炙，熨之即愈。

又方：治小儿疳痢，行数暴多，生蔷薇根，洗净，切，以适多少，浓煎汁，稍稍饮之差。

《肘后方》：治口疮，以根，避风打去土，煮浓汁，温含冷易，《圣惠》同。

现注：

①墙：原文如此，陶隐居条用的也是墙字。原文从《蜀本·图经》文以后皆改成蔷薇。此按原样录出。

按：营实为蔷薇科多花蔷薇的果实。综合条文所述营实功能消痈疽恶疮，筋肉跌伤，消阴蚀，利关节，根止泄痢，除邪逆。

释名：刺花(《纲目》)。时珍曰：此草蔓柔靡，依墙援而生，故名墙蘼。其茎多棘刺勒人，牛喜食之，故有山棘、牛勒诸名。其子成簇而生，如营星然，故谓之营实。时珍曰：蔷薇野生林堑间。春抽嫩蕻，小儿掐去皮刺食之。既长则成丛似蔓，而茎硬多刺。小叶尖薄有细齿。四、五月开花，四出，黄心，有白色、粉红二者。结子成簇，生青熟红。其核有白毛，如金樱子核，八月采之。根采无时。人家栽玩者，茎粗叶大，延长数丈。

花亦浓大，有白、黄、红、紫数色。花最大者名佛见笑，小者名木香，皆香艳可人，不入药用。南番有蔷薇露，云是此花之露水，香馥异常。

治上焦有热，好瞑。(时珍)

附方：新一。

眼热昏暗：营实、枸杞子、地肤子各二两，为末。每服三钱，温酒下。(《圣惠方》)

根：气味苦、涩，冷，无毒。头疮白秃（甄权）。除风热湿热，缩小便，止消渴（时珍）。

时珍曰：营实、蔷薇根，能入阳明经，除风热湿热，生肌杀虫，故痈疽疮癣古方常用，而泄痢、消渴、遗尿、好瞑，亦皆阳明病也。

附方：新六。

消渴尿多：蔷薇根一把，水煎，日服之。(《千金方》)

小便失禁：蔷薇根煮汁饮，或为末酒服。野生白花者更良。(《圣惠方》)

尸咽痛痒：语声不出。蔷薇根皮、射干一两，甘草（炙）半两。每服二钱，水煎服之。小儿月蚀：蔷薇根四两，地榆二钱，为末。先以盐汤洗过，敷之。(《全幼心鉴》)

筋骨毒痛：因患杨梅疮服轻粉毒药成者。野蔷薇根白皮（洗）三斤，水酒十斤，煮一炷香。每日任饮，以愈为度。《邓笔峰杂兴方》：用刺蔷薇根三钱，五加皮、木瓜、当归、茯苓各二钱。以酒二盏，煎一盏，日服一次。骨鲠不出：蔷薇根末。水服方寸匕，日三。(同上)

天名精

味甘，寒，无毒。主瘀血血瘕欲死，下血止血，利小便，除小虫，去痹，除胸中结热，止烦。渴，遂水大吐下。久服轻身耐老。一名麦句姜，一名蛤蟆蓝，一名豕首，一名天门精，一名玉门精，一名彘颅，一名蟾蜍兰，一名觐。生平原川泽，五月采。垣衣为之使。

陶隐居云：此即今人呼为豨莶[①]，亦名豨首。夏月捣汁服之，以除热病，味至苦而云甘，恐或非是。

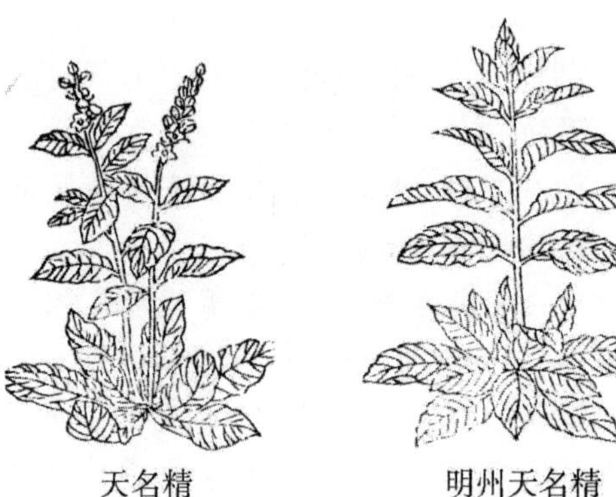
天名精　　明州天名精

《唐本》注云：鹿活草是也。《别录》一名天蔓菁，南人名为地菘。味甘辛，故有姜称；状如蓝，故名虾蟆蓝；香气似兰，故名蟾蜍兰。主破血生肌，止渴利小便，杀三虫，除诸毒肿疔疮，瘘痔，金疮内射，身痒瘾疹不止者，揩之立已，其豨莶苦而臭，名精乃辛而香，全不相类也。

臣禹锡等谨按《蜀本》《图经》云：地菘也。《小品方》名天芜菁，一名天蔓菁，声并相近。夏秋抽条，颇似薄荷，花紫白色，味辛而香，其叶似山南菘菜。

《尔雅》云：茢薽[②]，豕首释曰：药名也。一名麦句姜。郭云：江东豨首，可以熓[③]蚕蛹者，《三苍》[④]云：熓熬也。

《药性论》云：麦句姜，使，味辛，治疮止血及鼻衄不止。

陈藏器云：天名精，《本经》一名麦句姜，苏云：鹿活草也。《别录》云：一名天蔓菁，南人呼为地菘，与蔓菁相似，故有此名。《尔雅》云：大鞠，蘧麦[⑤]。注云：麦句姜，蘧麦即今之瞿麦，然终非麦句姜，《尔雅》注错如此。陶公注钩[⑥]樟条云：有一草，似狼牙，气辛臭，名为地菘，人呼为刘烬草。主金疮。言刘烬昔曾用之。《异苑》云：青州刘烬，宋元嘉中射一獐，剖五脏，以此草塞之，蹶然而起，烬怪而拔草便倒，如此三度，烬密录此草种之，主折伤多愈，因以名焉，既有活鹿之名。雅与麞事相会。陶苏两说俱是地菘，功状既同，定非二物。

《图经》曰：天名精，生平原川泽，今江湖间皆有之。夏秋抽条颇如薄荷，花紫白色，叶如菘菜而小，故南人谓之地菘。香气似兰，故名蟾蜍兰；状如蓝，故名蛤蟆蓝；其味甘辛，故名麦句姜，一名豕首。《尔雅》所谓茢薽[⑦]，豕首是也。江东人用此以熓[⑧]蚕蛹，五月采。此草既名地菘，下品又有地菘条。

现注：

①豨：下原有音喜二字注音。莶：下原有音枕二字注音。

②茢：（liè 列），薽：（zēng 增）。

③熓：同炒。

④《三苍》：字书名。

⑤蘧：（qú 渠）。

⑥钩：原刻如此，为钓之误。应为钓樟。

⑦荮蘋：荮下原有音列二字注音，蘋下原有音真二字注音。与现注音增不同。

⑧熓：下原有音炒二字注音。

按：天名精为菊科天名精的茎叶及根。综合条文所述天名精功能消瘀血，消血瘕，止下血，利小便，除小虫，去痹，除胸中结热，止烦渴，逐水。

释名：蚵蚾草(《纲目》)、皱面草(《纲目》)、母猪芥(《纲目》)

时珍曰：天名精乃天蔓荆之讹也。其气如豕彘，故有豕首、彘颅之名。昔人谓之活鹿草，俗人因其气臊，讹为狐狸臊者是也。《尔雅》云：豕首也。郭璞注云：江东呼为豕首，可以炒蚕蛹食。时珍曰：按沈括《笔谈》云：世人既不识天名精，又妄认地菘为火杴，本草又出鹤虱一条，都成纷乱。不知地菘即天名精，其叶似菘，又似蔓荆，故有二名，鹤虱即其实也。又《别录》有名未用埊松，即此地菘，亦系误出，今并正之，合而为一。时珍曰：天名精嫩苗绿色，似皱叶菘芥，微有狐气。淘净炸之，亦可食。长则起茎，开小黄花，如小野菊花。结实如茼蒿，子亦相似，最黏人衣，狐气尤甚。炒熟则香，故诸家皆云辛而香，亦巴人食负，南人食山柰之意尔。其根白色，如短牛膝。此物最贱，而《唐本草》言鹤虱出西戎，宋本草言出波斯者，何哉？盖当时人不知用之，惟四戎、波斯始知入药，且土产所宜故尔。亦苜蓿云出西域，而不知中土饲马者即是也。详见豨莶下。

叶：时珍曰：微辛甘有小毒，生汁吐人。

时珍曰：天名精，并根苗而言也。地菘、埊松，皆也。其功大抵只是吐痰止血杀虫解毒，故擂汁服之能止痰疟治猪瘟病也。按：孙天仁《集效方》云：凡男、妇乳蛾，喉咙肿痛，及小儿急慢惊风，牙关紧急，不省人事者。以鹤虱草（一名皱面草，一名母猪芥，一名杜牛膝），取根洗净捣烂，入好酒绞汁灌之，良久即苏。仍以渣敷项下，或醋调，搽亦妙。朱端章《集验方》云：余被檄任淮西幕府时，牙疼大作。一刀镊人以草药一捻，汤泡少时，以手蘸汤挹痛处即定。因求其方，用之治人多效，乃皱面地菘草也，俗人讹为地葱。沈存中《笔谈》专辩地菘，其子名鹤虱，正此物也。钱季诚方：用鹤虱一枚，擢置齿中。高监方：以鹤虱煎米醋漱口，或用防风、鹤虱煎水噙漱，仍研草塞痛处，皆有效也。

附方：新九。

男女吐血：皱面草（即地菘），晒干为末。每服一二钱，以茅花泡汤调服，日二次。(《卫生间易方》)

咽喉肿塞：《伤寒缊要》：治痰涎壅滞，喉肿水不可下者：地菘一名鹤虱草连根、叶捣汁，鹅翎扫入，去痰最妙。《圣济总录》：用杜牛膝、鼓锤草，同捣汁灌之。不得下者，灌鼻得吐为妙。又方：杜牛膝（春夏用茎，秋冬用根）一把，青矾半两，同研，点患处，令吐脓血痰沫，即愈。

缠喉风肿：蚵蚾草，即皱面草，细研以生蜜和丸弹子大，每噙一二丸，即愈。干者为末，蜜丸亦可。名救生丸。(《经效济世方》)

诸骨鲠咽：地菘、马鞭草各一握（去根），白梅肉一个，白矾一钱，捣作弹丸，绵裹含咽，其骨自软而下也。(《普济方》)

疔疮肿毒：鹤虱草叶，浮酒糟，同捣敷之，立效。(孙氏《集效方》)

发背初起：地菘杵汁一升，日再服，瘥乃止。(《伤寒类要》)

决明子

味咸、苦、甘，平、微寒，无毒。主青盲目淫，肤赤白膜，眼赤痛泪出。疗唇口青。久服益精光，轻身。生龙门川泽，石决明生豫章，十月十日采，阴干百日。蓍实为之使，恶大麻子。

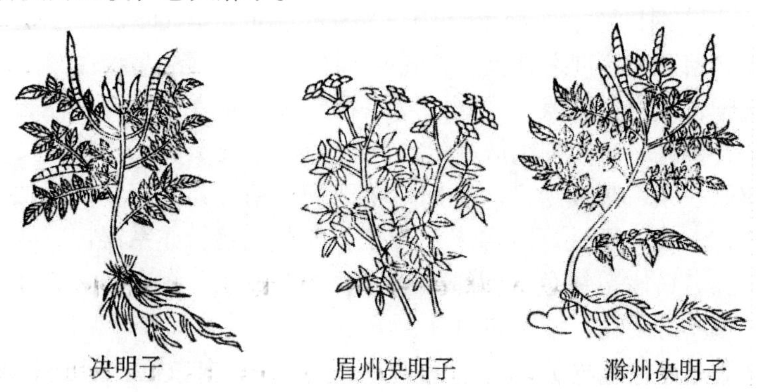

决明子　　眉州决明子　　滁州决明子

陶隐居云：龙门乃在长安北，今处处有，叶如茳芒，[①]子形似马蹄，呼为马蹄决明，用之当捣碎。又别有草决明是萋[②]蒿子，在下品中也。

臣禹锡等谨按《唐本》云：石决明是蚌蛤类，形似紫贝，附见别出在鱼兽条中，皆主明目，故并有决明之名。俗方惟以疗眼也，道术时须。

《蜀本图经》云：叶似苜蓿而阔大，夏花秋生子作角，实似马蹄，俗名马蹄决明。今出广州、桂州，十月采子阴干。

《尔雅》云：薢茩，芵茪[③]释曰：药草决明也。郭云：叶黄锐赤，华实如山茱萸，或曰陵也。关西谓之薢茩。

《药性论》云：决明目[④]，利五脏，常可作菜食之。又除肝家热，朝朝取一匙，挼令净，空心吞之，百日见夜光。

陈藏器云：茳芏是江离子。芏[⑤]字音吐，草也，似莞，生海边，可为席。又与决明叶不类。《本草·决明注》又无好事者更详之。陶云：决明叶如茳芒[⑥]。按茳芒性平无毒，火炙作饮极香，除痰止渴，令人不睡，调中。生道旁，叶小于决明。隋稠禅师作五色饮以为黄饮，进炀帝，嘉之。

《日华子》云：马蹄决明，助肝气，益精。水调末涂消肿毒。协太阳穴治头痛。又贴脑心止鼻洪。作枕胜黑豆，治头风明目也。

《图经》曰：决明子，生龙门川泽，今处处有之，园圃所莳。夏初生苗，高三、四尺许，根带紫色，叶似苜蓿而大，七月有花，黄白色，其子作穗如青绿豆而锐，十月十日采，阴干百日。按《尔雅》薢茩，芵茪释曰：药草芵[⑦]明也。郭璞注云：叶黄锐赤，华实如山茱萸，关西谓之薢茩，与此种颇不类。又有一种马蹄决明，叶如江豆，子形似马蹄，故得此名。又萋蒿子亦谓之草决明，未知孰为入药者，然今医家但用子如绿豆者。其石决明是蚌蛤类，当在虫兽部中。

《食疗》云：平。叶主明目，利五脏，食之甚良，子主肝家热毒气，风眼赤泪，每日取一匙，挼去尘埃，空腹水吞之。百日后夜见物光也。

《外台秘要》：治积年失明不识人，决明子二升，杵散，食后以粥饮服方寸匕。

《千金方》：治肝毒热，取决明作菜食之。

《衍义》曰：决明子，苗高四五尺，春亦为蔬，秋深结角，其子生角中如羊肾，今湖南北人家园圃所种甚多，或在村野或成段种。《蜀本》《图经》言，叶似苜蓿而阙大，甚为允当。

现注：

①茳芏：为茳芒决明，系豆科植物，陶云：草决明叶如茳芒。

②萋：下原有音妻二字注音。

③薢：（xiè 谢），茩：（hòu 后），芵：（jué 决），茪（guāng 光）薢茩，芵茪，皆指决明。

④决明目，原文如此，应为决明明目，原刻少一明字。

⑤芏：原注音吐，今注音（dù 杜）。

⑥茳芏：为咸水草，可编席。与茳芒完全不同，芏与芒字形相近，陈氏引江芏意在与江芒区别。

⑦芵：原刻如此。可能古代决明可写作芵明。

按：综合条文所述决明子功能明目，治青盲赤眼，白膜遮睛。青盲包含今眼底病，口唇青包含今循环衰竭，故可治血管病。今决明子大体仍用于《本经》所匡范围。

时珍曰：此马蹄决明也，以明目之功而名。又有草决明、石决明，皆同功者。草决明即青葙子，陶氏所谓萋蒿是也。时珍曰：决明有二种：一种马蹄决明，茎高三四尺，叶大于苜蓿，而本小末，昼开夜合，两两相结角如初生细豇豆，长五六寸。角中子数十粒，参差相连，状如马蹄，青绿色，入眼目药最良。一种茳芒决明，《救荒本草》所谓山扁豆是也。苗茎似马蹄决明，但叶之本小末尖，正似槐叶，夜亦不合。秋开深黄花五出，结角大如小指，长二寸许。角中子成数列，状如黄葵子而扁，其色褐，味甘滑。二种苗叶皆可作酒曲，俗呼为独占缸。但茳芒嫩苗及花与角子，皆可瀹茹及点茶食，而马蹄决明苗角皆韧苦，不可食也。苏颂言即决明，殊不类，恐别一物也。

益肾，解蛇毒（震亨）

时珍曰：《相感志》言：圃中种决明，蛇不敢入。丹溪朱氏言：决明解蛇毒，本于此也。王《山居录》言：春月种决明，叶生采食，其亦可食。切忌泡茶，多食无不患风。按：马蹄决明苗角皆韧而苦，不宜于食。纵食之，有利五脏明目之功，何遂至于患风耶？又刘绩《霏雪录》言：人家不可种决明，生子多跛。此迂儒误听之说也，不可信。

附方：新六。

青盲雀目：决明一升，地肤子五两，为末，米饮丸梧子大，每米饮下二三十丸。（《普济方》）

补肝明目：决明子一升，蔓荆子二升，以酒五升煮，暴干为末。每饮服二钱，温水下，日二服。（《圣惠方》）

目赤肿痛：决明子炒研，茶调敷两太阳穴，干则易之，一夜即愈。（《医方摘玄》）

头风热痛：方同上。癣疮延蔓：决明子一两为末，入水银、轻粉少许，研不见星，擦破上药，立瘥。此东坡家藏方也。（《奇效良方》）

发背初期：草决明生用一升捣。生甘草一两，水三升，煮一升，分二服。大抵血滞则

生疮，肝主藏血，决明和肝气，不损元气也。（许学士《本事方》）

时珍曰：茳芒亦决明之一种，故俗犹称独占缸。说见前解。

丹　参

味苦，微寒，无毒。主心腹邪气，肠鸣幽幽如走水，寒热积聚，破癥除瘕，止烦满益气。养血，去心腹痼疾结气，腰脊强，脚痹，除风邪留热，久服利人。一名郄蝉草，一名赤参，一名木羊乳，生桐柏山川谷，及太山，五月采根，暴干。畏咸水，反藜芦。

陶隐居云：此桐柏山是淮水源所出之山，在义阳，非江东临海之桐柏也。今近道处处有，茎方有毛，紫花，时人呼为逐马。酒渍饮之疗风痹，道家时有用处，时人服多眼赤，故应性热，今云微寒恐为谬矣。

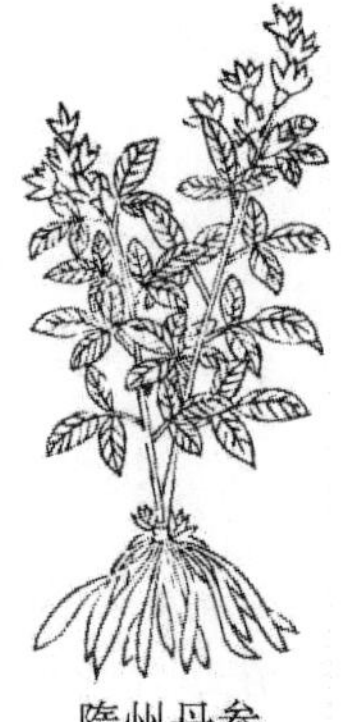
隋州丹参

《唐本》注云：此药冬采良，夏采虚恶。臣禹锡等谨按《蜀本》《图经》云：叶似紫苏，有细毛，花紫，亦似苏花，根赤，大者如指，长尺余，一苗数根。今所在皆有，九月、十月采根。

《药性论》云：丹参，臣，平。能治脚弱疼痹，主中恶，治百邪鬼魅，腹痛，气作声音鸣吼，能定精。萧炳云：酒浸服之，治风软脚，可逐奔马，故名奔马草，曾用有效。

《日华子》云：养神定志，通利关脉，治冷热劳，骨节疼痛，四肢不遂，排脓止痛，生肌长肉，破宿血，补新生血，安生胎，落死胎，止血崩带下，调妇人经脉不匀，血邪心烦。恶疮疥癣，瘿赘肿毒，丹毒。头痛赤眼，热温狂闷。又名山参。

《图经》曰：丹参，生桐柏山川谷，及泰山，今陕西、河东州郡及随州亦有之。二月生苗，高一尺许。茎秆方稜，青色，叶生相对如薄荷而有毛，三月开花红紫色，似苏花，根赤大如指，长亦尺余，一苗数根，五月采，曝干。又云冬月采者良，夏月采者虚恶。

《圣惠方》：治寒疝，小腹及阴中相引痛，白汗出欲死，以丹参一两，杵为散，每服热酒调下二钱匕佳。

《千金方》：治落胎身下有血，丹参十二两，以酒五升，煮取三升，温服一升，日三服。

《梅师方》：治中热油及火烧，除外痛，丹参八两，细剉，以水微调，取羊脂二斤，煎三上三下，以敷疮上。《肘后方》同。

按：丹参为唇形科植物丹参的根。综合条文所述丹参功能除心腹邪气，肠间水，破积聚，除癥瘕，养血强腰，除痹祛风邪留热。临床常用治心脑血管病，肝病，月经病等，但有些功能尚未发挥，如去肠间水，除留热等。临床归入养血活血等。

时珍曰：五参五色配五脏。故人参入脾，曰黄参；沙参入肺，曰白参；玄参入肾，曰黑参；牡蒙入肝，曰紫参；丹参入心，曰赤参。其苦参，则右肾命门之药也。古人舍紫参而称苦参，未达此义尔。时珍曰：处处山中有之。一枝五叶，叶如野苏而尖，青色皱毛，小花成穗如蛾形，中有细子。其根皮丹而肉紫。

活血，通心包络，治疝痛（时珍）。

时珍曰：丹参色赤味苦，气平而降，阴中之阳也。入手少阴、厥阴之经，心与包络血分药也。按：《妇人明理论》云：四物汤治妇人病，不问产前、产后，经水多少，皆可通用。唯一味丹参散，主治与之相同。盖丹参能破宿血，补新血，安生胎，落死胎，止崩中带下，调经脉，其功大类当归、地黄、芎、芍药故也。

附方：新四。

丹参散：治妇人经脉不调，或前或后，或多或少，产前胎不安，产后恶血不下，兼治冷热。

小儿身热：汗出拘急，因中风起。丹参半两，鼠屎（炒）三十枚。为末。每服三钱，浆水下。(《圣济总录》)

惊痫发热：丹参摩膏：用丹参、雷丸各半两，猪膏二两。同煎七上七下，滤去滓盛之。每以摩儿身上。日三次。《千金方》

妇人乳痈：丹参、白芷、芍药各二两。咀，以醋腌一夜，猪脂半斤，微火煎成膏，去滓敷之。(孟诜《必效方》)

茜　根

味苦，寒，无毒。主寒湿风痹黄疸，补中。止血，内崩下血，膀胱不足，踒跌蛊毒。久服益精气轻身。可以染绛，一名地血，一名茹藘，一名茅蒐，一名蒨，生乔山川谷，二月、三月采根，暴干。畏鼠姑。

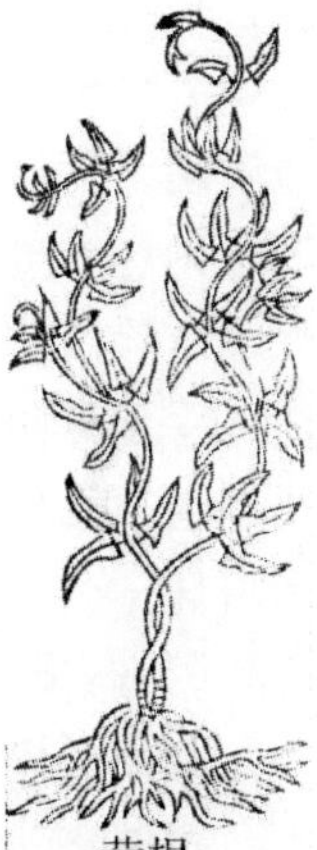

陶隐居云：此则今染绛茜草也。东间诸处乃有而少，不如西多，今俗道经方不甚服用此，当以其为疗少而丰贱故也。《诗》云：茹藘在坂者是。

臣禹锡等谨按《蜀本》《图经》云：染绯草，叶似枣叶头尖下阔，茎叶俱涩，四五叶对生节间，蔓延草木上，根紫赤色。今所在有，八月采根。《尔雅》云：茹藘，茅蒐。疏引陆机云：一名地血，齐人谓之茜，徐州人谓之牛蔓。《药性论》云：茜根，味甘，主治六极伤心肺，吐血泻血用之。

陈藏器云：茜根，主蛊，煮汁服之，今之染绯者字亦作蒨。《周礼》庶氏掌除蛊毒，以嘉草攻之，嘉草、蘘荷与茜主蛊为最也。

《日华子》云：味茆醶[1]，止鼻洪带下，产后血运，乳结，月经不止，肠风痔瘘，排脓，治疮疖，泄精，尿血，仆损瘀血。酒煎服杀蛊毒，入药剉、炒用。

茜根

《图经》曰：茜根，一作蒨，生乔山山谷，今近处皆有之，染绯草也。许慎《说文解字》以为人血所生。叶似枣叶而头尖下阔，三五对生节间，其苗蔓延草木上，根紫色。陆机《草木疏》云：茹芦，茅蒐，蒨草也。齐人谓之茜，徐州人谓之牛蔓，二月、三月采根，暴干。今圃人或作畦种莳，故《货殖传》云：卮茜千石，亦比千乘之家。言地利之厚也，医家用治蛊毒尤胜。《周礼》庶氏掌除蛊毒，以嘉草攻之。干宝以嘉草为蘘荷，陈藏器以为蘘荷与茜，主蛊之最也。

《雷公》云：凡使，勿用赤柳草，真似茜根，只是味酸涩，不入药中用，若服，令人患内障眼，速服甘草水解之即毒气散，凡使茜根，用铜刀于槐砧上剉，日干，勿犯铁并铅。

《简要济众》：治吐血不定，茜草一两，生捣罗为散，每服二钱，水一中盏，煎至七分，放冷食后服之良。

《伤寒类要》：治心瘴烦心，心中热，茜根主之。

又方：治中蛊毒，或吐下血如烂肝，茜草根、蘘荷叶根各三两，切，以水四升，煮取二升，去滓适寒温，顿服即愈。

现注：

①茆酴：(yàn 验)，醋，及（jiǎn 碱），卤水，二音二义。

按：茜根为茜草科茜草的根及根茎。现临床习惯写成茜草。综合条文所述茜草功能祛寒湿，除风痹，退黄疸。补中止血，补膀胱，治跌伤，益精气。临床常用治外伤风及贫血，血小板少，尿血结石等。临床归入活血止血药。

释名：风车草(《土宿》)、过山龙(《补遗》) 时珍曰：按陆佃云：许氏说文言蒐乃人血所化，则草鬼为蒐以此也。陶隐居《本草》言东方有而少，不如西方多，则西草为茜，又以此也。陆玑云：齐人谓之茜，徐人谓之牛蔓。又草之盛者为，牵引为茹，连覆为蘆，则蒨，乳蘆之名，又取此义也。人血所化之说，恐亦俗传耳。《土宿真君本草》云：四补草，其根茜草也。一名西天王草，一名四岳近阳草一名铁塔草，风车儿草。

时珍曰：茜草，十二月生苗，蔓延数尺。方茎中空有筋，外有细刺，数寸一节。每节五叶，叶如乌药叶而糙涩，面青背绿。七、八月开花，结实如小椒大，中有细子。

震亨曰：热。元素曰：微酸、咸，温。阴中之阴。

通经脉，治骨节风痛，活血行血（时珍)。

震亨曰：俗人治痛风，用草药取速效。如石丝为君，过山龙等佐之。皆性热而燥，不能养阴，却能燥湿病之浅者。湿痰得燥而开，瘀血得热而行，故亦暂效。若病深而血少者，则愈劫愈虚而病愈深矣。

时珍曰：茜根赤色而气温，味微酸而带咸。色赤入营，气温行滞，味酸入肝而咸走血，手足厥阴血分之药也，专于行血活血。俗方用治女子经水不通，以一两煎酒服之，一日即通，甚效。《名医别录》言其久服益精气轻身，《日华子》言其泄精，殊不相合，恐未可凭。

附方：新八。

吐血燥渴：及解毒。用茜根、雄黑豆（去皮)、甘草（炙）等分。为末，井水丸弹子大。每温水化服一丸。《圣济录》

鼻血不止：茜根、艾叶各一两，乌梅肉二钱半。为末，炼蜜丸梧子大。每乌梅汤下五十丸。(《本事方》)

五旬行经：妇人五十后，经水不止者，作败血论。用茜根一名过山姜一两。阿胶，侧柏叶炙黄芩各五钱，生地黄一两，小儿胎发一枚烧灰，分作六帖，每帖水一盏半，煎七分。入发灰服之。(唐瑶《经验方》)

黑髭乌发：茜草一斤，生地黄三斤（取汁)。以水五大碗，煎茜绞汁，将滓再煎三度。以汁同地黄汁，微火煎如膏，以瓶盛之。每日空心温酒服半匙，一月髭发如漆也。忌萝卜、五辛。(《圣济录》)

预解疮疹：蝼蛄漏疮：茜根烧灰，千年石灰等分为末，油调敷之。《儒门事亲》脱肛不收：茜根，石榴皮各一握，酒一盏，煎七分，温服。《圣惠方》时行疮疹：正发，服此则可无患。茜根煎汁，入少酒饮之。(《奇效良方》)

飞　廉

味苦，平，无毒。主骨节热，胫重酸疼，头眩顶重，皮间邪风，如蜂螫针刺，鱼子细起，热疮痈疽痔，湿痹，止风邪咳嗽，下乳汁。久服令人身轻。益气明目，不老。可煮可干，一名漏芦，一名天荠，一名伏猪。一名飞轻，一名伏菟，一名飞雉，一名木禾。生河内川泽。正月采根，七月、八月采花，阴干。得乌大良，恶麻黄。

陶隐居云：处处有，极似苦芺[①]，惟叶下附茎轻，有皮起似箭羽，叶又多刻缺，花紫色。俗方殆无用，而道家服其枝茎可得长生，又入神枕方。今既别有漏芦，则非此别名尔。

《唐本》注云：此有两种：一是陶证生平泽中者。其生山冈上者叶颇相似而无疏缺，且多毛，茎亦无羽，根直下，更无旁枝。生则肉白皮黑，中有黑脉，日干则黑如玄参。用叶茎及根疗疳蚀，杀虫与平泽者俱有验。今俗以马蓟，以苦芺为漏芦，并非是也。

臣禹锡等谨按《蜀本》《图经》云：叶似苦芺，茎似软羽，紫花，子毛白，今所在平泽皆有，五月、六月采，日干。

《药性论》云：飞廉，使，味苦咸有毒，主留血。萧炳云：小儿疳痢，为散，以浆水下之，大效。《雷公》云：凡使，勿用赤脂蔓，与飞廉形状相似，只赤脂蔓见酒色便如血色，可表之。凡修事，先刮去粗皮了，杵，用苦酒拌之，一夜至明漉出日干，细杵用之。

《千金翼》治疳䘌，食口齿及下部，飞廉蒿，烧灰捣筛，以两钱匕着痛处，甚痛忍之，若不痛非疳也。下部蟸[②]如马尾大相缠，出无数，十日差，二十日平复。

现注：

①芺：下原有乌老切三字注音。

②蟸：原刻为蟲每虫字上加一丿，未查到此字，因虫是虫字的异体字，固疑仍是虫字。

按：飞廉为菊科飞廉的全草或根。综合条文所述飞廉功能除骨节热，疗腿胫疼酸，消头眩皮疹，消痈疮，除湿痹，止咳嗽，下乳汁，益气明目。

时珍曰：飞廉神禽之名也，其状鹿身豹文雀头蛇尾，有角，能致风气。此草附茎有皮如箭羽，复疗风邪，故有飞廉、飞雉、飞轻诸名。

时珍曰：飞廉，亦蒿类也。苏颂《图经》疑海州所图之漏芦是飞廉。沈存中《笔谈》亦言飞廉根如牛蒡而绵头。古方漏芦散下云，用有白茸者则是有白茸者，乃飞廉无疑矣。今考二物气、味、功、用俱不相远，似可通用，岂或一类有数种，而古今名称各处不同乎？

治头风旋晕（时珍）。

时珍曰：葛洪《抱朴子》书，言飞廉单服可轻身延寿。又言服飞廉煎，可远涉疾行，力数倍于常。《本经》《别录》所列亦是良药，而后人不知用，何哉？

五味子

味酸，温，无毒。主益气，咳逆上气，劳伤羸瘦，补不足，强阴，益男子精，养五脏，除热，生阴中肌。一名会及。一名玄及。生齐山山谷，及代郡。八月采实，阴干。苁蓉为之使，恶萎蕤，胜乌头。

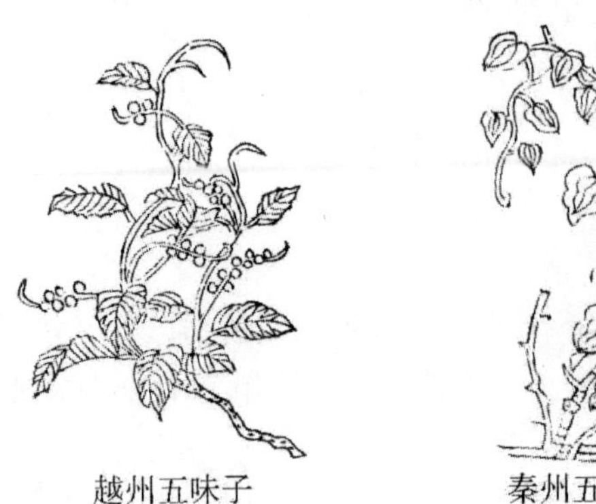
越州五味子

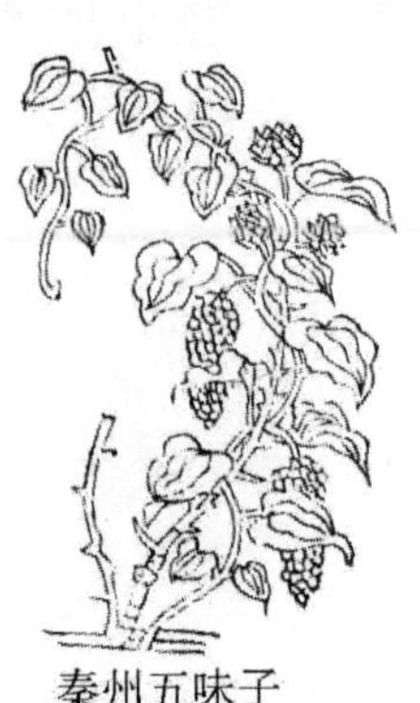
秦州五味子

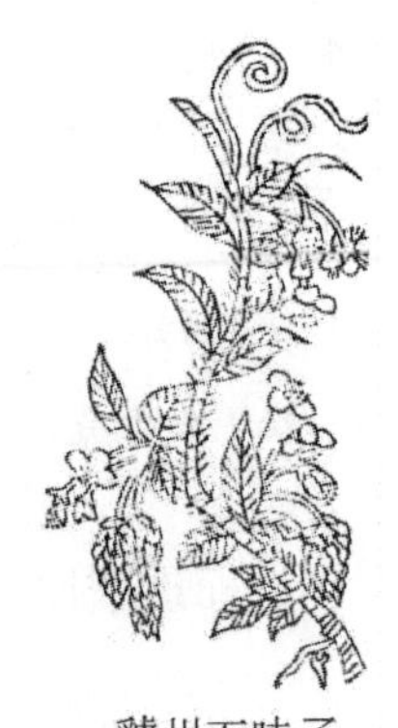
虢州五味子

陶隐居云：今第一出高丽，多肉而酸甜。次出青州、冀州，味过酸，其核并似猪肾。又有建平者，少肉，核形不相似，味苦，亦良。此药多膏润，烈日暴之乃可捣筛，道方亦须用。

《唐本》注云：五味，皮肉甘酸，核中辛苦，都有咸味，此则五味具也。《本经》云：味酸，当以木为五行之先也。其叶似杏而大，蔓生木上，子作房如落葵，大如蘡[①]子，出蒲州及蓝田山中。

今注：今河中府，岁贡焉。

臣禹锡等谨按《蜀本图经》云：茎赤色，蔓生，花黄白，生青熟紫，味甘者佳，八月采子，日干。《尔雅》云：菋，荎藸[②]。注：五味也。蔓生，子丛在茎头。疏云：一名菋，一名荎藸。

《药性论》云：五味子，能治中下气，止呕逆，补诸虚劳，令人体悦泽，除热气。病人虚而有气兼嗽加用之。

《日华子》云：明目暖水脏，治风下气，消食，霍乱转筋，痃癖，贲豚冷气，消水肿反胃，心腹气胀，止渴，除烦热，解酒毒，壮筋骨。

《图经》曰：五味子，生齐山山谷，及代郡，今河东、陕西州郡尤多，而杭、越间亦有。春初生苗，引赤蔓于高木，其长六七尺，叶尖圆似杏叶，三、四月开黄白花，类小莲花。七月成实，如豌豆许大，生青熟红紫。《尔雅》云：菋，荎藸。注云：五味也。蔓生，子丛茎端。疏云：一名菋，一名荎藸。今有数种，大抵相近，而以味甘者为佳。八月采，阴干用。一说小颗，皮皱泡者，有白色盐霜一重，其味酸、咸、苦、辛、甘味全者真也。《千金·月令》：五月宜服五味汤。取五味子一大合，以木杵臼细捣之，置小瓷瓶中，以百沸汤投之入少蜜，即密封头，置火边良久，汤成堪饮。

《雷公》云：凡小颗皮皱泡者，有白扑盐霜一重，其味酸、咸、苦、辛、甘，味全者真也。凡用，以铜刀劈作两片，用蜜浸蒸，从巳至申，却以浆水浸一宿，焙干用。

《抱朴子》移门子服五味子十六年，面色如玉女，入水不沾，入火不灼。

《衍义》曰：五味子，今华州之西至秦州，皆有之。方红熟时采得蒸烂研，滤汁去子，熬成稀膏，量酸甘入蜜，再上火，待蜜熟，俟冷，器中贮作[③]汤。肺虚寒人，可化作汤，时时服。作果[4]，可以寄远[5]。《本经》言温，今食之多致虚热，小儿益甚。《药性论》以谓除热气。《日华子》云谓暖水脏，又曰除烦热。后学至此多惑，今即用之治肺虚寒，则更不取除烦热之说，补下药亦用之。入药生曝不去子。

现注：

①蘡：（yīng 婴），野葡萄。

②菋：（wèi 味），茎（chí 池）藸：（chú 除），皆指五味子。

③汤：按文意应为饧（xíng 形），即饴糖类，将五味子“熬成稀膏”明非汤类，汤字为误刻。

④作果：宋时七月七日以油、面、蜜制成的食品，见《东京梦华录》。

⑤寄远：存放久远。

按：五味子为木兰科五味子之果实，综合条文所述功能意气止咳，扶劳伤，补不足，强阴益精，养五脏除热生饥。临床常用治咳嗽消渴，阴虚失精，心虚心悸，肝肾疾病，心脑血管病，慢性腹泻。《本经》所述功能，今基本都可用上。可入养阴药中。

时珍曰：五味，今有南北之分，南产者，色红；北产者，色黑，入滋补药必用北产者乃良。亦可取根种之，当年就旺；若二月种子，次年乃旺，须以架引之。时珍曰：入补药熟用，入嗽药生用。好古曰：味酸、微苦、咸。味浓气轻，阴中微阳，入手太阴血分、足少阴气分。

时珍曰：酸咸入肝而补肾，辛苦入心而补肺，甘入之才曰：苁蓉为之使。恶葳蕤，胜乌头。

生津止渴，治泻痢，补元气不足，收耗散之气瞳子散大。（李杲）咳燥嗽，壮水镇阳（好古）。

成无己曰：肺欲收，急食酸以收之，以酸补之。芍药、五味之酸，以收逆气而安肺。

杲曰：收肺气，补气不足，升也。酸以收逆气，肺寒气逆，则宜此与干姜同治之。又五味子收肺气，乃火热必用之药，故治嗽以之为君。但有外邪者不可骤用，恐闭其邪气，必先发散而后用之乃良。有痰者，以半夏为佐；喘者，阿胶为佐，但分两少不同耳。

震亨曰：五味大能收肺气，宜其有补肾之功。收肺气，非除热乎？补肾，非暖水脏乎？乃火热嗽必用之药。寇氏所谓食之多致虚热者，盖收补之骤也，何惑之有？又黄昏嗽乃火气浮入肺中，不宜用凉药，宜五味子、五倍子敛而降之。思邈曰：五、六月宜常服五味子汤，以益肺金之气，在上则滋源，在下则补肾。其法：以五味子一大合，木臼捣细，瓷瓶中，以百沸汤投之，入少蜜，封置火边良久，汤成任饮。元素曰：孙真人《千金月令》言：五月常服五味，以补五脏之气。遇夏月季夏之间，困乏无力，无气以动。与黄、人参、麦门冬，少加黄柏，煎汤服之。使人精神顿加，两足筋力涌出也。盖五味子之酸，辅人参，能泻丙火而补庚金，收敛耗散之气。好古曰：张仲景八味丸，用此补肾，亦兼述类象形也。机曰：五味治喘嗽，须分南北。生津止渴，润肺补肾，劳嗽，宜用北者；风寒在肺，宜用南者。

附方：新一十一。

久咳肺胀：五味二两，粟壳（白饧炒过）半两，为末，白饧丸弹子大。每服一丸，水煎服。（《卫生家宝方》）

久咳不止：丹溪方：用五味子五钱，甘草一钱半，五倍子、风化硝各二钱，为末，干噙。《摄生方》：用五味子一两，真茶四钱。晒研为末。以甘草五钱煎膏，丸绿豆大。每服三十丸，沸汤下。痰嗽并喘：五味子、白矾等分，为末。每服三钱，以生猪肺炙熟，蘸末细嚼，白汤下。汉阳库兵黄六病此，百药不效。于岳阳遇一道人传此，两服，病遂不发。(《普济方》)

阳事不起：新五味子一斤，为末。酒服方寸匕，日三服。忌猪、鱼、蒜、醋。尽一剂，即得力，百日以上可御十女。四时勿绝，药功能知。(《千金方》)

肾虚遗精：北五味子一斤洗净，水浸，去核。再以水洗核，取尽余味。通置砂锅中，布滤过，入好冬蜜二斤，炭火慢熬成膏，瓶收五日，出火性。每空心服一二茶匙，百滚汤下。(刘松石《保寿堂方》)

肾虚白浊：及两胁并背脊穿痛。五味子一两，炒赤为末，醋糊丸梧子大。每醋汤下三十丸。(《经验良方》)

五更肾泄：凡人每至五更即溏泄一二次，经年不止者，名曰肾泄，盖阴盛而然。脾恶湿，湿则濡而困，困则不能治水。水性下流，则肾水不足。用五味子以强肾水，养五脏；吴茱萸以除脾湿，则泄自止矣：五味（去梗）二两，茱萸（汤泡七次）五钱。同炒香，为末。每日陈米饮服二钱。(许叔微《本事方》)

女人阴冷：五味子四两为末，以口中玉泉和丸兔矢大。频纳阴中，取效。(《近效方》)

烂弦风眼：五味子、蔓荆子煎汤，频洗之。(《谈野翁种子方》)

赤游风：渐渐肿大。五味子焙研，热酒顿服一钱，自消，神效。(《保幼大全》)

旋　花

味甘，温，无毒。主益气，去面皯黑色，媚好，其根味辛，主腹中寒热邪气，利小便，久服不饥轻身。一名筋根花，一名金沸，一名美草。生豫州平泽。五月采，阴干。

陶隐居云：东人呼为山姜，南人呼为美草。根似杜若，亦似高良姜。腹中冷痛煮服甚效。作丸散服之辟谷止饥，近有人从南还，遂用此术与人断谷，皆得半年百日不饥不瘦，但志浅嗜深，不能久服尔。其叶似姜，花赤色，殊辛美，子状如豆蔻。此旋花之名，即是其花也。今山东甚多。《唐本》注云：此即生平泽，旋葍[①]是也。其根似筋，故一名筋根。旋[②]花陶所证真山姜尔。陶复于下品旋葍注中云此根出河南，北国来根似芎䓖，惟膏中用，今复道似高良姜，二说自相矛盾。且此根味甘，山姜味辛，都非此类。其旋葍膏疗风逐水，止用花，言根亦无妨，然不可以杜若乱之也。又将旋葍花名金沸，作此别名非也。《别录》云：根主续筋也。

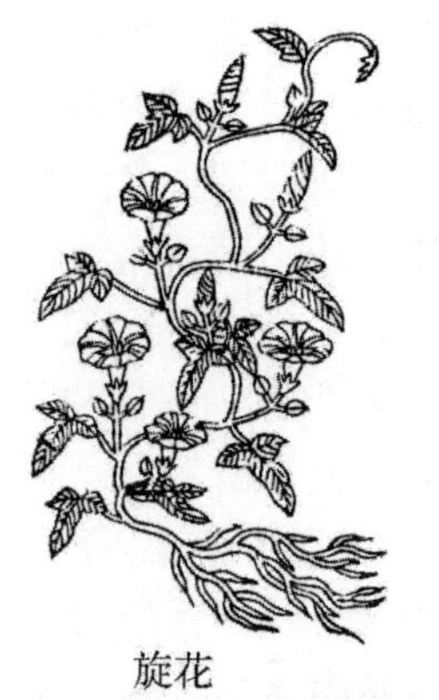
旋花

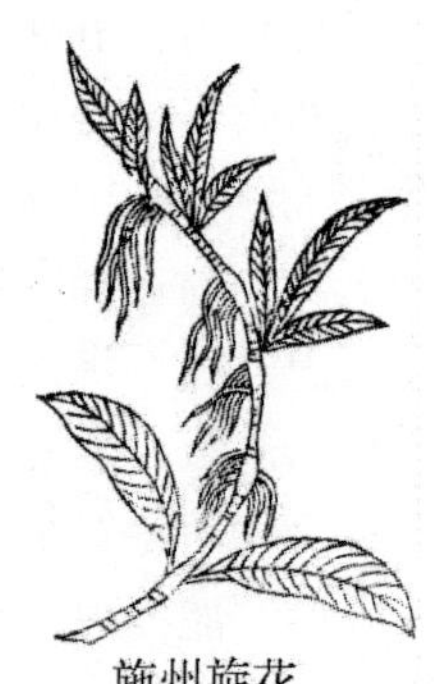
施州旋花

今按：陈藏器本草云：旋花本功外，取根食之不饥。又取根苗捣绞汁服之，主丹毒，小儿毒热，根主续筋骨，合金疮。陶注误，而唐注是也。

臣禹锡等谨按《蜀本图经》云：旋花根也，蔓生，叶似薯蓣而多狭长，花红白色，根无毛节，蒸煮堪啖，味甘美。根名筋根，今所在川泽皆有，二月、八月采根，日干。

萧炳云：旋[3]复用花，蕌旋[4]用根，今云旋复根即蕌旋，误矣。

《图经》曰：旋[5]花生豫州平泽，今处处皆有之。苏恭云此即平泽所生旋蕌[6]是也，其根似筋，故一名筋根。《别录》云：根主续筋，故南人皆呼为续筋根。苗作丛，蔓叶似山芋而狭长，花白，夏秋生遍田野，根无毛节，蒸煮堪啖甚甘美。五月采花阴干，二月、八月采根日干。花今不见用者，下品有旋[7]复花，与此殊别。人疑其相近，殊无谓也。《救急方》续断筋法，取旋蕌草根净洗，去土捣，量疮大小敷之，日一二易之，乃差止。一名肫肠草，俗谓鼓子花也。黔南出一种旋花，粗茎大叶，无花，不作蔓，恐别是一物也。

《衍义》曰：旋花蔓生，今河北、京西、关、陕田野中甚多，最难锄芟[8]，治之又生。世又谓之鼓子花，言其形肖也。四、五月开花，亦有多叶者，其根寸截置土下，频灌溉。方涉旬，苗已生。《蜀本图经》是矣。

现注：

①旋蕌：下原有音福二字注音。

②旋：下原有徐兖切三字注音。

③旋复：旋下原有徐元切注音。复下原有音伏二字注音。

④蕌旋：蕌下原有音福二字注音，旋下原有徐愿反三字反切音。

⑤旋：下原有徐愿切三字注音。

⑥蕌：下原有音福二字注音。

⑦旋：下原有徐元切三字注音。

⑧芟：通刈（yì 义），收割。

按：旋花为旋花科篱天剑的花朵。综合条文所述旋花功能益气，去面皯黑色，益颜色。根可清腹中邪气，利小便。宗奭言田野甚多甚是，若用可自去采集，一般药房无有。一名金沸者，今定为旋覆花之全草。旋覆花为菊科植物与此不同，为降气化痰药。《唐本》、萧炳、《图经》皆有分辨。原刻图形之施州旋花即是旋覆花。写旋花者即是旋花图形很准确，用者可按图采之。

释名：天剑草。时珍曰：其花不作瓣状，如军中所吹鼓子，故有旋花、鼓子之名。一种千叶者，色似粉红牡丹，俗呼为缠枝牡丹。时珍曰：花、根、茎、叶并甘滑微苦，能制雄黄。

补劳损，益精气（时珍）。时珍曰：凡藤蔓之属，象人之筋，所以多治筋病。旋花根细如筋可啖，故《本经》言其久服不饥。时珍自京师还，见北土车夫每载之，云暮归煎汤饮，可补损伤。则益气续筋之说，尤可征矣。

附方：新一。

秘精益髓：太乙金锁丹：用五色龙骨五两，覆盆子五两，莲花蕊四两（未开者，阴干），鼓子花三两（五月五日采之），鸡头子仁一百颗。并为末。以金樱子二百枚，去毛，木水七升，煎浓汁一升，去渣。和药，杵二千下，丸梧子大。每空心温盐酒下三十丸。服之至百日，永不泄。如要泄，以冷水调车前末半合服之。忌葵菜。（萨谦斋《瑞竹堂方》）

兰草

味辛，平，无毒。主利水道，杀蛊毒，辟不祥。除胸中痰癖。久服益气轻身，不老通神明，一名水香。生大吴池泽，四月、五月采。

陶隐居云：方药、俗人并不复识用，大吴即应是吴国尔。太伯所居，故呼大吴。今东间有煎泽草名兰香，亦或是此也，生湿地，李云是今人所种似都梁香草。

《唐本》注云：此是兰泽香草也，八月花白，人间多种之，以饰庭池，溪水涧旁往往亦有。陶云不识，又言煎泽草，或称李云都梁香近之，终非的识也。

今按：《别本》注云：叶似马兰，故名兰草，俗呼为燕尾香，时人皆煮水以浴疗风，故又名香水兰。陶云煎泽草，唐注云兰泽香，并非也。

臣禹锡等谨按《蜀本》《图经》云：叶似泽兰，尖长有岐，花红白色而香，生下湿地。

陈藏器云：兰草与泽兰二物同名，陶公竟不能知，苏亦强有分别。按兰草本功外主恶气，香泽可作膏涂发。生泽畔，叶光润，阴小紫，五月、六月采，阴干。妇人和油泽头，故云兰泽，李云都梁是也。苏注兰草云八月花白，人多种于庭池，此即泽兰，非兰草也。泽兰叶尖微有毛，不光润，方茎，紫节，初采微辛，干亦辛，入产后补虚用之。已别出中品之下，苏乃将泽兰注于兰草之中，殊误也。《广志》云：都梁香出淮南，亦名煎泽草。盛洪之《荆州记》曰：都梁县有山，山下有水清浅，其中生兰草，因名为都梁，亦因山为号也。

《衍义》曰：兰草，诸家之说异同，是曾未的识，故无定论。叶不香，惟花香。今江陵、鼎澧州山谷之间颇有，山外平田即无，多生阴地，生于幽谷，益可验矣。叶如麦门冬而阔；且韧长及一二尺，四时常青，花黄，中间叶上有细紫点。有春芳者为春兰，色深；秋芳者为秋兰，色淡。秋兰稍难得，二兰移植小槛中，置座右，花开时满室尽香，与他花香又别。唐白乐天有种兰不种艾之诗，正谓此兰矣。今未见用者。《本经》苏注八月花白，此即泽兰也。

按：兰草即菊科兰草的茎叶，今名曰佩兰。综合条文所述功能利水道，辟不祥，除痰癖。临床所用佩兰化湿清暑，化胸脘间浊气，可治暑热痰湿浊气壅塞。临床可归入清暑化湿药中。

释名女兰(《纲目》)、香草(《纲目》)、省头草(《纲目》)、孩儿菊(《纲目》)、千金草。

时珍曰：都梁即今之武冈州也，又临淮盱眙县亦有都梁山，产此香。兰乃香草，能辟不祥。陆玑《诗疏》言：郑俗，三月男女秉于水际，以自祓除。盖兰以阑之，以闲之，其义一也。《淮南子》云：男子种兰，美而不芳。则兰须女子种之，女兰之名，或因乎此。其叶似菊，女子、小儿喜佩之，则女兰、孩菊之名，又或以此也。《唐瑶经验方》言：江南人家种之，夏月采置发中，令头不滞，故名省头草。其说正合煎泽之义。古人兰蕙皆称香草，如零陵香草、都梁香草。后人省之，通呼为香草尔。近世但知兰花，不知兰草。惟虚谷方回考订，极言古之兰草即今之千金草，俗名孩儿菊者，其说可据。详下正误。时珍曰：兰草、泽兰一类二种也。俱生水旁下湿处。二月宿根生苗成丛，紫茎素枝，赤节绿叶，叶对节生，有细齿。但以茎圆节长，而叶光有岐者，为兰草；茎微方，节短而叶有毛者，为泽兰。嫩时并可而佩之，八、九月后渐老，高者三四尺，开花成穗，如鸡苏花，红白色，中有细子。雷《炮炙论》所谓大泽兰，即兰草也；小泽兰，即泽兰也。《礼记》佩兰，《楚辞》纫秋兰以为佩，《西京杂记》载汉时池苑种兰以降神，或杂粉藏衣书中辟蠹者，皆此二兰也。今吴人莳之，呼为香草，夏月刈取，以酒油洒制，缠作把子，货为头泽佩带，与《别录》所出太吴之文正相符合。诸家不知二兰乃一物二种，但功用有气血之分，故无定指，惟寇氏、朱氏之误尤甚，故考证于下。或云家莳者为兰草，野生者为泽兰，亦通。朱震亨曰：兰叶禀金水之气而似有火，人知其花香之贵，而不知其叶有药方。盖其叶能散久积陈郁之气甚有力，即今之栽置座右者。

时珍曰：二氏所说，乃近世所谓兰花，非古之兰草也。兰有数种，兰草、泽兰生水旁，山兰即兰草之生山中者。兰花亦生山中，与三兰迥别。兰花生近处者，叶如麦门冬而春花；生福建者，叶如菅茅而秋花。黄山谷所谓一干一花为兰，一干数花为蕙者，盖因不识兰草、蕙草，遂以兰花强生分别也。兰草与泽兰同类，故陆玑言：兰似泽兰，但广而长节。《离骚》言：其绿叶紫茎素枝，可纫可佩可藉可膏可浴。《郑诗》言：士女秉蕑；应劭《风俗通》言：尚书奏事，怀香握兰。《礼记》言：诸侯贽薰，大夫贽兰。《汉书》言：兰以香自烧也。若夫兰花，有叶无枝，可玩而不可纫佩藉浴秉握膏焚。故朱子《离骚辨证》言：古之香草必花叶俱香，而燥湿不变，故可刈佩。今之兰蕙，但花香而叶乃无气，质弱易萎，不可刈佩，必非古人所指甚明。古之兰似泽兰，而蕙即今之零陵香。今之似茅而花有两种者，不知何时误也？

熊太古《冀越集》言：世俗之兰，生于深山穷谷，决非古时水泽之兰也。《遁斋闲览》言：楚骚之兰，或以为都梁香，或以为泽兰，或以为猗兰，当以泽兰为正。今人所种如麦门冬者，名幽兰，非真兰也。故陈止斋着《盗兰说》以讥之。方虚谷《订兰说》言：古之兰草，即今之千金草，俗名孩儿菊者。今之所谓兰，其叶如茅而嫩者，根名土续断，因花馥郁，故得兰名也。杨升庵云：世以如蒲萱者为兰，九畹之受诬久矣。又吴草庐有《兰说》甚详，云兰为医经上品之药，有枝有茎，草之植者也。今所谓兰，无枝无茎，因黄山谷称之，世遂谬指为《离骚》之兰。寇氏《本草》亦溺于俗，反疑旧说为非。夫医经为实用，岂可误哉。今之兰，果可利水杀蛊而除痰癖乎？其种盛于闽，朱子乃闽人，岂不识其土产而反辨析如此？世俗至今犹以非兰为兰，何其惑之难解也。呜呼！观诸儒之明析如此，则寇、朱二氏之误可知，而医家用兰草者当不复疑矣。

其气清香，生津止渴，润肌肉，治消渴胆瘅（李杲）消痈肿，调月经。煎水，解中牛马毒（时珍）

时珍曰：按《素问》云：五味入口，藏于脾胃，以行其精气。津液在脾，令人口甘，此肥美所发也。其气上溢，转为消渴。治之以兰，除陈气也。王冰注云：辛能发散故也。李东垣治消渴生津饮，用兰叶，盖本于此，详见泽兰下。又此草浸油涂发，去风垢，令香润。《史记》所谓罗襦襟解，微闻香泽者是也。崔实《四时月令》作香泽法：用清油浸兰香、藿香、鸡舌香、苜蓿叶四种，以新绵裹，浸胡麻油，和猪脂纳铜铛中，沸定，下少许青蒿，以绵幂瓶，铛嘴泻出，瓶收用之。

附方：新一。

食牛马毒：杀人者。省头草（连根叶），煎水服，即消。（《唐瑶经验方》）

忍　冬

味甘，温，无毒。主寒热身肿，久服轻身，长年益寿。十二月采，阴干。

陶隐居云：今处处皆有，似藤生，凌冬不凋，故名忍冬。人惟取煮汁，以酿酒，补虚疗风。《仙经》少用。此既长年益寿，甚可常采服。凡易得之草，而人多不肯为之，更求难得者，是贵远贱近，庸人之情乎。

《唐本》注云：此草藤生，绕覆草木上，苗茎赤紫色，宿者有薄白皮膜[①]之，其嫩茎有毛，叶似胡豆，亦上下有毛，花白蕊紫。今人或以络石当之，非也。

今按：陈藏器本草云：忍冬主热毒血痢，水痢，浓煎服之。小寒，本条云温，非也。

臣禹锡等谨按《药性论》云：忍冬亦可单用，味辛，主治腹胀满，能止气下澼。

《肘后方》：飞尸者，游走皮肤，穿脏腑，每发刺痛，变作无常。遁尸者附骨入肉，攻凿血脉，每发不可得近，见尸丧，闻哀哭便作。风尸者淫跃四肢，不知痛之所在，每发昏恍，得风雪便作。沉尸者缠骨结脏，冲心胁，每发绞切，遇寒冷便作。尸注者，举身沉重，精神错杂，常觉昏废，每节气至，则辄致大恶，此一条别有治后熨也。忍冬茎叶剉数斛，煮令浓取汁煎之，服如鸡子一枚，日二三服。

现注：

①膜：下原有音莫二字注音。

按：忍冬为忍冬科忍冬的茎叶，其花为金银花。综合条文所述忍冬功能清热消肿。临床用忍冬藤治疗丹毒赤肿，肠痈，关节痛，脱疽，脉管不通经络瘀血等。其花金银花解毒消肿，解表清热之良药。临床忍冬藤可入清热解毒药，金银花可入解表药或解毒药。

释名金银藤(《纲目》)、鸳鸯藤(《纲目》)、鹭鸶藤(《纲目》)、老翁须(《纲目》)、左缠藤(《纲目》)、金钗股(《纲目》)、通灵草(《土宿》)、蜜桶藤。时珍曰：其花长瓣垂须，黄白相半，而藤左缠，故有金银、鸳鸯以下诸名。金钗股，贵其功也。土宿真君云：蜜桶藤，阴草也。取汁能伏硫制汞，故有通灵之称。

时珍曰：忍冬在处有之。附树延蔓，茎微紫色，对节生叶。叶似薜荔而青，有涩毛。

三四月开花，长寸许，一蒂两花二瓣，一大一小，如半边状。长蕊。花初开者，蕊瓣俱色白；经二三日，则色变黄。新旧相参，黄白相映，故呼金银花，气甚芬芳。四月采花，阴干，藤叶不拘时采，阴干。州刘秀才纯臣等，所载疗痈疽发背经效奇方，皆是此物。故张相公云：谁知至贱之中，乃有殊常之效，正此类也。

附方：新十七。

忍冬酒：治痈疽发背，不问发在何处，发眉发颐，或头或项，或背或腰，或胁或乳，或手足，皆有奇效。乡落之间，僻陋之所，贫乏之中，药材难得，但虔心服之，俟其疽破，仍以神异膏贴之，其效甚妙：用忍冬藤（生取）一把，以叶入砂盆研烂，入生饼子酒少许，稀稠得所，涂于四围，中留一口泄气。其藤只用五两（木槌槌损，不可犯铁），大甘草节（生用）一两。同入沙瓶内，以水二碗，文武火慢煎至一碗，入无灰好酒一大碗，再煎十数沸，去滓分为三服，一日一夜吃尽。病势重者，一日二剂。服至大小肠通利，则药力到。沈内翰云：如无生者，只用干者，然力终不及生者效速。（陈自明《外科精要》）

忍冬丸：治消渴愈后，预防发痈疽，先宜服此：用忍冬草根、茎、花、叶皆可，不拘多少。入瓶内，以无灰好酒浸，以糠火煨一宿，取出晒干，入甘草少许，碾为细末，以浸药酒打面糊，丸梧子大。每服五十丸至百丸，汤酒任下。此药不特治痈疽，大能止渴。(《外科精要》) 五痔诸瘘：方同上。

一切肿毒：不问已溃未溃，或初起发热：用金银花（俗名甜藤，采花连茎叶）自然汁半碗。煎八分，服之，以滓敷上。败毒托里，散气和血，其功独胜。（万表《积善堂方》）

疔疮便毒：方同上。

喉痹乳蛾：方同上。

敷肿拔毒：金银藤（大者，烧存性）、叶（焙干为末）各三钱，大黄（焙为末）四钱。凡肿毒初发，以水酒调搽四围，留心泄气。(杨诚《经验方》)

痈疽托里：治痈疽发背，肠痈奶痈，无名肿毒，痛寒热，状类伤寒，不问老幼虚实服之，未成者内消，已成者即溃：忍冬叶、黄各五两，当归一两，甘草八钱。为细末。每服二钱，酒一盏半，煎一盏，随病上下服，日再服，以渣敷之。(《和剂局方》)

恶疮不愈：左缠藤一把（捣烂），入雄黄五分。水二升，瓦罐煎之，以纸封七重，穿一孔，轻粉毒痈：方同上。

疮久成漏：忍冬草浸酒，日日常饮之。(戴原礼《要诀》)

热毒血痢：忍冬藤浓煎饮。(《圣惠方》)

五种尸注：飞尸者，游走皮肤，洞穿脏腑，每发刺痛，变动不常也。遁尸者，附骨入肉，攻凿血脉，每发不可见死尸，闻哀哭便作也。风尸者，淫跃四末，不知痛之所在，每发恍惚，得风雪便作也。沉尸者，缠结脏腑，冲引心胁，每发绞切，遇寒冷便作也。尸注者，举身沉重，精神错杂，常觉昏废，每节气至则大作也。并是身中尸鬼，引接外邪：宜用忍冬（茎叶，锉）数斛，煮取浓汁煎稠。每服鸡子大许，温酒化下，一日二三服。(《肘后方》)

鬼击身青：作痛。用金银花一两。水煎饮之。(李楼《怪病奇方》)

脚气作痛：筋骨引痛。鹭鸶藤（即金银花）为末。每服二钱，热酒调下。(《卫生易简方》)

中野菌毒：急采鸳鸯藤啖之，即今忍冬草也。(洪迈《夷坚志》)

口舌生疮：赤梗蜜桶藤、高脚地铜盘、马蹄香等分，以酒捣汁，鸡毛刷上，取涎出即愈。(《普济方》)

忍冬膏：治诸般肿痛，金刃伤疮恶疮：用金银藤四两，吸铁石三钱。香油一斤，熬枯去滓，入黄丹八两。待熬至滴水不散，如常摊用。《乾坤秘韫》

蛇床子

味苦、辛、甘，平，无毒。主妇人阴中肿痛，男子阴痿，湿痒，除痹气，利关节，癫痫恶疮。温中下气，令妇人子脏热，男子阴强。久服轻身，好颜色，令人有子。一名蛇粟。一名蛇米，一名虺床，一名思益，一名绳毒，一名枣棘，一名墙蘼。生临淄川谷及田野。五月采实，阴干。恶牡丹、巴豆、贝母。

陶隐居云：近道田野墟落间甚多，花叶正似蘼芜。

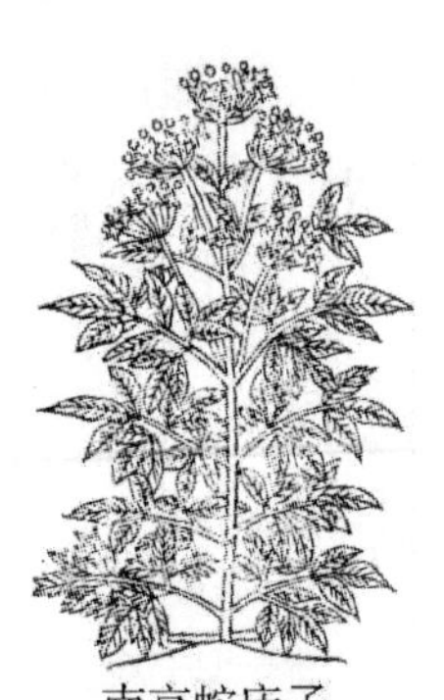
南京蛇床子

《唐本》注云：《尔雅》一名盱[①]。

臣禹锡等谨按《蜀本》《图经》云：似小叶芎䓖，花白子如黍粒，黄白色，生下湿地，今所在皆有，出扬州、襄州者良。采子曝干。

《尔雅》云：盱，虺床注：蛇床也，一名马床。

《药性论》云：蛇床人，君，有小毒。治男子女人虚湿痹，毒风瘴[②]痛，去男子腰疼，浴男女阴，去风冷，大益阳事。主大风身痒，煎汤浴之差，疗齿痛及小儿惊痫。

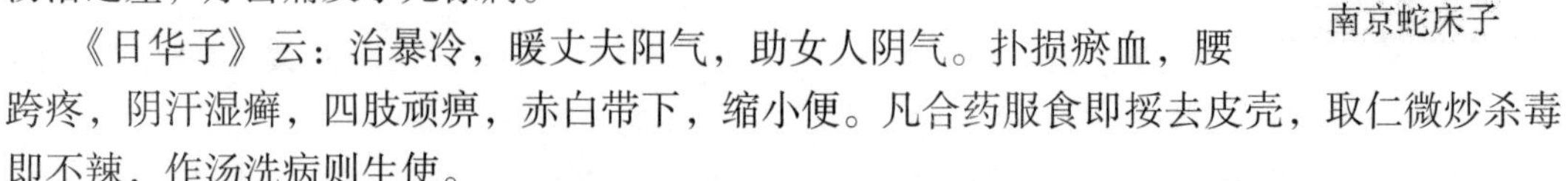

《日华子》云：治暴冷，暖丈夫阳气，助女人阴气。扑损瘀血，腰跨疼，阴汗湿癣，四肢顽痹，赤白带下，缩小便。凡合药服食即挼去皮壳，取仁微炒杀毒即不辣，作汤洗病则生使。

《图经》曰：蛇床子，生临淄川谷及田野，今处处有之，而扬州、襄州者胜。三月生苗高三二尺，叶青碎作丛，似蒿枝，每枝上有花头百余结同一窠，似马芹类。四、五月开白花，又似散水子，黄褐色，如黍米，至轻虚，五月采实阴干。《尔雅》谓之盱，一名虺床。

《雷公》云：凡使，须用浓蓝汁并百部草根自然汁，二味同浸三伏时，漉出日干，却用生地黄汁相拌，蒸，从午至亥，日干。用此药只令阳气盛数，号曰鬼考也。

《千金方》：治产后阴下脱，蛇床子，绢袋盛，蒸熨之。亦治阴户痛。

又方：治小儿癣疮，杵蛇床末，和猪脂涂之。《金匮方》温中坐药，蛇床子散方：蛇床子仁为末，以白粉少许，和令匀，相得如枣大，绵裹纳之，自然温矣。

现注：

①盱：下原有音吁二字注音。

②瘴：（qún 群），麻痹。

按：蛇床子为伞形科蛇床的果实。综合条文所述蛇床子功能清阴肿，强肾阳，起阴痿，除湿痒，利关节，止癫痫，除恶疮，温宫寒。临床多用阴部湿肿，阳痿等。但止癫痫，利关节等尚未应用。临床入化湿药。

时珍曰：蛇虺喜卧于下食其子，故有蛇床、蛇粟诸名。其叶似蘼芜，故曰墙蘼。《尔雅》云：盱，虺床也。时珍曰：其花如碎米攒簇。其子两片合成，似莳罗子而细，亦有细棱。凡花实似蛇床者，当归、芎䓖、水芹、藁本、胡萝卜是也。时珍曰：蛇床乃右肾命门、少阳三焦气分之药，神农列之上品，不独辅助男子，而又有益妇人。世人舍此而求补药于远域，岂非贱目贵耳乎。

附方：新十二。

阳事不起：蛇床子、五味子、菟丝子等分，为末，蜜丸梧子大。每服三十丸，温酒下，日三服。（《千金方》）

赤白带下：月水不来。用蛇床子、枯白矾等分，为末，醋面糊丸弹子大，胭脂为衣，绵裹纳入阴户。如热极，再换，日一次。（《儒门事亲》）

妇人阴痒：蛇床子一两，白矾二钱。煎汤频洗。（《集简方》）

大肠脱肛：蛇床子、甘草各一两，为末。每服一钱，白汤下，日三服。并以蛇床末敷之。（《经验方》）

小儿甜疮，头面耳边连引，流水极痒，久久不愈者。蛇床子一两，轻粉三钱。为细末，油调搽之。(《普济方》)

耳内湿疮：蛇床子、黄连各一钱，轻粉一字。为末吹之。(《全幼心鉴》)

风虫牙痛：《千金》用蛇床子、烛烬。同研，涂之。《集简方》：用蛇床子煎汤，乘热漱数次，立止。

冬月喉痹：肿痛，不可下药者。蛇床子烧烟于瓶中，口含瓶嘴吸烟，其痰自出。(《圣惠方》)

地肤子

味苦，寒，无毒。主膀胱热，利小便，补中益精气，去皮肤中热气，散恶疮疝瘕，强阴。久服耳目聪明，轻身耐老。使人润泽。一名地葵，一名地麦。生荆州平泽及田野。八月、十月采实，阴干。

陶隐居云：今田野间亦多，皆取茎苗为扫帚。子微细，入补丸散用，《仙经》不甚须。

《唐本》注云：地肤子，田野人名为地麦草，叶细茎赤，多出熟田中，苗极弱，不能胜举。今云堪为扫帚，恐人未识之。《别录》云：捣绞取汁，主赤白痢，洗目去热暗，雀盲，涩痛。苗灰主痢亦善。北人亦名涎衣草。臣禹锡等谨按《蜀本》《图经》云：叶细茎赤，初生薄地，花黄白，子青白色，今所在有。

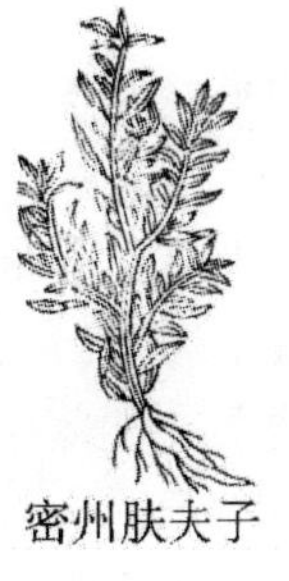

密州肤夫子

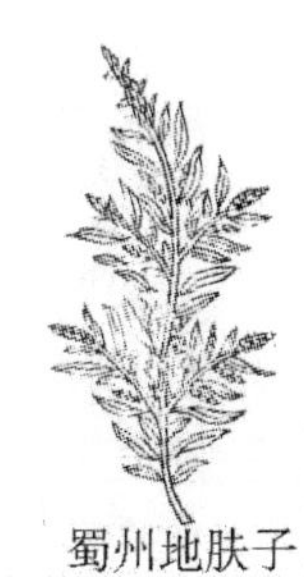

蜀州地肤子

《药性论》云：地肤子，君，一名益明。与阳起石同服主丈夫阴痿不起，补气益力，治阴卵癞[①]疾，去热风，可作汤沐浴。

《日华子》云：治客热丹肿，又名落帚子，色青，似一眠起蚕沙矣。

《图经》曰：地肤子，生荆州平泽及田野，今蜀川关中近地皆有之。初生薄地五六寸，根形如蒿，茎赤叶青，大似荆芥，三月开黄白花，八月、九月采实，阴干用。《神仙七精散》云：地肤子星之精也，或曰其苗即独掃也，一名鸭舌草。陶隐居谓茎苗可为扫帚者。苏恭云：苗极弱，不能胜举，二说不同，而今医家便以为独扫是也。密州所上者，其说益明，云根作丛生，每窠有二三十茎，茎有赤有黄，七月开黄花，其实地肤也，至八月而秸秆成，可采。正与此地独扫相类，若然恐西北所出者短弱，故苏注云尔。其叶味苦寒，无毒。主大肠泄泻，止赤白痢，和气涩肠胃，解恶疮毒。三、四月、五月采。《外台秘要》治目痛及眯忽中伤，因有热瞑者，取地肤子白汁注目中。

又方：疗手足烦疼，地肤草三两，水四升，煮取二升半。分三服，日一剂。

《肘后方》：治积年久疢[②]，腰痛有时发动，六月、七月取地肤子干末，酒服方寸匕，日五六服。

《子母秘录》：治妊娠患淋，小便数，去少，忽热痛酸索，手足疼烦，地肤子十二两，初以水四升，煎取二升半，分温三服。

《杨氏产乳》：疗小便数多，或热痛酸楚，手足烦疼，地肤草三两，以水四升，煮取二升半，分三服。

现注：

①癞：（tuí 颓），阴疝。

②疢：（chén 趁），疾病。

按：地肤子为藜科地肤的果实。综合条文所述地肤子功能清膀胱热，利小便，补中益精，去皮肤中热，散恶疮疝瘕，强阴。临床用地肤子多治皮肤皮疹，下部湿热，白细胞减少。其益精强阴散恶疮疝瘕之功能尚未发挥。临床入化湿药中。

释名：白地草(《纲目》)、千心妓女。时珍曰：地肤、地麦，因其子形似也。地葵，因其苗味似也。鸭舌，因其形似也。妓女，因其枝繁而头多也。益明，因其子功能明目也。子落则老，茎可为帚，故有帚、蔧诸名。

时珍曰：地肤嫩苗，可作蔬茹，一科数十枝，攒簇团团直上，性最柔弱，故将老时可为帚，耐用。苏恭云不可帚，止言其嫩苗而已。其子最繁。《尔雅》云：葥，王蔧。郭璞注云：王帚也。似藜，可以为扫帚，江东呼为落帚。此说得之。时珍曰：甘，寒。

附方：新七。

风热赤目：地肤子（焙）一升，生地黄半斤，取汁和作饼，晒干研末。每服三钱，空心酒服。《圣惠方》

雷头风肿：不省人事：落帚子同生姜研烂，热冲酒服，取汗即愈。(《圣济总录》)

胁下疼痛：地肤子为末，酒服方寸匕。(《寿域神方》)

疝气危急：地肤子（即落帚子)，炒香研末。每服一钱，酒下。(《简便方》)

狐疝阴颓：超越举重，卒得阴，及小儿狐疝，伤损生：并用地肤子五钱，白术二钱半，桂心五分，为末。饮或酒服三钱，忌生葱、桃、李。(《必效方》)

血痢不止：地肤子五两，地榆、黄芩各一两，为末。每服方寸匕，温水调下。(《圣惠方》)

肢体疣目：地肤子、白矾等分，煎汤频洗。(《寿域神方》)

时珍曰：甘、苦。烧灰煎霜，制砒石、粉霜、水银、硫黄、雄黄、砂。煎水日服，治手足烦疼利小便诸淋。

时珍曰：按虞抟《医学正传》云：抟兄年七十，秋间患淋，日，百方不效。后得一方，取地肤草捣自然汁，服之遂通。至贱之物，有回生之功如此。时珍按：《圣惠方》治小便不通，用地麦草一大把，水煎服。古方亦常用之。此物能益阴气，通小肠。无阴则阳无以化，亦东垣治小便不通，用黄柏、知母滋肾之意。

附方：新一。

物伤睛陷：努肉突出。地肤（洗去土）二两。捣绞汁，每点少许。冬月以干者煮浓汁。(《圣惠方》)

千岁蘽[1]

味甘，平，无毒。主补五脏益气，续筋骨，长肌肉，去诸痹，久服轻身不饥，耐老通神明，一名蘽芜。生太山川谷。

陶隐居云：作藤生，树如葡萄，叶如鬼桃，蔓延木上，汁白。今俗人方药都不复识用此，《仙经》数处须之，而远近道俗咸不识此，非甚是异物，正是未研访寻识之尔。《唐本》注云即蘡薁[2]藤汁也。此藤有得千岁者，茎大如碗，冬惟叶凋，茎终不死，藤汁味甘，子味甘酸，苗似葡萄，其茎主哕[3]逆大善，伤寒后呕哕更良。

今按：陈藏器本草云：千岁虆，陶云藤生，树如葡萄，叶如鬼桃，蔓延木上，汁白，人不复识，仙方或须。《唐本》注即云蘡薁藤得千岁者，汁甘子酸，按蘡薁是山蒲桃，斫断藤吹气出一头如通草，以水浸，吹取气滴目中，去热翳赤障，更无甘汁，《本经》云汁甘，明非蘡薁也。千岁虆似葛蔓，叶下白，子赤，条中有白汁。《草木疏》云：一名苣荒，连蔓而生，子赤可食。《毛诗》云：葛虆，注云：似葛之草也。此藤大者盘薄，故云千岁虆，谓蘡薁者，深是妄言。

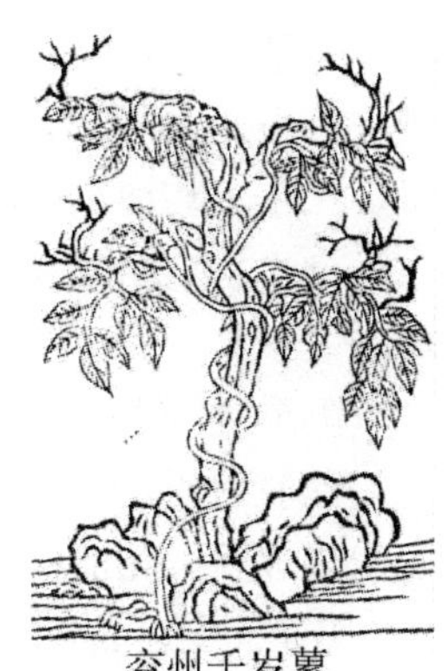
兖州千岁虆

臣禹锡等谨按《蜀本》《图经》云：今处处有，取汁用，当在夏秋也。

《日华子》云：味甘酸，止渴悦色，年多大者佳，茎叶同用，又名蘡薁藤。

《图经》曰：千岁虆，生泰山川谷，作藤生，蔓延木上，叶如葡萄而小。四月摘其茎，汁白而甘，五月开花，七月结实，八月采子，青黑微赤，冬惟凋叶，此即《诗》云：葛虆者也。苏恭谓是蘡薁藤，深为谬妄。陶隐居、陈藏器说最得之。

《衍义》曰：千岁虆，唐开元末，访隐民姜抚，已几百岁，召至集贤院，言服常春藤，使白鬒[4]，则长生可致。藤生太湖，终南往往有之。帝遣使多取以赐老臣，诏天下使自求之，擢[5]抚银青光禄大夫，号冲和先生。又言终南山有旱藕饵之延年，状类葛粉，帝取之作汤饼赐大臣。右骁骑将军甘守诚曰：常春者，千岁虆也；旱藕者，牡蒙也，方家久不用，抚易名以神之，民间以酒渍藤饮者多暴死。乃止。抚内惭，请求药牢山，遂逃去。今书之以备世疑。

现注：

①虆：下原有九轨切三字注音。（lěi 磊）。

②蘡：下原有音缨二字注音，现音（yīng 婴），薁：下原有音隩二字注音。现音（yù 郁）

③哕：下原有于月切三字注音。

④鬒：（zhēn 珍），头发多而黑。鬒髮如云。

⑤擢：（zhuó 浊），提拔。

按：千岁虆汁，为葡萄科葛虆的藤汁。综合功能补五脏益气，续筋骨，长肌肉，去诸痹。文中所说蘡薁为葡萄科蘡薁与葛虆不同从外形看葛虆叶无缺裂蘡薁叶有缺裂。

时珍曰：按：千岁虆，原无常春之名。惟陈藏器《本草》土鼓藤下言李邕名为常春藤，浸酒服，羸老变白。则抚所用乃土鼓藤也。其叶与千岁虆不同，或名同耳。

景天

味苦、酸，平，无毒。主大热火疮，身热烦邪恶气，诸蛊毒痂疕[1]，寒热风痹，诸不足。花主女人漏下赤白，轻身明目。久服通神不老。一名戒火，一名火母，一名救火，一名据火，一名慎火。生太山川谷，四月四日、七月七日采，阴干。

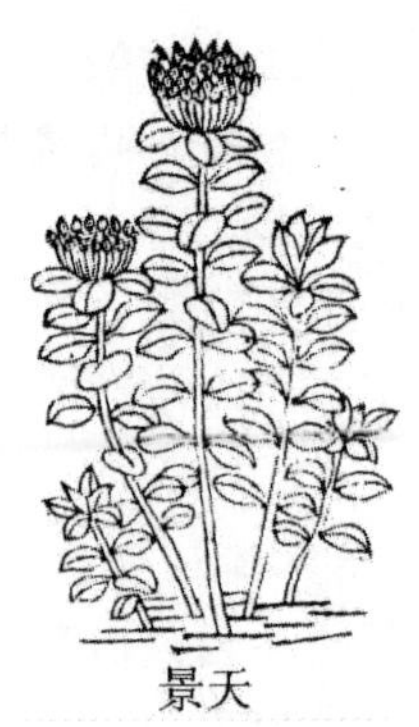
景天

陶隐居云：今人皆盆盛养之于屋上，云以辟火。叶可疗金疮止血。以洗浴小儿去烦热，惊气。广州城外有一树，云大三四围，呼为慎火树。江东者甚细小，方用亦稀，其花入服食。众药之名此最为丽。

今注：皇朝收复岭表，得广州医官，问其事，曾无慎火成树者，盖陶之误尔。

臣禹锡等谨按《蜀本》《图经》云：慎火草，叶似马齿苋而大。

《药性论》云：景天，君，有小毒，能治风疹恶痒，主小儿丹毒及治发热惊疾，花能明目。

《日华子》云：景天，冷，治心烦热狂，赤眼，头痛寒热，游风丹肿，女人带下。

《图经》曰：景天，生泰山山谷，今南北皆有之。人家多种于中庭，或以盆盎植于屋上，云以辟火，谓之慎火草。春生苗叶似马齿而大，作层而上，茎极脆弱，夏中开红紫碎花，秋后枯死。亦有宿根者，四月四日、七月七日采其花并苗叶，阴干，攻治疮毒，及婴孺风疹在皮肤不出者，生取苗叶五大两，和盐三大两同研绞取汁，以热手摩涂之，日再。但是热毒丹疮，皆可如此用之。

《外台秘要》：治瘾疹。以慎火草一斤，捣绞取汁，敷上热炙，摸之再三即差。

《千金方》：治小儿丹发，慎火草，生一握，捣绞汁，以拭之撯[2]上，日十遍，夜三四遍。《谭氏小儿方》同。

《子母秘录》：治产后阴下脱。慎火草一斤阴干，酒五升，煮取汁，分温四服。

又方：治小儿赤游，行于体上下，至心即死，捣生景天敷疮上。

《杨氏产乳》：疗烟火丹发以背起或两胁及两足赤如火，景天草、珍珠末一两，捣和如泥，涂之。又方：疗螯火丹从头起，慎火草，捣和，苦酒涂之。

《衍义》曰：景天，陶隐居既云今人皆盆盛养之于屋上，即知是草药，又言广州城外有一株，云可三四围，呼为慎火木。既曰云，即非亲见是也。盖是传闻，亦非误耳，乃陶之轻听也。然极易种，但折生枝置土中，频浇溉，旬日便下根，浓研取汁，涂火心疮甚验，干为末，水调扫游风赤瘇赪[3]热者。

现注：

①疕：下原有疋几切三字反切注音。

②撯：（xié 胁），原刻为撯，与搚同。撯原义为折断，“以拭之折断”，则不太通。疑为熁之误。熁：（xī 西），意为热，以拭熁上则意为以拭热肿之上。

③瘇：（zhǒng 肿），赪：（chēng 撑）红色。

按：景天为景天科植物景天之全草，综合条文所述景天功能除大热，消火疮，杀诸虫，除风痹，补不足。临床用景天止血活血，治瘀血斑块，衄血吐血等。入凉血止血药中。

释名： 护火(《纲目》)、辟火（同） 时珍曰：景天，人多栽于石山上。二月生苗，脆茎，微带赤黄色，高一二尺，折之有汁。叶淡绿色，光泽柔浓，状似长匙头及胡豆叶而不尖。夏开小白花，结实如连翘而小，中有黑子如粟粒。其叶味微甘苦，炸熟水淘可食。

附方：新五。

惊风烦热：慎火草煎水浴之。(《普济方》)

小儿中风：汗出中风，一日头颈腰背热，二日即腹热，手足不屈。用慎火草（干者）半两，麻黄，丹参，白术二钱半，为末，每服半钱，浆水调服，三四岁服一钱。《圣济录》

漆疮作痒：慎火草涂之。(《外台》)

眼生花翳：涩痛难开。景天捣汁，日点三五次。(《圣惠》)

茵陈蒿

味苦，平，微寒，无毒。主风湿寒热邪气，热结黄疸。通身发黄，小便不利，除头热，去伏瘕。久服轻身益气耐老。面白悦长年。白兔食之仙。生太山及丘陵坡岸上。五月及立秋采，阴干。

陶隐居云：今处处有，似蓬蒿而叶紧细，茎冬不死，春又生。惟入疗黄疸用。《仙经》云：白蒿，白兔食之仙。而今茵陈乃云此，恐是误尔。今按：陈藏器本草云：茵陈本功外，通关节，去滞热，伤寒用之。虽蒿类，苗细，经冬不死，更因旧苗而生，故名因陈，后加蒿字也。

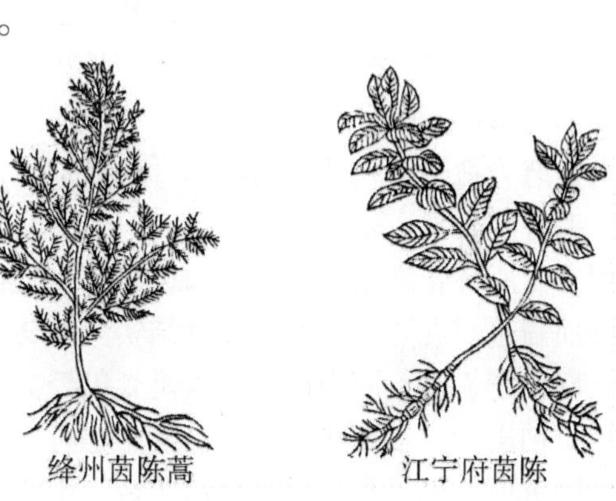
绛州茵陈蒿　江宁府茵陈

今又：详此非菜中茵陈也。

臣禹锡等谨按《蜀本》《图经》云：叶似青蒿而背白，今所在皆有，采苗阴干。

《药性论》云：茵陈蒿，使，味苦辛，有小毒，治眼目通身黄，小便赤。

《日华子》云：石茵陈，味苦凉，无毒。治天行时疾热狂，头痛头旋，风眼疼，瘴疟，女人癥瘕，并闪损乏绝。又名茵陈蒿。山茵陈本出和州，及南山岭上皆有。

《图经》曰：茵陈蒿，生泰山及丘陵坡岸上，今近道皆有之，而不及泰山者佳。春初生苗，高三五寸，似蓬蒿而叶紧细，无花实，秋后叶枯，茎秆经冬不死，至春更因旧苗而生新叶，故名茵陈蒿。五月、七月采茎叶，阴干，今谓之山茵陈。江宁府又有一种茵陈，叶大根粗，黄白色，至夏有花实。阶州有一种名白蒿，亦似青蒿而背白，本土皆通入药用之。今南方医人用山茵陈，乃有数种。或著其说云：山茵陈京下及比[①]地用者如艾蒿，叶细而背白，其气亦如艾，味苦，干则色黑。江南所用，茎叶都似家茵陈而大，高三四尺，气极芬香，味甘辛。俗又名龙脑薄荷。吴中所用乃石香葇也，叶至细，色黄，味辛甚香烈，性温，误作解脾药服之大令人烦。以本草论之，但有茵陈蒿，而无山茵陈，本草注云：茵陈蒿，叶似蓬蒿而紧细，今京下北地用为山茵陈者是也。大体世方用山茵陈疗脑痛，解伤寒发汗，行肢节滞气，化痰利膈，治劳倦最要。详本草正经惟疗黄疸，利小便，与世方都不应。今试取京下所用山茵陈为解肌发汗药，灼然少效。江南山茵陈疗伤寒脑痛绝胜。此见诸医议论谓家茵陈亦能解肌下膈，去胸中烦。方家少用，但可研作饮服之，本草所无自出。俗方茵陈蒿复当别是一物，主疗自异，不得为山茵陈，此说亦未可据。但以功较之，则江南者为胜，以经言之，则非本草所出，医方所用，且可计较功效，本草之义，更当考论尔。

《雷公》云：凡使，须用叶有八角者，采得阴干，去根，细剉用，勿令犯火。

《千金方》治遍身风痒，生疮疥。茵陈不计多少，煮浓汁洗之，立差。

《食医心镜》茵陈，主除大热黄疸，伤寒头痛，风热瘴疠，利小便，切煮羹，生食之亦宜人。《衍义》曰：茵陈蒿，张仲景治伤寒热甚发黄者，身面悉黄，用之极效。又一僧，因伤寒后发汗不澈，有留热，身面皆黄，多热，期年不愈。医作食黄治之，治不对，病不去，问之食不减。寻与此药服，五日病减三分之一，十日减三分之二，二十日病悉去。方用山茵陈、山栀子各三分，秦艽、升麻各四钱，末之，每用三钱，水四合，煎及二合，去滓，食后温服，以知为度，然此药以茵陈蒿为本，故书之。

现注：

①比地：近地之意，如天涯若比邻。但下面同一句型用北地，皆原刻如此。

按：茵陈蒿为菊科茵陈蒿的幼嫩茎叶。综合条文所述茵陈蒿功能祛风湿，退寒热，退黄疸，利小便，除头热，去伏瘕。临床常用退湿利黄，治肝胆疾病要药。临床入化湿药。

时珍曰：按：张揖《广雅》及《吴普本草》并作因尘，不知何义。时珍曰：茵陈昔人多莳为蔬，故入药用山茵陈，所以别家茵陈也。《洪舜俞老圃赋》云：酣糟紫姜之掌，沐醯青陈之丝，是也。今淮扬人，二月二日犹采野茵陈苗，和粉面作茵陈饼食之。后人各据方士所传，遂致淆乱。今山茵陈二月生苗，其茎如艾。其叶如淡色青蒿而背白，叶岐紧细而扁整。九月开细花黄色，结实大如艾子，花实并与庵花实相似，亦有无花实者。张元素曰：苦、甘，阴中微阳。入足太阳经。王好古曰：张仲景茵陈栀子大黄汤，治湿热也。栀子柏皮汤，治燥热也。如苗涝则湿黄，苗旱则燥黄。湿则泻之，燥则润之可也。此二药治阳黄也。韩只和、李思训治阴黄，用茵陈附子汤。大抵以茵陈为君主，而佐以大黄、附子，各随其寒热也。

附方：新六。

疬疡风病：茵陈蒿两握，水一斗五升，煮取七升。先以皂荚汤洗，次以此汤洗之，冷更作。隔日一洗，不然恐痛也。（崔行功《纂要》）

风疾挛急：茵陈蒿一斤，秫米一石，曲三斤，和匀，如常法酿酒服之。（《圣济总录》）

痫黄如金：好眠吐涎：茵陈蒿、白鲜皮等分，水二钟，煎服，日二服。（《三十六黄方》）

遍身黄疸：茵陈蒿一把，同生姜一块，捣烂，于胸前四肢，日日擦之。男子酒疸：用茵陈蒿四根，栀子七个，大田螺一个（连壳捣烂）。以百沸白酒一大盏，冲汁饮之，秘方也。

眼热赤肿：山茵陈、车前子等分。煎汤调（茶调散），服数服。（《直指方》）

杜　若

味辛，微温，无毒。主胸胁下逆气，温中，风入脑户，头肿痛，多涕泪出，眩倒，目䀮[①]，止痛，除口臭气。久服益精明目，轻身。令人不忘。一名杜蘅，一名杜莲，一名白连，一名白芩，一名若芝。生武陵川泽及冤句。二月、八月采根，曝干。得辛夷、细辛良，恶柴[②]胡、前胡。

陶隐居云：今处处有，叶似姜而有文理，根似高良姜而细，味辛香，又绝似旋覆根，殆欲相乱，叶小异尔。《楚辞》云：山中人兮芳杜若，此者一名杜蘅，今复别有杜蘅，不相似。《唐本》注云：杜若，苗似薕[3]姜，生阴地，根似高良姜，全少辛味。陶所注旋覆根，即真杜若也。

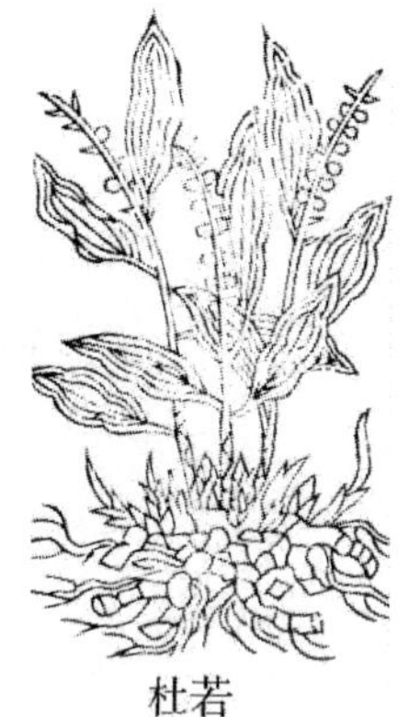
杜若

臣禹锡等谨按《蜀本图经》云：苗似山姜，花黄赤，子赤色，大如棘子，中似豆蔻。今出硖州岭南者甚好。

《范子计然》云：杜蘅、杜若出南郡、汉中，大者大善。

《图经》曰：杜若，生武陵川泽及冤句，今江湖多有之，叶似姜，花赤色，根似高良姜而小辛味，子如豆蔻。二月、八月采根，曝干用。谨按此草一名杜蘅，而中品自有杜蘅条。杜蘅，《尔雅》所谓土卤者也。杜若，《广雅》所谓楚衡者也。其类自别，然古人多相杂引用。《九歌》云：采芳洲兮杜若。又《离骚》云：杂杜蘅与芳芷。王逸辈皆不分别。但云香草也。古方或用，而今人罕使，故亦少有识之者。

《雷公》云：凡使，勿用鸭喋草根，真相似，只是味效不同。凡修事，采得后，刀刮上黄赤皮了，细剉，用二三重绢作袋盛，阴干。临使以蜜浸一夜，至明漉出用。

《尔雅》一曰杜若，土卤，香草也。

现注：

①肮：下原有莫郎切三字注音。现音（huāng 荒）

②柴：原刻为茈（chái 柴）。

③薕：（lián 联）。

按：杜若，《图经》曰：叶似姜，花赤色。又云谨按此草一名杜蘅，而中品自有杜蘅。《蜀本》云：苗似山姜，花黄赤，子赤色。杜若、杜蘅虽常混称而并非一物，陶弘景及《图经》皆有论述。杜若似山姜，杜蘅似细辛甚易区别。综合条文所述杜若功能温中下气，清头醒脑，明目通鼻，止眩晕，清口中浊气。

时珍曰：杜若人无识者，今楚地山中时有之。山人亦呼为良姜，根似姜，味亦辛。甄权注豆蔻所谓子姜，苏颂《图经》外类所谓山姜，皆此物也。或又以大者为高良姜，细者为杜若。唐时峡州贡之。时珍曰：杜若乃神农上品，治足少阴、太阳诸证要药，而世不知用，惜哉。

沙参

味苦，微寒，无毒。主血积惊气，除寒热，补中益肺气。疗胃痹心腹痛，结热邪气，头痛，皮间邪热，安五脏，补中。久服利人。一名知母，一名苦心，一名志取，一名虎须，一名白参，一名识美，一名文希。生河内川谷，及冤句、般阳续山，二月、八月采根，曝干。恶防已，反藜芦。

陶隐居云：今出近道，丛生，叶似枸杞，根白实者佳。此沙参并人参是为五参，其形不尽相类，而主疗颇同，故皆有参名。又有紫参，正名牡蒙，在中品。

《唐本》注云：紫参、牡蒙，各是一物，非异名也。今沙参出华州为善。

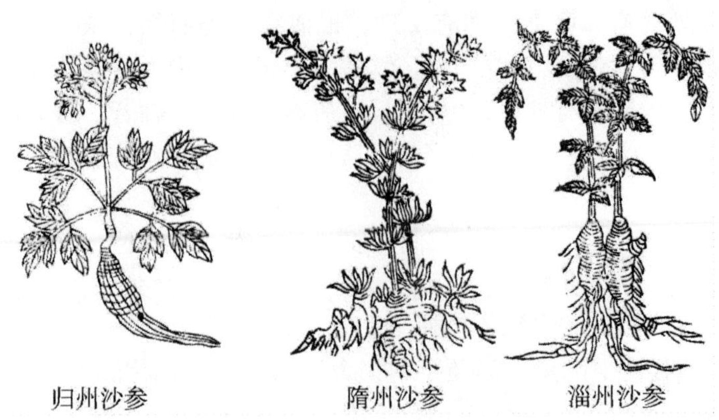

臣禹锡等谨按《蜀本》《图经》云：花白色，根若葵根。《药性论》云：沙参，臣。能去皮肌浮风，疝气下坠，治常欲眠，养肝气，宣五脏风气。

《日华子》云：补虚，止惊烦，益心肺，并一切恶疮疥癣，及身痒，排脓消肿毒。

《图经》曰：沙参，生河内川谷，及冤句、般阳续山。今出淄、齐、潞、随州，而江、淮、荆、湖州郡或有之。苗长一二尺以来，丛生崖壁间，叶似枸杞而有叉牙，七月开紫花，根如葵根，箸许大，赤黄色，中正白实者佳。二月、八月采根，曝干。南土生者叶有细有大，花白，瓣上仍有白粘胶，此为小异。古方亦单用；葛洪：卒得诸疝，小腹及阴中相引痛如绞，白[①]汗出欲死者。捣筛末，酒服方寸匕，立差。

现注：

①白汗：原刻如此。现称自汗出。古或有白汗一词。

按：今临床所用沙参分两种，即南沙参及北沙参，南沙参为桔梗科多种沙参的根茎，北沙参为伞形科珊瑚菜的根。一般认为南沙参清肺，北沙参养胃。临床属养阴药。综合条文所述沙参功能疗血积惊气，除寒热，补中益肺，疗胃心腹痛，头痛。从本书所附图形看，淄州沙参为轮叶沙参系南沙参，归州沙参似为北沙参。

释名：羊婆奶(《纲目》）时珍曰：沙参白色，宜于沙地，故名。其根多白汁，俚人呼为羊婆奶。《别录》有名未用羊乳即此也。此物无心味淡，而《别录》一名苦心，又与知母同名，不知所谓也。铃儿草，象花形也。时珍曰：沙参处处山原有之。二月生苗，叶如初生小葵叶，而团扁不光。八、九月抽茎，高一二尺。茎上之叶，则尖长如枸杞叶，而小有细齿。秋月叶间开小紫花，长二三分，状如铃铎，五出，白蕊，亦有白花者。并结实，大如冬青实，中有细子。霜后苗枯。其根生沙地者，长尺余，大一虎口；黄土地者则短而小。根茎皆有白汁。八、九月采者，白而实；春月采者，微黄而虚。小人亦往往絷蒸压实以乱人参，但体轻松，味淡而短耳。

清肺火，治久咳肺痿（时珍）。

元素曰：肺寒者，用人参；肺热者，用沙参代之，取其味甘也。好古曰：沙参味甘微苦，厥阴本经之药，又为脾经气分药。微苦补阴，甘则补阳，故洁古取沙参代人参。盖人参性温，补五脏之阳；沙参性寒，补五脏之阴。虽云补五脏，亦须各用本脏药相佐，使随所引而相辅之可也。时珍曰：人参甘苦温，其体重实，专补脾胃元气，因而益肺与肾，故内伤元气者宜之。沙参甘淡而寒，其体轻虚，专补肺气，因而益脾与肾，故金能受火克者宜之。一补阳而生阴，一补阴而制阳，不可不辨之也。

附方：新二。

肺热咳嗽：沙参半两。水煎服之。(《卫生易简方》)

妇人白带：多因七情内伤或下元虚冷所致。沙参为末，每服二钱，米饮调下。(《证治要诀》)

白兔藿

味苦，平，无毒。主蛇虺蜂虿[①]，猘狗菜肉蛊毒鬼疰。风疰，诸大毒，不可入口者，皆消除之。又去血，可末着痛上，立消。毒入腹者煮饮之即解。一名白葛。生交州山谷。

陶隐居云：此药疗毒，莫之与敌，而人不复用，殊不可解。都不闻有识之者，想当似葛尔。须别广访，交州人未得委悉。

《唐本》注云：此草荆、襄间山谷大有，苗似萝藦，叶圆厚，茎俱有白毛，与众草异，蔓生，山南俗谓之白葛，用疗毒有效。而交、广又有白花藤，生叶似女贞，茎叶俱无毛，花白，根似野葛，云大疗毒。而交州用根不用苗，则非藿也。用叶苗者真矣。二物疗治并如《经》说，各自一物，下条载白花藤也。

臣禹锡等谨按《蜀本图经》云：蔓生，叶圆若莼，今襄州北汝州南岗上有，五月、六月采苗，日干。《海药》云：主风邪热极，宜煮白兔藿饮之，干则捣末，敷诸毒妙。

现注：

①虿：(chǎi)。

按：白兔藿，《唐本》注云：苗似萝藦，叶圆厚，茎叶俱有毛，蔓生。综合条文所述功能解蛇虺蜂毒，解猘犬毒，止血止痛。毒虽入腹亦可解之。

徐长卿

味辛，温，无毒。主鬼物百精，蛊毒疫疾，邪恶气，温疟。久服强悍轻身。益气延年。一名鬼督邮。生太山山谷及陇西。三月采。陶隐居云：鬼督邮之名甚多。今俗用徐长卿者，其根正如细辛，小短扁扁尔。气亦相似。今狗脊散用鬼督邮，当取其强悍宜腰脚，所以知是徐长卿，而非鬼箭、赤箭。

《唐本》注云：此药叶似柳，两叶相当，有光润，所在川泽有之，根如细辛，微粗长而有臊[①]气，今俗用代鬼督邮，非也。鬼督邮别有本条在下。

臣禹锡等谨按《蜀本》《图经》云：苗似小麦，两叶相对，三月苗青，七月、八月著子，似萝藦子而小，九月苗黄，十月凋，生下湿川泽之间。今所在有之，八月采，日干。

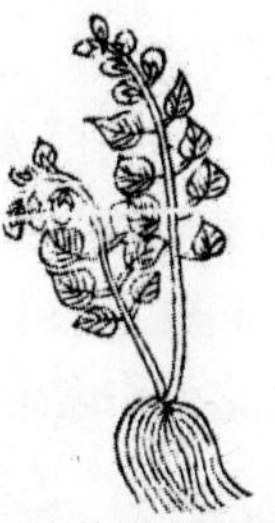
淄州徐长卿

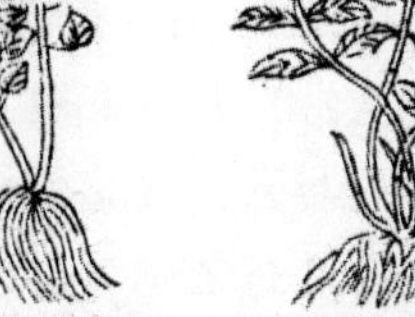
泗州徐长卿

《图经》曰：徐长卿，生泰山山岩谷及陇西，今淄、齐、淮、泗间亦有之。三月生青苗叶似小桑，两两相当，而有光润，七、八月著子，似萝藦而小，九月苗黄，十月而枯，根黄色，似细辛微粗长，有臊气，三月、四月采，一名别仙踪。

《雷公》云：凡采得，粗杵拌少蜜令遍，用瓷器盛，蒸三伏时，日干用。

现注：

①臊：下原有昔刀切三字注音。

按：徐长卿为萝藦科徐长卿之根茎或全草。综合条文所述徐长卿功能除蛊毒疫疾，消恶气，除温疟。今临床用徐长卿治关节风湿，肿毒甚好。可入祛风解毒药中。

时珍曰：徐长卿，人名也，常以此药治邪病，人遂以名之。《名医别录》于有名未用复出石下长卿条，云一名徐长卿。陶弘景注云：此是误尔。方家无用，亦不复识。今考二条功疗相似。按《吴普本草》云：徐长卿一名石下长卿。其为一物甚明，但石间生者为良。前人欠审，故尔差舛。时珍曰：鬼督邮及已之乱杜衡，其功不同，苗亦不同也。徐长卿之乱鬼督邮，其苗不同，其功同也。杜衡之乱细辛，则根苗功用皆仿佛，乃弥近而大乱也。不可不审。

时珍曰：治鬼之药多有毒，当从《别录》。时珍曰：《抱朴子》言：上古辟瘟疫有徐长卿散，良效。今人不知用此。

附方：新二。

小便关格：徐长卿汤：治气壅关格不通，小便淋结，脐下妨闷。徐长卿（炙）半两，茅根三分，木通、冬葵子一两，滑石二两，槟榔一分，瞿麦穗半两。每服五钱，水煎，入朴硝一钱，温服，日二服。(《圣惠方》)

注车注船：凡人登车船烦闷，头痛欲吐者。宜用徐长卿、石长生、车前子、车下李根皮各等分，捣碎，以方囊系半合于衣带及头上，则免此患。(《肘后方》)

石龙刍

味苦，微寒，微温，无毒。主心腹邪气，小便不利，淋闭，风湿鬼疰恶毒，补内虚不足，痞满，身无润泽，出汗，除茎中热痛，杀鬼疰恶毒气。久服补虚羸轻身，耳目聪明，延年。一名龙须，一名草续断，一名龙珠，一名龙华，一名悬莞，一名草毒。九节多味者良，生梁州山谷湿地。五月、七月采茎，暴干。

陶隐居云：茎青细相连，实赤，今出近道，水石处，似东阳龙须以作席者，但多节尔。

《唐》本注云：《别录》云，一名方宾，主疗蛔蛊，及不消食尔。

今按：《别本》注云：《别录》云：微温，今之服用能除热，盖不温也。

臣禹锡等谨按《蜀本图经》云：茎如綖①，丛生，俗名龙须草，今人以为席者，所在有之，八月、九月采根，暴干。

陈藏器云：按龙须作席弥败有垢者，取方尺，煮汁服之，主淋及小便卒不通。今出汾州，亦处处有之。

现注：

①綖：同线。

按：石龙蒭，为灯心草科石龙蒭全草。综合条文所述石龙蒭功能，通淋利水，祛风湿，补内虚，消痞满，通茎中热，润泽人身。

释名：缙云草(《纲目》) 时珍曰：刈草包束曰刍。此草生水石之处，可以刈束养马，故谓之龙刍。《述异记》：周穆王东海岛中养八骏处，有草名龙刍，是矣。故古语云：一束龙刍，化为龙驹。亦孟子刍豢之义。龙须、王母簪，因形也。缙云，县名，属今处州，仙都山产此草，因以名之。崔豹《古今注》云：世言黄帝乘龙上天，群臣攀龙须坠地生草，名曰龙须者，谬也。江东以草织席，名西王母席，亦岂西王母骑虎而堕其须乎。

时珍曰：龙须丛生，状如粽心草及凫茈，苗直上，夏月茎端开小穗花，结细实，并无枝叶。今吴人多栽莳织席，他处自生者不多也。《本经》明言龙刍一名龙须，而陶弘景言龙刍似龙须但多节，似以为二物者，非矣。

薇　衔

味苦，平、微寒，无毒。主风湿痹，历节痛，惊痫吐舌，悸气，贼风鼠瘘，痈肿。暴癥，逐水，疗痿蹶，久服轻身，明目。一名糜衔，一名承膏，一名承肌，一名无心，一名无颠。生汉中川泽，及冤句、邯郸。七月采茎、叶，阴干。得秦皮良。

陶隐居云：俗用亦少。

《唐本》注云：此草丛生，似茺蔚及白头翁，其叶有毛，茎赤。疗贼风大效。南人谓之吴风草，一名鹿衔草，言鹿有疾衔此草差。又有大小二种，楚人犹谓大者为大吴风草，小者为小吴风草也。

今按：《陈藏器本草》云：妇人服之绝产无子。

臣禹锡等谨按《蜀本》《图经》云：叶似茺蔚，丛生，有毛，黄花，根赤黑也。

陈藏器云：一名无心草，非草无心者，南人名吴风草，方药不用之。

《素问》云：黄帝曰：有病者，身热解堕，汗出如浴，恶风少气，此为何病？岐伯曰：病名酒风。帝曰：治之奈何？岐伯曰：以泽泻、术各十分，麋衔五分，合以三指撮，为后饭。

按：薇衔，《唐本》注云：一名鹿衔草。鹿衔草为鹿蹄草科之鹿衔草，陈藏器云可绝产无子，与今药理一致。综合条文所述功能薇衔可除风湿痹，除历节风，止惊痫悸气，消痈肿鼠瘘，除暴癥瘘蹷。临床可用于风湿类风湿，终早孕等。

时珍曰：据苏说，则薇衔、糜衔当作麋衔也。鹿、麋一类也。按郦道元《水经注》云：魏兴锡山多生薇衔草，有风不偃，无风独摇。则吴风亦当作无风，乃通。

煎水，洗瘭疽、甲疽、恶疮（时珍，出《外科精义》）。

时珍曰：麋衔乃《素问》所用治风病自汗药，而后世不知用之，诚缺略也。

附方：新二。

年深恶疮：无心草根、钓苓根、狼毒、白丁香各五钱，麝香一字，为末掺之。又方：无心小儿破伤风病，拘急口噤：没心草半两，白附子（炮）二钱半，为末。每服一字，薄荷酒灌下。（《圣济录》）

云　实

味辛、苦，温，无毒。主泄痢肠澼，杀虫蛊毒，去邪恶结气，止痛，除寒热，消渴。

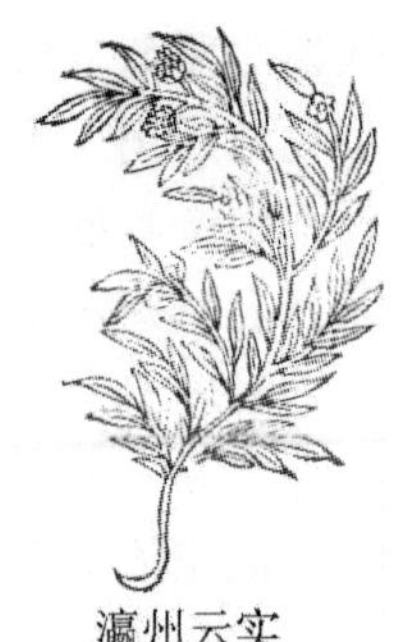
瀛州云实

花主见鬼精物，多食令人狂走。杀精物，下水。烧之致鬼。久服轻身，通神明。益寿。一名员实，一名云英，一名天豆。生河间川谷，十月采，暴干。

陶隐居云：今处处有，子细如葶苈子而小黑，其实亦类莨菪。烧之致鬼，未见其法术。

《唐本》注云：云实，大如黍及大麻子等。黄黑似豆，故名天豆。从生泽旁，高五六尺，叶如细槐，亦如苜蓿，枝间微刺，俗谓苗为草云母。陶云似葶苈，非也。

臣禹锡等谨按《蜀本》《图经》云：叶似细槐，花黄白，其荚如大豆，实青黄色，大若麻子。今所在平泽中有，五月、六月采实。

《图经》曰：云实，生河间川谷，高五六尺，叶如槐而狭长，枝上有刺，苗名臭草，又名羊石子草。花黄白色，实若麻子大，黄黑色，俗名马豆。十月采，曝干用。今三月、四月采苗，五月、六月采实，实过时即枯落，治疟药中多用之。

《雷公》云：凡使，采得后粗捣，相对拌浑颗豫[①]实，蒸一日后出用。

现注：

①豫：通与。

按：云实，为豆科云实的种子。综合条文所述功能止泄痢杀蛊毒，散结止痛，除寒热消渴。花可令人狂走烧之见鬼，应是致幻作用与陶云类莨菪相合。麻蕡亦使人狂走，功用与此应相类。

释名：粘刺。时珍曰：员，亦音云，其义未详。豆以子形名。羊石当作羊矢，其子肖之，故也。时珍曰：此草山原甚多，俗名粘刺。赤茎中空，有刺，高者如蔓。其叶如槐。三月开黄花，累然满枝。荚长三寸许，状如肥皂荚。内有子五六粒，正如鹊豆，两头微尖，有黄黑斑纹，浓壳白仁，咬之极坚，重有腥气。

主下疟脓血（时珍）。

时珍曰：云实花既能令人见鬼发狂，岂有久服轻身之理，此古书之讹也。

根：主治骨鲠及咽喉痛。研汁咽之（时珍）。

王不留行

味苦、甘，平，无毒。主金疮，止血逐痛，出刺，除风痹，内寒。止心烦鼻衄，痈疽恶疮，瘘乳，妇人难产。久服轻身耐老增寿。生太山山谷，二月、八月采。

陶隐居云：今处处有，人言是蓼子，亦不尔。叶似酸浆，子似菘子。而多入瘘方用之。

臣禹锡等谨按《蜀本图经》云：叶似菘蓝等，花红白色，子壳似酸浆，实圆黑似菘子，如黍粟。今所在有之。三月收苗，五月收子，晒干。

《药性论》云：王不留行，能治风毒，通血脉。

《日华子》云：治发背游风、风疹，妇人血经不匀，及难产。根、苗、花、子并通用，又名禁宫花，剪金花。

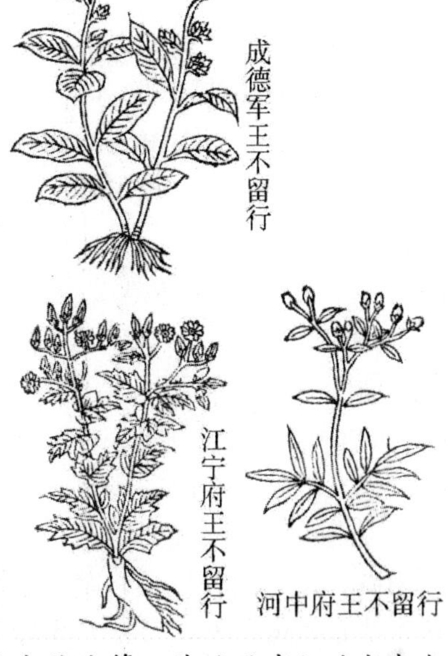

《图经》曰：王不留行，生泰山山谷，今江浙及并河近处皆有之。苗茎俱青，高七八寸已来，根黄色如荠根，叶尖如小匙头，亦有似槐叶者，四月开花，黄紫色，随茎而生，如松子状，又似猪蓝花。五月内采苗茎晒干用。俗间亦谓之剪金草，河北生者叶圆花红，与此小别。张仲景治金疮八物王不留行散，小疮粉其中，大疮但服之。产妇亦服。正元《广利方》疗诸风痉有王不留行汤最效。

《雷公》云：凡采得拌浑，蒸从巳至未出，却下浆水浸一宿，至明出，焙干用之。

《梅师方》：治竹木针刺在肉中不出，疼痛，以王不留行为末，熟水调方寸匕即出。

按：王不留行，为石竹科麦蓝菜的种子。综合条文所述王不留行功能止血止衄，除风痹内寒，除痈疽瘘乳，难产。临床用王不留行多治乳腺疾病，无乳乳痈乳内结块等。其治风痹之功尚未发挥。临床可用入散结药中。

时珍曰：此物性走而不住，虽有王命不能留其行，故名。《吴普本草》作一名王不流行，盖误也。时珍曰：多生麦地中。苗高者一二尺。三四月开小花，如铎铃状，红白色。结实如灯笼草子，壳有五棱，壳内包一实，大如豆。实内细子，大如菘子，生白熟黑，正圆如细珠可爱。陶氏言叶似酸浆，苏氏言花如菘子状者，皆欠详审，以子为花叶状也。灯笼草，即酸浆也。苗、子皆入药。

元素曰：甘、苦，平。阳中之阴。下乳汁（元素）。利小便，出竹木刺（时珍）。

元素曰：王不留行，下乳引导用之，取其利血脉也。时珍曰：王不留行能走血分，乃阳明冲任之药。俗有“穿山甲、王不留，妇人服了乳长流”之语，可见其性行而不住也。按：王执中《资生经》云：一妇人患淋卧久，诸药不效。其夫夜告予。予按既效方治诸淋，用剪金花十余叶煎汤，遂令服之。明早来云：病减八分矣。再服而愈。剪金花，一名禁宫花，一名金盏银台，一名王不留行是也。

附方：旧一，新八。

鼻衄不止：剪金花连茎叶阴干，浓煎汁温服，立效。(《指南方》)

粪后下血：王不留行末，水服一钱。(《圣济总录》)

金疮亡血：王不留行散：治身被刀斧伤，亡血：用王不留行十分（八月八日采之），蒴细叶川椒三分，甘草十分，黄芩、干姜、芍药、浓朴各二分。以前三味烧存性，后六味为散，合之。每大疮饮服方寸匕，小疮但粉之。产后亦可服。(张仲景《金匮要略》)

妇人乳少：因气郁者。涌泉散：王不留行、穿山甲（炮）、龙骨、瞿麦穗、麦门冬等分，为末。每服一钱，热酒调下，后食猪蹄羹，仍以木梳梳乳，一日三次。(《卫生宝鉴》方)

头风白屑：王不留行、香白芷等分，为末。干掺，一夜篦去。(《圣惠》)

痈疽诸疮：王不留行汤。治痈疽妒乳，月蚀白秃，及面上久疮，去虫止痛：用王不留行、东南桃枝、东引茱萸根皮各五两，蛇床子、牡荆子、苦竹叶、疾蒺子各三升，大麻子

一升。以水二斗半，煮取一斗，频频洗之。(《千金方》)

误吞铁石：骨刺不下，危急者。王不留行、黄柏等分，为末，汤浸蒸饼，丸弹子大，青黛为衣，线穿挂风处。用一丸，冷水化灌之。(《百一选方》)

疔肿初起：王不留行子为末，蟾酥丸黍米大。每服一丸，酒下，汗出即愈。(《集简方》)

鬼督邮

味辛苦，平，无毒。主鬼疰卒忤中恶，心腹邪气，百精毒。温疟疫疾，强腰脚，益膂力。一名独摇草。[①]

《唐本》注云：苗惟一茎，叶生茎端，若繖[②]，根如牛膝而细黑。所在有之，有必丛生，今人以徐长卿代之，非也。《唐本》先附。

臣禹锡等谨按《蜀本》云：徐长卿，赤箭之类，亦一名为鬼督邮。但主治不同，宜审用也。又《图经》云：茎似细箭杆，高二尺以下，叶生茎端，状繖盖，根横而不生须，花生叶心，黄白色。二月、八月采根，所在皆有。

《雷公》云：凡采并细剉了，捣，用生甘草水煮一伏时，漉出用也。

现注：

①本条原用墨字，但因无陶隐居注，故不是《别录》文，应为《唐本》所出。

②繖：下原有音伞二字注音。繖与伞同。

按：《本经》云徐长卿一名鬼督邮。但《唐本》注云茎生叶在顶端。则又与徐长卿不太一样。从《唐本》所述形态颇似王孙，王孙则四叶生于顶。综合条文所述功能祛中恶，利心腹，截温疟，强腰脚。

时珍曰：此草独茎而叶攒其端，无风自动，故曰鬼独摇草，后人讹为鬼督邮尔。因其专主鬼病，犹司鬼之督邮也。古者传舍有督邮之官主之。徐长卿、赤箭皆治鬼病，故并有鬼督邮之名，名同而物异。珍曰：鬼督邮与及己同类，根苗皆相似。但以根如细辛而色黑者，为及己；根如细辛而色黄白者，为鬼督邮。

时珍曰：有小毒。时珍曰：按东晋《深师方》，治上气嗽、饮嗽、邪嗽、燥嗽、冷嗽，四满丸，用鬼督邮同蜈蚣、芫花、踯躅诸毒药为丸，则其有毒可知矣。非毒药不能治鬼疰邪恶之病，《唐本》云无毒，盖不然。

白花藤

味苦，寒，无毒。主解诸药菜肉中毒。酒渍服之主虚劳风热。生岭南、交州、广州平泽[①]。《唐本》注云：苗似野葛，而白花，根皮厚，肉白，其骨柔于野葛。《唐本》先附。

臣禹锡等谨按《蜀本》《图经》云：叶有细毛，蔓生，花白，根似牡丹，骨柔皮白而厚，味苦。用根不用苗，凌冬不凋。

《雷公》云：凡使，勿用菜花藤，缘真似白花藤，只是味不同。菜花藤酸涩不堪用，其白花藤味甘香，采得后去根，细剉，阴干用之。

现注：

①本条虽用墨字，但无陶注，故为《唐本》先附。

按：白花藤，毛茛科白花藤。与此同名，但为现代药书所载又有毒，本品注为无毒，故不完全一致。本白花藤苗似野葛而花白。又有豆科滇桂崖豆藤，也叫白花藤。综合条文所述白花藤功能解诸药毒，补虚劳祛风热。

时珍曰：苏言用根，雷言用苗，都可用尔。按：葛洪《肘后方》云：席辩刺史在岭南日久，言俚人皆因饮食入毒，多不即觉，渐不能食，或心中渐胀，先寒似瘴。急含白银，一宿变色者即是也。银青是蓝药，银黄赤是囷药，囷音混，草名也。但取白花藤四两，出巂州者为上，不得取近野葛生者，洗切，同干蓝实四两，水七升，煮取半，空腹顿服。少闷勿怪，其毒即解。

五种唐本余

留军待

味辛，温，无毒。主肢节风痛，筋脉不遂，折伤瘀血，五缓挛痛。生剑州山谷，其叶似楠木而细长。采无时。

按：留军待，生剑州山谷，其叶似楠木而细长。综合功能除肢节风痛，舒筋脉，续折伤，消瘀血，除五缓。

地不容

味苦，大寒，无毒。主解蛊毒，止烦热，辟瘴疠，利喉闭，及痰毒。一名解毒子。生山西谷。采无时。

《图经》曰：地不容，生戎州，味苦，大寒，无毒。蔓生，叶青如杏叶，而大厚硬，凌冬不凋，无花实，根黄白色，外皮微粗褐，累累相连，如药实而圆大。采无时。能解蛊毒，辟瘴气，治咽喉闭塞，乡人亦呼为解毒子。

按：地不容为防己科地不容的块根。综合功能解毒止烦热，辟瘴疠，利咽喉闭塞。乡人亦呼为解毒子。

时珍曰：《四川志》云：苦药子出忠州。性寒，解一切毒。川蜀诸处皆有。即解毒子也。

或云：卬（邛）州苦药子即黄药子，方言称呼不同耳。埋亦近之。

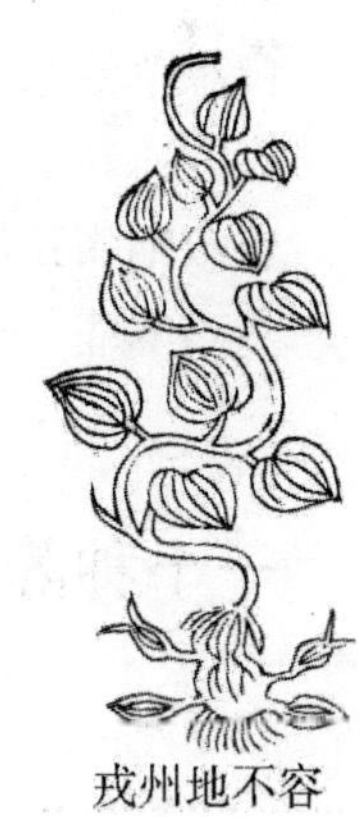
戎州地不容

消痰降火，利咽喉，退目赤（时珍）。

附方：新二。

咽喉肿痛：水浆不下：苦药、山豆根、甘草、硝石各一分，射干、柑皮、升麻各半两。为末，蜜丸。噙之。（《圣惠方》）

眉棱骨痛：热毒攻眼，头痛眉痛，壮热不止。解毒子、木香、川大黄各三分，为末，浆水调膏摊贴，干即易之。（《普济方》）

独用将军

味辛，无毒。主治毒肿奶痈，解毒，破恶血。生林野，采无时，节节穿叶心生苗，其叶似楠，根并采用。

按：独用将军，节节穿叶心生苗，其叶似楠。综合功能解毒消肿破恶血，消乳痈。

附方：新一。

下痢噤口：独将军草根，有珠如豆者，取珠捣汁三匙，以白酒半杯和服。（《简便方》）

山胡椒

味辛，大热，无毒。主心腹痛，中冷，破滞。所在有之，似胡椒颗粒，大如黑豆，其色黑，俗用有效。

按：山胡椒为樟科牛筋树的果实。综合功能温中破滞治心腹痛。

灯笼草

味苦，大寒，无毒。主上气咳嗽，风热，明目。所在有之，八月采。枝、干高三四尺，有花红色，状若灯笼，内有子，红色可爱。根、茎、花、实并入药使。

按：灯笼草为茄科灯笼草的全草。综合功能下气止咳，清热明目。

按《庚辛玉册》云：灯笼草四方皆有，惟川陕者最大。叶似龙葵，嫩时可食。四、五月开花结实，有四叶盛之三叶酸草附于酸浆之后，盖不知其名同物异也。其草见草之九，酢浆下。震亨曰：灯笼草，苦能除湿热，轻能治上焦，故主热咳咽痛。此草治热痰咳嗽，佛耳草治寒痰咳嗽也。与片芩清金丸同用，更效。

附方：新二。

热咳咽痛：灯笼草为末，白汤服，名清心丸。仍以醋调敷喉外。（《丹溪纂要》）

热咳咽痛：灯笼草，炒焦研末，酒调呷之。（《医学正传》）

一十种陈藏器余

人肝藤

主解诸毒药，肿游风，脚手软痹。并研服之，亦煮服之，亦敷病上。生岭南，叶三椏，花紫色。一名承露仙。又有伏鸡子，亦名承灵仙，叶圆，与此名同物异。《海药》云：《广志》云：生岭南山石间，引蔓而生。主蛊毒及手脚不遂等风。生研服。《杨氏产乳》疗中蛊毒，人肝藤，以清水磨一弹丸饮之，不过三两服。

按：人肝藤，蔓生，叶三桠，花紫色。综合功能解诸毒，祛风痹。

时珍曰：以根三两，磨汁或煎浓汁服。并解蛊毒。

越王余筭[1]

味咸，平，无毒。主下水，破结气。生南海水中，如竹筭子，长尺许。《异苑》曰：晋安有越王余筭，叶白者似骨，黑者似角。云是越王行海作筹有余，弃水中而生。《海药》云：谨按《异苑》记云：昔晋安越王，因渡南海，将黑角白骨筭筹所余弃水中，故生此，遂名筭。味咸温，主水肿浮气，结聚宿滞不消，腹中虚鸣。并宜煮服之。

①筭：同算。

按：越王余筭为海箸科动物沙箸水螅体分泌的石灰质骨骼。综合功能消水肿，破结气。

沙箸：时珍曰：按：刘恂《岭表录异》有沙箸，似是余算之类，今附于此。云：海岸沙中生沙箸，春吐苗，其心若骨，白而且劲，可为酒筹。凡欲采者，须轻步向前拔之。不然，闻行声遽缩入沙中，不可得也。

石莼

味甘，平，无毒。下水利小便。生南海中水石上。《南越志》云：似紫菜，色青。《临海异物志》曰：附石生也。《海药》云：主风秘不通，五鬲[1]气，并小便不利，脐下结气。宜煮汁饮之。胡人多用治耳疾。

现注：

①鬲：此处同膈。

按：石莼为石莼科石莼的叶状体，俗称海白菜。综合功能消肿利水。

海根

味苦，小温，无毒。主霍乱中恶，心腹痛，鬼气注忤，飞尸喉痹蛊毒，痈疽恶肿，赤白游胗[1]，蛇咬犬毒，酒及水磨服，敷之亦佳。生会稽海畔山谷，茎赤，叶似马綦[2]，根似菝葜而小也。海人极用之。《海药》云：胡人采得蒸而用之，余并同。

现注：

①胗：(zhěn 诊) 嘴唇溃疡，又同疹。

②綦：原刻不清似綦字没刻好。

按：海根，茎赤，叶似马綦，根似菝葜而小。综合功能除霍乱，止心腹痛，通喉痹，消恶肿。

寡妇荐

主小儿吐痢霍乱。取二七茎煮饮之。

按：从取二七茎看此似是植物并非席荐。二七茎也可能指编荐之草茎。可编荐之草甚多如茳芏、芦苇、蒲等。可止吐痢霍乱。

自经死绳

主卒发癫狂，烧为末，服三指撮。三年陈蒲煮服之，亦佳。

按：陈蒲煮服之，似说此绳为蒲所拧成。可治癫狂。

时珍曰：按张耒《明道杂志》云：蕲水一富家子，游倡宅，惊走仆于刑人尸上，大骇发狂。明医庞安常取绞死囚绳烧灰，和药与服，遂愈。观此则古书所载冷僻之物，无不可用者，在遇圆机之士耳。

刺　　蜜

味甘，毒。主骨热痰嗽，痢暴下血，开胃止渴除烦。生交河沙中，草头有刺，上有毛，毛中生蜜，一名草蜜。胡人呼为给勃罗。

按：刺蜜，为豆科骆驼刺中分泌的糖粒。综合功能除骨蒸劳热，止痰嗽，止消渴。

时珍曰：按李延寿《北史》云：高昌有草名羊刺，其上生蜜，味甚甘美。又《梁四公子记》云：高昌贡刺蜜。杰公云：南平城羊刺无叶，其蜜色白而味甘；盐城羊刺叶大，其蜜色青而味薄也。高昌即交河，在西番，今为火州。又段成式《酉阳杂俎》云：北天竺国有蜜草，蔓生大叶，秋冬不死，因受霜露，遂成蜜也。又《大明一统志》云：西番撒马儿罕地，有小草丛生，叶细如蓝，秋露凝其上，味甘如蜜，可熬为饧，土人呼为达即古宾，盖甘露也。按此二说，皆草蜜也，但不知其草即羊刺否也？又有（香菁）齐树，亦出蜜，云可入药而不得其详，今附于下。

（香菁）齐（“香菁”音别）按：段成式云：（香菁）齐出波斯国，拂林国亦有之，名（乇页）勃梨佗（“乇页”音夺）。树长丈余，皮色青薄光净。叶似阿魏，生于枝端，一枝三叶。八月伐之，蜡月更抽新条。七月断其枝，有黄汁如蜜，微香，可以入药疗病也。

骨路支

味辛，平，无毒。主上气浮肿，水气，呕逆，妇人崩中，余血癥瘕，杀三虫。生昆仑国，苗似凌霄藤，根如青木香，安南亦有，一名飞藤。

按：骨路支，苗似凌霄藤，根如青木香。综合功能消肿利水，止呕止崩，除癥瘕。

长　　松

味甘，温，无毒。主风血冷气，宿疾。温中去风。草似松，叶上有脂。山人服之。生关内山谷中。

按：长松，草似松，叶上有脂。综合功能温中袪风，活血消冷气。

释名：仙茆。时珍曰：其叶如松，服之长年，功如松脂及仙茆，故有二名。

时珍曰：长松生古松下，根色如荠，长三五寸。味甘微苦，类人参，清香可爱。

按：《张天觉文集》云：僧普明居五台山，患大风，眉发俱堕，哀苦不堪。忽遇异人，教服长松，示其形状。明采服之，旬余毛发俱生，颜色如故。今并代间土人，多以长松杂甘草、山药为汤煎，甚佳。然本草及方书皆不载，独释慧祥《清凉传》始叙其详如此。韩懋《医通》云：长松产太行西北诸山，根似独活而香。

治大风恶疾，眉发堕落，百骸腐溃。每以一两，入甘草少许，水煎服，旬日即愈。又解诸虫毒，补益长年（时珍）。

附方：新一。

长松酒：滋补一切风虚，乃庐山休休子所传。长松一两五钱（状似独活而香，乃酒中圣药也）。熟地黄八钱，生地黄、黄（蜜炙）、陈皮各七钱，当归、浓朴、黄柏各五钱，白芍药（煨）、人参、枳壳各四钱，苍术（米泔制）、半夏（制）、天门冬、麦门冬、砂仁、黄连各三钱，木香、蜀椒、胡桃仁各二钱，小红枣肉八个，老米一撮，灯心（五寸长） 一百二十根。一料分十剂，绢袋盛之。凡米五升，造酒一尊，煮一袋，窨久乃饮。（《韩氏医通》）

合子草

有小毒。子及叶主蛊毒螫咬。捣敷疮上。蔓生岸旁，叶尖花白，子中有两片如合子。

按：合子草为葫芦科合子草的叶或种子。综合功能消虫蛊毒，消疮。

卷第八

草部中品之上总六十二种

三十二种《神农本经》[①]本为白字，今用字下不加点·号表示。
四种《名医别录》[②]本为墨字，今用字下加·号表示。
一种《唐本》先附[③]注云：唐附
二种今附 注云：今附皆医家尝用有效[④]
一种新分条[⑤]
二十二种陈藏器余[⑥]

干姜《本经》 生姜原附干姜下今分条 菓私以切耳实《本经》叶附，苍耳也 葛根 汁叶花附《本经》 葛粉今附 栝楼《本经》 实茎叶附 苦参《本经》 当归《本经》 麻黄《本经》 通草《本经》燕覆子，通脱木续注 芍药《本经》 蠡（音礼）实《本经》 马蔺子是也，花叶等附 瞿（音劬）麦叶续注 玄参《本经》 秦艽（音胶）《本经》 百合《本经》红百合续注 知母《本经》 贝母《本经》 白芷《本经》 淫羊藿《本经》仙灵脾是也 黄芩《本经》 狗脊《本经》 石龙芮《本经》 茅根《本经》茅花，茅针，屋茅，续注 紫菀《本经》 紫草《本经》 前胡《别录》 败酱《本经》 白鲜皮《本经》 酸浆《本经》根续注 紫参《本经》 藁本《本经》实附 石韦《本经》石皮、瓦韦 续注 萆薢《本经》 杜蘅《别录》 白薇《本经》 菝（蒲八切）葜（弃八切）叶续注 大青《别录》女萎唐附 石香菜今附

二十二种陈藏器余

兜纳香 风延母 耕香 大瓠藤水 筋子根 土芋 优殿 土落草 狝菜 必似勒 胡面莽 海蕴 百丈青 斫合子 独自草 金钗股 博落回 毛建草 数低 仰盆 离鬲[⑦]草 䗪药

现注：

①干姜等三十二种原为白色字，代表《神农本草经》所出。现以无标识表示。
②前胡等四味原为墨字，现用字下加·表示。
③原为墨字，今按原法注明唐附，只女萎一味。
④原为墨字，今按原法注明今附，有葛粉、石香菜≈二味。
⑤原为墨字，今按原法注明今分条，只生姜一味，亦是别录文，下加·号。
⑥陈藏器之二十二种原为墨字。
⑦鬲：（gé 格）。
⑧䗪：（è 饿）。

干 姜

味辛，温、大热，无毒。主胸满咳逆上气，温中，止血，出汗，逐风湿

痹，肠澼下痢，寒冷腹痛，中恶霍乱胀满，风邪诸毒，皮肤间结气，止唾血。生者尤良。[①]

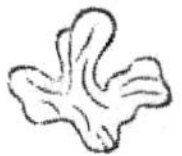

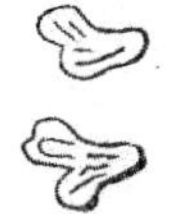

干姜

臣禹锡等谨按《唐本》又云：治风下气，止血，宣诸络脉，微汗，久服令眼暗。

《图经》：文具生姜条下。

《外台秘要》：治疟不痊，干姜、高良姜等分为末，每服一钱，水一中盏，煎至七分服。

又方：治卒心痛，干姜为末，米饮调下一钱。

《千金方》：治齆鼻，以干姜末，蜜和塞鼻中。

《肘后方》：治身体重，小腹急热，必冲胸膈，头重不能举，眼中生翳，膝胫拘急，干姜四两末。汤和温服，覆取汗得解。

又方：治寒痢。切干姜如大豆，米饮服六七十枚，日三，夜一服。痢青色者为寒痢，累服得效。

又方：治虎、犬咬人。干姜末以纳疮中，立差。又方：治蝎螫人，嚼干姜涂之。

《王氏博济方》：治疟，干姜炒令黑色，捣为末，临发时以温酒调三钱服已，发再服。

《广利方》：治诸蛇毒螫人欲死，兼辟蛇，干姜、雄黄等分同研，用小绢袋盛，系臂上，男左女右。蛇闻药气，逆避人。螫毒敷之。

又方：治鼻衄出血，干姜削令头尖，微煨塞鼻中。

《孙真人》：治水泻无度，干姜末，粥饮调一钱服，立效。集验方：治血痢神妙。干姜急于火内烧黑，不令成灰，瓷碗合放冷，为末，每服一钱，米饮调下。

又方：治咳嗽，冷气，结胀，干姜为末，热酒调半钱服，兼治头旋眼眩，立效。

《伤寒类要》：治伤寒，妇人得病虽差，未满百日，不可与男交合，为阴阳之病，必拘急，手足拳[②]欲死。丈夫病名为阴易，妇人名为阳易，速当汗之可愈，满四日不可疗。宜令服此药，干姜四两为末，汤调顿服，覆衣被，出汗得解，手足伸遂愈。

现注：

①此条为《本经》文，原为白文，墨文，陶注在生姜条中。

②拳：通踡。

按：干姜为姜科之姜的干燥根茎。综合条文所述干姜功能温中止咳，降逆开胸，止血，逐风湿痹，止痢，止腹痛，除霍乱，祛风散结。临床所用基本不出《本经》所述范围，用于心胃腹痛，咳喘，呕逆等。临床入温中散寒药。

时珍曰：干姜，以母姜造之。今江西、襄、均皆造，以白净结实者为良，故人呼为白姜，又曰均姜。凡入药并宜炮用。

褚曰：苦、辛。好古曰：大热。时珍曰：《太清外术》言：孕妇不可食干姜，令胎内消。盖其性热而辛散故也。主心下寒痞，目睛久赤（好古）。

元素曰：干姜气薄味浓，半沉半浮，可升可降，阳中之阴也。又曰：大辛大热，阳中之阳。其用有四：通心助阳，一也；去脏腑沉寒痼冷，二也；发诸经之寒气，三也；治感寒腹痛，四也。肾中无阳，脉气欲绝，黑附子为引，水煎服之，名姜附汤。亦治中焦寒邪，寒淫所胜，以辛散之也。又能补下焦，故四逆汤用之。干姜本辛，炮之稍苦，故止而不移，所以能治里寒，非若附子行而不止也。理中汤用之者，以其回阳也。李杲曰：干姜生辛炮苦，阳也。生则逐寒邪而发表，炮则除胃冷而守中。多用则耗散元气，辛以散之，是壮火食气故也，须以生甘草缓之。辛热以散里寒，同五味子用以温肺，同人参用以温胃也。好古曰：干姜，心、脾二经气分药也，故补心气不足。或言：干姜辛热而言补脾。今理中汤用之，言泄不言补，何也？盖辛热燥湿，泄脾中寒湿邪气，非泄正气也。又云：服干姜以治中者，必僭上，不可不知。震亨曰：干姜入肺中利肺气，入肾中燥下湿，入肝经引血药生血，同补阴药亦能引血药入气分生血，故血虚发热、产后大热者用之。止唾血、痢血，须炒黑用之。有血脱色白而夭不泽脉濡者，此大寒也。宜干姜之辛温以益血，大热以温经。时珍曰：干姜，能引血药入血分，气药入气分，又能去恶养新，有阳生阴长之意，故血虚者用之；而人吐血、衄血、下血，有阴无阳者，亦宜用之。乃热因热用，从治之法也。

附方：新十五。

脾胃虚弱：饮食减少，易伤难化，无力肌瘦：用干姜频研四两，以白饧切块，水浴过，入铁铫溶化，和丸梧子大。每空心米饮下三十丸。(《十便方》)

中寒水泻：干姜炮研末，粥饮服二钱，即效。(《千金方》)

虚劳不眠：干姜为末，汤服三钱，取微汗出。(《千金方》)

吐血不止：干姜为末，童子小便调服一钱，良。冷泪目昏：干姜粉一字（炮），汤点洗之。(《圣济录》)

赤眼涩痛：白姜末，水调贴足心，甚妙。(《普济方》)

目忽不见：令人嚼母姜，以舌日舐六七次，以明为度。(《圣济方》)

目中卒痛：干姜削圆滑，内中，有汁出拭之。味尽更易。(《千金》)

牙痛不止：川姜（炮）、川椒等分为末。掺之。(《御药院方》)

斑豆厥逆：斑豆服凉药多，手足厥冷，脉微。用干姜（炮）二钱半，粉甘草（炙）一钱半。水二钟，煎一钟服。(庞安常《伤寒论》)

痈疽初起：干姜一两，炒紫研末，醋调敷四围，留头，自愈。此乃东昌申一斋奇方也。(《诸症辨疑》)

瘰疬不敛：干姜为末，姜汁打糊和作剂，以黄丹为衣。每日随疮大小，入药在内，追脓尽，生肉口合为度。如不合，以葱白汁调大黄末擦之，即愈。(《救急方》)

猘犬伤人：干姜末，水服二匕（生姜汁服亦良），并以姜炙热熨之。

生　姜

味辛，微温，主伤寒头痛，鼻塞，咳逆上气，止呕吐，久服去臭气，通神明[①]。生犍为川谷及荆州、扬州，九月采。

秦椒为之使，杀半夏、莨菪毒，恶黄芩、黄连、天鼠粪。陶隐居云：干姜，今惟出临海、章安，两三村解作之，蜀汉姜旧美，荆州有好姜而并不能作干者。凡作干姜法，水淹三日毕，去皮，置流水中六日，更去皮，然后晒干，置瓮缸中，谓之酿也。

又云：生姜，归五脏，去痰下气，止呕吐，除风邪寒热，以服少志少智，伤心气，如此则不可多食，长御有病者是所宜尔。今人啖诸辛辣物，惟此最常，故《论语》云：不彻姜食。言可常啖，但勿过多尔。

《唐本》注云：姜久服通神明，主风邪，主痰气，生者尤良。《经》云：久服通神明，即可常啖也，今云少智少志，伤心气，不可多食者。谬为此说，检无所据。

今注：陶注生姜，别出菜部，韭条下今并《唐本》注移在本条。

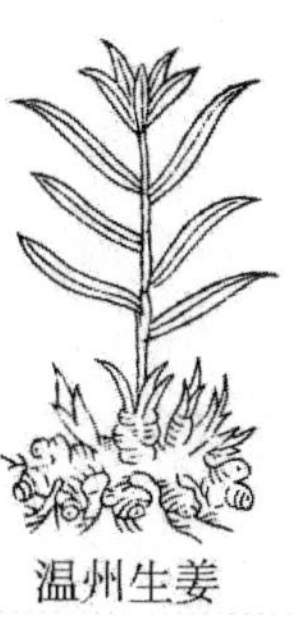
温州生姜

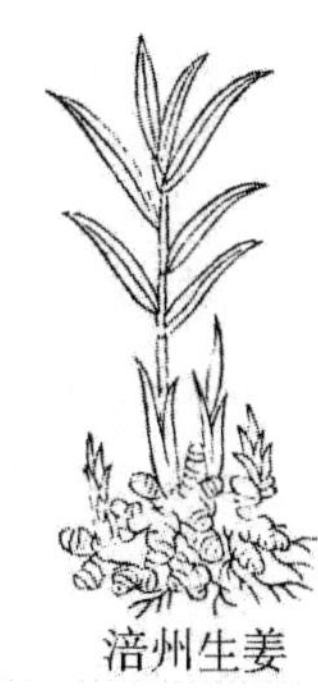
涪州生姜

臣禹锡等谨按《药性论》云：干姜，臣，味苦辛，治腰肾中疼冷，冷气，破血去风通四肢关节，开五脏六腑，去风毒冷痹，夜多小便。干者治嗽，主温中，用秦艽为使。主霍乱不止，腹痛，消胀满，冷痢，治血闭。病人虚而冷，宜加用之。

又云：生姜，使，主痰水气满，下气。生与干并治嗽，疗时疾，止呕逆不下食。生和半夏主心下急痛，若中热不能食，捣汁和蜜服之。又汁和杏仁作煎，下一切结气实，心胸拥隔，冷热气，神效。

萧炳云：生姜，一名母姜。

孟诜云：生姜，温，去痰下气，多食少心智，八、九月食伤神。又冷痢取椒烙之为末，共干姜末等分，以醋和面作小馄饨子，服二七枚，先以水煮，更稀饮中重煮，出停冷吞之，以粥饮下，空腹日一度作之良。谨按止逆散，烦闷开胃气。又姜屑末和酒服之，除偏风。汁作煎，下一切结实冲胸膈恶气，神验。

陈藏器云：生姜本功外，汁解毒，药自余破血调中，去冷除痰，开胃。须热即去皮，要冷即留皮。

《日华子》云：干姜[②]，消痰下气，治转筋吐泻，腹脏冷，反胃，干呕。瘀血扑损，止鼻洪。解冷热毒，开胃消宿食。

《图经》曰：生姜，生犍为山谷及荆州、扬州，今处处有之，以汉、温、池州者为良。苗高二三尺，叶似箭竹叶而长，两两相对，苗青根黄，无花实。秋采根，于长流水洗过，日晒为干姜。汉州干姜法，以水淹姜三日，去皮，又置流水中六日，更刮去皮，然后曝之令干，酿于瓮中三日乃成也。近世方有主脾胃虚冷不下食，积久羸弱成瘵者。以温州白干姜一物，浆水煮令透心润湿，取出焙干，捣筛，陈廪米煮粥饮，丸如梧子，一服三五十枚，汤使任用，其效如神。又《千金方》：主痰澼，以姜附汤治之；取生姜八两，附子生用四两，四破之，二物以水五升，煮取二升，分再服。亦主卒风。禁猪肉冷水。崔元亮《集验方》载敕赐姜茶治痢方，以生姜切如麻粒大，和好茶一两碗，呷任意便差。若是热痢，即留姜皮，冷即去皮，大妙。刘禹锡《传信方》李亚治一切嗽及上气者，用干姜须是合州至好者；皂荚炮去皮子，取肥大无孔者；桂心紫色辛辣者，削去皮。三物并别捣，下筛了。各秤等分，多少任意，和合后更捣筛一遍，炼白蜜和搜，又捣一二千杵。每饮服三丸，丸稍加大如梧子，不限食之先后，嗽发即服，日三五服。禁食葱、油、咸腥热面，其效如神。刘在淮南与李同幕府，李每与人药而不出方，或讥其吝。李乃情话曰：凡人患嗽，多进冷药，若见此方用药热燥即不肯服，故但出药多效，试之信然。李卿换白发方云：刮老生姜皮一大升于铛中，以文武火煎之，不得令过沸，其铛惟得多油腻者尤佳，更不须洗刷，便以姜皮置铛中蜜固济，勿令通气，令一精细人守之，地色未分，便须煎之，缓缓不得令火急，如其人稍疲，即换人看火，一复时即成，置于瓷钵中，极研之。李云虽曰一复时，若火候匀，即至日西，药成矣。使时先以小物点取如麻子大，先于白须下点药讫，然后拔之，再拔以手指熟捻之，令入肉。第四日当有黑者生，神效。

《食疗》：生姜，温，去痰下气，除壮热，治转筋，心满，去胸中臭气，通神明。又胃气虚，风热不能食；姜汁，半鸡子壳，生地黄汁少许，蜜一匙头，和水三合，顿服立差。又皮寒性温，作屑末和酒服治偏风。又姜汁和杏仁汁煎成煎，酒调服或水调下善，下一切结实冲胸膈。

《外台秘要》：治霍乱注痢不止，转筋入腹欲死，生姜三两，捣破以酒一升，煮三四沸顿服。

又方：久患咳噫，连咳四五十声者，取生姜汁半合，蜜一匙头，煎令熟，温服。如此三服立效。

又方：治咳噫，生姜四两，烂捣，入兰香叶二两，椒末一钱匕，盐和面四两，裹作烧饼熟煨空心吃，不过二三度。

又方：去燥粪，生姜削如小指长二寸，盐涂之内下部中，立通。

《千金方》：治干哕，若手足厥冷，宜食生姜，此是呕家圣药。又治心下痞坚，不能食，胸中呕哕，生姜八两，细切，以水三升，煮取一升，半夏五合，洗去滑，以水五升，煮取一升，二味合煮取一升半，稍稍服之。

又方：治喉闭并毒气，生姜二斤，捣汁，好蜜五合，慢火煎令相得，每服一合，日五服。

又方：治产后秽污下不尽，腹满，生姜二斤，以水煮取汁服，即出。

《肘后方》：治霍乱心腹胀痛，烦满短气，未得吐下，生姜一斤，切，以水七升，煮取二升，分作三服。

《经验方》：善治狐臭，用生姜汁涂腋下，绝根本。

《梅师方》：治霍乱吐下不止欲死，生姜五两，牛儿屎一升，切姜以水四升，煎取二升，分温服。又方：治腹满不能服药，煨生姜绵裹内下部中，冷即易之。

《孙真人》：治小儿咳嗽，用生姜四两，煎汤沐浴。

《孙真人食忌》：正月之节，食五辛以辟疠气，一日姜。

又方：八月、九月食姜，至春多眼患，损寿减筋力。

《食医心镜》：治呕吐，百药不差，生姜一两，切如绿豆大，以醋浆七合，于银器中煎取四合，空腹和滓旋呷之。又生姜归五脏，理伤寒头痛，去痰下气，通汗，除鼻塞，咳逆上气，止呕吐，去骨热，胸膈中臭气，除风邪，伤寒，调和饮食。汤壶居士云：姜杀腹内长虫，久食令人少智惠，伤心性。

《兵部手集》：治反胃羸弱不欲动，母姜二斤，烂捣绞取汁，作拨粥服，作时如葛粉粥法。

《杨氏产乳》：胎后血上冲心，生姜五两，切，以水八升，煮三升，分三服。

《唐崔魏公》：铉[③]夜暴亡，有梁新闻之，乃诊之曰：食毒。仆曰：常好食竹鸡，多食半夏苗，必是半夏毒，命生姜捩汁，折齿而灌之，活。

《衍义》曰：生姜治暴逆气，嚼三两，皂子大，下嚥定，屡服屡定。初得寒热痰嗽，烧一块啥啮之，终日间嗽，自愈。暴赤眼，无疮者，以古铜钱，刮净姜上取汁于钱唇点目，热泪出，今日点，来日愈。但小儿甚惧，不须疑，已试良验。

现注：

①生姜条为《别录》墨文，其中“久服去臭气，通神明”，八字为白文。即《本经》文。

②干姜：原文如此，生姜条中出现干姜，说明二者往往通用。

③铉：(xuán 眩)，原指举鼎之俱，后代指鼎，又代指三公、宰相。

按：生姜为姜科姜的鲜根茎。综合条文所述生姜功能解表祛寒，通鼻止咳，降气止呕，去臭气。临床常用治外感风寒，头痛鼻塞，咳逆，胃气呕吐等，大体为《本经》所指之治疗范围。临床入解表药之发散风寒药

时珍曰：按：许慎《说文》：姜作礓，云御湿之菜也。王安石《字说》云：薑能彊御百邪，故谓之薑。初生嫩者，其尖微紫，名紫姜，或作子姜；宿根谓之母姜也。时珍曰：姜宜原隰沙地。四月取母姜种之。五月生苗如初生嫩芦，而叶稍阔似竹叶，对生，叶亦辛香。秋社前后新芽顿长，如列指状，采食无筋，谓之子姜。秋分后者次之，霜后则老矣。性恶湿洳而畏日，故秋热则无姜。《吕氏春秋》云：和之美者，有杨朴之姜。杨朴地名，在西蜀。《春秋运斗枢》云：璇星散而为姜。元素曰：辛而甘温，气味俱浓，浮而升，阳也。思邈曰：八、九月多食姜，至春多患眼，损寿减筋力。孕妇食之，令儿盈指。

杲曰：古人言：秋不食姜，令人泻气。盖夏月火旺，宜汗散之，故食姜不禁。辛走气泻肺，故秋月则禁之。《晦庵语录》亦有秋姜夭人天年之语。

时珍曰：食姜久，积热患目，珍屡试有准。凡病痔人多食兼酒，立发甚速。痈疮人多食，则生恶肉。此皆昔人所未言者也。《相感志》云：糟姜瓶内入蝉蜕，虽老姜无筋，亦物性有所伏耶。

益脾胃，散风寒（元素）。解菌蕈诸物毒（吴瑞）。生用发散，熟用和中。解食野禽中毒成喉痹。浸汁，点赤眼。捣汁和黄明胶熬，贴风湿痛甚妙（时珍）。

干生姜主肺经气分之药，能益肺（好古）。

成无已曰：姜、枣味辛、甘，专行脾之津液而和营卫。药中用之，不独专于发散也。

杲曰：生姜之用有四：制半夏、浓朴之毒，一也；发散风寒，二也；与枣同用，辛温益脾胃元气，温中去湿，三也；与芍药同用，温经散寒，四也。孙真人云：姜为呕家圣药，盖辛以散之。呕乃气逆不散，此药行阳而散气也。或问：生姜辛温入肺，何以云入胃口？曰：俗以心下为胃口者，非矣。咽门之下，受有形之物，乃胃之系，便是胃口，与肺系同行，故能入肺而开胃口也。曰：人云夜间勿食生姜，令人闭气，何也？曰：生姜辛温主开发。夜则气本收敛，反开发之，则违天道矣。若有病患，则不然也。生姜屑，比之干姜则不热，比之生姜则不湿。以干生姜代干姜者，以其不僭故也。俗言上床萝卜下床姜。姜能开胃，萝卜消食也。时珍曰：姜，辛而不荤，去邪辟恶，生啖熟食，醋、酱、糟、盐、蜜煎调和，无不宜之。可蔬可和，可果可药，其利博矣。凡早行山行，宜含一块，不犯雾露清湿之气，及山岚不正之邪。案：方广《心法附余》云：凡中风、中暑、中气、中毒、中恶、干霍乱、一切卒暴之病，用姜汁与童尿服，立可解散。盖姜能开痰下气，童尿降火也。杨士瀛曰：姜能助阳，茶能助阴，二物皆消散恶气，调和阴阳，且解湿热及酒食暑气之毒，不问赤、白通宜用之。苏东坡治文潞公有效。

附方：新三十。

疟疾寒热：脾胃聚痰，发为寒热。生姜四两，捣自然汁一酒杯，露一夜。于发日五更

面北立，饮即止。未止再服。(《易简》)

咳嗽不止：生姜五两，饧半升。微火煎熟，食尽愈。段侍御用之有效。(孟诜《必效方》)

小儿咳嗽：生姜四两，煎汤浴之。(《千金方》)

胸胁满痛，凡心胸胁下有邪气结实，硬痛胀满者：生姜一斤，捣渣留汁，慢炒待润，以绢包于患处，款款熨之。冷再以汁炒再熨，良久豁然宽快也。(陶华《伤寒槌法》)

消渴饮水：干生姜末一两，以鲫鱼胆汁和，丸梧子大。每服七丸，米饮下。(《圣惠》)

湿热发黄：生姜，时时周身擦之，其黄自退也。一方：加茵陈蒿，尤妙。(《伤寒槌法》)

舌上生胎：诸病舌胎，以布染井水抹，后用姜片时时擦之，自去。(陶华方)

满口烂疮：生姜自然汁，频频漱吐。亦可为末擦之，甚效。牙齿疼痛：老生姜瓦焙，入枯矾末同擦之。有人日夜呻吟，用之即愈。(《普济方》)

莴苣毒、中诸药毒、犬伤人：并饮生姜汁即解。(《小品方》)

虎伤人疮：内服生姜汁。外以汁洗之，用白矾末敷上。(《秘览》)

蝮蛇螫人：姜末敷之，干即易。(《千金》)

蜘蛛咬人：炮姜切片贴之，良。(《千金》)

刀斧金疮：生姜嚼敷，勿动。次日即生肉，甚妙。(《扶寿方》)

闪拗手足：生姜、葱白捣烂，和面炒热，之。跌仆伤损：姜汁和酒，调生面贴之。百虫入耳：姜汁少许滴之。赤白癜风：生姜频擦之，良。(并《易简》)

两耳冻疮：生姜自然汁，熬膏涂。(《暇日记》)

发背初起：生姜一块，炭火炙一层，刮一层，为末，以猪胆汁调涂。(《海上方》)

诸疮痔漏：久不结痂。用生姜连皮切大片，涂白矾末，炙焦研细，贴之勿动，良。(《普济》)

产后肉线：一妇产后用力，垂出肉线长三四尺，触之痛引心腹欲绝。一道人令买老姜连皮三斤，捣烂，入麻油二斤拌匀炒干。先以熟绢五尺，折作方结。令人轻轻盛起肉线，使之屈曲作三团，纳入产户。乃以绢袋盛姜，就近熏之，冷则更换。熏一日夜缩入大半，二日尽入也。云此乃魏夫人秘传怪病方也。但不可使线断，断则不可治之矣。

脉溢怪症：有人毛窍节次血出不止，皮胀如鼓，须臾目、鼻、口被气胀合，此名脉溢。生姜自然汁和水各半盏服，即安。(夏子益《奇疾方》)

姜皮气味辛，凉，无毒。主消浮肿腹胀痞满，和脾胃，去翳（时珍）。

叶气味辛，温，无毒。主食鲙成癥，捣汁饮，即消（张机）。

附方：新一。打伤瘀血：姜叶一升，当归三两，为末。温酒服方寸匕，日三。(《范汪东阳方》)

葈[1] 耳 实

味苦、甘，温。叶，味苦、辛，微寒，有小毒。主风头寒痛，风湿周痹，四肢拘挛痛，恶肉死肌，膝痛溪毒。久服益气，耳目聪明，强志轻身。一名胡葈，一名地葵，一名葹[2]，一名常思。生安陆川谷，及六安田野。实熟时采。

陶隐居云：此是常思菜，伧[3]人皆食之。以叶覆麦作黄衣者，一名羊负来。昔中国无此，言从外国逐羊毛中来，方用亦甚稀。

《唐本》注云：苍耳，三月以后，七月以前刈，日干为散，夏水服，冬酒服，主大风癫痫，头风湿痹，毒在骨髓。日二服，丸服二十、三十丸，散服一二匕。服满百日，病当出。如病疥，或痒汁出。或斑驳甲错皮起后乃皮落肌如凝脂。令人省睡，除诸毒螫，杀疳湿䘌。久服益气，耳目聪明，轻身强志，主腰膝中风毒尤良。忌食猪肉、米泔，亦主猘狗毒。

今按：陈藏器本草云：葈耳叶，挼安舌下令涎出，去目黄好睡。子炒令香，捣去刺，使腹破，浸酒。去风补益。又烧作灰，和腊月猪脂，封疔肿，出根。又毡中子七枚，烧作灰，投酒中饮之，勿令知，主嗜酒。叶煮服之，主狂狗咬。

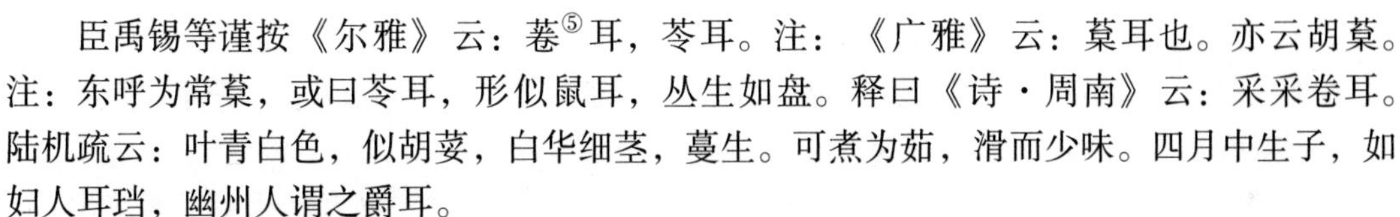
滁州苔耳

臣禹锡等谨按《尔雅》云：菤[5]耳，苓耳。注：《广雅》云：葈耳也。亦云胡葈。注：东呼为常葈，或曰苓耳，形似鼠耳，丛生如盘。释曰《诗·周南》云：采采卷耳。陆机疏云：叶青白色，似胡荽，白华细茎，蔓生。可煮为茹，滑而少味。四月中生子，如妇人耳珰，幽州人谓之爵耳。

《药性论》云：葈耳，亦可单用，味甘无毒，主肝家热，明目。

孟诜云：苍耳，温。主中风，伤寒头痛。又疔肿困重，生捣苍耳根叶，和小儿尿绞取汁，冷服一升，日三度甚验。

《日华子》云：治一切风气，填髓，暖腰脚，治瘰疬疥癣，及瘙痒，入药炒用。

《图经》曰：葈耳，生安陆川谷，及六安田野，今处处有之。谨按：诗人谓之卷耳；《尔雅》谓之苓耳；《广雅》谓之葈耳，皆以实得名也。陆机疏云：叶青白似胡荽，白华细茎，蔓生。可煮为茹，滑而少味。四月中生子，正如妇人耳珰。今或谓之耳珰草，郑康成谓是白胡荽，幽州人呼为爵耳。郭璞云：形似鼠耳，丛生如盘，今之所有皆类此，但不作蔓生耳。或曰此物本生蜀中，其实多刺，因羊过之，毛中粘缀，遂至中国，故名羊负来。俗呼为道人头，实熟时采之。古今方书多单用，治疗肿困甚者，生捣根叶，和小儿溺绞取汁，令服一升，日三。又烧作灰和腊月猪脂封上，须臾拔出根愈。

《雷公》云：凡采得去心，取黄精，用竹刀细切，拌之，同蒸从巳至亥，去黄精，取出，阴干用。

《食疗》：拔疔肿根脚，又治一切风，取嫩叶一石，切捣，和五升麦糵团作块，于蒿艾中盛二十日，状成曲，取米一斗，炊作饭，看冷暖入苍耳麦糵曲，作三大升酿之，封一十四日，成熟，取此酒，空心暖服之，神验。封此酒可两重布，不得全密，密则溢出。又不可和马肉食。

《圣惠方》：治妇人风瘙瘾疹，身痒不止，用苍耳花、叶、子等分，捣罗为末，豆淋酒调服二钱匕。

又方：治产后诸痢，神效，苍耳叶捣绞汁，温服半中盏，日三四服。

《外台秘要》：疗热毒病，攻手足肿疼痛欲脱方，取苍耳汁以渍之。

又方：救急疗齿风动痛，苍耳一握，以浆水煮，入盐含。

《千金方》：当以五月五日午时，附地刈取葈耳叶，洗，曝燥，捣下筛，酒若浆水服方寸匕，日三，夜三，散。若吐逆可蜜和为丸，准计一方寸匕数也。风轻易治者，日再服。若身体有风处，皆作粟肌出，或如麻豆粒，此为风毒出也，可以针刺，溃去之，皆黄汁出乃止。五月五日多取，阴干，著大瓮中，稍取用之，皆能辟恶。若欲省病看[6]疾者，使服之，令人无所畏。若时气不和，举家服之。若病胃胀满，心闷发热，即服之，并杀三虫肠痔，能进食一周年服之佳。七月七、九月九可采用。

《千金翼》：治身体手足卒瘨[7]肿，捣苍耳敷之，立效。春用心，冬用子。

又方：治牙痛，以苍耳子五升，水一斗，煮取五升，热含之，疼即吐，吐后复含，不过三剂，差。茎、叶亦得。

又方：治一切疔肿，取苍耳根茎和叶烧作灰，以醋泔淀和如泥，涂上，干即易。不过十余度，即拔出其根。

又方：治五痔方：苍耳茎叶，以五月五日采干为末，以水服方寸匕，立效。

《百一方》：治卒得恶疮，以苍耳、桃皮作屑，内疮中佳。

《孙真人食忌》：苍耳合猪肉食害人。

《食医心镜》：除一切风湿痹，四肢拘挛，苍耳子三两，捣末，以水一升半，煎取七合，去滓呷。

《斗门方》：治妇人血风攻脑，头旋闷绝，忽死忽倒地不知人事者。用喝起草取其嫩心，不限多少，阴干为末，以常酒服一大钱，不拘时候，其攻大效。服之多连脑，盖善通顶门，今苍耳是也。

《胜金方》：治毒蛇并射工、沙虱等伤，眼黑口噤，手脚强直，毒攻腹内成块，逡巡不救，宜用此方。苍耳嫩叶一握，研取汁，温酒和灌之，将滓厚罨所伤处。

《杨氏产乳》：治误吞钱，葈耳头一把，以水一升，浸水中十余度，饮水愈。

现注：

①葈：下原有私以切三字注音。现音（xǐ 喜）。葈耳即苍耳。

②葹：下原有音施二字注音。现音（shī 施）即苍耳。

③伧：下原有士行切三字注音。现音（cāng 仓）意为贱鄙。

④瘑：（guō 锅），疮。

⑤菤：（juǎn 卷）菤耳即苍耳。

⑥《证类》原文为若欲省病看疾：但原文欲字左半边似一苦字欲原刻为𣢾，看原刻为看字上半部似一五字加一丿从五右斜插上下横，已查到此二字为欲和看之异体字。

⑦瘨：（diān 颠）。同癫又有灾害之意。

按：葈耳实，今称苍耳子，为菊科苍耳带总苞的果实。综合条文所述苍耳子功能祛风头痛，祛风湿，除周痹，舒筋解痉，祛恶肉死肌，聪耳明目。临床常用治鼻炎不通，除风痹尚未发挥，可入祛风药中。

释名：猪耳(《纲目》）喝起草(《纲目》)、野茄(《纲目》)、缣丝草。（缣丝为误出，此将枲、葈混一而致，枲为麻，可出缣丝，葈为苍耳不出缣丝，故误。）时珍曰：其叶形如麻，又如茄，故有耳及野茄诸名。其味滑如葵，故名地葵，与地肤同名。诗人思夫赋卷耳之章，故名常思菜。张揖《广雅》作常葈，亦通。时珍曰：按：周定王《救荒本草》云：苍耳叶青白，类粘糊菜叶。秋间结实，比桑椹短小而多刺。嫩苗炸熟，水浸淘拌食，可救饥。其子炒去皮，研为面，可作烧饼食，亦可熬油点灯。炒香浸酒服，去风补益。

附方：新四。

久疟不瘥：苍耳子或根茎亦可。焙研末，酒糊丸梧子大，每酒服三十丸，日二服。生者捣汁服亦可。(《朱氏集验方》)

大腹水肿：小便不利，苍耳子灰，葶苈（末）等分。每服二钱，水下，日二服。(《千金方》)

鼻渊流涕：苍耳子即缣丝子草，炒研为末，每白汤点服一二钱。(《证治要诀》)

眼目昏暗：葈耳实一升为末，白米半升作粥，日食之。《普济方》

时珍曰：苍耳叶久服去风热有效，最忌猪肉及风邪，犯之则遍身发出赤丹也。

按《苏沈良方》云：耳根、苗、叶、实，皆洗濯阴干二灶炼之。灰汁耗，即旋取傍釜中热灰汤益之。一日夜不绝火，乃旋得霜，干瓷瓶收之。每日早晚酒服二钱，补暖去风驻颜，尤治皮肤风，令人肤革清净。每澡沐入少许尤佳。宜州文学昌从谏（jiàn），服此十余年，至七、八十，红润轻健，皆此药力也。《斗门方》云：妇人血风攻脑，头旋闷绝，忽死倒地，不知人事者。用喝起草嫩心阴干为末，以酒服一大钱，其功甚效。此物善通顶门连脑，盖即苍耳也。

附方：新十七。

万应膏：治一切痈疽发背，无头恶疮，肿毒痈疖，一切风痒，臁疮杖疮。

牙疼喉痹：五月五日采苍耳根叶数担，洗净晒萎细锉，以大锅五口，入水煮烂，以筛滤去粗滓，布绢再滤。复入净锅，武火煎滚，文火煎稠，搅成膏，以新罐贮封。每以敷贴，即愈。牙疼即敷牙上，喉痹敷舌上或噙化，二三次即效。每日用酒服一匙，极有效。(《集简方》)

诸风头运：苍耳叶晒干为末，每每服一钱，酒调下，日三服。若吐，则以蜜丸梧子大，每服二十丸。十日全好矣。(《杨氏经验方》)

卒中水毒：初觉头目微痛，恶寒，骨节强急，日醒暮剧，手足逆冷，三日则虫蚀下部；六七日脓溃，食至五脏，杀人也。捣常思草，绞汁服一二升，并以绵染，导其下部。(《肘后方》)

面上黑斑：苍耳叶焙为末，食后米饮调服一钱，一月愈。(《摘玄方》)

赤白汗斑：苍耳嫩叶尖，和青盐擂烂，五、六月间擦之，五七次效。(《摘玄方》)

大风疠疾：《袖珍方》：用嫩苍耳、荷叶等分，为末。每服二钱，温酒下，日二服。《乾坤生意》：用苍耳叶为末，以大枫子油和丸梧子大。每服三四十丸，以茶汤下，日二服。

又方：五月五日或六月六日，五更带露采苍耳草，捣取汁，熬作锭子。取半斤鳢鱼一尾，剖开不去肚肠，入药一锭，线缝，以酒二碗，慢火煮熟令吃，不过三五个鱼即愈也。忌盐 百日。

反花恶疮：有肉如饭粒，破之血出，随生反出：用苍耳叶捣汁，服三合，并涂之，日二上。(《圣济总录》)

缠喉风病：苍耳根一把，老姜一块。研汁，入酒服。(《圣济总录》)

赤目生疮：作痛。道人头末二两，乳香一钱，每用一钱，烧烟搐鼻。(《圣济总录》)

鼻衄不止：苍耳茎叶捣汁一小盏服。(《圣惠方》)

赤白下痢：苍耳草（不拘多少）洗净，用水煮烂去滓，入蜜用武火熬成膏。每服一二匙，白汤下《医方摘玄》花蜘蛛毒：咬人，与毒蛇无异。用野缣丝（即道人头）。捣汁

一盏服，仍以渣敷之。(《摘玄方》)

花，主治白癞顽痒（时珍）

葛　根

味甘，平，无毒。主消渴，身大热，呕吐，诸痹，起阴气，解诸毒。疗伤寒中风，头痛，解肌发表，出汗，开腠理，疗金疮，止痛胁风痛。生根汁，大寒，疗消渴，伤寒壮热。葛谷主下痢十岁已上。叶主金疮止血。花主消酒。一名鸡齐根，一名鹿藿，一名黄斤。生汶山川谷，五月采根，曝干。

杀野葛，巴豆、百药毒。

陶隐居云：即今之葛根，人皆蒸食之。当取入土深大者，破而日干之。生者捣取汁饮之，解温病发热。其花并小豆花，干末服方寸匕，饮酒不知醉。南康、庐陵间最胜，多肉而少筋，甘美，但为药用之，不及此间尔。五月五日日中时取葛根为屑，疗金疮断血为要药，亦疗疟及疮至良。

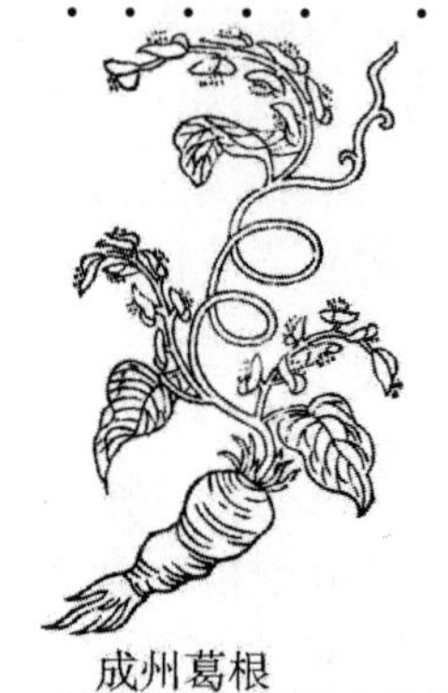
成州葛根

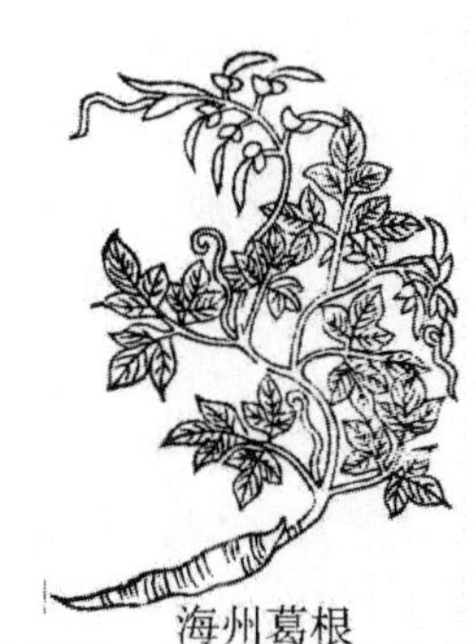
海州葛根

《唐本》注云：葛谷即是实尔，陶不言之。葛虽除毒，其根入土五六寸以上者名葛脰[①]脰，颈也，服之令人吐，以有微毒也。根末之，主猘狗啮，并饮其汁良，蔓烧为灰，水服方寸匕，主喉痹。

今按：陈藏器本草云：葛根生者破血，合疮，堕胎，解酒毒，身热赤，酒黄小便赤涩。可断谷不饥，根堪作粉。

臣禹锡等谨按《药性论》云：干葛，臣。能治天行上气呕逆，开胃下食。主解酒毒，止烦渴。熬屑治金疮，治时疾解热。

《日华子》云：葛，冷，治胸膈热，心烦闷热狂，止血痢，通小肠，排脓破血，敷蛇虫啮，解罯毒箭。干者力同。

《图经》曰：葛根，生汶山川谷，今处处有之，江浙尤多。春生苗引藤蔓，长一二丈，紫色。叶颇似楸叶而青，七月著花似豌豆花，不结实。根形如手臂，紫黑色。五月五日午时采根曝干。以入土深者为佳。今人多以作粉食之甚益人，下品有葛粉条，即谓此也。古方多用根，张仲景治伤寒有葛根及加半夏、葛根黄芩黄连汤，以其主大热解肌开腠理故也。葛洪治臂[②]腰痛，取生根嚼之，咽其汁，多益佳。叶主金刃疮，山行伤刺血出，卒不可得药，但挼叶敷之甚效。正元《广利方》金创中风痉欲死者，取生根四大两，切，以水三升，煮取一升，去滓分温四服，口噤者灌下即差。

《食疗》：葛根，蒸食之，消酒毒，其粉亦甚妙。

《圣惠方》：治时气头痛壮热，用生葛根，净洗，捣取汁一大盏，豉一合，煎至六分，去豉，不计时候，分作二服，汗出即差。未汗再服，若心热加栀子仁十枚同煎去滓服。

又方：治小儿热渴，久不止。用葛根半两细剉，水一中盏，煎取六分，去滓频温服。

《外台秘要》：治伤筋绝，捣葛根汁饮之，葛白屑熬令黄，敷疮止血。

《千金方》：酒醉不醒，捣葛根汁饮一二升，便醒。

《肘后方》：治卒干呕不息，捣葛根绞取汁服一升，差。又方：治金疮中风痉欲死，捣生葛根一斤㕮咀，以水一斗，煮取五升，去滓取一升服，若干者，捣末温酒调三指撮。若口噤不开，但多服竹沥，又多服生葛根自愈。食亦妙。

又方：服药失度，心中苦烦，饮生葛根汁大良。无生者捣干葛末，水服五合，亦可煮服之。

又方：食诸菜中毒，发狂烦闷，吐下欲死。煮葛根汁饮之。

《梅师方》：治金中经脉，伤及诸大脉，皆血出，多不可止，血冷则杀人。用生葛根一斤剉，以水九升，煎取三升，分作三服。

又方：治虎伤人疮。取生葛根煮浓汁洗疮，兼捣葛末，水服方寸匕，日夜五六服。

又方：治伤寒初患二三日，头痛壮热，葛根五两，香豉一升，细剉，以童子小便六升，煎取二升，分作三服，取汗觸风，食葱豉粥。

又方：治热毒下血，或因吃热物发动，用生葛根二斤，捣取汁一升，并藕汁一升，相和服。

《广利方》：治心热吐血不止，生葛根汁半大升，顿服立差。

《伤寒类要》：治伤寒有数种，庸人不能分别。今取一药兼治天行病，若初觉头痛内热脉洪，起至二日；取葛根四两，水三升，内豉一升，煮取半升，服，捣生根汁尤佳。

又方：治妊娠热病，心闷，取葛根汁二升，分作三服。

《衍义》曰：葛根，澧鼎之间冬月，取生葛以水中揉出粉，澄成垛，先煎汤使沸，后擘成块，下汤中，良久色如胶，其体甚韧，以蜜汤中拌食之，擦[③]少生姜尤佳。大治中热酒渴疾，多食行小便，亦能使人利。病酒及渴者得之甚良，彼之人又切入煮茶中，以待宾，但甘而无益。又将生葛根煮熟者作果卖，虔[④]、吉州、南安军亦如此卖。

现注：

①脰：下原有音豆二字注音。

②瞖：下原有古对切三字注音。(guì 桂)，指骤然腰痛。

③擦：同擦及撒。

④虔：虔州，隋置，南宋时改为赣州。

按：葛根，为豆科葛的块根。综合条文所述葛根功能止消渴，退大热，止呕吐，祛诸痹，起阴气，解诸毒。解肌发表，开腠理，止头痛，止胁痛。临床用葛根治疗外感发热，头痛痹症，心脑血管病，消渴病，斑疹等。所治范围《本经》中均已述及，并未超出《本经》范围。临床入发表解肌药中。

时珍曰：葛从曷，谐声也。鹿食九草，此其一种，故曰鹿藿。黄斤未详。其叶有三尖，如枫叶而长，面青背淡。其花成穗，累累相缀，红紫色。其荚如小黄豆荚，亦有毛。其子绿色，扁扁如盐梅子核，生嚼腥气，八、九月采之，《本经》所谓葛谷是也。唐苏恭亦言葛谷是实，而宋苏颂谓葛花不结实，误矣。其花晒干亦可炸食。

好古曰：气平味甘，升也，阳也。阳明经行经的药也。散郁火（时珍）

元素曰：升阳生津。脾虚作渴者，非此不除。勿多用，恐伤胃气。张仲景治太阳阳明合病，桂枝汤内加麻黄、葛根，又有葛根黄芩黄连解肌汤，是用此以断太阳入阳明之路，非即太阳药也。头颅痛如破，乃阳明中风，可用葛根葱白汤，为阳明仙药。若太阳初病，未入阳明而头痛者，不可便服升麻、葛根发之，是反引邪气入阳明，为引贼破家也。

震亨曰：凡痘已见红点，不可用葛根升麻汤，恐表虚反增斑烂也。

杲曰：干葛其气轻浮，鼓舞胃气上行，生津液，又解肌热，治脾胃虚弱泄泻圣药也。

徐用诚曰：葛根气味俱薄，轻而上行，浮而微降，阳中阴也。其用有四：止渴，一也；解酒，二也；发散表邪，三也；发疮疹难出，四也。

时珍曰：本草十剂云：轻可去实，麻黄、葛根之属。盖麻黄乃太阳经药，兼入肺经，肺主皮毛；葛根乃阳明经药，兼入脾经，脾主肌肉。所以二味药皆轻扬发散，而所入迥然不同也。

附方：新四。

预防热病，急黄贼风：葛粉二升，生地黄一升，香豉半升。为散。每食后米饮服方寸匕，日三服。有病五服。（庞安常《伤寒论》）

辟瘴不染：生葛捣汁一小盏服，去热毒瓦斯也。（《圣惠方》）

衄血不止：生葛根捣汁，服一小盏。三服即止。（《圣惠方》）

腰疼痛：生葛根嚼之咽汁，取效乃止。（《肘后方》）

葛谷：解酒毒（时珍）。葛花：主肠风下血。（时珍）蔓：消痈肿。（时珍）

附方：新三。

妇人吹乳：葛蔓烧灰。酒服二钱。三服效。（《卫生易简方》）

疖子初起：葛蔓烧灰。水调敷之，即消。（《千金方》）

小儿口噤：病在咽中，如麻豆许，令儿吐沫，不能乳食：葛蔓（烧灰）一字，和乳汁点之，即瘥。（《圣惠方》）

葛粉

味甘，大寒，无毒。主压丹石，去烦热，利大小便，止渴，小儿热痞，以葛根浸捣汁饮之良。今附

臣禹锡等谨按中品上卷葛根条功用与此相通。

《图经》：文具葛根条下。

陈藏器《拾遗》云：用裛小儿热疮妙。

《圣惠方》：治中鸩毒，气欲绝者；用葛粉三合，水三中盏，调饮之，如口噤者，以物揭开灌之。

又方：治胸中烦热，或渴，心躁，葛粉四两，先以水浸，粟米半升，经宿漉出，与葛粉相拌令匀，煮熟食之。

《食医心镜》：治小儿壮热呕吐，不住，食惊痫方：葛粉二大钱，以水二合，调令匀，泻向鏭[②]锣中倾侧令遍，重汤中煮令熟，以糜饮相和食之。

现注：

①今附出自《开宝本草》，原文用墨文，但无陶注，以别之《别录》文。

②鏭：（xī 悉）。

按：葛粉，即以葛根磨成粉。葛根为豆科葛根之块根。综合条文所述葛粉功能压丹石，去烦热，利水通便，止渴，清小儿热。临床用同葛根。

栝楼根[①]

味苦，寒，无毒。主消渴，身热烦满大热，补虚安中，续绝伤。除肠胃中痼热，八疸，身面黄，唇干口燥，短气，通月水，止小便利。一名地楼，一名果蠃[②]，一名天瓜，一名泽姑。实名黄瓜，主胸痹，悦泽人面。茎叶疗中热，伤暑。生洪农川谷，及山阴地。入土深者良。生卤地者有毒。二月、八月采根，暴干，三十日成。枸杞为之使，恶干姜，畏牛膝，干漆。反乌头。

陶隐居云：出近道，藤生，状如土瓜而叶有叉。《毛诗》云：果蠃之实，亦施于宇。其实，今以杂作手膏用。根入土六七尺，大二三围者，服食亦用之。

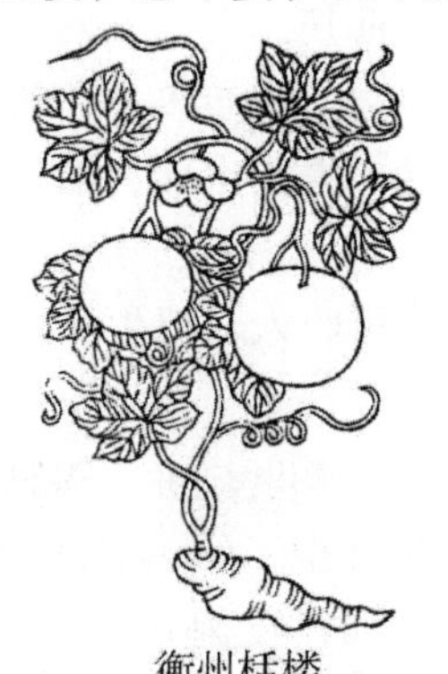
衡州栝楼

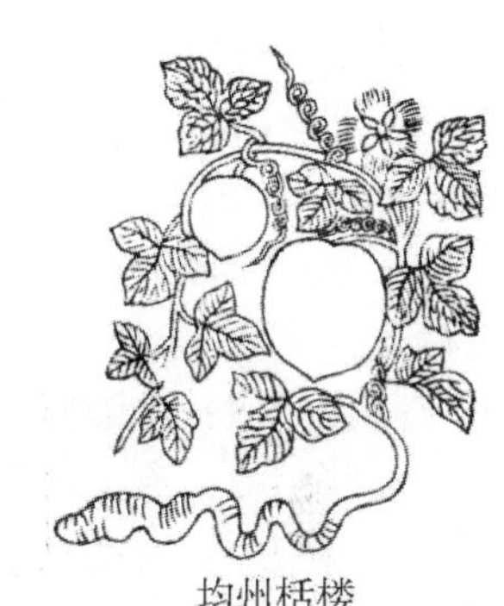
均州栝楼

《唐本》注云：今用根作粉，大宜服石虚热人食之。作粉如作葛粉法，洁白美好，今出陕州者，白实最佳。臣禹锡等谨按《尔雅》云：果蠃之实，栝楼。释曰：果蠃之草，其实名栝楼。郭云：今齐人谓之天瓜。《日华子》云：栝楼子，味苦冷，无毒。补虚劳口干，润心肺，疗手面皱，吐血，肠风泻血，赤白痢，并炒用。又栝楼根，通小肠，排脓消肿毒，生肌长肉，消扑损瘀血，治热狂时疾，乳痈发背，痔瘘疮疖。《图经》曰：栝楼，生洪农山谷，及山阴地，今所在有之。实名黄瓜。《诗》所谓果蓏[③]之实是也。根亦名白药，皮黄肉白。三、四月内生苗，引藤蔓，叶如甜瓜叶作叉，有细毛。七月开花，似葫芦花，浅黄色，实在花下，大如拳，生青，至九月熟，赤黄色。二月、八月采根，刮去皮，曝干，三十日成。其实，有正圆者，有锐而长者，功用皆同。其根惟岁久入土深者佳，卤地生者有毒。谨按：栝楼，主消渴，古方亦单用之。孙思邈作粉法：深掘大根，厚削皮至白处，寸切之，水浸，一日一易水，经五日取出，烂捣研，以绢袋盛之，澄滤令极细如粉。去水服方寸匕，日三四服，亦可作粉粥，乳酪中食之，并宜。卒患胸痹痛，取大实一枚，切，薤白半升，以白酒七升，煮取二升，分再服。一方加半夏四两，汤洗去滑，同煮服更善。又唐崔元亮疗箭镞不出。捣根敷疮，日三易，自出。又疗时疾发黄，心狂烦热，闷不认人者，取大实一枚黄者，以新汲水九合，浸淘取汁，下蜜半大合，朴硝八分，合搅令消尽，分再服，便差。

《雷公》云：栝楼，凡使皮、子、茎、根，效各别。其栝并楼样全别；若栝自圆黄，皮厚，蒂小。若楼唯形长，赤皮，蒂粗，是阴。人服若修事，去上壳皮革膜并油了。使根，待构[④]二三围，去皮，细捣作煎，搅取汁，冷饮任用也。

《食疗》：子下乳汁，又治痈肿，栝楼根，苦酒中熬，燥，捣筛之，苦酒和涂纸上摊贴，服金石人宜用。

《圣惠方》：治热病头疼发热进退，方用栝楼一枚大者，取其瓤，细剉，置瓷碗中，用热汤一盏沃之，盖却良久，去滓，不计时候顿服。

又方：治中风口眼㖞斜，用栝楼绞取汁，和大麦面搜作饼，炙令热熨，正便止，勿令太过。

《外台秘要》：治消渴利方：生栝楼三十斤，以水一硕，煮取一斗半，去滓，以牛脂五合，煎取水尽，以暖酒先食服如鸡子大，日三服即妙。

又方：主伤寒渴饮，栝楼根三两，以水五升，煮取一升，分二服。清淡竹沥一升，水二升，煮好银二两半，去银，先与病人饮之，然后服栝楼汤，其银汁须冷服。

《肘后方》：治耳卒得风，觉耳中烘烘，栝楼根削令可入耳，以腊月猪脂煎三沸，出，塞耳，每用三七日即愈。

又方：消渴，小便多，栝楼薄切，炙取五两，水五升，煮取四升，随意饮之良。

又方：折伤，取栝楼根以涂之，重布裹之，热除，痛即止。

又方：治二三年聋耳方，栝楼根三十斤，细切之，以水煮用酿酒如常法，久久服之甚良。

又方：若肠随肛出，转久不可收入，捣生栝楼取汁，温之猪肉汁中洗手，随挼之令暖自得入。

《梅师方》：治诸痈背发，乳房初起微赤，捣栝楼作末，以井华水调方寸匕。

《胜金方》：治太阳伤寒，栝楼根二两，水五升，煮取一升半，分二服，小便利即差。

《广利方》：治小儿忽发黄，面目皮肉并黄，生栝楼根捣取汁二合，蜜一大匙，二味暖相和，分再服。

《集验方》：下乳汁，栝楼子淘洗，控干，炒令香熟，瓦上搶[⑤]令白色，为末，酒调下一匕合面卧少时。

《杜壬》：治胸膈痛彻背，心腹痞满，气不得通，及治痰嗽，大栝楼去穰取子，熟炒别研，和子、皮面糊为丸，如梧桐子大，米饮下十五丸。

《伤寒类要》：治脾瘅溺赤出少，惕惕若恐，栝楼主之。

《子母秘录》[⑥]：治乳肿痛，栝楼黄色老大者一枚，熟捣，以白酒一斗，煮取四升，去滓温一升，日三服。若无大者，小者二枚，黄熟为上。

《杨氏产乳》：治热游丹赤肿，栝楼末，二大两，酽醋调涂之。

又方：治乳无汁，栝楼根烧灰，米饮服方寸匕。

《产宝》：治产后乳无汁，栝楼末，井花水服方寸匕，日二服，夜流出。

杨文蔚：治痰嗽，利胸膈方：栝楼肥实大者，割开子，净洗，搥破括皮，细切焙干，半夏四十九个，汤洗十遍，捶破焙干，捣罗为末用，洗栝楼熟水并瓤同熬成膏，研细为丸如梧子大，生姜汤下二十丸。

又方：治痈未溃，栝楼根、赤小豆，等分为末，醋调涂。

《衍义》曰：栝楼实，九月、十月间取穰，以干葛粉拌，焙干，银石器中慢火炒熟为末，食后夜卧，以沸汤点一二钱服，治肺燥热渴，大肠秘。其根与贝母、知母、秦艽、黄芩之类，皆治马热。[⑦]

现注：

①栝楼：现将栝楼写成瓜蒌。

②蠃：即现之裸。

③蓏：(luǒ 裸)，瓜类的果实。

④构：造成。

⑤揄：（xié 胁），原刻字为揄，字典注与拹同，意为拉或折断。应有其他意字典未注出。根据文意，应是在瓦上摊开。

⑥原刻误为《母子秘录》，因全书皆为《子母秘录》，故改之。

⑦马热：不应理解为马之病，应指因骑马所致之病，如马汗疮等。

按：栝楼根，通常称为天花粉，现多写为瓜蒌根或天花粉，为葫芦科栝楼之根。本节实际叙述了天花粉及瓜蒌二种药。本节各家论述中又述及了瓜蒌皮、瓜蒌子的用法，皆延用致今，成为指导性条文。综合条文所述栝楼根功能除消渴清大热，续绝伤，通月水，退黄补虚。瓜蒌通胸痹。今临床仍宗此而用。栝楼根入升津药，瓜蒌入理气药。

释名：瓜蒌(《纲目》）时珍曰：蠃与蓏同。许慎云：木上曰果，地下（上）曰蓏。此物蔓生附木，故得兼名。《诗》云：果蠃之实，亦施于宇，是矣。栝楼，即果蠃二字音转音也，亦作"舌菰""蒌瓜"，后人又转为栝楼，愈转愈失其真矣。古者瓜姑同音，故有泽姑之名。齐人谓之天瓜，象形也。雷《炮炙论》，以圆者为栝，长者为蒌，亦出牵强，但分雌雄可也。其根作粉，洁白如雪，故谓之天花粉。苏颂《图经》重出天花粉，谬矣。今削之。时珍曰：其根直下生，年久者长数尺。秋后掘者结实有粉。夏月掘者有筋无粉，不堪用。其实圆长，青时如瓜，黄时如熟柿，山家小儿亦食之。内有扁子，大如丝瓜子，壳色褐，仁色绿，多脂，作青气。炒干捣烂，水熬取油，可点灯。

时珍曰：栝楼，古方全用，后世乃分子、瓤各用。时珍曰：味甘，不苦。

润肺燥，降火，治咳嗽，涤痰结，利咽喉，止消渴，利大肠，消痈肿疮毒（时珍）。

震亨曰：栝楼实治胸痹者，以其味甘性润。甘能补肺，润能降气。胸中有痰者，乃肺受火逼，失其降下之令。今得甘缓润下之助，则痰自降，宜其为治嗽之要药也。且又能洗涤胸膈中垢腻郁热，为治消渴之神药。时珍曰：张仲景治胸痹痛引心背，咳唾喘息，及结胸满痛，皆用栝楼实。乃取其甘寒不犯胃气，能降上焦之火，使痰气下降也。成无己不知此意，乃云苦寒以泻热。盖不尝其味原不苦，而随文傅会尔。

附方：新二十八。

痰咳不止：栝楼仁一两，文蛤七分，为末，以姜汁澄浓脚，丸弹子大。噙之。(《摘玄方》)

干咳无痰：熟栝楼捣烂绞汁，入蜜等分，加白矾一钱，熬膏。频含咽汁。(杨起《简便方》)

咳嗽有痰：熟栝楼十个，明矾二两，捣和饼阴干，研末，糊丸梧子大。每姜汤下五七十丸。(《医方摘要》)

痰喘气急：瓜蒌二个，明矾一枣大。同烧存性，研末。以熟萝卜蘸食，药尽病除。(《普济方》)

热咳不止：用浓茶汤一钟，蜜一钟，大熟栝楼一个去皮，将瓤入茶蜜汤洗去子，以碗盛，于饭上蒸，至饭熟取出。时时挑三四匙咽之。(《摘玄方》)

肺热痰咳：胸膈塞满。用栝楼仁、半夏（汤泡七次，焙研）各一两。姜汁打面糊丸梧子大。每服五十丸，食后姜汤下。(严用和《济生方》)

肺痿咳血：不止；用栝楼五十个（连瓤瓦焙），乌梅肉五十个（焙），杏仁（去皮尖炒）二十一个，为末。每用一捻，以猪肺一片切薄，掺末入内炙熟，冷嚼咽之，日二服。(《圣济录》)

酒痰咳嗽：用此救肺。栝楼仁、青黛等分，研末，姜汁蜜丸芡子大。每噙一丸。(《丹溪心法》)

饮酒发热：即上方研膏，日食数匙。一男子年二十病此，服之而愈。(《摘玄方》)

饮酒痰澼：两胁胀满，时复呕吐，腹中如水声。栝楼实（去壳，焙）一两，神曲（炒）半两，为末，每服二钱，葱白汤下。(《圣惠方》)

小儿痰喘：咳嗽，膈热久不瘥。瓜蒌实一枚（去子）。为末，以寒食面和作饼子，炙黄再研末。每服一钱，温水化下，日三服，效乃止。(刘河间《宣明方》)

妇人夜热：痰嗽，月经不调，形瘦者：用栝楼仁一两，青黛、香附（童尿浸晒）一两五钱，为末。蜜调，噙化之。(《丹溪心法》)

小儿黄疸：眼黄脾热。用青栝楼焙研。每服一钱，水半盏，煎七分，卧时服。五更泻下黄物，立可。名逐黄散。(《普济方》)

酒黄疸疾：方同上。小便不通：腹胀。用栝楼焙研。每服二钱，热酒下。频服，以通为度。绍兴刘驻云：魏明州病此，御医用此方治之，得效。(《圣惠方》)

吐血不止：栝楼（泥固存性研）三钱，糯米饮服，日再服。(《圣济录》)

肠风下血：栝楼一个（烧灰），赤小豆半两，为末。每空心酒服一钱。(《普济方》)

久痢五色：大熟蒌一个。存性，出火毒，为末。作一服，温酒服之。胡大卿一仆，患痢半年，杭州一道人传此而愈。(《本事方》)

大肠脱肛：生栝楼捣汁，温服之。以猪肉汁洗手，挼之令暖，自入。（葛洪《肘后方》)

小儿脱肛，唇白齿焦，久则两颊光，眉赤唇焦，啼哭：黄蒌一个，入白矾五钱在内，固济存性，为末，糊丸梧子大。每米饮下二十丸。(《摘玄方》)

牙齿疼痛：蒌皮、露蜂房烧灰擦牙。以乌根、荆柴根、葱根煎汤嗽之。(危氏《得效方》)

咽喉肿痛：语声不出。经进方用栝楼皮、白僵蚕（炒）、甘草（炒）各二钱半，为末。每服三钱半，姜汤下。或以绵裹半钱，含咽。一日二服。名发声散。(《御药院方》)

坚齿乌须：大栝楼一个（开顶），入青盐二两，杏仁（去皮尖）三七粒，原顶合扎定，蚯蚓泥和盐固济，炭火存性，研末。每日揩牙三次，令热，百日有验。如先有白须，拔去以药投之，即生黑者。其治口齿之功，未易具陈。(《普济方》)

面黑令白：栝楼瓤三两，杏仁一两，猪胰一具。同研如膏。每夜涂之，令人光润，冬月不皴。(《圣济录》)

胞衣不下：栝楼实一个，取子细研，以酒与童子小便各半盏，煎七分，温服。无实，用根亦可。(陈良甫《妇人良方》)

便毒初发：黄蒌一个，黄连五钱，水煎。连服效。(李仲南《永类方》)

风疮疥癞：生栝楼一二个、打碎，酒浸一日夜。热饮。(臞仙《乾坤秘韫》)

杨梅疮痘：小如指顶，遍身者。先服败毒散，后用此解皮肤风热，不过十服愈：用栝楼皮为末。每服三钱，烧酒下，日三服。(《集简方》)

天花粉　周定王曰：秋冬采根，去皮寸切，水浸，逐日换水，四五日取出，捣泥，以绢袋滤汁澄粉，晒干用。时珍曰：甘、微苦、酸，微寒。

杲曰：栝楼根纯阴，解烦渴，行津液。心中枯涸者，非此不能除。与辛酸同用，导肿气成无己曰：津液不足则为渴。栝楼根味苦微寒，润枯燥而通行津液，是为渴所宜也。

时珍曰：栝楼根味甘微苦酸。其茎叶味酸。酸能生津，感召之理，故能止渴润枯。微苦降火，甘不伤胃。昔人只言其苦寒，似未深察。

附方：新十三。

消渴饮水：《千金方》作粉法：取大栝楼根去皮寸切，水浸五日，逐日易水，取出捣研，滤过澄粉晒干。每服方寸匕，水化下，日三服。亦可入粥及乳酪中食之。《肘后方》：用栝楼根薄切炙，取五两，水五升，煮四升，随意饮之。百合病渴：栝楼根、牡蛎（熬）等分。为散。饮服方寸匕。（《永类方》）

黑疸危疾：蒌根一斤，捣汁六合，顿服。随有黄水从小便出。如不出，再服。（杨起《简便方》）

虚热咳嗽：天花粉一两，人参三钱。为末。每服一钱，米汤下。（《集简方》）

偏疝痛极：劫之立住。用绵袋包暖阴囊。取天花粉五钱，以醇酒一碗浸之，自卯至午，微煎滚，露一夜。次早低凳坐定，两手按膝，饮下即愈。未效，再一服。（《本草蒙筌》）

小儿囊肿：天花粉一两，炙甘草一钱半，水煎，入酒服。（《全幼心鉴》）

耳卒烘烘：栝楼根削尖，以腊猪脂煎三沸，取塞耳，三日即愈。（《肘后方》）

产后吹乳：肿硬疼痛，轻则为妒乳，重则为乳痈。用栝楼根末一两，乳香一钱。为末。温酒每服二钱。（李仲南《永类方》）

天泡湿疮：天花粉、滑石等分，为末，水调搽之。（《普济方》）

杨梅天泡：天花粉、川芎各四两，槐花一两，为末，米糊丸梧子大。每空心淡姜汤下七八十丸。（《简便方》）

痘后目障：天花粉、蛇蜕（洗焙）等分。为末。羊子肝批开，入药在内，米泔汁煮熟，切食。次女病此，服之旬余而愈。（周密《齐东野语》）

苦参

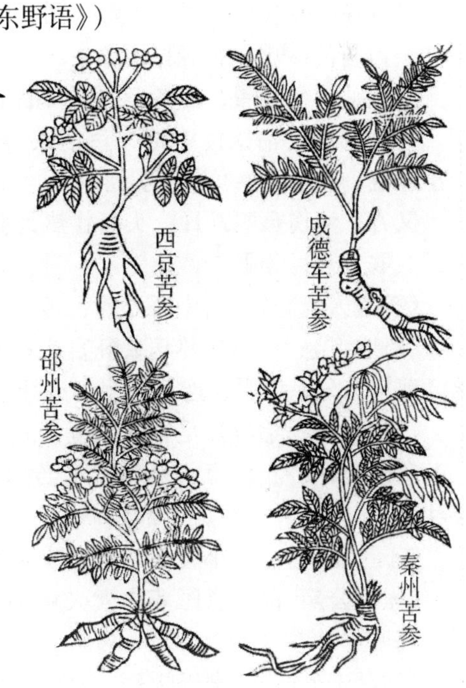

味苦，寒，无毒。主心腹结气，癥瘕积聚，黄疸，溺有余沥，逐水除痈肿，补中明目，止泪。养肝胆气，安五脏，定志益精，利九窍，除伏热肠澼，止渴醒酒，小便黄赤，疗恶疮、下部䘌。平胃气，令人嗜食轻身。一名水槐，一名苦识[①]，一名地槐，一名菟槐，一名骄槐，一名白茎，一名虎麻，一名岑茎，一名禄白，一名陵郎。生汝南山谷及田野。三月、八月、十月采根，曝干。玄参为之使，恶贝母、漏芦、菟丝，反藜芦。

陶隐居云：今出近道，处处有，叶极似槐树，故有槐名，花黄，子作荚，根味至苦恶，病人酒渍饮之多差。患疥者一两服亦除，盖能杀虫。《唐本》注云：以十月收其实，饵如槐子法。久服轻身不老，明目有验。

臣禹锡等谨按《药性论》云：苦参，能治热毒风，皮肌烦躁，生疮赤癞，眉脱。主除大热、嗜唾[②]，治腹中冷痛，中恶腹痛，除体闷，治心腹积聚，不入汤用。

《日华子》云：杀疳虫，炒带烟出为末，饭饮下，治肠风泻血，并热痢。

《图经》曰：苦参，生汝南山谷，及田野。今近道处处皆有之。其根黄色，长五七寸许，两指粗细，三五茎并生，苗高三二尺已来，叶碎青色，极似槐叶，故有水槐名，春生冬凋，其花黄白，七月结实如小豆子。河北生者无花、子，五月、六月、八月、十月采根，曝干用。古今方用治疮疹最多，亦可治癞疾，其法用苦参五斤，切，以好酒三斗，渍三十日。每饮一合，日三，常服不绝，若觉痹即差。取根皮末服之亦良。

《唐本》云：治胫酸疗恶虫。

《雷公》云：凡使，不计多少，先须用糯米浓泔汁浸一宿，上有腥秽气，并在水面上浮，并须重重淘过即蒸，从巳至申出，晒干，细剉用之。《圣惠方》治伤寒四日，已呕吐，更宜吐，以苦参末酒下二钱，得吐差。

《外台秘要》：治天行病，四五日，结胸满痛，壮热，身体热。苦参一两，剉，以醋二升，煮取一升二合，尽饮之，当吐即愈。天行毒病，非苦参醋药不解，及温覆取汗愈。

又方：治小儿身热，苦参汤，浴儿良。

《千金方》：治狂邪发恶，或披头大叫欲杀人，不避水火。苦参以蜜丸如桐子大，每服十丸，薄荷汤下。

又方：治饮食中毒，以苦参三两，酒二升半。煮取一升服，取吐愈。

《肘后方》：治谷疸，食劳，头旋，心怫郁不安而发黄，由失饥大食，胃气冲熏所致，苦参三两，龙胆一合为末，牛胆丸如梧子大，生大麦汁服五丸，日三服。

又方：治时气垂死者，苦参一两，㕮咀，以酒二升半，煮取一升半，去滓，适寒温尽服之。当闻苦参吐毒如溶胶便愈。

又方：治卒心痛，苦参三两，苦酒一升半，煮取八合，分二服。

《梅师方》：治饮食中毒，鱼肉菜等。苦参三两，以苦酒一升，煎三五沸，去滓服，吐出即愈，或取煮犀角汁一升亦佳。

又方：治伤寒四五日，头痛壮热，胸中烦痛。苦参五两，乌梅二十枚，细剉，以水二升，煎取一升，分服。

《孙真人食忌》：治中恶心痛，苦参一两，酒一升半，煮取八合，乘热顿服。

《胜金方》：治时疾热病，狂言心躁；苦参不限多少，炒黄色为末，每服二钱，水一盏，煎至八分，温服，连煎三服，有汗、无汗皆差。

《集验方》：治毒热足肿疼欲脱，酒煮苦参以渍之。

《伤寒类要》：治瘟气病欲死：苦参二两，以水二升，煮取一升，顿服之，吐则愈，或汗愈。

《子母秘录》：治小腹疼，青黑或赤不能喘；苦参一两，醋一升半，煎八合，分二服。

《太仓公》：淳于意医齐中大夫病龋齿，灸左手阳明脉，苦参汤日漱三升，出入慎风五六日愈。

《沈存中笔谈》：常患腰疼，时以病齿用苦参后。有太常少卿舒昭亮用苦参揩齿，岁久亦病腰，自后不用苦参，腰疾遂愈。

《衍义》曰：苦参，有朝士苦腰重，久坐，旅拒十余步，然后能行。有一将佐谓朝士曰：见公日逐以药揩齿，得无用苦参否？曰：始以病齿，用苦参已数年。此病由苦参入齿，其气味伤肾，故使人腰重。后有太常少卿舒昭亮用苦参揩齿，岁久亦病腰，自后悉不用，腰疾皆愈。此皆方书旧不载者。有人病遍身风热，细疹痒痛，不可任，连胸颈脐腹，及近隐处皆然，涎痰亦多，夜不得睡；以苦参末一两，皂角二两，水一升，揉滤取汁，银石器熬成膏，和苦参末为丸，如梧桐子大。食后温水服二十至三十丸，次日便愈。

现注：

①蒉：下原有音识二字注音。(shí 识)。

②唾：原刻如此，是否应为嗜睡不能定。不过麻黄条也有止好唾之语，不知是否为止好睡。因医中嗜唾、好唾之病名不常见。

按：苦参为豆科苦参之根。综合条文所述苦参功能除心腹结气，消癥瘕积聚，退黄疸，通尿道，逐水消痈，补中明目，养肝胆，安五脏，定志益精，利九窍，止消渴，消疮匶。临床常用治疗皮炎，湿疹，荨麻疹，心律不齐，贫血等。但和《本经》条文所述仍有距离，并未完全发挥其作用。临床入祛湿药。

释名：苦骨(《纲目》) 野槐(《纲目》) 时珍曰：苦以味名，参以功名，槐以叶形名也。苦蒉与菜部苦蒉同名异物。时珍曰：七、八月结角如萝卜子，角内有子二三粒，如小豆而坚。时珍曰：七、八月结角如萝卜子，角内有子二三粒，如小豆而坚。时珍曰：伏汞，制雌黄、焰硝。元素曰：苦参，味苦，气沉，纯阴，足少阴肾经君药也。治本经须用，能逐湿。震亨曰：苦参能峻补阴气，或得之而致腰重者，因其气降而不升也，非伤肾之谓也。其治大风有功，况风热细疹乎？时珍曰：子午乃少阴君火对化，故苦参、黄柏之苦寒，皆能补肾。盖取其苦燥湿、寒除热也。热生风，湿生虫，故又能治风杀虫。惟肾水弱而相火胜者，用之相宜。若火衰精冷，真元不足，及年高之人，不可用也。《素问》云：五味入胃，各归其所喜攻，久而增气，物化之常也。气增而久，夭之由也。王冰注云：入肝为温，入心为热，入肺为清，入肾为寒，入脾为至阴而兼四气，皆为增其味而益其气，各从本脏之气。故久服黄连、苦参而反热者，此其类也。气增不已，则脏气有偏胜，偏胜则脏有偏绝，故有暴夭。是以药不具五味，不备四气，而久服之，虽且获胜，久必暴夭。但人疏忽，不能精候尔。张从正亦云：凡药皆毒也。虽甘草、苦参，不可不谓之毒。久服则五味各归其脏，必有偏胜气增之患。诸药皆然，学人当触类而长之可也。至于饮食亦然。

附方：新一十八。

梦遗食减：白色苦参三两，白术五两，牡蛎粉四两。为末，用雄猪肚一具，洗净，砂罐煮烂，石臼捣和药，干则入汁，丸小豆大。每服四十丸，米汤下，日三服。久服身肥食进，而梦遗立止。(刘松石《保寿堂方》)

血痢不止：苦参炒焦为末，水丸梧子大。每服十五丸，米饮下。(孙氏《仁存堂方》)

大肠脱肛：苦参、五倍子、陈壁土等分。煎汤洗之，以木贼末敷之。(《医方摘要》)

产后露风：四肢苦烦热、头痛者，与小柴胡；头不痛者，用苦参二两，黄芩一两，生地黄死两，水八升，煎二升，分数服。齿缝出血：苦参一两，枯矾一钱。为末，日三揩之，立验。(《普济方》)

鼻疮脓臭：有虫也。苦参、枯矾一两，生地黄汁三合。水二盏，煎三合，少少滴之。(《普济方》)

肺热生疮：遍身皆是。用苦参末，粟米饮，丸梧子大。每服五十丸。空心米饮下。(《御药院方》)

大风癞疾：张子和《儒门事亲》：用苦参末二两，以猪肚盛之，缝合煮熟，取出去药。先饿一日，次早先饮新水一盏，将猪肚食之，如吐再食。待一二时，以肉汤调无忧散五七钱服，取出大、小虫一二万为效。后以不蛀皂角一斤，去皮子，煮汁，入苦参末调糊。下何首乌末二两，防风末一两半，当归末一两，芍药末五钱，人参末三钱，丸梧子大。每服三五十丸，温酒或茶下，日三服。仍用麻黄、苦参、荆芥煎水洗之。《圣济总录》苦参丸：治大风癞及热毒风疮疥癣。苦参（九月末掘取，去皮曝干，取粉）一斤，枳壳（麸炒）六两。为末，蜜丸。每温酒下三十丸，日二夜一服。一方去枳壳。肾脏风毒：及心肺积热，皮肤生疥癞，瘙痒时出黄水，及大风手足坏烂，一切风疾。苦参三十二两，荆芥穗一十六两。为末，水糊丸梧子大。每服三十丸，茶下。(《和剂局方》)

上下诸瘘：或在项，或在下部。用苦参五升。苦酒一斗，渍三四日服之，以知为度。(《肘后方》)

鼠恶疮：苦参二斤，露蜂房二两，曲二斤。水三斗，渍二宿，去滓，入黍米二升，酿熟，稍饮，日三次。(《肘后方》)

下部漏疮：苦参煎汤，日日洗之。(《直指方》)

瘰疬结核：苦参四两捣末。牛膝汁丸绿豆大。每暖水下二十丸。(张文仲《备急方》)

汤火伤灼：苦参末，油调敷之。(《卫生宝鉴》)

赤白带下：苦参二两，牡蛎粉一两五钱。为末。以雄猪肚一个，水三碗煮烂，捣泥和丸梧子大。每服百丸，温酒下。(陆氏《积德堂方》)

当　归

味甘、辛，温、大温，无毒。主咳逆上气，温疟寒热洗洗[①]，在皮肤中，妇人漏下，绝子，诸恶疮疡[②]，金疮者饮之。温中止痛，除客血内塞，中风痓[③]，汗不出，湿痹中恶，客气虚冷。补五脏，生肌肉。一名干归。生陇西川谷，二月、八月采根，阴干。恶蕳茹，畏菖蒲、海藻、牡蒙。

陶隐居云：今陇西、叨阳、黑水当归多肉少枝，气香，名马尾当归，稍难得。西川北部当归多根枝而细，历阳所出色白而气味薄，不相似，呼为草当归，阙少时乃用之。方家有云：真当归正谓此有好恶故也。俗用甚多，道方时须尔。

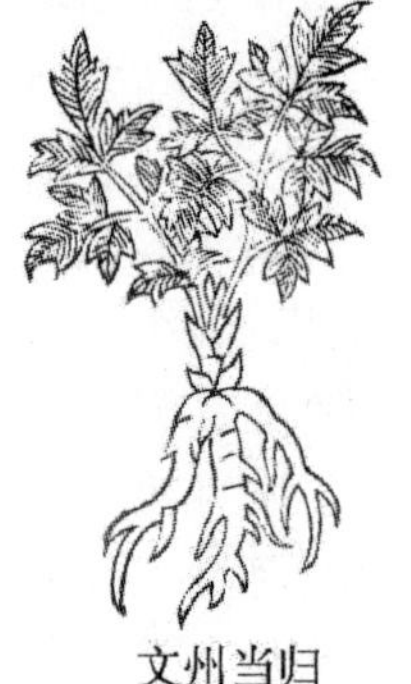

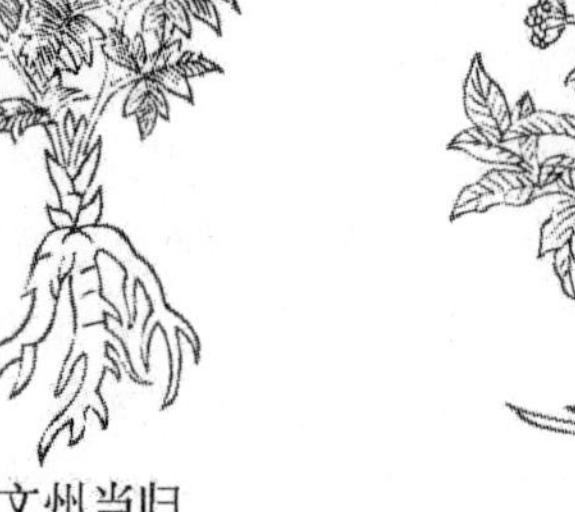

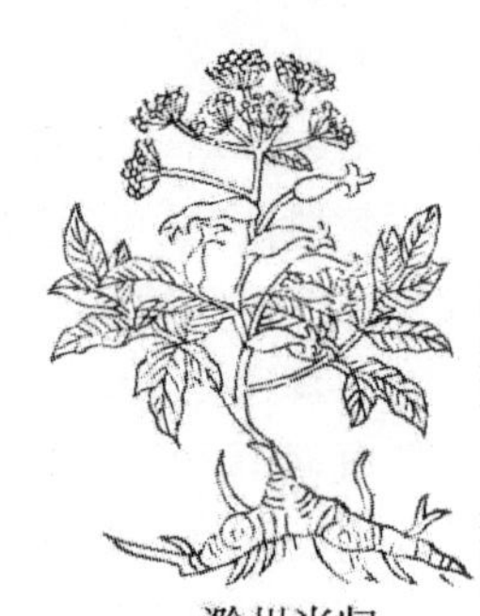

文州当归　　滁州当归

《唐本》注云：当归苗有二种，于内一种似大叶芎䓖，一种似细叶芎䓖，惟茎叶卑下于芎也。今出当州、宕州、翼州、松州，宕州最胜。细叶者名蚕头当归，大叶者名马尾当归，今用多是马尾当归，蚕头者不如此，不复用。陶称历阳者是蚕头当归也。

臣禹锡等谨按《尔雅》云：薜，山蕲。注：《广雅》曰：山蕲，当归也。当归，今似蕲而粗大。

《吴氏》云：当归，神农、黄帝、桐君、扁鹊甘，无毒；岐伯、雷公辛无毒；季氏小温，或生羌胡地。

《范子》云：当归，无枯者善。

《药性论》云：当归，臣，恶热面。止呕逆，虚劳寒热，破宿血，主女子崩中，下肠胃冷，补诸不足，止痢腹痛。单煮饮汁治温疟，主女人沥血，腰痛，疗齿疼痛不可忍。患人虚冷，加而用之。

《日华子》云：治一切风，一切血，补一切劳，破恶血，养新血，及主癥癖。

《图经》曰：当归，生陇西川谷。今川、蜀、陕西诸郡及江宁府、滁州皆有之，以蜀中者为胜。春生苗绿，叶有三瓣，七、八月开花似时罗，浅紫色，根黑黄色。二月、八月采根，阴干。然苗有二种，都类芎䓖，而叶有大小为异。茎梗比芎䓖甚卑下，根亦二种，大叶名马尾当归，细叶名蚕头当归。大抵以肉厚而不枯者为胜。谨按《尔雅》云：薜[④]，山蕲[⑤]。郭璞注引《广雅》云：山蕲，当归也，似蕲而粗大。释曰：《说文》云：蕲，草也，生山中者名薜，一名山蕲。然则当归，芹类也，在平地者名芹，生山中而粗大者名当归也。

《雷公》云：凡使，先去尘，并头尖硬处一分已来，酒浸一宿。若要破血即使头一节硬实处，若要止痛止血即用尾，若一时用，不如不使，服食无效，单使妙也。

《外台秘要》：治头疼欲裂：当归二两，酒一升，煮取六合，饮至再服。

又方：治心痛，当归为末，酒服方寸匕。

《肘后方》：治小儿多患胎寒，好啼，昼夜不止，因此成痫，当归末，一小豆大，以乳汁灌之，日夜三四度服差。

《葛氏方》：治小便出血；当归四两，细剉，酒三升，煮取一升，顿服之。

《梅师方》：治胎动下血，心腹疼，死生不知，服此汤活即安，死即下：用当归四两，芎䓖九两，细剉，以酒三升，水四升，煎取三升，分服。

《子母秘录》：治倒产，子死腹中捣当归末，酒服方寸匕。

又方：治小儿脐风疮，久不差：用当归末敷之。贾相公进过《牛经》，牛有尿血病，当归、红花各半两为末，以酒半升，煎，候冷灌之，差。

《支太医方》：治妇人百病，诸虚不足：当归四两，地黄二两，为末，蜜和丸如梧子大，食前米饮下十五丸。

《别说》云：谨按当归，自古医家方论，用治妇人产后恶血上冲，仓卒取效，无急于此，世俗多以谓唯能治血。又《外台秘要》《金匮》《千金》等方，皆为大补不足，决取立效之药，气血昏乱者服之即定。此盖服之能使气血各有所归，则可以于产后备急，于补虚速效，恐圣人立当归之名，必因此出矣。

《衍义》曰：当归，《广雅》云：山蕲[⑥]，当归也，似芹而粗大。《说文》云：蕲草也，生山中者名薜。新书《图经》[⑧]以谓当归芹类也，在平地者名芹，生山中粗大者名当归。若然则今川蜀皆以平地作畦种，尤肥好多脂肉，不以平地、山中为等差，但肥润不枯燥者佳。今医家用此一种为胜，市人又以薄酒洒使肥润，不可不察也。《药性论》云：补女子诸不足，此说尽当归之用也。

现注：

①洗洗：原有注音音癣二字。

②疡：下原有音羊二字注音。

③痓（chì 或 zhì）：即痉。

④薜：下原有布革切三字注音。

⑤蕲：下原有古芹字，及巨斤切六字释义及注音。

⑥蕲：下原有古井切三字注音。

⑦薜：下原有音百二字注音。

⑧新书《图经》即宋苏颂之《本草图经》，因在这之前有《唐本·图经》及注文中经常被掌禹锡引用的《蜀本·图经》，故称苏颂主编之《本草图经》为新书《图经》。不过这只是寇氏的说法，并未被广泛引用。又《蜀本·图经》《唐本·图经》，今皆不可见，早已亡佚。

按：当归为伞形科当归的根茎。综合条文所述当归功能止咳下气，降逆，截疟，止漏下，赞育安胎，除恶疮疡，温中止痛，除客血，止风痉，除湿痹，袪虚冷，补五脏，生肌肉。《本经》所述功能现临床基本都在应用，只是后世将当归列为补血药，《本经》没有明确指出，但所说补五脏，生肌肉，除客血等已含有补血之意。

释名：文无(《纲目》时珍曰：当归本非芹类，特以花叶似芹，故得芹名。古人娶妻为嗣续也，当归调血为女人要药，有思夫之意，故有当归之名，正与唐诗胡麻好种无人种，正是归时又不归之旨相同。崔豹《古今注》云：古人相赠以芍药，相招以文无。文无一名当归，芍药一名将离故也。）时珍曰：今陕、蜀、秦州、汶州诸处人多栽莳为货。以秦归头圆尾多色紫气香肥润者，名马尾归，最胜他处；头大尾粗色白坚枯者，为镵头归，止宜入发散药尔。韩懋言：川产者力刚而善攻，秦产者力柔而善补是矣。元素曰：头，止血；尾，破血；身，和血；全用，即一破一止也。先以水洗净土。治上，酒浸；治外，酒洗过，或火干、晒干入药。杲曰：头，止血而上行；身，养血而中守；梢，破血而下流；全活血而不走。时珍曰：雷、张二氏所说头尾功效各异。凡物之根，身半以上，气脉上行，法乎天；身半以下，气脉下行，法乎地。人身法象天地，则，治上当用头，治中当用身，治下当用尾，通治则全用，乃一定之理也。当以张氏之说为优。凡晒干乘热纸封瓮收之，不蛀。

治头痛，心腹诸痛，润肠胃筋骨皮肤，治痈疽，排脓止痛，和血补血（时珍）。主痿癖嗜卧，足下热而痛。冲脉为病，气逆里急。带脉为病，腹痛，腰溶溶如坐水中（好古）。

成无己曰：脉者血之府，诸血皆属心。凡通脉者，必先补心益血。故张仲景治手足厥寒、脉细欲绝者，用当归之苦温以助心血。元素曰：其用有三：一，心经本药；二，和血；三，治诸病夜甚。凡血受病，必须用之。血壅而不流则痛，当归之甘温能和血，辛温能散内寒，苦温能助心散寒，使气血各有所归。好古曰：入手少阴，以其心生血也。入足太阴，以其脾裹血也。入足厥阴，以其肝藏血也。头，能破血；身，能养血，尾能行血。全用，同人参、黄芪，则补气而生血；同牵牛、大黄则行气而破血。从桂附茱萸则热，从大黄芒消则寒，佐使分定，用者当知。酒蒸治头痛，诸痛皆属木，故以血药主之。机曰：

治头痛，酒煮服清，取其浮而上也。治心痛，酒调末服，取其浊而半沉半浮也。治小便出血，用酒煎服，取其沉入下极也。自有高低之分如此。王海藏言当归血药，如何治胸中咳逆上气？按：当归其味辛散，乃血中气药也。况咳逆上气，有阴虚阳无所附者，故用血药补阴，则血和而气降矣。韩懋曰：当归主血分之病。川产力刚可攻，秦产力柔宜补。凡用，本病宜酒制，有痰以姜制，导血归源之理。血虚以人参、石脂为佐，血热以生地黄、条芩为佐，不绝生化之源。血积配以大黄。要之，血药不容舍当归。故古方四物汤以为君，芍药为臣，地黄为佐，芎䓖为使也。

附方：新一十九。

血虚发热：当归补血汤：治肌热燥热，目赤面红，烦渴引饮，昼夜不息，其脉洪大而虚，重按全无力，此血虚之候也。得于饥困劳役，证象白虎，但脉不长实为异耳。若误服白虎汤即死，宜此主之。当归身（酒洗）二钱，绵黄（蜜炙）一两。作一服。水二钟，煎一钟，空心温服，日再服。（东垣《兰室秘藏》）

失血眩运：凡伤胎去血，产后去血，崩中去血，金疮去血，拔牙去血，一切去血过多，心烦眩运，闷绝不省人事。当归二两，芎一两。每用五钱，水七分，酒三分，煎七分，热服，日再。（《妇人良方》）

衄血不止：当归（焙）研末，每服一钱，米饮调下。（《圣济总录》）

内虚目暗：补气养血。用当归（生晒）六两，附子（火炮）一两，为末，炼蜜丸梧子大。每服三十丸，温酒下，名六一丸。（《圣济总录》）

手臂疼痛：当归三两（切），酒浸三日，温饮之。饮尽，别以三两再浸，以瘥为度。（《事林广记》）

温疟不止：当归一两。水煎饮，日一服。（《圣济总录》）

久痢不止：当归二两，吴茱萸一两，同炒香，去萸不用为末，蜜丸梧子大，每服三十丸，名胜金丸。（《普济方》）

大便不通：当归白芷等分，为末米汤下。（《圣济总录》）

月经逆行：从口鼻出。先以京墨磨汁服，止之。次用当归尾、红花各三钱。水一钟半，煎八分，温服，其经即通。（《简便方》）

室女经闭：当归尾、没药各一钱。为末，红花浸酒，面北饮之，一日一服。（《普济方》）

妇人血气：脐下气胀，月经不利，血气上攻欲呕，不得睡。当归四钱，干漆（烧存性）二钱，为末，炼蜜丸梧子大。每服十五丸，温酒下。（《永类方》）

堕胎下血：不止。当归（焙）一两，葱白一握。每服五钱，酒一盏半，煎八分，温服。（《圣济总录》）

妊娠胎动：神妙。佛手散；治妇人妊娠伤动，或子死腹中，血下疼痛，口噤欲死。服此探之，不损则痛止，已损便立下，此乃徐王神验方也。当归二两，芎䓖一两。为粗末。每服三钱，水一盏，煎令泣泣欲干，投酒一盏，再煎一沸，温服，或灌之。如人行五里，再服。不过三五服，便效。（张文仲《备急方》）

产难胎死：横生倒生。用当归三两，芎䓖一两。为末，先以大黑豆炒焦，入流水一盏，童便一盏，煎至一盏，分为二服。未效再服。（《妇人良方》）

产后血胀：腹痛引胁。当归二钱，干姜（炮）五分。为末。每服三钱，水一盏，煎

八分，入盐、酢少许，热服。(《妇人良方》)

产后腹痛：如绞。当归末五钱，白蜜一合，水一盏，煎一盏，分为二服。未效再服。(《妇人良方》)

产后自汗：壮热，气短，腰脚痛不可转。当归三钱，黄、白芍药（酒炒）各二钱，生姜五片。水一盏半，煎七分，温服。(《和剂局方》)

产后中风：不省人事，口吐涎沫，手足瘈。当归、荆芥穗等分，为末。每服三钱，水一盏，酒少许，童尿少许，煎七分，灌之，下咽即有生意，神效。(《圣惠方》)

小儿脐湿：不早治，成脐风。或肿赤，或出水。用当归末敷之。一方，入麝香少许。一方，用胡粉等分。试之最验。若愈后因尿入复作，再敷即愈。(《圣惠方》)

汤火伤疮：赤溃烂，用此生肌，拔热止痛。当归、黄蜡各一两，麻油四两。以油煎当归焦黄，去滓，纳蜡搅成膏，出火毒，摊贴之。(《和剂局方》)

白黄色枯：舌缩、恍惚若语乱者死。当归、白术二两，水煎，入生汁、蜜和服。(《三十六黄方》)

麻　黄

味苦，温、微温，无毒。主中风伤寒头痛，温疟，发表出汗，去邪热气，止咳逆上气，除寒热破癥坚积聚。五脏邪气，缓急风，胁痛，字乳余疾，止好唾，通腠理，疏伤寒头疼，解肌泄邪恶气，消赤黑斑毒。不可多服，令人虚。一名卑相。一名龙沙。一名卑盐。生晋地及河东。立秋采茎，阴干令青。厚朴为之使，恶辛夷、石韦。

陶隐居云：今出青州、彭城、荥阳、中牟者为胜，色青而多沫。蜀中亦有，不好。用之折除节，节止汗故也。先煮一两沸，去上上沫，沫令人烦。其根亦止汗，夏月杂粉用之。俗用疗伤寒，解肌第一。《唐本》注云：郑州鹿台及关中沙苑河傍沙洲上太多，其青、徐者，今不复用，同州沙苑最多也。

今注：今用中牟者为胜，开封府岁贡焉。

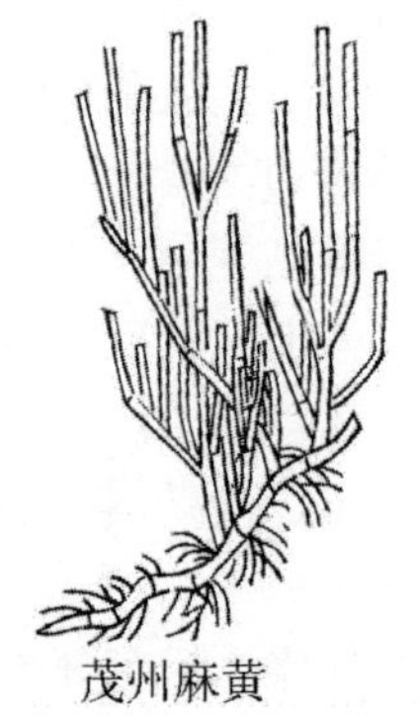
茂州麻黄

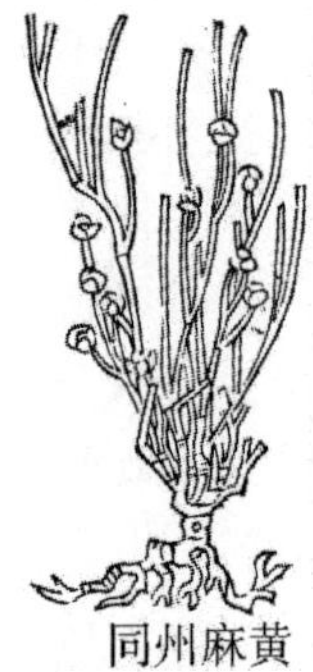
同州麻黄

臣禹锡等谨按《药性论》云：麻黄，君，味甘平。能治身上毒风㿏痹，皮肉不仁。主壮热，解肌发汗，温疟，治温疫。根节能止汗，方曰并故竹扇杵末扑之。又牡蛎粉、粟粉并根等分末，生绢袋盛，盗汗出即扑，手摩之。

段成式《酉阳杂俎》云：麻黄，茎端开花，花小而黄，蔟生，子如覆盆子，可食。

《日华子》云：通九窍，调血脉，开毛孔皮肤，逐风，破癥癖积聚，逐五脏邪气，退热，御山岚瘴气。

《图经》曰：麻黄，生晋地及河东，今近京多有之，以荥阳、中牟者为胜，苗春生，至夏五月则长及一尺以来，梢上有黄花，结实如百合瓣而小。又似皂荚子，味甜微有麻黄气，外红皮裹人，子黑，根紫赤色，俗说有雌雄二种；雌者于三月、四月内开花，六月内结子；雄者无花，不结子。至立秋后收采其茎，阴干令青。张仲景治伤寒有麻黄汤及大小青龙汤，皆用麻黄。治肺痿上气，有射干麻黄汤、厚朴麻黄汤，皆大方也。古方汤用麻黄皆先煮去沫，然后纳诸药，今用丸、散者，皆不然也。《必效方》：治天行一二日者；麻黄一大两，去节，以水四升，煮去沫，取二升，去滓，著米一匙及豉为稀粥。取强一升，先作熟汤，浴淋头百余碗，然后服粥，厚覆取汗，于夜最佳。《千金方》：疗伤寒雪煎：以麻黄十斤，去节，杏人四升，去两人尖皮，熬大黄一斤十三两金色者，先以雪水五硕四斗，渍麻黄于东向灶釜中三宿后，内大黄搅令调，以桑薪煮之，得二硕汁去滓。复内釜中，又捣杏人内汁中，复煮之，可余六七斗，绞去滓，置铜器中，更以雪水三斗，合煎令得二斗四升，药成丸如弹子。有病者以沸白汤五合，研一丸入汤中，适寒温服之立出。若不愈者，复服一丸。封药勿令泄也。

《雷公》云：凡使，去节并沫，若不尽，服之令人闷。用夹刀剪去节并头，槐砧上用铜刀细剉，煎三四十沸，竹片掠去上沫尽，漉出晒干用之。《伤寒类要》：张仲景《伤寒论》云：黄疸病，以麻黄醇酒汤主之，麻黄一把去节绵裹，以美酒五升，煮取半升，去滓顿服。又治伤寒表热发疸，宜汗之则愈；冬月用酒，春宜用水煮之良。

《子母秘录》：治产后腹痛及血下不尽：麻黄去节杵末，酒服方寸匕，一日二三服，血下尽即止。泽兰汤服亦妙。

《衍义》曰：麻黄，出郑州者佳。剪去节半两，以蜜一匙匕，同炒良久，以水半升，煎俟沸，去上沫，再煎，去三分之一，不用滓，病疮疱倒靥黑者，乘热尽服之，避风伺其疮复出。一法用无灰酒煎，但小儿不能饮酒者难服，然其效更速，以此知此药入表也。

按：麻黄为麻黄科草麻黄之茎。综合条文所述麻黄功能可祛风散寒止头痛，截温疟，解表发汗，止咳逆上气，破癥坚积聚，除胁痛乳痈，止唾，（疑为止睡）消赤黑斑毒。今临床用麻黄解表发汗，止咳逆上气，定喘，止咳逆上气即是治喘之意。《本经》所述，今临床基本宗其法。

时珍曰：诸名殊不可解。或云其味麻，其色黄，未审然否？张揖《广雅》云：龙沙，麻黄也。狗骨，麻黄根也。不知何以分别如此时珍曰：其根皮色黄赤，长者近尺。

元素曰：性温，味苦而甘辛，气味俱薄，轻清而浮，阳也，升也。手太阴之药，入足太阳经，兼走手少阴、阳明。时珍曰：麻黄微苦而辛，性热而轻扬。僧继洪云：中牟有麻黄之地，冬不积雪，为泄内阳也。故过用则泄真气。观此则性热可知矣。服麻黄自汗不止者，以冷水浸头发，仍用扑法即止。凡服麻黄药，须避风一日，不尔病复作也。凡用须佐以黄芩，之才曰：厚朴、白薇为之使。恶辛夷、石韦。

去营中寒邪，泄卫中风热（元素）。散赤目肿痛，水肿风肿，产后血滞（时珍）。

杲曰：轻可去实，麻黄、葛根之属是也。六淫有余之邪，客于阳分皮毛之间，腠理闭拒，营卫气血不行，故谓之实。二药轻清成象，故可去之。麻黄微苦，其形中空，阴中之阳，入足太阳寒水之经。其经循背下行，本寒而又受外寒，故宜发汗，去皮毛气分寒邪，以泄表实。若过发则汗多亡阳，或饮食劳倦及杂病自汗表虚之证用之，则脱人元气，不可不禁。好古曰：麻黄治卫实之药，桂枝治卫虚之药，二物虽为太阳证药，其实营卫药也。心主营为血，肺主卫为气。故麻黄为手太阴肺之剂，桂枝为手少阴心之剂。伤寒伤风而咳嗽，用麻黄、桂枝，即汤液之源也。时珍曰：麻黄乃肺经专药，故治肺病多用之。张仲景治伤寒无汗用麻黄，有汗用桂枝。历代明医解释，皆随文附会，未有究其精微者。时珍常绎思之，似有一得，与昔人所解不同云。津液为汗，汗即血也。在营则为血，在卫则为汗。夫寒伤营，营血内涩，不能外通于卫，卫气闭固，津液不行，故无汗发热而憎寒。夫风伤卫，卫气外泄，不能内护于营，营气虚弱，津液不固，故有汗发热而恶风。然风寒之邪，皆由皮毛而入。皮毛者，肺之合也。肺主卫气，包罗一身，天之象也。是证虽属乎太阳，而肺实受邪气。其证时兼面赤怫郁，咳嗽有痰，喘而胸满诸证者，非肺病乎？盖皮毛外闭，则邪热内攻，而肺气郁。故用麻黄、甘引出营分之邪，达之肌表，佐以杏仁泄肺而利气。汗后无大热而喘者，加以石膏。朱肱《活人书》，夏至后加石膏、知母，皆是泄肺火之药。是则麻黄汤虽太阳发汗重剂，实为发散肺经火郁之药也。腠理不密，则津液外泄，而肺气自虚。虚则补其母。故用桂枝同甘草，外散风邪以救表，内伐肝木以防脾。佐以芍药，泄木而固脾，泄东所以补西也。使以姜枣，行脾之津液而和营卫也。下后微喘者加浓朴、杏仁，以利肺气也。汗后脉沉迟者加人参，以益肺气也。朱肱加黄芩为阳旦汤，以泻肺热也。皆是脾肺之药。是则桂枝虽太阳解肌轻剂，实为理脾救肺之药也。此千古未发之秘旨，愚因表而出之。又少阴病发热脉沉，有麻黄附子细辛汤、麻黄附子甘草汤。少阴与太阳为表里，乃赵嗣所谓熟附配麻黄，补中有发也。一锦衣夏月饮酒达旦，病水泄，数日不止，水谷直出。服分利消导升提诸药则反剧。时珍诊之，脉浮而缓，大肠下弩，复发痔血。此因肉食生冷茶水过杂，抑遏阳气在下，木盛土衰，《素问》所谓久风成飧泄也。法当升之扬之。遂以小续命汤投之，一服而愈。昔仲景治伤寒六七日，大下后，脉沉迟，手足厥逆，咽喉不利，唾脓血，泄利不止者，用麻黄汤平其肝肺，兼升发之，即斯理也。神而明之，此类是矣。

附方：新七。

里水黄肿：张仲景云：一身面目黄肿，其脉沉，小便不利，甘草麻黄汤主之。麻黄四两（水五升，煮去沫），入甘草二两，煮取三升。每服一升，重复汗出。不汗再服。慎风寒。《千金》云：有患气虚久不瘥，变成水病，从腰以上肿者，宜此发其汗。水肿脉沉：属少阴，其脉浮者为风，虚胀者为气，皆非水也。麻黄附子汤汗之：麻黄三两（水七升，煮去沫），入甘草二两，附子（炮）一枚。煮取二升半，每服八分，日三服，取汗。（张仲景《金匮要略》）

风痹冷痛：麻黄（去根）五两，桂心二两，为末，酒二升，慢火熬如饧。每服一匙，热酒调下，至汗出为度。避风。（《圣惠方》）

小儿慢脾：风，因吐泻后而成。麻黄（长五寸）十个（去节），白术（指面大）二块，全蝎二个（生薄荷叶包煨）。为末。二岁以下一字，三岁以上半钱，薄荷汤下。（《圣惠方》）

尸咽痛痹：语声不出。麻黄以青布裹，烧烟筒中熏之。（《圣惠方》）

心下悸病：半夏麻黄丸：用半夏、麻黄等分，末之，炼蜜丸小豆大。每饮服三丸，日三服。（《金匮要略》）

中风诸病：麻黄一秤（去根），以王相日、乙卯日，取东流水三石三斗，以净铛盛五七斗，先煮五沸，掠去沫，逐旋添水，尽至三五斗，漉去麻黄，澄定，滤去滓，取清再熬至一斗，再澄再滤，取汁再熬，至升半为度，密封收之，一二年不妨。每服一二匙，热汤化下取汗。熬时要勤搅，勿令着底，恐焦了。仍忌鸡犬阴人见之。此刘守真秘方也。（《宣明方》）

时珍曰：麻黄发汗之气驶不能御，而根节止汗效如影响，物理之妙，不可测度如此。

自汗有风湿、伤风、风温、气虚、血虚、脾虚、阴虚、胃热、痰饮、中暑、亡阳、柔诸证，皆可随证加而用之。当归六黄汤加麻黄根，治盗汗尤捷。盖其性能行周身肌表，故能引诸药外至卫分而固腠理也。本草但知扑之之法，而不知服饵之功尤良也。

附方：新八。

盗汗阴汗：麻黄根、牡蛎粉为末，扑之。盗汗不止：麻黄根、椒目等分，为末。每服一钱，无灰酒下。外以麻黄根、故蒲扇为末，扑小儿盗汗：麻黄根三分，故蒲扇灰一分，为末。以乳服三分，日三服。仍以干姜三分同为末，三分扑之。(《古今录验》)

诸虚自汗：夜卧即甚，久则枯瘦。黄芪、麻黄根各一两，牡蛎米泔浸洗过，为散。每服五钱，水二盏，小麦百粒，煎服。(《和济局方》)

虚汗无度：麻黄根、黄等分，为末，飞面糊作丸梧子大。每用浮麦汤下百丸，以止为度。(《谈野翁试验方》)

产后虚汗：黄、当归各一两，麻黄根二两。每服一两，煎汤下。阴囊湿疮：肾有劳热：麻黄根、石硫黄各一两，米粉一合。为末。敷之。(《千金方》)

内外障翳：麻黄根一两，当归身一钱。同炒黑色，入麝香少许，为末。搐鼻，频用。此南京相国寺东黑孩儿方也。(《普济》)

通　草

味辛、甘，平，无毒。主去恶虫，除脾胃寒热，通利九窍血脉关节，令人不忘，疗脾疸，常欲眠，心烦哕，出音声，疗耳聋，散痈肿诸结不消，及金疮、恶疮，鼠瘘，踒折，齆[①]鼻息肉，堕胎，去三虫。一名附支。一名丁翁。生石城山谷，及山阳。正月采枝，阴干。

陶隐居云：今出近道，绕树藤生，枝白茎有细孔，两头皆通。含一头吹之则气出彼头者良。或云即葍[②]藤茎。

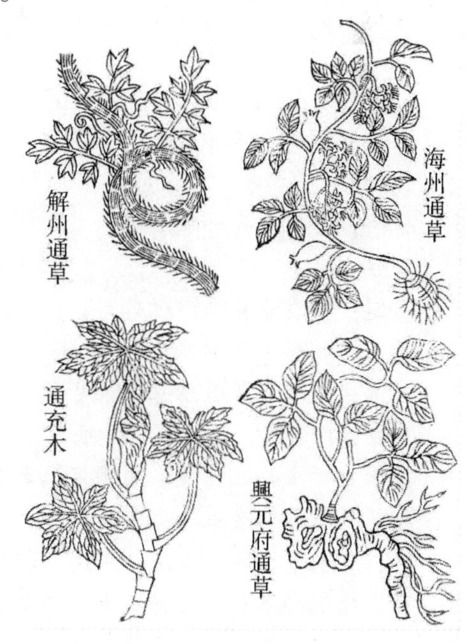

《唐本》注云：此物大者径三寸，每节有二三枝，枝头有五叶，其子长三四寸，核黑穰白。食之甘美，南人谓为燕蕧[③]或名乌蕧，今言葍藤，葍、蕧声相近尔。

臣禹锡等谨按《药性论》云：木通，臣，微寒。一名王翁万年。主治五淋，利小便，开关格。治人多睡，主水肿浮大，除烦热。用根治项下瘤瘿。

孟诜云：燕蕧子，平。厚肠胃，令人能食，下三焦，除恶气。和子食之更好，江北人多不识，江南人多食。又续五脏断绝气，使语声足气，通十二经脉。其茎名通草，食之通利诸经脉拥不通之气。北人但识通草，不委子之功，其皮不堪食。

陈士良云：燕蕧子，寒，无毒。主胃口热闭，反胃不下食，除三焦客热。此是木通，实名桴棪[④]子，茎名木通。主理风热淋疾，小便数急疼，小腹虚满。宜煎汤并葱食之有效，野生。

《日华子》云：木通，安心除烦止渴退热。治健忘，明耳目，治鼻塞，通小肠。下水，破积聚血块，排脓治疮疖，止痛催生，下胞，女人血闭，月候不匀。天行时疾，头痛目眩，羸劣，乳结，及下乳，子名䓤子，七、八月采。

陈藏器云：通脱木，无毒。花上粉主诸虫疮，野鸡病，取粉纳疮中。生山侧，叶似萆[⑤]麻，心中有瓤，轻白可爱，女工取以饰物。《尔雅》云：离南，活脱也。一本云药草。生江南，主虫病，今俗亦名通草。

《图经》曰：通草，生石城山谷及山阳，今泽、潞、汉中、江、淮、湖南州郡亦有之。生作藤蔓，大如指，其茎秆大者径三寸，每节有二三枝，枝头出五叶，颇类石韦。又似芍药，三叶相对，夏秋开紫花，亦有白花者，结实如小木瓜，核黑瓤白，食之甘美。南人谓之燕䓤，亦云乌䓤，正月、二月采枝阴干用。或以为葡萄苗，非也。今人谓之木通，而俗间所谓通草，乃通脱木也。此木生山侧，叶如萆麻，心空中有瓤，轻白可爱，女工取以饰物。《尔雅》云：离南，活莌[⑥]，释云：离南草也，一名活莌。《山海经》又名寇脱，生江南，高丈许，大叶似荷而肥，茎中有瓤正白者是也。又名倚商，主蛊毒。其花上粉主诸虫、瘘、恶疮痔疾，取粉内疮中。正元《广利方》疗瘰疬，及李绛《兵部》疗胸伏气攻胃咽不散方中并用之。今京师园圃间亦有种莳者。又按张氏《燕吴行役记》扬州大仪甘泉东院两廊前有通草，其形如椿少叶，子垂梢际如苦楝，与今所说殊别，不知是木通邪？通脱邪？或别是一种也。古方所用通草，皆今之木通，通脱稀有使者。近世医家多用利小便，南人或以蜜煎作果食之甚美，兼解诸药毒。

陈藏器云：本功外，子味甘，利大小便，宣通去烦热，食之令人心宽，止渴下气。江东人呼为畜葍子，江西人呼为拏子，如算袋，穰黄子黑，食之当去其皮。苏云色白乃猴葍也。

《海药》云：谨按徐表《南州记》云：生广州山谷，味温平。主诸瘘疮，喉咙痛及喉痹，并宜煎服之。磨亦得，急即含之。

《食疗》云：煮饮之，通妇人血气，浓煎三五盏即便通。又除寒热不通之气，消鼠瘘，金疮、踒折，煮汁酿酒妙。

现注：

①鼆：原有音黾二字注音。

②葍：下原有音福二字注音。

③䓤：下原有芳服切三字注音。

④桴：(fú 浮)，棪：(yǎn 眼)。

⑤萆：原文如此，现在通用蓖麻之蓖。

⑥莌：下原有音脱二字注音。

按：此通草为今之木通，木通药材来源不一，此之通草指木通科白木通之茎。今之通草另有所指，即五加科之通脱木，陈藏器述及通脱木功能，孟诜述及燕䓤子，故本节包括三种。综合条文所述木通功能利九窍，通血脉，利关节，强记利疸，安眠，除烦止哕，清音通耳，消肿散结，通鼻除息肉，堕胎。临床用木通利尿退黄，治尿路膀胱不畅时多，也用于肝肾疾病，湿疹等。《本经》所述并未完全发挥。木通临床入利水化湿药中。但现在的木通有关木通及川木通。关木通为马兜铃科之木通马兜铃有一定毒性有说伤肾。川木通为毛茛科之小木通或绣球藤真正木通科木通又有白木通、木通、三叶木通三种来源。此即本节各家所说通草，其果实燕蕧子、种子预知子皆有药用。

时珍曰：有细细孔，两头皆通，故名通草，即今所谓木通也。今之通草，乃古之通脱木也。宋本草混注为一，名实相乱，今分出之。时珍曰：今之木通，有紫、白二色：紫者皮浓味辛；白者皮薄味淡。《本经》言味辛，《别录》言味甘，是二者皆能通利也。

通经利窍，导小肠火（杲）。

杲曰：本草十剂：通可去滞，通草、防己之属是也。夫防己大苦寒，能泻血中湿热之滞，又通大便。通草甘淡，能助西方秋气下降，利小便，专泄气滞也。肺受热邪，津液气化之原绝，则寒水断流，膀胱受湿热，癃闭约缩，小便不通，宜此治之。其症胸中烦热，口燥舌干，咽干，大渴引饮，小便淋沥，或闭塞不通，胫酸脚热，并宜通草主之。凡气味与之同者，茯苓、泽泻、灯草、猪苓、琥珀、瞿麦、车前子之类，皆可以渗湿利小便，泄其滞气也。又曰：木通下行，泄小肠火，利小便，与琥珀同功，无他药可比。

时珍曰：木通手厥阴心包络、手足太阳小肠、膀胱之药也。故上能通心清肺，治头痛，利九窍；下能泄湿热，利小便，通大肠，治遍身拘痛。《本经》及《别录》皆不言及利小便治淋之功，甄权、日华子辈始发扬之。盖其能泄丙丁之火，则肺不受邪，能通水道。水源既清，则津液自化，而诸经之湿与热，皆由小便泄去。故古方导赤散用之，亦泻南补北、扶西抑东之意。杨仁斋《直指方》言：人遍身胸腹隐热，疼痛拘急，足冷，皆是伏热伤血。

血属于心，宜木通以通心窍，则经络流行也。

附方：新一。

心热尿赤，面赤唇干，切牙口渴：导赤散：用木通、生地黄、炙甘草等分，为末。每服三钱，入竹叶七片，水煎服。（钱氏方）

子：止渴，利小便（时珍）。

杲曰：阴窍涩而不利，水肿闭而不行，用之立通，因有通草之名。与木通同功。

嘉谟曰：白瓤中藏，脱木得之，故名通脱。时珍曰：蔓生山中。茎大者围数寸。

杲曰：甘，平。降也。阳中阴也。除水肿癃闭，泻肺（李杲）。明目退热，下乳催生（汪机）。

杲曰：通草泻肺利小便，甘平以缓阴血也。与灯草同功。宜生用之。

时珍曰：通草色白而气寒，味淡而体轻，故入太阴肺经，引热下降而利小便；入阳明胃经，通气上达而下乳汁。其气寒，降也；其味淡，升也。

附方：新一。

洗头风痛：新通草瓦上烧存性，研末二钱，热酒下。牙关紧者，斡口灌之。（王璆《百一选方》）

芍　药

味苦、酸，平、微寒，有小毒。主邪气腹痛，除血痹，破坚积，寒热疝瘕，止痛，利小便，益气，通顺血脉，缓中散恶血，逐贼血。去水气，利膀胱大小肠，消痈肿，时行寒热，中恶腹痛、腰痛。一名白木，一名余容，一

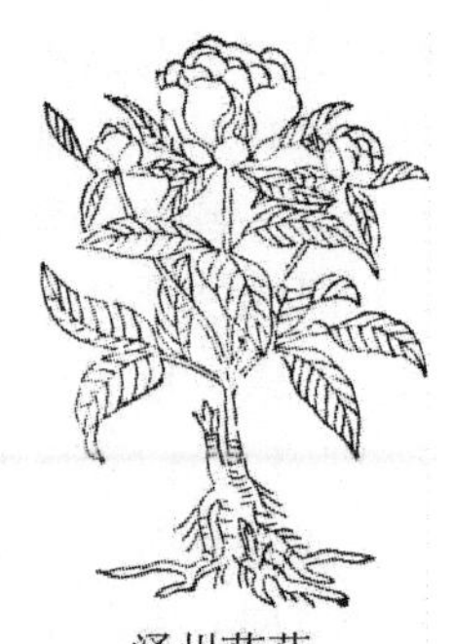
泽州芍药

名犁食，一名解仓，一名鋋。生中岳川谷，及丘陵。二月、八月采根，曝干。须丸为之使。臣禹锡等谨按《别本》作雷丸，恶石斛、芒硝，畏硝石、鳖甲、小蓟，反藜芦。

陶隐居云：今出白山、蒋山、茅山最好，白而长大。余处亦有而多赤，赤者小利，俗方以止痛，乃不减当归，道家亦服食之。又煮石用之。

今按：《别本》注云：此有两种，赤者利小便，下气，白者止痛散血。其花亦有红、白二色。

臣禹锡等谨按吴氏云：芍药，神农苦，桐君甘无毒，岐伯咸，季氏小寒，雷公酸。

《药性论》云：芍药，臣，能治肺邪气，腹中疞痛，血气积聚，通宣藏腑拥气，治邪痛败血，主时疾骨热，强五脏，补肾气，治心腹坚胀，妇人血闭不通，消瘀血，能蚀脓。

《日华子》云：治风补劳，主女人一切病，并产前后诸疾，通月水，退热除烦，益气。天行热疾，瘟瘴惊狂。妇人血晕，及肠风泻血。痔瘘发背，疮疥。头痛，明目，目赤努肉。赤色者多补气，白者治血。此便是芍药花根，海、盐、杭、越俱好。

《图经》曰：芍药，生中岳川谷，及丘陵，今处处有之，淮南者胜。春生红芽作丛，茎上三枝五叶，似牡丹而狭长，高一二尺，夏开花有红、白、紫数种，子似牡丹子而小，秋时采根，根亦有赤白二色。崔豹《古今注》云：芍药有二种；有草芍药、木芍药，木者花大而色深，俗呼为牡丹，非也。又云：牛亨问曰：将离相别赠以芍药，何也？答曰：芍药一名何离，故相赠犹相招召。赠以文无，文无一名当归。欲忘人之忧则赠以丹棘，丹棘一免忘忧，使忘忧也。欲蠲人之忿，则赠以青裳，青裳一名合欢，赠之使忘忿也。张仲景治伤寒汤多用芍药，以其主寒热，利小便故也。古人亦有单服食者；《安期生服炼法》云：芍药二种，一者金芍药，二者木芍药，救病用金芍药，色白多脂肉，木芍药色紫瘦多脉，若取审看，勿令差错。若欲服饵，采得净刮去皮，以东流水煮百沸，出阴干，停三日，又于木甑内蒸之，上覆以净黄土，一日夜熟，出阴干，捣末，以麦饮或酒服三钱匕，日三，满三百日，可以登岭绝谷不饥。《正元广利方》：治妇女赤白下，年月深久不差者，取白芍药三大两，并干姜半大两，细剉熬令黄，捣，下筛，空肚和饮汁服二钱匕，日再佳。又金创血不止而痛者；亦单捣白芍药末敷上即止良验。

<u>《唐本》注：</u>益好血。

《雷公》云：凡采得后，于日中晒干，以竹刀刮上粗皮并头土了，剉之，将蜜水拌蒸，从巳至未，晒干用之。

《经验后方》：治风毒，骨髓疼痛：芍药二分，虎骨一两，炙为末，夹绢袋盛，酒三升渍五日，每服三合，日三服。

《博济方》：治五淋：赤芍药一两，槟榔一个，面裹煨为末，每服一钱匕，水一盏，煎七分，空心服。

《广利方》：治金疮血不止，痛：白芍药一两，熬令黄，杵令细为散，酒或米饮下二钱并得，初三服渐加。

《初虞世》：治咯血、衄血：白芍药一两，犀角末一分为末。新水服一钱匕，血止为限。

《别说》云：谨按《本经》，芍药生丘陵川谷。今世所用者，多是人家种植，欲其花叶肥大，必加粪壤，每岁八、九月取其根，分削因利以为药，遂曝干货卖。今淮南真阳尤多药家，见其肥大而不知香味，绝不佳，故入药不可责其效。今考用宜依《本经》所说川谷丘陵有生者为胜尔。

《衍义》曰：芍药，全用根，其品亦多，须用花红而单叶，山中者为佳。花叶多即根虚。然其根多赤色，其味涩，若或有色白粗肥者益好。余如《经》，然血虚寒人禁此一物，古人有言曰：减芍药以避中寒。诚不可忽。

按：芍药为毛茛科芍药的根，今芍药分白芍与赤芍，此芍药指白芍，陶氏曰：赤者小利，俗方以止痛。即指赤芍。综合条文芍药功能疗腹痛，除血痹，通血脉，散恶血，去水气，利膀胱，消痈肿，止肿痛。临床芍药用途广泛，用于肝胃病，痛经，月经病，痹病，心脑血管病等。《本经》所述基本都用上了。赤芍主要用于活血。陶云赤芍利小便，并煮石用之。应该注意此用。

释名：将离(《纲目》) 时珍曰：昔人言洛阳牡丹、扬州芍药甲天下。今药中所用，亦多取扬州者。十月生芽，至春乃长，三月开花。其品凡三十余种，有千叶、单叶、楼子之异。入药宜单叶之根，气味全浓。根之赤白，随花之色也。时珍曰：今人多生用，惟避中寒者以酒炒，入女人血药以醋炒耳。

元素曰：性寒，味酸，气浓味薄，升而微降，阳中阴也。

杲曰：白芍药酸，平，有小毒，可升可降，阴也。好古曰：味酸而苦，气薄味浓，阴也，降也，为手足太阴行经药，入肝脾血分。时珍：同白术补脾，同芎泻肝，同人参补气，同当归补血，以酒炒补阴，同甘草止腹痛，同黄连止泻痢，同防风发痘疹，同姜枣温经散湿。

泻肝，安脾肺，收胃气，止泻利，固腠理，和血脉，收阴气，敛逆气（元素）。理中气，治脾虚中满，心下痞，胁下痛，善噫，肺急胀逆喘咳，太阳鼽衄目涩，肝血不足，阳维病苦寒热，带脉病苦腹痛满，腰溶溶如坐水中（好古）。止下痢腹痛后重（时珍）。

成无己曰：白补而赤泻，白收而赤散。酸以收之，甘以缓之，故酸甘相合，用补阴血。收逆气而除肺燥。又云：芍药之酸，敛津液而益营血，收阴气而泄邪热。元素曰：白补赤散，泻肝补脾胃。酒浸行经，止中部腹痛；与姜同用，温经散湿通塞，利腹中痛，胃气不通。白芍入脾经补中焦，乃下利必用之药。盖泻利皆太阴病，故不可缺此。得炙甘草为佐，治腹中痛，夏月少加黄芩，恶寒加桂，此仲景神方也。其用凡六：安脾经，一也；治腹痛，二也；收胃气，三也；止泻痢，四也；和血脉，五也；固腠理，六也。震亨曰：芍药泻脾火，性味酸寒，冬月必以酒炒。凡腹痛多是血脉凝涩，亦必酒炒用。然止能治血虚腹痛，余并不治。为其酸寒收敛，无温散之功也。下痢腹痛必炒用，后重者不炒。产后不可用者，以其酸寒伐生发之气也。必不得已，亦酒炒用之。时珍曰：白芍药益脾，能于土中泻木。赤芍药散邪，能行血中之滞。《日华子》言：赤补气，白治血，欠审矣。产后肝血已虚，不可更泻，故禁之。酸寒之药多矣，何独避芍药耶？以此杲曰：或言古人以酸涩为收，《本经》何以言利小便？曰：芍药能益阴滋湿而停津液，故小便自行，非因通利也。曰：又言缓中何也？曰：损其肝者缓其中，即调血也，故四物汤用芍药。大抵酸涩者为收敛停湿之剂，故主手足太阴经收敛之体，又能治血海而入于九地之下，后至厥阴经。白者色在西方，故补；赤者色在南方，故泻。

附方：新一十。

腹中虚痛：白芍药三钱，炙甘草一钱。夏月，加黄芩五分；恶寒，加肉桂一钱；冬月大寒，再加桂一钱。水二盏，煎一半，温服。(《洁古用药法象》)

脚气肿痛：白芍药六两，甘草一两。为末，白汤点服。(《事林广记》)

消渴引饮：白芍药、甘草等分。为末。每用一钱，水煎服，日三服。鄂渚辛之患此九年，服药止而复作。苏朴授此方，服之七日顿愈。古人处方，殆不可晓，不可以平易而忽之也。(陈日华《经验方》)

衄血不止：赤芍药为末，水服二钱匕。(《事林广记》)

崩中下血：小腹痛甚者。芍药一两，炒黄色，栢叶六两。微炒。每服二两，水一升，煎六合，入酒五合，再煎七合，空心分为两服。亦可为末，酒服二钱。(《圣惠方》)

经水不止：白芍药、香附子、熟艾叶各一钱半。水煎服之。(《熊氏补遗》)

血崩带下：赤芍药、香附子等分。为末。每服二钱，盐一捻，水一盏，煎七分，温服，日二服。十服见效，名如神散。(《良方》)

痘疮胀痛：白芍药为末，酒服半钱匕。(《痘疹方》)

木舌肿满：塞口杀人。红芍药、甘草煎水热漱。(《圣济总录》)

鱼骨鲠咽：白芍药嚼细咽汁。(《事林广记》)

蠡[①]实

味甘、平，温，无毒。主皮肤寒热，胃中热气，风寒湿痹，坚筋骨，令人嗜食，止心烦满，利大小便，长肌肤，肥大。久服轻身。花、叶去白虫。疗喉痹，多服令人溏泄，一名荔实，一名剧草，一名三坚，一名豕首。生河东川谷，五月采实，阴干。

陶隐居云：方药不复用，俗无识者。天名精亦名豕首也。

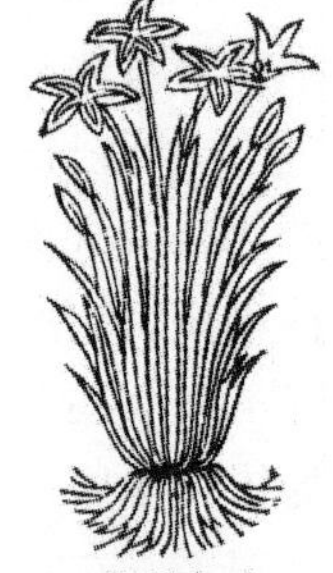

冀州蠡实

《唐本》注云：此即马蔺子也。《月令》云：荔[②]，挺出。郑注云：荔，马薤也。《说文》云：荔，似蒲，根可为刷。通俗文一名马蔺，《本经》一名荔实子，疗金疮血内流，痈肿等病有效。

臣禹锡等谨按《蜀本》云：蠡实，寒。

《日华子》云：马蔺，治妇人血气烦闷，产后血运，并经脉不止，崩中带下，消一切疮疖肿毒，止鼻洪吐血。通小肠消酒毒，治黄病，敷蛇虫咬，杀蕈毒。亦可蔬菜食，茎、叶同用。

《图经》曰：蠡实，马蔺子也。北人音讹，呼为马楝子。生河东川谷，今陕西诸郡及鼎、澧州亦有之，近京尤多。叶似薤而长厚，三月开紫碧花，五月结实，作角子如麻大而赤色有棱，根细长，通黄色，人取以为刷。三月采花，五月采实，并阴干用。谨按《颜氏家训》云：《月令》曰：荔，挺出。郑康成云：荔挺，马薤也。《易统验玄图[③]》云：荔挺不出则国多火灾。《说文》云：荔，似蒲而小，根可为刷。《广雅》云：马薤，荔也。蔡邕、高诱皆云荔以挺出，然则郑以荔挺为名，误矣。此物河北平泽率生之，江东颇多种于阶庭，但呼为旱蒲，故不识马薤。讲《礼》者乃以为马苋，且马苋亦名豚耳，俗曰马齿者是也，其花、实皆入药。《列仙传》寇先生者，宋人也，好种荔，食其葩实焉。今山人亦单服其实，云大温，益下甚有奇效。崔元亮治喉痹肿痛，取荔花、皮、根，共十二分，以水一升，煮取六合，去滓含之，细细嚥汁，差止。

《外台秘要》：治睡死者：杵蠡实根一握，水绞取汁，稍稍嚥之，口噤灌之。

又方：治喉痹，咽喉喘息不通，须臾欲绝，神验：以根叶二两，水一升半，煮取一盏，去滓，细细吃，立通。

《千金方》：治中蛊下血如鸡肝出，其余四脏悉坏，唯心未毁，或鼻破待死：取马蔺根末，水服方寸匕，随吐则出，极神。此苗似葛蔓，绿紫，生子似橘子。

《肘后方》：治面及鼻病、酒皶：以马蔺子、花杵敷之佳。

张文仲：治水痢百病；以马蔺子，用六月六日面熬令黄，各等分为末，空心米饮服方寸匕。如无六月六日面，用常面或牛骨灰等分亦得。《衍义》曰：蠡实，陶隐居云：方药不复用，俗无识者。《本经》诸家所注不相应，若果是马蔺，则日华子不当更言亦可为蔬菜食。盖马蔺其叶马牛皆不食，为才出土叶已硬，又无味，岂可更堪人食也。今不敢以蠡实为马蔺子，更俟博识者。

现注：

①蠡：下原有音礼二字注音。

②荔：荔为蠡之全草。

③《易统验玄图》：应为《易通卦验玄图》。

按：蠡实，为鸢尾科马蔺之种子。综合条文所述蠡实功能退寒热，除寒湿痹，坚筋骨，除烦满，利二便，长肌肉。现临床很少用及，因一般药房不备。此物不难得，路边即有，用者可自采。可治关节痛等疾。

时珍曰：《尔雅》云：荓（音瓶）马帚也此即荔草，谓其可为马刷，故名。今河南北人呼为铁扫帚，是矣。时珍曰：蠡草生荒野中，就地丛生，一本二三十茎，苗高三四尺，叶中抽茎，开花结实。时珍曰：《别录》蠡实亦名荔实，则蠡乃荔字之讹也。张揖《广雅》云：荔又名马蔺，其说已明。又按：周定王《救荒本草》言：其嫩苗味苦，炸熟换水浸去苦味，油盐调食，则马蔺亦可作菜矣。寇氏但据陶说疑之，欠考矣。陶氏不识药多矣。今正其误。

治小腹疝痛，腹内冷积，水痢诸病（时珍）。

附方：新六。

诸冷极病：医所不治者。马蔺子九升洗净，空腹服一合，酒下，日三服寒疝诸疾，寒疝不能食，及腹内一切诸疾，消食肥肌。马蔺子一升，每日取一把，以面拌煮吞之，服尽愈。（姚僧坦《集验方》）

喉痹肿痛：《卫生易简方》：用蠡实一合，升麻五分，水一升，煎三合，入少蜜搅匀，细呷，大验。《圣惠方》：用马蔺子二升，升麻一两。为末，蜜丸。水服一钱。又方：马蔺子八钱，牛蒡子六钱。为末，空心温水服方寸匕。

肠风下血：有疙瘩疮，破者不治：马蔺子一斤（研破酒浸，夏三、冬七日，晒干），何首乌半斤，雄黄、雌黄各四两，为末，以浸药酒打糊丸梧子大。每服三十丸，温酒下，日三服，见效。（《普济方》）

时珍曰：按《叶水东日记》云：北方田野人患胸腹饱胀者，取马楝花擂凉水服，即泄数行而愈。据此则多服令人泄之说有验，而蠡实之为马蔺更无疑矣。

附方：新七。

喉痹口噤：马蔺花二两，蔓荆子一两，为末，温水服一钱。

沙石热淋：马蔺花七钱烧，故笔头二七枚烧，粟米一合炒，为末，每服三钱，酒下，日二服。名通神散。

小便不通：马蔺花炒，茴香炒，葶苈炒，为末，每酒服二钱。(《十便良方》)

一切痈疽：发背恶疮。用铁扫帚，同松毛，牛膝，以水煎服。(《乾坤生意》)

面上瘢黡：取铁扫帚，地上自落叶，并子，煎汤频洗，数次自消。(《寿域神方》)

瞿[①] 麦

味苦、辛，寒，无毒。主关格诸癃结，小便不通，出刺，决痈肿，明目去翳，破胎堕子，下闭血。养肾气，逐膀胱邪逆，止霍乱，长毛发。一名巨句麦，一名大菊，一名大蔺。生太山川谷，立秋采实，阴干。蘘草、牡丹为之使，恶螵蛸。

陶隐居云：今出近道，一茎生细叶，花红紫赤可爱。合子、叶刈取之子，颇似麦，故名瞿麦。此类乃有两种；一种微大，花边有叉桠，未知何者是，今市人皆用小者。复一种叶广相似，而有毛，花晚而甚赤。按《经》云：采实中子至细，燥熟便脱尽。今市人惟合茎、叶用，而实正空壳无复子尔。

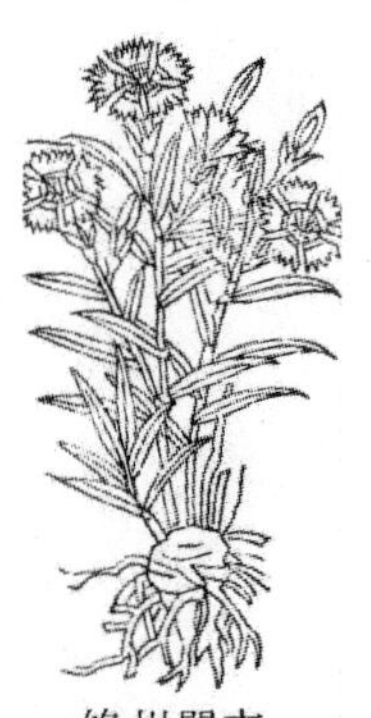
绛州瞿麦

臣禹锡等谨按《药性论》云：瞿麦，臣，味甘。主五淋。

《日华子》云：瞿麦，催生，又名杜母草、燕麦、蘥[②]麦。又云：石竹叶，治痔瘘并泻血，作汤，粥食并得，子治月经不通，破血块，排脓。叶治小儿蛔虫，痔疾，煎汤服。丹石药发，并眼目肿痛及肿毒。捣敷治浸淫疮并妇人阴疮。

《图经》曰：瞿麦，生泰山川谷，今处处有之。苗高一尺以来，叶尖小青色，根紫黑色，形如细蔓菁，花红紫赤色，亦似映山红，二月至五月开，七月结实作穗子，颇似麦，故以名之。立秋后合子、叶收采，阴干用。河阳、河中府出者苗可用；淮、甸出者根细，村民取作刷帚。《尔雅》谓之大菊；《广雅》谓之茈[③]萎是也。古今方通心经、利小肠为最要。张仲景治小便不利有水气，栝楼、瞿麦丸主之：栝楼根二两，大附子一个，茯苓、山芋各三两，瞿麦一分，五物杵末，蜜丸如梧子大，一服三丸，日三。未知益至七八丸，以小便利，腹中温为知也。

《雷公》云：凡使，只用蕊壳，不用茎、叶，若一时使，即空心令人气咽，小便不禁。凡欲用，先须以堇[④]竹沥浸一伏时，漉出晒干用。

《外台秘要》：治骾，以瞿麦为末，水服方寸匕。

又方：治石淋，取子，酒服方寸匕，一二日当下石。

《千金方》：治产经数日不出，或子死腹中母欲死：以瞿麦煮浓汁服之。

《梅师方》：治竹木刺入肉中不出；瞿麦为末，水服方寸匕，或煮瞿麦汁饮之，日三。《千金》同。

崔氏：治鱼脐疮毒肿：烧灰和油敷于肿上。甚佳。《衍义》曰：瞿麦八政散用瞿麦，今人为至要药。若心经虽有热，而小肠虚者，服之则心热未退而小肠别作病矣。料其意者，不过为心与小肠为传送，故用此入小肠药。按《经》，瞿麦并不治心热，若心无大热，则当止治其心。若或制之不尽，须当求其属以衰之，用八正散者，其意如此。

现注：

①瞿：下原有音劬二字注音。现音：劬（qú 渠）。

②蘥：（yuè 月）。

③茈：（zǐ 子）。

④堇：（jǐn 紧）。

按：瞿麦，为石竹科瞿麦或石竹的全草。综合条文所述瞿麦功能通关格，通癃结，利小便，决痈肿，明目去翳，堕胎破血，养肾气，止霍乱，长毛发。临床用瞿麦多治尿路膀胱之疾病，如尿频尿痛等。也用于肾炎，前列腺炎，结石等。但明目破血等往往被遗忘，临床入利尿药中。

释名：南天竺草(《纲目》)。时珍曰：按陆佃解《韩诗外传》云：生于两旁谓之瞿。此麦之穗旁生故也。《尔雅》作蘧。有渠、衢二音。《日华本草》云：一名燕麦，一名杜姥草者，误矣。燕麦即雀麦，雀瞿二字相近，传写之讹尔。时珍曰：石竹叶似地肤叶而尖小，又似初生小竹叶而细窄，其茎纤细有节，高尺余，梢间开花。田野生者，花大如钱，红紫色。人家栽者，花稍小而妩媚，有红白粉红紫赤斑烂数色，俗呼为洛阳花。结实如燕麦，内有小黑子。其嫩苗炸熟水淘过，可食。杲曰：瞿麦利小便为君主之用。时珍曰：近古方家治产难，有石竹花汤，治九孔出血，有南天竺饮，皆取其破血利窍也。

附方：新五。

下焦结热：小便淋闭，或有血出，或大小便出血：瞿麦穗一两，甘草（炙）七钱五分，山栀子仁（炒）半两，为末。每服七钱，连须葱头七个，灯心五十茎，生姜五片，水二碗，煎至七分，时时温服。名立效散。(《千金方》)

九窍出血：服药不止者。南天竺草（即瞿麦）拇指大一把，山栀子仁三十个，生姜一块，甘草（炙）半两，灯草一小把，大枣五枚。水煎服。(《圣济总录》)

目赤肿痛：浸淫等疮：瞿麦炒黄为末，以鹅涎调涂头即开。或捣汁涂之。(《圣惠方》)

眯目生翳：其物不出者，生肤翳者；瞿麦、干姜（炮）为末。井华水调服二钱，日二服。

箭刀在肉：及咽喉胸膈诸隐处不出：酒服瞿麦末方寸匕，日三服。(《千金方》)

玄 参

味苦、咸，微寒，无毒。主腹中寒热积聚，女子产乳余疾，补肾气，令人目明。主暴中风，伤寒身热，支满，狂邪忽忽不知人。温疟洒洒，血瘕，下寒血，除胸中气，下水止烦渴，散颈下核，痈肿，心腹痛，坚癥，定五脏，久服补虚明目，强阴益精。一名重台，一名玄台，一名鹿肠，一名正马，一名咸，一名端。生河间川谷，及冤句。三月、四月采根，暴干。恶黄芪、干姜、大枣、山茱萸。反藜芦。

陶隐居云：今出近道，处处有，茎似人参而长大，根甚黑，亦微香。道家时用，亦以合香。《唐本》注云：玄参，根苗并臭，茎亦不似人参，陶云道家亦以合香，未见其理也。

今注：详此药茎方大，高四五尺，紫赤色而有细毛，叶如掌大而尖长，根生青白，干即紫黑，新者润腻。合香用之，俗呼为馥草，酒渍饮之疗诸毒鼠瘘。陶云似人参茎，《唐本》注言根苗并臭，盖未深识尔。

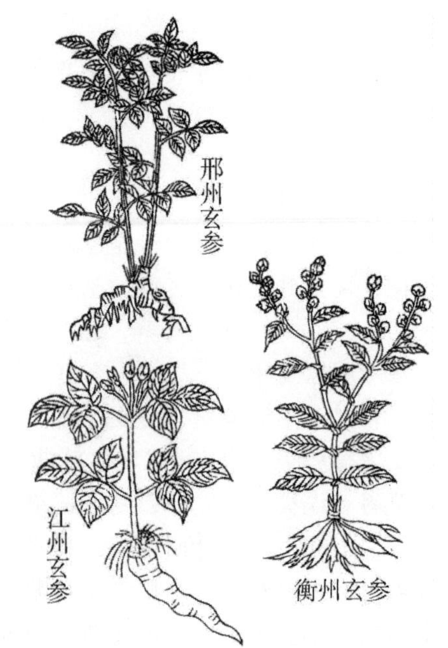

臣禹锡等谨按《药性》论云：玄参，使，一名逐马，味苦。能治暴结热，主热风头痛，伤寒劳复，散瘤瘿瘰疬。

《日华子》云：治头风热毒，游风，补虚劳损，心惊烦躁，劣乏骨蒸，传尸邪气，止健忘，消肿毒。《图经》曰：玄参，生河间及冤句，今处处有之。二月生苗，叶似脂麻，又如槐柳，细茎青紫色，七月开花青碧色，八月结子黑色。亦有白花茎方大，紫赤色而有细毛，有节若竹者；高五六尺。叶如掌大而尖长如锯齿，其根尖长，生青白，干即紫黑，新者润腻，一根可生五七枚。三月、八月、九月采，暴干，或云蒸过日干。陶隐居云：道家时用合香，今人有传其法：以玄参、甘松香各杵末，均称分两，盛以大酒瓶中，投白蜜渍，令瓶七八分，紧封系头，安釜中煮，不住火一伏时，止火候冷，破瓶取出，再捣熟如干，更用熟蜜和瓷器盛，荫埋地中，旋取使入龙脑搜，亦可以熏衣。

<u>《雷公》</u>云：凡采得后，须用蒲草重重相隔，入甑蒸两伏时后出干晒。使用时勿令犯铜，饵之后噎人喉，丧人目。拣去蒲草尽了用之。

《经验方》：治患劳人烧香法：用玄参一斤，甘松六两为末，炼蜜一斤和匀入瓷瓶内封闭，地中埋窨十日取出，更用灰末六两，更炼蜜六两和令匀，入瓶内封，更窨五日取出烧，令其鼻中常闻其香，疾自愈。

《广利方》：治瘰疬经年久不差，生玄参捣碎，敷上，日二易之。

按：玄参为玄参科玄参之根。也写作元参。综合条文所述玄参功能除寒热积聚，疗产妇余疾，补肾气，明目。除中风，退伤寒，支满狂邪，截疟，散血瘕，下寒血，除胸中气，下水止渴，散项下核，散痈肿，止心腹痛，消坚癥，强阴益精。临床所用基本为《本经》所述。

释名：黑参(《纲目》)，野脂麻(《纲目》) 时珍曰：玄，黑色也。《别录》一名端，一名咸，多未详。时珍曰：今用玄参，正如苏颂所说。其根有腥气，故苏恭以为臭也。宿根多地蚕食之，故其中空。花有紫、白二种。

滋阴降火，解斑毒，利咽喉，通小便血滞。(时珍)

元素曰：足少阴肾经君药也，治本经须用。元素曰：足少阴肾经君药也，治本经须用。元素曰：玄参乃枢机之剂，管领诸气上下，清肃而不浊，风药中多用之。故《活人书》治伤寒阳毒，汗下后毒不散，及心下懊，烦不得眠，心神颠倒欲绝者，俱用玄参。以此论之，治胸中氤氲之气，无根之火，当以玄参为圣剂也。时珍曰：肾水受伤，真阴失守，孤阳无根，发为火病，法宜壮水以制火，故玄参与地黄同功，其消瘰疬，亦是散火，刘守真言结核是火病。

附方：新七。

赤脉贯瞳：玄参为末，以米泔煮猪肝，日日蘸食之。(《济急仙方》)

发斑咽痛：玄参升麻汤：用玄参、升麻、甘草各半两。水三盏，煎一盏半，温服。(《南阳活人书》)

急喉痹风：不拘大人小儿。玄参、鼠粘子（半生半炒）各一两，为末。新水服一盏，立瘥。(《圣惠方》)

鼻中生疮：玄参末涂之，或以水浸软，塞之。(《卫生易简方》)

三焦积热：玄参、黄连、大黄各一两。为末，炼蜜丸梧子大。每服三四十丸，白汤下。小儿丸粟米大。(丹溪方) 小肠疝气：黑参咀，炒，为丸。每服一钱半，空心酒服，出汗即效。(孙天仁《集效方》)

秦艽[1]

味苦、辛，平、微温，无毒。主寒热邪气，寒湿风痹肢节痛，下水利小便。疗风无问久新，通身挛急。生飞乌山谷，二月、八月采根，暴干。菖蒲为之使。

陶隐居云：飞乌或是地名，今出甘松、龙洞、[2]蚕陵，长大黄白色为佳。根皆作罗文相交，中多衔土，用之熟破除去，方家多作秦胶字，与独活疗风常用，道家不须尔。

《唐本》注云：今出泾州、鄜州、岐州者良。本作札，或作纠，作胶。正作艽也。

臣禹锡等谨按《药性论》云：秦艽解米脂人食谷不充悦[3]，畏牛乳，点[4]服之利大小便。差五种黄病，解酒毒，去头风。

萧炳云：《本经》名秦瓜，世人以疗酒黄、黄疸大效。

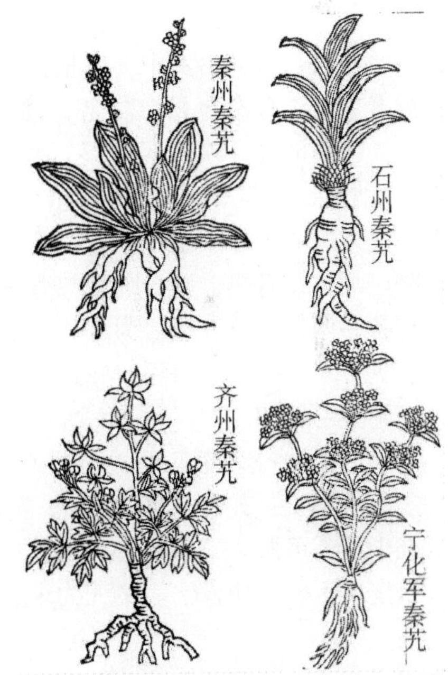

《日华子》云：味苦冷，主传尸骨蒸，治疳及时气，又名秦瓜，罗纹者佳。《图经》曰：秦艽，生飞乌山谷，今河、陕州军多有之。根土黄色而相交纠，长一尺以来，粗细不等，枝秆高五六寸，叶婆娑连茎梗，俱青色莴苣叶，六月中开花，紫色似葛花，当月结子，每于春秋采根，阴干。正元《广利方》疗黄，心烦热口干，皮肉皆黄；以秦艽十二分，牛乳一大升同煮取七合，去滓分温再服差。此方出于许仁则。又崔元亮《集验方》，凡发背疑似者，须便服秦艽牛乳煎，当得快利三五行即差。法并同此。又治黄方：用秦艽一大两，细剉作两贴子，以上好酒一升，每贴半升酒绞取汁，去滓，空腹分两服，或利便止。就中好酒人，易治。凡黄有数种；伤酒曰酒黄；夜食误餐鼠粪亦作黄；因劳发黄，多痰涕，目有赤脉，日益憔悴，或面赤恶心者是。元亮用之及治人皆得力极效。秦艽须用新好罗文者。

《雷公》云：凡使秦并艽，须于脚文处认取；左文列为秦，即治疾。艽即发脚气。凡用秦，先以布拭上黄肉毛尽，然后用还元汤浸一宿，至明出，日干用。

《圣惠方》：治伤寒，心神热躁，口干烦渴：用秦艽一两，去苗细剉，以牛乳一大盏，煎至六分，去滓，不计时候，分温二服。

又方：治小便难，腹满闷，不急疗之杀人：用秦艽一两去苗，以水一大盏，煎取七分，去滓，每于食后分为二服。

《孙真人》：治黄疸，皮肤眼睛如金色，小便赤：取秦艽五两，牛乳三升，煮取一升，去滓，内芒硝一两服。

现注：

①艽：下原有音胶二字注音。

②龙洞：为龙涸之误，龙涸为县名，在今四川松潘一带，又称龙鹤、龙鹄。为保持原刻，原文未改。甘松亦县名，蚕陵亦县名，均在今四川松潘一带。

③悦：通娧（tuì 退）合适，相宜。句意米脂人食谷不太合适以秦艽解之。

④点服之：即选服之之意，用如点某某的将之意通同。

按：秦艽为龙胆科大叶龙胆之根。综合条文所述秦艽功能退寒热，除风寒湿痹，利关节，下水气，利小便，祛新久风之通身挛急。临床用秦艽治风湿关节痛，各种发热，低热，高热发痉等。基本皆为《本经》所述。临床入祛风湿药中。《药性论》萧炳等俱言秦艽治黄疸。此作用尚未发挥，应注意使用治黄之功。

时珍曰：秦艽出秦中，以根作罗纹交纠者佳，故名秦艽、秦糺。时珍曰：秦艽，但以左纹者为良，分秦与艽为二名，谬矣。元素曰：气微温，味苦、辛，阴中微阳，可升可降，入手阳明经。除阳明风湿，及手足不遂，口噤牙痛口疮，肠风泻血，养血荣筋（元素）。泄热，益胆气（好古）。治胃热虚劳发热（时珍）。时珍曰：秦艽，手足阳明经药也，兼入肝胆，故手足不遂、黄疸烦渴之病须之，取其去阳明之湿热也。阳明有湿，则身体酸疼烦热；有热，则日晡潮热骨蒸。所以《圣惠方》治急劳烦热，身体酸疼。用秦艽、柴胡各一两，甘草五钱。为末，每服三钱，白汤调下。治小儿骨蒸潮热，减食瘦弱。用秦艽、炙甘草各一两。每用一二钱，水煎服之。钱乙加薄荷叶五钱。

附方：新四。

暴泻引饮：秦艽二两，甘草（炙）半两。每服三钱，水。（《太平圣惠方》）

胎动不安：艽、甘草（炙）、鹿角胶（炒）各半两。为末。每服三钱，水一大盏，糯米五十粒，煎服。又方秦艽，阿胶炒，艾叶等分，如上煎服。（《圣惠方》）

疮口不合：切皆治。秦艽为末，掺之。（《直指方》）

百　合

味甘，平，无毒。主邪气腹胀，心痛，利大小便，补中益气。除浮肿胪胀，痞满，寒热，通身疼痛，及乳难喉痹，止涕泪。一名重箱，一名摩罗，一名中逢花，一名强瞿。生荆州川谷。二月、八月采根，曝干。

陶隐居云：近道处处有，根如胡蒜，数十片相累，人亦蒸煮食之。乃言初是蚯蚓相缠结，变作之，俗人皆呼为强仇仇，即瞿也，声之讹尔。亦堪服食。

《唐本》注云：此药有二种；一种细叶，花红白色；一种叶大茎长根粗，花白，宜入药用。

臣禹锡等谨按《药性论》云：百合，使，有小毒。主百邪鬼魅，涕泣不止，除心下急满痛，治脚气，热咳逆。

吴氏云：百合，一名重迈，一名中庭，生冤朐及荆山。

《日华子》云：白百合，安心定胆，益志养五脏，治癫邪啼泣，狂叫惊悸，杀蛊毒气，熁乳痈发背，及诸疮肿，并治产后血狂运。又云红百合，凉，无毒。治疮肿及疗惊邪。此是红花者，名连珠。

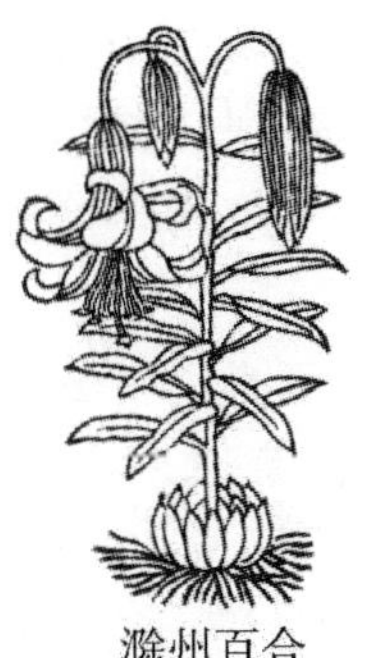
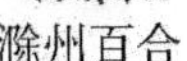
滁州百合

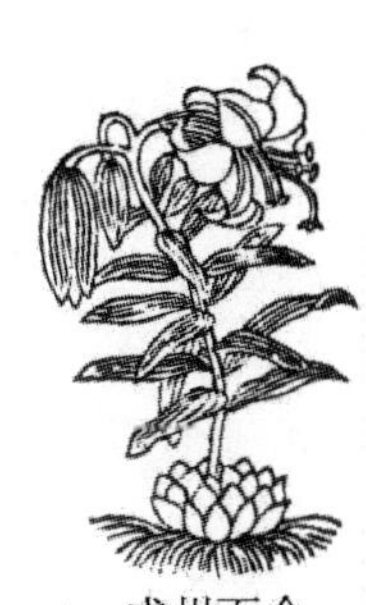
成州百合

《图经》曰：百合，生荆州川谷，今近道处处有之。春生苗高数尺，秆粗如箭，四面有叶如鸡距，又似柳叶，青色，叶近茎微紫，茎端碧白。四、五月开红白花，如石榴觜而大。根如胡蒜，重叠生二三十瓣。二月、八月采根，曝干。人亦蒸食之，甚益气。又有一种花黄有黑斑，细叶，叶间有黑子，不堪入药。徐锴《岁时广记》：二月种百合，法宜鸡粪。或云百合是蚯蚓所化，而反好鸡粪，理不可知也。又百合作面最益人，取根曝干，捣细，筛，食之如法。张仲景治百合病，有百合知母汤，百合滑石代赭汤，百合鸡子汤，百合地黄汤。凡四方，病名百合而用百合治之，不识其义。

《食疗》云：平，主心急黄：蒸过蜜和食之，作粉尤佳。红花者名山丹，不甚良。

《圣惠方》：治肺脏壅热烦闷：新百合四两，蜜半盏，和蒸令软，时时含一枣大，嚥津。

又方：治伤寒腹中满痛：用百合一两，炒令黄色，捣为散，不计时候，粥饮调下二钱服。

《孙真人食忌》：治阴毒伤寒：煮百合浓汁，服一升良。

《胜金方》：治耳聋疼痛：以干百合为末，温水调下二钱匕，食后服。

《衍义》曰：百合，张仲景用治伤寒坏后百合病，须此也。茎高三尺许，叶如大柳叶，四向攒枝而上其颠，即有淡黄白花，四垂向下覆，长蕊。花心有檀色，每一枝颠须五六花，子紫色，圆如梧子，生于枝叶间，每叶一子，不在花中，此又异也。根即百合，其色白，其形如松子壳，四向攒生，中间出苗。

按：百合为百合科多种百合之鳞茎。综合条文所述百合功能消腹胀，止心痛，利二便，补中益气，除浮肿，消痞满，退寒热，止身痛，通乳，消喉痹，止涕泪。临床用百合主要治心悸心烦等，也可用于胸痹心痛。临床可入安神或止咳喘药中。

时珍曰：百合之根，以众瓣合成也。或云专治百合病故名，亦通。其根如大蒜，其味如山薯，故俗称蒜脑薯。顾野王《玉篇》亦云："韭番"乃百合蒜也。此物花叶根皆四向，故曰强瞿。凡物旁生谓之瞿，义出《韩诗外传》。时珍曰：百合一茎直上，四向生叶。叶似短竹叶，不似柳叶。五、六月茎端开大白花，长五寸，六出，红蕊四垂向下，色亦不红。红者叶似柳，乃山丹也。百合结实略似马兜铃，其内子亦似之。其瓣种之，如种蒜法。山中者，宿根年年自生。未必尽是蚯蚓化成也。蚯蚓多处，不闻尽有百合，其说恐亦浪传耳。时珍曰：寇氏所说，乃卷丹，非百合也，苏颂所传不堪入药者，今正其误。

叶短而阔，微似竹叶，白花四垂者，百合也。叶长而狭，尖如柳叶，红花，不四垂者，山丹也。茎叶似山丹而高，红花带黄而四垂，上有黑斑点，其子先结在枝叶间者，卷丹也。

卷丹以四月结子，秋时开花，根似百合。其山丹四月开花，根小少瓣。盖一类三种也。吴瑞《本草》言：白花者名百合，红花者名强仇，不知何所据也。时珍曰：寇氏所说，乃卷丹，非百合也，苏颂所传不堪入药者，今正其误。

温肺止嗽（元素）。

时珍曰：按：《王维诗》云：冥搜到百合，真使当重肉。果堪止泪无，欲纵望江目。盖取《本草》百合止涕泪之说。

附方：十三。

百合病：百合知母汤：治伤寒后百合病，行住坐卧不定，如有鬼神状，已发汗者。用百合七枚，以泉水浸一宿，明旦更以泉水二升，煮取一升，却以知母三两，用泉水二升煮一升，同百合汁再煮取一升半，分服。

百合鸡子汤：治百合病已经吐后者。用百合七枚，泉水浸一宿，明旦更以泉水二升，煮取一升，入鸡子黄一个，分再服。

百合代赭汤：治百合病已经下后者。用百合七枚，泉水浸一宿，明旦更以泉水二升，煮取一升，却以代赭石一两，滑石三两，水二升，煮取一升，同百合汁再煮取一升半，分再服。

百合地黄汤：治百合病未经汗吐下者。用百合七枚，泉水浸一宿，明旦更以泉水二升，煮取一升，入生地黄汁一升，同煎取一升半，分再服。（并仲景《金匮要略方》）

百合变渴：病已经月，变成消渴者。百合一升，水一斗，渍一宿，取汁温浴病患。浴毕食白汤饼。（陈延之《小品方》）。

百合变热：者，百合一两，滑石三两。为末。饮服方寸匕。微利乃良。（《小品方》）

百合腹满，作痛者：用百合炒为末，每饮服方寸匕，日二。（《小品方》）

肺病吐血：新百合捣汁，和水饮之。亦可煮食。（《卫生易简》）

拔白换黑：七月七日，取百合熟捣，用新瓷瓶盛之，密封挂门上，阴干百日。每拔去白者掺之，即生黑者也。（《便民图纂》）

游风隐疹：以楮叶掺动，用盐泥二两，百合半两，黄丹二钱，醋一分，唾四分，捣和贴之。（《摘玄方》）

疮肿不穿：野百合，同盐捣泥，敷之良。（《应验方》）

天泡湿疮：生百合捣涂，一二日即安。（《濒湖集简方》）

鱼骨鲠咽：百合五两。研末。蜜水调围颈项包住，不过三五次即下。（《圣济》）

花：治小儿天泡湿疮，暴干研末，菜子油涂，良（时珍）。

时珍曰：山丹根似百合，小而瓣少，茎亦短小。其叶狭长而尖，颇似柳叶，与百合迥别。

四月开红花，六瓣不四垂，亦结小子。燕、齐人采其花跗未开者，干而货之，名红花菜。

卷丹茎叶虽同而稍长大。其花六瓣四垂，大于山丹。四月结子在枝叶间，入秋开花在颠顶，诚一异也。其根有瓣似百合，不堪食，别一种也。根气味甘，凉，无毒。《正要》云：平。主女人崩中（时珍）。花气味同根。主活血。其蕊，敷疔疮恶肿（时珍）。

知　　母

味苦，寒，无毒。主消渴热中，除邪气，肢体浮肿，下水，补不足，益气，疗伤寒久疟，烦热，胁下邪气，膈中恶，及风汗内疸，多服令人泄。一名蚳[①]母，一名连母，一名野蓼，一名地参，一名水参，一名水浚，一名货母，一名蝭[②]母，一名女雷，一名女理，一名儿草，一名鹿列，一名韭逢，一名儿踵草，一名东根，一名水须，一名沈燔，一名荨[③]。臣禹锡等谨按《唐本》一名昌支。生河内川谷。二月、八月采根，暴干。

陶隐居云：今出彭城。形似菖蒲而柔润，叶至难死。掘出随生，须枯燥乃止。甚疗热结，亦主疟热烦也。

臣禹锡等谨按《尔雅》云：荨，莸藩。释曰：知母也。一名荨，一名莸藩。郭云：生山上，叶如韭。《范子》云：提母，出三辅，黄白者善。

吴氏云：知母，神农、桐君无毒，补不足，益气。《药性论》云：知母，君，性平。主治心烦躁闷，骨热劳往来，生产后蓐劳，肾气劳憎寒虚损，患人虚而口干，加而用之。

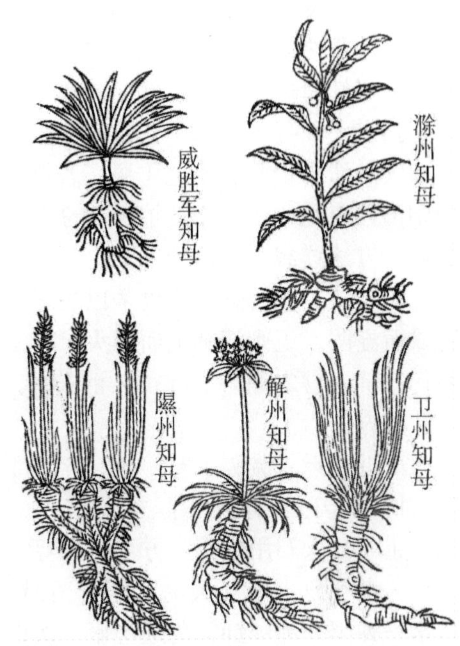

《日华子》云：味苦甘。治热劳传尸疰病，通小肠，消痰止嗽，润心肺，补虚乏，安心止惊悸。《图经》曰：知母，生河内川谷。今濒河诸郡及解州、滁州亦有之。根黄色，似菖蒲而柔润，叶至难死，掘出随生，须燥乃止。四月开青花如韭花，八月结实，二月、八月采根，曝干用。《尔雅》谓之荨[④]，又谓之莸藩[⑤]是也。《肘后方》：用此一物治溪毒大胜；其法连根叶捣作散服，亦可投水捣绞汁，饮一二升。夏月出行多取此屑自随，欲入水，先取少许投水上流，便无畏。兼辟射工，亦可和水作汤浴之甚佳。

《雷公》云：凡使，先于槐砧上细锉，焙干，木臼杵捣，勿令犯铁器。

《圣惠方》：治妊娠月未足，似欲产，腹中痛，用知母二两，末，蜜丸如梧桐子大，不计时候，粥饮下二十丸。《杨氏产乳》同。

现注：

①蚳：(chí 迟)，下原有音岐二字注音。

②蝭：(chí 迟)，下原有音匙又音提五字注音。

③荨：(tán 谈)，下原有杜含切三字注音。

④荨：下原有徒南切三字注音。

⑤莸：(chén 沉)，下原有直林切三字注音。

按：知母，为百合科知母的根茎。综合临床所述知母功能止消渴，消浮肿，下水气，补不足，益气，疗伤寒久疟，清烦热，消胁下气，除膈中恶，退黄疸。临床所用基本皆为《本经》所述，主要治疗消渴病，阳明热症，阴虚发热，肺肝肾三脏用之较多。临床入滋阴药中。

时珍曰：宿根之旁，初生子根，状如虻之状，故谓之母，讹为知母、母也。余多未详。时珍曰：凡用，拣肥润里白者，去毛，切。引经上行则用酒浸焙干；下行，则用盐水润焙。元素曰：气寒，味大辛、苦。气味俱浓，沉而降，阴也。又云：阴中微阳，肾经本药，入足阳明、手太阴经气分。时珍曰：得黄柏及酒良，能伏盐及硼砂。

凉心去热，治阳明火热，泻膀胱、肾经火，热厥头痛，下痢腰痛，喉中腥臭（元素）。泻肺火，滋肾水，治命门相火有余（好古）。安胎，止子烦，辟射工、溪毒（时珍）。

杲曰：知母入足阳明、手太阴。其用有四：泻无根之肾火，疗有汗之骨蒸，止虚劳之热，滋化源之阴。仲景用此入白虎汤治不得眠者，烦躁也。烦出于肺，躁出于肾。君以石膏，佐以知母之苦寒，以清肾之源；缓以甘草、粳米，使不速下也。又凡病小便塞而渴者，热在上焦气分，肺中伏热不能生水，膀胱绝其化源，宜用气薄、味薄、淡渗之药，以泻肺火、清肺金而滋水之化源。若热在下焦血分而不渴者，乃真水不足，膀胱干涸，乃无阴则阳无以化，法当用黄柏、知母大苦寒之药，以补肾与膀胱，使阴气行而阳自化，小便自通。方法详载木部黄柏下。

时珍曰：肾苦燥，宜食辛以润之。肺苦逆，宜食苦以泻之。知母之辛苦寒凉，下则润肾燥而滋阴，上则清肺金而泻火，乃二经气分药也。黄柏则是肾经血分药。故二药必相须而行，昔人譬之虾与水母，必相依附。补阴之说，详黄柏条。

附方：六。

久近痰嗽：胸膈下塞停饮，至于脏腑。用知母、贝母各一两（为末），巴豆三十枚（去油，研匀）。每服一字，用姜三片，二面蘸药，细嚼咽下，便睡，次早必泻一行，其嗽立止。壮人乃用之。一方不用巴豆。（《医学集成》）

久嗽气急：母（去毛，切）五钱（隔纸炒），杏仁（姜水泡，去皮尖，焙）五钱。以水一钟半，煎一钟，食远温服。次以萝卜子、杏仁等分。为末，米糊丸。服五十丸，姜汤下，以绝病根。（邓笔峰《杂兴方》）

妊娠子烦：服药致胎气不安，烦不得卧者。知母一两（洗焙）。为末，枣肉丸弹子大。每服一丸，人参汤下。医者不识此病，作虚烦治，反损胎气。产科郑宗文得此方于陈藏器《本草拾遗》中，用之良验。杨归浓。（《产乳集验方》）

紫癜风疾：磨知母擦之，日三次。（《卫生易简方》）

嵌甲肿痛：知母（烧存性）研，掺之。（《多能方》）

贝 母

味辛，苦，平、微寒，无毒。主伤寒烦热，淋沥、邪气、疝瘕，喉痹乳难，金疮风痉。疗腹中结实，心下满，洗洗恶风寒，目眩，项直，咳嗽上气，止烦热渴，出汗，安五脏，利骨髓。一名空草。一名药实，一名苦花，一名苦菜，一名商草，一名勤母。生晋地。十月采根，暴干。厚朴、白薇为之使，恶桃花，畏秦艽、礜石、莽草，反乌头。

陶隐居云：今出近道，形似聚贝子，故名贝母。断谷服之不饥。

《唐本》注云：此叶似大蒜，四月蒜熟时采良，若十月苗枯，根亦不佳也。出润州、

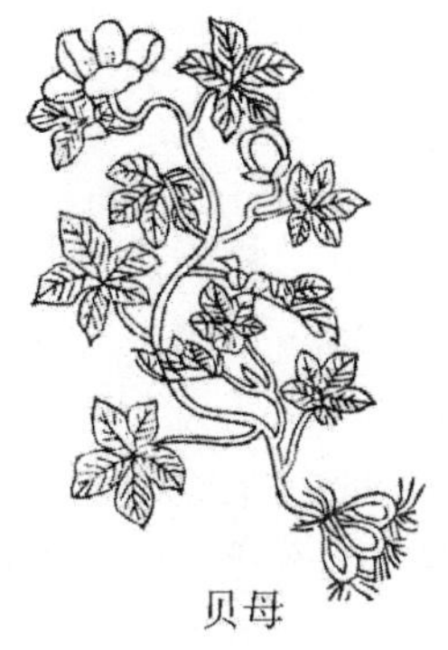
贝母

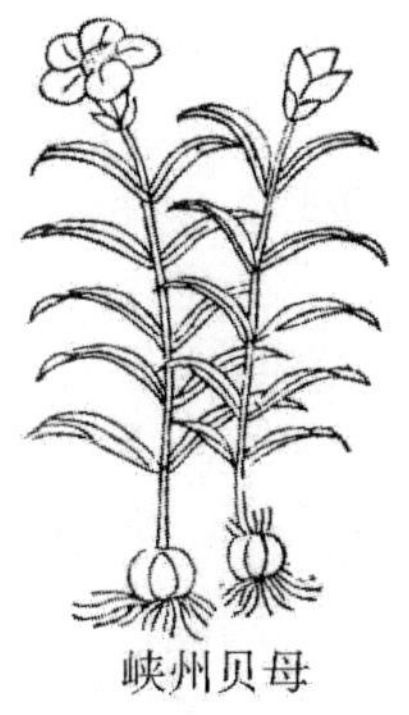
峡州贝母

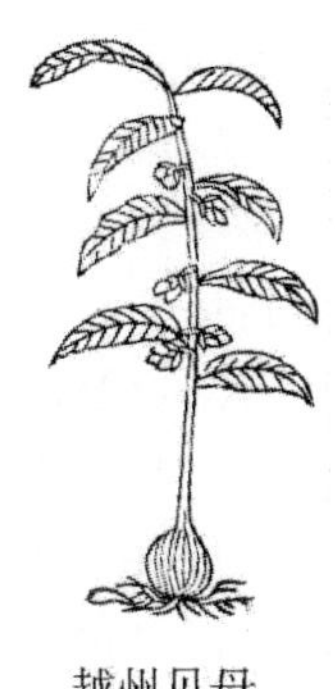
越州贝母

荆州、襄州者最佳。江南诸州亦有，味甘苦不辛。按《尔雅》一名茵[①]也。

臣禹锡等谨按《尔雅》云：茵，贝母。注：根如小贝，圆而白，华叶似韭。疏引陆机云：其叶如栝楼而细小，其子在根下如芋，子正白，四方连累相著，有分解也。

《药性论》云：贝母，臣，微寒。治虚热，主难产，作末服之。兼治胞衣不出，取七枚，末，酒下。末点眼去肤翳。主胸胁逆气，疗时疾黄疸，与连翘同主项下瘤瘿疾。

《日华子》云：消痰，润心肺；末和砂糖为丸，含止嗽。烧灰油敷人畜恶疮。

《图经》曰：贝母，生晋地，今河中、江陵府、郢、寿、随、郑、蔡、润、滁州皆有之。根有瓣子黄白色如聚贝子，故名贝母。二月生苗，茎，细青色，叶亦青似荞麦，叶随苗出。七月开花碧绿色，形如鼓子花，八月采根，晒干。又云四月蒜熟时采之良。此有数种，《鄘诗》言：采其茵[②]。陆机疏云：贝母也。其叶如栝楼而细小，其子在根下如芋，子正白，四方连累相著，有分解。今近道出者正类此。郭璞注《尔雅》云：白花，叶似韭，此种罕复见之。此药亦治恶疮；唐人记其事云；江左尝有商人左膊上有疮如人面，亦无它苦。商人戏滴酒口中其面亦赤色，以物食之亦能食，食多则觉膊内肉胀起，或不食之则一臂痹。有善医者教其历试诸药金石草木之类，悉试之无苦，至贝母，其疮乃聚眉闭口。商人喜曰：此药可治也，因以小苇筒毁其口灌之，数日成痂遂愈。然不知何疾也。谨按《本经》主金疮，此岂金疮之类欤？

《雷公》云：凡使，先于柳木灰中炮令黄，擘破去内口鼻上有米许大者心一小颗后，拌糯米于鏊[③]上同炒，待米黄熟，然后去米。取出其中有独颗团不作两片，无皱者，号曰丹龙精，不入用，若误服令人筋脉永不收，用黄精小蓝汁合服立愈。

《别说》云：谨按贝母能散心胸郁结之气，殊有功。则《诗》所谓言采其虻[④]者是也。盖作诗者本以不得志而言之，今用以治心中气不快，多愁郁者殊有功信矣！

现注：

①茵：（méng 萌），下有忙庚切三字注音。

②茵：下原有音虻二字注音。

③鏊：（áo 敖），烙饼的平底铁锅。

④虻：贝母。只有《诗经》中这样用此字。《诗经》原文为陟比阿丘，言采其虻。朱熹注曰：贝母也。但各字典均无虻通茵的记载。

按：贝母为百合科之川贝母，图中所绘越州贝母指今浙贝母。综合条文所述贝母功能解伤寒烦热，通淋沥，消疝瘕，消喉痹，消乳止痉，疗腹中结实，消心下满，清头眩，止咳逆，解消渴，安五脏，利骨髓。临床用川贝主要消咳喘，浙贝消瘰疬，如利骨髓等仍未发挥。

时珍曰：《诗》云言采其莔，即此。一作虻，谓根状如虻也。苦菜、药实，与野苦、黄药子同名。好古曰：贝母乃肺经气分药也。仲景治寒实结胸、外无热证者，三物小陷胸汤主之，白散亦可，以其内有贝母也。成无己云：辛散而苦泄，桔梗、贝母之苦辛，用以下气。机曰：俗以半夏有毒，用贝母代之。夫贝母乃太阴肺经之药，半夏乃太阴脾经、阳明胃经之药，何可以代？若虚劳咳嗽、吐血咯血、肺痿肺痈、妇人乳痈、痈疽及诸郁之证，半夏乃禁忌，皆贝母为向导，犹可代也；至于脾胃湿热，涎化为痰，久则生火，痰火上攻，昏愦僵仆謇涩诸证，生死旦夕，亦岂贝母可代乎。颂曰：贝母治恶疮。唐人记其事云：江左尝有商人，左膊上有疮如人面，亦无他苦。商人戏以酒滴口中，其面赤色。以物食之，亦能食，多则膊内肉胀起。或不食，则一臂痹焉。有名医教其历试诸药，金石草木之类，悉无所苦，至贝母，其疮乃聚眉闭口。商人喜，因以小苇筒毁其口灌之，数日成痂遂愈，然不知何疾也。《本经》言主金疮，此岂金疮之类欤。

附方：新二十一。

忧郁不伸：膈不宽。贝母去心，姜汁炒研，姜汁面糊丸。每服七十丸，征士锁甲煎汤下。(《集效方》)

化痰降气：止咳解郁，消食除胀，有奇效。用贝母（去心）一两，姜制浓朴半两。蜜丸梧子大。每白汤下五十丸。(《笔峰方》)

小儿晬嗽：百日内咳嗽痰壅。贝母五钱，甘草（半生半炙）二钱。为末，砂糖丸芡子大，每米饮化下一丸。(《全幼新鉴》)

孕妇咳嗽：贝母去心，麸炒黄为末，砂糖拌丸芡子大。每含咽一丸，神效。(《救急易方》)

妊娠尿难：饮食如故。用贝母、苦参、当归各四两。为末，蜜丸小豆大，每饮服三丸至十丸。(《金匮要略》)

乳汁不下：二母散：贝母、知母、牡蛎粉等分。为细末。每猪蹄汤调服二钱，此祖传方也。(王海藏《汤液本草》)

冷泪目昏：贝母一枚，胡椒七粒。为末点之。(《儒门事亲》方)

目生弩肉：《肘后》：用贝母、真丹等分为末，日点。《摘玄方》：用贝母、丁香等分，为末。乳汁调点。吐血不止：贝母炮研，温浆水服二钱。(《圣惠方》)

衄血不止：贝母（炮）研末，浆水服二钱，良久再服。(《普济方》)

小儿鹅口：满口白烂。贝母（去心为末）半钱，水五分，蜜少许，煎三沸，缴净抹之，日四五度。(《圣惠方》)

吹奶作痛：贝母末，吹鼻中，大效。(危氏《得效方》)

乳痈初肿：贝母末，酒服二钱，仍令人吮之，即通。(《仁斋直指方》)

便痈肿痛：贝母、白芷等分为末，酒调服或酒煎服，以滓贴之。(《永类钤方》)

紫白癜斑：贝母、南星等分为末生姜带汁擦之。《德生堂方》：用贝母、干姜等分，为末，如澡豆，入密室中浴擦，得汗为妙。《谈野翁方》：以生姜擦动，醋磨贝母涂之。《圣惠方》：用贝母、百部等分为末，自然姜汁调搽。蜘蛛咬毒：缚定咬处，勿使毒行。以贝母末酒服半两，至醉。良久酒化为水，自疮口出，水尽，仍塞疮口，甚妙。(《仁斋

直指方》)

蛇蝎咬伤：方同上。

白　芷

味辛，温，无毒。主女人漏下赤白，血闭阴肿，寒热风头侵目泪出，长肌肤润泽，可作面脂。疗风邪久渴，吐呕两胁满，风痛，头眩目痒。可作膏药面脂，润颜色。一名芳香，一名白茝[①]，一名虈[②]，一名莞，一名苻蓠，一名泽芬，叶名蒚[③]麻，可作浴汤。生河东川谷下泽。二月、八月采根，暴干。当归为之使，恶旋复花。陶隐居云：今出近道，处处有，近下湿地东间甚多。叶亦可作浴汤，道家以此香浴去尸虫，又用合香也。

臣禹锡等谨按《范子计然》云：白芷，出齐郡，以春取黄泽者善也。《药性论》云：白芷，君，能治心腹血刺痛，除风邪。主女人血崩及呕逆，明目止泪出，疗妇人沥血，腰痛，能蚀脓。

《日华子》云：治目赤努肉，及补胎漏滑落，破宿血，补新血，乳痈发背，瘰疬，肠风痔瘘，排脓，疮痍疥癣，止痛生肌，去面皯疵瘢。

《图经》曰：白芷，生河东川谷下泽，今所在有之，吴地尤多。根长尺余，白色，粗细不等，枝秆去地五寸已上，春生叶相对婆娑紫色，阔三指许，花白微黄，入伏后结子，立秋后苗枯。二月、八月采根曝干。以黄泽者为佳。楚人谓之药；《九歌》云：辛夷楣兮药房。王逸注云：药，白芷是也。

泽州白芷

《雷公》云：凡采得后，勿用四条作一处生者，此名丧公藤。兼勿用马蔺，并不入药中。采得后刮削上皮，细剉。用黄精亦细剉，以竹刀切二味等分，两度蒸一伏时后，出于日中晒干，去黄精用之。

《外台秘要》：治丹瘾疹：白芷及根叶煮汁洗之效。

《子母秘录》：治小儿身热：白芷煮汤浴儿避风。

《衍义》曰：白芷，菹[④]是也。出吴地者良。《经》曰能蚀脓，今人用治带下。肠有败脓，淋露不已，腥秽殊甚，遂至脐腹，更增冷痛。此盖为败脓血所致，卒无已期，须以此排脓：白芷一两，单叶红蜀葵根二两，芍药根白者，白矾各半两；矾烧枯别研，余为末，同以腊丸如梧子大，空肚及饭前米饮下十丸，或十五丸，俟脓尽仍别以他药补之。

现注：

①茝：(chāi 钗上) 指一种香草。或 (zhǐ 芷) 指白芷。

②虈：(xiāo 消)，下原有许骄切三字注音。

③蒚：(lì 力)，下原有音历二字注音。

④各字典均没有菹指白芷的记载，疑为茝之误。抑或有出处字典未载。

按：白芷为伞形科多种白芷之根。综合条文所述白芷功能止崩漏，止带下，止血闭阴肿，止寒热风之头痛泪出，长肌肉，止久渴，止吐，止肋满风痛，止头眩。临床用白芷治头痛鼻炎痈肿等，止渴止漏用之甚少。应开发。临床入祛风药。

时珍曰：徐锴云：初生根干为芷，则白芷之义取乎此也。王安石《字说》云：茝香可以养鼻，又可养体，故茝字从𦣞。𦣞音怡，养也。许慎《说文》云：晋谓之䓘，齐谓之茝，楚谓之蓠，又谓之药。生于下泽，芬芳与兰同德，故骚人以兰茝为咏，而本草有芬香、泽芬之名，古人谓之香白芷云。时珍曰：今人采根洗刮寸截，以锻石拌匀，晒收，为其易蛀，并欲色白也。入药微焙。元素曰：气温，味苦、大辛。气味俱轻，阳也。手阳明引经本药，同升麻则通行手、足阳明经，亦入手太阴经。

解利手阳明头痛，中风寒热，及肺经风热，头面皮肤风痹燥痒（元素）。治鼻渊鼻衄，齿痛，眉棱骨痛，大肠风秘，小便去血，妇人血风眩运，反胃吐食，解砒毒蛇伤，刀箭金疮（时珍）。

杲曰：白芷疗风通用，其气芳香，能通九窍，表汗不可缺也。刘完素曰：治正阳明头痛，热厥头痛，加而用之。好古曰：同辛夷、细辛用治鼻病，入内托散用长肌肉，则入阳明可知矣。时珍曰：白芷色白味辛，行手阳明庚金；性温气浓，行足阳明戊土；芳香上达，入手太阴肺经。肺者，庚之弟，戊之子也。故所主之病不离三经。如头目眉齿诸病，三经之风热也；如漏带痈疽诸病，三经之湿热也。风热者辛以散之，湿热者温以除之。为阳明主药，故又能治血病胎病，而排脓生肌止痛。按王《百一选方》云：王定国病风头痛，至都梁求名医杨介治之，连进三丸，即时病失。恳求其方，则用香白芷一味，洗晒为末，炼蜜丸弹子大。每嚼一丸，以茶清或荆芥汤化下。遂命名都梁丸。其药治头风眩运，女人胎前产后，伤风头痛，血风头痛，皆效。戴原礼《要诀》亦云：头痛挟热，项生磊块者，服之甚宜。又《仙神隐书》言：种白芷能辟蛇，则《夷坚志》所载治腹蛇伤之方，亦制以所畏也，而本草不曾言及。

附方：新三十四。

一切伤寒：神白散，又名圣僧散：治时行一切伤寒，不问阴阳轻重、老少男女孕妇，皆可服之。用白芷一两，生甘草半两，姜三片，葱白三寸，枣一枚，豉五十粒。水二碗，煎服取汗。不汗再服。病至十余日未得汗者，皆可服之。此药可卜人之好恶也。如煎得黑色，或误打翻，即难愈；如煎得黄色，无不愈者。煎时要至诚，忌妇人鸡犬见。（《卫生家宝方》）

一切风邪：方同上。

风寒流涕：香白芷一两，荆芥穗一钱。为末，蜡茶点服二钱。（《百一选方》）

小儿流涕：是风寒也。白芷末、葱白。捣丸小豆大。每茶下二十丸。仍以白芷末，姜汁调，涂太阳穴，乃食热葱粥取汗。（《圣惠方》）

头面诸风：香白芷切，以萝卜汁浸透，晒干为末。每服二钱，白汤下。或以搐鼻。（《直指方》）

偏正头风：百药不治，一服便可，天下第一方也。香白芷（炒）二两五钱，川芎（炒）、甘草（炒）、川乌头（半生半熟）各一两，为末。每服一钱，细茶、薄荷汤调下。（《谈野翁试效方》）

眉棱骨痛：属风热与痰。白芷、片芩（酒炒）等分，为末。每服二钱，茶清调下。（《丹溪纂要》）

风热牙痛：香白芷一钱，朱砂五分。为末，蜜丸芡子大。频用擦牙。此乃濠州一村妇以医人者，庐州郭医云：绝胜他药也。或以白芷、吴茱萸等分。浸水漱涎。（《医林集要》）

一切眼疾：白芷、雄黄为末，炼蜜丸龙眼大，朱砂为衣。每服一丸，食后茶下，日二服。名还睛丸。(《普济方》)

口齿气臭：《百一选方》：用香白芷七钱。为末。食后井水服一钱。《济生方》：用白芷、川芎等分。为末，蜜丸芡子大，日噙之。

盗汗不止：太平白芷一两，辰砂半两。为末。每服二钱，温酒下，屡验。(《朱氏集验方》)

血风反胃：香白芷一两（切片，瓦炒黄）。为末。用猪血七片，沸汤泡七次，蘸末食之，日一次。(《妇人良方》)

脚气肿痛：白芷、芥子等分，为末。姜汁和，涂之效。(《医方摘要》)

妇人白带：白芷四两，以锻石半斤，淹三宿，去灰切片，炒研末。酒服二钱，日二服。(《医学集成》)

妇人难产：白芷五钱，水煎服之。(唐瑶《经验》)

胎前产后：乌金散。治胎前产后虚损，月经不调，崩漏及横生逆产。用白芷、百草霜等分。为末。以沸汤入童子小便同醋调服二钱。丹溪加滑石，以芎归汤调之。(《普济方》)

大便风秘：香白芷。炒，为末。每服二钱，米饮入蜜少许，连进二服。(《十便良方》)

小便气淋，结涩不通：白芷（醋浸焙干）二两，为末。煎木通、甘草，酒调下一钱，连进二服。(《普济方》)

鼻衄不止：就以所出血调白芷末，涂山根，立止。(《简便方》)

小便出血：白芷、当归等分，为末，米饮每服二钱。(《经验方》)

肠风下血：香白芷为末，每服二钱，米饮下，神效。(余居士《选奇方》)

痔漏出血：方同上，并煎汤熏洗。(《直指方》)

痔疮肿痛：先以皂角烟熏之，后以鹅胆汁调白芷末涂之，即消。(《医方摘要》)

肿毒热痛：醋调白芷末敷之。(《卫生易简方》)

乳痈初起：白芷、贝母各二钱。为末，温酒服之。(《秘传外科方》)

疔疮初起：白芷一钱，生姜一两。擂酒一盏，温服取汗，即散。此陈指挥方也。(《袖珍方》)

痈疽赤肿：白芷、大黄等分。为末，米饮服二钱。(《经验方》)

小儿丹瘤：游走入腹必死。初发，急以截风散截之。白芷、寒水石为末，生葱汁调涂。(《全幼心鉴》)

刀箭伤疮：香白芷嚼烂涂之。(《集简方》)

解砒石毒：白芷末，井水服二钱。(《事林广记》)

诸骨鲠咽：白芷、半夏等分。为末。水服一钱，即呕出。(《普济方》)

毒蛇伤螫：临川有人被蝮伤，即昏死，一臂如股，少顷遍身皮胀，黄黑色。一道人以新汲水调香白芷末一斤，灌之。觉脐中然，黄水自口出，腥秽逆人，良久消缩如故云。以麦门冬汤调尤妙，仍以末搽之。又经山寺僧为蛇伤，一脚溃烂，百药不愈。一游僧以新水数洗净腐败，见白筋、挹干，以白芷末，入胆矾、麝香少许掺之，恶水涌出。日日如此，一月平复。(洪迈《夷坚志》)

叶：浴丹毒瘾疹风瘙（时珍）。

附方：新一。

小儿身热：白芷苗、苦参等分。煎浆水，入盐少许洗之。（《卫生总微论》）

淫羊藿

味辛，寒，无毒。主阴痿绝伤，茎中痛，利小便，益气力强志。坚筋骨，消瘰疬赤痈，下部有疮，洗出虫，丈夫久服，令人无子。一名刚前。生上郡阳山山谷。薯预为之使。

陶隐居云：服此使人好为阴阳，西川北部有淫羊，一日百遍合，盖食藿所致，故名淫羊藿。

《唐本》注云：此草叶形似小豆而圆薄，茎细亦坚，所在皆有，俗名仙灵脾者是也。

臣禹锡等谨按《蜀本》云：淫羊藿，温。注云生处不闻水声者良。

《药性论》云：淫羊藿，亦可单用。味甘平。主坚筋益骨。

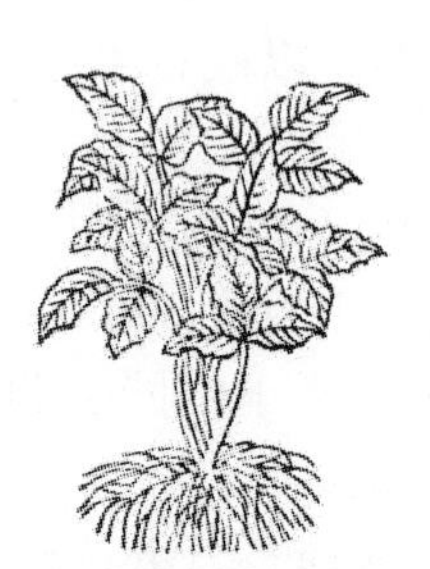

永康军淫羊藿

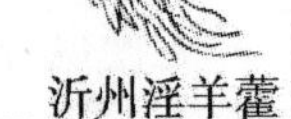

沂州淫羊藿

《日华子》云：仙灵脾，紫芝为使，得酒良。治一切冷风劳气，补腰膝，强心力，丈夫绝阳不起，女人绝阴无子。筋骨挛急，四肢不任，老人昏耄，中年健忘。又名黄连祖、千两金、干鸡筋、放杖草、弃杖草。

《图经》曰：淫羊藿，俗名仙灵脾，生上郡阳山山谷。今江东、陕西、泰山、汉中、湖湘间皆有之。叶青似杏叶，上有刺，茎如粟秆，根紫色，有须，四月开花白色，亦有紫色，碎小独头子，五月采叶晒干。湖湘出者叶如小豆，枝茎紧细，经冬不凋。根似黄连，关中俗呼三枝九叶草，苗高一二尺许，根叶俱堪使。

《雷公》云：凡使时呼仙灵脾，须用夹刀夹去叶四畔花枨①尽后细剉，用羊脂相对拌炒过，待羊脂尽为度。每修事一斤，用羊脂四两为度也。

《圣惠方》：治偏风，手足不遂，皮肤不仁，宜服仙灵脾浸酒方：仙灵脾一斤好者，细剉，以生绢袋盛于不津器中，用无灰酒二斗浸之，以浓纸重重密封不通气，春夏三日，秋冬五日后旋开。每日随性暖饮之，常令醺醺不得大醉。若酒尽再合服之，无不效验。合时切忌鸡犬见之。

《经验方》：治疮子入眼：以仙灵脾、葳灵仙等分为末，食后米汤下二钱匕，小儿半钱匕。

《食医心镜》益丈夫，兴阳，理脚膝冷：淫羊藿一斤，酒一斗，浸经二日，饮之佳。

现注：

①枨：（cì 次）。原意为门窗上下框横木。

按：淫羊藿为小蘖科淫羊藿之叶，又名仙灵脾。综合条文所述，淫羊藿功能补阴强阳，疗阴痿茎痛，益气力，坚筋骨，利小便，消瘰疬。临床用作补肾壮阳药，补血药中也可用之，治疗肝肾病，关节痛，月经病等。临床入补阳药。

时珍曰：豆叶曰藿，此叶似之，故亦名藿。仙灵脾、千两金、放杖、刚前，皆言其功力也。鸡筋、黄连祖，皆因其根形也。柳子浓文作仙灵毗，入脐曰毗，此物补下，于理尤通。

时珍曰：生大山中。一根数茎，茎粗如线，高一二尺。一茎三桠，一桠三叶。叶长二三寸，如杏叶及豆藿，面光背淡，甚薄而细齿，有微刺。时珍曰：甘、香、微辛，温。机曰：无子字误，当作有子。时珍曰：淫羊藿，味甘气香，性温不寒，能益精气，乃手足阳明、三焦、命门药也。真阳不足者，宜之。

附方：新五。

三焦咳嗽：腹满不饮食，气不顺。仙灵脾、覆盆子、五味子（炒）各一两，为末，炼蜜丸梧子大。每姜茶下二十丸。（《圣济录》）

目昏生翳：仙灵脾，生王瓜（即小栝楼红色者）等分，为末。每服一钱，茶下，日二服。（《圣济总录》）

病后青盲：日近者可治。仙灵脾一两，淡豆豉一百粒。水一碗半，煎一碗，顿服即瘳。（《百一选方》）

小儿雀目：仙灵脾根、晚蚕蛾各半两，炙甘草、射干各二钱半，为末。用羊子肝一枚，切开掺药二钱，扎定，以黑豆一合，米干一盏，煮熟，分二次食以汁送之。（《普济方》）

牙齿虚痛：仙灵脾为粗末，煎汤频漱，大效。（《奇效方》）

黄　芩

味苦，平，大寒，无毒。主诸热黄疸，肠澼泄痢，逐水下血闭，恶疮、疽[①]蚀、火疡。疗痰热，胃中热，小腹绞痛，消谷，利小肠，女子血闭，淋露下血，小儿腹痛。一名腐肠。一名空肠，一名内虚，一名黄文，一名经芩，一名妒妇。其子主肠澼脓血。生秭归川谷及冤句。三月三日采根，阴干。得厚朴、黄连止腹痛。得五味子、牡蒙、牡蛎令人有子，得黄芪、白蔹、赤小豆疗鼠瘘。山茱萸、龙骨为之使，恶葱实，畏丹砂、牡丹、藜芦。陶隐居云：秭归属建平郡。今第一出彭城，郁州亦有之。圆者名子芩为胜，破者名宿芩，其腹中皆烂，故名腐肠，惟取深色坚实者为好。俗方多用，道家不须。《唐本》注云：叶细长，两叶相对作丛生，亦有独茎者。今出宜州、鄜州、泾州者佳，兖州者大实亦好，名豚尾芩也。臣禹锡等谨按《药性论》云：黄芩，臣，味苦甘。能治热毒骨蒸，寒热往来，肠胃不利，破拥气，治五淋，令人宣畅，去关节烦闷，解热渴，治热腹中疞痛，心腹坚胀。

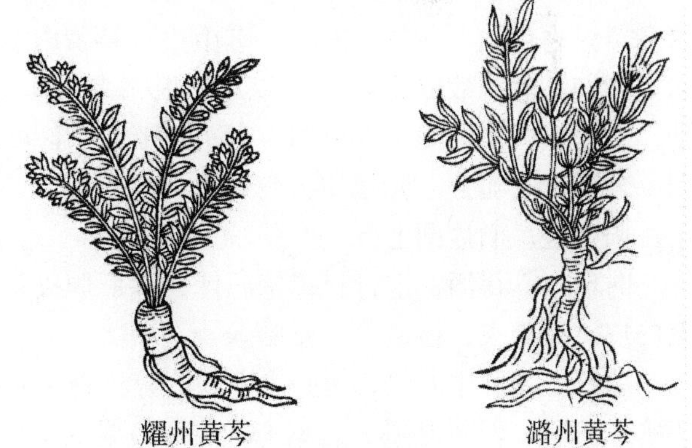
耀州黄芩　潞州黄芩

《日华子》云：下气，主天行热疾，疔疮。排脓，治乳痈发背。

《图经》曰：黄芩，生秭归山谷，及冤句。今川蜀河东、陕西近郡皆有之。苗长尺余，茎秆粗如箸，叶从地四面作丛生类紫草，高一尺许，亦有独茎者，叶细长，青色，两两相对，六月开紫花，根黄如知母粗细，长四五寸，二月、八月采根，暴干用之。《吴普本草》云：黄芩，又名印头，一名内虚。二月生赤黄叶，两两四四相值，其茎空中或方圆，高三四尺，花紫红赤，五月实黑根黄，二月、九月采，与今所有小异。张仲景治伤寒心下痞满泻心汤四方皆用黄芩，以其主诸热，利小肠故也。又太阳病，下之利不止，有葛根黄芩黄连汤，及主妊娠安胎散②亦多用黄芩。今医家尝用有效者，因著之。又《千金方》：巴郡太守奏加减三黄丸，疗男子五劳七伤，消渴不生肌肉，妇人带下，手足寒热者；春三月黄芩四两，大黄三两，黄连四两；夏三月黄芩六两，大黄一两，黄连七两；秋三月黄芩六两，大黄二两，黄连三两；冬三月黄芩三两，大黄五两，黄连二两，三物随时合捣下筛，蜜丸大如乌豆，米饮服五丸，日三。不知稍增七丸，服一月病愈。久服走及走奔马，近频有验，食禁猪肉。又陶隐居云：黄芩圆者名子芩，仲景治杂病方多用之。

《千金翼》：治淋：黄芩四两，袋贮之，水五升，煮三升，分三服。

《梅师》：治火丹：杵黄芩末，水调敷之。

现注：

①疸：原刻为疸，《四库全书》翻刻时延用原刻作疸字。现多已改为疸字如上海中医学院之《中药学义》及《中药大辞典》皆为疸字。按文意应为疸字。疸似为晦明轩误刻。

②安胎散：指《金匮》当归散：由当归，黄芩，芍药，川芎，白术组成，原文为：妊娠常服即易产，胎无疾苦。后世用黄芩，白术安胎即本于此。

按：黄芩为唇形科黄芩之根。综合条文所述黄芩功能清热退黄，止痢逐水，通血闭，消恶疮，消痰热，清胃止腹痛，消谷，利小肠。临床用黄芩清上焦热，治肺肝胃疾病，如咳喘，肝炎，胃炎等，又能安胎。《本经》所言逐水通血闭等未完全发挥。临床入苦寒清热药中。

释名：条芩(《纲目》) 时珍曰：芩，《说文》作莶，谓其色黄也。或云芩者，黔也，黔乃黄黑之色也。宿芩乃旧根，多中空，外黄内黑，即今所谓片芩，故又有腐肠、妒妇诸名。妒妇心黯，故以比之。子芩乃新根，多内实，即今所谓条芩。或云西芩多中空而色黔，北芩多内实而深黄。杲曰：可升可降，阴也。好古曰：气寒，味微苦而甘，阴中微阳，入手太阴血分。元素曰：气凉，味苦、甘，气浓味薄，浮而升，阳中阴也，入手少阳、阳明经。酒炒则上行。

时珍曰：得酒，上行；得猪胆汁，除肝胆火；得柴胡，退寒热；得芍药，治下痢；得桑白皮，泻肺火；得白术，安胎。

凉心，治肺中湿热，泻肺火上逆，疗上热，目中肿赤，瘀血壅盛，上部积血，补膀胱寒水，安胎，养阴退阳（元素）。治风热湿热头疼，奔豚热痛，火咳肺痿喉腥，诸失血(时珍)。

杲曰：黄芩之中枯而飘者，泻肺火，利气，消痰，除风热，清肌表之热；细实而坚者，泻大肠火，养阴退阳，补膀胱寒水，滋其化源。高下之分与枳实、枳壳同例。

元素曰：黄芩之用有九：泻肺热，一也；上焦皮肤风热风湿，二也；去诸热，三也；利胸中气，四也；消痰膈，五也；除脾经诸湿，六也；夏月须用，七也；妇人产后养阴退阳，八也；安胎，九也。酒炒上行，主上部积血，非此不能除。下痢脓血，腹痛后重，身热久不能止者，与芍药、甘草同用之。凡诸疮痛不可忍者，宜芩、连苦寒之药，详上下，分身、梢及引经药用之。

震亨曰：黄芩降痰，假其降火也。凡去上焦湿热，须以酒洗过用。片芩泻肺火，须用桑白皮佐之。若肺虚者，多用则伤肺，必先以天门冬保定肺气而后用之。黄芩、白术乃安胎圣药，俗以黄芩为寒而不敢用，盖不知胎孕宜清热凉血，血不妄行，乃能养胎。黄芩乃上、中二焦药，能降火下行，白术能补脾也。

罗天益曰：肺主气，热伤气，故身体麻木。又五臭入肺为腥，故黄芩之苦寒，能泻火、补气而利肺，治喉中腥臭。颂曰：张仲景治伤寒心下痞满，泻心汤。凡四方皆用黄芩，以其主诸热、利小肠故也。又太阳病下之利不止，喘而汗出者，有葛根黄芩黄连汤，及主妊娠安胎散，亦多用之。时珍曰：洁古张氏言：黄芩泻肺火，治脾湿；东垣李氏言：片芩治肺火，条芩治大肠火；丹溪朱氏言：黄芩治上中二焦火；而张仲景治少阳证小柴胡汤，太阳少阳合病下利黄芩汤，少阳证下后心下满而不痛泻心汤，并用之；成无己言黄芩苦而入心，泄痞热。是黄芩能入手少阴、手足太阴少阳六经矣。盖黄芩气寒味苦，色黄带绿，苦入心，寒胜热，泻心火，治脾之湿热，一则金不受刑，一则胃火不流入肺，即所以救肺也。肺虚不宜者，苦寒伤脾胃，损其母也。少阳之证，寒热胸胁痞满，默默不欲饮食，心烦呕，或渴或痞，或小便不利。虽曰病在半表半里，而胸胁痞满，实兼心肺上焦之邪。心烦喜呕，默默不欲饮食，又兼脾胃中焦之证。故用黄芩以治手足少阳相火，黄芩亦少阳本经药也。成无己《注伤寒论》，但云柴胡、黄芩之苦，以发传邪之热；芍药、黄芩之苦，以坚敛肠胃之气，殊昧其治火之妙。杨士瀛《直指方》云：柴胡退热，不及黄芩。盖亦不知柴胡之退热，乃苦以发之，散火之标也；黄芩之退热，乃寒能胜热，折火之本也。仲景又云：少阳证腹中痛者，去黄芩，加芍药。心下悸，小便不利者，去黄芩，加茯苓。似与《别录》治少腹绞痛、利小肠之文不合。成氏言黄芩寒中，苦能坚肾，故去之，盖亦不然。至此当以意逆之，辨以脉证可也。若因饮寒受寒，腹中痛，及饮水心下悸，小便不利，而脉不数者，是里无热证，则黄芩不可用也。若热厥腹痛，肺热而小便不利者，黄芩其可不用乎？故善观书者，先求之理，毋徒泥其文。昔有人素多酒欲，病少腹绞痛不可忍，小便如淋，诸药不效。偶用黄芩、木通、甘草三味煎服，遂止。王海藏言有人因虚服附子药多，病小便秘，服芩、连药而愈。此皆热厥之痛也，学人其可拘乎？予年二十时，因感冒咳嗽既久，且犯戒，遂病骨蒸发热，肤如火燎，每日吐痰碗许，暑月烦渴，寝食几废，六脉浮洪。遍服柴胡、麦门冬、荆沥诸药，月余益剧，皆以为必死矣。先君偶思李东垣治肺热如火燎，烦躁引饮而昼盛者，气分热也。宜一味黄芩汤，以泻肺经气分之火。遂按方用片芩一两，水二钟，煎一钟，顿服。次日身热尽退，而痰嗽皆愈。药中肯綮，如鼓应桴，医中之妙，有如此哉。

附方：新一十四。

三补丸：治上焦积热，泻五脏火。黄芩、黄连、黄柏等分，为末，蒸饼丸梧子大。每白汤下二三十丸。(《丹溪纂要》)

肺中有火：清金丸：用片芩（炒）为末，水丸梧子大。每服二三十丸，白汤下。（同上）

小儿惊啼：黄芩、人参等分，为末。每服一字，水饮下。(《普济方》)

肝热生翳：不拘大人小儿。黄芩一两，淡豉三两。为末。每服三钱，以熟猪肝裹吃，温汤送下，日二服。忌酒、面。(《卫生家宝方》)

少阳头痛：亦治太阳头痛，不拘偏正。

小清空膏：用片黄芩（酒浸透，晒干）为末。每服一钱，茶、酒任下。（东垣《兰室秘藏》）

眉眶作痛：风热有痰。黄芩（酒浸）、白芷等分。为末。每服二钱，茶下。（《洁古家珍》）

吐血衄血：或发或止，积热所致。黄芩一两（去中心黑朽者），为末。每服三钱，水一盏，煎六分，和滓温服。（《圣惠方》）

吐衄下血：黄芩三两。水三升，煎一升半，每温服一盏。亦治妇人漏下血。（庞安时《总病论》）

经水不断：芩心丸：治妇人四十九岁以后，天癸当住，每月却行，或过多不止。用条芩心二两（米醋浸七日，炙干又浸，如此七次）。为末，醋糊丸梧子大。每服七十丸，空心温酒下，日二次。（《瑞竹堂方》）

崩中下血：黄芩为细末。每服一钱，霹雳酒下，以秤锤烧赤，淬酒中也。许学士云：崩中，多用止血及补血药。此方乃治阳乘于阴，所谓天暑地热，经水沸溢者也。（《本事方》）

安胎清热：条芩、白术等分。炒为末，米饮和丸梧子大。每服五十丸，白汤下。或加神曲。凡妊娠调理，以四物去地黄，加白术、黄芩为末，常服甚良。（《丹溪纂要》）

产后血渴：饮水不止。黄芩、麦门冬等分。水煎温服，无时。（《杨氏家藏方》）

灸疮血出：一人灸火至五壮，血出不止如尿，手冷欲绝。以酒炒黄芩二钱为末，酒服即止。（李楼《怪病奇方》）

狗　　脊

味苦、甘，平，微温，无毒。主腰背强，关机缓急，周痹寒湿膝痛，颇利老人。疗失溺不节，男子脚弱，腰痛风邪，淋露少气，目暗，坚脊利俯仰，女子伤中，关节重。一名百枝，一名强膂，主名扶盖，一名扶筋，生常山川谷。二月、八月采根，暴干。萆薢为之使，恶败酱。

陶隐居云：今山野处处有，与菝葜相似而小异。其茎叶小肥，其节疏，其茎大，直上有刺，叶圆有赤脉。根凹凸[①]巃嵸如羊角，细强者是。《唐本》注云：此药苗似贯众，根长多岐，状如狗脊骨，其肉作青绿色，今京下用者是。陶所说乃有刺萆薢，非狗脊也，今江左俗犹用之。

臣禹锡等谨按吴氏云：狗脊一名狗青，一名赤节。神农苦，桐君、黄帝、岐伯、雷公、扁鹊甘，无毒，季氏小温。如萆薢，茎节如竹有刺，叶圆赤根黄白，亦如竹根，毛有刺，《岐伯经》云：茎无节，叶端圆，青赤，皮白有赤脉。

《药性论》云：狗脊，味苦辛微热，能治男子女人毒风软脚，邪气湿痹，肾气虚弱，补益男子，续筋骨。

《图经》曰：狗脊，生常山川谷，今太行山、淄、温、眉州亦有。根黑色，长三四寸，两指许大，苗尖细碎，青色，高一尺以来，无花。其茎叶似贯众而细，其根长而多岐，似狗脊骨，故以名之。其肉青绿，春秋采根，曝干用。今方亦用金毛者。

《雷公》云：凡使，勿用透山藤，其大腑[②]根与透山藤一般。只是入顶苦不可饵之。

凡修事，细锉了，酒拌蒸，从巳至申出，晒干用。

现注：

①凹：下原有乌交切三字注音。凸：下原有徒结切三字反切注音。

②脼：（liǎng 两），原意为干肉。

按：狗脊为蚌壳蕨科金毛狗脊的根茎。综合条文所述狗脊功能强腰膝，除风寒湿痹，利老人，强脊背，疗失溺，除脚弱腰痛，止淋露目暗。临床多用治风湿痹症，各种腰痛，肝肾病偶用。但《本经》所指利老人，疗失溺，除脚弱，止目暗淋露等尚未发挥。

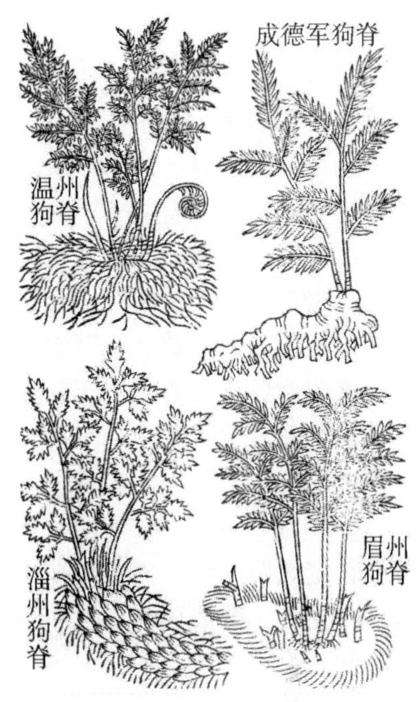

时珍曰：强膂、扶筋，以功名也。《别录》又名扶盖，乃扶筋之误。《本经》狗脊一名百枝，《别录》萆一名赤节，而《吴普本草》谓百枝为萆，赤节为狗脊，皆似误也。时珍曰：狗脊有二种：一种根黑色，如狗脊骨，一种有金黄毛，如狗形，皆可入药。其茎细而叶、花两两对生，正似大叶蕨，比贯众叶有齿，面背皆光。其根大如拇指，有硬黑须簇之。吴普、陶弘景所说根苗，皆是菝；苏恭、苏颂所说，即真狗脊也。按张揖《广雅》云：菝，狗脊也。张华《博物志》云：菝，与萆相乱，一名狗脊。观此则昔人以菝为狗脊，相承之误久矣。然菝、萆、狗脊三者，形状虽殊，而功用亦不甚相远。

时珍曰：今人惟锉炒，去毛须用。强肝肾，健骨，治风虚（时珍）。

附方：新四。

男子诸风：四宝丹：用金毛狗脊（盐泥固济，红去毛）、苏木、萆、川乌头（生用）等分。为末，米醋和丸梧子大。每服二十丸，温酒、盐汤下。（《普济方》）

室女白带：冲任虚寒。鹿茸丸：用金毛狗脊（燎去毛）、白蔹各一两，鹿茸（酒蒸，焙）二两。为末，用艾煎醋汁打糯米糊丸梧子大。每服五十丸，空心温酒下。（《济生方》）

固精强骨：金毛狗脊、远志肉、白茯神、当归身等分。为末，炼蜜丸梧子大。每酒服五十丸。（《集简方》）

病后足肿：但节食以养胃气。外用狗脊，煎汤渍洗。（吴绶《蕴要》）

石龙芮

味苦，平，无毒。主风寒湿痹，心腹邪气，利关节，止烦满，平肾胃气，补阴气不足，失精茎冷。久服轻身明目不老。令人皮肤光泽，有子。一名鲁果能，一名地椹，一名石能，一名彭根，一名天豆。生太山川泽石边。五月五日采子，二月、八月采皮，阴干。大戟为之使，畏蛇蜕皮，吴茱萸。

陶隐居云：今出近道，子形粗似蛇床子而扁，非真，好者人言是蓄菜子尔。东山石上所生，其叶芮芮短小，其子状如葶苈，黄色而味小辛，此乃实是也。

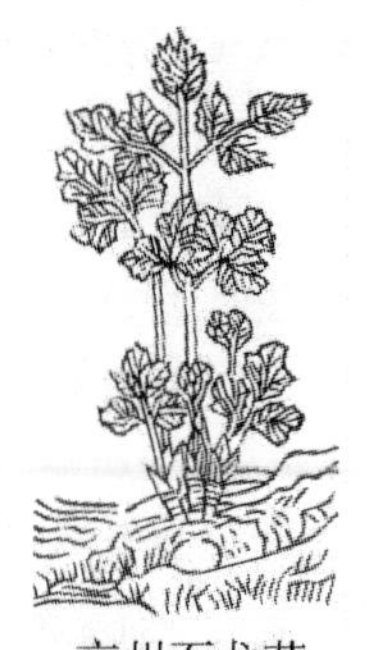
兖州石龙芮

《唐本》注云：今用者俗名水堇[1]，苗似附子，实如桑椹，故名地椹。生下湿地，五月熟，叶、子皆味辛。山南者粒大如葵子，关中、河北者细如葶苈，气力劣于山南者。

陶以细者为真，未为通论。又《别录》水堇云：主毒肿痈疖疮，蛔虫，齿龋。

臣禹锡等谨按《药性论》云：石龙芮，能逐诸风，主除心热燥。

《图经》曰：石龙芮，生泰山川泽石边。陶隐居云：近道处处有之，今唯出兖州。一丛数茎，茎青紫色，每茎三叶，其叶芮芮短小，多刻缺，子如葶苈而色黄。五月采子，二月、八月采皮，阴干用。能逐诸风，除心热燥。苏恭云：俗名水堇，苗如附子，实如桑椹，生下湿地。此乃水堇，非石龙芮也。今兖州所生者正与《本经》陶说相合，为得其真矣。

陈藏器云：芮子，味辛。按苏《别药录》[2]云：水堇主毒肿，蛇虫齿龋。且水堇如苏所注，定是石龙芮，更非别草。《尔雅》云：芨，堇草。郭注云：乌头苗也。苏又注天雄云：石龙芮，叶似堇草，故名水堇。如此，则依苏所注是水堇。附子是堇草；水堇、堇草二物同名也。

《衍义》曰：石龙芮，今有两种；水中生者叶光而末圆；陆生者叶有毛而末锐。入药须生水者。陆生者又谓之天灸，取少叶揉系臂上，一夜作大泡如火烧者是。唯陆生者，补阴不足，茎常冷失精。余如《经》。

现注：

①堇：下原有音谨二字注音。

②苏《别药录》：原文如此。按文意应为：按苏引《别录》。即《唐本》注所引“又《别录》水堇云：主毒肿痈疖疮，蛔虫，齿龋”一段。陈引时文字略有出入。苏指苏恭。

按：石龙芮为毛茛科石龙芮全草，又称水堇。综合条文所述石龙芮功能除风寒湿痹，除心腹邪气，利关节，止烦满，平胃利肾补阴气，涩精种子。临床可入治风湿药。

时珍曰：芮芮，细貌。其椹之子细芮，故名。地椹以下，皆子名也。水堇以下，皆苗名也。苗作蔬食，味辛而滑，故有椒、葵之名。《唐本草》菜部堇系重出，今依《吴普本草》合并为一。

时珍曰：苏恭言水堇即石龙芮，苏颂非之，非矣。按：魏《吴普本草》石龙芮一名水堇，其说甚明。《唐本草》菜部所出水堇，言其苗也。《本经》石龙芮，言其子也。寇宗所言陆生者，乃是毛堇，有大毒，不可食。水堇，即俗称胡椒菜者，处一枝三叶。叶青而光滑，有三尖，多细缺。江淮人三、四月采苗，瀹过，晒蒸黑色为蔬。四、五月开细黄花，结小实，大如豆，状如初生桑椹，青绿色。搓散则子甚细，如葶苈子，即石龙芮也。宜半老时采之。《范子计然》云：石龙芮出三辅，色黄者善。时珍曰：石龙芮，乃平补之药，古方多用之。其功与枸杞、覆盆子相埒，而世人不知用，何哉。

时珍曰：水堇微辛、苦、涩。

附方：新一。

蛇咬伤疮：生堇杵汁涂之。(《万毕术》)

茅　　根

味甘，寒，无毒。主劳伤虚羸，补中益气，除瘀血血闭，寒热，利小便。下五淋，除客热在肠胃，止渴，坚筋，妇人崩中，久服利人。其苗主下水，一名兰根，一名茹根。一名地菅，一名地筋，一名兼社。生楚地山谷、田野。六月采根。

陶隐居云：此即今白茅菅[1]。《诗》云：露彼菅茅。其根如渣芹，甜美，服食此断谷甚良。俗方稀用，惟疗淋及崩中尔。

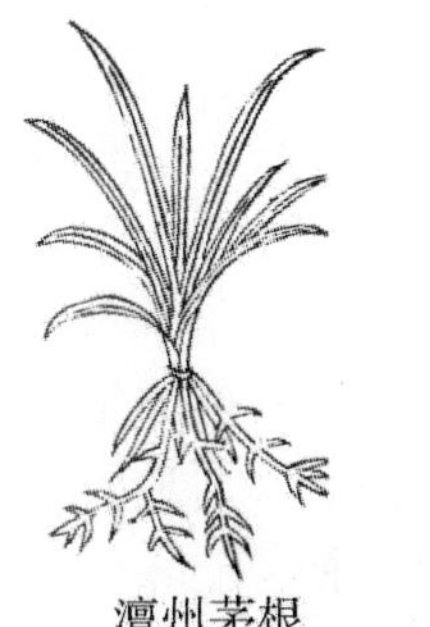
澶州茅根

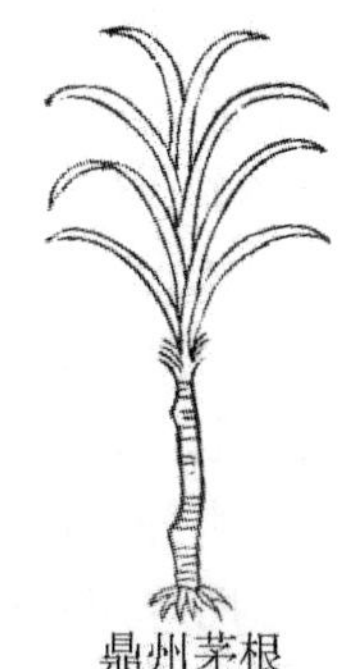
鼎州茅根

《唐本》注云：菅花，味甘温，无毒。主衄血，吐血，灸疮。

臣禹锡等谨按《药性论》云：白茅，臣。能破血，主消渴。根治五淋，煎汁服之。

陈藏器云：茅针，味甘平无毒。主恶疮肿未溃者，煮服之。服一针一孔，二针二孔。生挼敷金疮止血。煮服之主鼻衄及暴下血，成白花者功用亦同。针即茅笋也。

又云：屋茅，主卒吐血，细剉三升，酒浸煮服一升，屋上烂茅和酱汁研敷斑疮，蚕啮疮。一名百足虫。茅屋滴溜水杀云母毒。

《日华子》云：茅针，凉。通小肠痈毒、软疖不作头，浓煎和酒服。花罯刀箭疮，止血并痛。根主妇人月经不匀。又云：茅根通血脉，淋沥，是白花茅根也。又云：屋四角茅，平，无毒。主鼻洪。《图经》曰：茅根，生楚地山谷、田野，今处处有之。春生苗布地如针，俗间谓之茅针，亦可啖，甚益小儿，夏生白花茸茸然，至秋而枯，其根至洁白，亦甚甘美。六月采根用。今人取茅针挼以敷金疮，塞鼻洪，止暴下血，及溺血者殊效。刘禹锡《传信方》疗痈肿有头，使必穴方：取茅锥一茎，正尔全煎十数沸服之立溃。若两茎即生两孔，或折断一枝为二，亦生两穴。白茅花亦主金疮止血。又有菅，亦茅类也，陆机草木疏云：菅，似茅而滑无毛。根下五寸中有白粉者，柔韧宜为索，沤之尤善，其未沤者名野菅。《诗》所谓白茅菅兮，是此也。入药与茅等。其屋苫茅经久者主卒吐血，细剉三升，酒浸煮服一升良已。

《肘后方》：疗热：取白茅根四升，剉之，以水一斗五升，煮取五升，适冷暖饮之，日三服。

又方：诸竹木刺在肉中不出，取白茅根烧末，脂膏和涂之，亦治因风致肿。

现注：

①菅：下原有音奸二字注音。

按：茅根为禾本科白茅的根茎。综合条文所述茅根功能补劳伤，补中益气，除瘀血血闭，退寒热，利小便，下五淋，除肠胃热，止消渴，坚筋，止崩中。临床用茅根止血清热退烧，利小便，用于肝肾病，皮肤病等都宗《本经》而来。其止渴坚筋等尚未发挥。临床入凉血止血药。

时珍曰：茅叶如矛，故谓之茅。其根牵连，故谓之茹。《易》曰：拔茅连茹，是也。

有数种：夏花者，为茅；秋花者，为菅，二物功用相近，而名谓不同。《诗》云：白华菅兮，白茅束兮，是也。《别录》不分茅、菅乃二种，谓茅根一名地菅，一名地筋，而有名未用又出地筋，一名菅根。盖二物之根状皆如筋，可通名地筋，不可并名菅也，正之。时珍曰：茅有白茅、菅茅、黄茅、香茅、芭茅数种，叶皆相似。白茅短小，三、四月开白花成穗，结细实。其根甚长，白软如筋而有节，味甘，俗呼丝茅，可以苫盖，及供祭祀苞苴之用，《本经》所用茅根是也。其根干之，夜视有光，故腐则变为萤火。菅茅只生山上，似白茅而长，入秋抽茎，开花成穗如荻花，结实尖黑，长分许，粘衣刺人。其根短硬如细竹根，无节而微甘，亦可入药，功不及白茅，《尔雅》所谓白华野菅是也。黄茅似菅茅，而茎上开叶，茎下有白粉，根头有黄毛，根亦短而细硬无节。秋深开花穗如菅，可为索，古名黄菅，《别录》所用菅根是也。香茅，一名菁茅，一名琼茅，生湖南及江淮间，叶有三脊，其气香芬，可以包藉及缩酒，禹贡所谓荆州苞匦菁茅是也。芭茅丛生，叶大如蒲，长六七尺，有二种，即芒也。见后芒下。

水肿黄疸，解酒毒（时珍）。

时珍曰：白茅根甘，能除伏热，利小便，故能止诸血哕逆、喘急消渴，治黄疸水肿，乃良物也。世人因微而忽之，惟事苦寒之剂，致伤冲和之气，乌足知此哉？

附方：新一十三。

山中辟谷：凡辟难无人之境，取白茅根洗净，咀嚼，或石上晒焦捣末，水服方寸匕，可辟谷不饥。（《肘后方》）

温病冷啘：因热甚饮水成暴冷者。茅根（切）、枇杷叶（拭去毛，炙香）各半斤。水四升，煎二升，去滓，稍热饮之。（庞安常《伤寒总病论》）

温病热哕：乃伏热在胃，令人胸满则气逆，逆则哕，或大下后，胃中虚冷，亦致哕也。茅根切，葛根切，各半斤，水三升，煎一升半。每温饮一盏哕止即停。（同上）

反胃上气：食入即吐。茅根、芦根二两。水四升，煮二升，顿服得下，良。（《圣济总录》）

肺热气喘：生茅根一握。咀，水二盏，煎一盏，食后温服。甚者三服止，名如神汤。

虚后水肿：因饮水多，小便不利。用白茅根一大把，小豆三升。水三升，煮干，去茅食豆，水随小便下也。（《肘后方》）

五种黄病：黄疸、谷疸、酒疸、女疸、劳疸也。黄汗者，乃大汗出入水所致，身体微肿，汗出如黄柏汁。用生茅根一把，细切，以猪肉一斤，合作羹食。（《肘后》）

解中酒毒，恐烂五脏。茅根汁，饮一升。（《千金方》）

小便出血：茅根煎汤，频饮为佳。（《谈野翁方》）

劳伤溺血：茅根、干姜等分。入蜜一匙，水二钟，煎一钟，日一服。

鼻衄不止：茅根为末，米泔水服二钱。（《圣惠方》）

吐血不止：《千金翼》：用白茅根一握，水煎服之。《妇人良方》：用根洗捣汁，日饮一合。时珍曰：按《陈文中小儿方》：治痘疮溃烂，难靥不干。多年墙屋上烂茅，择洗焙干，为末掺之。此盖取其性寒而解毒，又多受雨露霜雪之气，兼能燥湿也。

附方：新三。

妇人阴痒：墙头烂茅、荆芥、牙皂等分。煎水频熏洗之。（《摘玄方》）

大便闭塞：服药不通者。沧盐三钱，屋檐烂草节七个。为末。每用一钱，竹筒吹入肛

内一寸即通，名提金散。(《圣济录》)

卒中五尸：其状腹痛胀急，不得气息，上冲心胸，旁攻两胁，或涌起，或牵引腰脊，此乃身中尸鬼接引为害。取屋上四角茅，入铜器中，以三赤布覆腹，着器布上，烧茅令热，随痛追逐，跖下痒即瘥也。(《肘后方》)

紫菀

味苦，辛，温，无毒。主咳逆上气，胸中寒热结气，去蛊毒痿蹷，安五脏。疗咳唾脓血，止喘悸，五劳体虚，补不足，小儿惊痫。一名紫蒨，一名青苑。生房陵山谷，及真定、邯郸。二月、三月采根，阴干。款冬为之使，恶天雄、瞿麦、雷丸、远志。畏茵陈蒿。

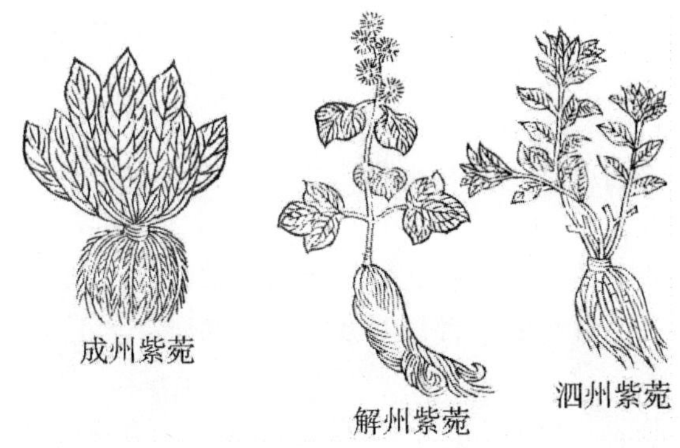

陶隐居云：近道处处有，生布地，花亦紫，本有白毛，根甚柔细，有白者名白菀，不复用。

《唐本》注云：白菀即女菀也，疗体与紫菀同，无紫菀时亦用白菀。陶云不复用，或者未悉。

臣禹锡等谨按《药性论》云：紫菀，臣，味苦平，能治尸疰，补虚下气，及胸胁逆气，治百邪鬼魅，劳气虚热。

《日华子》云：调中及肺痿吐血，消痰止渴，润肌肤，添骨髓。形似重台，根作节，紫色，润软者佳。

《图经》曰：紫菀，生房陵山谷及真定、邯郸，今耀、成、泗、寿、台、孟州，兴国军皆有之。三月内布地生苗叶，三、四相连，五月、六月内开黄紫白花，结黑子。本有白毛，根甚柔细，二月、三月内取根阴干用。又有一种白者名白菀。苏恭云：白菀即女菀也，疗体并同，无紫菀时，亦可通用。女菀下自有条，今人亦稀用。古今《传信方》用之最要。近医疗久嗽不差，此方甚佳；紫菀去芦头、款冬花各一两，百部半两，三物捣罗为散，每服三钱匕，生姜三片，乌梅一个同煎汤调下，食后、欲卧各一服。

《唐本》余：治气喘阴痿。

《雷公》云：凡使，先去髭，有白如练色者号曰羊须草，自然不同。采得后去头土了，用东流水淘洗令净，用蜜浸一宿至明，于火上焙干用。凡修一两，用蜜二分。

《千金方》：治妇人卒不得小便，紫菀末，以井花水服三撮便通。小便血，服五撮立止。

《斗门方》：治缠喉风，喉痹，饮食不通欲死者；用返魂草根一茎，净洗内入喉中，待取恶涎出即差，神效。更以马牙硝津嚥之即绝根本，一名紫菀。又南中呼为液牵牛是也。

《衍义》曰：紫菀用根，其根柔细，紫色，益肺气，《经》具言之。《唐本》注言；无紫菀时亦用白菀，白菀即女菀也。今《本草》无白菀之名，盖唐修本草时已删去。

按：紫菀为紫菀科紫菀的根及根茎。综合条文所述紫菀功能止咳下气，除胸中结气，去痿蹷，安五脏，止咳唾脓血，止喘悸，补五劳，补不足，止惊痫。临床用作止咳喘药，对补五劳，补不足尚未发挥。临床入止咳平喘药中。

时珍曰：其根色紫而柔宛，故名许慎《说文》作茈菀。《斗门方》谓之返魂草。颖曰：紫菀连根叶采之，醋浸，入少盐收藏，作菜辛香，号名仙菜。盐不宜多，多则腐也。时珍曰：按陈自明云：紫菀以牢山所出根如北细辛者为良，沂兖以东皆有之。今人多车前、旋复根赤土染过伪之。紫菀肺病要药，肺本自亡津液，又服走津液药，为害滋甚，可不慎。

益肺气，生息贲（好古）。

附方：新四。

肺伤咳嗽：紫菀五钱，水一盏，煎七分，温服，日三次。（《卫生易简方》）

小儿咳嗽：声不出者。紫菀末、杏仁等分，入蜜同研，丸芡子大。每服一丸，五味子汤化下。（《全幼心鉴》）

吐血咳嗽，吐血后咳者：紫菀、五味（炒）为末，蜜丸芡子大，每含化一丸。（《指南方》）

产后下血：紫菀末，水服五撮。（《圣惠方》）

紫　　草

味苦，寒，无毒。主心腹邪气，五疸，补中益气，利九窍，通水道。疗腹肿胀满痛，以合膏疗小儿疮，及面皶[①]。一名紫丹，一名紫芺[②]。生砀山山谷，及楚地。三月采根，阴干。

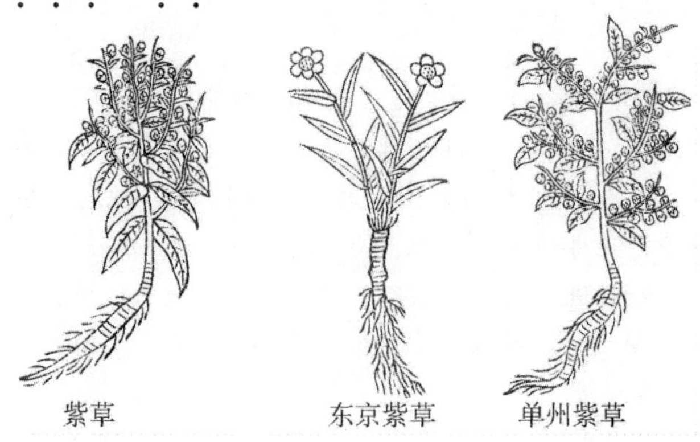

紫草　　东京紫草　　单州紫草

陶隐居云：今出襄阳，多从南阳、新野来，彼人种之即是今染紫者，方药家都不复用。《博物志》云：平氏阳山紫草特好，魏国以染色殊黑。比年东山亦种，色小浅于北者。

《唐本》注云：紫草，所在皆有。《尔雅》云：一名藐，苗似兰香，茎赤，节青，花紫白色而实白。

臣禹锡等谨按《广雅》云：紫草，一名茈莀[3]。

《药性论》云：紫草，亦可单用，味甘平，能治恶疮病癣。《图经》曰：紫草，生阳山山谷及楚地，今处处有之。人家园圃中或种莳，其根所以染紫也。《尔雅》谓之藐，《广雅》谓之茈莀。苗似兰香，茎赤节青。二月有花，紫白色，秋实白，三月采根，阴干。古方稀见使，今医家多用治伤寒时疾，发疮疹不出者，以此作药，使其发出。韦宙《独行方》：治豌豆疮，煮紫草汤饮，后人相承用之，其效尤速。《雷公》云：凡使，须用蜡水蒸之，待水干，取去头，并两畔髭，细剉用。每修事紫草一斤，用蜡三两，于铛中熔，熔尽便投蜡水作汤用。

《圣惠方》：治恶虫咬人，用紫草油涂之。

又方：治卒小便淋沥痛；用紫草一两，捣罗为散，每于食前以井花水调下二钱匕。《产宝》：治淋涩，产后同。《经验后方》：治婴儿、童子患疹[4]痘疾：用紫草二两细剉，以百沸汤一大盏泡，便以物合定，勿令气漏，放如人体温，量儿大小服半合至一合。服此，疮虽出，亦当轻减。

现注：

①皶：下原有侧加切三字注音。

②芺：下原有袁老反三字注音。

③莀：（lì利）。

④原为瘀：字典注同疢，但此处以疹痘较为合理。

按：紫草为紫草科紫草的根。综合条文所述紫草功能利心腹，除五疸，利九窍，通水道。补中益气，疗腹肿胀满。临床用紫草治皮疹，皮炎，小儿热等。其补中益气，利九窍等尚未发挥。临床入化湿凉血药中。

时珍曰：此草花紫根紫，可以染紫，故名。《尔雅》作茈草。瑶、侗人呼为鸦衔草。时珍曰：种紫草，三月逐垄下子，九月子熟时刈草，春社前后采根阴干，其根头有白毛如茸。未花时采，则根色鲜明；花过时采，则根色黯恶。采时，以石压扁，曝干；收时，忌人溺及驴马粪并烟气，皆令草黄色。

完素曰：苦，温。时珍曰：甘、咸，寒。入手、足厥阴经。治斑疹痘毒，活血凉血，利大肠（时珍）。时珍曰：紫草味甘咸而气寒，入心包络及肝经血分。其功长于凉血活血，利大小肠。故痘疹欲出未出，血热毒盛，大便闭涩者，宜用之。已出而紫黑便闭者，亦可用。若已出而红活，及白陷大便利者，切尤为有益。又曾世荣《活幼心书》云：紫草性寒，小儿脾气实者犹可用；脾气虚者反能作泻。古方惟用茸，取其初得阳气，以类触类，所以用发痘疮。今人不达此理，一概用之，非矣。

附方：新六。

消解痘毒：紫草一钱，陈皮五分，葱白三寸。新汲水煎服。（《直指方》）

痘毒黑疔：紫草三钱，雄黄一钱。为末，以胭脂汁调，银簪挑破，点之极妙。（《集简方》）

痈疽便闭：紫草、栝楼实等分，新水煎服。（《直指方》）

小儿白秃：紫草煎汁涂之。（《圣惠方》）

火黄身热：午后却凉，身有赤点，如生黑点者，不可治。宜烙手足心、背心、百会、下廉。内服紫草汤：紫草、吴蓝各一两，木香、黄连各半两。粗捣筛，每服五钱匕，水煎服。(《三十六黄方》)

前　　胡

味苦，微寒，无毒。主疗痰满，胸胁中痞，心腹结气，风头痛，去痰实，下气，治伤寒寒热，推陈致新，明目益精。二月、八月采根，曝干。半夏为之使，恶皂荚，畏藜芦。

陶隐居云：前胡，似茈胡而柔软，为疗殆[1]欲同。而《本经》上品有茈胡而无此，晚来医乃用之，亦有畏恶，明畏恶非尽出《本经》也。此近道皆有，生下湿地，出吴兴者为胜。

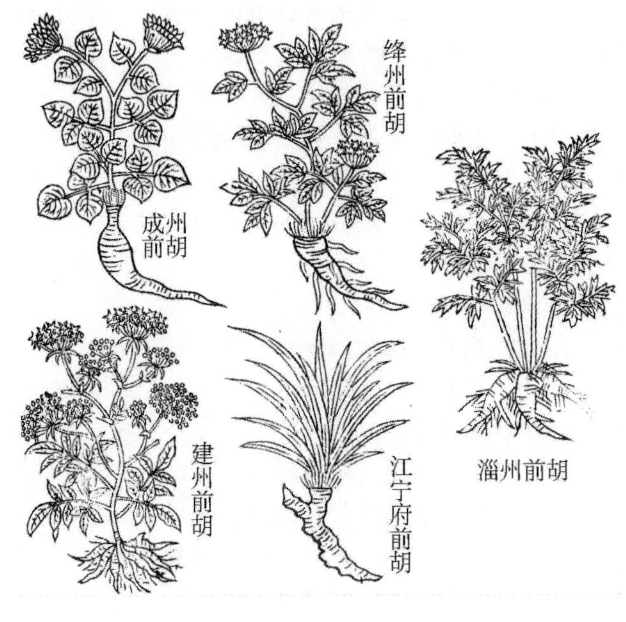

臣禹锡等谨按《药性论》云：前胡，使，味甘辛。能去热实下气，主时气内外俱热。单煮服佳。《日华子》云：治一切劳，下一切气，止嗽，破癥结，开胃下食，通五脏，主霍乱转筋，骨节烦闷，反胃呕逆，气喘，安胎，小儿一切疳气。越、衢、婺、睦等处皆好，七、八月采，外黑里白。

《图经》曰：前胡，旧不着所出州土，今陕西、梁、汉、江、淮、荆、襄州郡及相州、孟州皆有之。春生苗，青白色，似斜蒿，初出时有白芽，长三四寸，味甚香美。又似芸蒿，七月内开白花，与葱花相类，八月结实。根细青紫色。二月、八月采，曝干。今鄜、延将来者大与柴胡相似，但柴胡赤色而脆，前胡黄而软不同耳。一说今诸方所用前胡皆不同，京师北地者色黄白，枯脆，绝无气味。江东乃有三四种；一种类当归，皮斑黑肌黄而脂润，气味浓烈；一种色理黄白，似人参而细短，香味都微；又有如草乌头，肤黑而坚，有两三歧为一本者，食之亦戟人咽喉，中破以姜汁渍捣服之，甚下膈，解痰实，然皆非前胡也。今最上者出吴中，又寿春生者皆类柴胡而大，气芳烈，味亦浓苦，疗痰下气最要，都胜诸道者。

《雷公》云：凡使，勿用野蒿根，缘真似前胡，只是味粗酸，若误用令人胃反不受食，若是前胡，味甘微苦。凡修事先用刀刮上苍黑皮，并髭土了，细剉用甜竹沥浸令润，于日中晒干用之。《外台秘要》：治小儿夜啼：前胡捣筛，蜜丸如小豆，日服一丸，熟水下至五六丸，以差为度。

现注：

①殆：通治，或大概亦可。

按：前胡为伞形科紫花前胡或白花前胡的根。综合条文所述前胡功能消痰喘，利心腹，祛头风，明目益精，除胸胁痞，推陈致新。临床主要治咳药，其宽胸胁，推陈致新尚未发挥。临床入止咳药中。

时珍曰：按：孙愐《唐韵》作湔胡，名义未解。时珍曰：前胡有数种，惟以苗高一二尺，色似斜蒿，叶如野菊而细瘦，嫩时可食。秋月开黪白花，类蛇床子花，其根皮黑肉白，有香气为真。大抵北地者为胜，故方书称北前胡云。

清肺热，化痰热，散风邪（时珍）。

时珍曰：前胡味甘、辛，气微平，阳中之阴，降也。乃手足太阴、阳明之药，与柴胡纯阳上升入少阳、厥阴者不同也。其功长于下气，故能治痰热喘嗽、痞膈呕逆诸疾，气下则火降，痰亦降矣。所以有推陈致新之绩，为痰气要药。陶弘景言其与柴胡同功，非矣。治证虽同，而所入所主则异。

败酱

味苦、咸，平、微寒，无毒。主暴热火疮赤气，疥瘙疽痔，马鞍热气。除痈肿浮肿，结热，风痹不足，产后疾痛。一名鹿肠，一名鹿首，一名马草，一名泽败。生江夏川谷。八月采根，暴干。

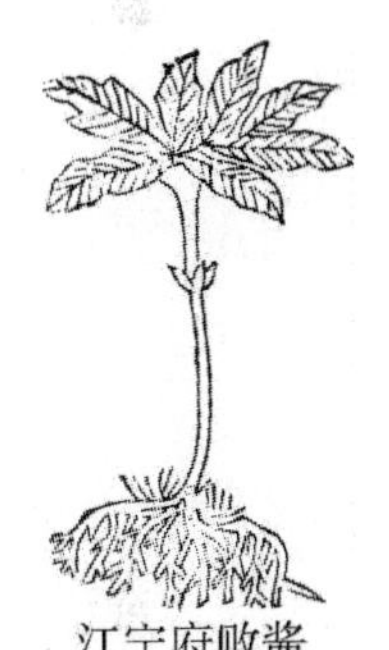
江宁府败酱

陶隐居云：出近道，叶似豨莶，根形似柴胡，气如败豆酱，故以为名。《唐本》注云：此药不出近道，多生岗岭间，叶似水茛及薇衔，丛生，花黄根紫，作陈酱色，其叶殊不似豨莶也。臣禹锡等谨按《药性论》云：鹿酱，臣，败酱是也。味辛苦微寒，治毒风顽痹，主破多年凝血，能化脓为水，及产后诸病，止腹痛，余疹烦渴。《日华子》云：味酸。治赤眼障膜，努肉，聤耳，血气心腹痛，破癥结。产前后诸疾，催生落胞，血运。排脓，补瘘，鼻洪吐血，赤白带下，疮痍疥癣，丹毒。又名酸益。七、八、十月采。

《图经》曰：败酱，生江夏川谷，今江东亦有之，多生岗岭间，叶似水茛，及薇衔，丛生，花黄根紫色，似柴胡作陈败豆酱气，故以为名。八月采根，暴干用。张仲景治腹痛腹有脓者；薏苡人、附子、败酱汤：薏苡人十分，附子二分，败酱五分，三物捣为末，取方寸匕，以水二升，煎取一升，顿服之。小便当下，愈。

《雷公》云：凡使，收得后便粗杵，入甘草叶相拌对蒸从巳至未，出焙干，去甘草叶取用。

《杨氏产乳》：治蠼螋尿绕腰者，煎败酱汁涂之差。

按：败酱，临床作败酱草，乃败酱科白花败酱或黄花败酱之全草。综合条文所述败酱功能除火疮，疗疥瘙，除痈肿结热，祛风痹。临床用败酱草治肠痈或痈肿化脓。其祛风痹等尚未发挥。临床入解毒药中。

释名：苦菜，苦蘵(《纲目》)。时珍曰：南人采嫩者，暴蒸作菜食，味微苦而有陈酱气，故又名苦菜，与苦荬、龙葵同名。亦名苦蘵，与酸浆同名，苗形则不同也。时珍曰：南人采嫩者，暴蒸作菜食，味微苦而有陈酱气，故又名苦菜，与苦、龙葵同名。亦名苦蘵。时珍曰：处处原野有之，俗名苦菜，野人食之，江东人每采收储焉。春初生苗，深冬始凋。初时叶布地生，似菘菜叶而狭长，有锯齿，绿色，面深背浅。夏秋茎高二三尺而柔弱，数寸一节。节间生叶，四散如伞。颠顶开白花成簇，如芹花、蛇床子花状。结小实成簇。其根白紫，颇似柴胡。吴普言其根似桔梗，陈自明言其根似蛇莓根者，皆不然。

时珍曰：微苦、带甘。时珍曰：败酱，乃手足阳明、厥阴药也。善排脓破血，故仲景治痈及古方妇人科皆用之。乃易得之物，而后人不知用，盖未遇识者耳。

附方：新三。

产后恶露：七八日不止。败酱、当归各六分，续断、芍药各八分，芎、竹茹各四分，生地黄（炒）十二分，水二升，煮取八合，空心服。（《外台秘要》）

产后腰痛：乃血气流入腰腿，痛不可转者。败酱、当归各八分，芎䓖、芍药、桂心各六分，水二升，煮八合，分二服。忌葱。（《广济方》）

产后腹痛：如锥刺者。败酱草五两，水四升，煮二升。每服二合，日三服，良。（《卫生易简方》）

白　　藓

味苦、咸，寒，无毒。主头风黄疸，咳逆，淋沥，女子阴中肿痛，湿痹死肌，不可屈伸起止行步。疗四肢不安，时行腹中大热，饮水欲走大呼，小儿惊痫，妇人产后余痛。生上谷川谷，及冤句。四月、五月采根，阴干。恶螵蛸、桔梗、茯苓、萆薢。

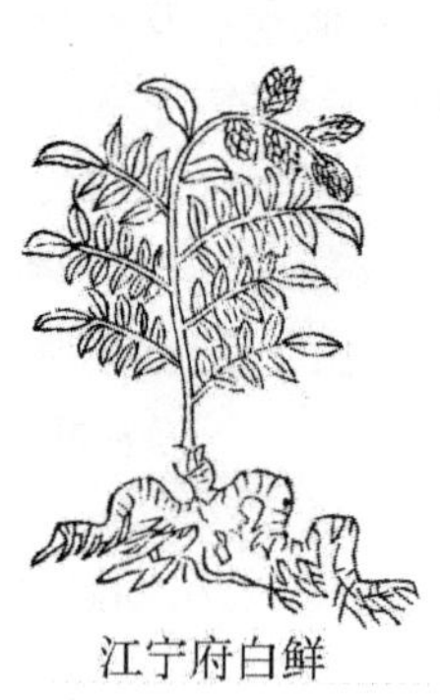
江宁府白鲜

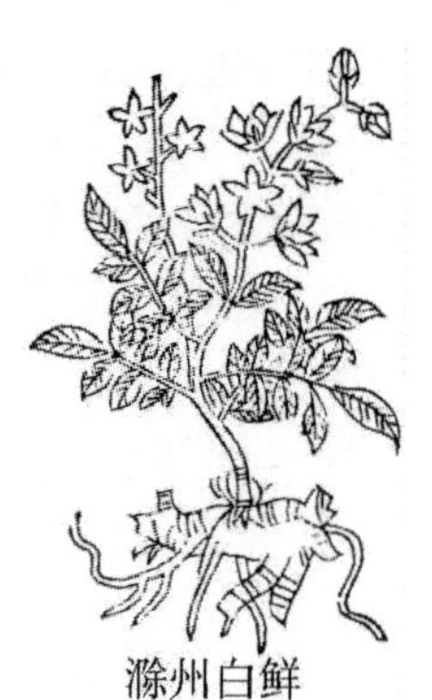
滁州白鲜

陶隐居云：近道处处有，以蜀中者为良，俗呼为白羊鲜[①]，气息正似羊羶，或名白羶。

《唐本》注云：此药叶似茱萸，苗高尺余，根皮白而心实，花紫白色，根宜二月采。若四月、五月采便虚恶也。

臣禹锡等谨按《药性论》云：白鲜皮，臣。治一切热毒风，恶风风疮疥癣赤烂，眉发脱脆，皮肌急，壮热恶寒。主解热黄、酒黄、急黄、谷黄、劳黄等良。

《日华子》云：通关节，利九窍及血脉，并一切风痹，筋骨弱乏，通小肠水气，天行时疾，头痛眼疼。根皮良，花功用同上，亦可作菜食。又名金雀儿椒。

《图经》曰：白鲜，生上谷川谷，及冤句，今河中、江宁府、滁州、润州亦有之。苗高尺余，茎青，叶稍白，如槐，亦似茱萸。四月开花淡紫色，似小蜀葵，根似蔓菁，皮黄白而心实，四月、五月采根，阴干用。又云宜二月采，差晚则虚恶也。其气息都似羊羶，故俗呼为白羊鲜，又名地羊羶，又名金爵儿椒。其苗山人以为菜茹。葛洪治鼠已有口，脓血出者；白鲜皮煮汁服一升，当吐鼠子乃愈。李绛《兵部手集方》：疗肺嗽有白鲜皮汤方甚妙。

现注：

①鲜，下原有音仙二字注音。

按：白鲜为芸香科白鲜皮根皮，临床写作白鲜皮。综合条文所述白鲜皮功能袪头风，退黄疸，止咳逆，通淋沥，消阴肿，除湿痹，去死肌，利关节不可屈伸，除大热狂饮。临床用白鲜皮治皮肤病，其他功能尚未发挥。入化湿药。

时珍曰：藓者，羊之气也。此草根白色，作羊膻气，共子累累如椒，故有诸名。时珍曰：白鲜皮气寒善行，味苦性燥，足太阴、阳明经去湿热药也，兼入手太阴、阳明，为诸黄风痹要药。世医只施之疮科，浅矣。

附方：新一。

产后中风：人虚不可服他药者。一物白鲜皮汤，用新汲水三升，煮取一升，温服。(陈延之《小品方》)

酸浆

味酸，平，寒，无毒。主热烦满，定志益气，利水道，产难，吞其实立产。一名醋浆。生荆楚川泽，及人家田园中。五月采，阴干。

陶隐居云：处处人家多有，叶亦可食。子作房，房中有子如梅李大，皆黄赤色，小儿食之能除热，亦主黄病多效。

臣禹锡等谨按《蜀本》云：根如菹芹，白色，绝苦，捣其汁治黄病多效。

《尔雅》云：葴[1]，寒浆。注：今酸浆草，江东人呼曰苦葴。

《图经》曰：酸浆，生荆楚川泽及人家田园中，今处处有之，苗似水茄而小，叶亦可食。实作房如囊，囊中有子如梅李大，皆赤黄色。小儿食之尤有益，可除热。根似菹芹，色白绝苦，捣其汁饮之，治黄病多效。五月采，阴干。《尔雅》所谓葴[2]，寒浆。郭璞注云：今酸浆草，江东人呼为苦葴是也。今医方稀用。

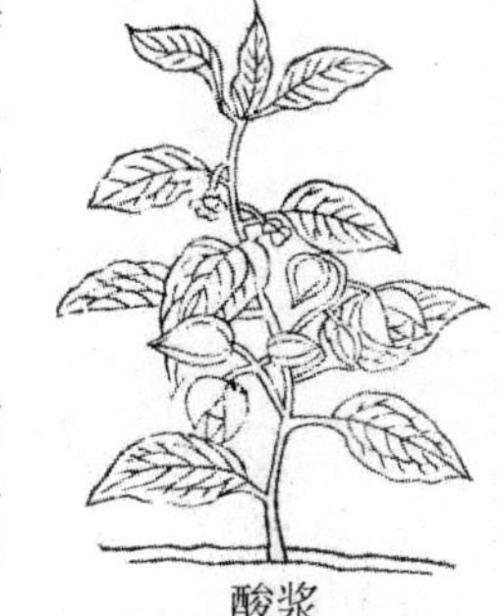
酸浆

《千金方》：治妇人赤白带下：三叶酸草阴干为末，空心酒下三钱匕。

《灵苑方》：治卒患诸淋，遗沥不止，小便赤涩疼痛；三叶酸浆草，人家园林亭槛中著地开黄花，味酸者是，取嫩者净洗，研绞自然汁一合，酒一合搅汤，暖令空心服之立通。

《衍义》曰：酸浆，今天下皆有之，苗如天茄子，开小白花，结青壳，熟则深红，壳中子大如樱，亦红色，樱中腹有细子，如落苏之子。食之有青草气，此即苦耽也。今《图经》又立苦耽条，显然重复。《本经》无苦耽。

现注：

①葴：(zhēn 针)。

②葴：下原有音针二字注音。

按：酸浆为茄科酸浆的全草。综合条文所述酸浆功能退热除烦。安志益气，利水道，催产

释名：天泡草(《纲目》) 时珍曰：酸浆，以子之味名也。苦葴、苦耽，以苗之味名

也。灯笼、皮弁，以角之形名也。王母、洛神珠，以子之形名也。按：杨慎《卮言》云：本草灯笼草、苦耽、酸浆，皆一物也。修本草者非一时一人，故重复耳。燕京野果名红姑娘，外垂绛囊，中含赤子如珠，酸甘可食，盈盈绕砌，与翠草同芳，亦自可爱。盖姑娘乃瓜囊之讹，古者瓜姑同音，娘囊之音亦相近耳。此说得之，故今以《本经》酸浆，《唐本草》灯笼草、宋《嘉本草》苦耽，俱并为一焉。时珍曰：龙葵、酸浆，一类二种也。酸浆、苦蘵，一种二物也。但大者为酸浆，小者为苦蘵，以此为别。败酱亦名苦蘵，与此不同。其龙葵、酸浆苗叶一样。但龙葵茎光无毛，五月入秋开小白花，五出黄蕊，结子无壳，累累数颗同枝，子有蒂盖，生青熟紫黑。其酸浆同时开小花黄白色，紫心白蕊，其花如杯状，无瓣，但有五尖，结一铃壳，凡五棱，一枝一颗，下悬如灯笼之状，壳中一子，状如龙葵子，生青熟赤。以此分别，便自明白。时珍曰：方士取汁煮丹砂，伏白矾，煮三黄，炼硝、硫。

附方：新二。

酸浆实丸：治三焦肠胃伏妇人胎热难产。用酸浆实五两，苋实三两，马蔺子（炒）、大盐榆白皮炒，二两。柴胡，黄芩，栝楼根，蕳茹各一两，为末炼蜜丸梧子大。每服三十丸，木香汤下。(《圣济总录》)

天泡湿疮：天泡草铃儿生捣敷之。亦可为末，油调敷。(《邓才杂兴方》)

紫　参

味苦、辛，寒，微寒，无毒。主心腹积聚，寒热邪气，通九窍，利大小便。疗肠胃大热，唾血衄血，肠中聚血，痈肿诸疮，止渴益精。一名牡蒙，一名众戎，一名童肠，一名马行。生河西及冤句山谷。三月采根，火炙使紫色。畏辛夷。陶隐居云：今方家皆呼为牡蒙，用之亦少。

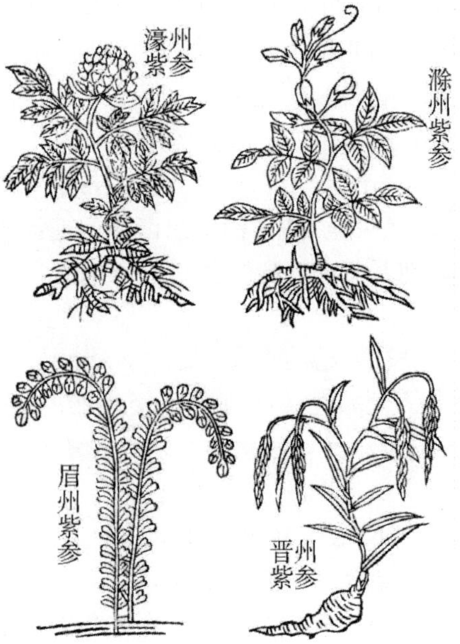

《唐本》注云：紫参，叶似羊蹄，紫花青穗，皮紫黑，肉红白，肉浅皮深，所在有之。牡蒙叶似及己而大，根长尺余，皮肉亦紫色，根苗并不相似，虽一名牡蒙，乃王孙也。紫参京下见用者是出蒲州也。

濠州紫参

滁州紫参

眉州紫参

晋州紫参

臣禹锡等谨按吴氏云：牡蒙，神农、黄帝苦，季氏小寒。生河西或商山，圆聚生，根黄赤，有文，皮黑中紫，五月华紫赤，实黑大如豆。《药性论》云：紫参，使，味苦。能散瘀血，主心腹坚胀，治妇人血闭不通。

《图经》曰：紫参，生河西及冤句山谷。今河中解、晋、齐、及淮、蜀州郡皆有之。苗长一二尺，根淡紫色如地黄状，茎青而细，叶亦青似槐叶，亦有似羊蹄者。五月开花白色，似葱花，亦有红紫而似水荭者。根皮紫黑，肉红白色，肉浅而皮深，三月采根，火炙令紫色。又云六月采，晒干用。张仲景治痢，紫参汤主之：紫参半斤，甘草二两，以水五升，煎紫参取二升，内甘草煎取半升，分温三服。

按：紫参，《本经》云：一名牡蒙。《唐本》注云：根苗并不相似，虽一名牡蒙，乃王孙也。从《图经》所绘之四幅图看，紫参来源不一，似有今之蚤休、拳参、王孙等。如按《本经》一名牡蒙，则紫参即王孙。综合条文所述紫参功能消积聚，通九窍，和血止渴。

释名：五鸟花(《纲目》)。时珍曰：紫参、王孙，并有牡蒙之名。古方所用牡蒙，多是紫参也。按：《钱起诗集》云：紫参，幽芳也。五葩连萼，状如飞禽羽举。故俗名五鸟花。时珍曰：紫参根干紫黑色，肉带红白，状如小紫草。《范子计然》云：紫参出三辅，有三色，以青赤色为善。

主狂疟瘟疟，鼽血汗出（好古）。治血痢（好古）。

时珍曰：紫参色紫黑，气味俱浓，阴也，沉也。入足厥阴之经，肝脏血分药也。故治诸血病，及寒热疟痢、痈肿积块之属厥阴者。古方治妇人肠覃病乌啄丸，所用牡蒙，即此物也。唐苏恭注王孙，引陈延之《小品方》牡蒙所主之证，正是紫参；若王孙则止治风湿痹证，不治血病。故今移附于此。

附方：新三。

吐血不止：紫参、人参、阿胶（炒）等分。为末。乌梅汤服一钱。一方去人参，加甘草，以糯米汤服。(《圣惠方》)

面上酒刺：五参丸：用紫参、丹参、人参、苦参、沙参各一两，为末，胡桃仁杵和丸，梧子大，每服三十丸，茶下。(《普济》)

藁　本

味辛、苦，温、、微温微寒，无毒。主妇人疝瘕，阴中寒肿痛，腹中急，除风头痛，长肌肤，悦颜色。辟雾露，润泽，疗风邪䩉[①]曳，金疮。可作沐药，面脂。实主风流四肢。一名鬼卿，一名地新，一名微茎。生崇山山谷。正月、二月采根，暴干，三十日成。恶蕳茹。

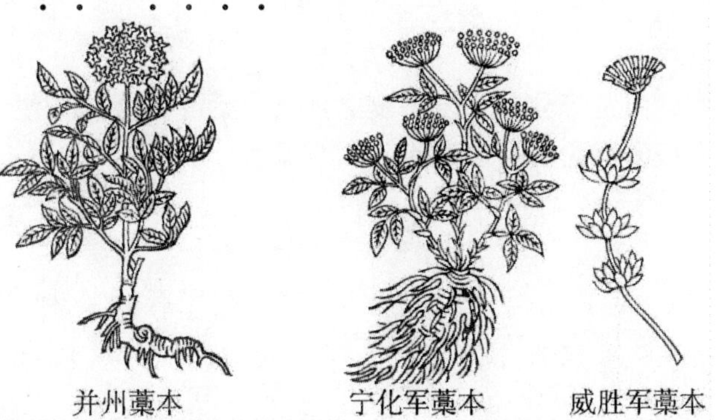

并州藁本　宁化军藁本　威胜军藁本

陶隐居云：俗中皆用芎䓖根须[②]，其形气乃相类，而桐君《药录》说：芎䓖苗似藁本论说花实皆不同，所生处又异。今东山别有藁本，形气甚相似，惟长大尔。

《唐本》注云：藁本，茎叶根味与芎䓖小别，以其根上苗下似藁根，故名藁本。今出宕州者佳也。

臣禹锡等谨按《药性论》云：藁本，臣，微温。畏青葙子。能治一百六十种恶风鬼疰流入腰痛冷，能化小便，通血，去头风皯[③]皰。

《日华子》云：治痫疾并皮肤疵皯，酒皶粉刺。

《图经》曰：藁本，生崇山山谷，今西川、河东州郡及兖州、杭州有之。叶似白芷香，又似芎藭，但芎藭似水芹而大，藁本叶细耳。根上苗下似禾藁，故以名之。五月有白花，七、八月结子，根紫色。正月、二月采根，曝干，三十日成。

现注：

①䩘：（duǒ 朵），原意为下垂或向……。此处似描写面部风邪引起肌肉抽搐睑下垂之症。

②顾：原刻字不清，字形像尸下加禾页组成，此似是顾字没刻好而致繁体顾写成顧与原刻字形很接近，故疑此字为顾字。

③皯：（gǎn 赶），面斑。

按：藁本，为伞形科藁本的根及根茎。综合条文所述藁本功能，消疝瘕，消阴肿，止头痛，长肌肉，悦颜色，疗风邪抽曳，现用藁本治头痛，其消疝，消阴肿等尚未发挥。临床入祛风药中。

释名：藁茇(《纲目》)、时珍曰：古人香料用之，呼为藁本香。《山海经》名藁茇。时珍曰：江南深山中皆有之。根似芎藭而轻虚，味麻，不堪作饮也。元素曰：气温，味苦、大辛，无毒。气浓味薄，升也，阳也。足太阳本经药。

治太阳头痛巅顶痛，大寒犯脑，痛连齿颊（元素）。头面身体皮肤风湿（李杲）。督脉为病，脊强而厥（好古）。治痈疽，排脓内塞（时珍）。

元素曰：本乃太阳经风药，其气雄壮，寒气郁于本经，头痛必用之药。巅顶痛非此不能除。与木香同用，治雾露之清邪中于上焦；与白芷同作面脂。既治风，又治湿，亦各从其类也。时珍曰：《邵氏闻见录》云：夏英公病泄，太医以虚治不效。霍翁曰：风客于胃也。饮以藁本汤而止。盖本能去风湿故耳。

附方：新三。

大实心痛：以用利药，用此彻其毒。藁本半两，苍术一两。作二服。水二钟，煎一钟，温服。(《活法机要》)

干洗头屑：藁本、白芷等分。为末，夜擦旦梳，垢自去也。(《便民图纂》)

小儿疥癣：藁本煎汤浴之，并以浣衣。(《保幼大全》)

石　　韦

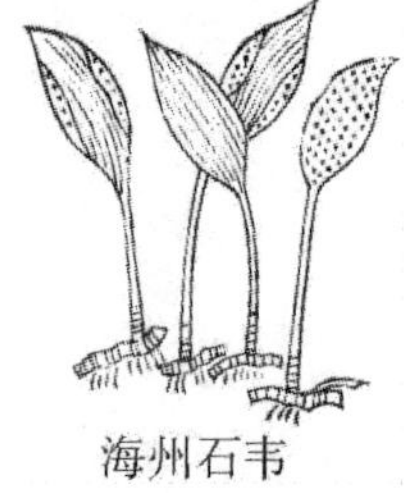

海州石韦

味苦、甘，平，无毒。主劳热邪气，五癃闭不通，利小便水道。止烦下气，通膀胱满，补五劳，安五脏，去恶风，益精气。一名石韀[①]，一名石皮，用之去黄毛，毛射人肺，令人咳不可疗。生华阴山谷石上，不闻水及人声者良。二月采叶，阴干。

滑石，臣禹锡等谨按《蜀本》作络石、杏人为之使，得菖蒲良。

陶隐居云：蔓延石上，生叶如皮，故名石韦。今处处有，以不闻水声、人声者为佳。

出建平者叶长大而厚。

《唐本》注云：此物丛生石傍阴处，不蔓延生，生古瓦屋上名瓦韦，用疗淋亦好也。

臣禹锡等谨按《药性论》云：石韦，使，微寒，治劳及五淋胞囊结热不通，去膀胱热满。

《日华子》云：治淋沥遗溺。入药须微炙。

《图经》曰：石韦，生华阴山谷石上，今晋、绛、滁、海、福州，江宁府皆有之。丛生石上叶如柳，背有毛而斑点如皮，故以名。以不闻水声者良，二月、七月采叶，阴干用。南中医人炒末，冷酒调服，疗发背甚效。石韦一名石皮，而福州自有一种石皮，三月有花。其月采叶煎浴汤主风。又有生古瓦屋上者，名瓦韦，用治淋亦佳。

现注：

①鞭：下原有之夜切三字注音，现音（zhē 蔗）。

按：石韦为水龙骨科石韦的叶。综合条文所述石韦功能除劳热，通癃闭，利水道，止烦下气，通膀胱，补五劳，安五脏，去恶风，益精气。临床用石韦治尿道、肾、膀胱之炎症，也用于肾炎，结石等。其补五劳，安五脏，疗发背去恶风等尚待发挥。临床入利水药中。

时珍曰：柔皮曰韦，"革庶"亦皮也时珍曰：多生阴崖险罅处。其叶长者近尺，阔寸余，柔韧如皮，背有黄毛。亦有金星者，名金星草。叶凌冬不凋。又一种如杏叶者，亦生石上，其性相同。主崩漏金疮，清肺气（时珍）。

附方：新五。

小便淋痛：石韦、滑石等分，为末。每饮服刀圭，最快。(《圣惠》)

小便转脬：石韦（去毛）、车前子各二钱半，水二盏，煎一盏，食前服。(《指迷方》)

崩中漏下：石韦为末。每服三钱，温酒服，甚效。便前有血：石皮为末。茄子枝煎汤下二钱。(《普济方》)

气热咳嗽：石韦、槟榔等分，为末。姜汤服二钱。(《圣济录》)

草 薢

味苦、甘，平，无毒。主腰背痛强，骨节风寒湿周痹，恶疮不瘳，热气。伤中恚[①]怒，阴痿失溺，关节老血，老人五缓。一名赤节。生真定山谷。二月、八月采根，暴干。薏苡为之使，畏葵根、大黄、柴胡、牡蛎。

陶隐居云：今处处有，亦似菝葜而小异，根大不甚有角节，色小浅。

《唐本》注云：此药有二种，茎有刺者根白实，无刺者根虚软，内软者为胜，叶似署预，蔓生。臣禹锡等谨按《药性论》云：萆薢，能治冷风 痹，腰脚不遂，手足惊掣。主男子 腰痛久冷，是肾间有膀胱宿水。

《博物志》云：菝葜与萆薢相乱。

《日华子》云：治痈[②]缓软风，头旋痫疾，补水脏，坚筋骨，益精明目，中风失音。时人呼为白菝葜。《图经》曰：萆薢，生真定山谷，今河、陕、京东、荆、蜀诸郡有之。根黄白色，多节，三指许大，苗、叶俱青，作蔓生，叶作三叉，似山芋。又似绿豆叶，花有黄红白数种，亦有无花结白子者。春秋采根曝干。旧说此药有二种，茎有刺者根白实，无刺者根虚软，以软者为胜。今成德军所产者根亦如山芋，体硬，其苗引蔓，叶似荞麦，子三棱。不拘时月采其根，用利刀切作片子，曝干用之。正元《广利方》疗丈夫腰脚痹缓急，行履不稳者，以萆薢二十四分，合杜仲八分，捣筛，每旦温酒和服三钱匕，增至五匕，禁食牛肉。又有萆薢丸大方功用亦同。

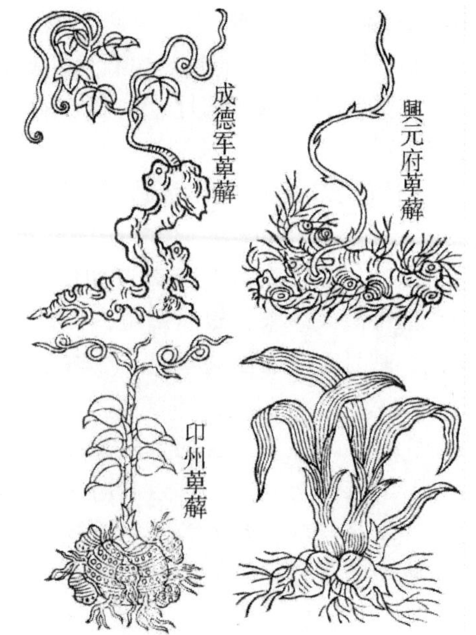

《孙尚药》：治肠风痔漏如圣散：萆薢细剉，贯众逐叶擘下了，去土，等分捣罗为末。每服二钱，温酒调下，空心食前服。

现注：

①雩：（huì 慧）。

②痈：无痈缓风软之症，疑为瘫之误。按文意应为瘫缓风软。此原刻有误。

按：萆薢为薯蓣科粉背薯蓣等多种植物的块茎。综合条文所述萆薢功能疗腰背痛，风寒湿痹，消恶疮，消热气，强阴固溺，祛老血，益老人，除五缓。临床用治痹症，肾炎，淋浊等。其治老血，五缓等尚未发挥。

时珍曰：萆薢名义未详。《日华本草》言：时人呼为白菝葜，象形也。赤节、百枝，与狗脊同名。时珍曰：萆薢蔓生，叶似菝葜而大如碗，其根长硬，大者如商陆而坚。今人皆以土茯苓为萆薢，误矣。茎、叶、根、苗皆不同。《吴普本草》又以萆薢为狗脊，亦误矣。详狗脊下。补肝虚。

时珍曰：萆，足阳明、厥阴经药也。厥阴主筋属风，阳明主肉属湿。萆之功，长于去风湿，所以能治缓弱痹、遗浊恶疮诸病之属风湿者。萆、菝、土茯苓三物，形虽不同，而主治之功不相远，岂亦一类数种乎？雷《炮炙论》序云：囊皱漩多，夜煎竹木。竹木，萆也。漩多白浊，皆是湿气下流。萆能除阳明之湿而固下焦，故能去浊厘清。

杨倓《家藏方》，治真元不足，下又杨子建《万全护命方》云：凡人小便频数，不计度腑秘热不通，水液只就小肠，大腑愈加干竭，甚则浑身热，心躁思凉水，如此即重证也。此疾本因贪酒色，积有热毒、腐物、瘀血之类，随虚水入于小肠，故便时作痛也。不饮酒者，必平生过食辛热荤腻之物，又因色伤而然。此乃小便频数而痛，与淋证涩而痛者不同也。宜用萆一两，水浸少时，以盐半两同炒，去盐为末。每服二钱，水一盏，煎八分，和滓服之，使水道转入大肠。仍以葱汤频洗谷道，令气得通，则小便数及痛自减也。

附方：新三。

小便频数：川用萆薢一斤，为末，酒糊丸梧子大。每盐酒下七十丸。（《集玄方》）

白浊频数：漩面如油，澄下如膏，乃真元不足下焦虚寒。萆薢分清饮：用萆薢、石菖蒲、益智仁、乌药等分。每服四钱，水一盏，入盐一捻，煎七分，食前温服，日一服，效乃止。头痛发汗：萆薢、旋复花、虎头骨（酥炙）等分，为散。欲发时，以温酒服二钱，暖卧取汗，立瘥。（《圣济总录》）

杜　蘅

味辛，温，无毒。主风寒咳逆，香人衣体。生山谷。三月三日采根，熟洗暴干。

陶隐居云：根叶都似细辛，惟气小异尔。处处有之，方药少用，惟道家服之，令人身衣香。《山海经》云：可疗瘿。

《唐本》注云：杜蘅，叶似葵，形如马蹄，故俗云马蹄香，生山之阴，水泽下湿地。根似细辛、白前等。今俗以及己代之谬矣。及己独茎，茎端四叶，叶间白花，殊无芳气，有毒，服之令人吐，惟疗疮疥，不可乱杜蘅也。

臣禹锡等谨按《尔雅》云：杜，土卤。注：杜蘅也。似葵而香。

《山海经》云：天帝山有草，状如葵，其臭如蘼芜，名曰杜蘅。可以走马，食之已瘿。郭璞注云：带之令人便马。或曰：马得之而健走。

杜蘅

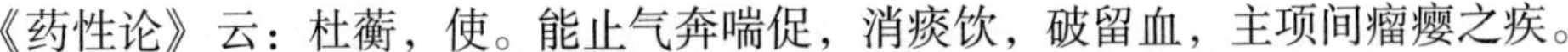

《药性论》云：杜蘅，使。能止气奔喘促，消痰饮，破留血，主项间瘤瘿之疾。

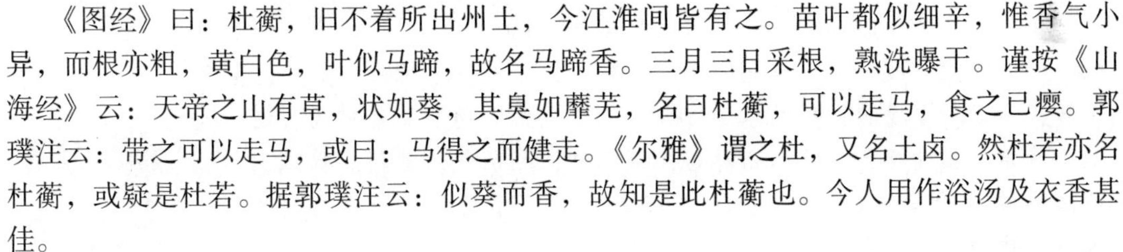

《图经》曰：杜蘅，旧不着所出州土，今江淮间皆有之。苗叶都似细辛，惟香气小异，而根亦粗，黄白色，叶似马蹄，故名马蹄香。三月三日采根，熟洗曝干。谨按《山海经》云：天帝之山有草，状如葵，其臭如蘼芜，名曰杜蘅，可以走马，食之已瘿。郭璞注云：带之可以走马，或曰：马得之而健走。《尔雅》谓之杜，又名土卤。然杜若亦名杜蘅，或疑是杜若。据郭璞注云：似葵而香，故知是此杜蘅也。今人用作浴汤及衣香甚佳。

《衍义》曰：杜蘅，用根似细辛，但根色白，叶如马蹄，之下市者往往乱细辛，须如此别之，《尔雅》以谓似葵而香是也。将杜蘅与细辛相对，便见真伪，况细辛唯出华州者良，杜蘅其色黄白，拳局而脆，干则作圆。

按：杜蘅为马兜铃科杜蘅的全草。综合条文所述杜蘅功能散风止咳，消瘿香身。《衍义》写杜蘅时写作杜衡，故依其写之。

释名：杜葵(《纲目》)、土细辛(《纲目》)。时珍曰：按《土宿本草》云：杜细辛，叶圆如马蹄，紫背者良，江南、荆、湖、川、陕、闽、广俱有之。取自然汁，可伏硫、砒，制汞。

下气杀虫（时珍）。

时珍曰：古方吐药往往用杜衡者，非杜衡也，乃及己也。及己似细辛而有毒，吐人。昔人多以及己当杜衡，杜衡当细辛，故尔错误也。杜衡则无毒，不吐人，功虽不及细辛，而亦能散风寒，下气消痰，行水破血也。

附方：新六。

风寒头痛：伤风伤寒，头痛发热，初觉者。马蹄香为末，每服一钱，热酒调下，少顷饮热茶一碗，催之出汗即愈，名香汗散。(王英《杏林摘要》)

饮水停滞：大热行极，及食热饼后，饮冷水过多不消，停滞在胸不利，呼吸喘息者。杜衡三分，瓜蒂二分，人参一分。为末。汤服一钱，日二服，取吐为度。(《肘后方》)

痰气哮喘：马蹄香焙研，每服二三钱，正发时淡醋调下，少顷吐出痰涎为验。(《普济方》)

噎食膈气：马蹄香四两。为末，好酒三升，熬膏。每服二匙，好酒调下，日三服。（孙氏《集效方》）

吐血瘀聚：凡吐血后，心中不闷者必止；若烦躁闷乱刺胀者，尚有瘀血在胃，宜吐之。方同饮水停滞。喉闭肿痛：草药金锁匙，即马蹄草，以根捣，井华水调下即效。（《救急方》）

白　薇

味苦、咸，平，大寒，无毒。主暴中风，身热肢满，忽忽不知人，狂惑邪气，寒热酸疼，温疟洗洗，发作有时，疗伤中淋露，下水气，利阴气，益精。一名白幕，一名薇草，一名春草，一名骨美。久服利人。生平原川谷。三月三日采根，阴干。恶黄芪、大黄、大戟、干姜、干漆、山茱萸、大枣。陶隐居云：近道处处有，根状似牛膝而短小尔。方家用多疗惊邪风狂，痓病。臣禹锡等谨按《药性论》云：白薇，臣，能治忽忽睡不知人，百邪鬼魅。《图经》曰：白薇，生平原川谷，今陕西诸郡及滁、舒、润、辽州亦有之。茎叶俱青，颇类柳叶，六、七月开红花，八月结实，根黄白色，类牛膝而短小，三月三日采根，阴干用。今云八月采。《雷公》云：凡采得后，用糯米泔汁浸一宿，至明取出，去髭了，于槐砧上细剉，蒸从巳至申出用。

按：白薇为萝藦科白薇的根。综合条文所述白薇功能驱暴中风，退身热，清神，祛迷惑，截疟，止淋露，下水肿，利阴气，益精。临床用白薇清虚热，治多睡，本宗《本经》而来。其下水气等尚未发挥。临床入清虚热药。

滁州白薇

时珍曰：薇，细也。其根细而白也。按：《尔雅》：葞，春草也。葞，薇、音相近，则白薇又葞音之转也。《别录》以为莽草之名，误矣。

风温灼热多眠，及热淋遗尿，金疮出血（时珍）。

好古曰：古方多用治妇人，以本草有疗伤中淋露之故也。时珍曰：白薇古人多用，后世罕能知之。按：张仲景治妇人产中虚烦呕逆，安中益气，竹皮丸方中，用白薇同桂枝各一分，竹皮、石膏各三分，甘草七分。枣肉为大丸，每以饮化一丸服。云有热者，倍白薇，则白薇性寒，乃阳明经药也。徐之才《药对》言白薇恶大枣，而此方又以枣肉为丸，盖恐诸药寒凉伤脾胃尔。朱肱《活人书》治风温发汗后，身犹灼热，自汗身重多眠，鼻息必鼾，语言难出者，葳蕤汤中亦用之。孙真人《千金方》，有诏书发汗白薇散焉。

附方：新五。

肺实鼻塞：不知香臭。白薇、贝母、款冬花各一两，百部二两。为末。每服一钱，米饮下。（《普济方》）

妇人遗尿：不拘胎前产后。白薇、芍药各一两。为末。酒服方寸匕，日三服。（《千金方》）

血淋热淋：方同上。

妇人血厥：人平居无疾苦，忽如死人，身不动摇，目闭口噤，或微知人，眩冒，称时方痦，此名血厥，亦名郁冒。出汗过多，血少，阳气独上，气塞不行，故身如死。气过血还，阴阳复通，故移时方痦。妇人尤多此证。宜服白薇汤：用白薇、当归各一两，人参半两，甘草二钱半。每服五钱，水二盏，煎一盏，温服。（《本事方》）

金疮血出：白薇为末，贴之。（《儒门事亲》）

菝葜①

味甘，平，温，无毒。主腰背寒痛，风痹，益血气，止小便利。生山野。二月、八月采根，暴干。

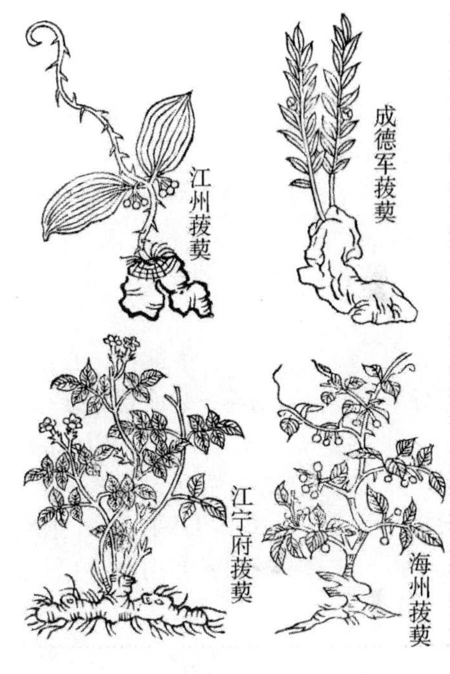

陶隐居云：此有三种，大略根苗并相类。菝葜茎紫短小多细刺，小减萆薢而色深，人用作饮。

《唐本》注云：陶云三种相类，非也。萆薢有刺者，叶粗相类根不相类；萆薢细长而白；菝葜根作块结黄赤色，殊非狗脊之流也。

臣禹锡等谨按《日华子》云：治时疾瘟瘴，叶治风肿，止痛，仆损恶疮，以盐涂敷佳。又名金刚根，又名王瓜草。

《图经》曰：菝葜，旧不载所出州土，但云生山野，今近京及江、浙州郡多有之。苗茎成蔓，长二三尺，有刺，其叶如冬青、乌药叶，又似菱叶差大，秋生黄花，结黑子，樱桃许大。其根作块，赤黄色，二月、八月采根，暴干用。江、浙间人呼为金刚根，浸赤汁，以煮粉食，云啖之可以辟瘴，其叶以盐捣敷风肿恶疮等，俗用有效。田舍贫家，亦取以酿酒，治风毒脚弱痺满上气殊佳。

现注：

①菝：下原有蒲八切三字注音，葜：下原有弃八切三字注音。

按：菝葜为百合科菝葜的根茎。综合条文所述菝葜功能祛寒止腰背痛，除风痹，益血气，止小便利。临床以菝葜治风湿痹症，肿瘤等。临床入祛风湿药。

释名：铁菱角《纲目》时珍曰：菝葜，犹𪐴䟡也。𪐴䟡，短也。此草茎蔓强坚短小，故名菝葜。而江浙人谓之菝葜根，亦曰金刚根，楚人谓之铁菱角，皆状其坚而有尖刺也。郑樵《通志》云：其叶颇近王瓜，故名王瓜草。时珍曰：菝葜山野中甚多。其茎似蔓而坚强，植生有刺。其叶团大，状如马蹄，光泽似柿叶，不类冬青。秋开黄花，结红子。其根甚硬，有硬须如刺。其叶煎饮酸涩。野人采其根叶，入染家用，名铁菱角。《吴普本草》以菝葜为狗脊，非矣。详见狗脊下。

补肝经风虚（好古）。治消渴，血崩，下痢（时珍）。

时珍曰：菝葜，足厥阴、少阴药。气温味酸，性涩而收，与萆薢仿佛。孙真人元旦所饮辟邪屠苏酒中亦用之。

附方：新五。

小便滑数：金刚骨为末。每服三钱，温酒下，睡时。（《儒门事亲》方）

沙石淋疾：重者取去根本：用菝葜二两，为末。每米饮服二钱。后以地椒煎汤浴腰腹，须臾即通也。(《圣济录》)

消渴不止：菝谷即菝葜，㕮咀半两，水三盏，乌梅一个，煎一盏，温服。(《普济方》)

下痢赤白：金刚根、蜡茶等分。为末，白梅肉捣丸芡子大。每服五七丸，小儿三丸，白痢甘草汤下；赤痢乌梅汤下。(《卫生间易方》)

风毒脚弱：痹满上气：田舍贫家用此最良：菝葜（洗锉）一斛。以水三斛渍曲去滓，取一斛渍饮，如常酿酒。任意日饮之。(《肘后方》)

大　青

味苦，大寒，无毒。主疗时气头痛，大热口疮。三、四月采茎阴干。

陶隐居云：疗伤寒方多用此，《本经》又无。今出东境及近道，长尺许，紫茎。除时行热毒为良。《唐本》注云：大青，用叶兼茎，不独用茎也。

臣禹锡等谨按《药性论》云：大青，臣，味甘。能去大热，治温疫寒热。

《日华子》云：治热毒风，心烦闷，渴疾口干，小儿身热疾，风疹，天行热疾及金石药毒，兼涂罯肿毒。

《图经》曰：大青，旧不载所出州土，今江东州郡及荆、南、眉、蜀、濠、淄诸州皆有之。春生青紫茎，似石竹苗叶，花红紫色，似马蓼，亦似芫花，根黄。三月、四月采茎叶，阴干用。古方治伤寒黄汗，黄疸等有大青汤。又治伤寒头身强，腰脊痛葛根汤亦用大青。大抵时疾药多用之。

信州大青

按：大青为蓼科蓼蓝，十字花科菘蓝等蓝之叶。综合条文所述大青可疗时气头痛，退大热。临床用大青叶祛瘟毒疫疠，时气寒热，治湿热黄疸，感冒发热等。临床入清热解毒药中。

时珍曰：其茎叶皆深青，故名。时珍曰：处处有之。高二三尺，茎圆。叶长三四寸，面青背淡，对节而生。八月开小花，红色成簇。结青实大如椒颗。九月色赤。

时珍曰：甘、微咸，不苦。主热毒痢，黄疸、喉痹、丹毒（时珍）。

附方：新六。

喉风喉痹：大青叶捣汁灌之，取效止。(《卫生易简方》)

小儿口疮：大青十八铢，黄连十二铢。水三升，煮一升服。一日二服，以瘥为度。(《千金方》)

热病下痢：困笃者。大青汤：用大青四两，甘草、赤石脂三两，胶二两，豉八合。水一斗，煮三升，分三服，不过二剂瘥。(《肘后方》)

热病发斑：赤色烦痛。大青四物汤：用大青一两，阿胶、甘草各二钱半，豉二合，分三服。每用水一盏半，煎一盏，入胶烊化服。又犀角大青汤：用大青七钱半，犀角二钱半，栀子十枚，豉二撮，分二服。每服水一盏半，煎八分，温服。(《南阳活人书》)

肚皮青黑：小儿卒然肚皮青黑，乃血气失养，风寒乘之，危恶之候也。大青为末，纳口中，以酒送下。(《保幼大全方》)

女　萎①

味辛，温。主风寒洒洒，霍乱泄痢，肠鸣游气，上下无常，惊痫寒热，百病出汗。《李氏本草》云：止下消食。

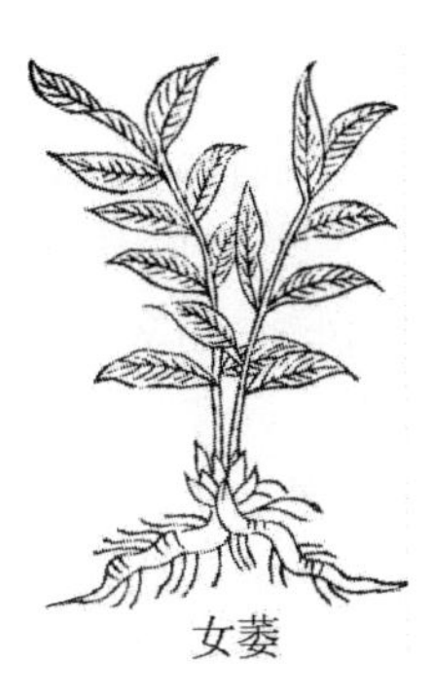
女萎

《唐本》注云：其叶似白敛，蔓生，花白子细，荆、襄之间名为女萎，亦名蔓楚。止痢有效。用苗不用根，与萎蕤全别。今太常谬以为白头翁者是也。《唐本》先附。

《图经》：文具萎蕤条下。

《雷公》云：凡采得阴干，去头并白蕊，于槐砧上剉，拌豆淋酒蒸，从巳至未出，晒令干用。

现注：

①此条原用墨字，但无陶注，故不是《别录》文，已自注出自《唐本》。

按：女萎为毛茛科女萎之茎。综合条文所述女萎功能退寒热，止霍乱，止泄痢，镇惊痫，止汗。

时珍曰：诸家误以女萎解葳蕤，正误见葳蕤下。

附方：新三。

匿下不止：女萎、云实各一两，川乌头二两，桂心五钱。为末，蜜丸梧子大。每服五丸，水下，一日三服。(《肘后方》)

身体疬疡：斑驳。女葳膏：用鲁国女葳、白芷各一分，附子一枚，鸡舌香、木香各二分。为末，腊猪脂七合，和煎。入麝香一钱，以浮石磨破，日擦之。(《古今录验》)

石香菜①

味辛香，温，无毒。主调中温胃，止霍乱吐泻，心腹胀满，脐腹痛，肠鸣。一名石苏，生蜀郡、陵、荣、资、简州及南中诸处，在山岩石缝中生，二月、八月采苗、茎、花、实俱用。今附。

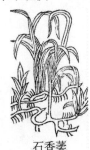

石香菜

《衍义》曰：石香菜，处处有之，不必山岩石缝中，但山中临水附崖处或有之。九月、十月尚有花。

现注：

①本条原为墨字，但不是《别录》文，今附为《开宝》所增。

按：石香菜为唇形科石香薷的全草又名石苏。综合条文所述石香菜功能调中温胃，止霍乱吐泻，止心腹胀痛。

时珍曰：香薷、石香薷，一物也，但随所生而名尔。生平地者，叶大；崖石者叶细，可通用之。制硫黄（时珍）。

二十二种陈藏器余

兜纳香

味甘，温，无毒，去恶气，温中除暴冷。《广志》云：生剽国。《魏略》曰：大秦国出兜纳香。《海药》谨按《广志》云：生西海诸山，味辛平无毒。主恶疮肿瘘，止痛生肌，并入膏用。烧之能辟远近恶气，带之夜行壮胆，安神，与茆[①]香、柳枝合为汤浴小儿则易长。

现注：

①茆：(yuán 元)，字典注音（yuán 元)。但只注为姓，没说什么香草类、故疑为茆香，茆（máo）通茅，九卷有茅香花可作浴汤辟邪气，此茆香也做浴汤故似为茆之误。

按：兜纳香生西海诸山。综合条文所述兜纳香可去恶气温中除暴冷。祛恶疮，生肌。带之壮胆安神。

风延母

味苦，寒，无毒。小儿发热，发强惊痫，寒热热淋，解烦，利小便，明目。主蛇、犬毒，恶疮痈肿，黄疸，并煮服之。细叶蔓生，缨绕草木。《南都赋》云：风衍蔓延于衡皋是也。

《海药》谨按徐表《南州记》：生南海山野中。主三消五淋，下痰，小儿赤白毒痢，蛇毒、瘴溪等毒，一切疮肿。并宜煎服，衹出南中，诸无所出也。

按：风延母，细叶蔓生，缨饶草木。可退热镇惊，明目消痈。

耕香

味辛，温，无毒。主臭鬼气，调中。生乌浒国。《南方草木状》曰：耕香茎生细叶。

按：耕香，茎生细叶。可调中祛臭。

时珍曰：二香皆草状，恐亦排草之类也，故附之

大瓠藤水

味甘，寒，无毒。主烦热，止渴，润五脏，利小便，藤如瓠，断之水出。生安南。《太康地记》曰：朱崖儋[①]耳无水处种用此藤，取汁用之。《海药》云：谨按《太原记》云：生安南朱崖上，彼无水，惟大瓠中有天生水，味甘冷香美，主解大热，止烦渴，润五脏，利水道。彼人造饮馔皆瓠也。

现注：

①儋：(dān 丹)，儋耳，古族名。

按：大瓠藤水，藤如瓠，断之水出。生安南。可退热止烦渴。

筋子根

味苦，温，无毒，主心腹痛，不问冷热远近，恶鬼气，注刺痛，霍乱蛊毒，暴下血，腹冷不调，酒饮磨服。生四明山，苗高尺余，叶圆厚光润，冬不凋，根大如指，亦名根子。

按：筋子根，苗高尺余，叶园厚，冬不调。可利心腹，止气痛，除霍乱。

土芋

味甘，寒，小毒。解诸药毒，生研水服，当吐出恶物尽便止。煮食之甘美不饥，厚人肠胃，去热嗽，蔓如豆根，圆如卵。鶗鴂[1]食后弥吐，人不可食。

现注：

①鶗（tí 堤），鴂（jué 决），鶗鴂即杜鹃。

按：土芋，蔓如豆根圆如卵。可解毒止嗽厚肠胃。

优殿

味辛，温，去恶气，温中消食。生安南，人种为茹。《南方草木状》曰：合浦有优殿，人种之以豆酱汁食，芳香好味。

按：优殿，生安南，人种为茹。可去恶气，温中消食。

土落草

味甘，温，无毒。主腹冷疼气，痃癖。作煎酒，亦捣绞汁温服。叶细长，生岭南山谷，土人服之。

按：土落草，叶细长，生岭南山谷。可温中止痛消痃癖。

獐[1]菜

味辛，温，无毒。主冷气，腹内久寒，食饮不消，令人能食。《字林》曰：獐，辛菜，南人食之，去冷气。

现注：

①獐下原有猪孝切三字注音，现音（zhào 照）。原刻无艹字头，现在獐菜之獐字有草字头，不知藏器所指之獐菜是否为今所指之蔊菜。獐为拼凑之字。笔画都对，只是字形比例不对。

按：獐菜，为十字花科蔊菜的全草。《本草图经》所说葶苈子为本品种子，现南方仍作葶苈子用。獐菜可温中消食。但《本草纲目拾遗正误》说蔊菜好生高山石泉上。现所说蔊菜为田园间小草。故现所指蔊菜，是否藏器之獐菜，有待研考。

时珍曰：味辛辣，如火焊人，故名。亦作蓶。陈藏器《本草》有獐菜，云辛菜也，南人食之。不着形状。今考《唐韵》《玉篇》并无蓶字，只有蔊字，云辛菜也。则乃蔊字之讹尔。

时珍曰：蔊菜生南地，田园间小草也。冬月布地丛生，长二三寸，柔梗细叶。三月开细花，黄色。结细角长一二分，角内有细子。野人连根、叶拔而食之，味极辛辣，呼为辣米菜。沙地生者尤伶仃。故洪舜俞《老圃赋》云：蔊有拂士之风。林洪《山家清供》云：朱文公饮后，辄以蔊茎供蔬品。盖盱江、建阳、严陵人皆喜食之也。

李鹏飞曰：菜细切，以生蜜洗伴或略食之，爽口消食。多食，发痼疾，生热。

利胸膈，豁冷痰，心腹痛（时珍）。

必似勒

味辛，温，无毒。主冷气胃闭，不消食，心腹胀满。生昆仑，似马蔺子。

按：必似勒，生昆仑，似马蔺子。可温中消胀。

胡面莽

味甘，温，去痃癖及冷气，止腹痛，煮之。生岭南，叶如地黄。

按：胡面莽，生岭南，叶如地黄。可去痃癖，止腹痛。

海蕴

味咸，寒，无毒。主瘿瘤结气在喉间，下水。生大海中，细叶如马尾，似海藻而短也。

按：海蕴，为海蕴科海蕴的藻体。可消瘿散结。

时珍曰：缊，乱丝也。其叶似之，故名。

百丈青

味苦，寒，平，无毒。主解诸毒物，天行瘴疟，疫毒。并煮服，亦生捣绞汁。生江南林泽，藤蔓紧硬，叶如薯蓣，对生。根服令人下痢。

按：百丈青为生江南林泽植物，藤蔓紧硬，叶如署预。可解毒，辟疫消瘴。

斫合子

无毒。主金疮，生肤止血。捣碎敷疮上。叶主目热赤，挼碎滴目中。云昔汉高帝战时用此敷军士金疮，故云斫合子。篱落间藤蔓生，至秋霜，子如柳絮。一名薰桑，一名鸡肠。

按：斫合子，为篱落间藤蔓生，至秋霜子可柳絮。可生肌止血。

独自草

有大毒。煎敷箭镞，人中之立死。生西南夷中，独茎生。《续汉书》曰：出西夜国，人中之辄死，今西南夷獠中犹用此药敷箭镞，解之法，在《拾遗》，石部，盐药条中。

按：独自草，生西南夷中，独茎生。大毒致死，煎毒药箭用。

金钗股

味辛，平，小毒。解诸药毒，人中毒者煮汁服之，亦生研更烈，必大吐下，如无毒亦吐，去热痰疟瘴，天行蛊毒，喉闭。生岭南山谷，根如细辛，三四十茎，一名三十根钗子股，岭南人用之。

按：金钗股，为兰科植物钗子股的全草。功能解诸毒，吐痰疟。

时珍曰：石斛名金钗花，此草状似之，故名。时珍曰：按《岭表录》云：广中多蛊毒，彼人以草药金钗股治之，十救八、九，其状如石斛也。又忍冬藤解毒，亦号金钗股，与此同名云。

博落回

有大毒。主恶疮瘿根瘤赘，瘜肉，白癜风，蛊毒精魅，溪毒。已上疮瘘和百丈青、鸡桑灰等为末，敷瘘疮，蛊毒精魅，当有别法，生江南山谷，茎叶如萆麻，茎中空，吹作声如博落回，折之有黄汁，药人立死，不可入口也。

按：博落回，生江南，茎叶如蓖麻。有大毒，可祛恶疮瘤赘。

毛建草

及子，味辛温，有毒。主恶疮痈肿，疼痛未溃，煎捣叶敷之，不得入疮，令人肉烂。主疟，令病者取一握，微碎，缚臂上，男左女右，勿令近肉，便即成疮。子和姜捣破，破冷气。田野间呼为猴蒜，生江东泽畔，叶如芥而大，上有毛，花黄，子如蒺藜。又有建有毒，生水旁，叶似胡芹，未闻，余功大相似。

按：毛建草为毛茛科毛茛之全草。有毒，可解毒敷疮。

数低

味甘，温，无毒。主冷风冷气，下宿食不消，胀满。生西蕃，北土亦无有，似茴香，胡人作羹食之。

按：数低，似茴香，可去冷消胀。

仰盆

味辛，温，有小毒。主蛊、飞尸喉闭，水磨服少许，亦磨敷皮肤恶肿。生东阳山谷，苗似承露仙，根圆如仰盆，子大如鸡卵。

按：仰盆，苗似承露仙，根圆如仰盆。可解毒清喉。

离鬲草

味辛，寒，有小毒。主瘰疬丹毒，小儿无辜寒热，大腹痞满，痰饮，膈上热，生研绞汁服一合，当吐出胸膈间宿物。生人家阶庭湿处，高三二寸，苗叶似羃房[①]，去疟为上，江东有之，北土无。

现注：

①羃：同幂，房：(lì 历)。原意为覆盖食物之巾。

按：离鬲草，生阶庭湿处，高三二寸。可解毒消瘰，化痞化饮。

䗪[①] 药

味咸，温，无毒。主折伤内损，血瘀，生肤止痛。主产后血病，治五脏，除邪气，补虚损。乳及水煮服之，亦捣碎，敷伤折处。生胡国，似干茅，黄赤色。

现注①䗪（è 饿）。

按：䗪药，生胡国，似干茅，黄赤色。可接伤化瘀。

时珍曰：《外台秘要》：治堕马内损，取䗪药末一两，牛乳一盏，煎服。

卷 第 九

草部中品之下总七十八种

一十四种《神农本经》[①]
一十三种《名医别录》[②]
一十二种《唐本》先附[③]
二十二种今附[④]
四种新补[⑤]
二种新定[⑥]
一种新分条[⑦]
一十种陈藏器余

现注：
①下原有白字二字，即原刻用阴文白字，今改无标识字表示。
②下原有墨字二字，即原刻用阳文黑字，现改用字下加·表示。
③下原有注云唐附四字，表示出自《唐本草》
④下原有皆医家尝用有效，注云今附。十一字，今附出于《开宝》。
⑤新补出于《嘉祐》
⑥新定出于《嘉祐》
⑦新分条。

艾叶《别录》实续注 恶实《别录》牛蒡叶续注 水萍《本经》 王瓜《本经》 地榆《本经》 大小蓟《别录》 海藻《本经》石帆、水松、石发、瓦松续注泽兰《本经》 昆布《别录》紫菜续注 防己《本经》木防己续注 天麻今附 阿魏唐附 高良姜《别录》 百部根《别录》 蘹香子亦名茴香，唐附 款冬花《本经》 红蓝花红花也，今附 牡丹《本经》 京三棱今附，鸡爪三棱等附 姜黄唐附，莪药附荜拨根续注，今附 蒟（音矩）酱唐附 萝摩子唐附 青黛今附 郁金唐附 卢会今附 马先蒿《本经》 延胡索今附 肉豆蔻今附 补骨脂今附 零陵香今附 缩沙蜜今附 蓬莪茂旬律切，今附 积雪草《本经》连钱草附 白前《别录》 荠苨《别录》 白药唐附 荭草《别录》 莎草《别录》根即香附子也，水香棱附 荜澄茄今附 胡黄连今附 船底苔新补 红豆蔻今附莳萝今附 艾蒳香今附 甘松香今附 垣衣《别录》地衣续注 陟釐（音离）《别录》 凫葵莕菜也 唐附 女菀《本经》 王孙《本经》 土马鬃新定 蜀羊泉《本经》 菟葵唐附 蔛草唐附 鳢肠莲子草也，唐附 爵床《本经》今名香苏 井中苔萍《别录》蓝附 茅香花白茅香花续注，今附 马兰新补，山兰附 使君子今附 干苔新补 百脉根唐附 白豆蔻今附 地笋新补 海带新定 陀得花今附 翦草元附白药条下今分条。

一十种陈藏器余

迷迭　故渔网　故缴脚布　江中采出芦　虱建草　含生草　菟肝草　石芒　蚕网草　问荆

艾叶

味苦，微温，无毒。主灸百病，可作煎。止下痢吐血，下部䘌疮，妇人漏血，利阴气，生肌肉，辟风寒，使人有子。一名冰台，一名医草。生田野。三月三日采，暴干。作煎勿令见风。

陶隐居云：捣叶以灸百病，亦止伤血，汁又杀蛔虫，苦酒煎叶疗癣甚良。

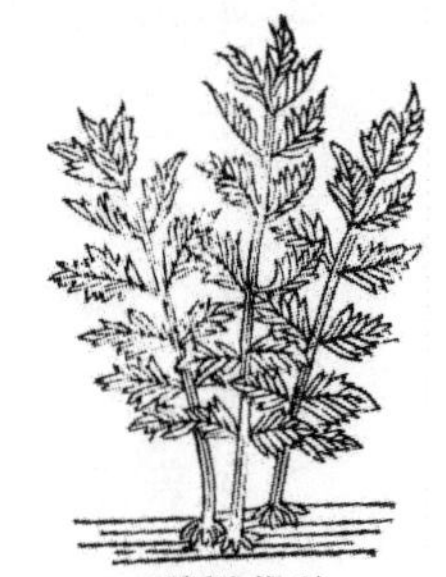
明州艾叶

《唐本》注云：《别录》云，艾，生寒熟热。主下血衄血，脓血痢，水煮及丸散任用。

臣禹锡等谨按《药性论》云：艾叶，使。能止崩血安胎，止腹痛，醋煎作煎治癣，止赤白痢，及五脏痔泻血。煎叶主吐血，实主明目，疗一切鬼气。初生取作干菜食之。又除鬼气，炒艾作馄饨，吞三五枚，以饭压之良。长服止冷痢。又心腹恶气，取叶捣汁饮。又捣末和干姜末，为丸，一服三十丸，饭压，日再服，治一切冷气，鬼邪毒气，最去恶气。

孟诜云：艾实与干姜为末蜜丸，消一切冷气，田野人尤与相当。

《日华子》云：止霍乱转筋，治心痛鼻洪，并带下，及患痢人后分寒热急痛，和蜡并诃子烧熏神验。艾实，暖，无毒，壮阳助水脏腰膝，及暖子宫。《图经》曰：艾叶，旧不着所出州土，但云生田野。今处处有之，以复道者为佳，云此种灸百病尤胜。初春布地生苗茎，类蒿而叶背白，以苗短者为佳。三月三日、五月五日采叶曝干，经陈久方可用。俗间亦生捣叶，取汁饮，止心腹恶气，古方亦用熟艾拓金疮。又中风掣痛，不仁不随，并以干艾斛许，揉团之，内瓦甑中，并下塞诸孔，独留一目，以痛处著甑目，下烧艾一时久知矣。又治癞，取干艾随多少，以浸曲酿酒，如常法饮之，觉痺即差。近世亦有单服艾者，或用蒸木瓜丸之，或作汤空腹饮之，甚补虚羸，然亦有毒，其毒发则热气冲上，狂躁不能禁，至攻眼，有疮出血者，诚不可妄服也。

《食疗》云：干者并煎者，金疮，崩中，霍乱，止胎漏。春初采为可干饼子，入生姜煎服，止泻痢，三月三日可采作煎，甚治冷。若患冷气，取熟艾，面裹作馄饨，可大如弹许。又治百恶气，取其子和干姜捣作末，蜜丸如梧子大，空心三十丸服，以饭三五匙压之，日再服，其鬼神速走出，颇消一切冷血。田野之人与此方相宜也。又产后泻血不止，取干艾叶半两炙熟，老生姜半两，浓煎汤，一服便止妙。

《外台秘要》：治霍乱，洞下不止：艾一把，水三升，煮取一升，顿服。

又方：治诸骨鲠：生艾蒿数升，水酒共一斗，煮取四升，稍稍饮之良。

《肘后方》：鬼击之病，得之无渐，卒著人如刀刺状，胸胁腹内疞刺切痛不可抑按，或即吐血，鼻中出血，下血。一名鬼排；以熟艾如鸡子三枚，水五升，煎取二升，顿服之。

又方：治卒心痛：白熟艾，成熟者一升，以水三升，煮取一升，去滓顿服，若为客气所中者，当吐虫物。

又方：治伤寒及时气温病，头痛壮热，脉盛：干艾叶三升，以水一斗，煮取一升，去滓顿服取汗。

又方：治病人齿无色，舌上白或喜睡不知痛痒处，或下痢；急治下部，不晓此者，但攻其上，不以为意，下部生虫，食其肛烂，见五脏便死；烧艾于管中，熏下部令烟入，更入少雄黄良。葛氏方：治蛔虫或心如刺，口吐清水：捣生艾取汁，宿勿食，但取肥香脯一方寸片，先吃令虫闻香，然后即饮一升，当下蛔。

又方：妊娠卒胎动不安，或但腰痛，或胎转抢心，或下血不止：艾叶一鸡子大，以酒四升，煮取二升，分为二服良。

《经验方》：治喉痹：青艾和茎叶一握，用醋捣敷痹上，若冬月，取干艾亦得。李亚传。

又方：王峡州传野鸡痔病方：用槐、柳汤洗，便以艾灸其上七壮，以知为度。王及郎中充西川安抚判官，乘骡入洛谷，数日而痔病，因是大作如胡苽[①]贯于肠头，其热如塘[②]煨火，至一驿僵仆，无计。有主邮者云：须灸即差，及命所使为槐柳汤热洗苽上，因用艾灸三五壮，忽觉一道热气盛入肠中，因大转泻鲜血秽物，一时出至楚痛，泻后遂失胡苽所在。

《孙真人》：粪后有血：浓煎艾叶生姜汁三合服。

《斗门方》：治火眼：用艾烧令烟起，以碗盖之，候烟上碗成煤，取下用温水调化洗火眼即差，更入黄连甚妙。

又方：治癫痫：用艾于阴囊下谷道正门当中间，随年岁灸之。

《胜金方》：治中风口㖞：以苇筒子长五寸，一头刺于耳内，四面以面密封塞不透风，一头以艾灸之七壮，患右灸左，患左灸右，耳痛亦灸得。《初虞世》治妇人崩中，连日不止：熟艾鸡子大，阿胶炒为末半两，干姜一钱，剉，右以水五盏，先煮艾姜至二盏半，入胶消扬[③]温分三服，空腹服一日尽。

《兵部手集》：治发背，头未成疮，及诸热肿：以湿纸拓上先干处是热气冲上，欲作疮子，灸之，始先疼痛，灸即不痛，即以痛为度。

《钱相公箧中方》：治误吞钱，取艾蒿一把，细剉，用水五升，煎取一升，顿服便下。

《伤寒类要》：治妇人妊娠七月，若伤寒壮热，赤斑变为黑斑，溺血，用艾叶如鸡子大，酒三升，煮取一升半，分为二服。

又方：匿虫蚀下部；以泥作罂，以竹筒如指大，一头坐罂[①]缸中，一头内下部孔中，以鸡子大艾一团烧之，以泥作罂口，吹之常令艾烟熏下部，强人可益久良。

《子母秘录》：胎动上迫心痛；取艾叶如鸡子大，以头醋四升，煎取二升，分温服。

又方：治倒产，子死腹中：艾叶半斤，酒四升，煮取一升服。

又方：小儿黄烂疮：烧艾叶灰敷上。

《荆楚岁时记》：端午四民踏百草，采艾以为人悬之户上禳[⑤]毒气。又宗士炳之孙，常以端午日鸡未鸣时采似人者缚用灸有验。

《衍义》曰：艾叶，干捣筛，去青滓，取白入石硫黄为硫黄艾，灸家用。得米粉少许，可捣为末，入服食药入硫黄别有法。

现注：

①菰：（gū 姑），也作菰，即茭白，又称雕胡。

②煻：（táng 唐），灰火。

③扬：化胶法为炀化，扬不通炀，故扬应为炀。

④罂：小口大腹瓶。缸：原文如此。

⑤穰：通禳。

按：艾叶为菊科艾的干燥叶。综合条文所述艾叶功能炙百病，止利止吐血，下部䘌疮，止漏血，利阴气，生肌肉，辟风寒。临床用艾叶炭者多，治崩漏痛经等症。临床入温寒药。

时珍曰：王安石《字说》云：艾乂可疾，久而弥善，故字从乂。陆佃《埤雅》云：《博物志》言削冰令圆，举而向日，以艾承其影则得火。则艾名冰台，其以此乎？医家用灸百病，故曰灸草。一灼谓之一壮，以壮人为法也。时珍曰：艾叶本草不著土产，但云生田野。宋时以汤阴复道者为佳，四明者图形。近代惟汤阴者谓之北艾；四明者谓之海艾。自成化以来，则以蕲州者为胜，用充方物，天下重之，谓之蕲艾。相传他处艾灸酒坛不能透，蕲艾一灸则直透彻，为异也。此草多生山原。二月宿根生苗成丛，其茎直生，白色，高四五尺。其叶四布，状如蒿，分为五尖，丫上复有小尖，面青背白，有茸而柔浓。七、八月，叶间出穗如车前穗，细花，结实累累盈枝，中有细子，霜后始枯。皆以五月五日连茎刈取，暴干收叶。先君月池子讳言闻，尝着《蕲艾传》一卷。有赞云：产于山阳，采以端午。治病灸疾，功非小补。其茎干之，染麻油引火点灸炷，滋润灸疮，至愈不疼。亦可代蓍策，及作烛心。

时珍曰：凡用艾叶，须用陈久者，治令细软，谓之熟艾。若生艾灸火，则伤人肌脉。故《孟子》云：七年之病，求三年之艾。拣取净叶，扬去尘屑，入石臼内木杵捣熟，罗去渣滓，取白者再捣，至柔烂如绵为度。用时焙燥，则灸火得力。入妇人丸散，须以熟艾，用醋煮干，捣成饼子，烘干再捣为末用。或以糯糊和作饼，及酒炒者，皆不佳。洪氏《容斋随笔》云：艾难着力，若入白茯苓三五片同碾，即时可作细末，亦一异也。

元素曰：苦温，阴中之阳。时珍曰：苦而辛，生温熟热，可升可降，阳也。入足太阴、厥阴、少阴之经。苦酒，香附为之史。

治带脉为病，腹胀满，腰溶溶如坐水中（好古）。温中、逐冷、除湿（时珍）。

震亨曰：妇人无子，多由血少不能摄精，俗医谓子宫虚冷，投以辛热，或服艾叶。不知艾性至热，入火灸则气下行；入药服，则气上行。本草止言其温，不言其热。世人喜温，率多服之，久久毒发，何尝归咎于艾哉！予考苏颂《图经》而因默有感焉。

时珍曰：艾叶生则微苦太辛，熟则微辛太苦，生温熟热，纯阳也。可以取太阳真火，可以回垂绝元阳。服之则走三阴，而逐一切寒湿，转肃杀之气为融和。灸之则透诸经，而治百种病邪，起沉之人为康泰，其功亦大矣。苏恭言其生寒，苏颂言其有毒。一则见其能止诸血，一则见其热气上冲，遂谓其性寒有毒，误矣。盖不知血随气而行，气行则血散，热因久服致火上冲之故尔。夫药以治病，中病则止。若素有虚寒痼冷，妇人湿郁带漏之人，以艾和归、附诸药治其病，夫何不可？而乃妄意求嗣，服艾不辍，助以辛热，药性久偏，致使火躁，是谁之咎欤，于艾何尤？艾附丸治心腹、少腹诸痛，调女人诸病，颇有深功。胶艾汤治虚痢，及妊娠产后下血，尤着奇效。老人丹田气弱，脐腹畏冷者，以熟艾入布袋兜其脐腹妙不可言。寒湿脚气，亦宜以此夹入袜内。

附方

妊娠风寒：卒中，不省人事，状如中风。用熟艾三两，米醋炒极热，以绢包熨脐下，良久即苏。(《妇人良方》)

中风口噤：熟艾灸承浆一穴，颊车二穴，各五壮。(《千金方》)

舌缩口噤：以生艾捣敷之。干艾浸湿亦可。(《圣济录》)

小儿脐风：撮口。艾叶烧灰填脐中，以帛缚定效。或隔蒜灸之，候口中有艾气立愈。(《简便方》)

头风久痛：蕲艾揉为丸，时时嗅之，以黄水出为度。(《青囊杂纂》)

头风面疮，痒出黄水：艾叶二两，醋一斤，砂锅煎取汁，每薄纸上贴之。一日一二次。

脾胃冷痛：白艾末，沸汤服二钱。(《卫生易简方》)

口吐清水：干蕲艾煎汤啜之。(《怪证奇方》)

老小白痢：艾姜丸：用陈北艾四两，干姜（炮）三两，为末，醋煮仓米糊丸梧子大。每服七十丸，空心米饮下。甚有奇效。《永类方》

诸痢久下：艾叶、陈皮等分，煎汤服之。亦可为末，酒煮烂饭和丸，每盐汤下二三十丸。(《圣济总录》)

暴泄不止：陈艾一把，生姜一块，水煎热服。(《生生编》)

妊娠下血：张仲景曰：妇人有漏下者，有半产后下血不绝者，有妊娠下血者，并宜胶艾汤清酒三升，煮取三升，乃纳胶令消尽，每温服一升，日三服。(《金匮要略》)

产后腹痛：欲死，因感寒起者。陈蕲艾二斤。焙干，捣铺脐上，以绢覆住，熨斗熨之，待口中艾气出，则痛自止矣。(《杨诚经验方》)

忽然吐血：一二口，或心衄，或内崩：熟艾三团，水五升，煮二升服。一方：烧灰水服二钱。《千金方》

鼻血不止：艾灰吹之。亦可以艾叶煎服。(《圣惠方》)

盗汗不止：熟艾二钱，白茯神三钱，乌梅三个，水一钟，煎八分，临卧温服。(《通妙真人方》)

面上皯黯：艾灰、桑灰各三升，以水淋汁，再淋至三遍，以五色布纳于中，同煎，令可丸时，每以少许敷之，自烂脱，甚妙。《外台密要》

妇人面疮：名粉花疮。以淀粉五钱，菜子油调泥碗内，用艾一二团，烧烟熏之，候烟尽覆地上一夜，取出调擦永无瘢痕亦易生肉。(谈野翁《试验方》)

身面疣目：艾火灸三壮即除。《圣惠方》

鹅掌风病：蕲艾（真者）四五两，水四五碗，煮五六滚，入大口瓶内盛之，用麻布二层缚之，将手心放瓶上熏之，如冷再热，如神。(陆氏《积德堂方》)

疮疥熏法：熟蕲艾一两，木鳖子三钱，雄黄二钱，硫黄一钱。为末，揉入艾中，分作四条。每以一条安阴阳瓦中，置被里烘熏，后服通圣散。(《医方摘要》)

小儿疳疮：艾叶一两，水一升，煮取四合，分三服。(《备急方》)

疮口冷不合：熟艾烧烟熏之。(《经验方》)

疔疮肿毒：艾蒿一担烧灰，于竹筒中淋取汁，以一二合，和锻石如糊。先以针刺疮至

痛，乃点药三遍，其根自拔。玉山韩光以此治人神验。贞观初，衢州徐使君访得此方。予用治三十余人，得效。（孙真人《千金方》）

痈疽不合：疮口冷滞。以北艾煎汤洗后，白胶熏之。（《直指方》）

诸虫蛇伤：艾灸数壮甚良。（《集简方》）

风虫牙痛：化蜡少许，摊纸上，铺艾，以箸卷成筒，烧烟，随左右熏鼻，吸烟令满口，呵气，即痛止肿消。靳季谦病此月余，一试即愈。（《普济方》）

恶　实

味辛，平，主明目，补中除风伤，根茎疗伤寒寒热，汗出中风，面肿，消渴热中，逐水。久服轻身耐老。生鲁山平泽。

陶隐居云：方药不复用。

《唐本》注云：鲁山在邓州东北，其草叶大如芋，子壳似栗状，实细长如茺蔚子。根主牙齿疼痛，劳疟，脚缓弱，风毒痈疽，咳嗽伤肺，肺壅疝瘕积血，主诸风癥瘕，冷气。吞一枚出痈疽头。《别录》名牛蒡，一名鼠粘草。

今按：陈藏器本草云：恶实根，蒸，暴干，不尔令人欲吐。浸酒去风，又主恶疮。子名鼠粘，上有芒，能缀鼠。味苦，主风毒肿诸瘘，根可作茹食之，叶亦捣敷杖疮不脓，辟风。

蜀州恶实

臣禹锡等谨按《药性论》云：牛蒡，亦可单用，味甘无毒。能主面目烦闷，四肢不健，通十二经脉，洗五脏恶气，可常作菜食之，令人身轻。子研末，投酒中浸三日，每日服三二盏，任性饮多少，除诸风，去丹石毒，主明目，利腰脚。又食前吞三枚，熟挼下，散诸结节，筋骨烦热毒。又根细切如豆，面拌作饭食之消胀壅。又茎、叶煮汁酿酒良。又取汁，夏月多浴，去皮间习习如虫行风，洗了慎风少时。又能拓一切肿毒，用根、叶入少许盐花捣。

《图经》曰：恶实即牛蒡子也，生鲁山平泽，今处处有之。叶如芋而长，实似葡萄核而褐色，外壳如栗莱[①]小而多刺，鼠过之则缀惹不可脱，故谓之鼠粘子，亦如羊负来之比。根有极大者，作菜茹尤益人。秋后采子入药用，根叶亦可生捣入少盐花，以拓肿毒。又冬月采根蒸暴之入药，刘禹锡《传信方》疗暴中风，用紧细牛蒡根，取时须避风，以竹刀或荆刀刮去土，用生布拭了，捣绞取汁一大升，和灼然好蜜四大合，温分为两服，每服相去五六里，初服得汗，汗出便差。此方得之岳鄂郑中丞，郑顷年至颖[②]阳，因食一顿热肉，便中暴风，外生卢氏为颍阳尉，有此方，当时便服得汗，随差，神效。又《箧中方》风头及脑掣痛不可禁者，摩膏主之，取牛蒡茎叶捣取浓汁二升，合无灰酒一升，盐花一匙，头煻火煎令稠成膏，以摩痛处，风毒散自止。亦主时行头痛，摩时须极力令作热，乃速效。冬月无苗，用根代之亦可。

《雷公》云：凡使，采之净拣，勿令有杂子，然后用酒拌蒸，待上有薄白霜重出，却用布拭上，然后焙干，别捣如粉用。

《食疗》云：根作脯食之良。热毒肿，捣根及叶封之，杖疮金疮取叶贴之，永不畏风。又瘫缓及丹石风毒，石热发毒，明耳目利腰膝，则取其子末之，投酒中浸经三日，每日欲三两盏，随性多少。欲散肢节筋骨烦热毒，则食前取子三七粒，熟挼吞之，十服后甚良。细切根如小豆大，拌面作饭煮食尤良。又皮毛间习习如虫行，煮根汁浴之，夏浴慎风，却入其子，炒过末之，如茶煎三匕，通利小便。

《圣惠方》：治时气余热不退，烦躁发渴，四肢无力，不能饮食，用根捣绞取汁，不计时候服一小盏效。

《外台秘要》：治喉痺：牛蒡子六分，马蔺子八分，捣为散，每空心暖水服方寸匕，渐加至一匕半，日再服。

《经验方》：治风热闭塞咽喉，遍身浮肿：以牛蒡子一合，半生半熟杵为末，热酒调下一钱匕，立差。《孙真人食忌》主天行：以生牛蒡根，捣取汁五大合，空腹分为两服。服讫取桑叶一大把，炙令黄，水一升，煮取五合，去滓顿服，暖覆取汗。无叶用枝。

《食医心镜》：治热攻心，烦躁恍惚：以牛蒡根捣汁一升，食后分为三服良。

《斗门方》：治头面忽肿，热毒风内攻，或手足头面赤肿，触着痛：用牛蒡子根，一名蝙蝠刺，洗净烂研，酒煎成膏，摊在纸上，贴肿处，仍热酒调下，一服肿止痛减。

《王氏博济》：治疱将出：以牛蒡子炒令熟，杵为末，每服一钱，入荆芥二穗，水一盏，同煎至七分，放温服。如疮疹已出，更服亦妙。

《初虞世》：治皮肤风热，遍身生瘾疹：牛蒡子、浮萍等分，以薄荷汤调下二钱，日二服。

《衍义》曰：恶实，是子也，今谓之牛蒡，未去萼时又谓之鼠粘子，根谓之牛菜。疏风壅涎唾多，咽膈不利，微炒同入荆芥穗各一两，甘草炙半两，同为末，食后夜卧汤点二钱服，当缓取效。子在萼中，萼上有细钩，多至百十，谓之芒，则误矣。根长一二尺，粗如拇指，煮烂为菜。

现注：

①莍：（qiú 求），果实外皮的突起。

②颍阳：地名，应为颍阳，原刻误。

按：恶实，今通称为牛蒡子，为菊科牛蒡之果实。又称鼠粘子。综合条文所述功能恶实可明目补中，祛风，退寒热，清面肿止消渴，逐水。目前并不用恶实根，只用牛蒡子。其根功能与子一致。临床用牛蒡子治外感发热，头痛，风疹等。临床入解表药。其明目补中等，尚待发挥。

释名：大力子(《纲目》)、蒡翁菜(《纲目》)、便牵牛(《纲目》)、蝙蝠刺。

时珍曰：其实状恶而多刺钩，故名也。俚人谓之便牵牛。河南人呼为夜叉头。时珍曰：牛蒡古人种子，以肥壤栽之。剪苗淘为蔬，取根煮曝为脯，云甚益人，今人亦罕食之。三月生苗，起茎高者三四尺。四月开花成丛，淡紫色。结实如枫而小，萼细刺百十攒簇之，一有子数十颗。其根大者如臂，长者近尺，其色灰黪。七月采子，十月采根。

元素曰：辛，温，阳中之阴，升也。杲曰：辛，平，阳也，降也。

润肺散气，利咽膈，去皮肤风，通十二经（元素）。消斑疹毒（时珍）。

杲曰：鼠粘子其用有四：治风湿瘾疹，咽喉风热，散诸肿疮疡之毒，利凝滞腰膝之气，是也。

附方：新二十八。

风水身肿：欲裂。鼠粘子二两，炒研为末。每温水服二钱，日三服。(《圣惠方》)

痰厥头痛：牛蒡子（炒）、旋复花等分，为末。腊茶清服一钱，日二服。(《圣惠

方》)

头痛连睛：鼠粘子、石膏等分，为末，茶清调服。(《医方摘要》)

悬痈喉痛：风热上抟也。恶实（炒）、甘草（生）等分，水煎含咽，名启关散。(《普济方》)

咽喉痘疹：牛蒡子二钱，桔梗一钱半，粉甘草节七分，水煎服。(《痘疹要诀》)

风龋牙痛：鼠粘子（炒），煎水含，冷吐之。(《延年方》)

小儿痘疮：时出不快，壮热狂躁，咽膈壅塞，大便秘涩，小儿咽喉肿，胸膈不利：若大便利者，勿服。牛蒡子（炒）一钱二分，荆芥穗二分，甘草节四分。水一盏，同煎至七分，温服。已出亦可服。名必胜散。(《和剂局方》)

妇人吹乳：鼠粘二钱，麝香少许，温酒细吞下。(《袖珍方》)

便痈肿痛：鼠粘子二钱，炒研末，入蜜一匙，朴硝一匙，空心温酒服。(《袖珍方》)

蛇蝎蛊毒：大力子，煮汁服。(《卫生易简方》)

水蛊腹大：恶实（微炒）一两，为末，面糊丸梧子大，每米饮下十丸。(张文仲方)

历节肿痛：风热攻手指，赤肿麻木，甚则攻肩背两膝，遇暑热则大便秘：牛蒡子三两，新豆豉（炒）、羌活各一两，为末。每服二钱，白汤下。(《本事方》)

伤寒搐搦：汗后覆盖不密，致腰背手足搐搦者，牛蒡根散主之：牛蒡根十条，麻黄、牛膝、天南星各六钱锉，于盆内研细，好酒一升同研，以新布绞取汁。以炭火半秤烧一地坑令赤，扫净，倾药汁入坑内，再烧令黑色，取出于乳钵内细研。每服一钱，温酒下，日三服。(朱肱《活人书》)

一切风疾：十年、二十年者：牛蒡根一升，生地黄、枸杞子、牛膝各三升，用袋盛药，浸无灰酒三升内，每任意饮之。(《外台秘要》方)

老人中风：口目瞤动，烦闷不安。牛蒡根（切）一升（去皮晒干，杵为面)，白米四合（淘净)。和作，豉汁中煮，加葱、椒五味，空心食之。恒服极效。(《寿亲养老书》)

老人风湿：久痹，筋挛骨痛。服此壮肾，润皮毛，益气力：牛蒡根一升（切)，生地黄一升（切)，大豆二升（炒)，以绢袋盛，浸一斗酒中，五六日，任性空心温服二三盏，日二服。(《集验方》)

头风白屑：牛蒡叶捣汁，熬稠涂之。至明，皂荚水洗去。(《圣惠方》)

喉中热肿：鼠粘根一升，水五升，煎一升，分三服。(《延年方》)

小儿咽肿：牛蒡根捣汁，细咽之。(《普济方》)

热毒牙痛：热毒风攻头面，齿龈肿痛不可忍。牛蒡根一斤（捣汁)，入盐花一钱。银器中熬成膏。每用涂齿龈上，重者不过三度，瘥。(《圣惠方》)

项下瘿疾：鼠粘子根一升。水三升，煮取一升半，分三服。或为末，蜜丸常服之。(《救急方》)

耳卒肿痛：牛蒡根切，绞汁二升，银锅内熬膏涂之。(《圣济总录》)

小便不通：脐腹急痛。牛蒡叶汁、生地黄汁二合，和匀，入蜜二合。每服一合，入水半盏，煎三五沸，调滑石末一钱服。(《圣济总录》)

疖子肿毒：鼠粘子叶贴之。(《千金方》)

石瘘出脓，坚实寒热：鼠粘子叶为末，和鸡子白封之。(《外台秘要》)

诸疮肿毒：牛蒡根三茎（洗)。煮烂捣汁，入米煮粥，食一碗，甚良。(《普济方》)

积年恶疮：反花疮、漏疮不瘥者。牛蒡根捣，和腊月猪脂，日日封之。(《千金方》)

月水不通：结成癥块，腹肋胀大，欲死：牛蒡根二斤（锉）。蒸三遍，以生绢袋盛之，以酒二斗浸五日，每食前温服一盏。(《普济方》)

水萍

味辛、酸，寒，无毒。主暴热身痒，下水气，胜酒，长须发，止消渴。下气，以沐浴生毛发。久服轻身。一名水花，一名水白，一名水苏，生雷泽池泽，三月采，暴干。

陶隐居云：此是今浮萍子，《药录》云：五月有花白色，即非今沟渠所生者。楚王渡江所得非斯实也。

水萍

《唐本》注云：水萍者有三种；大者名蘋；水中又有荇菜，亦相似而叶圆；水上小浮萍主火疮。

今按：陈藏器本草云：水萍有三种；大者曰蘋，叶圆阔寸许，叶下有一点如水沫，一名芣[①]菜，暴干与栝楼等分，以人乳为丸，主消渴。捣绞取汁饮主蛇咬毒入腹，亦可敷热疮。小萍子是沟渠间者，末敷面皯，捣汁服之，主水肿，利小便。又人中毒，取萍子暴干，末酒服方寸匕。又为膏长发，《本经》云：水萍应是小者。

臣禹锡等谨按《尔雅》云：苹，蓱[②]，其大者蘋，注：水中浮蓱，江东谓之薸[③]，陆机[④]《毛诗义疏》云：其粗大者谓之蘋，小者曰蓱，季春始生，可糁蒸为茹，又可苦酒淹以就酒。

《日华子》云：治热毒风热疾热狂，熁肿毒，汤火疮风疹。

《图经》曰：水萍，生雷泽地泽，今处处溪涧水中皆有之，此是水中大萍，叶圆阔寸许，叶下有一点如水沫，一名芣菜。《尔雅》谓之苹。其大者曰蘋是也。《周南·诗》云：于以采蘋。陆机云：海中浮萍[⑤]，粗大者谓之蘋。季春始生，可糁蒸以为茹，又可用苦酒淹以按[⑥]酒。三月采，暴干。苏恭云：此有三种；大者曰蘋；中者荇菜，即下凫葵是也；小者水上浮萍，即沟渠间生者是也。大蘋今医方鲜用；浮萍俗医用治时行热病，亦堪发汗，甚有功；其方用浮萍草一两，四月十五日者麻黄去节、根，桂心、附子炮裂去脐皮各半两，四物捣细筛，每服二钱，以水一中盏，入生姜半分，煎至六分，不计时候，和滓热服，汗出乃差。又治恶疾遍身疮者；取水中浮萍，浓煮汁渍浴半日多效，此方甚奇古也。

《圣惠方》：治少年面上起细疱：挼浮萍盦[⑥]之，亦可饮少许汁良也。

又方：发背初得，毒肿焮热赤烂；捣和鸡子清，贴之良。

《千金方》：治中水毒：手足指冷即是，或至膝肘，以浮萍日干，服方寸匕差。

《千金翼》：治小便不利，膀胱水气流滞，以浮萍日干，末服方寸匕，日一二服良。

《孙真人食忌》：五月取浮萍阴干，烧烟去蚊子，又主消渴以浮萍汁服之。

《子母秘录》：热毒：浮萍捣汁敷之令遍。

《高供奉》：采萍时日歌：不在山，不在岸，采我之时七月半，选甚瘫风与缓风，此小微风邮[⑦]不算，豆杯[⑧]酒内下三丸，铁幞[⑨]头上也出汗。

现注：

①芣：(fú 扶)，芣本指山名或车前草，这里指蘋。

②苹：（píng 平），通苹。苹又通浮萍之萍。

③藻：（piāo 漂），即浮萍。

④陆机：此为三国吴·陆机，为了区别晋文人诗人陆机，有将作《毛诗草木疏》之此吴·陆机写成陆玑者。

⑤海中浮萍：原文为水中浮蓱。并非陆机文，为《尔雅》注文，用的蓱字。

⑥按酒：禹锡引陆机原文为“就酒”。

⑥盦：（ān 安），覆盖。

⑦邯：原刻为邯字，据北京图书馆《证类》残卷为都。不过原刻邯字很清楚，不像误刻，“邯不算”可能为高供奉的特用语，或为邯郸一梦不算数之意。

⑧豆杯：原刻杯字不清，各版本有林字、淋字等。又像牀字，如有豆床（牀）酒，是否为用床（制豆器具）做豆制品的副产品又无从考。按豆《说文》曰：古食器也。《辞源》曰：豆为古食器，形似高足盘。其图形很像酒杯，豆杯即高脚杯。豆杯酒内下三丸，既高脚杯内下三丸。故此字以床或杯字可能性大。不过豆床酒要待考证确有豆床酒才能定，豆杯酒以现有文字材料可定。

⑨幞：（fu 浮），原意为头巾。

按：水萍，今称浮萍，乃浮萍科紫背浮萍或青萍的全草。综合条文所述浮萍功能退热止痒，消肿下水气，解酒，生须发，止消渴。临床用浮萍治外感头痛发热，风疹，麻疹，荨麻疹，及其他皮肤病。其止消渴生发等尚未发挥。临床入解表药。文中所说大者为蘋者乃蘋科之蘋，亦有利水消肿作用，临床不常见用。

时珍曰：本草所用水萍，乃小浮萍，非大苹也。陶、苏俱以大苹注之，误矣。萍之与苹，音虽相近，字却不同，形亦迥别，今厘正之，互见苹下。浮萍处处池泽止水中甚多，季春始生。或云杨花所化。一叶经宿即生数叶。叶下有微须，即其根也。一种背面皆绿者。一种面青背紫赤若血者，谓之紫萍，入药为良，七月采之。《淮南万毕术》云：老血化为紫萍。恐自有此种，不尽然也。《小雅》“呦呦鹿鸣，食野之苹”者，乃蒿属。陆佃指为此萍误矣。时珍曰：紫背浮萍，七月采之，拣净，以竹筛摊晒，下置水一盆映之，即易干也。

主风湿麻痹，脚气，打仆伤损，目赤翳膜，口舌生疮，吐血衄血，癜风丹毒（时珍）。

震亨曰：浮萍发汗，胜于麻黄。时珍曰：浮萍其性轻浮，入肺经，达皮肤，所以能发扬邪汗也。世传宋时东京开河，掘得石碑，梵书大篆一诗，无能晓者。真人林灵素逐字辨译，乃是治中风方，名去风丹也。《诗》云：天生灵草无根干，不在山间不在岸。始因飞絮逐东风，泛梗青青飘水面。神仙一味去沉，采时须在七月半。选甚瘫风与大风，些小微风都不算。豆淋酒化服三丸，铁镤头上也出汗。其法：以紫色浮萍晒干为细末，炼蜜和丸弹子大。每服一粒，以豆淋酒化下。治左瘫右痪，三十六种风，偏正头风，口眼斜，大风癞风，一切无名风及香港脚，并打仆伤折，及胎孕有伤。服过百粒，即为全人。此方，后人易名紫萍一粒丹。

附方：新十八。

夹惊伤寒：紫背浮萍一钱，犀角屑半钱，钓藤钩三七个，为末。每服半钱，蜜水调下，连进三服，出汗为度。（《圣济录》）

水气洪肿：小便不利。浮萍日干为末。每服方寸匕，白汤下，日二服。(《圣惠方》)

霍乱心烦：芦根（炙）一两半，水萍（焙）、人参、枇杷叶（炙）各一两。每服五钱，入薤白四寸，酒煎温服。(《圣惠方》)

吐血不止：紫背浮萍（焙）半两，黄（炙）二钱半，为末。每服一钱，姜、蜜水调下。(《圣济总录》)

鼻衄不止：浮萍末，吹之。(《圣惠方》)

大肠脱肛：水圣散：用紫浮萍为末，干贴之。(危氏《得效方》)

身上虚痒：浮萍末一钱，以黄芩一钱同四物汤煎汤调下。(《丹溪纂要》)

风热瘾疹：浮萍（蒸过焙干），牛蒡子（酒煮晒干炒）各一两，为末。每薄荷汤服一二钱，日二次。《古今录验》

汗斑癜风：端午日收紫背浮萍晒干。每以四两煎水浴，并以萍擦之。或入汉防己二钱亦可。(《袖珍方》)

粉滓面皯：沟渠小萍为末。日敷之。(《圣惠方》)

大风疠疾：浮萍草三月采，淘三五次，窨三五日，焙为末，不得见日。每服三钱，食前温酒下。常持观音圣号。忌猪、鱼、鸡、蒜。又方：七月七日，取紫背浮萍（日干为末）半升，入好消风散五两。每服五钱，水煎频饮，仍以煎汤洗浴之。(《十便良方》)

癍疮入目：浮萍阴干为末，以生羊子肝半个，同水半盏煮熟，捣烂绞汁，调末服。甚者，不过一服；已伤者，十服见效。(危氏《得效方》)

弩肉攀睛：青萍少许，研烂，入片脑少许，贴眼上效。(危氏《得效方》)

毒肿初起：水中萍子草，捣敷之。(《肘后方》)

杨梅疮癣：水萍煎汁，浸洗半日。数日一作。(《集简方》)

蘋：释名：芣菜(《拾遗》)、四叶菜(《卮言》)、田字草。

时珍曰：苹，本作蘋。《左传》：苹蘩蕴藻之菜，可荐于鬼神，可羞于王公。则有宾之之义，故字从宾。其草四叶相合，中折十字，故俗呼为四叶菜、田字草、破铜钱，皆象形也。

诸家本草皆以苹注水萍，盖由苹、萍二字，音相近也。按韵书：苹在真韵，蒲真切；萍在庚韵，蒲经切。切脚不同，为物亦异。今依《吴普本草》别出于此。普曰：水萍，一名水廉，生池泽水上。叶圆小，一茎一叶，根入水底，五月花白。三月采，日干之。时珍曰：苹，乃四叶菜也。叶浮水面，根连水底。其茎细于、荇。其叶大如指顶，面青背紫，有细纹，颇似马蹄决明之叶，四叶合成，中折十字。夏秋开小白花，故称白苹。其叶攒簇如萍，故《尔雅》谓大者为苹也。《吕氏春秋》云：菜之美者，有昆仑之苹。即此。

《韩诗外传》谓浮者为薸，沉者为苹。臞仙谓：白花者为苹，黄花者为荇，即金莲也。苏恭谓大者为苹，小者为荇。杨慎《卮言》谓四叶菜为荇。陶弘景谓楚王所得者为苹。皆无一定之言。盖未深加体审，惟据纸上猜度而已。时珍一一采视，颇得其真云。其叶径一二寸，有一缺而形圆如马蹄者，莼也。似莼而稍尖长者，荇也。其花并有黄白二色。叶径四五寸如小荷叶而黄花，结实如小角黍者，萍蓬草也。楚王所得萍实，乃此萍之实也。四叶合成一叶，如田字形者，苹也。如此分别，自然明白。又项氏言：白苹生水中，青苹生陆地。按今之田字草，有水、陆二种。陆生者多在稻田沮洳之处，其叶四片合一，与白苹一样。但茎生地上，高三四寸，不可食。方士取以硫结砂煮汞，谓之水田翁。

项氏所谓青苹，盖即此也。或以青苹为水草，误矣。

主治暴热，下水气，利小便(《吴普》)。食之已劳(《山海经》)。

王 瓜

味苦，寒，无毒。主消渴内痹，瘀血月闭，寒热酸疼，益气，愈聋。疗诸邪气，热结，鼠瘘，散痈肿留血，妇人带下不通，下乳汁，止小便数不禁，逐四肢骨节中水，疗马骨刺人疮。一名土瓜。生鲁地平泽，田野及人家垣墙间。三月采根，阴干。

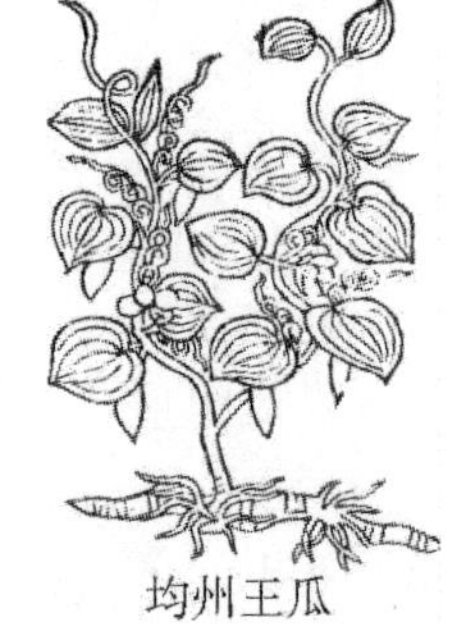
均州王瓜

陶隐居云：今土瓜生篱院间，亦有子，熟时赤如弹丸大，根今多不预干，临用时乃掘取，不堪入大方，正单行小小尔。《礼记·月令》云：王瓜生，此之谓也。郑玄云菝葜，殊为缪[①]矣。

《唐本》注云：此物蔓生，叶似栝楼，圆，无叉缺，子如栀子，生青熟赤，但无棱尔。根似葛，细而多糁[②]，北间者累累相连，大如枣，皮黄肉白，苗子相似，根状不同，试疗黄疸，破血，南者大胜也。

今按：陈藏器本草云：王瓜，主蛊毒，小儿闪癖痞满，并疟，取根及叶，捣绞汁服，当吐下，宜少进之，有小毒故也。

臣禹锡等谨按《尔雅》云：钩，藈姑释曰：钩，一名藈[③]姑。郭云：钩薮[④]也，一名王瓜，实如瓝[⑤]瓜，正赤味苦。

《药性论》云：土瓜根，使，平，一名王瓜，主蛊毒，治小便数遗不禁。

《日华子》云：王瓜子，润心肺，治黄病生用；肺痿吐血，肠风泻血，赤白痢，炒用。

又云：土瓜根，通血脉，天行热疾，酒黄病，壮热心烦闷，吐痰，痰疟，排脓，热劳。治仆损，消瘀血，破癥癖落胎。

《图经》曰：王瓜，生鲁地平泽田野，及人家垣墙间，今处处有之。《月令》四月王瓜生，即此也。叶似栝楼，圆无叉缺，有刺如毛，五月开黄花，花下结子如弹丸，生青熟赤，根似葛，细而多糁，谓之土瓜根。北间者其实累累相连，大如枣，皮黄肉白，苗叶都相似，但根状不同耳。三月采根，阴干。均、房间人呼为老鸦瓜，亦白菟瓜。谨按《尔雅》曰：黄[⑥]，菟瓜。郭璞注云：似土瓜，而土瓜自谓藈菇[⑦]，又名钩菇，盖菟瓜别是一种也。又云：芴[⑧]菲亦谓之土瓜，自别是一物，《诗》所谓采葑采菲者，非此土瓜也。大凡物有异类同名甚多，不可不辨也。葛氏疗面上痱瘰子用之仍得光润皮，急以土瓜根捣筛，浆水匀和，入夜先浆水洗面，敷药，旦复洗之，百日光华射人。小儿四岁发黄。生捣绞汁三合与饮，不过三饮已。

《圣惠方》：治黑疸，多死宜急治：用瓜根一斤，捣绞汁六合，顿服，当有黄水随小便出，如未出，更服之。

《外台秘要》：治蛊：土瓜根，大如拇指，长三寸，切，以酒半升，渍一宿，一服当吐下。

《肘后方》：治黄疸变成黑疸，医所不能治：土瓜根汁顿服一小升，平旦服，食后须病汗，当小便出愈，不尔再服。

又方：治小便不通，及关格方：生土瓜根捣取汁，以少水解之，筒中吹下部，取通。《产书》：下乳汁：土瓜根为末，酒服一钱，一日三。《衍义》曰：王瓜，体如栝楼，其壳径寸，一种长二寸许，上微圆，下尖长。七、八月间熟，红赤色，壳中子如螳螂头者，今人又谓之赤雹子，其根即土瓜根也。于细根上又生淡黄根，三五相连如大指许，根与子两用，红子同白土子治头风。

现注：

①缪：通谬。

②糁：（sǎn 伞），碎粒。

③藈：（kuī 亏）。

④蒌：（lóu 楼）。

⑤瓝：（bó 伯）小瓜。

⑥黄：（yín 银），下原有羊善切三字注音。

⑦藈：下原有与睽同三字注释。菇：下原有与姑同三字注释。

⑧芴：下原有音物二字注音。

按：王瓜，葫芦科王瓜之果实。《衍义》曰：今人又谓之赤雹子，其根即王瓜根也。《图经》所绘王瓜图叶无缺裂，《唐本》也说叶无叉缺，今绘王瓜图有叶裂，无缺裂者似赤包子。综合条文所述王瓜功能止消渴，消瘀血，通月闭，益气愈聋，下乳汁，消瘰疬，涩小便，逐骨节中水，散痈肿。临床做活血逐淤结药。文中所述功能未完全发挥。

时珍曰：土瓜，其根作土气，其实似瓜也。或云根味如瓜，故名土瓜。王字不知何义。

瓜似雹子，熟则色赤，鸦喜食之，故俗名赤雹、老鸦瓜。一叶之下一须，故俚人呼为公公须。与地黄苗名婆婆奶，可为属对。时珍曰：王瓜三月生苗，其蔓多须，嫩时可茹。其叶圆如马蹄而有尖，面青背淡，涩而不光。六、七月开，五出小黄花成簇。结子累累，熟时有红、黄二色，皮亦粗涩。但如栝楼根之小者，澄粉甚白腻，须深掘二三尺乃得正根。江西人栽之沃土，取根作蔬食，味如山药。利大小便，治面黑面疮（时珍）。

附方：新七。

小便如泔：乃肾虚也。王瓜散：用王瓜根一两，白石脂二两，菟丝子（酒浸）二两，桂心一两，牡蛎粉二两。为末。每服二钱，大麦粥饮下。(《卫生宝鉴》)

大便不通：上方吹入肛门内。二便不通，前后吹之，取通。(《肘后方》)

经水不利：带下，少腹满，或经一月再见者，土瓜根散主之：土瓜根、芍药、桂枝、虫各三两，为末。酒服方寸匕，日三服。(仲景《金匮方》)

妇人阴癫：方同上。一切漏疾：土瓜根捣敷之，燥则易。《千金方》

耳聋灸法：湿土瓜根，削半寸塞耳内，以艾灸七壮，每旬一灸，愈乃止。(《圣济录》)

王瓜子：治反胃吐食（时珍）。

附方：新八。

消渴饮水：雹瓜去皮。每食后嚼二三两，五七度瘥。(《圣惠方》)

传尸劳瘵：赤雹儿（俗名王瓜），焙为末。每酒服一钱。(《十药神书》)

反胃吐食：马雹儿（灯上烧存性）一钱，入好枣肉，平胃散末二钱，酒服，食即可

下。即野甜瓜，北方多有之。(《丹溪纂要》)

痰热头风：悬栝楼一个，赤雹儿七个（焙），大力子（即牛蒡子，焙）四两。为末。每食后茶或酒服三钱。忌动风发热之物。筋骨痛挛：马雹儿子炒开口，为末。酒服一钱，日二服。(《集简方》)

赤目痛涩：不可忍。小圆瓜蒌（篱上大如弹丸、红色、皮上有刺者，九月、十月采，日干）、槐花（炒）、赤芍药等分。为末。每服二钱，临卧温酒下。(《卫生家宝方》)

瘀血作痛：赤雹儿烧存性，研末。无灰酒空心服二钱。(《集简方》)

大肠下血：王瓜一两（烧存性），地黄二两，黄连半两，为末，蜜丸梧子大。米饮下三十丸。(《指南方》)

地　榆

味苦、甘、酸，微寒，无毒。主妇人乳痓痛，七伤，带下病，止痛，除恶肉，止汗，疗金疮。止脓血诸瘘恶疮热疮，消酒，除消渴，补绝伤。产后内塞，可作金疮膏。生桐柏及冤句山谷，二月、八月采根，暴干。得发良，恶麦门冬。陶隐居云：今近道处处有，叶似榆而长，初生布地而花子紫黑色如豉，故名玉豉。一茎长直上，根亦入酿酒，道方烧作灰能烂石也。乏茗时用叶作饮亦好。

今按：《别本》注云：今人止冷热痢，及疳痢热，极效。

臣禹锡等谨按《药性论》云：地榆，味苦平。能治产后余瘀疹痛，七伤，治金疮，止血痢，蚀脓。

萧炳云：今方用共樗皮同疗赤白痢。

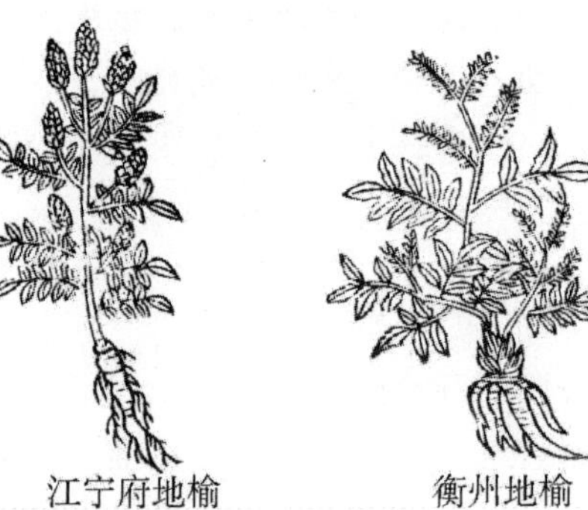
江宁府地榆　衡州地榆

《日华子》云：排脓，止吐血鼻洪，月经不止，血崩，产前后诸血疾，赤白痢，并水泻，浓煎，止肠风。但是平原川泽皆有，独茎花紫，七、八月采。

《图经》曰：地榆，生桐柏及冤句山谷，今处处有之。宿根三月内生苗，初生布地，茎直高三四尺，对分出叶，叶似榆，少狭，细长作锯齿状，青色，七月开花如椹子紫黑色。根外黑里红，似柳根，二月、八月采，暴干。叶不用，山人乏茗时采此叶作饮亦好。古断下方多用之。葛氏载徐平疗下血二十年者；取地榆、鼠尾草各三两，水二升，煮半，顿服。不断，水渍屋尘，饮一小杯，投之不过，重作乃愈。小儿疳痢亦单煮汁如饴糖，与服便已。又毒蛇螫人，捣新根取汁饮，兼以渍疮良。崔元亮《海上方》赤白下骨立者，地榆一斤，水三升，煮取一升半，去滓再煎如稠饧，绞滤，空腹服三合，日再。《唐本》注云：主带下十二病，孔氏《音义》云：一曰多赤，二曰多白，三曰月水不通，四曰阴蚀，五曰子脏坚，六曰子门僻，七曰合阴阳患痛，八曰小腹寒痛，九曰子门闭，十曰子宫冷，十一曰梦与鬼交，十二曰五脏不定。用叶作饮，代茶甚解热。

《圣惠方》：治妇人漏下赤白不止，令人黄瘦虚竭：以地榆三两，细剉，米醋一升，煮十余沸去滓。食前稍热服一合，亦治吐血。

《千金翼》：代指逆肿：单煮地榆作汤渍之，半日愈。《肘后方》：疗虎、犬咬人：地榆根，末服方寸匕，日一二服。敷疮尤佳。

葛氏：毒蛇螫人：捣地榆根绞取汁饮，兼以渍疮。《梅师方》：治猘犬咬人：煮地榆饮之，兼末敷疮上。服方寸匕，日三服，忌酒。若治疮已差者，捣生韭汁，饮之一二升。

《齐民要术》：地榆汁酿酒，治风痹补脑。

《三洞要录》：地榆草，剉一升，稻米一升，白玉屑一升，三物取白露汁二升，置铜器中煮，米熟绞取汁，玉屑化为水，名曰玉液，以药内杯美醴中，所谓神玉浆也。

《衍义》曰：地榆，性沉寒，入下焦。热血痢则可用，若虚寒人及水泻白痢即未可轻使。

按：地榆为蔷薇科地榆之根茎。综合条文所述地榆功能通乳止带，消乳滞，除恶肉，止汗，止诸瘘，消酒除消渴，补绝伤。临床用地榆治痔瘘等疾，也可治肝病，但离《本经》所述功能还相差甚远，尤甚治产乳病尚未发挥。临床入凉血药。。

时珍曰：按：外丹方言：地榆一名酸赭，其味酸、其色赭故也。今蕲州俚人呼地榆为酸赭，又讹赭为枣，则地榆、酸赭为一物甚明，其主治之功亦同，因并《别录》有名未用酸赭为一云。

元素曰：气微寒，味微苦，气味俱薄，其体沉而降，阴中阳也，专主下焦血。杲曰：味苦、酸，性微寒，沉也，阴也。之才曰：得发良，恶麦门冬，伏丹砂、雄黄、硫黄。治胆气不足（李杲）。汁酿酒治风痹，补脑。捣汁涂虎犬蛇虫伤（时珍）。时珍曰：地榆除下焦热，治大小便血证。止血取上截切片炒用。其梢则能行血，不可不知。杨士瀛云：诸疮，痛者，加地榆；痒者，加黄芩。

附方：新七。

男女吐血：地榆三两。米醋一升，煮十余沸，去滓，食前稍热服一合。(《圣惠方》)

血痢不止：地榆晒研。每服二钱，掺在羊血上，炙熟食之，以捻头煎汤送下。一方：以地榆煮汁作饮，每服三合。(《圣济》)

久病肠风：痛痒不止。地榆五钱，苍术一两。水二钟，煎一钟，空心服，日一服。(《活法机要》)

结阴下血：腹痛不已。地榆四两，炙甘草三两。每服五钱，水三盏，入缩砂仁七枚，煎一盏半，分二服。(《宣明论方》)

小儿湿疮：地榆煮浓汁，日洗二次。(《千金方》)

小儿面疮：赤肿痛。地榆八两。水一斗，煎五升，温洗之。(《卫生总微方》)

大小蓟

味甘，温。主养精保血。大蓟，主女子赤白沃，安胎止吐血衄鼻。令人肥健。五月采。陶隐居云：大蓟是虎蓟，小蓟是猫蓟，叶并多刺相似，田野甚多，方药不复用，是贱之故。大蓟根甚疗血，亦有毒。

《唐本》注云：大小蓟，叶欲相似，功力有殊，并无毒，亦非虎猫蓟也。大蓟生山谷，根疗痈肿，小蓟生平泽，俱能破血，小蓟不能消肿也。

今按：陈藏器本草云：小蓟破宿血，止新血，暴下血，血痢，惊疮出血，呕血等，绞取汁温服。作煎和糖合金疮，及蜘蛛蛇蝎毒，服之亦佳。

臣禹锡等谨按《药性论》云：大蓟亦可单用，味苦平，止崩中血下；生取根，捣绞汁服半升许，多立定。

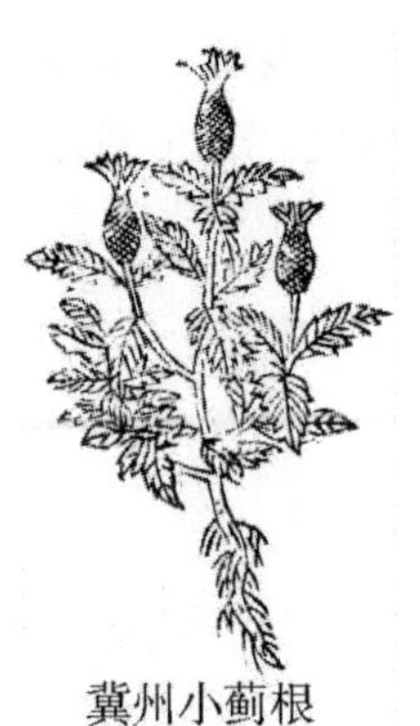
冀州小蓟根

《日华子》云：小蓟根，凉无毒。治热毒风，并胸膈烦闷，开胃下食，退热补虚损。苗去烦热，生研汁服。小蓟力微，只可退热，不似大蓟能补养下气。

又云：大蓟叶，凉。治肠痈腑脏瘀血，血运仆损，可生研，酒并小便任服。恶疮疥癣，盐研罯[①]敷。又名刺蓟、山牛蒡。

《图经》曰：小蓟根，《本经》不着所出州土，今处处有之，俗名青刺蓟，苗高尺余，叶多刺，心中出花，头如红兰花，而青紫色，北人呼为千针草，当二月苗初生二三寸时，并根作茹，食之甚美。四月采苗，九月采根，并阴干入药，亦生捣根绞汁饮，以止吐血，衄血，下血皆验。大蓟根苗与此相似，但肥大耳。而功力有殊，破血之外亦疗痈肿，小蓟专主血疾。

陈藏器云：蓟门以蓟为名，比方者胜也。

《食疗》云：小蓟根主养气，取生根叶捣取自然汁服一盏立佳。取叶煮食之，除风热。根主崩中，又女子月候伤过，捣汁半升服之。金疮血不止，挼叶封之。夏月热烦闷不止，捣叶取汁半升服之，立差。

《圣惠方》：治心热吐血，口干：用刺蓟叶及根，捣绞取汁，每服一小盏，顿服。

又方：治乳石发动壅热，心闷吐血：以生刺蓟，捣取汁，每服三合，入蜜少许，搅匀服之。《外台秘要》：治鼻窒塞不通：小蓟一把，水二升，煮取一升，去滓分服。曾有人阴冷，渐渐冷气入阴囊肿满恐死，夜疼闷不得眠，煮大蓟根汁服，立差。

《梅师方》：治卒吐血，及泻鲜血：取小蓟叶，捣绞取汁，温服。

《简要济众》：治九窍出血：以刺蓟一握，绞取汁，以酒半盏，调和顿服之。如无清汁，只捣干者为末，冷水调三钱匕。

又方：治小儿浸淫疮疼痛不可忍，发寒热：刺蓟末，新水调敷疮上，干即易之。

《衍义》曰：大小蓟皆相似，花如髻，但大蓟高三四尺，叶皱；小蓟高一尺许，叶不皱，以此为异。小蓟山野人取为蔬，甚适用，虽有微芒，亦不能害人。

现注：

①罯：（ǎn 俺），覆盖。原刻成窨，为罯之误，窨不通罯。

按：大小蓟，系菊科大蓟及菊科小蓟的全草或根。综合条文所述大小蓟治各种出血症，如吐血衄血，皮下出血，紫癜，肺伤咳血等，也可治肝病，眼出血症等。小蓟可升血压，治关节炎，肝炎。大蓟可降血压，抗结核，治肠痈。临床入凉血药中。

释名：野红花。蓟尤髻也。其花如髻也。曰虎、曰猫，因其苗状狰狞也。曰马者，大也。牛蒡，因其根似牛蒡根也。鸡项，因其茎似鸡之项也。千针、红花，皆其花状也。郑樵《通志》谓《尔雅》之堇，曰狗毒者即此，未知是否？

附方：新九。

舌硬出血不止：刺蓟捣汁，和酒服。干者为末，冷水服。（《普济方》）

崩中下血：大、小蓟根一升，酒一斗，渍五宿，任饮。亦可酒煎服，或生捣汁。温服。又方：小蓟茎叶洗切，研汁一盏，入生地黄汁一盏，白术半两，煎减半，温服。（《千金方》）

堕胎下血：小蓟根叶、益母草五两。水二大碗，煮汁一碗，再煎至一盏，分二服，一

日服尽。(《圣济总录》)

小便热淋：马蓟根，捣汁服。(《圣惠方》)

癣疮作痒：刺蓟叶，捣汁服之。(《千金方》)

妇人阴痒：小蓟煮汤，日洗三次。(《普济方》)

诸瘘不合：虎蓟根、猫蓟根、酸枣根、枳根、杜衡各一把，斑蝥三分。炒为末，蜜丸枣大。疔疮恶肿：千针草四两，乳香一两，明矾五钱，为末。酒服二钱，出汗为度。(《普济方》)

海藻

味苦、咸，寒，无毒。主瘿瘤气，颈下核，破散结气，痈肿癥瘕，坚气，腹中上下鸣。下十二水肿。疗皮间积聚，暴㿉[①]，留气热结，利小便。一名落首，一名藫[②]。生东海池泽。七月七日采，暴干。反甘草。

陶隐居云：生海岛上，黑色如乱发而大少许，叶大都似藻叶。又有石帆，状如柏，疗石淋。又有水松，状如松，疗溪毒。

今按：陈藏器本草云：此物有马尾者，大而有叶者。《本经》及注海藻功状不分。马尾藻生浅水如短马尾，细黑色，用之当浸去咸。大叶藻生深海中及新罗，叶如水藻而大，《本经》云：主结气瘿瘤是也。

海藻

《尔雅》云：纶[③]似纶，组似组，正为二藻也。海人取大叶藻，正在深海底，以绳系腰，没水下刈得，旋系绳上。五月已后，当有大鱼伤人，不可取也。

臣禹锡等谨按《尔雅》云：蕁[④]，海藻。注：药草也。一名海萝，如乱发，生海中。《药性论》云：海藻，臣，味咸有小毒。主辟百邪鬼魅，治气疾急满，疗疝气下坠疼痛核肿，。去腹中雷鸣，幽幽作声。

孟诜云：海藻主起男子阴气，常食之消男子㿗疾。南方人多食之，传于北人，北人食之倍生诸病，更不宜矣。

陈藏器云：马藻，大寒。捣敷小儿赤白游疹，火焱热疮。捣绞汁服去暴热热痢，止渴生水，上如马齿相连。又云：石帆，高尺余，根如漆，上渐软，作交罗文，生海底，煮汁服主妇人血结，月闭，石淋。又云：水松，叶如松丰茸，食之生水肿[⑤]，亦生海底。《吴都赋》云：石帆水松是也。

《日华子》云：石帆，平，无毒。紫色，梗大者如箸，见风渐硬，色如漆，多人饰作珊瑚装。

《图经》曰：海藻，生东海池泽，今出登莱诸州海中。凡水中皆有藻。《周南·诗》云：于以采藻，于沼于沚是也。陆机云：藻，水草，生水底。有二种；一种叶如鸡苏，茎如箸，长四五尺。一种茎如钗股，叶如蓬蒿，谓之聚藻，扶风人谓之藻聚为发声也，二藻皆可食，熟挼其腥气，米面糁蒸为茹甚佳美，荆、扬人饥荒以当谷食。今谓海藻者，乃是海中所生，根著水底石上，黑色如乱发而粗大少许，叶类水藻而大，谓之大叶藻。《本经》云：主瘿瘤是也。海人以绳系腰没水下刈得之，旋系绳上。又有一种马尾藻，生浅水中，状如短马尾，细黑色，此主水癊，下水用之。陶隐居云：《尔雅》所谓纶似纶，组似组。东海有之，今青苔、紫菜皆似纶，昆布亦似组，恐即是此也，而陈藏器乃谓纶组，正谓此二藻也。谨按《本经》海藻一名藫，而《尔雅》谓为藫石衣，又谓蕁[6]名海藻[7]，是海藻自有此二名，而注释皆以为药草，谓纶、组乃别草，若然隐居所云似近之，藏器之说亦未可的据。又注释以石衣为水苔，一名石发，石发即陟釐也，色类似苔而粗涩为异。又云藫叶似薤[8]而大，生海底，且陟釐下自有条，味性功用与海藻全别。又生江南池泽，乃是水中青苔，古人用以为纸，亦青黄色，今注以为石发是也。然则藫与蕁皆是海藻之名，石发别是一类无疑也。昆布今亦出登、莱诸州，功用乃与海藻相近也。陶又云：凡海中菜皆疗瘿瘤结气，青苔、紫菜辈亦然。又有石帆如柏，主石淋。水松如松，主溪毒。《吴都赋》所谓草则石帆、水松。刘渊林注云：石帆生海屿石上，草类也。无叶，高尺许，其华离楼相贯连，死则浮水中，人于海边得之，稀有见其生者。水松，药草，生水中，出南海交趾是也。紫菜附石生海上，正青取，干之则紫色，南海有之。东海又有一种海带似海藻而粗且长，登州人取干之，柔韧可以系束物，医家用下水速于海藻、昆布之类。石发，今人亦干之作菜以齑臛啖之尤美。青苔可以作脯，食之皆利人。苔之类又有井中苔，生废井中，并井蓝皆主热毒。又上有垣衣条云：生古垣墙阴，苏恭云：即古墙北阴青苔衣也。生石上者名昔邪，屋上生者名屋游，大抵主疗略同。陆龟蒙《苔赋》云：高有瓦松，卑有泽葵；散岩窦者曰石发，补空田者曰垣衣；在屋曰昔邪，在药曰陟釐是也。瓦松生古瓦屋上若松子作层，泽葵，凫葵也。虽曰异类而皆感瓦石而生，故陆推类而云耳。今人罕复用之，故但复见于此。瓦松即下条昨叶何草也，《广志》谓之兰香，段成式云：或言构木上多松栽[9]，土木气泄则生瓦松，然亦不必尔。今医家或用作女子行经络药。陟釐古方治虚冷下痢最要，范汪治腹中留饮有海藻丸。又有瘿酒方；用海藻一斤，绢袋盛，以清酒二升浸，春夏二日，秋冬三日，一服两合，日三，酒尽更合饮之如前。滓曝干，末服方寸匕，日三，不过两剂，皆差。《广济》疗气膀胱急妨，宜下气昆布臛法：高丽昆布一斤，白米泔浸一宿，洗去咸味，以水一斗，煮令向热，擘长三寸，阔四五分，仍取葱白一握，二寸切断擘之更煮，令昆布极烂，仍下盐酢豉糁调和，一依臛法，不得令咸酸，以生姜、橘皮、椒末等调和，宜食粱米、粳米饭。海藻亦依此法，极下气，大效，无所忌。

《海药》云：主宿食不消，五膈痰壅，水气浮肿，脚气，贲豚气并良。

雷公：凡使，先须用生乌豆并紫背天葵和海藻三件同蒸一伏时，候日干用之。

《肘后方》：治颔下瘰疬如梅李：宜速消之；海藻一斤，酒二升渍数日稍稍饮之。

又方：治颈下卒结囊欲成瘿：海藻一斤，洗去咸，酒浸饮之。

现注：

①㿗（tuí 颓），阴疝。

②藫：（tán）潭。

③纶：下原有音关二字注音。纶指青丝绶带，组指宽丝带，用以比喻二藻之形状。

④蕁（tán）潭。各字典皆注蕁为知母，蕁为海藻字典失载。

⑤丰茸：丰盛茂密。食之生水肿，与水松主溪毒相悖，按藻类应消水肿。

⑥蕁（tán）潭，下原有徒南切三字注音。

⑦藻：下原有与藻同三字注释。

⑧薤：下原有音薤二字注音。因原刻为薤的另一种写法，写成韰，固有些条注音。

⑨栽：（zài 在），指筑墙之板。但句意似说构木上多有瓦松植在其上，此栽为植意。

按：海藻为马尾藻科羊栖菜或海蒿子的全草。综合条文所述海藻功能消瘿散结，破癥软坚，下水肿，消皮间积聚。临床用海藻治疗瘿瘤结核，甲状腺瘤，淋巴结核，皮下结节，脑水肿等，临床所用功能完全为《本经》所述，临床入散结药。

时珍曰：海藻近海诸地采取，亦作海菜，乃立名目，货之四方云。时珍曰：近人但洗净咸味，焙干用。

时珍曰：按：东垣李氏治瘰疬马刀，散肿溃坚汤，海藻、甘草两用之。盖以坚积之病，非平和之药所能取捷，必令反夺以成其功也。元素曰：海藻气味俱浓，纯阴，沉也。治瘿瘤马刀诸疮，坚而不溃者。《经》云：咸能软坚。营气不从，外为浮肿。随各引经药治之，肿无不消。成无己曰：咸味涌泄。故海藻之咸，以泄水气也。时珍曰：藻乃水草之有文者，洁净如澡浴，故谓之藻。时珍曰：藻有二种，水中甚多。水藻，叶长二三寸，两两对生，即马藻也；聚藻，叶细如丝及鱼鳃状，节节连生，即水蕴也，俗名鳃草，又名牛尾蕴，是矣。《尔雅》云：莙，牛藻也。郭璞注云：细叶蓬茸，如丝可爱，一节长数寸，长者二三十节，即蕴也。二藻皆可食，入药，以藻为胜。《左传》云：苹蘩蕴藻之菜，即此。思邈曰：凡天下极冷，无过藻菜。但有患热毒肿并丹毒者，取渠中藻菜切捣敷之，浓三分，干即易，其效无比。

附方：新二。

瘿气初起：海藻一两，黄连二两，为末。时时舐咽。先断一切浓味。(《丹溪方》)

蛇盘瘰疬：头项交接者。海藻菜（以荞面炒过），白僵蚕（炒）等分为末，以白梅泡汤和丸梧子大。每服六十丸，米饮下，必泻出毒气。(危氏《得效方》)

泽兰

味苦、甘，微温，无毒。主乳妇内衄，中风余疾，大腹水肿，身面四肢浮肿，骨节中水，金疮痈肿疮脓。产后金疮内塞。一名虎兰，一名龙枣，一名虎蒲。生汝南诸大泽傍，三月三日采，阴干。防己为之使。

陶隐居云：今处处有，多生下湿地，叶微香可煎油。或生泽傍，故名泽兰，亦名都梁香。可作浴汤，人家多种之，而叶小异。今山中又有一种甚相似，茎方叶小强，不甚香。既云泽兰又生泽傍，故山中者为非，而药家乃采用之。

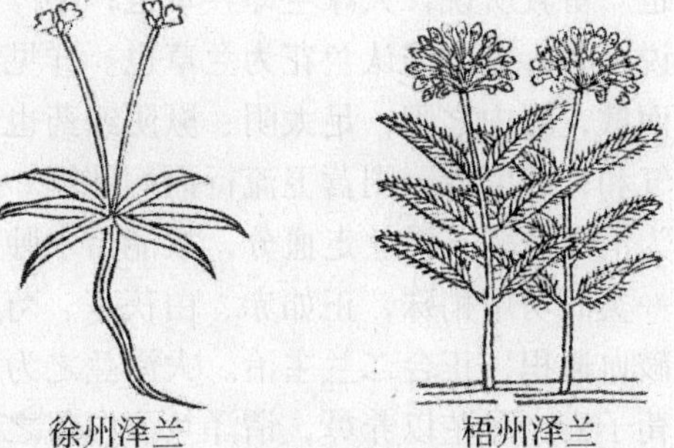
徐州泽兰　梧州泽兰

《唐本》注云：泽兰，茎方，节紫色，叶似兰草而不香，今京下用之者是。陶云都梁香乃兰草尔，俗名兰香，煮以洗浴。亦生泽畔，人家种之，花白紫萼，茎圆，殊非泽兰也。陶注兰草，复云名都梁香，并不深识也。

臣禹锡等谨按吴氏云：泽兰一名水香，神农、黄帝、岐伯、桐君酸，无毒。季氏温。生下地水傍，叶如兰，二月生香赤节，四叶相值枝节间。

《药性论》云：泽兰使，味苦辛。主产后腹痛；频产血气衰冷成劳瘦羸。又治通身面目大肿，主妇人血沥腰痛。

《日华子》泽兰通九窍，利关脉，养血气，破宿血，消癥瘕，产前产后百病，通小肠，长肉生肌，消仆损瘀血，治鼻洪吐血，头风目痛，妇人劳瘦，丈夫面黄。四月、五月采，作缠把子。《图经》曰：泽兰，生汝南诸大泽傍，今荆、徐、随、寿、蜀、梧州，河中府皆有之。根紫黑色如粟根，二月生苗，高二三尺，茎秆青紫色，作四棱，叶生相对如薄荷，微香。七月开花，带紫白色，萼通紫色，亦似薄荷花，三月采苗，阴干，荆、湖、岭南人家多种之。寿州出者无花子，此与兰草大抵相类，但兰草生水旁，叶光润，阴小紫，五、六月盛。而泽兰生水泽中，及下湿地，叶尖微有毛，不光润，方茎紫节，七月、八月初采，微辛，此为异耳。今妇人方中最急用也。又有一种马兰，生水泽傍，颇似泽兰而气臭味辛，亦主破血，补金创，断下血。陈藏器以为《楚辞》所喻恶草即是也。北人呼为紫菊，以其花似菊也。又有一种山兰，生山侧，似刘寄奴，叶无椏，不对生，花心微黄赤，亦能破血，皆可用。《雷公》云：凡使须要别识雄雌，其形不同，大泽兰形叶皆园，根青黄，能生血调气与荣台小泽兰迥别，采得后看叶上斑，根须尖，此药能破血，通久积。凡修事大小泽兰须细剉之，用绢袋盛，悬于屋南畔角上，令干用。

《子母秘录》：治小儿蓐[①]疮，嚼泽兰心封上。

《衍义》曰：泽兰，按《补注》云：叶如兰，今兰叶如麦门冬，稍阔而长及一二尺无枝梗，殊不与泽兰相似。泽兰才出土便分枝，梗叶如菊，但尖长，若取香嗅则稍相类。既谓之泽兰，又曰生汝南大泽傍，则其种本别，如兰之说误矣。

现注：

①蓐：（rù 褥），草席。

按：泽兰为唇形科地瓜儿苗茎叶。综合条文所述泽兰功能止漏，祛中风，消腹胀水种，消身面四肢浮肿，消骨节中水，消痈疮肿毒。临床用泽兰治妇女月经不调，浮肿，肝肾水肿。其消骨节中水尚不被重视。临床入利水活血药。

释名：孩儿菊(《纲目》)、风药(《纲目》)。时珍曰：此草亦可为香泽，不独指其生泽旁也。齐安人呼为风药，《吴普本草》一名水香，陶氏云亦名都梁，今俗通呼为孩儿菊，则其与兰草为一物二种，尤可证矣。其根可食，故曰地笋。时珍曰：吴普所说，乃真泽兰也。雷敩所说，大泽兰即兰草也；小泽兰即此泽兰也。寇宗奭所说泽兰则是，而破吴普之说则非，盖由误认兰花为兰草也。详见兰草正误下。时珍曰：兰草、泽兰气香而温，味辛而散，阴中之阳，足太阴、厥阴经药也。脾喜芳香，肝宜辛散。脾气舒，则三焦通利而正气和；肝郁散，则营卫流行而病邪解。兰草走气道，故能利水道，除痰癖，杀蛊辟恶，而为消渴良药；泽兰走血分，故能治水肿，涂痈毒，破瘀血，消症瘕，而为妇人要药。虽是一类而功用稍殊，正如赤、白茯苓、芍药，补泻皆不同也。雷敩言：雌者调气生血，雄者破血通积，正合二兰主治。大泽兰之为兰草，尤可凭据。血生于气，故曰调气生血也。又荀子云：泽芷以养鼻，谓泽兰、白芷之气，芳香通乎肺也。

附方新四。

产后水肿，血虚浮肿。泽兰、防己等分，为末。每服二钱，醋汤下。（张文仲《备急方》）

疮肿初起：泽兰，捣封之，良。(《集简方》)

损伤瘀肿：方同上。

产后阴翻：产后阴户燥热，遂成翻花。泽兰四两，煎汤熏洗二三次，再入枯矾煎洗之，即安。(《集简方》)

昆布

味咸，寒，无毒。主十二种水肿，瘿瘤，聚结气，瘘疮。生东海。

陶隐居云：今惟出高丽，绳把索之如卷麻，作黄黑色，柔韧可食。《尔雅》云：纶[①]似纶，组似组。东海有之。今青苔、紫菜皆似纶，此昆布亦似组，恐即是也。凡海中菜皆疗瘿瘤结气，青苔、紫菜辈亦然。干苔性热，柔苔甚冷也。

今按：陈藏器本草云：昆布，主阴㿉，含之咽汁。生南海，叶如手大，如薄苇紫色。

臣禹锡等谨按《药性论》云：昆布，臣，有小毒。利水道，去面肿，治恶疮鼠瘘。

陈藏器云：紫菜，味甘寒。主下热烦气，多食令人腹痛发气，吐白沫，饮少热醋消之。

萧炳云：海中菜有小螺子，损人不可多食。

《图经》：[②]文具海藻条下。

《唐本》注云：又有石帆，状如柏，治石淋。又有水松，状如松，治溪毒。

陈藏器云：主颓卵肿，煮汁咽之。生南海叶如手，干紫赤色，大似薄苇。陶云出新罗，黄黑色，叶柔细，陶解昆布乃是马尾海藻也。新注云：如瘿气，取末蜜丸含化，自消也。

《海药》云：谨按《异志》，生东海水中，其草顺流而生。新罗者黄黑色，叶细，胡人采得搓之为索，阴干，舶上来中国。性温主大腹水肿，诸浮气，并瘿瘤气结等良。

《雷公》云：凡使，先弊甑箄同煮，去咸味，焙，细剉用。每修事一斤，用甑箄大小十个，同昆布细剉，二味各一处，下东流水从巳煮至亥，水旋添，勿令少。

《食疗》云：下气，久服瘦人。无此疾者不可食。海岛之人爱食，为无好菜，只食此物。服久，病亦不生。遂传说其功于北人，北人食之病皆生，是水土不宜尔。又云紫菜，下热气，多食胀人，若热气塞咽喉者，汁饮之。此是海中之物味，犹有毒性。凡是海中菜，所以有损人矣。《圣惠方》治瘿气结核，𤸇𤸇肿硬；昆布一两洗去咸，捣为散，每以一钱，绵裹，于好醋中浸过，含嚥汁，药味尽再含之。

《外台秘要》治颔下卒结囊渐大欲成瘿，以昆布、海藻等分为末，蜜丸含如杏核大，稍稍嚥汁。

《千金翼》治五瘿：昆布一两，并切如指大，酢渍含嚥汁愈。

现注：

①纶：下原有音关二字注音。

②本条原刻即无昆布图。

按：昆布为海带科或翅藻科昆布、裙带菜的叶状体。综合条文所述昆布功能消十二种水肿，散瘿瘤，散结聚，治瘘疮。临床所用昆布与《别录》所述一致，主要治瘿瘤结聚各种水肿。临床入散结软坚药中。紫菜为红毛菜科植物甘紫菜的叶状体。另有甘紫菜，长紫菜等。

时珍曰：按《吴普本草》，纶布一名昆布，则《尔雅》所谓纶似纶，东海有之者，即昆布也。纶音关，青丝绶也，讹而为昆耳。陶弘景以纶为青苔、紫菜辈，谓组为昆布；陈藏器又谓纶、组是二种藻。不同如此。时珍曰：昆布生登、莱者，搓如绳索之状。出闽、浙者，大叶似菜。盖海中诸菜性味相近，主疗一致。虽稍有不同，亦无大异也。杲曰：咸能软坚，故瘿坚如石者非此不除，与海藻同功。

紫菜：释名：紫𦽱。时珍曰：闽、越海边悉有之。大叶而薄。彼人成饼状，晒干货之，其色正紫，亦石衣之属也。病瘿瘤脚气者，宜食之（时珍）。震亨曰：凡瘿结积块之疾，宜常食紫菜，乃咸能软坚之义。

防己

味辛、苦，平、温，无毒。主风寒温疟热气，诸痫，除邪，利大小便，疗水肿风肿，去膀胱热，伤寒寒热邪气，中风手脚挛急，止泄，散痈肿恶结，诸蜗疥癣，虫疮，通腠理，利九窍。一名解离。文如车辐理解者良。生汉中川谷，二月、八月采根，阴干。殷孽为之使，杀雄黄毒，恶细辛，畏萆薢。

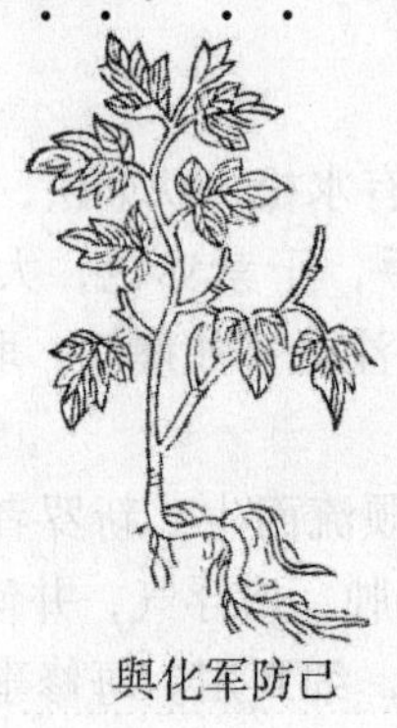
兴化军防己

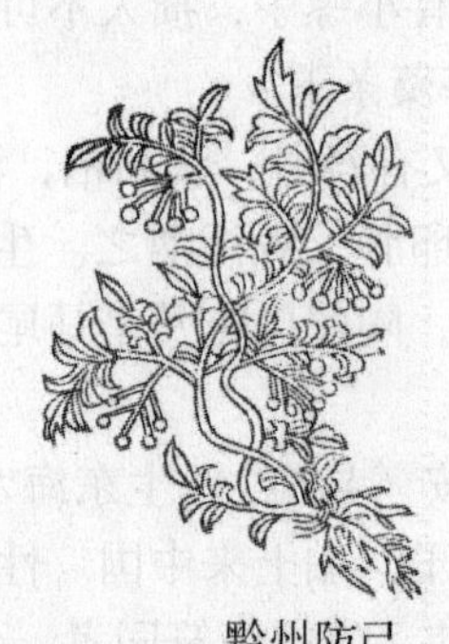
黔州防己

陶隐居云：今出宜都建平，大而青白色，虚软者好，黯黑冰强者不佳。服食亦须之，是疗风水家要药尔。

《唐本》注云：防己，本出汉中者作车辐解，黄实而香；其青白虚软者名木防己，都不任用。陶谓之佳者，盖未见汉中者尔。

臣禹锡等谨按《药性论》云：汉防己，君，味苦有小毒。能治湿风口面㖞斜，手足疼，散留痰，主肺气嗽喘。又云：木防己，使，畏女菀、卤碱，味苦辛。能治男子肢节中风，毒风不语，主散结气痈肿，温疟，风水肿，治膀胱。

萧炳云：木防己出华州。

《图经》曰：防己，生汉中川谷。今黔中亦有之。但汉中出者破之纹作车辐解，黄实而香，茎梗甚嫩，苗叶小类牵牛，折其茎一头吹之，气从中贯，如木通类。它处者青白虚软，又有腥气，皮皱，上有丁足子，名木防己。二月、八月采，阴干用。木防己虽今不入药，而古方亦通用之。张仲景治伤寒有增减木防己汤，及防己地黄五物，防己黄芪六物等汤。深师疗膈间支满，其人喘满，心下痞坚，面黧黑，其脉沉紧，得之数十日，吐下之乃愈，木防己汤主之；木防己二两，石膏二枚鸡子大，碎，绵裹，桂心二两，人参四两，四物以水六升，煮取二升，分再服。虚者便愈，实者三日复发汗至三日复不愈者，宜去石膏加芒硝三合。以水六升，煮三味，取二升，去滓，内芒硝，分再服。微下利则愈。禁生葱。孙思邈疗遗溺小溲涩，亦用三物木防己汤。

陈藏器云：如陶所注，即是木防己用体小同。按木、汉二防己即是根苗为名，汉主水气，木主风气，宣通。作藤，著木生，吹气通一头如通草。

雷公云：凡使，勿使木条，以其木条已黄腥、皮皱上有丁足子，不堪用。夫使防己要心花纹黄色者然，细剉，又剉车前草根，相对同蒸半日后出晒，去车前草根，细剉用之。

《肘后方》：服雄黄中毒：防己汁解之，防己实焙干为末，如茶法煎服。俗用治脱肛。

《初虞世方》：治肺痿咯血多痰：防己、葶苈等分为末，糯米饮调下一钱。

按：防己为防己科粉防己，因集散于汉口故名汉防己。木防己为马兜铃科广防己，主产两广。又有防己科木防己亦当木防己用。马兜铃科异叶马兜铃之根称汉中防己亦当木防己用。与汉防己不同，应注意区分。因有报道木防己所含马兜铃酸对肾有损害，故治疗应用粉防己即汉防己。汉防己断面伞状放射纹较少，木防己断面伞状放射纹很密，甚易区别。又有说马兜铃酸治疗量仅为中毒量的千分之一，但也不应忽视。粉防己含粉防己甲素有抗癌作用。青藤碱有止痛，抗过敏作用。有说汉防己偏利水，木防己偏散风。综合条文所述防己功能祛风寒，消温疟，止惊痫，利二便，消水肿，消膀胱，退寒热，熄中风，止挛急，散恶结痈肿，利九窍。临床所用基本已发挥《本经》所述，治风湿痹症，中风瘫缓等。临床入祛风药中。

时珍曰：按：东垣李杲云：防己如险健之人，幸灾乐祸，能首为乱阶，若善用之，亦可御敌。其名或取此义。解离，因其纹解也。时珍曰：今人多去皮锉，酒洗晒干用。元素曰：大苦、辛，寒。阴也，泄也。治中下湿热肿，泄脚气，行十二经。（元素） 元素曰：去下焦湿肿及痛，并泄膀胱火邪，必用汉防己、草龙胆为君，黄柏、知母、甘草佐之，防己乃太阳本经药也。

杲曰：本草十剂云：通可去滞，通草、防己之属是也。夫防己大苦寒，能泻血中湿热，通其滞塞，亦能泻大便，补阴泻阳，助秋冬、泻春夏之药也。比之于人，则险而健者也。幸灾乐祸，能首为乱阶。然善用之，亦可敌凶突险。此瞑眩之药也，故圣人存而不废。大抵闻其臭则可恶，下咽则令人身心烦乱，饮食减少。至于十二经有湿热壅塞不通，及下注香港脚，除膀胱积热而庇其基本，非此药不可，真行经之仙药，无可代之者。若夫饮食劳倦，阴虚生内热，元气谷食已亏，以防己泄大便，则重亡其血，此不可用一也。如人大渴引饮，是热在上焦肺经气分，宜渗泄，而防己乃下焦血分药，此不可用二也。外伤风寒，邪传肺经，气分湿热，而小便黄赤，乃至不通，此上焦气病，禁用血药，此不可用三也。大抵上焦湿热者皆不可用。下焦湿热流入十二经，致二阴不通者，然后审而用之。

附方：新九。

皮水胕肿：按之没指，不恶风，水气在皮肤中，四肢聂聂动者，防己茯苓汤主之：防己、黄、桂枝各三两，茯苓六两，甘草二两。每服一两，水一升，煎半升服，日二服。（张仲景方）

风水恶风：汗出身重，脉浮，防己黄汤主之：防己一两，黄一两二钱半，白术七钱半，炙甘草半两。锉散。每服五钱，生姜四片，枣一枚，水一盏半，煎八分，温服。良久再服。腹痛加芍药。（仲景方）

小便淋涩：三物木防己汤：用木防己、防风、葵子各二两。㕮咀。水五升，煮二升半，分三服。（《千金方》）

伤寒喘急：防己、人参等分。为末。桑白汤服二钱，不拘老小。肺痿喘嗽：汉防己末二钱。浆水一盏，煎七分，细呷。（《儒门事亲》）

鼻衄不止：生防己末，新汲水服二钱，仍以少许搐之。（《圣惠方》）

霍乱吐利：防已、白芷等分。为末。新汲水服二钱。（《圣惠方》）

目睛暴痛：防已酒浸三次，为末。每一服二钱，温酒下。（《摘玄方》）

天 麻

味辛，平，无毒，主诸风湿痹，四肢拘挛，小儿风痫惊气，利腰膝，强筋力。久服益气轻身长年。生郓州、利州、太山、崂山诸山。五月采根，暴干[①]。叶如芍药而小，当中抽一茎，直上如箭秆，茎端结实，状若续随子，至叶枯时子黄熟，其根连一二十枚，犹如天门冬之类，形如黄瓜，亦如芦菔，大小不定，彼人多生啖或蒸煮食之。今多用郓州者佳。今附。

臣禹锡等谨按《别注》又云：主诸毒恶气，支满寒疝，下血。今处处有之，时人多用焉。茎似箭秆，赤色，故茎名赤箭也。

《药性论》云：赤箭脂，一名天麻，又名定风草，味甘平，能治冷气𤸷痹摊缓不遂，语多恍惚，多惊失志。

陈藏器：天麻，寒，主热毒痈肿，捣茎、叶敷之，亦取子作饮，去热气。生平泽，似马鞭草，节节生紫花，花中有子，如青葙子。

《日华子》云：味甘暖，助阳气，补五劳七伤，鬼疰蛊毒，通血脉，开窍。服无忌。

邵州天麻

《图经》曰：天麻，生郓州、利州、泰山、崂山诸山。今京东、京西、湖南、淮南州郡亦有之。春生苗，初出若芍药，独抽一茎，直上高三二尺如箭秆状，青赤色，故名赤箭脂。茎中空，依半以上贴茎微有尖小叶，梢头生成穗，开花结子如豆粒大，其子至夏不落，却透虚入茎中，潜生土内，其根形如黄瓜，连生一二十枚，大者有重半斤或五六两，其皮黄白色，名白龙皮，肉名天麻。二月、三月、五月、八月内采。初取得乘润刮去皮，沸汤略煮过，暴干收之。嵩山、衡山人或取生者蜜煎作果食之，甚珍。《雷公》：凡使，勿用御风草，缘与天麻相似，只是叶、茎不同；其御风草根茎叶皆白，有青点，使御风草根，勿使天麻，二件若同用，即令人有肠结之患。修事天麻十两，用蒺藜子一镒，缓火熬焦熟后，便先安置天麻十两于瓶中，上用火熬过蒺藜子盖内外，使用三重纸盖，并系，从巳至未时又出蒺藜子，再入熬炒，准前安天麻瓶内，用炒了蒺藜子于中依前盖，又隔一伏时后出，如此七遍，瓶盛出后，用布拭上气汗，用刀劈焙之，细剉单捣。然用御风草修事法亦同天麻。

《别说》云：谨按赤箭条下所说甚详，今就此考之尤为分明，详此《图经》之状，即赤箭苗之未长大者。二说前后自不同，则所为紫花者又不知是何物也。若依赤箭条后，用之为是。

《衍义》曰：天麻，用根须别药相佐使，然后见其功，仍须加而用之。人或蜜渍为果，或蒸煮食用天麻者，深思之则得矣。苗则赤箭也。

现注：

①此条原为墨字，因无陶注故不是《本经》《别录》文，今附为《开宝》。

按：天麻为兰科天麻的根茎。其苗为赤箭，已见前之章节。综合条文所述天麻功能散风除痹止拘挛惊痫，利腰膝，强筋力。临床所用皆基于《开宝》条文，主要治头晕头痛，四肢拘挛，手足不遂等脑血管病，临床入祛风药中。

时珍曰：赤箭，以状而名；独摇、定风，以性异而名；离母、合离，以根异而名；神草、鬼督邮，以功而名。天麻即赤箭之根，《开宝本草》重出一条，详后集解下。时珍曰：《本经》止有赤箭，后人称为天麻。甄权《药性论》云：赤箭芝一名天麻，本自明白。宋人马志《重修本草》，重出天麻，遂致分辩如此。沈括《笔谈》云：《神农本草》明言赤箭采根，后人谓其根如箭，疑当用茎，盖不然也。譬如鸢尾、牛膝，皆因茎叶相似，则用其根，何足疑哉？上品五芝之外，补益上药，赤箭为第一。世人惑于天麻之说，遂止用之治风，良可惜哉。沈公此说虽是，但根、茎并皆可用。天麻子从茎中落下，俗名还筒子。其根曝干，肉色坚白，如羊角色，呼羊角天麻；蒸过黄皱如干瓜者，俗呼酱瓜天麻，皆可用者。一种形尖而空，薄如玄参状者，不堪用。《抱朴子》云：独摇芝，生高山深谷之处，所生左右无草。其茎大如手指，赤如丹素。叶似小苋。根有大魁如斗，细者如鸡子十二枚绕之。人得大者，服之延年。按：此乃天麻中一种神异者，如人参中之神参也。曰：凡使天麻，勿用御风草，二物相似，只是叶、茎不同。御风草根茎斑，叶背白有青点。使御风草，即勿使天麻。若同用，令人有肠结之患。时珍曰：此乃治风痹药，故如此修事也。若治肝经风虚，惟洗净，以湿纸包，于糠火中煨熟，取出切片，酒浸一宿，焙干用。

赤箭：好古曰：苦，平，阴中之阳也。治风虚眩运头痛（元素）。

杲曰：肝虚不足者，宜天麻、芎䓖以补之。其用有四：疗大人风热头痛，小儿风痫惊悸，诸风麻痹不仁，风热语言不遂。时珍曰：天麻，乃肝经气分之药。《素问》云：诸风掉眩，皆属于肝。故天麻入厥阴之经而治诸病。按：罗天益云：眼黑头旋，风虚内作，非天麻不能治。天麻乃定风草，故为治风之神药。今有久服天麻药，遍身发出红丹者，是其祛风之验也。附方：新二。

天麻丸：消风化痰，清利头目，宽胸利膈。治心忪烦闷，头晕欲倒，项急，肩背拘倦，神二两。为末，炼蜜丸如芡子大。每食后嚼一丸，茶、酒任下。（《普济方》）腰脚疼痛：天麻、半夏、细辛各二两。绢袋二个，各盛药令匀，蒸热，交互熨痛处。汗出则愈。数日再熨。（《卫生易简方》）

还筒子：主治定风补虚，功同天麻（时珍）。

附方：新一。

益气固精：补血，黑发，益寿，有奇效。还筒子半两，芡实半两，金银花二两，破故纸（酒浸，春三，夏一，秋二，冬五日，焙，研末）二两。各研末，蜜糊丸梧子大。每服五十丸，空心盐汤温酒任下。郑西泉所传方。（邓才《杂兴方》）

阿魏

味辛，平，无毒，主杀诸小虫，去臭气，破癥积，下恶气，除邪鬼蛊毒。生西蕃及昆仑。[①]《唐本》注：苗、叶、根、茎酷似白芷，捣根汁日煎作饼者为上，截根穿曝干者为次。体性极臭而能止臭，亦为奇物也。《唐本》先附。

臣禹锡等谨按萧炳云：今人日煎蒜白为假者，真者极臭而去臭为奇物。今下细虫极效。

段成式《酉阳杂俎》云：阿魏出伽阇[②]那国，即北天竺也。伽阇那呼为形虞，亦出波斯国，波斯呼为阿虞截。树长八九尺，皮色青黄，三月生叶，叶形似鼠耳，无花实，断其

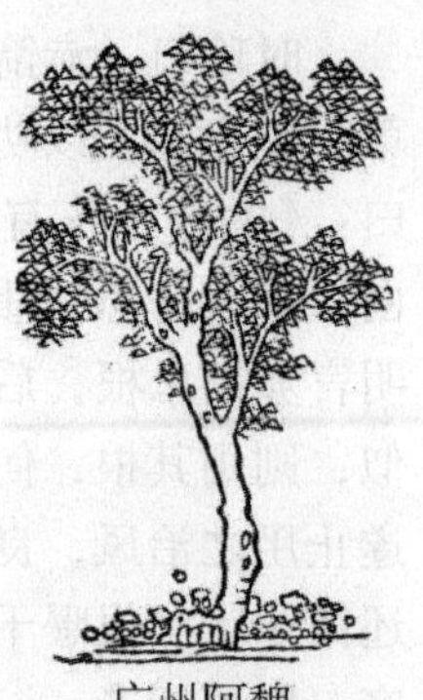
广州阿魏

枝汁出如饴，久乃坚凝名阿魏。拂林国僧弯所说同。摩伽陀僧提婆言取其汁和米豆屑合成阿魏。

《日华子》云：阿魏，热。治传尸，破癥癖冷气，辟温，治疟，兼主霍乱心腹痛，肾气温瘴，御一切蕈菜毒。

《图经》曰：阿魏，出西蕃及昆仑。今惟广州有之。旧说苗叶根极似白芷，捣根汁日煎作饼者为上，截根穿曝干者为次。今广州出者云是木膏液滴酿结成，二说不同。谨按段成式《酉阳杂俎》云：阿魏木，生波斯国，呼为阿虞木，长八九尺，皮色青黄，三月生叶似鼠耳，无花实，断其枝汁出如饴，久乃坚凝名阿魏。或云取其汁和米豆屑合酿而成，乃与今广州所上相近耳。《海药》云：谨按《广志》云：生石昆仑国，是木津液如桃胶状，其色黑者不堪，其状黄散者为上。其味辛温，善主于风邪鬼注，并心腹中冷服饵。又云南长河中亦有阿魏与舶上来者滋味相似，一般只无黄色。

《雷公》云：凡使，多有讹伪，其有三验：第一验将半铢安于熟铜器中一宿，至明沾阿魏处白如银，永无赤色，第二验将一铢置于五斗草自然汁中一夜，至明如鲜血色。第三验将一铢安于柚树上，树立干，便是真。凡使，先于净钵中研如粉了，于热酒器上裛过，任入药用。

《千金翼》：尸疰恶气：阿魏治之神效。

《别说》云：谨按阿魏，《补注》《图经》所说，合在木部，今二浙人家亦种，枝叶香气皆同，而差淡薄，但无汁膏尔。

现注：

①本条原为墨字，因无陶注故不是《本经》《别录》文。为《唐本》。

②阇：(shé 舌)。

按：阿魏为伞形科阿魏的树脂。综合条文所述阿魏功能杀虫除臭，破癥消蛊。临床用阿魏主要化癥除痞，治癥瘕痞块，肝硬化，肿瘤等症。临床入软坚药中。

时珍曰：夷人自称曰阿，此物极臭，阿之所畏也。波斯国呼为阿虞，天竺国呼为形虞，《涅经》谓之央匮。蒙古人谓之哈昔泥，元时食用以和料。其根名稳展，云淹羊肉甚香美，功同阿魏。见《饮膳正要》。时珍曰：阿魏有草木二种，草者出域，可晒可蒸，苏恭所说是也。木者出南番，取云出火州及沙鹿、海牙国者，草高尺许，根株独立，枝叶如盖，臭气逼人，生取其汁名阿魏。出三佛齐及暹逻国者，树不甚高，土人纳竹筒于树内，脂满其中，冬月破筒取之。或云其脂最毒，人不敢近。每采时，以羊系于树下，自远射之。脂之毒着羊，羊毙即为阿魏。观此，则其有二种明矣。盖其树低小如枸杞、牡荆之类，西南风土不同，故或如草如木也。系羊射脂之说，俗亦相传，但无实据。谚云：黄芩无假，阿魏无真。以其多伪也。刘纯诗云：阿魏无真却有真，臭而止臭乃为珍。

解自死牛、羊、马肉诸毒（汪机）。消肉积。

时珍曰：阿魏消肉积，杀小虫，故能解毒辟邪，治疟、痢、疳、劳、尸注、冷痛诸症。

按：王璆《百一选方》云：夔州谭逵病疟半年。故人窦藏叟授方：用真阿魏、好丹砂各一两，研匀，米糊和，丸皂子大。每空心人参汤化服一丸，即愈。世人治疟，惟用常山、砒霜毒物，多有所损。此方平易，人所不知。《草窗周密》云：此方治疟以无根水下。治痢以黄连、木香汤下，疟、痢亦多起于积滞故尔。

附方：新十。

辟鬼除邪：阿魏枣许为末，以牛乳或肉汁煎五六沸服之。至暮，以乳服安息香枣许。久者不过十日。忌一切菜。孙侍郎用之有效。（唐崔行功《纂要》）

恶疰腹痛：不可忍者。阿魏末，热酒服一二钱，立止。（《永类钤方》）

尸疰中恶：近死尸，恶气入腹，终身不愈。用阿魏三两。每用二钱，拌面裹作馄饨十余枚，煮熟食之，日三。服至三七日，永除。忌。忌五辛，油物。《圣惠方》

颓疝疼痛：败精恶血，结在阴囊所致。用阿魏二两（醋和荞麦面作饼裹之煨熟），大槟榔二枚钻孔，溶乳香填满，亦以荞面裹之煨熟，入砂末一钱，赤芍药末一两，糊丸梧桐子大。每食前，酒下三十丸。（危氏《得效方》）

小儿盘肠：内吊，腹痛不止。用阿魏为末，大蒜半瓣炮熟研烂和丸麻子大。每艾汤服五丸。（《总微论》）

脾积结块：鸡子五个，阿魏五分，黄蜡一两，同煎化，分作十服。每空心细嚼，温水送下。诸物不忌，腹痛无妨。十日后大便下血，乃积化也。（《保寿堂经验方》）

痞块有积：阿魏五钱，五灵脂（炒烟尽）五钱，为末，以黄雄狗胆汁和，丸黍米大。空心唾津送下三十丸。忌羊肉、醋、面。（《扶寿精方》）

五噎膈气：方同上。痎疟寒热：阿魏，胭脂各一豆大，研匀，以蒜膏和，覆虎口上，男左女右。（《圣济总录》）

牙齿虫痛：阿魏，臭黄等分，为末，糊丸绿豆大。每棉裹一丸，随左右插入耳中，立效。（《圣惠方》）

高良姜

大温，主暴冷。胃中冷逆，霍乱腹痛。陶隐居云：出高良郡。人腹痛不止，但嚼食亦效。形气与杜若相似，而叶如山姜。

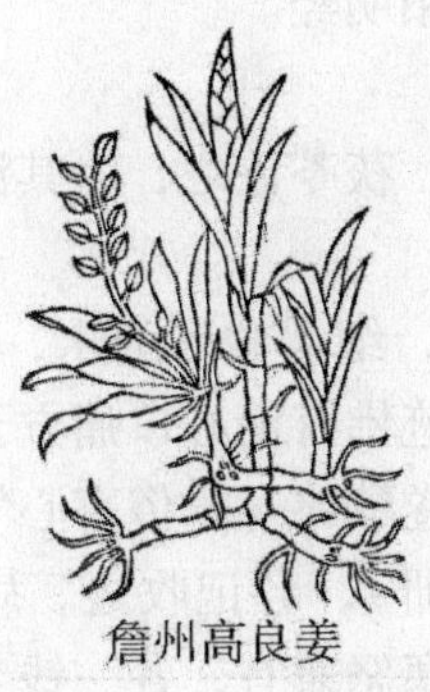
詹州高良姜

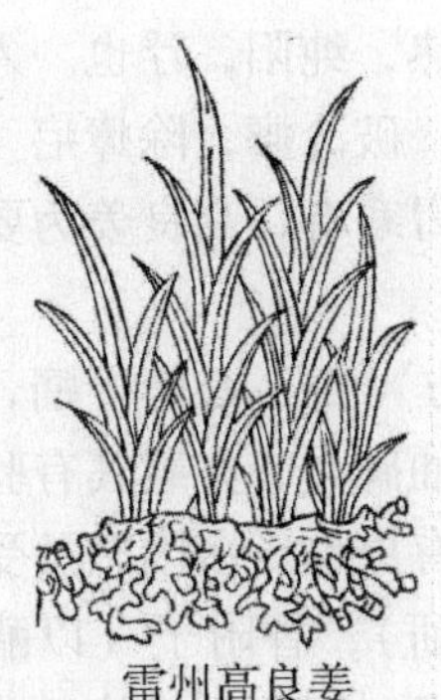
雷州高良姜

《唐本》注：生岭南者，形大虚软，江左者细紧，味亦不甚辛，其实一也。今相与呼细者为杜若，大者为高良姜，此非也。

今按：陈藏器本草云：高良姜，味辛温。下气益声好颜色，煮作饮服之，止痢及霍乱。

又按：《别本》注：二月、三月采根暴干，味辛苦大热无毒。

臣禹锡等谨按《药性论》云：高良姜，使。能治腹内久冷，胃气逆，呕吐，治风破气，腹冷气痛，去风冷痹弱，疗下气冷逆冲心，腹痛吐泻。

《日华子》云：治转筋泻痢，反胃呕食，解酒毒，消宿食。

《图经》曰：高良姜，旧不载所出州土，陶隐居云：出高良郡，今岭南诸州及黔、蜀皆有之。内郡虽有而不堪入药，春生茎叶如姜苗而大，高一二尺许，花红紫色如山姜，二月、三月采根曝干。古方亦单用，治忽心中恶口吐清水者，取根如骰子块，含之嚥津，逡巡即差。若臭亦含嚥，更加草豆蔻同为末，煎汤，常饮之佳。《圣惠方》：治霍乱吐利，腹痛等疾：高良姜一两，剉，以水三大盏，煎取二盏半，去滓，下粳米二合煮粥食之。

《外台秘要》：备急霍乱吐利方：火炙高良姜令焦香，每用五两，打破，以酒一升，煮三四沸，顿服，亦治腹痛气恶。

苏恭云：凡患脚气，每旦任意饱食，午后少食，日晚不食，如饥可食豉粥，若瞑不消欲致霍乱者，即以高良姜一两，打碎，以水三升，煮取一升，顿服尽即消，待极饥乃食一碗薄粥，其药惟极饮之良。若卒无高良姜，母姜一两代之，以清酒一升，煮令极熟，去滓食之，虽不及高良姜亦大效矣。

《十全方》：治心脾痛：以高良姜细剉，微炒，杵末，米饮调下一钱匕，立止。

按：高良姜为姜科高良姜的根茎。综合条文所述高良姜功能祛冷温胃，降逆除霍乱。临床用高良姜主要治胃寒胃痛，如胃炎，胃溃疡等。临床入温胃药中。

释名蛮姜(《纲目》)。时珍曰：陶隐居言此姜始出高良郡，故得此名。按高良，即今高州也。汉为高凉县，吴改为郡。其山高而稍凉，因以为名，则高良当作高凉也。时珍曰：按：范成大《桂海志》云：红豆蔻花丛生，叶瘦如碧芦。春末始发，初开花抽一干，有大箨包之，箨拆花见。一穗数十蕊，淡红鲜妍，如桃杏花色。蕊重则下垂如葡萄，又如火齐璎珞及剪彩鸾枝之状。每蕊有心两瓣，人比之连理也。其子亦似草豆蔻。

时珍曰：高良姜、红豆蔻，并宜炒过入药。亦有以姜同吴茱萸、东壁土炒过入药用者。

张元素曰：辛，热，纯阳，浮也。入足太阴、阳明经。

健脾胃，宽噎膈，破冷癖，除瘴疟（时珍）。

杨士瀛曰：噫逆胃寒者，高良姜为要药，人参、茯苓佐之，为其温胃，解散胃中风邪也。

时珍曰：《十全方》言：心脾冷痛，用高良姜，细锉微炒为末，米饮服一钱，立止。太祖高皇帝御制周颠仙碑文，亦载其有验云。又秽迹佛有治心口痛方云：凡男女心口一点痛者，乃胃脘有滞或有虫也。多因怒及受寒而起，遂致终身。俗言心气痛者，非也。用高良姜（以酒洗七次焙研），香附子（以醋洗七次焙研），各记收之。病因寒得，用姜末二钱，附末一钱；因怒得，用附末二钱，姜末一钱；寒怒兼有，各一钱半，以米饮加入生姜汁一匙，盐一捻，服之立止。韩飞霞《医通》书亦称其功云。

附方：新十。

霍乱呕甚：不止。用高良姜（生锉）二钱，大枣一枚。水煎冷服，立定。名冰壶汤。(《普济方》)

心脾冷痛：高良姜丸：用高良姜四两（切片，分作四分：一两用陈廪米半合，炒黄去米；一两用陈壁土半两，炒黄去土；一两用巴豆三十四个，炒黄去豆；一两，用斑蝥三十四个，炒黄去蝥），吴茱萸一两（酒浸一夜，同姜再炒）。为末，以浸茱酒打糊丸梧桐子大，每空心姜汤下五十丸。《永类钤方》：用高良姜三钱，五灵脂六钱，为末，每服三钱，醋汤调下。养脾温胃：去冷消痰，宽胸下气，大治心脾疼及一切冷物所伤。用高良姜、干姜等分。炮研末，面糊丸梧子大，每食后橘皮汤下十五丸。妊妇勿服。（《和剂局方》）

脾虚寒疟：寒多热少，饮食不思。用高良姜（麻油炒）、干姜（炮）各一两。为末。每服五钱，用猪胆汁调成膏子，临发时热酒调服。以胆汁和丸，每服四十丸，酒下亦佳。吴开内翰，政和丁酉居全椒县，岁疟大作，用此救人以百计。张大亨病此，甚欲致仕，亦服之愈。大抵寒发于胆，用猪胆引二姜入胆，去寒而燥脾胃，一寒一热，阴阳相制，所以作效也。一方：只用二姜（半生半炮）各半两，穿山甲（炮）三钱。为末。每服二钱，猪肾煮酒下。（《朱氏集验方》）

妊妇疟疾：先因伤寒变成者。用高良姜三钱（锉）。以猪胆汁浸一夜，东壁土炒黑，去土，以肥枣肉十五枚，同焙为末。每用三钱，水一盏，煎热，将发时服。神妙。（《永类钤方》）

暴赤眼痛：以管吹良姜末入鼻取嚏，或弹出鼻血，即散。（《谈野翁试验方》）

风牙痛肿：高良姜二寸，全蝎（焙）一枚。为末掺之，吐涎，以盐汤漱口。此乃乐清丐者所传。鲍季明病此，用之果效。（王璆《百一选方》）

头痛搐鼻：高良姜生研频搐。（《普济方》）

百部根

微温，臣禹锡等谨按《蜀本》云：微寒。主咳嗽上气。

陶隐居云：山野处处有，根数十相连，似天门冬而苦强，亦有小毒。火炙酒渍饮之疗咳嗽，亦主去虱，煮作汤洗牛犬虱即去。《博物志》：九真有一种草，似百部，但长大尔，悬火上令干，夜取四五寸，短切含咽汁，勿令人知，主暴嗽甚良，名为嗽药。疑此是百部，恐其土肥润处，是以长大尔。

今按：陈藏器本草云：百部根，火炙浸酒，空腹饮去虫蚕咬，兼疥癣疮。

臣禹锡等谨按《药性论》云：百部，使。味甘无毒。能治肺家热上气咳逆，主润益肺。

《日华子》云：味苦无毒，治疳蛔及传尸骨蒸劳，杀蛔虫、寸白、蛲虫，并治一切树木蛀蚛，烬之亦可杀蝇蠓。又名婆妇草。一根三十来茎。

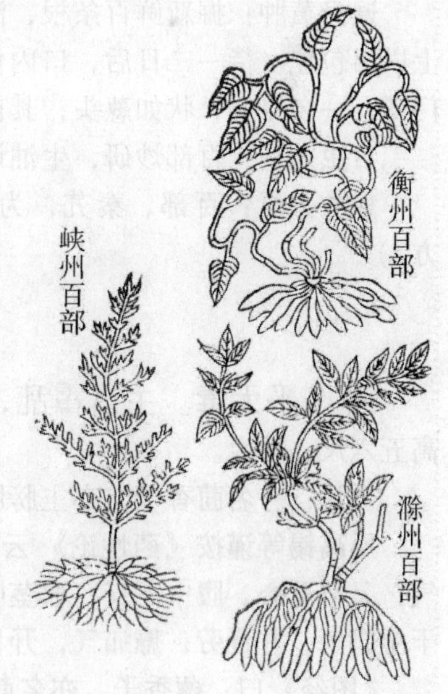

《图经》曰：百部根，旧不着所出州土，今江、湖、淮、陕、齐、鲁州郡皆有之。春生苗作藤蔓，叶大而尖长，颇似竹叶，面青色而光，根下作撮如芋子，一撮乃十五六枚，黄白色。二月、三月、八月采，曝干用，古今方书治嗽多用。葛洪主卒嗽，以百部根、生姜二物，各绞汁，合煎服二合。张文仲单用百部根，酒渍再宿，大温服一升，日再。《千金方》疗三十年嗽，以百部根二十斤，捣绞取汁，煎之如饴，服方寸匕，日三验。

《唐本》云：微寒，有小毒。

《雷公》云：凡使，采得后，用竹刀劈破，去心皮、花作数十条于檐下悬，令风吹，待土干后却用酒浸一宿，漉出焙干，细剉用。忽一窠自有八十三条者，号曰地仙苗，若修事饵之，可千岁也。

《外台秘要》：治误吞钱：百部根四两，酒一升，渍一宿，温服一升，日再服。

《续十全方》：治暴嗽：百部藤根，捣自然汁和蜜等分，沸汤煎成膏噙之。

《抱朴子》：百部根理咳嗽及杀虱。

按：百部为百部科多种百部的块根。综合条文所述百部功能止咳降气，润肺除蒸，杀虱。临床用百部治咳嗽上气，系宗《本经》，治肺痨咳嗽在《日华子》中已述治传尸骨蒸。灭虱作用陶隐居已述之。临床入止咳药。

释名：野天门冬(《纲目》) 时珍曰：其根多者百十连属，如部伍然，故以名之。时珍曰：百部亦有细叶如茴香者，其茎青，肥嫩时亦可煮食。其根长者近尺，新时亦肥实，但干则虚瘦无脂润尔。生时擘开去心曝之。郑樵《通志》言叶如薯蓣者，谬矣。

时珍曰：苦、微甘，无毒。时珍曰：百部亦天门冬之类，故皆治肺病杀虫。但百部气温而不寒，寒嗽宜之；天门冬性寒而不热，热嗽宜之。此为异耳。

附方：新五。

暴咳嗽：《普济方》：治卒咳不止。用百部根悬火上炙干，每含咽汁，勿令人知。

小儿寒嗽：百部丸：用百部（炒）、麻黄（去节）各七钱半（为末），杏仁（去皮尖炒，仍以水略煮三五沸，研泥）。入熟蜜和丸皂子大。每服二三丸，温水下。（钱乙《小儿》方）

遍身黄肿：掘新鲜百条根，洗捣，罨脐上。以糯米饭半升，拌水酒半合，揉软盖在药上以帛包住。待一二日后，口内作酒气，则水从小便中出，肿自消也。百条根，一名野天门冬，一名百奶，状如葱头，其苗叶柔细，一根下有百余个数。(《杨氏经验方》)

百虫入耳：百部炒研，生油调一字于耳门上。(《圣济录》)

熏衣去虱：百部、秦艽，为末。入竹笼烧烟熏之，自落。亦可煮汤洗衣。(《经验方》)

蘹[1] 香 子

味辛平无毒。主诸霍乱，及蛇伤[2]。《唐本》注云：叶似老胡荽，极细，茎粗，高五六尺，丛生。

今注：一名茴香子，亦主膀胱肾间冷气，及育肠气，调中止痛，呕吐。《唐本》先附。

臣禹锡等谨按《药性论》云：蘹香，亦可单用。味苦辛。和诸食中甚香，破一切臭气，又卒恶心，腹中不安，取茎叶煮食之即差。川中多食之。《日华子》云：得酒良，治干湿脚气，并肾劳，癞疝气，开胃下食，治膀胱痛，阴疼。入药炒。

《图经》曰：蘹香子，亦名茴香，《本经》不载所出。今交广诸蕃及近郡皆有之，入药多用蕃舶者，或云不及近处者有力。三月生叶似老胡荽，极疏细，作丛。至五月高三四尺，七月生花，头如伞盖，黄色，结实如麦而小青色，北人呼为土茴香。茴蘹声近，故云耳。八、九月采实，阴干。今近地人家园圃种之甚多。古方疗恶毒痈肿，或连阴髀间疼痛

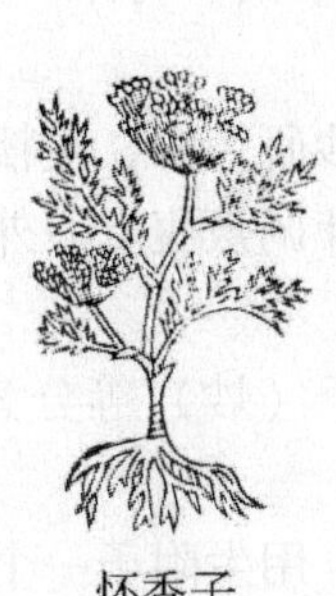
怀香子

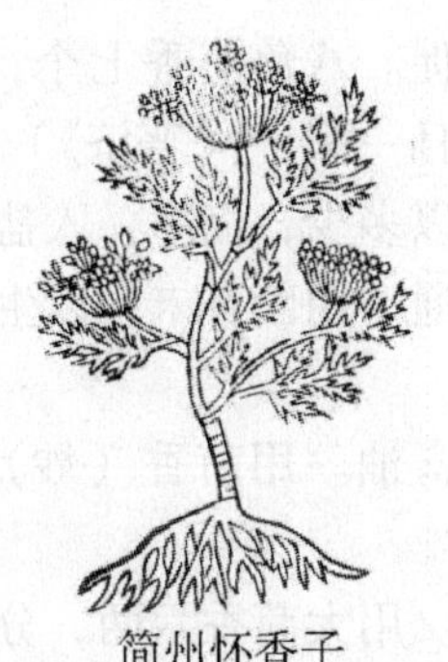
简州怀香子

急挛，牵入少腹不可忍，一宿则杀人者；用茴香苗叶捣取汁一升服之，日三四用，其滓以贴肿上，冬中根亦可用。此外国方，永嘉以来用之起死神效。

《食疗》云：国人重之，云有助阳道，用之未得其方法也。生捣茎叶汁一合，投热酒一合服之，治卒肾气冲胁如刀刺痛，喘息不得，亦甚理小肠气。

孙真人云：治瘴疟，浑身热连背项；蘹茴香子捣取汁服。

《经验后方》：治脾胃进食：茴香二两，生姜四两，同捣令匀，净器内湿纸盖一宿，次以银石器中文武火炒令黄焦，为末，酒丸如梧子大，每服十丸至十五丸，茶酒下。

《食医心境》茴香，治霍乱，辟热，除口气臭，煮作羹及生食并得。

《衍义》曰：蘹香子，今人只呼为茴香，治膀胱冷气，及瘇痛，亦调和胃气。《唐本》注似老胡荽，此误矣。胡荽叶如蛇床，蘹香徒有叶之名，但散如丝发，特异诸草。枝上时有大青虫，形如蚕，治小肠气甚良。

现注：

①蘹：下原有音怀二字注音。

②本条原为墨字，但不是《本经》《别录》文，为《唐本》。

按：蘹香子为伞形科茴香的果实。临床写作茴香或小茴香。综合条文所述蘹香子功能调中止痛，祛肾及膀胱冷气。止瘘除霍乱。临床用治痛经，疝气偏痛，阴湿水肿等有效。临床入温寒药。

时珍曰：俚俗多怀之衿衽咀嚼，恐香之名，或以此也。时珍曰：茴香宿根，深冬生苗作丛，肥茎丝叶。五、六月开花，如蛇床花而色黄。结子大如麦粒，轻而有细棱，俗呼为大茴香，今惟以宁夏出者第一。其他处小者，谓之小茴香。自番舶来者，实大如柏实，裂成八瓣，一瓣一核，大如豆，黄褐色，有仁，味更甜，俗呼舶茴香，又曰八角茴香（广西左右江峒中亦有之），形色与中国茴香迥别，但气味同尔。北人得之，咀嚼荐酒。好古曰：阳也，浮也。入手、足少阴、太阳经。

补命门不足（李杲）。暖丹田（吴绶）。

时珍曰：小茴香性平，理气开胃，夏月祛蝇辟臭，食料宜之。大茴香性热，多食伤目发疮，食料不宜过用。古方有去铃丸：用茴香二两，连皮生姜四两，同入坩器内腌一伏时，慢火炒之，入盐一两，为末，糊丸梧子大。每服三五十丸，空心盐酒下。此方本治脾胃虚弱病。茴香得盐则引入肾经，发出邪气。肾不受邪，病自不生也。亦治小肠疝气有效。

附方：新十八。

大小便闭：鼓胀气促。八角茴香七个，大麻仁半两。为末。生葱白三七根，同研煎汤，调五苓散末服之，日一服。(《普济》)

小便频数：茴香不以多少，淘净，入盐少许，炒研为末，炙糯米糕蘸食之。

伤寒脱阳：小便不通。用茴香末，以生姜自然汁调敷腹上。外用茴香末，入益元散服之。(《摘玄方》)

肾消饮水：小便如膏油。用茴香（炒）、苦楝子（炒）等分为末。每食前酒服二钱。(《保命集》)

肾邪冷气：力弱者。用大茴香六两，分作三分；用生附子一个去皮，分作三分。第一度：用附子一分，茴香一分，同炒黄，出火毒一夜，去附子，研茴香为末，空心盐酒下一钱。第二度：用二味各一分，同炒存性，出火毒，以附子去一半，留一半，同茴香为末，如前服。第三度：各一分，同炒存性，出火毒，全研为末，如前服之。(《朱氏集验方》)

肾虚腰痛：茴香炒研，以猪腰子批开，掺末入内，湿纸裹煨熟。空心食之，盐酒送下。(戴原礼《要诀》)

腰痛如刺《简便方》：用八角茴香炒研，每服二钱，食前盐汤下。外以糯米一二升，炒热袋盛，拴于痛处。《活人心统》思仙散：用八角茴香、杜仲各（炒研）三钱，木香一钱，水一钟，酒半钟，煎服。

腰重刺胀：八角茴香炒为末，食前酒服二钱。(《直指方》)

疝气入肾：茴香炒作二包，更换熨之。(《简便方》)

小肠气坠《直指》：用八角茴香、小茴香各三钱，乳香少许，水服取汗。孙氏《集效方》：治小肠疝气，痛不可忍。用大茴香、荔枝核（炒黑）各等分。研末。每服一钱，温酒调下。《濒湖集简方》：用大茴香一两，花椒五钱。炒研。每酒服一钱。膀胱疝痛《本事方》：用舶茴香、杏仁各一两，葱白（焙干）五钱，为末。每酒服二钱，嚼胡桃送下。《集要》：治疝气膀胱小肠痛。用茴香（盐炒）、晚蚕砂（盐炒）等分。为末，炼蜜丸弹子大。每服一丸，温酒嚼下。疝气偏坠：大茴香末一两，小茴香末一两，用牙猪尿胞一个，连尿入二末于内系定，罐内以酒煮烂，连胞捣丸如梧子大。每服五十丸，白汤下。仙方也。(邓才笔峰《杂兴》)

胁下刺痛：小茴香一两（炒），枳壳五钱（麸炒）。为末。每服二钱，盐酒调服，神效。(《袖珍方》)

蛇咬久溃：小茴香捣末，敷之。(《千金》)

款冬花

味辛，甘，温，无毒。主咳逆上气，善喘，喉痹诸惊痫寒热邪气。消渴，喘息呼吸。一名橐吾，一名颗东，一名虎须，一名菟奚，一名氐[①]冬。生常山山谷，及上党水傍。十一月采花，阴干。杏仁为之使，得紫菀良，恶皂荚、硝石、玄参，畏贝母、辛夷、麻黄、黄芪、黄芩、黄连、青葙。陶隐居云：第一出河北，其形如宿莼未舒者佳，其腹里有丝。次出高丽、百济，其花乃似大菊花。次亦出蜀北部宕昌，而并不如。其冬月在冰下生，十二月、正月旦取之。

《唐本》注云：今出雍州南山溪水及华州山谷涧间，叶似葵而大，丛生，花出根下。

臣禹锡等谨按《尔雅》云：菟奚，颗涷。释曰：药草也。郭云：款涷[②]也，紫赤华生水中。

《药性论》云：款冬花，君。主疗肺气，心促急热乏劳，咳连连不绝，涕唾稠粘，治肺痿肺痈吐脓。《日华子》云：润心肺，益五脏，除烦补劳劣，消痰止嗽，肺痿吐血，心虚惊悸，洗肝明目，及中风等疾。十一、十二月雪中出花。

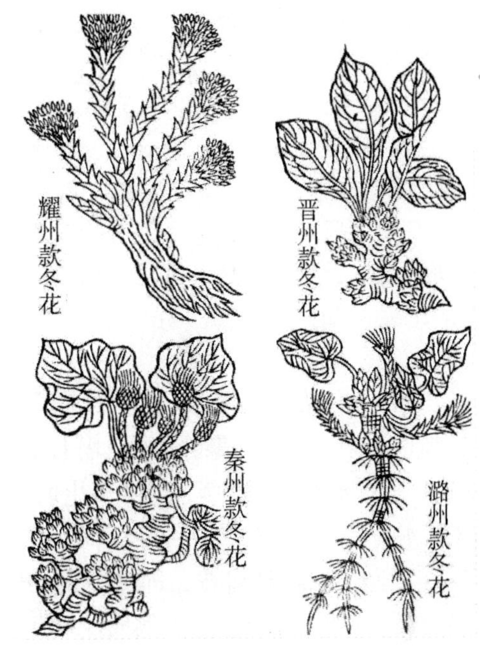

《图经》曰：款冬花，出常山山谷及上党水傍，今关中亦有之。根紫色，茎青紫，叶似萆薢，十二月开黄花，青紫萼，去土一二寸，初出如菊花，萼通直而肥实无子。则陶隐居所谓出高丽、百济者近此类也。又有红花者，叶如荷而斗直，大者容一升，小者容数合，俗呼为蜂斗叶，又名水斗叶。则《唐注》所谓大如葵而丛生者是也。十一月采花，阴干。或云花生于冰下，正月旦采之。郭璞注《尔雅》颗冻[③]云：紫赤花生水中，冰水字近，疑一有误。而《傅咸款冬赋序》曰：余曾逐禽登于北山，于时仲冬之月也，冰凌盈谷，积雪被崖，顾见款冬，炜[④]然始敷华艳。当是生于冰下为正也。《本经》主咳逆，古今方用之为治嗽之最。崔知悌疗久嗽熏法；每旦取款冬花如鸡子许，少蜜拌花使润，内一升铁铛中。又用一瓦碗钻一孔，孔内安一小竹筒，笔管亦得，其筒稍长，作碗铛相合，及插筒处皆面泥之，勿令漏气。铛下著炭，少时款冬烟自从筒出，则口含筒吸取烟咽之，如胸中少闷，须举头即将指头捻筒头，勿使漏烟气，吸烟使尽，凡如是五日一为之，待至六日，则饱食羊肉馎饦[⑤]一顿，永差。

<u>《雷公》云</u>：凡采得，须去向里裹花蕊壳，并向里实如粟零壳者，并枝、叶用，以甘草水浸一宿，却取款冬花、叶相伴裛一夜，临用时即干晒，去两件拌者叶了用。

《衍义》曰：款冬花，百草中惟此不顾冰雪，最先春也。世又谓之钻冻，虽在冰雪之下，至时亦生芽。春时人或采以代蔬。入药须微见花者良，如已芬芳则都无力也。今人又多使如箸头者，恐未有花尔。有人病嗽多日，或教以燃款冬花三两枚，于无风处，以笔管吸其烟满口则咽之，数日效。

现注：

①氐：（dǐ 底）。

②涷：（dōng 冬）。原意为暴雨，又通冻。

③冻：原文如此，前面禹锡引《尔雅》为涷。

④炜：（wěi 伟），色红而光亮。

⑤馎：（bó 脖），饦（tuó 托）。一种面食。

按：款冬花为菊科款冬花的花蕾。综合条文所述款冬花功能止咳降气平喘，开喉痹，平惊痫，止消渴，匀呼吸。临床用款冬花治咳喘，其定惊痫，止消渴尚未发挥。临床入平喘止咳药中。

时珍曰：按《述征记》云：洛水至岁末凝厉时，款冬生于草冰之中，则颗冻之，名以此而得。后人讹为款冬，乃款冻尔。款者至也，至冬而花也。好古曰：纯阳，入手太阴经。

附方：新二。

痰嗽带血：款冬花、百合（蒸焙）等分为末，蜜丸龙眼大。每卧时嚼一丸，姜汤下。(《济生方》)

口中疳疮：款冬花、黄连等分，为细末，用唾津调成饼子。先以蛇床子煎汤漱口，乃以饼子敷之，少顷确住，其疮立消也。(杨诚《经验方》)

红蓝花

味辛，温，无毒。主产后血晕，口噤，腹内恶血不尽，绞痛，胎死腹中，并酒煮服。亦主蛊毒下血。堪作燕脂。其苗生捣碎敷游肿，其子吞数颗，主天行疮子不出。其燕脂主小儿聤耳，滴耳中。生梁、汉及西域。一名黄蓝。《博物志》云：黄蓝，张骞所得，今仓、魏地亦种之[①]。今附。

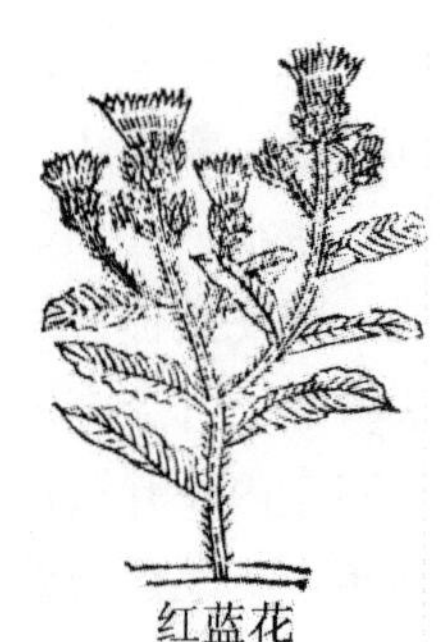
红蓝花

《图经》曰：红蓝花，即红花也。生梁、汉及西域。今处处有之。人家场圃所种，冬而布子于熟地，至春生苗，夏乃有花，下作梂彚[②]多刺，花蕊出梂上，圃人承露采之，采已复出，至尽而罢。梂中结实白，颗如小豆大，其花暴干，以染真红，及作燕脂。主产后血病为胜，其实亦同。叶颇似蓝，故有蓝名，又名黄蓝。《博物志》云：张骞所得也。张仲景治六十二种风兼腹内血气刺痛；用红花一大两，分为四分，以酒一大升，煎强半顿服之，不止再服。又一方用红蓝子一升，捣碎，以无灰酒一大升八合拌了，暴令干，重捣筛，蜜丸如桐子大，空腹酒下四十丸。《正元广利方》治女子中风，血热烦渴者，以红蓝子五大合微熬捣碎，旦日取半大匙，以水一升，煎取七合，去滓细细嚥之。又崔元亮《海上方》治喉痹壅塞不通者；取红蓝花捣绞取汁一小升服之，以差为度。如冬月无湿花，可浸干者，浓绞取汁，如前服之极验。但咽喉塞服之皆差，亦疗妇人产运绝者。

《唐本》注云：治口噤不语，血结，产后诸疾。堪染红。

《外台秘要》：治一切肿方：以红花熟烂捣取汁服之，不过再，三服便差。服之多少量肿大小而进之。

《简要济众》：产后血晕，心闷气绝：红花一两，捣为末，分作两服，酒二中盏，煎取一盏，并服，如口噤，斡开灌之。《子母秘录》同。

《产宝》：疗产后中风，烦渴，红花子五合，微熬研碎，以一匙，水一升，煎取七合，徐徐呷之。

《近效方》：治血晕绝，不识人烦闷者：红花三两，新者佳，无灰酒半升，童子小便半升，煮取一大盏，去滓候冷顿服之。

现注：

①本条原为墨字，但不是《本经》《别录》文。今附为《开宝》所出。

②梂：(qiú 求)，彚：(wèi 为)，通猬，刺猬。

按：红蓝花为菊科红花的花。临床写作红花。综合条文所述红花功能疗血晕，开口噤，除恶血，止绞痛，下蛊毒，消疮肿。临床用红花治月经不调，前后不定，或多或无，以及妇科诸疾，也可治疮肿。也可用于血脉不通之症。并可做燕脂。临床入活血药。

时珍曰：红花，二月、八月、十二月皆可以下种，雨后布子，如种麻法。初生嫩叶、苗，亦可食。其叶如小蓟叶。至五月开花，如大蓟花而红色。侵晨采花捣熟，以水淘，布袋绞去黄汁又捣，以酸粟米泔清又淘，又绞袋去汁，以青蒿覆一宿，晒干。或捏成薄饼，阴干收之。

入药搓碎用。其子五月收采，淘净捣碎煎汁，入醋，拌蔬食，极肥美。又可为车脂及烛。

元素曰：入心养血，谓其苦温，阴中之阳，故入心。佐当归，生新血。

好古曰：辛而甘苦温，肝经血分药也。入酒，多用破留血，少用养血（震亨）。活血润燥，止痛散肿，通经（时珍）。时珍曰：血生于心包，藏于肝，属于冲任。红花汁与之同类，故能行男子血脉，通女子经水。多则行血，少则养血。按《养疴漫笔》云：新昌徐氏妇，病产晕已死，但胸膈微热。有名医陆氏曰：血闷也。得红花数十斤，乃可活。遂亟购得，以大锅煮汤，盛三桶于窗格之下，舁妇寝其上熏之，汤冷再加。有顷指动，半日乃苏。按此亦得唐许胤宗，以黄汤熏柳太后风病之法也。

附方：新四。

热病胎死：红花，酒煮汁，饮二三盏。(《熊氏补遗》)

胎衣不下：方同上。(《杨氏产乳》)

聤耳出水：红蓝花三钱半，枯矾五钱。为方去矾。(《圣惠方》)

噎膈拒食：端午采头次红花（无灰酒拌，焙干）、血竭（瓜子样者）等分为末。无灰酒一盏，隔汤顿热，徐咽。初服二分；次日，四分；三日，五分。(杨起《简便方》)

血气刺痛：红蓝子一升。捣碎，以无灰酒一大升拌子，曝干，重捣筛，蜜丸梧子大，空心酒下四十丸。(张仲景方) 疮疽不出：红花子、紫草茸各半两，蝉蜕二钱半，水酒钟半，煎减半，量大小加减服。(庞安常《伤寒论》)

附录　燕脂

释名：胭赦。时珍曰：按伏候《中华古今注》云：燕脂起自纣，以红蓝花汁凝作之。调脂饰女面，产于燕地，故曰燕脂。或作赦。匈奴人名妻为阏氏，音同燕脂，谓其颜色可爱如燕脂也。俗作胭肢、胭支者，并谬也。

时珍曰：燕脂有四种：一种以红蓝花汁染胡粉而成，乃《苏鹗演义》所谓燕脂叶似蓟，花似蒲，出西方，中国谓之红蓝，以染粉为妇人面色者也。一种以山燕脂花汁染粉而成，乃《段公路北户录》所谓端州山间有花丛生，叶类蓝，正月开花似蓼，土人采含苞者为燕脂粉，亦可染帛，如红蓝者也。一种以山榴花汁做成者，郑虔《胡本草》中载之。一种以紫矿染绵而成者，谓之胡燕脂。大抵皆可入血病药用。又落葵子亦可取汁和粉饰面，亦谓之胡燕脂，见菜部。

气味：甘，平，无毒。

主治：小儿聤耳，浸汁滴之(《开宝》)。活血，解痘毒（时珍）。

附方：新五。

乳头破裂：燕脂，蛤粉为末，敷之。(危氏《得效方》)

婴孩鹅口：白浓如纸：用坯子燕脂，以乳汁调涂之，一宿效。男用女乳，女用男乳。

(《集简方》)

漏疮肿痛：猪胆七个，绵燕脂十个洗水，和匀，搽七次即可。(《救急方》)

防痘入目：燕脂嚼汁点之。(《集简方》)

痘疮倒陷：干燕脂三钱，胡桃（烧存性）一个，研末，用胡荽煎酒服一钱，再服取效。(《救急方》)

牡　丹

味辛、苦，寒，微寒，无毒。主寒热中风瘈疭痉[①]，惊痫邪气，除癥坚瘀血，留舍肠胃，安五脏，疗痈疮。除时气头痛，客热，五劳劳气，头腰痛，风噤癫疾。一名鹿韭，一名鼠姑。生巴郡山谷，及汉中，二月、八月采根，阴干。畏菟丝子。陶隐居云：今东间亦有，色赤者为好，用之去心，按鼠妇亦名鼠姑，而此又同，殆非其类，恐字误。

《唐本》注云：牡丹，生汉中剑南，所出者苗似羊桃。夏生白花，秋实圆绿，冬实赤色，凌冬不凋。根似芍药肉白，皮丹，出江剑南，土人谓之牡丹，亦名百两金，京下谓之吴牡丹者是真也。今俗用者异于此，别有臊气也。

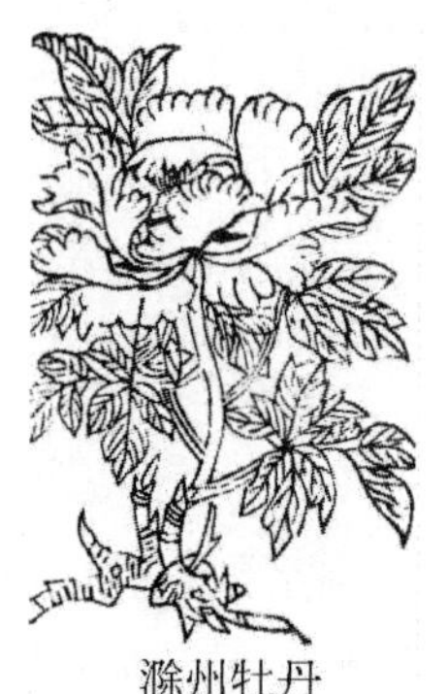

滁州牡丹

臣禹锡等谨按《药性论》牡丹能治冷气，散诸痛。治女子经脉不通，血沥腰疼。萧炳云：今出合州者佳，白者补，赤者利。出和州、宣州者并良。

《日华子》云：除邪气，悦色。通关腠血脉，排脓通月经，消仆损瘀血，续筋骨，除风痹。落胎下胞，产后一切女人冷热血气。此便是牡丹花根，巴、蜀、渝、合州者上，海盐者次。服忌蒜。

《图经》曰：牡丹，生巴郡山谷，及汉中。今丹、延、青、越、滁、和州山中皆有之。花有黄、紫、红、白数色，此当是山牡丹。其茎便枯燥黑白色，二月于梗上生苗叶，三月开花，其花叶与人家所种者相似，但花只五六叶耳。五月结子，黑色如鸡头子大，根黄白色，可五七寸长，如笔管大，二月、八月采。铜刀劈去骨，阴干用。此花一名木芍药，近世人多贵重，圃人欲其花诡异，皆秋冬移接，培以壤土，至春盛开，其状百变，故其根性殊失本真，药中不可用此品，绝无力也。牡丹主血，乃去瘀滞。《正元广利方》疗因伤损血瘀不散者；取牡丹皮八分，合虻虫二十一枚，熬过同捣筛，每旦温酒和散方寸匕服，血当化为水下。

《雷公》云：凡使，采得后日干，用铜刀劈破去骨了，细剉如大豆许，用清酒拌蒸，从巳至未出，日干用。

《外台秘要》：治蛊毒方：取牡丹根捣为末，服一钱匕，日三服良。

《肘后方》曰：下部生疮已决洞者，服牡丹方寸匕，日三服。

《衍义》曰：牡丹，用其根上皮，花亦有绯者如西洛潜溪绯是也。今禁苑又有深碧色者，惟山中单叶花红者为佳，家椑子次之。若移枝接者不堪用，为其花叶既多发，夺根之气也。何以知之？今千叶牡丹初春留花稍多，来年花枝并叶便瘦，多是开不成，市人或以枝梗皮售于人，其乖殊甚。

现注：

①瘈：下原有音契二字注音。疭：下原有音纵二字注音。

按：牡丹，因用根皮，故称牡丹皮，为毛茛科牡丹之根皮。综合条文所述牡丹功能退热止痉，定惊痫，除癥坚化瘀血，安五脏，消痈疮，除客热，清头强腰。临床以丹皮清虚热，治肝肾疾病，肠痈，血瘀血虚等症。基本基于《本经》。临床入凉血化瘀药。

释名：木芍药(《纲目》)、花王。时珍曰：牡丹，以色丹者为上，虽结子而根上生苗，故谓之牡丹。唐人谓之木芍药，以其花似芍药，而宿干似木也。群花品中，以牡丹第一，芍药第二，故世谓牡丹为花王，芍药为花相。欧阳修《花谱》所载，凡三十余种。其名或以地，或以人，或以色，或以异，详见本书。时珍曰：牡丹，惟取红白单瓣者入药。其千叶异品，皆人巧所致，气味不纯，不可用。《花谱》载丹州、延州以西及褒斜道中最多，与荆棘无异，土人取以为薪，其根入药尤妙。凡栽花者，根下着白蔹末辟虫，穴中点硫黄杀蠹，以乌贼骨针其树必枯，此物性，亦不可不知也。好古曰：气寒，味苦、辛，阴中微阳，入手厥阴、足少阴经。

治神志不足，无汗之骨蒸，衄血吐血（元素）。和血生血凉血，治血中伏火除烦热。(时珍)

元素曰：牡丹乃天地之精，为群花之首。叶为阳，发生也；花为阴，成实也。丹者赤色，火也。故能泻阴胞中之火。四物汤加之，治妇人骨蒸。又曰：牡丹皮入手厥阴、足少阴，故治无汗之骨蒸；地骨皮入足少阴、手少阳，故治有汗之骨蒸。神不足者手少阴，志不足者足少阴，故仲景肾气丸用之，治神志不足也。又能治肠胃积血，及吐血、衄血，必用之药，故犀角地黄汤用之。

杲曰：心虚，肠胃积热，心火炽甚，心气不足者，以牡丹皮为君。

时珍曰：牡丹皮治手、足少阴、厥阴四经血分伏火。盖伏火即阴火也，阴火即相火也。

古方惟以此治相火，故仲景肾气丸用之。后人乃专以黄柏治相火，不知牡丹之功更胜也。此乃千载秘奥，人所不知，今为拈出。赤花者利，白花者补，人亦罕悟，宜分别之。

附方：新三。

㿗疝偏坠：气胀不能动者。牡丹皮、防风等分。为末，酒服二钱，甚效。(《千金方》)

妇人恶血：攻聚上面多怒。牡丹皮半两，干漆烧烟尽半两，水二钟，煎一钟服。(《诸证辨疑》)

金疮内漏：血不出。牡丹皮为末，水服三指撮，立尿出血也。(《千金方》)

京三棱

味苦，平，无毒。主老癖癥瘕结块。俗传昔人患癥癖，死遗言令开腹取之，得病块，干硬如石，纹理有五色，人谓异物。窃取削成刀柄，后因以刀刈三棱，柄消成水，乃知此可疗癥癖也。黄色体重，状若鲫鱼而小。又有黑三棱，状似乌梅而稍大，有须相连蔓延，体轻。为疗体并同。[①]今附。[②]

臣禹锡等谨按《日华子》云：味甘涩凉。治妇人血脉不调，心腹痛，落胎，消恶血，补劳，通月经，治气胀，消扑损瘀血，产后腹痛血运，并宿血不下。

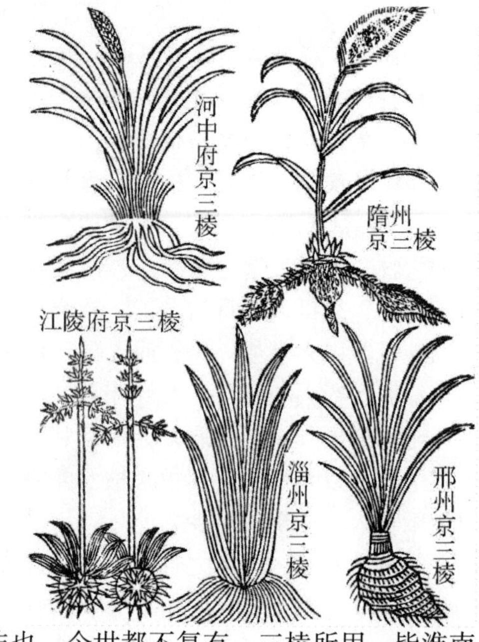

《图经》曰：京三棱，旧不著所出地土，今河陕、江、淮、荆襄间皆有之。春生苗高三四尺，似茭、蒲叶皆三棱，五、六月开花，似莎草，黄紫色。霜降后采根，削去皮须，黄色微苦，以如小鲫鱼状体重者佳。多生浅水旁或陂泽中，其根初生成块如附子大，或有扁者旁生一根，又成块，亦出苗，其不出苗只生细根者，谓之鸡爪三棱。又不生细根者谓之黑三棱，大小不常，其色黑，去皮即白。河中府又有石三棱，根黄白色，形如钗股，叶绿色如蒲，苗高及尺，叶上亦有三棱，四月开花白色如红蓼花，五月采根，亦消积气。下品别有草三棱条云：生蜀地即鸡瓜三棱也，其实一类，故附见于此。一说三棱生荆、楚，字当作荆，以著其地。《本经》作京非也。今世都不复有，三棱所用，皆淮南红蒲根也，泰州尤多，举世皆用之，虽太医不以为谬。盖流习既久，用根者不识其苗，采药者莫究其用，因缘差失，不复更辨。今三棱荆、湘、江淮水泽之间皆有，叶如莎草，极长，茎三棱如削，大如人指，高五六尺，茎端开花大体皆如莎草而大，生水际及浅水中，苗下即魁，其旁有根横贯，一根则连数魁，魁上发苗，采时断其苗及横根，形扁长如鲫鱼者三棱也。根末将尽一魁末发苗，小圆如乌梅者，黑三棱也。又根之端钩屈如爪者，为鸡爪三棱。皆皮黑肌白而至轻，三者本一物，但力有刚柔，各适其用。因其形为名。如乌头、乌喙；云母、云华之类，本非两物也。今人乃妄以凫茨、香附子为之。又本草谓京三棱形如鲫鱼，黑三棱如乌梅而轻，今红蒲根至坚重，刻削而成，莫如形体。又叶扁茎圆不复有三棱处，不知何缘名三棱也。今三棱皆独傍引二根，无直下根，其形大体多亦如鲫鱼。

陈藏器云：《本经》无传三棱，总有三四种，但取根似乌梅有须相连蔓如綖[3]，作漆色，蜀人织为器，一名疭[4]者是也。

《外台秘要》：治癥瘕，及主鼓胀满，以三棱草，切一石，水五石，煮一石，去滓，更煎取三斗汁，铜器中重釜煎如稠糖出内密器中，旦服一匕，酒一盏服之，日二，每服恒令酒气相续。

又方：下乳汁：取京三棱三个，以水二碗，煎取一碗，洗奶取汁为度，极妙。

《子母秘录》：治小儿气癖：取三棱汁作羹粥，以米面为之，与奶母食。每日取一枣大，与小儿吃亦得作粥与痫热食之。治小儿十岁以下及新生百日，无问痫热，无辜痃癖等皆理之，秘妙不可具言，大效。

现注：

①本条原为墨字，但不是《本经》《别录》文。

②今附为《开宝》文。

③綖：(yán 延)，同线。

④疛：（qín 琴），即三棱

按：京三棱为黑三棱科黑三棱等之块茎。综合条文所述京三棱功能消癖除癥散结软坚。临床用京三棱治各种癥瘕痞块，可用于肝硬化，皮下结节，瘰疬，甲瘤以及其他肿瘤。临床入散结软坚药。

时珍曰：三棱多生荒废陂池湿地。春时丛生，夏秋抽高茎，茎端复生数叶，开花六七枝，花皆细碎成穗，黄紫色，中有细子。其叶茎花实俱有三棱，并与香附苗叶花实一样，但长大尔。其茎光滑三棱，如棕之叶茎。茎中有白穰，剖之织物，柔韧如藤。吕忱《字林》云：菳草生水中，根可缘器。即此草茎，非根也。《抱朴子》言："菳根花鱓"，亦是此草。其根多黄黑须，削去须皮，乃如鲫状，非本根似鲫也。

元素曰：入用须炮熟。时珍曰：消积须用醋浸一日，炒或煮熟焙干，入药乃良。

元素曰：苦、甘，无毒，阴中之阳。能泻真气。真气虚者勿用。

心膈痛，饮食不消（元素）。通肝经积血，治疮肿坚硬。（好古）下乳汁。（时珍）

好古曰：三棱色白属金，破血中之气，肝经血分药也。三棱、莪术治积块疮硬者，乃坚者削之也。

时珍曰：三棱能破气散结，故能治诸病。其功可近于香附而力峻，故难久服。按戴原礼《证治要诀》云：有人病癥癖腹胀，用三棱、莪术，以酒煨煎服之，下一黑物如鱼而愈也。

附方：新五。

痃癖气块：草三棱、荆三棱、石三棱、青橘皮、陈橘皮、木香各半两，肉豆蔻、槟榔各一两，砂二钱，为末，糊丸梧子大，每姜汤服三十丸。（《奇效方》）

痃癖不瘥，胁下硬如石。京三棱一两（炮），川大黄一两，为末，醋熬成膏。每日空心生姜橘皮汤下一匙，以利下为度。（《圣惠方》）

痞气胸满：口干，肌瘦食减，或时壮热。石三棱、京三棱、鸡爪三棱（并炮），蓬莪术三枚，槟榔一枚，青橘皮五十片（醋浸去白），陈仓米一合（醋浸淘过），巴豆五十个（去皮，同青皮、仓米炒干，去豆）。为末，糊丸绿豆大。每米饮下三丸，日一服。（《圣济总录》）

反胃恶心：药食不下。京三棱（炮）一两半，丁香三分，为末。每服一钱，沸汤点服。（《圣济总录》）

浑身燎泡：如棠梨状，每个出水，有石一片，如指甲大，其泡复生，抽尽肌肤肉，即不可治。用荆三棱、蓬莪术各五两，为末，分三服，酒调连进愈。（危氏《得效方》）

姜　黄

味辛、苦，大寒，无毒。主心腹结积，疰忤。下气破血，除风热，消痈肿，功力烈于郁金。[①]《唐本》注云：叶根都似郁金，花春生于根，与苗并出，夏花烂无子。根有黄、青、白三色。其作之方法，与郁金同尔。西戎人谓之蒁[②]药，其味辛少苦多，与郁金同，惟花生异尔。《唐本》先附。

臣禹锡等谨按陈藏器云：姜黄，真者是经种三年以上老姜，能生花，花在根际，一如蘘荷，根节紧硬，气味辛辣，种姜处有之，终是难得，性热不冷。《本经》云寒，误也。破血下气。西蕃亦有来者，与郁金、蒁药相似。如苏所附，即是蒁药而非姜黄，苏不能分别二物也。又云：蒁味苦温，主恶气疰忤，心痛血气结积。苏云姜黄是蒁，又云郁金是胡蒁，夫如此则三物无别，递相连名，总称为蒁，功状则合不殊。今蒁味苦色青；姜黄味辛温无毒，色黄，主破血下气，温，不寒；郁金味苦寒，色赤，主马热病，三物不同，所用各别。

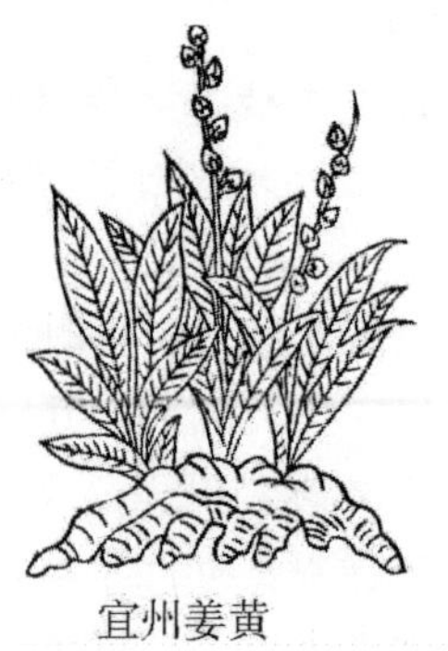
宜州姜黄

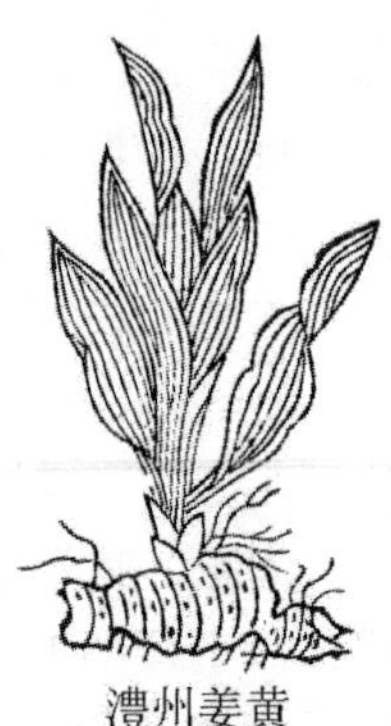
澧州姜黄

《日华子》云：姜黄，热，无毒，治癥瘕血块，痈肿，通月经，治仆损瘀血，消肿毒，止暴风痛冷气，下食，海南生者即名蓬莪蒁，江南生者即为姜黄。

《图经》曰：姜黄，旧不载所出州郡，今江、广、蜀川多有之，叶青绿，长一二尺许，阔三四寸，有斜纹如红蕉叶而小，花红白色，至中秋渐凋，春末方生，其花先生，次方生叶，不结实，根盘屈，黄色，类生姜而圆有节。或云真者是经种三年以上老姜，能生花，花在根际，一如蘘荷根，节坚硬，气味辛辣，种姜处有之，八月采根，片切暴干。蜀人以治气胀及产后败血攻心甚验。蛮人生啖云可以祛邪辟恶。谨按：郁金、姜黄、蒁药三物相近，苏恭不细辨，所说乃如一物。陈藏器解纷云：蒁，味苦色青，姜黄味辛温，色黄，郁金味苦寒，色赤，主马热病，三物不同，所用全别。又刘渊林注《吴都赋》姜彙非一，云姜彙大如螺，气猛近于臭，南土人捣之以为齑。葰[③]，一名廉姜，生沙石中，姜类也。其味大辛而香，削皮以黑梅并盐汁渍之乃成也。始安有之。据此，廉姜亦是其类而自是一物耳。都下近年多种姜，往往有姜黄生卖，乃是老姜。市人买生啖之云治气为最，医家治气药大方中亦时用之。

《千金翼》：疮癣初生，或始痛痒。以姜黄敷之，妙。《经验后方》：治心痛：姜黄一两，桂穰三两，为末，醋汤下一钱匕。

现注：

①本条原文墨字，但不是《本经》《别录》文。为《唐本》文。

②蒁：(shú 述)

③葰：(suī 虽)，郑玄《仪礼》注云：葰，廉姜也。

按：姜黄为姜科姜黄或郁金的根茎。以姜科姜黄为好，郁金根茎为片姜黄偏化瘀。综合条文所述姜黄功能利心腹，散结消积，下气破血，除风热，消痈肿。临床用姜黄治心腹结气，胸痹胁胀，上肢麻痛等。也可用于白癜风，面斑等皮肤病。临床入理气破气药。

释名：宝鼎香。时珍曰：近时以扁如干姜形者，为片子姜黄；圆如蝉腹形者，为蝉肚郁金，并可浸水染色。术形虽似郁金，而色不黄也。

治风痹臂痛（时珍）时珍曰：姜黄、郁金、蒁药三物，形状功用皆相近。但郁金入心治血；而姜黄兼入脾，兼治气；蒁药则入肝，兼治气中之血，为不同尔。古方五痹汤用片子姜黄，治风寒湿气手臂痛。戴原礼《要诀》云：片子姜黄能入手臂治痛，其兼理血中之气可知。

附方：新二。胎寒腹痛：啼哭吐乳，大便泻青，状若惊搐，出冷汗。姜黄一钱，没药、木香、乳香二钱。为末，蜜丸芡子大。每服一丸，钩藤煎汤化下。(《和剂方》)

产后血痛：有块。用姜黄、桂心等分，为末，酒服方寸匕。血下尽即愈。（昝殷

《产宝》)。

荜　拨

味辛，大温，无毒。主温中下气，补腰脚，杀腥气，消食除胃冷，阴疝痃癖。其根名荜拨没，主五劳七伤，阴汗核肿。生波斯国。此药丛生，茎叶似蒟酱，子紧细，味辛烈于蒟[①]酱。今附。臣禹锡等谨按《日华子》云：治霍乱冷气心痛血气。陈藏器：毕勃[②]没，味辛温无毒。主冷气呕逆，心腹胀满，食不消，寒疝核肿，妇人内冷无子，治腰肾冷，除血气。生波斯国，似柴胡，黑硬，荜拨根也。

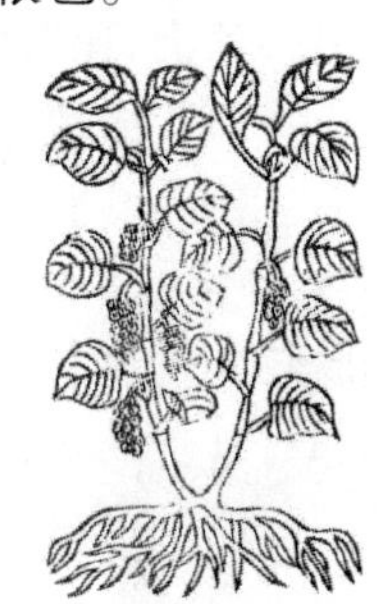
端州荜拨

《图经》曰：荜拨，出波斯国，今岭南有之，多生竹林内。正月发苗作丛，高三四尺，其茎如箸，叶青圆，阔二三寸如桑面光而厚。三月开花白色在表，七月结子如小指大，长二寸已来，青黑色类椹子，九月收采，灰杀曝干。南人爱其辛香，或取叶生茹之。黄牛乳煎其子治气痢神良。谨按《唐太宗实录》云：贞观中，上以气痢久未痊，服它[③]名医药不应，因诏访求其方，有卫士进乳煎荜拨法，御用有效。刘禹锡亦记其事云：后累试，年长而虚冷者必效。

《海药》云：谨按《徐表南州记》：本出南海，长一指，赤褐色为上。复有荜拨，短小黑，味不堪舶上者，味辛温。又主老冷心痛，水泻虚痢，呕逆醋心，产后泄痢与阿魏和合良。亦滋食味，得诃子、人参、桂心、干姜，治脏腑虚冷，肠鸣泄痢神效。

陈藏器云：蒟酱注，苏云：荜拨丛生，子细，味辛烈于蒟酱。按荜拨温中下气，补腰脚，煞腥气，消食除胃冷，阴疝痃癖。根名荜拨没，主五劳七伤，阴汗核肿。已出《拾遗》，生波斯国，胡人将来此调食用之。

《唐本》注：今人以调食味。

《雷公》云：凡使，先去挺，用头醋浸一宿焙干，以刀刮去皮粟子令净方用，免伤人肺，令人上气。《圣惠方》：治冷痰饮恶心，用荜拨一两，捣为末，于食前清粥饮调半钱服。

《经验后方》：治偏头疼绝妙：荜拨为末，令患者口中含温水，左边疼令左鼻吸一字，右边疼令右鼻吸一字效。

《衍义》曰：荜拨走肠胃中冷气、呕吐心腹满痛。多服走泄真气，令人肠虚下重。

现注：

①本条原为墨字，但不是《本经》《别录》文。今附为《开宝》文。

②勃：原文如此，一般皆用拨字。

③它：原文如此，按现在指人应用他。

按：荜拨为胡椒科荜拨未成熟果穗。综合条文所述荜拨功能温中下气，补腰脚，杀腥气，消食除胃冷，消疝除痃癖。其根疗五劳七伤，消核肿。临床用荜拨治胃冷气，牙痛等，其除痃癖等功能尚未发挥。临床入温寒理气药。

时珍曰：荜拨当作荜茇，出《南方草木状》，番语也。陈藏器《本草》作毕勃，《扶南传》作逼拨，《大明会典》作毕茇。又段成式《酉阳杂俎》云：摩伽陀国呼为荜拨梨，拂林国呼为阿梨诃陀。时珍曰：段成式言：青州防风子可乱荜茇，盖亦不然。荜茇气味正如胡椒，其形长一二寸，防风子圆如胡荽子，大不相侔也。时珍曰：气热味辛，阳也，浮也。入手足阳明经。然辛热耗散，能动脾肺之火。多用令人目昏，食料尤不宜之。时珍曰：牛乳煎详见兽部牛乳下。荜茇为头痛、鼻渊、牙痛要药，取其辛热，能入阳明经散浮热也。

附方：新八。

暴泄身冷：自汗，甚则欲呕，小便清，脉微弱，宜已寒丸治之。荜茇、肉桂各二钱半，高良姜、干姜各三钱半。为末，糊丸梧子大。每服三十丸，姜汤下。(《和剂局方》)

胃冷口酸：流清水，心下连脐痛。用荜茇半两，浓朴（姜汁浸炙）一两。为末，入热鲫鱼肉，和丸绿豆大。每米饮下二十丸，立效。(余居士《选奇方》)

瘴气成块：在腹不散。用荜茇一两，大黄一两，并生为末，入麝香少许，炼蜜丸梧子大，每冷酒服三十丸。(《永类钤方》)

妇人血气：作痛，及下血无时，月水不调。用荜茇（盐炒）、蒲黄（炒）等分为末，炼蜜丸梧子大。每空心温酒服三十丸，两服即止。名二神丸。(陈氏方)

鼻流清涕：荜茇末吹之，有效。(《卫生易简方》)

风虫牙痛：荜茇末揩之，煎苍耳汤漱去涎。《本草权度》：用荜茇末、木鳖子肉。研膏化开，搐鼻。(《圣济总录》)

蒟[1] 酱

味辛，温，无毒。主下气温中，破痰积。生巴蜀。《唐本》注云：《蜀都赋》所谓流味于番禺者。蔓生，叶似王瓜而厚大，味辛香，实似桑椹，皮黑肉白。西戎亦时将来，细而辛烈，或谓二种。交州、爱州人云：蒟酱，人家多种，蔓生，子长大，谓苗为浮留藤，取叶合槟榔食之，辛而香也。又有荜拨，丛生，子细，味辛，烈于蒟酱，此当信也。

今注：渝、泸等州出焉。《唐本》先附。

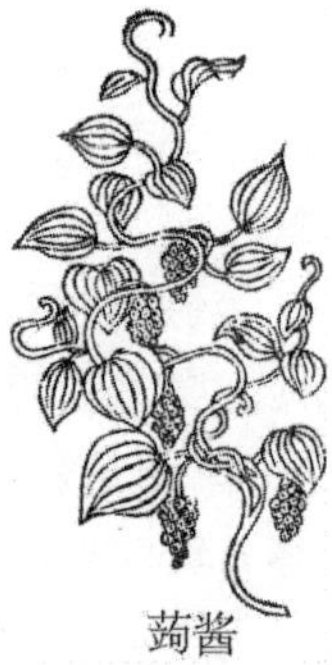

《图经》曰：蒟[2]酱，生巴蜀，今夔、川、岭南皆有之。昔汉武使唐蒙旷谕[3]南越，南越食蒙以蒟酱，蒙问所从来。答曰：西北牂柯[4]，江广数里，出番禺城下。武帝感之，于是开牂柯、越嶲[5]也。刘渊林注《蜀都赋》云：蒟酱，缘木而生，其子如桑椹，熟时正青，长二三寸。以蜜藏而食之辛香，温调五脏。今云蔓生，叶似王瓜而厚大，实皮黑肉白。其苗为浮留藤，取叶合槟榔食之辛而香也。两说大同小异。然则渊林所云乃蜀种，如此今说是海南所传耳。今唯贵荜拨而不尚蒟酱，故鲜有用之。

蒟酱

《海药》云：谨按《广州记》云：波斯国文实，状若桑椹，紫褐色者为上，黑者是老不堪。黔中亦有形状相似，滋味一般，主咳逆上气，心腹虫痛，胃弱虚泻，霍乱吐逆，解酒食味。近多黑色，少见褐色者也。

《雷公》云：凡使，采得后，以刀刮上粗皮，便捣用生姜自然汁拌之，蒸一日了，出日干，每修事五两，用生姜汁五两，蒸干为度。

《食疗》：温散结气，治心腹中冷气，亦名土荜拨、岭南荜拨。尤治胃气疾，巴蜀有之。

《齐民要术》：蒟子，下气消谷。

现注：

①蒟：要原有音矩二字为注音。本条原为墨字为《唐本》。

②蒟：下原有音矩二字注音。现音（jǔ举）。

③旷：旷任的缩写。旷任意为出缺。谕：为皇帝诏令。

④牂：（zàng 脏）牂柯，在今贵州省。

⑤巂：（xī 西），越巂，在今四川越西县。

按：蒟酱，为胡椒科蒟酱的果穗。综合条文所述蒟酱功能下气温中，破痰积。《图经》已曰：今惟贵荜拨，不尚蒟酱，故鲜有用之。可见宋代已很少用之，今亦稀用。

时珍曰：按：嵇含云：子可以调食，故谓之酱，乃荜茇之类也，故孟诜《食疗》谓之土荜茇。其蔓叶名扶留藤，一作扶榴，一作浮留，莫解其义。蒌则留字之讹也。

时珍曰：蒟酱，今两广、滇南及川南、渝、泸、威、茂、施诸州皆有之。其苗谓之蒌叶，蔓生依树，根大如箸。彼人食槟榔者，以此叶及蚌灰少许同嚼食之，云辟瘴疠，去胸中恶气。

故谚曰：槟榔浮留，可以忘忧。其花实即蒟子也。按嵇含《草木状》云：蒟酱即荜茇也。

生于番国者大而紫，谓之荜茇。生于番禺者小而青，谓之蒟子。本草以易蒌子，非矣。蒌子一名扶留，其草形全不相同。时珍窃谓蒟子蔓生，荜茇草生，虽同类而非一物，然其花实气味功用则一也。嵇氏以二物为一物，谓蒟子非扶留，盖不知扶留非一种也。刘歆期《交州记》云：扶留有三种：一名获扶留，其根香美；一名扶留藤，其味亦辛；一名南扶留，其叶青味辛是矣。今蜀人唯取蒌叶作酒曲，云香美。时珍曰：气热味辛，阳也，浮也。

解瘴疠，去胸中恶邪气，温脾燥热（时珍）。

附方：新一。

牙疼：蒟酱、细辛各半两，大皂荚五铤（去子，每孔入青盐烧存性）。同研末。频掺吐涎。（《御药院方》）

萝摩子

味甘、辛，温，无毒。主虚劳。叶食之功同于子。陆机云：一名芄[①]兰。幽州谓之雀瓢[②]。《唐本》注云：按雀瓢，是女青别名，叶盖相似，以叶似女青，故兼名雀瓢。

今按：陈藏器本草云：萝摩条中白汁，主蜘蛛蚕咬；折取汁，点疮上，此汁烂丝，煮食补益。按陶注枸杞条云：敷肿，东人呼为白环藤，生篱落间，折有白汁，一名雀瓢。此注：云雀瓢是女青，然女青终非白环，二物相似，不能分别。《唐本》先附。

臣禹锡等谨按《尔雅》云：雚[③]，芄兰释曰：雚，一名芄兰。郭璞云：雚芄蔓生，断之有白汁，可啖。如此注则似雚芄一名兰或传写误芄衍字。《外台秘要》：治白癜风，以萝摩草白汁，敷上揩令破，再敷三度差。

《梅师方》：治丹火毒，遍身赤肿，不可忍：以萝摩草，捣绞取汁敷之，或捣敷上，随手消。

现注：

①芄：（wán 丸）。

②本条原为墨字，是《唐本》文。

③雚：（guàn 贯）。

按：萝藦子：萝藦科萝藦的全草或根，称为萝藦，其果实称为萝藦子，其果壳称天浆壳。综合条文所述萝藦子功能补虚劳，消肿，消白癜风。临床所用只有天浆壳，可止咳止血，也可补虚消肿。其种子及全草田野可有，用者可自采甚易得到。天浆壳内应含有种子。天浆壳可入止咳止血药中。

释名：羊婆奶(《纲目》)

时珍曰：白环，即芄字之讹也。其实嫩时有浆，裂时如瓢，故有雀瓢、羊婆奶之称。其中一子有一条白绒，长二寸许，故俗呼婆婆针线包，又名婆婆针袋儿也。时珍曰：斫合子，即萝子也。三月生苗，蔓延篱垣，极易繁衍。其根白软。其叶长而后大前尖。根与茎叶，断之皆有白乳如构汁。六、七月开小长花，如铃状，紫白色。结实长二三寸，大如马兜铃，一头尖。其壳青软，中有白绒及浆。霜后枯裂则子飞，其子轻薄，亦如兜铃子。商人取其绒作坐褥代绵，云甚轻暖。《诗》云：芄兰之支，童子佩觿，芄兰之叶，童子佩韘。觿，音畦，解结角锥也。此物实尖，垂于支间似之。韘，音涉，张弓指彄也。此叶后弯似之。故以比兴也。一种茎叶及花皆似萝摩，但气臭根紫，结子圆大如豆，生青熟赤为异。此则苏恭所谓女青似萝摩，陈藏器所谓二物相似者也。苏恭言其根似白薇，子似瓢形，则误矣。当从陈说。此乃藤生女青，与蛇衔根之女青，名同物异，宜互考之。

时珍曰：甘、微辛。取汁，敷丹毒赤肿，及蛇虫毒，即消。蜘蛛伤，频治不愈者，捣封二三度，能烂丝毒，即化作脓也（时珍）。

附方：新二。

补益虚损：极益房劳用萝摩四两，枸杞根皮、五味子、柏子仁、酸枣仁、干地黄各三两。为末。每服方寸匕，酒下，日三服。(《千金方》)

损伤出血：痛不可忍。用篱上婆婆针袋儿，擂水服，渣罨疮口，立效。(《袖珍》)

青　　黛

味咸，寒，无毒。主解诸药毒，小儿诸热惊痫发热，天行头痛寒热。并水研服之。亦摩敷热疮恶肿，金疮下血，蛇犬等毒。从波斯国来，及太原并庐陵、南康等。染淀亦堪敷热恶肿，蛇虺螫毒。染瓮上池沫，紫碧色者，用之同青黛功[①]。今附[②]

臣禹锡等谨按《药性论》云：青黛，君，味甘平。能解小儿疳热消瘦，杀虫。

陈藏器云：青黛，并鸡子白、大黄敷疮痈蛇虺等。

《图经》：文具蓝实条下。

《梅师方》：治伤寒发碗豆疮未成脓方：以波斯青黛大枣许，冷水研服。

《宫气方》：疳痢羸瘦，毛焦方歌曰：孩儿杂病变成疳，不问强羸女与男，恰似脊旁多变动，还如瘦疾困耽耽[③]。又歌曰：烦热毛焦鼻口干，皮肤枯槁四肢摊[④]，腹中时时更下痢，青黄赤白一般般，眼涩面黄鼻孔赤，谷道开张不欲看，忽然泻下成疳淀，又却浓涕一团团，唇焦呕逆不乳哺，壮热增寒卧不安，腹中有病须医药，何须祈祷信神盘，此方便是青黛散，孩儿百病服来看。

《初虞世》：治诸虫毒所伤：青黛、雄黄等分，同研为末，新汲水调下二钱匕。

《太平广记》：青黛，杀恶虫物，化为水。

《衍义》曰：青黛乃蓝为之。有一妇人，患脐下腹上下连二阴遍满生湿疮，状如马瓜疮，他处并无，热痒而痛，大小便涩出黄汁，食亦减，身面微肿，医作恶疮，治用鳗鲡鱼、松脂、黄丹之类药涂上疮，愈热痛甚，治不对，故如此。问之此人嗜酒，贪啖喜鱼蟹发风等物，急令用温水洗拭去膏药。寻以马齿苋四两，烂研细，入青黛一两，再研匀，涂疮上即时热减，痛痒皆去。仍服八正散日三服，分败客热，每涂药得一时久药已干燥，又再涂新湿药，凡如此二日减三分之一，五日减三分之二，自此二十日愈。既愈而问曰：此疮何缘至此，曰：中、下焦蓄风热毒气，若不出当作肠痈内痔，仍常须禁酒，及发风物。然不能禁酒，后果然患内痔。

现注：

①本文原文为墨字，但无陶注，故不是《别录》文。

②今附为《开宝》。

③耽：(dān 丹)，耽搁沉重。

④摊：原文如此，现在用瘫字。

按：青黛为大青叶加石灰加水制成水面漂浮物干燥而成。综合条文所述青黛功能解诸药毒，清热镇惊，辟天行疫疠，消恶疮肿。临床用青黛清热解毒，治各种发热，肝胆疾病，血液病，白血病，消渴，温毒发斑等。临床入清热药中。

释名靛花(《纲目》)、青蛤粉。

时珍曰：黛，眉色也。刘熙《释名》云：灭去眉毛，以此代之，故谓之黛。时珍曰：波斯青黛，亦是外国蓝靛花，既不可得，则中国靛花亦可用。或不得已，用青布浸汁代之。货者复以干淀充之，然有锻石，入服饵药中当详之。

泻肝，散五脏郁火，解热，消食积。（震亨）去热烦。吐血咯血，斑疮阴疮，杀恶虫。(时珍)

附方：新十。

心口热痛：姜汁调青黛一钱服之。(《医学正传》)

内热吐血：青黛二钱，新汲水下。(《圣惠方》)

肺热咯血：青饼子：用青黛一两，杏仁（以牡蛎粉炒过）一两。研匀，黄蜡化和，作三十饼子。每服一饼，以干柿半个夹定，湿纸裹，煨香嚼食，粥饮送下，日三服。(华佗《中藏经》)

小儿惊痫：青黛量大小，水研服之。(《生生编》)

小儿夜啼：方同上。耳疳出汁：青黛、黄柏末，干搽。(《谈野翁方》)

烂弦风眼：青黛、黄连泡汤，日洗。(《明目方》)

产后发狂：四物汤加青黛，水煎服。(《摘玄》)

伤寒赤斑：青黛二钱。水研服。(《活人书》)

瘰疬未穿：靛花、马齿苋同捣。日日涂敷，取效。(《简便方》)

郁　　金

味辛、苦，寒，无毒。主血积下气，生肌止血，破恶血，血淋，尿血，金疮。

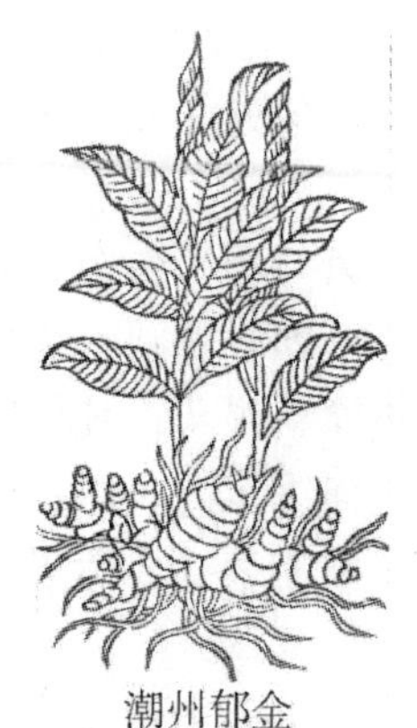
潮州郁金

《唐本》注云：此药苗似姜黄，花白质红，末秋出茎心，无实，根黄赤，取四畔子根去皮，火干之。生蜀地及西戎。马药用之。破血而补，胡人谓之马蒁。岭南者有实，似小豆蔻，不堪啖。《唐本》先附。

臣禹锡等谨按《药性论》云：郁金，单用亦可治女人宿血气，心痛冷气结聚，温醋摩服之，亦啖。马药用治胀痛。

《图经》曰：郁金，《本经》不载所出州土。苏恭云：生蜀地及西戎，胡人主谓之马蒁，今广南江西州郡亦有之，然不及蜀中者佳。四月初生苗似姜黄，花白质红，末秋出茎心无实，根黄赤，取四畔子根去皮，火干之。古方稀用，今小儿方及马医多用之。谨按许慎《说文解字》云：郁，芳草也，十叶为贯，百二十贯，筑以煮之为郁，郁，今郁林郡也[②]。木部中品有郁金香，云生大秦国，二月、三月有花，状如红蓝，其花即香也。陈氏云：为百草之英，既云百草之英乃是草类，又与此同名，而在木部，非也。今人不复用，亦无辨之者，故但附于此耳。

《经验方》：治尿血不定：以一两，捣为末，葱白一握，相和，以水一盏，煎至三合，去滓温服，日须三服。

《经验方》：治风痰：郁金一分，藜芦十分，各为末，和令匀，每服一字，用温浆水一盏，先以少浆水调下，余者水漱口，都服便以食压之。《孙用和》：治阳毒入胃，下血频疼痛不可忍：郁金五个大者，牛黄一皂荚子，别细研，二味同为散，每服用醋浆水一盏，同煎三沸温服。

《丹房镜源》云：灰可用结砂子。

《说文》曰：芳草也，十叶为贯，百二十贯筑以煮之为鬱，从臼、冂、缶、鬯、彡[③]。其饰也，一曰鬱鬯[④]，百草之华，远方郁人所贡，芳草合釀之以降神。

《周礼》郁人[⑤]，凡祭祀之祼，用郁鬯。

《衍义》曰：郁金不香，今人将染妇人衣，最鲜明，然不奈[⑥]日，炙染成衣，则微有郁金之气。

现注：

①本条原为墨字，但不是《别录》文，为《唐本》文。

②贯：穿连。筑：杵。郁林郡，今广西玉林县。郁，指芳草合釀之郁鬯并非郁金。

③是对鬱的解释，是由百二十贯芳草叶筑成的饰物。与郁金并无关系。其鬱字与繁体字鬱金之鬱也不一样，上边两个林字位置由似一拆开之臼字取代，故称由臼、缶、鬯、冂、彡组成。冂（同坰 jiǒng）远郊意，彡（shān 山）花纹意。鬱今已改用郁字。

④郁鬯：煮芳草所酿之酒。鬯：（音 chàng 唱）。

⑤鬯人：掌供酒官名，郁人：掌祼器，如祼玉等。以上所释着重郁字，并不专指郁金。

⑥奈：通耐。

按：郁金为姜科姜黄、郁金或莪术的根。综合条文所述郁金功能破积下气，生肌，破血止血，止血淋。临床用郁金治肝胆疾病，两胁疼痛，也用于各种疾病引起血尿之症。临床入解郁理气药中。

震亨曰：郁金无香而性轻扬，能致达酒气于高远。古人用治郁遏不能升者，恐命名因此也。时珍曰：酒和郁鬯，昔人言是大秦国所产郁金花香，惟郑樵《通志》言即是此郁金。其大秦三代时未通中国，安得有此草？罗愿《尔雅翼》亦云是此根，和酒令黄如金，故谓之黄流。其说并通。此根形状皆似莪术，而医马病，故名马蒁。时珍曰：郁金有二：郁金香是用花，见本条；此是用根者。其苗如姜，其根大小如指头，长者寸许，体圆有横纹如蝉腹状，外黄内赤。人以浸水染色，亦微有香气。元素曰：气味俱浓，纯阴。

凉心（元素）。治阳毒入胃，下血频痛（李杲）。治血气心腹痛，产后败血冲心欲死，失心颠狂蛊毒（时珍）。

震亨曰：郁金，属火、属土与水，其性轻扬上行，治吐血衄血，唾血血腥，及经脉逆行，并宜郁金末加韭汁、姜汁、童尿同服，其血自清。痰中带血者，加竹沥。又鼻血上行者，郁金、韭汁加四物汤服之。时珍曰：郁金入心及包络，治血病。《经验方》治失心颠狂，用真郁金七两，明矾三两，为末，薄糊丸梧子大，每服五十丸，白汤下。有妇人颠狂十年，至人授此。初服心胸间有物脱去，神气洒然，再服而苏。此惊忧痰血络聚心窍所致。郁金入心去恶血，明矾化顽痰故也。庞安常《伤寒论》云：斑豆始有白泡，忽搐入腹，渐作紫黑色，无脓，日夜叫乱者。郁金一枚，甘草二钱半，水半碗煮干，去甘草，切片焙研为末，入真脑子（炒）半钱。每用一钱，以生猪血五七滴，新汲水调下。不过二服，甚者毒瓦斯从手足心出，如痈状乃瘥。此乃五死一生之候也。又《范石湖文集》云：岭南有挑生之害。于饮食中行厌胜法，鱼肉能反生于人腹中，而人以死，则阴役其家。初得觉胸腹痛，次日刺人，十日则生在腹中也。凡胸膈痛，即用升麻或胆矾吐之。若膈下痛，急以米汤调郁金末二钱服，即泻出恶物。或合升麻、郁金服之，不吐则下。李巽岩侍郎为雷州推官，鞫狱得此方，活人甚多也。

附方：新七。

厥心气痛：不可忍。郁金、附子、干姜等分，为末，醋糊丸梧子大，朱砂为衣。每服三十丸，男酒女醋下。(《奇效方》)

产后心痛：血气上冲欲死。郁金（烧存性，为末）二钱，米醋一呷，调灌即苏。(《袖珍方》)

自汗不止：郁金末，卧时调涂于乳上。(《集简方》)

衄血吐血：川郁金为末，井水服二钱。甚者再服。(黎居士《易简方》)

中砒霜毒：郁金末二钱。入蜜少许，冷水调服。(《事林广记》)

痔疮肿痛：郁金末，水调涂之，即消。(《医方摘要》)

耳内作痛：郁金末一钱，水调，倾入耳内，急倾出之。(《圣济总录》)

卢　会

味苦，寒，无毒。主热风烦闷，胸膈间热气，明目镇心，小儿癫痫，惊风。疗五疳，杀三虫及痔病疮瘘，解巴豆毒。一名讷会，一名奴会，俗呼为象胆，盖以其味苦如胆故也。生波斯国，似黑餳[①]。今附。

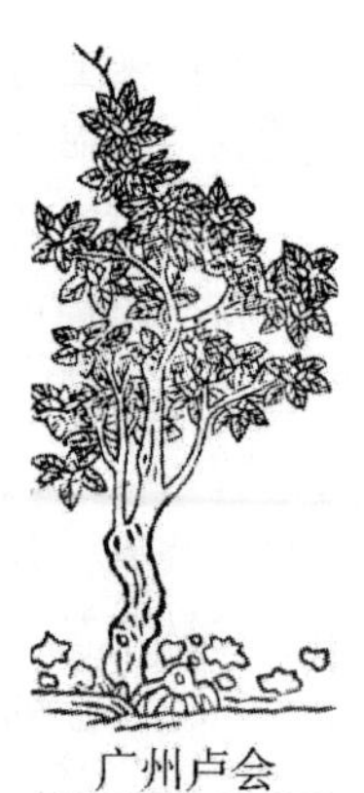
广州卢会

臣禹锡等谨按《药性论》云：卢会亦可单用。杀小儿疳蛔，主吹鼻，杀脑疳，除鼻痒。《南海药谱》：云：树脂也，本草不细委之，谓是象胆，殊非也。兼治小儿诸热。

《图经》曰：卢会，出波斯国，今唯广州有来者。其木生山野中，滴脂液而成。采之不拘时月。俗呼为象胆，以其味苦而云耳。卢会治湿痒，搔之有黄汁者，刘禹锡著其方云：余少年曾患癣，初在颈项间，后延上左耳，遂成湿疮。用斑蝥、狗胆、桃根等诸药，徒令以蜇蠚[②]，其疮转盛。偶于楚州卖药人教用卢会一两，研，炙甘草半两，末相和令匀，先以温浆水洗癣，乃用旧干帛子拭干，便以二味合和敷之，立干便差，神奇。又治一齿；崔元亮《海上方》云：取卢会四分，杵末，先以盐揩齿令先净，然后敷少末于上，妙也。

《雷公》云：凡使，勿用杂胆，其象胆干了，上有青竹纹斑，并光腻，微微甘。勿便和众药捣，此药先捣成粉，待众药末出，然后入药中，此物是胡人杀得白象取胆，干，入汉中是也。

现注：

①本条原为墨字，但不是《别录》文。今附为《开宝》。

②蠚：(ruò 若)，毒虫蜇刺人。

按：卢会为百合科芦荟叶中汁液浓缩而成。综合条文所述卢会功能退热除烦，利膈，明目镇心，定惊痫，除五疳，杀三虫，消痔瘘。卢会临床当泻下药用，有抗癌作用。其众多功能尚未发挥，主要是其为块状物，入煎不习惯，又不能冲服。临床入泻下药中。

时珍曰：名义未详。时珍曰：芦荟原在草部。《药谱》及《图经》所状，皆言是木脂。而《一统志》云：爪哇、三佛齐诸国所出者，乃草属，状如鲎尾，采之以玉器捣成膏。与前说不同，何哉？岂亦木质草形乎？时珍曰：芦荟，乃厥阴经药也，其功专于杀虫清热。以上诸病，皆热与虫所生故也。

附方：新一。

小儿脾疳：芦荟、使君子等分，为末。每米饮服一二钱。(《卫生易简方》)

马先蒿

味苦，平，无毒。主寒热鬼疰，中风湿痹，女子带下病，无子。一名马屎蒿。生南阳川泽。[①]陶隐居云：方云，一名烂石草，主恶疮，方药亦不复用。《唐本》注云：此叶大如茺蔚，花红白色，实八月、九月熟，名谓之虎麻是也。一名马新蒿，所在有之。茺蔚苗短小，子夏中熟。而初生二种极相似也。

今按：《别本》注云：近道处处有，三月、八月采茎叶，阴干。

臣禹锡等谨按《尔雅》云：蔚，牡菣[②]释曰：蔚即蒿之雄，无子者。又曰：蔚，一名牡菣。《诗》蓼莪云：匪莪伊蔚。陆机云：牡蒿也。三月始生，七月华，华似胡麻，华而紫赤，八月为角，角似小豆角，锐而长。一名马新蒿是也。

《图经》：文具第十一卷中白蒿条下。

《圣惠方》：治大风癞疾，骨肉疽败，百节疼酸，眉鬓堕落，身体习习痒痛，以马先蒿细剉，炒为末，每空心及晚食前，温酒调下二钱匕。

《外台秘要》：治癞：马先蒿，一名马矢蒿，捣末服方寸匕，日三服，如更赤起，一年都差。

现注：

①本条无图。

②菣：(qín 揿)。

按：马先蒿为玄参科反顾马先蒿的茎叶或根。综合条文所述马先蒿功能退热愈风，除痹止带助孕。

时珍曰：蒿气如马矢，故名。马先，乃马矢字讹也。马新，又马先之讹也。时珍曰：《别录》牡蒿、马先蒿，原是二条。陆玑所谓有子者，乃马先蒿，而复引无子之牡蒿释之，误矣。牡蒿详见本条。

延胡索

味辛，温，无毒。主破血，产后诸病，因血所为者，妇人月经不调，腹中结块，崩中，淋露，产后血运，暴血冲上，因损下血，或酒摩及煮服。生奚国。根如半夏，色黄[①]。今附。

臣禹锡等谨按《日华子》云：除风治气，暖腰膝，破癥癖仆损瘀血，落胎及暴腰痛。《药海》云：生奚国，从安东道来，味苦甘，无毒。主肾气，破产后恶露及儿枕，与三棱、鳖甲、大黄为散，能散气通经络。蛀蚛成末者，使之惟良，偏主产后病也。

《圣惠方》：治产后秽污不尽，腹满方：延胡索末，和酒服一钱，立止。又方：治堕落车马，筋骨疼痛不止；用延胡索一两，捣罗为散，不计时候，以豆淋酒，调下二钱匕。

《胜金方》：治膜外气，及气块方：延胡索，不限多少，为末，猪胰一具，切作块子，炙熟蘸药末食之。

《产书》：治产后心闷，手脚烦热，气力欲绝，血晕连心，头硬及寒热不禁；延胡索，熬捣为末，酒服一钱匕。

《拾遗序》云：延胡索止心痛，酒服。

现注：

①本条原为墨字，但不是《别录》文，今附为《开宝》文。

按：延胡索，为罂粟科延胡索的块茎。也称元胡索，元胡。综合条文所述延胡索功能破血，调经，疗产后诸病，消腹中结块，止崩中淋露，救产后血晕。临床用延胡索作止痛药，治各种疼痛如肝胃痛等，临床入理气药。所谓气中血药。

好古曰：本名玄胡索，避宋真宗讳，改玄为延也。时珍曰：奚乃东北夷也。今二茅山西上龙洞种之。每年寒露后栽，立春后生苗，叶如竹叶样，三月长三寸高，根丛生如芋卵样，立夏掘起。

好古曰：苦、辛，温，纯阳，浮也，入手、足太阴经。

治心气小腹痛，有神（好古）。活血利气，止痛，通小便（时珍）。

时珍曰：玄胡索，味苦微辛，气温，入手、足太阴、厥阴四经，能行血中气滞，气中血滞，故专治一身上下诸痛，用之中的，妙不可言。荆穆王妃胡氏，因食荞麦面着怒，遂病胃脘当心痛，不可忍。医用吐下行气化滞诸药，皆入口即吐，不能奏功。大便三日不通。因思《雷公炮炙论》云：心痛欲死，速觅延胡。乃以玄胡索末三钱，温酒调下，即纳入，少顷大便行而痛遂止。又华老年五十余，病下痢腹痛垂死，已备棺木。予用此药三钱，米饮服之，痛即减十之五，调理而安。按：《方勺泊宅编》云：一人病遍体作痛，殆不可忍。都下医或云中风，或去中湿，或云脚气，药悉不效。周离亨言：是气血凝滞所致。用玄胡索、当归、桂心等分，为末，温酒服三四钱，随量频进，以止为度，遂痛止。盖玄胡索能活血化气，第一品药也。其后赵待制霆因导引失节，肢体拘挛，亦用此数服而愈。

附方：新一十二。

老小咳嗽：玄胡索一两，枯矾二钱半。为末。每服二钱，软饧一块和，含之。（《仁存堂方》）

鼻出衄血：玄胡索末，绵裹塞耳内，左衄塞右，右衄塞左。（《普济方》）

小便尿血：玄胡索一两，朴硝七钱半，为末。每服四钱，水煎服。（《活人书》）

小便不通：捻头散：治小儿小便不通。用玄胡索、川苦楝子等分，为末。每服半钱或一钱，白汤滴油数点调下。（钱仲阳《小儿直诀》）

热厥心痛：或发或止，久不愈，身热足寒者。用玄胡索（去皮）、金铃子肉等分，为末，每温酒或白汤下二钱。（《圣惠方》）

妇女血气：腹中刺痛，经候不调。用玄胡索（去皮，醋炒）、当归（酒浸炒）各一两，橘红二两。为末，酒煮米糊丸梧子大。每服一百丸，空心艾醋汤下。（《济生方》）

疝气危急：玄胡索（盐炒）、全蝎（去毒生用）等分。为末。每服半钱，空心盐酒下。（《直指方》）

冷气腰痛：玄胡索、当归、桂心三味。肢体拘痛：方同上。偏正头痛，不可忍者。玄胡索七枚，青黛二钱，牙皂二个（去皮子）。为末，水和丸如杏仁大。每以水化一丸，灌入病患鼻内，随左右，口咬铜钱一个，当有涎出成盆而愈。（《永类方》）

肉豆蔻

味辛，温，无毒。主鬼气，温中治积冷，心腹胀痛，霍乱中恶，冷疰呕沫，冷气。消食止泄，小儿乳霍。其形圆小，皮紫紧薄，中肉辛辣。生胡国，胡名迦拘勒[①]。今附。

臣禹锡等谨按《药性论》云：肉豆蔻，君，味苦辛，能主小儿吐逆，不下乳，腹痛，治宿食不消，痰饮。

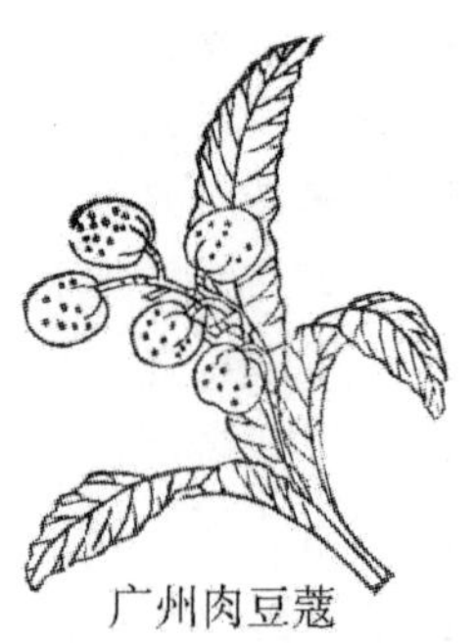
广州肉豆蔻

《日华子》云：调中下气，止泻痢，开胃消食。皮外络下气，解酒毒，治霍乱。味珍力更殊。

《图经》曰：肉豆蔻，出胡国，今唯岭南人家种之。春生苗，花实似豆蔻而圆小，皮紫紧薄，中肉辛辣，六月、七月采。《续传信方》治脾泄气痢等，以豆蔻二颗，米醋调面裹之，置灰中煨令黄焦，和面碾末，更以炒了欓末一两相和，又焦炒陈廪米为末，每用二钱匕，煎作饮，调前二物三钱匕，旦暮各一便差。

陈藏器云：大舶来即有，中国无。

《海药》云：谨按《广志》云：生秦国及昆仑，味辛温无毒。主心腹虫痛，脾胃虚冷气，并冷热虚泄，赤白痢等，凡痢，以白粥饮服佳。霍乱气，并以生姜汤服良。

《雷公》云：凡使，须以糯米作粉，使热汤搜裹豆蔻于煻灰中炮，待米团子焦黄熟，然后出去米，其中有子取用，勿令犯铜。

《圣惠方》：治冷痢腹痛，不能食，肉豆蔻一两，去皮，以醋面裹煨，令面熟为度，捣为散，非时粥饮下一钱匕。

《衍义》曰：肉豆蔻对草豆蔻言之；去壳只用肉，肉油色者佳，枯白味薄瘦虚者下等。亦善下气，多服则泄气，得中则和平其气。

现注：

①本条原为墨字，但不是《别录》文。今附为《开宝》文。

按：肉豆蔻为肉豆蔻科肉豆蔻的种子。综合条文所述肉豆蔻功能温中消积冷，消胀满，除霍乱，止呕沫，消食止泄。临床用肉豆蔻主要是治疗脾胃虚冷，慢性腹泻，如肠炎，结肠炎，溃疡等。临床入温脾胃药中。

释名肉果(《纲目》)。时珍曰：花实皆似豆蔻而无核，故名。时珍曰：肉豆蔻花及实状虽似草豆蔻，而皮肉之颗则不同。颗外有皱纹，而内有斑缬纹，如槟榔纹。最易生蛀，惟烘干密封，则稍可留。好古曰：入手足阳明经。

暖脾胃，固大肠（时珍）震亨曰：属金与土，为丸温中补脾。《日华子》称其下气，以脾得补而善运化，气自下也。非若陈皮、香附之快泄。寇氏不详其实，遂以为不可服也。机曰：痢疾用此涩肠，为伤乳泄泻之要药。时珍曰：土爱暖而喜芳香，故肉豆蔻之辛温，理脾胃而治吐利。

附方：新七。

暖胃除痰：进食消食。肉豆蔻二个，半夏（姜汁炒）五钱，木香二钱半，为末，蒸饼丸芥子大，每食后津液下五丸、十丸。(《普济》)

霍乱吐利：肉豆蔻为末，姜汤服一钱。(《普济方》)

久泻不止：肉豆蔻（煨）一两，木香二钱半，为末，枣肉和丸，米饮服四五十丸。又方：肉豆蔻（煨）一两，熟附子七钱。为末糊丸。米饮服四五十丸。又方：肉豆蔻（煨)、粟壳（炙）等分为末，醋糊丸，米饮服四五十丸。(并《百一选方》)

老人虚泻：肉豆蔻三钱（面裹煨熟，去面研），乳香一两，为末，陈米粉糊丸梧子大。每服五七十丸，米饮下。此乃常州侯教授所传方。(《瑞竹堂方》)

小儿泄泻：肉豆蔻五钱，乳香二钱半，生姜五片。同炒黑色，去姜，研为膏收，旋丸绿豆大。每量大小，米饮下。(《全幼心鉴》)

脾泄气痢：豆蔻一颗（米醋调面裹，煨令焦黄，和面研末），更以子（炒研末）一两，相和。又以陈廪米炒焦，为末和匀。每以二钱煎作饮，调前二味三钱，旦暮各一服，便瘥。(《续传信方》)

补骨脂

味辛，大热，无毒。主五劳七伤，风虚冷，骨髓伤败，肾冷精流，及妇人血气堕胎。一名破故纸。生广南诸州，及波斯国。树高三四尺，叶小似薄荷。其舶上来者最佳[①]。今附。

臣禹锡等谨按《药性论》云：婆固脂，一名破故纸，味苦辛。能主男子腰疼膝冷，囊湿，逐诸冷痹顽，止小便利，腹中冷。

《日华子》云：兴阳事，治冷劳，明耳目。南蕃[②]者色赤，广南者色绿。入药微炒用。又名胡韭子。《图经》曰：补骨脂，生广南诸州及波斯国。今岭外山阪间多有之，不及蕃舶者佳。茎高三四尺，叶似薄荷，花微紫色，实如麻子，圆扁而黑，九月采，或云胡韭子也。胡人呼若婆固脂，故别名破故纸，今人多以胡桃合服。此法出于唐郑相国自叙云：予为南海节度年七十有五，越地卑湿，伤于内外，众疾俱作，阳气衰绝，服乳石补益之药，百端不应。元和七年，有诃陵国舶主李摩诃，知予病状，遂传此方并药，予初疑而未服，摩诃稽颡[③]固请，遂服之。经七八日而觉应验，自尔常服，其功神验。十年二月罢郡归京，录方传之：破故纸十两净择去皮，洗过捣筛令细，用胡桃瓤二十两，汤浸去皮，细研如泥，即入前末，更以好蜜和搅令匀如饴糖，盛于瓷器中。旦日以暖酒二合，调药一匙服之，便以饭压。如不饮人，以暖熟水调亦可。服弥久则延年益气，悦心明目，补添筋骨。但禁食芸薹[④]、羊血，余无忌。此物本自外蕃随海舶而来，非中华所有，蕃人呼为补骨鸱，语讹为破故纸也。《续传信方》载其事其义颇详，故并录之。

梧州补骨脂

《海药》云：恶甘草。

《雷公》云：凡使，性本大燥毒，用酒浸一宿后漉出，却用东流水浸三日夜，却蒸从巳至申出，日干用。

《经验后方》：治腰疼神妙：用破故纸为末，温酒下三钱匕。又方：治男子、女人五劳七伤，下元久冷，乌髭鬓，一切风病，四肢疼痛，驻颜壮气；补骨脂一斤，酒浸一宿，放干，却用乌油麻一升，和炒，令麻子声绝，即播去，只取补骨脂为末，醋煮面糊丸如梧子大，早辰[⑤]温酒盐汤下二十丸。

现注：

①本条原为墨字但不是《别录》文，今附为《开宝》文。

②蕃：通番。

③颡：(sāng 桑)，稽颡即叩头。

④薹：原刻缺草字头，呈臺字，现据药典及通用法加之。

⑤辰：通晨。

按：补骨脂为豆科补骨脂的果实。临床亦写成破故纸。综合条文所述补骨脂功能补劳伤，祛虚冷，填骨髓，补肾精，固胎气。临床用故纸治脾虚肾泄，慢性肝肾疾病，贫血，肾虚诸症。

时珍曰：补骨脂言其功也。胡人呼为婆固脂，而俗讹为破故纸也。胡韭子，因其子之状相似，非胡地之韭子也。时珍曰：忌芸薹及诸血，得胡桃、胡麻良。治肾泄，通命门，暖丹田，敛精神（时珍）。

时珍曰：此方亦可作丸，温酒服之。按白飞霞《方外奇方》云：破故纸属火，收敛神明，能使心包之火与命门之火相通。故元阳坚固，骨髓充实，涩以治脱也。胡桃属木，润燥养血。

血属阴，恶燥，故油以润之。佐破故纸，有木火相生之妙。故语云：破故纸无胡桃，犹水母之无虾也。又破故纸恶甘草，而《瑞竹堂方》青娥丸内加之，何也？岂甘草能调和百药，恶而不恶耶？又许叔微学士《本事方》云：孙真人言补肾不若补脾，予曰补脾不若补肾。肾气虚弱，则阳气衰劣，不能熏蒸脾胃。脾胃气寒，令人胸膈痞塞，不进饮食，迟于运化，或腹胁虚胀，或呕吐痰涎，或肠鸣泄泻。譬如鼎釜中之物，无火力，虽终日不熟，何能消化？《济生》二神丸，治脾胃虚寒泄泻，用破故纸补肾，肉豆蔻补脾。二药虽兼补，但无斡旋。往往常加木香以顺其气，使之斡旋，空虚仓廪。仓廪空虚，则受物矣。屡用见效，不可不知。

附方：新一十四。

补骨脂丸：治下元虚败，脚手沉重，夜多盗汗，纵欲所致。此药壮筋骨，益元气。补骨脂四两（炒香），菟丝子四两（酒蒸），胡桃肉一两（去皮），乳香、没药、沉香各研二钱半，炼蜜丸如梧子大。每服二三十丸，空心盐汤、温酒任下。自夏至起冬至止，日一服。此乃唐宣宗时，张寿太尉知广州，得方于南番人。有诗云：三年时节向边隅，人信方知药力殊。夺得春光来在手，青娥休笑白髭须。（《和剂方》）

肾虚腰痛：《和剂局方》青娥丸：治肾气虚弱，风冷乘之，或血气相搏，腰痛如折，俯仰不利，或因劳役伤肾，或卑湿伤腰，或损坠堕伤，或风寒客搏，或气滞不散，皆令腰痛，或腰间如物重坠。用破故纸（酒浸炒）一斤，杜仲（去皮姜汁浸炒）一斤，胡桃肉（去皮）二十个，为末，以蒜捣膏一两，和丸梧子大，每空心温酒服二十丸。妇人淡醋汤下。常服壮筋骨，活血脉，乌髭须，益颜色。妊娠腰痛：通气散：用破故纸二两，炒香为末。先嚼胡桃肉半个，空心温酒调下二钱。此药神妙。（《妇人良方》）

定心补肾：养血返精丸：破故纸（炒）二两，白茯苓一两（为末），没药五钱，以无灰酒浸高一指，煮化和末，丸梧子大。每服三十丸，白汤下。昔有人服此，至老不衰。盖故纸补肾，茯苓补心，没药养血，三者既壮，自然身安。（《朱氏集验方》）

精气不固：破故纸、青盐等分同炒为末。每服二钱，米饮下。（《三因方》）

小便无度：肾气虚寒。破故纸十两（酒蒸），茴香十两（盐炒），为末，酒糊丸梧子大。每服百丸，盐酒下。或以末糁猪肾煨食之。（《普济方》）

小儿遗尿：膀胱冷也。夜属阴，故小便不禁。破故纸炒为末，每夜热汤服五分。（《婴童百问》）

玉茎不痿：精滑无歇，时时如针刺，捏之则脆，此名肾漏。用破故纸、韭子各一两，为末。每用三钱，水二盏，煎六分服，日三次，愈则止。（夏子益《奇方》）

脾肾虚泻：二神丸：用破故纸（炒）半斤，肉豆蔻（生用）四两，为末，肥枣肉研膏，和丸梧子大，每空心米饮服五七十丸。（《本事方》）

加木香二两，名三神丸。水泻久痢：破故纸（炒）一两，粟壳（炙）四两，为末，炼蜜丸弹子大。每服一丸，姜、枣同水煎服。（《百一选方》）

牙痛日久：肾虚也。补骨脂二两，青盐半两，炒研擦之。（《御药院方》）

风虫牙痛：上连头脑。补骨脂（炒）半两，乳香二钱半。为末擦之。或为丸塞孔内。自用有效。（《传信适用方》）

打坠腰痛：瘀血凝滞。破故纸（炒）、茴香（炒）、辣桂等分，为末，每热酒服二钱。故纸主腰痛行血。（《直指方》）

零陵香

味甘，平，无毒。主恶气疰心腹痛满，下气，令体香，和诸香作汤丸用之，得酒良。生零陵山谷。叶如罗勒。《南越志》名燕草，又名薰草，即香草也。《山海经》云：薰草，麻叶方茎，气如蘼芜，可以止疠，即零陵香也①。今附。

臣禹锡等谨按陈藏器云：薰草，明目止泪，疗泄精，去邪恶气，伤寒头疼。一名蕙草，生下湿地，三月采，阴干，脱节者良。按：薰草即蕙根也。叶如麻，两两相对，此即是零陵香也。

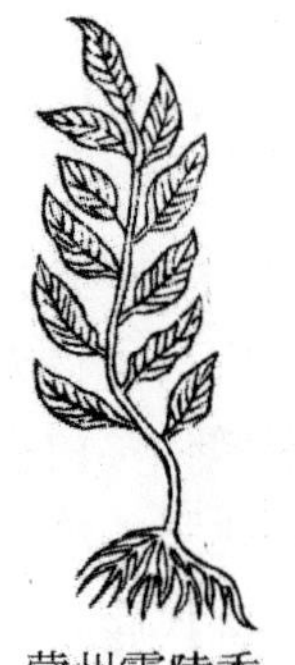
蒙州零陵香

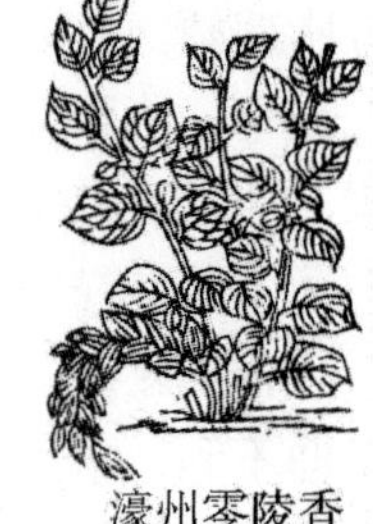
濠州零陵香

《日华子》云：治血气腹胀，酒煎服茎叶。《图经》曰：零陵香，生零陵山谷，今湖岭诸州皆有之，多生下湿地。叶如麻两两相对，茎方，气如蘼芜，常以七月中旬开花至香，古所谓薰草是也，或云蕙草亦此也。又云：其茎、叶谓之蕙，其根谓之薰，三月采，脱节者良。今岭南收之皆作窟灶，以火炭焙干，令黄色乃佳。江淮间亦有土生者，作香亦可用，但不及湖岭者芬薰耳。古方但用薰草而不用零陵香，今合香家及面膏、澡豆诸法皆用之，都下市肆货之甚多。《唐本》注：生水山间，可和诸香。煮汁饮之亦宜合衣中香。海药云谨按《山海经》生广南山谷，陈氏云：地名零陵，故以地为名。味辛，无毒。主风邪冲心，牙车肿痛，虚劳痟匿凡是齿痛煎含良。得升麻、细辛善。不宜多服，令人气喘。《衍义》曰：零陵香，至枯干犹香，入药绝可用。妇人浸油饰发香，无以加。此即蕙草是也。

现注：

①本条为今附，即《开宝》文。

按：零陵香为报春花科灵舌草的全草，功能辟恶气利心腹，散满止痛，下气，止疫疠。

时珍曰：古者烧香草以降神，故曰薰，曰蕙。薰者熏也，蕙者和也。《汉书》云：薰以香自烧，是矣。或云：古人祓除，以此草熏之，故谓之薰，亦通。范成《大虞衡志》言：零陵即今永州，不出此香。惟融、宜等州甚多，土人以编席荐，性暖宜人。谨按：零陵旧治在今全州。全乃湘水之源，多生此香，今人呼为广零陵香者，乃真薰草也。若永州、道州、武冈州，皆零陵属地也。今镇江、丹阳皆莳而刈之，以酒洒制货之，芬香更烈，谓之香草，与兰草同称。《楚辞》云：既滋兰之九畹，又树蕙之百亩，则古人皆栽之矣。张揖《广雅》云：卤，薰也。其叶谓之蕙。而黄山谷言一干数花者为蕙。盖因不识兰草、蕙草，强以兰花为分别也。郑樵《修本草》，言兰即蕙，蕙即零陵香，亦是臆见，殊欠分明。但兰草、蕙草，乃一类二种耳。时珍曰：今惟吴人栽造，货之亦广。

附方新十。

伤寒下痢：蕙草汤：用蕙草、当归各二两，黄连四两，水六升，煮二升服，日三服。(《范汪方》)

伤寒狐惑：食肛者。蕙草、黄连各四两。咀，以白酸浆一斗，渍一宿，煮取二升，分三服。(《小品方》)

头风旋运：痰逆恶心懒食。真零陵香、藿香叶、莎草根（炒）等分，为末。每服二钱，茶下，日三服。(《本事方》)

小儿鼻塞：头热。用薰草一两，羊髓三两。铫内慢火熬成膏，去滓，日摩背上三四次。(《圣惠方》)

头风白屑：零陵香、白芷等分，水煎汁，入鸡子白搅匀，敷数十次，终身不生。(《圣惠方》)

牙齿疼痛：零陵香梗叶煎水，含漱之。(《普济方》)

风牙疳牙：零陵香（洗炙）、荜茇（炒）等分，为末掺之。(《普济方》)

梦遗失精：薰草汤：用薰草、人参、白术、白芍药、生地黄各二两，茯神、桂心、甘草（炙）各二两，大枣十二枚，水八升，煮三升，分二服。(《外台秘要》)

妇人断产：零陵香为末，酒服二钱。每服至一两，即一年绝孕。盖血闻香即散也。(《医林集要》)

五色诸痢：返魂丹：用零陵香草去根，以盐酒浸半月，炒干。每两入广木香一钱半，为末。里急腹痛者，用冷水服一钱半，通了三四次，用热米汤服一钱半，止痢。只忌生梨一味。(《集简方》)

缩沙蜜

味辛，温，无毒。主虚劳冷泻，宿食不消，赤白泄痢，腹中虚痛，下气。生南地，苗似廉姜，形如白豆蔻，其皮紧而皱黄赤色，八月采，味辛至八月采。[①]今附

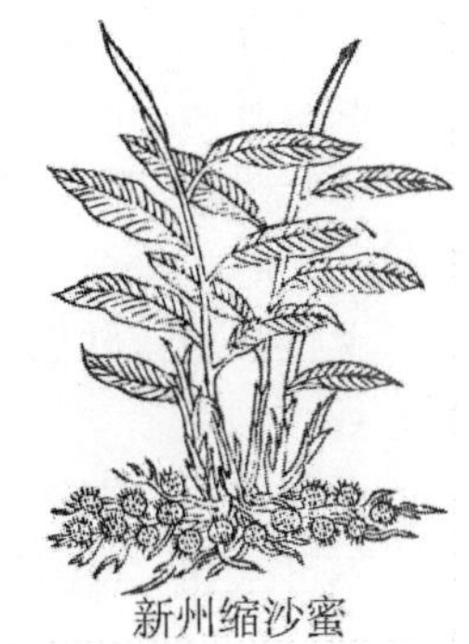
新州缩沙蜜

臣禹锡等谨按《药性论》云：缩沙蜜，君，出波斯国，味苦辛，能主冷气腹痛，止休息气痢，劳损，消化水谷，温暖脾胃，治冷滑下痢不禁，虚羸方曰：熬末以羊子肝薄切，用末逐片糁瓦上焙干为末，入干姜末，饭为丸，日二服五十丸。又方：炮附子末、干姜、厚朴、陈橘皮等分为丸，日二服四十丸。

陈藏器云：缩沙蜜，味酸，主上气咳嗽，奔豚鬼疰，惊痫邪气。似白豆蔻子。

《嵩阳子》曰：止痢，味辛香。

《日华子》曰：治一切气，霍乱转筋，心腹痛，能起酒香味。

《图经》曰：缩沙蜜，生南地，今唯岭南山泽间有之；苗茎似高良姜，高三四尺，叶青，长八九寸，阔半寸以来，三月、四月开花，在根下五、六月成实五七十枚作一穗状，似益智，皮紧厚而皱，如栗文，外有刺，黄赤色，皮间细子一团八漏，可四十余粒如黍米大，微黑色，七月、八月采。

《海药》云：今按陈氏，生西海及西戎诸国，味辛平咸。得诃子、鳖甲、豆蔻、白芜荑等良。多从安东道来。

《孙尚药》：治妇人妊娠，偶因所触或坠高伤打，致胎动不安，腹中痛不可忍者；缩沙不计多少，熨斗内盛，慢火炒令热透，去皮用仁，捣罗为末，每服二钱，用热酒调下，

须臾觉腹中胎动处极热，即胎已安。神效。

现注：

①本条原为墨字但不是《别录》文。今附为《开宝》文。

按：缩砂蜜为姜科阳春砂或缩砂的果实或种子。今称砂仁。综合条文所述缩砂蜜功能止泻痢，消宿食，祛腹中虚痛，下气。临床用砂仁治肝胃气痛，胃炎肝炎，安胎治胎动不安。临床入理气药中。

时珍曰：名义未详。藕下白多密，取其密藏之意。此物实在根下，仁藏壳内，亦或此意欤。好古曰：辛，温，阳也，浮也。入手足太阴、阳明、太阳、足少阴七经。得白檀香、豆蔻为使，入肺；得人参、益智为使，入脾；得黄柏、茯苓为使，入肾；得赤、白石脂为使，入大小肠也。

和中行气，止痛安胎。（杨士瀛）治脾胃气结不散。（元素）补肺醒脾，养胃益肾，理元气，通滞气，散寒饮胀痞，噎膈呕吐，止女子崩中，除咽喉口齿浮热，化铜铁骨鲠。（时珍）。时珍曰：按韩《医通》云：肾恶燥，以辛润之。缩砂仁之辛，以润肾燥。又云：缩砂属土，主醒脾调胃，引诸药归宿丹田。香而能窜，和合五脏冲和之气，如天地以土为冲和之气，故补肾药用同地黄丸蒸，取其达下之旨也。又化骨，食草木药及方士炼三黄皆用之，不知其性何以能制此物也？

【附方】旧三，新一十三。

冷滑下痢，不禁虚羸。用缩砂仁熬为末，以羊子肝薄切掺之，瓦上焙干为末，入干姜末等分，饭丸梧子大。每服四十丸，白汤下，日二服。又方：缩砂仁、炮附子、干姜、浓朴、陈橘皮等分。为末，饭丸梧子大。每服四十丸，米饮下，日二服。（并《药性论》）

大便泻血，三代相传者：缩砂仁为末，米饮热服二钱，以愈为度。（《十便良方》）

小儿脱肛：缩砂（去皮）为末。以猪腰子一片，批开擦末在内，缚定，煮熟与儿食，次服白矾丸。如气逆肿喘者，不治。（《保幼大全》）

遍身肿满，阴亦肿者：用缩砂仁、土狗一个，等分，研，和老酒服之。（《直指方》）

痰气膈胀：砂仁捣碎，以萝卜汁浸透，焙干为末。每服一二钱，食远沸汤服。（《简便方》）

上气咳逆：砂仁（洗净，炒研）、生姜（连皮）等分。捣烂，热酒食远泡服。（《简便方》）

子痫昏冒：缩砂（和皮炒黑），热酒调下二钱。不饮者，米饮下。此方安胎止痛皆效，不可尽述。（温隐居方）

神妇人血崩：新缩砂仁，新瓦焙研末。米饮服三钱。（《妇人良方》）

热拥咽痛：缩砂壳为末，水服一钱。（戴原礼方）牙齿疼痛：缩砂常嚼之良。（《直指方》）

口吻生疮：缩砂壳研，擦之即愈。此蔡医博秘方也。（黎居士《简易方》）

鱼骨入咽：缩砂、甘草等分。为末，绵裹含之咽汁，当随痰出矣。（王璆《百一选方》）

误吞诸物：金银铜钱等物不化者，浓煎缩砂汤饮之，即下。（危氏《得效方》）

一切食毒：缩砂仁末，水服一二钱。（《事林广记》）

蓬莪茂

味苦辛，温，无毒。主心腹痛，中恶疰忤，鬼气，霍乱，冷气，吐酸水，解毒，食饮不消。酒研服之。又疗妇人血气，丈夫奔豚。生西戎及广、南诸州[①]。子似干椹，叶似蘘荷，茂[②]在根下并生一好一恶，恶者有毒。西戎人取之先放羊食，羊不食者弃之。今附。

臣禹锡等谨按陈藏器云：一名蓬莪，黑色；二名蒁，黄色；三名波杀，味甘有大毒。

《药性论》云：蓬莪茂，亦可单用，能治女子血气心痛，破痃癖冷气，以酒、醋摩服效。

《日华子》云：得酒、醋良，治一切气，开胃消食，通月经，消瘀血，止仆损痛，下血，及内损恶血等。此即是南中姜黄根也。

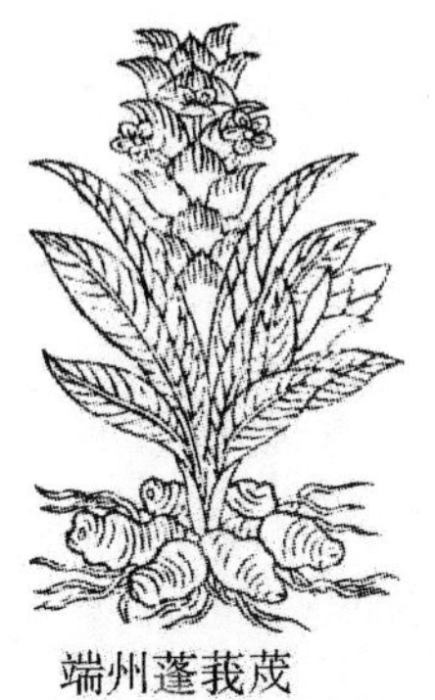
端州蓬莪茂

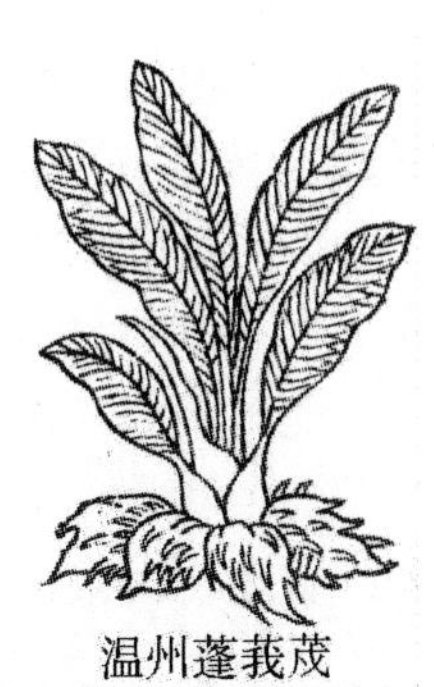
温州蓬莪茂

《图经》曰：蓬莪茂，生西戎及广南诸州，今江、浙或有之。三月生苗在田野中，其茎如钱大，高二三尺，叶青白色，长一二尺，大五寸已来。颇类蘘荷，五月有花，作穗，黄色，头微紫，根如生姜，而茂在根下，似鸡鸭卵，大小不常，九月采，削去粗皮，蒸熟曝干用。此物极坚硬难捣，治用时热灰火中煨令透熟，乘热入臼中捣之即碎如粉。古方不见用者，今医家治积聚诸气为最要之药，与京三棱同用之良，妇人药中亦多使。

《雷公》云：凡使，于砂盆中用醋磨令尽，然后于火畔吸令干，重筛过用。

《十全博救方》：治小儿气候[③]，止疼：蓬莪茂，炮，候热，捣为末用一大钱，热酒调下。

《孙用和》：正元散，治气不接续，气短，兼治滑泄及小便数，王丞相服之有验；蓬莪茂一两，金铃子去核一两，右件为末，更入硼砂一钱，炼过研细，都和匀，每服二钱，盐汤或温酒调下，空心服。

现注：

①本条为墨字，但不是《别录》文。今附为《开宝》文。

②茂：（shù 戍）。

③小儿气候：原文如此，疑应为小儿气疾，似无小儿气候之病。候疾二字相似，疑为误刻。

按：蓬莪茂为姜科莪术的根茎，今称莪术或蓬莪术。综合条文所述蓬莪茂功能利心腹，止心腹痛，除霍乱，驱冷气，解毒消食，散血气，下奔豚。破痃癖冷气。临床用莪术破气散结，可以用于肝硬化，动脉硬化，肾功能不全及各种增生性疾病。临床入破气药中。

时珍曰：今人多以醋炒或煮熟入药，取其引入血分也。好古曰：蓬莪色黑，破气中之血，入气药发诸香。虽为泄剂，亦能益气，故孙尚药用治气短不能接续，及大小七香丸、集香丸、诸汤散多用此也。又为肝经血分药。

时珍曰：郁金入心，专治血分之病；姜黄入脾，兼治血中之气；术入肝，治气中之血，稍为不同。按王执中《资生经》云：执中久患心脾疼，服醒脾药反胀。用耆域所载蓬莪术面裹炮熟研末，以水与酒醋煎服，立愈。盖此药能破气中之血也。

附方：新五。

一切冷气，抢心切痛，发即欲死。久患心腹痛时发者，此可绝根。蓬莪术二两（醋煮），木香一两（煨）。为末。每服半钱，淡醋汤下。（《卫生家宝方》）

小肠脏气：非时痛不可忍。蓬莪术研末，空心葱酒服一钱。（杨子建《护命方》）

妇人血气：游走作痛，及腰痛。蓬莪术、干漆二两，为末，酒服二钱。腰痛，核桃酒下。（《普济方》）

小儿盘肠：内钓痛。以莪术半两，用阿魏一钱，化水浸一日夜，焙研。每服一字，紫苏汤下。（《保幼大全》）

上气喘急：蓬莪术五钱，酒一盏半，煎八分服。（《保生方》）

初生吐乳：不止。蓬莪茂少许，盐一绿豆，以乳一合，煎三五沸，去滓，入牛黄两粟大，服之，甚效也。（《保幼大全》）

积雪草

味苦，寒，无毒。主大热恶疮，痈疽浸淫赤熛[①]，皮肤赤身热。生荆州川谷。

陶隐居云：方药亦不用，想此草当寒冷尔。《唐本》注云：此草叶圆如钱大，茎细劲，蔓延，生溪涧侧。捣敷热肿丹毒，不入药用。荆楚人以叶如钱，谓为地钱草，《徐仪药图》名连钱草，生处亦稀。

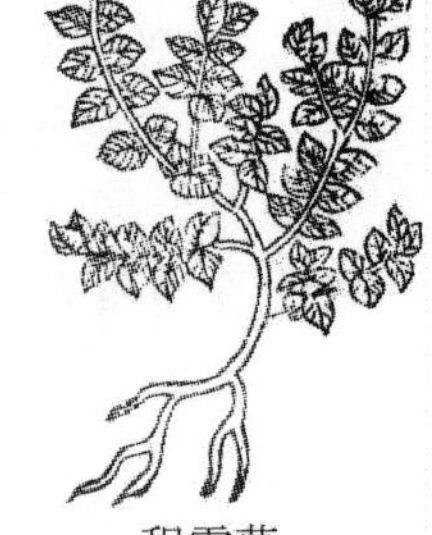
积雪草

今按：陈藏器本草云：积雪草主暴热，小儿丹毒，寒热，腹内热结。捣绞汁服之。

又按：《别本》注云：今处处有，并入药用，生阴湿地，八月、九月采苗叶，阴干。

臣禹锡等谨按《药性论》云：连钱草，亦可单用，能治瘰疬鼠漏，寒热时节来往。

《日华子》云：味苦辛，以盐挼贴消肿毒，并风疹疥癣。

《图经》曰：积雪草，生荆州川谷，今处处有之。叶圆如钱大，茎细而劲，蔓延生溪涧之侧，荆楚人以叶如钱，谓为地钱草，《徐仪药图》名连钱草。八月、九月采苗叶，阴干用。段成式《酉阳杂俎》云：地钱，叶圆茎细，有蔓，一曰积雪草，一曰连钱草。谨按《天宝单行方》云：连钱草，味甘平，无毒。元[②]生咸阳下湿地，亦生临淄郡、济阳郡池泽中，甚香，俗间或云圆叶似薄荷，江东吴越丹阳郡极多，彼人常充生菜食之。河北柳城郡尽呼为海苏，好近水生，经冬不死，咸、洛二京亦有，或名胡薄荷，所在有之。单服疗女子小腹痛。又云：女子忽得小腹中痛，月经初来，便觉腰中切痛，连脊间如刀锥所刺，忍不可堪者，众医不别，谓是鬼疰，妄服诸药，终无所益。其疾转增，审察前状相当，即用此药；其药夏五月正放花时即采取曝干，捣筛为散，女子有患前件病者，取二方寸匕，和好醋二小合，搅令匀，平旦空腹顿服之，每日一服，以知为度。如女子先冷者，即取前件药五两，加桃仁二百枚，去尖皮，熬捣为散，及蜜为丸，如梧子大，每日空腹饮及酒下三十丸，日再服，以疾愈为度。忌麻子、荞麦。

陈藏器云：东人呼为连钱，生阴处，蔓延地叶如钱。

《衍义》曰：积雪草，今南方多有，生阴湿地，不必荆楚。形如水荇而小，面亦光洁，微尖为异。今人谓之连钱草，盖取象也。叶叶各生捣烂，贴一切热毒痈疽等，秋后收之，荫干为末，水调敷。

现注：

①熛：(biāo 标)，红疹。

②元：原刻用此字，现应用原字。

按：积雪草为伞形科积雪草的全草。综合条文所述积雪草功能清大热，消疮痈，消浸淫疮，消赤肿。临床可治疮痈及瘰疬等。又名连钱草。

时珍曰：按苏恭注薄荷云：一种蔓生，功用相似。苏颂《图经》云：胡薄荷与薄荷相类，但味少甘，生江浙间，彼人多以作茶饮，俗呼为新罗薄荷，《天宝方》所用连钱草是也。据二说，则积雪草即胡薄荷，乃薄荷之蔓生者尔。又《仙庚辛玉册》云：地钱，阴草也。生荆、楚、江、淮、闽、浙间，多在宫院寺庙砖砌间，叶圆似钱，引蔓铺地，香如细辛，不见开花也。时珍曰：取汁结草砂，伏硫黄。

胡菝荷：主风气壅并攻胸膈，作汤饮之立效（士良）。研汁，点暴赤眼，良（时珍）

附方：新二。

男女血病：九仙驱红散：治呕吐诸血及便血、妇人崩中神效。用积雪草五钱，当归（酒洗）、栀子仁（酒炒）、蒲黄（炒）、黄连（炒）、条黄芩（酒炒）、生地黄（酒洗）、陈槐花（炒）各一钱。上部加藕节一钱五分，下部加地榆一钱五分，水二钟，煎一钟服，神效。此方得之甚秘，此草与本草主治不同，不可晓也。（董炳《集验方》）

牙痛塞耳：用连钱草（即积雪草），和水沟污泥同捣烂，随左右塞耳内。（《摘玄方》）

白　　前

味甘，微温。臣禹锡等谨按《蜀本》云微寒。无毒。主胸胁逆气，咳嗽上气。

陶隐居云：此药出近道，似细辛而大，色白易折，主气嗽方多用之。

《唐本》注云：此药叶似柳，或似芫花，苗高尺许，生洲渚沙碛之上，根白，长于细辛，味甘。俗以酒渍服。主上气。不生近道，俗名石蓝，又名嗽药。今用蔓生者味苦，非真也。

今按《别本》云：二月、八月采根，曝干，根似牛膝、白薇。

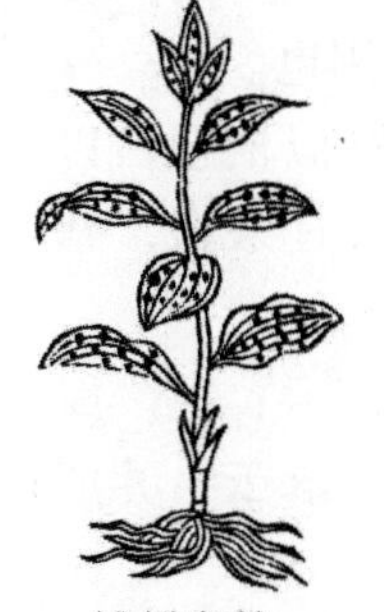

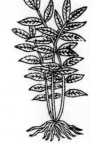

越州白前　舒州白前

臣禹锡等谨按《药性论》云：白前，臣，味辛。兼主一切气。

《日华子》云：治贲豚肾气，肺气烦闷及上气。

《图经》曰：白前，旧不载所出州土。陶隐居云：出近道，今蜀中及淮、浙州郡皆有之。苗似细辛而大，色白易折。亦有叶似柳或似芫花苗高尺许，生洲渚沙碛之上，根白长于细辛，亦似牛膝、白薇辈。今用蔓生者，味苦非真也。二月、八月采根，曝干。深师疗久咳逆上气，体肿短气，胀满，昼夜倚壁不得卧，常作水鸡声者，白前汤主之；白前二两，紫菀、半夏，洗，各三两，大戟七合，切，四物以水一斗，渍一宿，明旦煮取三升，分三服，禁食羊肉饧大佳。

《唐本》云：微寒，主上气冲喉中，呼吸欲绝。

《雷公》云：凡使，先用生甘草水浸一伏时后漉出，去头须了，焙干，任入药中用。

《梅师方》：治久患暇[①]呷咳嗽，喉中作声不得眠：取白前捣为末，温酒调二钱匕服。

《衍义》曰：白前，保定肺气，治嗽多用。白而长于细辛，但粗而脆不似细辛之柔。以温药相佐使则尤佳。余如《经》。

现注：

①暇：（xiá 狭）。

按：白前为萝摩科柳叶白前，芫花白前的根及根茎。综合条文所述白前功能宽胸肋，下逆气，止咳嗽，下奔豚气。临床用白前主要治咳嗽，可用于气管炎，肺炎，哮喘等。临床入止咳药中。

时珍曰：名义未详。嘉谟曰：似牛膝，粗长坚直易断者，白前也。似牛膝，短小柔软能弯者，白薇也。近道俱有，形色颇同，以此别之，不致差误。

降气下痰。（时珍）时珍曰：白前色白而味微辛甘，手太阴药也。长于降气，肺气壅实而有痰者宜之。若虚而长哽气者，不可用也。张仲景治嗽而脉沉，泽漆汤中亦用之。其方见《金匮要略》药多不录。

附方：新一。

久嗽唾血：白前、桔梗、桑白皮三两（炒），甘草一两（炙）。水六升，煮一升，分三服。忌猪肉、菘菜。（《外台》）

荠苨

味甘，寒。主解百药毒。

陶隐居云：根、茎都似人参而叶小异，根味甜，绝能杀毒。以其与毒药共处而毒皆自然歇，不正入方家用也。

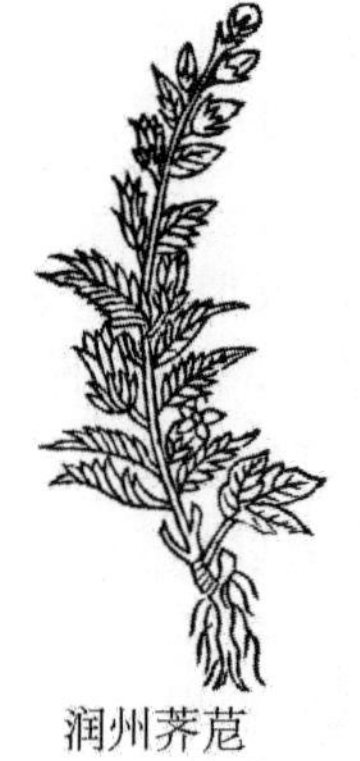
润州荠苨

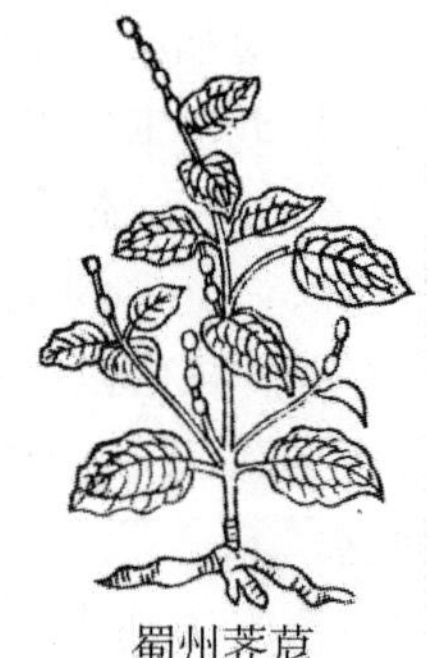
蜀州荠苨

今按《别本》注云：根似桔梗，以无心为异，无毒。二月、八月采根，暴干。

臣禹锡等谨按《尔雅》云：苨，莀苨[①]，释曰：苨，一名莀苨。郭云：荠苨也。

《日华子》云：荠苨，杀蛊毒，治蛇虫咬，热狂温疾，罯毒箭。

《图经》曰：荠苨，旧不载所出州土，今川蜀江浙皆有之。春生苗，茎都似人参而叶小异，根似桔梗根，但无心为异，润州尤多，人家收以为果菜，或作脯啖，味甚甘美。二月、八月采根，暴干。古方解五石毒，多生服荠苨汁良。又《小品方》疗蛊，取荠苨根捣末，以饮服方寸匕，立差。《食疗》云：丹石发动，取根食之尤良。

《千金翼》：封疔肿；取生荠苨根汁一合，去滓，敷，不过三。

《食医心镜》：荠苨，主利肺气，和中明目，止痛，蒸切作羹粥食之，虀俎亦得。

《金匮玉函方》：钩吻叶与芹菜相似，误食之杀人：荠苨八两，水六升，煮取三升，为两服解之。《朝野佥载》野猪中毒药箭，多食此物出。

《别说》云：今多以蒸压扁，乱人参，但味淡尔。《衍义》曰：荠苨，今陕州采为脯，别有法，甚甘美，兼可寄远。古人以谓荠苨似人参者是此。解药毒甚验。

现注：

①蒁：（zhǐ 纸）。

按：荠苨为桔梗科荠苨的根。综合条文所述荠苨功能解百药毒明目止痛，解五石毒，利肺气。临床用荠苨做保肺药。

释名：甜桔梗（《纲目》）苗名隐忍。

时珍曰：荠多汁，有济泥之状，故以名之。济泥，浓露也。其根如沙参而叶如杏，故河南人呼为杏叶沙参。苏颂《图经》杏参，即此也。俗谓之甜桔梗。《尔雅》云：苨，蒁苨也。郭璞云：即荠苨也。隐忍，说见下文。

机曰：荠苨苗茎与桔梗相似，其根与人参相乱。今言苗茎都似人参，近于误也。当以人参、荠苨、桔梗三注参看自明矣。

时珍曰：荠苨苗似桔梗，根似沙参，故奸商往往以沙参、荠苨通乱人参。苏颂《图经》所谓杏参，周定王《救荒本草》所谓杏叶沙参，皆此荠苨也。《图经》云：杏参生淄州田野，根如小菜根。土人五月采苗叶，治咳嗽上气。《救荒本草》云：杏叶沙参，一名白面根。苗高一二尺，茎色青白。叶似杏叶而小，微尖而背白，边有叉牙。杪间开五瓣白碗子花。根形如野胡萝卜，颇肥，皮色灰黝，中间白色，味甜微寒。亦有开碧花者。嫩苗炸熟水淘，油盐拌食。根换水煮，亦可食。人以蜜煎充果。又陶弘景注桔梗，言其叶名隐忍，可煮食之，治蛊毒。谨按《尔雅》云：蒡，隐忍也。郭璞注云：似苏，有毛。江东人藏以为菹，亦可瀹食。葛洪《肘后方》云：隐忍草，苗似桔梗，人皆食之。捣汁饮，治蛊毒。据此则隐忍非桔梗，乃荠苨苗也。荠苨苗甘，可食；桔梗苗苦，不可食，尤为可证。《神农本经》无荠苨，只有桔梗一名荠苨，至《别录》始出荠苨。盖荠苨、桔梗乃一类，有甜、苦二种，则其苗亦可呼为隐忍也。

主咳嗽消渴强中，疮毒疔肿，辟沙虱短狐毒（时珍）。

时珍曰：荠苨寒而利肺，甘而解毒，乃良品也，而世不知用，惜哉。按葛洪《肘后方》云：一药而兼解众毒者，惟荠汁浓饮二升，或煮嚼之，亦可作散服。此药在诸药中，毒皆自解也。

又张鷟《朝野佥载》云：各医言虎中药箭，食清泥而解；野猪中药箭，豗荠苨而食。物犹知解毒，何况人乎？又孙思邈《千金方》，治强中为病，茎长兴盛，不交精出，消渴之后，发为痈疽，有荠苨丸、猪肾荠苨汤方，此皆本草所未及者。然亦取其解热解毒之功尔，无他义。

附方：新三。

强中消渴：猪肾荠汤：治强中之病，茎长兴盛，不交精液自出，消渴之后，即发痈疽。皆由恣意色欲，或饵金石所致，宜此以制肾中热也。用猪肾一具，荠苨、石膏各三两，人参、茯苓、磁石、知母、葛根、黄芩、栝楼根、甘草各二两，黑大豆一升，水一斗半，先煮猪肾、大豆，取汁一斗，去滓下药，再煮三升，分三服。后人名为石子荠苨汤。又荠苨丸：用荠苨、大豆、茯神、磁石、栝楼根、熟地黄、地骨皮、玄参、石斛、鹿茸各一两，人参、沉香各半两。为末，以猪肚治净煮烂，杵和丸梧子大。每服七十丸，空心盐汤下。（并《千金方》）

面上皯疱：荠苨、肉桂各一两。为末。每用方寸匕，酢浆服之，日一服。又灭瘢痣。（《圣济总录》）

隐忍叶：气味甘、苦，寒，无毒。主治蛊毒腹痛，面目青黄，林露骨立，煮汁一二升饮（时珍）。

白　药

味辛，温，无毒。主金疮，生肌。出原州①。《唐本》注云：三月苗生叶似苦苣，四月抽赤茎，花白，根皮黄。八月叶落，九月枝折采根日干。今按《别本》注云：解野葛、生金、巴豆药毒。刀斧折伤，能止血痛，干末敷之。《唐本》先附。

臣禹锡等谨按《药性论》云：白药，亦可单用，味苦，能治喉中热塞，噎痹不通，胸中隘塞，咽中常痛肿胀。

《日华子》云：白药，冷，消痰止嗽治渴，并吐血喉闭，消肿毒。

又云：剪草，凉，无毒。治恶疮疥癣，风瘙。根名白药。

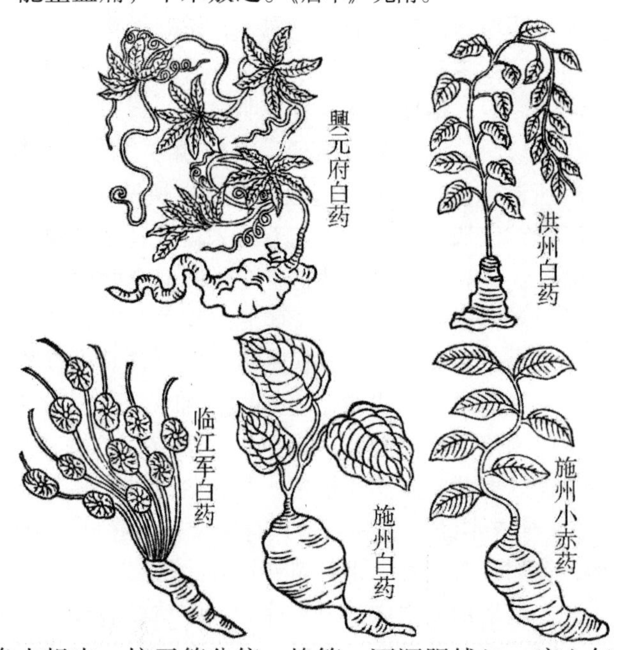

《图经》曰：白药，出原州。今夔、施、江西、岭南亦有之。三月生苗似苦苣叶，四月而赤茎长似葫芦蔓，六月开白花，八月结子，亦名苽②蒌，九月采根，以水洗，切碎曝干，名白药子。江西出者叶似乌臼，子如绿豆，至八月，其子变成赤色，施州人取根并野猪尾二味，洗净去粗皮，焙干等分停，捣筛，酒调服钱匕。疗心气痛，解热毒甚效。又诸疮痈肿不散者，取生根烂捣，敷贴干则易之，无生者用末，水调涂之亦可。崔元亮《海上方》治一切天行，取白药研如面，浆水一大盏，空腹顿服之，便仰卧一食顷，候心头闷乱或恶心，腹内如车鸣，刺痛良久，当有吐利数行，勿怪。欲服药时，先令煮浆水粥于井中悬著，待冷，若吐利过度，即吃冷粥一碗止之，不吃即困人。

《经验后方》：治妊娠伤寒护胎：以白药子，不拘多少，为末，用鸡子清调摊于纸花上，可碗来大，贴在脐下胎存生处，干即以温水润之。

《衍义》曰：白药，今为治马肺热药有效。

现注：

①本条原为墨字，但不是《别录》文，为《唐本》文。

②苽：（gū 姑），原刻如此。如是瓜蒌苽字不应加草字头，抑或古代可以加草字头。

按：白药为防已科金线吊乌龟的块根，今名白药子。综合条文所述白药子功能生肌愈疮，解喉噎痹不通，止消渴止血。临床用白药子治各种积结肿痛，肿瘤等。临床入解毒药中。

散血降火，消痰解毒（时珍）。

附方：新九。

风热上壅：咽喉不利。白药三两，黑牵牛半两，同炒香，去牵牛一半为末，防风末三两。和匀。每茶服一钱。（《圣惠方》）

喉中热塞：肿痛，散血消痰。白药、朴硝等分。为末。吹之，日四五次。（《直指方》）

咽喉肿痛：白药末一两，龙脑一分，蜜和丸芡子大。每含咽一丸。（《圣惠方》）

吐血不止：白药烧存性糯米饮服三钱。（《圣惠方》）

衄血不止：红枣、白药各（烧存性）等分。为末。糯米饮服。或煎汤洗鼻，频频缩药令入。（《经验良方》）

胎热不安：铁罩散：用白药子一两，白芷半两，为末，每服二钱，紫苏汤下，心烦热，入砂糖少许，（《圣惠方》）

一切疳眼：赤烂生翳。白药子一两，甘草半两，为末，猪肝一俱，批开掺末五钱，煮熟食之。（《直指方》）

小儿疳泻：吐利：方同上。诸骨鲠咽：白药，煎米醋细咽。在上即吐出，在下即下出。（《普济方》）

荭[1] 草

味咸，微寒，无毒。主消渴，去热，明目益气。一名鸿藹[2]。如马蓼而大，生水傍。五月采实。陶隐居云：此类甚多，今生下湿地，极似马蓼，甚长大。《诗》称隰有游龙，注云：荭草。郭景纯云：即茏古也。今按：《别本》注云：即水红也。以为汤浸疗脚气。

臣禹锡等谨按《尔雅》云：红，茏古，其大者蘬[3]疏引陆机云：一名马蓼，叶大而赤白色，生水泽中，高丈余。郭云：俗呼荭草，为茏鼓语转耳。

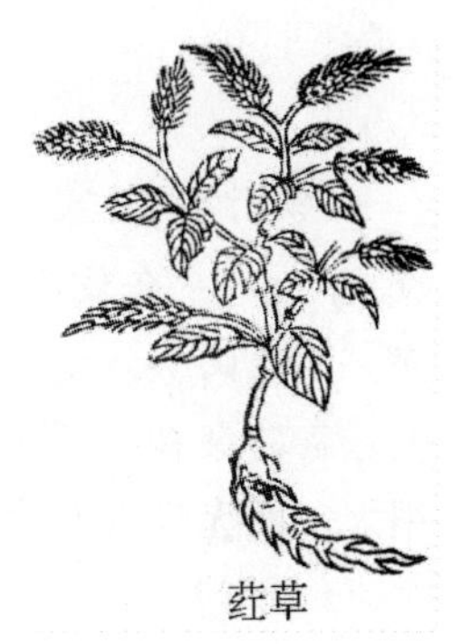
荭草

《图经》曰：荭草，即水红也。旧不著所出州郡，云生水傍。今所在下湿地皆有之，似蓼而叶大，赤白色，高丈余。《尔雅》云：红，茏古。其大者蘬[4]。《郑·诗》云：隰有游龙是也。陆机云：一名马蓼。《本经》云：似马蓼而大，若然马蓼自是一种也。五月采实，今亦稀用，但取根茎作汤，捋[5]脚气耳。

陈藏器云：作汤浸水气，恶疮肿佳。

《唐本》注云：有毛，花红白，除恶疮肿，脚气。煮浓汁渍之，多差。

《衍义》：文具水蓼条下。

现注：

①荭：下原有音红二字注音。现音（hóng 红）。

②蕮：下原有音缬二字注音，现音（xié 协）。

③蔰：（kuī 亏）。

④蔰：下原有丘追切三字注音。

⑤捋：（luō 罗阴），原意为顺手抚摸。

按：荭草，为蓼科红蓼的带根全草。综合条文所述荭草功能止消渴，去热，明目益气。临床以荭草清热利湿治肝湿热，黄疸，肝功能异常等。

时珍曰：此蓼甚大而花亦繁红，故曰荭，曰鸿。鸿亦大也。《别录》有名未用，草部中有天蓼，云一名石龙，生水中。陈藏器解云：天蓼即水荭，一名游龙，一名大蓼。据此，则二条乃一指其实，一指茎叶而言也。今并为一。时珍曰：其茎粗如拇指，有毛。其叶大如商陆。花色浅红，成穗。秋深子成，扁如酸枣仁而小，其色赤黑而肉白，不甚辛，炊炒可食。

附方：新一。

癖痞腹胀：及坚硬如杯碗者。用水荭花子一升，另研独颗蒜三十个（去皮），新狗脑一个，皮硝再贴二三次。倘有脓溃，勿怪。仍看虚实，日逐间服钱氏白饼子、紫霜丸、塌气丸、消积丸，利之磨之。服至半月，甚者一月，无不瘥矣。以喘满者，为实；不喘者，为虚。(《蔺氏经验方》)

花：主散血，消积，止痛（时珍）。

附方新三。

胃脘血气作痛：水荭花一大撮。水二钟，煎一钟服。百户毛菊庄屡验方也。（董炳避《水集验方》）

心气疞痛：水荭花为末。热酒服二钱。又法：男，用酒水各半煎服；女，用醋水各半煎服。一妇年三十病此，一服立效。(《摘玄方》)

腹中痞积：水荭花或子一碗。以水三碗，用桑柴文武火煎成膏，量痞大小摊贴，仍以酒调膏服。忌腥荤油腻之物。(刘松石《保寿堂方》)

生肌肉：水荭花根，煎汤淋洗，仍以其叶晒干研末，撒疮上，每日一次。(《谈野翁试验方》)

莎 草 根

味甘，微寒，无毒。主除胸中热，充皮毛，久服利人益气，长须眉。一名薃[①]，一名侯莎。其实名缇[②]。生田野，二月、八月采。

陶隐居云：方药亦不复用。《离骚》云：青莎杂树，繁草靃靡[③]。古人为诗多用之，而无识者。乃有鼠蓑，疗体异此。

《唐本》注云：此草根名香附子，一名雀头香，大下气，除胸腹中热。所在有之，茎叶都似三棱，根若附子，周匝多毛，交州者最胜，大者如枣，近道者如杏仁许，荆襄人谓之莎[④]草根，合香用之。

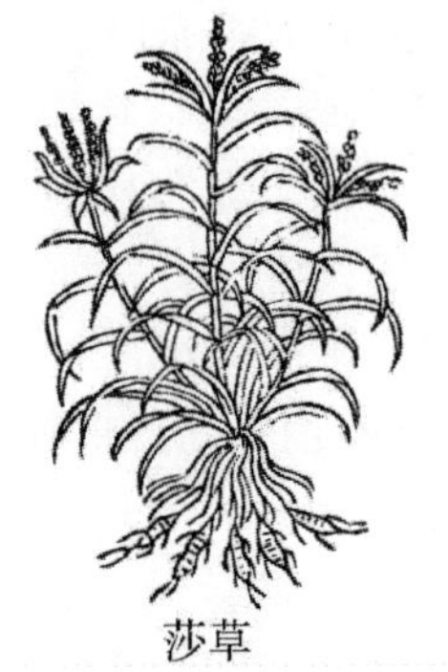

莎草

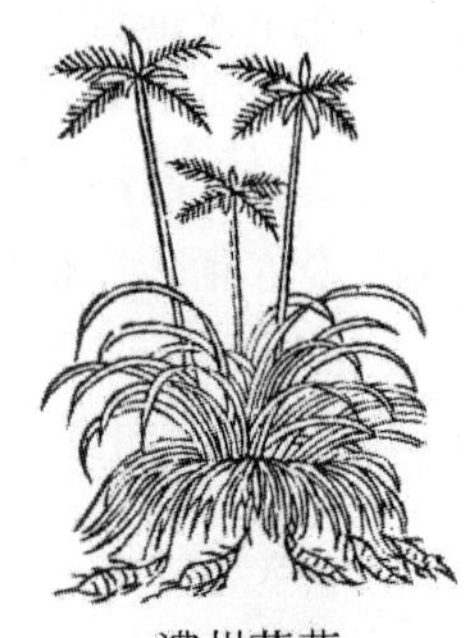

澧州莎草

《图经》曰：莎草根，又名香附子，旧不著所出州土，但云生田野。今处处有之，或云交州者胜，大如枣，近道者如杏仁许，苗茎叶都似三棱，根若附子，周匝多毛。今近道生者苗叶如薤而瘦，根如箸头大，二月、八月采。谨按《天宝单方图》载水香棱功状与此颇相类，但味差不同。其方云：水香棱，味辛微寒，无毒，性涩。元生博平郡池泽中，苗名香棱，根名莎结，亦名草附子，河南及淮南下湿地即有，名水莎，陇西谓之地藾[5]根，蜀郡名续根草，亦名水巴戟。今涪都最饶，名三棱草，用茎作鞋履，所在皆有。单服疗肺风。又云其药疗丈夫心肺中虚风及客热，膀胱间连胁下时有气妨，皮肤瘙痒，瘾疹，饮食不多，日渐瘦损，常有忧愁，心忪[6]少气等。并春收苗及花阴干，入冬采根，切，贮于风凉处，有患前病者，取苗二十余斤，剉，以水二石五斗，煮取一石五斗，于浴斛中浸身令汗出，五六度，浸兼浴，其肺中风，皮肤痒即止。每载四时常用，则瘾疹风永差。

其心中客热，膀胱间连胁下气妨，常日忧愁不乐兼心忪者；取根二大斤，切熬令香，以生绢袋盛，贮于三大斗无灰清酒中浸之。春三月浸一日即堪服，冬十月后即七日，近暖处乃佳。每空腹服一盏，日夜三四服之，常令酒气相续，以知为度。若不饮酒，即取根十两，加桂心五两，芜荑三两，和捣为散，以蜜和为丸，捣一千杵，丸如梧子大，每空腹以酒及姜蜜汤饮汁等，下二十丸，日再服，渐加至三十丸，以差为度。

《雷公》云：凡采得后，阴干，于石臼中捣，勿令犯铁，用之切忌尔。

《衍义》曰：莎草，其根上如枣核者，又谓之香附子，亦入印香中，亦能走气，今人多用。虽生于莎草根，然根上或有或无有薄皲皮，紫黑色，非多毛也，刮去皮则色白，若便以根为之，则误矣。其味苦。

现注：

①蒿：下原有音号二字注音。现注音（hǎo 郝）。与原注音声部不同。

②缇：（tí 题），原指浅绛色。

③靃：下原有音髓二字注音。现注音（suí 随），与原注音声部不同，髓为第三声。

靡：下原有音美二字注音。现注音（mǐ 米），与原注音不同。

④莎：（suō 娑）。

⑤藾：（lài 赖）。

⑥忪：（zhòng 中）。心跳。

按：莎草根为莎草科莎草的根茎。《唐本》及《图经》皆指出为香附子。今临床皆写作香附。综合条文所述莎草根功能除胸中热，充皮毛，利人益气，长须眉。现临床用香附治肝胃气痛，治肝炎胃炎，痛经等。其治膀胱气，隐疹，长毛发等尚未重视。临床入理气药。

时珍曰：《别录》止云莎草，不言用苗用根。后世皆用其根，名香附子，而不知莎草之名也。其草可为笠及雨衣，疏而不沾，故字从草从沙。亦作蓑字，因其为衣垂，如孝子衰衣之状，故又从苔乃笠名，贱夫所须也。其根相附连续而生，可以合香，故谓之香附子。上古谓之雀头香。按《江表传》云：魏文帝遣使于吴求雀头香，即此。其叶似三棱及巴戟，而生下湿地，故有水三棱、水巴戟之名。俗人呼为雷公头。《金光明经》谓之月萃哆。《记事珠》谓之抱灵居士。时珍曰：莎叶如老韭叶而硬，光泽有剑脊棱。五、六月中抽一茎，三棱中空，茎端复出数叶。开青花成穗如黍，中有细子。其根有须，须下结子一二枚，转相延生，子上有细黑毛，大者如羊枣而两头尖。采得燎去毛，暴干货之。此乃近时日用要药，而陶氏不识，诸注亦略，乃知古今药物兴废不同。如此则本草诸药，亦不可以今之不识，便废弃不收，安知异时不为要药如香附者乎。时珍曰：凡采得连苗暴干，以火燎去苗及毛。用时以水洗净，石上磨去皮，用童子小便浸透，洗晒捣用。或生或炒，或以酒醋盐水浸，诸法各从本方，详见于下。又稻草煮之，味不苦。

元素曰：甘、苦，微寒，气浓于味，阳中之阴，血中之气药也。

时珍曰：辛、微苦、甘，平。足厥阴、手少阳药也。能兼行十二经，入脉气分。得童子小便、醋、芎䓖、苍术良。

治一切气，霍乱吐泻腹痛，肾气膀胱冷气（李杲）。散时气寒疫，利三焦，解六郁，消饮食积聚，痰饮痞满，肿腹胀，香港脚，止心腹肢体头目齿耳诸痛，痈疽疮疡，吐血下血尿血，妇人崩漏带下，月候不调，胎前产后百病（时珍）。煎饮散气郁，利胸膈，降痰热（时珍）。

好古曰：香附治膀胱两胁气妨，心忪少气，是能益气，乃血中之气药也。本草不言治崩漏，而方中用治崩漏，是能益气而止血也。又能逐去瘀血，是推陈也。正如巴豆治大便不通而又止泄泻同意。又云：香附阳中之阴，血中之气药，凡气郁血气必用之。炒黑能止血治崩漏，此妇人之仙药也。多服亦能走气。震亨曰：香附须用童子小便浸过，能总解诸郁，凡血气必用之药，引至气分而生血，此正阴生阳长之义。本草不言补，而方家言于老人有益，意有存焉。盖于行中有补理。天之所以为天者，健而有常也。健运不息，所以生生无穷，即此理尔。今即香中亦用之。时珍曰：香附之气平而不寒，香而能窜。其味多辛能散，微苦能降，微甘能和。乃足厥阴肝、手少阳三焦气分主药，而兼通十二经气分。生则上行胸膈，外达皮肤；熟则下走肝肾，外彻腰足。炒黑则止血，得童溲浸炒则入血分而补虚，盐水浸炒则入血分而润燥，青盐炒则补肾气，酒浸炒则行经络，醋浸炒则消积聚，姜汁炒则化痰饮。得参、术，则补气；得归，则补血；得木香，则疏滞和中；得檀香则理气醒脾，得沉香则升降诸气，得芎、苍术则总解诸郁，得栀子、黄连则能降火热，得茯神则交济心肾，得茴香、破故纸则引气归元，得浓朴、半夏则决壅消胀，得紫苏、葱白则解散邪气，得三棱、莪术则消磨积块，得艾叶则治血气暖子宫，乃气病之总司，女科之主帅也。飞霞子韩云：香附能推陈致新，故诸书皆云益气。而俗有耗气之说，宜于女人不宜于男子者，非矣。盖妇人以血用事，气行则无疾。老人精枯血闭，惟气是资。小儿气日充，则形乃日固。大凡病则气滞而馁，故香附于气分为君药，世所罕知。臣以参，佐以甘草，治虚怯甚速也。游方外时，悬壶轻赍，治百病黄鹤丹，治妇人青囊丸，随宜用引，辄有小效。人索不已，用者当思法外意可也。黄鹤丹乃铢衣翁在黄鹤楼所授之方，故名。其方用香附一斤，黄连半斤，洗晒为末，水糊丸梧子大。假如外感，葱姜汤下；内伤，米饮下；气病，木香汤下；血病，酒下；痰病，姜汤下；火病，白汤下。余可类推。青囊丸乃邵应节真人祷母病，感方士所授者。方用香附（略炒）一斤，乌药（略炮）五两三钱，为末，水醋煮面糊为丸。随证用引，如头痛，茶下；痰气，姜汤下；多用酒下，为妙。

附方：新四十八。

交感丹：凡人中年精耗神衰。盖由心血少，火不下降；肾气惫，水不上升。致心肾隔绝，营卫不和。上则多惊；中则塞痞，饮食不下；下则虚冷遗精。愚医徒知峻补下田，非惟不能生水滋阴，而反见衰悴。但服此方半年，屏去一切暖药，绝嗜欲，然后习秘固溯流之术，其效不可殚述。俞通奉年五十一，遇铁瓮城申先生授此，服之老犹如少，年至八十五乃终也。因普示群生，同登寿域。香附子一斤（新水浸一宿，石上擦去毛，炒黄），茯神（去皮木）四两，为末，炼蜜丸弹子大。每服一丸，侵早细嚼，以降气汤下。降气汤用香附子（如上法）半两，茯神二两，炙甘草一两半，为末，点沸汤服前药。（萨谦斋《瑞竹堂经验方》）

一品丸：治气热上攻，头目昏眩，及治偏正头痛。大香附子去皮，水煮一时，捣晒焙研为末，炼蜜丸弹子大。每服一丸，水一盏，煎八分服。女人，醋汤煎之。（《奇效良方》）

升降诸气：治一切气病，痞胀喘哕，噫酸烦闷，虚痛走注。常服开胃消痰，散壅思食。早行山行，尤宜服之，去邪辟瘴。香附子（炒）四百两，沉香十八两，缩砂仁四十八两，炙甘草一百二十两，为末。每服一钱，入盐少许，白汤点服。（《和剂局方》）

一切气疾：心腹胀满，胸膈噎塞，噫气吞酸，痰逆呕恶，及宿酒不解。香附子一斤，缩砂仁八两，甘草（炙）四两，为末，每白汤入盐点服。为粗末煎服亦可。名快气汤。（《和剂局方》）

调中快气：心腹刺痛。小乌沉汤：香附子（擦去毛，焙）二十两，乌药十两，甘草（炒）一两为末，每服二钱，盐汤随时点服。《和剂局方》

心脾气痛：白飞霞《方外奇方》云：凡人胸膛软处一点痛者，多因气及寒起，或致终身，或子母相传。俗名心气痛，非也，乃胃脘有滞尔。惟此独步散，治之甚妙。香附（米醋浸，略炒为末），高良姜（酒洗七次，略炒为末）。俱各封收。因寒者，姜二钱，附一钱；因气者，附二钱，姜一钱；因气与寒者，各等分，和匀。以热米汤入姜汁一匙，盐一捻，调下立止。不过七八次除根。王璆《百一方》云：内翰吴开夫人，心痛欲死，服此即愈。《类编》云：梁混心脾痛数年不愈，供事穆迹佛，梦传此方，一服而愈，因名神授一匕散。

心腹诸痛：艾附丸：治男女心气痛、腹痛、少腹痛、血气痛，不可忍者。香附子二两，蕲艾叶半两，以醋汤同煮熟，去艾为末，米醋糊丸梧子大，每白汤服五十丸。（《集简方》）

停痰宿饮：风气上攻，胸膈不利。香附（皂荚水浸）、半夏各一两，白矾末半两，姜汁面糊丸梧子大。每服三四十丸，姜汤随时下。（《仁存方》）

元脏腹冷：及开胃。香附子炒为末，每用二钱，姜、盐同煎服。（《普济方》）

酒肿虚肿：香附子去皮，米醋煮干，焙研为末，米醋糊丸服。久之败水从小便出，神效。（《经验良方》）

气虚浮肿：香附子一斤，童子小便浸三日，焙为末，糊丸。每米饮下四五十丸，日二。（《丹溪心法》）

老小痃癖：往来疼痛。香附、南星等分，为末，姜汁糊丸梧子大，每姜汤下三二十丸。（《圣惠》）

颓疝胀痛：及小肠气。香附末二钱，以海藻一钱煎酒，空心调下，并、食海藻。（《濒湖集简方》）

腰痛揩牙：香附子五两，生姜二两，取自然汁浸一宿，炒黄为末，入青盐二钱，擦牙数次，其痛即止。《乾坤生意》

血气刺痛：香附子（炒）一两，荔枝核（烧存性）五钱，为末。每服二钱，米饮调

下。(《妇人良方》)

女人诸病：《瑞竹堂方》：四制香附丸：治妇人女子经候不调，兼诸病。大香附子（擦去毛）一斤，分作四分：四两醇酒浸，四两醇醋浸，四两盐水浸，四两童子小便浸。春三、秋五、夏一、冬七日。淘洗净，晒干捣烂，微焙为末，醋煮面糊丸梧子大，每酒下七十丸。瘦人加泽兰、赤茯苓末二两，气虚加四君子料，血虚加四物料。《法生堂方》：煮附济阴丸：治妇人月经不调，久成症积，一切风气。用香附子一斤（分作四分，以童溲、盐水、酒、醋各浸三日），艾叶一斤（浆水浸过，醋糊和作饼，晒干），晚蚕砂半斤（炒），莪术四两（酒浸），当归四两（酒浸）。各焙为末，醋糊丸梧子大。每服七十丸，米饮下，日二。醋附丸：治妇人室女一切经候不调，血气刺痛，腹胁膨胀，心怔乏力，面色痿黄，头晕恶心，崩漏带下，便血，癥瘕积聚，及妇人数堕胎，由气不升降，服此尤妙。香附子米醋浸半日，砂锅煮干，捣焙，石臼为末，醋糊为丸，醋汤下。澹寮方：艾附丸治同上。相附子一斤，熟艾四两（醋煮），当归（酒浸）二两，为末，如上丸服。妇人气盛：血衰，变生诸症，头运腹满，皆宜抑气散主之。香附子四两（炒），茯苓、甘草（炙）各一两，橘红二两，为末。每服二钱，沸汤下。(《济生方》)

下血血崩：血如山崩，或五色漏带，并宜常服，滋血调气，乃妇人之仙药也。香附子去毛炒焦为末，极热酒服二钱立愈。昏迷甚者，三钱，米饮下。亦可加棕灰。（许学士《本事方》）

赤白带下：及血崩不止。香附子、赤芍药等分，为末，盐一捻，水二盏，煎一盏，食前温服。(《圣惠方》)

安胎顺气：铁罩散：香附子炒为末，浓煎紫苏汤服一二钱。一加砂仁。(《中藏经》)

妊娠恶阻：胎气不安，气不升降，呕吐酸水，起坐不便，饮食不进。二香散：用香附子一两，藿香叶、甘草各二钱，为末。每服二钱，沸汤入盐调下。(《圣惠方》)

临产顺胎：九月、十月服此，永无惊恐。福胎饮：用香附子四两，缩砂仁（炒）三两，甘草（炙）一两，为末。每服二钱，米饮下。(《朱氏集验方》)

产后狂言：血晕，烦渴不止。生香附子去毛为末，每服二钱，姜、枣水煎服。（同上）

气郁吐血：丹溪：用童子小便调香附末二钱服。《澹寮方》：治吐血不止。莎草根一两，白茯苓半两，为末。每服二钱，陈粟米饮下。肺破咯血：香附末一钱。米饮下，日二服。(《百一选方》)

小便尿血：香附子、新地榆等分各煎汤。先服香附汤三五呷，后服地榆汤至尽。未效再服。(《指迷方》)

小便血淋：痛不可忍。香附子、陈皮、赤茯苓等分水煎服。(《十便良方》)

诸般下血：香附，童子小便浸一日，捣碎，米醋拌焙为末。每服二钱，米饮下。《直指方》：用香附以醋、酒各半煮熟，焙研为末，黄秫米糊丸梧子大。每服四十丸，米饮下，日二服。戴原礼云：只以香附子末二钱，入百草霜、麝香各少许，同服，效尤速也。老小脱肛：香附子、荆芥穗等分，为末。每用三匙，水一大碗，煎十数沸淋洗。(《三因方》)

偏正头风：香附子（炒）一斤，乌头（炒）一两，甘草二两，为末，炼蜜丸弹子大。每服一丸，葱茶嚼下。(《本事方》)

气郁头痛：《澹寮方》：用香附子（炒）四两，川芎二两。为末。每服二钱，腊茶清调下，常服除根明目。（华佗《中藏经》）

加甘草一两，石膏二钱半。头风睛痛：方同妊娠恶阻。女人头痛：香附子末，茶服三钱，日三五服。（《经验良方》）

肝虚睛痛：冷泪羞明。补肝散：用香附子一两，夏枯草半两，为末。每服一钱，茶清下。（《简易方》）

耳卒聋闭：香附子瓦炒研末，萝卜子煎汤，早夜各服二钱。忌铁器。（《卫生易简方》）

聤耳出汁：香附末，以绵杖送入。蔡邦度知府常用，有效。（《经验良方》）

诸般牙痛：香附、艾叶煎汤漱之，仍以香附末擦之，去涎。（《普济方》）

牢牙去风：益气乌髭，治牙疼牙宣，乃铁瓮先生妙方也。香附子（炒存性）三两，青盐、生姜各半两，为末，日擦。（《济生方》）

消渴累年：不愈。莎草根一两，白茯苓半两，为末。每陈粟米饮服三钱，日二。痈疽疮疡：曾孚先云：凡痈疽疮疡，皆因气滞血凝而致，宜服诸香药，引气通血。常器之云：凡气血闻香即行，闻臭即逆。疮疡皆由气涩而血聚，最忌臭秽不洁，触之毒必引蔓。陈正节公云：大凡疽疾，多因怒气而得，但服香附子药，进食宽气，大有效也。独胜散：用香附子去毛，以生姜汁腌一宿，焙干碾为细末，无时以白汤服二钱。如疮初作，以此代茶。疮溃后，亦宜服之。或只以《局方》小乌沉汤，少用甘草，愈后服至半年，尤妙。（陈自明《外科精要》）

蜈蚣咬伤：嚼香附涂之，立效。（《袖珍方》）

荜澄茄

味辛，温，无毒。主下气消食，皮肤风，心腹间气胀，令人能食，疗鬼气。能染发及香身。生佛誓国，似梧桐子及蔓荆子，微大，亦名毗陵茄子[①]。今附。

臣禹锡等谨按《日华子》云：治一切气，并霍乱泻肚腹痛，肾气膀胱冷。

《图经》曰：荜澄茄，生佛誓国。今广州亦有之。春夏生叶，青滑可爱，结实似梧桐子及蔓荆子微大，八月、九月采之。今医方脾胃药中多用。又治伤寒咳癔，日夜不定者，其方以荜澄茄三分，高良姜三分，二物捣罗为散，每服二钱，水六分，煎十余沸，入少许醋，搅匀和滓如茶热呷。

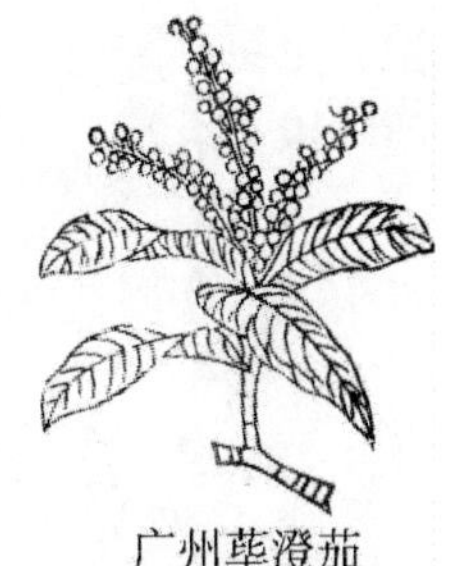
广州荜澄茄

《海药》云：谨按《广志》云：生诸海，嫩胡椒也。青时就树采摘造之，有柄粗而蒂圆是也。其味辛苦微温无毒。主心腹卒痛，霍乱吐泻，痰癖冷气。古方偏用染发，不用治病也。

《雷公》云：凡使，采得后去柄，及皱皮了，用酒浸蒸从巳至酉出，细杵任用也。

现注：

①原刻用墨字，但不是《别录》文。今附为《开宝》。

按：荜澄茄为胡椒科荜澄茄或樟科山鸡椒的果实。综合条文所述荜澄茄功能下气消食，理气消胀，祛皮肤风。临床用荜澄茄治肝胃气痛，入理气药中。

时珍曰：皆番语也。时珍曰：海南诸番皆有之。蔓生，春开白花，夏结黑实，与胡椒一类二种，正如大腹之与槟榔相近耳。暖脾胃，止呕吐哕逆（时珍）。

附方：新五。

脾胃虚弱，胸膈不快，不进饮食：用荜澄茄为末，姜汁打神曲糊，丸梧桐子大。每姜汤下七十丸，日二服。（《济生方》）

噎食不纳：荜澄茄、白豆蔻等分。为末。干舐之。（《寿域神方》）

反胃吐食：吐出黑汁，治不愈者：用荜澄茄为末，米糊丸梧桐子大。每姜汤下三四十丸，日一服。愈后服平胃散三百帖。（《永类钤方》）

痘疮入目：羞明生翳。荜澄茄末，吹少许入鼻中，三五次效。（《飞鸿集》）

鼻塞不通：肺气上攻而致者。荜澄茄丸：用荜澄茄半两，薄荷叶三钱，荆芥穗一钱半，为末，蜜丸芡子大。时时含咽。（《御药院方》）

胡黄连

味苦，平，无毒。主久痢成疳，伤寒咳嗽，温疟，骨热，理腰肾，去阴汗，小儿惊痫寒热，不下食。霍乱下痢。生胡国，似干杨柳，心黑外黄。一名割孤露泽[①]。今附。

《图经》曰：胡黄连，生胡国。今南海及秦陇间亦有之。初生似芦，干似杨柳枯枝，心黑外黄。不拘时月收采。今小儿药中多用之。又治伤寒劳复，身热，大小便赤如血色者；胡黄连一两，山栀子二两，去皮入蜜半两，拌和炒令微焦，二味捣罗为末，用猪肠[②]汁和丸如梧桐子大。每服用生姜二片，乌梅一个，童子小便三合，浸半日，去滓，食后暖小便令温下十丸，临卧再服甚效。

广州胡黄连

《唐本》注云：大寒。主骨蒸劳热，补肝胆，明目。治冷热泄痢，益颜色，厚肠胃，治妇人胎蒸虚惊，治三消五痔。大人五心烦热。出波斯国，生海畔陆地。八月上旬采，恶菊花、玄参、白鲜皮。解巴豆毒，服之忌猪肉，令人溺精。以人乳浸，点目甚良。苗若夏枯草，根头似乌觜，折之肉似鸲鹆眼者良。

《孙尚药》：治小儿盗汗，潮热往来：南蕃胡黄连、柴胡等分，罗极细，炼蜜和丸如鸡头大，每服二丸至三丸，银器中用酒少许化开，更入水五分，重汤煮三二十沸，放温食后和滓服。

《别说》云：谨按：胡黄连，折之尘出如烟者为真。

现注：

①本条原为墨字，但不是《别录》文，今附为《开宝》文。

②肠：原刻如此，应为胆字之误。有猪胆汁，无猪肠汁。

按：胡黄连为玄参科胡黄连的根茎。综合条文所述胡黄连功能止痢杀疳，止咳截疟，祛骨热，理腰肾，去阴汗，定惊痫，止痔及三消。临床基本宗条文所述，以治虚热为主。入清热药中。

时珍曰：其性味功用似黄连，故名。割孤露泽，胡语也。去果子积（震亨）。

附方：新一十二。

小儿疳热：肚胀潮热发焦，不可用大黄、黄芩伤胃之药，恐生别证。以胡黄连五钱，灵脂一两为末，雄猪胆汁和丸绿豆大，米饮服，每服一二十丸。(《全幼心鉴》)

肥热疳疾：胡黄连丸：用胡黄连、黄连各半两，朱砂二钱半。为末，入猪胆内扎定，以杖子钩悬于砂锅内，浆水煮一炊久，取出研烂，入芦荟、麝香各一分，饭和丸麻子大。每服五七丸至一二十丸，米饮下。(钱乙《小儿方诀》)

五心烦热：胡黄连末，米饮服一钱。(《易简方》)

小儿疳泻，冷热不调：胡黄连半两，绵姜一两（炮）。为末。每服半钱，甘草节汤下。(《卫生总微论》)

小儿自汗：盗汗，潮热往来。胡黄连、柴胡等分，为末，蜜丸芡子大。每用一二丸，水化开，入酒少许，重汤煮一二十沸，温服。(《保幼大全》)

小儿黄疸：胡黄连、川黄连各一两。为末，用黄瓜一个，去瓤留盖，入药在内合定，面裹煨熟，去面，捣丸绿豆大。每量大小温水下。(《总微论》)

吐血衄血：胡黄连、生地黄等分。为末，猪胆汁丸梧子大，卧时茅花汤下五十丸。(《普济方》)

血痢不止：胡黄连、乌梅肉、灶下土等分，为末，腊茶清下。(《普济方》)

热痢腹痛：胡黄连末，饭丸梧子大，每米汤下三十丸。(鲜于枢《钩玄》)

婴儿赤目：茶调胡黄连末，涂手足心，即愈。(《济急仙方》)

痈疽疮肿：已溃、未溃皆可用之。胡黄连、穿山甲（烧存性）等分为末，以茶或鸡子清调涂。(《简易方》)

痔疮疼肿，不可忍者，胡黄连末，鹅胆汁调搽之。(孙氏《集效方》)

船底苔

冷，无毒。治鼻洪吐血，淋疾。以炙甘草并豉汁浓煎汤，旋呷。又主五淋，取一团鸭子大，煮服之。又水中细苔，主天行病，心闷，捣绞汁服。[①]新补，见孟诜、陈藏器、《日华子》。陈藏器云：主五淋，取一鸭卵大块，水煮服之。《圣惠方》治乳石发动，小便淋涩不通，心神闷乱；用船底青苔如半鸡子大，以水一大盏，煎至五分，去滓温服，日三四服。

《子母秘录》：小儿赤游，行于体上下，至心即死：水中苔，捣末敷上良。

现注：

①本条原为墨字，但不是《别录》文，新补为《嘉祐》文。

按：船底苔，即船底所生苔。与土马鬃、垣衣、井中苔等相似为苔藓类，土马鬃条中有论述。功能止血止淋，止衄辟疫疠。

解天行热病伏热，头目不清，神志昏塞，及诸大毒。以五两，和酥饼末一两半，面糊丸梧子大。每温酒下五十丸（时珍）。时珍曰：案方贤《奇效方》云：水之精气，渍船板木中，累见风日，久则变为青色，盖因太阳晒之，中感阴阳之气。故服之能分阴阳，去邪热，调脏腑。物之气味所宜也。

红豆蔻

味辛，温，无毒。主肠虚水泻，心腹搅痛，霍乱，呕吐酸水，解酒毒。

不宜多服，令人舌粗，不思饮食。云是高良姜子。其苗如芦，叶似姜，花作穗，嫩叶卷而生，微带红色。生南海诸谷[①]。今附。

臣禹锡等谨按《药性论》云：红豆蔻，亦可单用，味苦辛，能治冷气腹痛，消瘴雾气毒，去宿食，温腹肠，吐泻痢疾。

《海药》云：择嫩者，加入盐槼槼作朵不散落，须以朱槿染令色深，善醒于醉，解酒毒。此外无诸要使也。

现注：

①本条原为墨字，但不是《别录》文，今附为《开宝》文。此与船底苔皆无图。

按：红豆蔻为姜科大高良姜的果实。综合条文所述红豆蔻功能温中止泻，固肠止痛，止吐解酒。临床用治胃病。入温胃理气药中。

时珍曰：辛热，阳也，浮也，入手、足太阴经。《生生编》云。最能动火伤目致衄，食料不宜用之。治噎膈反胃，虚疟寒胀，燥湿散寒（时珍）。

时珍曰：红豆蔻，李东垣脾胃药中常用之，亦取其辛热芳香，能醒脾温肺、散寒燥湿、消食之功尔。若脾肺素有伏火者，切不宜用。

附方：新一。

风寒牙痛：红豆蔻为末，随左右以少许搐鼻中，并掺牙取涎。或加麝香。（《卫生家宝方》）

莳　　萝

味辛，温，无毒。主小儿气胀，霍乱呕逆，腹冷，食不下，两肋痞满。生佛誓国，如马芹子，辛香。亦名慈谋勒。[①]今附。

臣禹锡等谨按《日华子》云：健脾开胃气，温肠，杀鱼肉毒，补水脏及壮筋骨，治肾气。

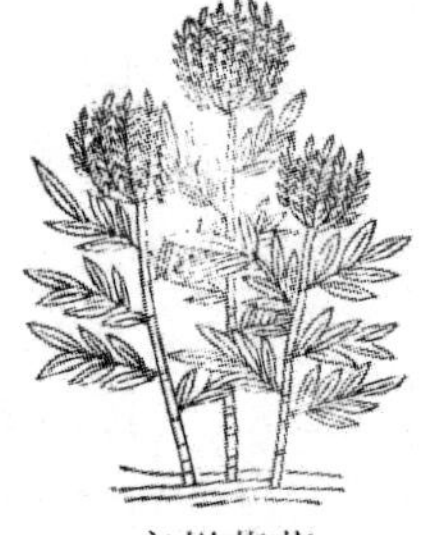
广州莳萝

《图经》曰：莳萝，出佛誓国，今岭南及近道皆有之。三月、四月生苗，花实大类蛇床而香辛，六月、七月采实。今人多以和五味，不闻入药用。

《海药》云：谨按《广州记》云：生波斯国，马芹子即黑色而重，莳萝子即褐色而轻。主膈气，消食，温胃，善滋食味，多食无损，即不可与阿魏同合，夺其味尔。

现注：

①本条原为墨字，但不是《别录》文，今附为《开宝》文。

按：莳萝为伞形科莳萝的果实。综合条文所述莳萝功能温中止呕消痞。临床入温胃止痛药。

时珍曰：莳萝、慈谋勒，皆番言也。时珍曰：其子簇生，状如蛇床子而短，微黑，气辛臭，不及茴香。嘉谟曰：俗呼莳萝椒。内有黑子，但皮薄色褐不红耳。

苗：气味辛，温，无毒。主治下气利膈（时珍）。

附方新二。

闪挫腰痛：莳萝作末，酒服二钱匕。（《永类钤方》）

牙齿疼痛：舶上莳萝、芸苔子、白芥子等分。研末。口中含水，随左右鼻，神效。(《圣惠方》)

艾蒳香

味甘，温，无毒。去恶气，杀虫，主腹冷泄痢。《广志》曰：出西国，似细艾。又有松树皮绿衣，亦名艾蒳，可以和诸香，烧之能聚其烟，青白不散，而与此不同也。[①]今附。

臣禹锡等谨按古《乐府》[②]云：行胡从何方，列国持何来，氍毹毾毲[③]五木香，迷造[④]艾蒳与都梁是也。陈藏器云：主癣，辟蛀。

《海药》云：谨按《广志》云：生剽国，温，平。主伤寒五泄，主心腹注气，下寸白，止肠鸣，烧之辟温疫，合蟞[⑤]窠，浴脚气甚良。

现注：

①本条原为墨字，但不是《别录》文。今附为《开宝》文。

②原刻乐府之繁体乐字上有草字头，应为误刻。繁体乐字上加草字头为药字。

③氍：(qú 瞿)，毹：(sōu 搜)，毾：(tà 榻)，毲：(dēng 登)。四者皆毛毯之意。

④造：原刻为造，无迷造，疑为迷迭之误。

⑤蟞：(zhē 遮) 或 (shì 拭)，蟞窠，蜂房也。原蟞字有误，今改之。原刻成左上之赤字刻成朿字，查无此字，现据成化本改之。

⑥此条本无图。

按：艾纳香，为菊科艾纳香的枝，叶。综合条文所述艾纳香功能温胃止痢，祛恶杀虫。松树皮绿衣亦名艾纳，可以和诸香。

甘松香

味甘，温，无毒。主恶气，卒心腹痛满，兼用合诸香。丛生，叶细。《广志》云：甘松香出姑臧[①]。今附。

臣禹锡等谨按《日华子》云：治心腹胀，下气，作浴汤，令人身香。

《图经》曰：甘松香，出姑臧。今黔、蜀州郡及辽州亦有之。丛生山野，叶细如茅草，根极繁密，八月采，作汤浴令人体香。陈藏器云：丛生叶细，出凉州。《海药》云：谨按《广志》云：生源州，苗细引蔓而生。又陈氏云：黑皮䵟黯风疳䘌齿，野鸡痔。得白芷、附子良。合诸香及裛衣妙也。

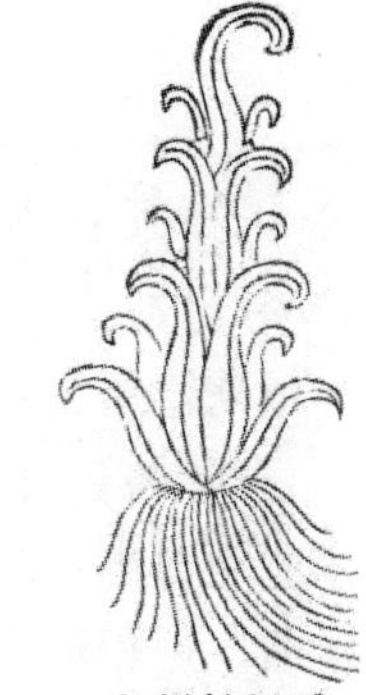
文州甘松香

现注：

①本条原为墨字，但不是《别录》文，今附为《开宝》文。

按：甘松香为败酱科甘松的根及根茎。临床写作甘松。综合条文所述甘松香功能祛恶气，止心腹急痛，消腹满。今临床用甘松治胃痛，胸痛，现用甘松抗心律不齐，如室性期前，心房扑动等有一定疗效。临床入理气药中。

时珍曰：产于川西松州，其味甘，故名。《金光明经》谓之苦弥哆。好古曰：平。

理元气，去气郁（好古）。脚气膝浮，煎汤淋洗（时珍）。

时珍曰：甘松芳香能开脾郁，少加入脾胃药中，甚醒脾气。杜宝《拾遗录》云：寿禅师妙医术，作五香饮。更加别药，止渴兼补益最妙。一、沉香饮；二、丁香饮；三、檀香饮；四、泽兰饮；五、甘松饮也。

附方：新四。

劳瘵熏法：甘松六两，玄参一斤。为末。每日焚之。(《奇效方》)

风疳虫牙：蚀肉至尽。甘松、腻粉各二钱半，芦荟半两，猪肾一对（切，炙）。为末。夜漱口后贴之，有涎吐出。(《圣济总录》)

肾虚齿痛：甘松、硫黄等分。为末。泡汤漱之。神效。(《经效济世方》)

面皯风疮：香附子、甘松各四两，黑牵牛半斤，为末，日用洗面。(《妇人良方》)

垣衣

味酸，无毒。主黄疸心烦，咳逆，血气暴热在肠胃，金疮内塞。久服补中益气，长肌，好颜色。一名昔邪，一名乌韭，一名垣嬴，一名天韭，一名鼠韭。生古垣墙阴或屋上。三月三日采，阴干。

陶隐居云：方药不甚用，俗中少见有者。《离骚》亦有昔邪，或云即是天蒜尔。

《唐本》注云：此即古墙北阴青苔衣也，其生石上者，名昔邪，一名乌韭。江南少墙，陶故云少见。《本经》载之屋上者名屋游，在下品，形并相似，为疗略同，《别录》云：主暴风口噤，金疮，酒渍服之效。

臣禹锡等谨按《日华子》云：垣衣，冷。又云：地衣，冷，微毒。治卒心痛中恶，以人垢腻为丸。服七粒。此是阴湿地被日晒起苔藓是也，并生油调敷马反花疮良。

《图经》曰：文具海藻条下。

现注：本条原无图。

按：垣衣生垣墙阴，为苔藓类。综合功能退黄除烦，止咳清热。

时珍曰：此乃砖墙城垣上苔衣也。生屋瓦上者，即为屋游。

捣汁服，止衄血，烧灰油和，敷汤火伤。(时珍)

陟釐[①]

味甘，大温，无毒。主心腹大寒，温中消谷，强胃气，止泄痢。生江南池泽。

陶隐居云：此即南人用作纸者，方家唯合断下药用之。

《唐本》注云：此物乃水中苔，今取以为纸，名苔纸，青黄色，体涩。《小品方》云：水中粗苔也。范东阳方云：水中石上生，如毛，绿色者。《药对》云：河中侧梨。侧梨、陟釐，声相近也。王子年《拾遗》云：张华撰《博物志》，上晋武帝，嫌繁，命削之，赐华侧理纸万张。子年云：陟釐纸也。此纸以水苔为之，溪人语讹，谓之侧理也。今按：《别本》注云：此即石发也，色类似苔而粗涩为异，且水苔性冷，陟釐甘温，明其陟釐与苔全异，池泽中石上名陟釐，浮水中者名苔尔。

《图经》：文具海藻条下。

《衍义》曰：陟釐，令人事治[②]为苔脯，堪啖。京城市中甚多，然治渴疾仍须禁食盐，余方家亦罕用。

现注：

①陟：(zhì 志)，釐：下原有音离二字注音。

②治：下原有音池二字注音，发池音时，指桑乾河，“令人”为宋代品级夫人称呼之一。又“令人”本意是使人如何之意。其自注治字发音为池，应指桑乾河。宗奭为朝廷命官应有品级。“令人”或指其夫人。似是说在桑乾河任上夫人将陟釐做苔脯甚好吃。

按：陟釐，水中苔取以造纸者。或曰池泽中石上者。为藻类。综合条文所述功能温中消谷强胃止泄痢。

时珍曰：郭璞曰：藫，水苔也。一名石发。江东食之。案：石发有二：生水中者为陟厘，生陆地者为乌韭。时珍曰：陟厘有水中石上生者，蒙茸如发；有水污无石而自生者，缠牵如丝绵之状，俗名水绵。其性味皆同。《述异记》言：苔钱谓之泽葵，与凫葵同名异物。苏氏指为凫葵者，误矣。《苔赋》所述，犹未详尽。盖苔衣之类有五：在水曰陟厘，在石曰石濡，在瓦曰屋游，在墙曰垣衣，在地曰地衣。其蒙翠而长数寸者亦有五：在石曰乌韭，在屋曰瓦松，在墙曰土马鬃，在山曰卷柏，在水，曰藫也。捣涂丹毒赤游。（时珍）

凫　葵

味甘，冷，无毒。主消渴，去热淋，利小便。生水中即莕（音杏）菜也。一名接余。

《唐本》注云：南人名猪莼，堪食。有名未用条中载也。

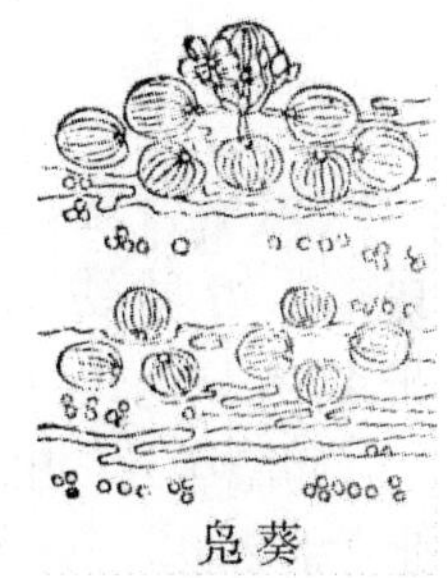
凫葵

今按：《别本》注云：即荇菜也。生水中。菜似莼，茎涩，根极长，江南人多食。云是猪莼，全为误也。猪莼与丝莼并一种，以春夏细长肥滑为丝莼，至冬短为猪莼，亦呼为龟莼，比与凫葵殊不相似也。南人捣汁服之疗寒热也。《唐本》先附。

臣禹锡等谨按《日华子》云：猪莼，解蛊毒，毒药。丝莼已见莼条解之。

今据：《唐本》注云：有名未用条中载也。而寻有名未用条中即无凫葵，猪莼，盖经《开宝》详定已删去也。

《图经》曰：凫葵即莕菜也，旧不著所出州土，云生水中，今处处池泽皆有之。叶似莼，茎涩，根甚长，花黄色，水中极繁盛。谨按《尔雅》，莕，谓之接余，其叶谓之荇。郭璞以为丛生水中，叶圆在茎端，长短随水深浅。江东人食之。《诗·周南》所谓参差荇菜是也。陆机云：白茎，叶紫赤色，正圆，径寸余，浮在水上、根在水底，大如钗股，上青下白，鬻其白茎，以苦酒浸，脆美，可以按酒。今人不食，医方亦鲜用。

按：凫葵即莕菜。《毛诗传》曾释莼为凫葵。但莼为睡莲科，而莕菜为龙胆科。综合凫葵功能止渴，去热淋。

时珍曰：按《尔雅》云：荇，接余也。其叶荇。则凫葵当作荇葵，古文通用耳。或凫喜食之，故称凫葵，亦通。其性滑如葵，其叶颇似荇，故曰葵，曰荇。《诗经》作荇，俗呼荇丝菜。池人谓之荇公须，淮人谓之靥子菜，江东谓之金莲子。许氏《说文》谓之

时珍曰：按《尔雅》云：荇，接余也。其叶荇。则凫葵当作荇葵，古文通用耳。或凫喜

食之，故称凫葵，亦通。其性滑如葵，其叶颇似荇，故曰葵，曰荇。《诗经》作荇，俗呼荇丝菜。池人谓之荇公须，淮人谓之靥子菜，江东谓之金莲子。许氏《说文》谓之虁，音恋。《楚辞》谓之屏风，云："紫茎屏风文绿波"是矣。音恋。《楚辞》谓之屏风，云："紫茎屏风文绿波"是矣。时珍曰：荇与莼，一类二种也。并根连水底，叶浮水上。其叶似马蹄而圆者，莼也；叶似而微尖长者，荇也。夏月俱开黄花，亦有白花者。结实大如棠梨，中有细子。按：宁献王《庚辛玉册》云：凫葵，黄花者是荇菜，白花者是白苹即水镜草，一种泡子名水鳖。虽有数种，其用一也。其茎叶根花，并可伏硫、煮砂、制矾。此以花色分别苹、荇，似亦未稳，详见苹下。

时珍曰：杨慎《卮言》以四叶菜为荇者，亦非也。四叶菜乃苹也。捣敷诸肿毒，火丹游肿（时珍）。

附方：新四。

一切痈疽：及疮疖。用荇丝菜或根，马蹄草茎或子（即也），各取半碗，同苎麻根五寸去皮，以石器捣烂，敷毒四围。春夏秋日换四五次，冬换二三次，换时以荠水洗之，甚效。（《保生余录》）

谷道生疮：荇叶捣烂，绵裹纳之下部，日三次。（《范汪方》）

毒蛇螫伤：牙入肉中，痛不可堪者。勿令人知，私以荇叶覆其上，穿以物包之，一时折牙自出也。（《肘后方》）

点眼去翳：荇丝菜根一钱半（捣烂。即叶如马蹄开黄花者），川楝子十五个，胆矾七分，石次，七日见效也。（孙氏《集效方》）

女　　菀

味辛，温，无毒。主风寒洗洗，霍乱泄痢肠鸣，上下无常处，惊痫寒热，百疾。疗肺伤咳逆，出汗，久寒在膀胱，支满，饮酒夜食发病。一名白菀，一名织女菀，一名茆[①]。生汉中川谷，或山阳。正月、二月采，阴干。畏卤碱。

陶隐居云：比来医方都无复用之，市人亦少有，便是欲绝。别复有白菀，似紫菀，非此之别名也。

《唐本》注云：白菀即女菀，更无别者。有名未用中浪出一条，无紫菀时亦用之，功效相似也。臣禹锡等今据有名未用中无白菀者，盖唐修本草时删去尔。

《衍义》曰：女菀，一名白菀，或者谓为二物，非也。唐删去白菀之条甚合宜。陶能言不能指说性状，余从《经》中所说甚明，今直取《经》。

现注：

①茆（yuàn）：下原有音柳二字注音，现注音（yuàn）。原刻为艹下加夘组成。现已查到茆（yuàn）指姓氏，与原注音柳，不一致，故仍有疑问。

按：女菀，为菊科女菀的全草。综合条文所述女菀功能祛风寒止泄痢，定惊痫，补肺止咳，舒膀胱，散支满。《唐本》云：与紫菀功效相似。

时珍曰：其根似女体柔婉，故名。时珍曰：白菀，即紫菀之色白者也。雷斅言：紫菀白如练色者，名羊须草，恐即此物也。时珍曰：按：葛洪《肘后方》载：治人面黑令白方：用真女菀为末。醋浆服一刀圭，日三服。十日大便黑；十八日如漆；二十一日全白便止，过此太白矣。年三十后不可服。忌五辛。孙思邈《千金方》用酒服，男十日，女二十日，黑色皆从大便出也。又《名医录》云：宋兴国时，有女任氏色美，聘进士王公辅，不遂意，郁久面色渐黑。母家求医。一道人用女真散，酒下二钱，一日二服。数日面貌微白，一月如故。恳求其方，则用黄丹、女菀二物等分尔。据此，则葛氏之方，已试有验者矣。然则紫菀治手太阴血分，白菀手太阴气分药也。肺热则面紫黑，肺清则面白。三十岁以后则肺气渐减，不可复泄，故云不可服之也。

王　孙

味苦，平，无毒。主五脏邪气，寒湿痹，四肢疼酸，膝冷痛。疗百病，益气。吴名白功草，楚名王孙，齐名长孙，一名黄孙，一名黄昏，一名海孙，一名蔓延。生海西川谷，及汝南城郭垣下。

陶隐居云：今方家皆呼名黄昏，又云牡蒙，市人亦少识者。《唐本》注云：《小品》述本草；牡蒙，一名王孙。《药对》有牡蒙无王孙，此则一物明矣。又主金疮，破血，生肌肉，止痛，赤白痢。补虚益气，除脚肿，发阴阳也。

臣禹锡等谨按《蜀本》注云：叶似及己而大，根长尺余，皮肉亦紫色。

按：王孙为百合科四叶王孙的根茎。综合条文所述王孙功能清五脏，除寒湿痹，强四肢，驱膝冷，益气。药房似难得王孙之药，重楼、草河车等与此类似。

时珍曰：紫参一名牡蒙，木部合欢一名黄昏，皆与此名同物异。时珍曰：王孙叶生颠顶，似紫河车叶。按神农及《吴普本草》，紫参一名牡蒙。陶弘景亦曰，今方家呼紫参为牡蒙。其王孙并无牡蒙之名，而陶氏于王孙下乃云：又名牡蒙，且无形状。唐苏恭始以紫参、牡蒙为二物，谓紫参叶似羊蹄，王孙叶似及己。但古方所用牡蒙，皆为紫参；后人所用牡蒙，乃王孙非紫参也。不可不辨。唐玄宗时隐民姜抚上言：终南山有旱藕，饵之延年，状类葛粉。帝取作汤饼，赐大臣。右骁骑将军甘守诚曰：旱藕者，牡蒙也，方家久不用，抚易名以神之尔。

据此牡蒙乃王孙也。盖紫参止治血证积聚疟痢；而王孙主五脏邪气痹痛，疗百病之文，自可推也。苏恭引《小品方》牡蒙所主之证，乃紫参，非王孙，故今移附紫参之下。

土马鬃

治骨热败烦热毒壅，衄鼻。所在背阴古墙垣上有之，岁多雨则茂盛，世人或便以为垣衣，非也。垣衣生垣墙之侧，此物生垣墙之上，比垣衣更长，大抵苔之类也。以其所附不同，故立名与主疗亦异；在屋则谓之屋游、瓦苔；在墙垣则谓之垣衣、土马鬃；在地则谓之地衣；在井则谓之井苔；在水中石上则谓之陟釐。土马鬃近世常用而诸书未著，故附新定条焉。[①]新定。

现注：

①本条原为墨字，但不是《别录》文，新定为《嘉祐》所定。

按：土马鬃为苔藓类。综合功能除胃热，止衄，解毒。

时珍曰：垣衣乃砖墙上苔衣，此乃土墙上乌韭也。通大小便（时珍）。

附方：新五。

九窍出血：墙头苔，塞之。（《海上方》）

鼻衄不止：寸金散：用墙上土马鬃二钱半，石州黄药子五钱。为末。新水服二钱，再服立止。(《卫生宝鉴》)

二便不通：土马鬃，水淘净，瓦爆过，切。每服二钱，水一盏，煎服。(《普济》)

耳上湿疮：土马鬃、井中苔等分。为末。灯盏内油和，涂之。(《圣济总录》)

少年发白：土马鬃、石马鬃、五倍子、半夏各一两，生姜二两，胡桃十个，胆矾半两为末，捣作一块。每以绢袋盛一弹子，用热酒入少许，浸汁洗发。一月神效。(《圣济总录》)

蜀羊泉

味苦，微寒，无毒。主头秃恶疮热气，疥瘙痂癣，虫，疗龋齿，女子阴中内伤，皮间实积。一名羊泉，一名羊饴。生蜀郡川谷。

陶隐居云：方药亦不复用，彼土人时有采识者。《唐本》注云：此草俗名漆姑，叶似菊，花紫色，子类枸杞子，根如远志，无心有糁，苗主小儿惊，兼疗漆疮，生毛发。所在平泽皆有之。

今按《别本》注云：今处处有，生阴湿地。三月、四月采苗、叶阴干之。

按：蜀羊泉为茄科白英的全草。《唐本》云一名漆姑但漆姑草为石竹科植物与此不同。综合条文所述蜀羊泉功能灭斑秃，除恶疮，消疥癣，坚齿逐龋，子宫内伤，消皮间积。现临床用蜀羊泉治疮痈肿瘤有一定疗效。入解毒药中。

时珍曰：诸名莫解。能治漆疮，故曰漆姑。时珍曰：漆姑有二种：苏恭所说是羊泉，陶、陈所说是小草。苏颂所说老鸦眼睛草，乃龙葵也。又黄蜂作窠，衔漆姑草汁为蒂，即此草也。

菟葵

味甘，寒，无毒。主下诸石五淋，止虎蛇毒[①]。

《唐本》注云：苗如石龙芮，叶光泽，花白似梅，茎紫色。煮汁极滑，堪啖。《尔雅》释草，一名莃[②]，所在平泽[③]皆有，田间人多识之。

今按：《别本》注云：蛇虎毒，诸疮，捣汁饮之及涂疮能解毒止痛。六月、七月采茎叶曝干。《唐本》先附。

臣禹锡等谨按《尔雅》云：莃，菟葵注：颇似葵而小，叶状如藜，有毛汋[④]啖之滑。疏：汋，煮也。

《图经》：文具第三十[⑤]卷，冬葵条下。

《衍义》曰：菟葵，绿叶如黄蜀葵，花似物[⑥]霜甚雅，形如至小者，初开单叶蜀葵有檀心，色如牡丹姚[⑦]黄蕊，则蜀葵也。唐刘梦得《还京》云：唯菟葵、燕麦，动摇春风者是也。

现注：

①本条为墨字，但不是《本经》《别录》文，为《唐本》文。

②莃：(xī 希)。

③泽：原版泽字被墨融不清，从轮廓看为泽字。

④沟：（yuè 月），瀹，煮。

⑤三十卷：冬葵在二十七卷。

⑥物：颜色意。

⑦姚：美好。

按：菟葵为锦葵科菟葵的茎叶。综合功能下诸石，通五淋，解蛇毒。临床可治结石症。天葵子为毛茛科植物。其茎叶为紫背天葵草。又有《滇南本草》所记紫背天葵草为菊科紫背千里光。

时珍曰：按：郑樵《通志》云：菟葵，天葵也。状如葵菜，叶大如钱而浓，面青背微紫，生于崖石。凡丹石之类，得此而后能神。所以《雷公炮炙论》云：如要形坚，岂忘紫背，谓其能坚铅也。此说得于天台一僧。又按：南宫从《岣嵝神书》云：紫背天葵出蜀中，灵草也。生于水际。取自然汁煮汞则坚，亦能煮八石拒火也。又按：初虞世《古今录验》云：五月五前斋戒以手摩桑阴一遍，口啮菟葵及五叶草嚼熟，以唾涂手，熟揩令遍。再斋七日，不得洗手。后有蛇虫蝎虿咬伤者，以此手摩之，即愈也。时珍窃谓：古有咒由一科，此亦其类，但不知必用菟葵，取何义也？若谓其相制，则治毒虫之草亦多矣。

蔛　草

味甘，寒，无毒。主暴热喘息，小儿丹肿。一名蔛荣。生水傍[①]。

《唐本》注云：叶圆似泽泻而小，花青白。亦堪啖。所在有之。

今按《别本》注云：江南人用蒸鱼食之甚美。五月、六月采茎叶，暴干。《唐本》先附。

现注：

①本条原为墨字，但不是《本经》《别录》文，为《唐本》文。蔛（hú 音胡）。又，女菀、王孙、土马鬃、蜀羊泉、菟葵、斛草六条皆无图。

按：蔛草，为久雨花科少花鸭舌草的全草。综合功能退热定喘消丹肿。

鳢　肠

味甘、酸，平，无毒。主血痢。针灸疮发，洪血不可止者，敷之立已。汁涂发眉生速而繁。生下湿地[①]。《唐本》注云：苗似旋复，一名莲子草，所在坑渠间有之。

今按《别本》云：二月、八月采，阴干。《唐本》先附。

臣禹锡等谨按萧炳云：作膏点鼻中添脑。

《日华子》云：排脓，止血，通小肠，长须发，敷一切疮，并蚕病。

《图经》曰：鳢肠，即莲子草也。旧不载所出州郡，但云生下湿地。今处处有之，南方尤多。此有二种，一种叶似柳而光泽，茎似马齿

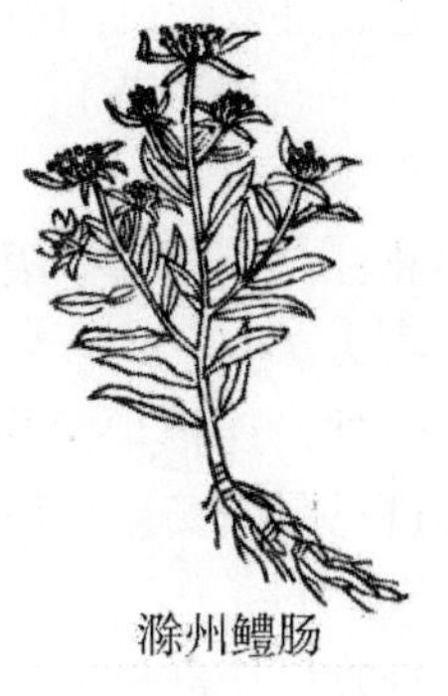
滁州鳢肠

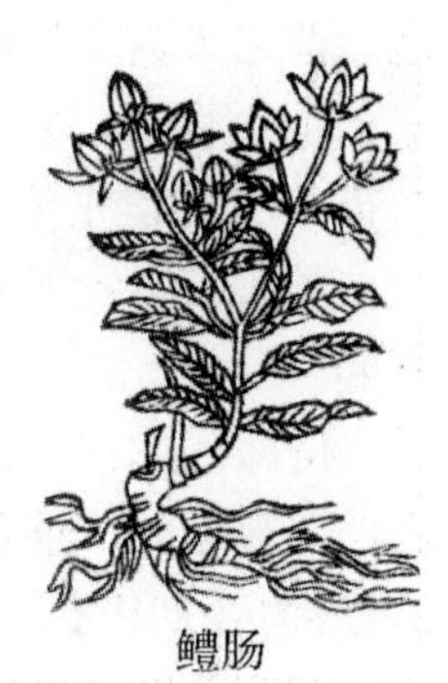
鳢肠

苋，高一二尺许，花细而白，其实若小莲房。苏恭云：苗似旋复者是也。一种苗、梗枯瘦，颇似莲花而黄色，实亦作房而圆，南人谓之莲翘者。二种摘其苗，皆有汁出，须臾而黑，故多作乌髭发药用之，俗谓之旱莲子。三月、八月采，阴干。亦谓之金陵草。见孙思邈《千金·月令》云：益髭发变白为黑，金陵草煎方：金陵草一秤，六月以后收采，拣择无泥土者，不用洗，须青嫩不杂黄叶乃堪烂捣研，新布绞取汁，又以纱绢滤，令滓尽，纳通油器钵盛之，日中煎五日，又取生姜一斤，绞汁，白蜜一斤，合和，日煎中以柳木篦搅勿停手令匀调，又置日中煎之令如稀饧，为药成矣。每旦日及午后各服一匙，以温酒一盏化下。如欲作丸，日中再煎令可丸，大如梧子，依前法，酒服三十丸，及时多合制为佳，其效甚速。

现注：

①本条原为墨字，但不是《本经》《别录》文，为《唐本》文。

按：鳢肠为菊科旱莲草的全草，今临床皆用旱莲草之名。综合条文所述鳢肠功能止痢消疮，止血生发，添脑髓。今临床以旱莲草作益肾生发药，治肝肾疾病可用。入凉血药。

释名：墨头草(《纲目》)、墨菜(《纲目》)、猢孙头(《必用》)、猪牙草。

时珍曰：鳢，乌鱼也，其肠亦乌。此草柔茎，断之有墨汁出，故名，俗呼墨菜是也。细实颇如莲房状，故得莲名。时珍曰：旱莲有二种：一种苗似旋复而花白细者，是鳢肠；一种花黄紫而结房如莲房者，乃是小莲翘也，炉火家亦用之，见连翘条。益肾阴（时珍)。

附方：新十一。

乌须固齿：《摄生妙用方》：七月取旱莲草（连根）一斤（用无灰酒洗净)，青盐四两（腌三宿)。同汁入油锅中，炒存性，研末。日用擦牙，连津咽之。又法：旱莲取汁，同盐炼干，研末擦牙。《寿亲养老新书》旱莲散：乌髭固牙。温尉云：纳合相公用此方，年七十须发不白，恳求始得。后遇张经历朝请，始传分两也。旱莲草一两半，麻枯饼三两，升麻、青盐各三两半，诃子（连核）二十个，皂角三梃，月蚕砂二两。为末，薄醋面糊丸弹子大，晒干入泥瓶中，火煨令烟出存性，取出研末。日用揩牙。偏正头痛：鳢肠草汁滴鼻中。(《圣济总录》)

一切眼疾：翳膜遮障，凉脑，治头痛，能生发。五月五日平旦合之：莲子草一握，蓝叶一握，油一斤。同浸，密封四十九日。每卧时，以铁匙点药摩顶上，四十九遍，久久甚佳。(《圣济总录》)

系臂截疟：旱莲草捶烂，男左女右，置寸口上，以古文钱压定，帛系住，良久起小泡，谓之天灸。其疟即止，甚效。(王执中《资生经》)

小便溺血：金陵草（一名墨头草)、车前草各等分，杵取自然汁，每空心服三杯，愈乃止。(《医学正传》)

肠风脏毒：下血不止：旱莲子草，瓦上焙，研末。每服二钱，米饮下。(《家藏经验方》)

痔漏疮发：旱莲草一把，连根须洗净，用石臼擂如泥，以极热酒一盏冲入，取汁饮之，滓敷患处，重者不过三服即安。太仆少卿王鸣凤患此，策杖方能移步，服之得瘥。累治有验。(刘松石《保寿堂方》)

疔疮恶肿：五月五日收旱莲草阴干，仍露一夜收。遇疾时嚼一叶粘贴，外以消毒膏护

之，二三日疗脱。(《圣济总录》)

风牙疼痛：猢孙头草，入盐少许，于掌心揉擦即止。(《集玄方》)

爵床

味咸，寒，无毒。主腰脊痛，不得著床，俯仰艰难，除热，可作浴汤。生汉中川谷，及田野。《唐本》注云：此草似香菜，叶长而大，或如荏且细。生平泽熟田近道傍，甚疗血胀，下气。又主杖疮，汁涂立差。俗名赤眼老母草。

今按《别本》注云：今人名为香苏。

现注：

①本条为《本经》文，但缺陶注。原无图。

按：爵床，为爵床科爵床全草，又名香苏。综合条文所述功能强腰肾，止腰痛，消血胀，下气。

时珍曰：爵床不可解。按吴氏本草作爵麻，甚通。时珍曰：原野甚多。方茎对节，与大叶香薷一样。但香薷搓之气香，而爵床搓之不香微臭，以此为别。时珍曰：微辛。

井中苔及萍

大寒。主漆疮，热疮，水肿。井中蓝，杀野葛、巴豆诸毒。

陶隐居云：废井中多生苔萍，及砖土间生杂草菜[①]蓝，既解毒，在井中者弥佳。不应复别是一种名井中蓝。井底泥至冷，亦疗汤火灼疮。井华水又服炼法用之。

臣禹锡等谨按《蜀本》云：井中苔及萍，味苦。

《日华子》云：无毒。

《图经》：文具海藻条下。

现注：

①菜：即藜。

按：井中台萍，解毒消肿。

茅香花

味苦，温，无毒。主中恶，温胃止呕吐，疗心腹冷痛。苗叶可煮作浴汤，辟邪气，令人身香。生剑南道诸州，其茎、叶黑褐色，花白，即非白茅香也[①]。今附。

臣禹锡等谨按陈藏器云：茅香，味甘平。生安南，如茅根。

《日华子》云：白茅香花塞鼻洪，敷久不合灸疮，罯刀箭疮，止血并痛。煎汤止吐血鼻衄。

《图经》曰：茅香花，生剑南道诸州，今陕西、河东、京东州郡亦有之。三月生苗似大麦，五月开白花，亦有黄花者，或有结实者，亦有无实者，并正月、二月采根，五月采花，八月采苗。其茎叶黑褐色，而花白者，名白茅香也。陈藏器：白茅香，味甘平，无毒。主恶气，令人身香美。煮服之主腹内冷痛。生安南，如茅根，作浴用之。

《海药》云谨按《广志》云：生广南山谷，味甘平，无毒。主小儿遍身疮疱，以桃叶

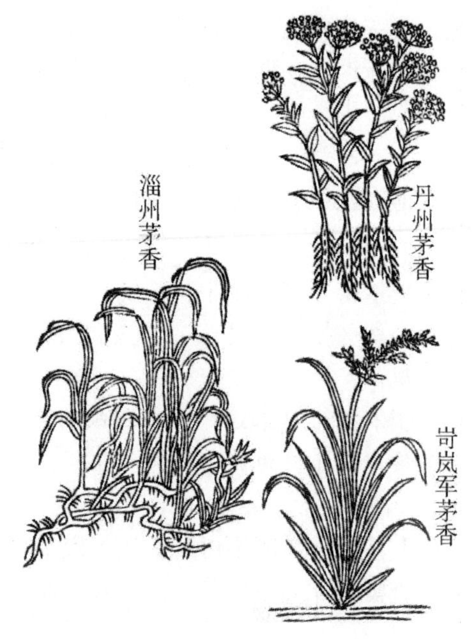

同煮浴之。合诸名香甚奇妙，尤胜舶上来者。

《肘后方》：治热淋，取白茅根四斤，剉之，以水一斗五升，煮取五升，令冷仍暖饮之，日三服。又方：诸竹木刺在肉中不出，取白茅根，烧末，脂膏和涂之。亦治因风致肿。

《衍义》曰：茅香，花白，根如茅，但明洁而长，皆可作浴汤，同藁本尤佳。仍入印香中，合香附子用。

现注：

①本条原为墨字，但不是《本经》《别录》文，今附为《开宝》文。

按：茅香花，为禾本科茅香花之花序。综合功能温胃止呕，利心腹，止痛驱冷。

释名：嘔尸罗(《金光明经》)、香麻。时珍曰：苏颂《图经》复出香麻一条，云出福州，煎汤浴风甚良，此即香茅也，闽人呼茅如麻故尔。今并为一。时珍曰：茅香凡有二：此是一种香茅也；其白茅香，别是南番一种香草。《唐慎微本草》不知此义，乃以白茅花及白茅香诸注引入茅香之下，今并提归各条。

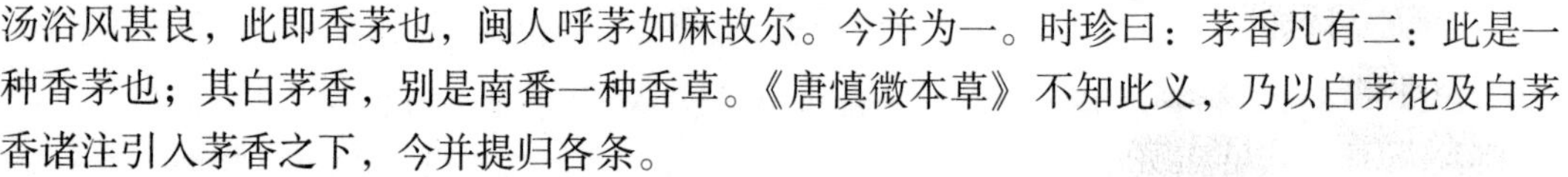

附方：新一。

冷劳久病：茅香花、艾叶四两，烧存性，研末，粟米饭丸梧子大。初以蛇床子汤下二十丸至三十丸，微吐不妨，后用枣汤下，立效。(《圣济总录》)

马　兰

味辛，平，无毒。主破宿血，养新血，合金疮，断血痢，蛊毒。解酒疸，止鼻衄吐血，及诸菌毒。生捣敷蛇咬。生泽傍，如泽兰，气臭。《楚辞》以恶草喻恶人，北人见其花呼为紫菊，以其花似菊而紫也。又山兰，生山侧，似刘寄奴，叶无桠，不对生，花心微黄赤。亦大破血，下俚人多用之。新补，见陈藏器及《日华子》。

《图经》：文具泽兰条下。

现注：

①本条原为墨字，新补为《嘉祐》文。又本条原无图。

按：马兰为菊科马兰之全草，功能破宿血养新血，合金疮，断血痢，解酒疸，止吐衄，解菌毒。

时珍曰：其叶似兰而大，其花似菊而紫，故名。俗称物之大者，为马也。时珍曰：马兰，湖泽卑湿处甚多。二月生苗，赤茎白根，长叶有刻齿，状似泽兰，但不香尔。南人多采晒干，为蔬及馒馅。入夏高二三尺，开紫花，花罢有细子。《楚辞》无马兰之名，陈氏指为恶草，何据。时珍曰：马兰辛平，能入阳明血分，故治血与泽兰同功。近人用治痔漏云有效，春夏取生，秋冬取干者，不用盐醋，白水煮食，并饮其汁。或以酒煮焙研，糊丸，米饮日日服之。仍用煎水入盐少许，日日熏洗之。《医学集成》云：治痔用马兰根，捣敷片时，看肉平即去之。稍迟，恐肉反出也。

附方：新六。

诸疟寒热：赤脚马兰捣汁，入水少许，发日早服，或入少糖亦可。(《圣济总录》)

绞肠沙痛：马兰根叶，细嚼咽汁，立安。(《寿域神方》)

打伤出血：竹节草即马兰，同旱莲草、松香、皂子叶（即柜子叶，冬用皮）。为末。搽入刀口。(《摘玄方》)

喉痹口紧：用地白根即马兰根，或叶捣汁，入米醋少许，滴鼻孔中，或灌喉中，取痰自开。(孙一松《试效方》)

水肿尿涩：马兰菜一虎口，黑豆、小麦各一撮。酒、水各一钟，煎一钟，食前温服以利小水，四五日愈。(杨起《简便方》)

缠蛇丹毒：马兰、甘草擂醋搽之。(《济急方》)

使君子

味甘，温，无毒。主小儿五疳，小便白浊，杀虫，疗泻痢。生交、广等州。形如栀子，稜瓣深而两头尖，亦似诃梨勒而轻。俗传始因潘州郭使君，疗小儿多是独用此物，后来医家因号为使君子也。今附。

《图经》曰：使君子，生交、广等州，今岭南州郡皆有之。生山野中及水岸，其叶青，如两指头长二寸，其茎作藤如手指，三月生花，淡红色，久乃深红，有五瓣，七、八月结子，如拇指长一寸许，大类栀子而有五稜，其壳青黑色，内有仁，白色。七月采实。

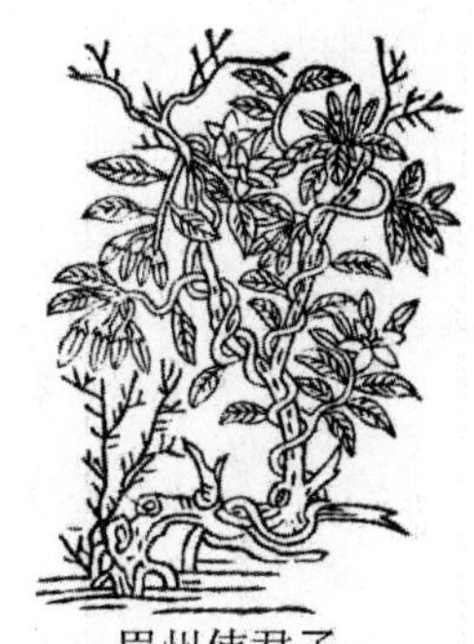
眉州使君子

《衍义》曰：使君子，紫黑色，四稜高，瓣深。今《经》中谓之稜瓣深，似令人难解。秋末冬初人将入鼎澧[2]。其人味如椰子肉。《经》不言用人，为复用皮。今按文味甘即是用肉，然难得仁[3]，盖绝小。今医家或兼用壳。

现注：

①本条原为墨字，今附为《开宝》文。

②澧：通醴，甜酒意。

③仁：原刻如此，前面皆用人字表示使君子仁，可见可以混用。

按：使君子，为使君子科使君子的果实。用时捣破果壳则露出使君子仁，又称使君子肉。综合条文所述使君子功能断五疳，止白浊，杀三虫，止泄痢。临床用使君子驱蛔虫、蛲虫等。也可用于小儿厌食瘦弱等。临床入驱虫药。

释名：留求子。时珍曰：按嵇含《南方草木状》谓之留求子，疗婴孺之疾。则自魏、晋已用，但名异耳。时珍曰：原出海南、交趾。今闽之邵武，蜀之眉州，皆栽种之，亦易生。其藤如葛，绕树而上。叶青如五加叶。五月开花，一簇一二十葩，红色轻盈如海棠。其实长合成，有棱。先时半黄，老则紫黑。其中仁长如榧仁，色味如栗。久则油黑，不可用。

健脾胃，除虚热治小儿百病疮癣（时珍）。

时珍曰：凡杀虫药多是苦辛，惟使君子、榧子甘而杀虫，亦异也。凡大人小儿有虫病，但每月上旬侵晨空腹食使君子仁数枚，或以壳煎汤咽下，次日七生七煨食亦良。忌饮热茶，犯之即泻。此物味甘气温，既能杀虫，又益脾胃，所以能敛虚热而止泻痢，为小儿诸病要药。俗医乃谓杀虫至尽，无以消食，鄙俚之言也。树有蠹，屋有蚁，国有盗，福耶祸耶？修养者先去三尸，可类推矣。

附方：新六。

小儿脾疳：使君子、芦荟等分，为末。米饮每服一钱。(《儒门事亲》)

小儿痞疾：腹大，肌瘦面黄：渐成疳疾：使君子仁三钱，木鳖子仁五钱，为末，水丸龙眼大。每以一丸，用鸡子一个破顶，入药在内，饭上蒸熟，空心食之。(杨起《简便单方》)

小儿蛔痛：口流涎沫。使君子仁为末，米饮五更调服一钱。(《全幼心鉴》)

小儿虚肿：头面阴囊俱浮。用使君子一两，去壳，蜜五钱炙尽，为末。每食后米汤服一钱。(《简便方》)

鼻齇面疮：使君子仁，以香油少许，浸三五个。临卧时细嚼，香油送下，久。(《普济方》)

虫牙疼痛：使君子煎汤频漱。(《集简方》)

干　苔

味咸，寒。一云温。主痔，杀虫及霍乱呕吐不止。煮汁服之。又心腹烦闷者，冷水研如泥饮之即止。又发诸疮疥，下一切丹石，杀诸药毒。不可多食，令人委黄少血色，杀木蠹虫，内木孔中。但是海族之流，皆下丹石。新补见孟诜、陈藏器、《日华子》。

现注：

①本条原为墨字，新补为《嘉祐》文。本条原无图。

按：干苔，为石莼科条浒苔的藻体。可消痔，杀虫，止呕吐，除烦闷，下丹石。

时珍曰：此海苔也。彼人干之为脯。海水咸，故与陟厘不同。张华《博物志》云：石发生海中者，长尺余，大小如韭叶，不同。水苔不甚咸。瑞曰：有饮嗽人不可食。

百脉根

味甘，苦，微寒，无毒。主下气，止渴去热，除虚劳，补不足。酒浸若水煮丸散兼用之。出肃州、巴西①。《唐本》注云：叶似苜蓿，花黄，根如远志，二月、八月采根，日干。《唐本》先附。

现注：

①本条原为墨字，为《唐本》文。又，本条原无图。

按：百脉根，为豆科百脉根之根。可下气止渴，去热，除虚劳，补不足。

时珍曰：白豆蔻子圆大如白牵牛子，其壳白浓，其仁如缩砂仁。入药，去皮炒用。好古：大辛热，味薄气浓，轻清而升，阳也，浮也。入手太阴经。

散肺中滞气，宽膈进食，去白睛翳膜（李杲）。补肺气，益脾胃，理元气，收脱气（好古）。治噎膈，除疟疾寒热，解酒毒（时珍）

时珍曰：按：《唐书》作柏脉根，肃州岁贡之。《千金》《外台》大方中亦时用之。今不复闻此，或者名称又不同也。时珍曰：白豆蔻子圆大如白牵牛子，其壳白浓，其仁如缩砂仁。入药，去皮炒用。好古：大辛热，味薄气浓，轻清而升，阳也，浮也。入手太阴经。

散肺中滞气，宽膈进食，去白睛翳膜（李杲）。补肺气，益脾胃，理元气，收脱气（好古）。治噎膈，除疟疾寒热，解酒毒（时珍）。

白豆蔻

味辛，大温，无毒。主积冷气，止吐逆反胃，消谷下气。出伽古罗国，呼为多骨。形如芭蕉，叶似杜若，长八九尺，冬夏不凋，花浅黄色，子作朵如葡萄，其子初出微青，熟则变白，七月采[①]。今附。

《图经》曰：白豆蔻，出伽古罗国，今广州、宜州亦有之，不及蕃舶者佳。苗类芭蕉，叶似杜若，长八九尺而光滑，冬夏不凋，花浅黄色，子作朵如葡萄，生青熟白，七月采。张文仲治胃气冷，吃食即欲得吐；以白豆蔻子三枚，捣筛，更研细，好酒一盏，微温调之，并饮三、两盏佳。又有治呕吐，白术等六物汤，亦用白豆蔻。大抵主胃冷即宜服也。

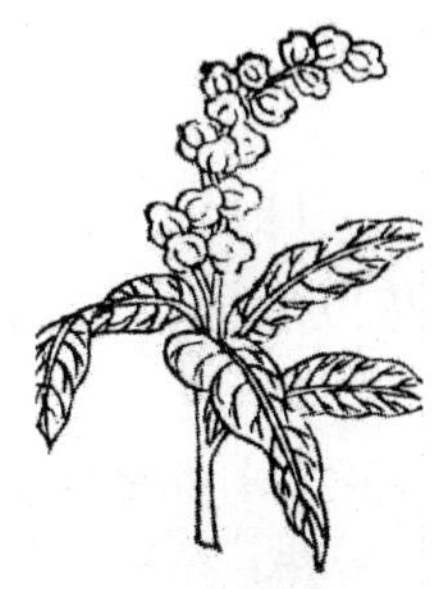
广州白豆蔻

现注：

①本条原为墨字，今附为《开宝》文。

按：白豆蔻，为姜科白豆蔻的果实。综合功能驱冷气，止吐逆，抑反胃，消谷下气。临床常用白豆蔻治肝胃气痛，如胃痛胃炎，肠炎，肝炎等。入理气药。

元素曰：白豆蔻气味俱薄，其用有五：专入肺经本药，一也；散胸中滞气，二也；去感寒腹痛，三也；温暖脾胃，四也；治赤眼暴发，去太阳经目内大红筋，用少许，五也。

时珍曰：按杨士瀛云：白豆蔻治脾虚疟疾，呕吐寒热，能消能磨，流行三焦，营卫一转，诸证自平。

附方：新四。人忽恶心：多嚼白豆蔻子，最佳。（《肘后方》）

小儿吐乳：胃寒者。白豆蔻仁十四个，缩砂仁十四个，生甘草二钱，炙甘草二钱。为末。常掺入儿口中。

脾虚反胃：白豆蔻、缩砂仁各二两，丁香一两，陈廪米一升，黄土炒焦，去土研细，姜汁和丸梧子大。每服百丸，姜汤下。名太仓丸。（《济生方》）

产后呃逆：白豆蔻、丁香各半两。研细，桃仁汤服一钱，少顷再服。（《乾坤生意》）

地笋

温，无毒。利九窍，通血脉，排脓，治血，止鼻洪吐血，产后心腹痛，一切血病。肥白人。产妇可作菜蔬食甚佳。即泽兰根也[①]。

新补，出陈藏器及《日华子》。

现注：

①本条原为墨字，新补为《嘉祐》文。本条亦无图。

按：地笋为唇形科地瓜儿苗的根茎。综合功能利九窍，通血脉，排脓活血，止衄止吐血，止产后心腹痛。

子主治妇人三十六疾(《千金方》承泽丸中用之)。

海　带

催生，治妇人及疗风，亦可作下水药。出东海水中石上，比海藻更粗，柔韧而长，今登州人干之，以苴束器物[①]。新定。

现注：

①本条原为墨字，新定为《嘉祐》文。又，本条原无图。苴：(jū 居) 包裹之意。

按：海带为大叶藻科大叶藻的全草。综合功能催生，妇人经带诸疾，祛风下水消肿。治水病瘿瘤，功同海藻。(时珍)

陀得花

味甘，温，无毒。主一切风血，浸酒服，生西国，胡人将来，胡人采此花以酿酒，呼为三勒浆。[①]今附。

现注：

①本条原为墨字，今附为《开宝》文。

按：陀得花，生西国，可祛风活血。

翦　草

凉，无毒。治恶疮，疥癣，风瘙。根名白药[①]。新分条见《日华子》。

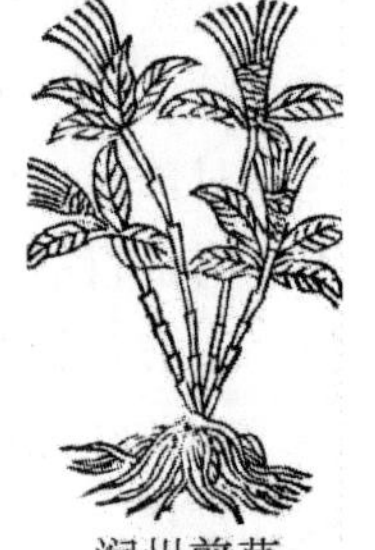
润州剪草

《图经》曰：翦草，生润州，味苦平，有毒。主诸疮疥痂瘘蚀，及牛马诸疮。二月、三月采，暴干用。陈藏器云：翦草，味甚苦平，无毒。主虫疮疥癣，浸酒服之。生山泽间，叶如茗而细。江东用之。

治劳瘵方云：婺、台州皆有，唯婺州者可用。状如茜草，又如细辛，每用一斤净洗，为末，入生蜜二斤，和为膏，以器皿盛之，不得犯铁器。九蒸九暴，日一蒸暴。病人五更起，面东坐，不得语，令匙抄药，如粥服之，每服四两，服已良久，用稀粟米饮压之，药冷服，粥饮亦不可太热。或吐或下皆不妨，如久病肺损咯血，只一服愈。寻常咳嗽血妄行，每服一匙可也。有一贵人，其国封，病瘵，其尊人尝以此方畀[②]之，九日而药成。前一夕，病者梦人戒令翌日勿乱服药，次日将服之，为屋上土坠器中不可服。再合即成，又将服之，为籍覆器又不得食，又再合，未就而夫人卒矣。此药之异如此。若小小血妄行，一啜而愈矣。

现注：

①翦草条原为墨字。为新分条。

②畀：(bì 必)，给予。

按：翦草，从《图经》润州翦草图看，似为菊科翦刀股。又说根名白药，白药为防己科金线吊乌龟。可治劳瘵，剪草亦可治劳瘵。二者相合。综合功能消疮除癣，抗痨止血。

时珍曰：按：许叔微《本事方》言：剪草状如茜草，又如细辛。婺、台二州皆有之，惟婺州者可用。其说殊详，今遍询访无识者。或云即茜草也，未有的据。

元素曰：上部血，须用剪草、牡丹皮、天门冬，麦门冬。

时珍曰：许学士《本事方》云：剪草治劳瘵吐血损肺及血妄行，名曰神传膏。

附方：新二。

风虫牙痛：剪草、细辛、本等分，煎水热漱，少顷自止。（《中藏经》）

风疮瘙痒：滑肌散：治风邪客于肌中，浑身瘙痒，致生疮疥，及脾肺风毒攻冲，生疮干湿，日久不瘥：用剪草七两（不见火），轻粉一钱。为末。掺之。干者，麻油调掺。（《和剂局方》）

一十种陈藏器余

迷迭香

味辛，温，无毒。主恶气，令人衣香，烧之去鬼。《魏略》云：出大秦国。《广志》云：出西海[1]。《海药》云：味平。不治疾，烧之祛鬼气。合羌活为丸散，夜烧之辟蚊蚋，此外别无用矣。

按：迷迭香为唇形科迷迭香的全草。可辟恶气，生发通经。烧之辟蚊。

时珍曰：魏文帝时，自西域移植庭中，同曹植等各有赋。大意其草修干柔茎，细枝弱根。繁花结实，严霜弗凋。收采幽杀，摘去枝叶。入袋佩之，芳香甚烈。与今之排香同气。

故鱼网

主鲠，以网覆鲠者颈，差。如煮汁饮之，骨当下矣。

按：故鱼网，可除鲠骨。

时珍曰：《易》云：庖牺氏结绳而为网罟，以畋以渔，盖取诸离。

亦可烧灰，水服，或乳香汤服。甚者并进三服。（时珍）

故缴脚布

无毒。主天行劳复，马骏风，黑汗，洗汁饮，带垢者佳。

按：可除天行劳复。

时珍曰：即裹脚布也。李斯书云“天下之士裹足不入秦”是矣。古名行縢。妇人欲回乳，用男子裹足布勒住，经宿即止。（时珍）时珍曰：布有麻布、丝布、木绵布。字从手，从巾，会意也。新麻布：能逐瘀血，妇人血闭腹痛、产后血痛。以数重包白盐一合，研，温酒服之。旧麻布：同旱莲草等分，瓶内泥固研。日用揩齿，能固牙乌须（时珍）。

白布：治口唇紧小，不能开合饮食。不治杀人。作大炷安刀斧上，烧令汗出，拭涂之，日三五度。仍以青布烧灰，酒服（时珍）。青布：烧灰酒服，主唇裂生疮口臭。仍和

脂涂之，与蓝靛同功。(时珍)

附方：新六。

臁疮溃烂：陈艾五钱，雄黄二钱，青布卷作大炷，点火熏之。热水流数次愈。(邓笔峰《杂兴方》)

霍乱转筋：入腹，无可奈何者。以酢煮青布，拓之。冷则易。(《千金方》)

交接违礼：女人血出不止。青布同发烧灰，纳之。《僧坦集验方》

伤寒阳毒：狂乱甚者。青布一尺，浸冷水，贴其胸前。(《活人书》)

目痛碜涩：不得瞑。用青布炙热，以时熨之，仍蒸大豆作枕。(《千金方》)

病后目赤：有方同上：《千金方》：用冷水渍青布掩之，数易。

江中采出芦

芦令夫妇和，同用之有法。此江中出波芦也。

按：芦令夫妇和。

虱建草

味苦，无毒。去虮虱，挼取汁，沐头尽死。人有误吞虱成病者，捣绞汁服一小合，亦主诸虫疮。生山足湿地，茎叶似山丹微赤，高一二尺。又有水竹叶，如竹叶而短小，生水中，亦云去虱，人取水竹叶生食。

按：虱建草叶似山丹微赤，高一二尺。可灭虱消疮杀虫。水竹叶，乃鸭跖草科水竹叶全草。可去虱消肿。

含生草

主妇人难产，口中含之立产。亦咽其汁。叶如卷柏而大。生靺羯[②]国。其叶煮之不热，无毒。

按：含生草，叶如卷柏而大。可催生疗难产。

兔肝草

味甘，平，无毒。主金疮，止血，生肉，解丹石发热。初生细软似兔肝，一名鸡肝，与蘩蒌同名。

按：兔肝草，初生细软似兔肝。可止血生肌。

石芒

味甘，平，无毒。主人畜为虎野狼等伤，恐毒入肉者。取茎，杂葛根，煮服之，亦取汁。生高山如芒，节短，江西人呼为折草。六月、七月生穗如荻也。

按：石芒为禾本科芒之全草，败芒箔之芒与此为一物。可解咬伤毒，止咳利水。

时珍曰：芒，《尔雅》作莣。今俗谓之笆茅，可以为篱笆故也。时珍曰：芒有二种，皆丛生，叶皆如茅而大，长四五尺，甚快利，伤人如锋刃。七月抽长茎，开白花成穗，如芦苇花者，芒也；五月抽短茎，开花如芒者，石芒也。并于花将放时剥其箨皮，可为绳箔草履诸物，其茎穗可为扫帚也。煮汁服，散血。(时珍)

蚕菵[③]草

味辛，平，无毒。主蚕及诸虫如蚕类咬人，恐毒入腹，煮汁服之。生捣敷疮。生湿地，如蓼，大茎赤，花白，东土亦有之。

按：蚕菵草为蓼科植物。可解蚕及诸虫咬伤，截毒入腹。

问荆

味苦，平，无毒。主结气瘤痛，上气气急，煮服之。生伊、洛间洲渚。苗似木贼，节节相接，亦名接续草。

按：问荆为木贼科问荆的全草。可散结下气，消瘤止痛。可止消渴。

现注：

①陈藏器余之十种原皆为墨字，只有《海药》云条是小字。

②靺：(mò 末）羯：隋唐时东北地区部族。

③菵：(wǎng 网)。菵字原刻门内为又字，字典注与菵同。

卷第十

草部下品之上总六十二种

三十种《神农本经》原为白字，现改为字下不加·号
四种《名医别录》原为墨字，现改为字下加·号
三种《海药》余
二十五种陈藏器余

附子《本经》 乌头《本经》射罔、乌喙附 天雄《本经》 侧子《别录》 半夏《本经》 虎掌《本经》 由跋《别录》 鸢尾《本经》 大黄《本经》 葶苈《本经》 桔梗《本经》 莨（音浪）菪（音荡）子《本经》 草蒿《本经》音义作藁，青蒿子续注 旋覆花《本经》 藜芦《本经》 钩吻《本经》 射（音夜）干《本经》 蛇全《本经》合是含字 常山《本经》 蜀漆《本经》 甘遂《本经》 白敛《本经》赤敛附 青葙子《本经》

雚（音桓）菌（音郡）《本经》 白及《本经》 大戟《本经》 泽漆《本经》 茵芋《本经》 赭（音者）魁《别录》 贯众《本经》花附 荛（音饶）花《本经》 牙子《本经》 及已《别录》 羊踯躅《本经》

三种海药余

瓶香 钗子股 宜南草

二十五种陈藏器余

莎车香 朝生暮落花 冲洞根 井口边草 豚耳草 灯花末 千斤锈草 断罐草 狼杷草 百草灰 产死妇人冢上草 孝子衫襟灰 灵床下鞋履 虻母草 故蓑衣结 故炊帚 天罗勒 毛蓼 蛇芮草 万一藤 螺黡草 继母草 甲煎 金疮小草 鬼钗草

附子

味辛甘，温、大热，有大毒。主风寒咳逆，邪气，温中，金疮，破癥坚积聚，血瘕寒湿踒[①]躄拘挛膝痛。脚疼冷弱，不能行步。腰脊风寒，心腹冷痛，霍乱转筋，下利赤白。坚肌骨，强阴，又堕胎。为百药长。生犍[②]为山谷，及广汉。冬月采为附子，春采为乌头。地胆为之使，恶蜈蚣，畏防风、黑豆、甘草、黄芪、人参、乌韭。陶隐居云：附子以八月上旬采，八角者良，凡用三建[③]，皆热灰微炮令拆[④]，勿过焦，惟姜附汤生用之，俗方每用附子皆须甘草、人参、生姜相配者，正制其毒故也。

今按：陈藏器本草云：附子，醋浸削如小指，内耳中，去聋，去皮炮令拆，以蜜涂上炙之，令蜜入内含之勿咽，其汁主喉痹。

《图经》：文具侧子条下。

陈藏器云：附子无八角，陶强名之。古方多用八角附子，市人所货亦八角为名。

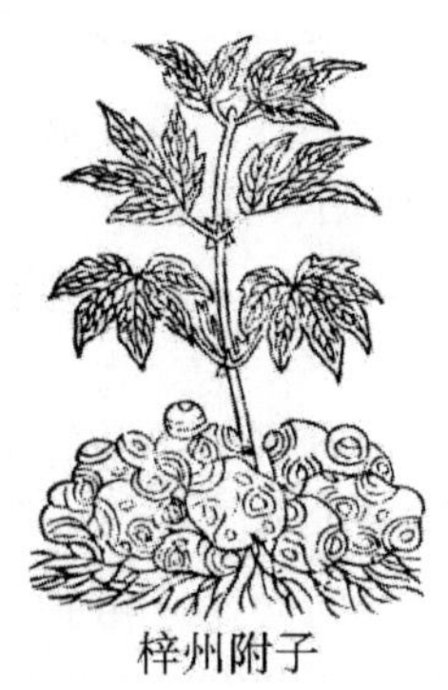
梓州附子

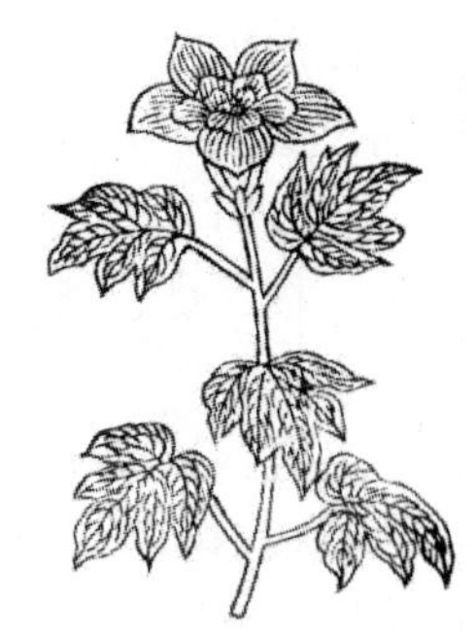
梓州附子花

《雷公》云：凡使，先须细认，勿误用，有乌头、乌喙、天雄、侧子，木鳖子。乌头少有，茎苗长，身乌黑，少有傍尖。乌喙皮上苍，有大豆许者孕[⑤]八九个，周围底陷黑，如乌铁，宜于文武火中炮令皴坼[⑥]，即劈破用。天雄身全矮无尖，周匝四面有附孕十一个，皮苍色即是。天雄宜炮皴坼后去皮尖底用，不然阴制用并得。侧子只是附子旁有小颗附子如枣核者是，宜生用，治风疹神妙。木鳖子只是诸喙、附、雄、乌、侧中毗[⑦]槵者，号曰木鳖子，不入药中用，若服令人丧目。若附子底平有九角如铁色，一个个重一两即是，气全堪用。夫修事十两于文武火中炮令皴坼者去之，用刀刮上孕子，并去底尖微细，劈破，于屋下午地上掘一坑，可深一尺，安于中一宿，至明取出焙干用。夫欲炮者，灰火勿用杂木火，只用柳木最妙。若阴制使即生去尖皮底了，薄切，用东流水并黑豆浸五日夜，然后漉出于日中晒令干用。凡使须阴制去皮尖了，薄切，用东流水并黑豆浸五日夜，然后漉出于日中晒令干用。凡使须阴制去皮尖了，每十两用生乌豆五两，东流水六升。

《圣惠方》：治疔疮肿甚者：用附子末，醋和涂之，干即再涂。《千金翼方》同。

《外台秘要》：疗偏风，半身不遂，冷癖疰：附子一两，生用，无灰酒一升，右㕮咀，内于酒中，经一七日，隔日饮之，服一小合差。

《千金翼》：治大风冷，痰癖胀满，诸痹等病：用大附子一枚，重半两者，二枚亦得，炮之，酒渍，春冬五日，夏秋三日，服一合，以差为度，日再服，无所不治。

又方：治口噤，卒不开，捣附子末内管中，开口吹喉中差。

《百一方》：治卒忤停尸，不能言，口噤不开：生附子末，置管中，吹内舌下即差。

《经验方》：呕逆反胃：用大附子一个，生姜一斤，细剉，煮研如面糊，米饮下之。

《经验后方》：治大人久患口疮：生附子为末，醋面调，男左女右贴脚心，日再换。

又方：治热病吐下水及下利身冷，脉微发躁不止：附子一枚，去皮脐，分作八片，入盐一钱，水一升，煎半升，温服立效。

《斗门方》：治反胃，用附子一个，最大者，坐于砖上，四面着火渐逼碎，入生姜自然汁中，又依前火逼干，复淬之，约生姜汁可尽半碗许，捣罗为末。用粟米饮下一钱，不过三服，差。

又方：治元脏伤冷，及开胃：附子炮过，去皮尖，捣罗为末，以水两盏，入药二钱，盐、葱、枣、姜同煎取一盏，空心服；大去积冷，暖下元，肥肠益气，酒食无碍。

《简要济众》：治脚气，连腿肿满，久不差方：黑附子一两，去皮脐，生用捣为散，生姜汁调如膏，涂敷肿上。药干再调涂之，肿消为度。

《孙用和》：治大泻霍乱不止：附子一枚，重七钱，炮，去皮脐，为末，每服四钱，水两盏，盐半钱，煎取一盏，温服立止。

《张文仲》：疗眼暴赤肿，碜痛不得开，又泪出不止：削附子赤皮，末，如蚕屎着眦中，以定为度。《崔氏方》：疗耳聋风，牙关急不得开方：取八角附子一枚，酢[8]渍之三宿令润，微削一头内耳中，灸上十四壮，令气通耳中即差。

《孙兆口诀》云：治阴盛隔阳，伤寒，其人必燥热而不欲饮水者是也，宜服霹雳散：附子一枚，烧为灰，存性，为末，蜜水调下为一服而愈。此逼散寒气，然后热气上行而汗出乃愈。

又方：治头痛：附子炮，石膏煅，等分为末，入脑、麝少许，茶酒下半钱。

《修真秘旨》：治头风至验：以附子一个，生去皮脐，用绿豆一合，同入铫子内煮豆熟为度，去附子，服豆即立差。每个附子可煮五服，后为末服之。

现注：

①踒：下原有乌卧切三字注音，现注音（wō 窝）。

②犍：（qián 前），犍为在今四川乐山。

③三建：指乌头、附子、天雄。

④拆：绽开。

⑤孕：蚌类怀珠称为孕珠。

⑥皴：（cūn 村），裂纹。坼：（chè 彻）列开。

⑦毗：（pí 皮），依附，槵：（huàn 患），无槵子，常用做念珠，因代指念珠。

⑧酢：醋。

按：附子为毛茛科乌头的傍生块根。综合条文所述附子功能驱风除寒镇逆止咳破癥除痹。救肢冷脉微，口噤不能言。现临床应用附子处甚广，甚条文中已述及，临床将附子入回阳救逆药。

时珍曰：初种为乌头，象乌之头也。附乌头而生者为附子，如子附母也。乌头如芋魁，附子如芋子，盖一物也。别有草乌头、白附子，故俗呼此为黑附子，川乌头以别之。诸家不分乌头有川、草两种，皆混杂注解，今悉正之。时珍曰：乌头有两种：出彰明者即附子之母，今人谓之川乌头是也。春末生子，故曰春采为乌头。冬则生子已成，故曰冬采为附子。其天雄、乌喙、侧子，皆是生子多者，因象命名；若生子少及独头者，即无此数物也。其产江左、山南等处者，乃《本经》所列乌头，今人谓之草乌头者是也。故曰其汁煎为射罔。陶弘景不知乌头有二，以附子之乌头、注射罔之乌头，遂致诸家疑贰，而雷之说尤不近理。宋人杨天惠着《附子记》甚悉，今撮其要，读之可不辩而明矣。其说云：绵州乃故广汉地，领县八，惟彰明出附子。彰明领乡二十，惟赤水、廉水、昌明、会昌四乡产附子，而赤水为多。每岁以上田熟在农地工作垄。取种于龙安、龙州、齐归、木门、青堆其花紫瓣黄蕤，长苞而圆。七月采者，谓之早水，拳缩而小，盖未长成也。九月采者乃佳。

其品凡七，本同而末异。其初种之小者为乌头；附乌头而旁生者为附子；又左右附而偶生者为鬲子；附而长者为天雄；附而尖者为天锥；附而上出者为侧子；附而散生者，为漏篮子，皆脉络连贯，如子附母，而附子以贵，故专附名也。凡种一而子六七以上，则皆小；种一而子二三，则稍大；种一而子特生，则特大。附子之形，以蹲坐正节角少者为上，有节多鼠乳者次之，形不正而伤缺风皱者为下。本草言附子八角者为良，其角为侧子之说，甚谬矣。附子之色，以花白者为上，铁色者次之，青绿者为下。天雄、乌头、天锥，皆以丰实盈握者为胜。漏篮、侧子，则园人以乞役夫，不足数也。谨按：此记所载漏篮，即雷所谓木鳖子，大明所谓虎掌者也。其鬲子，即乌喙也。天锥，即天雄之类，医方亦无此名，功用当相同尔。时珍曰：按《附子记》云：此物畏恶最多，不能常熟。或种美而苗不茂，或苗秀而根不充，或以酿而腐，或以曝而挛，若有神物阴为之者。故园人常祷于神，目为药妖。其酿法：用醋醅安密室中，淹覆弥月，乃发出晾干。方出酿时，其大有如拳者，已定辄不盈握，故及一两者极难得。土人云：但得半两以上者皆良。蜀人饵者少，惟秦陕闽浙人宜之。然秦人才市其下者，闽浙才得其中者，其上品则皆贵人得之矣。

震亨曰：凡乌、附、天雄，须用童子小便浸透煮过，以杀其毒，并助下行之力，入盐少许尤好。或以小便浸二七日，拣去坏者，以竹刀每个切作四片，井水淘净，逐日换水，再浸七日，晒干用。时珍曰：附子生用则发散，熟用则峻补。生用者，须如阴制之法，去皮脐入药。熟用者，以水浸过，炮令发拆，去皮脐，乘热切片再炒，令内外俱黄，去火毒入药。又法：每一个，用甘草二钱，盐水、姜汁、童尿各半盏，同煮熟，出火毒一夜用之，则毒去也。

元素曰：大辛大热，气浓味薄，可升可降，阳中之阴，浮中沉，无所不至，为诸经引用之药。

好古曰：入手少阳三焦命门之剂，其性走而不守，非若干姜止而不行。

赵嗣真曰：熟附配麻黄，发中有补，仲景麻黄附子细辛汤、麻黄附子甘草汤是也。生附配干姜，补中有发，仲景干姜附子汤、通脉四逆汤是也。

戴原礼曰：附子无干姜不热，得甘草则性缓，得桂则补命门。

李焘曰：附子得生姜则能发散，以热攻热，又导虚热下行，以除冷病。

时珍曰：畏绿豆、乌韭、童溲、犀角。忌豉汁。得蜀椒、食盐，下达命门。

温暖脾胃，除脾湿肾寒，补下焦之阳虚（元素）。除脏腑沉寒，三阳厥逆，湿淫腹痛，胃寒蛔动，治经闭，补虚散壅（李杲）。督脉为病，脊强而厥（好古）。

治三阴伤寒，阴毒寒疝，中寒中风，痰厥气厥，柔癫痫，小儿慢惊，风湿麻痹，肿满香港脚，头风，肾厥头痛，暴泻脱阳，久痢脾泄，寒疟瘴气，久病呕哕，反胃噎膈，痈疽不敛，久漏冷疮。合葱涕，塞耳治聋（时珍）。

乌头：（即附子母）主治：诸风，风痹血痹，半身素。除寒湿，行经，散风邪，破诸积冷毒（李杲）。补命门不足，肝风虚（好古）。助阳退阴，功同附子而稍缓（时珍）。

《时珍》曰：按王氏《究原方》云：附子性重滞，温脾逐寒。川乌头性轻疏，温脾去风。若是寒疾即用附子；风疾即用川乌头。一云：凡人中风，不可先用风药及乌附。若先用气药，后用乌附乃宜也。又凡用乌、附药，并宜冷服者，热因寒用也。盖阴寒在下，虚阳上浮。治之以寒，则阴气益甚而病增；治之以热，则拒格而不纳。热药冷冻饮料，下嗌之后，冷体既消，热性便发，而病气随愈。不违其情，而致大益，此反治之妙也。昔张仲景治寒疝内结，用蜜煎乌头。《近效方》治喉痹，用蜜炙附子，含之咽汁。朱丹溪治疝气，用乌头、栀子。并热因寒用也。李东垣治冯翰林侄阴盛格阳伤寒，面赤目赤，烦渴引饮，脉来七八至，但按之则散。用姜附汤加人参，投半斤服之，得汗而愈。此则神圣之妙也。

吴绶曰：附子乃阴证要药。凡伤寒传变三阴，及中寒夹阴，虽身大热而脉沉者，必用之。或厥冷腹痛，脉沉细，甚则唇青囊缩者，急须用之，有退阴回阳之力，起死回生之功。近世阴证伤寒，往往疑似，不敢用附子，直待阴极阳竭而用之，已迟矣。且夹阴伤寒，内外皆阴，阳气顿衰。必须急用人参，健脉以益其原；佐以附子，温经散寒。舍此不用，将何以救之？

刘完素曰：俗方治麻痹多用乌附，其气暴能冲开道路，故气愈麻；及药气尽而正气行，则麻病愈矣。

张元素曰：附子以白术为佐，乃除寒湿之圣药。湿药宜少加之引经。又益火之原，以消阴翳，则便溺有节，乌、附是也。

虞抟曰：附子禀雄壮之质，有斩关夺将之气。能引补气药行十二经，以追复散失之元阳；引补血药入血分，以滋养不足之真阴；引发散药开腠理，以驱逐在表之风寒；引温暖药达下焦，以祛除在里之冷湿。

震亨曰：气虚热甚者，宜少用附子，以行参。肥人多湿，亦宜少加乌、附行经。仲景八味丸，用为少阴响导，其补自是地黄，后世因以附子为补药，误矣。附子走而不守，取其健悍走下之性，以行地黄之滞，可致远尔。乌头、天雄皆气壮形伟，可为下部药之佐；无人表其害人之祸，相习用为治风之药及补药，杀人多矣。

王履曰：仲景八味丸，盖兼阴火不足者设。钱仲阳六味地黄丸，为阴虚者设。附子乃补阳之药，非为行滞也。

好古曰：乌、附，非身凉而四肢厥者，不可僭用。服附子以补火，必妨涸水。

时珍曰：乌、附毒药，非危病不用，而补药中少加引导，其功甚捷。有人才服钱匕，即发躁不堪，而昔人补剂用为常药，岂古今运气不同耶？荆府都昌王，体瘦而冷，无他病。日以附子煎汤饮，兼嚼硫黄，如此数岁。蕲州卫张百户，平生服鹿茸、附子药，至八十余，康健倍常。宋张杲《医说》载：赵知府耽酒色，每日煎干姜熟附汤，吞硫黄金液丹百粒，乃能健啖，否则倦弱不支，寿至九十。他人服一粒即为害。若此数人，皆其脏腑禀赋之偏，服之有益无害，不可以常理概论也。又《琐碎录》言：滑台风土极寒，民啖附子如啖芋栗。此则地气使然尔。

附方：新九十二。

少阴伤寒：初得二三日，脉微细，但欲寐，小便色白者，麻黄附子甘草汤微发其汗：麻黄（去节）二两，甘草（炙）二两，附子（炮去皮）一枚，水七升，先煮麻黄去沫，纳二味，煮取三升，分作三服，取微汗。（张仲景《伤寒论》）

少阴发热：少阴病始得，反发热脉沉者，麻黄附子细辛汤发其汗：麻黄（去节）二两，附子（炮去皮）一枚，细辛二两，水一斗，先煮麻黄去沫，乃纳二味，同煮三升，分三服。（同上）

少阴下利：少阴病，下利清谷，里寒外热，手足厥逆，脉微欲绝，身反不恶寒。其人面赤色。或腹痛，或干呕，或咽痛，或利止脉不出者。通脉四逆汤：用大附子一个（去皮生破八片），甘草（炙）二两，干姜三两，水三升，煮一升二合，分温再服，其脉即出者愈。面赤加葱九茎；腹痛，加芍药二两；呕，加生姜二两；咽痛，加桔梗一两；利止脉不出，加人参二两。（同上）

阴病恶寒：伤寒已发汗不解，反恶寒者，虚也，芍药甘草附子汤补之：芍药三两，甘草（炙）三两，附子（炮去皮）一枚，水五升，煮取一升五合，分服。（同上）

伤寒发躁：伤寒下后，又发其汗，昼日烦躁不得眠，夜而安静，不呕不渴，无表证，脉沉微，身无大热者，干姜附子汤温之：干姜一两，生附子一枚，去皮破作八片水三升，煮取一升，顿服。《伤寒论》中风痰厥，昏不知人，口眼斜，并体虚之人患疟疾寒多者：三生饮：用生川乌头、生附子（并去皮脐）各半两，生南星一两，生木香二钱五分。每服五钱，生姜十片，水二盏，煎一盏，温服。（《和剂局方》）

中风气厥：痰壅，昏不知人，六脉沉伏：生附子（去皮）、生南星（去皮）、生木香半两。每服四钱，姜九片，水二盏，煎七分，温服之。（《济生方》）

中风偏废：羌活汤：用生附子一个（去皮脐），羌活、乌药各一两。每服四钱，生姜三片，水一盏，煎七分服。（王氏《简易方》）

风寒湿痹：麻木不仁，或手足不遂：生川乌头末，每以香白米煮粥一碗，入末四钱，慢熬得所，下姜汁一匙，蜜三大匙，空腹啜之。或入薏苡末二钱。《左传》云：风淫末疾，谓四末也。脾主四肢，风淫客肝，则侵脾而四肢病也。此汤极有力，予每授人良验。（许学士《本事方》）

体虚有风：外受寒湿，身如在空中：生附子、生天南星各二钱，生姜十片，水一盏半，慢火煎服。予曾病此，医博士张发授此方，三服愈。（《本事方》）

口眼㖞斜：生乌头、青矾各等分。为末。每用一字，搐入鼻内，取涕吐涎，立效无比，名通关散。（《箧中密宝方》）

产后中风：身如角弓反张，口噤不语：川乌头五两（锉块），黑大豆半升，同炒半黑，以酒三升，倾锅内急搅，以绢滤取酒，微温服一小盏，取汗。若口不开，拗开灌之。未效，加乌鸡粪一合炒，纳酒中服，以瘥为度。（《圣惠方》）

诸风血风：乌荆丸：治诸风纵缓，言语謇涩，遍身麻痛，皮肤瘙痒，及妇人血风，头痛目眩，肠风脏毒，下血不止者，服之尤效。有痛风挛搐，颐颔不收者，服六七服即瘥也：川乌头（炮去皮脐）一两，荆芥穗二两，为末，醋面糊丸梧子大。温酒或熟水，每服二十丸。（《和剂方》）

诸风痫疾：生川乌头（去皮）二钱半，五灵脂半两，为末，猪心血丸梧子大。每姜汤化服一丸。小儿慢惊：搐搦，涎壅厥逆：川乌头（生去皮脐）一两，全蝎十个（去尾），分作三服，水一盏，姜七片，煎服。（汤氏《婴孩宝鉴》）

小儿项软，乃肝肾虚，风邪袭入：用附子（去皮脐）、天南星各二钱，为末，姜汁调摊，贴天柱骨。内服泻青丸。（《全幼心鉴》）

小儿囟陷：绵乌头、附子（并生去皮脐）二钱，雄黄八分，为末，葱根捣和作饼，贴陷处。（《全幼心鉴》）

麻痹疼痛：仙桃丸：治手足麻痹，或瘫痪疼痛，腰膝痹痛，或打仆伤损闪肭，痛不可忍：生川乌（不去皮）、五灵脂各四两，威灵仙五两。洗焙为末，酒糊丸梧子大。每服七丸至十丸，盐汤下，忌茶。此药常服，其效如神。（《普济方》）

十指疼痛：麻木不仁：生附子（去皮脐）、木香各等分，生姜五片，水煎温服。（王氏《易简方》）

搜风顺气：乌附丸：用川乌头二十个，香附子半斤，姜汁淹一宿，炒焙为末，酒糊丸梧子大。每温酒下十丸。肌体肥壮有风疾者，宜常服之。（《澹疗方》）

风毒头痛：《圣惠方》：治风毒攻注头目，痛不可忍：大附子一枚（炮去皮为末）。以生姜一两，大黑豆一合，炒熟，同酒盏，煎七分，调附末一钱，温服。又方：治二三十年头风不愈者，用大川乌头（生去皮）四两，天南星（炮）一两。为末，每服二钱，细茶三钱，薄荷七叶，盐梅一个，水一盏，煎七分，临卧温服。《朱氏集验方》：治头痛连睛者。生乌头一钱，白芷四钱。为末。茶服一字。仍以末搐鼻。有人用之得效。风寒头痛：《十便良方》：治风寒客于头中，清涕，项筋急硬，胸中寒痰，呕吐清水：用大附子或大川乌头二枚（去皮蒸过），芎、生姜各一两，焙研，以茶汤调服一钱。或锉片，每用五钱，水煎服。隔三、四日一服。或加防风一两。《三因方》必效散：治风寒流注，偏正头痛，年久不愈，最有神效。用大附子一个（生切四片，以姜汁一盏浸炙，再浸再炙，汁尽乃止），高良姜等分，为末。每服一钱，腊茶清调下，忌热物少时。头风摩散：沐头中风，头面多汗恶风，当先风一日则痛甚：用大附子一个（炮）、食盐等分，为末。以方寸匕摩囟上，令药力行。或以油调稀亦可，一日三上。（张仲景方）

年久头痛：川乌头、天南星等分，为末。葱汁调涂太阳穴。（《经验》）

头风斧劈：难忍。川乌头末烧烟熏碗内，温茶泡服之。（《集简方》）

痰厥头痛：如破，厥气上冲，痰塞胸膈：炮附子三分，釜墨四钱，冷水调服方寸匕，当吐即愈。忌猪肉、冷水。

肾厥头痛：《指南方》：用大附子一个（炮熟去皮），生姜半两，水一升半煎，分三服。《经验良方》韭根丸：治元阳虚，头痛如破，眼睛如锥刺。大川乌头（去皮微炮）、全蝎（以糯米炒过，去米）等分为末，韭根汁丸绿豆大。每薄荷茶下十五丸，一日一服。气虚头痛：气虚上壅，偏正头痛，不可忍者：大附子一枚（去皮脐）。研末，葱汁面糊丸绿豆大。每服十丸，茶清下。僧继洪《澹寮方》蝎附丸：元气虚头痛，惟此方最合造化之妙。附子助阳扶虚，钟乳补阳镇坠，全蝎取其钻透，葱涎取其通气。汤使用椒以达下，盐以引用，使虚气下归。对证用之，无不作效。大附子一枚剜心，入全蝎（去毒）三枚在内，以余附末同钟乳粉二钱半，白面少许，水和作剂，包附煨熟，去皮研末，葱涎和丸梧子大。每椒盐汤下五十丸。肾气上攻：头项不能转移：椒附丸：用大熟附子一枚，为末。每用二钱，以椒二十粒，用白面填满椒口，水一盏半，姜七片，煎七分，去椒入盐，空心点服。椒气下达，以引逆气归经也。（《本事方》）

鼻渊脑泄：生附子末，葱涎和如泥，涌泉穴。（《普济方》）

聤耳脓血：生附子为末，葱涕和，灌耳中。（《肘后方》）

风虫牙痛：《普济方》：用附子一两（烧灰），枯矾一分，为末，揩之。又方：川乌头、川附子生研，面糊丸小豆大，每绵包一丸咬之。《删繁方》用炮附子末纳孔中，乃止。升降诸气：暖则宣流。熟附子一大个，分作二服，水二盏，煎一盏，入沉香汁温服。（《和剂局方》）

中寒昏困：姜附汤：治体虚中寒，昏不知人，及脐腹冷痛，霍乱转筋，一切虚寒之病：生附子一两（去皮脐），干姜（炮）一两，每服三钱，水二钟，煎一钟，温服。（《和剂局方》）

心腹冷痛：冷热气不和：山栀子、川乌头等分，生研为末，酒糊丸梧子大。每服十五丸，生姜汤下。小肠气痛，加炒茴香，葱酒下二十丸。（王氏《博济方》）

心痛疝气：湿热因寒郁而发。用栀子降湿热，乌头破寒郁。乌头为栀子所引，其性急速，不留胃中也。川乌头、山栀子各一钱，为末。顺流水入姜汁一匙，调下。（《丹溪纂要》）

寒厥心痛：及小肠膀胱痛不可止者。神砂一粒丹：用熟附子（去皮）、郁金、橘红各

一两，为末，醋面糊丸如酸枣大，朱砂为衣。每服一丸，男子酒下；女人醋汤下。(《宣明方》)

寒疝腹痛：绕脐，手足厥冷，自汗出，脉弦而紧，用大乌头煎主之：大乌头五枚(去脐)。水三升，煮取一升，去滓，纳蜜二升，煎令水气尽。强人服七合，弱人服五合。不瘥，明日更服。(张仲景《金匮玉函方》)

寒疝身痛：腹痛，手足逆冷不仁，或身痛不能眠，用乌头桂枝汤主之：乌头一味，以蜜二斤，煎减半，入桂枝汤五合解之，得一升。初服二合，不知再服，又不知，加至五合。其知者如醉状，得吐为中病也。(《金匮玉函》)

寒疝滑泄：腹痛肠鸣，自汗厥逆：熟附子（去皮脐）、延胡索（炒）各一两，生木香半两。每服四钱，水二盏，姜七片，煎七分，温服。(《济生方》)

小肠诸疝：《苏沈良方》仓卒散：治寒疝腹痛，小肠气、膀胱气、脾肾诸痛，挛急难忍，汗出厥逆：大附子（炒去皮脐）一枚，山栀子（炒焦）四两。每用三钱，水一盏，酒半盏，煎七分，入盐一捻，温服。《宣明方》：治阴疝小腹肿痛，加蒺藜子等分。虚者：加桂枝等分，姜糊为丸，酒服五十丸。虚寒腰痛：鹿茸（去毛，酥炙微黄）、附子（炮去皮脐）各二两，盐花三分，为末，枣肉和丸梧子大。每服三十丸，空心温酒下。《夷坚志》云：时康祖大夫，病心胸一漏，数窍流汁，已二十年。又苦腰痛，行则伛偻，形神憔悴，医不能治。通判韩子温为检《圣惠方》，得此方令服。旬余，腰痛减。久服遂瘥，心漏亦瘥。精力倍常，步履轻捷。此方本治腰，而效乃如此。胃冷有痰：脾弱呕吐：生附子、半夏各二钱，姜十片，水二盏，煎七分，空心温服。一方：并炮熟，加木香五分。(《奇效良方》)

脾寒疟疾：《济生方》云：五脏气虚，阴阳相胜，发为疟，寒多热少，或但寒不热，宜七枣汤主之：用附子一枚，炮七次，盐汤浸七次，去皮脐，分作二服。水一碗，生姜七片，枣七枚，煎七分，露一宿。发日空心温服，未久再进一服。王《百一选方》云：寒痰，宜附子；风痰，宜乌头法。用乌头性热，泡多则热散也。又果附汤：用熟附子（去皮）、草果仁各二钱半，水一盏，姜七片，枣一枚，煎七分，发日早温服。《肘后方》：临发时，以醋和附子末涂于背上。寒热疟疾：附子一枚（重五钱者，面煨），人参、丹砂各一钱，为末，炼蜜丸梧子大。每服二十丸，未发前连进三服。中病则吐，或身体麻木。未中病，来日再服。(庞安常《伤寒论》)

瘴疟寒热：冷瘴，寒热往来，头痛身疼，呕痰，或汗多引饮，或自利烦躁，宜姜附汤主之：大附子一枚，四破。每以一片，水一盏，生姜十片，煎七分，温服。李待制云：此方极妙。章杰云：岭南以哑瘴为危急，不过一二日而死。医谓极热感寒也，用生附子一味治之多愈。得非以热攻热而发散寒邪乎。真起死回生之药也。《岭南卫生方》小便虚闭：两尺脉沉，微用利小水药不效者，乃虚寒也：附子一个（炮去皮脐，盐水浸良久），泽泻一两。每服四钱，水一盏半，灯心七茎，煎服即愈。(《普济方》)

肿疾喘满：大人小儿男女肿因积得，既取积而肿再作，小便不利。若再用利药性寒，而小便愈不通矣。医者到此多束手。盖中焦下焦气不升降，为寒痞隔，故水凝而不通。惟服沉附汤，则小便自通，喘满自愈：用生同煎，食前冷冻饮料。附子虽三五十枚亦无害。小儿每服三钱，水煎服。(《朱氏集验方》)

脾虚湿肿：大附子五枚（去皮四破），以赤小豆半升，藏附子于中，慢火煮熟，去豆

焙研末，以薏苡仁粉打糊丸梧子大。每服十丸，萝卜汤下。(《朱氏集验方》)

阴水肿满：乌头一升，桑白皮五升，水五升，煮一升，去滓铜器盛之，重汤煎至可丸，丸小豆大。每服三五丸，取小便利为佳。忌油腻酒面鱼肉。又方：大附子，童便浸三日夜，逐日换尿，以布擦去皮，捣如泥，酒糊和丸小豆大。每服三十丸，煎流气饮送下。(《普济方》)

大肠冷秘：附子（一枚，炮去皮，取中心如枣大，为末）二钱，蜜水空心服之。(《圣济总录》)

老人虚泄：不禁。熟附子一两，赤石脂一两，为末，醋糊丸梧子大。米饮下五十丸。(《杨氏家藏方》)

冷气洞泄：生川乌头一两，木香半两，为末，醋糊丸梧子大。每陈皮汤下二十丸。(《本事方》)

脏寒脾泄：及老人中气不足，久泄不止：肉豆蔻二两（煨熟），大附子（去皮脐）一两五钱，为末，粥丸梧子大。每服八十丸，莲肉煎汤下。《十便良方》：治脾胃虚冷，大肠滑泄，米谷不化，乏力。用大附子十两（连皮，同大枣二升，于石器内，以水煮一日，常令水过两指。取出，每个切作三片，再同煮半日，削去皮，切焙）。为末，别以枣肉和丸梧子大。每空心米饮服三四十丸。小儿吐泄：注下，小便少：白龙丸：用熟附子五钱，白石脂（煅）、龙骨（煅）各二钱半，为末，醋面糊丸黍米大。每米饮量儿大小服。(《全幼心鉴》)

水泄久痢：川乌头二枚，一生用，一以黑豆半协议煮熟，研丸绿豆大。每服五丸，黄连汤下。(《普济方》)

久痢休息：熟附子半两（研末），鸡子白二枚，捣和丸梧子大。倾入沸汤，煮数沸，漉出，作两服，米饮下。(《圣济总录》)

下血虚寒：日久肠冷者：熟附子（去皮）、枯白矾一两，为末。每服三钱，米饮下。又方：熟附子一枚（去皮），生姜三钱半，水煎服。或加黑豆一百粒。并《圣惠方》

阳虚吐血：生地黄一斤，捣汁，入酒少许，以熟附子一两半，去皮脐，切片，入汁内，石器煮成膏。取附片焙干，入山药三两，研末，以膏和捣，丸梧子大。每空心米饮下三十丸。昔葛察判妻苦此疾，百药皆试，得此而愈，屡发屡效。(余居士《选奇方》)

溲数白浊：熟附子为末。每服二钱，姜三片，水一盏，煎六分，温服。(《普济方》)

虚火背热：虚火上行，背内热如火炙者：附子末，津调，涂涌泉穴。(《摘玄方》)

经水不调：血脏冷痛，此方平易捷径：熟附子（去皮）、当归等分。每服三钱，水煎服。(《普济方》)

断产下胎：生附子为末，淳苦酒和涂右足心，胎下去之。(《小品方》)

折腕损伤：卓氏膏：用大附子四枚，生切，以猪脂一斤，三年苦醋同渍三宿，取脂煎三上三下，日摩敷之。(《深师方》)

痈疽久漏：疮口冷，脓水不绝，内无恶肉：大附子以水浸透，切作大片，浓三分，安疮口上，以艾灸之。隔数日一灸，灸至五七次。仍服内托药，自然肌肉长满。研末作饼子，亦可。(薛己《外科心法》)

手足冻裂：附子去皮为末，以水、面调涂之，良。(《谈野翁试验方》)

足钉怪疾：两足心凸肿，上生黑豆疮，硬如钉，胫骨生碎孔，髓流出，身发寒颤，惟

思饮酒，此是肝肾冷热相吞。用炮川乌头末敷之，内服韭子汤，效。（夏氏《奇疾方》）

乌头附子尖：为末，茶服半钱，吐风痰癫痫（时珍）。

时珍曰：乌附用尖，亦取其锐气直达病所尔，无他意也。《保幼大全》云：小儿慢脾惊风，四肢厥逆。用附子尖一个，硫黄枣大一个，蝎梢七个，为末，姜汁面糊丸黄米大。每服十丸，米饮下。亦治久泻羸。凡用乌附，不可执为性热。审其手足冷者，轻则用汤，甚则用丸，重则用膏，候手足暖，阳气回，即为佳也。按：此方乃《和剂局方》碧霞丹变法也，非真慢脾风不可辄用，故初虞世有金虎、碧霞之戒。

附方：新七。

风厥癫痫，凡中风痰厥，癫痫惊风，痰涎上壅，牙关紧急，上视搐搦，并宜碧霞丹主之：乌头尖、附子尖、蝎梢各七十个，石绿（研九度，飞过）十两，为末，面糊丸芡子大。每用一丸，薄荷汁半盏化下，更服温酒半合，须臾吐出痰涎为妙。小儿惊痫，加白僵蚕等分。（《和剂局方》）

脐风撮口：生川乌尖三个，金赤蜈蚣半条（酒浸炙干），麝香少许，为末。以少许吹鼻得嚏，乃以薄荷汤灌一字。（《永类方》）

木舌肿胀：川乌尖、巴豆研细，醋调涂刷。（《集简方》）

牙痛难忍：附子尖、天雄尖、全蝎各七个，生研为末，点之。（《永类方》）

奔豚疝气：作痛，或阴囊肿痛：去铃丸：用生川乌尖七个，巴豆七枚（去皮油）。为末，糕糊丸梧子大，朱砂、麝香为衣。每服二丸，空心冷酒或冷盐汤下。三两日一服，不可多。（《澹寮方》）

乌头

味辛，甘，温、大热，有大毒。主中风，恶风洗洗，出汗。除寒湿痹，咳逆上气，破积聚寒热。消胸上痰冷，食不下，心腹冷疾，脐间痛，肩胛痛，不可俯仰，目中痛，不可久视。又堕胎。其汁煎之名射罔，杀禽兽。射罔，味苦，有大毒。疗尸疰癥坚，及头中风痹痛。一名奚毒，一名即子，一名乌喙。臣禹锡等谨按《中蛊通用药》云：射罔，温，大热。乌喙，味辛，微温，有大毒。主风湿，丈夫肾湿，阴囊痒，寒热历节，掣引腰痛，不能行步，痈肿脓结。又堕胎。生朗陵山谷。正月、二月采，阴干。长三寸以上为天雄。莽草为之使，反半夏、栝楼、贝母、白敛、白及。恶藜芦。

陶隐居云：今采用四月，乌头与附子同根，春时茎初生有脑形似乌鸟之头，故谓之乌头。有两岐共蒂，状如牛角，名乌喙[①]，喙即乌之口也。亦以八月采，捣笮[②]茎取汁，日煎为射罔。猎人以敷箭，射禽兽，中人亦死，宜速解之。

《唐本》注云：乌喙即乌头异名也，此物同苗，或有三歧者，然两歧者少。纵天雄、附子有两岐者，仍以本名。如乌头两岐，即名乌喙，天雄、附子若有两岐者，复云何名之。

臣禹锡等谨按吴氏云：乌头，一名茛，一名千秋，一名毒公，一名果负，一名耿子。神农、雷公、桐君、黄帝甘，有毒。正月始生，叶厚茎方，中空，叶四四相当，与蒿相似。又云：乌喙，神农、雷公、桐君、黄帝有毒，十月采，形如乌头，有两岐相合，如乌

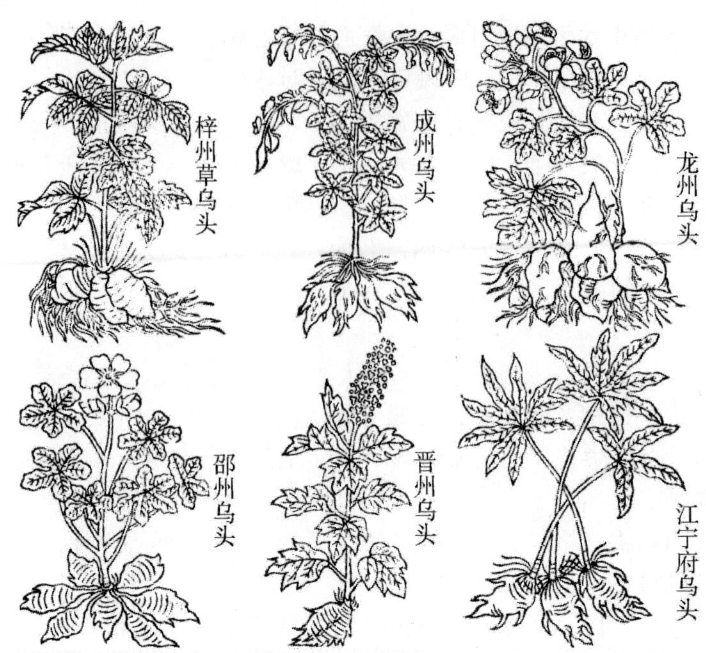

之喙，名曰乌喙也。所畏恶使，尽与乌头同。《尔雅》云：芨，堇[③]草注：即乌头也，江东呼为堇。

《崔寔四民月令》云：三月可采乌头。

《药性论》云：乌头，使。远志为之使，忌豉汁，味苦辛，大热，有大毒。能治恶风憎寒，湿痹逆气，冷痰包心，肠腹疗痛，痃癖气块，益阳事，中风洗洗，恶寒除寒热。主胸中痰满冷气，不下食。治咳逆上气。治齿痛，破积聚寒。主强志。又云：乌喙，使。忌豉汁，味苦辛，大热。能治男子肾气衰弱，阴汗，主疗风温湿邪痛。治寒热痈肿，岁月不消者。

陈藏器云：射罔，本功外主瘘疮疮根，结核瘰疬毒肿，及蛇咬。先取药涂肉四畔，渐渐近疮，习习逐病至骨，疮有熟脓及黄水出。涂之若无脓水，有生血及新伤肉破，即不可涂，立杀人。亦如杀走兽敷箭镞，射之十步倒也。

《日华子》云：土附子，味痃[④]辛热有毒。生去皮，捣滤汁，澄清，旋添晒干取膏，名为射罔，猎人将作毒箭使用。或中者以甘草、蓝青、小豆叶、浮萍，冷水、荠，皆可御也。

《图经》：文具侧子条下。

《圣惠方》：治风，腰脚冷痹疼痛：用川乌头三分，去皮脐，生捣罗，酽醋调涂于故帛上敷之，须臾痛止。

又方：治久疥癣方：用川乌头七枚，生用捣碎，以水三大盏，煎至一大盏，去滓温洗之。

《外台秘要》：治头风头痛：腊月乌头一升，炒令黄，末之，绢袋盛，酒三升浸，温服。

《千金方》：治耳鸣如流水声，耳痒及风声，不治久成聋：全乌头一味，掘得，承湿削如枣核大，塞耳，旦易夜易，不过三日愈。

又方：治沙虱毒：以射罔敷之佳。

《经验方》：治一切冷气，去风痰，定遍身疼痛，益元气，强精力，固精益髓，令人少病；川乌头一斤，用五升许大瓷钵子盛，以童子小便浸，逐日添注，任令溢出，浸二七日。其乌头通软，拣去烂坏者不用，余以竹刀切破，每个作四片，却用新汲井水淘七遍后浸之，每日换，七日，通前浸二十一日，取出焙干。其药洁白，捣罗为末，酒煮面糊丸绿豆大，每服十丸，空心盐汤酒下，少粥饭压之。如冷气稍盛，加丸数服之。

《经验后方》：治痢独胜丸：川乌头一个，好者，柴灰火烧烟欲尽，取出，地上盏子合良久，细研，用酒蜡丸如大麻子，每服三丸。赤痢用黄连、甘草、黑豆煎汤，放冷吞下；如白用甘草、黑豆煎汤，放冷吞下；如泻及肚疼，水吞下。每于空心服之，忌热物。

《梅师方》：治蛇虺螫人，以射罔涂螫处，频易。

又方：治妇人血风虚冷，月候不匀，或即脚手心烦热，或头面浮肿，顽麻：川乌头一斤，清油四两，盐四两，一处铛内熬令裂如桑椹色为度，去皮脐，五灵脂四两，合一处为末，入臼中捣令匀后，蒸饼丸如梧桐子大，空心温酒盐汤下二十丸，亦治丈夫风疾。

又方：补益元藏，进饮食，壮筋骨，二虎丸：乌头、附子各四两，酽醋浸三宿，取出，切作片子，穿一小坑，以炭火烧令通赤，用好醋三升，同药倾入热坑子内，盆合之，经一宿取出，去砂土，用好青盐四两，研与前药同炒，令赤黄色，杵为末，醋面糊丸如梧子大。空心冷酒下十五丸，盐汤亦得，妇人亦宜。

又方：疗瘫缓风，手足亸[⑤]曳，口眼㖞斜，语言謇涩，履步不正，神验乌龙丹：川乌头去脐了，五灵脂各五两，右为末，入龙脑、麝香，研令细匀，滴水丸如弹子大。每服一丸，先以生姜汁研化，次暖酒调服之，一日两服，空心晚食前服。治一人只三十丸，服得五七丸，便觉抬得手，移得步，十丸可以自梳头。

《胜金方》：治蝎螫：乌头末少许，头醋调敷之。

《灵苑方》：治马汗入疮肿痛渐甚，宜急疗之，迟则毒深难理：以生乌头末敷疮口，良久有黄水出，立愈。

《初虞世》：治陷甲，割甲成疮，连年不差：川乌头尖、黄蘖等分为末，洗了贴药。

《修真秘诀》：治泻痢三神丸：草乌头三两，一两生，一两熟炒，一两烧存性，研为末，以醋面糊丸如绿豆大，每服五丸，空心服。泻用井花水，赤痢甘草汤下，白痢干姜汤下，赤白痢生姜甘草汤下。

《孙兆口诀》：治阴毒伤寒，手足逆冷，脉息沉细，头疼腰重，兼治阴毒咳逆等疾：川乌头、干姜等分，右为粗散，炒令转色，放冷，再捣为细散，每一钱，水一盏，盐一撮，煎取半盏，温服。《古今录验》：治痈，攻肿，若有息肉突出者，乌头五枚，以苦酒三升，渍三日洗之，日夜三四度。《杨氏产乳》：疗耳鸣无昼夜：乌头烧作灰，菖蒲等分为末，绵裹塞耳中，日再用效也。

《唐·李宝臣》：为奴人置堇于液，宝臣饮之，即喑，三日死。

《唐·武后》：置堇于食，贺兰氏食之暴死。

《衍义》曰：乌头、乌喙、天雄、附子、侧子，凡五等，皆一物也。只以大小、长短、似像而名之。后世补虚寒则须用附子，仍取其端平而圆大及半两以上者，其力全不僭，风家即多用天雄，亦取其大者，以其尖角多，热性不肯就下，故取敷散也。此用乌头、附子之大略如此。余三等则量其材而用之。其炮制之法，《经》方已著。

现注：

①喙：下原有音讳二字注音。

②笮：（zé 责），通榨。

③堇：下原有音靳二字注音，现注音（jìn 近）。

④莶：（xiān 仙），原意为物在喉中或虫螫。并无味道之意。此言乌头螫人喉。

⑤亸：（duǒ 朵）。意为下垂。

按：乌头为毛茛科乌头的块根。综合条文所述乌头功能祛风止汗，除寒湿痹，止咳逆上气，破积聚，消痰冷，祛心腹冷，止肩痛，止目痛，消癥坚。临床用乌头治风湿痹症，各种疼痛，皆本于《本经》，其疗目痛，疗癥坚尚未发挥。临床入温热药中。

释名：草乌头(《纲目》)、金鸦，鸳鸯菊。时珍曰：此即乌头之野生于他处者，俗谓之草乌头，亦曰竹节乌头，出江北者曰淮乌头，《日华子》所谓土附子者是也。乌喙，即偶生两岐者，今俗呼为两头尖，因形而名，其实乃一物也。附子、天雄之偶生两岐者，亦谓之乌喙，功亦同于天雄，非此乌头也。苏恭不知此义，故反疑之。草乌头取汁，晒为毒药，射禽兽，故有射罔之称。《后魏书》言：辽东塞外秋收乌头为毒药射禽兽，陈藏器所引《续汉五行志》，言西国生独白草，煎为药，敷箭射人即死者，皆此乌头，非川乌头也。《菊谱》云：鸳鸯菊，即乌喙苗也。

时珍曰：处处有之，根、苗、花、实并与川乌头相同，但此系野生，又无酿造之法，其根外黑内白，皱而枯燥为异尔，然毒则甚焉。段成式《酉阳杂俎》言：雀芋状如雀头，置干地反湿，湿地反干，飞鸟触之堕，走兽遇之僵。似亦草乌之类，而毒更甚也。又言：建宁郡乌勾山有牧靡草，鸟鹊误食乌喙中毒，必急食此草以解之。牧靡不知何药也？

时珍曰：草乌头或生用，或炮用，或以乌大豆同煮熟，去其毒用。时珍曰：伏丹砂、砒石。忌豉汁。畏饴糖、黑豆、冷水，能解其毒。治头风喉痹，痈肿疔毒（时珍）。

乌喙（一名两头尖）主大风顽痹。(时珍)

时珍曰：草乌头、射罔，乃至毒之药。非若川乌头、附子，人所栽种，加以酿制，杀其毒性之比。自非风顽急疾，不可轻投。甄权《药性论》言其益阳事，治男子肾气衰弱者，未可遽然也。此类止能搜风胜湿，开顽痰，治顽疮，以毒攻毒而已，岂有川乌头、附子补右肾命门之功哉？吾蕲郝知府自负知医，因病风癣，服草乌头、木鳖子药过多，甫入腹而麻痹，遂至不救，可不慎乎？机曰：乌喙形如乌嘴，其气锋锐。宜其通经络，利关节，寻蹊达径，而直抵病所。煎为射罔，能杀禽兽。非气之锋锐捷利，能如是乎？杨清叟曰：凡风寒湿痹，骨内冷痛，及损伤入骨，年久发痛，或一切阴疽肿毒。并宜草乌头、南星等分，少加肉桂为末，姜汁热酒调涂。未破者能内消，久溃者能去黑烂。二药性味辛烈，能破恶块，逐寒热，遇冷即消，遇热即溃。

附方：新四十八。

阴毒伤寒：生草乌头为末，以葱头蘸药纳谷道中，名提盆散。(王海藏《阴证略例》)

二便不通：即上方，名霹雳箭。中风瘫痪：手足颤掉，言语謇涩：左经丸：用草乌头（炮去皮）四两，川乌头（炮去皮）二两，乳香、没药各一两（为末），生乌豆一升（以斑蝥三七个，去头翅，同煮，豆熟去蝥，取豆焙干为末）。和匀，以醋面糊丸梧子大。每服三十丸，温酒下。(《简易方》)

瘫痪顽风：骨节疼痛，下元虚冷，诸风痔漏下血，一切风疮：草乌头、川乌头、两头尖各三钱，硫黄、麝香、丁香各一钱，木鳖子五个。为末。以熟蕲艾揉软，合成一处，用草纸包裹，烧熏病处。名雷丸。（孙天仁《集效方》）

诸风不遂：宋氏《集验方》：用生草乌头、晚蚕砂等分，为末。取生地龙捣和，入少醋，糊丸梧子大。每服四五丸，白汤下，甚妙。勿多服，恐麻人。名鄂渚小金丹。《经验济世方》：用草乌头四两（去皮），大豆半升，盐一两。同以沙瓶煮三伏时，去豆，将乌头入木臼捣三百杵，作饼焙干为末，酒糊丸梧子大。每空心盐汤下十丸。名至宝丹。一切顽风：神应丹：用生草乌头、生天麻各（洗）等分，擂烂绞汁倾盆中。砌一小坑，其下烧火，将盆放坑上。每日用竹片搅一次，夜则露之。晒至成膏，作成小铤子。每一铤分作三服，用葱、姜自然汁和好酒热服乾。（《乾坤秘韫》）

一切风证：不问头风痛风，黄鸦吊脚风痹：生淮乌头一斤，生川乌头一枚，生附子一枚，并为末。葱一斤，姜一斤，擂如泥，和作饼子，以草铺盘内，加楮叶于上，安饼于叶上，又铺草叶盖之，待出汗黄一日夜，乃晒之，舂为末，以生姜取汁煮面糊和丸梧子大。初服三十丸，日二服。服后身痹汗出即愈。避风。（《乾坤秘韫》）

破伤风病：《寿域方》：用草乌头为末，每以一二分温酒服之，出汗。《儒门事亲》方：用草乌尖、白芷，并生研末。每服半钱，冷酒一盏，入葱白一根，同煎服。少顷以葱白热粥投之，汗出立愈。年久麻痹：或历节走气，疼痛不仁，不拘男女：神授散：用草乌头半斤，去皮为末。以袋一个，盛豆腐半袋，入乌末在内，再将豆腐填满压干，入锅中煮一夜，其药即坚如石，取出晒干为末，每服五分。冷风湿气，以生姜汤下；麻木不仁，以葱白汤下之。（《活人心统》）

风湿痹木：黑神丸：草乌头（连皮生研）、五灵脂等分，为末，六月六日滴水丸弹子大。四十岁以下分六服，病甚一丸作二服，薄荷汤化下，觉微麻为度。（《本事方》）

风湿走痛：黑弩箭丸：用两头尖、五灵脂各一两，乳香、没药、当归各三钱，为末，醋糊丸梧子大。每服十丸至三十丸，临卧温酒下。忌油腻、湿面。孕妇勿服。（《瑞竹堂方》）

腰脚冷痛：乌头三个，去皮脐，研末，醋调贴，须臾痛止。（《十便良方》）

膝风作痛：草乌、细辛、防风等分，为末，掺靴袜中，及安护膝内，能除风湿健步。（《扶寿方》）

远行脚肿：草乌、细辛、防风等分，为末。掺鞋底内。如草鞋，以水微湿掺之。用之可行千里，甚妙。（《经验》）

脚气掣痛：或胯间有核。生草乌、大黄、木憋子作末。姜汁煎茶调贴之。又法：草乌一味为末，以姜汁或酒糟同捣贴之。（《永类方》）

湿滞足肿：早轻晚重。用草乌头一两（以生姜一两同研，交感一宿），苍术一两（以葱白一两同研，交感一宿）。各焙干为末，酒糊丸梧子大。每服五十丸，酒下。（艾元英《如宜方》）

除风去湿：治脾胃虚弱，久积冷气，饮食减少：用草乌头一斤，苍术二斤，以去白陈皮半斤，生甘草，四两，黑豆三升，水一石，同煮干，只拣乌、术晒焙为末，酒糊丸梧子大，焙干收之，每空心温酒下二三十丸，觉麻即渐减之。名乌术丸。《集简方》

偏正头风：草乌头四两，川芎四两，苍术半斤，生姜四两，连须生葱一把，捣烂，同入瓷瓶封固埋土中。春五、夏三、秋五、冬七日，取出晒干。拣去葱、姜，为末，醋面糊

和丸梧子大。每服九丸，临卧温酒下，立效。（戴古渝《经验方》）

久患头风：草乌头尖（生用）一分，赤小豆三十五粒，麝香一字。为末。每服半钱，薄荷汤冷服。更随左右搐鼻。（《指南方》）

风痰头痛：草乌头（炮去皮尖）半两，川乌头（生去皮尖）一两，藿香半两，乳香三皂子大。为末，每服二钱，薄荷姜汤下，食后服。（陈言《三因方》）

脑泄臭秽：草乌（去皮）半两，苍术一两，川芎二两，并生研末，面糊丸绿豆大。每服十丸，茶下。忌一切热物。（《圣济总录》）

耳鸣耳痒：如流水及风声，不治成聋：用生乌头掘得，乘湿削如枣核大，塞之。日易二次，不过三日愈。（《千金方》）

喉痹口噤：不开，欲死：草乌头、皂荚等分，为末，入麝香少许。擦牙并搐鼻内，牙关自开也。《济生方》：用草乌尖、石胆等分，为末。每用一钱，醋煮皂荚汁，调稀扫入肿上，流涎数次，其毒即破也。虚壅口疮：满口连舌者。草乌一个，南星一个，生姜一大块，为末，睡时以醋调涂手心、足心。或以草乌头、吴茱萸等分，为末。蜜调涂足心。（《本事方》）

疳蚀口鼻：穿透者。草乌头（烧灰）、入麝香等分，为末贴之。风虫牙痛：草乌（炒黑）一两，细辛一钱，为末揩之，吐出涎。一方：草乌、食盐同炒黑，掺之。（《海上方》）

寒气心疝：三十年者：射罔、食茱萸等分，为末，蜜丸麻子大。每酒下二丸，日三服。刘国英所秘之方。（《范汪东阳方》）

寒疟积疟：巴豆一枚（去心皮），射罔如巴豆大，大枣（去皮）一枚，捣成丸梧子大。清旦、先发时，各服一丸，白汤下。（《肘后方》）

脾寒厥疟：先寒后热，名寒疟；但寒不热，面色黑者，名厥疟；寒多热少，面黄腹痛，名脾疟，三者并宜服此。贾耘老用之二十年，累试有效：不蛀草乌头削去皮，沸汤泡二七度，以盏盖良久，切焙研，稀糊丸梧子大。每服三十丸，姜十片，枣三枚，葱三根，煎汤清早服，以枣压之。如人行十里许，再一服。绝勿饮汤，便不发也。（苏东坡《良方》）

腹中癥结：害妨饮食，羸瘦：射罔二两，椒三百粒，捣末，鸡子白和丸麻子大。每服一丸，水泄寒痢：大草乌一两，以一半生研，一半烧灰，醋糊和丸绿豆大。每服七丸，井华水下。忌生、冷、鱼、肉。（《十便良方》）

结阴下血：腹痛：草乌头（蛤粉炒，去皮脐切）一两，茴香（炒）三两。每用三钱，水一盏，入盐少许，煎八分，去滓，露一夜，五更冷服。（《圣济录》）

老人遗尿：不知出者。草乌头一两，童便浸七日，去皮，同盐炒为末，酒糊丸绿豆大。每服二十丸，盐汤下。（《普济》）

内痔不出：草乌为末，津调点肛门内，痔即反出，乃用枯痔药点之。（《外科集验方》）

疔毒初起：草乌头七个，川乌头三个，杏仁九个，飞罗面一两，为末。无根水调搽，留口以纸盖之，干则以水润之。（唐瑶《经验方》）

疔毒恶肿：生乌头切片，醋熬成膏，摊贴。次日根出。又方：两头尖一两，巴豆四个捣贴。疔自拔出。（《普济方》）

疔疮发背：草乌头（去皮）为末，用葱白连须和捣，丸豌豆大，以雄黄为衣。每服一丸，先将葱一根细嚼，以热酒送下。或有恶心呕三四口，用冷水一口止之。即卧，以被浓盖，汗出为度。亦治头风。（《乾坤秘韫》）

恶毒诸疮：及发背、疔疮、便毒等证：二乌膏：用草乌头、川乌头，于瓦上以井华水磨汁涂之。如有口，即涂四边。干再上。亦可单用草乌磨醋涂之。（《永类方》）

大风癣疮：遍身黑色，肌体麻木，痹痛不常：草乌头一斤，刮洗去皮极净，摊干。以清油四两，盐四两，同入铫内，炒令深黄色。倾出剩油，只留盐并药再炒，令黑烟出为度。取一枚擘破，心内如米一点白者始好，白多再炒。乘热杵罗为末，醋面糊丸梧子大。每服三十丸，空心温酒下。草乌性毒难制，五七日间，以黑豆煮粥食解其毒。（继洪《澹寮方》）

遍身生疮：阴囊两脚尤甚者。草乌一两（盐一两，化水浸一夜，炒赤为末），猪腰子一具（去膜煨熟，竹刀切捣）。醋糊丸绿豆大。每服三十丸，空心盐汤下。（《澹寮方》）

一切诸疮，未破者：草乌头为末，入轻粉少许，腊猪油和搽。（《普济方》）

瘰疬初作：未破，作寒热：草乌头半两，木鳖子二个，以米醋磨细，入捣烂葱头、蚯蚓粪少许，调匀敷上，以纸条贴，令通气孔，妙。（《医林正宗》）

天　雄

味辛、甘，温，大温有大毒。主大风，寒湿痹，历节痛，拘挛缓急，破积聚邪气，金疮，强筋骨，轻身健行。疗头面风，去来疼痛，心腹结积，关节重，不能行步，除骨间痛，长阴气，强志，令人武勇，力作不倦，又堕胎。一名白幕。生少室山谷，二月采根，阴干。远志为之使，恶腐婢。

陶隐居云：今采用八月中旬。天雄似附子，细而长便是，长者乃至三四寸许。此与乌头、附子三种本并出建平，故谓之三建，今宜都佷[①]山最好，谓为西建。钱塘间者谓之东建，气力劣弱不相似，故曰西冰犹胜东白也。其用灰杀之，时有冰强[②]者不佳。

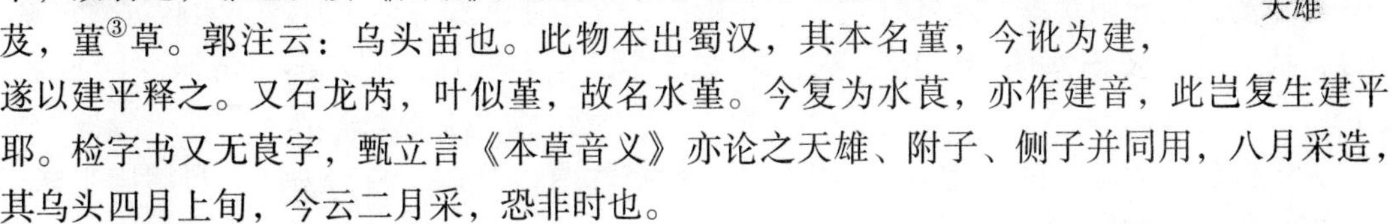
天雄

《唐本》注云：天雄、附子、乌头等，并以蜀道绵州、龙州出者佳。余处纵有造得者力弱，都不相似，江南来者全不堪用。陶以三物俱出建平，故名之，非也。按《国语》：置堇于肉。注云：乌头也。《尔雅》云：芨，堇[③]草。郭注云：乌头苗也。此物本出蜀汉，其本名堇，今讹为建，遂以建平释之。又石龙芮，叶似堇，故名水堇。今复为水莨，亦作建音，此岂复生建平耶。检字书又无莨字，甄立言《本草音义》亦论之天雄、附子、侧子并同用，八月采造，其乌头四月上旬，今云二月采，恐非时也。

臣禹锡等谨按《淮南子》云：天雄，雄鸡志气益。注云：取天雄三枚，内雄鸡肠中，捣，生食之，令人勇。

《药性论》云：天雄，君，忌豉汁，大热有大毒。干姜制用之，能治风痰冷痹，软脚毒风，能止气喘促急，杀禽、虫毒。

《日华子》云：治一切风，一切气，助阳道，暖水藏，补腰膝，益精明目，通九窍，利皮肤，调血脉，四肢不遂。破痃癖癥结，排脓止痛，续骨消瘀血，补冷气虚损，霍乱转筋，背脊偻伛，消风痰，下胸膈水，发汗，止阴汗。炮含喉痹。凡丸散炮去皮脐用，饮药即和皮生使甚佳，可以便验。又云：天雄，大长少角刺而虚；乌喙似天雄；而附子大短有角，平稳而实；乌头次于附子；侧子小于乌头。连聚生者，名为虎掌，并是天雄一裔子母之类，力气乃有殊等，即宿根与嫩者耳。已上并忌豉汁。

《图经》：文具侧子条下。

陈藏器：天雄，身全短，无尖，周匝四面有附子孕十一个，皮苍色即是。天雄宜炮皴坼后去皮尖底用之，不然阴制用并得。

《别说》云：谨按此数条，说前项悉备。但天雄者，始种乌头而不生诸附子、侧子之类，经年独生长大者是也。蜀人种之忌生此，以为不利。如养蚕而为白僵之类也。

现注：

①佷：（hěn 狠）。

②强：下原有巨两切三字注音。现注音（jiàng）。

③堇：下原有音靳二字注音。

按：天雄为毛茛科乌头的块根傍生而长者。综合条文所述天雄功能祛风除痹，利关节，破积聚。目前药房中并无天雄，只有附子、乌头。

时珍曰：天雄乃种附子而生出或变出，其形长而不生子，故曰天雄。其长而尖者，谓之天锥，象形也：时珍曰：天雄有二种：一种是蜀人种附子而生出长者，或种附子而尽变成长者，即如种芋形状不一之类；一种是他处草乌头之类，自生成者，故《别录》注乌喙云：长三寸已上者为天雄是也。入药须用蜀产时珍曰曾经酿制者。或云须重一两半有象眼者乃佳。余见附子下。时珍曰：熟用一法：每十两以酒浸七日。掘土坑，用炭半秤赤，去火，以醋二升沃之，候干，乘热入天雄在内，小盆合一夜，取出，去脐用之。

元素曰：非天雄不能补上焦之阳虚。震亨曰：天雄、乌头，气壮形伟，可为下部之佐时珍曰：乌附、天雄，皆是补下焦命门阳虚之药，补下所以益上也。若是上焦阳虚，即属心脾之分，当用参，不当用天雄也。且乌附、天雄之尖，皆是向下生者，其气下行。其脐乃向上生苗之处。寇宗言其不肯就下，张元素言其补上焦阳虚，皆是误认尖为上尔。惟朱震亨以为下部之佐者得之，而未发出此义。雷《炮炙论》序云，咳逆数数，酒服熟雄，谓以天雄炮研酒服一钱也。

附方：新三。

三建汤，治元阳素虚，寒邪外攻，手足厥冷，大小便滑数，小便白浑，六脉沉微，除固冷，扶元气，及伤寒阴毒。用乌头、附水二盏，姜十五片，煎八分，温服。（《肘后方》）

男子失精：天雄三两（炮），白术八两，桂枝六两，龙骨三两，为散。每酒服半钱。（张仲景《金匮要略》）

大风恶癞：三月、四月采天雄、乌头苗及根，去土勿洗，捣汁，渍细粒黑豆，摩去皮不落者，一夜取出，晒干又浸，如此七次。初吞三枚，渐加至六七枚。禁房室、猪鱼、鸡、蒜，犯之即死。

侧　子

味辛，大热，有大毒。主痈肿风痹，历节腰脚疼冷，寒热鼠瘘，又堕胎。

陶隐居云：此即附子边角之大者，脱取之，昔时不用，比来医家，以疗脚气多验。凡此三建，俗中乃是同根，而《本经》分生三处，当各有所宜故也。《方》云：少室天雄，朗陵乌头皆称本土，今则无别矣。少室山连嵩高，朗陵县属豫州汝南郡，今在北国。

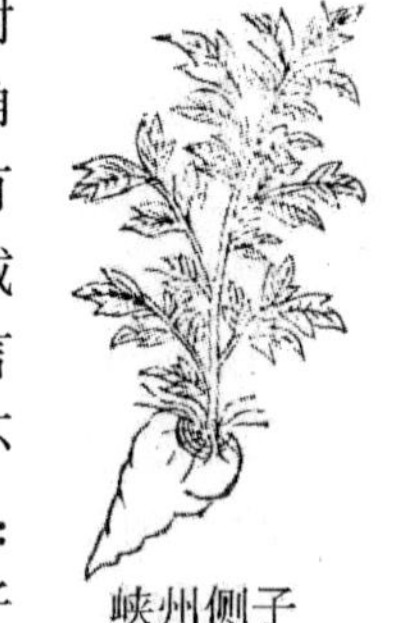
峡州侧子

《唐本》注云：侧子，只是乌头下共附子、天雄同生小者。侧子与附子皆非正生，谓从乌头傍出也，以小者为侧子，大者为附子，今称附子角为侧子，理必不然，若当阳以下，江左，及山南嵩高，齐鲁间附子时复有角如大豆许。夔州已上，剑南所出者附子之角，曾微黍粟，持此为用，诚亦难充。比来京下皆用细附子有效，未尝取角，若然方须八角附子，应言八角侧子，言取角用不近人情也。臣禹锡等谨按《蜀本》注云：昔多不用，今以疗脚气甚效。按陶云：侧子即附子边角之大者，削取之。苏云：只是乌头不共附子同生，小者为侧子，大者为附子，殊无证据。但云附子角小如黍粟，难充于用，故有此说。今据附子边，果有角大如枣核及槟榔已来者，形状亦自是一颗，仍不小。是则乌头傍出附子，附子傍出侧子明矣。似乌鸟头为乌头，两岐者为乌喙，细长乃至三四寸者为天雄，根傍如芋散生者名附子，傍连生者名侧子，五物同出而异名。苗高二尺许，叶似石龙芮及艾，其花紫赤，其实紫黑。今以龙州、绵州者为佳。作之法：以生、熟汤浸半日，勿令灭，气出以白灰裛之，数易使干。又法：以米粥及糟曲等，并不及前法。

《吴氏》云：侧子，一名莨，神农、岐伯有大毒，八月采，阴干。是附子角之大者，畏、恶与附子同。

《药性论》云：侧子，使，能治冷风，湿痹，大风筋骨挛急。

《图经》曰：乌头、乌喙，生朗陵山谷；天雄，生少室山谷；附子、侧子，生犍为山谷及广汉，今并出蜀土。然四品都是一种所产，其种出于龙州。种之法：冬至前，先将肥腴陆田，耕五七遍，以猪粪粪之，然后布种，逐月耘耔，至次年八月后方成。其苗高三四尺以来，茎作四棱，叶如艾，花紫碧色，作穗，实小紫黑色，如桑椹。本只种附子一物，至成熟后有此四物，收时仍一处，造酿方成，酿之法：先于六月内，踏造大小麦曲，至收采前半月，预先用大麦煮成粥后将上件曲造醋，候热淋去糟，其醋不用太酸，酸则以水解之。便将所收附子等，去根须，于新洁瓮内淹浸七日，每日搅一遍，日足捞出以跡[①]疏筛摊之，令生白衣后向慢风日中晒之百十日，以透干为度。若猛日晒则皱而皮不附肉。其长三二寸者为天雄；割削附子傍尖芽角为侧子；附子之绝小者亦名为侧子；元种者母为乌头；其余大、小者皆为附子，以八角者为上。如方药要用须炮令裂去皮脐使之。绵州彰明县多种之，惟赤水一乡者最佳。然收采时月与《本经》所说不同，盖今时所种如此。其内地所出者与此殊别，今亦稀用。谨按《本经》冬采为附子，春采为乌头。而《广雅》云：奚毒，附子也。一岁为萴[②]子，二岁为乌喙，三岁为附子，四岁为乌头，五岁为天雄。今一年种之，便有此五物，岂今人种莳之法用力倍至，故尔繁盛也。虽然，药力当缓于岁久者耳。崔氏治寒疝，心腹胁引痛，诸药不可近者，蜜煎乌头主之；以乌头五枚大者，去芒角及皮，四破，以白蜜一斤，煎令透润，取出焙干，捣筛，又以熟蜜丸，冷盐汤吞二十丸如梧子，永除。又法：用煎乌头蜜汁，以桂枝汤五合解之，饮三合，不知加五合，其知者如醉，以为中病。《续传信方》治阴毒伤寒，烦躁迷闷不主悟人，急者用大附子一个，可半两者，立劈作四片，生姜一大块，立劈作三片如中指长，糯米一撮，三味以水一升，煎取六合，去滓，如人体温顿服。厚衣覆之。或汁出或不出，候心神定，即别服水解散，太白通关散之类，不得与冷水。如渴，更将滓煎与吃，令人多用有效，故详著之。

陈藏器云：侧子，冷酒调服，治遍身风疹。

《雷公》云：侧子，只是附子旁有小颗附子如枣核者是，宜生用，治风疹神妙也。木鳖子只是诸喙、附、雄、乌、侧中毗槵者，号曰木鳖子，不入药用，若服之，令人丧目。

现注：

①跡：(niǎn 碾)，阻止。

②萴：下原有与侧同三字注音。

按：侧子为毛茛科乌头之子根之小者。综合条文所述侧子功能消痈除痹，强腰止痛。

时珍曰：生于附子之侧，故名。许慎《说文》作萴子。时珍曰：侧子乃附子旁粘连小者尔，故吴普、陶弘景皆指为附子角之大者。其又小于侧子者，即漏篮子矣。故杨氏《附子记》言：侧子、漏篮，园人皆不重之，以乞役夫。

机曰：乌头乃原生之脑，得母之气，守而不移，居乎中者也。侧子散生旁侧，体无定在，其气轻扬，宜其发散四肢，充达皮毛，为治风之药。天雄长而尖，其气亲上，宜其补上焦之阳虚。木鳖子则余气所结，其形摧残，宜其不入汤服，令人丧目也。

时珍曰：唐·元希声侍郎，治瘫痪风，有侧子汤，见《外台秘要》，药多不录。

漏篮子：释名：木鳖子(《炮炙论》)、虎掌(《日华子》)。时珍曰：此乃附子之琐细未成者，小而漏篮，故名。南星之最小者，名虎掌，此物类之，故亦同名。《大明会典》载：四川成都府，岁贡天雄二十对，附子五十对，乌头五十对，漏篮二十斤。不知何用。

气味苦、辛，有毒。斅曰：服之令人丧目。主治恶痢冷漏疮，恶疮疠风（时珍）。

时珍曰：按：杨士瀛《直指方》云：凡漏疮年久者，复其元阳，当用漏篮子辈，加减用之。如不当用而轻用之，又恐热气乘虚变移结核，而为害尤甚也。又按《类编》云：一人两足生疮，臭溃难近。夜宿五夫人祠下，梦神授方：用漏篮子一枚，生研为末，入腻粉少许，井水调涂。依法治之，果愈。盖此物不堪服饵，止宜入疮科也。

附方：新一。

一切恶痢杂下，及休息痢：百岁丸：用漏篮子一个（大者），阿胶、木香、黄连、罂粟壳各半两，俱炒焦存性，入乳香少许为末，糊丸梧子大。每一岁一丸，米饮下。（罗天益《卫生宝鉴》）

半　夏

味辛，平。生微寒，熟温，有毒。主伤寒寒热，心下坚，下气，喉咽肿痛，头眩，胸胀咳逆，肠鸣，止汗。消心腹胸膈痰热满结，咳嗽上气，心下急痛，坚痞，时气呕逆。消痈肿，堕胎，疗痿黄，悦泽面目。生令人吐，熟令人下。用之汤洗令滑尽。一名守田。一名地文，一名水玉。一名示姑。生槐里川谷，五月、八月采根，暴干。射干为之使，恶皂荚，畏雄黄、生姜、干姜、秦皮、龟甲，反乌头。

陶隐居云：槐里属扶风。今第一出青州，吴中亦有，以肉白者为佳，不厌陈久。用之皆先汤洗十许过，令滑尽，不尔戟人咽喉。方中有半夏，必须生姜者，亦以制其毒故也。

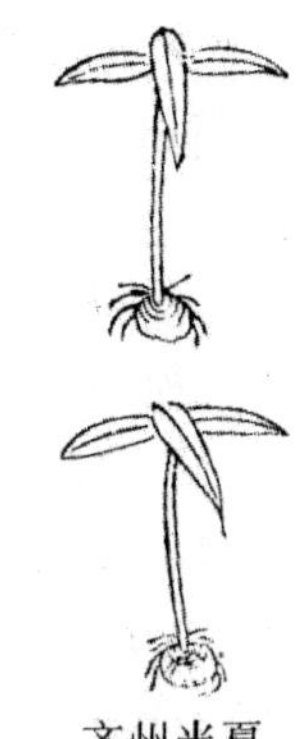
齐州半夏

《唐本》注云：半夏，所在皆有，生平泽中者名羊眼半夏，圆白为胜。然江南者大，乃径寸，南人特重之。顷来互用，功状殊异，问南人说：苗乃是由跋。陶注云虎掌极似半夏，注由跋乃说鸢尾，于此注中似说由跋，三事混淆，陶终不识。

臣禹锡等谨按《蜀本》云：熟可以下痰。又《图经》云：苗一茎，茎端三叶，有二根相重，上小下大，五月采则虚小，八月采实大，采得当以灰裛二日，汤洗曝干之。

《药性论》云：半夏，使，忌羊血。海藻、饴糖，柴胡为之使，有大毒。汤淋十遍，去涎方尽其毒。以生姜等分制而用之，能消痰涎，开胃健脾，止呕吐，去胸中痰满，下肺气，主咳结。新生者摩涂痈肿不消，能除瘤瘿，气虚而有痰气，加而用之。

《日华子》云：味痓[①]辛。治吐食反胃，霍乱转筋，肠腹冷，痰疟。

《图经》曰：半夏，生槐里川谷，今在处有之，以齐州者为佳。二月生苗一茎，茎端出三叶，浅绿色，颇似竹叶而光，江南者似芍药叶，根下相重生，上大下小，皮黄肉白。五月、八月内采根，以灰裛二日，汤洗曝干。一云五月采者虚小，八月采者实大。然以圆白陈久者为佳。其平泽生者甚小，名羊眼半夏。又由跋，绝类半夏而苗高近一二尺许，根如鸡卵大，多生林下，或云即虎掌之小者，足以相乱半夏。主胃冷呕哕方药之最要。张仲景治反胃呕吐，大半夏汤：半夏三升，人参三两，白蜜一升，以水一斗二升和扬之一百二十遍，煮取三升半，温服一升，日再。亦治膈间支饮。又主呕哕，谷不得下，眩悸，半夏加茯苓汤：半夏一升，生姜半斤，茯苓三两，切，以水七升，煎取一升半，分温服之。又主心下悸，半夏麻黄丸：二物等分，筛末，蜜丸大如小豆，每服三丸，日三。其余主寒厥赤丸，四逆呕吐附子粳米汤乃伤寒方用半夏一升，洗去滑，焙干，捣末，小麦面一升，合和以水搜令熟，丸如弹丸，以水煮令面熟则药成，初吞四五枚，日二，稍稍增至十五枚，旋煮旋服，觉病减，欲更重合亦佳。禁食饧与羊肉。

《雷公》云：凡使，勿误用白傍䗖[②]子，真似半夏，只是咬着微酸，不入药用。若修事半夏四两，捣了白芥子末二两，头醋六两，二味搅令浊，将半夏投于中，洗三遍用之，半夏上有隙延[③]，若洗不净，令人气逆，肝气怒满。

《圣惠方》：治时气呕逆，不下食：用半夏半两，汤浸洗七遍，去滑，生姜一两，同剉碎，以水一大盏，煎至六分，去滓分二服，不计时候，温服。又方：治蝎瘘，五孔皆相通；半夏一分为末，以水调敷之。

《经验后方》：正胃：半夏二两，天南星二两，右以为末，用水五升，入坛子内，与药搅匀，浸一宿，去清水，焙干，重碾令细，每服水二盏，药末二钱，姜三片，同煎至八分，温服，至五服效。《斗门方》治胸膈壅滞，去痰开胃：用半夏，净洗焙干，捣罗为末，以生姜自然汁和为饼子，用湿纸裹于慢火中煨令香熟，水两盏，用饼子一块如弹丸大，入盐半钱，煎取一盏，温服。能去胸膈壅逆，大压痰毒，及治酒食所伤，其功极验。

《简要济众》：治久积冷，不下食，呕吐不止，冷在胃中：半夏五两，洗过为末，每服二钱，白面一两，以水和搜，切作棋子，水煮面熟为度，用生姜醋调和服之。

《古今录验》：治喉痹：半夏末，方寸匕，鸡子一枚，头开窍子，去内黄白，盛淳苦酒令小满，内半夏末，着中搅和鸡子内，以环子坐之于炭上，煎，药成置杯中，稍暖咽之。

《钱相公箧中方》：治蝎螫人：取半夏，以水研涂之，立止。

《深师方》：治伤寒病，啘[④]不止：半夏熟洗，干之，生姜汤服一钱匕。

《子母秘录》：治小儿腹胀：半夏少许，洗，捣末，酒和丸如粟米大，每服二丸，生姜汤吞下，不差加之，日再服。又：若以火炮之为末，贴脐亦佳。

又方：治五绝：一曰自缢；二曰墙壁压；三曰溺水；四曰魇魅；五曰产乳。凡五绝，皆以半夏一两，捣筛为末，丸如大豆，内鼻中愈。心温者一日可治。

《产书》：治产后运绝：半夏一两，捣为末，冷水和丸如大豆，内鼻孔中即愈。此是扁鹊法。

《御药院》：治膈壅风痰：半夏不计多少，酸浆浸一宿，温汤洗五七遍，去恶气，日中晒干，捣为末，浆水搜饼子，日中干之，再为末，每五两入生脑子一钱，研匀，以浆水浓脚[⑤]丸鸡头大，纱袋盛通风处阴干，每一丸好茶或薄荷汤下。《紫灵元君》：《南岳夫人内传》治卒死：半夏末如大豆许，吹鼻中。

《衍义》曰：半夏，今人惟知去痰，不言益脾，盖能分水故也。脾恶湿，湿则濡而困，困则不能制水。《经》曰：湿胜则泻；一男子夜数如厕，或教以生姜一两，碎之；半夏，汤洗，与大枣各三十枚，水一升，瓷瓶中慢火烧为熟水，时时呷，数日便已。

现注：

①痃：(xiān 仙)，螫人喉，半夏，乌头皆螫人喉，故皆言味痃。

②䳭：(jī 机) 莔一种草。

③隙：间隙，延：通綖，冕上饰盖布。此言半夏表面有覆盖物要洗掉。

④啘：(wa 哇)，本为吴方言。

⑤脚：渣滓，浆水浓脚即浆水浓渣。

按：半夏为天南星科半夏的球茎。综合条文所述半夏功能退寒热，破坚下气，利咽消喉肿，止头眩，消胸胀，止咳逆，消痰热结，消心腹结满，止急痛，消坚痞，止呕逆，消痈肿。临床所用基本是《本经》所述，入化痰止咳药。

时珍曰：《礼记·月令》：五月半夏生。盖当夏之半也，故名。守田会意，水玉因形。

时珍曰：今治半夏，惟洗去皮垢，以汤泡浸七日，逐日换汤，晾干切片，姜汁拌焙入药。或研为末，以姜汁入汤浸澄三日，沥去涎水，晒干用，谓之半夏粉。或研末以姜汁和作饼子，日干用，谓之半夏饼。或研末以姜汁、白矾汤和作饼，楮叶包置篮中，待生黄衣，日干用，谓之半夏曲。白飞霞《医通》云：痰分之病，半夏为主，造而为曲尤佳。治湿痰以姜汁、白矾汤和之；治风痰以姜汁及皂荚煮汁和之；治火痰以姜汁、竹沥或荆沥和之；治寒痰，以姜汁、矾汤，入白芥子末和之，此皆造曲妙法也。

元素曰：味辛、苦，性温，气味俱薄，沉而降，阴中阳也。好古曰：辛浓苦轻，阳中阴也。入足阳明、太阴、少阳三经。元素曰：热痰佐以黄芩；风痰佐以南星；寒痰佐以干姜；痰痞，佐以陈皮、白术。多用则泻脾胃。诸血证及口渴者禁用，为其燥津液也。孕妇忌之，用生姜则无害。

治寒痰，及形寒饮冷伤肺而咳，消胸中痞，膈上痰，除胸寒，和胃气，燥脾湿，治痰厥头痛，消肿散结（元素）。治眉棱骨痛（震亨）。补肝风虚（好古），除腹胀，目不得瞑，白浊梦遗带下（时珍）。

好古曰：《经》云：肾主五液，化为五湿。自入为唾，入肝为泣，入心为汗，入脾为痰，入肺为涕。有痰曰嗽，无痰曰咳。痰者，因咳而动脾之湿也。半夏能泄痰之标，不能泄痰之本。泄本者，泄肾也。咳无形，痰有形；无形则润，有形则燥，所以为流湿润燥也。俗以半夏为肺药，非也。止呕吐为足阳明，除痰为足太阴。柴胡为之使，故今柴胡汤中用之，虽为止呕，亦助柴胡、黄芩主往来寒热，是又为足少阳、阳明也。

赵继宗曰：丹溪言：二陈汤治一身之痰，世医执之，凡有痰者皆用。夫二陈内有半夏，其性燥烈，若风痰、寒痰、湿痰、食痰则相宜；至于劳痰、失血诸痰，用之反能燥血液而加病，不可不知。

机曰：俗以半夏性燥有毒，多以贝母代之。贝母乃太阴肺经之药，半夏乃太阴脾经、阳明胃经之药，何可代也？夫咳嗽吐痰，虚劳吐血，或痰中见血，诸郁，咽痛喉痹，肺痈肺痿，痈疽，妇人乳难，此皆贝母为向导，半夏乃禁用之药。若涎者脾之液，美味膏粱炙爆，皆能生脾胃湿热，故涎化为痰，久则痰火上攻，令人昏愦口噤，偏废僵仆，謇涩不语，生死旦夕，自非半夏、南星，曷可治乎？若以贝母代之，则翘首待毙矣。

时珍曰：脾无留湿不生痰，故脾为生痰之源，肺为贮痰之器。半夏能主痰饮及腹胀者，为其体滑而味辛性温也。涎滑能润，辛温能散亦能润，故行湿而通大便，利窍而泄小便。所谓辛走气，能化液，辛以润之是矣。洁古张氏云：半夏、南星治其痰，而咳嗽自愈。丹溪朱氏云：二陈汤能使大便润而小便长。聊摄成氏云：半夏辛而散，行水气而润肾燥。又《和剂局方》，用半硫丸治老人虚秘，皆取其滑润也。世俗皆以南星、半夏为性燥，误矣。湿去则土燥，痰涎不生，非二物之性燥也。古方治咽痛喉痹，吐血下血，多用二物，非禁剂也。二物亦能散血，故破伤打扑皆主之。惟阴虚劳损，则非湿热之邪，而用利窍行湿之药，是乃重竭其津液，医之罪也，岂药之咎哉？《甲乙经》用治夜不眠，是果性燥者乎？岐伯云：卫气行于阳，阳气满，不得入于阴，阴气虚，故目不得瞑。治法：饮以半夏汤一剂，阴阳既通，其卧立至。方用流水千里者八升，扬之万遍，取清五升，煮之，炊以苇薪，大沸，入秫米一升，半夏五合，煮一升半，饮汁一杯，日三，以知为度。病新发者，覆杯则卧，汗出则已。久者，三饮而已。

附方：新五十四。

法制半夏：清痰化饮，壮脾顺气：用大半夏，汤洗七次，焙干再洗，如此七转，以浓米泔浸一日夜。每一两用白矾一两半，温水化，浸五日。焙干，以铅白霜一钱，温水化，又浸七日。以浆水慢火内煮沸，焙干收之。每嚼一二粒，姜汤送化下。（《御药院方》）

红半夏法：消风热，清痰涎，降气利咽：大半夏，汤浸焙制如上法。每一两入龙脑五分，朱砂为衣染之。先铺灯草一重，约一指浓，排半夏于上，再以灯草盖一指浓。以炒豆焙之，候干取出。每嚼一两粒化痰镇心，祛风利膈：辰砂半夏丸：用半夏一斤（汤泡七次，为末筛过，以水浸三日，生绢滤去滓，澄清去水，晒干）一两，入辰砂一钱，姜汁打糊丸梧子大。每姜汤下七十丸。此周府方也。（《袖珍》）

化痰利气：三仙丸，方见虎掌下。中焦痰涎：利咽，清头目，进饮食：半夏（泡七次）四两，枯矾一两，为末，姜汁打糊，或煮枣肉，和丸梧子大。每姜汤下十五丸。寒痰加丁香五钱；热痰加寒水石四两。名玉液丸。（《和剂局方》）

老人风痰：大腑热不识人，及肺热痰实，咽喉不利：半夏（泡七次，焙）、硝石各半两，为末，入白面一两捣匀，水和丸绿豆大。每姜汤下五十丸。(《普济》)

搜风化痰：定志安神，利头目：辰砂化痰丸：用半夏曲三两，天南星（炮）一两，辰砂、枯矾各半两，为末，姜汁打糊丸梧子大。每服三十丸，食后姜汤送下。(《和剂局方》)

痰厥中风：省风汤：用半夏（汤泡）八两，甘草（炙）二两，防风四两。每服半两，姜二十片，水二盏，煎服。(《奇效方》)

风痰头晕：呕逆目眩，面色青黄，脉弦者：水煮金花丸：用生半夏、生天南星、寒水石（煅）各一两，天麻半两，雄黄二钱，小麦面三两，为末，水和成饼，水煮浮起，漉出，捣丸梧子大。每服五十丸，姜汤下，极效。亦治风痰咳嗽，二便不通，风痰头痛。(洁古《活法机要》方)

风痰湿痰：青壶丸：半夏一斤，天南星半两，各汤泡，晒干为末，姜汁和作饼，焙干，入神曲半两，白术（末）四两，枳实（末）二两，姜汁面糊丸梧子大。每服五十丸，姜汤下。(叶氏方)

风痰喘逆：兀兀欲吐，眩晕欲倒：半夏一两，雄黄三钱，为末，姜汁浸，蒸饼丸梧子大。每服三十丸，姜汤下。已吐者加槟榔。(《活法机要》)

风痰喘急：千缗汤：用半夏（汤洗）七个，甘草（炙）、皂荚（炒）各一寸，姜二片，水一盏，煎七分，温服。(《苏沈良方》)

上焦热痰：咳嗽。制过半夏一两，片黄芩（末）二钱，姜汁打糊丸绿豆大。每服七十丸，淡姜汤食后服。此周宪王亲制方也。(《袖珍方》)

肺热痰嗽：制半夏、栝楼仁各一两，为末，姜汁打糊丸梧子大。每服二三十丸，白汤下。或以栝楼瓤煮熟丸。(《济生方》)

热痰咳嗽：烦热面赤，口燥心痛，脉洪数者：小黄丸：用半夏、天南星各一两，黄芩一两半，为末，姜汁浸蒸饼丸梧子大。每服五七十丸，食后姜汤下。(洁古《活法机要》)

小儿痰热：咳嗽惊悸：半夏、南星等分。为末，牛胆汁和，入胆内，悬风处待干，蒸饼丸绿豆大。每姜汤下三五丸。(《摘玄方》)

湿痰咳嗽：面黄体重，嗜卧惊，兼食不消，脉缓者：白术丸：用半夏、南星各一两，白术一两半，为末，薄糊丸梧子大。每服五七十丸，姜汤下。(《活法机要》)

气痰咳嗽：面白气促，洒淅恶寒，愁忧不乐，脉涩者：玉粉丸：用半夏、南星各一两，官桂半两为末，糊丸梧子大。每服五七十丸，姜汤下。《活法机要》

小结胸痛：正在心下，按之则痛，脉浮滑者，小陷胸汤主之：半夏半升，黄连一两，栝楼实（大者）一个，水六升，先煮栝楼取三升，去滓，内二味，煮取二升，分三服。(仲景《伤寒论》)

湿痰心痛：喘急者：半夏油炒为末，粥糊丸绿豆大。每服二十丸，姜汤下。(《丹溪心法》)

急伤寒病：半夏四钱，生姜七片，酒一盏，煎服。(胡洽居士《百病方》)

结痰不出：语音不清，年久者亦宜：玉粉丸：半夏半两，桂心一字，草乌头半字，为末，姜汁浸蒸饼丸芡子大。每服一丸，夜卧含咽。(《活法机要》)

停痰冷饮：呕逆。橘皮半夏汤：用半夏（水煮熟）、陈橘皮各一两。每服四钱，生姜

七片，水二盏，煎一盏，温服。(《和剂局方》)

停痰留饮：胸膈满闷，气短恶心，饮食不下，或吐痰水。茯苓半夏汤：用半夏（泡）五两，茯苓三两。每服四钱，姜七片，水一钟半，煎七分，去滓空心服，甚捷径。(《和剂局方》)

呕逆厥逆：内有寒痰：半夏一升（洗滑焙研），小麦面一升，水和作弹丸，水煮熟。初吞四五枚，日三服。稍增至十五枚，旋煮旋吞。觉病减，再作。忌羊肉、饧糖。此乃许仁则方也。(《外台秘要》)

胃寒哕逆：停痰留饮：藿香半夏汤：用半夏（汤泡，炒黄）二两，藿香叶一两，丁香皮半两。每服四钱，水一盏，姜七片，煎服。(《和剂局方》)

小儿吐泻：脾胃虚寒：齐州半夏（泡七次）、陈粟米各一钱半，姜十片。水盏半，煎八分，温服。(钱乙《小儿》)

小儿痰吐：或风壅所致，或咳嗽发热，饮食即呕：半夏（泡七次）半两，丁香一钱。以半夏末水和包丁香，用面重包，煨熟，去面为末，生姜自然汁和丸麻子大。每服二三十丸，陈皮汤下。(《活幼口议》)

妊娠呕吐：半夏二两，人参、干姜各一两，为末，姜汁面糊丸梧子大。每饮服十丸，日三服。(仲景《金匮要略》)

霍乱腹胀：半夏、桂等分，为末。水服方寸匕。(《肘后方》)

黄疸喘满：小便自利，不可除热：半夏、生姜各半斤，水七升，煮一升五合，分再服。有人气结而死，心下暖，以此少许入口，遂活。(张仲景方）伏暑引饮：脾胃不利：消暑丸：用半夏（醋煮）一斤，茯苓半斤，生甘草半斤，为末，姜汁面糊丸梧子大。每服五十丸，热汤下。(《和剂局方》)

老人虚秘：冷秘，及癖冷气：半硫丸：半夏（泡炒）、生硫黄等分，为末，自然姜汁煮糊丸如梧子大。每空心温酒下五十丸。(《和剂局方》)

失血喘急：吐血下血，崩中带下，喘急痰呕，中满宿瘀：用半夏捶扁，以姜汁和面包煨黄，研末，米糊丸梧子大。每服三十丸，白汤下。(《直指方》)

白浊梦遗：半夏一两，洗十次，切破，以木猪苓二两，同炒黄，出火毒，去猪苓，入过牡蛎一两，以山药糊丸梧子大。每服三十丸，茯苓汤送下。肾气闭而一身精气无所管摄，妄行而遗者，宜用此方。盖半夏有利性，猪苓导水，使肾气通也。与下元虚惫者不同。(许学士《本事方》)

八般头风：三次见效：半夏末，入百草霜少许，作纸捻烧烟，就鼻内搐之。口中含水，有涎，吐去再含。(《卫生宝鉴》)

少阴咽痛：生疮，不能言语，声不出者，苦酒汤主之：半夏七枚打碎，鸡子一枚，头开一窍，去黄，纳苦酒令小满，入半夏在内，以子坐于炭火上，煎三沸，去滓，置杯中，时时咽之，极验。未瘥更作。(仲景《伤寒论》)

骨鲠在咽：半夏、白芷等分，为末。水服方寸匕，当呕出。忌羊肉。(《外台秘要》)

重舌木舌：胀大塞口：半夏煎醋，含漱之。又方：半夏二十枚，水煮过，再泡片时，乘热以酒一升浸之，蜜封良久，热漱冷吐之。小儿囟陷：乃冷也。水调半夏末，涂足心。面上黑气：半夏焙研，米醋调敷。不可见风，不计遍数，从早至晚，如此三日，皂角汤洗下，面莹如玉也。(《摘玄方》)

癞风眉落：生半夏、羊屎（烧焦）等分。为末。自然姜汁日调涂。（《圣济录》）

盘肠生产：产时子肠先出，产后不收者，名盘肠产：以半夏末，频搐鼻中，则上也。（《妇人良方》）

小儿惊风：生半夏一钱，皂角半钱，为末。吹少许入鼻，名嚏惊散，即苏。（《直指方》）

痈疽发背：及乳疮：半夏末，鸡子白调，涂之。（《肘后方》）

吹奶肿痛：半夏一个，煨研酒服，立愈。一方：以末，随左右搐鼻效。（刘长春《经验方》）

打扑瘀痕：水调半夏末涂之，一宿即没也。（《永类钤方》）

远行足趼：方同上。（《集简方》）

金刃不出：入骨脉中者：半夏、白蔹等分，为末。酒服方寸匕，日三服。至二十日自出。李筌《太白经》飞虫入耳：生半夏末，麻油调，涂耳门外。（《本事方》）

咽喉骨鲠：半夏、白芷等分，为末。水服方寸匕，当呕出。忌羊肉。（《外台秘要》）

虎　掌

味苦，温、微寒，有大毒。主心痛，寒热结气，积聚伏梁，伤筋痿拘缓，利水道。除阴下湿，风眩。生汉中山谷及冤句。二月、八月采，阴干。

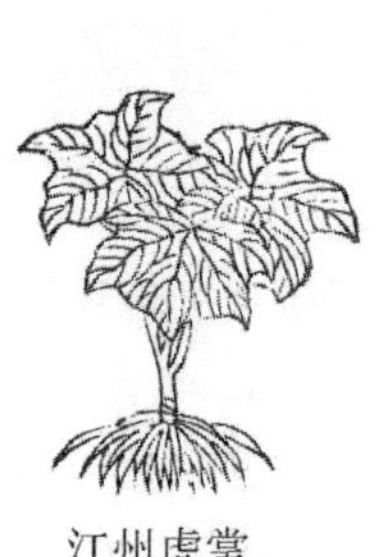

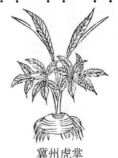

江州虎掌　冀州虎掌

蜀漆为之使，恶莽草。

陶隐居云：近道亦有，形似半夏，但皆大，四边有子如虎掌，今用多破之，或三四片尔。方药亦不正用也。

《唐本》注云：此药是由跋宿者，其苗一茎，茎头一叶，枝丫[1]腴[2]茎根大者如拳，小者如鸡卵，都似扁柿，四畔有圆牙，看如虎掌，故有此名。其由跋是新根，犹大于半夏二三倍，但四畔无子牙尔。陶云虎掌似半夏；即由来以由跋为半夏，释由跋苗全说鸢尾，南人至今犹用由跋为半夏也。

臣禹锡等谨按《蜀本》《图经》云：其茎端有八九叶，花生茎间，根周围有芽，然若兽掌也。

吴氏云：虎掌，神农、雷公苦，无毒。岐伯、桐君辛，有毒。立秋九月采。

《药性论》云：虎掌，使，味甘。不入汤服。治风眩目转，主疝瘕肠痛，主伤寒时疾，强阴。《图经》曰：虎掌，生汉中山谷及冤句，今河北州郡亦有之。初生根如豆大，渐长大似半夏而扁，累年者其根圆及寸，大者如鸡卵，周回生圆芽二三枚，或五六枚。三月、四月生苗，高尺余，独茎，上有叶如爪五六出分布，尖而圆，一颗生七八茎时出一茎作穗，直上如鼠尾，中生一叶如匙，裹茎作房，傍开一口，上下尖，中有花，微青褐色，结实如麻子大，熟即白色，自落布地，一子生一窠。九月苗残，取根以汤入器中渍五七日，汤冷乃易，日换三四遍，洗去涎，暴干用之，或再火炮。今冀州人菜园中种之，亦呼为天南星。江州有一种草，叶大如掌，面青背紫，四畔有芽如虎掌，生三五叶为一本，冬青。治心痛，寒热积气。不结花实，与此名同，故附见之。

现注：

①丫：下原有音鸦二字注音。

②胦：下原有古协切三字注音。现音（jiá 頬）同頬。

按：虎掌为天南星科天南星的块茎，临床写为天南星。综合条文所述虎掌功能消心痛，祛寒热，消积聚，强盘筋除痿，利水道，止风眩。临床用南星治风湿痹症，痰迷眩晕，心窍闭塞等，临床入祛风痰药。临床所用基本为《本经》所述。

时珍曰：虎掌因叶形似之，非根也。南星因根圆白，形如老人星状，故名南星，即虎掌也。苏颂说甚明白。宋《开宝》不当重出南星条，今并入。

由　跋

主毒肿结热。

陶隐居云：本出始兴，今都下亦种之，状如乌翣[①]而布地，花紫色，根似附子。苦酒摩涂肿亦效，不入余药。

《唐本》注云：由跋根，寻陶所注，乃是鸢尾根，即鸢尾头也。由跋，今南人以为半夏，顿尔乖越，非惟不识半夏，亦不知由跋与鸢尾也。

今按陈藏器本草云：半夏高一二尺，生泽中熟地，根如小指正圆，所谓羊眼半夏也。由跋苗高一二尺，似苣蒻，根如鸡卵，生林下，所谓由跋也。

臣禹锡等谨按《蜀本》《图经》云：春抽一茎，茎端直八九叶，根圆扁而肉白。

《图经》：文具半夏条下。

上由跋一种，古本所有，《政和监本》脱漏不载，今照依《嘉祐监本》补之于此。

现注：

①翣：（shà 厦），大羽扇。

按：由跋为天南星科由跋的块茎。综合功能解毒消肿。

时珍曰：此即天南星之小者，其气未足，不堪服食，故医方罕用，惟重八九钱至一两余者，气足乃佳。正如附子之侧子，不如附子之义也。时珍曰：陈延之《小品方》亦以东海鸢头为由跋，则其讹误久矣。

鸢　尾

味苦，平，有毒。主蛊毒，邪气鬼疰诸毒，破癥瘕积聚，大水，下三虫。疗头眩，杀鬼魅，一名乌园。生九疑山谷。五月采。

陶隐居云：方家云是射干苗，无鸢尾之名。主疗亦异，当别一种物。方亦有用鸢头者，即应是其根，疗体相似，而本草不显之。

《唐本》注云：此草叶似射干而阔短，不抽长茎，花紫碧色，根似高良姜，皮黄肉白。有小毒，嚼之戟人咽喉，与射干全别，人家亦种，所在有之。射干花红，抽茎长，根黄有臼，今陶云由跋，正说鸢尾根茎。

臣禹锡等谨按《蜀本》云：此草叶名鸢尾，根名鸢头，亦谓之鸢根。又《图经》云：叶似射干布地生，黑根似高良姜而节大，数个相连。今所在皆有，九月、十月采根，日干。

《图经》：文具射干条下。

陈藏器云：鸢尾主飞尸游蛊，着喉中气欲绝者，以根削去皮，内喉中，摩病处，令血出为佳。

右鸢尾一种，古本所有，《政和监本》脱漏不载，今照依《嘉祐监本》补之于此。

按：鸢尾为鸢尾科鸢尾的根茎。综合功能消蛊解毒破癥破积。

时珍曰：并以形命名。乌园当作乌鸢。时珍曰：此即射干之苗，非别一种也。肥地者茎长根粗；瘠地者茎短根瘦。其花自有数色。诸家皆是强分。陈延之《小品方》，言东海鸢头即由跋者，亦讹也。东海出之故耳。

附方：新一。

鬼魅邪气：四物鸢头散：东海鸢头、黄牙（即金牙）、莨菪子、防葵各一分，为末。酒服方寸，欲令病人见鬼，增防葵一分，欲令知鬼，又增一分，立验。不可多服。《小品方》）

大　黄[①]

味苦，寒、大寒，无毒。主下瘀血血闭，寒热，破癥瘕积聚，留饮宿食，荡涤肠胃，推陈致新，通利水谷，调中化食，安和五脏。平胃下气，除痰实，肠间结热，心腹胀满，女子寒，血闭胀，小腹痛，诸老血留结。一名黄良，生河西山谷，及陇西。二月、八月采根，火干。

得芍药、黄芩、牡蛎、细辛、茯苓疗惊恚怒，心下悸气。得硝石、紫石英、桃人疗女子血闭。黄芩为之使，无所畏。

陶隐居云：今采益州北部，汶山及西山者，虽非河西、陇西，好者犹作紫地锦色，味甚苦涩，色至浓黑。西川阴干者胜北部日干，亦有火干者，皮小焦不如，而耐蛀堪久。此药至劲利，粗者便不中服，最为俗方所重。道家时用，以去痰疾，非养性所须也。将军之号当取其骏快矣。

大黄

《唐本》注云：大黄，性湿润而易坏蛀，火干乃佳。二月、八月日不烈，恐不时，燥即不堪矣。叶子、茎并似羊蹄，但粗长而厚，其根细者亦似宿羊蹄，大者乃如碗，长二尺，作时烧石使热，横寸截著石上煿[②]之一日微燥，乃绳穿眼之，至干为佳。幽、并已北渐细，气力不如蜀中者，今出宕州、凉州、西羌、蜀地皆有。其茎味酸，堪生啖，亦以解热，多食不利人。陶称蜀地者不及陇西，误矣。

今按：陈藏器本草云：大黄，用之当分别其力；若取和厚深沉，能攻病者，可用蜀中似牛舌片，紧硬者。若取泻泄骏快，推陈去热，当取河西锦纹者。凡有蒸、有生、有熟，不得一概用之。臣禹锡等谨按《蜀本》云：叶似蓖麻，根如大芋，傍生细根如牛蒡，小者亦似羊蹄。又云：《图经》云高六七尺，茎脆。

《药性论》云：蜀大黄，使。去寒热，忌冷水，味苦甘。消食炼五脏，通女子经候，利水肿，能破痰实，冷热结聚，宿食。利大小肠，贴热毒肿，主小儿寒热，时疾烦热，蚀脓破留血。

《日华子》云：通宣一切气，调血脉，利关节，泄壅滞水气，四肢冷热不调，温瘴热疾，利大小便，并敷一切疮疖痈毒。廓州马蹄峡中者次。

《图经》曰：大黄，生河西山谷，及陇西。今蜀川、河东、陕西州郡皆有之，以蜀川锦文者佳。具[③]次秦陇来者，谓之土蕃大黄。正月内生青叶，似蓖麻，大者如扇。根如芋，大者如碗，长一二尺。傍生细根如牛蒡，小者亦如芋。四月开黄花，亦有青红似荞麦花者，茎青紫色，形如竹。二月、八月采根，去黑皮，火干。江淮出者曰土大黄，二月开花，结细实。又鼎州出一种羊蹄大黄，疗疥瘙甚效；初生苗叶如羊蹄，累年长大，即叶似商陆而狭尖，四月内于押条上出穗，五七茎相合，花叶同色，结实如荞麦而轻小，五月熟即黄色，亦呼为金荞麦。三月采苗，五月收实，并阴干，九月采根，破之亦有锦文，日干之，亦呼为土大黄。凡收大黄之法；苏恭云：作时烧石使热，横寸截著石上煿之一日，微燥乃绳穿眼之至干。今土蕃大黄往往作横片，曾经火煿，蜀大黄乃作紧片如牛舌形，谓之牛舌大黄，二者用之皆等。《本经》称大黄推陈致新，其效最神。故古方下积滞多用之，张仲景治伤寒用处尤多。又有三物备急丸；司空裴秀为散用，疗心腹诸疾，卒暴百病，其方用：大黄、干姜、巴豆各一两，须精新好者，捣筛蜜和，更捣一千杵，丸如小豆，服三丸，老小斟量之，为散不及丸也。若中恶客忤，心腹胀满，卒痛如锥刀刺痛，气急口噤，停尸卒死者；以暖水苦酒服之，若不下，捧头起灌令下喉，须臾差。未知更与三丸，腹当鸣转，即吐下便愈。若口已噤，亦须折齿灌之，药入喉即差。崔知悌疗小儿无辜闪癖，瘰疬，或头干黄耸，或乍痢乍差，诸状多者，皆大黄煎主之：大黄九两，锦文新实者，若微朽即不中用，削去苍皮乃秤，捣筛为散，以上好米醋三升和之，置铜碗中，于大铛中浮汤上炭火煮之，火不用猛，又以竹木篦搅药，候任丸乃停，于小瓷器中贮。儿年三岁一服七丸如梧子，日再服，当以下青赤脓为度。若不下脓，或下脓少者，稍稍加丸，下脓若多，丸又须减，病重者或至七八剂方尽根本。大人小儿，以意量之，此药惟下脓宿结，不令儿利。须禁食毒物，食乳者乳母亦同忌法。崔元亮《海上方》治腰脚冷风气，以大黄二大两，切如棋子，和少酥炒令酥尽，入药中，切不得令黄焦，则无力，捣筛为末，每日空腹，以水大三合，入生姜两片如钱，煎十余沸，去姜取大黄末两钱，别置碗子中，以姜汤调之，空腹顿服，如有余姜汤，徐徐呷之令尽，当下冷脓及恶物等，病即差止。古人用毒药攻病，必随人之虚实而处置，非一切而用也。姚僧垣初仕梁武帝，因发热欲服大黄，僧垣曰：大黄乃是快药，至尊年高不可轻用，帝弗从，几至委顿。元帝常有心腹疾，诸医咸谓宜用平药，可渐宣通，僧垣曰：脉洪而实，此有宿妨，非用大黄无差理，帝从而遂愈。以此言之，今医用一毒药而攻众病，其偶中病，便谓此方之神奇，其差误乃不言用药之失，如此者众矣，可不戒哉。

《唐本》云：叶似蓖麻，根如大芋，傍生细根如牛蒡。《图经》云：高六七尺，茎脆味酸。醒酒。《雷公》云：凡使，细切，内文如水旋，斑紧，重剉，蒸，从已未至末，晒干，又洒腊水蒸，从未至亥，如此蒸七度，晒干，却洒薄蜜水，再蒸一伏时，其大黄擘如乌膏样，于日中晒干用之为妙。《圣惠方》治时气发豌豆疮：用川大黄半两微炒，以水一大盏，煎至七分，去滓分为二服。

又方：热病狂语，及诸黄：用川大黄五两，剉，炒微赤，捣为散，用腊月雪水五升，煎如膏，每服不计时候，冷水调下半匙。

《外台秘要》：疗癖方：大黄十两，杵筛，醋三升，和匀，白蜜两匙煎堪丸如梧桐子大。一服三十丸，生姜汤吞下，以利为度，小者减之。

《千金方》：治产后恶血冲心，或胎衣不下，腹中血块等：用锦纹大黄一两，杵罗为末，用头醋半升，同熬成膏，丸如梧桐子大，患者用温醋七分，盏化五丸，服之良久下。亦治马坠内损。《千金翼》：治妇人血癖痛：大黄三两，捣筛，以酒二升，煮十沸顿服。

《经验后方》：解风热，疏积热风壅，消食化气，导血，大解壅滞：大黄四两，牵牛子四两，半生半熟为末，炼蜜丸如梧子大。每服茶下一十丸，如要微动，吃十五丸。冬月中最宜服，并不搜搅人。

《梅师方》：治卒外肾偏肿疼痛：大黄末，和醋涂之，干即易之。

《斗门方》：治腰痛：用大黄半两，更入生姜半两，同切如小豆大，于铛内炒令黄色，投水两碗，至五更初顿服，天明取下腰间恶血物，用盆器盛如鸡肝样，即痛止。

《简要济众》：治吐血：川大黄一两，捣罗为散，每服一钱。以生地黄汁一合，水半盏，煎三五沸，无时服。

《广利方》：治骨节热积，渐黄瘦：大黄四分，以童子小便五大合，煎取四合，去滓，空腹分为两服，如人行四五里再服。

《伤寒类要》：疗急黄病：大黄，粗切二两，水三升半，渍一宿，平旦煎绞汁一升半，内芒硝二两，绞服，须臾当快利。

《姚和众》：治小儿脑热常闭目：大黄一分，粗剉，以水三合，浸一宿，一岁儿每日与半合服，余者涂顶上，干即更涂。

《别说》云：谨按：大黄收采时，皆以火烧石煿干，欲速货卖。更无生者用之，不须更多炮炙，少蒸煮之类也。

《衍义》曰：大黄损益，前书已具。仲景治心气不足，吐血、衄血泻心汤用大黄、黄芩、黄连。或曰心气既不足矣，而不用补心汤，更用泻心汤何也？答曰：若心气独不足，刚不当须吐衄也，此乃邪热因不足而客之，故吐衄。以苦泄其热，就以苦补其心，盖两全之有是证者用之无不效，量虚实用药。

现注：

①大黄下原有“将军”二字注释，所谓大黄为将军之药之意。

②煿：(bó 博)，字意同爆。

③具：原刻如此，按文意应为其。

按：大黄为蓼科掌叶大黄、唐古特大黄或药用大黄等大黄之根茎。综合条文所述大黄功能消瘀血，退寒热，破癥瘕积聚，推陈致新，调中化食，安五脏，除痰实，消胀满。临床用大黄泻下通便，清实热，消各种积聚，基本为《本经》所述。临床入泻下药。

杲曰：推陈致新，如勘定祸乱，以致太平，所以有将军之号。时珍曰：宋祁《益州方物图》，言蜀大山中多有之，赤茎大叶，根巨若碗，药市以大者为枕，紫地锦纹也。今人以庄浪出者为最，庄浪，即古泾原陇西地，与《别录》相合。时珍曰：苏说即老羊蹄根也。因其似大黄，故谓之羊蹄大黄，实非一类。又一种酸模，乃山大黄也。状似羊蹄而生山上，所谓土大黄或指此，非羊蹄也。俱见本条。元素曰：味苦气寒，气味俱浓，沉而降，阴也。用之须酒浸煨熟者，寒因热用。酒浸入太阳经；酒洗入阳明经，余经不用酒。

杲曰：大黄苦峻下走，用之于下必生用。若邪气在上，非酒不至，必用酒浸引上至高之分，驱热而下。如物在高巅，必射以取之也。若用生者，则遗至高之邪热，是以愈后或目赤，或喉痹，或头肿，或膈上热疾生也。时珍曰：凡病在气分，及胃寒血虚，并妊娠产后，并勿轻用。其性苦寒，能伤元气、耗阴血故也。

泻诸实热不通，除下焦湿热，消宿食，泻心下痞满（元素）。下痢赤白，里急腹痛，小便淋沥，实热燥结，潮热谵语，黄疸诸火疮（时珍）。震亨曰：大黄苦寒善泄，仲景用之泻心汤者，正因少阴经不足，本经之阳亢甚无辅，以致阴血妄行飞越。故用大黄泻去亢甚之火，使之平和，则血归经而自安。夫心之阴气不足，非一日矣，肺与肝俱各受火而病作。故黄芩救肺，黄连救肝。肺者阴之主，肝者心之母、血之合也。肝肺之火既退，则阴血复其旧矣。寇氏不明说而云邪热客之，何以明仲景之意而开悟后人也？

时珍曰：大黄乃足太阴、手足阳明、手足厥阴五经血分之药。凡病在五经血分者，宜用之。若在气分用之，是谓诛伐无过矣。泻心汤治心气不足吐血衄血者，乃真心之气不足，而手厥阴心包络、足厥阴肝、足太阴脾、足阳明胃之邪火有余也。虽曰泻心，实泻四经血中之伏火也。又仲景治心下痞满、按之软者，用大黄黄连泻心汤主之。此亦泻脾胃之湿热，非泻心也。病发于阴而反下之，则作痞满，乃寒伤营血，邪气乘虚结于上焦。胃之上脘在于心，故曰泻心，实泻脾也。《素问》云：太阴所至为痞满。又云：浊气在上，则生胀，是矣。病发于阳而反下之，则成结胸，乃热邪陷入血分，亦在上脘分野。仲景大陷胸汤丸皆用大黄，亦泻脾胃血分之邪，而降其浊气也。若结胸在气分，则只用小陷胸汤；痞满在气分，则用半夏泻病发于阳而反下之心汤矣。成无己注释《伤寒论》，亦不知分别此义。成无己曰：热淫所胜，以苦泄之。大黄之苦，以荡涤瘀热，下燥结而泄胃强。

附方：新四十二。

吐血衄血：治心气不足，吐血衄血者，泻心汤主之：大黄二两，黄连、黄芩各一两，水三升，煮一升，热服取利。（张仲景《金匮玉函》）

伤寒痞满：病发于阴，而反下之，心下满而不痛，按之濡，此为痞也，大黄黄连泻心汤主之：大黄二两，黄连一两，以麻沸汤二升渍之，须臾绞汁，分作二次温服。（仲景《伤寒论》）

痰为百病：滚痰丸：治痰为百病，惟水泻、胎前产后不可服用：大黄（酒浸，蒸熟切晒）八两，生黄芩八两，沉香半两，青礞石二两。以焰硝二两，同入砂罐固济，红研末二两。上各取末，以水和丸梧子大。常服一二十丸，小病五六十丸，缓病七八十丸，急病一百二十丸，温水吞下，即卧勿动，候药逐上焦痰滞。次日先下糟粕，次下痰涎，未下再服。王隐君岁合四十余斤，愈疾数万也。（《养生主论》）

男女诸病：无极丸：治妇人经血不通，赤白带下，崩漏不止，肠风下血，五淋，产后积血，癥瘕腹痛，男子五劳七伤，小儿骨蒸潮热等证，其效甚速。宜六癸日合之。用锦纹大黄一斤，分作四分：一分用童尿一碗，食盐二钱，浸一日，切晒；一分用醇酒一碗，浸一日，切晒，再以巴豆仁三十五粒同炒，豆黄，去豆不用；一分用红花四两，泡水一碗，浸一日，切晒；一分用当归四两，入淡醋一碗，同浸一日，去归，切晒。为末，炼蜜丸梧子大。每服五十丸，空心温酒下。取下恶物为验；未下再服。此武当高士孙碧云方也。（《医林集要》）

腹中痞块：大黄十两为散，醋三升，蜜两匙和煎，丸梧子大。每服三十丸，生姜汤下，吐利为度。(《外台秘要》)

腹胁积块：风化石（灰末）半斤，瓦器炒极热，稍冷，入大黄（末）一两炒热，入桂心（末）半两略炒，下米醋搅成膏，摊布贴之。又方：大黄二两，朴硝一两，为末，以大蒜同捣膏和贴之。或加阿魏一两，尤妙。(《丹溪心法》)

久患积聚：二便不利，气上抢心，腹中胀满，害食：大黄、白芍各二两。为末，水丸梧子大。每汤下四十丸，日三，以知为度。(《千金方》)

脾癖疳积：不拘大人小儿：锦纹大黄三两为末，醋一盏，砂锅内容武火熬成膏，倾瓦上，日晒夜露三日，再研。用舶上硫黄一两（形如琥珀者），官粉一两，同研匀。十岁以下小儿半钱，大人一钱半，米饮下。忌一切生冷、鱼肉，只食白粥半月。如一服不愈，半月之后再服。若不忌口，不如勿服。(《圣济总录》)

小儿诸热：大黄（煨熟）、黄芩各一两，为末，炼蜜丸麻子大。每服五丸至十丸，蜜汤下。加黄连，名三黄丸。(《钱氏小儿方》)

赤白浊淋：好大黄为末。每服六分，以鸡子一个，破顶入药，搅匀蒸熟，空心食之。不过三服愈。(《简便方》)

相火秘结：大黄（末）一两，牵牛头（末）半两，每服三钱。有厥冷者，酒服；无厥冷，五心烦，蜜汤服。(刘河间《保命集》)

诸痢初起：大黄（煨熟）、当归各二三钱（壮人各一两）。水煎服，取利。或加槟榔。(《集简方》)

热痢里急：大黄一两。浸酒半日，煎服取利。(《集简方》)

忽喘闷绝：不能语言，涎流吐逆，牙齿动摇，气出转大，绝而复苏，名伤寒并热霍乱。大黄、人参各半两，水二盏，煎一盏，热服，可安。(危氏《得效方》)

食已即吐：胸中有火也：大黄一两，甘草二钱半，水一升，煮半升，温服。（仲景《金匮玉函方》)

干血气痛：绵纹大黄（酒浸晒干）四两，为末，好醋一升，熬成膏，丸芡子大。卧时酒化一丸服，大便利一二行，红漏自下，乃调经仙药也。或加香附。(《董氏集验方》)

妇人嫁痛：小户肿痛也。大黄一两，酒一升，煮一沸，顿服。(《千金方》)

湿热眩晕：不可当者：酒炒大黄为末，茶清服二钱，急则治其标也。(《丹溪纂要》)

暴赤目痛：四物汤加熟大黄，酒煎服之。(《传信适用方》)

胃火牙痛：口含冰水一口，以纸捻蘸大黄末，随左右搐鼻，立止。(《儒门事亲》)

风热牙痛：紫金散：治风热积壅，一切牙痛，去口气，大有奇效：好大黄瓶内烧存性，为末，早晚揩牙，漱去。都下一家专货此药，两宫常以数千赎之，其门如市也。(《千金家藏方》)

风虫牙痛：龈常出血，渐至崩落，口臭，极效：大黄（米泔浸软）、生地黄各旋切一片，合定粘贴，一夜即愈，未愈再贴。忌说话，恐引入风。(《本事方》)

口疮糜烂：大黄、枯矾等分，为末，擦之吐涎。(《圣惠方》)

鼻中生疮：生大黄、杏仁捣匀，猪脂和涂。又方：生大黄、黄连各一钱，麝香少许，为末，生油调搽。(《圣惠方》)

伤损瘀血：《三因方》鸡鸣散：治从高坠下，木石压伤，及一切伤损，血瘀凝积，痛不可忍，并以此药推陈致新。鸡鸣时服。至晚取下瘀血，即愈。《和剂方》：治跌压瘀血在内胀满。大黄、当归等分，炒研，每服四钱，温酒服，取下恶物愈。打仆伤痕：瘀血滚注，或作潮热者：大黄末，姜汁调涂。一夜，黑者紫；二夜，紫者白也。（《濒湖集简方》）

杖疮肿痛：大黄末，醋调涂之。童尿亦可调。（《医方摘玄》）

金疮烦痛：大便不利：大黄、黄芩等分，为末，蜜丸。先食水下十丸，日三服。（《千金方》）

冻疮破烂：大黄末，水调涂之。（《卫生宝鉴》）

汤火伤灼：庄浪大黄生研，蜜调涂之。不惟止痛，又且灭瘢。此乃金山寺神人所传方。（洪迈《夷坚志》）

灸疮飞蝶：因艾灸讫，火痂便退，疮内鲜肉片飞如蝶形而去，痛不可忍，是火毒也：大黄、朴硝各半两，为末，水服取利即愈。（张杲《医说》）

蠼螋咬疮：大黄末涂之。（《医说》）

火丹赤肿：遍身者：大黄磨水，频刷之。（《急救方》）

肿毒初起：大黄、五倍子、黄柏等分，为末。新汲水调涂，日四五次。（《简便方》）

痈肿焮热：作痛。大黄末，醋调涂之。燥即易，不过数易即退，甚验神方也。（《肘后方》）

乳痈肿毒：金黄散：用川大黄、粉草各一两。为末，好酒熬成膏收之。以绢摊贴疮上，仰卧。仍先以温酒服一大匙，明日取下恶物。（《妇人经验方》）

大风癞疮：大黄（煨）一两，皂荚刺一两，为末。每服方寸匕，空心温酒下，取出恶毒物如鱼脑状。未下再服，即取下如乱发之虫。取尽，乃服雄黄花蛇药。名通天再造散。（《十便良方》）

葶苈

味辛苦，寒、大寒，无毒。主癥瘕积聚结气，饮食寒热，破坚逐邪，通利水道。下膀胱水，伏留热气，皮间邪水上出，面目浮肿，身暴中风，热痱[1]痒，利小腹，久服令人虚。一名丁历，一名蕇[2]蒿，一名大室，一名大适。生藁城平泽，及田野。立夏后采实，阴干。得酒良。榆皮为之使，恶僵蚕、石龙芮。

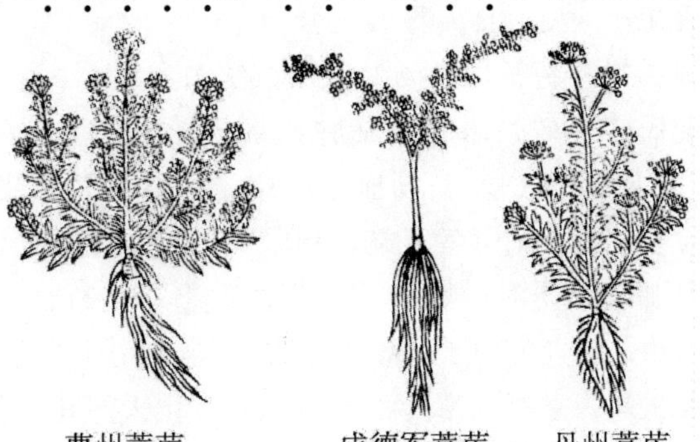

曹州葶苈　　成德军葶苈　　丹州葶苈

陶隐居云：出彭城者最胜，今近道亦有母，则公荠子细黄至苦，用之当熬。

今按：此药亦疗肺壅，上气咳嗽，定喘促，除胸中痰饮。

臣禹锡等谨按《蜀本》云：苗似荠苨，春末生高二三尺，花黄，角生子黄细，五月熟，采子曝干。

《药性论》云：葶苈，臣，味酸，有小毒，能利小便，抽肺气上喘息急，止嗽。

《尔雅》云：革，亭苈。注：实叶皆似芥，一名狗荠。

《日华子》云：利小肠，通水气虚肿。

《图经曰》：葶苈，生藁城平泽及田野。今京东、陕西、河北州郡皆有之，曹州者尤胜。初春生苗叶，高六七寸，有似荠，根白，枝茎俱青，三月开花微黄，结角子扁小如黍粒微长，黄色，立夏后采实曝干。《月令》：孟夏之月靡草死。许慎，郑康成皆注云：靡草，荠、葶苈之属是也。至夏则枯死，故此时采之。张仲景治肺痈喘不得卧，葶苈大枣泻肺汤主之：葶苈炒黄色，捣末为丸，大如弹丸，每服用大枣二十枚，水三升，煎之取二升，然后内一弹丸，更煎取一升，顿服之。支饮不得息亦主之。崔知悌方，疗上气咳嗽，长引气不得卧，或遍体气肿，或单面肿，或足肿并主之：葶苈子三升，微火熬捣筛为散，以清酒五升渍之，冬七日，夏三日。初服如桃许大，日三，夜一；冬日二夜二，量其气力取微利一二为度。如患急困者不得待日满，亦可以绵细绞即服。其葶苈单茎向上，叶端出角，角粗且短。又有一种苟芥草，叶近根下作奇生，角细长，取时必须分别前件二种也。又《箧中方》治嗽含膏丸：曹州葶苈子一两，纸衬熬令黑，知母一两，贝母一两，三物同捣筛，以枣肉半两，别绡砂糖一两半，同入药中，和为丸，大如弹丸。每服以新绵裹一丸含之，徐徐嚥津，甚者不过三丸，今医亦多用。

《雷公》云：凡使，勿用赤须子，真相似葶苈子，只是味微甘，苦葶苈子入项苦，凡使以糯米相合，于焙[③]上微微焙，待米熟，去米单捣用。

《圣惠方》治上气喘急，遍身浮肿：用甜葶苈一升，隔纸炒令紫色，捣令极细，用生绢袋盛，以清酒五升，浸三日后，每服抄一匙，用粥饮调下，日三四服。

又方：治支饮久不差，大腹水肿，喘促不止，用甜葶苈三两，隔纸炒令紫色，捣如膏，每服丸如弹子大，以水一中盏，入枣四枚，煎至五分，去滓非时服。

《外台秘要》：治食饮不得息，葶苈子三两，熬令黄，捣为末。以水三升，煮大枣三十枚，得汁一升，内药中，每服如枣大，煎取七合，顿服。《千金方》治腹胀积聚癥瘕，葶苈子一升，熬，以酒五升，浸七日，日服三合。

《千金翼》：治头风：捣葶苈子，以汤淋取汁，洗头上。

《经验方》：河东裴氏传经效治水肿及暴肿：葶苈三两炒，杵六千下令如泥，即下汉防己末四两，取绿头鸭，就药臼中截头沥血于臼中，血尽和鸭头更捣五千下，丸如梧桐子。患甚者，空腹白汤下十丸，稍可者五丸，频服五日止。此药利小便有效如神。

《梅师方》：治遍身肿满小便涩：葶苈子二两，大枣二十枚，以水一大升，煎取一小升，去枣，内葶苈于枣汁，煎丸如梧子，饮下十丸。又方治肺壅气喘急不得卧：葶苈子三两炒，大枣三十枚，水三升，煮枣取二升，又煎取一升，去滓并二服。

《简要济众》：治小儿水气腹肿，兼下痢脓血，小便涩，葶苈子半两，微炒捣如泥，以枣肉和捣为丸如绿豆大。每服五丸，枣汤下，空心晚后，量儿大小加减服之。

《续十全方》：治一切毒入腹不可疗，及马汗：用葶苈子一两，炒研，以水一升浸汤服，取下恶血。《崔氏》治水气：葶苈三两，以物盛甑上蒸令熟，即捣万杵，若丸得如梧桐子，不须蜜和，一服五丸，渐加至七丸，以得微利即佳，不可多服，令人不堪美食，若气发，又服之得利气下定即停。此方治水气无比，萧驸马患水肿惟服此得差。

《伤寒类要》：治肾瘅唇干：以葶苈主之。

《子母秘录》：治小儿白秃：葶苈捣末，以汤洗讫涂上。

《姚和众》：治孩儿蛔虫：葶苈子一分，生为末，用以水三合，煎取一合，一日服尽。

《衍义》曰：葶苈用子，子之味有甜苦两等，其形则一也。《经》既言味辛苦，即甜者于复更入药也。大概治体皆以行水走泄为用，故曰久服令人虚，盖取苦泄之义，其理甚明。《药性论》所说尽矣，但不当言味酸。

现注：

①痹：下原有音沸二字注音。

②蕈：（diǎn 典）下原有音典二字注音。

③焙：原文如此。盖指焙炒之气。

按：葶苈为十字花科独行菜或播娘蒿的种子，今称葶苈子。综合条文所述葶苈子功能破癥消积，散结破坚，利水消肿退热，祛风止痒，消咳喘，消肺痈。临床用葶苈子治肺痈吐脓，肺心病喘满，结核性胸水，心肌炎等。基本宗《本经》而来。入泻肺药。

时珍曰：名义不可强解。时珍曰：按《尔雅》云：蕈，葶苈也。郭璞注云：实叶皆似荠，一名狗荠。然则狗荠即是葶苈矣。盖葶苈有甜苦二种。狗荠味微甘，即甜葶苈也。或云甜葶苈即菥蓂子，考其功用亦似不然。张仲景曰：葶苈敷头疮，药气入脑，杀人。时珍曰：宜大枣。通月经。（时珍）

杲曰：葶苈大降气，与辛酸同用，以导肿气。《本草十剂》云：泄可去闭，葶苈、大黄之属。此二味皆大苦寒，一泄血闭，一泄气闭。盖葶苈之苦寒，气味俱浓，不减大黄，又性过于诸药，以泄阳分肺中之闭，亦能泄大便，为体轻、象阳故也。

震亨曰：葶苈属火性急，善逐水。病患稍涉虚者，宜远之。且杀人甚捷，何必久服而后致虚也。好古曰：苦、甜二味，主治不同。仲景泻肺汤用苦，余方或有用甜者，或有不言甜苦者。大抵苦则下泄，甜则少缓，量病患虚实用之，不可不审。本草虽云治同，而甜苦之味安得不异？时珍曰：甘、苦二种，正如牵牛，黑、白二色，急、缓不同，又如壶芦，甘、苦二味，良、毒亦异。大抵甜者，下泄之性缓，虽泄肺而不伤胃；苦者，下泄之性急，既泄肺而易伤胃之不节，乃反成病。亦在用之有节。

附方：新十。

通身肿满：苦葶苈（炒）四两，为末，枣肉和丸梧子大。每服十五丸，桑白皮汤下，日三服。此方，人不甚信，试之自验。

大腹水肿：《肘后方》：用苦葶苈二升，炒为末，割雄鸡血及头，合捣丸梧子每小豆汤下十丸，日三服。又方：葶苈二升，春酒五升，渍一夜。稍服一合，小便当利。又方：葶苈一两，杏仁二十枚，并熬黄色，捣。分十服，小便去当瘥。肺湿痰喘：甜葶苈（炒）为末，枣肉丸服。（《摘玄方》）

月水不通：葶苈一升，为末，蜜丸弹子大，绵裹纳阴中二寸，一宿易之，有汁出，

止。(《千金方》)

卒发颠狂：葶苈一升，捣三千杵，取白犬血和丸麻子大。酒服一丸，三服取瘥。(《肘后》)

疳虫蚀齿：葶苈、雄黄等分，为末，腊月猪脂和成，以绵裹槐枝蘸点。(《金匮要略》)

瘰疬已溃：葶苈二合，豉一升，捣作饼子，如钱大，浓二分，安疮孔上，艾作炷灸之，令温热，不可破肉，数易之而灸。但不可灸初起之疮，恐葶苈气入脑伤人也。(《永类方》)

马汗毒气：入腹：葶苈子一两（炒研），水一升浸汤服，取下恶血。(《续十全方》)

桔　梗

味辛，苦，微温，有小毒。主胸胁痛如刀刺，腹满肠鸣幽幽，惊恐悸气。利五脏肠胃，补血气，除寒热风痹，温中消谷，疗喉咽痛，下蛊毒。一名利如，一名房图，一名白药，一名梗草，一名荠苨。生嵩高山谷及冤句，二、八月采根，暴干。节皮为之使，得牡蛎、远志疗恚怒，得硝石、石膏疗伤寒，畏白及、龙眼、龙胆。陶隐居云：近道处处有，叶名隐忍。二、三月生，可煮食之。桔梗疗蛊毒甚验，俗方用此乃名荠苨。今别有荠苨，能解药毒，所谓乱人参者便是。非此桔梗而叶甚相似，但荠叶下光明滑泽，无毛为异，叶生又不如人参相对者尔。《唐本》注云：人参苗似五加，阔短茎圆，有三四椏，椏头有五叶。陶引荠苨乱人参谬矣。且荠苨、桔梗又有叶差互者，亦有叶三四对者，皆一茎直上，叶既相乱，惟以根有心无心为别尔。

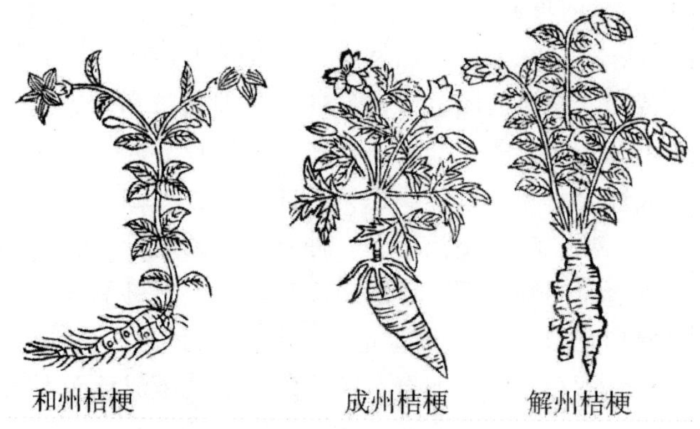
和州桔梗　成州桔梗　解州桔梗

臣禹锡等谨按《药性论》云：桔梗，臣，味苦平，无毒。能治下痢，破血，去积气，消积聚痰涎，主肺气气促嗽逆，除腹中冷痛，主中恶及小儿惊痫。

《日华子》云：下一切气，止霍乱转筋，心腹胀痛，补五劳，养气除邪，辟温补虚，消痰破癥瘕，养血排脓，补内漏，及喉痹瘀毒，以白粥解。《图经》曰：桔梗，生嵩高山谷及冤句，今在处有之。根如小指大，黄白色，春生苗茎高尺余，叶似杏叶而长椭，四叶相对而生。嫩时亦可煮食之。夏开花紫碧色，颇似牵牛子花，秋后结子，八月采根，细剉暴干用。叶名隐忍，其根有心，无心者乃荠苨也。而荠苨亦能解毒，二物颇相乱，但荠苨叶下光泽无毛为异。关中桔梗根苗颇似蜀葵根，茎细青色，叶小青色，似菊花叶。古方亦单用之；《古今录验》：疗卒中蛊，下血如鸡肝者，昼夜出血石余，四脏皆损，惟心未毁，或鼻破待死者；取桔梗捣屑，以酒服方寸匕，日三。不能下药以物拗口开灌之，心中当烦，须臾自定，服七日止，当食猪肝臛以补之，神良。《集验方》：疗胸中满而振寒脉数，咽燥不渴，时时出浊唾腥臭，久久吐脓如粳米粥，是肺痈。治之以梧梗、甘草各二两，炙，以水三升，煮取一升，分再服，朝暮吐脓血则差。

《雷公》云：凡使，勿用木梗，真似桔梗，咬之只是腥涩不堪。凡使，去头上尖硬二三分已来，并两畔附枝子，于槐砧上细剉，用百合水浸一伏时漉出，缓火熬令干用，每修事四两，用生百合五分，捣作膏，投于水中浸。

《圣惠方》：治马喉痹，并毒气壅塞：用桔梗二两，去芦头，剉，以水三大盏，煎至一盏，去滓不计时，分温三服。

又方：妊娠中恶，心腹疼痛：用桔梗一两，细剉，水一中盏，入生姜三片，煎至六分，去滓，非时温服。

《外台秘要》：治卒客忤停尸，不能言者：烧桔梗二两，末，米饮服，仍吞麝香如大豆许佳。

《千金方》：治喉闭并毒气：桔梗二两，水三升，煮取一升，顿服。

又方：鼻衄方：桔梗为末，水服方寸匕，日四五，亦止吐下血。

《百一方》：若被打击，瘀血在肠内。久不消，时发动者：取桔梗末，熟水下刀圭。

《经验后方》：治骨槽[①]风，牙疼肿：桔梗为末，枣穰和丸如皂子大，绵裹咬之，肿则荆芥汤漱之。《简要济众》：治痰嗽喘急不定：桔梗一两半，捣罗为散，用童子小便半升，煎取四合，去滓温服。《子母秘录》：治小儿卒客忤死：烧桔梗末三钱匕，饮服。

《杜壬》：治上焦有热，口舌咽中生疮，嗽有脓血：桔梗一两，甘草二两，右为末，每服二钱，水一盏，煎六分，去滓温服，食后细呷之，亦治肺壅[②]。

《梅师方》：治卒蛊毒，下血如鹅肝，昼夜不绝，脏腑败坏：桔梗捣汁服七合佳。

《衍义》：曰：桔梗，治肺热气奔促嗽逆，肺痈排脓。陶隐居云：俗方用此乃名荠苨，今别有荠苨，所谓乱人参者便是。非此桔梗也。《唐本》注云：陶引荠苨乱人参谬矣。今详之，非也。陶隐居所言其意，止以根言之，所以言乱人参。《唐本》注却以苗难之，乃本注误矣。

现注：

①槽：原刻字髍，音（sāo 臊），意为肉末，现一般均称骨槽风。医书未见骨髍风之名。

②壅：原文如此，应为肺痈，或解为肺气壅塞亦可通。

按：桔梗为桔梗科桔梗的根。综合条文所述桔梗功能止胸胁痛，消腹满，止惊悸，补血气，除风痹，利喉咽。消痈止咳。临床用桔梗治肺痈，喉咽炎，咳喘。其补血气散瘀血等功能尚未发挥。临床入止咳化痰药。

时珍曰：此草之根结实而梗直，故名。《吴普本草》一名利如，一名符扈，一名房图，方书并无见，盖亦瘦辞尔。桔梗、荠乃一类，有甜、苦二种，故《本经》桔梗一名荠，而今俗呼荠为甜桔梗也。至《别录》始出荠条，分为二物，然其性味功用皆不同，当以《别录》为是。时珍曰：今但刮去浮皮，米泔水浸一夜，切片微炒用。时珍曰：当以苦、辛、平为是。时珍曰：伏砒。徐之才所云节皮，不知何物也。

利窍，除肺部风热，清利头目咽嗌，胸膈滞气及痛，除鼻塞（元素）。治寒呕（李杲）。主口舌生疮，赤目肿痛（时珍）。

好古曰：桔梗气微温，味苦辛，味浓气轻，阳中之阴，升也。入手太阴肺经气分及足少阴经。元素曰：桔梗清肺气，利咽喉，其色白，故为肺部引经。与甘草同行，为舟楫之剂。如大黄苦泄峻下之药，欲引至胸中至高之分成功，须用辛甘之剂升之。譬如铁石入江，非舟楫不载。所以诸药有此一味，不能下沉也。

时珍曰：朱肱《活人书》治胸中痞满不痛，用桔梗、枳壳，取其通肺利膈下气也。张仲景《伤寒论》治寒实结胸，用桔梗、贝母、巴豆，取其温中消谷破积也。又治肺痈唾脓，用桔梗、甘草，取其苦辛清肺，甘温泻火，又能排脓血、补内漏也。其治少阴证二三日咽痛，亦用桔梗、甘草，取其苦辛散寒，甘平除热，合而用之，能调寒热也。后人易名甘桔汤，通治咽喉口舌诸病。宋仁宗加荆芥、防风、连翘，遂名如圣汤，极言其验也。按：王好古《医垒元戎》载之颇详，云失音，加诃子；声不出，加半夏；上气，加陈皮；涎嗽，加知母、贝母；咳渴，加五味子；酒毒，加葛根；少气，加人参；呕，加半夏、生姜；唾脓血，加紫菀；肺痿，加阿胶；胸膈不利，加枳壳；心胸痞满，加枳实；目赤，加栀子、大黄；面肿，加茯苓；肤痛，加黄；发斑，加防风、荆芥；疫毒，加鼠粘子、大黄；不得眠，加栀子。震亨曰：干咳嗽，乃痰火之邪郁在肺中，宜苦梗以开之；痢疾腹痛，乃肺金之气郁在大肠，亦宜苦梗开之，后用痢药。此药能开提气血，故气药中宜用之。

附方：新八。

胸满不痛：桔梗、枳壳等分。水二钟，煎一钟，温服。（《南阳活人书》）

伤寒腹胀：阴阳不和也，桔梗半夏汤主之。桔梗、半夏、陈皮各三钱，姜五片。水二钟，煎一钟服。（《南阳活人书》）

齿匶肿痛：桔梗、薏苡仁等分。为末服。（《永类方》）

牙疳臭烂：桔梗、茴香等分，烧研敷之。（《卫生简易方》）

肝风眼黑：目睛痛，肝风盛也，桔梗丸主之。桔梗一斤，黑牵牛（头末）三两，为末，蜜丸梧子大。每服四十丸，温水下，日二服。（《保命集》）

鼻出衄血：桔梗为末，水服方寸匕，日四服。一加生犀角屑。（《普济方》）

吐血下血：方同上。

芦头主治吐上膈风热痰实，生研末，白汤调服一二钱，探吐（时珍）。

莨菪[①]子

味苦、甘，寒，有毒。主齿痛，出虫，肉痹拘急，使人健行见鬼。疗癫狂风痫，颠倒拘挛。多食令人狂走，久服轻身，走及奔马，强志益力，通神，一名横唐。一名行唐。生海滨川谷，及雍州。五月采子。

陶隐居云：今处处有，子形颇似五味核而极小。惟入疗癫狂方用寻此，乃不可多食过剂尔，久服自无嫌，通神健行，足为大益。而《仙经》不见用，今方家多作狼蓎[②]。

今按：陈藏器本草云：莨菪子，主痃癖，安心定志，聪明耳目，除邪逐风，变白。性温不寒，取子洗，曝干。隔日空腹水下一指捻，勿令子破，破即令人发狂。亦用小便浸之，令泣小便尽，曝干，依前服之。

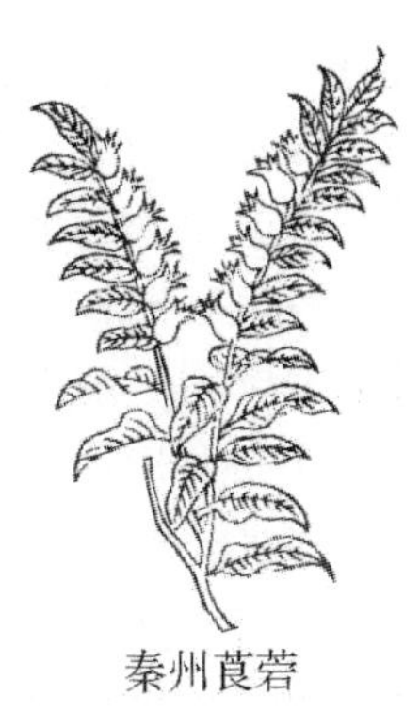

秦州莨菪

臣禹锡等谨按《蜀本》《图经》云：叶似王不留行、菘蓝等，茎叶有细毛，花白，子壳作罂子形，实扁细若粟米许，青黄色，所在皆有。六月、七月采子，日干。《药性论》云：莨菪，亦可单用。味苦辛，微热，有大毒。生能泻人，见鬼拾针，狂乱热，炒止冷痢，主齿痛，蚛牙孔子咬之虫出，石灰清煮一伏时，掬出去芽，曝干，以附子、干姜、陈橘皮、桂心、厚朴为丸，去一切冷气积年，气痢，甚温暖，热发用录豆汁解之。焦炒碾细末，治下部脱肛。

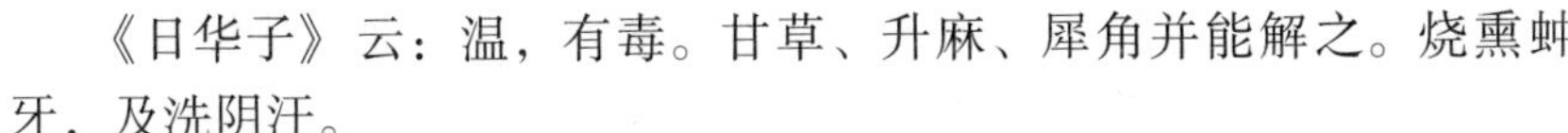

《日华子》云：温，有毒。甘草、升麻、犀角并能解之。烧熏蚛牙，及洗阴汗。

《图经》曰：莨菪子，生海滨川谷及雍州，今处处有之。苗茎高二三尺，叶似地黄、王不留行、红蓝等而三指阔，四月开花紫色，苗、荚、茎有白毛，五月结实有壳作罂子状，如小石榴，房中子至细，青白色，如米粒。一名天仙子，五月采子阴干。谨按《本经》云：莨菪性寒。后人多云大热。而《史记》淳于意传云：淄川王美人怀子而不乳，意饮以浪荡药一撮，以酒饮之，旋乳。且不乳岂热药所治？又古方主卒癫狂，亦多单用莨菪，不知果性寒邪？《小品》载治癫狂方云：取莨菪三升作末，酒一升，渍数日出，捣之，以向汁和绞去滓，汤上煎令可丸。服如小豆三丸，日三，当觉口面急，头中有虫行，额及手足有赤色处，如此并是差候。未知再服，取尽神良。又《箧中方》：主肠风莨菪煎：取莨菪实一升治之，暴干捣筛，生姜半斤取汁，二物相合，银锅中更以无灰酒二升投之，上火煎令如稠饧，即旋投酒度用，酒可及五升以来即止，煎令可丸，大如梧子，每旦酒饮通下三丸，增至五七丸止。若丸时粘手则菟丝粉衬隔煎熬，切戒火紧，则药易焦而失力矣。初服微热勿怪。疾甚者服过三日，当下利，疾去利亦止，绝有效。《雷公》云：凡使，勿令使莨冥子，其形相似，只是服无效，时人多用杂之，其莨冥子，色微赤。若修事十两，以头醋一镒，煮尽醋为度，却用黄牛乳汁浸一宿，至明看牛乳汁黑即是莨菪子，大毒。晒干，别捣重筛用，勿误服，冲人心，大烦闷，眼生暹[③]火。

《别说》云：谨按：莨菪之功，未见如所说，而其毒有甚，煮一二日而芽方生，用者宜审之。

现注：

①莨：下原有音浪二字注音。菪：下原有音荡二字注音。

②蓎：(táng 唐)。

③暹：(xiān 仙)，升起。

按：莨菪子，为茄科莨菪的种子。又名天仙子。综合条文所述莨菪子功能止齿痛，除痹健行，镇癫狂痫。多时令人狂。临床可用莨菪止痛治痹症。

时珍曰：莨菪，一作阆砀。其子服之，令人狂狼放宕，故名。时珍曰：张仲景《金匮要略》，言菜中有水莨菪，叶圆而光，有毒，误食令人狂乱，状如中风或吐血，以甘草汁解之。

时珍曰：莨菪之功，未见如所说，而其毒有甚焉。煮一二日而芽方生，其为物可知矣。

莨菪、云实、防葵、赤商陆皆能令人狂惑见鬼，昔人未有发其义者。盖此类皆有毒，能使痰迷心窍，蔽其神明，以乱其视听故耳。唐安禄山诱奚契丹，饮以莨菪酒，醉而坑之。又嘉靖四十三年二月，陕西游僧武如香，挟妖术至昌黎县民张柱家，见其妻美。设饭间，呼其全家同坐，将红散入饭内食之。少顷举家昏迷，任其奸污。复将魇法吹入柱耳中。柱发狂惑，见举家皆是妖鬼，尽行杀死，凡一十六人，并无血迹。官司执柱囚之。十余日柱吐痰二碗许，闻其故，乃知所杀者皆其父母兄嫂妻子姊侄也。柱与如香皆论死。世宗肃皇帝命榜示天下。

观此妖药，亦是莨菪之流尔。方其痰迷之时，视人皆鬼矣。解之之法，可不知乎？

附方：新二十一。

风痹厥痛：天仙子三钱（炒），大草乌头、甘草半两，五灵脂一两。为末，糊丸梧子大，以螺青为衣。每服十丸，男子菖蒲酒下，女子芫花汤下。(《圣济录》)

久嗽不止：有脓血。莨菪子五钱（淘去浮者，煮令芽出，炒研），真酥一鸡子大，大枣七枚，同煎令酥尽，取枣日食三枚。又方：莨菪子三撮，吞之，日五六度。光禄李丞服之，神验。(孟诜《必效方》)

年久呷嗽：至三十年者。莨菪子、木香、熏黄等分，为末。以羊脂涂青纸上，撒末于上，卷作筒，烧烟熏吸之。(《崔行功纂要方》)

冷积痃癖，不思饮食，羸困者：莨菪子三分（水淘去浮者），大枣四十九个。水三升，煮干，只取枣去皮核。每空心食一个，米饮下，觉热即止。(《圣济录》)

水泻日久：青州干枣十个（去核），入莨菪子填满扎定，烧存性。每粟(《圣惠方》)

冷疳痢下：莨菪子为末，腊猪脂和丸，绵裹枣许，导下部。因痢出，更纳新者。不过三度瘥。(孟诜《必效方》)

赤白下痢：腹痛，肠滑后重。大黄煨半两，莨菪子炒黑一撮，为末。每服一钱，米饮下。(《普济方》)

久痢不止：变种种痢，兼脱肛：莨菪丸：用莨菪子一升（淘去浮者，煮令芽出，晒干，炒黄黑色），青州枣一升（去皮核），酽醋二升，同煮，捣膏丸梧子大。每服二十丸，食前米饮下。(《圣惠方》)

脱肛不收：莨菪子炒研敷之。(《圣惠方》)

风牙虫牙：《瑞竹堂方》：用天仙子一撮，入小口瓶内烧烟，竹筒引烟，入虫孔内，熏之即死，永不发。《普济方》：用莨菪子入瓶内，以热汤淋下，口含瓶口，令气熏之。冷更作，尽三合乃止。有涎津可去，甚效。《备急方》：用莨菪子数粒纳孔中，以蜡封之，亦效。牙齿宣落：风痛。莨菪子末，绵裹咬之，有汁勿咽。(《必效方》)

风毒咽肿：咽水不下，及瘰咽肿：水服莨菪子末两钱匕，神良。(《外台秘要》)

乳痈坚硬：新莨菪子半匙。清水一盏，服之。不得嚼破。(《外台秘要》)

石痈坚硬：不作脓者。莨菪子为末，醋和，敷疮头，根即拔出，(《千金方》)

恶疮似癞，十年不愈者：莨菪子烧研敷之。(《千金方》)

打扑折伤：羊脂调莨菪子末，敷之。(《千金方》)

恶犬咬伤：莨菪子七枚，吞之，日三服。(《千金方》)

根：气味苦，辛，有毒。主治：邪疟，疥癣，杀虫（时珍）。

附方：新六。

疟疾不止：莨菪根烧炭，水服一合。量人强弱用。(《千金方》)

恶癣有虫：莨菪根捣烂，蜜和敷之。（《千金翼》）

趾间肉刺：莨菪根捣汁涂之。《雷公炮炙论》序云：脚生肉刺，系菪根。谓系于带上也狂犬咬人：莨菪根和盐捣敷，日三上。（《外台秘要》）

恶刺伤人：莨菪根，水煮汁浸之，冷即易。神方也。（《千金方》）

箭头不出：万圣神应丹：端午前一日，不语，寻见莨菪科，根本枝叶花实全好者。道云：先生！你却在这里。道罢，用柴灰自东南起围了，以木子掘取根下周回土。次日日未出时，依前不语，用头取出，洗净。勿令鸡犬妇人见，于净室中，以石臼捣如泥，丸弹子大，黄丹为衣，以纸袋封，悬高处阴干。遇有箭头不出者，先以象牙末贴疮口，后用绯帛袋盛此药，放脐中，绵兜肚系了，当便出也。（张子和《儒门事亲》方）

草蒿

味苦，寒，无毒。主疥瘙痂痒恶疮，杀虱，留热在骨节间，明目。一名青蒿，一名方溃。生华阴川泽。

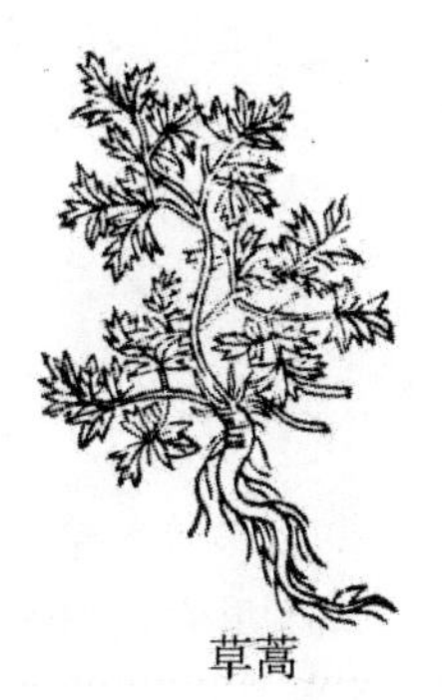
草蒿

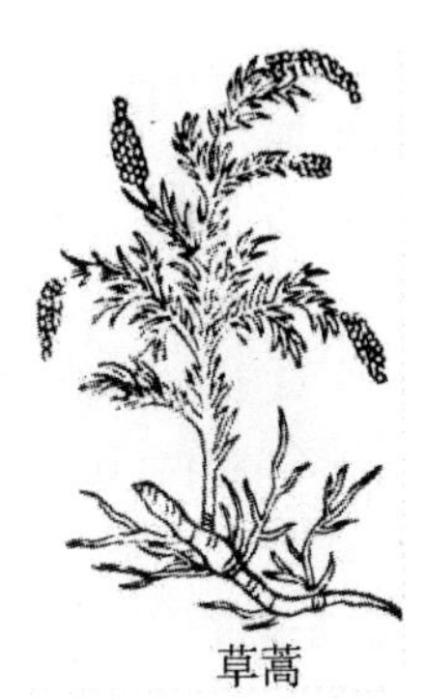
草蒿

陶隐居云：处处有之，即今青蒿，人亦取杂香菜食之。

《唐本》注云：此蒿生挼敷金疮，大止血生肉，止疼痛良。

今按：陈藏器本草：蒿主鬼气尸疰，伏连，妇人血气，腹内满，及冷热久痢。秋冬用子，春夏用苗，并捣绞汁服，亦暴干为末，小便中服，如觉冷用酒煮。又烧为灰，纸八九重，淋取汁和石灰去息肉、黡子。

臣禹锡等谨按《蜀本图经》云：叶似茵陈蒿而背不白，高四尺许，四月、五月采苗日干。江东人呼为蒿，为其臭似狖[①]。北人呼为青蒿。

《尔雅》云：蒿，鼓[②]。释曰：蒿，一名鼓。《诗·小雅》云：食野之蒿。陆机云：青蒿也。荆、豫之间，汝南、汝阴皆云鼓。孙炎云：荆楚之间谓蒿为鼓。郭云：今人呼青蒿香中炙啖者为鼓是也。《日华子》云：青蒿，补中益气，轻身补劳，驻颜色，长毛发，发黑不老。兼去蒜发心痛，热黄。生捣汁服，并敷之。泻痢，饭饮调末五钱匕。烧灰和石灰煎，治恶毒疮，并茎亦用。

又云：子味甘，冷，无毒。明目开胃。炒用治劳，壮健人。小便浸用治恶疥癣，风疹，杀虱煎洗。又云：臭蒿子，凉无毒。治劳下气，开胃，止盗汗，及邪气鬼毒。又名草蒿。

《图经》曰：草蒿即青蒿也。生华阴川泽，今处处有之。春生苗叶极细嫩，时人亦取杂诸香菜食之。至夏高三五尺，秋后开细淡黄花，花下便结子如粟米大，八、九月间采子，阴干。根、茎、子、叶并人药用，干者炙作饮香尤佳。青蒿亦名方溃，凡使子勿使叶，使根勿使茎，四者若同，反以成疾。得童子小便浸之良。治骨蒸热劳为最，古方多单用者。葛氏治金刃初伤，取生青蒿，捣敷上，以帛裹，创血止即愈。崔元亮《海上方》疗骨蒸鬼气。取童子小便五大斗，澄过，青蒿五斗，八、九月拣带子者，最好细剉，二物相合，内好大釜中，以狂火煎取三大斗，去滓，净洗釜令干，再泻汁安釜中，以微火煎，可二大斗，即取猪胆十枚，相和煎一大斗半，除火待冷，以新瓷器盛，每欲服时，取甘草二三两，熟炙捣末以煎和，捣一千杵为丸，空腹粥饮下二十丸，渐增至三十丸止。

《雷公》云：凡使，唯中为妙，到膝即仰，到腰即俯。使子勿使叶，使根勿使茎，四件若同使，翻然成痼疾。采得叶不计多少，用七岁儿童七个溺浸七日七夜后漉出晒干用之。

《食疗》云：青蒿，寒，益气长发，能轻身补中，不老明目，煞风毒。捣敷疮上，止血生肉。最早春便生，色白者是。自然香醋淹为菹，益人，治骨蒸，以小便渍一两宿，干末为丸，甚去热劳。又鬼气，取子为末，酒服之方寸匕，差。烧灰淋汁和石灰煎治恶疮瘢靥。

《百一方》：治蜂螫人，嚼青蒿敷疮上即差。

《斗门方》治丈夫妇人劳瘦，青蒿细剉，水三斗，童子小便五升，同煎取二升半，去滓入器中煎成膏丸如梧桐子大，空心临卧以温酒吞下二十丸。

《衍义》曰：草蒿，今青蒿也。在处有之，得春最早，人剔以为蔬，根赤叶香，今人谓之青蒿。亦有所别也，但一类之中又取其青色者。陕西、绥、银之间有青蒿，在蒿丛之间时有一、两窠，迥然青色，土人谓之为香蒿。茎、叶与常蒿一同，但常蒿色淡青，此蒿色深青犹青，故气芬芳，恐古人所用以深青者为胜，不然诸蒿何尝不青。

现注：

①狨：（xìn 信），兽名。

②菣：（qìn 沁）。

按：草蒿为菊科青蒿或黄花蒿的全草。今称青蒿。综合条文所述草蒿功能消痂止痒，消疮杀虫，清骨间热明目。临床用青蒿清虚热，除骨蒸，驱蛔虫，治各种低烧不退。所用基本源于《本经》。临床入清虚热药。

时珍曰：《晏子》云：蒿，草之高者也。按《尔雅》诸蒿，独得单称为蒿，岂以诸蒿叶背皆白，而此蒿独青，异于诸蒿故耶？时珍曰：青蒿，二月生苗，茎粗如指而肥软，茎叶色并深青。其叶微似茵陈，而面背俱青。其根白硬。七八月开细黄花颇香。结实大如麻子，中有细子。时珍曰：伏硫黄。治疟疾寒热（时珍）。时珍曰：青蒿得春木少阳之气最早，故所主之证，皆少阳、厥阴血分之病也。按《月令通纂》，言伏内庚日，采青蒿悬于门庭内，可辟邪气。阴干为末，冬至、元旦各服二钱亦良。观此，则青蒿之治鬼疰伏尸，盖亦有所伏也。

附方：新十四。

虚劳寒热：肢体倦疼，不拘男妇。八、九月青蒿成实时采之，去枝梗，以童子小便浸三日，晒干为末。每服二钱，乌梅一个，煎汤服。（《灵苑方》）

骨蒸烦热：青蒿一握，猪胆汁一枚，杏仁四十个（去皮尖，炒）。以童子小便一大盏，煎五分，空心温服。（《十便良方》）

虚劳盗汗：烦热口干。用青蒿一斤（取汁熬膏），入人参末、麦门冬末各一两，熬至可丸，丸如梧子大，每食后米饮服二十丸，名青蒿丸。（《圣方总录》）

疟疾寒热：《肘后方》：用青蒿一握，水二升，捣汁服之。《仁存方》：用五月五日天未明时采青蒿（阴干）四两，桂心一两。为末。未发前，酒服二钱。《经验方》：用端午日采青蒿叶（阴干），桂心等分。为末。每服一钱，先寒用热酒；先热用冷酒，发日五更

服之。切忌发物。温疟痰甚：但热不寒：用青蒿二两（童子小便浸焙），黄丹半两，为末。每服二钱，白汤调下。（《仁存方》）

赤白痢下：五月五日采青蒿、艾叶等分，同豆豉捣作饼，日干，名蒿豉丹。每用一饼，以水一盏半煎服。（《圣济总录》）

鼻中衄血：青蒿捣汁服之，并塞鼻中，极验。（《卫生易简方》）

酒痔便血：青蒿（用叶不用茎，用茎不用叶），为末。粪前冷水，粪后水酒调服。（《永类钤方》）

牙齿肿痛：青蒿一握，煎水漱之。（《济急方》）

耳出浓汁：青蒿末，绵裹纳耳中。（《圣惠方》）

鼻中息肉：青蒿灰、锻石等分，淋汁熬膏点之。（《圣济总录》）

子：功同叶（时珍）。

附方新一。

积热眼涩：三月三日或五月五日，采青蒿花或子，阴干为末，每井华水空心服二钱。久服明目，可夜看书，名青蒿散。（《十便良方》）

旋复花

味咸、甘，温、微冷利，有小毒。主结气，胁下满，惊悸，除水，去五脏间寒热，补中下气。消胸上痰结，唾如胶漆，心胁痰水，膀胱留饮，风气湿痹，皮间死肉，目中眵𥌰[①]，利大肠，通血脉，益色泽。一名戴椹。一名金沸草，一名盛椹。其根主风湿。生平泽川谷，五月采花，日干。二十日成。

陶隐居云：出近道下湿地，似菊花而大。又别有旋葍根，出河南，来北国亦有，形似芎䓖惟合旋葍膏用之，余无所入，非此旋复花根也。

《唐本》注云：旋覆[②]根，在中品。陶云苗似姜根，似高良姜而细，此是山姜，证不是旋复根。今复道从北国来，似芎䓖，芎䓖与高良姜全无仿佛尔。

臣禹锡等谨按《蜀本》《图经》云：旋复花，叶似水苏，花黄如菊，今所在皆有。六月至九月采花。《药性论》云：旋复花，使，味甘无毒。主肋胁气，下寒热水肿。主治膀胱宿水，去逐大腹。开胃止呕逆，不下食。

隋州旋覆花

《尔雅》云：蕧[③]，盗庚。注：旋复似菊，疏：蕧，一名盗庚也。

萧炳云：旋[④]复用花，葍[⑤]旋用根。

《日华子》云：无毒。明目，治头风，通血脉，叶止金疮血。

《图经》曰：旋复花，生平泽川谷，今所在有之。二月已后生苗，多近水傍，大似红蓝而无刺，长一二尺以来，叶如柳，茎细。六月开花如菊花，小铜钱大，深黄色。上党田野人呼为金钱花，七月、八月采花，暴干，二十日成。今近都人家园圃所莳金钱花，花叶并如上说，极易繁盛，恐即此旋复也。张仲景治伤寒汗下后，心下痞坚，噫气不除，有七物旋复代赭汤，杂治妇人有三物旋复汤。胡洽有除痰饮在两胁胀满等旋复花丸，用之尤多。

《雷公》云：凡采得后，去裹花蕊壳皮，并蒂子，取花蕊蒸，从巳至午，晒干用。

《外台秘要》：救急续断筋法：取旋复花草根，净洗土，捣，量疮大小敷之，日一二易，以差为度。又方：破斫筋断者，以旋复根捣汁，沥疮中，仍用滓封疮上，十五日即断筋便续。此方出苏景中家獠[⑥]奴用效。

《经验后方》：治中风及壅滞，以旋复花洗尘令净捣末，炼蜜丸如桐子大，夜卧以茶汤下五丸至七丸、十丸。

《梅师方》治金疮，止血；捣旋复花苗敷疮上。

《衍义》曰：旋复花，叶如大菊，又如艾蒿。八、九月有花大如梧桐子，花淡黄绿，繁茂，圆而覆下，亦一异也。其香过于菊，行痰水，去头目风。其味甘苦辛，亦走散之药也。其旋花四月、五月有花，别一种，非此花也。第七卷已具之。

现注：

①眵：原有音嗤二字注音；瞒：下原有音蔑二字注音。

②覆：旋覆根，下面旋复根又用复字，覆、复二字混用，原文如此。

③蕧：(fù 复)，即旋复花。

④旋：下原有平声二字注声部。

⑤蕌：下原有音福二字注音。旋：下原有徐愿反二字注音。

⑥獠：原刻为獠字。獠是打猎之人，獠奴用效，意为打猎有伤用之有效。

按：旋复花为菊科旋复花的头状花序。综合条文所述旋复花功能散结消满，定惊除水，下气消痰，祛风湿痹，通血脉，消胸胁痰水。临床用旋复花治胸膈逆气，打呃噎塞，老痰不出等，其除水，通血脉尚不被重视。临床入降气药。

释名：金钱花(《纲目》)、滴滴金(《纲目》)、夏菊(《纲目》) 时珍曰：诸名皆因花状而命也。《尔雅》云：盗庚也。盖庚者，金也，谓其夏开黄花，盗窃金气也。《酉阳杂俎》云：金钱花，一名毗尸沙，自梁武帝时始进入中国。时珍曰：花状如金钱菊。水泽边生者，花小瓣单；人家栽者，花大蕊簇，盖壤瘠使然。其根细白。俗传露水滴下即生，故易繁，盖亦不然。

消坚软痞，治噫气（好古）成无己曰：硬则气坚，旋复之咸，以软痞坚也。震亨曰：寇宗言其行痰水去头目风，亦走散之药。病患涉虚者，不宜多服，冷利大肠，宜戒之。

时珍曰：旋复乃手太阴肺、手阳明大肠药也。所治诸病，其功只在行水、下气、通血脉尔。李卫公言：嗅其花能损目。唐慎微《本草》误以旋花根方收附此下，今改正之。

附方：新三。

半产漏下：虚寒相抟，其脉弦芤：旋复花汤：用旋复花三两，葱十四茎，新绛少许。水三升，煮一升，顿服。(《金匮要略》)

月蚀耳疮：旋复花烧研，羊脂和涂之。(《集简方》)

小儿眉癣：小儿眉毛眼睫，因癣退不生：用野油花（即旋复花）、赤箭（即天麻苗）、防风等分，为末。洗净，以油调涂之。(《总微论》)

叶：治疔疮肿毒（时珍）

藜 芦

味辛，苦，寒、微寒，有毒。主蛊毒咳逆，泄痢肠癖，头疡疥瘙恶疮，杀诸虫毒，去死肌。疗哕逆喉痹不通，鼻中息肉，马刀烂疮，不入汤。一名葱苒，一名葱菼[①]，一名山葱。生太山山谷。三月采根，阴干。黄连为之使，反细辛、芍药、五参，恶大黄。

陶隐居云：近道处处有，根下极似葱而多毛，用之只剔取根，微炙之。臣禹锡等谨按《蜀本》《图经》云：叶似郁金、秦艽、蘘荷等，根若龙胆，茎下多毛，夏生冬凋枯。今所在山谷皆有，八月采根，阴干。

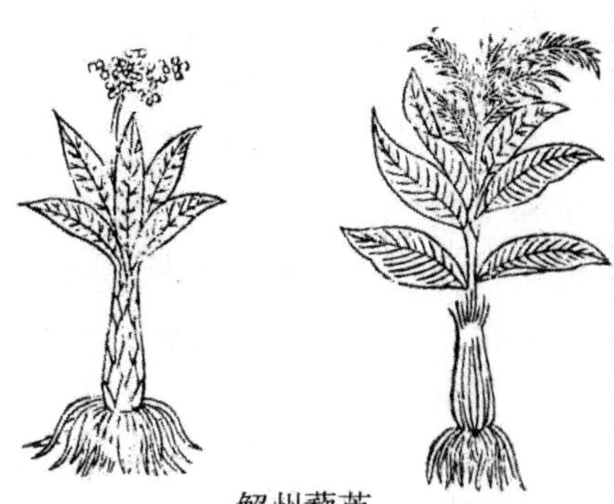
解州藜芦

《吴氏》云：藜芦，一名葱葵，一名豊[②]芦，一名蕙葵。神农、雷公辛，有毒。岐伯咸，有毒。季氏大毒，大寒。扁鹊苦，有毒。大叶根小相连。《范子》曰：藜芦，出河东，黄白者善。

《药性论》云：藜芦，使，有大毒，能主上气，去积年脓血，泄痢，治恶风疮疥癣，头秃，杀虫。《图经》曰：藜芦，生泰山山谷，今陕西山南东西州郡皆有之。三月生苗。叶青似初出棕心，又似车前，茎似葱白，青紫色，高五六寸，上有黑皮裹茎似棕皮，其花肉红色，根似马肠根，长四五寸许，黄白色。二月、三月采根，阴干。此有二种，一种水藜芦，茎叶大同，只是生在近水溪涧石上，根须百余茎，不中入药用。今用者名葱白藜芦，根须甚少，只是三二十茎，生高山者为佳。均州土俗亦呼为鹿葱。此药大吐，上膈风涎，闇[③]风痫病，小儿齁[④]，用钱匕一字则恶吐人。又用通项令人嚏。而古经本草云：疗呕逆，其效未详。今萱草亦谓之鹿葱，其类全别，主疗亦不同耳。

《雷公》云：凡采得，去头用糯米泔汁煮，从巳至未出，晒干用之。

《圣惠方》：治黑痣生于身面上，用藜芦灰五两，水一大碗，淋灰汁于铜器中盛，以重汤煮令如黑膏，以针微拨破痣处点之良，不过三遍，神验。《千金翼》：治牙疼，内藜芦末于牙孔中，勿咽汁，神效。

《经验后方》：治中风不语，喉中如拽锯声，口中涎沫，取藜芦一分，天南星一个，去浮皮，于脐子上陷一个坑子，内入陈醋二橡斗子，四面用火逼令黄色，同一处捣，再研极细，用生面为丸如赤豆大，每服三丸，温酒下。

《百一方》：治黄疸，取藜芦，着灰中炮之小变色捣为末。水服半钱匕，小吐，不过数服。

《斗门方》：治疥癣，用藜芦细捣为末，以生油涂敷之。

《简要济众》：治中风不省人事，牙关紧急者：藜芦一两，去芦头浓煎，防风汤浴过，焙干碎切，炒微褐色，捣为末。每服半钱，温水调下，以吐出风涎为效。如人行三里未吐，再服。

《衍义》曰：藜芦为末细调，治马疥痒。

现注：

①菼：下原有音毯二字注音。

②豊：（lǐ 里）。

③闇：（yǎn 奄），突然。又为暗的异体字。

④齁：（hē 喝），齁：（hōu 候阴），形容鼾声。

按：藜芦为百合科黑藜芦的根及根茎。综合条文所述藜芦可止咳逆，止泄痢，消恶疮，杀诸虫，止哕逆，通喉痹，去息肉。临床用藜芦当涌吐药，文中所言治之症大多不曾用过。临床入涌吐药。

释名：憨葱(《纲目》)。时珍曰：黑色曰黎，其芦有黑皮裹之，故名。时珍曰：畏葱白。服之吐不止，饮葱汤即止。时珍曰：哕逆用吐药，亦反胃用吐法去痰积之义。吐药不一：常山吐疟痰，瓜丁吐热痰，乌附尖吐湿痰，莱菔子吐气痰，藜芦则吐风痰者也。按：张子和《儒门事亲》云：一妇病风痫。自六七岁得惊风后，每一二年一作；至五七年，五七作；三十岁或甚至一日十余作。遂昏痴健忘，求死而已。值岁大饥，采百草食。于野中见草若葱状，采归蒸熟饱食。至五更，忽觉心中不安，吐涎如胶，连日不止，约一二斗，汗出如洗，甚昏困。三日后，遂轻健，病去食进，百脉皆和。以所食葱访人，乃憨葱苗也，即本草藜芦是矣。《图经》言能吐风病，此亦偶得吐法耳。我朝荆和王妃刘氏，年七十，病中风，不省人事，牙关紧闭。群医束手。先考太医吏目月池翁诊视，药不能入，自午至子。不获已，打去一齿，浓煎藜芦汤灌之。少顷，噫气一声，遂吐痰而苏，调理而安。药弗瞑眩，厥疾弗瘳，诚然。

附方：新十三。

诸风痰饮：藜芦十分，郁金一分，为末。每以一字，温浆水一盏和服，探吐。(《经验方》)

诸风头痛：和州藜芦一茎日干研末，入麝香少许。吹鼻。又方：通顶散：藜芦半两，黄连三分。搐鼻。(《圣惠》)

久疟痰多：不食，欲吐不吐：藜芦末半钱。温齑水调下，探吐。(《保命集》)

痰疟积疟：藜芦、皂荚（炙）各一两，巴豆二十五枚（熬黄）。研末，蜜丸小豆大。每空心服一丸，未发时一丸，临发时又服一丸。勿用饮食。《肘后》

胸中结聚：如骇骇不去者：巴豆半两（去皮心炒，捣如泥），藜芦（炙研）一两，蜜和捣丸麻子大。每吞一二丸。(《肘后》)

鼻中息肉：藜芦三分，雄黄一分。为末，蜜和点之。每日三上自消，勿点两畔。(《圣济方》)

白秃虫疮：藜芦末，猪脂调涂之。(《肘后方》)

头生虮虱：藜芦末掺之。(《直指》)

头风白屑：痒甚。藜芦末，沐头掺之，紧包二日夜，避风效。(《本事方》)

反花恶疮：恶肉反出如米：藜芦末，猪脂和敷，日三五上。(《圣济录》)

羊疽疮痒：藜芦二分，附子八分。为末敷之，虫自出也。(陶隐居方）误吞水蛭：藜芦炒，为末。水服一钱，必吐出。(《德生堂方》)

钩　吻

味辛，温，有大毒。主金疮乳痓，中恶风，咳逆上气，水肿，杀鬼疰蛊毒。破癥积，除脚膝痹痛，四肢拘挛，恶疮疥虫，杀鸟兽。一名野葛。折之青烟出者名固活，甚热，不入汤。生傅[①]高山谷，及会稽东野。半夏为之使，恶黄芩。

陶隐居云：五符中亦云钩吻是野葛，言其入口则钩人喉吻。或言吻作挽字，牵挽人肠而绝之。覈[②]事而言，乃是两物。野葛是根，状如牡丹，所生处亦有毒，飞鸟不得集之，今人用合膏服之无嫌。钩吻别是一草，叶似黄精而茎紫，当心抽花黄色，初生既极类黄精，故以为杀生之对也。或云钩吻是毛茛，此本及后说，参错不同，未详云何。又有一物名阴命，赤色著木悬其子，生山海中，最有大毒，入口能立杀人。《唐本》注云：野葛生桂州以南，村墟闾巷间皆有。彼人通名钩吻，亦谓苗名钩吻，根名野葛，蔓生。人或误食其叶者，皆致死，而羊食其苗大肥。物有相伏如此，若巴豆，鼠食则肥也。陶云飞鸟不得集之，妄矣。其野葛以时新采者，皮白骨黄，宿根似地骨，嫩根如汉防己，皮节断者良，正与白花藤根相类，不深别者颇亦惑之。其新取者，折之无尘气，经年以后则有尘起。根骨似枸杞，有细孔者，人折之则尘气从孔中出，今折枸杞根亦然。《经》言折之青烟起者名固活，为良。此亦不达之言也。凡黄精直生如龙胆，泽漆，两叶或四五叶相对，钩吻蔓生，叶如柿叶。《博物志》云：钩吻叶似凫葵，并非黄精之类。毛茛是有毒石龙芮，何干钩吻。

臣禹锡等谨按《蜀本》秦钩吻主喉痹，咽中塞，声变咳逆气，温中。一名除辛，生寒石山，二月、八月采。谨按：钩吻一名野葛者，亦如徐长卿、赤箭、鬼箭等并一名鬼督邮，鬼督邮自是一物。今钩吻一名野葛，则野葛自有一种明矣。且药有名同而体异者极多，非独此也。据陶注云：钩吻叶似黄精而茎紫，当心抽花黄色者是。苏云：野葛出桂州，叶似柿叶，人食之即死者，当别是一物尔。又云：苗名钩吻，根名野葛，亦非通论。按今市人皆以叶似黄精者为钩吻。按《雷公炮炙方》云：黄精勿令误用钩吻，钩吻叶似黄精而头尖处有两毛若钩是也。

《吴氏》云：秦钩吻，一名毒根，神农辛，雷公有毒，杀人。生南越山或益州，叶如葛，赤茎，大如箭，根黄，正月采。

《葛洪方》云：钩吻与食芹相似，而生处无他草，其茎有毛，误食之杀人。

《岭表录异》云：野葛，毒草也。俗呼为胡蔓草，误食之则用羊血解之。

陈藏器云：人食其叶，饮冷水即死，冷水发其毒也。彼人以野葛饲人，勿与冷水至肥大，以冷水饮之至死，悬尸于树，汁滴地生菌子，收之名菌药，烈于野葛。胡蔓叶细长光润。

《雷公》云：凡使，勿用地精，苗茎与钩吻同。其钩吻治人身上恶毒甚[③]效。其地精煞人，采得后细剉捣了，研绞取自然汁，入膏中用，勿误饵之。《黄帝问天老》曰：天地所生，岂有食之死者乎？天老曰：太阴之精名曰钩吻，不可食之，入口则死。

《博物志》云：钩吻毒，桂心葱叶涕解之。

现注：

①傅：下原有音附二字注音。

②覈：下原有胡革切三字注音，原刻为覈。覈即为今核字。

③甚：原刻甚字不清，似朞字，朞（qī 期）与文意不合，疑为甚没刻好。

按：钩吻为马钱科，葫蔓藤的全草。综合条文所述钩吻功能消乳肿，止咳逆，袪恶风，消水肿，破癥积，除痹病，止拘挛，消恶疮。杀鸟兽。因有毒，一般药房无此药。

释名：断肠草(《纲目》)、黄藤。时珍曰：此草虽名野葛，非葛根之野者也。或作冶葛。王充《论衡》云：冶，地名也，在东南。其说甚通。广人谓之胡蔓草，亦曰断肠草。入人畜腹内，即粘肠上，半日则黑烂，又名烂肠草。滇人谓之火把花，因其花红而性热如火也。岳州谓之黄藤。时珍曰：嵇含《南方草木状》云：野葛蔓生，叶如罗勒，光而浓，一名胡蔓草。人以杂生蔬中毒人，半日辄死。段成式《酉阳杂俎》云：胡蔓草生邕州、容州之间。丛生。花扁如栀子而稍大，不成朵，色黄白。其叶稍黑。又按《岭南卫生方》云：胡蔓草叶如茶，其花黄而小。一叶入口，百窍溃血，人无复生也。时珍又访之南人云：钩吻即胡蔓草，今人谓之断肠草是也。蔓生，叶圆而光。春夏嫩苗毒甚，秋冬枯老稍缓。五、六月开花似榉柳花，数十朵作穗。生岭南者花黄；生滇南者花红，呼为火把花。此数说皆与吴普、苏恭说相合。陶弘景等别生分辨，并正于下。时珍曰：《神农本草》钩吻，一名野葛，一句已明。《草木状》又名胡蔓草，显是藤生。

吴普、苏恭所说说。诸家遂无定见，不辨其蔓生、小草，相去远也。然陶、雷所说亦是一种有毒小草，但不得指为钩吻尔。昔天姥对黄帝言：黄精益寿，钩吻杀人。乃是以二草善恶匹配而言。陶氏不审，疑是相似，遂有此说也。余见黄精下。时珍曰：其性大热。本草毒药止云有大毒，此独变文曰大有毒，可见其毒之异常也。时珍曰：按李石《续博物志》云：胡蔓草出二广。广人负债急，每食此草而死，以诬人。以急水吞即死急，慢水吞死稍缓。或取毒蛇杀之，覆以此草，浇水生菌，为毒药害人。葛洪《肘后方》云：凡中野葛毒口不可开者。取大竹筒洞节，以头拄其两胁及脐中。灌冷水入筒中，数易水。须臾口开，乃可下药解之。惟多饮甘草汁、人屎汁；白鸭或白鹅断头沥血，入口中；或羊血灌之。《岭南卫生方》云：即时取鸡卵抱未成雏者，研烂和麻油灌之。吐出毒物乃生，稍迟即死也。

射[①]干

味苦，平，微温，有毒。主咳逆上气，喉痹咽痛，不得消息，散结气，腹中邪逆，食饮大热。疗老血在心脾间，咳唾，言语气臭，散胸中热气。久服令人虚。一名乌扇，一名乌蒲，一名乌翣，一名乌吹，一名草姜。生南阳川谷、田野。三月三日采根，阴干。

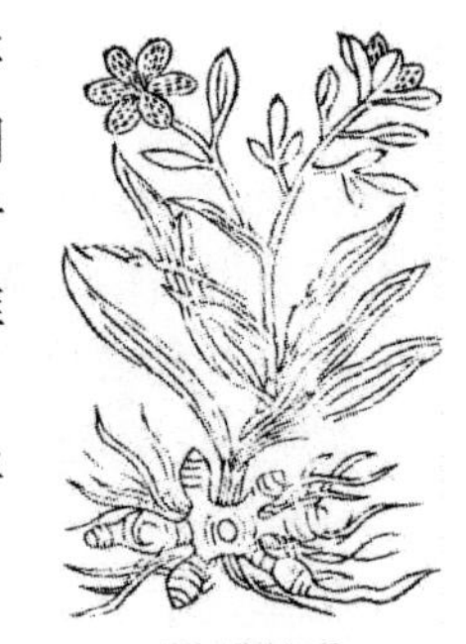
滁州射干

陶隐居云：此即是乌翣根，亭台多种之，黄色，亦疗毒肿。方多作夜干字，今射亦作夜音。人言其叶是鸢尾，而复又有鸢头，此盖相似尔，恐非乌翣者即其叶名矣。又别有射干，相似而花白，茎长似射人之执竿者。故阮公诗云：射干临层城。此不入药用，根亦无块，惟有其质。

《唐本》注云：射干，此说者是。其鸢尾叶都似射干，而花紫碧色，不抽高茎，根似高良姜而肉白，根即鸢头。陶说由跋，都论此尔。

臣禹锡等谨按《蜀本》云：射干，微寒。《图经》云：高二三尺，花黄实黑，根多须，皮黄黑，肉黄赤。今所在皆有，二月、八月采根，去皮日干用之。

陈藏器云：射干、鸢尾，按此二物相似，人多不分。射干总有三物；佛经云：夜干貂獄[②]，此是恶兽，似青黄狗，食人。郭云能缘木。又阮公诗云：夜干临层城。此即是树，今之射干殊高大者。《本草》射干即人间所种为花卉，亦名凤翼，叶如鸟翅，秋生红花赤点。鸢尾亦人间多种，苗低下于射干，如鸢尾，春夏生紫碧花者是也。又注云：据此犹错，夜干花黄，根亦黄色。《药性论》云：射干，使，有小毒。能治喉痹水浆不入，能通女人月闭，治疰气，消瘀血。

《日华子》云：消痰，破癥结，胸膈满，腹胀气喘，痃癖。开胃下食，消肿毒，镇肝明目。根润，亦有形似高良姜大小，赤黄色，淡硬，五、六、七、八月采。

《图经》曰：射[③]干，生南阳山谷田野，今在处有之，人家庭砌间亦多种植。春生苗高二三尺。叶似蛮姜而狭长，横张疏如翅羽状，故一名乌翣，谓其叶耳。叶中抽茎似萱草而强硬，六月开花黄红色，瓣上有细纹，秋结实作房，中子黑，根多须，皮黄黑，肉黄赤，三月三日采根，阴干。陶隐居云：疗毒肿方多作夜干。今射亦作夜音。又云：别有射干相似，而花白茎长，似射人之执竿者。故阮公诗云：射干临层城是也。此不入药用。苏恭射干，此说是鸢尾，叶都似射干而花紫碧色，不抽高茎，根似高良姜面肉白，根即鸢头也。又按《荀子》云：西方有木焉，名曰射干，茎长四寸，生于高山之上而临百仞之渊，其茎非能长也，所立者然也。杨倞[④]注云：当是草，而云木，误也。今观射干之形，其茎梗疏长，正如长竿状，得名由此耳。而陶以夜音为疑，且古字音呼固多相通，若汉官仆射，主射，而亦音夜，非有别义也。又射干多生山崖之间，其茎虽细小，亦类木梗，故荀子名木，而苏谓陶说为鸢尾，鸢尾花亦不白，其白者自是射干之类，非鸢尾也。鸢尾布地而生，叶扁阔于射干。苏云花紫碧色，根如高良姜者是也。《本经》云：生九嶷山谷。今在处有，大类蛮姜也。五月采，一云九月、十月采根，日干。《雷公》云：凡使，先以米泔水浸一宿，漉出，然后用堇竹叶煮，从午至亥，漉出，日干用之。

《外台秘要》：治喉痹，射干一片，含嚥汁差。

《肘后方》：治小儿疝，发时肿痛如刺，用生射干汁取下，亦可丸服之。

《衍义》曰：射干，此乃荀子所说西方之木名曰射干者也。注复引《本草》曰：不合以射干为木，殊不知五行只以水火木金土而言之，故儒者以草、木皆木也；金铅皆金也；粪土皆土也；灰火皆火也；水池皆水也。由是言之，即非《佛经》所说火宅喻之兽及阮公所云临层城者之木。况《本经》亦曰：一名草姜，故知是草无疑。今治肺气喉痹为佳。《日华子》曰：大小似高良姜，赤黄色。此得之。

现注：

①射：下原有音夜二字注音。

②𤞞：诸字典均无此字。疑为獍之误（jìng 竟）。獍为传说中之恶兽，也叫破镜。与原文“此是恶兽”意合。

③射：下原有音夜二字注音。

④倞：（liàng 亮），求索意，或音劲，意同劲。

按：射干为鸢尾科射干的根茎。综合条文所述射干功能止咳下气，利咽喉，清喉痹，散结气，散心脾老血，除口中臭气，散胸中热气。临床用射干治咽喉肿痛，止咳。散老血等功能尚未发挥。临床入止咳利咽药。

释名：鬼扇（《土宿》）、扁竹（《纲目》）、仙人掌（《土宿》）、野萱花（《纲目》）。

时珍曰：其叶丛生，横铺一面，如乌翅及扇之状，故有乌扇、乌翣、凤翼、鬼扇、仙人掌诸名。俗呼扁竹，谓其叶扁生而根如竹也。根叶又如蛮姜，故曰草姜。翣音所甲切，扇也。

震亨曰：根为射干，叶为乌翣，紫花者是；红花者非。机曰：按诸注则射干非一种，有花白者，花黄者，花紫者，花红者。丹溪独取紫花者，必曾试有验也。时珍曰：射干即今扁竹也。今人所种，多是紫花者，呼为紫蝴蝶。其花三、四月开，六出，大如萱花。结房大如拇指，颇似泡桐子，一房四隔，一隔十余子。子大如胡椒而色紫，极硬，咬之不破。七月始枯。陶弘景谓射干、鸢尾是一种。苏恭、陈藏器谓紫碧花者是鸢尾，红花者是射干。韩保升谓黄花者是射干。苏颂谓花红黄者是射干，白花者亦其类。朱震亨谓紫花者是射干，红花者非。各执一说，何以凭依？谨按：张揖《广雅》云：鸢尾，射干也。《易通卦验》云：冬至射干生。《土宿真君本草》云：射干即扁竹，叶扁生，如侧手掌形，茎亦如之，青绿色。一种紫花，一种黄花，一种碧花。多生江南、湖广、川、浙平陆间。八月取汁，煮雄黄，伏雌黄，制丹砂，能拒火。据此则鸢尾、射干本是一类，但花色不同。正如牡丹、芍药、菊花之类，其色各异，皆是同属也。大抵入药功不相远。

元素曰：苦，阳中阴也。时珍曰：寒。多服泻人。去胃中痈疮（元素）。利积痰疝毒，消结核。（震亨）。降实火，利大肠，治疟母。（时珍）震亨曰：射干属金，有木与火，行太阴、厥阴之积痰，使结核自消甚捷。又治便毒，此足厥阴湿气，因疲劳而发。取射干三寸，与生姜同煎，食前服，利三两行，甚效。

时珍曰：射干能降火，故古方治喉痹咽痛为要药。孙真人《千金方》，治喉痹有乌膏。张仲景《金匮玉函方》，治咳而上气，喉中作水鸡声，有用乌扇烧过。皆取其降厥阴相火也。火降则血散肿消，而痰结自解，癥瘕自除矣。

附方：新八。

咽喉肿痛：射干花根、山豆根、阴干为末，吹之如神。(《袖珍方》)

伤寒咽闭：肿痛。用生射干、猪脂各四两，合煎令微焦，去滓，每噙枣许取瘥。（庞安常《伤寒论》)

二便不通：诸药不效。紫花扁竹根，生水边者佳，研汁一盏服，即通。(《普济》)

水蛊腹大：动摇水声，皮肤黑：用鬼扇根捣汁，服一杯，水即下。(《肘后方》)

乳痈初肿：扁竹根如僵蚕者，同萱草根为末，蜜调敷之，神效。(《永类方》)

中射工毒：生疮者。乌翣、升麻各二两，水三升，煎二升，温服。以滓敷疮上。（姚僧坦《集验方》)

蛇　全[①]

味苦，微寒，无毒。主惊痫，寒热邪气，除热，金疮疽痔，鼠瘘恶疮头疡。疗心腹邪气，腹痛，湿痹。养胎，利小儿。一名蛇衔。生益州山谷，八月采，阴干。

陶隐居云：即是蛇衔，蛇衔有两种，并生石上，当用细叶黄花者。处处有之，亦生黄土地，不必皆生石上也。

《唐本》注云：全字乃是含字，陶见误，本宜改为含。含、衔义同，见古《本草》也。

今按陈藏器本草云：蛇衔主蛇咬，种之亦令无蛇。今以草内蛇口中纵伤人，亦不能有毒矣。

臣禹锡等谨按《蜀本图经》云：生石上及下湿地，花黄白，人家亦种之，五月采苗生用。

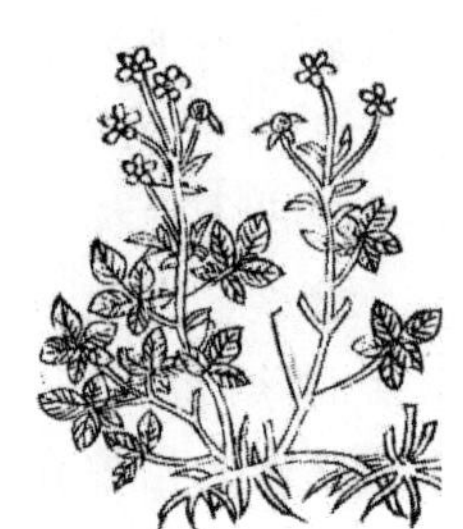
興州蛇全

《药性论》云：蛇衔，臣，有毒。能治丹疹，治小儿寒热。

《日华子》云：蛇含，能治蛇、虫、蜂、虺所伤，及眼赤，止血。熁风疹，痈肿，茎叶俱用。又名威蛇。

《图经》曰：蛇含，生益州山谷，今近处亦有之，生土石上，或下湿地，蜀中人家亦种之。一茎五叶或七叶，此有两种，当用细叶黄色花者为佳。八月采根，阴干。《古今录验方》：治赤疹用蛇衔草，捣令极烂，敷之差。赤疹者，由冷湿搏于肌中，甚即为热，乃成赤疹，得天热则剧，冷则减是也。古今诸丹毒疮肿方通用之。又下有女青条云：蛇衔根也，生朱崖。陶隐居、苏恭皆以为若是蛇衔根，不应独生朱崖，或云是雀瓢即萝摩之别名，或云二物同名，以相类故也。医家鲜用，亦稀识别，故但附著于此。

《雷公》云：凡使，勿用有蘖尖叶者，号竟命草，其叶别空只酸涩，不入用。若误服之，吐血不止，速服知时子解之。采得后去根茎，只取叶，细切晒干，勿令犯火。

《肘后方》：治金疮。亦捣敷之佳。

又方：治蜈蚣螫人，蛇含草挼敷之。

《斗门方》：治产后泻痢。用小龙牙根一握，浓煎服之甚效。蛇含是也。

《抱朴子》云：蛇含膏，连已断之指。

《晋·异苑》云：有田父见一蛇被伤，又见蛇衔一草着其疮上，经日伤蛇乃去。田父因取其草以治疮皆验，遂名曰蛇衔草。

现注：

①全：下原有“合是含字”四字注释。

按：蛇含为蔷薇科蛇含的全草。原《本经》蛇全下有合是含字四字注释，故蛇全应是蛇含。综合条文所述蛇含功能定惊退热，消恶疮，祛湿痹。止腹痛，养胎。

释名：蛇衔小龙牙。其叶似龙牙而小，背紫色，故俗名小龙牙，又名紫背龙牙。苏颂《图经》重出紫背龙牙，今并为一。时珍曰：此二种：细叶者名蛇衔；大叶者名龙衔。龙衔亦入疮膏用。时珍曰：按：葛洪《抱朴子》云：蛇衔膏连已断之指。今考葛洪《肘后方》载蛇衔膏云：治痈肿瘀血，产后积血，耳目诸病，牛领马鞍疮。用蛇衔、大黄、附子、芍药、大戟、细辛、独活、黄芩、当归、莽草、蜀椒各一两，薤白十四枚。上为末，以苦酒淹一宿，以猪膏二斤，七星火上煎沸，成膏收之。每温酒服一弹丸，日再服。病在外，摩之敷之；在耳，绵裹塞之；在目，点之。若入龙衔藤一两，则名龙衔膏也。所谓连断指者，不知即此膏否。

附方：新一。

身面恶癣：紫背草，入生矾研。敷二三次断根。(《直指方》)

常　山

味苦、辛，寒、微寒，有毒。主伤寒寒热，热发。温疟鬼毒，胸中痰结，吐逆。疗鬼蛊往来，水胀，洒洒恶寒，鼠瘘。一名互草。生益州川谷及汉中。八月采根，阴干。畏玉札。

陶隐居云：出宜都、建平。细实黄者呼为鸡骨常山，用最胜。

《唐本》注云：常山，叶似茗，狭长茎圆，两叶相当，三月生白花，青萼，五月结实青圆，三子为房，生山谷间，高者不过三四尺。

臣禹锡等谨按《蜀本图经》云：树高三四尺，根似荆根，黄色而破。今出金州、房州、梁州，五月、六月采叶，名蜀漆也。

《药性论》云：常山，忌葱，味苦有小毒。治诸疟吐痰涎，去寒热。用小麦、竹叶三味合煮。小儿甚良。主疟、洒洒寒热，不可进多，令人大吐，治项下瘤瘿。

萧炳云：得甘草吐疟。

《日华子》云：忌菘菜。

《图经》：文具蜀漆条下。

《雷公》云：凡使，春使根叶夏秋冬一时用，使酒浸一宿，至明漉出，日干，熬捣。少用，勿令老人久病服之，切忌也。

《外台秘要》：治疟：常山三两，以浆水三升，浸经一宿，煎取一升，欲发前顿服，然后微吐。

《肘后方》：治疟病：常山三两，捣末，以鸡子白和丸如桐子大，空腹三十丸。

《衍义》曰：常山，蜀漆根也，亦治疟，吐痰。如鸡骨者佳。

按：常山，为虎耳草科黄常山的根。综合条文所述常山功能驱伤寒，退寒热，清热截疟，消胸中痰结，消水胀鼠瘘。临床用常山治疟疾寒热，也可用于心律不齐，前列腺炎。临床入涌吐药中。

时珍曰：恒亦常也。恒山乃北岳名，在今定州。常山乃郡名，亦今真定。岂此药始产于此得名欤？蜀漆乃常山苗，功用相同，今并为一。

震亨曰：常山性暴悍，善驱逐，能伤真气。病患稍近虚怯，不可用也。《外台》乃用三两作一服，殊昧雷公老人久病切忌时珍曰：常山、蜀漆有劫痰截疟之功，须在发散表邪及提出阳分之后。用之得宜，神效立见；用失其法，真气必伤。夫疟有六经疟、五脏疟、痰湿食积瘴疫鬼邪诸疟，须分阴阳虚实，不可一概论也。常山、蜀漆生用则上行必吐；酒蒸炒熟用则气稍缓，少用亦不致吐也。得甘草则吐；得大黄则利；得乌梅、鲮鲤甲则入肝；得小麦、竹叶，则入心；得秫米、麻黄，则入肺；得龙骨、附子，则入肾；得草果、槟榔，则入脾。盖无痰不作疟，二物之功，亦在驱逐痰水而已。杨士瀛《直指方》云：常山治疟，人皆薄之。疟家多蓄痰涎黄水，或停潴心下，或结胁间，乃生寒热。法当吐痰逐水，常山岂容不用？水在上焦，则常山能吐之；水在胁下，则常山能破其而下其水。但须行血药品佐助之，必收十全之功。其有纯热发疟或蕴热内实之证，投以常山，大便点滴而下，似泄不泄者。须用北大黄为佐，泄利数行，然后获愈也。又待制李焘云：岭南瘴气寒热所感，邪气多在营卫皮肉之间。欲去皮肤毛孔中瘴气根本，非常山不可。但性吐人，惟以七宝散冷服之，即不吐，且验也。

附方：新二十五。

截疟诸酒：肘后方：用常山一两，酒一升，渍二三日，分作三服：平旦一服，少顷再服，临发又服。或加甘草，酒煮服之。《宋侠经心录》：醇醨汤，治间日疟。支太医云：乃桂广州方也，甚验。恒山一钱二分，大黄二钱半，炙甘草一钱二分。水一盏半，煎减半，曰醇，发日五更温服；再以水一盏，煎减半，曰醨，未发时温服。虞抟《医学正传》治久疟不止。常山一钱半，槟榔一钱，丁香五分，乌梅一个，酒一盏，浸一宿，五更饮之。一服便止，永不再发，如神。截疟诸丸：千金方：恒山丸：治数年不搓者，两剂瘥，一月以来者，一剂瘥。恒山三两，研末，鸡子白和丸梧子大，瓦器煮熟，杀腥气，则取晒干收之。每服二十丸，竹叶汤下，五更一服，天明一服，发前一服，或吐或否即止。《肘后》丹砂丸：恒山（捣末）三两，真丹一两研，白蜜和杵百下，丸梧子大。先发服三丸，少顷再服三丸，临时服三丸，酒下，无两，乌梅（连核瓦焙）一两，为末，糯米粉糊丸梧子大。每服三五十丸，凉酒下，隔一夜一服，平旦一服。午后方食。葛洪《肘后方》：用恒山三两，知母一两，甘草半两，捣末，蜜丸梧子大。先发时服十丸，次服七丸，后服五六丸，以瘥为度。《和剂局方》瞻仰丸：治一切疟。常山四两（炒存性），草果二两（炒存性）。为末，薄糊丸梧子大。每卧时冷酒服五十丸，五更再服。忌鹅羊热物。又胜金丸：治一切疟，胸膈停痰，发不愈者。常山八两（酒浸蒸焙），槟榔二两（生）。研末，糊丸梧子大。如上法服。《集简方》二圣丸：治诸疟，不拘远近大小。鸡骨恒山、鸡心槟榔各一两（生研），鲮鲤甲（煨焦）一两半。为末，糯粉糊丸绿豆大，黄丹为衣。每服三五十丸，如上法服。厥阴肝疟：寒多热少，喘息如死状，或少腹满，小便如脓，不问久近，不吐不泄，如神：恒山一两，醋浸一夜，瓦器煮干。每用二钱，水一盏，煎半盏，五更冷服。（赵真人《济急方》）

太阴肺疟：痰聚胸中，病至令人心寒，寒甚乃热，热间善惊，如有所见：恒山三钱，甘草半钱，秫米三十五粒，水二钟，煎一钟，发日早分三次服。（《千金方》）

少阴肾疟：凄凄然寒，手足寒，腰脊痛，大便难，目然。恒山二钱半，豉半两，乌梅一钱，竹叶一钱半，葱白三根，水一升半，煎一升，发前分三服。（《千金方》）

牝疟独寒：不热者。蜀漆散：用蜀漆、云母（三日夜）、龙骨各二钱。为末。每服半钱，临发日旦一服，发前一服，酢浆水调下。温疟，又加蜀漆一钱。（张仲景《金匮要略》）

牡疟独热：不冷者。蜀漆一钱半，甘草一钱，麻黄二钱，牡蛎粉二钱。水二钟，先煎麻黄、蜀漆，去沫，入药再煎至一钟，未发前温服，得吐则止。（王焘《外台秘要》）

三十年疟：《肘后方》：治三十年老疟及积年久疟：常山、黄连各一两。酒三升，渍一宿，以瓦釜煮取一升半。发日早服五合，发时再服。热当吐，冷当利，无不瘥者。张文仲《备急方》：用恒山一两半，龙骨五钱，附子（炮）二钱半，大黄一两。为末，鸡子黄和丸梧子大。未发时五丸，将发时五丸，白汤下。支太医云：此方神验，无不断者。瘴疟寒热：《刘长春经验方》：常山一寸，草果一枚，热酒一碗，浸一夜，五更望东服之，盖卧，酒醒即愈。《谈野翁试验方》：用常山、槟榔、甘草各二钱，黑豆一百粒，水煎服之。乃彭司寇所传。葛稚川《肘后方》：用常山、黄连、香豉各一两，附子（炮）七钱，捣末，蜜丸梧子大。空腹饮服四丸，欲发时三丸。至午后乃食。妊娠疟疾：酒蒸常山、石膏（煅）各一钱，乌梅（炒）五分，甘草四分。水一盏，酒一盏，浸一夜，平旦温服。（姚僧坦《集验方》）

百日儿疟：水鉴仙人歌曰：疟是邪风寒热攻，直须术治免成空。常山刻作人形状，钉在孩儿生气宫。如金生人，金生在巳，即钉巳上；木生人，钉亥上；火生人，钉寅上；水土生人，钉申上也。小儿惊忤：暴惊卒死中恶。用蜀漆炒二钱，左顾牡蛎一钱二分，浆水煎服，当吐痰而愈。名千金汤。（阮氏）

胸中痰饮：恒山、甘草各一两，水五升，煮取一升，去滓，入蜜二合。温服七合，取吐。不吐更服。（《千金方》）

蜀　漆

味辛，平，微温，有毒。主疟，及咳逆寒热，腹中癥坚痞结积聚，邪气蛊毒鬼疰。疗胸中邪，结气，吐出之。生江林山川谷及蜀汉中。常山苗也。五月采叶，阴干。栝楼为之使，恶贯众。

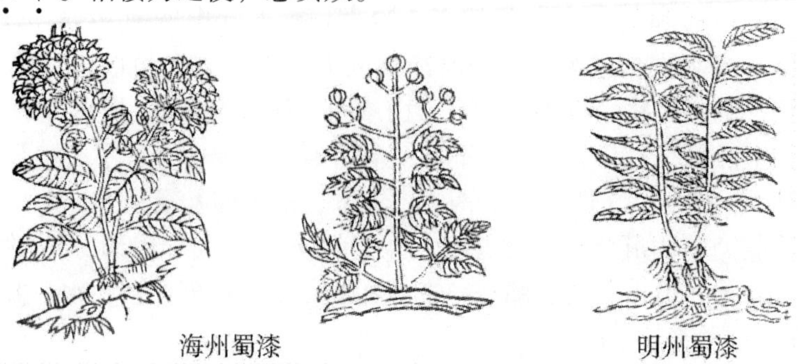
海州蜀漆　　明州蜀漆

陶隐居云：是常山苗，而所出又异者，江林山即益州江阳山名，故是同处尔。彼人采，仍萦结作丸，得时燥者佳。《唐本》注云：此草日微萎则把束曝使燥，色青白堪用。若阴干便黑烂郁坏矣。陶云作丸，此乃梌[①]饼，非蜀漆也。

臣禹锡等谨按《蜀本图经》云：五月采，日干之。《药性论》云：蜀漆，使。畏橐吾，味苦，有小毒。常山苗也。能主治瘴鬼疟多时不差，去寒热疟，治温疟寒热。不可多进，令人吐逆。主坚癥，下肥气积聚。

萧炳云：桔梗为使。

《日华子》云：蜀漆，治癥瘕。又名鸡尿草、鸭尿草。李含光云：常山茎也。八月、九月采。

《图经》曰：蜀漆，生江林山川谷，及蜀汉。常山苗也。常山生益州山谷及汉中，蜀漆根也。江林山即益州江阳山，名是同处耳。今京西淮、浙、湖南州郡亦有之。叶似茗而狭长，两两相当，茎圆有节。三月生红花萼，五月结实青圆，三子为房，苗高者不过三四尺，根似荆黄色。而海州出者叶似楸叶，八尺，有花红白色，子碧色，似山楝子而小，五月采叶，八月采根，阴干。此二味为治疟之最要。张仲景蜀漆散用蜀漆、云母、龙骨等分，杵末，患者至发前以浆水和半钱服之，温疟加蜀漆半分，临发时服一钱匕。今天台山出一种草，名土常山，苗、叶极甘，人用为饮香，其味如蜜，又名蜜香草，性亦凉，饮之益人，非此常山也。

《雷公》云：凡采得后和根苗，临用时即去根，取茎并叶同拌甘草四两细剉，用拌水令湿，同蒸。临时去甘草，取蜀漆五两，细剉，又拌甘草水匀，又蒸了任用，勿食木笋。

《衍义》曰：蜀漆，常山苗也。治疟多吐人，其他亦未见所长。此草也，虑岁久人或别有异论，故预云。余如《经》。

现注：

①梌（tú 涂），楸树。

按：蜀漆为虎耳草科黄常山的嫩枝叶。综合条文所述蜀漆可截疟止咳，消癥除痞消积。临床用同常山。

元素曰：辛，纯阳。破血，洗去腥，与苦酸同用，导胆邪（元素）

甘 遂

味苦、甘，寒、大寒，有毒。主大腹疝瘕，腹满，面目浮肿，留饮[①]宿食，破癥坚积聚，利水谷道。下五水，散膀胱留热，皮中痞热，气肿满。一名甘藁，一名陵藁，一名凌泽，一名重泽，一名主田。生中山川谷。二月采根，阴干。瓜蒂为之使，恶远志，反甘草。

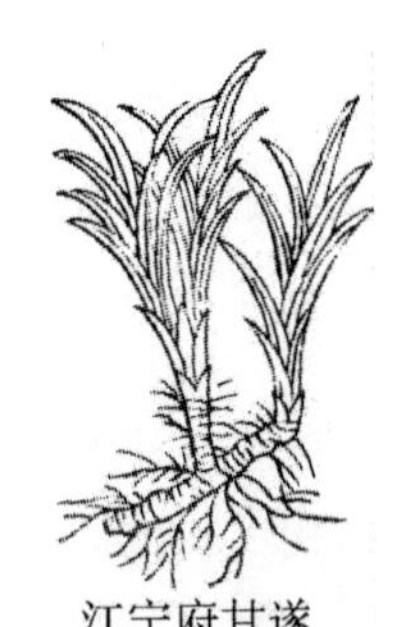
江宁府甘遂

陶隐居云：中山在代郡，先第一本出太山。江东比来用京口者，大不相似，赤皮者胜，白皮者都下。亦有名草甘遂，殊恶，盖谓赝[②]伪之草，非言草石之草也。

《唐本》注云：所谓草甘遂者，乃蚤休也。疗体全别。真甘遂苗似泽漆，草甘遂苗一茎，茎六七叶，如蓖麻、鬼臼叶。生食一升亦不能利，大疗痈疽蛇毒。且真甘遂皆以皮赤肉白作连珠实重者良。亦无皮白者，皮白乃是蚤休，俗名重台也。

臣禹锡等谨按《药性论》云：京甘遂，味苦，能泻十二肿[③]水疾，能治心腹坚满，下水去痰水，主皮肌浮肿。

《日华子》云：京西者上，汴、沧、吴者次。形似和皮甘草，节节切之。

《图经》曰：甘遂生中山川谷，今陕西、江东亦有之，或云京西出者最佳，汴、沧、吴者为次。苗似泽漆，茎短小而叶有汁，根皮赤，肉白，作连珠，又似和皮甘草。二月采根，节切之，阴干。以实重者为胜。又有一种草甘遂，苗一茎，茎端六七叶如蓖麻、鬼臼叶，用之殊恶，生食一升亦不能下。《唐注》云：草甘遂即蚤休也。蚤休自有条，古方亦单用下水。《小品》：疗妊娠小腹满，大小便不利，气急，已服猪苓散不差者，以甘遂散下之，方：泰山赤皮甘遂二两，捣筛，以白蜜二两和丸如大豆粒。多觉心下烦，得微下者，日一服之，下后还将猪苓散，不得下，日再服，渐加可至半钱匕，以微下为度，中间将散也。猪苓散见猪苓条中。

《雷公》云：凡采得后，去茎，于槐砧上细剉，用生甘草汤、小荠苨自然汁二味搅浸三日，其水如墨汁，更漉出，用东流水淘六七次，令水清为度，漉出于土器中熬令脆用之。

《肘后方》：治卒肿满，身面皆洪大：甘遂一分，扮[④]之猪肾一枚，分为七脔[⑤]，入甘遂于中，以火炙之令熟，旦食至四五，当觉腹胁鸣，小便利。

《杨氏产乳》：治腹满，大小便不利，气急：甘遂二分为散分，五服，熟水下，如觉心下烦，得微利，日一服。

《衍义》曰：甘遂，今唯用连珠者，然《经》中不言此药专于行水攻决为用，入药须斟酌。

现注：

①饮：（yìn 印）下原有音瘾二字注音。

②赝：下原有音雁二字注音。

③肿：十二肿水疾。原文如此，意为十二种水肿疾。

④扮：原刻不太清，能辨为扮。

⑤脔：(luán 挛)，切成块状肉。

按：甘遂为大戟科甘遂的根。综合条文所述甘遂功能散疝瘕，消腹满，消浮肿，祛留饮，破癥坚积聚，利二便，下五水，通膀胱，清皮中痞热。临床用甘遂治大腹水肿，治各种腹水，皮肤结节等。入逐水药中。

时珍曰：诸名义多未详。时珍曰：今人多以面裹煨熟用，以去其毒。

泻肾经及隧道水湿，脚气，阴囊肿坠，痰迷癫痫，噎膈痞塞（时珍）。

元素曰：味苦气寒。苦性泄，寒胜热，直达水气所结之处，乃泄水之圣药。水结胸中，非此不能除，故仲景大陷胸汤用之。但有毒不可轻用。时珍曰：肾主水，凝则为痰饮，溢则为肿胀。甘遂能泄肾经湿气，治痰之本也。不可过服，但中病则止可也。张仲景治心下留饮，与甘草同用，取其相反而立功也。刘河间《保命集》云：凡水肿服药未全消者，以甘遂末涂腹，绕脐令满，内服甘草水，其肿便去。又王《百一选方》云：脚气上攻，结成肿核，及一切肿毒。用甘遂末，水调敷肿处，即浓煎甘草汁服，其肿即散。二物相反，而感应如此。清流韩咏病脚疾用此，一服病去七八，再服而愈也。

附方：新一十九。

水肿腹满：甘遂（炒）二钱二分，黑牵牛一两半，为末。水煎，时时呷之。(《普济方》)

膜外水气：甘遂末、大麦面各半两，水和作饼，烧熟食之，取利。(《圣济总录》)

肾水流注：腿膝挛急，四肢肿痛。甘遂二钱半，猪肾一枚，炙熟，木香四钱。每用二钱，煨熟，温酒嚼下。当利黄水，为验。(《御药院方》传)

正水胀急：大小便不利欲死：甘遂五钱（半生半炒），胭脂坏子十文，研匀。每以一钱，白面四两，水和作棋子大，水煮令浮，淡食之。大小便利后，用平胃散加熟附子，每以二钱煎服。(《普济方》)

小儿疳水：珠子甘遂（炒）、青橘皮等分。为末。三岁用一钱，以麦芽汤下，以利为度。忌酸咸三五日。名水宝散。(《总微论》)

水蛊喘胀：甘遂、大戟各一两，慢火炙研。每服一字，水半盏，煎三五沸服。不过十服。(《圣济录》)

水肿喘急：大小便不通。十枣丸：用甘遂、大戟、芫花等分。为末，以枣肉和丸梧子大。每服四十丸，侵晨热汤下，利去黄水为度。否则次午再服。(《三因方》)

妊娠肿满：气急少腹满，大小便不利，已服猪苓散不瘥者：用太山赤皮甘遂二两，捣筛，白蜜和丸梧子大。每服五十丸。得微下，仍服猪苓散不下再服之。猪苓散，见猪苓下(《短剧方》)

心下留饮：坚满脉伏，其人欲自利反快：甘遂半夏汤：用甘遂（大者）三枚，半夏十二个，以水一升，煮半升，去滓。入芍药五枚，甘草一节，水二升，煮半升，去滓。以蜜半升，同煎八合，顿服取利。(张仲景《金匮玉函》)

脚气肿痛：肾脏风气，攻注下部疮痒。甘遂半两，木鳖子仁四个，为末。猪腰子一个，去皮膜，切片，用药四钱掺在内，湿纸包煨熟，空心食之，米饮下。服后便伸两足。大便行后，吃白粥二三日为妙。(《本事方》)

二便不通：甘遂末，以生面糊调敷脐中及丹田内，仍艾三壮，饮甘草汤，以通为度。

又太山赤皮甘遂末一两，炼蜜和匀，分作四服，日一服取利。(《圣惠方》)

小便转脬：甘遂末一钱，猪苓汤调下，立通。(《笔峰杂兴方》)

疝气偏肿：甘遂、茴香等分。为末，酒服二钱。(《儒门事亲》)

妇人血结：妇人少腹满如敦状，小便微难而不渴，此为水与血俱结在血室：大黄二两，甘遂、阿胶各一两，水一升半，煮半升，顿服，其血当下。(张仲景方) 膈气哽噎：甘遂（面煨）五钱，南木香一钱，为末。壮者一钱，弱者五分，水酒调下。(《怪病奇方》)

痞证发热：盗汗，胸背疼痛。甘遂面包，浆水煮十沸，去面，以细糠火炒黄为末。大人三钱，小儿一钱，冷蜜水卧时服。忌油腻鱼肉。消渴引饮：甘遂（麸炒）半两，黄连一两，为末，蒸饼丸绿豆大。每薄荷汤下二丸。忌甘草。(《杨氏家藏方》)

癫痫心风：遂心丹：治风痰迷心，癫痫，及妇人心风血邪：用甘遂二钱，为末。以猪心取三管血和药，入猪心内缚定，纸裹煨熟，取末，入辰砂末一钱，分作四丸。每服一丸，将心煎汤调下。大便下恶物为效，不下再服。(《济生方》)

马脾风病：小儿风热喘促，闷乱不安，谓之马脾风：甘遂（面包煮）一钱半，辰砂（水飞）二钱半，轻粉一角，为末。每服一字，浆水少许，滴油一小点，抄药在上，沉下，去浆灌之。名无价散。(《全幼心鉴》)

麻木疼痛：万灵膏：用甘遂二两，蓖麻子仁四两，樟脑一两，捣作饼贴之。内饮甘草汤。(《摘玄方》)

耳卒聋闭：甘遂半寸，绵裹插入两耳内，口中嚼少甘草，耳卒自然通也。(《永类方》)

白蔹

味苦，甘，平、微寒，无毒。主痈肿疽疮，散结气，止痛除热，目中赤，小儿惊痫，温疟，女子阴中肿痛，下赤白，杀火毒。一名菟核，一名白草，一名白根，一名昆仑。生衡山山谷。二月、八月采根，暴干。代赭为之使，反乌头。

陶隐居云：近道处处有之。作藤生，根如白芷，破片以竹穿之，日干。生取根，捣敷痈肿亦效。

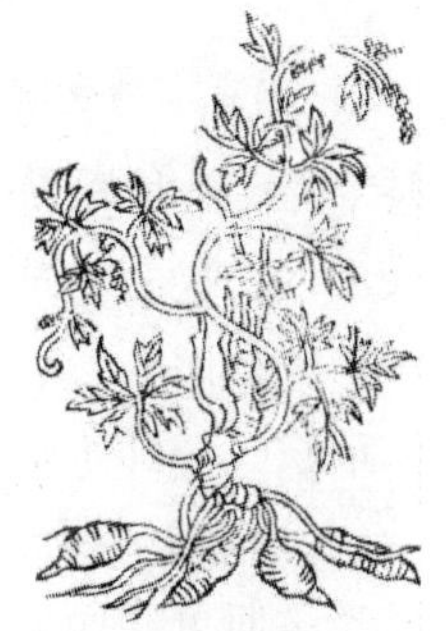

滁州白蔹

《唐本》注云：此根似天门冬，一株下有十许根，皮赤黑，肉白如芍药，殊不似白芷。

臣禹锡等谨按《蜀本》《图经》云：蔓生，枝端有五叶，今所在有之。

《药性论》云：白蔹，使，杀火毒，味苦平有毒。恶乌头。能主气壅肿。用赤小豆、䓘草为末，鸡子白调涂一切肿毒，治面上疱疮。子治温疟，主寒热，结壅热肿。

《日华子》云：止惊邪发背，瘰疬，肠风痔瘘，刀箭疮，扑损。温热疟疾，血痢，汤火疮，生肌止痛。

《图经》曰：白蔹，生衡山山谷，今江淮州郡及荆、襄、怀、孟、商、齐诸州皆有之。二月生苗，多在林中作蔓，赤茎，叶如小桑，五月开花，七月结实，根如鸡鸭卵，三五枚同窠，皮赤黑，肉白，二月、八月采根，破片曝干。今医治风，金疮及面药方多用之。濠州有一种赤蔹，功用与白蔹同，花实亦相类，但表里俱赤耳。《圣惠方》：治疔疮：以水调白蔹末，敷疮上。

《外台秘要》《备急》：治汤火灼烂：用白蔹末敷之。《肘后方》：治发背：白蔹末，敷并良。

《衍义》曰：白蔹、白及，古今服饵方少有用者，多见于敛疮方中，二物多相须而行。

按：白蔹为葡萄科白蔹的根。综合条文所述白蔹功能消痈肿散结气，止痛除热，清目赤，定惊痫，截疟，消阴肿，止痢。临床以治痈肿疮痈居多，临床入解毒药。

释名：猫儿卵(《纲目》)。时珍曰：兔核、猫儿卵，皆象形也。昆仑，言其皮黑也。解狼毒毒。(时珍)

附方：新十。

面鼻酒齄：白蔹、白石脂、杏仁各半两，为末，鸡子清调涂，旦洗。(《御药院方》)

面生粉刺：白蔹二分，杏仁半分，鸡屎白一分，为末。蜜和杂水拭面。(《肘后方》)

冻耳成疮：白蔹、黄柏等分。为末。生油调搽。(谈野翁方)

诸物哽咽：白蔹、白芷等分。为末。水服二钱。(《圣惠方》)

铁刺诸哽：及竹木哽在咽中：白蔹、半夏（泡）等分。为末。酒服半钱，日二服。(《圣惠方》)

胎孕不下：白蔹、生半夏等分。为末，滴水丸梧子大。每榆皮汤下五十丸。(《保命集》)

风痹筋急：肿痛，辗转易常处。白蔹二分，熟附子一分，为末。每酒服半刀圭，日二服。以身中热行为候，十日便觉。忌猪肉、冷水。(《千金方》)

诸疮不敛：白蔹、赤蔹、黄柏各三钱（炒研），轻粉一钱，为细末。先用葱白浆水洗净，敷之。(《瑞竹堂方》)

青葙子

味苦，微寒，无毒。主邪气，皮肤中热，风瘙身痒，杀三虫。恶疮疥虱痔，蚀下部䘌疮。子名草决明，疗唇口青，一名草蒿，一名萋蒿。生平谷道旁，三月采茎叶，阴干。五月、六月采子。

陶隐居云：处处有，似麦栅[1]花，其子甚细，后又有草蒿，《别本》亦作草藁。今即主疗殊相类，形名又相似极多，足为疑，而实两种也。

《唐本》注云：此草苗高尺许，叶细软，花紫白色，实作角子，黑而扁光，似苋实而大。生下湿地，四月、五月采，荆、襄人名为昆仑草，捣汁单服，大疗温疠甘匿䘌。

臣禹锡等谨按《蜀本》《图经》云：叶细软，长亦为蔓。今所在下湿地有。

《药性论》云：青葙子，一名草藁，味苦平，无毒。能治肝脏热毒冲

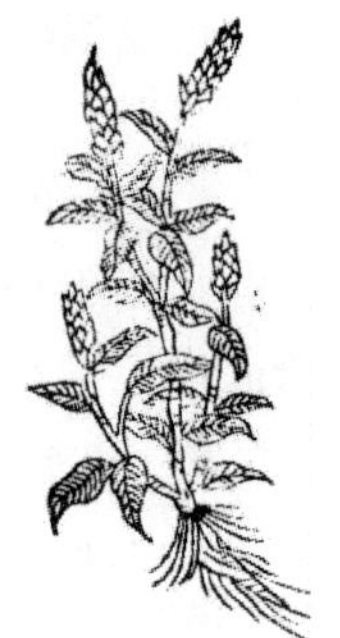
滁州青葙子

眼，赤障青盲翳肿，主恶疮疥瘙，治下部虫䘌疮。

萧炳云：今主理眼，有青葙子丸。又有一种花黄名陶珠术[2]，苗相似。

《日华子》云：治五脏邪气，益脑髓，明耳目，镇肝，坚筋骨，去风寒湿痹，苗止金疮血。

《图经》曰：青葙子，生平谷道旁，今江淮州郡近道亦有之。二月内生青苗，长三四尺，叶阔似柳，细软，茎似蒿，青红色，六月、七月内生花，上红下白，子黑光而扁，有似莨菪，根似蒿根而白，直下独茎生根。六月、八月采子，又有一种花黄名陶珠术，苗亦相似，恐不堪用之。

《雷公》云：凡用，勿使思蓂子，并鼠细[3]子。其二件真似青葙子，只是味不同，其思蓂子味咀煎之有涎。凡用先烧铁臼杵，单捣用之。

《广利方》治鼻衄出血不止：以青葙子汁三合，灌鼻中。

《三国志》云：魏略初平中，有青牛先生常服青葙子，年如五六十者人或识之，谓其已百岁有余尔。

《衍义》曰：青葙子，《经》中并不言治眼，《药性论》始言之能治肝脏热毒冲眼、赤障青盲。萧炳亦云理眼，《日华子》云：益脑髓、明耳目，镇肝。今人多用治眼殊不与《经》意相当。

现注：

①枏：(nán 南)。

②术：(shù)。音树。

③细：(chōu 抽)。原意为抽引或集辑，又同绸。

按：青葙子为苋科青葙子的种子。《本经》称子名草决明，但现在另有草决明，不应与此混称。综合条文所述青葙子功能祛风清热止痒消疮。至《药性论》提出治肝热冲眼，治赤障青盲翳肿。临床用青葙子治眼目诸疾，眼底病，头晕目眩等。临床入清肝明目药。

释名：野鸡冠(《纲目》)、鸡冠苋(《纲目》)。时珍曰：青葙名义未详。胡麻叶亦名青蘘，此草又多生于胡麻地中，与之同名，岂以其相似而然耶？青蒿，亦名草蒿，其功相似，而名亦相同，何哉？其子明目，与决明子同功，故有草决明之名。其花、叶似鸡冠，嫩苗似苋，故谓之鸡冠苋。郑樵《通志》言俗名牛尾蒿者，误矣。时珍曰：青葙生田野间，嫩苗似苋可食，长则高三四尺。苗、叶、花、实与鸡冠花一样无别。但鸡冠花穗或有大而扁或团者。此则梢间出花穗，尖长四五寸，状如兔尾，水红色，亦有黄白色者。子在穗中，与鸡冠子及苋子一样难辨。苏恭言其结角，误矣。萧炳言黄花者名陶朱术，与陈藏器所说不同。又有天灵草，亦此类也，并附于下。时珍曰：青葙子治眼，与决明子、苋实同功。《本经》虽不言治眼，而云一名草决明，主唇口青，则其明目之功可知矣。目者肝之窍，唇口青者足厥阴经之证，古方除热亦多用之，青葙子之为厥阴药，又可知矣。况用之治目，往往有验，尤可征。据《魏略》云：初平中有青牛先生，常服青葙子丸，年百余岁，如五六十者。

雚　菌[1]

味咸，甘平，微温有小毒。主心痛，温中去长虫，白疭[2]，蛲[3]虫，蛇螫毒，癥瘕诸虫，疽蜗去蛔虫，寸白恶疮。一名雚芦。生东海池泽，及渤海章武，八月采，阴干。得酒良，畏鸡子。陶隐居云：出北来，此亦无有，形状似菌，云鹳屎所化生，一名鹳菌。单末之，猪肉臛和食可以遣蛔虫。

《唐本》注云：雚菌，今出渤海芦苇泽中，碱卤地自然有此菌尔，亦非是鹳屎所化生也。其菌色白轻虚，表里相似，与众菌不同，疗蛔虫有效。臣禹锡等谨按《蜀本图经》云：今出沧州，秋雨以时即有，天旱及霖即稀，日干者良。

《药性论》云：雚菌，味苦，能除腹内冷痛，治白秃。

《食疗》云：菌子，发五脏风壅，经络动，痔病，昏多睡，背膊四肢无力。又菌子有数般，槐树上生者良。野田中者恐有毒，杀人，又多发冷气。

《外台秘要》：治蛔虫攻心如刺，吐清汁：雚芦一两，杵末，以羊肉臛和之，旦顿服佳。

《金匮玉函》云：菌仰卷及赤色不可食，木耳青色及仰生者不可食之。

现注：

①雚：下原有音桓二字注音；菌：下原有音郡二字注音。

②疝：下原有音蘚二字注音。

③蛲：下原有音饶二字注音。

按：雚菌，《食疗》云：槐树上生者良。《唐本》注色白轻虚。据此应是菌类。综合条文所述雚菌功能止心痛，温中杀虫，消瘕除癥，消癣及斑秃。又《尔雅》释雚为雀瓢，雀瓢则是萝藦，并非此雚菌。

时珍曰：雚当作萑，乃芦苇之属，此菌生于其下，故名也。若音雚乃鸟名，与萑芦无关。

白　及

味苦辛，平，微寒，无毒。主痈肿恶疮，败疽伤阴，死肌，胃中邪气，贼风鬼击，痱[①]缓不收，除白癣疥虫。一名甘根，一名连及草。生北山川谷，又冤句及越山。紫石英为之使，恶理石，畏李核、杏人。

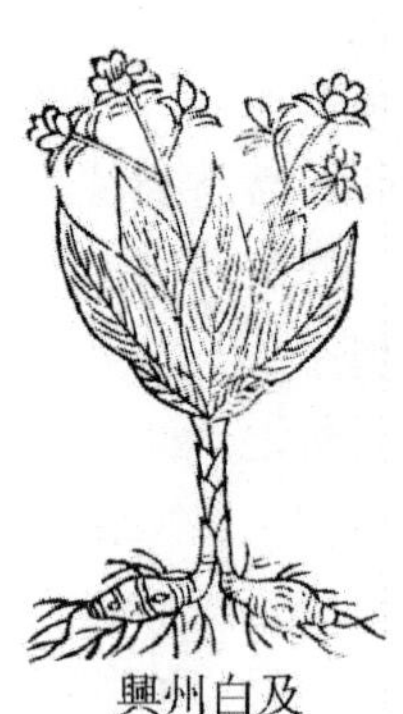
興州白及

陶隐居云：近道处处有之，叶似杜若，根形似菱米，节间有毛。方用亦稀，可以作糊。

《唐本》注云：此物山野人患手足皲[②]，拆嚼以涂之有效。

臣禹锡等谨按《蜀本》云：反乌头。又《图经》云：叶似初生栟榈[③]及藜芦，茎端生一台，四月开生紫花，七月实熟黄黑色，冬凋，根似菱，三角白色，角头生芽。今出申州，二月、八月采根用。

《吴氏》云：神农苦，黄帝辛，季氏大寒，雷公辛，无毒。茎叶如生姜、藜芦。十月华直上，紫赤，根白连，二月、八月、九月采。

《药性论》云：白及，使。能治结热不消，主阴下痿，治面皯疱，令人肌滑。

《日华子》云：味甘痃。止惊邪血邪痫疾，赤眼，癥结，发背，瘰疬，肠风痔瘘，刀箭疮，扑损，温热疟疾，血痢，汤火疮，生肌止痛，风痹。

《图经》曰：白及生北山川谷又冤句及越山。今江、淮、河、陕、汉、黔诸州皆有之。生石山上，春生苗长一尺许，似栟榈及藜芦，茎端生一台叶两指大，青色，夏开花紫，七月结实，至熟黄黑色，至冬叶凋，根似菱米有三角，白色，角端生芽，二月、七月采根。今医治金疮不差及痈疽方中多用之。

《经验方》：治鼻衄不止甚者：白及为末，津调涂山根上，立止。

《衍义》曰：白及，文具白蔹条下。

现注：

①痱：下原有音肥二字注音。

②皲：下原有音军二字注音。

③栟：下原有音并二字注音，榈：下原有音闾二字注音及棕也二字注释。

按：白及为兰科白及的块茎。综合条文所述白及功能消痈肿，散恶疮，化败疽，除死肌，除胃疾，祛风痱，扶瘫缓，消癣。临床以白及治肺胃病引起咳血吐血，治肺结核，胃溃疡等，支气管扩张咳血及肝肾病出血也可用。其他功能还发挥较少。临床入止血药。

时珍曰：其根白色，连及而生，故曰白及。其味苦，而曰甘根，反言也。《吴普》作白根，其根有白，亦通。《金光明经》谓之罔达罗喝悉多。又《别录》有名未用白给，即白及也，性味功用皆同，系重出，今并为一。时珍曰：韩保升所说形状正是，但一科止抽一茎。开花长寸许，红紫色，中心如舌。其根如菱米，有脐，如凫茈之脐，又如扁扁螺旋纹。性难干。

止肺血（李杲）。震亨曰：凡吐血不止，宜加白及。时珍曰：白及性涩而收，得秋金之令，故能入肺止血，生肌治疮也。按洪迈《夷坚志》云：台州狱吏悯一大囚。囚感之，因言：吾七次犯死罪，遭讯拷，肺皆损伤，至于呕血。人传一方：只用白及为末，米饮日服，其效如神。后其囚凌迟，刽者剖其胸，见肺间窍穴数十处，皆白及填补，色犹不变也。洪贯之闻其说，赴任洋州，一卒忽苦咯血，甚危，用此救之，一日即止也。《摘玄》云：试血法：吐在水碗内，浮者，肺血也；沉者，肝血也；半浮半沉者，心血也。各随所见，以羊肺、羊肝、羊心煮熟，蘸白及末，日日服之。

附方：新八。

心气疼痛：白及、石榴皮各二钱，为末，炼蜜丸黄豆大。每服三丸艾醋汤下。(《生生编》)

重舌鹅口：白及末，乳汁调涂足心。(《圣惠方》)

妇人阴脱：白及、川乌头等分。为末，绢裹一钱，纳阴中，入三寸，腹内热即止，日用一次。(《广济方》)

疔疮肿毒：白及末半钱，以水澄之，去水，摊于浓纸上贴之。(《袖珍方》)

打跌骨折：酒调白及末二钱服，其功不减自然铜、古铢钱也。(《永类方》)

刀斧伤损：白及、石膏等分。为末。掺之，亦可收口。(《济急方》)

手足皲裂：白及末水调塞之。勿犯水。(《济急方》)

汤火伤灼：白及末，油调敷之。(《赵真人方》)

大　戟

味苦甘，寒，大寒，有小毒。主蛊毒，十二水腹满急痛积聚，中风皮肤疼痛，吐逆，颈腋痈肿，头痛，发汗，利大小肠。一名邛钜。生常山。十二月采根，阴干。反甘草。

陶隐居云：近道处处皆有，至猥贱也。

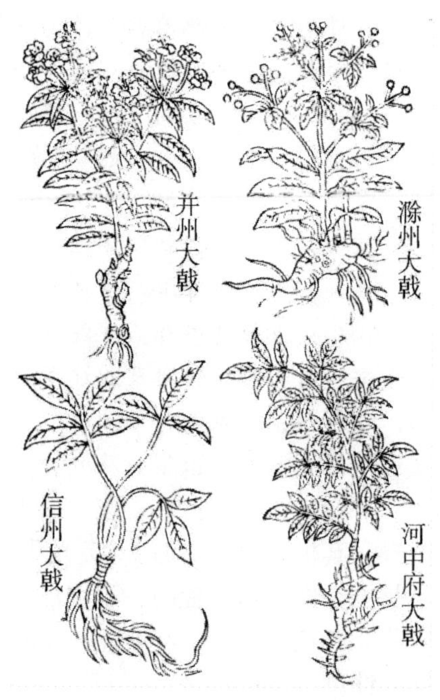

臣禹锡等谨按《唐本》云：畏菖蒲、芦草、鼠尿。《蜀本》《图经》云：苗似甘遂，高大，叶有白汁，花黄，根似细苦参，皮黄黑，肉黄白，五月采苗，二月、八月采根用。

《尔雅》云：荞，邛钜。注云：今本草大戟也。

《药性论》云：大戟，使。反芫花、海藻。毒用菖蒲解之。味苦辛，有大毒。破新陈下恶血癖块，腹内雷鸣，通月水，善治瘀血，能堕胎孕。《日华子》云：小豆为之使，恶薯蓣，泻毒药，泄天行黄病，温疟，破癥结。

《图经》曰：大戟，泽漆根也。生常山，今近道多有之。春生红芽，渐长作丛，高一尺已来，叶似初生杨柳小团，三月、四月开黄紫花，团圆似杏花，又似芜荑，根似细苦参，皮黄黑，肉黄白色，秋冬采根，阴干。淮甸出者茎圆，高三四尺，花黄，叶至心亦如百合苗，江南生者叶似芍药，医家用治隐疹风及风毒脚肿，并煮水热淋，日再三便愈。李绛《兵部手集方》：疗水病，无问年月深浅，虽复脉恶，亦主之；大戟、当归、橘皮各一大两，切，以水二大升，煮取七合，顿服，利水二三斗勿怪，至重不过再服便差。禁毒食一年，水下后更服，永不作。此方出张尚客。

《雷公》云：凡使，勿用附生者，若服冷泄气不禁，即煎荠苨子汤解。夫采得后于槐砧上细剉，与细剉海芋叶拌蒸，从巳至申，去芋叶，晒干用之。

《太上八帝玄变经》大戟必泻。

按：大戟为大戟科大戟或茜草科红芽大戟的根。综合条文所述大戟功能消十二水，消腹满积聚，止急痛，消痈肿，祛皮肤风痛，止头痛，消蛊，利大小肠。临床用大戟治肝肾等疾病之腹水，皮肤顽癣等。临床入逐水药。

释名：下马仙(《纲目》)。时珍曰：其根辛苦，戟人咽喉，故名。今俚人呼为下马仙，言利人甚速也。郭璞注《尔雅》云：荞，邛巨，即大戟也。时珍曰：大戟生平泽甚多。直茎高二三尺，中空，折之有白浆。叶长狭如柳叶而不团，其梢叶密攒而上。杭州紫大戟为上，江南土大戟次之。北方绵大戟色白，其根皮柔韧如绵，甚峻利，能伤人。弱者服之，或至吐血，不可不知。时珍曰：凡采得以浆水煮软，去骨，晒干用。海芋叶麻而有毒，恐不可用也。

元素曰：苦、甘、辛，阴中微阳。泻肺，损真气。时珍曰：得枣即不损脾。

成无己曰：大戟、甘遂之苦以泄水者，肾所主也。好古曰：大戟与甘遂同为泄水之药，湿胜者苦燥除之也。时珍曰：痰涎之为物，随气升降，无处不到。入于心，则迷窍而成癫痫，妄言妄见；入于肺，则塞窍而成咳唾稠粘，喘急背冷；入于肝，则留伏蓄聚，而成胁痛干呕，寒热往来；入于经络，则麻痹疼痛；入于筋骨，则颈项胸背腰胁手足牵引隐痛。陈无择《三因方》，并以控涎丹主之，殊有奇效。此乃治痰之本。痰之本，水也，湿也。得气与火，则凝滞而为痰为饮为涎为涕为癖。大戟能泄脏腑之水湿，甘遂能行经隧之水湿，白芥子能散皮里膜外之痰气，惟善用者，能收奇功也。又钱仲阳谓肾为真水，有补无泻，而复云痘疮变黑归肾一证，用百祥圆下之以泻肾，非泻肾也，泻其腑则水，故曰泻其腑则脏自不实，腑者膀胱也。窃谓百祥非独泻腑，正实则泻其子也，肾邪实而泻其肝也。大戟味苦涩，浸水色青绿，肝胆之药也。故百祥圆又治嗽而吐青绿水。夫青绿者，少阳风木之色也。仲景亦云：心下痞满，引胁下痛，干呕短气者，十枣汤主之。其中亦有大戟。夫干呕胁痛，非肝胆之病乎？则百祥之泻肝胆也，明矣。肝乃东方，宜泻不宜补。况泻青、泻黄皆泻其子，同一泻也，何独肾只泻腑乎？洁古老人治变黑归肾证，用宣风散代百祥圆，亦是泻子之意。盖毒胜火炽则水益涸，风挟火势则土受亏。故津血内竭，不能化脓，而成青黑干陷之证。泻其风火之毒，所以救肾扶脾也。或云脾虚肾旺，故泻肾扶脾者，非也。肾之真水不可泻，泻其陷伏之邪毒尔。

附方：新一十。

百祥圆：治嗽而吐青绿水，又治痘疮归肾，紫黑干陷，不发寒者，宜下之。不黑者，慎勿下：红芽大戟不以多少，阴干，浆水煮极软，去骨日干，复纳原汁中煮，汁尽，焙为末，水丸粟米大。每服一二十丸，闭结。用大戟一两，枣三枚。水一碗同煮，曝干，去大戟，以枣肉焙丸服，从少至多，以利为度。

控涎丹：治痰涎留在胸膈上下，变为诸病，或颈项胸背腰胁手足胯髀痛不可忍，筋骨牵引，钓痛走易，及皮肤麻痹，似乎瘫痪，不可误作风气风毒及疮疽施治。又治头痛不可举，或白甘遂、白芥子（微炒）各一两，为末，姜汁打面糊丸梧子大。每服七丸，或二十丸，以津液咽下。若取利，则服五六十丸。（《三因方》）

水肿喘急：小便涩及水蛊：大戟（炒）二两，干姜（炮）半两，为散。每服三钱，姜汤下。大小便利为度。（《圣济总录》）

水气肿胀：大戟一两，广木香半两。为末。五更酒服一钱半，取下碧水后，以粥补之。忌咸物。《简便方》：用大戟烧存性，研末，每空心酒服一钱匕。水肿腹大：如鼓，或遍身浮肿：用枣一斗，入锅内以水浸过，用大戟根苗盖之，瓦盆合定，煮熟，取枣无时食之，枣尽决愈。又大戟散：用大戟、白牵牛、木香等分，为末。每服一钱，以猪腰子一对，批开掺末在内，湿纸煨熟，空心食之。左则塌左，右则塌右。（张洁古《活法机要》）

牙齿摇痛：大戟咬于痛处，良。（《生生编》）

中风发热：大戟、苦参四两，白酢浆一斗，煮熟洗之，寒乃止。（《千金方》）

泽　漆

味苦、辛，微寒，无毒。主皮肤热，大腹水气，四肢面目浮肿，丈夫阴气不足，利大小肠，明目身轻。一名漆茎，大戟苗也。生泰吺[①]山川泽，三月三日、七月七日采茎叶，阴干。小豆为之使，恶薯蓣。

陶隐居云：此是大戟苗，生时摘叶有白汁，故名泽漆。亦能啮人肉。臣禹锡等按《蜀本》《图经》云：五月采，日干用。

《药性论》云：泽漆，使。治人肌热，利小便。

《日华子》云：冷，微毒。止疟疾，消痰退热，此即大戟花，川泽中有，茎梗小有叶，花黄，叶似嫩菜，四、五月采之。

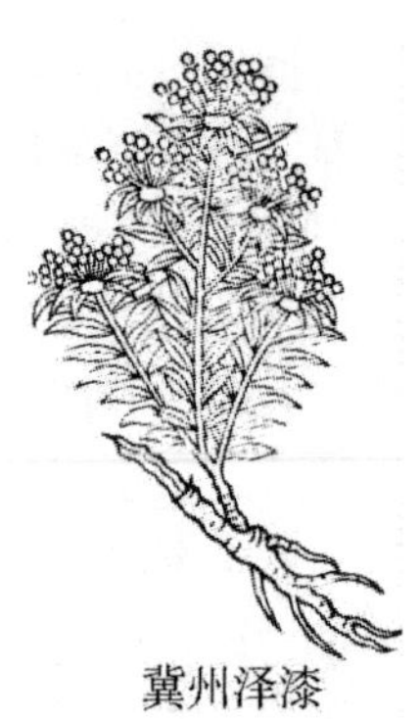
冀州泽漆

《图经》曰：泽漆，大戟苗也。生泰山川泽，今冀州、鼎州、明州及近道亦有之。生时摘叶有白汁出，亦能啮人，故以为名。然张仲景治肺咳上气，脉沉者，泽漆汤主之：泽漆三斤，以东流水五斗，煮取一斗五升，然后用半夏半升，紫参、生姜、白前各五两，甘草、黄芩、人参、桂各三两，八物㕮咀之，内泽漆汁中，煎取五升，每服五合，日三，至夜服尽。

《唐本》余：有小毒。逐水，主蛊毒。

《圣惠方》：治十种水气，用泽漆十斤，于夏间取茎嫩叶，入酒一斗，研汁约二斗，于银锅内慢火熬如稀饧即止，瓷器内收。每日空心温酒调下一茶匙，以愈为度。

现注：

①泰：《本经》《别录》说及泰山皆用太字此处用泰为原文如此，下面《图经》引文也用泰字是本《别录》而来。亦是原刻如此。

按：泽漆为大戟科泽漆的全草。综合条文所述泽漆功能散皮肤热，消大腹水肿，消面肢浮肿，生阴气，利大小肠，明目轻身。临床用同大戟，入逐水药中。

释名：猫儿眼睛草(《纲目》）绿叶绿花草《纲目》五凤草。

时珍曰：《别录》、陶氏皆言泽漆是大戟苗，《日华子》又言是大戟花，其苗可食。然大戟苗泄人，不可为菜。今考《土宿本草》及《宝藏论》诸书，并云泽漆是猫儿眼睛草，一名绿叶绿花草，一名五凤草。江湖原泽平陆多有之。春生苗，一科分枝成丛，柔茎如马齿苋，绿叶如苜蓿叶，叶圆而黄绿，颇似猫睛，故名猫儿眼。茎头凡五叶中分，中抽小茎五枝，每枝开细花青绿色，复有小叶承之，齐整如一，故又名五凤草、绿叶绿花草。掐茎有白汁黏人，其根白色有硬骨。或以此为大戟苗者，误也。五月采水蛊、脚气有效，尤与神农本文相合。自汉人集《别录》，误以为大戟苗，故诸家袭之尔。用者宜审。珍曰：泽漆利水，功类大戟，故人见其茎有白汁，遂误以为大戟。然大戟根苗皆有毒泄人，而泽漆根硬不可用，苗亦无毒，可作菜食而利丈夫阴气，甚不相侔也。

附方：新六。

心下伏瘕：大如杯，不得食者：泽漆四两，大黄、葶苈（熬）各三两。捣筛，蜜丸梧子大，每服二丸，日三服。(《葛洪肘后方》)

水气蛊病：生鲜猫眼睛草，晒干为末，枣肉丸弹子大。每服二丸，白汤化下，日二服。觉腹中暖，小便利，为度。(《乾坤秘韫》)

脚气赤肿：行步脚痛：猫儿眼睛草、鹭鸶藤、蜂窠等分。每服一两，水五碗，煎三碗，熏洗之。(《卫生易简方》)

牙齿疼痛：猫儿眼睛草一搦，研烂，汤泡取汁，含漱吐涎。(《卫生易简方》)

男妇瘰疬：猫儿眼睛草一二捆，井水二桶，五月五日午时，锅内熬至一桶，去滓，澄清再熬至一碗，瓶收。每以椒、葱、槐枝煎汤洗疮净，乃搽此膏，数次愈。(《便民图纂方》)

癣疮有虫：猫儿眼睛草，晒干为末，香油调搽之。(《卫生易简方》)

茵芋

味苦，温，微温，有毒。主五脏邪气，心腹寒热，羸瘦，如疟状，发作有时，诸关节风湿痹痛。疗久风湿走四肢，脚弱。一名莞草，一名卑共。生太山川谷。三月三日采叶，阴干。

陶隐居云：好者出彭城，今近道亦有，茎叶状如莽草而细软，取用之皆连细茎。方用甚稀，惟以合疗风酒散。

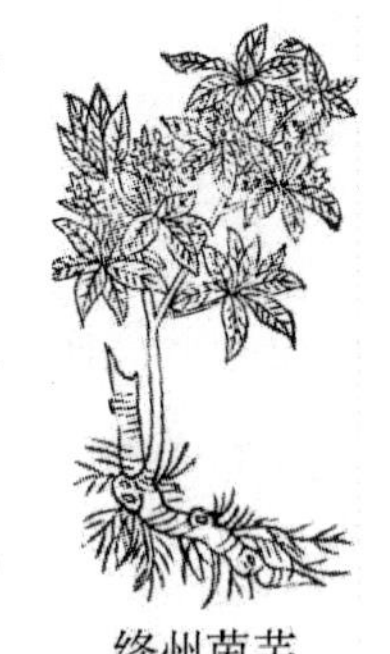
绛州茵芋

臣禹锡等谨按《蜀本图经》云：苗高三四尺，叶似石榴短厚，茎赤。今出华州、雍州。四月采茎叶，日干。

《药性论》云：茵芋，味苦辛，有小毒。能治五脏寒热似疟，诸关节中风痹，拘急挛痛，治男子女人软脚毒风，治温疟发作有时。

《日华子》云：治一切冷风，筋骨怯弱羸颤。入药炙用，出自海盐。形似石南树，生叶厚，五、六、七月采。

《图经》曰：茵芋，出泰山川谷，今雍州、绛州、华州、杭州亦有之。春生苗高三四尺，茎赤，叶似石榴而短厚，又似石南叶，四月开细白花，五月结实。三月、四月、七月采叶连细茎，阴干用，或云日干。胡洽治贼风，手足枯痹，四肢拘挛，茵芋酒主之。其方：茵芋、附子、天雄、乌头、秦艽、女萎、防风、防己、踯躅、石南、细辛、桂心各一两，凡十二味，切，以绢袋盛，清酒一斗渍之，冬七日，夏三日，春秋五日，药成。初服一合，日三，渐增之，以微痹为度。

按：茵芋为芸香科茵芋的茎叶。综合条文所述茵芋功能清五脏，截疟，除痹痛，散风湿，除脚弱。临床可用茵芋治风湿关节痛。

时珍曰：茵芋本作因预，未详其义。莞草与莆莞名同。时珍曰：《千金》《外台》诸古方，治风痫有茵芋丸；治风痹有茵芋酒；治妇人产后中风有茵芋膏时，风湿诸方多用之。茵芋、石南、莽草皆古人治风妙品，而近世罕知，亦医家疏缺也。

附方：新二。

茵芋丸：治风气积滞成脚气，发则痛者：茵芋叶、炒薏苡仁各半两，郁李仁一两，牵牛子三两，朱砂末半两，上为末，炼蜜丸如梧子大。每服二十丸，五更，姜枣汤下，取利。未利再服，取快。(《本事方》)

产后中风：茵芋五两，木防己半斤，苦酒九升，渍一宿。猪脂四斤，煎三上三下，膏成。炙手热摩千遍。(《千金方》)

赭[1]魁

味甘，平，无毒。主心腹积聚，除三虫。生山谷。二月采。

陶隐居云：状如小芋子，肉白皮黄，近道亦有。《唐本》注云：赭魁，大者如斗，小者如升，叶似杜蘅，蔓生草木上，有小毒。陶所说者乃土卵尔，不堪药用。梁、汉人名为黄独，蒸食之，非赭魁也。

臣禹锡等谨按蜀本《图经》云：苗蔓延生，叶似萝摩，根若菝葜，皮紫黑，肉黄赤，大者轮囷[2]如升，小者若拳。今所在有之。据《本经》云：无毒。而苏云有小毒，又云陶说者，梁、汉人蒸食之，则无毒明矣。乃陶说为是也。

陈藏器云：按，土卵蔓生，根如芋，人以灰汁煮食之，不闻有功也。

现注：

①赭：下原有音者二字注音。

②囷：（qūn 裙阴），原意为圆形谷仓。

按：赭魁，蔓生，叶似萝藦，根若菝葜，皮紫黑，肉黄赤。综合条文所述赭魁功能消积聚，杀三虫。有将黄独当赭魁者，《唐本》已指出非是。只是二者相近。黄独今当黄药子。

时珍曰：其根如魁，有汁如赭，故名。魁乃酒器名。时珍曰：赭魁闽人用入染青缸中，云易上色。沈括《笔谈》云：本草所谓赭魁，皆未详审。今南中极多，肤黑肌赤，似何首乌。切破中有赤理如槟榔，有汁赤如赭，彼人以染皮制靴。闽人谓之余粮。本草石部禹余粮陶氏所引，乃此物也。谨按：沈氏所说赭魁甚明，但谓是禹余粮者，非矣。禹余粮乃今之土茯苓，可食，故得粮名；赭魁不可食，岂得称粮耶？土卵即土芋也，见菜部。

贯　众

味苦，微寒，有毒。主腹中邪热气诸毒，杀三虫。去寸白，破癥瘕，除头风，止金疮。花疗恶疮，令人泄。一名贯节，一名贯渠，一名百头，一名虎卷，一名扁苻，一名伯萍，一名乐藻。此谓草鸱头。生玄山山谷及冤句少室山。二月、八月采根，阴干。雚菌为之使。

陶隐居云：近道亦有，叶如大蕨，其根形色毛芒，全似老鸱头，故呼为草鸱头。

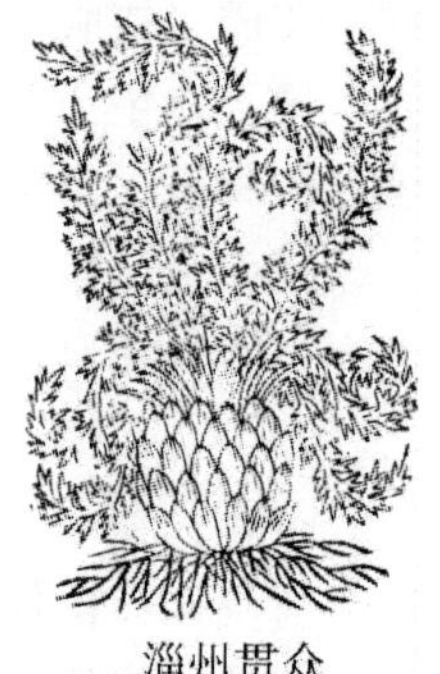
淄州贯众

臣禹锡等谨按《尔雅》云：乐，贯众，注：叶员[①]锐，茎毛黑布地，冬不死，一名贯渠。《广雅》云：贯节。

《蜀本》云：一名乐藻[②]。又《图经》云：苗似狗脊，状如雉尾，根直多枝，皮黑肉赤曲者名草鸱头，疗头风用之。今所在山谷阴处有之。

《药性论》云：贯众，使。主腹热，赤小豆为使，杀寸白虫。

《图经》曰：贯众，生玄山山谷及冤句少室山。今陕西河东州郡及荆襄间多有之，而少有花者。春生苗赤，叶大如蕨，茎秆三棱，叶绿色，似小鸡瓴，又名凤尾草。根紫黑色，形如大瓜，下有黑须毛，又似老鸱。《尔雅》云：泺[③]，贯众。郭璞注云：叶圆锐，茎毛黑，布地，冬不死。《广雅》谓之贯节是也。三月采根，晒干。荆南人取根为末，水调服一钱匕，止鼻血有效。

现注：

①员：原文如此，员，通圆。

②乐：下原有音洛二字注音。

③泺：（lì 利）下原有舒若切三字注音。

按：贯众为鳞毛蕨科鳞毛蕨等之根茎。综合条文所述贯众功能退邪热，解诸毒，杀三虫，破癥瘕，除头风，止金疮，疗恶疮。临床以贯仲治外感发热，驱虫，治皮肤诸疾。

释名：黑狗脊(《纲目》)。时珍曰：此草叶茎如凤尾，其根一本而众枝贯之，故草名凤尾，根名贯众、贯节、贯渠。渠者，魁也。《吴普本草》作贯中，俗名贯仲、管仲者，皆谬称也。《尔雅》云：泺（音灼），贯众，即此也。《别录》一名伯萍，一名药藻，皆字讹也。金星草一名凤尾草，与此同名，宜互考之。

治下血崩中带下，产后血气胀痛，斑疹毒，漆毒，骨鲠。解猪病（时珍）。

时珍曰：多生山阴近水处。数根丛生，一根数茎，茎大如箸，其涎滑。其叶两两对生，如狗脊之叶而无锯齿，青黄色，面深背浅。其根曲而有尖嘴，黑须丛簇，亦似狗脊根而大，状如伏鸱。时珍曰：贯众大治妇人血气，根汁能制三黄，化五金，伏钟乳，结砂制汞，且能解毒软坚。王海藏治夏月痘出不快，快斑散用之。云贯众有毒，而能解腹中邪热之毒。病因内感而发之于外者多效，非古法之分经也。又黄山谷《煮豆帖》，言荒年以黑豆一升净，入贯众一斤，锉如骰子大，同以水煮，文火斟酌至豆熟，取出日干，覆令展尽余汁，簸去贯众。每日空心豆五七粒，能食百草木枝叶有味可饱。又王《百一选方》，言滁州蒋教授，因食鲤鱼玉蝉羹，为肋肉所哽，凡药皆不效。或令以贯众浓煎汁一盏半，分三服，连进至夜，一咯而出。亦可为末，水服一钱。观此可知其软坚之功，不但治血、治疮而已也。

附方：新一十五。

鼻衄不止：贯众根末，水服一钱。（《普济方》）

诸般下血：肠风酒痢，血痔鼠痔下血。黑狗脊，黄者不用，须内肉赤色者，即本草贯众也。去皮毛，锉焙为末。每服二钱，空心米饮下。或醋糊丸梧子大，每米饮下三四十丸。或烧存性，出火毒为末，入麝香少许，米饮服二钱。（《普济方》）

女人血崩：贯众半两，煎酒服之，立止。（《集简方》）

产后亡血：过多，心腹彻痛者。用贯众状如刺者一个，全用不锉，只揉去毛及花萼，以好醋蘸湿，慢火炙令香熟，候冷为末，米饮空心每服二钱，甚效。《妇人良方》

赤白带下：年深，诸药不能疗者，用上方治之亦验，名独圣汤。方同上。年深咳嗽：出脓血。贯众、苏方木等分，每服三钱，水一盏，生姜三片，煎服，日二服。久咳，渐成劳瘵。凤尾草为末，用鱼蘸食之。（《圣惠方》）

痘疮不快：快斑散。用贯众、赤芍药各一钱，升麻、甘草各五分。入淡竹叶三片，水一盏半，煎七分，温服。（王海藏方）

头疮白秃：贯众、白芷为末，油调涂之。又方：贯众烧末，油调涂。（《圣惠方》）

漆疮作痒：油调贯众末，涂之。（《千金方》）

鸡鱼骨鲠：贯众、缩砂、甘草等分。为粗末，绵包少许，含之咽汁，久则随痰自出。（《普济方》）

解轻粉毒：齿缝出血，臭肿。贯众、黄连各半两。煎水，入冰片少许，时时漱之。（陆氏《积德堂方》）

血痢不止：凤尾草根（即贯众）五钱，煎酒服。陈解元吉言所传。（《集简方》）

便毒肿痛：贯众，酒服二钱，良。（《多能鄙事》）

荛[①]　花

味苦辛，寒，微寒，有毒。主伤寒温疟，下十二水，破积聚大坚癥瘕，荡涤肠胃中留癖，饮食寒热邪气，利水道。疗痰饮咳嗽。生咸阳川谷及河南中牟。六月采花，阴干。

陶隐居云：中牟者平时唯从河上来，形似芫花而极细，白色，比来隔绝，殆不可得。

《唐本》注云：此药苗似胡荽，茎无刺，花细黄色。四月、五月收。与芫花全不相似也。

臣禹锡等谨按蜀本《图经》云：苗高二尺许，生冈原上。今所在有之，见用雍州者好。

《药性论》云：荛花，使，治咳逆上气，喉中肿满，疰气蛊毒，痃癖，气块，下水肿等。

《衍义》曰：荛花，今京、洛间甚多。张仲景《伤寒论》以荛花治利者，以其行水也，水去则利止，其意如此。然今人用时，当以意斟酌，不可使过与不及也。仍须是有是证者方可用。

现注：

①荛：下原有音饶二字注音。

按：荛花为瑞香科荛花之花朵。又芫菁名荛，但无花字。从功能看不是芫菁。综合条文所述荛花功能解伤寒截温疟，下水，破积消瘕除留癖痰饮。又有河朔荛花，药名黄芫花，有的地方当芫花用。

时珍曰：荛者，饶也。其花繁饶也。时珍曰：按苏颂《图经》言：绛州所出芫花黄色，谓之黄芫花。其图小株，花成簇生，恐即此荛花也。生时色黄，干则如白，故陶氏言细白也。或言无荛花，以桃花代之，取其利耳。好古曰：仲景小青龙汤云：若微利，去麻黄，加荛花如鸡子大，熬令赤色。用之盖利水也。时珍曰：荛花，盖亦芫花之类，气味主治大略相近。

牙子

味苦酸，寒，有毒。主邪气热气，疥瘙恶疡疮痔，去白虫。一名狼牙。一名狼齿，一名狼子，一名犬牙。生淮南川谷及冤句。八月采根，暴干。中湿腐烂生衣者杀人。芜荑为之使，恶地榆、枣肌。

陶隐居云：近道处处有之，其根牙亦似兽之牙齿也。

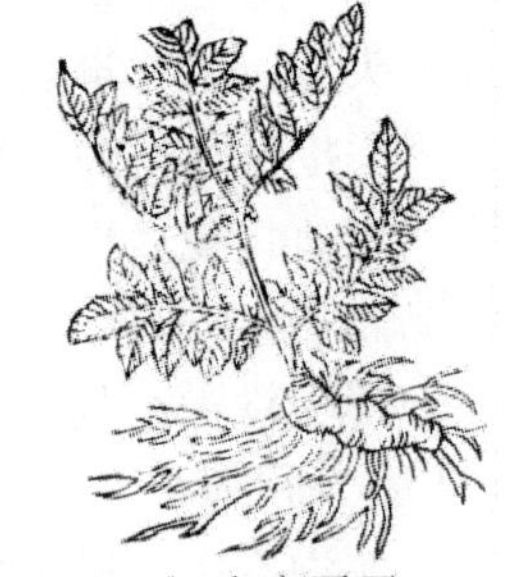
江宁府牙子

臣禹锡等谨按蜀本《图经》云：苗似蛇莓而厚大，深绿色，根萌芽若兽之牙。今所在有之，二月、三月采牙，日干。

《药性论》云：狼牙，使。味苦，能治浮风瘙痒，杀寸白虫，煎汁洗恶疮。《日华子》云：杀腹脏一切虫，止赤白痢，煎服。

《图经》曰：牙子，即狼牙子。生淮南川谷及冤句，今江东、京东州郡多有之。苗似蛇莓而厚大，深绿色，根黑若兽之齿牙，故以名之。三月、八月采根，日干。古方多用治蛇毒，其法取独茎狼牙，捣，腊月猪脂和以敷上，立差。又杨炎《南行方》云：六月以前用叶，以后用根。生㕮咀，以木叶裹之，煻火炮令热用熨疮上，冷即止。张仲景治妇人阴疮亦单用之。

《圣惠方》：治阴疮洗方：用狼牙五两，细剉，水五升煮至三升，温洗之。

《外台秘要》：范汪治寸白虫方：狼牙五两，捣末，蜜丸如麻子，宿不食，明旦以浆水下一合，服尽差。

又方：治金疮：狼牙草茎叶，熟捣敷贴之，兼止血。又方：治妇人阴蚀，若中烂伤，狼牙三两，㕮咀，以水四升，煮，去滓，内苦酒如鸡子一杯，以绵濡汤沥患处，日四五即愈。

《千金方》：治小儿阴疮：浓煮狼牙草洗之。又治射工，即水弩子也；以狼牙叶，冬取根，捣令熟，敷之。

按：牙子，苗似蛇莓而厚大，根似兽牙。综合功能清热散邪止痒消疮杀虫。

时珍曰：《范子计然》云：出建康及三辅，色白者善。

附方：新四。

小便溺血：金粟狼牙草（焙干，入蚌粉炒）、槐花、百药煎等分。为末。每服三钱，米泔空心调服。亦治酒病。（《卫生易简方》）

虫疮瘙痒：六月以前采狼牙叶，以后用根，生咀，以木叶裹之，火之，冷即止。（杨炎《南行方》）

妇人阴痒：狼牙二两，蛇床子三两，煎水热洗。（《外台秘要》）

聤耳出汁：狼牙研末，绵裹，日塞之。（《圣惠方》）

及己

味苦，平，有毒。主诸恶疮疥痂瘘蚀，及牛马诸疮。

陶隐居云：今人多用以合疮疥膏甚验。

《唐本》注云：此草一茎茎头四叶，叶隙著白花，好生山谷阴，虚软地。根似细辛而黑，有毒。入口使人吐血。今以当杜蘅，非也。疥瘙必须用之。

臣禹锡等谨按蜀本《图经》云：二月采根，日干之。《药性论》云：及己，亦可单用，治瘑疥。

《日华子》云：主头疮，白秃风瘙，皮肤痒虫。可煎汁浸并敷。

按：及已为金粟兰科及已的根。有剧毒。又称四叶细辛。综合功能消恶疮疥止痒。因有剧毒，未曾用。

释名：獐耳细辛。时珍曰：及已名义未详。二月生苗，先开白花，后方生叶三片，状如獐耳，根如细辛，故名獐耳细辛。杀虫（时珍）。

时珍曰：今人不知及己，往往以当杜衡，却以杜衡当细辛，故杜衡诸方多是及己也。辩见细辛、杜衡二条。

附方：新一。

头疮白秃：獐耳细辛，其味香辣，为末，以槿木煎油调搽。（《活幼全书》）

羊踯躅

味辛，温，有大毒。主贼风在皮肤中，淫淫痛，温疟恶毒，诸痹，邪气鬼疰蛊毒。一名玉支。生太行山川谷，及淮南山。三月采花，阴干。

陶隐居云：近道诸山皆有之，花苗似鹿葱，羊误食其叶，踯躅而死，故以为名。不可近眼。

《唐本》注云：玉支、踯躅一名，陶于栀子注云：是踯躅，子名玉支，非也。花亦不似鹿葱，正似旋葍花，色黄者也。

今注：其苗树生，高三四尺，叶似桃叶，花似山石榴。

臣禹锡等谨按《蜀本》《图经》云：树生，高二尺，叶似桃叶，花黄似瓜花。三月、四月采花，日干。今所在有之。

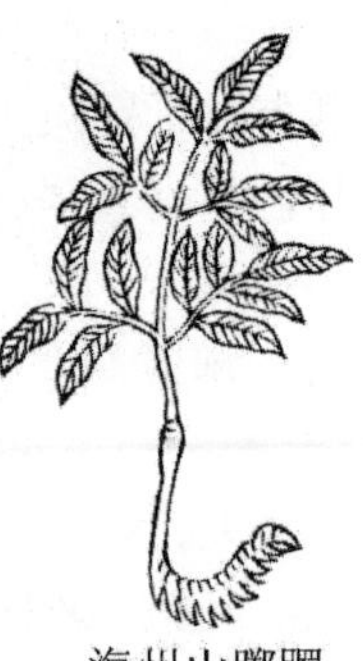
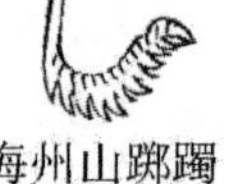

海州山踯躅

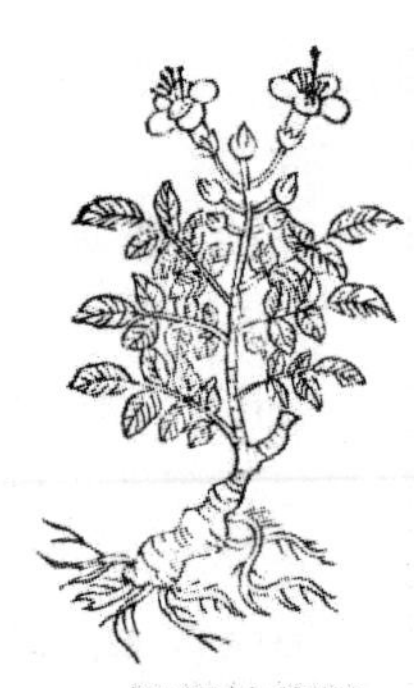

润州羊踯躅

《药性论》云：羊踯躅，恶诸石及面，不入汤服也。《图经》曰：羊踯躅生太行山川谷及淮南山，今所在有之。春生苗似鹿葱，叶似红花叶，高三四尺，夏开花似凌霄、山石榴、旋葍辈而正黄色。羊误食其叶则踯躅而死，故以为名。三月、四月采花，阴干。今岭南蜀道山谷遍生，皆深红色如锦绣，然或云此种不入药。古大方多用踯躅；如胡洽治时行赤散，及治五嗽四满丸之类，及治风诸酒方皆杂用之。又治百病风湿等鲁王酒中亦用踯躅花。今医方捘脚汤中多用之。南方治蛊毒下血，有踯躅花散甚胜。

按：羊踯躅为杜鹃花科羊踯躅的花，又叫闹羊花。有大毒。综合条文所述羊踯躅功能祛皮肤贼风，止贼风皮痛，截温疟，消恶毒，除诸痹。因有毒，很少用之。

释名：黄踯躅(《纲目》)、黄杜鹃(《蒙筌》)、闹羊花(《纲目》)。时珍曰：韩保升所说似桃叶者最大的。其花五出，蕊瓣皆黄，气味皆恶。苏颂所谓深红色者，即山石榴名红踯躅者，无毒，与此别类。张揖《广雅》谓踯躅一名决光者，误矣。决光，决明也。按唐《李绅文集》言：骆谷多山枇杷，毒能杀人，其花明艳，与杜鹃花相似，樵者识之。其说似羊踯躅，未知是否。要亦其类耳。时珍曰：此物有大毒，曾有人以其根入酒饮，遂至于毙也。《和剂局方》治中风瘫痪伏虎丹中亦用之，不多服耳。

附方：新四。

风痰注痛：踯躅花、天南星，并生时同捣作饼，甑上蒸四五遍，以稀葛囊盛之。临时取焙为末，蒸饼丸梧子大。每服三丸，温酒下。腰脚骨痛，空心服；手臂痛，食后服，大良。(《续传信方》)

痛风走注：黄踯躅根一把，糯米一盏，黑豆半盏，酒、水各一碗，徐徐服。大吐大泄，一服便能功也。(《医学集成》)

风湿痹痛：手足身体收摄不遂，肢节疼痛，言语謇涩：踯躅花酒拌蒸一炊久，晒干为末。每以牛乳一合，酒二合，调服五分。(《圣惠方》)

风虫牙痛：踯躅一钱，草乌头二钱半，为末，化腊丸豆大。绵包一丸，咬之，追涎。(《海上仙方》)

三种海药余

瓶　　香

谨按陈藏器云：生南海山谷，草之状也。味寒[①]无毒。主天行时气，鬼魅邪精等。宜烧之。又于水煮，善洗水肿浮气。与土姜芥子等煎浴汤，治风疟甚验也。

现注：

①味寒：原文如此，一般说性寒。

按：瓶香，生南海，草之状也。又有瓶香为乳香类。宋·洪刍《香谱》云：乳香，《广志》云：又次为瓶香。可祛天行时气。

钗子股

谨按陈氏云：生岭南及南海诸山，每茎三十根，状似细辛，味苦平，无毒。主解毒痈疽神验。忠、万州者佳。草茎功力相似，以水煎服，缘岭南多毒，家家贮之。

按：钗子股为兰科钗子股的全草。可解毒消痈。

宜南草

谨按《广州记》云：生广南山谷，有荚，长二尺许，内有薄片，似纸，大小如蝉翼。主邪。小男女以绯绢袋盛一片，佩之臂上，辟恶，止惊。此草生南方，故作南北字，今人多以男女字，非也。宜男草者，即萱草是。

按：宜南草，有荚，长二尺许。

二十五种陈藏器余

藒[①]车香

味辛，温，主鬼气，去臭及虫鱼蛀蚛。生彭城，高数尺，白花。《尔雅》曰：藒车，芞[②]舆。郭注云：香草也。《广志》云：黄叶，白花也。《海药》按《广志》云：生海南山谷。陈氏云：生徐州，微寒，无毒。主霍乱，辟恶气，裛衣甚好。《齐民要术》云：凡诸树木蛀者，煎此香，冷淋之，善辟蛀蚛也。

现注：

①藒：下原有音挈二字注音。现注音（qì 气）。

②芞：下原有音气二字注音。现注音（qì 气）。

按：藒车香，高数尺，白花。香草也。可去兽辟虫。

时珍曰：楚辞：畦留夷与藒车。则昔人常栽莳之，与今兰香、零陵相类也。

朝生暮落花

主恶疮疽瓥疥痈，蚁瘘等。并日干。末和生油涂之。生粪秽处，头如笔，紫色，朝生暮死，小儿呼为狗溺台，又名鬼笔菌。从地出者皆主疮疥。牛粪上黑菌尤佳。更有烧作灰地，经秋雨生菌重台，名仙人帽，大主血。

按：朝暮落花为菌类。《逍遥游》曰：朝菌不知晦朔。注曰：大芝也，天阴生粪上。可消疮除疥。

时珍曰：此亦鬼盖之类而无伞者。红紫松虚，如花之状，故得花名。研末敷下疳疮。

冲洞根

味苦，平，无毒。主热毒，蛇犬虫，痈疮等毒。功用同陈家白药，苗蔓不相似，岭南恩州取根，阴干。《海药》谨按《广州记》云：生岭南及海隅，苗蔓如土瓜根相似，味辛温无毒。主一切毒气及蛇伤，并取其根磨服之。应是着诸般毒，悉皆吐出。

按：冲洞根，苗蔓如土瓜根。可清热消痈。

井口边草

主小儿夜啼，着母卧席下，勿令母知。

按：井口边草，主小儿夜啼。

思邈曰：五月五日取井中倒生草，烧研水服，勿令知，即恶酒不饮，或饮亦不醉也。时珍曰：树孔中草，主小儿腹痛夜啼，暗着户上即止。出《圣惠方》。

豚耳草

主溪毒射工，绞取汁服，滓敷疮止血。《百一方》：豚耳多种，未知何是，菘菜白叶者亦名豚耳，《颜氏家训》：马苋，一名豚耳，马齿苋也。又车前叶圆者，亦名豚耳。

按：豚耳草，菘菜白叶者，马齿苋，车前圆叶者皆名豚耳。可解射工毒。

灯花末

敷金疮止血生肉，令疮黑。今烛花落有喜事。不尔得钱之兆也。

按：灯花末，燃灯时所落之碳末。可敷疮止血。

小儿邪热在心，夜啼不止，以二三颗，灯心汤调，抹乳吮之（时珍）。

时珍曰：昔陆贾言灯花爆而百事喜，《汉书·艺文志》有占灯花术，则灯花固灵物也。钱乙用治夜啼，其亦取此义乎？我明宗室富顺王一孙，嗜灯花，但闻其气，即哭索不已。时珍诊之，曰：此癖也。以杀虫治癖之药丸服，一料而愈。

千金鬁[①]草

主蛇蝎虫咬等毒，取草捣敷疮上，生肌止痛。生江南，高二三尺也。

现注：

①鬁：(lì 利)。原刻字为鬁，字典注与鬲同。

按：千金鬁草，生江南高二三齿。解蛇蝎毒。

断罐草

主疔疮，合白牙、堇[①]菜、青苔、半夏、地骨皮、蜂窠、小儿发、绯帛并等分作灰，五月五日和诸药末服一钱匕下根出也。

现注：

①堇：（lí 离）下原有耻六反三字注音。及羊蹄菜也三字注释。堇即羊蹄菜，见《广雅·释草》。

按：断罐草文中没提植物形态。有野牡丹科朝天罐又名倒罐草，与断罐草名近似，功能亦相似。可解疔毒。

狼杷草

秋穗子并染皂，黑人鬓发，令人不老。生山道傍。

《图经》曰：狼杷草，主疗丈夫血痢，不疗妇人，若患积年痟痢，即用其根，俗间频服有效。患血痢者取草二斤，捣绞取汁一小升，内白面半鸡子许和之，调令匀，空腹顿服之。极重者不过三服，若无生者，但收取苗，阴干，捣为散，患痢者取散一方寸匕，和蜜水半盏服之。

臣禹锡等谨按：狼杷草，出近世，古方未见其用者，虽陈藏器尝言其黑人鬓发，令不老，生道傍，然未甚详悉。太宗皇帝御书记其主疗，甚为精至，谨用书于《本草图经》外类篇首云。

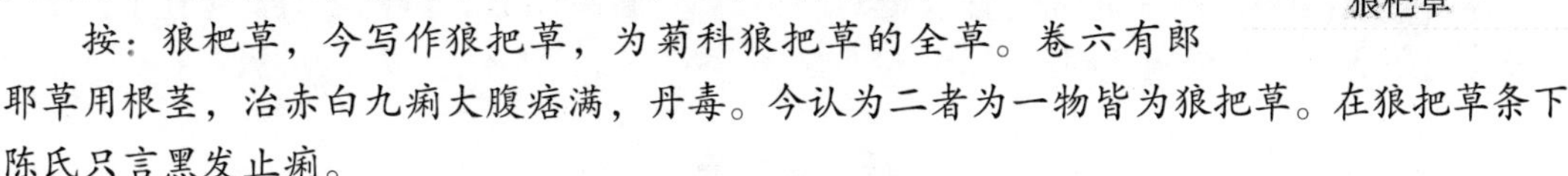

狼杷草

按：狼杷草，今写作狼把草，为菊科狼把草的全草。卷六有郎耶草用根茎，治赤白九痢大腹痞满，丹毒。今认为二者为一物皆为狼把草。在狼把草条下陈氏只言黑发止痢。

时珍曰：此即陈藏器《本草》郎耶草也。闽人呼爷为郎罢，则狼把当作郎罢乃通。又方士言此草即鼠尾草，功用亦近之，但无的据耳。

可染须发，治积年癣，天阴即痒，搔出黄水者，捣末掺之（时珍）。

百草灰

主腋臭及金疮。五月五日采露取之一百种，阴干，烧作灰，以井华水为团，重烧令白，以酽醋和为饼，腋下挟之，干即易，当抽一身痛闷疮出即止，以水、小便洗之，不过三两度。又主金疮，止血生肌，取灰和石灰团，烧令白，刮敷疮上。

按：百草灰，为百种草烧作灰而成，要五月五日采露取者。此较《图经》所载百草霜要纯净有效。可治腋臭，止血生肌。作丸为衣者可用此。

时珍曰：按：《千金方》治洞注下痢，以五月五日百草灰吹入下部。又治瘰疬已破，五月五日采一切杂草，煮汁洗之。

产死妇人冢上草

主小儿醋疮，取之勿回顾，作浴汤洗之，不过三度佳。

按：云此去疮。

孝子衫襟灰

敷面䵟。

时珍曰：枲麻布所为者。帽：主鼻上生疮，私窃拭之，勿令人知。（时珍）

灵床下鞋履

主脚气。

虻母草

叶卷如实，中有血虫，羽化为虻，便能咬人。生塞北，草叶如葵，以叶合和桂，杵为末，敷人马山行无复虻来。

按：虻母草，叶如葵，叶卷中有血虫。云可辟虻。

故蓑衣结

烧为灰，和油敷蠼螋溺疮佳。

按：蓑衣为草编，烧灰当药。应可以。

释名：袯（pō）襫（shì）（音泼适）。时珍曰：蓑草结衣，御雨之具。《管子》云：农夫首戴茅蒲，身服袯襫。即此也。

故炊帚

主人面生白驳，以月蚀夜和诸药，烧成灰，和苦酒合为泥敷之。

按：可敷面白驳。

天罗勒

主溪毒，挼碎敷之疮上。天罗勒，生江南平地。

按：天罗勒，生江南平地。可治溪毒。

时珍曰：陈氏注此不祥。又江南呼丝瓜为天罗，疑即此物，然无的据，姑附之。

毛蓼

主痈肿疽瘘瘰疬。杵碎内疮中，引脓血，生肌。亦作汤洗疮兼濯足治脚气。生山足，似乌蓼，叶上有毛，冬根不死也。

按：毛蓼，应为蓼科植物。可消痈消瘰。

时珍曰：此即蓼之生于山麓者，非泽隰之蓼也。

蛇芮草

主蛇虺及毒虫等螫。取根叶捣敷咬处，当下黄水。生平地。叶似苦杖而小，节赤，高一二尺，种之辟蛇。又有一种草，茎圆似苎，亦敷蛇毒。《百一方》东关有草，状如苎，茎方节赤，挼敷蛇毒如摘却，亦名蛇茵[1]草，二草总能主蛇，未知何者的是。又有鼠莔草，如菖蒲，出山石上，取根药鼠立死尔。

现注：

①茵：（wǎng 网），标题为蛇芮草，现又说蛇莔草，二说不同。字典注茵同莔。

按：蛇芮草，叶似苦杖而小，节赤，高一二尺。可敷蛇虫毒。

万一藤

主蛇咬，杵筛以水和如泥，敷痈上。藤蔓如小豆，生岭南，亦名万吉。

按：万一藤，蔓如小豆。可敷蛇毒。

螺黡草

主痈肿风疹脚气肿，捣敷之。亦煮汤洗肿处。藤生石上，似螺黡，微有赤色，背有少毛。

按：螺黡草，为水龙骨科伏石蕨的全草。可消痈透疹，消脚气。

释名：镜面草。时珍曰：皆象形也。治小便出血，吐血衄血，龋齿痛（时珍）。

时珍曰：案：陈日华《经验方》云：年二十六，忽病小便后出鲜血数点而不疼，如是一月，饮酒则甚。市医张康，以草药汁一器，入少蜜水进两服而愈。求其方，乃镜面草也。

附方：新七。

吐血衄血：镜面草水洗，擂酒服。（《朱氏集验方》）

牙齿虫痛：《乾坤生意》：用镜面草不拘多少，以水缸下泥同捣成膏，入香油二三点，研匀。贴于痛处腮上。《杨氏家藏方》：用镜面草半握，入麻油二点，盐半捻，碎。左疼右耳，右疼塞左耳。以薄泥饼贴耳门闭其气，仍仄卧。泥耳一二时，去泥取草放水中，看有虫浮出，久者黑，次者褐，新者白。须于午前用之。徐克安一乳婢，苦此不能食，用之，出数虫而安。

小儿头疮：镜面草晒干为末，和轻粉、麻油敷之，立效。（《杨氏家藏方》）

手指肿毒：又指恶疮，消毒止痛：镜面草捣烂，敷之。（《寿域神方》）

蛇缠恶疮：镜面草，入盐杵烂，敷之妙。解鼠莽毒：镜面草自然汁、清油各一杯和服，即下毒三五次。以肉粥补之，不可迟。（张杲《医说》）

继母草

主恶疮，杵敷之。生塞北川原。有紫碧花，花有角，角上有刺，蒿之类也。亦名继母藉。

按：继母草很像藜科之刺藜，刺藜二歧聚伞花序，分枝多，枝端具刺花，这很像花有角，角上有刺，蒿之类也之继母草。刺藜也有些似蒿。

甲煎

味辛，平，无毒。主甲疽疮，及杂疮难差者，虫蜂蛇蝎所螫疼，小儿头疮，吻疮，耳后月蚀疮，并敷之。合诸药及美果花烧成灰，和蜡成口脂，所主与甲煎[1]略同。三年者治虫杂疮及口旁䘌疮、甲疽等疮。

注：①甲煎：原文如此。此句说以诸药及美果花烧成灰和蜡做成口脂之作用与甲煎相似。

按：甲煎，《唐本草》谓以蠡类之厣，（yǎn 眼）烧灰合成。蠡为螺类，厣为螺类之肉足盖。可解毒消痈。

时珍曰：甲煎，以甲香同沉麝诸药花物治成，可做口脂及焚爇也。唐·李义山诗所谓："沉香甲煎为廷燎"者，即此。

金疮小草

味甘，平，无毒。主金疮止血，长肌，断鼻中衄血，取叶挼碎敷之。又预知、石灰杵为丸，日干，临时刮敷，亦煮服，断血瘀及卒下血。生江南落田野间，下湿地，高一二寸许，如荠叶短，春夏间有浅紫花，长一粳米也。

按：金疮小草，高一二寸，叶短，浅紫花。可止血生肌，断血瘀及卒下血。

鬼钗草

味苦，平，无毒。主蛇及蜘蛛咬，杵碎敷之，亦杵绞汁服。生池畔，叶有椏，方茎，子作钗脚，着人衣如针，北人呼为鬼针。

按：鬼钗草，为菊科鬼针草的全草。可解毒消痈。有说治肿瘤有效。

涂蝎虿伤（时珍）。

附方：新一。

割甲伤肉不愈：鬼针草苗、鼠粘子根捣汁，和腊猪脂涂。（《千金》）

卷第十一

草部下品之总一百五种

一十八种《神农本经》 原为白字现用字下不加·号法。并注《本经》二字。
一十八种《名医别录》 原为墨字今用字下加·号法。
二十四种《唐本》先附 注云：唐附
一十七种今附 皆医家尝用有效注云：今附
一十一种新补
六种新定
一十一种陈藏器余

何首乌今附　商陆《本经》章柳根也　威灵仙今附　牵牛子《别录》　篦（音卑）麻子叶附唐附　蒴藋《别录》　天南星今附　羊蹄《本经》　酸模续注　菰根《别录》　萹蓄《本经》　狼毒《本经》　狶（音喜）莶（音枕）唐附　马鞭草《别录》　苎根《别录》　白头翁《本经》　甘蕉根《别录》　芭蕉油续注　芦根《别录》苇笋等附　鬼臼《本经》　角蒿唐附　蒿续注　马兜零今附　仙茅今附　羊桃《本经》　鼠尾草《别录》　女青《本经》　故麻鞋底唐附　刘寄奴草唐附　骨碎补今附　连翘《本经》　续随子今附败蒲席编荐索续注　山豆根今附石鼠肠附　三白草唐附　蔄（音间）茹（音如）《本经》　金星草新定　葎草唐附　鹤虱唐附　地菘今附　雀麦唐附　甑带灰唐附　赤地利唐附　乌韭《本经》　白附子《别录》　紫葛唐附　独行根唐附　猪膏梅唐附　鹿藿《本经》　蚤（音早）休《本经》紫河车也　石长生《本经》　乌蔹（音敛）莓唐附　陆英《本经》预知子今附　葫芦芭新定　弓弩弦《别录》　木贼新定　荩（音烬）草《本经》　蒲公草唐附　谷精草今附　牛扁（音褊）　苦芙（音袄）昨叶何草唐附　酢浆草唐附　蒻头今附　夏枯草《本经》　燕蓐草新补　鸭跖草新补　山慈菰新补　苘（音顷）实唐附　赤车使者唐附　狼跋子《别录》　屋游《别录》　地锦新定　败舡茹（音如）灯心草今附　五毒草新补　鼠曲草新补　列当今附　马勃《别录》　屐（音剧）屧鼻绳唐附　质汗今附　水蓼唐附　莸草新补　败芒箔新补　狗舌草唐附　海金沙新定　萱草新补　格注草唐附　鸡窠中草新补　鸡冠子新补　地椒新定　草三棱今附　合明草　鹿药今附　败天公《别录》

一十一种陈藏器余

毛莨　荫命　毒菌　草禹余粮　鼠蓑草　廉姜　草石蚕　漆姑草　麂目　梨豆
诸草有毒

何 首 乌

味苦涩，微温，无毒。主瘰疬，消痈肿，疗头面风，疮，五痔，止心痛，益血气，黑髭鬓，悦颜色，久服长筋骨，益精髓，延年不老。亦治妇人产后及带下诸疾。本出顺州南河县，今岭外江南诸州皆有；蔓紫，花黄白，叶如薯蓣而不光，生必相对，根大如拳，有赤白二种，赤者雄，白者雌。一名野苗，一名交藤，一名夜合，一名地精，一名陈知白。春夏采，临用之以苦竹刀切，米泔浸，经宿曝干。木杵臼捣之，忌铁。[①]今附。

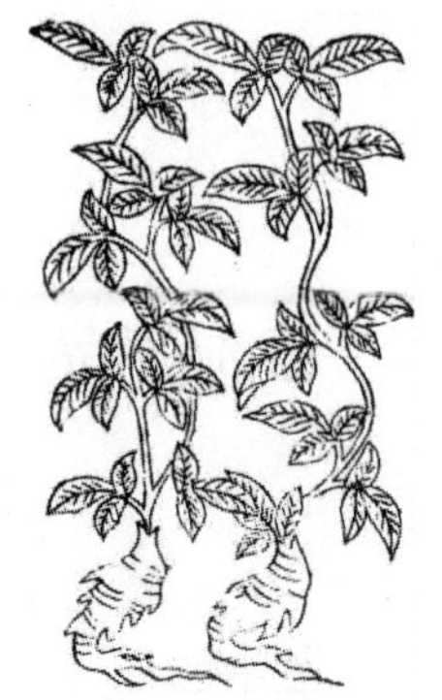
西京何首乌

臣禹锡等谨按《日华子》云：味甘。久服令人有子。治腹藏宿疾，一切冷气，及肠风。此药有雌雄，雄者苗叶黄白，雌者赤黄色。凡修合药，须雌雄相合，吃有验。其药《本草》无名，因何首乌见藤夜交，便即采食有功，因以采人为名耳。又名桃柳藤。

《图经》曰：何首乌，本出顺州南河县，岭外江南诸州亦有。今在处有之，以西洛嵩山及南京柘城县者为胜。春生苗，叶叶相对如山芋而不光泽，其茎蔓延竹木墙壁间，夏秋开黄白花，似葛勒花，结子有稜，似荞麦而细小，纔如粟大，秋冬取根，大者如拳，各有五稜瓣，似小甜瓜。此有二种，赤者雄，白者雌，采时乘湿以布帛拭去土后用苦竹刀切，米泔浸一宿，曝干，忌铁，以木臼杵捣之。一云春采根，秋采花，九蒸九暴乃可服。此药本名交藤，因何首乌服而得名。何首乌者，顺州南河[②]县人，祖能嗣，本名田儿，生而阉弱，年五十八无妻子。一日醉卧野中，见田中藤，两本异生，苗蔓相交，久乃解，解合三四，田儿心异之，掘根持问乡人，无能名者。遂暴干捣末酒服，七日而思人道，百日而旧疾皆愈，十年而生数男。后改名能嗣，又与子庭服，皆寿百六十岁，首乌服药亦年百三十岁。唐·元和七年，僧文象遇茅山老人，遂传其事。李翱因著《方录》云：又叙其苗如木藁，光泽，形如桃柳叶，其背偏独单[③]，皆生不相对，有雌雄者，雌者苗色黄白，雄者黄赤，其生相远，夜则苗蔓交，或隐化不见。春末、夏中、初秋三时候晴明日兼雌雄采之，烈日曝干，散服，酒下良。采时尽其根，乘润以布帛拭去泥土，勿损皮，密器贮之，每月再曝，凡服偶日，二、四、六、八日是。服讫以衣覆汗出导引，尤忌猪羊血。其叙颇详，故载之。

《经验方》：何首乌，新采者，去皮土后，用铜、竹刀薄切片，上甑如炊饭蒸，下用瓷石锅忌铁，旁更别烧一锅，常满添水，候药甑气上，逐旋以热水从上淋下，勿令满溢，直候首乌绝无气味，然后取下一匙头汁，白汤亦可，此是药之精英，与常不同。治骨软风，腰膝疼，行履不得，遍身瘙痒。首乌大而有花纹者同牛膝剉，各一斤，以好酒一升，浸七宿，曝干，于木臼内捣末，蜜丸每日空心，食前酒下三五十丸。

又方：治诸处皮里面痛：首乌末、姜汁，调成膏，痛处以帛子裹之，用火炙鞋底熨之妙。《斗门方》：治瘰疬，或破不破，以至下胸前者，皆治之用九真藤，取其根如鸡卵大，洗，生嚼常服。又取叶捣覆疮上，数服即止。其药久服黑发延年，或取其头获之九数者，服之乃仙矣。其叶如杏，其根亦类疠子，用之如神。又堪为利术，伏沙子自有法。一名何首乌，又名赤葛。

《王氏博济》：治疥癣满身作疮不可治者：何首乌、艾等分，以水煎令浓，于盆内洗之，甚能解痛生肌肉。

《何首乌传》：昔何首乌者，顺州南河县人，祖名能嗣，父名延秀。能嗣常慕道术，随师在山，因醉夜卧山野，忽见有藤二株相去三尺余，苗蔓相交，久而方解，解了又交，惊讶其异。至旦遂掘其根，归问诸人无识者。后有山老忽来示之答曰：子既无嗣，其藤乃异，此恐是神仙之药，何不服之。遂杵为末，空心酒服一钱。服数月似强健，因此常服。又加二钱服之经年，旧疾皆痊，发乌容少，数年之内即有子名延秀，秀生首乌，首乌之名，因此而得，生数子，年百余岁，发黑。有李安期者，与首乌乡里亲善，窃得方服，其寿至长，遂叙其事。何首乌，味甘，生温无毒。茯苓为使，治五痔，腰膝之病，冷气心痛，积年劳瘦，痰癖风虚败劣，长筋力，益精髓，壮气驻颜，黑发延年。妇人恶血痿黄，产后诸疾，赤白带下，毒气入腹，久痢不止，其功不可具述。一名野苗，二名交藤，三名夜合，四名地精，五名首乌。本出虔州，江南诸道皆有之。苗叶有光泽，又如桃李叶，雄苗赤根，远不过三尺。春秋可采，日干，去皮为末，酒下最良，有疾即用茯苓汤下为使。常杵末，新瓷器盛，服之忌猪肉、血、无鳞鱼，触药无力。此药形大如拳，连珠，其中有形鸟兽山岳之状珍也。掘得去皮，生吃得，味甘甜，《休粮赞》曰：神效助道，著在仙书，雌雄相交，夜合昼疏，服之去谷，日居月诸，返老还少，变安病躯，有缘者遇，传之勿泄，最尔自如。明州刺史李远传录经验，何首乌，所出顺州南河县、韶州、潮州、恩州、贺州、广州四会县、潘州，已上出处为上。邕州晋兴县、桂州、康州、春州、勤州、高州、循州，已上所出次之。其仙草五十年者，如拳大，号山奴，服之一年，髭鬓青黑。一百年如碗大，号山哥，服之一年，颜色红悦。一百五十年，如盆大，号山伯，服之一年，齿落重生。二百年如斗栲栳大，号山翁，服之一年，颜如童子，行及奔马。三百年如三斗栲栳④大，号山精，服之一年延龄，纯阳之体，久服成地仙。

《衍义》曰：何首乌，兼黑髭鬓，与罗卜相恶，令人髭鬓早白。治肠风热多用。

现注：

①原刻为墨字，但不是《本经》《别录》文，今附为《开宝》文。

②南河：本文开头及《何首乌传》皆作顺州南河县。

③单：(dàn 旦)，厚。

④栲：(kǎo 考)，栳（lǎo 老)，竹柳编物器。

按：何首乌为蓼科何首乌的块根。综合条文所术何首乌功能消瘰消痈，祛头面风，消疮消痔，止心痛，益血气，黑发，悦颜色，长筋骨，益精髓。祛经带诸疾。临床以首乌补血调经，治心脑肝肾诸疾，高血脂等。入补血药。

释名：马肝石、九真藤、疮帚(《纲目》)、红内消。时珍曰：汉武时，有马肝石能乌人发，故后人隐此名，亦曰马肝石。赤者能消肿毒，外科呼为疮帚、红内消。《斗门方》云：取根若获九数者，服之乃仙。故名九真藤。时珍曰：凡诸名山、深山产者，即大而佳也。时珍曰：近时治法：用何首乌、赤白各一斤，竹刀刮去粗皮，米泔浸一夜，切片。用黑豆三斗，每次用三升三合三勺，以水泡过。砂锅内铺豆一层，首乌一层，重重铺尽，蒸之豆熟，取出去豆，将何首乌晒干，再以豆蒸。如此九蒸九晒，乃用。时珍曰：茯苓为之使。忌诸血、无鳞鱼、萝卜、蒜、葱、铁气。同于地黄。能伏朱砂。时珍曰：何首乌，足厥阴、少阴药也。白者入气分，赤者入血分。肾主闭藏，肝主疏泄。此物气温，味苦涩。苦补肾，温补肝，涩能收敛精气。所以能养血益肝，固精益肾，健筋骨，乌髭发，为滋补良药。不寒不燥，功在地黄、天门冬诸药之上。气血太和，则风虚痈肿瘰，诸疾可知矣。此药流传虽久，服者尚寡。嘉靖初，邵应节真人，以七宝美髯丹方上进。世宗肃皇帝服饵有效，连生皇嗣。于是何首乌之方，天下大行矣。宋怀州知州李治，与一武臣同官。怪其年七十余而轻健，面如渥丹，能饮食。叩其术，则服何首乌丸也。乃传其方。后治得病，盛暑中半体无汗，已二年，窃自忧之。造丸服至年余，汗遂浃体。其活血治风之功，大有补益。其方用赤白何首乌各半斤，米泔浸三夜，竹刀刮去皮，切焙，石臼为末，炼蜜丸梧子大。每空心温酒下五十丸。亦可末服。

【附方】旧四，新十二。

何首乌各一斤（米泔水浸三四日，瓷片刮去皮，用淘净黑豆二升，以砂锅木甑，铺豆及首乌，重重铺盖蒸之。豆熟，取出去豆，暴干，换豆再蒸，如此九次，暴干为末），赤白茯苓各一斤（去皮研末，以水淘去筋膜及浮者，取沉者捻块，以人乳十碗浸匀，晒干研末），牛膝八两（去苗，酒浸一日，同何首乌第七次蒸之，至第九次止，晒干），当归八两（酒浸晒），枸杞子八两（酒浸晒），菟丝子八两（酒浸生芽，研烂晒），补骨脂四两（以黑脂麻炒香）。并忌铁器，石臼为末，炼蜜和丸弹子大，一百五十丸。每日三丸，侵晨温酒下，午时姜汤下，卧时盐汤下。其余并丸梧子大，每日空心酒服一百丸，久服极验。忌见前。（《积善堂方》）服食滋补《和剂局方》：何首乌丸：专壮筋骨，长精髓，补血气。久服黑须发，坚阳道，令人多子，轻身延年。月计不足，岁计有余：用何首乌三斤（铜刀切片，干者以米泔水浸软切之），牛膝（去苗）一斤（切）。以黑豆一斗，淘净。用木甑铺豆一层，铺药一层，重重铺尽，瓦锅蒸至豆熟。取出去豆曝干，换豆又蒸，如此三次。为末，蒸枣肉，和丸梧子大。每服三五十丸，空心温酒下。忌见前。郑岩山中丞方：只用赤白何首乌各半斤，去粗皮阴干，石臼杵末。每旦无灰酒服二钱。《积善堂方》：用赤去皮，切片，用米泔水浸一宿，晒干；以壮妇男儿乳汁拌晒三度，候干，木臼舂为末；以密云枣肉和杵，为丸如梧子大。每服二十丸，每十日加十丸，至百丸止，空心温酒、盐汤任下。一方不用人乳。笔峰《杂兴方》：用何首乌雌雄各半斤，分作四分：一分用当归汁浸，一分生地黄汁浸，一分旱莲汁浸，一分人乳浸。三日取出，各暴干，瓦焙，石臼为末，蒸枣肉，和丸梧子大。每服四十丸，空心百沸汤下。禁忌见前。骨软风疾：腰膝疼，行步不得，遍身瘙痒：用何首乌（大而有花纹者），同牛膝各一斤，以好酒一升，浸七宿，暴干，木臼杵末，枣肉和丸梧子大。每一服三五十丸，空心酒下。（《经验方》）宽筋治损：何首乌十斤，生黑豆半斤（同煎熟），皂荚一斤（烧存性），牵牛十两（炒取头末），薄荷十两，木香、牛膝各五两，川乌头（炮）二两，为末，酒糊丸梧子大。每服三十丸，茶汤下。（《永类方》）自汗不止：何首乌末，津调，封脐中。（《集简方》）肠风脏毒：下血不止：何首乌二两，为末。食前米饮服二钱。（《圣惠方》）小儿龟背：龟尿调红内消，点背上骨节，久久自安。破伤血出：何首乌末，敷之，即止，神效。（笔峰《杂兴方》）痈疽毒疮：红内消不限多少，瓶中文武火熬煎，临熟入好无灰酒相等，再煎数沸，时时饮之。其滓焙研为末，酒煮面糊丸梧子大。空心温酒下三十丸，疾退宜常服之。即赤何首乌也，建昌产者，良。（陈自明《外科精要》）

大风疠疾：何首乌（大而有花纹者）一斤（米泔浸一七，九蒸九晒），胡麻四两（九蒸九晒）。为末。每酒服二钱，日二。（《圣惠方》）

茎、叶主治风疮疥癣作痒，煎汤洗浴，甚效。（时珍）

商陆

味辛、酸，平，有毒。主水胀，疝瘕，痹。熨除痈肿，杀鬼精物。疗胸

中邪气，水肿痿痹，腹满洪直，疏五脏，散水气，如人形者有神。一名葛[①]根，一名夜呼。**生咸阳川谷**。

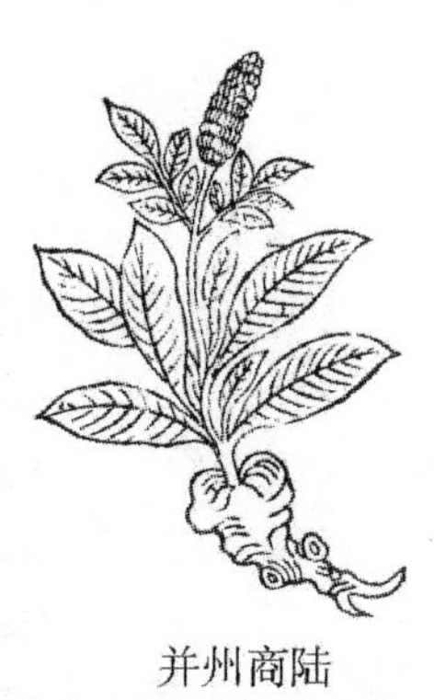
并州商陆

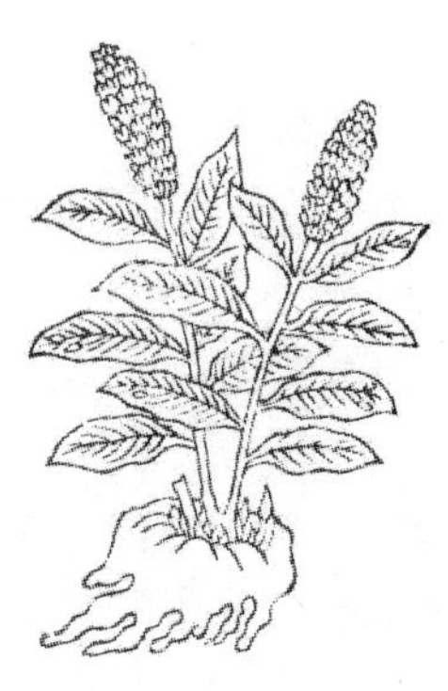
凤翔府商陆

陶隐居云：近道处处有。方家不甚干用，疗水肿切生根杂生鲤鱼煮作汤。道家乃散用，及煎酿皆能去尸虫，见鬼神。其实亦入神药。花名薚花，尤良。

《唐本》注云：此有赤白二种，白者入药用，赤者见鬼神。甚有毒，但贴肿外用。若服之伤人，乃至痢血不已而死也。

今注：商陆，一名白昌，一名当陆。

臣禹锡等谨按《蜀本图经》云：叶大如牛舌而厚脆，有赤花者根赤，白花者根白。今所在有之。二月、八月采根，日干。

《尔雅》云：蓫[②]，薚[③]，马尾，注。《广雅》曰：马尾，商陆。《本草》云：别名薚。今关西亦呼为薚，江东呼为当陆。释文云：如人形者有神。

《药性论》云：当陆，使，忌犬肉，味甘有大毒。能泻十种水病。喉痹不通，薄切醋熬喉肿处外薄之差。

《日华子》云：白章陆，味苦冷，得大蒜良，通大小肠，泻蛊毒，堕胎，熁肿毒，敷恶疮。赤者有毒。

《图经》曰：商陆，俗名章柳根。生咸阳山谷，今处处有之，多生于人家园圃中。春生苗，高三四尺，叶青如牛舌而长，茎青赤，至柔脆。夏秋开红紫花作朵，根如芦菔而长，八月、九月内采根，暴干，其用归表。古方术家多用之，亦可单服。五月五日采根，竹箩[④]盛，挂屋东北角阴干百日，捣筛，井华水调服，云神仙所秘法。喉中卒被毒气攻痛者，切根炙令热，隔布熨之，冷辄易，立愈。其花主人心惛塞，多忘喜误；取花阴干百日，捣末，日暮水服方寸匕。卧思念所欲事，即于眼中自觉。《尔雅》谓之蓫，薚。《广雅》谓之马尾，《易》谓之苋陆，皆谓此商陆也。然有赤白二种；花赤者根赤，花白者根白，赤者不入药，服食用白者。又一种名赤菖，苗叶绝相类，不可用，服之伤筋消肾，须细辨之。

<u>《雷公》</u>云：凡使，勿用赤菖，缘相似，其赤菖花茎有消筋肾之毒，故勿饵。章陆花白，年多后仙人采之，用作脯，可下酒也。每修事先以铜刀刮去上皮了，薄切，以东流水浸两宿，然后漉出，架甑蒸，以豆叶一重了，与章陆一重，如斯蒸，从午至亥出，仍去豆叶，暴干了，细剉。用若无豆叶，只用豆代之。

《外台秘要》：治水气，商陆根白者，去皮切如小豆许一大盏，以水三升，煮取一升已上，烂即取粟米一大盏煮成粥，仍空心服，若一日两度服，即恐利多，每日服一顿即微利，不得杂食。

又方：治瘰疬喉痹，卒攻痛，捣生章陆根，捻作饼子，置瘰疬上，以艾炷于药上灸三四壮。《千金髓》：治水气浮肿：白菖六两，取汁半合，和酒半升，看大小相度与服，当利下水差。

又方：卒暴癥肿，中有物如石痛刺啼呼，若不治，百日死：多取商陆根捣汁或蒸之，以布藉腹上安药，勿覆，冷复易，昼夜勿息。

《经验方》：治水疾：樟柳去粗皮，薄切曝干为末，用黄颡鱼三头，大蒜三瓣，绿豆一合，以水一大碗，同煮豆烂为度，先将豆任意吃了，却以汁调药末一钱匕，其水化为清气消。

《梅师方》：治水肿不能服药：商陆一升，羊肉六两，以水一斗，煮取六升，去滓和肉，葱豉作臛如常法食之。商陆白者妙。

《孙真人食忌》：主一切热毒肿：章陆根和盐少许敷之，日再。

又方：主疮中毒：切章陆根汁，热布裹熨之，冷即易。

《斗门方》：治脚软：用章柳根细切如小豆大，煮令熟，更入绿豆同烂煮为饭，每日如此修事服饵，以差为度，其功最效。

《张文仲》治石痈，坚如石不作脓者：生章陆根捣擦之，燥即易，取软为度。

现注：

①募：（tāng 汤）原文为募，字典注与募同。故后面《字雅》条中皆用募字。

②蓫：（zhú 逐）。

③募：（tāng 汤）。

④篧：（cuò），竹筐类。

按：商陆为商陆科商陆的根。综合条文所述商陆功能消水肿，消疝瘕，除痿痹，消痈肿，散胸中水气，疏五脏。临床以商陆治各类水肿病，腹水鼓胀，胸水皮水，以及皮肤积聚诸疾。临床入逐水药。商陆治石痈坚如石似是癌肿，值得重视。

时珍曰：此物能逐荡水气，故曰蓫募。讹为商陆，又讹为当陆，北音讹为章柳。或云枝枝相值，叶叶相当，故曰当陆。或云多当陆路而生也。时珍曰：商陆昔人亦种之为蔬，取白根及紫色者擘破，作畦栽之，亦可种子。根、苗、茎并可洗蒸食，或用灰汁煮过亦良，服丹砂、乳石人食之尤利。其赤与黄色者有毒，不可食。按：周定王《救荒本草》云：章柳干粗似鸡冠花干，微有线楞，色微紫赤，极易生植根。张仲景曰：商陆以水服，杀人。杲曰：商陆有毒，阳中之阴。其味酸辛，其形类人。其用疗水，其效如神。时珍曰：商陆苦寒，沉也，降也，阴也。其性下行，专于行水，与大戟、甘遂，盖异性而同功，胃气虚弱者不可用。方家治肿满、小便不利者，以赤根捣烂，入麝香三分，贴于脐心，以帛束之，得小便利即肿消。又治湿水，以指画肉上，随散不成纹者。用白商陆、香附子炒干，出火毒，以酒浸一夜，日干为末。每服二钱，米饮下。或以大蒜同商陆煮汁服亦可。其茎叶作蔬食，亦治肿疾。嘉谟曰：古赞云：其味酸辛，其形类人。疗水贴肿，其效如神。斯言尽之矣。

附方：新六。痃癖如石：在胁下坚硬：生商陆根汁一升，杏仁一两（浸去皮尖，捣如泥）。以商陆汁绞杏泥火煎如饧。每服枣许，空腹热酒服，以利下恶物为度。（《圣惠方》）产后腹大：坚满，喘不能卧：白圣散：用章柳根三两，大戟一两半，甘遂（炒）一两，为末。每服二三钱，热汤调下，大便宣利为度。此乃主水圣药也。（洁古《保命集》）五尸注痛：腹痛胀急，不得喘息，上攻心胸，旁攻两胁，痛或磊块涌起：用商陆根熬，以囊盛，更互熨之，取效。（《肘后方》）小儿痘毒：小儿将痘发热，失表，忽作腹痛，及膨胀弩气，干霍乱，由毒气与胃气相搏，欲出不得出也。以商陆根和葱白捣敷脐上，斑止痘出，方免无虞。（《摘玄方》）耳卒热肿：生商陆，削尖纳入，日再易。（《圣济录》）

威灵仙

味苦，温，无毒。主诸风，宣通五脏，去腹内冷滞，心膈痰水久积，癥瘕痃癖气块，膀胱宿脓恶水，腰漆冷疼及疗折伤。一名能消，久服之无温疫疟。出商州上洛山及华山并平泽。不闻水声者良。生先于众草，茎方，数叶相对，花浅紫，根生稠密，岁久益繁。冬月丙丁戊己日采，忌茗。[①]今附。

臣禹锡等谨按《蜀本》云：九月末至十二月采，阴干。余月并不堪采。

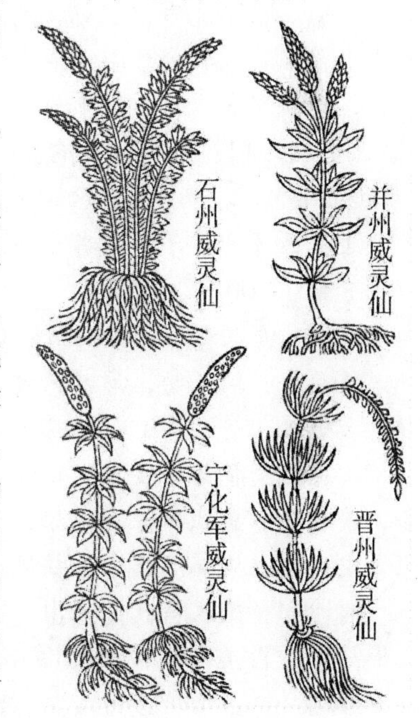

《图经》曰：威灵仙，出商州上洛山及华山，并平泽。今陕西州军等，及河东、河北、京东、江湖州郡或有之。初生比众草最先，茎梗如钗股四稜，叶似柳，作层，每层六七叶如车轮，有六层至七层者，七月内生花，浅紫或碧白色，作穗似莆[②]台子，亦有似菊花头者，实青，根稠密，多须似谷，每年亦朽败。九月采根，阴干。仍以丙丁、戊己日采，以不闻水声者佳。唐，正元中，嵩阳子周君巢作《威灵仙传》云：先时商州有人重病，足不履地者数十年，良医殚技莫能疗，所亲置之道傍，以求救者。遇一新罗僧见之告曰：此疾一药可活，但不知此土有否。因为之入山求索，果得，乃威灵仙也。使服之数日，能步履。其后山人邓思齐知之，遂传其事。崔元亮《海上方》著其法云：采得阴干月余，捣筛温清酒和二钱匕，空腹服之。如人本性杀药，可加及六钱匕，利过两行则减之，病除乃停服。其性甚善，不触诸药，但恶茶及面汤，以甘草、栀子代饮可也。

《唐本》云：腰肾脚膝积聚，肠内诸冷病，积年不差者服之，无不立效。出商州洛阳县，九月末至十二月采，阴干。余月并不堪采。每年傍引，年深转茂，根苗渐多，经数年亦折败。

《千金方》：治腰脚痛：威灵仙为末，空心温酒调下钱匕，逐日以微利为度。

《经验方》：治大肠久冷：威灵仙蜜丸桐子大，于一更内，生姜汤下十丸至二十丸。

又方：治腰脚：威灵仙一斤，洗干，好酒浸七日为末，面糊丸桐子大，以浸药酒下二十丸。《集验方》：治肾脏风，壅积，腰膝沉重：威灵仙末，蜜和丸桐子大，初服温酒下八十丸。平明微利恶物如青浓胶即是风毒积滞也。如未利，夜再服一百丸，取下后吃粥药补之一月，仍常服温补药。孙兆放杖丸同。

《崔氏海上集》：威灵仙，去众风，通十二经脉。此药朝服暮效，疏宣五脏冷脓宿水，变病微利不泻，人服此，四肢轻健，手足温暖，并得清凉。时商州有人患重足不履地，经十年不差，忽遇新罗僧见云：此疾有药可理，遂入山求之，遣服数日即复，后留此药名而去。此药治丈夫妇人中风不语，手足不随，口眼㖞斜，筋骨节风，胎风头风，暗风心风，风狂人，伤寒头痛，鼻清涕，服经二度伤寒即止。头旋目眩，白癜风，极治大风皮肤风痒大毒，又热毒风疮。深治劳疾连腰，骨节风，绕腕风，言语涩滞，痰积，宣通五脏，腹内宿滞，心头痰水，膀胱宿脓，口中涎水，好吃茶滓，手足顽痹，冷热气壅，腰膝疼痛，久立不得，浮气瘴气，憎寒壮热，头痛尤甚，攻耳成脓而聋，又冲眼赤。大小肠秘，服此立通。饮食即住，黄疸黑疸，面无颜色，瘰疬遍项，产后秘涩，概[③]腰痛，曾经损坠。心痛注气，膈气，冷气攻冲肾脏，风壅腹肚胀满。头面浮肿，注毒，脾肺气，痰热咳嗽气急，坐卧不安，疥癣等疮。妇人月水不来，动经多日，血气冲心，阴汗盗汗，鸦[④]臭秽甚，气息不堪，勤服威灵仙，更用热汤尽日频洗，朝以苦唾[⑤]调药涂身上内外，每日一次涂之，当得平愈。孩子无辜，令母含药灌之。痔疾秘涩，气痢绞结，并皆治之：威灵仙一味，洗焙为末，以好酒和令微湿，入在竹筒内牢塞口，九蒸九暴，如干，添酒重洒之，以白蜜和为丸，如桐子大，每服二十至三十丸，汤酒下。

《衍义》曰：威灵仙，治肠风。根性快，多服疏人五脏真气。

现注：

①本条原为墨字，下有今附二字为《开宝》文。

②菁：(pú 蒲)，蒲草。

③概：原文如此，应为瞶：(guì 桂) 腰痛，即突然腰痛。

④鸦臭：既丫臭，形容脚秽臭。

⑤苦唾：苦，多，如鹤鸣山苦雨，鱼跃水多风。

按：威灵仙为毛茛科灵仙的根。综合条文所述威灵仙功能祛诸风，宣五脏，去腹内冷滞，消膈痰，破癥癖，消脓尿，散腰膝冷痛。临床以威灵仙治风湿及其他之关节肿痛。风湿或类风湿性疾病。临床入祛风湿药。

时珍曰：威，言其性猛也。灵仙，言其功神也。时珍曰：其根每年旁引，年深转茂。一根丛须数百条，长者二尺许。初时黄黑色，干则深黑，俗称铁脚威灵仙以此。别有数种，根须一样，但色或黄或白，皆不可用。元素曰：味甘纯阳，入太阳经。杲曰：可升可降，阴中阳也。时珍曰：味微辛、咸，不苦。忌茗、面汤。

推新旧积滞，消胸中痰唾，散皮肤大肠风邪（李杲）。

震亨曰：威灵仙属木，治痛风之要药也，在上下者皆宜，服之尤效。其性好走，亦可横行，故崔元亮言其去众风，通十二经脉，朝服暮效。凡采得闻流水声者，知其性好走也，须不闻水声者乃佳。时珍曰：威灵仙气温，味微辛、咸。辛泄气，咸泄水。故风湿痰饮之病，气壮者服之有捷效。其性大抵疏利，久服恐损真气，气弱者亦不可服之。

附方：新一十五。脚气入腹，胀闷喘急：用威灵仙末，每服二钱，酒下。痛减一分，则药亦减一分。《简便方》筋骨毒痛：因患杨梅疮，服轻粉毒药，年久不瘾者，威灵仙三斤，水十瓶，封煮一炷香。出火毒。逐日饮之，以愈为度。(《集简方》) 破伤风病：威灵仙半两，独头蒜一个，香油一钱。同捣烂，热酒冲服。汗出即愈。卫破伤风病：威灵仙半两，独头蒜一个，香油一钱。同捣烂，热酒冲服。汗出即愈。(《卫生易简方》) 生川乌头、五灵脂各四两。为末，醋糊丸梧子大。每服七丸，用盐汤下。忌茶。(《普济方》)

男妇气痛：不拘久近。威灵仙五两，生韭根二钱半，乌药五分。好酒一盏，鸡子一个，灰火煨一宿，五更视鸡子壳软为度。去渣温服，以干物压之，侧睡向块边。渣再煎，次日服，觉块刺痛，是其验也。(《摘玄方》) 噎塞膈气：威灵仙一把，醋、蜜各半碗，煎五分，服之。吐出宿痰，愈。(唐瑶《经验方》)

停痰宿饮：喘咳呕逆，全不入食：威灵仙（焙）、半夏（姜汁浸焙）。为末，用皂角水熬膏，丸绿豆大。每服七丸至十丸，姜汤下，一日三服，一月为验。忌茶、面。腹中痞积：威灵仙、楮桃儿各一两，为末。每温酒服三钱。名化铁丸。(《普济》) 肠风泻血：久者：威灵仙、鸡冠花各二两。米醋二升，煮干，炒为末，以鸡子白和作小饼，炙干再研。每服二钱，陈米饮下，日二服。(《圣济》) 痔疮肿痛：威灵仙三两，水一斗，煎汤。先熏后洗，冷再温之。(《外科精义》) 诸骨鲠咽：威灵仙一两二钱，砂仁一两，砂糖一盏，水二钟，煎一钟。温服。《乾坤生意》：用威灵仙米醋浸二日，晒研末，醋糊丸梧子大。每服二三丸，半茶半汤下。如欲吐，以铜青末半匙，入油一二点，茶服，探吐。煎服，即软如绵吞下也，甚效。飞丝缠阴：肿痛欲断：以威灵仙捣汁，浸洗。一人病此得效。(李楼《怪证方》) 痘疮黑陷：铁脚威灵仙（炒研）一钱，脑子一分。温水调服，取下疮痂为效。意同百祥丸。(《儒门事亲》)

牵牛子

味苦，寒，有毒。主下气，疗脚满水肿，除风毒，利小便。

陶隐居云：作藤生，花状如扁豆黄色，子作小房，实黑色，形如球[①]子核。比来[②]服之以疗脚满气急，得小便利无不差。此药始出田野人牵牛易药，故以名之。又有一种草，叶上有三白点，俗因以名三白草，其根以疗脚下气，亦甚有验。

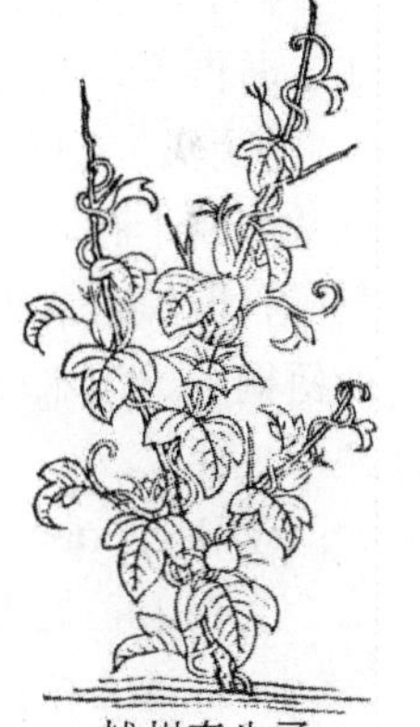

越州牵牛子

《唐本》注云：此花似旋葍花作碧色，又不黄，不似扁豆。其三白草有三黑点，非白也，古人秘之，隐黑为白尔。陶不见，但闻而传之，谓实白点。

今注：此药蔓生，花如鼓子花，而稍大，作碧色，子有黄壳作小房，实黑稍类荞麦。比来服之以疗脚肿满，气急，利水道，无不差者。

臣禹锡等谨按《蜀本图经》云：苗蔓生，花碧色，子若荞麦，三棱黑色。九月以后收子，所在有之。

《药性论》云：牵牛子，使，味甘，有小毒。能治痃癖气块，利大小便，除水气虚肿，落胎。

《日华子》云：味苦痊。得青木香、干姜良，取腰痛，下冷脓，泻蛊毒药并一切气壅滞。

《图经》曰：牵牛子，旧不着所出州土，今处处有之。二月种子，三月生苗，作藤蔓绕篱墙，高者或三二丈，其叶青，有三尖角，七月生花，微红带碧色，似鼓子花而大，八月结实，外有白皮，里作毬，每毬内有子四五枚如荞麦大，有三棱，有黑白二种。九月后收之，又名金铃。段成式《酉阳杂俎》云：盆甑草，即牵牛子也。秋节后断之，状如盆瓶，其中子似龟，蔓如山芋即此也。

《雷公》云：草金零，牵牛子是也。凡使其药，秋末即有实，冬收之。凡用晒干，却入水中淘，浮者去之，取沉者晒干，拌酒蒸，从巳至未，晒干，临用舂去黑皮用。

《食疗》云：多食稍冷，和山茱萸服之去水病。

《圣惠方》：治水气遍身浮肿，气促，坐卧不得：用牵牛子二两，微炒，捣细末，乌牛尿浸一宿，平旦入葱白一握，煎十余沸，去滓空心分为二服，水从小便中下。

《肘后方》：治风毒脚气，若胫已满，捻之没指者；取牵牛子捣，蜜丸如小豆大，每服五丸，生姜汤下，取令小便利亦可止。

《斗门方》：治风气所攻，脏腑积滞：用牵牛子，以童子小便浸一宿后，长流水上洗半日，却用生绢袋盛，挂于当风处，令好干，每日盐汤下三十粒，极能搜风，亦善消虚肿，久服令人体清爽。

《王氏博济》：治三焦气不顺，胸膈壅塞，头昏目眩，涕唾痰涎，精神不爽利膈丸：牵牛子四两，半生半熟，不蚛皂荚涂酥炙二两为末，生姜自然汁煮糊丸如桐子大，每服二十丸，荆芥汤下。又方：治产前滑胎：牵牛子一两，赤土少许，研令细，每觉转痛频，煎白榆皮汤调下一钱匕。

又方：治男子妇人五般积气成聚：黑牵牛一斤，生捣末八两，余滓于新瓦上炒令香熟，放冷，再捣取四两，熟末十二两拌令匀，炼蜜和丸如桐子大。患积气至重者，三五十丸，煎陈橘皮、生姜汤下，临卧空心服之，如二更至三更已来，药行时效应。未动再与三十丸投之，转下积聚之物。常服十丸至十五丸行气甚妙。小儿十五已下至七岁已上，服五丸至七丸。年及五十以上，不请服。

《简要济众》：治大便涩不通：牵牛子半生半熟，捣为散，每服二钱，煎姜汤调下，如未通再服，改以热茶调下，量虚实，无时候加减服。

《衍义》曰：牵牛子，诸家之说纷纷不一，陶隐居尤甚，言花状如扁豆，殊不相当。花朵如鼓子花，但碧色，日出开，日西合。今注又谓其中子类荞麦，亦非也。盖直如木猴梨子，但黑色。可微炒，捣取其中粉一两，别以麸炒，去皮尖者桃仁末半两，以熟蜜和丸如梧桐子，温水服三二十丸。治大肠风秘，壅热结涩，不可久服，亦行脾肾气故也。

现注：

①梂：(qiú 求)，同莍，指果外皮之突起。

②比来：近来。

按：牵牛子为旋花科牵牛的种子。综合条文所述牵牛子功能下气行水，除风毒，利小便。临床用牵牛子泄下行水，治胃腹满胀，二便不通，四肢浮肿等。可用于肝肾心肺脾诸脏之水症，临床入泄下或逐水药。

释名：黑丑(《纲目》)。时珍曰：近人隐其名为黑丑，白者为白丑，盖以丑属牛也。金铃象子形，盆甑、狗耳象叶形。段成式《酉阳杂俎》云：盆甑草蔓如薯蓣，结实后断之，状如盆甑是矣。时珍曰：牵牛有黑、白二种：黑者处处野生尤多。其蔓有白毛，断之有白汁。叶有三尖，如枫叶。花不作瓣，如旋花而大。其实有蒂裹之，生青枯白。其核与棠子核一样，但色深霍尔。白者人多种之。其蔓微红，无毛有柔刺，断之有浓汁，叶团有斜尖，并如山药茎叶。其花小于黑牵牛花，浅碧带红色。其实蒂长寸许，生青枯白。其核白色，稍粗。人亦采嫩实蜜煎为果食，呼为天茄，因其蒂似茄也。时珍曰：今多只碾取头末，去皮麸不用。亦有半生半熟用者。杲曰：辛热雄烈，泄人元气。

除气分湿热，三焦壅结。（李杲）逐痰消饮，通大肠气秘风秘，杀虫，达命门。（时珍）好古曰：牵牛以气药引则入气；以大黄引则入血。利大肠，下水积。色白者，泻气分湿热上攻喘满，破血中之气。震亨曰：牵牛属火善走，黑者属水，白者属金。若非病形与证俱实，不胀满、不大便秘者，不可轻用。驱逐致虚，先哲深戒。杲曰：牵牛非神农药也。《名医续注》云：味苦寒，能除湿气，利小便，治下注脚气。此说气味主治俱误矣辣，久嚼猛烈雄壮，所谓苦寒安在哉？夫湿者水之别称，有形者也。若肺先受湿，湿气不得施化，致大小便不通，则宜用之。盖牵牛感南方热火之化所生，火能平金而泄肺，湿去则气得周流。所谓五脏有邪，更相平也。今不问有湿无湿，但伤食或有热证，俱用牵牛克化之药，岂不误哉？况牵牛止能泄气中之湿热，不能除血中之湿热。湿从下受之，下焦主血，血中之湿，宜苦寒之味，反以辛药泄之，伤人元气。且牵牛辛烈，比之诸辛药，泄气尤甚，其伤人必矣。《经》云：辛泄气，辛走气，辛泄肺，气病者无多食辛。况饮食失节，劳役所伤，是胃气不行，心火乘之。肠胃受火邪，名曰热中。脾胃主血，当血中泄火。以黄芩之苦寒泄火，当归身之辛温和血，生地黄之苦寒凉血益血，少加红花之辛温以泄血络，桃仁之辛温除燥润肠。仍不可专用，须于补中益气泄阴火之药内加而用之。何则？上焦元气已自虚弱，若反用牵牛大辛热，气味俱阳之药轻则夭人。故张文懿云：牵快一时。药过仍痞，随服随效，效后复痞。以致久服脱人元气，犹不知悔也。张仲景治七种湿热，小便不利，无一药犯牵牛者。仲景岂不知牵牛能泄湿利小便乎？为湿病之根在下焦，是血分中气病。不可用辛辣之药，泄上焦太阴之气。是血病泻气，使气血俱损也。《经》云：毋盛盛，毋虚虚，毋绝人长命，此之谓也，用者戒之。白牵牛亦同。

时珍曰：牵牛自宋以后，北人常用取快。及刘守真、张子和出，又倡为通用下药。李明之目击其事，故着此说极力辟之。然东汉时此药未入本草，故仲景不知。假使知之，必有用法，不应捐弃。况仲景未用之药亦多矣。执此而论，盖矫枉过中矣。牵牛治水气在肺，喘满肿胀，下焦郁遏，腰背胀肿，及大肠风秘气秘，卓有殊功。但病在血分，及脾胃虚弱而痞满者，则不可取快一时，及常服暗伤元气也。一宗室夫人，年几六十。平生苦肠结病，旬日一行，甚于生产。服养血润燥药则泥膈不快，服硝黄通利药则若罔知，如此三十余年矣。时珍诊其人体肥膏粱而多忧郁，日吐酸痰碗许乃宽，又多火病。此乃三焦之气壅滞，有升无降，津液皆化为痰饮，不能下滋肠腑，非血燥比也。润剂留滞，硝黄徒入血分，不能通气，俱为痰阻，故无效也。乃用牵牛末皂荚膏丸与服，即便通食，且复精爽。盖牵牛能走气分，通三焦。气顺则痰逐饮消，上下通快矣。外甥柳乔，素多酒色。病下极胀痛，二便不通，不能坐卧，立哭呻吟者七昼夜。医用通利药不效。遣人叩予。予思此乃湿热之邪在精道，壅胀隧路，病在二阴之间，故前阻小便，后阻大便，病不在大肠、膀胱也。乃用楝实、茴香、穿山甲诸药，入牵牛加倍，水煎服。一服而减，三服而平。牵牛能达右肾命门，走精隧。人所不知，惟东垣李明之知之。故明之治下焦阳虚天真丹，用牵牛以盐水炒黑，入佐沉香、杜仲、破故纸、官桂诸药，深得补泻兼施之妙。方见《医学发明》。

又东垣治脾湿太过，通身浮肿，喘不得卧，腹如鼓，海金沙散，亦以牵牛为君。则东垣未尽弃牵牛不用，但贵施之得道耳。

附方：新三十三。

一切积气：宿食不消。黑牵牛（头为末）四两，用萝卜剜空，安末盖定，纸入白豆蔻末一钱，捣丸梧子大。每服一二十丸，白汤下。名顺气丸。（《普济方》）胸膈食积：伤物汤下。（《儒门事亲》）气筑奔冲：不可忍：牛郎丸。用黑牵牛半两（炒），槟榔二钱半。为末。每服一钱，紫苏汤下。（《普济方》）追虫取积：方同上，用酒下。亦消水肿。肾气作痛：黑、白牵牛等分，炒为末。每服三钱，用猪腰子切，缝入茴香百粒，川椒五十粒，掺牵牛末入内扎定，纸包煨熟。空心食之，酒下。取出恶物效。（杨仁斋《直指方》）伤寒结胸：心腹硬痛。用牵牛头末一钱，白糖化汤调下。（郑氏《家传方》）水蛊胀满：白牵牛、黑牵牛（各取头末）二钱，大麦面四两，和作烧饼，卧时烙熟食之，以茶下，降气为验。（河间《宣明方》）诸水饮病：张子和云：病水之人，如长川泛溢，非杯杓可取，必以神禹决水之法治之，故名禹功散。用黑牵牛（头末）四两，茴香一两（炒）。为末。每服一二钱，以生姜自然汁调下，当转下气也。（《儒门事亲》）阴水阳水：黑牵牛头末三两，大黄末三两，陈米饭锅糕一两。为末。糊丸梧子大。每服五十丸，姜汤下。欲利服百丸。《医方捷径》水肿尿涩：牵牛末，每服方寸匕，以小便利为度。（《千金方》）湿气中满，足胫微肿，小便不利，气急咳嗽。黑牵牛末一两，浓朴（制）半两。为末。每服二钱，姜汤下。或临时水丸，每枣汤下三十丸。（《普济方》）脾湿肿满：方见海金沙下。小儿肿病：大小便不利黑牵牛、白牵牛各二两，炒取头末，井华水和丸绿豆大。每服二十丸，萝卜子煎汤下。（《圣济总录》）小儿腹胀：水气流肿，膀胱实热，小便赤涩：牵牛（生研）一钱，青皮汤空心下。一加木香减半，丸服。（《郑氏小儿方》）疳气浮肿：常服自消：黑牵牛、白牵牛（各半生半炒，取末）、陈皮、青皮等分为末，糊丸绿豆大。每服，三岁儿服二十丸，米汤下。《郑氏小儿方》疳气耳聋：疳气攻肾，耳聋阴肿。牵牛末一钱，猪腰子半个，去膜薄切，掺入内，加少盐，湿纸包煨。空心服。（《郑氏方》）小儿雀目：牵牛子末，每以一钱用羊肝一片，同面作角子二个，炙熟食，米饮下。（《普济方》）风热赤眼：白牵牛末，以葱白煮研丸绿豆大。每服五丸，葱汤下。服讫睡半时。（《卫生家宝方》）面上风刺：黑牵牛酒浸三宿，为末。先以姜汁擦面，后用药涂之。（《摘玄方》）面上粉刺：子如米粉。黑牵牛末对入面脂药中，日日洗之。（《圣惠方》）面上雀斑：黑牵牛末，鸡子清调，夜敷日洗。（《摘玄方》）马脾风病：小儿急惊，肺胀喘满，胸高气急，肾缩鼻张，闷乱咳嗽，烦渴，痰潮声嗄，俗名马脾风，不急治，死在旦夕：白牵牛（半生半炒）、黑牵牛（半生半炒）、大黄（煨）、槟榔，各取末一钱。每用五分，蜜汤调下。痰盛加轻粉一字。名牛黄夺命散。（《全幼心鉴》）小儿夜啼：黑牵牛末一钱。水调，敷脐上，即止。（《生生编》）小便血淋：牵牛子二两（半生半炒）。为末。每服二钱，姜汤下。良久，热茶服之。（《经验良方》）肠风泻血：牵牛五两，牙皂三两，水浸三日，去皂，以酒一升煮干，焙研末，蜜丸梧子大。每服七丸，空心酒下，日三服。下出黄物，不妨。病减后，日服五丸，米饮下。（《本事方》）痔漏有虫：黑、白牵牛各一两。炒为末，以猪肉四两，切碎炒熟，蘸末食尽，以白米饭三匙压之。取下白虫为效。又方：白牵牛（头末）四两，没药一钱，为细末。欲服药时，先日勿夜饭。次早空心，将猪肉四两炙切片，蘸末细细嚼食。取下脓血为效。量人加减用。忌酒色油腻三日。（《儒门事亲》）漏疮水溢，乃肾虚也：牵牛末二钱半，入切开猪肾中，竹叶包定煨熟。空心食，温酒送下。借肾入肾，一纵一横，两得其便。恶水既泄，不复淋沥。（《直指方》）一切痈疽：发背，无名肿毒，年少气壮者：用黑、白牵牛各一合，布包捶碎，以好醋一碗，熬至八分，露一夜，次日五更温服。以大便出脓血为妙。名济世散。(《张三丰仙方》) 湿热头痛：黑牵牛七粒，砂仁一粒，研末，井华水调汁，仰灌鼻中，待涎出即愈。(《圣济录》) 气滞腰痛：牵牛不拘多少，以新瓦一两，入硫黄末二钱半，同研匀，分作三分。每分用白面三匙，水和捍开，切作棋子。五更初以水一盏煮熟，连汤温下，痛即已。未住，隔日再作。予常有此疾，每发一服，痛即止。(许学士《本事方》)

蓖[1] 麻 子

味甘、辛，平，有小毒。主水癥。水研二十枚服之，吐恶沫，加至三十枚，三日一服，差则止。又主风虚寒热，身体疮痒，浮肿，尸疰恶气，笮[2]取油涂之。叶主脚气风肿不仁，捣蒸敷之。[3]

《唐本》注云：此人间所种者，叶似大麻叶，而甚大，其子如蜱[4]，又名萆[5]麻，今胡中来者，茎赤树高丈余，子大如皂荚核，用之益良。油涂叶炙热熨囟[6]上，止衄尤验也。《唐本》先附。

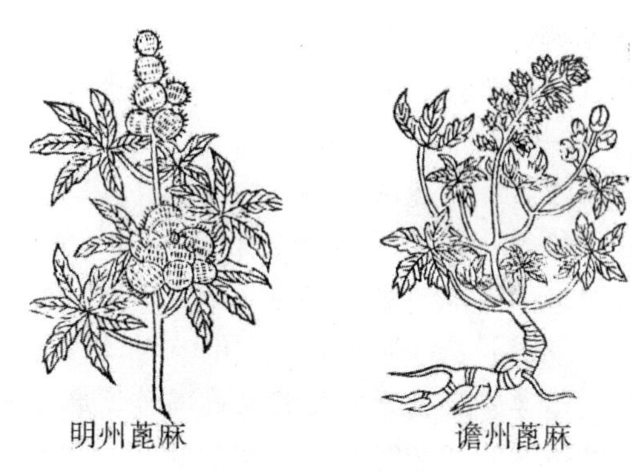
明州蓖麻　　澹州蓖麻

臣禹锡等谨按蜀本《图经》云：树生叶似大麻大数倍，子壳有刺，实大于巴豆，青黄色斑，夏用茎叶，秋收子，冬采根，日干。胡中来者茎子更倍大。所在有之。又云：叶似葎草而厚大，茎赤有节如甘蔗。

《日华子》云：治水胀腹满，细研水服，壮人可五粒。催生，敷产人手足心，产后速拭去。疮痍疥癞，亦可研敷。

《图经》曰：蓖麻子，旧不着所出州郡，今在处有之，夏生苗叶似葎草而厚大，茎赤有节如甘蔗，高丈许，秋生细花，随便结实，壳上育刺，实类巴豆，青黄斑褐形如牛蜱，故名。夏采茎叶，秋采实，冬采根，日干。胡中来者，茎子更大。崔元亮《海上方》治难产及胞衣不下：取蓖麻子七枚，研如膏，涂脚心底，子及衣纔下，便速洗去，不尔肠出，即用此膏涂顶，肠当自入。

《雷公》云：凡使，勿用黑天赤利子，缘在地蒌上生，是颗两头尖，有毒。药中不用。其萆麻子，形似巴豆，节节有黄黑斑点。凡使，先须和皮用盐汤煮半日，去皮取子，研过用。

《外台秘要》：治半身不遂，失音不语，取萆麻子油一升，酒一斗，铜钵盛油著酒中一日，煮之令酒油熟，服之。

又方：治水气：取萆麻子，去皮，研令熟，水解得三合，清旦一顿服之尽，日中当下青黄水。《千金方》：治岭南脚气，从足至膝胫肿满，连骨疼者：蓖麻子叶，切，蒸，薄裹，二三易即消。

《肘后方》：治一切毒肿疼痛，不可忍者，捣萆麻子敷之差。

又方：产难，取萆麻子二枚，两手各把一枚，须臾立下。

《经验后方》：治风疾鼻榻[7]，萆麻不拘多少，去皮，拍为二片，用黄连等分，捶碎二件，用水一处浸七宿后，空心日、午、卧时只用浸者水吞下一片，水尽旋添，勿令干，服两月后，吃大蒜猪肉试验，如不发动便是效也。若发动时，依前法再服，直候不发，如只腿胀，用针出毒物，累有神效。

《修真秘旨》：治小儿丹瘤：蓖麻子五个，去皮研，入面一匙，水调涂之甚效。

《杜壬》：治疠风，手指挛曲，节间痛，不可忍，渐至渐落方：草麻一两，去皮，黄连一两剉如豆，以小瓶子入水一升同浸。春夏三日，秋冬五日后，取草麻子一枚，擘破面东，以浸药水平旦时一服。渐加至四五枚，微利不妨，瓶中水少更添，忌动风食，累用得效。

又方：治咽中疮肿：草麻子一枚，去皮，朴硝一钱同研，新汲水作一服，连进二三服效。

《初虞氏》：治汤火伤，神妙：草麻子、蛤粉等分，末，研膏。汤损用油调涂，火疮用水调涂。《衍义》曰：蓖麻子，作朵生，从下旋旋开花而上，从下结子，宛如牛身之蜱。取子炒熟，去皮，烂嚼，临睡服三二枚，渐加至十数枚，治瘰疬必效。

现注：

①蓖：下原有音卑二字注音。

②笮：本音（zé 则）指盖房顶之苇席竹席，此处通榨。

③本节原为墨字，为《唐本草》文。

④蜱：（pì 辟）字下原有音卑二字注音。原指蜘蛛壁虱类。

⑤草：下有十四处将蓖麻写作草麻，皆为原刻如此。说明古代蓖麻写法尚不统一。

⑥卤：下原有音信二字注音。

⑦榻：原文如此，按文意应为塌。

按：蓖麻子是大戟科蓖麻的种子。综合条文所述蓖麻子功能除热散风，消疮消肿，除脚气不仁。临床外敷疮疡者多，蓖麻油可缓泻。临床入缓泻或解毒药。

时珍曰：蓖亦作螕。螕，牛虱也。其子有麻点，故名蓖麻。时珍曰：其茎有赤有白，中空。其叶大如瓠叶，每叶凡五尖。夏秋间丫里抽出花穗，累累黄色。每枝结实数十颗，上有刺，攒簇如毛而软。凡三四子合成一颗，枯时劈开，状如巴豆，壳内有子，时珍曰大如豆。壳有斑点，状如牛。再去斑壳，中有仁，娇白如续随子仁，有油可作印色及油纸。子无刺者，良；子有刺者毒。时珍曰：取蓖麻油法：用蓖麻仁五升捣烂，以水一斗煮之，有沫撇起，待沫尽乃止。去水，以沫煎至点灯不炸、滴水不散为度。

时珍曰：凡服蓖麻者，一生不得食炒豆，犯之必胀死。其油能伏丹砂、粉霜。

主偏风不遂，口眼㖞斜，失音口噤，头风耳聋，舌胀喉痹，齁喘脚气，毒肿丹瘤，汤火伤，针刺入肉，女人胎衣不下，子肠挺出，开通关窍经络，能止诸痛，消肿追脓拔毒（时珍）震亨曰：蓖麻属阴，其性善收，能追脓取毒，亦外科要药。能出有形之滞物，故取胎产胞衣、剩骨胶血者用之。时珍曰：蓖麻仁甘辛有毒热，气味颇近巴豆，亦能利人，故下水气。其性善走，能开通诸窍经络，故能治偏风、失音口噤、口目斜、头风七窍诸病，不止于出有形之物而已。盖鹈鹕油能引药气入内，蓖麻油能拔病气出外，故诸膏多用之。一人病偏风，手足不举。时珍用此油同羊脂、麝香、鲮鲤甲等药，煎作摩膏，日摩数次，一月余渐复。兼服搜风化痰养血之剂，三月而愈。一人病手臂一块肿痛，亦用蓖麻捣膏贴之，一夜而愈。一人病气郁偏头痛，用此同乳香、食盐捣太阳穴，一夜痛止。一妇产后子肠不收，捣仁贴其丹田，一夜而上。此药外用屡奏奇勋，但内服不可轻率尔。或言捣膏以箸点于鹅马六畜舌根下，即不能食，或点肛内，即下血死，其毒可知矣。

附方：新三十二。

口目喎斜：蓖麻子仁捣膏，左贴右，右贴左，即正。《妇人良方》：用蓖麻子仁七七粒，研作饼，右安在左手心；左，安在右手心，却以铜盂盛热水坐药上，冷即换，五一方：用蓖麻子仁七七粒，巴豆十九粒，麝香五分，作饼如上用。风气头痛：不可忍者。乳香、蓖麻仁等分，捣饼随左右贴太阳穴，解发出气，甚验。《德生堂方》：用蓖麻油纸剪花，贴太阳亦效。又方：蓖麻仁半两，枣肉十五枚，捣涂纸上，卷筒插入鼻中，下清涕即止。八种头风：蓖麻子、刚子各四十九粒（去壳），雀脑芎一大块。捣如泥，糊丸弹子大，线穿挂风处阴干。用时先将好末茶调成膏子涂盏内，后将炭火烧前药烟起，以盏覆之。待烟尽，以百沸葱汤点盏内茶药服之。后以绵被裹头卧，汗出避风。（《袖珍方》）鼻窒不通：蓖麻子仁（去皮）三百粒，大枣（去皮核）十五枚。捣匀，绵裹塞之。一日一易，三十余日闻香臭也。（《普济方》）天柱骨倒：小儿疳疾及诸病后，天柱骨倒，乃体虚所致，宜生筋散贴之：木鳖子六个（去壳），蓖麻子六十粒（去壳）。研匀。先包头擦项上令热，以津调药贴之。（《郑氏小儿方》）五种风痫：不问年月远近。用蓖麻子仁二两，黄连一两，用银石器纳水一大碗，文武火煮之。干即添水，三日两夜取出黄连，只用蓖麻风干，勿令见日，以竹刀每个切作四段。每服二十段，食后荆芥汤下，日二服。终身忌食豆，犯之必腹胀死。（《卫生宝鉴》）舌上出血：蓖麻子油纸燃，烧烟熏鼻中，自止。（《摘玄方》）舌胀塞口：蓖麻仁四十粒，去壳研油涂纸上，作燃烧烟熏之。未退再熏，以愈为度。有人舌肿退场门外，一村人用此法而愈。（《经验良方》）急喉痹塞：牙关紧急不通，用此即破：以蓖麻子仁研烂，纸卷作筒，烧烟熏吸即通。或只取油作捻尤妙。名圣烟筒。脚气作痛：蓖麻子七粒，去壳研烂，同苏合香丸贴足心，痛即止也。（《外台秘要》）小便不通：蓖麻仁三粒，研细，入纸捻内，插入茎中即通。（《摘玄方》）齁喘咳嗽：蓖麻子去壳炒熟，拣甜者食之。须多服见效。终身不可食炒豆。（《卫生易简方》）子宫脱下：蓖麻子仁、枯矾等分，为末，安纸上托入。仍以蓖麻子仁十四枚，研膏涂顶心即入。（《摘玄》）盘肠生产：涂顶方同上。催生下胎：不拘生胎死胎。蓖麻二个，巴豆一个，麝香一分，研贴脐中并足心。又下生胎，一月一粒，温酒吞下。（《集简方》）。瘰疬恶疮：及软疖。用白胶香一两，瓦器溶化，去滓，以蓖麻子六十四个，去壳研膏，溶胶投之，搅匀，入油半匙头，柱点水中试软硬，添减胶油得所，以绯帛量疮大小摊贴，一膏可治三五疖也。《儒门事亲》肺风面疮：起白屑，或微有赤疮：用蓖麻子仁四十九粒，白果、胶枣各三粒，瓦松三钱，肥皂一个，捣为丸。洗面用之良。（吴旻《扶寿方》）面上雀斑：蓖麻子仁、密陀僧、硫黄各一钱，为末。用羊髓和匀，夜夜敷之。（《摘玄方》）发黄不黑：蓖麻子仁，香油煎焦，去滓。三日后频刷之。（《摘玄方》）耳卒聋闭：蓖麻子一百个（去壳），与大枣十五枚捣烂，入乳小儿乳汁，和丸作铤。每以绵裹一枚塞之，觉耳中热为度。一日一易，二十日瘥。（《千金方》）针刺入肉：蓖麻子（去壳烂研），先以帛衬伤处，敷之。频看，若见刺出，即拔去，恐药紧弩出好肉。或加白梅肉同研尤好。（《卫生易简方》）竹木骨鲠：蓖麻子仁一两，凝水石二两。研匀。每以一捻置舌根，噙咽，自然不见。又方：蓖麻油、红曲等分。研细，砂糖丸皂子大，绵裹含咽，痰出大良。鸡鱼骨鲠：蓖麻子仁研烂，入百药煎研，丸弹子大。井花水化下半丸，即下。恶犬咬伤：蓖麻子五十粒（去壳）。以井花研膏。先以盐水洗、吹痛处，乃贴此膏。（《袖珍方》）

叶：气味有毒。

治治痰喘咳嗽（时珍）。

附方：新二。

齁喘痰嗽：《儒门事亲》方：用九尖蓖麻叶三钱，入飞过白矾二钱。以猪肉四两薄批，掺药在内，荷叶裹之，文武火煨熟。细嚼，以白汤送下。名九仙散。《普济方》：治咳嗽涎喘：《普济方》：治咳嗽涎喘，不问年深日近。用经霜蓖麻叶、经霜桑叶、御米壳（蜜炒）各一两。为末，蜜丸弹子大。每服一丸，白汤化下，日一服，名无忧丸。

蒴　藋[1]

味酸温，有毒。主风瘙瘾疹身痒，湿痹，可作浴汤。一名堇草，一名芨。生田野，春夏采叶，秋冬采茎根。[2]今附。

陶隐居云：田野墟村中甚多，绝疗风痹痒痛，多用薄洗，不堪入服，亦有酒渍根稍饮之者。

《唐本》注云：此陆英也，剩出此条。《尔雅》云：芨，堇草。郭注云：乌头苗也。检三堇别名。又无此者，蜀人谓乌头苗为堇草。陶引此条不知所出处。《药对》及古方无蒴藋，惟言陆英也。

今注：蒴藋条，《唐本》编在狼跋子之后，而与陆英条注解并云剩出一条。今详陆英，味苦寒，无毒。蒴藋味酸温，有毒。既此不同，难谓一种，盖其类尔。今但移附陆英之下。

臣禹锡等谨按《日华子》云：味苦凉，有毒。治瘑癞风痹，并煎汤浸，并叶用。

《图经》：文具陆英条下。

《雷公》云：凡使之，春用隔年花蕊，夏用根，秋冬并揔[3]用，作煎只取根，用铜刀细切，于柳木臼中擣取自然汁，缓缓于锅子中煎如稀饧，任用也。

《外台秘要》：治卒暴癥，腹中有物，坚如石，痛欲死，取蒴藋根一小束，洗沥去水，细擘，以酒二升，渍三宿，暖温服五合至一升，日三，若欲速得服，于热灰中温，令药味出服之。此方无毒，已愈十六人，神验。药尽，复作服之。

又方：治腰痛方，蒴藋叶，火燎，厚铺床上，趁热卧眠于上，冷复易之。冬月取根，舂碎熬，及热，准前用。并治风温湿冷痹，及产妇患伤冷腰痛不得动亦用。

又方：治下部闭不通，取蒴藋根一把，擣汁水和绞，去滓，强人服一升，数用之，并治脚气。

《千金方》：治岭南脚气，从足至膝胫肿，骨疼者：蒴藋根，碎，和酒、醋共三分，根一分合蒸熟，封裹肿上，二三日即消。亦治不仁。

又方：治头风，取蒴藋根二升，酒二升，煮服之。

《梅师方》：治水肿，坐卧不得，头面身体悉肿，取蒴藋根，刮去皮，擣汁一合，和酒一合，暖空心服，当微吐利。

又方：治一切疹，用煮蒴藋汤，和少酒涂，无不差。《姚氏方》同。

《孙真人食忌》：主卒脚肿渐上，以蒴藋茎叶埋热灰中令热，敷肿上，差即易。

《斗门方》：治疟疾，用蒴藋一大握，炙令黄色，以水浓煎一盏，欲发前服。

《张文仲》：治手足忽生疣目，蒴藋赤子挼使坏疣目上令赤，涂之差。又方：治熊伤人疮，蒴藋一大把，剉碎，以水一升渍，须臾取汁饮，余滓以封裹疮。

《子母秘录》：治小儿赤游，行于身上下至心即死，蒴藋煎汁洗之。

《衍义》曰：蒴藋与陆英既性味及出产处不同，治疗又别，自是二物，断无疑焉。况蒴藋花白子初青如绿豆颗，每朵如盏面大又平，生有一二百子，十月方熟红。岂得言剩出此条，孟浪之甚也。

现注：

①蒴：(shuò 朔)，藋：(diào 掉)。

②今附：本为《别录》文，又加今附二字，《唐本》时即说陶引此条不知所出处。并说剩出此条，即多出此条之意。宗奭已指出此论非是。《开宝》时不能确定《唐本》之说，故标出今附字样。

③捴：(hū 忽)，打，击。

按：蒴藋为忍冬科蒴藋的全草或根。综合条文所述蒴藋功能祛风消疹，除湿痹，除暴癥。临床所用落得打云即蒴藋，可加速骨头愈合，消肿止痛，治肺炎等。其花陆英，其果为蒴藋赤子。

时珍曰：每枝五叶。说见陆英下。

附方：新六。

头风旋晕：起倒无定：蒴、独活、白石膏各一两，枳实（炒）七钱半。每服三钱，酒一盏，煎六分服。(《圣惠方》）产后血运：心闷烦热。用接骨草，（即蒴藋）破如算子一握，水一升，煎半升，分二服。或小便出血者，服之亦瘥。《卫生易简方》。产后恶露：不除。续骨木二十两（锉）。水一斗，煮三升，分三服，即下。(《千金方》）鳖瘕坚硬：肿起如盆，眠卧不得。蒴根白皮一握。捣汁和水服。(《千金方》）五色丹毒：蒴叶，捣敷之。(《千金方》）痈肿恶肉：不消者。蒴灰、锻石各淋取汁，合煎如膏。敷之，能蚀恶肉，亦去痣疵。此药过十日即不中用也。(《千金方》)

天南星

味苦，辛，有毒。主中风，除痰麻痹，下气，破坚积，消痈肿，利胸膈，散血堕胎。生平泽，处处有之，叶似蒻[①]叶，根如芋，二月、八月采之。[②]今附。

臣禹锡等谨按陈藏器云：天南星，主金疮伤折瘀血，取根碎敷伤处。生安东山谷，叶如荷，独茎，用根最良。

《日华子》云：味辛烈，平，畏附子、干姜、生姜。署扑损瘀血，主蛇虫咬，疥癣恶疮。入药炮用，又名鬼蒟蒻。

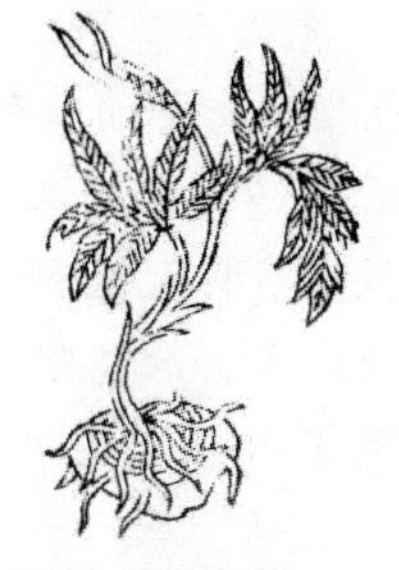

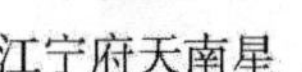

江宁府天南星

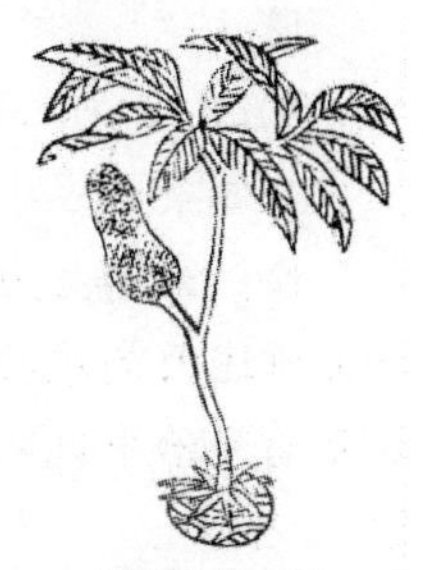

滁州天南星

《图经》曰：天南星，《本经》不载所出州土，云生平泽。今处处有之。二月生苗，似荷梗，茎高一尺以来，叶如蒟蒻，两枝相抱，五月开花似蛇头，黄色，七月结子作穗，似石榴子，红色。根似芋而圆。二月、八月采根，亦与蒟蒻根相类。人多误采，茎斑花紫是蒟蒻。一说天南星如《本草》所说即虎掌也，小者名由跋，后人采用乃别立一名尔。今天南星大者四边皆有子，采时尽削去之。又陈藏器云：半夏高一二尺，由跋高一二寸。此正误，相反言也。今由跋苗高一二尺，茎似蒟蒻而无斑，根如鸡卵。半夏高一二寸，亦有盈尺者，根如小指正圆也。江南吴中又有白蒟蒻，亦曰鬼芋，根都似天南星，生下平泽极多，皆杂采以为天南星，了不可辨，市中所收往往是也。但天南星小柔腻，肌细，炮之易裂，差可辨尔。古方多用虎掌，不言天南星，天南星近出唐世，中风痰毒方中多用之。《续传信方》：治风痛用天南星、踯躅花，并生时同捣罗作饼子，甑上蒸四五过，以絺葛囊盛之，候要即取焙捣为末，蒸饼丸如梧桐子，温酒下三丸，腰脚骨痛空心服，手臂痛食后服大良。

《经验方》：治急中风，目瞑牙噤，无门下药者，用此末子，以中指点末揩齿三二十揩，大牙左右，其口自开，始得下药，名开开散：天南星，捣为末，白龙脑二件，各等分，研，自五月五日午时合。患者只一字至半钱。

又方：治小儿走马疳，蚀透损骨，及小攻蚀必效方：天南星一个，当心作坑子，安雄黄一块在内，用曲裹烧，候雄黄作汁，以盏子合定，出火毒，去曲研为末，入麝香少许，敷疮验。又方：治妇人一切风，攻头目痛：天南星一个，掘地坑子，火烧令赤，安于坑中，以醋一盏，以盏盖之，不令透气，候冷取出为末，每服一字，以酒调下，重者半钱匕。

又方：治惊风坠涎，天南星一个，重一两换酒浸七伏时，取出于新瓦上，周回炭火炙令干裂，置于湿地，去火毒，用瓷器合盛之，冷捣末。用朱砂一分，研，同拌。每服半钱，荆芥汤调下，每日空心午时进一二服。

《胜金方》：治吐血：天南星一两，剉如豆大，以炉灰汁浸一宿，取出洗净，焙干，捣末用酒磨自然铜下一钱愈。

《十全博救方》：治咳嗽：天南星一个，大者炮令裂，为末。每服一大钱，水一盏，生姜三片，煎至五分，温服；空心、日、午、临卧时各一服。

《集效方》：治吐泻不止，或取转多，四肢发厥，虚风，不省人事。服此四肢渐暖，神识便省；回阳散：天南星为末，每服三钱，入京枣三枚，同煎八分，温服，未省再服。

《初虞世》：治破伤风入疮强直，防风、天南星等分为末，以醋调作靥贴上。

《谭氏方》：治小儿牙关不开：天南星一个，煨热，纸裹斜角，未要透气，于细处剪鸡头大一窍子，透气于鼻孔中，牙关立开。

现注：

①蒻：（ruò 弱），原指刚出芽的荷茎。

②本条为墨字，今附为《开宝》文。

按：天南星为天南星科多种天南星的块茎。其中包括《本经》单列出之虎掌。综合条文所述天南星功能可熄中风，除痰痹麻痹，下气，破坚积消痈种，利胸膈，散血。临床以天南星治中风麻痹，风湿痹症，痰热惊风等。以牛胆汁制过者，称胆南星，可熄风镇惊。

时珍曰：大者为虎掌、南星，小者为由跋，乃一种也。今俗又言大者为鬼臼，小者为南星，殊为谬误。时珍曰：凡天南星须用一两以上者佳。治风痰，有生用者，须以温汤洗净，仍以白矾汤，或入皂角汁，浸三日夜，日日换水，暴干用。若熟用者，须于黄土地掘一小坑，深五六寸，以炭火烧赤，以好酒沃之。安南星于内，瓦盆覆定，灰泥固济，一夜取出用。急用，即以湿纸包，于灰火中炮裂也。一法：治风热痰，以酒浸一宿，桑柴火蒸之，常洒酒入甑内，令气猛。一伏时取出，竹刀切开，味不麻舌为熟。未熟再蒸，至不麻乃止。脾虚多痰，则以生姜渣和黄泥包南星煨熟，去泥焙用。造南星曲法：以姜汁、矾汤，和南星末作小饼子，安篮内，楮叶包盖，待上黄衣，乃取晒收之。造胆星法：以南星生研末，腊月取黄牯牛胆汁和剂，纳入胆中，系悬风处干之。年久者弥佳。

震亨曰：欲其下行，以黄柏引之。之才曰：蜀漆为之使。恶莽草。时珍曰：得防风则不麻，得牛胆则不燥，得火炮则不毒。生能伏雄黄、丹砂、焰硝。

去上焦痰及眩晕（元素）。主破伤风，口噤身强（李杲）。补肝风虚，治痰功同半夏（好古）。治惊痫，口眼斜，喉痹，口舌疮糜，结核，解颅（时珍）。

时珍曰：虎掌、天南星，乃手足太阴脾肺之药。味辛而麻，故能治风散血；气温而燥，故能胜湿除涎；性紧而毒，故能攻积拔肿而治口舌糜。杨士瀛《直指方》云：诸风口噤，宜用南星，更以人参、石菖蒲佐之。

附方：新三十二。

小儿惊风：坠涎散：用天南星（一两重）一个（换酒浸七伏时，取出安新瓦上，周回炭火炙裂，合湿地出火毒，为末），入朱砂一分。每服半钱，荆芥汤调下。每日空心一服，午时一服。（《经验方》）吐泻慢惊：天王散：治小儿吐泻，或误服冷药，脾虚生风痰慢惊：天南星（一个）重八九钱者，去脐。黄土坑深三寸，炭火五斤，赤，入好酒半盏。安南星在内，仍架炭三条在上，候发裂取锉，再炒熟为末，用五钱。天麻（煨熟研末）一钱，麝香一字，和匀。三岁小儿用半钱，以生姜、防风煎汤调下。亦治久嗽恶心。（钱乙小儿方）风痫痰迷：坠痰丸：用天南星九蒸九晒，为末，姜汁面糊丸梧子大。每服二十丸，人参汤下。石菖蒲、麦门冬汤亦可。（《卫生宝鉴》）小儿痫喑：痫后喑不能言。以天南星湿纸包煨，为末。雄猪胆汁调服二字。（《全幼心鉴》）治痫利痰：天南星（煨香）一两，朱砂一钱，为末，猪心血丸梧子大。每防风汤化下一丸。《普济方》口眼㖞斜：天南星生研末，自然姜汁调之，左贴右，右贴左。（《仁存方》）角弓反张：南星、半夏等分，为末。姜汁、竹沥灌下一钱。仍灸印堂。（《摘玄方》）破伤风疮：生南星末，水调涂疮四围，水出有效。（《普济方》）风痰头痛：不可忍。天南星一两，荆芥叶一两，为末，姜汁糊丸梧子大。每食后姜汤下二十丸。又上清丸：用天南星、茴香等分，生研末，盐醋煮面糊丸。如上法服。并出(《经效济世方》）风痰头晕：目眩，吐逆烦懑，饮食不下：玉壶丸：用生南星、生半夏各一两，天麻半两，白面三两。为末，水丸梧子大。每服三十丸，以水先煎沸，入药煮五七沸，漉出放漉出放温，以姜汤吞之。(《惠民和剂局方》）脑风流涕：邪风入脑，鼻内结硬，遂流髓涕。大白南星切片，沸汤泡二次，焙干。每用二钱，枣七个，甘草五分，同煎服。三四服，其硬物自出，脑气流转，髓涕自收。以大蒜、荜茇末作饼，隔纱贴囟前，熨斗熨之。或以香附、荜茇末频吹鼻中。(《直指方》）小儿风痰：热毒壅滞，凉心压惊：抱龙丸：用牛胆南星一两，入金钱薄荷十片，丹砂一钱半，龙脑、麝香各一字，研末，炼蜜丸芡子大。每服一丸，竹叶汤化下。(《全幼心鉴》）壮人风痰：及中风，中气初起：星香饮：用南星四钱，木香一钱。水二盏，生姜十四片，煎六分，温服。（王硕《易简方》）痰迷心窍：寿星丸：治心胆被惊，神不守舍，或痰迷心窍，恍惚健忘，妄言妄见：天南星一斤（先掘土坑一尺，以炭火三十斤烧赤，入酒五升，渗干。乃安南星在内，盆覆定，以灰塞之，勿令走气。次日取出为末）。琥珀一两，朱砂二两，为末。生姜汁打面糊丸梧子大。每服三十丸至五十丸，煎人参、石菖蒲汤下。一日三服。(《和剂局方》) 痰湿臂痛：右边者：南星制、苍术等分，生姜三片，水煎服之。(《摘玄方》) 气痰咳嗽：玉粉丸：南星曲、半夏曲、陈橘皮各一两，为末，自然姜汁打糊丸如梧子大。每服四十丸，姜汤下。寒痰，去橘皮，加官桂。(东垣《兰室秘藏》) 清气化痰：三仙丸：治中脘气滞，痰涎烦闷，头目不清：生南星（去皮)、半夏各五两（并汤泡七次，为末，自然姜汁和作饼，铺竹筛内，以楮叶包覆，待生黄成曲，晒干)。每用二两，入香附末一两，糊丸梧子大。每服四十丸，食后姜汤下。(王《百一选方》) 温中散滞：消导饮食。天南星（炮)、高良姜（炮）各一两，砂仁二钱半，为末，姜汁糊丸梧子大。每姜汤下五十丸。(《和剂方》) 酒积酒毒：服此即解。天南星丸：用正端天南星一斤。土坑烧赤，沃酒一斗入坑，放南星，盆覆，泥固济，一夜取出，酒和水洗净，切片，焙干为末，入朱砂末一两，姜汁面糊丸梧子大每服五十丸，姜汤下。蔡丞相、吕丞相尝用有验。(《杨氏家藏方》) 肠风泻血，: 诸药不效。天南星（锻石炒焦黄色)，为末，酒糊丸梧子大。每酒下二十丸。(《普济方》) 初生贴囟：头热鼻塞者。天南星炮为末，水调贴囟上，炙手熨之。(危氏《得效方》)

小儿解颅：囟开不合，鼻塞不通：天南星炮去皮，为末，淡醋调绯帛上，贴囟门，炙手频熨之，立效。(钱乙《小儿直诀》) 解颐脱臼：不能收上。用南星末，姜汁调涂两颊，一夜即上。(《医说》) 小儿口疮：白屑如鹅口，不须服药：以生天南星去皮脐，研末。醋调涂足心，男左女右。(阎孝忠《集效方》) 风虫牙痛：南星末塞孔，以霜梅住，去涎。(《摘玄方》) 喉风喉痹：天南星一个，剜心，入白僵蚕七枚，纸包煨熟，研末。姜汁调服一钱，甚者灌之，吐涎瘉。名如圣散。《博济方》。痰瘤结核：南星膏：治人皮肌头面上生瘤及结核，大者如拳，小者如栗，或软或硬，不疼不痒，宜用此药，不可辄用针灸：生天南星大者一枚，研烂，滴好醋五七点。如无生者，以干者为末，醋调。先用针刺令气透，乃贴之。觉痒则频贴，取效。（严子礼《济生方》) 身面疣子：醋调南星末涂之。(《简易方》)

羊 蹄

味苦，寒，无毒。主头秃疥瘙，除热，女子阴蚀。浸淫疽痔，杀虫。一名东方宿，一名连虫陆，一名鬼目，一名蓄。生陈留川泽。

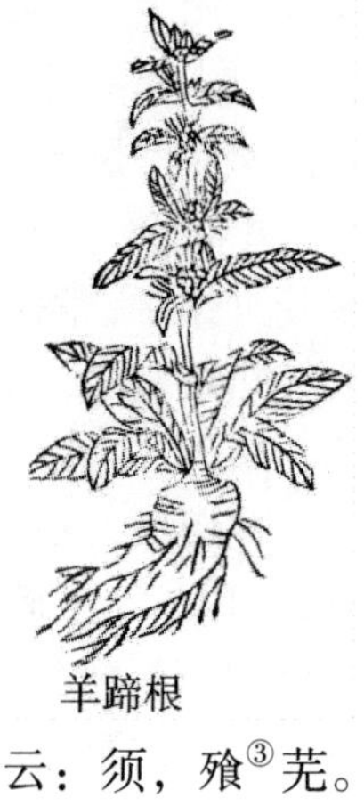

陶隐居云：今人呼名秃菜，即是蓄音之讹。《诗》云：言采其蓄。又一种极相似而味醋[①]，呼为酸摸[②]根，亦疗疥也。

《唐本》注云：实，味苦、涩，平，无毒。主赤白杂痢。根味辛苦，有小毒。《万毕方》云：疗蛊毒。今山野平泽处处有之。

臣禹锡等谨按《蜀本》《图经》云：生下湿地，高者三四尺，叶狭长，茎节间紫赤，花青白色，子三棱，夏中即枯。又有一种，茎叶俱细，节间生子若茺蔚子，疗痢乃佳。今所在有之。

《日华子》云：羊蹄根，治癣，杀一切虫，肿毒，醋摩贴叶，治小儿疳。杀胡夷鱼、鲑鱼、檀胡鱼毒，亦可作菜食。

羊蹄根

陈藏器云：酸摸叶，酸美，小儿折食其英，根主暴热腹胀，生捣绞汁服，当下痢，杀皮肤小虫。叶似羊蹄是山大黄，一名当药。《尔雅》云：须，蕵[③]芜。

注云：似羊蹄而细，味酸可食。

《日华子》云：酸摸，味酸凉，无毒。治小儿壮热。生山冈，状似羊蹄叶而小黄。

《图经》曰：羊蹄，秃菜也。生陈留川泽，今所在有之。生下湿地，春生苗，高三四尺，叶狭长，颇似莴苣而色深，茎节间紫赤，花青白，成穗子，三棱，有若茺蔚，夏中即枯，根似牛蒡而坚实。今人生采根，醋摩涂癣速效，亦煎作丸服之。其方以新采羊蹄根，不限多少，捣研绞取汁一大升，白蜜半斤，同熬如稠饧煎，更用防风末六两，搜和令可丸，大如梧子，用栝楼甘草酒下三二十丸，日二三次佳。谨按《诗·小雅》：言采其蓫[④]。陆机云：蓫，人谓之羊蹄，似芦菔而茎赤，可瀹[⑤]为茹，滑而美也，多啖令人下气。幽州人谓之蓫，字或作蓄[⑥]。又有一种极相类而叶黄味酢，名酸摸[⑦]，《尔雅》所谓须，蕵[⑧]芜。郭璞云：蕵芜似羊蹄，叶细味酢可食，一名蓨[⑨]也。

《食疗》：主痒，不宜多食。

《圣惠方》：治疠疡风：用羊蹄菜根，于生铁上，以好醋磨，旋旋刮取，涂于患上，未差更入硫黄少许，同磨涂之。

又方：治大便卒涩结不通：用羊蹄根一两，剉，水一大盏，煎取六分，去滓温温顿服。

《外台秘要》：治疥方：捣羊蹄根和猪脂涂上或著盐少许佳。

《千金方》：喉痹，卒不语；羊蹄独根者，勿见风日及妇人鸡犬，以三年醋研和如泥，生布拭喉令赤敷之。

《千金翼》：治漏瘤疮湿癣痒，浸淫日广，痒不可忍，搔之黄水出，差后复发；取羊蹄，净去土，细切，捣，以大酢和，净洗敷上。一时间以冷水洗之，日一敷差。若为末敷之妙。

《斗门方》：治肠风痔，泻血；羊蹄根叶，烂蒸一碗来，食之立差。

《简要济众》：治癣疮，久不差；羊蹄根捣绞取汁，用调腻粉少许如膏，涂敷癣上，三五遍即差。如干，即猪脂调和敷之。

《衍义》曰：羊蹄，《经》不言根，《图经》加根字。处处有，叶如菜中菠薐，但无歧而色差青白，叶厚，花与子亦相似，叶可洁擦鍮[⑩]石器，根取汁涂疥癣，子谓之金荞麦，烧炼家，用以制铅汞，又剉根研绞汁，取三二匙，水半盏，煎一二沸，温温空肚服，治产后风秘殊验。

现注：

①味醋：原文如此，一般说味酸。

②酸摸：今作酸模。

③飧：应为蕵：（sūn 孙）。郭璞云：蕵芜似羊蹄。

④蓫：（zhú 逐），陆机云：人谓之羊蹄。“言采其蓫”原刻为“言蒙其蓫”，今据《诗·小雅》我行其野原文“言采其蓫”改之。

⑤瀹：（yuè 月），煮。

⑥蓄：下原有并耻六切四字注音，是对蓫及蓄的注音。说明蓄字古有（zhù）音。

⑦蕵：下原有音孙二字注音。

⑧酸摸：现写作酸模。

⑨蓨：（tiáo 条），下原有音条二字注音。郭璞云：蘈芜似羊蹄，一名蓨。字典注蓨为羊蹄菜，从各家所述蓨是酸模，似羊蹄。

⑩瑜：（yú 榆），如玉美石。

按：羊蹄为蓼科羊蹄或尼泊尔羊蹄的根。今为土大黄之一种。综合条文所述羊蹄功能去秃消瘙除热，祛阴疮，消浸淫疮，杀虫。临床以羊蹄清热除湿，治疮癣等皮肤病，也有缓泻作用。临床入清湿热药。

释名：败毒菜(《纲目》)、牛舌菜（同）、羊蹄大黄(《庚辛玉册》）水黄芹（俗），子名金荞麦。时珍曰：羊蹄以根名，牛舌以叶形，名秃菜以治秃疮名也。《诗·小雅》云：言采其蓫。

陆玑注云：蓫，即蓄字，今之羊蹄也。幽州人谓之蓫。根似长芦菔而茎赤。亦可瀹为茹，滑美。郑樵《通志》指蓫为《尔雅》之菲及蒉者，误矣。金荞麦以相似名。时珍曰：近水及湿地极多。叶长尺余，似牛舌之形，不似波棱。入夏起苔，开花结子，花叶一色。夏至即枯，秋深即生，凌冬不死。根长近尺，赤黄色，如大黄胡萝卜形。震亨曰：羊蹄根属水，走血分。

附方：新七。

肠风下血：败毒菜根（洗切），用连皮老姜各半盏，同炒赤，以无灰酒淬之，碗盖少顷，去滓，任意饮。(《永类方》)。面上紫块：如钱大，或满面俱有。野大黄四两（取汁），穿山甲十片（烧存性），川椒末五钱，生姜四两取汁和研，生绢包擦。如干，入醋润湿。数次如初，累效。(《陆氏积德堂方》）汗斑癜风：羊蹄根二两，独科扫帚头一两，枯矾五钱，轻粉一钱，生姜半两，同杵如泥。以汤澡浴，用手抓患处起粗皮。以布包药，着力擦之。暖卧取汗，即愈也。乃盐山刘氏方，比用硫黄者更妙。(《蔺氏经验方》）头风白屑：羊蹄草根曝干杵末，同羊胆汁涂之，永除。(《圣惠方》）头上白秃：独根羊蹄，勿见妇女、鸡、犬、风日，以陈醋研如泥，生布擦赤敷之，日一次。(《肘后》)

时珍曰：胡夷、鱼皆河豚名。檀胡未详。叶连根烂蒸一碗食，治肠痔泻血甚效（时珍）实主妇人血气。

时珍曰：蘈芜，乃酸模之音转，酸模又酸母之转，皆以味而名，与三叶酸母草同名。掌禹锡以蘈芜为蔓菁菜，误矣。时珍曰：平地亦有。根叶花形并同羊蹄，但叶小味酸为异。其根赤黄色。连根叶取汁炼霜，可制雄、汞。时珍曰：叶酸，根微苦。去汗斑，同紫萍捣擦，数日即没（时珍）。附方：新一。

瘭疽毒疮：肉中忽生黯子如粟豆，大者如梅李，或赤或黑，或青或白，其中有核，核有深根，应心。肿泡紫黑色，能烂筋骨，毒入脏腑杀人：宜灸黯上百壮。以酸模叶薄其四面，防其长也。内服葵根汁，其毒自愈。(《千金方》)

菰[1] 根

大寒。主肠胃痼热消渴，止小便利。

陶隐居云：菰根亦如芦根，冷利复甚也。

今按：《别本》注云：菰，蒋草也。江南人呼为茭草，秣马甚肥。味甘无毒。

臣禹锡等谨按《蜀本》《图经》云：生水中，叶似蔗荻，久根盘厚，夏月生菌，细堪啖，名菰菜。三年已上心中生薹如藕，白软，中有黑脉堪啖，名菰首也。

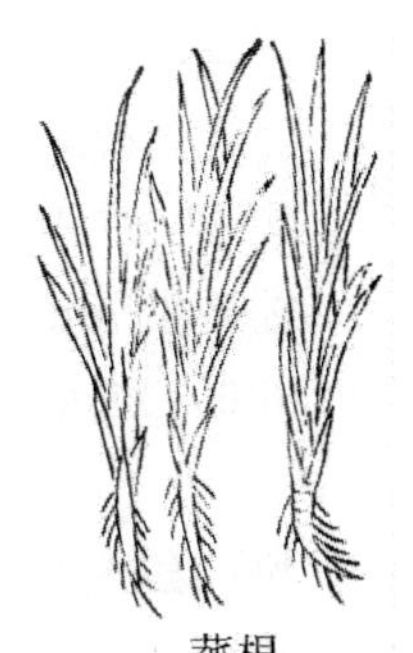
菰根

《尔雅》云：出隧，蘧[②]蔬。释曰：菌类也。一名出隧，一名蘧蔬。《广雅》云：朝生，形如鬼盖。郭云：似土菌，生菰草中，今江东啖之，甜滑者，毡氍㲪[③]者。《说文》云：菰蒋也。张揖云：氍毹毛席取其音同。

孟诜云：菰菜，利五脏邪气，酒皶面，赤白癞，疠疡，目赤等效。然滑中不可多食，热毒风气，卒心痛，可盐醋煮食之。

又云：茭首，寒。主心胸中浮热风，食之发冷气，滋人齿，伤阳道，令下焦冷滑。不食甚好。

陈藏器云：菰菜，味甘无毒。去烦热，止渴，除目黄，利大小便，止热痢，杂鲫鱼为羹，开胃口，解酒毒。生江东池泽，菰葑上如菌，葑是菰根，岁久浮在水上者。主火烧疮，烧为灰和鸡子白涂之。《吕氏春秋》曰：菜之美者，越路之菌是也。晋·张翰见秋风起思之。

又云：菰首，生菰蒋草心，至秋如小儿臂，故云菰首。煮食之止渴甘冷，杂蜜食之发痼疾，无别功。更有一种小者，擘肉如墨，名乌郁，人亦食之，止小儿水痢。

《日华子》云：茭首，微毒。多食发气，并弱阳。叶利五脏。食巴豆人不可食。

《图经》曰：菰根，旧不著所出州土，今江湖陂泽中皆有之，即江南人呼为茭草者。生水中叶如蒲苇辈，刈以秣马甚肥。春亦生笋，甜美堪啖，即菰菜也，又谓之茭白，其岁久者中心生白薹如小儿臂，谓之菰手，今人作菰首，非是。《尔雅》所谓蘧蔬。注云：似土菌，生菰草中，正谓此也。故南方人至今谓菌为菰，亦缘此义也。其台中有墨者谓之茭郁其根亦如芦根，冷利更甚。二浙下泽处菰草最多，其根相结而生，久则并土[④]浮于水上，彼人谓之菰葑，刈去其叶，便可耕莳。其苗有茎梗者谓之菰蒋草，至秋结实乃雕胡米也。古人以为美馔，今饥岁人犹采以当粮。《西京杂记》云：汉太液池边皆是雕胡、紫箨[⑤]、绿[⑥]节、蒲丛之类。菰之有米者，长安人谓为雕胡；葭芦之未[⑦]解叶者紫箨；菰之有首者谓之绿节是也。然则雕胡诸米，今皆不贵，大抵菰之种类皆极冷，不可过食，甚不益人，惟服金石人相宜耳。

陈藏器云：茭首，主心胸中浮热动气，不中食之，发冷，滋牙齿，伤阳道，令下焦冷，不食为妙。

《食疗》云：若丹石热发，和鲫鱼煮作羹，食之三两顿，即便差耳。

《外台秘要》：治汤火所灼，未成疮，取菰蒋根，烧取灰，用鸡子黄和封之。

《广济方》：治毒蛇啮方：菰蒋草根灰，取以封之。其草似燕尾是。

《子母秘录》：小儿风疮久不差：烧菰蒋节末，以敷上。

《衍义》曰：菰根，蒲类，四时取根，捣绞汁用。河朔边人，只以此苗饲马，曰菰蒋，及作荐，花如苇，结青子，细若青麻黄，长几寸，彼人收之，合粟为粥，食之甚济饥。此杜甫所谓愿作冷秋菰者是也。为其皆生水中及岸际，多食令人利。

现注：

①菰：（gū 孤）。

②蘧：（qú 渠）。

③氀：（sǒu 叟）氍氀本为毛毯类，此取蘧蔬之谐音。

④土：泥土附着在根上。

⑤箨：（tuò 唾），笋壳。

⑥绿：原刻为缘，今据《西京杂记》原文为绿改之。

⑦未：原刻为“米”，今据《西京杂记》原文改之。

按：菰根为禾本科菰的根茎及根，今称茭白笋。综合条文所述菰根功能止渴去热，清胃利肠。临床用治烦热消渴等。

时珍曰：按：许氏《说文》：菰本作苽，从瓜谐声也。有米谓之凋菰，已见谷部菰米下。江南人呼菰为茭，以其根交结也。蒋意未详。雕胡时珍曰：菰本作，茭草也。其中生菌如瓜形，可食，故谓之。其米须霜雕时采之，故谓之凋。或讹为雕胡。枚乘《七发》谓之安胡。《尔雅》：啮，雕蓬；荐，黍蓬。孙炎注云：雕蓬即茭米。古人以为五饭之一者。郑樵《通志》云：雕蓬即米茭，可作饭食，故谓之啮。其黍蓬即茭之不结实者，惟堪作荐，故谓之荐。杨慎《卮言》云：蓬有水、陆二种：雕蓬乃水蓬，雕是也。黍蓬乃旱蓬，青科是也。青科结实如黍，羌人食之，今松州有焉。珍按：郑、杨二说不同，然皆有理，盖蓬类非一种故也。

时珍曰：雕胡，九月抽茎，开花如苇。结实长寸许，霜后采之，大如茅针，皮黑褐色。其米甚白而滑腻，作饭香脆。杜甫诗“波漂菰米沉云黑”者，即此。《周礼》供御乃六谷、九谷之数，《管子书》谓之雁膳，故收米入此。其茭笋、菰根，别见菜部。

解烦热，调肠胃（时珍）。

萹[1] 蓄

味苦，平，无毒。主浸淫疥瘙，疽痔，杀三虫。疗女子阴蚀。生东莱山谷。五月采。阴干。陶隐居云：处处有，布地生，花节间白，叶细绿，人亦呼为萹竹，煮汁与小儿饮，疗蛔虫有验。

臣禹锡等谨按《蜀本》《图经》云：叶如竹，茎有节，细如钗股，生下湿地，今所在有，二月、八月采苗，日干。

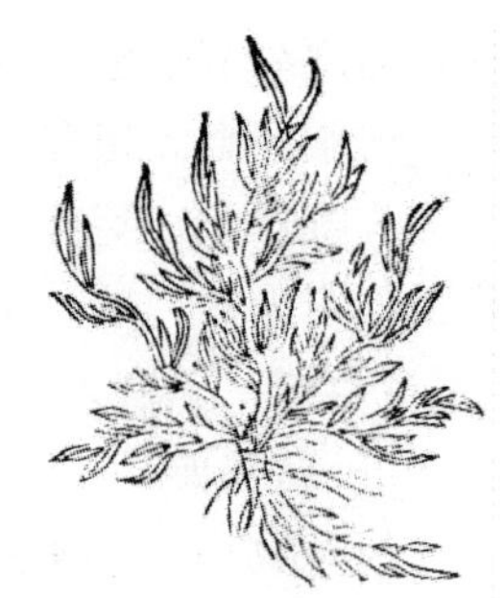

冀州萹蓄

《尔雅》云：竹，萹蓄。释云：李巡云：一物二名也。孙炎引《诗·卫风》云：绿竹猗猗。郭云：似小藜，赤茎节，好生道旁，可食，又杀虫，陶注《本草》谓之萹竹是也。

《药性论》云：萹竹，使，味甘。煮汁与小儿服，主蛔虫等咬心，心痛面青，口中沫出，临死者：取十斤细剉，以水一石，煎去滓，成煎如饴，空心服，虫自下，皆尽止。主患痔疾者，常取叶捣汁服效。治热黄，取汁顿服一升，多年者再服之。根一握，洗去土，捣汁服之一升；恶丹石毒发，冲目肿痛。又敷热肿效。

《图经》曰：萹蓄，亦名萹竹，出东莱山谷，今在处有之。春中布地生道旁，苗似瞿麦，叶细绿如竹，赤茎如钗股，节间花出甚细，微青黄色，根如蒿根，四月、五月采苗，阴干。谨按《尔雅》云：竹，萹蓄。郭璞注云：似小藜，赤茎节，好生道旁，可食，又杀虫。《卫诗》绿竹猗猗。说者曰：绿，王刍也；竹，萹竹也。即谓此萹蓄。方书亦单用，治虫。葛洪小儿蛔方：煮汁令浓饮之，即差。

《食疗》云：蛔虫心痛面青，口中沫出，临水取叶十斤细切，以水三石三斗，煮如饧，去滓，通[2]寒温，空心服一升，虫即下，至重者再服。仍通宿勿食，来日平明服之。患治[3]常取萹竹叶煮汁，澄清，常用以作饭[4]。又患热黄五痔，捣汁顿服一升，重者再服。丹石发，冲眼目肿痛，取根一握，洗，捣，以少水绞取汁服之。若热肿处，捣根茎服之。

《外台秘要》：治痔发疼痛，捣萹竹汁服一升，一两服立差。若未差，再服效。

《千金翼》：治外痔，捣萹竹，绞取汁，搜面作馎饦，空心吃，日三度，常吃。

《肘后方》：恶疮连痂痒痛：捣萹竹封，痂落即差。

《食医心镜》：治小儿饶虫，攻下部痒，取萹竹叶一握，切，以水一升，煎取五合，去滓空腹饮之，虫即下。用其汁煮粥亦佳。

又方：治霍乱吐痢不止，萹竹，豉汁中以五味调和煮羹食之佳。

《杨氏产乳》：治蛊，状如蜗牛，食下部痒，取萹竹一把，水二升，煮熟。五岁儿空腹服三五合，隔宿食，明早服之尤佳。

现注：

①下原有音褊（biǎn 扁）二字注音。现注音萹：（biān 编）。

②通寒温：按文意应为适寒温。

③患治：原文如此，按前文《药性论》为“主患痔疾”。

④作饭：按文意应为作饮。

按：萹蓄为蓼科萹蓄的全草。综合条文所述萹蓄功能消浸淫疮，消疸，杀虫，消阴疮。消痔，退黄清热。临床以萹蓄治尿路及肾、膀胱疾病，用于肾炎，结石等，与原文比较其消疮杀虫等反用之较少。入利水药。

释名：粉节草(《纲目》)、道生草。

时珍曰：许慎《说文》作扁筑，与竹同音。节间有粉，多生道旁，故方士呼为粉节草、道生草。时珍曰：其叶似落帚叶而不尖，弱茎引蔓，促节。三月开细红花，如蓼蓝花，结细子，炉火家烧灰炼霜用。一种水扁筑，蒔（音督），出《说文》治霍乱黄疸，利小便，小儿病（时珍）。

附方：新二。

热淋涩痛：扁竹煎汤频饮。(《生生编》）恶疮痂痒：作痛。扁竹捣封，痂落即瘥。(《肘后方》)

狼　毒

味辛，平，有大毒。主咳逆上气，破积聚，饮食寒热，水气。胁下积癖。恶疮鼠瘘，疽蚀，鬼精蛊毒，杀飞鸟走兽。一名续毒。生秦亭山谷，及奉高。二月、八月采根，阴干。陈而沉水者良。

大豆为之使，恶麦句姜。

陶隐居云：秦亭在陇西，亦出宕昌，乃言止有数亩地生，蝮蛇食其根，故为难得。亦用太山者，今用出汉中及建平。云与防葵同根类，但置水中沉者便是狼毒，浮者则是防葵。俗用稀，亦难得，是疗腹内要药尔。

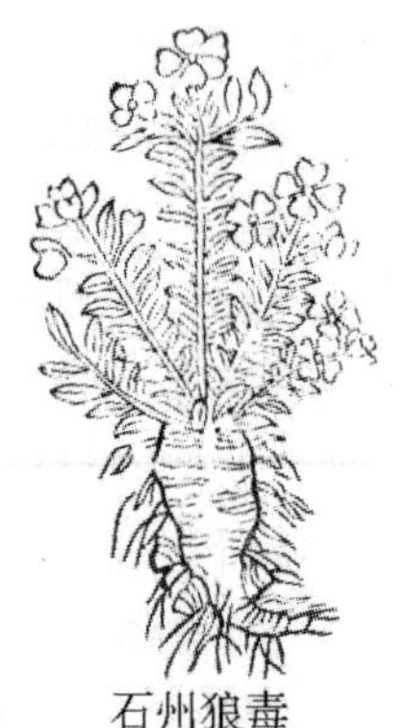
石州狼毒

《唐本》注云：此物与防葵都不同类，生处又别。狼毒今出秦州、成州，秦亭故在二州之界，其太山、汉中亦不闻有。且秦陇寒地，原无蝮蛇，复云数亩地生，蝮蛇食其根，谬矣。

今按《别本》注云：与麻黄、橘皮、吴茱萸、半夏、枳实为六陈也。

又按：狼毒，叶似商陆及大黄，茎叶上有毛，根皮黄，肉白，以实重者为良，轻者力劣。秦亭在陇西，奉高乃太山下县。亦出宕昌及汉中建平。旧《经》陶云：与防葵同，根以置水中浮者即是防葵，沉者即是狼毒。此不足为信。假使防葵秋冬采者坚实，得水皆沉；狼毒春夏采者轻虚，得水乃浮尔。按此与防葵全别，生处不同，故不可将为比类。

臣禹锡等谨按《蜀本》《图经》云：根似玄参，浮虚者为劣也。

《药性论》云：狼毒，使，味苦辛，有毒。治痰饮癥瘕。亦杀鼠。

《图经》曰：狼毒，生秦亭山谷及奉高。今陕西州郡及辽、石州亦有之。苗叶似商陆及大黄，茎叶上有毛，四月开花，八月结实，根皮黄肉白，二月、八月采，阴干。以陈而沉水者良。葛洪治心腹相连常胀痛者；用狼毒二两，附子半两，捣筛蜜丸如桐子大，一日服一丸，二日二丸，三日三丸，再一丸，至六日又三丸。自一至三，常服即差。《千金》疗恶疾，以狼毒秦艽分两等，捣末酒服方寸匕，日二。常服之差。

《圣惠方》：治干癣，积年生痂，搔之黄水出，每逢阴雨即痒，用狼毒末涂之。

《集效方》：治脏腑内一切虫病：川狼毒，杵末，每服一大钱，用饧一皂子大，砂糖少许，以水同化，临卧空腹服之，服时先吃微紧食，药一服来日早取下虫，效。

按：狼毒为瑞香科瑞香狼毒或大戟科狼毒大戟，或月腺大戟之根。综合条文所述狼毒功能止咳下气，破积聚，行水气，消恶疮鼠瘘，消蛊毒。临床用狼毒治结核积聚，因惧其毒，以大枣与狼毒共蒸，然后食枣五枚，将狼毒扔掉。临床入有毒药。

时珍曰：观其名，知其毒矣。时珍曰：狼毒出秦、晋地。今人往往以草茹为之，误矣。见闾如下也。附方：新六。

九种心痛：一虫，二蛀，三风，四悸，五食，六饮，七冷，八热，九气也。又治连年积冷，流注心胸，及落马堕车，瘀血中恶等证：九痛丸：用狼毒（炙香）、吴茱萸（汤泡）、巴豆（去心，炒取霜）、干姜（炮）、人参各一两，附子（泡去皮）三两，为末，炼蜜丸梧子大。每空腹温酒下一丸。（《千金方》）腹中冷痛：水谷阴结，心下停痰，两胁痞满，按之鸣转，逆害饮食。用狼毒三两，附子一两，旋复花三两，捣末，蜜丸梧子大。每服三丸，食前白汤下，日三服。（《肘后方》）阴疝欲死：丸缩入腹。狼毒四两，防风二两，附子三两烧，以蜜丸梧子大。每服三丸，日夜三度白汤下。（《肘后方》）两胁气结：方同腹中冷痛方。干湿虫疥：狼毒不拘多少，捣烂以猪油、马油调搽患处。方睡勿以被蒙头，恐药气伤面。此维扬潘氏所传方。（《蔺氏经验方》）积年疥癞：狼毒一两，一半生研，一半炒研，轻粉三合，水银三钱，以茶末少许，于瓦器内，以津液擦化为末，同以清油浸药，高一寸，三日，待药沉油清，遇夜不见灯火，蘸油涂疮上，仍以口鼻于药盏上吸气，取效。（《永类方》）

豨　莶①

味苦，寒，有小毒。主热蟨烦满，不能食。生捣汁服三四合，多则令人吐②。

《唐本》注云：叶似酸浆而狭长，花黄白色，一名火莶，田野皆识之。今按：《别本》注云：三月、四月采苗叶曝干。《唐本》先附。

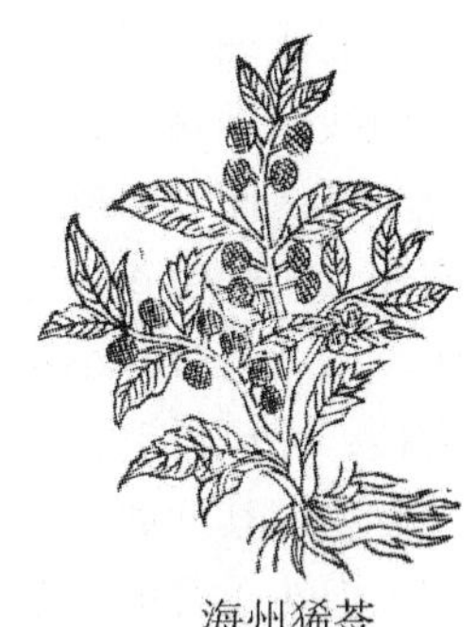
海州豨莶

臣禹锡等谨按《蜀本》《图经》云：高二尺许，子青黄，夏采叶用，所在下湿地有之。

《图经》曰：豨莶，俗呼火枚草。《本经》不著所出州郡，今处处有之。春生苗叶似芥菜，而狭长，文粗，茎高二三尺，秋初有花如菊，秋末结实，颇似鹤虱。夏采叶暴干用。近世多有单服者，云甚益元气。蜀人服之法：五月五日、六月六日、九月九日采其叶，去根茎花实，净洗曝干，入甑中层层洒酒，与蜜蒸之，又暴。如此九过则已气味极香美，熬捣筛，蜜丸服之。云治肝肾风气，四肢麻痹，骨间疼，腰膝无力者。亦能行大肠气。诸州所说，皆云性寒有小毒，与《本经》意同。惟文州高邮军云性热无毒，服之补虚安五脏，生毛发，兼主风湿疮，肌肉顽痹。妇人久冷尤宜服用之。去粗茎，留枝叶花实蒸暴，两说不同。岂单用叶乃寒而有毒，并枝花实则热而无毒乎？抑系土地所产而然邪？

《成讷》云：江陵府节度使进豨莶丸方；臣有弟䜣年三十一，中风床枕五年，百医不差，有道人钟针者，因睹此患曰：可饵豨莶丸必愈。其药多生沃壤，高三尺许，节叶相对，其叶当夏五月已来收，每去地五寸剪刈，以温水洗泥土，摘其叶及枝头，凡九蒸九曝不必大燥，但取蒸为度，仍熬，捣为末，丸如桐子大，空心温酒或米饮下二三十丸。服至二千丸，所患忽加，不得忧虑，是药攻之力，服至四千丸必得复，故五千丸当复丁壮。臣依法修合与䜣服，果如其言。钟针又言，此药与《本草》所述功效相异，盖出处盛在江东。彼土人呼猪为豨，呼臭为莶气，缘此药如猪莶气，故以为名。但经蒸曝莶气自泯，每当服，须吃饭三五匙压之。五月五日采者佳。奉宣，付医院详录。

《张咏》云：知益州，进豨莶丸表；臣因换龙兴观，掘得一碑，内说修养气术并药方二件；依方差人访问采觅其草，颇有异；金稜银线，素根紫荄③，对节而生，蜀号火枚，茎叶颇同苍耳。谁知至贱之中，乃有殊常之效，臣自吃至百服，眼目轻明，即至千服，髭鬓乌黑，筋力校健，效验多端。臣本州有都押衙罗守一，曾因中风坠马，失音不语，臣与十服，其病立痊。又和尚智严，年七十，忽患偏风，口眼㖞斜，时时吐涎。臣与十服亦便得差。今合一百剂，差职员史元奏进。

现注：

①豨：下原有音喜二字注音。莶：下原有音枚二字注音。

②本条原为墨字，为《唐本》文。

③荄：（gāi 该），草根。

按：豨莶为菊科腺梗豨莶的全草。临床写作豨莶草。综合条文所述豨莶功能除烦热，消满。至《图经》已指出治肝肾风气，四肢麻痹，腰膝无力。今临床仍以其治关节肿痛，半身不遂，高血压等。入祛风湿药中。

释名：希仙(《纲目》)。时珍曰：《韵书》：楚人呼诸为豨。呼草之气味辛毒为。此草气臭如猪而味螫，故谓之。猪膏、虎膏、狗膏，皆因其气，以及治虎、狗伤也。火当作虎，俗音讹尔，近人复讹为希仙矣。《救荒本草》言：其嫩苗炸熟，浸去苦味，油盐调食，故俗谓之粘糊菜。时珍曰：按：苏恭《唐本草》谓似酸浆，猪膏莓似苍耳，列为二种。而成纳《进丸表》，言此药与本草所述相异，多生沃壤，高三尺许，节叶相对此草金棱银线，素茎紫，对节而生，蜀号火人妄认地菘为火。有单人不识，重复出条也。按此数说各异，而今人风痹多用丸，将何适从耶？时珍尝聚诸草订视，则猪膏草素茎有直棱，兼有斑点，叶似苍耳而微长，似地菘而稍薄，对节而生，茎叶皆有细毛。肥壤一株分枝数十。八、九月开小花，深黄色，中有长子如茼蒿子，外萼有细刺黏人。地菘则青茎，圆而无棱，无斑无毛，叶皱似菘芥，亦不对节。观此则似与成张二氏所说相合。今河南陈州采充方物，其状亦是猪膏草，则沈氏谓即猪膏矣。苏恭所谓似酸浆者，乃龙葵，非，盖误认尔。但沈氏言世间单服火，乃是地菘，不当用猪膏莓，似与成张之说相反。今按、猪膏莓条，并无治风之说。惟《本经》地菘条，有去痹除热，久服轻身耐老之语，则治风似当用地菘。然成、张进御之方，必无虚谬之理。或者二草皆有治风之功乎？而今服猪膏莓之者，复往往有效。其地菘不见有服之者。则之为猪膏，尤不必疑矣。时珍曰：生捣汁服则令人吐，故云有小毒；九蒸九曝，则补人去痹，故云无毒。生则性寒，熟则性温，云热者，非也。

附方：新五。

风寒泄泻：火杴丸。治风气行于肠胃，泄泻。火草为末，醋糊丸梧子大。每服三十丸，白汤下。(《圣济总录》) 痈疽肿毒：一切恶疮。草（端午采者）一两，乳香一两，白矾（烧）

半两。为末。每服二钱，热酒调下。毒重者连进三服，得汗妙。(《乾坤秘韫》) 发背疔疮：豨莶草、五叶草（即五爪龙）、野红花（即小蓟）、大蒜等分。擂烂，入热酒一碗，绞汁服，得汗立效。(《乾坤生意》) 疔疮肿毒：端午采豨莶草，日干为末，每服半两，热酒调下。汗出即愈，极有效验。(《集简方》)。反胃吐食：火杴草，焙为末，蜜丸梧子大，每沸汤下五十丸。(《百一选方》)

马鞭草

主下部𧏾疮。

陶隐居云：村墟陌甚多，茎似细辛，花紫色，叶微似蓬蒿也。

《唐本》注云：苗似狼牙及茺蔚，抽三四穗紫花似车前，穗类鞭鞘[①]，故名马鞭。都不似蓬蒿也。今按：陈藏器本草云：马鞭草，主癥癖血瘕，久疟，破血。作煎如糖酒服。若云似马鞭鞘，亦未近之，其节生紫花如马鞭节。

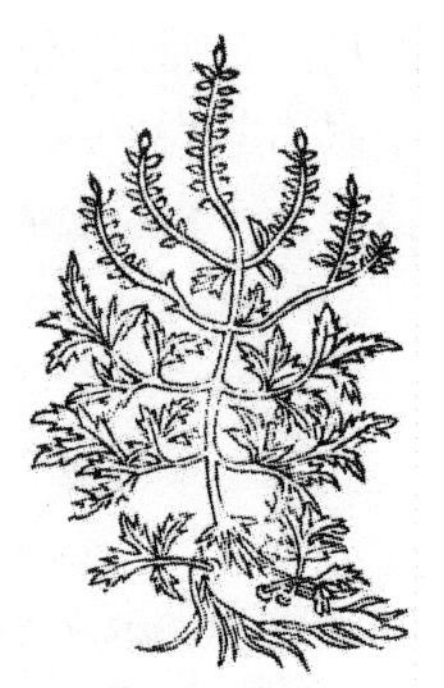
衡州马鞭草

臣禹锡等谨按《蜀本》云：味苦微寒，无毒。又《图经》云：生湿地。花白色，抽三四穗，以七月、八月采苗，日干。所在皆有之。

《药性论》云：马鞭草，亦可单用，味苦有毒。生捣水煎，去滓，成煎如饴，空心酒服一匕。主破腹中恶血皆下，杀虫良。

《日华子》云：味辛凉无毒。通月经，治妇人血气肚胀，月候不匀，似益母草，茎圆，并叶用。

《图经》曰：马鞭草，旧不载所出州土，今衡山、庐山、江淮州郡皆有之。春生苗似狼牙，亦类益母而茎圆，高三二尺，抽三四穗子，七月、八月采苗叶，日干用。味甘苦微寒，有小毒。或云子亦通用，古方多用之。葛氏治卒大腹水病；用马鞭草、鼠尾草各十斤，水一石，煮取五斗，去滓再煎令稠厚，以粉和丸，一服二三大豆许，加四五豆神良。

《圣惠方》：治白癞：用马鞭草，不限多少，为末，每服食前用荆芥薄荷汤调下一钱匕。

又方：妇人月水滞涩不快通，结成瘕块，肋胀大欲死；用马鞭草根苗五斤，剉细，水五斗，煎至一斗，去滓，别于净器中熬成膏，每食前温酒调下半匙。

《外台秘要》：治蠼螋尿；马鞭草，烂捣以封之，干复更易差。

《千金方》：食鱼脍及生肉，住胸膈不化，必成癥瘕，捣马鞭草汁饮之一升，生姜水亦得，即消。

又方：治喉痹躁肿连颊，吐气数者，名马喉痹；马鞭草一握，勿见风，截去两头，捣取汁服之。

《集验方》：治男子阴肿大如升核痛，人所不能治者，捣马鞭草涂之。

现注：

①鞘：通梢。

按：马鞭草为马鞭草科马鞭草的全草。综合条文所述马鞭草功能祛下部匿疮。《药性论》云：破腹中恶。《日华子》云：通月经。《千金方》云：治喉痹。《集验方》云：治阴肿。现临床用马鞭草治痈肿。临床入解毒药或活血药。

时珍曰：龙牙、凤颈，皆因穗取名。苏颂《图经》外类重出龙牙，今并为一。又今方士谬立诸草为各色龙牙之名，甚为淆乱，不足凭信。时珍曰：马鞭下地甚多。春月生苗，方茎，叶似益母，对生，夏秋开细紫花，作穗如车前穗，其子如蓬蒿子而细，根白而小。陶言叶似蓬蒿，韩言花色白，苏言茎圆，皆误矣。

治金疮，行血活血。(震亨)。捣涂痈肿及蠼螋尿疮，男子阴肿。(时珍)

附方：新九。

疟痰寒热：马鞭草捣汁五合，酒二合，分二服。(《千金方》)

鼓胀烦渴，身干黑瘦：马鞭草细锉，曝干，勿见火。以酒或水同煮，至味出，去滓温服。

以六月中旬，雷鸣时采者有效。妇人疝痛：名小肠气。马鞭草一两，酒煎滚服，以汤浴身，取汗甚妙。(《纂要奇方》)酒积下血：马鞭草（灰）四钱，白芷（灰）一钱，蒸饼丸梧子大，每米饮下五十丸。(《摘玄方》)乳痈肿痛：马鞭草一握，酒一碗，生姜一块，擂汁服，渣敷之。(《卫生易简方》)人疥马疥：马鞭草不犯铁器，捣自然汁半盏，饮尽，十日内愈，神效。(董柄《集验方》)。赤白下痢：龙牙草五钱，陈茶一撮，水煎服，神效。(《医方摘要》)发背痈毒，痛不可忍：龙牙草捣汁饮之，以滓敷患处。(《集简方》)杨梅恶疮：马鞭草煎汤，先熏后洗，气到便爽，痛肿随减。(陈嘉谟《本草蒙筌》)

苎根

寒，主小儿赤丹，其渍苎汁疗渴。

陶隐居云：即今绩苎尔，又有山苎，亦相似，可入用也。

《唐本》注云：《别录》云，根安胎，贴热丹毒肿有效。沤苎汁主消渴也。

今按陈藏器《本草》云：苎，破血，渍苎与产妇温服之。将苎麻与产妇枕之，止血晕。产后腹痛，以苎安腹上则止。蚕咬人毒入肉，取苎汁饮之则止。蚕咬人毒入肉，取苎汁饮之。今以苎近蚕种，则蚕不生也。臣禹锡等谨按《蜀本》注云：苗高丈以来，南人剥其皮为布。二月、八月采，江左山南皆有之。

《药性论》云：苎麻根，使，味甘平。主怀妊安胎。

《日华子》云：味甘，滑冷无毒。治心膈热，漏胎下血，产前后心烦闷，天行热疾，大渴大狂，服金石药人心热。罯毒箭蛇虫咬。

《图经》曰：苎根，旧不载所出州土，今闽、蜀、江、浙多有之。其皮可以绩布，苗高七八尺，叶如楮叶，面青背白，有短毛，夏秋间著细穗青花，其根黄白而轻虚，二月、八月采。又有一种山苎亦相似。谨按陆机《草木疏》云：苎一科[①]数十茎，宿根在地中，至春自生，不须栽种，荆杨[②]间岁三刈。官令诸园种之，岁再刈，便剥取其皮，以竹刮其表厚处自脱，得里如筋者，煮之用缉。今江浙、闽中尚复如此。孕妇胎损方所须，又主白丹，浓煮水浴之，日三四差。韦宙疗痈疽发背初觉未成脓者；以苎根叶熟捣敷上，日夜数易之，肿消则差矣。

《圣惠方》：治妊娠胎动欲堕，腹痛不可忍者；用苎根二两，剉，银五两，酒一盏，水一大盏同煎去滓，不计时候，分温作二服。

《外台秘要》：备急治白丹：苎根三斤，小豆四升，以水二三斗，煮，以浴三四遍，浸疣[③]妙。

《肘后方》：丹者，恶毒之疮，五色无常：苎根三升，水三斗，煮，浴，每日涂之。

又方：胎动不安，取苎根如足大指[④]者一尺，㕮咀，以水五升，煮取三升，去滓服。

《斗门方》：治五种淋：用苎麻根两茎，打碎，以水一碗半，煎取半碗，频服即通，大妙。

《梅师方》：治诸痈疽发背，或发乳房初起微赤，不急治之即死，速消方：捣苎根，敷之数易。

又方：治妊娠忽下黄汁如胶，或如小豆汁；苎根，切二升，去黑皮，以银一斤，水九升，煎取四升，每服入酒半升或一升，煎药取一升，分作二服。

《衍义》曰：苎根如荨麻，花如白杨而长，成穗生，每一朵凡数十穗，青白色。

现注：

①科：原刻如此，同棵。

②荆杨：疑应为荆扬，即荆州、扬州。

③疣：疣字原刻不清。

④指：原文如此，现在用趾。

按：苎麻为荨麻科苎麻的根。现临床皆写作苎麻。综合功能消赤丹，止渴。《药性论》云：安胎。今临床以苎麻安胎，治流产，月经不调等。

释名：时珍曰：苎麻作纻，可以绩纻，故谓之纻。凡麻丝之细者，为絟；粗者为纻。陶弘景云：苎即今绩苎麻是也。麻字从广，从林（音派），象屋下林麻之形。广音掩。

时珍曰：苎，家苎也。又有山苎，野苎也。有紫苎，叶面紫；白苎，叶面青，其背皆白。

可刮洗煮食救荒，味甘美。其子茶褐色，九月收之，二月可种。宿根亦自生。震亨曰：苎根大能补阴而行滞血，方药或恶其贱，似未曾用也。

附方：新八。

痰哮咳嗽：苎根（存性），为末，生豆腐蘸三五钱，食即效。未全，可以肥猪肉二三片蘸食，甚妙。（《医学正传》）小便不通：《圣惠方》：用麻根、蛤粉各半两，为末。每服二钱，空心新汲水下。《摘玄方》：用苎根洗研，摊绢上，贴少腹连阴际，须臾即通。小便血淋：苧根煎汤频服，大妙。亦治诸淋。（《圣惠方》）肛门肿痛：生苎根捣烂，坐之良。（《濒湖集简方》）脱肛不收：苎根捣烂，煎汤熏洗之。（《圣惠方》）鸡鱼骨鲠：《谈野翁试验方》：用苎麻根捣汁，以匙挑灌之，立效。《医方大成》：用野苎麻根捣碎，丸如龙眼大，鱼骨鱼汤下，鸡骨鸡汤下。

叶：气味同根。

主治金疮伤折血出，瘀血（时珍）。

时珍曰：苎麻叶甚散血，五月五日收取，和锻石捣作团，晒干收贮。遇有金疮折损者，研末敷之，即时六月收野苎叶、苏叶，生猪血试之，可验也。秋冬用干叶亦可。

附方：新三。骤然水泻：日夜不止，欲死，不拘男妇。用五月五日采麻叶，阴干为末。每服二钱，冷水调下。勿吃热物，令人闷倒。只吃冷物。小儿半钱。（《杨子建护命方》）冷痢白冻：方同上。蛇虺咬伤：青麻嫩头捣汁，和酒等分，服三盏。以渣敷之，毒从窍中出，以渣弃水中即不发。看伤处有窍是雄蛇，无窍是雌蛇，以针挑破伤处成窍，敷药。（《摘玄方》）

白头翁

味苦，温，无毒。有毒。主温疟狂易[①]，寒热，癥瘕积聚，瘿气，逐血止痛，疗金疮。鼻衄，一名野丈人，一名胡王使者。一名奈何草。生高山山谷及田野，四月采。

陶隐居云：处处有，近根处有白茸，状似人白头，故以为名。方用亦疗毒痢。

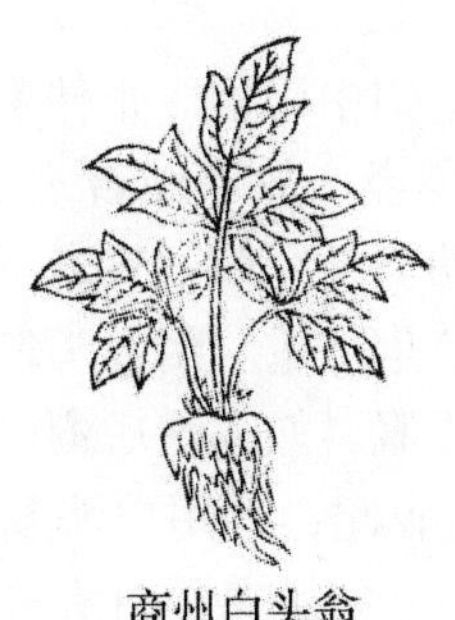
商州白头翁

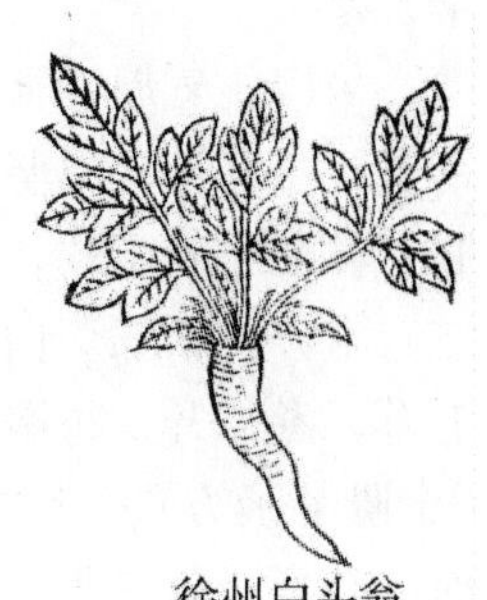
徐州白头翁

《唐本》注云：其叶似芍药而大，抽一茎，茎头一花紫色，似木堇花，实大者如鸡子，白毛寸余，皆披下似纛[②]头正似白头老翁，故名焉。今言近根有白茸，陶似不识。太常所贮蔓生者，乃是女萎。其白头翁根甚疗毒痢。似续断而扁。

今按《别本》注云：今处处有，其苗有风则静，无风而摇，与赤箭、独活同也。

又今：验此草丛生，状如白薇而柔细，稍长。叶生茎头如杏叶，上有细白毛，近根者有白茸，旧《经》陶注则未述其茎叶。《唐注》又云：叶似芍药，实大如鸡子，白毛寸余。此皆误矣。

臣禹锡等谨按《蜀本》《图经》云：有细毛，不滑泽，花蕊黄。今所在有之；二月采花，四月采实，八月采根，皆日干。

《药性论》云：白头翁，使，味甘苦，有小毒。止腹痛及赤毒痢，治齿痛，主项下瘤疬。又云：胡王使者，味苦有毒。主百骨节痛，豚实为使。

《日华子》云：得酒良，治一切风气及暖腰膝，明目，消赘子。功用同上，茎叶同用。

《图经》曰：白头翁，生嵩山山谷，今近京州郡皆有之。正月生苗作丛，状如白薇而柔细稍长，叶生茎端上有细白毛而不滑泽，近根有白茸，正似白头老翁，故名焉。根紫色深如蔓菁，二月、三月开紫花，黄蕊，五月、六月结实。其苗有风则静，无风而摇，与赤箭、独活同。七月、八月采根，阴干用。今俗医用合补下药，服之大验。亦冲人。

《外台秘要》：治阴㿉：白头翁根，生者，不限多少，捣之，随偏肿处以敷之，一宿当作疮，二十日愈。

《肘后方》：小儿秃：取白头翁根，捣敷一宿，或作疮，二十日愈。

《衍义》曰：白头翁，生河南洛阳界，及新安土山中。性温，止腹痛，暖腰膝，《唐本》注及《药性论》甚详。陶隐居失于不审，宜其排叱也。新安县界兼山野中，屡尝见之。正如《唐本》注所说。至今本处山中人卖白头翁丸，言服之寿考。又失古人命名之意。

现注：

①昜：下原有音羊二字注音，现音（yáng）羊，意与阳同。

②纛：（dào 道），顶上以羽毛为饰的旗。以纛头，疑应为似纛头。

按：白头翁为毛茛科白头翁的根。综合条文所述白头翁功能截疟化癥，消积逐血，止血衄。至陶隐居提出亦疗毒痢，遂现临床唯用白头翁治痢疾。《本经》及诸家所言如化癥散瘿暖腰膝等反不被重视。临床入止痢药中。

时珍曰：丈人、胡使、奈何，皆状老翁之意。机曰：寇宗以苏恭为是，苏颂以陶说为是。大抵此物用根，命名取象，当准苏颂《图经》，而恭说恐别是一物也。吴绶曰：苦、辛，寒。

杲曰：气厚味薄，可升可降，阴中阳也。张仲景治热痢下重，用白头翁汤主之。盖肾欲坚，急食苦，以坚之。痢则下焦虚，故以纯苦之剂坚之。男子阴疝偏坠，小儿头秃膻腥，鼻衄无此不效，毒痢有此获功。吴绶曰：热毒下痢紫血鲜血者，宜之。

附方：新三。白头翁汤。治热痢下重。用白头翁二两，黄连、黄柏、秦皮各三两。水七升，煮二升，每服一升，不愈更服。妇人产后痢虚极者，加甘草、阿胶各二两。（仲景《金匮玉函方》）下痢咽痛：春夏病此，宜用白头翁、黄连各一两，木香二两。水五升，煎一升半，分三服。（《圣惠方》）外痔肿痛：白头翁草，一名野丈人，以根捣涂之，逐血止痛。（《卫生易简方》）

花：主治：疟疾寒热，白秃头疮（时珍）。

甘蕉根

大寒。主痈肿结热。

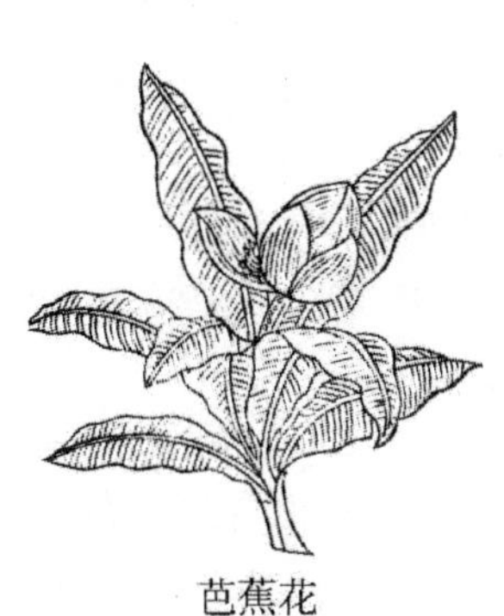
芭蕉花

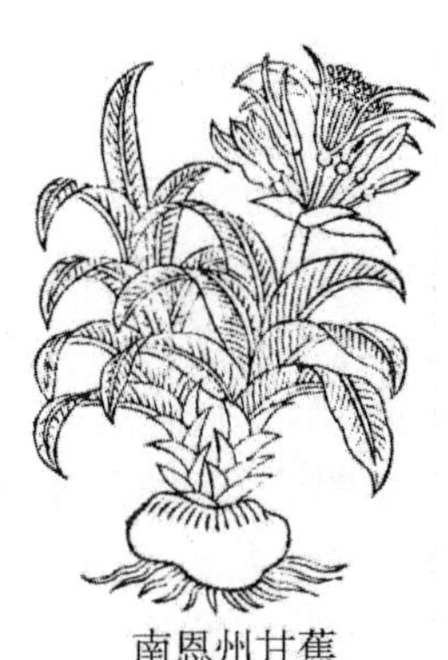
南恩州甘蕉

陶隐居云：本出广州，今都下、东间并有。根叶无异，惟子不堪食尔。根捣敷热肿甚良。又有五叶莓，生人篱援间作藤，俗人呼为笼草，取其根，捣敷痈亦效。

《唐本》注云：五叶[1]即乌蔹草也。其甘蕉根，味甘寒，无毒。捣汁服主产后血胀闷，敷肿去热毒亦效。岭南者子大味甘冷，不益人。北间但有花枝，无实。

今注：此药本出广州，然有数种，其子性冷，不益人，故不备载。按此花叶与芭蕉相似而极大，子形圆长，及生青熟黄。南人皆食之而多动气疾。其根捣敷热肿尤良。

臣禹锡等谨按《蜀本》《图经》云：俗为芭蕉多生江南，叶长丈许，阔二尺余，茎虚软。根可生用，不入方药。

《药性论》云：甘蕉，君。捣敷一切痈肿上，干即更上，无不差者。

《日华子》云：生芭蕉根，治天行热狂，烦闷消渴，患痈毒并金石发，热闷口干，人并绞汁服，及梳头长益发，肿毒游风，风疹头痛，并研罯敷。又云：芭蕉油，冷，无毒。治头风热，并女人发落，止烦渴及汤火疮。

《图经》曰：甘蕉根，旧不著所出州郡，陶隐居云：本出广州，江东并有，根叶无异，惟子不堪食。今出二广、闽中、川蜀者有花。闽、广者实极美，可啖。他处虽多而作花者亦少，近岁都下往往种之其盛，皆芭蕉也。蕉类亦多，此云甘蕉乃是有子者，叶大抵与芭蕉相类，但其卷心中抽秆作花，初生大萼如倒垂菡萏，有十数层，层皆作瓣渐大则花出瓣中极繁盛，红者如火炬，谓之红蕉，白者如蜡色，谓之水蕉，其花大类象牙，故谓之牙蕉，其实亦有青黄之别，品类亦多，食之大甘美，亦可曝干寄远。北土得之以为珍果，闽人灰理其皮令锡滑，绩以为布，如古之锡衰[2]焉。其根极冷，捣汁以敷肿毒，蓐妇血妨亦可饮之。又芭蕉根，性亦相类，俚医以治时疾狂热，及消渴，金石发动，燥热，并可饮其汁。又芭蕉油，治暗风痫病，涎作晕闷欲倒者，饮之得吐便差。极有奇效。取之用竹筒插皮中，如取漆法。

《食疗》：主黄疸，子生食大寒，止渴润肺。发冷病蒸熟曝之令口开。春取人食之，性寒，通血脉，填骨髓。

《百一方》：发背欲死，芭蕉捣根涂上。

《子母秘录》：治小儿赤游，行于上下，至心即死；捣芭蕉根汁，煎，涂之。

《衍义》曰：芭蕉三年已上即有花，自心中出一茎，止一花，全如莲花，叶亦相似，但其色微黄绿，从下脱叶，花心但向上生，常如莲样。然未尝见其花心，剖而视之，亦无蕊，悉是叶。但花头常下垂，每一朵自中夏开，直到中秋后方尽，凡三叶开则三叶脱落。北地惜其种，人故少用。缕其苗为布，取汁妇人涂发令黑。余说如《经》。

现注：

①五叶：原文如此。应为五叶莓。

②锡：《周礼》注云：麻之滑易者。锡衰：滑易之麻所制丧服。

按：甘蕉根为芭蕉科甘蕉的根茎。综合条文所述甘蕉功能消痈肿，散结热，解天行热，止烦渴。

时珍曰：按陆佃《埤雅》云：蕉不落叶，一叶舒则一叶焦，故谓之焦。俗谓干物为巴，巴亦蕉意也。《稽圣赋》云：竹布实而根苦，蕉舒花而株槁。芭苴乃蕉之音转也。蜀人谓之天苴。曹叔雅《异物志》云：芭蕉结实，其皮赤如火，其肉甜如蜜，四五枚可饱人，而滋味常在牙齿间，故名甘蕉。时珍曰：按万震《南州异物志》云：甘蕉即芭蕉，乃草类也。望之如树株，大者一围余。叶长丈许，广尺余至二尺。其茎虚软如芋，皆重皮相裹。根如芋魁，青色，大者如车毂。花着茎末，大如酒杯，形色如莲花。子各为房，实随花长，每花一阖，各有六子，先后相次，子不俱生，花不俱落也。蕉子凡三种，未熟时皆苦涩，熟时皆甜而脆，味如葡萄，可以疗饥。一种子大如拇指，长六七寸，锐似羊角，两两相抱者，名羊角蕉，剥其皮黄白色，味最甘美。一种子大如鸡卵，有类牛乳者，名牛乳蕉，味微减。一种子大如莲子，长四五寸，形正方者，味最弱也。并可蜜藏为果。又顾《海槎录》云：海南芭蕉常年开花结实，有二种：板蕉大而味淡；佛手蕉小而味甜。通呼《虞衡志》云：南中芭蕉有数种：极大者凌冬不凋，中抽一干，长数尺，节节有花，花褪叶根有实，去皮取肉，软烂如绿柿，味极甘冷，四季恒实。土人以饲小儿，云性凉，去客热，谓之蕉子，又名牛蕉子。以梅汁渍，曝干压扁，味甘酸有微霜，名芭蕉干。一种鸡蕉子，小于牛蕉，亦四季实。一种芽蕉子，小于鸡蕉，尤香嫩甘美，惟秋初结子。一种红蕉花，叶瘦，类芦箬，花色正红，如榴花，日拆一两叶，其端各有一点鲜绿尤可爱，春开至秋尽犹芳，俗名美人蕉。一种胆瓶蕉，根出土处特肥饱，状如胆瓶也。又（费信《星槎胜览》）云：南番阿鲁诸地，无米谷，惟种芭蕉、椰子，取实代粮也。

生食，破血，合金疮，解酒毒。干者，解肌热烦渴（吴瑞）。除小儿客热，压丹石毒（时珍）。附方：新六。

风虫牙痛：芭蕉自然汁一碗，煎热含嗽。（《普济方》）

血淋涩痛：芭蕉根、旱莲草各等分。水煎服，日二。（《圣惠方》）

疮口不合：芭蕉根取汁，抹之良。（《直指方》）

小儿截惊：以芭蕉汁、薄荷汁煎匀，涂头顶，留囟门，涂四肢，留手足心勿涂，甚效。（《邓笔峰杂兴》）

叶：肿毒初发，研末，和生姜汁涂之（时珍，《圣惠方》）。歧毒初起：芭蕉叶，熨斗内烧存性，入轻粉，麻油调涂，一日三上，消或破，皆无痕也。（《仁斋直指方》）

芦　根

味甘，寒，主消渴客热，止小便利。

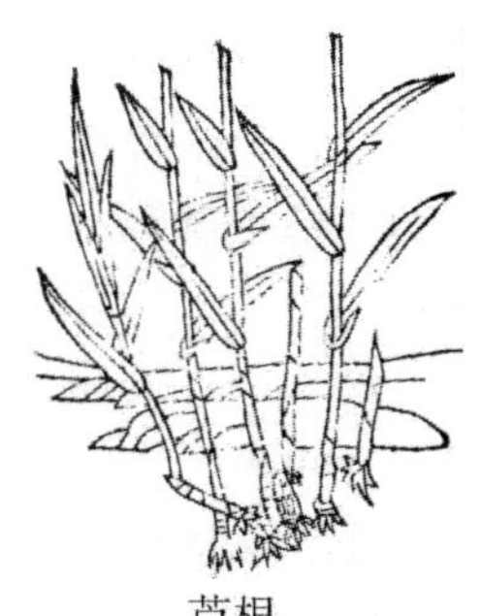
芦根

陶隐居云：当掘取甘辛者，其露出及浮水中者并不堪用也。

《唐本》注云：此草根疗呕逆不下食，胃中热，伤寒患者弥良。其花名蓬蕽[①]。水煮汁服主霍乱大善，用有验也。

臣禹锡等谨按《药性论》云：芦根，使，无毒。能解大热，开胃，治噎哕不止。

《日华子》云：治寒热时疾，烦闷，妊孕人心热，并泻痢人渴。

《图经》曰：芦根，旧不载所出州土，今在处有之，生下湿陂泽中，其状都似竹而叶抱茎生，无枝，花白作穗，若茅花根，亦若竹根而节疏，二月、八月采，日干用之。当极取水底甘辛者，其露出及浮水中者，并不堪用。谨按《尔雅》谓芦根为葭华。郭璞云：芦苇也，苇即芦之成者，谓蒹[②]为蔗[③]，蔗似萑[④]而细长，高数尺，江东人呼为蔗藡[⑤]者。谓菼[⑥]为薍[⑦]。薍似苇而小，中实，江东呼为乌苬[⑧]者或谓之荻，荻至秋坚成即谓之萑，其华皆名苕[⑨]，其萌笋皆名虇[⑩]，若然所谓芦苇通一物也。所谓蔗今作蒹者是也，所谓菼，人以当薪爨[⑪]者是也。今人罕能别蒹菼与芦苇。又北人以苇与芦为二物；水傍下湿所生者皆名苇，其细不及指，人家池圃所植者为芦，其秆差大，深碧色者谓之碧芦，亦难得。然则《本草》所用芦，今北地谓苇者，皆可通用也。古方多单用；葛洪疗呕哕，切根水煮，顿服一升，必效，方以童子小便煮服不过三升差。其蓬茸，主卒得霍乱，气息危急者，取一把煮浓汁，顿服二升差。兼主鱼蟹中毒，服之尤佳。其笋味小苦，堪食，法如竹笋，但极冷耳。

《唐本》余：生下湿地，茎叶似竹，花若荻花，二月、八月采根，日干用之。

《雷公》云：凡使，须要逆水芦，其根逆水生，并黄泡肥厚者，味甘，采得后去节须并上赤黄了，细剉用。

《圣惠方》：治食马肉中毒，痒痛，芦根五两，切，以水八升，煮取二升，分为三服。

《千金方》：治干呕哕，若手足厥冷；芦根三斤，浓煮汁饮之。

《肘后方》：食鲈鱼肝，鯸鮧鱼中毒，剉芦根，煮汁一二升饮之。

《梅师方》：食狗肉不消，心下坚或䐜[⑫]胀口干，忽发热妄语；煮芦根饮之。

《金匮玉函方》：治五噎，心膈气滞烦闷，吐逆不下食，芦根五两，剉，以水三大盏，煮取二盏，去滓。不计时温服。

现注：

①蕽：下原有音农二字注音。现音（nóng 农）。芦苇花。

②蒹：(jiān 兼)。

③蔗：下原有与廉同三字注音。

④萑：下原有音桓二字注音（huán 环）。

⑤藡：下原有与荻同二字注音。

⑥菼：下原有他敢切三字注音，现音（tǎn 坦）。初生之荻。

⑦薍：下原有五患切三字注音，现音（wàn 万）。初生之荻。

⑧苬：下原有音丘二字注音。(qiū 丘)，即菼。

⑨苕：上原有徒雕切三字注音。(tiáo 条)，芦苇花。

⑩虇：下原有音绻二字注音，现注音（quǎn 犬），芦苇嫩芽。

⑪爨：(cuàn 窜)。烧煮。

⑫膜：(chēn 臣阴)，胀起。

按：芦根为禾本科芦苇的根茎。综合条文所述芦根功能止消渴，除客热。至《唐本》提出止呕治霍乱。《药性论》提出解大热。至今用芦根仍遵从这些叙述，用芦根治疗各种发热，呕逆，消渴，以及皮肤湿痒等。临床入解表或解热药。

时珍曰：按毛苌《诗疏》云：苇之初生曰葭；未秀曰芦；长成曰苇。苇者，伟大也。芦者，色卢黑也。葭者，嘉美也。时珍曰：芦有数种：其长丈许中空空、皮浓、色青苍者，也，已成得名。其身皆如竹，其叶皆长如箬叶。其根入药，性味皆同。其未解叶者，古谓之紫萚。笋：主。膈间客热，止渴，利小便，解河豚及诸鱼蟹毒（宁原）。解诸肉毒(时珍)。

时珍曰：按《雷公炮炙论》序云：益食加觞，须煎芦、朴。注云：用逆水芦根并厚朴二味等分，煎汤服。盖芦根甘能益胃，寒能降火故也。

附方：新六。骨蒸肺萎：不能食者，苏游芦根饮主之。芦根、麦门冬、地骨皮、生姜各十两，橘皮、茯苓各五两，水二斗，煮八升，去滓，分五服，取汗乃瘥。(《外台秘要》) 劳复食复：欲死。并以芦根煮浓汁饮。(《肘后方》) 霍乱烦闷：芦根三钱，麦门冬一钱。水煎服。(《千金方》) 霍乱胀痛：芦根一升，生姜一升，橘皮五两。水八升，煎三升，分服。(《太平圣惠方》) 食蟹中毒：方同上。芦根煮汁服。(《千金》) 中药箭毒：芦根煮汁服。(《千金》)

茎、叶：甘，寒，无毒。

主霍乱呕逆，肺痈烦热，痈疽。烧灰淋汁，煎膏，蚀恶肉，去黑子（时珍）

时珍曰：古方煎药，多用劳水及陈芦火，取其水不强，火不盛也。芦中空虚，故能入心肺，治上焦虚热。

附方：新七。

霍乱烦渴：腹胀：芦叶一握，水煎服。又方：芦叶五钱，糯米二钱半，竹茹一钱。水煎，入姜汁、蜜各半合，煎两沸，时时呷之。(《圣惠方》) 吐血不止：芦荻外皮烧灰，勿令白，为末，入蚌粉少许，研匀。麦门冬汤服一二钱。三服可救一人。(《圣惠方》) 肺痈咳嗽：烦满微热，心胸甲错。苇茎汤：用苇茎（切）二升，水二斗桃仁五十枚，薏苡仁、瓜瓣各半升，煮取二升，服。当吐出脓血而愈。（张仲景《金匮玉函方》）发背溃烂：陈芦叶为末，以葱椒汤洗净，敷之神效。(《乾坤秘韫》) 痈疽恶肉：白炭灰、荻灰等分。煎膏涂之。蚀尽恶肉，以生肉膏贴之。亦去黑子。此药只可留十日，久则不效。（葛洪《肘后方》）小儿秃疮：以盐汤洗净，蒲苇灰敷之。(《圣济总录》)

蓬蕽：烧灰吹鼻，止衄血，亦入崩中药。(时珍) 附方：新二。

干霍乱病：心腹胀痛。芦蓬茸一把，水煮浓汁，顿服二升。(《肘后方》)

诸般血病：水芦花、红花、槐花、白鸡冠花、茅花等分。水二钟，煎一钟服。（万表《积善堂方》）

鬼　臼

味辛，温，微温有毒。主杀蛊毒鬼疰精物，辟恶气不祥，逐邪，解百毒。疗咳嗽喉结风邪，烦惑失魄妄见，去目中肤翳，杀大毒，不入汤。一名爵犀，一名马目毒公，一名九臼，一名天臼，一名解毒。生九真山谷及冤句。二月、八月采根。畏垣衣。

陶隐居曰：鬼臼如射干，白而味甘温，有毒。主风邪鬼疰，蛊毒。九臼相连，有毛者良。一名九臼。生山谷，八月采阴干。又似钩吻。今马目毒公如黄精，根臼处似马眼而柔润。鬼臼似射干、术辈，有两种，出钱塘、近道者味甘，上有丛毛最胜，出会稽、吴兴者乃大，味苦，无丛毛不如，略乃相似而乖异毒公。今方家多用鬼臼，少用毒公，不知那复顿尔[①]乖越也。

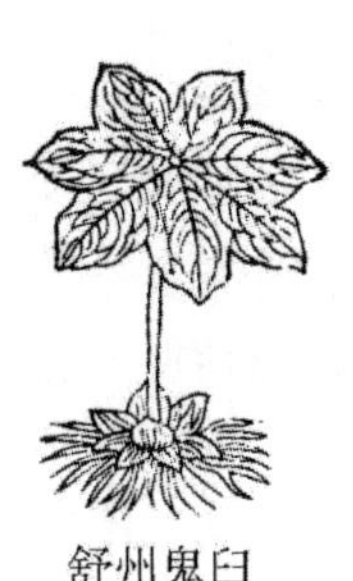
舒州鬼臼

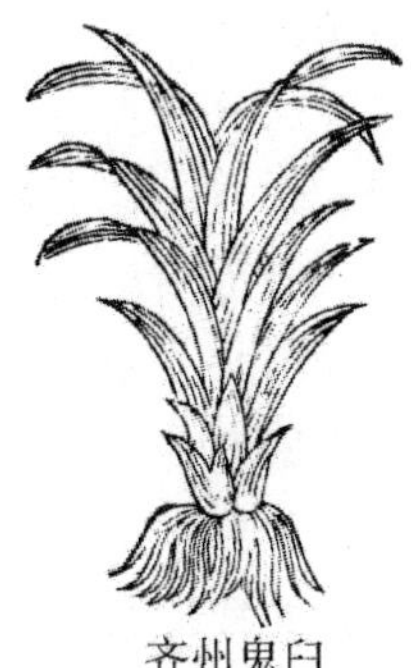
齐州鬼臼

《唐本》注云：此药生深山岩石之阴，叶如蓖麻、重楼辈，生一茎，茎端一叶，亦有两岐者，年长一茎，茎枯为一臼，假令生来二十年，则有二十臼，岂惟九臼耶？根肉皮须并似射干，今俗用皆是射干，及江南别送一物非真者。今荆州当阳县、硖州远安县、襄州荆山县山中并有之，极难得也。

臣禹锡等谨按《蜀本》《图经》云：花生茎间，赤色，今出硖州、襄州深山，二月、八月采根，日干用之。

《药性论》云：鬼臼，使，味苦。能主尸疰，殗殜[②]劳疾，传尸瘦疾，主辟邪气，逐鬼。

《图经》曰：鬼臼，生九真山谷，及冤句。今江宁府、滁、舒、商、齐、杭、襄、峡州、荆门军亦有之。多生深山岩石之阴，叶似蓖麻、重楼辈。初生一茎，茎端一叶，亦有两岐者，年长一茎，茎枯为一臼，二十年则二十臼也。花生茎间，赤色，三月开后结实，根肉皮须并似射干，俗用皆是射干，当细别之。七月、八月采根暴干用。古方治五尸，鬼疰百毒，恶气方用之。一说鬼臼生深山阴地，叶六出或五出如雁掌，茎端一叶如伞盖，旦时东向，及暮则西倾，盖随日出没也。花红紫如荔枝，正在叶下，常为叶所蔽，未常见日。一年生一叶，既枯则为一臼，及八九年则八、九臼矣。然一年一臼生，而一臼腐，盖陈新相易也。故俗又名曰害母草，如芋魁、乌头辈亦然新苗生，则旧苗死，前年之魁腐矣。而《本草》注谓全似射干，今射干体状虽相似，然臼形浅薄，大异鬼臼如八九天南星，侧比相叠而色理正如射干，要者当使人求苗采之，市中不复有也。

现注：

①顿尔：突然。

②殗：(yè 页)，殜（dié 蝶），原指小病。此外似指梦魇类病。

按：鬼臼为小檗科八角莲的根茎。综合条文所述鬼臼功能杀蛊毒，避恶气，解百毒，止咳嗽，散喉风，明目退翳。

释名：鬼药(《纲目》)、羞天花(《纲目》)、术律草(《纲目》)、独脚莲(《土宿本草》)、独荷草(《土宿》)、山荷叶、旱荷、八角盘、唐婆镜。《纲目》

时珍曰：此物有毒，而臼如马眼，故名马目毒公。杀蛊解毒，故有犀名。其叶如镜、如盘、如荷，而新苗生则旧苗死，故有镜、盘、荷、莲、害母诸名。《苏东坡诗集》云：琼田草俗号唐婆镜，即本草鬼臼也。岁生一臼，如黄精根而坚瘦，云：羞天花，蜀地处处有之。依茎缀花，蔽叶自隐，俗名羞天，予改为羞寒花，即本草鬼臼也。《赞》云：冒寒而茂，茎修叶广。附茎作花，叶蔽其上。以其自蔽，若有羞状。别有羞天草与此不同，即海芋也。

时珍曰：鬼臼根如天南星相叠之状，故市人通谓小者为南星，大者为鬼臼，殊为谬误。按《黄山谷集》云：唐婆镜叶底开花，俗名羞天花，即鬼臼也。岁生一臼，满十二岁，则可为药。今方家乃以鬼灯檠为鬼臼，误矣。又郑樵《通志》云：鬼臼叶如小荷，形如鸟掌，年长一茎，茎枯则根为一臼，亦名八角盘，以其叶似之也。据此二说，则似是今人所谓独脚莲者也。又名山荷叶、独荷草、旱荷叶、八角镜。南方处处深山阴密处有之，北方惟龙门山、王屋山有之。一茎独上，茎生叶心而中空。一茎七叶，圆如初生小荷叶，面青背紫，揉其叶作瓜李香。开花在叶下，亦有无花者。其根全似苍术、紫河车。丹炉家采根制三黄、砂、汞。

或云其叶八角者更灵。或云其根与紫河车一样，但以白色者为河车，赤色者为鬼臼，恐亦不然。而《庚辛玉册》谓蚤休阳草，旱荷阴草，亦有分别。陶弘景以马目毒公与鬼臼为二物，殊不知正是一物而有二种也。又唐独孤滔《丹房镜源》云：术律草有二种，根皆似南星，赤茎直上，茎端生叶。一种叶凡七瓣，一种叶作数层。叶似蓖麻，面青背紫而有细毛。叶下附茎开一花，状如铃铎倒垂，青白色，黄蕊中空，结黄子。风吹不动，无风自摇。可制砂汞。

按：此即鬼臼之二种也。其说形状甚明。

死下胎，治邪疟痈疽，蛇毒射工毒（时珍）。

附方：新三。

子死腹中：胞破不生，此方累效，救人岁万数也：鬼臼不拘多少，黄色者，去毛为细末，不字神散。(《妇人良方》）射工中人：寒热发疮。鬼臼叶一把，苦酒渍，捣取汁。服一升，日二次。(《千金方》）

黑黄急病：黑黄，面黑黄，身如土色，不妨食，脉沉，若青脉入口者死。宜烙口中黑脉、百会、玉泉、绝骨、章门、心俞：用生鬼臼捣汁一小盏服。干者为末，水服。《三十六黄方》

角　蒿

味辛苦，平，有小毒。主甘湿䘌，诸恶疮有虫者[①]。

《唐本》注云：叶似白蒿，花如瞿麦，红赤可爱，子似王不留行，黑色，作角。七月、八月采。《唐本》先附。

臣禹锡等谨按《蜀本》《图经》云：叶似蛇床、青蒿等，子角似蔓菁实黑细，秋熟，所在皆有之。

陈藏器云：藘[②]蒿味辛温，无毒。主破血下气，煮食之，似小蓟，生高岗，宿根，先于白草，一名莪蒿。《尔雅》云：莪，萝。注：廪蒿也。释曰：《诗·小雅》云：菁菁者莪。陆机云：莪蒿也。一名萝蒿，生泽田渐鱬[③]处，叶似邪蒿而细，科生，三月中茎可食。又可蒸，香美，味颇似蒌蒿是也。

《雷公》云：凡使，勿用红蒿，并邪蒿，二味真似角蒿，只是上香角短。采得并于槐砧上细剉用之。

《外台秘要》：凡齿龈宣露多是疳：角蒿取灰，夜涂龈上，使慎油腻、砂糖、干枣切忌之。

《千金方》：治口中疮，久不差，入胸中并生疮；角蒿灰涂之一宿动，口中若有汁吐之。

《宫气方》：治小儿口疮：角蒿灰贴疮妙。

《衍义》曰：角蒿茎叶如青蒿，开淡红紫花，花大，约径三四分，花罢结角子，长二寸许，微弯，苗与角治口齿绝胜。

现注：

①本条原为墨字，为《唐本》文。

②蘪：(lǐn 凛)。

③渐䵏：(rù 入)，低湿处。

按：角蒿为紫威科角蒿的全草。综合条文所述角蒿功能袪湿䘌，消恶疮。陈藏器提出破血下气。《外台秘要》提出治疳疾牙宣齿断。《千金》指出治口疮。

附方：新一。月蚀耳疮用蒿灰掺之，良。(《集简方》) 时珍曰：陆农师云：廪之为言高也。莪，亦峨也，莪科高也。可以覆蚕，故谓之萝。抱根丛生，故曰抱娘。

时珍曰：廪蒿生高岗，似小蓟，宿根先于百草。

马兜铃

味苦，寒，无毒。主肺热咳嗽，痰结喘促，血痔瘘疮。生关中，藤绕树而生，子状如铃，作四五瓣[①]。今附。

臣禹锡等谨按《药性论》云：马兜铃，平。能主肺气上急，坐息不得，主咳逆连连不可。[②]

《日华子》云：治痔瘘疮，以药于瓶中烧熏病处，入药炙用，是土青木香独行根，子越州七、八月采。

《图经》曰：马兜铃，生关中，今河东、河北、江淮、夔、浙州郡亦有之。春生苗如藤蔓，叶如山芋叶，六月开黄紫花，颇类枸杞花，七月结实，枣许大，如铃，作四五瓣。其根名云南根，似木香，小指大，赤黄色，亦名土青木香。七月、八月采实，暴干。主肺病，三月采根，治气下膈，止刺痛。

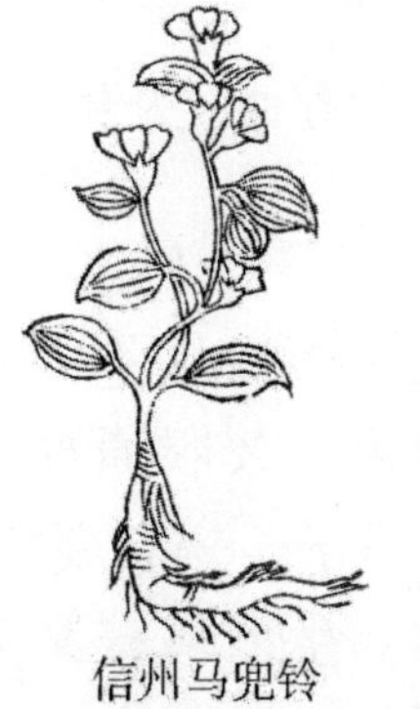
信州马兜铃

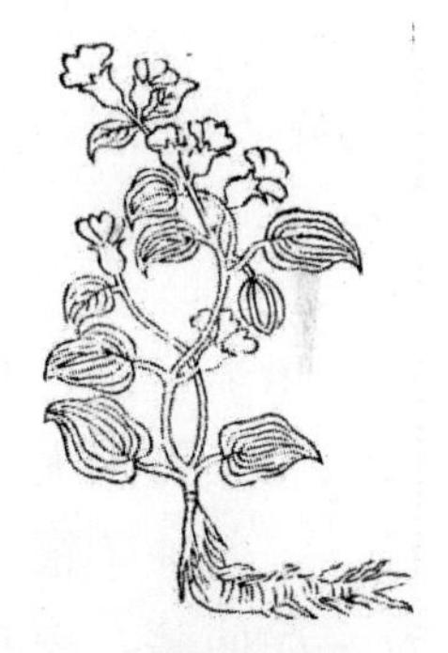
滁州马兜铃

《雷公》云：凡使，采得后去叶并蔓了，用生绡袋盛于东屋角畔，悬令干了，劈作片，取向里子，去隔膜，并令净，用子勿令去革膜不尽用之，并皮。

《圣惠方》治五种蛊毒：用兜铃根三两为末，分为三贴，以水一盏，煎五分，去滓顿服，当吐蛊出，未快再服，以快为度。

又方：草蛊术《正因方》，及岭南人若行此毒入人咽刺痛欲死者，用兜铃苗一两为末，以温水调下一钱匕，即消化蛊出，效。

《外台秘要》：崔氏蛇蛊，食饮中得之，咽中如有物，嚥不下，吐不出，闷心热，服兜铃即吐出，又服麝香一钱匕，即吐蛊毒。

《简要济众》：治肺气喘嗽：兜铃二两，只用里面子，去却壳，酥半两，入碗内拌和匀，慢火炒干，甘草一两炙，二味为末，每服一钱，水一盏，煎六分，温呷或以药末含嚥津亦得。

《衍义》曰：马兜铃，蔓生，附木而上，叶脱时铃尚垂之，其状如马项铃，故得名。然熟时则自折坼，间有子全者，采得时须八、九月间，治肺气喘急。

现注：

①本条原为墨字，今附为《开宝》文。

②可：病愈，不可即不愈。

按：马兜铃为马兜铃科马兜铃的果实。综合条文所述马兜铃可清肺热，止咳嗽，定喘促，消痔瘘。临床以马兜铃治咳喘，气管炎，肺心病，高血压等。临床入止咳定喘药中。古时用子去壳，今亦当用子去壳，看是否会毒性轻些。

释名：云南根(《纲目》) 三百两银药。

时珍曰：其根吐利人，微有香气，故有独行、木香之名。岭南人用治蛊，隐其名为三百两银药。《肘后方》作都淋，盖误传也。时珍曰：微苦、辛。杲曰：味厚气薄，阴中微阳，入手太阴经。

清肺气，补肺，去肺中湿热。(元素）时珍曰：马兜铃体轻而虚，熟则悬而四开，有肺之象，故能入肺。气寒味苦微辛，寒能清肺热，苦辛能降肺气。钱乙补肺阿胶散用之，非取其补肺，乃取其清热降气也，邪去则肺安矣。其中所用阿胶、糯米，则正补肺之药也。汤剂中用多亦作吐，故崔氏方用以吐蛊。其不能补肺，又可推矣。

附方：新二。水肿腹大：喘急。马兜铃煎汤，日服之。《千金方》一切心痛：不拘大小男女。大马兜铃一个，灯上烧存性，为末。温酒服，立效。(《摘玄方》)

仙　茅

味辛，温，有毒。主心腹冷气不能食，腰脚风冷，挛痹不能行，丈夫虚劳，老人失溺无子，益阳道，久服通神，强记助筋骨，益肌肤，长精神，明目。一名独茅根，一名茅瓜子，一名婆罗门参。《仙茅传》云：十斤乳石，不及一斤仙茅。表其功力尔。生西域，又大庾岭。亦云忌铁及牛乳。二月、八月采根[①]。今附。臣禹锡等谨按《日华子》云：治一切风气，延年益寿，补五劳七伤，开胃下气，益房事，彭祖单服法，以米泔浸去赤汁，出毒后无妨损。

《图经》曰：仙茅，生西域及大庾岭，今蜀川、江湖、两浙诸州亦有之。叶青如茅而软，复稍阔面有纵理，又似棕榈，至冬尽枯，春初乃生，三月有花如栀子，黄，不结实，其根独茎而直，傍有短细根相附，肉黄白，外皮稍粗，褐色，二月、八月采根，暴干用。衡山出者花碧，五月结黑子。谨按《续传信方》叙仙茅云：主五劳七伤，明目益筋力，宣而复补，本西域道人所传。开元元年，婆罗门僧进此药，明皇服之有效，当时禁方不传，天宝之乱，方书流散，上都不空三藏始得此方，传与李勉司徒，路嗣恭尚书，齐杭给事，张建封仆射服之皆得力。路公久服金石无效，及得此药，其益百倍，齐给事守缙云，日少气力，风疹继作，服之遂愈。八九月时采得，竹刀子刮去黑皮，切如豆粒，米泔浸两宿，阴干，捣筛，熟蜜丸如梧子，每旦空肚酒饮，任使下二十丸，禁食牛乳及黑牛肉，大

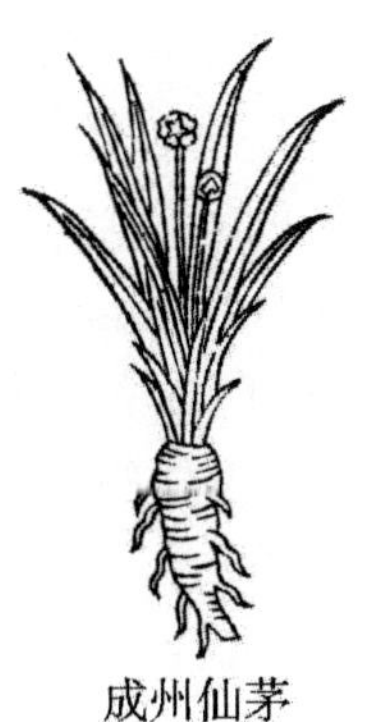
成州仙茅

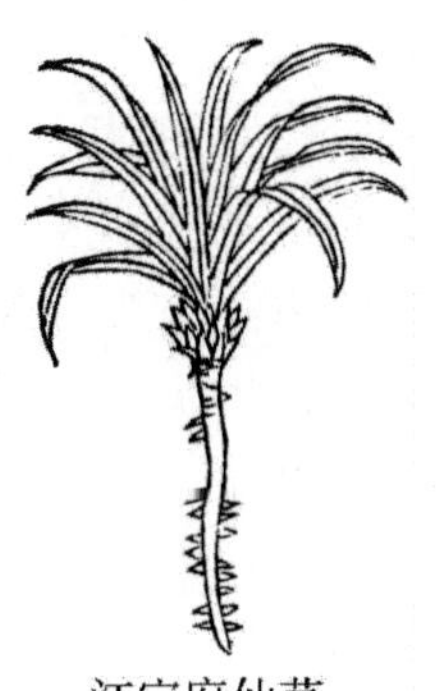
江宁府仙茅

减药力也。

《续传信方》伪唐筠州刺史王颜所著，皆因《国书》编录其方，当时盛行。故今江南但呼此药为婆罗门参。

《海药》云：生西域，粗细有筋或如笔管，有节，纹理其黄色，多涎，《梵》云：呼为何输乾陀。味甘微温，有小毒。主风，补暖腰脚，清安五脏，强筋骨，消食，久服轻身益颜色。自武城来，蜀中诸州皆有。叶似茅，故名曰仙茅，味辛平。宣而复补，无大毒，有小热，有小毒。主丈夫七伤，明耳目，益筋力，填骨髓，益阳不倦。用时竹刀切，糯米泔浸。

《雷公》云：凡采得后，用清水洗令净，刮上皮，于槐砧上用铜刀切豆许大，却用生稀[②]布袋盛，于乌豆水中浸一宿，取出用酒湿拌了，蒸从巳至亥，取出曝干，勿犯铁，斑人须鬓。

现注：

①本条原为墨字，今附为《开宝》文。

②稀：疑为絺之误，絺：(chí 迟)，为细葛布。

按：仙茅为石蒜科仙茅的根茎。综合条文所述仙茅功能祛心腹冷气，除腰脚风冷，除挛痹，止虚劳，止失溺，益阳道，强筋骨，强记长精神，明目。临床用仙茅治肾虚诸症，痹症贫血，筋骨痿软，月事不调等。入补阳药中。

时珍曰：苏颂所说详尽得之。但四、五月中抽茎四五寸，开小花深黄色六出。不似栀子，处处大山中有之。人惟取梅岭者用，而《会典》成都岁贡仙茅二十一斤。

机曰：五台山有仙茅，患大风者，服之多瘥。时珍曰：按：《许真君书》云：仙茅久服长生。其味甘能养肉，辛能养肺，苦能养气，咸能养骨，滑能养肤，酸能养筋，宜和苦酒服之，必效也。又范成《大虞衡志》云：广西英州多仙茅，其羊食之，举体悉化为筋，不复有血肉，食之补人，名乳羊。沈括《笔谈》云：夏文庄公禀赋异于人，但睡则身冷如逝者，既觉须令人温之，良久乃能动。常服仙茅、钟乳、硫黄，莫知纪极。观此则仙茅盖亦性热，补三焦命门之药也。惟阳弱精寒，禀赋素怯者宜之。若体壮相火炽盛者服之，反能动火。按：张杲《医说》云：一人中仙茅毒，舌胀退场门，渐大与肩齐。因以小刀之，随破随合，至百数，始有血一点出，曰可救矣。煮大黄、朴硝与服，以药掺之，应时消缩。此皆火盛性淫之人过服之害也。弘治间东海张弼梅岭仙茅诗，“有使君昨日才持去，今日人来乞墓铭”之句。皆不知服食之理，惟借药纵恣以速其生者，于仙茅何尤。

附方：新二。

仙茅丸：壮筋骨，益精神，明目，黑髭须。仙茅二斤（糯米泔浸五日，去赤水，夏月浸），车前子十二两，白茯苓（去皮）、茴香（炒）、柏子仁（去壳）各八两，生地黄（焙）、熟地黄（焙）各四两。为末，酒煮糊丸如梧子大。每服五十丸，食前温酒下，日二服。（《圣济总录》）定喘下气，补心肾。神秘散：用白仙茅半两（米泔浸三宿，晒炒），团参二钱半，阿胶一两半（炒），鸡一两（烧）。为末。每服二钱，糯米饮空心下，日二服。（《三因方》）

羊　　桃

味苦，寒，有毒。主熛[①]热身暴赤色，风水积聚，恶疡，除小儿热。去五脏五水，大腹，利小便，益气，可作浴汤。一名鬼桃，一名羊肠，一名苌楚，一名御弋，一名铫[②]弋。生山林川谷及生田野。二月采，阴干。

陶隐居云：山野多有，甚似家桃，又非山桃，子小细苦，不堪啖，花甚赤。《诗》云：隰有苌[③]楚者即此也。方药亦不复用。

《唐本》注云：此物多生沟渠隍堑之间，人取煮，以洗风痒及诸疮肿极效。剑南人名细子根也。臣禹锡等谨按《蜀本》《图经》云：生平泽中，叶花似桃，子细如枣核，苗长弱，即蔓生，不能为树。今处处有，多生溪涧。今人呼为细子根，似牡丹，疗肿。

《尔雅》云：苌楚，铫弋。郭云：今羊桃也。释云：叶似桃，花白，子如小麦，亦似桃。陆机云：叶长而狭，华紫赤色。其枝茎弱，过一尺引蔓于草上。今人以为汲灌重而善没，不如杨柳也。近下根，刀切其皮，著热灰中脱之，可韬[④]笔管也。

陈藏器云：味甘无毒。主风热羸老，浸酒服之。生蜀川川谷中，草高一尺，叶长小，亦云羊桃根也。

《肘后方》治伤寒，毒攻手足痛：煮羊桃汁渍之，杂盐豉尤好。

现注：

①熛：（biāo 标），皮肤红疹。

②铫：下原有音桃二字注音，原指大锄头。

③苌：（cháng 长）。

④韬：原指弓或剑的套子。

按：羊桃，《植物名实图考》释羊桃为猕猴桃。《医心方》也曾将猕猴桃写成羊桃。陶隐居云子小细苦不堪啖，似指果实。《蜀本》《图经》曰：子细如枣核，似指软枣猕猴桃，综合条文所述羊桃功能除暴热身赤，消风水积聚，去恶疡，去大腹水肿，利小便。

时珍曰：羊桃，茎大如指，似树而弱如蔓，春长嫩条柔软。叶大如掌，上绿下白，有毛，状似苎麻而团。其条浸水有涎滑。

附方：新三。

伤寒变匿：四肢烦疼，不食多睡：羊桃十斤捣熟，浸热汤三斗，日正午时，入坐一炊久。不过三次愈。（《千金》）水气鼓胀：大小便涩：羊桃根、桑白皮、木通、大戟（炒）各半斤（锉）。水一斗，煮五升，熬如稀饧。每空心茶服一匙。二便利，食粥补之。（《圣惠方》）蜘蛛咬毒：羊桃叶捣敷之，立愈。（《备急方》）

鼠尾草

味苦，微寒，无毒。主鼠寒热，下痢脓血不止；白花者主白下，赤花者主赤下。一名葝[①]，一名陵翘。生平泽中。四月采叶，七月采花，阴干。

陶隐居云：田野甚多，人采作滋染皂，又用疗下瘘，当浓煮取汁，今可丸服之，今人亦用作饮。

臣禹锡等谨按《蜀本》《图经》云：所在下湿地有之，叶如蒿，茎端夏生四五穗，穗若车前，有赤白二种花，七月采苗，日干用之。

《尔雅》云：葝，鼠尾。释曰：可以染皂草也，一名鼠尾。

陈藏器云：鼠尾草，平。主诸痢，煮汁服，亦末服，紫花，茎叶堪染皂，一名乌草，又名水青也。

黔州鼠尾草

《图经》曰：鼠尾草，旧不载所出州土，云生平泽中，今所在有之，惟黔中人采为药。苗如蒿，夏生茎端作四五穗，穗若车前，花有赤白二色。《尔雅》谓葝，鼠尾。云可以染皂草也。四月采叶，七月采花，阴干。古治痢多用之。姚氏云：浓煮汁如薄饴，饮五合，日三，赤下用赤花，白下用白花差。

《圣惠方》：治久赤白痢不差，羸瘦，用鼠尾草，捣为末，每服一钱，不计时候，以粥饮调下。

现注：

①葝：下原有音勍二字注音。勍，现音（qíng 晴）。葝，现音（jìng 径），古今发音差别甚大。

按：鼠尾草，下湿地有之，茎如蒿，一名葝。综合功能止鼠瘘，退寒热，止痢清脓血。

时珍曰：鼠尾以穗形命名。《尔雅》云："艹劲"，鼠尾也。可以染皂，故名乌草，又曰水青。苏颂《图经》谓鼠尾一名陵时者，乃陵翘之误也。主疟疾水水蛊（时珍）。

附方：新二。

大腹水蛊：方见马鞭草下。久痢休息，时止时作：鼠尾草花捣末。饮服一钱。（《圣惠方》）

下血连年：鼠尾草、地榆各二两。水二升，煮一升，顿服。二十年者，不过再服。亦可为末，饮服之。（《千金方》） 反花恶疮：内生恶肉，如饭粒，破之血出，随生反出于外。鼠尾草根切，同猪脂捣敷。（《圣济总录》）

女　青

味辛，平，有毒。主蛊毒，逐邪恶气，杀鬼温疟，辟不祥，一名雀瓢。蛇衔根也。生朱崖，八月采，阴干。

陶隐居云：若是蛇衔根，不应独生朱崖。俗用是草叶，别是一物，未详孰是。《术》云：带此屑一两，则疫疠不犯，弥宜识真者。

《唐本》注云：此草即雀瓢也，叶似萝摩，两叶相对，子似瓢形，大如枣许，故名雀瓢，根似白薇，生平泽，茎叶并臭，其蛇衔根都非其类。又《别录》云：叶嫩时似萝摩，园端大茎实黑，茎叶汁黄白亦与前说相似。若是蛇衔根何得苗生益州，根在朱崖，相去万里余也。《别录》云：雀瓢白汁，主虫蛇毒。即女青苗汁也。

臣禹锡等谨按《药性论》云：女青，使，味苦，无毒，能治温疟寒热，蛇衔为使。

《图经》：文具蛇衔条下。

《肘后方》：辟瘟病，正月上寅日捣女青末，三角缝囊，盛系前帐中大吉。

《子母秘录》：治小儿卒腹皮青黑赤，不能喘息。即急用此方，并治吐痢卒死；用女青末内口中，酒服，亦治大人。

《紫灵南君》：南岳夫人内传治卒死：捣女青屑一钱，安喉中，以水或酒送下，立活也。

按：女青，《本经》云一名雀瓢。雀瓢则是萝藦之果实，已有萝摩子，天浆壳等入药。但《别录》又云蛇衔根也。《唐本》已辨与蛇衔根非一物。综合功能消蛊毒，逐恶气，驱温疟。辟温病，消喘急。

机曰：萝摩以子言，女青以根言，蛇衔以苗言，三者气味功用大有不同。诸注因其同名雀瓢，而疑为一物；又因其各出州郡，而复疑为二物。本草明言女青是蛇衔根，岂可以根苗异地而致疑？如靡芜、芎所产不同，亦将分为二物乎？如赤箭、徐长卿同名鬼督邮，亦将合为一物耶？

时珍曰：女青有二：一是藤生，乃苏恭所说似萝摩者；一种草生，则蛇衔根也。蛇衔有大、小二种：叶细者蛇衔，用苗茎叶；大者为龙衔，用根。故王焘《外台秘要》龙衔膏，用龙衔根煎膏治痈肿金疮者，即此女青也。陈藏器言女青、萝摩不能分别，张揖《广雅》言女青是葛类，皆指藤生女青，非此女青也。《别录》明说女青是蛇衔根，一言可据。诸家止因其生朱崖致疑，非矣。方土各有相传不同尔，况又不知有两女青乎。又《罗浮山记》云：山有男青似女青。此则不知是草生藤生者也。

胡麻鞋底

水煮汁服之，解紫石英发毒，又主霍乱吐下不止，及解食牛马肉毒，腹胀吐痢不止者。[①]

今按：陈藏器本草云：故麻鞋底主消渴，煮汁服之。鞋纲绳如枣大，妇人内衣有血者手大，钩头棘针二七枚，三物并烧作灰，以猪脂调敷狐刺疮，出虫。《唐本》先附。

臣禹锡等谨按陈藏器云：破草鞋和人乱发，烧作灰，醋和敷小儿热毒游肿。

陈藏器云：取麻鞋尖头二七为灰，岁朝井华水服之；又主遗溺。又故麻鞋底，烧令赤，投酒煮，粟谷汁中服之；主霍乱转筋。

《外台秘要》《近效》：尿床取麻鞋纲带及鼻根等，唯不用底，须七量，以水七升，煮取二升，分再服之。

又方：治蜈蚣螫人；麻鞋履底，炙，以揩之即差。

《千金方》：肛脱出：以炙麻履底令人频按，永差。又故麻鞋底、鳖头各一枚，烧鳖头捣为末，敷肛门，将履底按入，即不出也。

《经验方》：治鼻塞：烧麻鞋灰，吹鼻中立通，一名千里马，麻鞋名也。

《广利方》：治鼻衄血，鞋䩮[②]作灰吹鼻孔中，立效。

现注：

①本条原为䅽粽子，为《唐本》文。

②䎱：(rǔ 乳)。

按：故麻鞋底，可解毒止吐止痢。

释名：履(《纲目》)、屝（音费）、靸（音先立切）。

时珍曰：鞋，古作鞵，即履也。古者以草为屦，以帛为履。周人以麻为鞋。刘熙《释名》云：鞋者解也，缩其上，易舒解也。履者礼也，饰足为礼也。靸者袭也，履头深袭覆足也。皮底曰屝，屝者皮也。木底曰舄，干腊不畏湿也。入药当用黄麻、苎麻结者。

附方：新六。

疟疾不止：故鞋底去两头烧灰，井华水服之。(《千金方》) 子死腹中：取本妇鞋底炙热，熨腹上下，二七次即下。(《集玄方》)　胎衣不下：方同上。　夜卧禁魇：凡卧时，以鞋一仰一覆，则无魇及恶梦。(《起居杂忌》) 折伤接骨：市上乞儿破鞋底一只（烧灰)、白面等分，好醋调成糊，敷患处，以绢束之，杉片夹定。须臾痛止，骨节有声，为效。(杨诚《经验方》)　白驳癜风：麻鞋底烧灰，擦之。(《圣惠》)

破草鞋：释名：草屦(《纲目》)、屩（音跷)、不借(《纲目》)、千里马。时珍曰：世本言黄帝之臣始作屦，即今草鞋也。刘熙《释名》云：屦者拘也，所以拘足也。屩者跷也，着之跷跷轻便也。不借者，贱而易得，不假借人也。

主催生，治霍乱（时珍)

附方：新五。产妇催生：路旁破草鞋一只，洗净烧灰，酒服二钱。如得左足生男，右足生女，覆者儿死，侧者有惊。自然之理也。《胎产方》霍乱吐泻：出路在家应急方：用路旁破草鞋，去两头，洗三四次，水煎汤一碗，滚服之，即愈。(《事海文山》) 浑身骨痛：破草鞋烧灰，香油和，贴痛处，即止。(《救急方》) 行路足肿：被石垫伤者。草鞋浸尿缸内半日，以砖一块烧红，置鞋于上，将足踏之，令热，令热气入皮里即消。《救急方》臁疮溃烂：《海上方》诗云：左脚草鞋将棒挑，水中洗净火中烧。细研为末加轻粉，洗以盐汤敷即消。

刘寄奴草

味苦，温。主破血下胀，多服令人痢。生江南①。《唐本》注云：茎似艾蒿，长三四尺，叶似兰草，尖长，子似稗而细，一茎上有数穗，叶互生。

今按《别本》注云：昔人将此草疗金疮，止血为要药，产后余疾，下血，止痛极效。《唐本》先附。

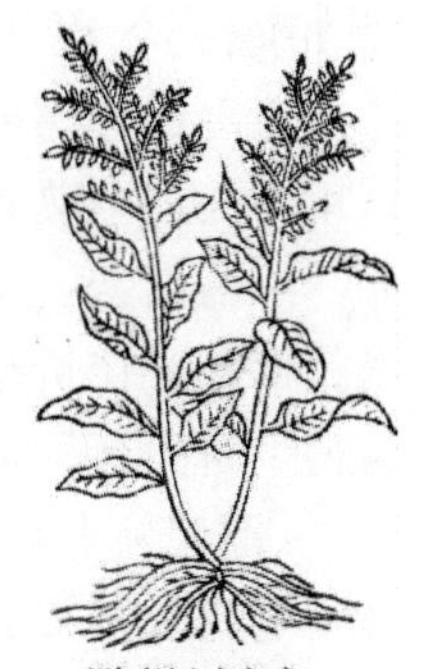
滁州刘寄奴

臣禹锡等谨按《蜀本》《图经》云：叶似菊，高四五尺，花白实黄白，作穗，蒿之类也。今出越州，夏收苗，日干之。

《日华子》云：刘寄奴，无毒。治心腹痛，下气，水胀，血气，通妇人经脉，癥结，止霍乱水泻。又名刘寄奴，六、七、八月采。

《图经》曰：刘寄奴草，生江南。今河中府、孟州、汉中亦有之。春生苗茎似艾蒿，上有四棱，高三二尺已来，叶青似柳，四月开碎小黄白花，形如瓦松，七月结实似黍而细，一茎上有数穗互生，根淡紫色，似莴苣。六月、七月采，苗。花、子通用也。

《雷公》云：采得后去茎叶，只用实，凡使，先以布拭上薄壳皮令净，拌酒蒸，从巳至申出，暴干用之。

《经验方》：治汤火疮至妙：刘寄奴捣末，先以糯米浆鸡翎扫汤著处，后掺药末在上，并不痛亦无痕，大凡汤著处，先用盐末掺之，护肉不坏，然后药末敷之。

现注：

①刘寄奴草，今称刘寄奴，为菊科奇蒿的全草。北刘寄奴为玄参科阴行草。综合功能破血下胀。《别本》云止血极效。今用刘寄奴作止血止痛药，治外伤瘀血，骨折疼痛等。《日华子》云通妇人经脉癥结则应重视。

释名：乌藤菜(《纲目》)。时珍曰：按李延寿《南史》云：宋高祖刘裕，小字寄奴。微时伐荻新洲，遇一大蛇，射之。明日往，闻杵臼声。寻之，见童子数人皆青衣，于榛林中捣药。问其故。答曰：我主为刘寄奴所射，今合药敷之。裕曰：神何不杀之？曰：寄奴王者，不可杀也。裕叱之，童子皆散，乃收药而反。每遇金疮敷之即愈。人因称此草为刘寄奴草。郑樵《通志》云：江南人因汉时谓刘为卯金刀，乃呼刘为金。是以又有金寄奴之名。江东人谓之乌藤菜云。时珍曰：刘寄奴一茎直上。叶似苍术，尖长糙涩，面深背淡。九月茎端分开数枝，一枝攒簇十朵小花，白瓣黄蕊，如小菊花状。花罢有白絮，如苦花之絮。其子细长，亦如苦子。所云实如黍稗者，似与此不同，其叶亦非蒿类。

时珍曰：茎、叶、花、子皆可用。小儿尿血，新者研末服（时珍）。

附方：新七。

大小便血：刘寄奴为末，茶调空心服二钱，即止。(《集简方》) 折伤瘀血：在腹内者。刘寄奴、骨碎补、延胡索各一两。水二升，煎七合，入酒及童子小便各一合，顿温服之。(《千金方》) 血气胀满：刘寄奴穗实为末。每服三钱，酒煎服。不可过多，令人吐利。此破血之仙药也。(《卫生易简方》) 霍乱成痢：刘寄奴草煎汁饮。(《圣济总录》) 风入疮口：肿痛。刘寄奴为末。掺之即止。(《圣惠方》) 小儿夜啼：刘寄奴半两，地龙(炒) 一分，甘草一寸。水煎，灌少许。(《圣济总录》) 赤白下痢，阴阳交带，不问赤白：刘寄奴、乌梅、白姜等分。水煎服。赤加梅，白加姜。(《艾元英如宜方》)

骨碎补

味苦，温，无毒。主破血止血，补伤折。生江南，根著树石上，有毛，叶如庵蕳，江西人呼为胡孙姜。一名石庵蕳，一名骨碎布。[①]今附。

臣禹锡等谨按《药性论》云：骨碎补，使，能主骨中毒气，风血疼痛，五劳六极，口手不收，上热下冷，悉能主之。

陈藏器云：骨碎补似石韦，而一根余叶[②]，生于木，岭南虔吉亦有，本名猴姜，开元皇帝以其补伤折补骨碎，故作此名耳。《日华子》云：猴姜平，治恶疮，蚀烂肉，杀虫。是树上寄生草，苗似姜，细长。

《图经》骨碎补，生江南。今淮、浙、陕西、夔路州郡亦有之。根生大木或石上，多在背阴处，引根成条，上有黄毛，及短叶附之，又有大叶成枝，面青绿色，有赤紫点，春生叶，至冬干黄，无花实，惟根入药，采无时。削去毛用之。本名胡孙姜，唐明皇以甚主折伤有奇效，故作此名。蜀人治闪折筋骨伤损，取根捣筛，煮黄米粥和之，裹伤处良。又用治耳聋，削作细条，火炮，乘热塞耳。亦入妇人血气药用。又名石毛姜。

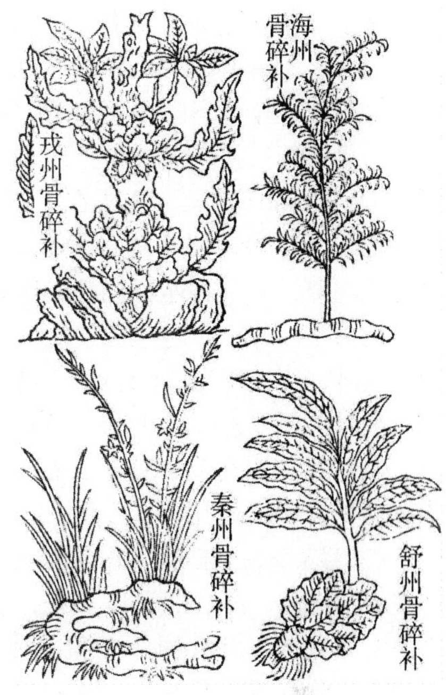

《雷公》云：凡使，采得后先用铜刀刮去上黄赤毛尽，便细切，用蜜拌，令润，架柳甑蒸一日后出暴用。又乾宁记云：去毛细切后用生蜜拌蒸，从巳至亥准前暴干捣末，用炮猪肾空心吃，治耳鸣，亦能止诸杂痛。

《灵苑方》：治虚气攻牙齿痛，血出牙龈痒痛；骨碎补二两，细剉，炒令黑色，杵末，依常盥漱后揩齿根下，良久吐之，临卧用后睡，点之无妨。

《衍义》曰：骨碎补，苗不似姜，姜苗如苇梢，此物苗每一大叶两边小叶，槎[3]牙两相对，叶长有尖瓣，余如《经》。

现注：

①本条原为墨字，今附为《开宝》文。

②一根余叶：参考下文《图经》中“引根成条……短叶附之”可解。

③槎：（chá 察），原意为劈。

按：骨碎补为水龙骨科槲蕨及骨碎补科大叶骨碎补的根。综合功能破血止血，补伤折痛。《药性论》云治骨中毒气风血疼痛。今临床以骨碎补治风湿痹症，腰骶疼痛，骨折伤痛，贫血等。临床入补肝肾祛风湿药，一名申姜。

时珍曰：庵闾主折伤破血。此物功同，故有庵闾之名。时珍曰：其根扁长，略似姜形。其叶有丫缺，颇似贯众叶。谓叶如庵闾者，殊谬；如石韦者，亦差。

研末，猪肾夹煨，空心食，治耳鸣，及肾虚久泄，牙疼（时珍）。时珍曰：骨碎补，足少阴药也。故能入骨，治牙，及久泄痢。昔有魏刺史子久泄，诸医不效，垂殆。予用此药末入猪肾中煨熟与食，顿住。盖肾主大小便，久泄属肾虚，不可专从脾胃也。《雷公炮炙论》用此方治耳鸣，耳亦肾之窍也。案：戴原礼《证治要诀》云：痢后下虚，不善调养，或远行，或房劳，或外感，致两足痿软，或痛或痹，遂成痢风。宜用独活寄生汤吞虎骨四斤丸，仍以骨碎补三分之一，同研取汁，酒解服之。外用杜仲、牛膝、杉木节、萆、白芷、南星煎汤，频频熏洗。此亦从肾虚骨痿而治也。

附方：新三。风虫牙痛：骨碎补、乳香等分，为末糊丸，塞孔中。名金针丸。（《圣济总录》）病后发落：胡孙姜、野蔷薇嫩枝煎汁，刷之。肠风失血：胡孙姜（烧存性）五钱，酒或米饮服。（《仁存方》）

连　翘

味苦，平，无毒。主寒热鼠瘘，瘰疬痈肿恶疮，瘿瘤结热，蛊毒。去白虫。一名异翘，一名兰华，一名折根，一名轵[1]，一名三廉。生太山山谷，八月采，阴干。陶隐居云：处处有，今用茎，连花实也。

《唐本》注云：此物有两种；大翘，小翘。大翘叶狭长如水苏，花黄可爱，生下湿

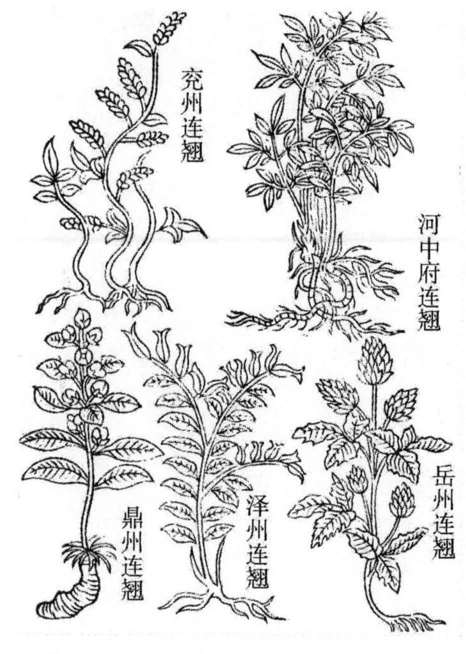

地，著子似椿实之未开者作房，翘出众草。其小翘生岗原之上，叶、花、实皆似大翘而小细。山南人并用之，今京下唯用大翘子，不用茎、花也。

臣禹锡等谨按《蜀本》云：连翘微寒。《图经》云：苗高三四尺，今所在下湿地有，采实日干用之。《尔雅》云：连，异翘。释曰：连，一名异翘。郭云：一名连苕，又名连草。

《药性论》云：连翘，使。一名旱连子，主通利五淋，小便不通，除心家客热。

《日华子》云：通小肠，排脓，治疮疖，止痛，通月经。所在有，独茎，梢开三四黄花，结子，内有房瓣，子五月、六月采。

《图经》曰：连翘，生泰山山谷，今近京及河中、江宁府、泽、润、淄、兖、鼎、岳、利州，南康军皆有之。有大翘、小翘二种，生下湿地或山冈上，叶青黄而狭长，如榆叶、水苏辈，茎赤色，高三四尺许，花黄可爱，秋结实似莲，作房，翘出众草，以此得名。根黄如蒿根，八月采房，阴干。其小翘生岗原之上，叶、花、实皆似大翘而细，南方生者叶狭而小，茎短，纔高一二尺，花亦黄，实房黄黑，内含黑子如粟粒，亦名旱连草。南人用花叶，中品鳢肠亦名旱连，人或以此当旱连，非也。《尔雅》谓之连，一名异翘，一名连苕，又名连草。今南中医家说云：连翘盖有两种；一种似椿实之未开者，壳小坚而外完无跗萼，剖之则中解，气甚芬馥，其实纔干，振之皆落，不著茎也。一种乃如菡萏[②]，壳柔，外有跗萼抱之，无解脉，亦无香气，干之虽久，著茎不脱，此甚相异也。今如菡萏者，江南下泽间极多，如椿实者乃自蜀中来，用之亦胜江南者。据《本草》言：则蜀中来者为胜，然未见其茎叶如何也。

《集验方》：洗痔，以连翘煎汤，洗讫，刀上飞绿矾，入麝香贴之。

《衍义》曰：连翘，亦不至翘出众草，下湿地亦无。太山山谷间甚多，今止用其子，折之，其间片片相比如翘，应以此得名尔。治心经客热最胜，尤宜小儿。

现注：

①轵：（zhǐ 纸），原指车轴头等。

②菡：（hàn 汉），萏：（dàn 旦），即荷花。

按：连翘为木樨科连翘的果实。综合条文所述连翘功能消鼠瘘，消瘰疬，消痈肿，消恶疮，散瘿瘤，除结热。临床以连翘清热解毒，解毒消痈，是治发烧及痈疖的常用药。临床入解表或解毒药。

时珍曰：按《尔雅》云：连，异翘。则是本名连，又名异翘，人因合称为连翘矣。连轺亦作连苕，即《本经》下品翘根是也。唐苏恭《修本草》退入有名未用中，今并为一。旱莲乃小翘，人以为鳢肠者，故同名。

元素曰：性凉味苦，气味俱薄，轻清而浮，升也阳也。手搓用之。好古曰：阴中阳也。入手足少阳手阳明经，又入手少阴经。时珍曰：微苦、辛。

散诸经血结气聚，消肿（李杲）。泻心火，除脾胃湿热，治中部血证，以为使（震亨）治耳聋浑浑焞焞。（好古）

元素曰：连翘之用有三：泻心经客热，一也；去上焦诸热，二也；为疮家圣药，三也。

杲曰：十二经疮药中不可无此，乃结者散之之义。好古曰：手足少阳之药，治疮疡瘤瘿结核有神，与柴胡同功，但分气血之异尔。与鼠粘子同用治疮疡，别有神功。时珍曰：连翘状似人心，两片合成，其中有仁甚香，乃少阴心经、厥阴包络气分主药也。诸痛痒疮疡皆属心火，故为十二经疮家圣药，而兼治手足少阳手阳明三经气分之热也。

附方：新二。

瘰疬结核：连翘、脂麻等分，为末，时时食之。（《简便方》）

项边马刀：属少阳经。用连翘二斤，瞿麦一斤，大黄三两，甘草半两。每用一两，以水一碗半，煎七分，食后热服。十余日后，灸临泣穴二七壮，六十日决效。（张洁古《活法机要》）

茎叶：主心肺积热（时珍）。

续随子

味辛，温，有毒。主妇人血结月闭，癥瘕痃癖，瘀血蛊毒，鬼疰，心腹痛，冷气胀满，利大小肠，除痰饮积聚，下恶滞物，茎中白汁，剥人面皮，去皯。生蜀郡，及处处有之，苗如大戟，一名拒冬，一名千金子。[①] 今附

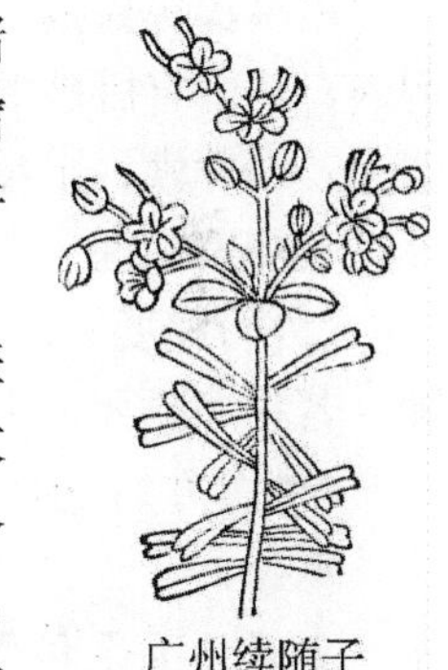
广州续随子

臣禹锡等谨按《蜀本》云：积聚痰饮，不下食，呕逆，及腹内诸疾，研碎，酒服之，不过三颗，当下恶物。《日华子》云：宣一切宿滞，治肺气水气，敷一切恶疮疥癣。单方日服十粒，泻多以酸浆水并薄醋粥吃即止。一名菩萨豆、千两金。叶汁敷白癜，面皯。

《图经》曰：续随子，生蜀郡，及处处有之，今南中多有，北土差少。苗如大戟，初生一茎，茎端生叶，叶中复出数茎相续，花亦类大戟，自叶中抽秆而生，实青有壳，人家园亭中多种以为饰；秋种，冬长，春秀，夏实，故又名拒冬。实入药，采无时，下水最速，然有毒，损人，不可过多。崔元亮《海上方》治蛇咬肿毒，闷欲死；用重台六分，续随子七颗，去皮，二物捣筛为散，酒服方寸匕，兼唾和少许敷咬处立差。茎中白汁，剥人面，去黚黯甚效。

《斗门方》：治水气：用联步一两，去壳，研，以纸裹，用物压出油，重研为末，分作七服，每治一人，只可一服。丈夫生饼子酒下，妇人荆芥汤下，凡五更服之，至晚自止，后以厚朴汤补之，频吃益善，仍不用吃盐、醋一百日差。联步，续随子是也。

现注：

①本条原为墨字，今附为《开宝》文。

按：续随子为大戟科续随子的种子，又名千金子。综合条文所述续随子功能通经闭，消癥瘕，散瘀血，止心腹痛，消冷气，利二便，除痰饮，散积聚。临床成药紫金锭中用之消痈肿，消肿瘤，散恶疮。入逐水药中。

时珍曰：茎中亦有白汁，可结水银。时珍曰：凡用去壳，取色白者，以纸包，压去

油，取霜用。时珍曰：续随与大戟、泽漆、甘遂茎叶相似，主疗亦相似，其功皆长于利水。惟在用之得法，亦皆要药也。

附方：新四。

小便不通：脐腹胀痛不可忍，诸药不效者，不过再服：用续随子（去皮）一两，铅丹半两。同少蜜捣作团，瓶盛埋阴处，腊月至春末取出，研，蜜丸梧子大。每服二三十丸，木通汤下，化破尤妙。病急亦可旋合。（《圣济录》）阳水肿胀：续随子（炒去油）二两，大黄一两，为末，酒水丸绿豆大。每白汤下五十丸，以去陈。（《摘玄方》）涎积癥块：续随子三十枚，腻粉二钱，青黛（炒）一钱。研匀，糯米饭丸芡子大。每服一丸，打破，以大枣一枚，烧熟去皮核，同嚼，冷茶送下。半夜后，取下积聚恶物为效。（《圣济录》）黑子疣赘：续随子熟时涂之，自落。（《普济方》）

捣叶，敷蝎螫，立止（时珍）。

败蒲席

平。主筋溢恶疮。

陶隐居云：烧之，蒲席为船家用，状如蒲帆尔。人家所用，皆是莞[①]草，而荐多是蒲，方家有用也。

《唐本》注云：席、荐一也，皆人卧之，以得人气为佳也。青齐间人谓蒲荐为蒲席，亦曰蒲盖[②]，谓藁作者为荐尔。山南、江左机上织者为席，席下重厚者为荐。如《经》所说：当以人卧久者为佳，不论荐、席也。

臣禹锡等谨按《药性论》云：败蒲席，亦可单用，主破血，从高坠下，损瘀在腹，刺痛；此蒲合卧破败者良，取以蒲黄、赤芍药、当归、大黄、朴硝，煎服，血当下。陈藏器云：编荐索，主霍乱转筋；烧作黑灰。服二指撮，酒服佳。《圣惠方》治霍乱转筋，垂死；败蒲席一握，细切，浆水一盏，煮汁，温温顿服。

《外台秘要》：治坠下瘀血在腹肚，取蒲灰二钱，酒服。《千金方》：五色丹，俗名游肿，若犯多致死，不可轻之：蒲席烧灰，和鸡子白涂之。

《胜金方》：治妇人血奔，以旧败蒲席烧灰，酒调下二钱匕。

现注：

①莞：下原有音官二字注音，现音（guān 关），即蒲草。

②盖：下原有音合二字注音，按合应发（gě 葛）音。

按：败蒲席为人家卧久之席，席为蒲或藁所编，蒲可舒筋止血消疮。

时珍曰：席、荐皆以蒲及稻藁为之，有精粗之异。吴人以龙须草为席。

山豆根

味甘，寒，无毒。主解诸药毒，止痛，消疮肿毒，人及马急黄发热。咳嗽，杀小虫。生剑南山谷。蔓如豆[①]。今附。

《图经》曰：山豆根，生剑南山谷，今广西亦有，以忠、万州者佳。苗蔓如豆根以此为名。叶青，经冬不凋，八月采根用。今人寸截含以解咽喉肿痛极妙。广南者如小槐，高尺余，石鼠食其根。故岭南人捕石鼠，破取其肠胃，暴干。解毒攻热甚效。

《经验方》：备急治一切疾患，山豆根方：右用山大豆根，不拘多少，依下项治疗：

一名解毒，二名黄结，三名中药患蛊毒，密遣人和水研已，禁声服少许，不止再服。患秃疮，以水研，敷疮上；患喉痛含一片，细咽津；患五种痔，水研服；患齿痛含一片于痛处；患麸豆等疮，水研服少许；患头风，捣末油调涂之；患赤白痢，捣末蜜丸空心煎水下二十丸，三服自止；患腹胀满，喘闷，捣末少许，煎水调一盏，差；患疮癣，捣末，腊月猪脂调涂之；患头上白屑，捣末，油浸涂；如是孩儿，即乳汁调半钱；患中宿冷虫，寸白虫，每朝空心热酒调三钱，其虫自出；患五般急黄，空心以水调二钱；患蛊气，酒下二钱；患霍乱，橘皮汤下三钱；患热肿，水研浓汁涂，干即更涂；女人患血气腹肿，以末三钱，热酒下，空心服之；卒患腹痛，水研半盏，入口差；蜘蛛咬，唾和涂之；狗咬、蚍蜉疮，蛇蛟②，并水研敷之。

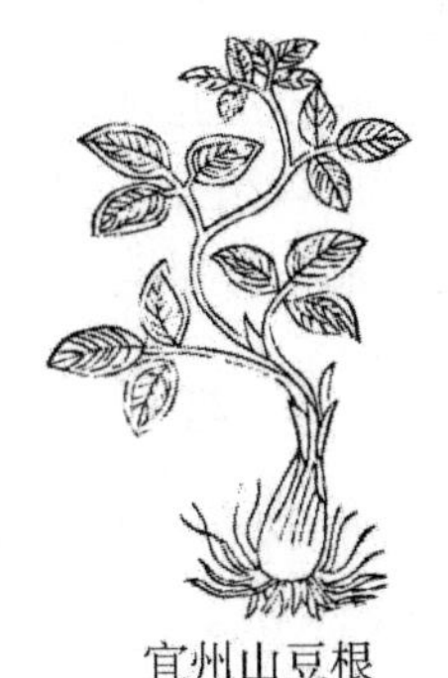
宜州山豆根

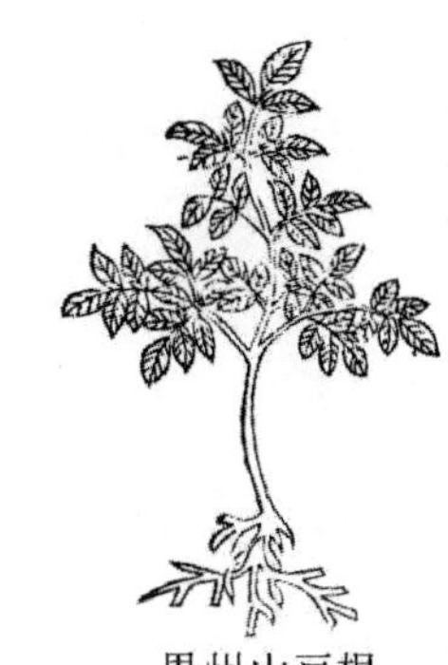
果州山豆根

现注：

①本条原为墨字，今附为《开宝》文。

②蛇蛟：疑应为蛇咬。或解为蛇蛟所伤。

按：山豆根为豆科广豆根的根。但现今北方已很难得到，因北方用的是扁蝠葛的根。综合条文所述山豆根功能解诸药毒，消疮消肿止痛，止咳。临床以山豆根治咽痛咳嗽。

时珍曰：按：沈括《笔谈》云：山豆根味极苦，本草言味甘，大误矣。

附方：新三。水蛊腹大：有声，而皮色黑者。山豆根末，酒服二钱。《圣惠方》喉中发痈：山豆根，磨醋噙之，追涎即愈。势重不能言者，频以鸡翎扫入喉中，引涎出，就能言语。(《永类方》) 喉风急证：牙关紧闭，水谷不下：山豆根、白药等分，水煎噙之，咽下，二三口即愈。(《杨清叟外科》)

三 白 草

味甘辛，寒，有小毒。主水肿脚气，利大小便，消痰破癖，除积聚，消疔肿。生池泽畔。

《唐本》注云：叶如水荭，亦似蕺，又似菝葜，叶上有三黑点，高尺许，根如芹根，黄白色而粗大。今按：陈藏器本草云：三白草，捣绞汁服，令人吐逆，除胸膈热痰，亦主疟及小儿痞满。按：此草初生无白，入夏，叶端半白如粉，农人候之莳田，三叶白草便秀，故谓之三白。若云三黑点，古人秘之，据此即为未识，妄为之注尔。其叶如薯蓣，亦不似水荭。《唐本》先附。

臣禹锡等谨按《蜀本》《图经》云：出襄州，二月、八月采根用之。

按：三白草为三白草科三白草的全草。综合功能除脚气，消水肿，利二便，消痰破癖，除积聚，消疔肿。临床以三白草解毒消肿利水，治肝胃膀胱等疾病。临床入解毒利水药中。

时珍曰：三白草生田泽畔，三月生苗，高二三尺。茎如蓼，叶如商陆及青葙。四月其颠三叶面上，三次变作白色，余叶仍青不变。俗云：一叶白，食小麦；二叶白，食梅杏；

三叶白，食黍子。五月开花成穗，如蓼花状，而色白微香。结细实。根长白虚软，有节须，状如泥菖蒲根。《造化指南》云：五月采花及根，可制雄黄。苏恭言似水荭，有三黑点者，乃马蓼，非三白也。藏器所说虽是，但叶亦不似薯蓣。

根：疗脚气风毒胫肿，捣酒服，亦甚有验。又煎汤，洗癣疮（时珍）。

蔄　茹[1]

味辛、酸，寒、微寒，有小毒。主蚀恶肉败疮死肌，杀疥虫，排脓恶血，除大风热气，善忘不乐，去热痹，破癥瘕，除息肉。一名屈据，一名离娄。生代郡川谷，五月采根，阴干。黑头者良。甘草为之使，恶麦门冬。

陶隐居云：今第一出高丽，色黄，初断时汁出凝黑如漆，故云漆头。次出近道，名草蔄茹，色白，皆烧铁烁头令黑，以当漆头，非真也。叶似大戟，花黄，二月便生根，亦疗疮。

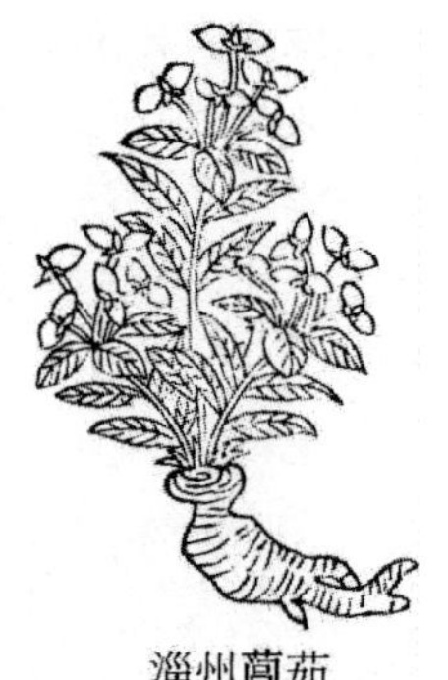
淄州蔄茹

臣禹锡等谨按《蜀本》《图经》云：叶有汁，根如萝卜，皮黄肉白，所在有之。

《图经》曰：蔄茹，生代郡川谷，今河阳、淄、齐州亦有之。二月生苗，叶似大戟，而花黄色。根如萝卜，皮赤黄，肉白，初断时汁出凝黑如漆，三月开浅红花，亦淡黄色，不著子。陶隐居谓出高丽者，此近之也。四月、五月采根，阴干，漆头者良。又有一种草蔄茹，色白，采者烧铁烁头令黑，以当漆头，非真也。然古方有用两种者，姚僧垣治痈疽生臭恶肉，以白蔄茹散敷之，看肉尽便停，但敷诸膏药。若不生肉，又敷黄芪，恶肉仍不尽者，可以漆头赤皮蔄茹为散，用半钱匕和白蔄茹三钱匕合敷之差。是赤白皆可用也。

《圣惠方》：治缓疽：用蔄茹一两捣为散，不计时候，温水调下二钱匕。

《伤寒类要》：治伤寒毒攻咽喉肿：真蔄茹爪甲大，内口中嚼汁嚥，当微觉为佳。

《素问》注云：蔄茹，主散恶血。

《衍义》曰：蔄茹，治疥，马疥尤善。服食方用者至少。

现注：

①蔄下原有音闾二字注音，茹：下原有音如二字注音。

按：蔄茹，苗似大戟花黄根如萝卜，初断有汁如漆。综合功能消疮排脓，强记解忧，除瘰疬破癥。

时珍曰：闾茹本作虑藘，其根牵引之貌。掘据，当作拮据，《诗》云：予手拮据，手口共作之状也。时珍曰：《范子计然》云：藘茹出武都，黄色者善。草闾茹出建康，白色。今亦处处有之，生山原中。春初生苗，高二三尺。根长大如萝卜、蔓荆状，或有岐出者，皮黄赤，肉白色，破之有黄浆汁。茎叶如大戟，而叶长微阔，不甚尖，折之有白汁。抱茎有短叶相对，团而出尖。叶中出茎，茎中分二三小枝。二、三月开细紫花，结实如豆大，一颗三粒相合，生青熟黑，中有白仁如续随子之状。今人往往皆呼其根为狼毒，误矣。狼毒叶似商陆、大黄辈，根无浆汁。

时珍曰：《素问》：治妇人血枯痛，用乌骨、藘茹二物丸服，方见乌鱼下。王冰言：藘茹取其散恶血又《齐书》云：郡王子隆年二十，身体过充。徐嗣伯合藘茹丸服之自消。则藘茹亦可服食，但要斟酌尔。《孟诜必效方》：治甲疽生于脚趾边肿烂。用闾茹三两，黄芪二两，苦酒浸一宿，以猪脂五合合煎，取膏三合。日三涂之，即消。又《圣惠方》：治头风旋眩，鸱头丸中亦用之。

附方：新二。

中焦热痞：善忘不禁。闾茹三分，甘草（炙）二两，硝石。为末。每服一钱，鸡鸣时温酒下，以知为度。（《圣惠方》）疥疮瘙痒：闾茹末，入轻粉，香油调敷之。（《多能鄙事》）

蛇　莓[1]

大寒。主胸腹大热不止。

陶隐居云：园野亦多，子赤色，极似莓而不堪啖，人亦无服此为药者，疗溪毒，射工，伤寒大热甚良。

臣禹锡等谨按《蜀本》《图经》云：生下湿处，茎端三叶，花黄子赤若覆盆子，撮似败酱，二月、八月采根，四月、五月收子，所在有之。

《日华子》云：味甘、酸，冷，有毒。通月经，熁疮肿，敷蛇虫咬。

《食疗》云：主胸胃热气，有蛇残不得食。主孩子口噤，以汁灌口中，死亦再活。

《肘后方》：治毒攻手足肿痛：蛇莓汁，服三合，日三。水渍乌梅令浓，纳崖蜜饮之。

《伤寒类要》：治天行热盛，口中生疮：饮蛇莓自然汁，捣绞一斗，煎取五升，稍稍饮之。

《衍义》曰：蛇莓，今田野道旁处处有之，附地生，叶如覆盆子，但光洁而小，微有皱纹，花黄，比蒺藜花差大，春末夏初，结红子如荔枝色，余如《经》。

现注：

①莓：下原有音每二字注音。

按：蛇莓，为蔷薇科蛇莓的全草。综合功能利胸腹，除热解毒消疮。临床用蛇莓治肿瘤有一定疗效。入解毒药中。

释名：蛇藨（音苞）、地莓、蚕莓。瑞曰：蚕老时熟红于地，其中空者为蚕莓；中实极红者，为蛇残莓，人不啖之，恐有蛇残也。

机曰：蛇莓，茎长不盈尺，茎端惟结实一颗，小而光洁，误食胀人，非若复盆，苗长大而结实数颗，微有黑毛也。时珍曰：此物就地引细蔓，节节生根。每枝三叶，叶有齿刻。四、五月开小黄花，五出。结实鲜红，状似复盆，而面与蒂则不同也。其根甚细，本草用汁，当是取其茎叶并根也。仇远《稗史》讹作蛇缪草，言有五叶、七叶者。又言俗传食之能杀人，亦不然，止发冷涎耳。

附方：新一。

水中毒病：蛇莓根捣末服之，并导下部。亦可饮汁一二升。夏月欲入水，先以少末投中流，更无所畏。又辟射工。家中以器贮水，浴身亦宜投少许。（《肘后》）

金星草

味苦，寒，无毒。主痈疽疮毒。大解硫黄及丹石毒，发背痈肿，结核。用叶和根，酒煎服之，先服，石药悉下，又可作末冷水服，及涂发背疮肿上殊效。根碎之浸油涂头，大生毛发。西南州郡多有之，而以戎州者为上，喜生阴中石上净处及竹箐[①]中不见日处，或大木下，或古屋上。此草惟单生一叶，色青，长一二尺，至冬大寒叶背生黄星点子两行相对如金色，因得金星之名。其根盘屈如竹根而细，折之有筋如猪马鬃，凌冬不凋，无花实，五月和根采之，风干用[②]。新定。

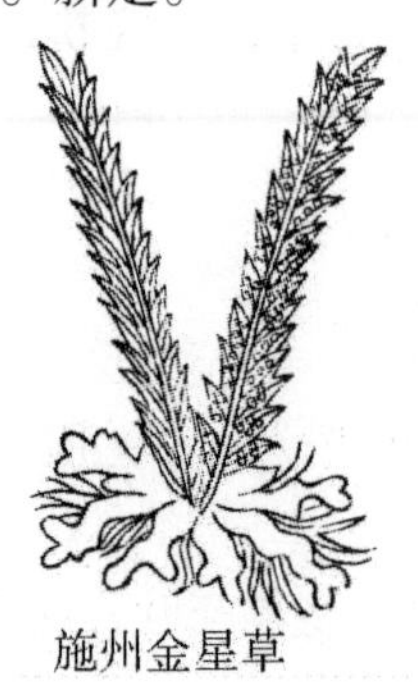
施州金星草

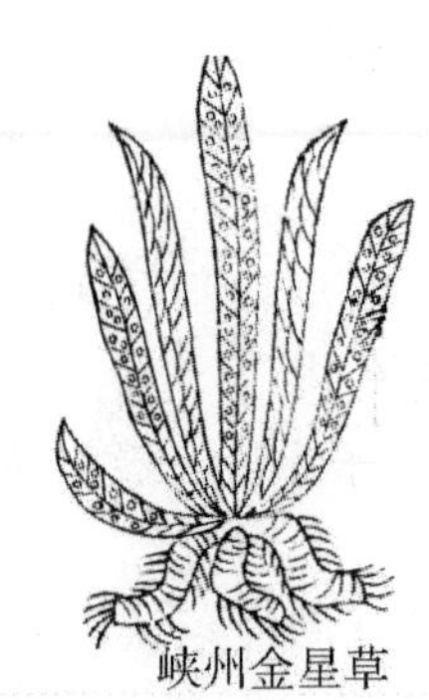
峡州金星草

《图经》曰：金星草，生关、陕、川蜀及潭、婺诸州皆有之，又名金钏草，味苦性寒，无毒。叶青，多生背阴石上净处或竹箐中少日色处，或生大木下，及背阴多年瓦屋上。初出深绿色，叶长一二尺，至深冬背上生黄星点子两两相对，色如金，因以为名。无花实，凌冬叶不凋，其根盘屈如竹根而细，折之有筋如猪鬃，五月和根采之，风干。解硫黄及石毒，治发背痈肿结核，用叶半斤，和根剉，以酒五升，银器中煎取二升，五更初顿服，丹石毒悉下。又捣末冷水服方寸匕，及涂发背疮上亦效，彼人用之往往皆验。根又主生毛发，捶碎浸油涂头良。南人多用此草末，以水一升，煎取半，更入酒半升，再煎数沸，温服取下毒黑汁，未下再服。但是疮毒皆可服之，然性至冷，服后下利须补，治乃平复，老年不可辄服。

《经验方》：治五毒发背：金星草和根净洗，慢火焙干，秤四两，入生甘草一钱，捣末分作四服，每服用酒一升以来，煎三二沸后，更以冷酒三二升相和入瓶器内封却，时时饮服，忌生冷、油腻、毒物。

《衍义》曰：金星草，丹石毒发于背，及一切痈肿。每以根叶一分，用酒一大盏，煎汁服，不惟下所服石药，兼毒去疮愈，如不欲酒，将末一二钱，新汲水调服，以知为度。

现注：

①箐：（qìng 庆），山间大竹林。

②本条原为墨字，新定为《嘉祐》文。

按：金星草为水龙骨科大果假密网蕨的全草。综合功能消痈疮，解丹石毒，化结核，生毛发。

释名：凤尾草(《纲目》)、七星草。

时珍曰：即石韦之有金星者。《图经》重出七星草，并入。解热，通五淋，凉血（时珍）。时珍曰：此药大抵治金石发毒者。若忧郁气血凝滞而发毒者，非所宜也。

附方：新二。

热毒下血：金星草、陈干姜各三两，为末。每服一钱，新汲水下。(《本事方》)

脚膝烂疮：金星草背上星，刮下敷之，即干。(《集简方》)

葎　草

味甘、苦，寒，无毒。主五淋，利小便，止水痢，除疟虚热渴，煮汁及生汁服之。生故墟道傍[①]。

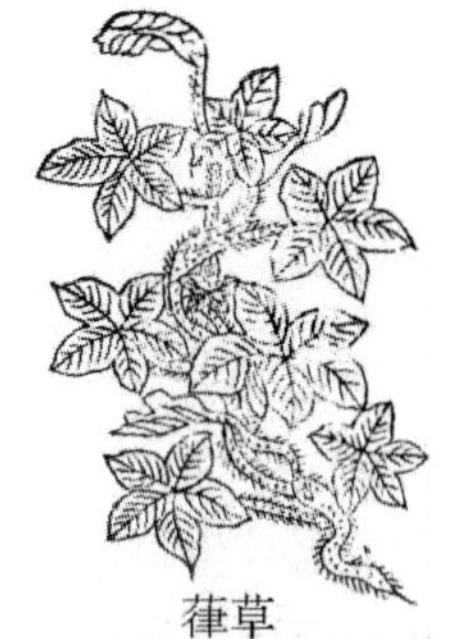
葎草

《唐本》注云：叶似蓖麻而小薄，蔓生，有细刺，俗名葛葎蔓。古方亦时用之。

今按：《别本》注又云：来莓草，四月、五月采茎叶，暴干。《唐本》先附。

臣禹锡等谨按《蜀本》《图经》云：蔓生，叶似大麻，花黄白，子若大麻子，俗名葛勒蔓，夏采叶用，所在墟野处多有之。

《图经》曰：葎草，旧不著所出州土，云生故墟道傍，今处处有之。叶如蓖麻而小薄，蔓生有细刺，花黄白，子亦类麻子。四月、五月采茎叶，暴干用，俗名葛葎蔓，又名葛勒蔓。唐韦宙《独行方》主癞，遍体皆疮者，用葎草一担，以水二石，煮取一石，以渍疮，不过三作乃愈。而《本经》亦阙主疮功用。又韦丹主膏淋，捣生汁三升，酢二合相和，空腹顿服当溺如白汁。又主久痢成疳，取干蔓捣筛，量多少管吹谷道中，不过三四差已若神。

《衍义》曰：葎草，葛勒蔓也。治伤寒汗后虚热，剉研取生汁，饮一合愈。

现注：

①本条原作墨字，为《唐本》文。

按：葎草为桑科葎草的全草。综合功能通五淋，利小便，止水痢，除疟热，止虚渴。临床可用于肾炎，糖尿病等。

时珍曰：此草茎有细刺，善勒人肤，故名勒草。讹为葎草，又讹为来莓，皆方音也。《别录》勒草即此，今并为一。时珍曰：二月生苗，茎有细刺。叶对节生，一叶五尖，微似蓖麻而有细齿。八、九月开细紫花成簇。结子状如黄麻子。

润三焦，消五谷，益五脏，除九虫，辟温疫，敷蛇蝎伤（时珍）。

附方：新三。

小便石淋：葛葎掘出根，挽断，以杯于坎中承取汁。服一升，石当出。不出更服。（《范汪方》）　新久疟疾：用葛葎草一握（一名勒蔓，去两头，秋冬用干者）、恒山末等分。以淡浆水二大盏，浸药，星月下露一宿，五更煎一盏，分二服，当吐痰愈。乌癞风疮：葛葎草三秤（切洗），益母草一秤（切）。以水二石五斗，煮取一石五斗，去滓入瓮中，浸浴一时方出，坐密室中，又暖汤浴一时，乃出，暖卧取汗，勿令见风。明日又浴。如浴时瘙痒不可忍，切勿搔动，少顷渐定。后隔三日一作，以愈为度。（《圣济录》）

鹤　虱

味苦，平，有小毒。主蛔蛲虫。用之为散，以肥肉臛汁服方寸匕。亦丸散中用。生西戎[①]。《唐本》注云：子似蓬蒿子而细，合叶茎用之。胡名鹄虱。今按《别本》注云：心痛；以淡醋和半匕服之立差。出波斯者为胜，今上党亦有，力势薄于波斯者。《唐本》先附。

臣禹锡等谨按《日华子》云：凉，无毒。杀五脏虫，止疟及敷恶疮上。《图经》曰：

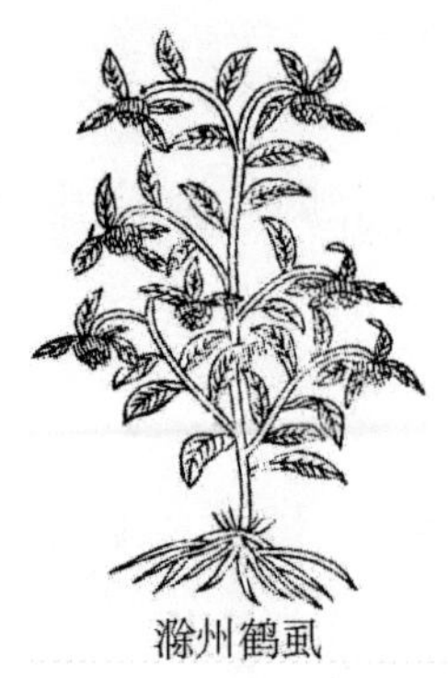
滁州鹤虱

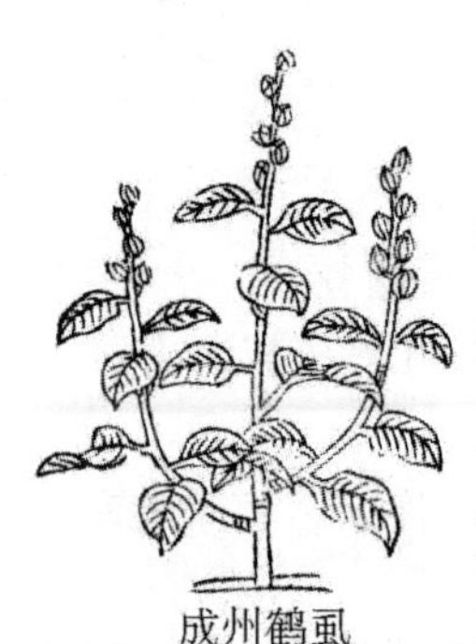
成州鹤虱

鹤虱，生西戎，今江淮、衡湘间皆有之，春生苗叶皱，似紫苏，大而尖长不光，茎高二尺许，七月生黄白花，似菊，八月结实，子极尖细，干即黄黑色，采无时，南人呼其叶为火杴。谨按：豨莶[②]即火杴也，虽花实相类，而别是一物，不可杂用也。杀虫方中此为最要。《古今录验》疗蛔咬心痛，取鹤虱十两，捣筛，蜜和丸如梧子，以蜜汤空腹吞四十丸，日增至五十丸，慎酒肉。韦云患心痛十年不差，于杂方内见合服便愈。李绛《兵部手集方》治小儿蛔虫啮心腹痛；亦单用鹤虱细研，以肥猪肉汁下，五岁一服二分，虫出便止。余以意增减。

《外台秘要》：延年，治蛔虫吐水，心痛，鹤虱三两为末，蜜丸平旦浆水服二十丸。

《千金方》：治虫咬心痛，鹤虱一两为末，空心温醋下，虫当出。

《沈存中笔谈》：地菘即天名精，鹤虱是实。

现注：

①本条原为墨字，《为唐本》文。

②莶：下原有音杴二字注音。

按：鹤虱为菊科天名精的果实。综合功能驱蛔驱蛲，止蛔虫心腹痛。临床用鹤虱驱蛔，治胆蛔症等。入驱虫药中。

附方：新一。

大肠虫出不断，断之复生，行坐不得：鹤虱末，水调半两服，自愈。(《怪疾奇方》)

地　菘

味咸。主金疮止血，解恶虫蛇螫毒。挼以敷之。生人家及路旁阴处，所在有之，高二三寸，叶似菘叶而小。[①]今附。

臣禹锡等谨按《本经》草部上品，天名精唐注云：南人名为地菘，又寻所主功状与此正同，及据陈藏器《解纷》合陶、苏二说亦以天名精为地菘，则今此条不当重出。虽陈藏器《拾遗》别立地菘条，此乃藏器自成一书，务多条目尔。《解纷》《拾遗》亦自差互，后人即不当仍其谬，而重有新附也。今《补注》立例无所刊削，故且存而注之。

陈藏器似天门冬苗，出江南。

《外台秘要》：治恶疮，捣地菘汁服之，日三四服，差。

《圣惠方》：治风毒瘰疬，赤肿；地菘捣敷瘰疬上，干易之。

现注：

①本条原为墨字，今附为《开宝》文。

按：《唐注》天名精曰：南人名地菘。沈括亦曰地菘即天名精。天名精为菊科。综合功能止血，愈伤解毒。应和天名精互参之。

雀　麦

味甘，平，无毒。主女人产不出，煮汁饮之。一名蘥[①]，一名燕麦，生故墟野林下，叶似麦[②]。今注：苗似小麦而弱，实似穬[③]麦而细，生岭南，在处亦有。《唐本》先附。

《外台秘要》：治齿䘌并虫积年不差，从少至老方：雀麦，一名牡姥草，俗名牛星草一味，苦瓠叶，三十枚，净洗，取草剪长二寸，广一寸，厚五分，以瓠叶作五裹子，以三年酢渍之，至日中以两裹火中炮令热，内口中，齿外边熨之，冷更易，取铜器贮水，水中解裹洗之，即有虫长三分，老者黄色，少者白色，多即三二十枚，少即一二十枚，此一方甚妙。

《子母秘录》：妊娠胎死腹中，若胞衣不下，上抢心：雀麦一把，水五升，煮二升汁服。

《衍义》曰：雀麦，今谓之燕麦，其苗与麦同，但穗细长，而疏。唐·刘梦得所谓菟葵燕麦，动摇春风者也。

现注：

①蘥：(yuè 月)。

②本条原为墨字，为《唐本》文。

③穬：(kuàng 矿)，有说穬麦即青稞或类青稞。

按：雀麦为禾本科雀麦的茎叶。可催产治齿病。《衍义》云即燕麦。

时珍曰：此野麦也。燕雀所食，故名。《日华本草》谓此为瞿麦者，非矣。

甑带灰

主腹胀痛脱肛，煮汁服，主胃反，小便失禁，不通及淋，中恶尸疰，金疮，刃不出[①]。今按：《别本》注云：江南以蒲为甑带，取久用者烧灰入药，味辛温无毒。甑带久被蒸气，故能散气通气，以灰封金疮止血，止痛出刃。《唐本》先附。

臣禹锡等谨按《蜀本》云：取用久烂者也。

《外台秘要》：治眯目，水服灰一钱匕。

又方：小儿大便失血。甑带灰涂乳上与饮之，差。

《肘后方》：治草芒，沙石类不出方：甑带灰调饮之即出。

《子母秘录》：治小儿夜啼，甑带悬户上。

又方：治小儿脐风疮久不差，烧甑带灰敷上。

现注：

①本条原为墨字，为《唐本》文。

按：甑带灰，以蒲为甑带，故实为蒲灰。可消胀提肛降逆。

时珍曰：黄帝始作甑、釜。北人用瓦甑，南人用木甑，夷人用竹甑。术家云：凡甑鸣、釜鸣者，不得惊怖。但男作女拜，女作男拜，即止，亦无殃咎。《感应类从志》瓦甑之契，投枭自止。注云：取故甑书“契”字，置墙上，有枭鸣时投之，自止也。

甑垢（一名阴胶）主口舌生疮，刮敷之（时珍）。

时珍曰：雷氏《炮炙论》序云：知疮所在，口点阴胶。注云：取甑中气垢少许于口中，即知脏腑所起，直彻至患处，知痛所在，可医也。甑带主大小便不通，疟疾，妇人带下，小儿脐疮，重舌夜啼癜风白驳（时珍）。

附方：新六。小便不通：以水四升，洗甑带取汁，煮葵子二升半，分三服。（《圣惠方》） 大小便闭：甑带煮汁，和蒲黄方寸匕服，日三次。（《千金方》）五色带下：甑带煮汁，温服一盏，日二服。（《千金方》） 小儿重舌：甑带烧灰，敷舌下。（《圣惠方》） 小儿鹅口：方同上。五色丹毒：甑带烧灰，鸡子白和，涂之。（《卫生易简方》）

赤地利

味苦，平，无毒。主赤白冷热诸痢，断血破血，带下赤白，生肌肉。所在山谷有之[①]。

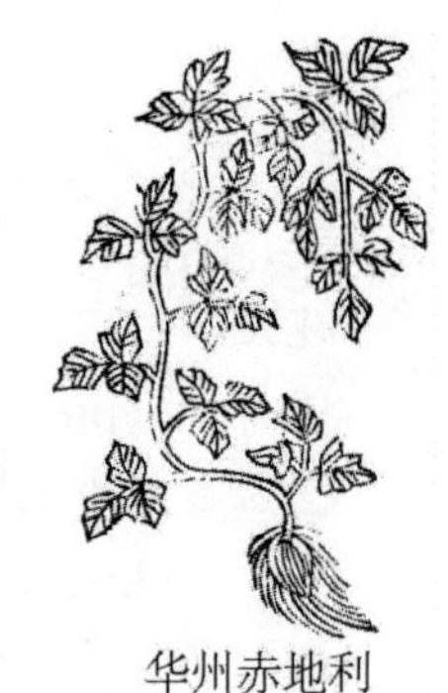
华州赤地利

《唐本》注云：叶似萝摩，蔓生，根皮赤黑，肉黄赤。二月、八月采根，日干。《唐本》先附。

臣禹锡等谨按《蜀本》《图经》云：蔓生，绕草木上，花、子皆青色，根若菝葜，皮紫赤色也。

《图经》曰：赤地利，旧不载所出州土，云所在山谷有之。今惟出华山，春夏生苗作蔓绕草木上，茎赤叶青，似荞麦叶，七月开白花亦如荞麦，根若菝葜，皮黑肉黄赤，八月内采根，晒干用。亦名山荞麦。此下又有赤车使者条云：似香莱兰香叶，茎赤，根紫赤色，生溪谷之阴，出襄州，八月、九月采根，日干。古方治大风湿痹等，赤车使者酒主之，今人稀用，亦鲜有识之者，因附见于此。

《雷公》云：凡采得后细剉，用蓝叶并根并剉，唯赤地利细剉了，用生绢袋盛，同蒸一伏时，去蓝曝干用。

《圣惠方》：治火烧疮，灭瘢方：用赤地利二两，捣末，生油调涂之。

《外台秘要》：治小儿面及身上生疮如火烧：赤地利，捣末粉[②]之良。

现注：

①本条原为墨字，为《唐本》文。

②粉：敷粉。

按：赤地利，《图经》云亦名山荞麦，根若菝葜花白蔓生。如此则似蓼科荞麦七。可止痢破血止带。

释名：赤薜荔(《纲目》)。时珍曰：并未详。时珍曰：唐张文仲《备急方》，治青赤黄白等痢，鹿茸丸方中用之。则其功长于凉血解毒，可知矣。

乌韭

味甘，寒，无毒。主皮肤往来寒热，利小肠膀胱气。疗黄疸金疮内塞，补中益气，好颜色。生山谷石上。

陶隐居云：垣衣，亦名乌韭，而为疗异，非是此种类也。

《唐本》注云：此物即石衣也，亦曰石苔，又名石发，生岩石阴不见日处，与卷柏相类也。

今按：陈藏器本草云：乌韭，烧灰沐发令黑，生大石及木间阴处，青翠茸茸者，似苔而非苔也。

臣禹锡等谨按《日华子》云：石衣，涩，冷，有毒。垣衣为使，烧灰沐头长发。此即是阴湿处山石上苔，长者可四五寸，又名乌韭。

苏云：[1]石苔非也。

现注：

①苏云：为唐慎微引《唐本》注语。

按：《唐本》云乌韭即石衣也，亦曰石苔。此则为苔藓类。综合乌韭功能可退寒热，利膀胱。

释名：石花。(《纲目》)

时珍曰：《别录》主疗之证，与垣衣相同，则其为一类，通名乌韭，亦无害也。但石发与陟厘同名，则有水、陆之性，稍有不同耳。

附方：新三。

腰脚风冷：石花，浸酒饮之。(《圣惠方》) 妇人血崩：石花、细茶（焙为末）、旧漆碟（烧存性）各一匙。以碗盛酒，放锅内煮一滚。乃汤火伤灼：石苔焙研，敷之。(《海上方》)

白附子

主心痛血痹，面上百病，行药势。生蜀郡，三月采。

陶隐居云：此物乃言出芮芮[1]，久绝，俗无复真者，今人乃作之献用。

《唐本》注云：此物本出高丽，今出凉州已西，形似天雄。《本经》出蜀郡，今不复有。凉州者生沙中，独茎，似鼠尾草，叶生穗间。

臣禹锡等谨按《蜀本》云：味甘辛温。又《图经》云：叶细，周匝生于穗间，出砂碛[2]下湿地。

《日华子》云：无毒。主中风失音，一切冷风气，面皯瘢[3]疵。入药炮用。新罗出者佳。

《海药》云：按《南州记》云：生东海，又新罗国。苗与附子相似，大温有小毒。主治疥癣风疮，头面痕，阴囊下湿，腿无力，诸风冷气，入面脂皆好也。

现注：

①芮芮：古部族名，东胡支属，又称柔然。

②碛：(qì 气)。

③瘢：(bān 班)，原刻为瘢字下加一皿字，音（pán 盘），指足疾，与文意不合，疑为瘢之误。

按：白附子为毛茛科黄花乌头的块根。综合功能消心痛，通血闭，祛颜面病，行药势。临床以白附子治颜面风邪，口眼㖞斜。入祛风药中。

时珍曰：根正如草乌头之小者，长寸许，干者皱纹有节。补肝风虚（好古）。风痰（时珍）时珍曰：白附子乃阳明经药，因与附子相似，故得此名，实非附子类也。按：《楚国先贤传》云：孔休伤颊有瘢，王莽赐玉屑白附子香，与之消瘢。

附方：新十二。

中风口喎：半身不遂。牵正散：用白附子、白僵蚕、全蝎并等分，生研为末。每服二钱，热酒调下。（《杨氏家藏方》）小儿暑风：暑毒入心，痰塞心孔，昏迷搐搦，此乃危急之证，非此丸生料瞑眩之剂不能伐之：三生丸：用白附子、天南星、半夏（并去皮）等分。生研，猪胆汁和丸黍米大。量儿大小，以薄荷汤下。令儿侧卧，呕出痰水即苏。（《全幼心鉴》）

风痰眩晕：头痛气郁，胸膈不利：白附子（炮去皮脐）半斤，石膏（煅红）半斤，朱砂二两二钱半，龙脑一钱，粟米饭丸小豆大。每服三十丸，食后茶酒任下。（《御药院方》）偏正头风：白附子、白芷、猪牙皂角（去皮）等分，为末。每服二钱，食后茶清调下。右痛右侧卧，左痛左侧卧，两边皆痛仰卧少顷。（《普济方》）痰厥头痛：白附子、天南星、半夏等分，生研为末，生姜自然汁浸，蒸饼丸绿豆大。每服四十丸，食后姜汤下。（《济生方》）赤白汗斑：白附子、硫黄等分，为末，姜汁调稀，茄蒂蘸擦，日数次。（《简便方》）面上皯䵳：白附子为末，卧时浆水洗面，以白蜜和涂纸上，贴之。久久自落。（《卫生易简方》）耳出脓水：白附子（炮）、羌活各一两，为末。猪羊肾各一个，每个入末半钱，湿纸包煨熟，五更食，温酒下。（《圣济录》）喉痹肿痛：白附子末、枯矾等分，研末，涂舌上，有涎吐出。（《圣惠方》）偏坠疝气：白附子一个，为末，津调填脐上，以艾灸三壮或五壮，即愈。（杨起《简便方》）慢脾惊风：白附子半两，天南星半两，黑附子一钱，并炮去皮，为末。每服二钱，生姜五片水煎服。亦治大人风虚，止吐化痰。医和间，真州李博士，用治吴内翰女孙甚效。康州陈侍郎，病风虚极昏，吴内翰令服三四服，即愈。《杨氏家藏》

紫　葛

味甘苦，寒，无毒。主痈肿恶疮。取根皮捣为末，醋和封之。生山谷中，不入方用①。

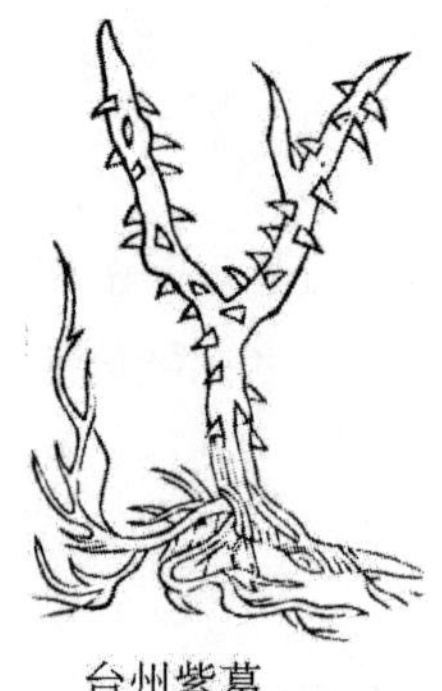

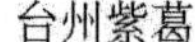

台州紫葛

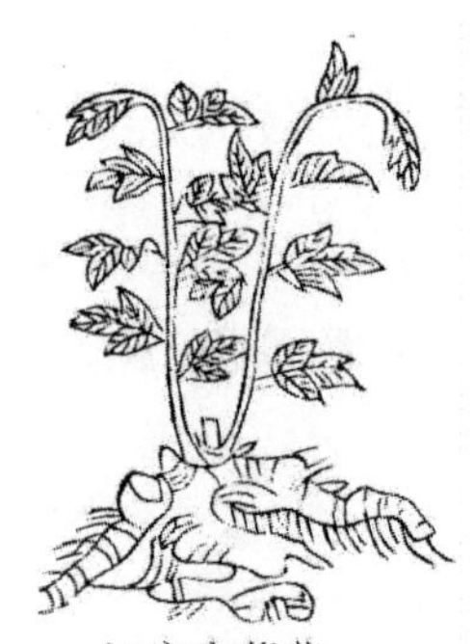

江宁府紫葛

《唐本》注云：苗似葡萄根，紫色，大者径二三寸，苗长丈许。《唐本》先附。

臣禹锡等谨按《蜀本》《图经》云：蔓生，叶似蘡薁，根皮肉俱紫色，所在山谷有之。今出雍州，三月、八月采根皮，日干。

《日华子》云：味苦，滑冷，主瘫缓挛急，并热毒风，通小肠。紫葛有二种，此即是藤生者。

《图经》曰：紫葛，旧不载所出州土，云生山谷，今惟江宁府、台州有之。春生冬枯，似葡萄而紫色，长丈许，大者径二三寸，叶似蘡薁，根皮俱紫色，三月、八月采根皮，日干。

《经效方》：治产后血气冲心，烦渴；紫葛三两，以水二升煎取一升，去滓呷之。又方：治金疮生肌破血补损，用紫葛二两。细剉，以顺流水三大盏，煎取一盏半，去滓食前分温三服，酒煎亦妙。

现注：

①本条原为墨字，为《唐本》文。

按：紫葛，《唐本》云：苗似葡萄根紫色。如此则似是野葡萄根之类，野葡萄为葡萄科秋葡萄。综合功能痈散肿。祛风治瘫。

生肌散血（时珍）

独行根

味辛，苦，冷，有毒。主鬼疰积聚诸毒热肿，蛇毒。水摩为泥封之，日三四，立差。水煮一二两，取汁服，吐蛊毒①。

《唐本》注云：蔓生，叶似萝摩，其子如桃李，枯则头四开，悬草木上，其根扁长，尺许，作葛根气，亦似汉防己。生古堤城傍山，南名为土青木香，疗疔肿大效，一名兜零根。

今按：《别本》注云：不可多服，吐痢不止。《唐本》先附。

臣禹锡等谨按《蜀本》《图经》云：蔓生，叶似萝摩而圆，且涩，花青白色。子名马兜零，十月已后头开四系若囊，中实似榆荚。二月、八月采根，日干。所在平泽草木丛林中有。

《日华子》云：无毒，治血气。

《衍义》曰：独行根，苗蔓生，子则马兜铃也。根扁，其嗅稍似葛根，细捣水调敷疔肿。后有马兜铃条。

现注：

①本条原为墨字，为《唐本》文。

按：独行根，一名兜铃根。即马兜铃科马兜铃的根一名青木香。综合功能消积聚，解热毒，消肿。临床可解毒治高血压。又云伤肾宜慎用。

利大肠，治头风瘙痒秃疮（时珍，出《精义》）。

附方：新五。

五种蛊毒：《肘后方》云：席辨刺史言：岭南俚人，多于食中毒，人渐不能食，胸背渐胀，先寒似瘴：用都淋藤十两，水一斗，酒二升，煮三升，分三服。毒逐小便出。十日慎食毒物。不瘥更服。土人呼为三百两银药。又支太医云：兜铃根一两为末，水煎顿服，当吐蛊出，未尽再服。或为末，水调服，亦验。中草蛊毒：此术在西凉之西及岭南。人中此毒，入咽欲死者。用兜铃苗一两，为末。温水调服一钱，即消化蛊出，神效。（《圣惠方》）肠风漏血：马兜铃藤、谷精草、荆三棱（用乌头炒过），三味各等分。煎水，先熏后洗之。《普济方》　恶蛇所伤：青木香半两，煎汤饮之。（《袖珍方》）

猪膏莓[①]

味辛、苦，平，无毒。主金疮，止痛，断血生肉，除诸恶疮，消浮肿。捣封之，汤渍散敷并良[②]。

《唐本》注云：叶似苍耳，茎圆有毛，生下湿地，所在皆有，一名虎膏，一名狗膏，生平泽。

今按：《别本》注云：又疗虎及狗咬疮至良。《唐本》先附。

臣禹锡等谨按《蜀本》《图经》云：叶似苍耳，两枝相对，茎叶俱有毛，黄白色。五月、六月采苗，日干之。

陈藏器云：猪膏草，有小毒。主久疟痰癊[③]，生捣绞汁服，得吐出痰。亦碎敷蜘蛛咬、虫蚕咬、蠼螋溺疮。似荏叶，有毛。苏云无毒误耳。

现注：

①莓：下原有音每二字注音。

②本条原为墨字，为《唐本》文。

③癊：（yìn 印），心病。

按：猪膏莓，叶似苍耳，茎圆有毛黄白色。综合功能止血断疮，生肌消肿。

鹿　藿

味苦，平，无毒。主蛊毒，女子腰腹痛不乐，肠痈瘰疬疡气。生汶山山谷。

陶隐居云：方药不复用，人亦罕识。葛根之苗又一名鹿藿。

《唐本》注云：此草所在有之，苗似豌豆，有蔓而长大，人取以为菜，亦微有豆气，名为鹿豆也。臣禹锡等谨按《蜀本》《图经》云：山人谓之鹿豆，亦堪生啖。今所在有，五月、六月采苗，日干之。《尔雅》云：蔨[①]，鹿藿，其实莥[②]。释曰：蔨，一名鹿藿，其实名莥。郭云：鹿豆也。叶似大豆，根黄而香，蔓延生。

《梁简文帝劝医文》鹿藿，止救头痛之疴。

现注：

①蔨：（quān 圈）。

②莥：（niǔ 扭）。

按：鹿藿，为豆科鹿藿的茎叶。综合功能解毒消中，止腰腹痛，消肠痈，消瘰疬。

释名：鹿豆（郭璞）荳野绿豆。

时珍曰：豆叶曰藿，鹿喜食之，故名。俗呼劳豆，劳、鹿音相近也。王磐《野菜谱》作野绿豆。《尔雅》云：蔨（音卷），鹿藿也。其实莥（音纽）。即此。时珍曰：鹿豆即野绿豆，又名劳豆，多生麦地田野中。苗叶似绿豆而小，引蔓生，生、熟皆可食。三月开淡粉紫花，结小荚。其子大如椒子，黑色。可煮食，或磨面作饼蒸食。

蚤　休

味苦，微寒，有毒。主惊痫摇头弄舌，热气在腹中，癫疾，痈疮，阴蚀，下三虫，去蛇毒。一名蚩休[①]。生山阳川谷及冤句[②]。

《唐本》注云：今谓重楼者是也。一名重台，南人名草甘遂。苗似王孙、鬼臼等，有二三层，根如肥大菖蒲，细肌脆白，醋摩疗痈肿，敷蛇毒有效。

臣禹锡等谨按《蜀本》《图经》云：叶似鬼臼、牡蒙辈，年久者二三重，根似紫参，皮黄肉白，五月采根，日干用之。

《日华子》云：重臺根，冷，无毒。治胎风搐手足，能吐泻，瘰疬。根如尺二蜈蚣，又如肥紫菖蒲，又名蚤休、螫休也。

滁州蚤休

《图经》曰：蚤休即紫河车也，俗呼重楼金线，生山阳川谷，及冤句。今河中、河阳、华、凤、文州及江淮间亦有之。苗叶似王孙、鬼臼等，作二三层，六月开黄紫花，蕊赤黄色，上有金丝垂下，秋结红子，根似肥姜，皮赤肉白，四月、五月采根，日干用。

《衍义》曰：蚤休，无旁枝，止一茎挺生高尺余，颠有四五叶，叶有岐，似虎杖。中心又起茎亦如是生叶，惟根入药用。

现注：

①蚩休：蚩：(chī 痴)，原刻山字下少一横。

②本条由白文黑文组成应为《本经》《别录》文，不知何故无陶隐居注。

按：蚤休为百合科七叶一枝花，重楼等之根茎。综合功能镇惊痫，清热气，消腹中热，消痈疮。临床用蚤休治疮痈肿毒，红肿热痛性疾病，也可用于咳嗽，气管炎等。临床入解毒药中。

时珍曰：虫蛇之毒，得此治之即休，故有蚤休、螫休诸名。重台、三层，因其叶状也。

金钱重楼，因其花状也。甘遂，因其根状也。紫河车，因其功用也。时珍曰：重楼金线处处有之，生于深山阴湿之地。一茎独上，茎当叶心。叶绿色似芍药，凡二三层，每一层七叶。茎头夏月开花，一花七瓣，有金丝蕊，长三四寸。王屋山产者至五七层。根如鬼臼、苍术状，外紫中白，有粳、糯二种。外丹家采制三黄、砂、汞。入药洗切焙用。俗谚云：七叶一枝花，深山是我家。痈疽如遇者，一似手拈拿，是也。

附方：新五。服食法：紫河车根以竹刀刮去皮，切作骰子大块，面裹入瓷瓶中，水煮候浮漉出，凝冷入新布袋中，悬风处待干。每服三丸，五更初面东念咒，井水下。连进三服，即能休粮。若要饮食，先以黑豆煎汤饮之。次以药丸煮稀粥，渐渐食之。咒曰：天朗气清金鸡鸣，吾今服药欲长生。吾今不饥复不渴，赖得神仙草有灵。小儿胎风：手足搐搦。用蚤（即紫河车）为末。每服半钱，冷水下。(《卫生易简方》) 慢惊发搐：带有阳证者。白甘遂末（即蚤休）一钱，栝蒌根末二钱，同于慢火上炒焦黄，研匀。每服一字，煎麝香薄荷汤调下。（钱乙《小儿》方） 中鼠莽毒：金线重楼根，磨水服，即愈。(《集简方》) 咽喉谷贼：肿痛。用重台（赤色者）、川大黄（炒）、木鳖子仁、马牙硝各半两，半夏（泡）一分，为末，蜜丸芡子大，免果含之。(《圣惠方》)

石长生

味咸，苦，微寒，有毒。主寒热恶疮，大热，辟鬼气不祥。下三虫。一名丹草。生咸阳山谷。

陶隐居云：俗中虽时有采者，方药亦不复用。近道亦有，是细细草叶，花紫色尔。南中多生石岩下，叶似蕨而细如龙须草，大黑如光漆，高尺余，不与余草杂也。

《唐本》注云：今市人用黔[①]筋草为之，叶似青葙，茎细劲，紫色。今太常用者是也。

臣禹锡等谨按《药性论》云：石长生皮，臣，亦云石长生也。味酸有小毒，治疥癣，逐诸风，治百邪鬼魅。

《唐本》余，下三虫；谓长虫、赤虫、蛲虫也。苗高尺许，用茎、叶，五月、六月采。

现注：

①黔：下原有音零二字注音现音（líng 铃）。

按：石长生，叶似蕨而细，大黑如光漆。可消疮清热。

释名：丹沙草。

时珍曰：四时不凋，故曰长生。时珍曰：宋祁《益部方物记》：长生草生山阴蕨地，修茎茸叶，色似桧而泽，经冬不凋。

乌蔹[①]莓

味酸，苦寒，无毒。主风毒热肿，游丹，蛇伤。捣敷并饮汁[②]。

《唐本》注云：蔓生，叶似白蔹，生平泽。

今按：《别本》注云：四月、五月采，阴干。《唐本》先附。

臣禹锡等谨按《蜀本》云：或生人家篱墙间，俗呼为笼草，取根捣以敷痈肿多效。又《图经》云：蔓生，茎端五叶，花青白色，俗呼为五叶莓，叶有五丫，子黑。一名乌蔹草，即乌蔹莓是也。

陶云：五叶莓，生人家篱墙间。捣敷疮肿，蛇虫咬处。

现注：

①蔹：下有音敛二字注音。

②本条原为墨字，应为《唐本》文。但最后又有陶云，故也可能为《别录》文。

按：乌蔹莓为葡萄科乌蔹莓的全草或根。综合功能解毒消肿。

释名：赤葛(《纲目》)、五爪龙（同）、赤泼藤。

时珍曰：五叶如白蔹，故曰乌蔹，俗名五爪龙。江东呼龙尾，亦曰虎葛。曰龙、曰葛，并取蔓形。赤泼与赤葛及拔音相近。珍曰：塍堑间甚多。其藤柔而有棱，一枝一须，凡五叶。叶长而光，有疏齿，面青背淡。七、八月结苞成簇，青白色。花大如粟，黄色四出。结实大如龙葵子，生青熟紫，内有细子。其根白色，大者如指，长一二尺，捣之多涎滑。傅滋《医学集成》谓即紫葛，杨起《简便方》谓即老鸦眼睛草，《斗门方》谓即何首乌，并误矣。

凉血解毒，利小便。根擂酒服，消疖肿。神效。(时珍)

附方：新五。小便尿血：五叶藤阴干为末。每服二钱，白汤下。(《卫生易简方》）喉痹肿痛：五爪龙草、车前草、马兰菊各一握。捣汁，徐咽。祖传方也。(《医学正传》）项下热肿：俗名虾蟆瘟。五叶藤捣，敷之。(《丹溪纂要》）一切肿毒：发背乳痈，便毒恶疮，初起者：并用五叶藤（或根）一握，生姜一块。捣烂，入好酒一碗绞汁。热服取汗，以渣敷之，即散。一用大蒜代姜，亦可。(《寿域神方》）跌仆损伤：五爪龙捣汁，和童尿、热酒服之，取汗。(《简便方》）

陆　英

味苦，寒，无毒。主骨间诸痹，四肢拘挛，疼酸，膝寒痛，阴痿，短气不足，脚肿。生熊耳川谷及冤句，立秋采[①]。

《唐本》注云：此即蒴藋是也，后人不识，浪出蒴藋条，此叶似芹及接骨，花亦一类，故芹名水英，此名陆英，接骨树名木英，此三英也，花叶并相似。

臣禹锡等谨按《药性论》云：陆英，一名蒴藋，味苦辛，有小毒。能捋[②]风毒脚气上冲，心烦闷绝，主水气虚肿，风瘙皮肌恶痒。煎取汤入少酒可浴之妙。

蜀州陆英

《图经》曰：陆英，生熊耳川谷及冤句。蒴藋不载所出州土，但云生田野，今所在有之。春抽苗茎有节，节间生枝叶，大似水芹及接骨，春夏采叶，秋冬采根茎，或云即陆英也。《本经》别立一条，陶隐居亦以为一物。苏恭云：《药对》及古方无蒴藋，惟言陆英，明非别物。今注以性味不同，疑非一种，谓其类耳。然亦不能细别，再详陆英条不言所用，蒴藋条云用叶根茎，盖一物而所用别，故性味不同，何以明之。苏恭云：此叶似芹及接骨，花亦一类，故芹名水英，此名陆英，接骨名木英，此三英花叶并相似。又按《尔雅》云：华荂[③]也，华荂荣也。木谓之华，草谓之荣，不荣而实者为之秀，荣而不实者谓之英。然则此物既有英名，当是其花耳。故《本经》云：陆英，立秋采。立秋正是其花时也。又《葛氏方》有用蒴藋者，有用蒴藋根者，有用叶者。三用各别，正与《经》载三时所采者相会，谓陆英为花无疑也。

现注：

①本条为《本经》《别录》文，原缺陶注文。

②捋：(luō 罗阴)。

③荂：(fū 肤)，草木之花。

按：陆英，为忍冬科蒴藋之花。综合功能除痹止痉，散寒壮阳。补气消足肿。

时珍曰：陶、苏本草、甄权《药性论》，皆言陆英即蒴藋，必有所据。马志、寇宗奭虽破其说，而无的据。仍当是一物，分根、茎、花、叶用，如苏颂所言也。

预知子

味苦，寒，无毒。杀虫疗蛊，治诸毒。传云取二枚缀衣领上，遇蛊毒物则闻其有声，当便知之。有皮壳，其实如皂荚子，去皮研服之有效[①]。今附。

臣禹锡等谨按《日华子》云：盍合子温，治一切风，补五劳七伤，其功不可备述。并治痃癖气块，天行温疾，消宿食，止烦闷，利小便，催生解毒药，中恶，失音，发落。

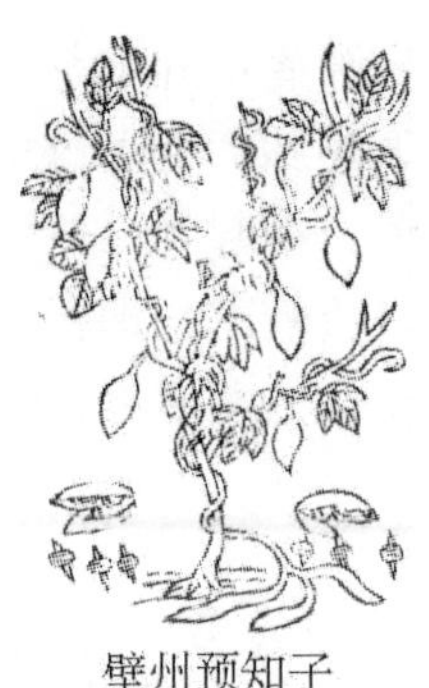
壁州预知子

敷一切蛇虫蚕咬。双仁者可带。单方服治一切病，每日取仁二七粒，患者服不过三千粒，永差。又名仙沼子、圣知子、预知子、圣先子。

《图经》曰：预知子，旧不载所出州土，今淮、蜀、汉、黔、壁诸州有之。作蔓生，依大木上，叶绿有三角，面深背浅，七月、八月有实作房，初生青，至熟深红色，每房有子五七枚如皂荚子，斑褐色，光润如飞蛾。旧说取二枚，缀衣领上，遇蛊毒物则侧侧有声，当便知之，故有此名。今蜀人极贵重，云亦难得。采无时。其根味苦，性极冷，其效愈于子。山民目为圣无忧。冬月采阴干，石臼内捣，下筛，凡中蛊毒则水煎三钱匕，温服立已。

现注：

①本条原为墨字，为《开宝》文。

按：预知子即木通科木通种子，其果实即燕蓄子。综合功能杀虫解毒，解蛊毒。

时珍曰：仙沼，疑是仙枣之讹。

附方：新三。预知子丸：治心气不足，精神恍惚，语言错妄，忪悸烦郁，忧愁惨戚，喜怒多恐，健忘少睡，夜多异梦，寤即惊魇，或发狂眩暴不知人，并宜服此：预知子（去皮）、白茯苓、枸杞子、石菖蒲、茯神、柏子仁、人参、地骨皮、远志、山药、黄精（蒸熟）、朱砂（水飞）等分。为末，炼蜜丸芡子大。每嚼一丸，人参汤下。（《和剂局方》）耳卒聋闭：八、九月取石榴开一孔，留盖，入米醋满中，盖定，面裹火中煨熟取出，入少仙沼子、黑李子末，取水滴耳中，脑痛勿惊。如此二夜，又点一耳。（《圣惠方》）

疠风有虫：眉落声变：预知子膏：用预知子、雄黄各二两，为末。以乳香三两，同水一斗，银锅煮至五升。入二末熬成膏，瓶盛之。每服一匙，温酒调下。有虫如马尾，随大便而出。（《圣惠方》）

葫芦巴

主元脏虚冷气。得附子、硫黄治肾虚冷，腹胁胀满，面色青黑。得蘹香子、桃人治膀胱气甚效。出广州并黔州。春生苗，夏结子，子作细荚至秋采，今人多用岭南者[①]。新定。

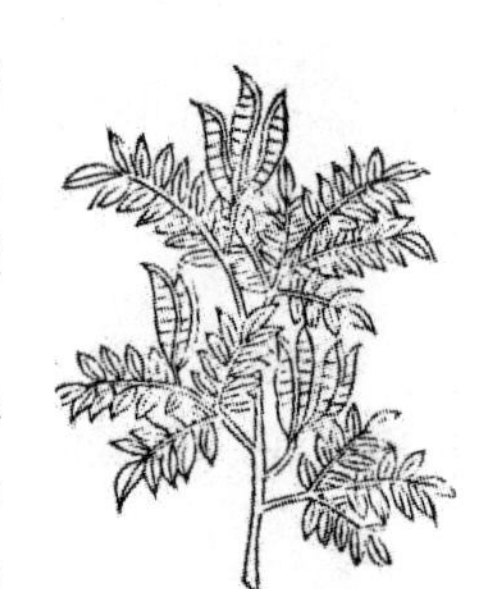
广州葫芦巴

今据广州所供图画，收附草部下品之末，而或者云：葫芦巴，蕃萝卜子也，当附芦菔之次。此世俗相传之谬，未知审的，不可依据。至如旧说旧说苏合香，师[②]子屎，岂可附于兽部。又补骨脂，徐表《南州记》云：是韭子也，亦不附于菜部。今之所附亦其比也。

《图经》曰：葫芦巴，生广州。或云种出海南诸蕃，盖其国芦菔子也。舶客将种莳于岭外亦生，然不及蕃中来者真好。春生苗，夏结子作荚，至秋采之。今医方治元脏虚冷气为最要，然《本经》不著，唐以前方亦不见者，盖是出甚近也。与附子、茴香、硫黄、桃[③]人尤相宜，兼治膀胱冷气。

《衍义》曰：葫芦巴，《本经》云：得蘹香子、桃仁治膀胱气甚效。尝合惟桃仁麸炒，各等分，半以酒糊丸，半为散。每服五七十丸，空心食前盐酒下，散以热米饮调下，与丸子相间，空心服。日各一二服。

现注：

①本条为墨字，为《嘉祐》所新定。

②师：现用狮字。

③《图经》用桃人，《衍义》用桃仁，均依原用法不改，其他亦然。

按：葫芦巴为豆科胡芦巴的种子。综合功能暖五脏，祛虚冷，温肾寒，消腹胀，消膀胱气。临床用葫芦巴补肾阳，补血，去消渴。入温肾阳药中。

时珍曰：凡入药，淘净，以酒浸一宿，晒干，蒸熟或炒过用。时珍曰：葫芦巴，右肾命门药也。元阳不足，冷气潜伏，不能归元者，宜之。宋《惠民和剂局方》，有葫芦巴丸，治大人、小儿，小肠奔豚偏坠，及小腹有形如卵，上下走痛，不可忍者。用葫芦巴八钱，茴香六钱，巴戟（去心）、川乌头（炮去皮）各二钱，楝实（去核）四钱，吴茱萸五钱。并炒为末，酒糊丸梧子大。每服十五丸，小儿五丸，盐酒下。太医薛已云：一人有人病目不睹，思食苦豆，即葫芦巴，频频不缺。不周岁而目中微痛，如虫行入，渐明而愈。按：此亦因其益命门之功，所谓益火之原，以消阴翳是也。

附方：新六。小肠气痛：葫芦巴（炒）研末，每服二钱，茴香酒下。（《直指方》）肾脏虚冷：腹胁胀满：葫芦巴（炒）二两，熟附子、硫黄各七钱五分。为末，酒煮曲糊丸梧桐子大，每盐汤下三四十丸。（《圣济总录》）冷气疝瘕：葫芦巴（酒浸晒干）、荞麦（炒，研面）各四两，小茴香一两。为末，酒糊丸梧子大。每服五十丸，空心盐汤或盐酒下。服至两月，大便出白脓，则除根。（方广《心法附余》）阴㿗肿痛：偏坠，或小肠疝气，下元虚冷，久不愈者，沉香内消丸主之：沉香、木香各半两，葫芦巴（酒浸炒）、小茴香（炒）各二两。为末，酒糊丸梧子大。每服五七十丸，盐酒下。气攻头痛：葫芦巴（炒）、三棱（酒浸焙）各半两，干姜（炮）二钱半，为末，姜汤或温酒每服二钱。（《济生方》）寒湿脚气：腿膝疼痛，行步无力：胡芦巴（酒浸一宿，焙）、破故纸（炒香）各四两。为末。以木瓜切顶去瓤，安药在内令满，用顶合住签定，烂蒸，捣丸梧子大。每服七十丸，空心温酒下。（《杨氏家藏方》）

弓 弩 弦

主难产，胞衣不出。

陶隐居云：产难，取弓弩弦以缚腰，及烧弩牙令赤，内酒中饮之，皆取发放快速之义也。

臣禹锡等谨按《药性伭》云：弓弩弦微寒。《药对》云平。

《圣惠方》耳中有物不可出，用弓弩弦长三寸，打散一头，涂好胶柱，著耳中物处停之令相著，徐徐引出，但取葱管斗于耳门内，噏[①]之即出为妙。《千金方》：治妇人始觉有孕，要转女为男。取弓弩弦一枚，缝袋盛，带妇人左臂。

《续十全方》：弓弩弦，烧灰为末，用酒服二钱匕，主易生。

《产宝论》云：滑胎易产；弓弩弦缚心下，立产。《房室经》忧妊娠欲得男，女觉有孕，未满月，以弓弩弦为带，缚腰中，满三月解却，转女为男。宫中秘法不传出。

现注：

①噏：（xī 吸）同吸，又有收敛之意。

按：弓弩弦，主难产。

时珍曰：黄帝时始作弓（有臂者曰弩），以木为干，以丝为弦。鼻衄及口鼻大衄不止，取折弓弦烧灰，同枯矾等分吹之，即止（时珍）。时珍曰：弓弩弦催生，取其速离也。折弓弦止血，取其断绝也。《礼》云：男子生，以桑弧、蓬矢射天地四方。示男子之事也。《巢元方论胎教》云：妊娠三月，欲生男，宜操弓矢，乘牡马。

附方：胎动上逼：弩弦系带之立下。(《医林集要》)　胎滑易产：弓弩弦烧末，酒服二钱。(《续十全方》）胞衣不出：水煮弓弩弦，饮汁五合。或烧灰酒服。(《千金方》）耳中有物：不出。用弓弩弦长三寸，打散一头，涂好胶，拄着耳中，徐徐粘引出。《圣惠方》

木　贼

味甘，微苦，无毒。主目疾，退翳膜，又消积块，益肝胆，明目，疗肠风，止痢，及妇人月水不断。得牛角、麝香，治休息痢，历久不差。得禹余粮、当归、芎劳，疗崩中赤白。得槐鹅、桑耳，肠风下血服之效。又与槐子、枳实相宜，主痔疾出血。出秦、陇、华、成诸郡近水地，苗长尺许，丛生。每根一秆，无花叶，寸寸有节，色青，陵冬不凋。四月采用之。

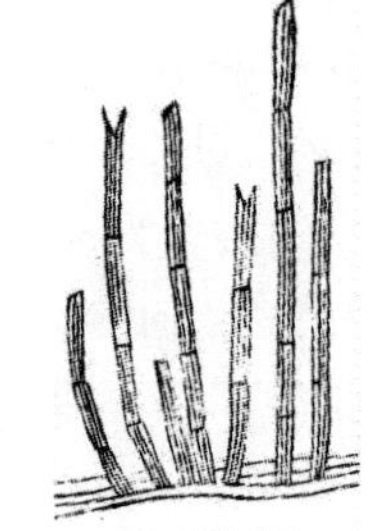
秦州木贼

新定。[①]《图经》曰：木贼，生秦、陇、同、华间。味微苦，无毒，主明目，疗风，止痢。所生山谷近水地有之。独茎，苗如箭笴[②]，无叶，长一二尺，青色，经冬不枯，寸寸有节，采无时。今医用之最多，其治肠痔多年不差，下血不止，方：木贼、枳壳各二两，干姜一两，大黄一分，四味并剉一处，于铫子内炒黑色，存三分性，捣罗，温粟米饮调，食前服二钱匕，甚效。

《广利方》：治泻血不止：木贼，十二分，切，以水一升八合，煎取八合，去滓空心温分二服，如人行五里再服。

《衍义》曰：木贼，细剉，微微炒捣为末，沸汤点二钱，食前服，治小肠膀胱气，缓缓服必效。

现注：

①本条原为墨字，为《嘉祐》所新定。

②笴：(gǎn 杆)，箭杆。

按：木贼为木贼科木贼之全草。综合功能明目退翳，消积块，益肝胆，止泄痢，止经痛，消痔。临床以木贼治眼目诸疾，眼睑红肿，眼底出血，白内障等。其消积块，益肝胆等尚用之尚少。临床入清肝明目药。

时珍曰：此草有节，面糙涩。治木骨者，用之磋擦则光净，犹云木之贼也。颂曰：所在近水地有之，采无时，今用甚多。

时珍曰：丛丛直上，长者二三尺，状似凫茈苗及粽心草，而中空有节，又似麻黄茎而稍粗，无枝叶。

时珍曰：温。解肌，止泪止血，去风湿，疝痛，大肠脱肛。（时珍）时珍曰：木贼气温，味微甘苦，中空而轻，阳中之阴，升也，浮也。与麻黄同形同性，故亦能发汗解肌，升散火郁风湿，治眼目诸血疾也。

附方：新九。目昏多泪：木贼（去节）、苍术（泔浸）各一两。为末。每服二钱，茶调下。或蜜丸亦可。急喉痹塞：木贼以牛粪火烧存性，每冷水服一钱，血出即安也。（《圣惠方》）

舌硬出血：木贼煎水漱之，即止。（《圣惠方》）血痢不止：木贼五钱，水煎温服，一日一服。（《圣惠方》）大肠脱肛：木贼烧存性，为末掺之，按入即止。一加龙骨。（《三因方》）妇人血崩：血气痛不可忍，远年近日不瘥者，雷氏木贼散主之：木贼一两，香附子一两，朴硝半两，为末。每服三钱，色黑者，酒一盏煎，红赤者，水一盏煎，和滓服，日二服。脐下痛者，加乳香、没药、当归各一钱，同煎。忌生冷硬物猪鱼油腻酒面。（《医垒元戎》）月水不断：木贼（炒）三钱，水一盏，煎七分，温服，日一服。（《圣惠方》）胎动不安：木贼（去节）、川芎等分，为末。每服三钱，水一盏，入金银一钱，煎服。（《圣济总录》） 误吞铜钱：木贼为末，鸡子白调服一钱。（《圣惠方》）

荩[①] 草

味苦，平，无毒。主久咳，上气喘逆，久寒，惊悸，痂疥白秃疡气，杀皮肤小虫。可以染黄作金色，生青衣川谷，九月、十月采。畏鼠妇。陶隐居云：青衣在益州西。

《唐本》注云：此草叶似竹而细薄，茎亦圆小，生平泽溪涧之侧。荆襄人煮以染黄色极鲜好，洗疮有效。俗名绿蓐草。《尔雅》云：所谓王刍者也。臣禹锡等谨按《尔雅》疏云：绿鹿蓐也。今呼鸱脚莎。《诗·卫风》云：瞻彼淇澳，绿竹猗猗是也。《药性论》云：荩草，使。治一切恶疮。

现注：

①荩：下原有音烬二字注音。

按：荩草，为禾本科荩草之全草。综合功能止咳下气，定喘降逆，止惊悸，消痂疡，祛疥秃，杀癣虫。

释名：菉草、盭草。时珍曰：此草绿色，可染黄，故曰黄、曰绿也。䓞、盭，乃北人呼绿字音转也。古者贡草入染人，故谓之王刍，而进忠者谓之荩臣也。《诗》云：终朝采绿，不盈一掬。许慎《说文》云：荩草可以染黄。《汉书》云：诸侯盭绶。晋灼注云：盭草出琅琊，似艾可染，因以名绶。皆谓此草也。

蒲公草

味甘，平，无毒。主妇人乳痈肿，水煮汁饮之，及封之立消。一名构耨草。[①]

《唐本》注云：叶似苦苣，花黄，断有白汁，人皆啖之。《唐本》先附。

臣禹锡等谨按《蜀本》《图经》云：花如菊而大，茎叶断之俱有白汁，堪生食，生平泽田园中，四月、五月采之。

《图经》曰：蒲公草，旧不著所出州土，今处处平泽田园中皆有之。春初生苗叶如苦苣，有细刺，中心抽一茎，茎端出一花，色黄如金钱，断其茎有白汁出，人亦啖之，俗呼为蒲公英。语讹为仆公罂是也。水煮汁，以疗妇人乳痈，又捣以敷疮皆佳。又治恶刺及狐

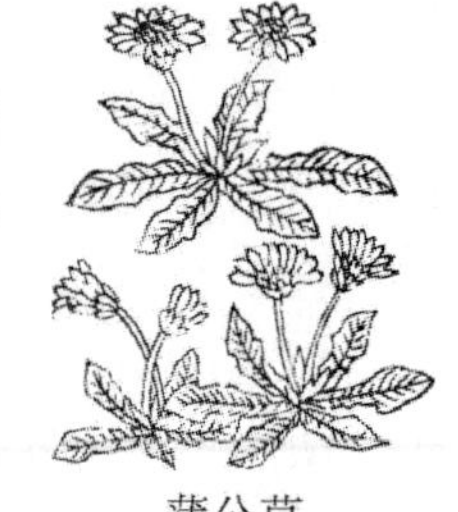
蒲公草

尿刺，摘取根茎白汁涂之，惟多涂立差止。此方出孙思邈《千金方》，其序云：余以贞观五年七月十五日夜，以左手中指背触著庭木，至晓遂患痛不可忍，经十日，痛日深，疮日高大，色如熟小豆色。尝闻长者之论，有此方，遂依治之，手下则愈，痛亦除，疮亦即差，未十日而平复。杨炎《南行方》亦著其效云。

《梅师方》：治产后不自乳儿，畜[②]积乳汁，结作痈，取蒲公草，捣敷肿上，日三四度易之。

《衍义》曰：蒲公草，今地丁也[③]。四时常有花，花罢飞絮，絮中有子，落处即生，所以庭院间亦有者，盖因风而来也。

现注：

①本条原为墨字，为《唐本》文。

②畜：同蓄。

③现代公英及地丁分为二物。

按：蒲公草为菊科蒲公英的全草。今名为蒲公英。综合条文所述蒲公英功能消乳痈，通乳汁，清热解毒，消肿。临床用蒲公英治疗乳痈，乳内结块，产后乳汁少，乳腺增生，以及疮疖，痈肿，丹毒等。临床入清热解毒药中。

释名：金簪草(《纲目》)、黄花地丁。时珍曰：名义未详。孙思邈《千金方》作凫公英，苏颂《图经》作仆公罂，《庚辛玉册》作鹁鸪英。俗呼蒲公丁，又簪草一名地丁，花如金簪头，独脚如丁，故以名之。时珍曰：地丁，江之南北颇多，他处亦有之，岭南绝无。小科布地，四散而生，茎、叶、花、絮并似苦苣，但小耳。嫩苗可食，《庚辛玉册》云：地丁叶似小莴苣，花似大旋，一茎耸上三四寸，断之有白汁。二月采花，三月采根。可制汞，伏三黄。有紫花者，名大丁草，出太行、王屋诸山。陈州亦有，名烧金草。能朱砂。一种相类而无花者，名地胆草，亦可伏三黄、砒霜。

解食毒，散滞气，化热毒，消恶肿、结核、疔肿（震亨）。掺牙，乌须发，壮筋骨(时珍)。杲曰：蒲公英苦寒，足少阴肾经君药也，本经必用之。震亨曰：此草属土，开黄花，味甘。解食毒，散滞气，可入阳明、太阴经。化热毒，消肿核，有奇功。同忍冬藤煎汤。入少酒佐服，治乳痈，服罢欲睡，是其功也。睡觉微汗，病即安矣。时珍曰：萨谦斋《瑞竹堂方》，有擦牙乌须发还少丹，甚言此草之功，盖取其能通肾也。故东垣李氏言其为少阴本经必用之药，而着本草者不知此义。

附方：新五。

还少丹：昔日越王曾遇异人得此方，极能固齿牙，壮筋骨，生肾水。凡年未及八十者，服之须发返黑，齿落更生。年少服之，至老不衰。得遇此者，宿有仙缘，当珍重之，不可轻泄：用蒲公英一斤（一名构耨草，又名蒲公罂，生平泽中，三、四月甚有之，秋后亦有放花者，连根带叶取一斤洗净，勿令见天日），晾干，入斗子。解盐一两，香附子五钱，二味为细末，入蒲公草内淹一宿，分为二十团，用皮纸三、四层裹扎定，用六一泥（即蚯蚓粪）如法固济，入灶内焙干，乃以武火通红为度，冷定取出，去泥为末。早晚擦牙漱之，吐、咽任便，久久方效。(《瑞竹堂方》) 乳痈红肿：蒲公英一两，忍冬藤二两。捣烂，水二钟，煎一钟，食前服。睡觉病即去矣。(《积德堂方》) 痈疮疔毒：蒲公英捣烂覆之，即黄花地丁也。别更捣汁，和酒煎服，取汗。（唐氏方）多年恶疮：蒲公英捣烂贴。(《救急方》) 蛇螫肿痛：方同上。

谷精草

味辛，温，无毒。主疗喉痹，齿风痛，及诸疮疥。饲马。主虫颡[1]毛焦等病。二月、三月于谷田中采之，一名戴星草，花白而小圆似星，故有此名尔。[2]今附。

臣禹锡等谨按《日华子》云：凉，喂饲马肥。二、三月于田中生白花者，结水银，成沙子。

《图经》曰：谷精草，旧不载所出州土，今处处有之。春生于谷田中，叶秆俱青，根花并白色。二月、三月内采花用，一名戴星草，以其叶细花白而小圆似星，故以名尔。又有一种茎梗差长，有节，根微赤，出秦陇间。古方稀用，今口齿药多使之。

陈藏器云：味甘平，亦入马药用之。白花细叶。

《集验方》：治偏正头痛：谷精草一两，为末，用白面调摊纸花子上贴痛处，干又换。

现注：

①颡：(sǎng 嗓)，额头。

②本原为墨字，今附为《开宝》文。

按：谷精草为谷精草科谷精草的带茎花序。综合功能消喉痹，止齿痛，消疮疥，止偏正头痛。临床用谷精草治偏正头痛，眼目诸疾，口齿肿痛等。临床入清热散风药中。

释名：文星草(《纲目》) 时珍曰：谷田余气所生，故曰谷精。时珍曰：此草收谷后，荒田中生之，江湖南北多有。一科丛生，叶似嫩谷秧。抽细茎，高四五寸。茎头有小白花，点点如乱星。九月采花，阴干。云二、三月采者，误也。

头风痛，目盲翳膜，痘后生翳，止血（时珍）

时珍曰：谷精体轻性浮，能上行阳明分野。凡治目中诸病，加而用之，甚良。明目退翳之功，似在菊花之上也。

附方：新九。

脑痛眉痛：谷精草二钱，地龙三钱，乳香一钱，为末。每用半钱，烧烟筒中，随左右熏鼻。(《圣济录》) 鼻衄不止：谷精草为末，熟面汤服二钱。(《圣惠方》) 目中翳膜：谷精草、防风等分。为末。米饮服之，甚验。(《明目方》) 痘后目翳：隐涩泪出，久而不退：用谷精草为末，以柿或猪肝片蘸食。一方：加蛤粉等分，同入猪肝内煮熟，日食之。又方：见夜明沙。(邵真人《济急方》) 小儿雀盲：至晚忽不见物：用羯羊肝一具（不用水洗，竹刀剖开)，入谷精草一撮，瓦罐煮熟，日食之。屡效。忌铁器。如不肯食，炙熟，捣作丸绿豆大。每服三十丸，茶下。(《卫生家宝方》) 小儿中暑：吐泻烦渴。谷精草烧存性，用器覆之，放冷为末。每冷米饮服半钱。(《保幼大全》)

牛　扁[1]

味苦，微寒，无毒。主身皮疮热气，可作浴汤，杀牛虱小虫，又疗牛病。生桂阳川谷。

陶隐居云：今人不复识此，牛疫代代不无用之，既要牛医家应用，而亦无知者。

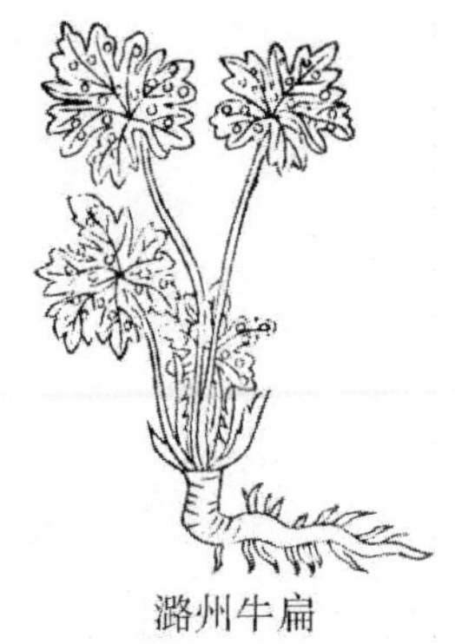
潞州牛扁

《唐本》注云：此药似三堇、石龙芮等。根如秦艽而细，生平泽下湿地。田野人名为牛扁，疗牛虱甚效。太常贮名扁物，或名扁毒。

臣禹锡等谨按《蜀本》《图经》云：叶似石龙芮、附子等，今出宁州。二月、八月采根，日干。

《图经》曰：牛扁，出桂阳川谷，今潞州、宁州亦有之。叶似三堇、石龙芮等，根如秦艽而细，多生平泽下湿地，二月、八月采以日干，今亦稀用。按《本经》云：杀牛虱，小虫。苏恭注云：太常贮名扁特，今潞州止一种名便特，六月有花，八月结实，采其根捣末，油调，杀虮虱。根苗主疗大都相似，疑此即是牛扁，但扁、便不同，岂声近而字讹呼。今以附之。

现注：

①扁：下原有音褊二字注音。

按：牛扁为毛茛科牛扁的全草及根。综合功能清热消疮，解毒消肿。临床可用于疮疡肿毒，恶疮等。

苦　芙[1]

微寒。主面目通身漆疮。

陶隐居云：处处有之。伧[2]人取茎生食之，五月五日采，曝干，烧作灰，以疗金疮甚验。

《唐本》注云：今人以为漏芦，非也。

臣禹锡等谨按《蜀本》《图经》有云：子若猫蓟，茎圆无刺，五月采苗，堪生啖，所在下湿地有之。《药性论》云：苦芙草，亦可单用，味苦无毒。

《日华子》云：冷，治丹毒。

《食疗》云：芙，微寒。生食治漆疮。五月五日采，曝干，作灰敷面目通身漆疮，不堪多食尔。

现注：

①芙：下原有音袄二字注音。

②伧：下原有士茎切三字注音，(cāng 仓)，粗俗。

按：苦芙为菊科中国蓟的全株。综合功能清热解毒，消肿，祛漆疮。

释名：钩、芙(《尔雅》)、苦板。

时珍曰：凡物稚曰芙，此物嫩时可食，故以名之。时珍曰：《尔雅》钩，即此苦也。大如拇指，中空，茎头有苔似蓟，初生可食。许慎《说文》言：江南人食之下气。今浙东人清明节采其嫩苗食之，云一年不生疮疖。亦捣汁和米为食，其色清，久留不败。《造化指南》云：苦板大者名苦藉，叶如地其无花实者，名地胆草，汁苦如胆也。处处湿地有之。入炉火家用。

煎汤洗痔，甚验。(汪颖) 下气解热。(时珍)

酢浆草

味酸，寒，无毒。主恶疮㾮瘘。捣敷之，杀诸小虫。生道旁[①]。

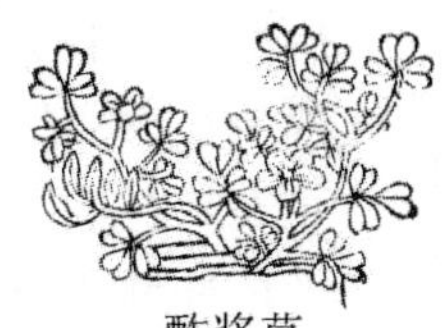
酢浆草

《唐本》注云：叶如细萍[②]，丛生，茎头有三叶，一名醋母草，一名鸠[③]酸草。今按《别本》注云：生阴湿处，俗为小酸茅，食之解热渴。四月、五月采，阴干。《唐本》先附。

臣禹锡等谨按《蜀本》《图经》云叶似水萍，两叶并大叶同枝端黄色，实黑。生下湿地，夏采叶用之。《图经》云：酢浆草，俗呼为酸浆。旧不载所出州土，云生道旁，今南中下湿地及人家园圃中多有之，北地亦或有生者。叶如水萍，丛生，茎端有三叶，叶间生细黄花，实黑，夏月采叶用。初生嫩时，小儿多食之。南人用揩鍮[④]石器令白如银。

现注：

①本条原为墨字，为《唐本》文。

②萍：（píng 平），通苹，即艾蒿。

③鸠：（wǔ 午），原意为煮。

④鍮：（tōu 偷），鍮石即黄铜矿石。

按：酢浆草为酢浆草科酢浆草的全草。综合功能解毒治恶疮瘘，杀小虫，解热渴。

释名：三叶酸（《纲目》）、三角酸（《纲目》）、酸母（《纲目》）、雀儿酸（《纲目》）、雀林草（《纲目》）、小酸茅。时珍曰：此小草三叶酸也，其味如醋。与灯笼草之酸浆，名同物异。唐慎微《本草》以此草之方收入彼下，误矣。闽人郑樵《通志》言：福人谓之孙施。则苏颂《图经》：赤孙施生福州，叶如浮萍者，即此也。孙施亦酸箕之讹耳。今并为一。时珍曰：苗高一二寸，丛生布地，极易繁衍。一枝三叶，一叶两片，至晚自合帖，整整如一，四月开小黄花，结小角，长一二分，内有细子。冬亦不凋。方士采制砂、汞、硇、矾、砒石。

主小便诸淋，赤白带下。同地钱、地龙，治沙石淋。煎汤洗痔痛脱肛甚效。捣涂汤火蛇蝎伤（时珍）

附方新六。

小便血淋：酸草捣汁，煎五苓散服之。俗名醋啾啾是也。（王璆《百一选方》）二便不通：酸草一大把，车前草一握，捣汁，入砂糖一钱，调服一盏。不通再服。（《摘玄方》）痔疮出血：雀林草一大握，水二升，煮一升服。日三次，见效。（《外台秘要》）癣疮作痒：雀儿草（即酸母草），擦之。数次愈。（《永类方》）蛇虺螫伤：酸草，捣敷。（崔氏方）

牙齿肿痛：酸浆草一把（洗净），川椒四十九粒（去目），同捣烂，绢片裹定如箸大，切成豆粒大。每以一块塞痛处，即止。（《节斋医论》）

昨叶何草

味酸，平，无毒。主口中干痛，水谷血痢，止血。生上党屋上，如蓬。初生一名瓦松。夏采，日干。[①]

《唐本》注云：叶似蓬，高尺余，远望如松栽，生年久瓦屋上。今按《别本》注云：今处处有，皆入药用，生眉发膏为要尔。《唐本》先附。

臣禹锡等谨按《蜀本》《图经》云：六月、七月采苗，日干之。

《圣惠方》：治头风白屑用瓦松曝干，烧灰淋汁，热洗头不过六七度。

现注：

①本条原为墨字，为《唐本》文。

按：昨叶何草为景天科瓦松的全草。综合功能解口干痛，止痢止血，生眉发，祛白屑。临床以瓦松治衄血，头皮生屑，肝肾疾病。入止血凉血药。

释名：瓦花(《纲目》)、向天草(《纲目》)，赤者名铁脚婆罗门草(《纲目》)、天王铁塔草。时珍曰：其名殊不可解。时珍曰：按：《庚辛玉册》云：向天草即瓦松，阴草也。生屋瓦上及深山石缝中。茎如漆圆锐，叶背有白毛。有大毒。烧灰淋汁沐发，发即落。误入目，令人瞽。捣汁能结草砂，伏雌、雄、砂、汞、白矾。其说与本草无毒及生眉发之说相反，不可不知。

大肠下血，烧灰，水服一钱。又涂诸疮不敛（时珍）。

附方：新九。

小便沙淋：瓦松（即屋上无根草），煎浓汤乘热熏洗小腹，约两时即通。(《经验良方》)

通经破血：旧屋阴处瓦花（活者）五两（熬膏），当归须、干漆一两（烧烟尽），当门子二钱。为末，枣肉和丸梧子大。每服七十丸，红花汤下。(《摘玄方》）染乌髭发：干瓦松一斤半，生麻油二斤，同煎令焦，为末。另以生麻油浸涂，甚妙。(《圣济录》）牙龈肿痛：瓦花、白矾等分，水煎。漱之立效。(《摘玄方》）唇裂生疮：瓦花、生姜，入盐少许，捣涂。(《摘玄方》）汤火灼伤：瓦松、生柏叶，同捣敷。干者为末。(《医方摘要》）灸疮不敛：瓦松，阴干为末。先以槐枝、葱白汤洗，后掺之。立效。(《济生秘览》）恶疮不敛：方同上。风狗咬伤：瓦松、雄黄，研贴，即不发。(《生生编》)

蒻[1] 头

味辛，寒，有毒。主痈肿风毒，摩敷肿上，捣碎，以灰汁煮成饼，五味调和为茹食，性冷，主消渴。生戟人喉，出血。生吴、蜀，叶似由跋、半夏，根大如碗。生阴地，雨滴叶下生子，一名蒟蒻。又有斑杖，苗相似，至秋有花直出，生赤子，其根敷痈肿毒甚好，根如蒻头，毒猛，不堪食[2]。今附。

臣禹锡等谨按《日华子》云：斑杖者，虎杖之别名，即前条虎杖是也。《图经》：文具天南星条下。

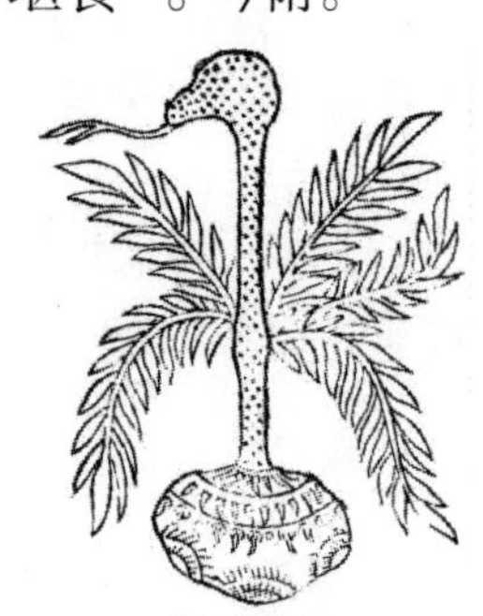
杨州蒻头

现注：

①蒻：下原有音弱二字注音。

②本条原为墨字，今附为《开宝》文。

按：蒻头为天南星科磨芋的块茎。一名蒟蒻。综合功能消痈肿，祛风毒，止消渴。临床可用于治肿毒恶疮。本条所出斑杖有毒，虎杖无毒，二者显然不是一物。

时珍曰：蒟蒻出蜀中，施州亦有之，呼为鬼头，闽中人亦种之。宜树阴下掘坑积粪，春时生苗，至五月移之。长一二尺，与南星苗相似，但多斑点，宿根亦自生苗。其滴露之说，盖不然。经二年者，根大如碗及芋魁，其外理白，味亦麻人。秋后采根，须净擦，或捣成片段，以酽灰汁煮十余沸，以水淘洗，换水更煮五六遍，即成冻子，切片，以苦酒五味淹食，不以灰汁则不成也。切作细丝，沸汤苗似半夏，杨慎《丹铅录》言酱即此者，皆误也。王祯《农书》云：救荒之法，山有粉葛、橡栗之利，则此物亦有益于民者也。其斑杖，即天南星之类有斑者。李廷飞曰：性冷，甚不益人，冷气人少食之。生则戟人喉出血。

机曰：按《三元延寿书》云：有人患瘵，百物不忌，见邻家修蒟蒻，求食之美，遂多食而愈。又有病腮痈者数人，多食之亦皆愈。

夏枯草

味苦辛，寒，无毒。主寒热瘰疬鼠瘘头疮，破癥散瘿结气，脚肿湿痹，轻身，一名夕句，一名乃东。一名燕面。生蜀郡川谷。四月采。土瓜为之使。

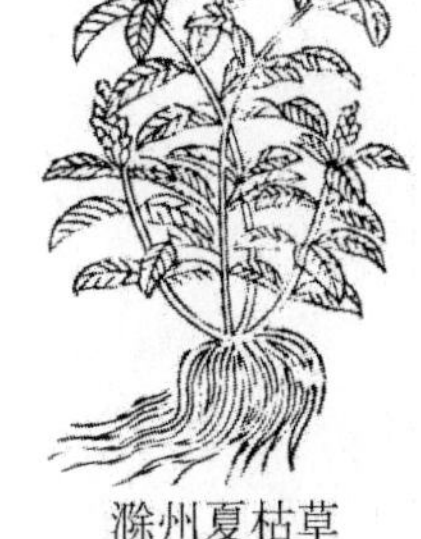

滁州夏枯草

《唐本》注云：此草生平泽，叶似旋复，首春即生，四月穗出，其花紫白，似丹参花，五月便枯。处处有之。

《图经》曰：夏枯草，生蜀郡川谷，今河东、淮、浙州郡亦有之。冬至后生叶，似旋复，三月、四月开花作穗紫白色，似丹参花，结子亦作穗，至五月枯，四月采。

《简要济众》：治肝虚目睛疼，冷泪不止，筋脉痛，及眼羞明，怕日，补肝散：夏枯草半两，香附子一两，共为末，每服一钱，腊茶调下，无时候服。

《衍义》曰：夏枯草，今又谓之郁臭。自秋便生，经冬不瘁。春开白花，中夏结子，遂枯。古方九烧灰合紧面药。初生嫩时作菜食之，须浸洗淘去苦水，治瘰疬鼠漏。

按：夏枯草为唇形科夏枯草之果穗。综合条文所述夏枯草功能退寒热，消瘰疬，消瘘疮，破癥散瘿，散结气，除脚气，祛湿痹。临床所用仍为《本经》所述框架，治瘰疬结核，甲状腺肿，乳腺增生，高血压等。临床入平肝散结药中。

释名：铁色草。

震亨曰：此草夏至后即枯。盖禀纯阳之气，得阴气则枯，故有是名。时珍曰：原野间甚多，苗高一二尺许，其茎微方。叶对节生，似旋复叶而长大，有细齿，背白多纹。茎端作穗，长一二寸，穗中开淡紫小花，一穗有细子四粒。丹溪云无子，亦欠察矣。嫩苗瀹过，浸去苦味，油盐拌之可食。震亨曰：郁臭草有臭味，即茺蔚是也；夏枯草无臭味，明是两物。俱生于春，夏枯先枯而无子；郁臭，后枯而结子。时珍曰：黎居士《易简方》：夏枯草治目疼，用砂糖水浸一夜用，取其能解内热、缓肝火也。楼全善云：夏枯草治目珠疼，至夜则甚者，神效。或用苦寒药点之反甚者，亦神效。盖目珠连目本，即系也，属厥阴之经。夜甚及点苦寒药反甚者，夜与寒亦阴故也。夏枯禀纯阳之气，补厥阴血脉，故治此如神，以阳治阴也。一男子至夜目珠疼，连眉棱骨，及头半边肿痛。用黄连膏点之反甚，诸药不效。灸厥阴、少阳，疼随止，半日又作，月余。以夏枯草二两，香附二两，甘草四钱，为末。每服一钱半，清茶调服。下咽则疼减半，至四五服良愈矣。

附方：新六。

赤白带下：夏枯草（花开时采，阴干）为末。每服二钱，米饮下，食前。（《徐氏家传方》）血崩不止：夏枯草为末，每服方寸匕，米饮调下。（《圣惠方》）产后血晕：心气欲绝者。夏枯草捣绞汁服一盏，大妙。（《徐氏家传方》）仆伤金疮：夏枯草（口嚼烂），上即愈。（《卫生易简》）汗斑白点：夏枯草煎浓汁，日日洗之。（《乾坤生意》）瘰疬马刀：不问已溃、未溃，或日久成漏：用夏枯草六两，水二钟，煎七分，食远温服。虚甚者，则煎汁熬膏服，并涂患处，兼以十全大补汤加香附、贝母、远志尤善。此物生血，乃治瘰之圣药也。其草易得，其功甚多。（薛己《外科经验方》）

燕 蓐 草

无毒。主眠中遗溺不觉。烧令黑，研水进方寸匕。亦主哕气，此燕窠中草也。[①]

新补见陈藏器、《日华子》。

《千金方》：治妇人无故尿血：胡燕窠中草，烧末，用酒服半钱，亦治丈夫。

《孙真人食忌》主卒患腰恶疮，若先发于心已有汁者，以胡燕窠末和水涂之。治不可迟，遍身即害人死。

现注：

①本条原为墨字，新补为《嘉祐》文。

按：燕蓐草，此燕窠中草也。可止遗溺，降哕气，消恶疮。

时珍曰：《千金方》：治丈夫妇人无故尿血。用胡燕窠中草，烧末，酒服半钱匕。《圣惠方》：消渴饮水。燕窠中草（烧灰）一两，牡蛎（煅）二两，白羊肺一具。切晒研末。每于食后，新汲水调下三钱。又一切疮痕不灭。用燕蓐草（烧灰）、鹰屎白等分。人乳和涂，日三五次。又浸淫疮出黄水，烧灰敷之。

鸭 跖 草

味苦，大寒，无毒。主寒热瘴疟，痰饮，疔肿肉癥涩滞，小儿丹毒，发热狂痫，大腹痞满，身面气肿，热痢，蛇犬咬，痈疽等毒。和赤小豆煮，下水气湿痹，利小便。生江东、淮南平地，叶如竹，高一二尺，花深碧有角如鸟嘴，北人呼为鸡舌草，亦名鼻斫草，吴人呼为跖，跖、斫声相近也。一名碧竹子，花好为色。新补见陈藏器、《日华子》。

现注：本条原为墨字，新补为《嘉祐》文。

按：鸭跖草为鸭跖草科鸭跖草之全草。综合功能清热除瘴疟，消痰饮，消疔肿，消丹毒，镇热狂，消痞满。临床以鸭跖草治疔肿丹毒，尿路炎症等疾病。入解毒药中。

释名：竹鸡草、竹叶菜（时珍）　淡竹叶（同上）、耳环草（同上）时珍曰：竹叶菜处处平地有之。三、四月出苗，紫茎竹叶，嫩时可食。四、五月开花，如蛾形，两叶如翅，碧色可爱。结角尖曲如鸟喙，实在角中，大如小豆。豆中有细子，灰黑而皱，状如蚕屎。巧匠采其花，取汁作画色及彩羊皮灯，青碧如黛也。

消喉痹（时珍）。

附方：新四。小便不通：竹鸡草一两，车前草一两，捣汁入蜜少许，空心服之。(《集简方》）下痢赤白：蓝姑草（即淡竹叶菜)，煎汤日服之。(《活幼全书》）喉痹肿痛：鸭跖草汁点之。(《袖珍方》）五痔肿痛：耳环草（一名碧蝉儿花)，软纳患处，即效。(危亦林《得效方》)

山慈菰

有小毒。主痈肿疮瘘，瘰疬结核等。醋摩敷之，亦剥人面皮，除皯黵[①]。生山中湿地。一名金灯花，叶似车前，根如慈菰。零陵间又有团慈菰，根似小蒜。所主与此略同[②]。新补见藏器及《日华子》。

《经验方》：贴疮肿：以山慈菰，一名鹿蹄草，取茎叶捣为膏，入蜜贴疮口上，候清血出效。

现注：

①黵：(yìng 硬)，面黑斑。

②本条原为墨字，新补为《嘉祐》文。

按：山慈菰为兰科杜鹃兰、独蒜兰之假球茎。综合功能消痈肿，消疮瘘，消瘰疬，消结核。临床以山慈菰治痈疮肿毒，也可用于肺肝等肿瘤。临床可入散结解毒药中。

释名：鬼灯檠(《纲目》)、朱姑(《纲目》)、鹿蹄草(《纲目》)、无义草。时珍曰：根状如水慈菇，花状如灯笼而朱色，故有诸名。段成式《酉阳杂俎》云：金灯之花与叶不相见，人恶种之，谓之无义草。又有试剑草，亦名鹿蹄草，与此同名，见后草之五。时珍曰：山慈菇处处有之。冬月生叶，如水仙花之叶而狭。二月中抽一茎，如箭杆，高尺许。茎端开花白色，亦有红色、黄色者，上有黑点，其花乃众花簇成一朵，如丝纽成可爱。三月结子，有三棱。四月初苗枯，即掘取其根，状如慈菇及小蒜，迟则苗腐难寻矣。根苗与老鸦蒜极相类，但老鸦根无毛，慈菇有毛壳包裹为异尔。用之，去毛壳。

主疔肿，攻毒破皮，解诸毒蛊毒，蛇虫狂犬伤（时珍)。

附方：新五。

粉滓面皯：山慈菇根，夜涂旦洗。(《普济方》）牙龈肿痛：红灯笼枝根，煎汤漱吐。(孙天仁《集效方》）痈疽疔肿，恶疮及黄疸。慈菇连根同苍耳草等分，捣烂，以好酒一钟，滤汁温服。或干之为末，每酒服三钱。(《乾坤生意》）风痰痫疾：金灯花根（似蒜者）一个，以茶清研如泥，日中时以茶调下，即卧日中，良久，吐出鸡子大物，永不发。如不吐，以热茶投之。(《奇效良方》)

万病解毒丸：一名太乙紫金丹，一名玉枢丹。解诸毒，疗诸疮，利关节，治百病，起死回生，不可尽述。凡居家远出，行兵动众，不可无此。山慈菇（去皮洗极净，焙）二两，川五倍子（洗刮，焙）二两，千金子仁（白者，研，纸压去油）一两，红芽大戟(去芦洗，焙)

一两半，麝香三钱。以端午七夕重阳或天德、月德、黄道上吉日，预先斋戒盛服，精心治药，为末，陈设拜祷，乃重罗令匀，用糯米浓饮和之，木臼杵千下，作一钱一锭。病甚者连服；取利一二行，用温粥补之。凡一切饮食药毒，蛊毒瘴气，河豚、土菌、死牛马等毒，并用凉水磨服一锭，或吐或利即愈。痈疽发背，疔肿杨梅等，一切恶疮，风疹赤游，痔疮，并用凉水或酒磨涂，日数次，立消。阴阳二毒伤寒，狂乱瘟疫，喉痹喉风，并用冷水入薄荷汁数匙化下。心气痛并诸气，用淡酒化下。泄泻痢下，霍乱绞肠沙，用薄荷汤下。中风中气，口紧眼歪，五癫五痫，鬼邪鬼胎，筋挛骨痛，并暖酒下。自缢、溺水、鬼迷，心头温者，冷水磨灌之。传尸痨瘵，凉水化服，取下恶物虫积为妙。久近痁疾，将发时，东流水煎桃枝汤化服。

女人经闭，红花酒化服。小儿惊风，五疳五痢，薄荷汤下。头风头痛，酒研贴两太阳上。诸腹鼓胀，麦芽汤化下。风虫牙痛，酒磨涂之，亦吞少许。打仆伤损，松节煎酒下；汤火伤，毒蛇恶犬，一切虫伤，并冷水磨涂，仍服之。（王璆《百一选方》）

叶：主涂乳涂乳痈、便毒，尤妙（时珍）。

附方：新一。中溪毒生疮：朱菇叶捣烂涂之。生东间，叶如蒜叶。(《外台秘要》)

花：主小便血淋涩痛，同地柏花阴干，每用三钱，水煎服(《圣惠》)。

茼[①] 实

味苦，平，无毒。主赤白冷热痢。散服饮之，吞一枚，破痈肿。[②]

《唐本》注云：一作顷[③]字，人取皮为索者也。今按《别本》注云：今人作布及索、茼麻也，实似大麻子，热结痈肿无头，吞之则为头易穴。九月、十月采实，阴干。《唐本》先附。

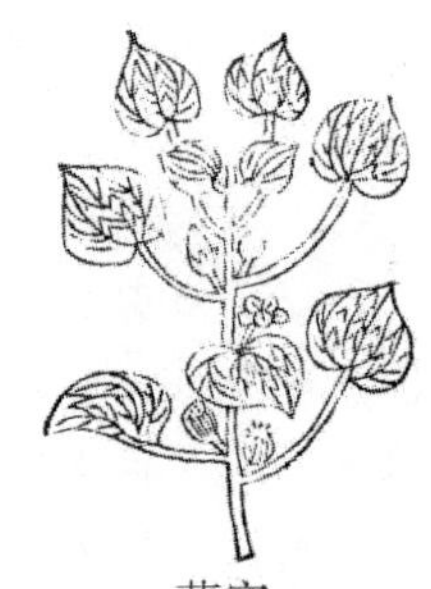
茼实

臣禹锡等谨按《蜀本》《图经》云：树生高四尺，叶似苎，花黄，实壳如蜀葵，子黑。古方用根，八月采实。

《图经》曰：茼实，旧不载所出州土，今处处有之。北人种以绩布及打绳索。苗高四五尺或六七尺，叶似苎而薄，花黄，实带壳如蜀葵，中子黑色。九月、十月采实，阴干用。古方亦用根。

《杨氏产乳》：治赤白痢：黄麻子一两，炒令香熟，为末，以蜜浆下一钱，不过再服。

现注：

①茼：下原有音顷二字注音。

②本条原为墨字，为《唐本》文。

③顷：原顷字上加艹，字典注与茼同。

按：茼实为锦葵科茼麻之种子。综合功能清热止痢破痈消肿。今北方地区将茼实当冬葵子用，临床所开冬葵子，药房给的均为茼实。治肾炎，尿路炎等疾病。

释名：白麻。时珍曰：一作苘，又作檾，种必连顷，故谓之苘也。时珍曰：茼麻，今之白麻也。多生卑湿处，人亦种之。叶大似桐叶，团而有尖。六、七月开黄花。结实如半磨形，有齿，嫩青老黑。中子扁黑，状如黄葵子。其茎轻虚洁白。北人取皮作麻。以茎蘸硫黄作淬灯，引火甚速。其嫩子，小儿亦食之。

眼生翳瘀肉，起倒睫拳毛（时珍）。

附方：新三。一切眼疾：麻子一升。为末。以獖猪肝批片，蘸末炙熟，再蘸再炙，末尽乃为末，每服一字，陈米饮下，日三服。《圣济总录》目生翳膜：久不愈者。用檾实，以柳木作硙，磨去壳，马尾筛取黄肉去焦壳，每十两可得四两药慢炙熟，为末，醋和丸梧子大。每服三十丸，白汤下。一方：以檾实内袋中蒸熟，暴为末，蜜丸。温水下。(《圣济总录》)

赤车使者

味辛，苦，温，有毒。主风冷邪疰，蛊毒癥瘕，五脏积气[①]。

《唐本》注云：苗似桼兰香，叶茎赤，根紫赤色，生溪谷之阴。出襄州，八月、九月采根，日干。《唐本》先附。

臣禹锡等谨按《蜀本》《图经》云：根紫如蒨[②]根，生荆州、襄州山谷，二月、八月采。

《药性论》云：赤车使者，有小毒。能治恶风冷气，服之悦泽皮肌，好颜色。

《雷公》云：赤车使者，元名小锦枝。凡使并粗捣，用七岁童子小便拌了，蒸令干，更晒。每修事五两，用小儿溺一溢为度。

现注：

①本条原为墨字，为《唐本》文。

②蒨：同茜。

按：赤车使者为荨麻科赤车使者之全草。综合功能袪风冷，破癥瘕，消积气。

时珍曰：此与爵床相类，但以根色紫赤为别尔。时珍曰：上古辟瘟疫邪气，有赤车使者丸。此药不怪，苟加询采，必能得之，但古今名称或不同耳。

狼跋子

有小毒。主恶疮蜗[①]疥，杀虫鱼。

陶隐居云：出交、广，形扁扁尔。捣以杂米，投水中，鱼无大小皆浮出而死。人用苦酒摩疗疥亦效。

《唐本》注云：此今京下呼黄环子为之，亦谓度谷，一名就葛。陶云出交广，今交广送入太常正是黄环子，非余物尔。今按《别本》注云：味苦寒，藤生，花紫色。

现注：蜗：原刻如此，应为瘑之误。瘑（guō 锅）意为疮。

按：狼跋子藤生花紫色。综合功能消恶疮，除瘑疥。

屋游

味甘，寒。主浮热在皮肤，往来寒热，利小肠膀胱气。生屋上阴处。八月、九月采。

陶隐居云：此瓦屋上青苔衣，剥取煮服之。

今按《别本》注云：无毒。主小儿痫热，时气烦闷，止渴。

臣禹锡等谨按《蜀本》《图经》云：古瓦屋北阴青苔衣也。

按：屋游，为古瓦屋上阴处青苔为苔藓类。可清热，袪肤热，除烦止渴。

释名：瓦衣(《纲目》)、瓦藓(《纲目》)、博邪。时珍曰：其长数寸者，即为瓦松也。煎水入盐漱口，治热毒牙龈宣露。研末，新汲水调服二钱，止鼻衄（时珍）。

时珍曰：《别录》主治之证，与《本经》乌韭文相同，盖一类，性气不甚辽远也。

附方：新一。犬咬：旧屋瓦上刮下青苔屑，按之即止。(《经验方》)

地锦草

味辛，无毒。主通流血脉，亦可用治气。生近道田野，出滁州者尤良。茎叶细弱，蔓延于地，茎赤，叶青紫色，夏中茂盛。六月开红花，结细实，取苗子用之。络石注有地锦是藤蔓之类，虽与此名同，而其类全别。[①]新定。

《图经》曰：地锦草，生滁州及近道田野中。味辛无毒。主通流血脉，亦治气。其苗叶细弱，作蔓遍地，茎赤，叶青赤，中夏茂盛，六月开红花，细实。今医家取苗子用之。《本经》络石条注中有地锦，与此同名而别是一类也。

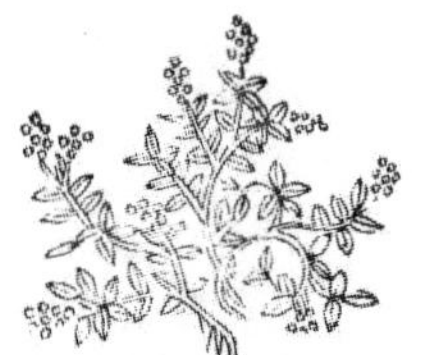
滁州地锦草

《经验方》：治藏毒赤白：地锦草，采得后，洗，曝干为末，米饮下一钱，立效。

现注：

①本条原为墨字，新定为《嘉祐》文。

按：地锦草为大戟科地锦草之草。可通血脉活血理气。

释名：草血竭、血见愁、血风草、蚂蚁草、雀儿卧单(《纲目》)、酱瓣草(《玉册》)、猢狲头草。时珍曰：赤茎布地，故曰地锦。专治血病，故俗称为血竭、血见愁。蚂蚁、雀儿喜聚之，故有蚂蚁、雀单之名。酱瓣、猢狲头，象花叶形也。时珍曰：田野寺院及阶砌间皆有之小草也。就地而生，赤茎黄花黑实，状如蒺藜之朵，断茎有汁。方士秋月采，煮雌雄、丹砂、硫黄。

主痈肿恶疮，金刃仆损出血，血痢下血崩中，能散血止血，利小便（时珍）。

附方：新十一。血痢不止：地锦草晒研。每服二钱，空心米饮下。(《乾坤生意》)

大肠泻血：血见愁少许，姜汁和捣，米饮服之。（戴原礼《证治要诀》）妇人血崩：草血竭（嫩者）蒸熟，以油、盐、姜淹食之，饮酒一二杯送下。或阴干为末，姜酒调服一二钱，一服即止。生于砖缝井砌间，少在地上也。（危亦林《得效方》）小便血淋：血风草，井水擂服，三度即愈。(刘长春《经验方》）金疮出血：不止。血见愁草研烂涂之。(危氏《得效方》）恶疮见血：方同上。疮疡刺骨：草血竭捣罨之，自出。(《本草权度》)痈肿背疮：血见愁一两，酸浆草半两（焙），当归二钱半（焙），乳香、没药各一钱二分半，为末。每服七钱，热酒调下。如有生者，擂酒热服，以渣敷之亦效。血见愁惟雄疮用之，雌疮不用。(杨清叟《外科方》）风疮疥癣：血见愁草同满江红草捣末，敷之。(《乾坤秘韫》）趾间鸡眼，割破出血：以血见愁草捣敷之妙。(《乾坤秘韫》）脾劳黄疸：如圣丸。用草血竭、羊膻草、桔梗、苍术各一两，甘草五钱，为末。先以陈醋二碗入锅，下皂矾四两煎熬，良久下药末，再入白面不拘多少，和成一块，丸如小豆大。每服三五十丸，空腹醋汤下，一日二服。数日面色复旧也。(《乾坤秘韫》)

败船茹[①]

平。主妇人崩中吐痢，血不止。

陶隐居云：此是大艑[②]䑧[③]刮竹茹以捏[④]漏处者。取干煮之，亦烧作屑服之。《千金方》：治妇人遗尿，不知出时；船故茹为末，酒调服三钱。

《子母秘录》：治无故遗血溺：船中故竹茹，干末，酒服三钱匕，日三服。

现注：

①茹：原刻如此，下原有音如二字注音。刮竹之絮为竹筎，故茹应作筎。

②艑：(biàn 遍)。下原有步典切三字注音。

③艌：下原有他盍节三字注音，艌字没查到，艑原意为小车。

④捏：(chéng 成)，原意为择。此处似为堵漏意。捏下原有直萌切三字注音。

按：败船茹，为船中堵漏之故竹茹。可止崩吐利，止血。

时珍曰：古人以竹茹。今人只以麻筋和油石灰为之。

附方：新二。月水不断：船茹一斤净洗，河水四升半，煮二升半，分二服。(《千金方》)

妇人尿血：方同上。

灯心草

味甘，寒，无毒。根及苗主五淋。生煮服之。生江南泽地，丛生，茎圆，细而长直，人将为席，败席煮服更良。[①]今附。

《经验方》：治小儿夜啼，用灯心烧灰，涂乳上与吃。

《胜金方》：治破伤，多用灯心草，烂嚼和唾贴之，用帛裹血立止。

又方：治小虫蚁入耳，挑不出者，以灯心浸油，钓出虫。

《衍义》曰：灯心草，陕西亦有，蒸熟干则拆取中心穰然[②]灯者是谓之熟草。又有不蒸但生干剥取者为生草。入药宜用生草。

现注：

①本条原为墨字，今附为《开宝》文。

②然：现用燃。

按：灯心草为灯心草科灯心草之茎髓。综合功能清热止淋，止夜啼。临床治尿路炎，结石，小儿夜啼不睡等。也可治心火口疮，心悸等。

释名：虎须草(《纲目》)、碧玉草(《纲目》)。时珍曰：此即龙须之类，但龙须紧小而瓤实，此草稍粗而瓤虚白。吴人栽莳之，取瓤为灯炷，以草织席及蓑，他处野生者不多。外丹家以之伏硫、砂。《雷公炮炙论》序云：硇遇赤须，永留金鼎。注云：赤须亦呼虎须草，煮能住火。不知即此虎须否也。时珍曰：灯心难研，以粳米粉浆染过，晒干研末，入水澄之，浮者是灯心也，晒干用。

吴绶曰：淡，平。泻肺，治阴窍涩不利，行水，除水肿癃闭（元素）。治急喉痹，烧灰吹之甚捷。烧灰涂乳上，饲小儿，止夜啼（震亨）。降心火，止血通气，散肿止渴。烧灰入轻粉、麝香，治阴疳（时珍）。

附方：新九。衄血不止：灯心一两，为末，入丹砂一钱，米饮每服二钱。(《圣济总录》）喉风痹塞：《瑞竹堂方》：用灯心一握（阴阳瓦烧存性），又炒盐一匙，每吹一捻，数次立愈。一方：用灯心灰二钱，蓬砂末一钱。吹之。一方：灯心、箬叶（烧灰）等分。吹之。《惠济方》：用灯心草、红花烧灰，酒服一钱，即消。痘疮烦喘：小便不利者：灯心一把，鳖甲二两，水一升半，煎六合，分二服。（庞安常《伤寒论》） 夜不合眼：难睡。灯草煎汤代茶饮，即得睡。(《集简方》）通利水道：白飞霞自制天一丸：用灯心（十斤，米粉浆染，晒干研末，入水澄去粉，取浮者晒干）二两五钱，赤白茯苓（去皮）共五两，滑石（水飞）五两，猪苓二两，泽泻三两，人参一斤（切片熬膏）。和药丸如龙眼大，朱砂为衣。每用一丸，任病换引。大段小儿生理向上，本天一生水之妙，诸病以水道通利为捷径也。(《韩氏医通》）湿热黄疸：灯草根四两，酒、水各半，入瓶内煮半日，露一夜，温服。(《集玄方》)

五毒草

味酸，平，无毒。根主痈疽恶疮毒肿，赤白游疹，虫蚕蛇犬咬。并醋摩敷疮上，亦捣茎叶敷之，恐毒入腹，亦煮服之。生江东平地，花叶如荞麦，根紧硬，似狗脊，一名五蕺，一名蛇罔。又别有蚕罔草，如苎麻，与蕺同名也。新补，见陈藏器。

按：五毒草，花叶如荞麦，根紧硬，似狗脊。此亦象荞麦七，即蓼科翼蓼。可消肿痈，止恶疮，消游疹。

鼠曲草

味甘，平，无毒。调中益气，止泄除痰，压时气，去热嗽，杂米粉作糗[①]，食之甜美。生平岗熟地，高尺余，叶有白毛，黄花。《荆楚岁时记》云：三月三日取鼠曲汁，蜜和为粉，谓之龙舌粄[②]，以压时气。山南人呼为香茅，取花杂榉皮染褐，至破犹鲜。江西人呼为鼠耳草。新补见陈藏器、《日华子》。

现注：

①糗：(qiú 求) 饭粥糊状块。

②粄：(bǎn 板) 原刻由米加半组成，字典注同粄。粄为糍粑一类。

按：鼠曲草为菊科鼠曲草的全草。综合功能调中益气，止泄除痰，压时气，去热嗽。

释名：米曲(《纲目》)、佛耳草(《法象》) 珍曰：曲言其花黄如曲色，又可和米粉食也。鼠耳言其叶形如鼠耳，又有白毛蒙茸似之，故北人呼为茸母。佛耳，则鼠耳之讹也。今淮人呼为毛耳朵，则香茅之茅，似当作毛。按：段成式《杂俎》云：蚍蜉酒草，鼠耳也，一名无心草。岂蚍蜉食此，故有是名耶。

汪机曰：佛耳草，徽人谓之黄蒿。二、三月苗长尺许，叶似马齿苋而细，有微白毛，花黄。土人采茎叶和米粉，捣作粑果食。时珍曰：《日华本草》鼠曲，即《别录》鼠耳也。唐宋诸家不知，乃退鼠耳入有名未用中。李杲《药类法象》用佛耳草，亦不知其即鼠耳也。原野间甚多。二月生苗，茎叶柔软。叶长寸许，白茸如鼠耳之毛。开小黄花成穗，结细子。楚人呼为米曲，北人呼为茸母。故邵桂子《瓮天语》云：北方寒食，采茸母草和粉食，宋徽宗诗："茸母初生认禁烟"者是也。杲曰：佛耳草，酸，性热。款冬花为之使。宜少食之，过则损目。佛耳：治寒嗽及痰，除肺中寒，大升肺气（李杲）。

震亨曰：治寒痰嗽，宜用佛耳草；热痰嗽，宜用灯笼草。时珍曰：《别录》云治寒热止咳，东垣云治寒嗽，言其标也；《日华》云治热嗽，言其本也。大抵寒嗽，多是火郁于内而寒覆于外也。按陈氏《经验方》云：三奇散：治一切咳嗽，不问久近昼夜无时。用佛耳草五十文，款冬花二百文，熟地黄二两，焙研末。每用二钱，于炉中烧之，以筒吸烟咽下，有涎吐去。予家一获久病此，医治不效。偶在沅州得一婢，用此法，两服而愈也。

列　当

味甘，温，无毒。主男子五劳七伤，补腰肾，令人有子，去风血。煮及浸酒服之。生山南岩石上，如藕，根初生，掘取阴干。亦名栗当。一名草苁蓉。今附。

《食医心镜》：主兴阳事：栗当二斤，一名列当，捣筛毕，以酒一斗，浸经宿，遂性饮之。

按：列当为列当科紫花列当或黄花列当的全草和根。综合功能扶劳伤，补腰肾，壮阳生精。临床多用同类药肉苁蓉，锁阳。列当因一般药房不备，故用之较少。

马　勃

味辛，平，无毒。主恶疮，马疥。一名马庀①。生园中久腐处。

陶隐居云：俗人呼为马屁勃，紫色，虚软，状如狗肺，弹之粉出。敷诸疮用之甚良也。

臣禹锡等谨按《蜀本》《图经》云：此马庀菌也。虚软如紫絮，弹之紫尘出。生湿地及腐木上，夏秋采之。

《衍义》曰：马勃，此唐·韩退之所谓牛溲马勃，俱收并蓄者也。有大如斗者，小亦如升杓，去膜以蜜揉拌，少以水调呷，治喉闭咽痛。

现注：

①庀：（pí 匹），具备。

按：马勃，为菌类马勃科马勃的子实体。综合功能消恶疮，清咽。临床以马勃治恶疮肿毒。自《衍义》提出治喉闭咽痛后，现临床一直以马勃治咽喉肿痛，咳嗽带血及肺实变等。

释名：马疕（音屁）、马屁（音庀）、灰菰(《纲目》)、牛屎菰。时珍曰：凡用以生布张开，将马勃于上摩擦，下以盘承，取末用。

清肺，散血，解热毒（时珍）。

时珍曰：马勃轻虚，上焦肺经药也。故能清肺热、咳嗽、喉痹、衄血、失音诸病。李东垣治大头病，咽喉不利，普济消毒饮亦用之。

附方：新九。咽喉肿痛：咽物不得。马勃一分，蛇蜕皮一条烧，细研为末。绵裹一钱，含咽立瘥。(《圣惠方》）走马喉痹：马屁勃（即灰菰）、焰硝一两。为末。每吹一字，吐涎血即愈。(《经验良方》）声失不出：马勃、马牙硝等分，研末，砂糖和丸芡子大。噙之。(《摘玄方》）久嗽不止：马勃为末，蜜丸梧子大。每服二十丸，白汤下，即愈。(《普济方》）鱼骨鲠咽：马勃末，蜜丸弹子大。噙咽。(《圣济录》）积热吐血：马屁勃为末，砂糖丸如弹子大。每服半丸，冷水化下。(《袖珍方》）妊娠吐衄：不止。马勃末，浓米饮服半钱。(《圣惠方》）斑疮入眼：马屁勃、蛇皮各五钱，皂角子十四个，为末，入罐内，盐泥固济，烧存性，研疮不敛：葱盐汤洗净拭干，以马屁勃末敷之，即愈。(仇远《稗史》)

屐屧[①]鼻绳灰[②]

水服主噎哽心痛胸满。今按别本注云：屐屧江南有之，北人不识。以桐木为屐及屧也，用蒲为蒵[③]，用麻穿其鼻也，久著脚者堪入药用。《唐本》先附。

臣禹锡等谨按《蜀本》《图经》云：取著经久远，欲烂断者，水服之良。

现注：

①屐：下原有音据二字注音，现音（jī机）。屧：下原有音燮二字注音。

②本条原为墨字。

③蒵：（xì细），意为鞋带。

按：屐屧鼻绳灰实为蒲麻之灰，可除噎止心痛。

释名：木屐。时珍曰：屐乃木履之下有齿者，其施铁者曰檋（音局）。刘熙《释名》云：屐者支也，支以踏泥也。

附方新五。

妇人难产：路旁破草鞋鼻子，烧灰，酒服。（《集玄方》）尸咽痛痒：声音不出：履鼻绳烧灰，水服之。（葛洪《肘后方》）燕口吻疮：木履尾，火中煨热，取拄两吻，各二七遍。（《千金方》）小儿头疮：草鞋鼻子烧灰，香油调，敷之。（《圣济录》）手足瘑疮：故履系烧灰，敷之。（《千金方》）狐尿刺疮：麻鞋纲绳如枣大，妇人内衣（有血者）手大一片，钩头棘针二七枚，并烧研。以猪脂调敷，当有虫出。（《陈藏器本草》）

质　汗

味甘，温，无毒。主金疮伤折，瘀血内损，补筋肉，消恶血，下血气，妇人产后诸血结腹痛内冷，不下食，并酒消服之，亦敷病处。出西蕃，如凝血。蕃人煎甘草、松泪、柽乳、地黄并热血成之。今附。

陈藏器云：蕃人试药，取儿断一足，以药内口中，以足踏之，当时能走者至良。

按：质汗，以甘草、松泪、柽乳、地黄并热血成之。综合功能补筋肉，消恶血，下血气，破瘀血。

释名：时珍曰：汗音寒，番语也。

附方：新一。室女经闭：血结成块，心腹攻痛。质汗、姜黄、川大黄（炒）各半两，为末。每服一钱，温水下。（《圣济总录》）

水　蓼

主蛇毒。捣敷之。绞汁服，止蛇毒入内心闷，水煮渍，捋脚消气肿。

《唐本》注云：叶似蓼，茎赤味辛，生下湿水傍。今按《别本》注云：生于浅水泽中，故名水蓼。其叶大于家蓼，水挼食之，胜于蓼子。《唐本》先附。

臣禹锡等谨按《日华子》云：水蓼，味辛冷无毒。《集验方》：治脚痛：先以水蓼煮汤，令温热得所，频频淋洗，疮干自安。

《衍义》曰：水荭子，不以多少，微炒一半，余一半生用，同为末，好酒调二钱，日三服，食后夜卧各一服，治瘰疬，破者亦治。水蓼大率与水红相似，但枝低尔。今造酒取以水浸汁，和面作曲，变假其辛味。

按：水蓼为蓼科水蓼的全草。综合功能解毒消肿，除脚气。《衍义》曰：水荭子治瘰疬。此水荭子即今称之水红花子，为多种蓼类的果实。可化湿解毒，治肝炎肾炎等。

释名：虞蓼(《尔雅》)、泽蓼。时珍曰：按《尔雅》云：蔷，虞蓼也。山夹水曰虞。时珍曰：此乃水际所生之蓼，叶长五六寸，比水荭叶稍狭，比家蓼叶稍大，而功用仿佛。故寇氏谓蓼实即水蓼之子者，以此故。

莸[1] 草

味甘，大寒，无毒。主湿痹，消水气，合赤小豆煮食之，勿与盐。主脚气，顽痹，虚肿，小腹急，小便赤涩。捣叶敷毒肿。又绞取汁服之，主消渴。生水田中，似结缕，叶长，马食之。《尔雅》云：莸，蔓于注云：生水中，江东人呼为茜证，俗云莸水草也。新补见陈藏器。

《衍义》曰：莸草，《尔雅》曰：茜[2]，蔓于。《左传》亦曰：一薰一莸，十年尚犹有臭者是此草。

现注：

①莸：(yóu 犹)。

②茜：下原有音犹二字注音，现注音：(yóu 犹) 同莸。

按：莸草，生水田中，似结缕叶长。药中未见结缕，有石竹科繁缕。又有马鞭草科莸，与此不同。莸草综合功能祛湿除痹，消肿利水，止消渴。

时珍曰：羊亦食之，故曰羊麻、羊粟。其气臭，故谓之莸。莸者，此草茎颇似蕙而臭。故《左传》云：一薰一莸，十年尚犹有臭，是也。孙升《谈圃》以为香薷者，误矣。即《别录》马唐也，今并为一

败芒箔

无毒。主产妇血满腹胀痛，血，渴，恶露不尽，月闭，止好血，下恶血，去鬼气，疰痛，癥结。酒煮服之。亦烧为末酒下，弥久著烟者佳。今东人作箔，多草为之。《尔雅》云：芒似茅，可以为索。新补见陈藏器。

按：败芒箔，箔即帘子，《尔雅》云：芒似茅，可以为索。芒为禾本科之芒，芒所含多糖有抗癌作用。败芒箔可调经止血，活血除瘕，止消渴。

释名：时珍曰：其形方廉而薄，故曰帘、曰簿，以竹及苇芒编成，其帛幕曰帘。

箔经绳：主治痈疽有脓不溃，烧研，和腊猪脂敷下畔，即溃。不须针灸（时珍）。厕屋户帘：主治小儿霍乱，烧灰，饮服一钱（时珍。《外台秘要》）。

狗舌草

味苦，寒，有小毒。主蛊疥瘙疮，杀小虫。《唐本》注云：叶似车前无纹理，抽茎，花黄白，细，丛生渠堑湿地。今按《别本》注云：疥瘙风疮，并皆有虫；为末，和涂之即差。四月、五月采茎，曝干。《唐本》先附。

按：狗舌草为菊科狗舌草，用全草。可治疮疥杀虫。

海金沙

主通利小肠，得栀子、马牙消[1]、蓬砂共疗伤寒热狂。出黔中郡，七月收采，生作小株，才高一二尺，收时全科[2]于日中暴之，令小干，纸衬以杖击之，有细沙落纸上，旋收之，且暴且击，以沙尽为度。用之或丸或散。新定。

《图经》曰：海金沙，生黔中山谷，湖南亦有。初生作小株，高一二尺，七月采得，日中暴令干，以纸衬击，取其沙落纸上，旋暴旋击，沙尽乃止。主通利小肠，亦入伤寒狂热药。今医治小便不通，脐下满闷，方：海金沙一两，腊面茶半两，二味捣碾令细，每服三钱，煎生姜、甘草汤调下，服无时，未通再服。

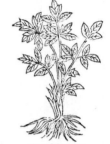

现注：

①消：原刻如此，今作硝。

②科：原刻如此，今作棵。又科通棵。

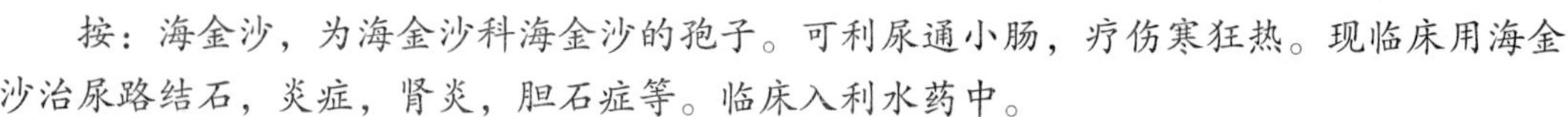

黔州海金沙

按：海金沙，为海金沙科海金沙的孢子。可利尿通小肠，疗伤寒狂热。现临床用海金沙治尿路结石，炎症，肾炎，胆石症等。临床入利水药中。

释名：竹园荽。

时珍曰：其色黄如细沙也。谓之海者，神异之也。俗名竹园荽，象叶形也。时珍曰：江浙、湖湘、川陕皆有之，生山林下。茎细如线，引于竹木上，高尺许。其叶细如园荽叶而甚薄，背面皆青，多皱上纹。皱处有沙子，状如蒲黄粉，黄赤色。不开花，细根坚强。其沙及草皆可入药。方士采其草取汁，煮砂、缩贺。

治湿热肿满，小便热淋、膏淋、血淋、石淋茎痛，解热毒气。时珍曰：海金沙，小肠、膀胱血分药也。热在二经血分者宜之。

附方：新五。

热淋急痛：海金沙草阴干为末，煎生甘草汤，调服二钱，此陈总领方也。一加滑石。(《夷坚志》）膏淋如油：海金沙、滑石各一两，甘草梢二钱半。为末。每服二钱，麦门冬煎汤服，日二次。(《仁存方》）血淋痛涩：但利水道，则清浊自分：海金沙末，新汲水或砂糖水服一钱。(《普济方》）脾湿肿满：腹胀如鼓，喘不得卧：海金沙散：用海金沙三钱，白术四两，甘草半两，黑牵牛头末一两半，为末，每服一钱，煎倒流水调下，得利为妙。(东垣《兰室密藏》）痘疮变黑：归肾。用竹园荽草煎酒，敷其身，即发起。(《直指方》）

萱　草

凉，无毒。治沙淋，下水气，主酒疸黄色通身者，取根，捣绞汁服，亦取嫩苗煮食之。又主小便赤涩，身体烦热。一名鹿葱。花名宜男。《风土记》云：怀妊妇人佩其花生男也。新补见陈藏器、《日华子》。

《图经》曰：萱草，俗谓之鹿葱，处处田野有之，味甘而无毒，主安五脏，利心志，令人好欢乐无忧，轻身明目。五月采花，八月采根用。今人多采其嫩苗及花跗[1]作菹，云利胸膈甚佳。

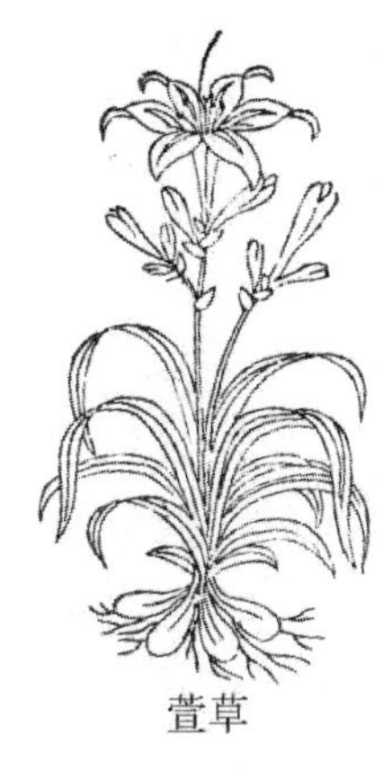
萱草

《嵇康养生论》云：合欢蠲忿，萱草忘忧。

《衍义》曰：萱草根，洗净研汁一大盏，生姜汁半盏相和，时时细呷，治大热衄血。

现注：

①跗：同柎，指花萼或子房。

按：萱草根为百合科萱草、黄花萱草等之根。综合功能治沙淋，下水气，退酒疸。令人欢乐无忧。

释名：忘忧(《说文》)、丹棘、疗愁剑(《土宿》)、妓女(《吴普》)时珍曰：萱本作谖。谖，忘也。《诗》云：焉得谖草？言树之背。谓忧思不能自遣，故欲树此草，玩味以忘忧也。吴人谓之疗愁。《董子》云：欲忘人之忧，则赠之丹棘，一名忘忧故也。其苗烹食，气味如葱，而鹿食九种解毒之草，萱乃其一，故又名鹿葱。《周处风土记》云：怀妊妇人佩其花，则生男。故名宜男。李九华《延寿书》云：嫩苗为蔬，食之动风，令人昏然如醉，因名忘忧。此亦一说也。嵇康《养生论》：《神农经》言：中药养性，故合欢蠲愤，萱草忘忧。亦谓食之也。郑樵《通志》乃言萱草一名合欢者，误矣。合欢见木部。时珍曰：萱宜下湿地，冬月丛生。叶如蒲、蒜辈而柔弱，新旧相代，四时青翠。五月抽茎开花，六出四垂，朝开暮蔫，至秋深乃尽，其花有红黄紫三色。结实三角，内有子大如梧子，黑而光泽。其根与麦门冬相似，最易繁衍。《南方草木状》言：广中一种水葱，状如鹿葱，其花或紫或黄，盖亦此类也。或言鹿葱花有斑纹，与萱花不同时者，谬也。肥土所生，则花浓色深，有斑纹，起重台，开有数月；瘠土所生，则花薄而色淡，开亦不久。嵇含《宜男花序》亦云：荆楚之土号为鹿葱，可以荐菹，尤可凭据。今东人采其花跗，干而货之，名为黄花菜消食，利湿热(时珍)。根：吹乳，乳痈肿痛，擂酒服，以滓封之（时珍)。震亨曰：萱属木，性下走阴分，一名宜男，宁无微意存焉。

附方：新四。通身水肿：鹿葱根叶，晒干为末。每服二钱，入席下尘半钱，食前米饮服。《圣惠方》小便不通：萱草根煎水频饮。《杏林摘要》大便后血：萱草根和生姜，油炒，酒冲服。(《圣济总录》) 食丹药毒：萱草根，研汁服之。(《事林广记》)

格注草

味辛，苦，温，有大毒。主蛊疰诸毒疼痛等。生齐鲁山泽。

《唐本》注云：叶似蕨，根紫色，若紫草根。一株有二寸许，二月、八月采根，五月、六月采苗，日干。《唐本》先附。

《唐本》余注云：《图经》出齐州、兖州山谷间。

按：格注草，叶似蕨，根紫色。则此似蕨类，贯仲类。可消蛊解毒，止痛。格注，贯仲二音相似。

鸡窠中草

主小儿白秃疮，和白头翁花烧灰，腊月猪脂敷之疮，先以酸泔洗，然后涂之。又主小儿夜啼，安席下，勿令母知。新补，见陈藏器、《日华子》。

《千金方》：治产后遗尿，故鸡窠中草，烧作末，酒下二钱匕差。

按：鸡巢中草，治白秃，止夜啼，止遗溺。

时珍曰：《千金方》：治产后遗尿。烧末，酒服一钱。又《不自秘方》：治天丝入目。烧灰淋汁，洗之。

鸡冠子

凉，无毒。止肠风泻血，赤白痢，妇人崩中带下。入药炒用。新补见陈藏器、《日华子》

按：鸡冠子，为苋科鸡冠子花的种子，有的地区将此当青葙子用。但实际并不是青葙子，青葙子另为一物。青葙子开穗状花，不像鸡冠子。功能止崩中带下，止痢。青葙子则明目。

时珍曰：以花状命名。时珍曰：鸡冠处处有之。三月生苗，入夏高者五六尺；矬者，才数寸。其叶青柔，颇似白苋菜而窄，梢有赤脉。其茎赤色，或圆，或扁，有筋起。六、七月梢间开花，有红、白、黄三色。其穗圆长而尖者，俨如青葙之穗；扁卷而平者，俨如雄鸡之冠。花大有围一二尺者，层层卷出可爱。子在穗中，黑细光滑，与苋实一样。其穗如秕麦状。花最耐久，霜后始蔫。

苗：气味甘，凉，无毒。主治疮痔及血病（时珍）。

花：气味同上。主治痔漏下血，赤白下痢，崩中赤白带下，分赤白用（时珍）。

附方：新十一。吐血不止：白鸡冠花，醋浸煮七次，为末。每服二钱，热酒下。（《经验方》）结阴便血：鸡冠花、椿根白皮等分，为末，炼蜜丸梧子大。每服三十丸，黄汤下，日二服。（《圣济总录》）粪后下血：白鸡冠花并子（炒），煎服。（《圣惠方》）五痔肛肿：久不愈，变成疮：用鸡冠花、凤眼草各一两。水二碗，煎汤频洗。（《卫生宝鉴》）下血脱肛：白鸡冠花、防风等分，为末，糊丸梧子大，空心米饮每服七十丸。一方：白鸡冠花（炒）、棕榈灰、羌活一两。为末。每服二钱，米饮下。（《永类钤方》）经水不止：红鸡冠花一味，晒干为末。每服二钱，空心酒调下。忌鱼腥、猪肉。（孙氏《集效方》）产后血痛：白鸡冠花，酒煎服之。（《李楼奇方》）妇人白带：白鸡冠花晒干，为末。每旦空心酒服三钱。赤带，用红者。（孙氏《集效方》）白带沙淋：白鸡冠花、苦壶卢等分，烧存性，空心火酒服之。（《摘玄》）赤白下痢：鸡冠花，煎酒服。赤，用红；白，用白。（《集简方》）

地 椒

味辛，温，有小毒。主淋㶸[①]肿痛，可作杀蛀蛊药。出上党郡，其苗覆地蔓生，茎叶甚细，花作小朵，色紫白，因旧茎而生。新定。

现注：

①㶸：原刻如此，应为渫（xiè 屑）之误。㶸为炸字异体，无淋炸之病名。渫为污浊之意。

按：地椒为唇形科百里香的全草。综合功能通淋消肿除蛊。临床可作为通淋药。

时珍曰：地椒出北地，即蔓椒之小者。贴地生叶，形小，味微辛。土人以煮羊肉食，香美。附方：新一。牙痛：地花椒、川芎尖等分。为末，擦之。（《海上名方》）

草三棱根

味甘，平，温，无毒。疗产后恶血，通月水血结，堕胎，破积聚癥瘕，止痛，利气。一名鸡爪三棱，生蜀地，二月、八月采。今附。

按：草三棱，一名鸡爪三棱。有莎草科三棱草、三楞草，恐是此类。综合功能堕胎破积消癥。

合明草

味甘，寒，无毒。主暴热淋，小便赤涩，小儿瘈病，明目，下水，止血痢。捣绞汁服。生下湿地，叶如四出花，向夜即叶合。新补，见陈藏器。

按：合明草为豆科田皂角的全草。综合功能清热通淋，止瘈明目，下水止痢。

鹿药

味甘，温，无毒。主风血，去诸冷，益老起阳，浸酒服之。生姑臧以西，苗根似黄精，根，鹿好食。今附。

按：鹿药为百合科鹿药之根茎。综合功能祛风除冷，益老起阳。

时珍曰：胡洽居士言：鹿食九种解毒之草，此其一也。或云即是萎蕤，理亦近之。姑附以俟考访。

败天公

平。主鬼疰精魅。陶隐居云：此人所戴竹笠之败者也，取上竹，烧酒服之。

按：败天公为竹笠之败者。可除疰精魅。

时珍曰：笠乃贱者御雨之具。以竹为胎，以箬叶夹之。《穹天论》云：天形如笠，而冒地之表。则天公之名，盖取于此。近代又以牛马尾、棕毛、皂罗漆制以蔽日者，亦名笠子，乃古所谓褦襶子者也。

一十一种陈藏器余

毛茛

钩吻注：陶云：钩吻或是毛茛。苏云：毛茛是有毛石龙芮也。《百一方》云：菜中有水茛，叶圆而光，有毒，生水旁，蟹多食之。苏云又注，似水茛无毛，其毛茛似龙芮而有毒也。

按：毛茛为毛茛科毛茛之全草。本为毛茛，自《纲目》误刻为毛莨后遂将毛茛写为毛莨，而毛茛反不复用。植物分类学有毛莨科，也从此一误导而来，应改为毛茛科才对。

时珍曰：茛，乃草乌头之苗，此草形状及毒皆似之，故名。《肘后方》谓之水茛。又名毛建，亦茛字音讹也。俗名毛堇，似水堇而有毛也。山人截疟，采叶贴寸口，一夜作泡如火燎，故呼为天灸、自灸。时珍曰：毛建、毛茛即今毛堇也，下湿处即多。春生苗，高者尺余，一枝三叶，叶有三尖及细缺。与石龙芮茎叶一样，但有细毛为别。四、五月开小黄花，五出，甚光艳。结实状如欲绽青桑椹，如有尖峭，与石龙芮子不同。人以为鹅不食草者，大误也。方士取汁煮砂伏硫。沈存中《笔谈》所谓石龙芮有两种：水生者叶光而末圆；陆生者叶毛而末锐。此即叶毛者，宜辨之。

茵命钩吻

注，陶云：有一物名阴命，赤色，著木悬其子，生海中，有毒。又云：海姜，生海中，赤色，状如龙芮，亦大毒，应是此也，今无的识之者。

按：茵命钩吻，钩吻《本经》卷十已出，为马钱科胡蔓藤全草，此主要说茵命。有一物名阴命，一段话在钩吻中已引用过。可能陈藏器将茵命称为茵命钩吻，故出此条。有大毒，不可食。

毒　菌

地浆注：陶云：山中多有毒菌，地浆解之，地生者为菌，木生者为檽[①]。江东人呼为蕈。《尔雅》云：中馗菌注云：地蕈子也。或云地鸡，亦云麞头，夜中光者有毒，煮不熟者有毒，煮讫照人无影者有毒。有恶虫鸟从下过者有毒，欲烂无虫者有毒。冬春无毒，及秋夏有毒者，为蛇过也。

现注：

①檽（ruǎn 软），即木耳。

按：此条言解毒菌，识毒菌之法。地浆解之尤为重要。或可救无药可救之菌毒。

时珍曰：中馗神名，又槌名也。此菌钉上若伞，其状如槌及中馗之帽，故以名之。时珍曰：按：《菌谱》云：杜蕈生土中，与山中鹅膏蕈相乱。俗言毒之气所成，食之杀人。甚美有恶，食肉不食马肝，未为不知味也。凡中其毒者，必笑不止。解之以苦茗、白矾，酌新水并咽之，无不立愈。又按：杨士瀛《直指方》云：广南人杀毒蛇，覆之以草，以水洒之，数日菌生。采干为末，入酒毒人。遇再饮酒，毒发立死。又陈氏《拾遗》云：南夷以胡蔓草毒人至死，悬尸于树，汁滴地上，生菌子收之，名菌药，毒人至烈。此皆不可不知，故并记之。马勃亦菌类，见草部。附方：新一。疔肿：黑牯牛撒粪石上，待生菌子，焙干，草等分为末。以竹筒去两头，紧缚，合住疔上。用水和末一钱，入筒内。少顷沸起，则根拔出。未出，再作二三次。(《医学正传》)

草禹余粮

注：陶公云：南人又呼平泽中一藤如菝葜为余粮。言禹采此当粮，根如盏连缀，半在土上，皮如茯苓，肉赤，味涩，人取以当谷不饥。调中止泄，健行不睡。云昔禹会诸侯弃粮于地，化为此草，故名余粮。今多生海畔山谷。

按：草禹余粮为百合科土茯苓的根茎。临床写作土茯苓。条文述草禹余粮调中止泄，健行不睡。今临床以土茯苓解毒消肿，治瘰疬，梅毒阴疮，肾炎肾病肾衰以及一些肿瘤等。

释名：土萆薢(《纲目》)、时珍曰：按：陶弘景注石部禹余粮云：南中平泽有一种藤，叶如菝葜，根作块有节，似菝葜而色赤，味如薯蓣，亦名禹余粮。言昔禹行山乏食，采此充粮而弃其余，故有此名。观陶氏此说，即今土茯苓也。故今尚有仙遗粮、冷饭团之名，亦其遗意。陈藏器《本草》草禹余粮，苏颂《图经》猪苓下刺猪苓，皆此物也，今皆并之。茯苓、猪苓、山地栗，皆象形也。俗又名过冈龙，谬称也。时珍曰：土茯苓，楚、蜀山箐中甚多。蔓生如，茎有细点。其叶不对，状颇类大竹叶而质浓滑，如瑞香叶而长五六寸。其根状如菝而圆，其大若鸡鸭子，连缀而生，远者离尺许，近或数寸，其肉软，可生啖。有赤、白二种，入药用白者良。按《中山经》云：骨镫之山有草焉，名曰荣草，其叶如柳，其本如鸡卵，食之已风。恐即此也。昔人不之用此。近时弘治、正德间，因杨梅疮盛行，率用轻粉药取效，毒留筋骨，溃烂终身，至人用此遂为要药。诸医无从考证，往往指为萆薢及菝葜。然其根苗迥然不同，宜参考之。但其功用亦颇相近，盖亦萆薢、菝葜之类也。

时珍曰：忌茶茗。机曰：近有好淫之人，多病杨梅毒疮，药用轻粉，愈而复发，久则肢体拘挛，变为痈漏，延绵岁月，竟致废笃。惟锉土萆薢三两，或加皂荚、牵牛各一钱，水六碗，煎三碗，分三服，不数剂，多瘥。盖此疾始由毒气干于阳明而发，加以轻粉燥烈，久而水衰，肝挟相火来凌脾土。土属湿，主肌肉，湿热郁蓄于肌腠，故发为痈肿，甚则拘挛，《内经》所谓湿气害人皮肉筋骨是也。土萆薢甘淡而平，能去脾湿，湿去则营卫从拘挛痈漏愈矣。初病服之不效者，火盛而湿未郁也。此药长于去湿，不能去热，病久则热衰气耗而湿郁为多故也。时珍曰：杨梅疮古方不载，亦无病者。近时起于岭表，传及四方。盖岭表风土卑炎，岚瘴熏蒸，饮啖辛热，男女淫猥。湿热之邪积蓄既深，发为毒疮，遂致互相传染，自南而北，遍及海宇，然皆淫邪之人病之。其类有数种，治之则一也。其证多属厥阴、阳明二经，而兼乎他经。邪之所在，则先发出，如兼少阴、太阴则发于咽喉；兼太阳、少阳则发于头耳之类。盖相火寄于厥阴，肌肉属于阳明故也。医用轻粉、银朱劫剂，五七日即愈。盖水银性走而不守，加以盐、矾升为轻粉、银朱，其性燥烈，善逐痰涎。涎乃脾之液，此物入胃气归阳明，故涎被劫，随火上升，从喉颊齿缝而出，故疮即干痿而愈。若服之过剂，及用不得法，则毒气窜入经络筋骨之间，莫之能出。痰涎既去，血液耗涸，筋失所养，营卫不从，变为筋骨挛痛，发为痈毒疳漏。久则生虫为癣，手足皴裂，遂成废痼。惟土茯苓气平味甘而淡，为阳明本药。能健脾胃，去风湿。脾胃健则营卫从言之妙也。今医家有搜风解毒汤，治杨梅疮，不犯轻粉。病深者月余，浅者半月即愈。服轻粉药筋骨挛痛、瘫痪不能动履者，服之亦效。其方用土茯苓一两，薏苡仁、金银花、防风、木瓜、木通、白鲜皮各五分，皂荚子四分，气虚加人参七分；血虚加当归七分。水二大碗煎饮，一日三服。惟忌饮茶及牛、羊、鸡、鹅、鱼肉、烧酒、法面、房劳。盖密方也。

附方：新六。

杨梅毒疮：邓笔峰《杂兴方》：用冷饭团四两，皂角子七个。水煎代茶饮。浅者二七，深者四七，见效。一方：冷饭团一两，五加皮、皂角子、苦参各三钱，金银花一钱。用好酒煎，日一服。小儿杨梅：疮起于口内，延及遍参。以土萆薢末，乳汁调服，月余自愈。《（外科发挥》）骨挛痈漏：（薛己《外科发挥》）云：服轻粉致伤脾胃气血，筋骨疼痛，久二溃烂成痈，连年累月，至于终身成废疾者，土萆薢一两，有热加芩、连，气虚加四君子汤，血虚加四物汤，水煎带茶。月余即安。《朱氏集验方》：用过山龙四两即硬饭，加四物汤一两，角子七个，川椒四十九粒，灯芯七根，水煎日饮。瘰疬溃烂：冷饭团切片或为末，水煎服或入粥内食之。须多食为妙。江西所出色白者良。忌铁器、发物。(《陆氏积德堂方》)

鼠蓑草

莎草，注陶云：别有鼠蓑草，治体异此。有名无用条有蓑草，味苦，寒。主温疟寒热酸嘶[1]利气。生淮南山谷即此也。

现注：

①嘶：有名未用中蘘草条为嘶，陶引文为斯，今据原为改之。

按：鼠蓑草，陶云有名未用条有蓑草……即此也。但有名未用条中有蘘草，无蓑草。今将蘘草定为蘘荷叶，可蘘荷是姜类用根，味辛温。其叶也应味辛温，有姜辛温姜叶亦辛温可证。蘘草苦寒，故不是蘘荷叶，其中有误。陶说蓑草为鼠蓑草应是对的。有名未用将蓑草写成蘘草可能为误刻，或将蘘草定为蘘荷叶为误。鼠衰草可截疟退热利气。

廉　姜

杜若注，陶云：若似廉。按：廉姜热，主胃中冷，吐水不下食。似姜，生岭南、剑南人多食之。

按：廉姜为姜科华良姜的根茎。可温胃驱寒下食止吐。

时珍曰：按《异物志》云：生沙石中，似姜，大如螺，气猛近于臭。南人以为齑。其法削皮，以黑梅及盐汁渍之，乃成也。又郑樵云：廉姜似山姜而根大。

草石蚕

虫石蚕注：陶云：今俗用草根，黑色。按：草石蚕，生高山石上，根如箸，上有毛，节如蚕，叶似卷柏。山人取浸酒，除风破血，主溪毒。煮食之。《本经》从虫部出，复有虫石蚕，已出拾遗。

按：草石蚕为骨碎补科阴石蕨的根茎或全草。可除风破血解溪毒。

释名：地蚕(《日用》)、土蛹(《余冬录》)、甘露子(《食物》)、滴露(《纲目》)、地瓜儿。

时珍曰：蚕蛹皆以根形而名，甘露以根味而名。或言叶上滴露则生，珍常莳之，无此说也。其根长大者，《救荒本草》谓之地瓜儿。机曰：草石蚕，徽州甚多，土人呼为地蚕。肥白而促节，大如三眠蚕。生下湿地及沙碛间。秋时耕犁，遍地皆是。收取以醋淹作菹食。冬月亦掘取之。颖曰：地蚕，生郊野麦地中。叶如薄荷，少狭而尖，文微皱，欠光泽。根白色，状如蚕。四月采根，水瀹和盐为菜茹之。时珍曰：草石蚕，即今甘露子也。荆湘、江淮以南野中有之，人亦栽莳。二月生苗，长者近尺，方茎对节，狭叶有齿，并如鸡苏，但叶皱有毛耳。四月开小花成穗，一如紫苏花穗。结子如荆芥子。其根连珠，状如老蚕。五月掘根蒸煮食之，味如百合。或以萝卜卤及盐菹水收之，则不黑。亦可酱渍、蜜藏。既可为菜，又可充果。陈藏器言石蚕叶似卷柏者，若与此不同也。不宜生食及多食，生寸白虫。与诸鱼同食，令人吐。

和五脏，下气清神(《正要》)。

漆姑草

杉木注。陶云：叶细细多生石间。按：漆姑草如鼠迹大，生阶墀间阴处，气辛烈，主漆疮，挼碎敷之，热更易。亦主溪毒疮。苏云：此蜀羊泉。羊泉是大草，非细者，乃同名耳。

按：漆姑草为石竹科漆姑草的全草。综合功能解漆毒溪毒。临床用以解毒利水消肿。

时珍曰：漆姑有二种：苏恭所说是羊泉，陶、陈所说是小草。苏颂所说老鸦眼睛草，乃龙葵也。又黄蜂作窠，衔漆姑草汁为蒂，即此草也。

附方新一。

黄疸疾：漆草一把，捣汁和酒服。不过三五次，即愈。(《摘玄方》)

鹿目

豆蔻注。陶云：鹿目，小冷。按：鹿目，云出岭南，如鹿目，食之发冷痰。余别无功。

按：鹿目，出岭南如鹿目，在豆蔻条附出。可发冷痰。

释名：鬼目。时珍曰：鬼目有草木三种：此乃木生者，其草鬼目别见草部白英下，又羊蹄菜亦名鬼目，并物异名同。按：刘欣期《交州记》云：鬼目出交趾、九真、武平、兴古诸处。树高硕似棠梨，叶似楮而皮白，二月生花，仍连着子，大者如木瓜，小者如梅李，而小斜不周正。七、八月熟，色黄味酸，以蜜浸食之佳。

梨豆

蚺蛇注。陶云：蛇胆如梨豆，生江南，蔓如葛，子如皂荚。子作狸首文，故名梨豆。《尔雅》云：虑涉子，人炒食之，一名虎涉，别无功。

按：梨豆，蔓如葛，子如皂荚，作狸首文。可食之。

时珍曰：黎亦黑色也。此豆荚老则黑色，有毛露筋，如虎、狸指爪，其子亦有点，如虎、狸之斑，煮之汁黑，故有诸名《尔雅》云：诸虑一名虎涉。又注櫐根云：苗如豆。《尔雅》：摄，虎櫐。郭璞注云：江东呼为藤，似葛而粗大。缠蔓林树，荚有毛刺。一名豆搜，今虎豆也，千岁櫐是矣。

时珍曰：《尔雅》虎櫐，即狸豆也。古人谓藤为櫐，后人讹为狸矣。《尔雅》山櫐、虎櫐，原是二种。陈氏合而为一，谓诸虑一名虎涉，又以为千岁櫐，并误矣。千岁櫐见草部。狸豆野生，山人亦有种之者。三月下种生蔓。其叶如豇豆叶，但文理偏斜。六、七月开花成簇，紫色，状如扁豆花。一枝结荚十余，长三四寸，大如拇指，有白茸毛。老则黑而露筋，宛如干熊指爪之状。其子大如刀豆子，淡紫色，有斑点如狸文。煮去黑汁，同猪、鸡肉再煮食，味乃佳。

气味甘、微苦，温，有小毒。多食令人闷。主温中，益气（时珍）。

诸草有毒

瓜两蒂、两鼻害人。瓜瓠正苦有毒。簷溜滴着菜有毒。堇黄花害人。芹赤叶害人。菰首蜜食下痢，生葱不得杂白犬肉食之，令人九窍流血。食戎葵并鸟肉令人面无颜色。食葵发狂犬咬。食葫葱、青鱼令人腹生虫。薤，不得和牛肉食，成癥瘕痼疾。妇人妊娠食干姜令胎肉消。生葱和鸡子食变嗽。蓼，蔨食生食令气夺乏，令阴痿。九月食霜下瓜，血必冬发。三月不得食陈菹，夏热病发恶疮。瓠，牛践苗，子即苦。

草部纲目新增

锁阳　三七　土当归　水仙　吉利草　朱砂根　地锦罗　金丝草　蜘蛛香　山奈　瑞香　茉莉　素馨　指甲花　排香草　线香　千年艾　雁来红　天灵草　番红花　燕脂　羊屎柴　箬　云花草　淡竹叶　鹿蹄草　迎春花　剪春罗　狗尾草　水杨梅　地蜈蚣草　半边莲　紫花地丁　玉簪　凤仙　押不芦　蔓陀罗花　山踯躅　醉鱼草　海芋　透山根　番木鳖　月季花　九仙子　黄藤　龙舌草　苦草　虎耳草　白龙须　艾纳九龙草　荔枝草　水银草　透骨草　蛇眼草　鹅项草　蛇鱼草　九里香草　白筵草　环肠草　扎耳草　铜鼓草　蚕茧草　野芗草　纤霞草牛脂芳　鸭脚青　天仙莲　双头莲　猪蓝子　天芥菜　佛掌花　郭公刺　筼箕柴　碎米柴　山枇杷柴　三角风　叶下红　满江红　隔山消　石见穿　醒醉草　墓头回　羊茅　阿只儿　阿息儿　奴哥撒儿

时珍曰：天造地化而草木生焉。刚交于柔而成根，柔交于刚而成枝干。叶萼属阳，华实属阴。由是草中有木，木中有草。得气之粹者为良，得气之戾者为毒。故有五形焉（金、木、水、火、土），五气焉（香、臭、臊、腥、膻），五色焉（青、赤、黄、白、黑），五味焉（酸、苦、甘、辛、咸），五性焉（寒、热、温、凉、平），五用焉（升、降、浮、沉、中）。炎农尝而辨之，轩岐述而着之，汉、魏、唐、宋明贤良医代有增益。

锁阳（本草衍义补遗）

时珍曰：锁阳出肃州。按：陶九成《辍耕录》云：锁阳，生鞑靼田地，野马或与蛟龙遗精入地，久之发起如笋，上丰下俭，鳞甲栉比，筋脉联系，绝类男阳，即肉苁蓉之类。或谓里之淫妇，就而合之，一得阴气，勃然怒长。土人掘取洗涤，去皮薄切晒干，以充药货，功力百倍于苁蓉也。时珍疑此自有种类，如肉苁蓉、列当，亦未必尽是遗精所生也。

气味：甘，温，无毒。

主治：大补阴气，益精血，利大便。虚人大便燥结者，啖之可代苁蓉，煮粥弥佳。不燥结者勿用（震亨）。润燥养筋，治痿弱（时珍）。

三　七

释名：山漆(《纲目》)、金不换。时珍曰：彼人言其叶左三右四，故名三七，盖恐不然。或云本名山漆，谓其能合金疮，如漆粘物也，此说近之。金不换，贵重之称也。

时珍曰：生广西、南丹诸州番峒深山中，采根暴干，黄黑色。团结者，状略似白及；长者，如老干地黄，有节。味微甘而苦，颇似人参之味。或云：试法，以末糁猪血中，血化为水者乃真。近传一种草，春生苗，夏高三四尺。叶似菊艾而劲浓，有岐尖。茎有赤棱。夏秋开黄花，蕊如金丝，盘纽可爱，而气不香。花干则吐絮如苦絮。根叶味甘。治金疮折伤出血，及上下血病，甚效。云是三七，而根大如牛蒡根，与南中来者不类，恐是刘寄奴之属，甚易繁衍。

根：气味甘、微苦，温，无毒。

主治：止血散血定痛，金刃箭伤、跌仆杖疮、血出不止者，嚼烂涂，或为末掺之，其血即止。亦主吐血衄血，下血血痢，崩中经水不止，产后恶血不下，血运血痛，赤目痈肿，虎咬蛇伤诸病（时珍）。

时珍曰：此药近时始出，南人军中用为金疮要药，云有奇功。又云：凡杖仆伤损，瘀血淋漓者，随即嚼烂，罨之即止；青肿者，即消散。若受杖时，先服一二钱，则血不冲心；杖后，尤宜服之。产后服，亦良。大抵此药气温、味甘微苦，乃阳明、厥阴血分之药，故能治一切血病，与骐竭、紫矿相同。

附方：新八。

吐血衄血：山漆一钱，自嚼，米汤送下。或以五分，加入八核汤。(《濒湖集简方》)

赤痢血痢：三七三钱，研末，米泔水调服。即愈。(同上）大肠下血：三七研末，同淡白酒调一二钱服，三服可愈。加五分入四物汤，亦可。(同上)妇人血崩：方同上。产后血多：山漆研末，米汤服一钱。(同上）男妇赤眼：十分重者。以山漆根磨汁，涂四围。甚妙。(同上）无名肿毒：疼痛不止。山漆磨米醋调涂即散。已破者，研末干涂。虎咬蛇伤：山漆研末，米饮服三钱，仍嚼涂之。(并同上)

叶：主治：折伤跌仆出血，敷之即止；青肿，经夜即散，余功同根（时珍）。

土当归

生密县山野，茎圆而有线楞，叶似芹菜叶而硬，边有细锯齿刺。又似苍术叶而大，每三叶攒生一处，开黄花，根似前胡，又似野胡萝卜根。

根：气味辛，温，无毒。

主治：除风和血，煎酒服之。闪拗手足，同荆芥、葱白煎汤淋洗之（时珍。出《卫生易简方》）。

水　　仙（本草会编）

释名：金盏银台。时珍曰：此物宜卑湿处，不可缺水，故名水仙。金盏银台，花之状也。

机曰：水仙花叶似蒜，其花香甚清。九月初栽于肥壤，则花茂盛，瘦地则无花。

五月初收根，以童尿浸一宿，晒干，悬火暖处。若不移宿根更旺。时珍曰：水仙丛生下湿处。

其根似蒜及薤而长，外有赤皮裹之。冬月生叶，似薤及蒜。春初抽茎，如葱头。茎头开花数朵，大如簪头，状如酒杯，五尖上承，黄心，宛然盏样，其花莹韵，其香清幽。一种千叶者，花皱，下轻黄而上淡白，不作杯状，人重之，指为真水仙，盖不然，乃一物二种尔。亦有红花者。按：段成式《酉阳杂俎》云：捺祇出拂林国，根大如鸡卵，苗长三四尺，叶似蒜叶，中心抽条，茎端开花，六出红白色，花心黄赤，不结子，冬生夏死。取花压油，涂身去风气。据此形状，与水仙仿佛，岂外国名谓不同耶。

根：气味苦、微辛，滑，寒，无毒。土宿真君曰：取汁伏汞，煮雄黄，拒火。

主治：花：气味缺。

主治：作香泽，涂身理发，去风气。又疗妇人五心发热，同干荷叶、赤芍药等分，为末，白汤每服二钱，热自退也（时珍，出《卫生易简方》）。

吉 利 草

时珍曰：按嵇含《南方草木状》云：此草生交广，茎如金钗股，形类石斛，根类芍药。吴黄武中，江夏李俣徙合浦遇毒，其奴吉利偶得此草与服，遂解，而吉利即遁去。

俣以此济人，不知其数也。又高凉郡产良耀草，枝叶如麻黄，花白似牛李，秋结子如小粟，煨食解毒，功亚于吉利草。始因梁耀得之，因以为名，转梁为良耳。

根：气味苦，平，无毒。

主治：解蛊毒，极验（时珍）。

朱 砂 根

时珍曰：朱砂根生深山中，今惟太和山人采之。苗高尺许，叶似冬青叶，背甚赤，夏月长茂。根大如箸，赤色，此与百两金仿佛。

根：气味苦，凉，无毒。

主治：咽喉肿痹，磨水或醋咽之，甚良（时珍）。

锦地罗

时珍曰：锦地罗出广西庆远山岩间，镇安、归顺、柳州皆有之。根似萆薢及栝蒌根状。彼人颇重之，以充方物。

根：气味微苦，平，无毒。

主治：山岚瘴毒疮毒，并中诸毒。以根研生酒服一钱匕，即解（时珍）。

金丝草

时珍曰：金丝草出庆阳山谷，苗状当俟访问。

气味：苦，寒，无毒。

主治：吐血咳血，衄血下血，血崩瘴气，解诸药毒，疗痈疽疔肿恶疮，凉血散热（时珍）。

附方：新四。

妇人血崩：金丝草、海柏枝、砂仁、花椒、蚕退纸、旧锦灰，等分，为末，煮酒空心服。

陈光述传。(《谈野翁方》) 痈疽疔肿：一切恶疮。金丝草、忍冬藤、五叶藤、天荞麦等分。煎汤温洗。黑色者，加醋。又铁箍散：用金丝草灰二两（醋拌晒干），贝母五两（去心），白芷二两，为末，以凉水调贴疮上，香油亦可。或加龙骨少许。天蛇头毒：落苏（即金丝草）、金银花藤、五叶紫葛、天荞麦，等分。切碎，用绝好醋浓煎，先熏后洗。(《救急方》)

蜘蛛香

时珍曰：蜘蛛香，出蜀西茂州松潘山中，草根也。黑色有粗须，状如蜘蛛及本、芎，气味芳香，彼人亦重之。或云猫喜食之。

根：气味辛，温，无毒。

主治：辟瘟疫，中恶邪精，鬼气尸疰（时珍）。

山柰

释名：山辣(《纲目》)、三柰。时珍曰：山柰俗讹为三柰，又讹为三赖，皆土音也。或云：本名山辣，南人舌音呼山为三，呼辣如赖，故致谬误。其说甚通。

时珍曰：山柰生广中，人家栽之。根叶皆如生姜，作樟木香气。土人食其根如食姜，切断暴干，则皮赤黄色，肉白色。古之所谓廉姜，恐其类也。段成式《酉阳杂俎》云：柰只出拂林国，苗长三四尺，根大如鸭卵，叶似蒜，中心抽条甚长，茎端有花六出，红白色，花心黄赤，不结子，其草冬生夏死。取花压油，涂身去风气。按此说颇似山柰，故附之。

根：气味辛，温，无毒。主治：暖中，辟瘴疠恶气，治心腹冷气痛，寒湿霍乱，风虫牙痛。入合诸香用（时珍）。

附方：新六。

一切牙痛：三柰子一钱（面包煨熟），入麝香二字。为末。随左右一字入鼻内，口含温水漱去，神效。名海上一字散。（《普济方》）风虫牙痛：《仁存方》：用山柰为末，铺纸上卷作筒，烧灯吹灭，乘热和药吹入鼻内，痛即止。《摄生方》：用肥皂一个（去穰），入山柰、甘松各三分，花椒、食盐不拘多少，填满，面包红，取研，日用擦牙漱去。面上雀斑：三柰子、鹰粪、密陀僧、蓖麻子等分，研匀，以乳汁调之，夜涂旦洗去。醒头去屑：三柰、甘松香、零陵香一钱，樟脑二分，滑石半两。为末。夜擦旦篦去。（《水云录》）心腹冷痛：三柰、丁香、当归、甘草等分为末，醋糊丸梧子大。每服三十丸，酒下。（《集简方》）

瑞　香

时珍曰：南方州郡山中有之。枝干婆娑，柔条浓叶，四时青茂。冬春之交，开花成簇，长三四分，如丁香状，有黄、白、紫三色。《格古论》云：瑞香高者三四尺，有数种：有枇杷叶者，杨梅叶者，柯叶者，球子者，挛枝者。惟挛枝者花紫香烈，枇杷叶者结子。

其始出于庐山，宋时人家栽之，始著名。挛枝者其节挛曲，如断折之状也。其根绵软而香。

根：气味甘、咸，无毒。

主治：急喉风，用白花者研水灌之（时珍。出《医学集成》）。

茉　莉

释名：柰花。时珍曰：稽含《草木状》作末利，《洛阳名园记》作抹厉，《佛经》作抹利，《王龟龄集》作没利，《洪迈集》作末丽。盖末利本胡语，无正字，随人会意而已。韦君呼为狎客，张敏叔呼为远客。杨慎《丹铅录》云：《晋书》都人簪柰花，即今末利花也。

时珍曰：茉莉原出波斯，移植南海，今滇、广人栽莳之。其性畏寒，不宜中土。弱茎繁枝，绿叶团尖。初夏开小白花，重瓣无蕊，秋尽乃止，不结实。有千叶者，红色者，蔓生者。其花皆夜开，芬香可爱。女人穿为首饰，或合面脂。亦可熏茶，或蒸取液以代蔷薇水。又有似茉莉而瓣大，其香清绝者，谓之狗牙，亦名雪瓣，海南有之。素馨、指甲，皆其类也，并附于下。

花气味辛，热，无毒。

主治：蒸油取液，作面脂头泽，长发润燥香肌，亦入茗汤（时珍）。

根：气味热，有毒。

主治：以酒磨一寸服，则昏迷一日乃醒；二寸二日，三寸三日。凡跌损骨节脱臼，接骨者用此，则不知痛也（汪机）。

素　馨

时珍曰：素馨亦自西域移来，谓之耶悉茗花，即《酉阳杂俎》所载野悉蜜花也。枝干袅娜，叶似茉莉而小。其花细瘦四瓣，有黄、白二色。采花压油泽头，甚香滑也。

排草香

时珍曰：排草香出交趾，今岭南亦或莳之。草根也，白色，状如细柳根，人多伪杂之。案：范成大《桂海志》云：排草香状如白茅香，芬烈如麝香。人亦用以合香，诸香无及之者。又有麝香木，出古城，乃老朽树心节，气颇类麝。

根：气味辛，温，无毒。

主治：辟臭，去邪恶气（时珍）。

线　香

时珍曰：今人合香之法甚多，惟线香可入疮科用。其料加减不等，大抵多用白芷、芎䓖、独活、甘松、三柰、丁香、藿香、本、高良姜、角茴香、连乔、大黄、黄芩、柏木、兜娄香末之类，为末，以榆皮面作糊和剂，以唧筩成线香，成条如线也。亦或盘成物象字形，用铁铜丝悬者，名龙挂香。

气味：辛，温，无毒。主治：熏诸疮癣（时珍）。

附方：新一。

杨梅毒疮：龙挂香、孩儿茶、皂角子各一钱，银朱二钱，为末，纸卷作捻，点灯置桶中，以鼻吸烟，一日三次，三日止。内服解毒药，疮即干。（《集简方》）

千年艾

时珍曰：千年艾出武当太和山中。小茎高尺许。其根如蓬蒿。其叶长寸余，无尖丫，面青背白。秋开黄花，如野菊而小，结实如青珠丹颗之状。三伏日采叶曝干。叶不似艾，而作艾香，搓之即碎，不似艾叶成茸也。羽流以充方物。

叶：气味辛、微苦，温，无毒。

主治：男子虚寒，妇人血气诸痛，水煎服之（时珍）。

雁来红

时珍曰：茎、叶、穗、子并与鸡冠同。其叶九月鲜红，望之如花，故名，吴人呼为老少年。一种六月叶红者，名十样锦。

天灵草

时珍曰：按《土宿真君本草》云：状如鸡冠花，叶亦如之，折之有液如乳，生江、湖、荆南陂池间。五月取汁，可制雄、硫，煮雌炼砂。

番红花

释名：洎夫蓝(《纲目》)、撒法郎。时珍曰：番红花，出西番回回地面及天方国，即彼地红蓝花也。元时，以入食馔用。按：张华《博物志》言：张骞得红蓝花种于西域，则此即一种，或方域地气稍有异耳。

气味：甘，平，无毒。主治：心忧郁积，气闷不散，活血。久服令人心喜。又治惊悸（时珍）。

附方新一。伤寒发狂：惊怖恍惚。用撒法郎二分，水一盏，浸一夕服之。天方国人所传。(王玺《医林集药》)

羊屎柴

时珍曰：按《乾坤生意》云：一名牛屎柴，生山野中。叶类鹤虱，四痈疽发背，捣敷之。冬月用根。可以毒鱼。

燕脂

见红蓝花条下。

箬

释名：(篛与箬同)、时珍曰：箬若竹而弱，故名。其生疏辽，故又谓之辽。

时珍曰：箬生南方平泽。其根与茎皆似小竹，其节箨与叶皆似芦荻，而叶之面青背淡，柔而韧，新旧相代，四时常青。南人取叶作笠，及裹茶盐，包米粽，女人以衬鞋底。

叶：气味甘，寒，无毒。

主治：男女吐血、衄血、呕血、咯血、下血。并烧存性，温汤服一钱匕。又通小便，利肺气喉痹，消痈肿（时珍）。

附方：新一十二。一切眼疾：笼烧灰，淋汁洗之，久之自效。(《经验方》）咽喉闭痛：辽叶、灯心草（烧灰）等分。吹之，甚妙。(《集简方》）耳忽作痛：或红肿内胀。将经霜青箬露在外，将朽者烧存性，为末。敷入耳中，其疼即止。（杨起《简便方》）肺壅鼻衄：箬叶（烧灰）、白面三钱。研匀，井花水服二钱。（《圣济总录》）经血不止：箬叶灰、蚕纸灰等分，为末。每服二钱，米饮下。（《圣济总录》）肠风便血：茶篓内箬叶，烧存性。每服三匙，空心糯米汤下。或入麝香少许。（《百一选方》）男妇血淋，亦治五淋：多年煮酒瓶头箬叶（三五年至十年者，尤佳）。每用七个，烧存性，入麝香少许，陈米饮下，日三服。有人患此，二服愈。福建煮过夏月酒多有之。（《百一选方》）小便涩滞：不通。干箬叶一两（烧灰），滑石半两，为末，每米饮服三钱。（《普济方》）男妇转脬：方同上。吹奶乳痈：五月五日粽箬烧灰，酒服二钱，即散，累效。（《济急仙方》）痘疮倒靥：箬叶灰一钱，麝香少许。酒服。（张德恭《痘疹便览方》）

云花草

时珍曰：按葛洪《肘后方》治马疥，有云花草，云状如麻黄，而中坚实也。

淡竹叶

释名：根名碎骨子。

时珍曰：竹叶象形。碎骨言其下胎也。

时珍曰：处处原野有之。春生苗，高数寸，细茎绿叶，俨如竹米落地所生细竹之茎叶。其根一窠数十须，须上结子，与麦门冬一样，但坚硬尔，随时采之。八九月抽茎，结小长穗。俚人采其根苗，捣汁和米作酒曲，甚芳烈。

气味甘，寒，无毒。

主治：叶：去烦热，利小便，清心。根：能堕胎催生。

鹿蹄草

释名：小秦王草(《纲目》)、秦王试剑草。

时珍曰：鹿蹄象叶形。能合金疮，故名试剑草。又山慈姑亦名鹿蹄，与此不同。

时珍曰：按轩辕述《宝藏论》云：鹿蹄多生江广平陆及寺院荒处，淮北绝少，川陕亦有。苗似堇菜，而叶颇大，背紫色。春生紫花。结青实，如天茄子。可制雌黄、丹砂。

气味缺。

主治：金疮出血，捣涂即止。又涂一切蛇虫犬咬毒（时珍）。

迎春花

时珍曰：处处人家栽插之，丛生，高者二三尺，方茎浓叶。

叶如初生小椒叶而无齿，面青背淡。对节生小枝，一枝三叶。正月初开小花，状如瑞香，花黄色，不结实。

叶：气味苦、涩，平，无毒。

主治：肿毒恶疮，阴干研末，酒服二三钱，出汗便瘥(《卫生易简方》)。

狗尾草

释名：莠（音酉）、光明草(《纲目》)、阿罗汉草。时珍曰：莠草秀而不实，故字从秀。穗形象狗尾，故俗名狗尾。其茎治目痛，故方士称为光明草、阿罗汉草。

时珍曰：原野垣墙多生之。苗叶似粟而小，其穗亦似粟，黄白色而无实。采茎筒盛，以治目病。恶莠之乱苗，即此也。

茎：主治：疣目，贯发穿之，即干灭也。凡赤眼拳毛倒睫者，翻转目睑，以一二茎蘸水戛去恶血，甚良（时珍）。

水杨梅

释名：地椒。时珍曰：生水边，条叶甚多，生子如杨梅状。《庚辛玉册》云：地椒，一名水杨梅，多生近道阴湿处，荒田野中亦有之。丛生，苗叶似菊，茎端开黄花，实类椒而不赤。实可结伏三黄、白矾，制丹砂、粉霜。

气味辛，温，无毒。主治疔疮肿毒（时珍）。

地蜈蚣草

时珍曰：生村落塍野间。左蔓延右，右蔓延左。其叶密而对生，如蜈蚣形，其穗亦长，俗呼过路蜈蚣。其延上树者，呼飞天蜈蚣。根、苗皆可用。

气味：苦，寒，无毒。主治：解诸毒，及大便不通，捣汁。疗痈肿，捣涂，并末服，能消毒排脓。蜈蚣伤者，入盐少许捣涂，或末敷之（时珍）。

附方：新一。一切痈疽，及肠痈奶痈，赤肿未破，或已破而脓血不散，发热疼痛能食者，并宜排脓托里散：用地蜈蚣、赤芍药、当归、甘草等分。为末。每服二钱，温酒下。(《和剂局方》)

半边莲

时珍曰：半边莲，小草也。生阴湿塍堑边。就地细梗引蔓，节节而生细叶。秋开小花，淡红紫色，止有半边，如莲花状，故名。又呼急解索。

气味辛，平，无毒。主治蛇虺伤，捣汁饮，以滓围涂之。又治寒气喘，及疟疾寒热，同雄黄各二钱，捣泥，碗内覆之，待色青，以饭丸梧子大。每服九丸，空心盐汤下。(《寿域方》)

紫花地丁

释名：箭头草(《纲目》)、独行虎(《纲目》)、羊角子《秘韫》、米布袋。时珍曰：处处有之。其叶似柳而微细，夏开紫花结角。

平地生者起茎；沟壑边生者起蔓。《普济方》云：乡村篱落生者，夏秋开小白花，如铃儿倒垂，叶微似木香花之叶。此与紫花者相戾，恐别一种也。

气味苦、辛，寒，无毒。主治一切痈疽发背，疔肿瘰，无名肿毒恶疮(时珍)。

附方：新九。

黄疸内热：地丁末。酒服三钱。(《乾坤秘韫》) 稻芒粘咽，不得出者：箭头草嚼咽下。(同上方) 痈疽恶疮：紫花地丁（连根)、同苍耳叶等分。捣烂，酒一钟，搅汁服。(杨诚《经验方》) 痈疽发背：无名诸肿，贴之如神：紫花地丁草，三伏时收。以白面和成，盐醋浸一夜贴之。昔有一尼发背，梦得此方，数日而痊。(孙天仁《集效方》) 一切恶疮：紫花地丁根，日干，以罐盛，烧烟对疮熏之。出黄水，取尽愈。(《卫生易简方》) 瘰疬疔疮：发背诸肿：紫花地丁根去粗皮，同白蒺藜为末，油和涂神效。(《乾坤秘韫》) 疔疮肿毒：《千金方》：用紫花地丁草捣汁服，虽极者亦效。杨氏方：用紫花地丁草、葱头、生蜜共捣贴之。若瘤疮，加新黑牛屎。喉痹肿痛：箭头草叶，入酱少许，研膏，点入取吐。(《普济方》)

玉　簪

释名：白鹤仙。时珍曰：并以花象命名。时珍曰：玉簪处处人家栽为花草。二月生苗成丛，高尺许，柔茎如白菘。其叶大如掌，团而有尖，叶上纹如车前叶，青白色，颇娇莹。六、七月抽茎，茎上有细叶。中出花朵十数枚，长二三寸，本小末大。未开时，正如白玉搔头簪形，又如羊肚蘑菇之状，开时微绽四出，中吐黄蕊，颇香，不结子。其根连生，如鬼臼、射干、生姜辈，有须毛。旧茎死则根有一臼，新根生则旧根腐。亦有紫花者，叶微狭。皆鬼臼、射干之属。

根：气味甘、辛，寒，有毒。主治捣汁服，解一切毒，下骨鲠，涂痈肿(时珍)。

附方：新五。乳痈初起：内消花（即玉簪花)，取根擂酒服，以渣敷之。(《海上方》) 妇人断产：白鹤仙根、白凤仙子各一钱半，紫葳二钱半，辰砂二钱，捣末，蜜和丸梧子大。产内三十日，以酒半盏服之。不可着牙齿，能损牙齿也。(《摘玄方》) 解斑蝥毒：玉簪根擂水服之，即解。（赵真人《济急方》）下鱼骨鲠：玉簪花根、山里红果根，同捣自然汁，以竹筒灌入咽中，其骨自下。不可着牙齿。（臞仙《乾坤生意》）刮骨取牙：玉簪根（干者）一

钱，白砒三分，白七分，蓬砂二分，威灵仙三分，草乌头一分半，为末。以少许点疼处，即自落也。（余居士《选奇方》）

叶：气味同根。主治：蛇虺螫伤，捣汁和酒服，以渣敷之，中心留孔泄气（时珍）。

凤　仙

释名：急性子(《救荒》)、旱珍珠(《纲目》)、夹竹桃(《救荒》)、海(《音纳》)、时珍曰：其花头翅尾足，俱翘翘然如凤状，故以名之。女人采其花及叶包染指甲，其实状如小桃，老则迸裂，故有指甲、急性、小桃诸名。宋光宗李后讳凤，宫中呼为好女儿花。张宛丘呼为菊婢。韦君呼为羽客。

时珍曰：凤仙人家多种之，极易生。二月下子，五月可再种。苗高二三尺，茎有红、白二色，其大如指，中空而脆。叶长而尖，似桃柳叶而有锯齿。丫间开花，或黄或白，或红或紫，或碧或杂色，亦自变易，状如飞禽，自夏初至秋尽，开谢相续。结实累然，大如樱桃，其形微长，色如毛桃，生青熟黄，犯之即自裂，皮卷如拳，苞中有子似萝卜子而小，褐色。人采其肥茎汋酏，以充莴笋。嫩华酒，浸一宿，亦可食。但此草不生虫蠹，蜂蝶亦不近，恐亦不能无毒也。

子：气味微苦，温，有小毒。主治：产难，积块噎膈，下骨鲠，透骨通窍（时珍）。

时珍曰：凤仙子其性急速，故能透骨软坚。庖人烹鱼肉硬者，投数粒即易软烂，是其验也。缘其透骨，最能损齿，与玉簪根同，凡服者不可着齿。多用亦戟人咽。

附方：新五。

产难催生：凤仙子二钱，研末。水服，勿近牙。外以蓖麻子，随年数捣涂足心。（《集简方》）噎食不下：凤仙花子酒浸三宿，晒干为末，酒丸绿豆大。每服八粒，温酒下。不可多用，即急性子也。（《摘玄方》）

咽中骨鲠：欲死者。白凤仙子研水一大呷，以竹筒灌入咽，其物即软。不可近牙。或为末吹之。（《普济方》）牙齿欲取：金凤花子研末，入砒少许，点疼牙根，取之。（《摘玄方》）

小儿痞积：急性子、水荭花子、大黄各一两，俱生研末。每味取五钱，外用皮硝一两拌匀。将白鹁鸽一个，或白鸭亦可，去毛屎，剖腹，勿犯水，以布拭净，将末装入内，用绵扎定，沙锅内入水三碗，重重纸封，以小火煮干，将鸽鸭翻调焙黄色，冷定。早辰食之，日西时疾软，三日大便下血，病去矣。忌冷物百日。（孙天仁《集效方》）

花：气味甘、滑，温，无毒。

主治：蛇伤，擂酒服即解。又治腰胁引痛不可忍者，研饼晒干为末，空心每酒服三钱，活血消积（时珍）。

附方：新一。

风湿卧床不起：用金凤花、柏子仁、朴硝、木瓜煎汤洗浴，每日二三次。内服独活寄生汤。（吴旻《扶寿精方》）根、叶气味苦、甘、辛，有小毒。主治：鸡鱼骨鲠，误吞铜铁，杖扑肿痛，散血通经，软坚透骨（时珍）。

附方：新三。

咽喉物哽：金凤花根嚼烂噙咽，骨自下，鸡骨尤效。即以温水漱口，免损齿也。亦治误吞铜铁。（危氏《得效方》）打杖肿痛：凤仙花叶捣如泥，涂肿破处，干则又上，一夜血散，即愈。冬月收取干者研末，水和涂之。（叶廷器《通变要法》）马患诸病：白凤仙花连根叶熬膏。遇马有病，抹其眼四角上，即汗出而愈。（《卫生易简方》）

押不芦

时珍曰：按周密《癸辛杂志》云：漠北回回地方有草名押不芦。土人以少许磨酒饮，即通身麻痹而死，加以刀斧亦不知。至三日，则以少药投之即活。

御药院中亦储之。贪官污吏罪甚者，则服百日丹，皆用此也。昔华佗能刳肠涤胃，岂不有此等药耶？

曼陀罗花

释名：风茄儿（《纲目》）、山茄子。时珍曰：《法华经》言：佛说法时，天雨曼陀罗花。又道家北斗有陀罗星使者，手执此花。故后人因以名花。曼陀罗，梵言杂色也。茄乃因叶形尔。姚伯声《花品》呼为恶客。

时珍曰：曼陀罗生北土，人家亦栽之。春生夏长，独茎直上，高四五尺，生不旁引，绿茎碧叶，叶如茄叶。八月开白花，凡六瓣，状如牵牛花而大。攒花中坼，骈叶外包，而朝开夜合。结实圆而有丁拐，中有小子。八月采花，九月采实。

花、子：气味辛，温，有毒。主治：诸风及寒湿脚气，煎汤洗之。又主惊痫及脱肛，并入麻药。时珍曰：相传此花笑采酿酒饮，令人笑；舞采酿酒饮，令人舞。予尝试之，饮须半酣，更令一人或笑或舞引之，乃验也。八月采此花，七月采火麻子花，阴干，等分为末。

热酒调服三钱，少顷昏昏如醉。割疮灸火，宜先服此，则不觉苦也。

附方：新三。面上生疮：曼陀罗花，晒干研末。少许贴之。（《卫生易简方》）小儿慢惊：曼陀罗花七朵（重一字），天麻二钱半，全蝎（炒）十枚，天南星（炮）、丹砂、乳香各二钱半，为末。每服半钱，薄荷汤调下。（《御药院方》）大肠脱肛：曼陀罗子（连壳）一对，橡斗十六个，同锉，水煎三五

沸，入朴硝少许，洗之。(《儒门事亲》)

山踯躅

时珍曰：处处山谷有之。高者四五尺，低者一二尺。春生苗叶，浅绿色。枝少而花繁，一枝数萼。二月始开花如羊踯躅，而蒂如石榴花，有红者、紫者、五出者、千叶者。小儿食其花，味酸无毒。一名红踯躅，一名山石榴，一名映山红，一名杜鹃花。其黄色者，即有毒羊踯躅也。

醉鱼草

释名：闹鱼花(《纲目》)、鱼尾草(《纲目》) 樚木。时珍曰：醉鱼草南方处处有之。多在堑岸边，作小株生，高者三四尺。根状如八月开花成穗，红紫色，俨如芫花一样。结细子。渔人采花及叶以毒鱼，尽圉圉而死，呼为醉鱼儿草。池沼边不可种之。此花色状、气味并如芫花，毒鱼亦同。但花开不同时为异尔。按《中山经》云：熊耳山有草焉，其状如苏而赤华，名曰葶苎，可以毒鱼。其此草之类欤。

花、叶气味辛、苦，温，有小毒。主治：痰饮成，遇寒便发，取花研末，和米粉作果，炙熟食之，即效。又治误食石斑鱼子中毒，吐不止，及诸鱼骨鲠者，捣汁，和冷水少许咽之，吐即止，骨即化也。久疟成癖者，以花填鲫鱼腹中，湿纸裹煨熟，空心食之，仍以花和海粉捣贴，便消（时珍）。

海 芋

释名：观音莲(《纲目》)、羞天草(《玉册》)、天荷(《纲目》)、隔河仙(见下)。

时珍曰：海芋生蜀中，今亦处处有之。春生苗，高四五大叶如芋叶而有干。夏秋间，抽茎开花，如一瓣莲花，碧色。花中有蕊，长作穗，如观音像在圆光之状，故俗呼为观音莲。方士号为隔河仙，云可变金。其根似芋魁，大者如升碗，长六七寸，盖野芋之类也。《庚辛玉册》云：羞天草，阴草也。生江广深谷涧边。其叶极大，可以御雨，叶背紫色。花如莲花。根叶皆有大毒，可粉霜、朱砂。小者名野芋。宋祁《海芋赞》云：木干芋叶，拥肿盘戾。《农经》弗载，可以治疠。

气味辛，有大毒。主治疟瘴毒肿风癞。伏砂（时珍）。

透山根

时珍曰：按《嵝神书》云：透山根，生蜀中山谷。草类蘼芜，可以点铁成金。昔有人采药，误斫此草，刀忽黄软成金也。又《庚辛玉册》云：透山根出武都。取汁点铁，立成黄金。有大毒，人误食之，化为紫水。又有金英草，亦生蜀中。状如马齿苋而色红，模铁成金。亦有大毒，入口杀人，须臾为紫水也。又何远《春渚纪闻》云：刘均父吏部罢官归成都。有水银一箧，过峡箧漏，急取中割马草归，镰皆成金。以草燃釜，亦成黄金。又临安僧法坚言：有客过于潜山中，见一蛇腹胀，啮一草以腹磨之而消。念此草必能消胀，取置箧中。夜宿旅馆，闻邻房有人病腹胀呻吟，以釜煎药一杯与服。顷之不复闻声，念已安矣。至旦视之，其人血肉俱化为水，独骸骨在床尔。视其釜，则通体成金矣。观何氏所载，即是透山根及金英草之类。如此毒草，不可不知，故备载之耳。

番木鳖

释名：马钱子(《纲目》)、苦实把豆(《纲目》)。时珍曰：状似马之连钱，故名马钱。

时珍曰：番木鳖生回回国，今西土州诸处皆有之。蔓生，夏开黄花。七、八月结实如栝蒌，生青熟赤，亦如木鳖。其核小于木鳖而色白。彼人言治一百二十种病，每证各有汤引。或云以豆腐制过用之良。或云能毒狗至死。

仁：气味，苦寒，无毒。主治：伤寒热病，咽喉痹痛，消痞块。并含之咽汁，或磨水噙咽（时珍）。

附方：新四。喉痹作痛：番木鳖、青木香、山豆根等分，为末吹之。（杨拱《医方摘要》）

缠喉风肿：番木鳖仁一个，木香三分，同磨水，调熊胆三分，胆矾五分。以鸡毛扫患处取效。（唐瑶《经验方》）癍疮入目：苦实把豆儿（即马钱子）半个，轻粉、水花、银朱各五分，片脑、麝香、枯矾少许为末。左木吹右耳，右目吹左耳，日二次。（田日华《飞鸿集》）病欲去胎：苦实把豆儿研膏，纳入牝户三四寸。(《集简方》)

月季花

释名：月月红（见下）、胜春、瘦客、斗雪红。时珍曰：处处人家多栽插之，亦蔷薇类也。青茎长蔓硬刺，叶小于蔷薇，而花深红，千叶浓瓣，逐月开放，不结子也。

气味甘，温，无毒。主治活血，消肿，敷毒（时珍）。

附方：新一。瘰疬未破：用月季花头二钱，沉香五钱，芫花（炒）三钱，碎锉，入大鲫鱼腹中，就以鱼肠封固，酒、水各一盏，煮熟食之，即愈。鱼须安粪水内游死者方效。此是家传方，活人多矣。(《谈野翁试验方》)

九仙子

释名：仙女娇。时珍曰：九仙子，出均州太和山。一根连缀九枚，大者如鸡子，小者如半夏，白色。二月生苗，蔓高六七尺，茎细而光。叶如乌叶，而短扁不团。每叶丫生子枝，或一或二，袅袅下垂。六、七月开碎青黄色花，随即结实。碎子丛簇，如谷精草子状。九月采根。

气味苦，凉，无毒。主治咽痛喉痹，散血。以新汲水或醋磨汁含咽，甚良（时珍）。

黄藤

见甘草条下。

龙舌草

时珍曰：龙舌，生南方池泽湖泊中。叶如大叶菘菜及芣苢状。根生水底，抽茎出水，开白花。根似胡萝卜根而香，杵汁能软鹅鸭卵，方家用煮丹砂，白矾，制三黄。

气味甘、咸，寒，无毒。主治痈疽，汤火灼伤，捣涂之（时珍）。

附方：新一。乳痈肿毒：龙舌草、忍冬藤，研烂，蜜和敷之。(《多能鄙事》)

苦草

时珍曰：生湖泽中，长二三尺，状如茅、蒲之类。

气味（缺）。主治妇人白带，煎汤服。又主好嗜干茶不已，面黄无力，为末，和炒脂麻不时干嚼之（时珍）。

虎耳草

释名：石荷叶（见下）。时珍曰：虎耳生阴湿处，人亦栽于石山上。茎高五六寸，有细毛，一茎一叶，如荷盖状。人呼为石荷叶。叶大如钱，状似初生小葵叶，及虎之耳形。夏开小花，淡红色。

气味微苦、辛，寒，有小毒。独孤滔曰：汁煮砂子。主治瘟疫，擂酒服。生用吐利人，熟用则止吐利。又治耳，捣汁滴之。痔疮肿痛者，阴干，烧烟桶中熏之（时珍）。

白龙须

时珍曰：刘松石《保寿堂方》云：白龙须生近水旁有石处，寄生搜风树节，乃树之余精也。细如棕丝，直起无枝叶，最难得真者。一种万缠草，生于白线树根，细丝相类，但有枝茎，稍粗为异。误用不效。愚案：所云二树名皆隐语，无从考证。

气味缺平，无毒。主治男子妇人风湿腰腿疼痛，左瘫右痪，口目斜，及产后气血流散，胫骨痛，头目昏暗，腰腿痛不可忍，并宜之。惟虚劳瘫痿不可服。研末，每服一钱，气弱者七分，无灰酒下。密室随左右贴床卧，待汗出自干，勿多盖被，三日勿下床见风。一方：得疾浅者，用末三钱，瓷瓶煮酒一壶。每日先服桔梗汤少顷，饮酒二盏。早一服，晚一服(《保寿堂方》)。

时珍曰：《保寿方》云：成化十二年，卢玄真道士六十七岁，六月偶得瘫痪，服白花蛇丸，牙齿尽落。三年扶病入山，得此方，服百日，复旧，寿至百岁乃卒。凡男妇风湿腰腿痛，先服小续命汤及渗湿汤后，乃服此。凡女人产后腰腿肿痛，先服四物汤二服，次日服此。若瘫痪年久，痰老气微者，服前药出汗，三日之后，则日服龙须末一分，好酒下。

隔一日服二分，又隔一日服三分，又隔一日服四分，又隔一日服五分。又隔一日，复从一分起，如前法，周而复始。至月余，其病渐愈。谓之升阳降气，调髓蒸骨，追风逐邪，排血安神。忌房事、鱼、鹅、鸡、羊、韭、蒜、虾、蟹，及寒冷动风之物。又不可过饮酒及面食，只宜米粥、菜蔬。

附方：新一。诸风瘫痪，筋骨不收：用白龙须根皮一两，闹羊花（即老虎花）七分，好烧酒三斤，封固，煮一炷香，埋土中一夜。能饮者三杯，不能饮者一杯，卧时服。服至三五杯，见效。但知痛者可治。（坦仙《皆效方》）

艾　纳

时珍曰：艾纳，生老松树上绿苔衣也。一名松衣。和合诸香烧之，烟清而聚不散。别有艾纳香，与此不同。又岭南海岛中，槟榔木上有苔，如松之艾纳。单爇极臭，用合泥香，则能发香，如甲香也。《霏雪录》云：金华山中多树衣，僧家以为蔬，味极美。

九龙草

时珍曰：生平泽，生红子，状如杨梅。其苗解诸毒，治喉痛，捣汁灌之。折伤骨筋者，捣罨患处。蛇虺伤者，捣汁，入雄黄二钱服，其痛立止。又杨清叟《外科》云：喉风重舌，牙关紧闭者，取九龙草，一名金钗草，单枝上者为妙，只用根不用皮，打碎，绵裹箸上，擦牙关，即开。乃插深喉中，取出痰涎。乃以火炙热，带盐点之，即愈。

荔枝草

时珍曰：《卫生易简方》：治蛇咬犬伤及破伤风。取草一握，约三两，以酒二碗，煎一碗服，取汗出效。

水银草

时珍曰：《卫生易简方》：治眼昏。每服三钱，入木贼少许，水一盏，煎八分服。

透骨草

时珍曰：治筋骨一切风湿，疼痛挛缩，寒湿脚风。孙氏《集效方》：治疠风，遍身疮癣。

用透骨草、苦参、大黄、雄黄各五钱。研末煎汤，于密室中席围，先熏至汗出如雨，淋洗之。《普济方》：治反胃吐食。透骨草、独科苍耳、生牡蛎各一钱，姜三片。水煎服。杨诚《经验方》：治一切肿毒初起。用透骨草、漏卢、防风、地榆等分。煎汤，绵蘸乘热不住荡之，二三日即消。

蛇眼草

时珍曰：生古井及年久阴下处，形如淡竹叶，背后皆是红圈，如蛇眼状。唐瑶《经验方》：治蛇咬，捣烂敷患处。

鹅项草

时珍曰：仙《寿域方》：治咽喉生疮。取花，同白芷、椒根皮研末，吹疮口疮，即效。

蛇鱼草

时珍曰：戴原礼《证治要诀》云：治金疮血出不止。捣敷之。

九里香草

时珍曰：傅滋《医学集成》：治肚痈。捣碎，浸酒服。

白筵草

时珍曰：香草也，虫最畏之。孙真人《千金方》：治诸虫疮疥癞。取根叶煎水，隔日一洗。

环肠草

时珍曰：张子和《儒门事亲》方：治蛊胀。晒干煎水，日服，以小便利为度。

扎耳草

时珍曰：王执中《资生经》：治气聋方中用之。

铜鼓草

时珍曰：范成大《虞衡志》云：出广西，其实如瓜，治疡毒。

蚕茧草

时珍曰：《摘玄方》：治肿胀。用半斤，同冬瓜皮半斤，紫苏根叶半斤，生姜皮三两。煎汤熏洗，暖卧取汗。洗三次，小便清长，自然胀退。

野芗草

时珍曰：《摘玄方》：治痞满。用五斤，以一半安乌盆内，置鸡子十个在草上，以草一半盖之，米醋浸二宿，鸡子壳软，乃取于饭上蒸熟顿食之，块渐消也。(《经验》)

纤霞草

时珍曰：陈巽《经验方》：元脏虚冷，气攻脐腹痛。用砂一两，生乌头（去皮）二两，纤霞草二两。为末，以小沙罐固济，慢火烧赤，以此草拌入内，不盖口，顶火一秤之。炉冷取出，同乌头末，蒸饼丸梧子大，每服三丸，醋汤下。

牛脂芳

时珍曰：《经验良方》：治七孔出血。为粗末，每服一勺，瓦器煎服。以纱盖头项，并扎小指根。

鸭脚青

时珍曰：《普济方》：治疔疮如连珠者，同鱼苏研烂，糖水拌，刷之。

天仙莲

时珍曰：《卫生易简方》：治恶毒、疮疖，捣叶敷之。

双头莲

时珍曰：一名催生草。主妇人产难，左手把之，即生。又主肿胀，利小便。《卫生易简方》：治大人小儿牙疳，捣烂，贴之。

猪蓝子

时珍曰：《卫生易简方》：治耳内有脓，名通耳。用子为末，筒吹入，不过二三次愈。

天芥菜

时珍曰：生平野。小叶如芥状。味苦。一名鸡粘。主蛇伤，同金沸草，入盐捣敷之。

王玺《医林集要》：治腋下生肿毒，以盐、醋同捣、敷之。散肿止痛，脓已成者亦安。亦治一切肿毒。

佛 掌 花

时珍曰：《普济方》：治疔疮如樱桃者。用根，同生姜、蜜，研汁服之。外以天茄叶贴之。

郭 公 刺

时珍曰：一名光骨刺，取叶捣细，油调敷天泡疮。虞抟《医学正传》：治哮喘，取根锉，水煎服，即止。

篣 箕 柴

时珍曰：生山中。王永辅《惠济方》：治疮，取皮煎汤服，须臾痒不可忍，以手爬破，出毒气即愈。

碎 米 柴

时珍曰：主痈疽发背，取叶，入敷药用。

羊 屎 柴

时珍曰：一名牛屎柴，生山野，叶类鹤虱，四月开白花，亦有红花者，结子如羊屎状，名铁草子。根可毒鱼。夏用苗叶，冬用根。主痈疽发背，捣烂敷之，能合疮口，散脓血。干者为末，浆水调敷。又治下血如倾水。取生根一斤，生白酒二斗，煮一斗，空心随量饮。

山枇杷柴

时珍曰：危亦林《得效方》：治汤火伤。取皮焙研末，蜜调敷之。

三 角 风

时珍曰：一名三角尖。取石上者尤良。主风湿流注疼痛，及痈疽肿毒。

叶 下 红

时珍曰：主飞丝入目，肿痛。同盐少许，绢包滴汁入目，仍以塞鼻，左，塞右；右，塞左。

满 江 红

时珍曰：主痈疽，入膏用。

隔山消

时珍曰：出太和山，白色。主腹胀积滞。孙天仁《集效方》：治气膈噎食转食。用隔山消二两，鸡肫皮一两，牛胆南星、朱砂各一两，急性子二钱。为末，炼蜜丸小豆大。每服一钱，淡姜汤下。

石见穿

时珍曰：主骨痛，大风痈肿。

醒醉草

时珍曰：《天宝遗事》：玄宗于兴庆池边植之。丛生，叶紫而心殷，醉客摘草嗅之，立醒。故名。

墓头回

时珍曰：董炳《集验方》：治崩中，赤白带下。用一把，酒水各半盏，童尿半盏，新红花一捻，煎七分，卧时温服。日近者一服，久则三服愈，其效如神。一僧用此治蔡大尹内人，有效。

羊茅

时珍曰：羊喜食之，故名。《普济方》：治喉痹肿痛，捣汁咽之。

阿只儿

时珍曰：刘郁《西使记》云：出西域，状如苦参。主打仆伤损，妇人损胎。用豆许咽之，自消。又治马鼠疮。

阿息儿

时珍曰：《西使记》云：出西域，状如地骨皮。治妇人产后衣不下，又治金疮脓不出。嚼烂涂之，即出。

奴哥撒儿

时珍曰：《西使记》云：出西域，状如桔梗。治金疮，及肠与筋断者。嚼烂敷之，自续也。

卷第十二

木部上品总七十二种

一十九种《神农本经》原为白字，现用字下无·标识
六种《名医别录》原为墨字，现用字下·标识
一种《唐本》先附注云：唐附
二种今附 注云：今附
一种新补
一种新定
七种新分条
一种唐慎微续补原有墨盖子下是。今用字下加__表示。
八种海药余
二十六种陈藏器余

桂《别录》 牡桂《本经》 菌桂《本经》 松脂《本经》实、叶、根、节等附，松黄、松湍、唐注，五粒松，续注。 槐实《本经》枝、皮、根等附 槐胶新定 槐花新补 枸杞《本经》叶上虫窠续注 柏实《本经》叶、皮、侧柏等附 茯苓《本经》茯神附 琥珀《别录》 瑿原附琥珀下今新分条 榆皮《本经》花附 酸枣《本经》 蘖木《本经》根附 楮实《别录》叶、皮、茎、白汁等附，谷纸续注 干漆《本经》 生漆附 五加皮《本经》 牡荆实《别录》 蔓荆实《本经》 辛夷《本经》 桑上寄生《本经》 杜仲《本经》 枫香脂皮附，唐附 女贞实《本经》枸骨、冬青续注 木兰《本经》 蕤核《本经》 丁香今附，母丁香续注 沉香《别录》 薰陆香 鸡舌香 藿香 詹糖香 檀香 乳香已上六种原附沉香下，今各分条。苏合香（狮子屎）《别录》 金樱子今附自草部移 降真香

八种海药余

藤黄 返魂香 海红豆 落雁木 莎木 栅木皮 无名木皮 奴会子

二十六种陈藏器余

干陀木皮 含水藤中水 皋芦叶 蜜香 阿勒勃 鼠藤 浮烂啰勒 灵寿木皮 綟木 斑珠藤 阿月浑子 不雕木 曼游藤 龙手藤 放杖木 石松 牛奶藤 震烧木 木麻 帝休 河边木 檀桓 木蜜 朗榆皮 那耆悉 黄屑

桂

味甘、辛，大热，有小毒。主温中利肝肺气，心腹寒热冷疾，霍乱转筋，头痛腰痛，出汗，止烦止唾，咳嗽鼻齆。能堕胎，坚骨节，通血脉，理疏不足，宣导百药，无所谓。久服神仙不老。生桂阳，二月、八月、十月采皮，

阴干。得人参、麦门冬、甘草、大黄、黄芩调中益气。得茈胡、紫石英、干地黄，疗吐逆。

陶隐居云：按《本经》惟有菌、牡二桂，而桂用体，大同小异。今俗用便有三种，以半卷多脂者单名桂，入药最多，所用悉与前说相应。《仙经》乃并有三桂，常服食以葱涕合和云母蒸化为水者，正是此种尔。今出广州者好，湘州、始兴、桂阳县即是小桂，亦有而不如广州者。交州、桂州者，形段小，多脂肉亦好。《经》云：桂叶如柏叶，泽黑，皮黄心赤。齐武帝时湘州送树以植芳林苑中，今东山有桂皮，气粗相类而叶乖异，亦能凌冬，恐或者牡桂，时人多呼丹桂，正谓皮赤尔。北方今重此，每食辄须之，盖《礼》所云姜桂以为芬芳。

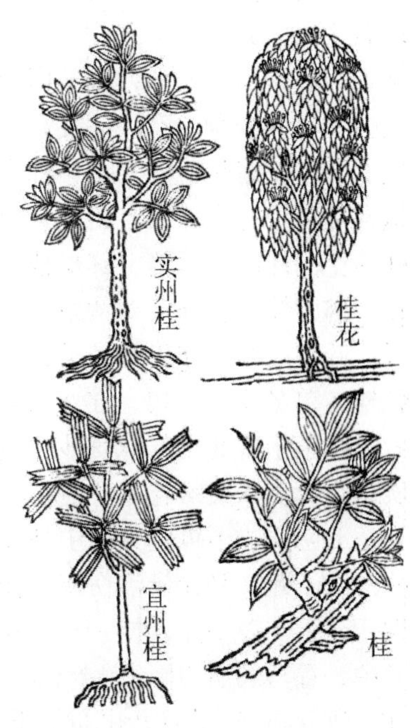

《唐本》注：菌桂，叶似柿叶，中有纵纹三道，表里无毛而光泽。牡桂叶长尺许，陶云小桂，或言其叶小者。陶引《经》云：似柏叶，验之殊不相类，不知此言从何所出。今按：桂有二种，桂皮稍不同，若菌桂，老皮坚板无肉，全不堪用。其小枝薄卷及二三重者或名菌桂，或名筒桂。其牡桂嫩枝皮名为肉桂，亦名桂枝，其老者名木桂，亦名大桂，得人参等良。本是菌桂剩出单桂条，陶为深误也。今按：陈藏器本草云：菌桂、牡桂、桂心，以上三色并同是一物。按桂林、桂岭，因桂为名，今之所生，不离此郡。从岭以南际海，尽有桂树，惟柳、象州最多，味既辛烈，皮又厚坚，土人所采厚者必嫩，薄者必老。以老、薄者为一色，以厚、嫩者为一色，嫩既辛香兼又筒卷，老必味淡，自然板薄，板薄者即牡桂也，以老大而名焉。筒卷者即菌桂也，以嫩而易卷。古方有筒桂，字似菌字，后人误而书之，习而成俗，至于书传亦复因循。桂心即是削除皮上甲错，取其近里，辛而有味。

臣禹锡等谨按《蜀本》注云：按此有三种；菌桂叶如柿叶，牡桂叶似枇杷叶。此乃云叶如柏叶，苏以桂叶无似柏叶者，乃云陶为深误，剩出此条。今据陶注云：菌桂正圆如竹，三重者良，牡桂皮薄色黄，多脂肉，气如木兰，味亦辛，此桂则是半卷多脂者，此云《仙经》有三桂，以葱涕合和云母，蒸化为水服之，此则有三种明矣。陶又云：齐武帝时，湘州得树以植芳林苑中，陶隐居虽是梁武帝时人，实生自宋孝武建元三年，历齐为诸王侍读，故得见此树而言也。苏恭但只知有二种，亦不能细寻事迹，而云陶为深误，何臆断之甚也。

《抱朴子》云：桂，可以竹沥合饵之，亦可以龟脑和服之。

《药性论》云：桂心，君，亦名紫桂，杀草木毒，忌生葱，味苦辛，无毒。主治九种心痛，杀三虫，主破血，通利月闭，治软脚痹不仁。治胞衣不下，除咳逆结气拥痹，止腹内冷气痛不可忍，主下痢，治鼻息肉。

《日华子》云：桂心，治一切风气，补五劳七伤，通九窍，利关节，益精明目，暖腰膝，破痃癖癥瘕，消瘀血，治风痹，骨节挛缩，续筋骨，生肌肉。

《图经》曰：菌桂，生交趾山谷，牡桂生南海山谷，桂生桂阳。《旧经》载此三种之异，性味功用亦别。而《尔雅》但言梫，木桂。一种。郭璞云：南人呼桂厚皮者为木桂，苏恭以谓牡桂，即木桂及单名桂者是也。今岭表所出则有筒桂、肉桂、桂心、官桂、板桂之名，而医家用之罕有分别者。旧说菌桂正圆如竹，有二三重者，则今所谓筒桂也。筒菌字近，或传写之误耳，或云即肉桂也。牡桂皮薄色黄少脂肉，气如木兰，味亦相类，削去皮名桂心，今所谓官桂，疑是此也。桂是半卷多脂者，今所谓板桂，疑是此也。今观宾、宜、韶、钦诸州所图上者，种类亦各不同，然皆题曰桂，无复别名。参考旧注，谓菌桂叶似柿叶，中有三道纹，肌理紧薄如竹，大枝、小枝皮俱是筒，与今宾州所出者相类。牡桂叶狭于菌桂而长数倍，其嫩枝皮半卷多紫，与今宜州、韶州者相类。彼土人谓其皮为木兰皮，肉为桂心。此又有黄紫两色，益可验也。桂叶如柏叶而泽黑，皮黄心赤，今钦州所出者，叶密而细，亦恐是其类，但不作柏叶形为疑耳。皮厚者名木桂，即板桂是也。苏恭以牡桂与单名桂为一物，亦未可据。其木俱高三四丈，多生深山蛮洞中，人家园圃亦有种者，移植于岭北则气味殊少辛辣，固不堪入药也。三月、四月生花，全类茱萸，九月结实。今人多以装缀花果作筵具，其叶甚香，可用作饮香尤佳。二月、八月采皮，九月采花，并阴干，不可近火。中品又有天竺桂，云生西胡国，功用似桂，不过烈，今亦稀有，故但附于此。张仲景治伤寒用桂枝汤，《甲乙经》治阴受病发痹内熨方用醇酒二十斗，蜀椒一斗，干姜一斗，桂一斗，凡四物，㕮咀，著清酒中，绵絮一斤，细白布四丈，皆并内酒中，置马矢煴[①]中，善封涂，勿使泄气。五日五夜出布绵絮，暴干，复渍之，以尽其汁，每渍必晬[②]其日乃出布绵干之，并用滓与絮，复布为巾[③]，其布长六七尺，为六七巾，即用之，生桑炭炙巾以熨寒痹，所刺之处令热入至于病所，寒复炙巾以熨之三十遍而止，汗出炙巾以拭身，亦三十遍而止。起步内无见风，每刺[④]必熨，如此病已矣。此所谓内熨也。又治躄筋急，亦以白酒和桂涂之。《续传信方》造桂浆法；夏月饮之解烦渴，益气消痰：桂末二大两，白蜜一升，以水二斗，先煎取一斗。待冷入新瓷瓶中后下二物，搅二三百转令匀，先以油单一重覆上，加纸七重，以绳封之，每日去纸一重，七日开之，药成。气香味美，格韵绝高。今人亦多作，故并著其法。

《雷公》云：凡使，勿薄者，要紫色厚者，去上粗皮取心中味辛者使。每斤大厚紫桂，只取得五两，取有味厚处生用，如末用，即用重密熟绢并纸裹，勿令犯风。其州土只有桂草，元无桂心，用桂草煮丹阳木皮，遂成桂心，凡使即单捣用之。

《圣惠方》：治风头痛，每欲天阴雨风先发者，用桂心一两为末，以酒调如膏用敷顶上并额角。

又方：治九种心痛妨闷：用桂心一分为末，以酒一大盏，煎至半盏，去滓稍热服，立效。

又方：治寒疝心痛，四肢逆冷，全不欲食：用桂心二两，去皮，捣罗为散，不计时候，热酒调下一钱匕。

又方：治产后恶血冲心痛，气闷欲绝：用桂心三两，捣罗为散，狗胆汁和丸如樱桃大，不计时候，用热滴磨下二丸。

《外台秘要》：疗小儿睡中遗尿不自觉：桂末雄鸡肝，等分，捣丸服如小豆大，温水下，日三。

《千金方》：治中风面目相引偏僻，牙车急，舌不可转：桂心以酒煮取汁，故布蘸榻病上，正即止，左喎榻右，右喎榻左，常用大效。

又方：大治失音：末桂，著舌下渐嚥汁。

又方：治卒中恶心痛：桂心八分，㕮咀，以水四升，煮取一升，分二服。

《肘后方》：治卒心痛：桂心八两，㕮咀，水四升，煮取一升，分三服。

又方：治心腹俱胀痛短气欲死，或已绝；桂二两，切，以水一升二合，煮取八合，去滓顿服，无桂用干姜亦得。

又方：治中风四肢逆冷，吐清水，宛转啼呼者，取二两，㕮咀，以水三升，煮取二升，去滓，适寒温尽服。

又方：治反腰有血痛：捣桂，筛三升许，以苦酒和涂痛上，干复涂。

《葛氏方》：治卒吐血：桂屑方寸匕，昼夜含二十许服，亦疗下血，大神验。《千金方》同。

又方：治产后腹中瘕痛：末桂，温酒服方寸匕，日三。《子母秘录》：同。

《孙真人食忌》：治中风失音：方桂一尺，以水三升，煎取一升，服取汗。

又方：治唾血：取桂心，捣作末，以水下方寸匕。

《梅师方》：蜀椒闭口者有毒，误食之便气欲绝，或下白沫，身体冷，急煎桂汁服之，多饮冷水一二升，忽食饮吐浆，煎浓豉汁服之。

又方：治卒外肾偏肿疼痛方：桂心末和水调方寸匕涂之。

又方：治产后血泄不禁止，余血弥痛兼块；桂心、干姜等分为末，空心酒调服方寸匕。

《斗门方》：治中风失音：用桂心一两，去其粗皮，近人身体怀之至两时辰许，为末，分为三服，每服用水二盏，煎取一盏服之差，大妙。《圣惠方》同。

《姚和众方》：治小儿脐肿；取桂心，炙令热熨之，日可四五度。

《抱朴子》：桂，可以合葱涕蒸作水，亦可以竹沥合饵之，亦可以龟脑和而服之，七年能步行水上，长生不死。又云：赵他子服桂二十年，足下毛生，日行五百里，力举千斤。

《衍义》曰：桂，大热。《素问》云：辛甘发散为阳，故汉・张仲景桂枝汤治伤寒表虚，皆须此药，是专用辛甘之意也。《本草》第一又云：疗寒以热药，故知三种之桂不取菌桂、牡桂者，盖此二种性止温而已，不可以治风寒之病，独有一字桂。《本经》言甘辛大热，此正合《素问》辛甘发散为阳之说，尤知菌、牡二桂不及也。然《本经》只言桂，仲景又言桂枝者，盖亦取其枝上皮，其木身粗厚处亦不中用。诸家之说但各执己见，终无证据。今又之官桂，不知缘何而立名，虑后世为别物，故书之，又有桂心，此则诸桂之心，不若一字桂也。

现注：

①煴：(yùn 熨)。

②晬：(zuì 醉)，润泽之意。

③巾：原刻为中，下面全文皆说用巾之法，故知为误刻。

④剌：(là 辣)，乖戾。

按：桂为樟科肉桂的嫩枝皮，古代称肉桂也称桂枝，与现在的概念有出入。此桂即包含今肉桂与桂枝的功能。如《唐本》注云：牡桂嫩枝皮名肉桂，亦名桂枝。今之桂枝为带皮嫩枝，与此概念不太一样。本书无桂枝条目，但本条中已含桂枝功效。综合功能温中利肝肺，退寒热，止咳，疏骨节，通血脉，宣百药。入解表药。

时珍曰：按：范成大《桂海志》云：凡木叶心皆一纵理，独桂有两道如圭形，故字从圭。

陆佃《埤雅》云：桂犹圭也。宣导百药，为之先聘通使，如执圭之使也。《尔雅》谓之者，能侵害他木也。故《吕氏春秋》云：桂枝之下无杂木。《雷公炮炙论》云：桂钉木根，其木即死，是也。桂即牡桂之浓而辛烈者，牡桂即桂之薄而味淡者，《别录》不当重出。今并为一。而分目于下。时珍曰：桂有数种，以今参访：牡桂，叶长如枇杷叶，坚硬有毛及锯齿，其花白色，其皮多脂。菌桂，叶如柿叶，而尖狭光净，有三纵纹而无锯齿，其花有黄有白，其皮薄而卷。今商人所货，皆此二桂。但以卷者为菌桂，半卷及板者为牡桂，即自明白。苏恭所说，正合医家见今用者。陈藏器、陈承断菌、牡为一物者，非矣。陶弘景复以单词桂为叶似柏者，亦非也。柏叶之桂，乃服食家所云，非此治病之桂也。苏颂所说稍明，亦不当以钦州者为单词之桂也。按：《尸子》云：春花秋英曰桂。嵇含《南方草木状》云：桂生合浦、交趾，生必高山之巅，冬夏常青。其类自为林，更无杂树。有三种：皮赤者为丹桂，叶似柿叶者为菌桂，叶似枇杷叶者为牡桂。其说甚明，足破诸家之辩矣。又有岩桂，乃菌桂之类，详菌桂下。韩众采药诗云：暗河之桂，实大如枣。得而食之，后天而老。此又一种也。暗河不知在何处。

好古曰：寇氏《衍义》言：官桂不知缘何立名？予考《图经》，今观、宾、宜诸州出者佳。世人以观字画多，故写作官也。时珍曰：此误。《图经》今观。乃今视之意。岭南无观州。曰官桂者，乃上等供官之桂也。时珍曰：此即肉桂也。浓而辛烈，去粗皮用。其去内外皮者，即为桂心。元素曰：肉桂：气热，味大辛，纯阳也。杲曰：桂，辛，热，有毒。阳中之阳，浮也。气之薄者，桂枝也；气之浓者，桂肉也。气薄则发泄，桂枝上行而发表；气浓则发热，桂肉下行而补肾。此天地亲上亲下之道也。好古曰：桂枝入足太阳经，桂心入手少阴经血分，桂肉入足少阴、太阴经血分。细薄者为枝为嫩，浓脂者为肉为老。去其皮与里，当其中者为桂心。《别录》言：有小毒，又云：久服神仙不老。虽有小毒，亦从类化。与黄芩、黄连为使，小毒何施？与乌头、附子为使，全取其热性而已。与巴豆、硇砂、干漆、穿山甲、水蛭等同用，则小毒化为大毒。与人参、麦门冬、甘草同用，则调中益气，便可久服也。

补下焦不足，治沉寒痼冷之病，渗泄止渴，去营卫中风寒，表虚自汗。春夏为禁药，秋冬下部腹痛，非此不能止（元素）。补命门不足，益火消阴（好古）。治寒痹风喑，阴盛失血，泻痢惊痫（时珍）。

时珍曰：按：《酉阳杂俎》云：丹阳山中有山桂，叶如麻，开细黄花。此即雷氏所谓丹阳木皮也。

治风僻失音喉痹，阳虚失血，内托痈疽痘疮，能引血化汗、化脓，解蛇蝮毒（时珍）。

牡　　桂

味辛，温，无毒。主上气咳逆结气喉痹，吐吸。心痛，胁风胁痛，温筋通脉，止烦出汗。利关节，补中益气，久服通神，轻身不老。生南海山谷。

陶隐居云：南海郡即是广州。今俗用牡桂，状似桂而扁广，殊薄，皮色黄，脂肉甚少，气如木兰，味亦类桂，不知当是别树，为复犹是桂生有老宿者尔，亦所未究。

《唐本》注云：《尔雅》云：梫[①]，木桂。古方亦用木桂，或云牡桂即今木桂，及单名桂者是也。此桂花子与菌桂同，惟叶倍长大，小枝皮俱名牡桂，然大枝皮，肉理粗虚如木，肉少味薄，不及小枝皮，肉多半卷，中必皱起，味辛美。一名肉桂，一名桂枝，一名桂心，出融州、桂州、交州，甚良。

臣禹锡等谨按《蜀本》《图经》云：叶狭，长于菌桂叶一二倍，其嫩枝皮半卷多紫肉，中皱起，肌理虚软，谓之桂枝，又名肉桂；削去上皮名曰桂心；药中以此为善。其厚皮者名曰木桂。二月、八月采皮，日干之。

《尔雅》疏云：梫，一名木桂。郭云：今南人呼桂，厚皮者为木桂。桂树叶似枇杷而大，白华，华而不子，丛生岩岭，枝叶冬夏常青，间无杂木，《本草》谓之牡桂也是。

《药性论》云：牡桂，君，味甘辛。能去冷风疼痛。《图经》：文具桂条下。

《经验后方》：治大人、小儿吃杂果子多，腹胀气急：方取肉桂碾末，饭丸如绿豆大。小儿熟水下五丸，大人十丸。未愈再服。

现注：

①梫：下原有音寝二字注音。

按：牡桂为樟科肉桂的干皮及枝皮。今通称肉桂。综合功能降气止咳，清喉痹，止胁痛，温筋通脉，利关节，补中益气。文中所述，临床基本已用到，临床入温热药中。

时珍曰：此即木桂也。薄而味淡，去粗皮用。其最薄者为桂枝，枝之嫩小者为柳桂。

元素曰：桂枝味辛、甘，气微热，气味俱薄，体轻而上行，浮而升，阳也。余见前单桂下。

去伤风头痛，开腠理，解表发汗，去皮肤风湿（元素）。泄奔豚，散下焦血，利肺气（成无己）。横行手臂，治痛风（震亨）。

好古曰：或问：本草言桂能止烦出汗，而张仲景治伤寒有当发汗，凡数处，皆用桂枝汤。又云无汗不得服桂枝。汗家不得重发汗，若用桂枝是重发其汗。汗多者用桂枝甘草汤，此又用桂枝闭汗也。一药二用，与本草之义相通否乎？曰：本草言桂辛甘大热，能宣导百药，通血脉，止烦出汗，是调其血而汗自出也。仲景云：太阳中风，阴弱者，汗自出。卫实营虚，故发热汗出。又云太阳病发热汗出者，此为营弱卫强，阴虚阳必凑之，故皆用桂枝发其汗。此乃调其营气，则卫气自和，风邪无所容，遂自汗而解。非桂枝能开腠理，发出其汗也。汗多用桂枝者，以之调和营卫，则邪从汗出而汗自止，非桂枝能闭汗孔也。昧者不知出汗、闭汗之意，遇伤寒无汗者亦用桂枝，误之甚矣。桂枝汤下发汗字，当认作出字，汗自然发出，非若麻黄能开腠理，发出其汗也。其治虚汗，亦当逆察其意可也。成无己曰：桂枝本为解肌。若太阳中风，腠理致密，营卫邪实，津液禁固，其脉浮紧，发热汗不出者，不可与此必也。皮肤疏泄，自汗，脉浮缓，风邪干于卫气者，乃可投之。发散以辛甘为主，桂枝辛热，故以为君。而以芍药为臣、甘草为佐者，风淫所胜，平以辛苦，以甘缓之，以酸收之也。以姜、枣为使者，辛甘能发散，而又用其行脾胃之津液而和营卫，不专于发散也。故麻黄汤不用姜、枣，专于发汗，不待行其津液也。时珍曰：麻黄遍彻皮毛，故专于发汗而寒邪散，肺主皮毛，辛走肺也。桂枝透达营卫，故能解肌而风邪去，脾主营，肺主卫，甘走脾，辛走肺也。肉桂下行，益火之原，此东垣所谓肾苦燥，急食辛以润之，开腠理，致津液，通其气者也。《圣惠方》言：桂心入心，引血化汗化脓。盖手少阴君火、厥阴相火，与命门同气者也。《别录》云桂通血脉是矣。曾世荣言：小儿惊风及泄泻，并宜用五苓散以泻丙火，渗土湿。内有桂，能抑肝风而扶脾土。又《医余录》云：有人患赤眼肿痛，脾虚不能饮食，肝脉盛，脾脉弱。用凉药治肝则脾愈虚，用暖药治脾则肝愈盛。但于温平药中倍加肉桂，杀肝而益脾，故一治两得之。传云木得桂而枯是也。此皆与《别录》桂利肝肺气，牡桂治胁痛胁风之义相符。人所不知者，今为拈出。又桂性辛散，能通子宫而破血，故《别录》言其堕胎，庞安时乃云炒过则不损胎也。又丁香、官桂治痘疮灰塌，能温托化脓，详见丁香下。

附方：新十。

暑月解毒：桂苓丸：用肉桂（去粗皮，不见火）、茯苓（去皮）等分，为细末，炼蜜丸龙眼大。每新汲水化服一丸。(《和剂方》)

死胎不下：桂末二钱，待痛紧时，童子小便温热调下。名观音救生散，亦治难产横生。加麝香少许，酒下，比之水银等药，不损人。(何氏方)

血崩不止：桂心不拘多少，砂锅内存性，为末。每米饮空腹服一二钱。名神应散。(《妇人良方》)

小儿久痢：赤白。用桂（去皮，以姜汁炙紫）、黄连（以茱萸炒过）等分，为末。紫苏、木瓜煎汤服之。名金锁散。《全幼心鉴》

打仆伤损：瘀血溷闷，身体疼痛：辣桂为末，酒服二钱。(《直指方》)

乳痈肿痛：桂心、甘草各二分，乌头一分（炮）。为末，和苦酒涂之，纸覆住。脓化为水，神效。(《肘后方》)

重舌鹅口：桂末，和姜汁涂之。(汤氏《宝书》)

诸蛇伤毒：桂心、栝蒌等分。为末，竹筒密塞。遇毒蛇伤，即敷之。塞不密，即不中用也。中钩吻毒：解元青毒：并煮桂汁服。

叶【主治】捣碎浸水，洗发，去垢除风（时珍）。

菌 桂

味辛，温，无毒。主百病，养精神，和颜色，为诸药先聘通使，久服轻身不老，面生光华媚好，常如童子。生交址、桂林山谷岩崖间。无骨，正圆如竹，立秋采。

陶隐居云：交址属交州，桂林属广州，而《蜀都赋》云：菌桂临崖。俗中不见正圆如竹者。惟嫩枝破卷成圆，犹依桂用，非真菌桂也。《仙经》乃有用菌桂云：三重者良，则明非今桂矣，必当别是一物，应更研访。

《唐本》注云：菌者，竹名，古方用筒桂者是，故云三重者良；其筒桂亦有二三重卷者。叶似柿叶，中三道文，肌理紧薄如竹，大枝、小枝皮俱是菌，然大枝皮不能重卷，味极淡薄，不入药用。今惟出韶州。

臣禹锡等谨按《蜀本》《图经》云：叶似柿叶而尖狭光净，花白蕊黄四月开，五月结实，树皮青黄，薄卷若筒，亦名筒桂。厚硬味薄者名板桂，又不入药用。三月、七月采皮，日干。

《图经》：文具桂条下。

《列仙传》：范蠡好食桂，饮水讨药，人世世见之。又曰桂父象林，人常服桂皮叶，以龟脑和服之。

《韩终采药诗》：闻河之桂，实大如栗，得而食之，后天而老。

《别说》云：谨按诸家所说桂之异同，几不可用考。今交、广商人所贩及医家见用，惟陈藏器一说最近然；筒厚实气味重者，宜入治藏，及下焦，药轻薄者，宜入治头目发散药。故《本经》以菌桂养精神，以牡桂利关节。仲景《伤寒论》发汗用桂枝；桂枝者，枝条非身干也，取其轻薄而能发散。今又有一种柳桂，乃桂之嫩小枝条也。尤宜入治上焦药用也。

按：菌桂，樟科肉桂之一种，即今之官桂。即筒桂，如《唐本》注云：菌桂，竹名，古方用筒桂者是。综合功能祛百病，养精神，和颜色。临床用以温经通脉，祛冷回阳，与牡桂功一致。

时珍曰：今本草又作从草之菌，愈误矣。牡桂为大桂，故此称小桂。时珍曰：菌桂，叶似柿叶者是。详前桂下。《别录》所谓正圆如竹者，谓皮卷如竹筒。陶氏误疑是木形如竹，反谓卷成圆者非真也。今人所栽岩桂，亦是桂之类似柿叶，亦有锯齿如枇杷叶而粗涩者，有无锯齿如栀子叶而光洁者。丛生岩岭间，谓之岩桂，俗呼为木犀。其花有白者名银桂，黄者名金桂，红者名丹桂。有秋花者，春花者，四季花者，逐月花者。其皮薄而不辣，不堪入药。惟花可收茗、浸酒、盐渍，及作香搽、发泽之类耳。时珍曰：菌桂主治，与桂心、牡桂迥然不同。昔人所服食者，盖此类耳。时珍曰：方士谬言，类多如此，唐氏收入本草，恐误后人，故详记。木犀花气味辛，温，无毒。主治同百药煎、孩儿茶作膏饼噙，生津辟臭化痰，治风虫牙痛。同麻油蒸熟，润发，及作面脂（时珍）。

松　　脂

味苦、甘，温，无毒。主疽恶疮，头疡，白秃，疥瘙，风气，安五脏，除热。胃中伏热，咽干消渴，及风痹死肌。炼之令白。其赤者主恶痹。久服轻身不老延年，一名松膏，一名松肪。生太山山谷。六月采。

松实，味苦，温，无毒。主风痹寒气，虚羸少气，补不足。九月采，阴干。

松叶，味苦，温。主风湿疮，生毛发，安五脏，守中，不饥延年。

臣禹锡等谨按《日华子》云：松叶无毒。

松节，温。主百节久风风虚，脚痹疼痛。

松根白皮，主辟谷不饥。

陶隐居云：采炼松脂法，并在服食方中，以桑灰汁或酒煮软挼内寒水中数十过，白滑则可用。其有自流出者，乃胜于凿树及煮用膏也。其实不可多得，惟叶止是断谷所宜，细切如粟，以水及面饮服之。亦有阴干捣为屑，丸服者。人患恶病，服此无不差。比来苦脚弱，人酿松节酒亦皆愈。松柏皆有脂润，又凌冬不凋，理为佳物，但人多轻忽，近易之尔。

松脂

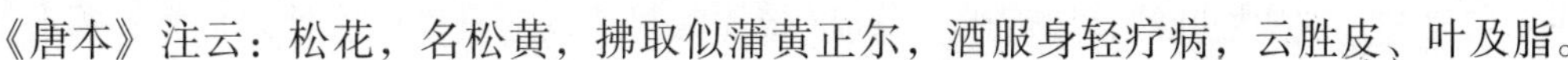

《唐本》注云：松花，名松黄，拂取似蒲黄正尔，酒服身轻疗病，云胜皮、叶及脂。

其子味甚甘。《经》直云味苦，非也。松取枝烧其上下，承取汁名㴴[①]，主牛马疮疥佳。树皮绿衣名艾蒳[②]，合和诸香烧之，其烟团聚，青白可爱也。

臣禹锡等谨按《药性论》：松脂，使，味甘平。杀虫用之，主耳聋，牙有蚛孔，少许咬之不落，虫自死。能贴诸疮脓血，煎膏生肌止痛，抽风。

萧炳云：又有五叶者，一丛五叶如钗，名五粒松，道家服食绝，粒子如巴豆，新罗往往进之。《日华子》云：松脂，润心肺，下气除邪。煎膏治瘘烂排脓。又云：松叶，暖，无毒。灸署冻疮，风湿疮佳。又云：松节，无毒。治脚软骨节风。又云：松根白皮，味苦温，无毒。补五劳益气。

《图经》曰：松脂，生泰山山谷，今处处有之，其用以通明如薰陆香颗者为胜。道人服饵或合茯苓、松柏实、菊花作丸；皆先炼治其法用大釜加水置甑，用白茅藉甑底，又加黄砂于茅上，厚寸许可矣，然后布松脂于上，炊以桑薪，汤减即添热水，常令满。候松脂尽入釜中，乃出之，投于冷水既凝，又蒸，如此三过，其白如玉，然后入药，亦可单服。其实及根白皮，古亦有服食法，但今松实多作果品，余不闻堪入药。其花上黄粉名松黄，山人及时拂取作汤点之甚佳，但不堪停久，故鲜用寄远。烧其枝上下承取汁液名松㴴[③]，主牛马疮。皮上绿衣名艾蒳香，用合诸香，烧之其烟不散。方书言松为五粒，字当读为鬣[④]，音之误也。言每五鬣为一叶，或有两鬣、七鬣者。松岁久则实繁，中原虽有，然不及塞上有佳好也。中品有墨条，不载所出州郡，然亦出于松，故附见于此。

《圣惠方》：绝谷升仙不食法：取松实，捣为膏，酒调下三钱，日三，则不饥。渴饮水，勿食他物，百日身轻，日行五百里。

又方：服松叶，令人不老，身生绿毛。轻身益气，久服不已，绝谷不饥渴;，松叶不以多少，细切更研，每日食前以酒调下二钱，亦可粥汁服之。初服稍难，久自便矣。

又方：治牙龈历虫，齿根暗黑，用松节烧灰揩之神效。

又方：治一切瘘：炼成松脂末，填疮孔令满，日三四度用之。

又方：神仙饵松实，用七月取松实，过时即落难收，去木皮，捣如膏。每服如鸡子大，日三服，服及百日身轻，三百日日行五百里，绝谷。久服升仙。渴即饮水，亦可以炼了松脂同服之。

《外台秘要》：《集验》疗齲齿：取松脂，统[⑤]如锥，纴[⑥]齲孔内，须臾齲虫缘松脂出，《梅师方》同。

又方：治恶风疾：松脂炼投冷水中二十遍，蜜丸服二两，饥即服之，日三，鼻柱断者二百日差，断盐及房事。

又方：疗历节诸风，百节酸痛不可忍：松脂三十斤，炼五十遍，不能五十遍亦可二十遍，用以炼酥三升，温和松脂三升，熟搅令极稠，旦空腹以酒服方寸匕，日三数食面粥为佳。慎血腥生冷、酢物、果子，一百日差。

又方：松节酒：主历节风，四肢疼痛如解落：松脂二十斤，酒五斗，渍三七日，服一合，日五六服。

《千金方》：治脚气，十二风痹不能行，服更生散数剂，及众疗不得力，服此一剂更能行远，不过两剂；松叶酒：松叶六十斤，细剉，㕮咀，以水四石，煮取四斗九升以酿五斗米如常法，别煮松叶汁，以渍米，并馈[⑦]饭泥酿封头，七日发澄，饮之取醉，得此酒力者甚众。

又方：治历节风：松叶，捣取一升，以酒三升，浸七日，服一合，日三服。

又方：治口㖞：青松叶一斤，捣令汁出，精酒一升，浸二宿，近火一宿。初且半升，渐至一升，头面汗即止。

又方：治三年中风不较者：松叶一斤，细切之，以酒一斗，煮取三升，顿服取汗出立差。

《千金翼》：若齿黑，以松末灰揩之，末雄黄涂龈上百日神效。

《梅师方》：治耳久聋：松脂三两，炼，巴豆一两，相和熟捣，可丸通过以薄绵裹内耳孔中塞之，日一度易。

《孙尚药》治脚转筋疼痛，挛急者：松节一两，细剉如米粒，乳香一钱，右件药用银石器内，慢火炒令焦，只留一二分性，出火毒，研细，每服一钱至二钱，热木瓜酒调下。应是筋病皆治之。《兵部手集》：疗刺入肉，疼闷，百理不差，方：松脂流出如细乳头香者，敷疮上，以帛裹三五日，当有根出，不痛不痒，不觉自落。

《鬼遗方》：治疥癣：松胶香研细，约酌入少轻粉，衮[8]令匀，凡疥癣上，先用油涂了，揩[9]末，一日便干，顽者三两度。

《伤寒类要》：治天行病辟温[10]方：切松叶如米，酒服方寸匕。日三，辟五年瘟。[11]

《抱朴子》：赵瞿病癞历年，医不差，家乃赍[12]弃送于山穴中。瞿自怨不幸，悲叹涕泣，经月，有仙人经穴见之，哀之，具问其详。瞿知其异人也，叩头自陈乞命，于是仙人取囊中药赐之，教其服百余日，疮愈，颜色悦，肌肤润。仙人再过视之，瞿谢活命之恩，乞遗其方。仙人曰：此是松脂，彼中极多。汝可炼服之，长服身转轻，力百倍，登危涉险，终日不困，年百岁齿不堕，发不白，夜卧常见有光大如镜。

《列仙传》：偓佺[13]好食松实，能飞行健走及马. 以松子遗尧，尧不能[14]服。松者㮶[15]松也。

《野人闲话》：伏虎尊师篇，炼松脂法：十斤松脂，五度以水煮过令苦味尽，取得后，每一斤炼了松脂入四两茯苓末，每晨水下一刀圭，即终年不食，而复延龄身轻清爽。

《衍义》曰：松黄，一如蒲黄，但其味差淡，治产后壮热，头痛颊赤，口干唇焦，多烦燥渴，昏闷不爽：松花、川芎、当归、石膏、蒲黄五物，等同为末，每服二钱，水二合，红花二捻同煎七分去滓，粥后温温细呷。松子多海东来，今关右亦有，但细小味薄，与柏子仁同治虚秘。

现注：

①湁：下有音诣二字注音。现音（yì 诣）。

②蒳：（nà 纳）。

③湁：下原有音诣二字注音。

④鬣：（liè 猎），胡须，或似鬣的植物穗芒。

⑤统：原指丝的头绪。

⑥纴：（rèn 认）。

⑦馈：（fēn 分），蒸饭。

⑧衮：（gǔn 滚），现在通用滚字。

⑨揩：原刻为锴，查锴并无擦抹之意，故应为揩。

⑩辟温方：原刻如此。

⑪辟五年瘟：前后不同两个“温、瘟”字，皆为原刻如此。

⑫赍：（jī 机），带着。

⑬偓：（wò 握），佺：（quán 全）。

⑭《列仙传》原文为“不暇服，”非“不能服”。

⑮樠：（mán 瞒），樠松为榆之类，俗呼朗榆。见《左传·庄四年疏》。

按：松脂，松树材中取得油脂炼提而成，或松树自流之脂。综合功能消疽祛疮止渴除痹。其中附出松实一条，云主风痹寒气，现在松塔为含松实之球果，治咳喘有效。松节主百节久风痹痛，临床用以治关节痛，中风等。松叶用于流感流脑等。

时珍曰：按王安石《字说》云：松柏为百木之长。松犹公也，柏犹伯也。故松从公，柏从白。时珍曰：松树修耸多节，其皮粗浓有鳞形，其叶后凋。二、三月抽蕤生花，长四五寸，采其花蕊为松黄。结实状如猪心，叠成鳞砌，秋老则子长鳞裂。然叶有二针、三针、五针之别。三针者为栝子松，五针者为松子松。其子大如柏子，惟辽海及云南者，子大如巴豆可食，谓之海松子，详见果部。孙思邈云：松脂以衡山者为良。衡山东五百里，满谷所出者，与天下不同。苏轼云：镇定松脂亦良。《抱朴子》云：凡老松皮内自然聚脂为第一，胜于凿取及煮成者。其根下有伤处，不见日月者为阴脂，尤佳。老松余气结为茯苓。千年松脂化为琥珀。《玉策记》云：千年松树四边枝起，上杪不长如偃盖。其精化为青牛、青羊、青犬、青人、伏龟，其寿皆千岁。震亨曰：松脂属阳金，伏汞。

强筋骨，利耳目，治崩带（时珍）。

时珍曰：松叶、松实，服饵所须；松节、松心，耐久不朽。松脂则又树之津液精华也。在土不朽；流脂日久，变为琥珀，宜其可以辟谷延龄。葛洪《抱朴子》云：上党赵瞿病癞历年，垂死，其家弃之，送置山穴中。瞿怨泣经月，有仙人见而哀之，以一囊药与之。瞿服百余日，其疮都愈，颜色丰悦，肌肤玉泽。仙人再过之，瞿谢活命之恩，乞求其方。仙人曰：此是松脂，山中便多。此物汝炼服之，可以长生不死。瞿乃归家长服，身体转轻，气力百倍，登危涉险，终日不困。年百余岁，齿不坠，发不白。夜卧忽见屋间有光，大如镜，久而一室尽明如昼。又见面上有采女一人，戏于口鼻之间。后入抱犊山成地仙。于时人闻瞿服此脂，皆竞服之，车运驴负，积之盈室。不过一月，未觉大益，皆辄止焉。志之不坚如此。张杲《医说》有服松丹之法。

附方：新十七。

服食辟谷：《千金方》：用松脂十斤，以桑薪灰汁一石，煮五七沸，漉出，冷水中凝，复煮之，凡十遍乃白，细研为散。每服一二钱，粥饮调下，日三服。服至十两以上，不饥，饥再服之。一年以后，夜视目明。久服，延年益寿。又法：百炼松脂治下筛，蜜和纳筒中，勿见风日。每服一团，一日三服。服至百日，耐寒暑；二百日，五脏补益；五年，即见西王母。强筋补益：四圣不老丹：用明松脂一斤，以无灰酒沙锅内桑柴火煮数沸，竹枝搅稠，乃住火，倾入水内结块，复以酒煮九遍，其脂如玉，不苦不涩乃止，为细末。用十二两，入白茯苓末半斤，黄菊花末半斤，柏子仁（去油取霜）半斤，炼蜜丸如梧桐子大。每空心好酒送下七十二丸。须择吉日修合，勿令妇人、鸡、犬松梅丸：用松脂以长流水桑柴煮拔三次，再以桑灰滴汁煮七次扯拔，更以好酒煮二次，仍以长流水煮二次，色白不苦为度。每一斤，入九蒸地黄末十两，乌梅末六两，炼蜜丸梧桐子大。每服七十丸，空心盐、米汤下。健阳补中，强筋润肌，大能益人。（白飞霞《方外奇方》）

揩齿固牙：松脂（出镇定者佳），稀布盛，入沸汤煮，取浮水面者投冷水中（不出者不用），研末，入白茯苓末和匀。日用揩齿漱口，亦可咽之，固牙驻颜。（苏东坡《仇池笔记》）

肝虚目泪：炼成松脂一斤，酿米二斗。水七斗，曲二斗，造酒。频饮之。妇人白带：松香五两，酒二升，煮干，木臼杵细，酒糊丸如梧桐子大。每服百丸，温酒下。（《摘玄方》）

小儿秃疮：《简便方》：用松香五钱，猪油一两熬，搽，一日数次，数日即愈。《卫生宝鉴》：用沥青二两，黄蜡一两半，铜绿一钱半，麻油一钱半，文武熬收。每摊贴之，神效。小儿紧唇：松脂炙化，贴之。（《圣惠方》）

风虫牙痛：刮松上脂，滚水泡化，一漱即止，已试验。（《集简方》）

一切肿毒：松香八两，铜青二钱，蓖麻仁五钱。同捣作膏，摊贴甚妙。（李楼《奇方》）

软疖频发：翠玉膏：用通明沥青八两，铜绿二两，麻油三钱，雄猪胆汁三个。先溶沥青，乃下油、胆，倾入水中扯拔，器盛。每用，绯帛摊贴，不须再换。小金丝膏：治一切疮疖肿毒。沥青、白胶香各二两，乳香二钱，没药一两，黄蜡三钱，又以香油三钱，同熬至滴下不散，倾入水中，扯千遍收贮。每捻作饼，贴之。

阴囊湿痒：欲溃者。用板儿松香为末，纸卷作筒。每根入花椒三粒，浸灯盏内三宿，取出点烧，淋下油搽之。先以米泔洗过。（《简便方》）

金疮出血：沥青末，稍加生铜屑末，糁之，立愈。（唐瑶《经验方》）

猪啮成疮：松脂炼作饼，贴之。（《千金》）

松节：炒焦，治筋骨间病，能燥血中之湿。（震亨）治风蛀牙痛，煎水含漱，或烧灰日揩，有效。（时珍）时珍曰：松节，松之骨也。质坚气劲，久亦不朽，故筋骨间风湿诸病宜之。

附方：新五。

风热牙痛：《圣惠方》：用油松节如枣大一块（碎切），胡椒七颗，入烧酒，须二三盏，乘热入飞过白矾少许，噙漱三五口，立瘥。又用松节二两，槐白皮、地骨皮各一两，浆水煎汤。热漱冷吐，瘥乃止。反胃吐食：松节煎酒，细饮之。（《百一方》）

阴毒腹痛：油松木七块炒焦，冲酒二钟，热服。（《集简方》）

颠仆伤损：松节煎酒服。（谈野翁方）

松叶：去风痛脚痹，杀米虫（时珍）。

附方：新三。

风牙肿痛：松叶一握，盐一合，酒二升煎漱。（《圣惠方》）

大风恶疮：猪鬃松叶二斤，麻黄（去节）五两。锉，以生绢袋盛，清酒二斗浸之，春夏五日，秋冬七日。每温服一小盏，常令醺醺，以效为度。（《圣惠方》）

阴囊湿痒：松毛煎汤，频洗。（《简便方》）

松花

主润心肺，益气，除风止血。亦可酿酒（时珍）。

时珍曰：今人收黄和白砂糖印为饼膏，充果饼食之，且难久收，恐轻身疗病之功，未必胜脂、叶也。

附方：新一。

头旋脑肿：三月收松花并苔（五六寸如鼠尾者，蒸切）一升，以生绢囊贮，浸三升酒中五日。空心暖饮五合。（《普济方》）

根白皮：木皮：赤龙皮。主治痈疽疮口不合，生肌止血，治白秃、杖疮、汤火疮（时珍）。

附方：新四。

肠风下血：松木皮，去粗皮，取里白者，切、晒，焙研为末。每服一钱，腊茶汤下。（《杨氏家藏方》）

三十年痢：赤松上苍皮一斗，为末。面粥和服一升，日三。不过一斗，救人。（《圣惠方》）

金疮杖疮：赤龙鳞（即古松皮），存性，研末。搽之，最止痛。（《永类钤方》）

小儿头疮：浸湿，名胎风疮：古松上自有赤浓皮，入豆豉少许，瓦上炒存性，研末，入轻粉、香油调，涂之。（《经验良方》）

槐　实

味苦、酸、咸，寒，无毒。主五内邪气热，止涎唾，补绝伤，五痔，火疮，妇人乳瘕，子脏急痛。以七月七日取之，捣取汁，铜器盛之，日煎令可作丸，大如鼠屎，内窍中三易乃愈。又堕胎。久服明目益气，头不白，延年。枝主洗疮，及阴囊下湿痒。皮主烂疮。根主喉痹寒热。生河南平泽。可作神烛。

景天为之使。

陶隐居云：槐子，以相连多者为好，十月巳日采之，新盆盛合泥百日，皮烂为水，核如大豆，服之令脑满发不白而长生。今处处有，此云七月取其子未坚，故捣绞取汁。

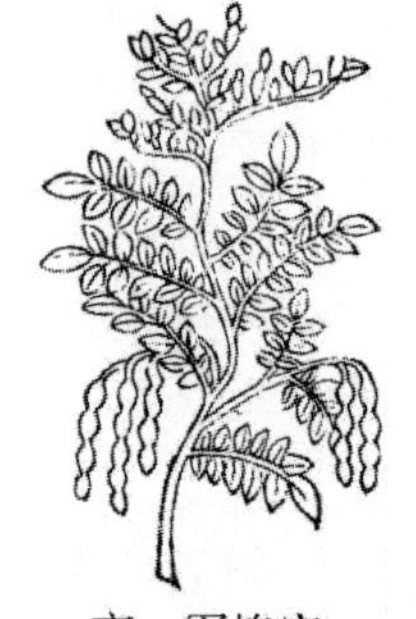

高　军槐实

《唐本》注云：《别录》云，八月断槐大枝，使生嫩蘖，煮汁酿酒疗大风痿痹甚效。槐耳，味苦辛平，无毒。主五痔心痛，妇人阴中疮痛。槐树菌也。当取坚如桑耳者。枝炮熨，止蝎毒。

臣禹锡等谨按《尔雅》云：櫰槐，大叶而黑，守宫槐叶昼聂宵炕。释曰：櫰槐一也，大叶而黑，名櫰，不尔即名槐。又曰：槐叶昼合夜开者，别名守宫槐。聂，合也；炕，张也。

《药性论》云：槐子，臣。主治大热难产。皮煮汁，淋阴囊坠肿气痛。又云：槐白皮，味苦无毒。能主治口齿风疳䘌血，以煎浆水煮含之，又煎淋浴男子阴疝卵肿。

陈藏器云：槐实，本功外，杀虫去风。合房折取阴干煮服，味一如茶，明目除热泪，头脑心胸间热风烦闷，风眩欲倒，心头吐涎如醉，瀁瀁[①]如船车上者。花堪染黄；子上房七月收之染皂。木为灰，长毛发。

《日华子》云：槐子，治丈夫、女人阴疮湿痒，催生吞七粒。

又云：槐皮草[②]，治中风皮肤不仁，喉痹，浸洗五痔，并一切恶疮，妇人产门痒痛，及汤火疮，煎膏止痛，长肉消痈肿。

《图经》曰：槐实，生河南平泽，今处处有之。其木有极高大者。谨按《尔雅》，槐有数种，叶大而黑者名櫰槐；昼合夜开者名守宫槐；叶细而青绿者但谓之槐，其功用不言有别。四月、五月开花，六月、七月结实，七月七日采嫩实，捣取汁作煎，十月采老实入药，皮根采无时。今医家用槐者最多；春采嫩枝，煅为黑灰以揩齿去蚛；烧青枝取沥以涂癣；取花之陈久者筛末饮服，以治下血；折取嫩房角作汤以当茗，主头风明目补脑；煮白皮汁以治口齿及下血，水吞黑子以变白发；木上耳取末服方寸匕，治大便血及五痔脱肛等，皆常用有殊效者。葛洪著扁鹊明目使发不落方：十月上巳日取槐子去皮内新罂中封口三七日，初服一枚，再二枚，至十日十枚，还从一枚，始大良。刘禹锡《传信方》著硖[③]州王及郎中槐汤灸痔法：以槐枝浓煎汤，先洗痔，便以艾灸其上七壮，以知为度。及早，充西川安抚使判官乘骡入骆谷，及宿有痔疾因此大作，其状如胡瓜贯于肠头，热如煻灰火，至驿僵仆。主邮吏云：此病某曾患来，须灸即差，及命所使作槐汤洗热瓜上，令用艾灸至三五壮，忽觉一道热气入肠中，因大转泻，先血后秽，一时至痛楚，泻后遂失胡瓜所在，登骡而驰。

《雷公》云：凡采得后，去单子并五子者，只取两子、三子者。凡使用铜锤捶之令破，用乌牛乳浸一宿，蒸过用。

《食疗》：主邪气，难产绝伤，春初嫩叶亦可食，主瘾疹牙齿诸风疼。

《外台秘要》：疗蛔虫心痛：取槐树上木耳烧灰末如枣许，正发和水服。若不止，饮热水一升，蛔虫出。

《千金方》：疗胎赤眼：取槐木枝如马鞭大，长二尺，作二段，齐头。麻油一匙，置铜钵中，旦使童子一人，以其木研之至瞑止，令仰卧以涂向眼眦，日三度差。

又方：疗痔，七月七日采槐子，熟捣绞取汁，内铜器中盛宅中高门上暴之二十日已上，煎成，取鼠粪大，内谷道中，日三，亦主瘘，百种疮。

又方：古方明目黑发：槐子，于牛胆中渍，阴干百日，食后吞一枚，十日身轻，三十日白发黑，百日内通神。

又方：治九种心痛：当太岁上，取新生槐枝一握，去两头，水三大升，煮取一升顿服。

又方：治鼻气窒塞，以水五升，煮槐叶取三升，下葱豉调和再煎饮。

《千金翼》：治蠼螋疮：槐白皮，醋浸半日洗之，及诸恶疮。

《肘后方》：治内瘘用槐白皮捣丸，绵裹内下部中得效。又方：疗肠痔每大便常下血：槐树上木耳，取末饮服方寸匕，日三服。

《百一方》：治中风身直，不得屈伸，反覆者；取槐皮黄白者，切之，以酒或水六升，煮取二升，去滓，适寒温稍稍服之。

《经验方》：治野鸡痔。用槐、柳枝煎汤洗痔上，便以艾灸之七壮。

又方：治下血：槐花、荆芥穗，等分为末，酒调下一钱匕。

《梅师方》：治崩中或赤白，不问年月远近，取槐枝烧灰，食前酒下方寸匕。

又方：治痔，有虫咬谷道痒，或下脓血：多取槐白皮，浓煮汁，安盆坐汤之虚其谷道令更暖，良久欲大便，当虫出，不过三度即愈。如用末，绵裹内下部。

《食医心镜》：治野鸡痔，下血肠风，明目方：嫩槐叶一斤，蒸如造炙法，取叶碾作末，如茶法煎呷之。

《广利方》：治妊娠难产，令易方：水吞槐子七枚即出。

《广济方》：疗牙齿疼痛，取槐树白皮一握，切，以酪一升，煮，去滓，用盐少许，适寒温含之，日三易之。

《必效方》：疗阴疮及湿痒：槐树北面不见日处一大握，水二升，煮取一升洗之三五遍，冷复暖，若涉远恐冲风，即以米粉粉之即效。

《张文仲》：疗肠痔方：槐树上耳，捣末，米饮服方寸匕，日三。又槐白皮一担，剉，以水煮令浓，脱衣入水中坐，冷更易，不过三用，虫出止。《伤寒类要》：大热心闷者：槐子烧末，酒服方寸匕。《子母秘录》：日月未足而欲产者，槐树东枝，令孕妇手把即易产。

《产宝》：疗崩中不止，不问年月远近方：槐耳烧作灰为末，以酒服方寸匕。

《太清草木方》：槐者，虚星之精，以十月上巳日采子服之去百病，长生通神。

《衍义》曰：槐实，止言实，今当分为二，实本出荚中，若捣荚作煎者当言荚也。荚中子大如豆，坚而紫色者实也。今本条不析出荚与荚中子，盖其用各别，皆疏导风热。

现注：

①瀁：（yàng 漾）。

②槐皮草：原文如此。草字可当皂字解，即黑色，槐皮草即黑色槐皮。

③硖：通峡。

按：槐实为豆科槐的果实，今称槐角。综合功能清热止涎唾，补绝伤，消五痔，消火疮，消乳瘕，止子宫痛，明目除湿，除痹。临床用槐角大都以治痔为主，其他众多功能多未发挥。如消乳瘕，明目等尚待发掘。脑中风后涎唾多，此文中止涎唾，应指此。

时珍曰：按：《周礼》外朝之法，面三槐，三公位焉。吴澄注云：槐之言怀也，怀来人于此也。王安石释云：槐华黄，中怀其美，故三公位之。《春秋元命包》云：槐之言归也。古者树槐，听讼其下，使情归实也。时珍曰：槐之生也，季春五日而兔目，十日而鼠耳，更旬而始规，二旬而叶成。初生嫩炸熟，水淘过食，亦可作饮代茶。或采槐子种畦中，采苗食之亦良。其木材坚重，有青黄白黑色。其花未开时，状如米粒，炒过煎水染黄甚鲜。其实作荚连珠，中有黑子，以子连多为好。《周礼》：秋取槐、檀之火。《淮南子》：老槐生火。《天玄主物簿》云：老槐生丹。槐之神异如此。

治口齿风，凉大肠，润肝燥（李杲）。好古曰：槐实纯阴，肝经气也。治证与桃仁同

时珍曰：按：《太清草木方》云：槐者虚星之精。十月上巳日采子服之，去百病，长生通神。《梁书》言：庾肩吾常服槐实，年七十余，发鬓皆黑，目看细字，亦其验也。古方以子入冬月牛胆中渍之，阴干百日，每食后吞一枚。云久服明目通神，白发还黑。有痔及下血者，尤宜服之。

附方：新四。

槐角丸：治五种肠风泻血。粪前有血名外痔，粪后有血名内痔，大肠不收名脱肛，谷道四面肉如奶名举痔，头上有孔名瘘，内有虫名虫痔，并皆治之。槐角（去梗，炒）一两，地榆、当归（酒焙）、防风、黄芩、枳壳（麸炒）各半两，为末，酒糊丸梧桐子大。每服五十丸，米饮下。(《和剂局方》)

大肠脱肛：槐角、槐花各等分，炒为末。用羊血蘸药，炙熟食之，以酒送下。猪腰子（去皮）蘸炙亦可。(《百一选方》)

内痔外痔：许仁则方：用槐角子一斗，捣汁晒稠，取地胆为末，同煎，丸梧桐子大。每饮服十丸。兼作挺子，纳下部。或以苦参末代地胆亦可。(《外台秘要》)

目热昏暗：槐子、黄连（去须）各二两，为末，蜜丸梧桐子大。每浆水下二十丸，日二服。(《圣济总录》)

槐枝：治赤目、崩漏（时珍）。风热牙痛：槐枝烧热烙之。(《圣惠方》)。

破伤中风：避阴槐枝上皮，旋刻一片，安伤处，用艾灸皮上百壮。不痛者灸至痛，痛者灸至不痛，用手摩之。(《普济》)

阴下湿痒：槐白皮炒，煎水日洗。(《生生方》)

槐　胶

主一切风，化涎，治肝脏风，筋脉抽掣，及急风口噤，或四肢不收，顽痹。或毒风周身如虫行，或破伤风，口眼偏斜，腰脊强硬。任作汤，散丸煎，杂诸药用之亦可，水煮和诸药为丸，及作下药。新定。

按：槐胶为槐树之树脂。综合功能熄风止痉，除痹祛风，止破伤风，除强硬。临床难有槐胶，此般诸症或可以槐角、槐花治之。

煨热，绵裹塞槐耳，治风热龙闭。(时珍)

槐　花

味苦，平，无毒。治五痔心痛，眼赤，杀脏藏虫及热，治皮肤风并肠风泻血，赤白痢，并炒服。叶，平，无毒。煎汤治小儿惊痫壮热，疥癣及疔肿。皮、茎同用。新补见《日华子》。

《图经》：文具槐实条下。

《简要济众》：治妇人漏下血不绝：槐花鹅[①]，不以多少，烧作灰，细研，食前温酒服二钱匕。

《衍义》曰：槐花，今染家亦用；收时折其未开花，煮一沸，出之釜中，有所澄下稠黄滓，渗漉为饼，染色更鲜明。治肠风热泻血甚佳，不可过剂。

现注：

①鹅：原文如此。此或指槐花未开呈萼蕾状之花蕾，药名槐米。但鹅不通萼，鹅或是萼之误，抑或地方可通之词。

按：槐花为豆科槐的花朵或花蕾。综合功能消五痔，消心痛，消眼赤，消皮风，止泻血止痢。临床以槐花治痔时居多，自报道槐花中可提芦丁等扩张血管成分以后，治疗范围虽有所扩展，仍未完全尽条文所能。

元素曰：味浓气薄，纯阴也。

凉大肠（元素）。炒香频嚼，治失音及喉痹，又疗吐血衄血，崩中漏下。(时珍)

时珍曰：槐花味苦、色黄、气凉，阳明、厥阴血分药也。故所主之病，多属二经。

附方：新二十。

衄血不止：槐花、乌贼鱼骨等分，半生半炒为末，吹之。(《普济方》)

舌衄出血：槐花末，敷之即止。(《朱氏集验》)

吐血不止：槐花烧存性，入麝香少许，研匀，糯米饮下三钱。(《普济方》)

咯血唾血：槐花炒研。每服三钱，糯米饮下，仰卧一时取效。(《朱氏方》)

小便尿血：槐花（炒）、郁金（煨）各一两，为末。每服二钱，淡豉汤下，立效。(《箧中秘宝方》)

大肠下血：《经验方》：用槐花、荆芥穗等分，为末。酒服一钱匕。《集简方》：用柏叶三钱，槐花六钱，煎汤日服。《袖珍》用槐花、枳壳等分，炒存性为末新汲水服二钱。暴热下血：生猪脏一条，洗净控干，以炒槐花末填满扎定，米醋沙锅内煮烂，擂丸弹子大，晒干。每服一丸，空心当归煎酒化下。(《永类钤方》)

酒毒下血：槐花（半生半炒）一两，山栀子（焙）五钱，为末。新汲水服二钱。(《经验良方》)

脏毒下血：新槐花炒研，酒服三钱，日三服。或用槐白皮煎汤服。(《普济方》)

血崩不止：槐花三两，黄芩二两，为末。每服半两，酒一碗，铜秤锤一枚，桑柴火烧红，浸入酒内，调服。忌口。(《乾坤秘韫》)

中风失音：炒槐花，三更后仰卧嚼咽。(危氏《得效方》)

痈疽发背：凡人中热毒，眼花头晕，口干舌苦，心惊背热，四肢麻木，觉有红晕在背后者。即取槐花子一大抄，铁杓炒褐色，以好酒一碗汗之。乘热饮酒，一汗即愈。如未退，再炒一服，极效。纵成脓者，亦无不愈。彭幸庵云：此方三十年屡效者。（刘松石《保寿堂方》）

杨梅毒疮：乃阳明积热所生。槐花四两略炒，入酒二盏，煎十余沸，热服。胃虚寒者勿用。(《集简方》)

外痔长寸：疔疮肿毒：一切痈疽发背，不问已成未成，但痛者皆治。槐花（微炒）、核桃仁二两，无灰酒一钟，煎十余沸，热服。未成者二三服，已成者一二服见效。(《医方摘要》)

发背散血：槐花、绿豆粉各一升，同炒作象牙色，研末。用细茶一两，煎一碗，露一夜，调末三钱敷之，留头。勿犯妇女手。(《摄生众妙方》)

下血血崩：槐花一两，棕灰五钱，盐一钱，水三钟，煎减半服。(《摘玄方》)

白带不止：槐花（炒）、牡蛎等分。为末。每酒服三钱，取效。（同上）乱霍烦闷：槐叶、桑叶各一钱，炙甘草三分，水煎服之。(《圣惠方》)

枸　杞

味苦，寒。根大寒，子微寒，无毒。主五内邪气，热中消渴，周痹。风湿，下胸胁气，客热头痛，补内伤大劳嘘吸，坚筋骨，强阴利大小肠。久服坚筋骨，轻身不老。耐寒暑。一名杞根，一名地骨，一名枸忌，一名地辅。一名羊乳，一名却暑，一名仙人杖，一名西王母杖。生常山平泽，及诸丘陵阪岸。冬采根，春夏采叶，秋采茎、实。阴干。

陶隐居云：今出堂邑，而石头烽火楼下最多。其叶可作羹，味小苦。俗谚云：去家千里，勿食萝摩、枸杞。此言其补益精气，强盛阴道也。萝摩，一名苦丸，叶厚大作藤生，摘之有白乳汁，人家多种之，可生啖，亦蒸煮食也。枸杞根实为服食家用，其说甚美，仙人之杖，远有旨乎。臣禹锡等谨按《尔雅》疏云：杞，一名枸檵。郭云：今枸杞也。《诗·四牡》云：集于苞杞。陆机云：一名苦杞，一名地骨。春生作羹茹，微苦，其茎似莓，子秋熟正赤，茎叶及子服之轻身益气尔。

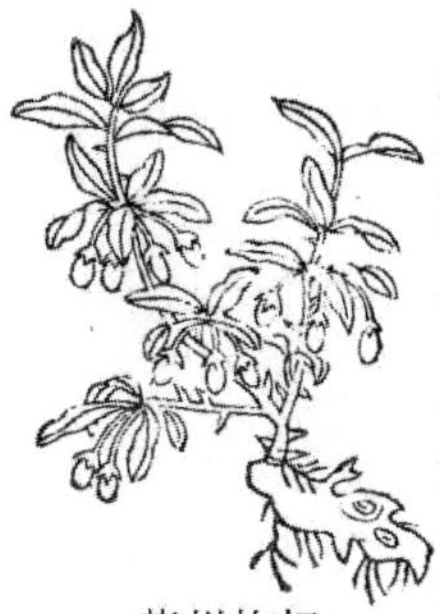

《抱朴子》云：家柴，一名托卢，或名天精，或名却老，或名地骨。

《药性论》云：枸杞，臣，子、叶同说味甘平。能补益精诸不足，易颜色，变白明目安神，令人长寿。叶和羊肉作羹益人，甚除风明目，若渴，可煮作饮，代茶饮之，白色无刺者良，与乳酪相恶，发热诸毒烦闷，可单煮汁解之。能消热麺[①]毒。又根皮细剉面，拌熟煮吞之，主治肾家风良。又益精气法：取叶上虫窠子，暴干为末，入干地黄中为丸，益阳事。主患眼风障，赤膜昏痛，取叶捣汁注眼中妙。《日华子》云：地仙苗，除烦益志，补五劳七伤，壮心气，去皮肤骨节间风，消热毒，散疮肿，即枸杞也。

茂州枸杞

《图经》曰：枸杞，生常山平泽，及丘陵阪岸，今处处有之。春生苗叶如石榴叶而软薄，堪食，俗呼为甜菜。其茎干高三五尺，作丛，六月、七月生小红紫花，随便结红实，形微长如枣核，其根名地骨。春夏采叶，秋采茎实，冬采根。谨按《尔雅》云：杞，枸檵。郭璞云：今枸杞也。《诗·小雅》四牡云：集于苞杞。陆机疏云：一名苦杞，一名地骨。春生作羹茹，微苦。其茎似莓，子秋熟正赤。茎叶及子服之轻身益气。淮南《枕中记》著；西河女子服枸杞法：正月上寅采根，二月上卯治服之；三月上辰采茎，四月上巳治服之；五月上午采叶，六月上未治服之；七月上申采花，八月上酉治服之；九月上戌[②]采子，十月上亥治服之；十一月上子采根，十二月上丑治服之。又有并花、实、根、茎、叶作煎，及单笮[③]子汁煎膏服之，其功并等。今人相传谓枸杞与枸棘二种相类；其实形长而枝无刺者，真枸杞也，圆而有刺者枸棘也。枸棘不堪入药，而下品溲[④]疏条注：李当之云：子似枸杞，冬月熟，色赤味甘苦。苏恭云：形似空[⑤]疏，木高丈许，白皮，其子，七月、八月熟，似枸杞子，味甘而两两相并。今注云：虽相似然溲疏有刺，枸杞无刺，以此为别。是三物相似，而二物又有刺。溲疏亦有巨骨之名，如枸杞谓之地骨，当亦相类，用之宜细辨耳。或云溲疏以高大为别，是不然也。今枸杞极有高大者，其入药乃神良。世传蓬莱县南丘村多枸杞，高者一二丈，其根蟠结甚固，故其乡人多寿考，亦饮食其水土之品使然耳。润州州寺大井旁生枸杞亦岁久，故土人目为枸杞井，云饮其水甚益人。溲疏生熊耳川谷及田野丘墟地，四月采。古今方书鲜见用者，当亦难别耳。又按：枸杞，一名仙人杖，而陈藏器《拾遗》别有两种仙人杖；一种是枯死竹竿之色黑者，一种是菜类，并此为三物，而同一名也。陈子昂《观玉篇》云：余从补[⑥]阙乔公北征，夏四月次于张掖，河洲草木无他异，惟有仙人杖，往往丛生。予昔尝饵之。此役也息，意滋味成人有荐嘉蔬者，此物存焉，因为乔公唱言其功，时东莱王仲烈亦同旅，闻之喜而甘心食之。旬有五日，行人有自谓知药者，谓乔公曰：此白棘也。仲烈遂疑曰：吾亦怪其味甘。乔公信是言，乃讥予，予因作《观玉篇》。按此仙人杖作菜茹者，叶似苦苣。白棘木类，何因相似而致疑如此，或曰乔公所谓白棘，当是枸棘，枸棘是枸杞之有针者。而《本经》无白棘之别名，又其味苦，仙人杖味甘。设疑为枸棘，枸棘亦非甘物，乃知草木之类多而难识，使人惑疑似之言，以真为伪，失青黄甘苦之别，而至于是宜乎。子昂论著之详也。

《雷公》云：凡使根掘得后，使东流水浸，以物刷上土了，然后待干，破去心，用熟甘草汤浸一宿，然后焙干。用其根若似物命形状者上，春食叶，夏食子，秋冬食根并子也。

《食疗》：寒，无毒。叶及子并坚筋，能[⑦]老除风补益筋骨，能益人，去虚劳。根主去骨热消渴。叶和羊肉作羹尤善益人。代茶法；煮汁饮之，益阳事。能去眼中风痒赤膜，捣叶汁点之良。又取洗去泥，和面拌作饮，煮熟吞之，去肾气尤良，又益精气。

《圣惠方》：枸杞子酒，主补虚，长肌肉，益颜色，肥健人，能去劳热；用生枸杞子五升，好酒二斗，研搦[⑧]勿碎，浸七日，漉去滓饮之，初以三合为始，后即任性饮之。《外台秘要》同。

《千金方》：治齿疼，煮枸杞汁含之。

又方：治肝虚或当风眼泪等新病方：枸杞子，取肥者二升，捣破内绢袋置罐中，以酒一斗，浸讫，密封勿泄气，三七日。每旦饮之，任性勿醉。

又方：治虚劳客热，用枸杞根末调。有固疾人不得吃。

《肘后方》：治大赫疮，此患急宜防毒气入心腹，饮枸杞汁至差。

又方：疗目热，生肤赤白眼：捣枸杞汁，洗目五七度。

又方：大食马肉生狂方：忽鼻头燥，眼赤不食，避人藏身，皆欲发狂；便宜枸杞汁煮粥饲之即不狂，若不肯食糜，以盐涂其鼻既舐之，则欲食矣。

《经验方》：金髓煎：枸杞子，不计多少，逐日旋采摘红熟者去嫩蒂，子拣令洁净，便以无灰酒于净器浸之，须是瓮，用酒浸以两月为限，用蜡纸封闭紧密，无令透气，候日数足漉出。于新竹器内盛贮，旋于沙盆中研令烂细，然后以细布滤过，候研滤皆毕，去滓不用，即并前渍药酒及滤过药汁搅匀，量银锅内多少升斗，作番次，慢火熬成膏。切须不住手用物搅，恐粘底不匀，候稀稠得所，待冷用净瓶器盛之，勿令泄气。每早辰[⑨]温酒下二大匙头，夜卧服之，百日中身轻气壮。积年不废，可以羽化。

《经验后方》：治五劳七伤，庶事衰弱：枸杞叶半斤，切，粳米二合，以豉汁中相和，煮作粥，以五味末，葱白等调和食之。

又方：变白轻身：枸杞子二升，十月壬癸日采，采时面东摘。生地黄汁三升，以好酒二升，于瓷瓶内浸二十一日了，开封添地黄汁同浸搅之，却以纸三重封其头了，更浸候至立春前三十日开瓶，空心暖饮一杯。至立春后髭鬓却黑。勿食芜荑、葱。服之耐老轻身无比。

《孙真人备急方》：治满口齿有血：枸杞和根苗煎汤食后吃，又治骨槽[⑩]风。《经验后方》同。《兵部手集》：疗眼暴赤痛神效，枸杞汁点眼立验。

《沈存中方》：陕西枸杞长一二仗，其围数寸无刺，根皮如厚朴，甘美异于诸处生。子如樱桃，全少核，暴干如饼，极烂有味。

《外台秘要》：疗眼暴天行肿眼痛：地骨皮三斤，水三斗，煮取三升，绞取滓，更内盐一两，煎取二升敷目。或加干姜二两。治疽：风患痈疽恶疮出脓血不止者，取地骨皮，不拘多少，净洗，先刮上面粗皮留之，再刮取细白穰，取粗皮同地骨一处煎汤，淋洗病令脓血净，以细穰贴之，立效。有一朝士，腹胁间病疽，经岁不差，人烧灰敷贴之，初淋洗出血一二升，其家人辈惧欲止，病者曰：疽似少宽，更淋之，再用五升许，血渐淡，遂止，以细穰贴之，次日结痂遂愈。

《别说》云：枸棘亦非甘物，今按诸文所说，名极多，故使人疑。然比物用甚众，花小而红紫色，采时七月上申日。《图经》所说实形长而枝无刺者，真枸杞也。此别是一种类，必多根而致疑。又用根去上浮粗皮一重，近白者一重，色微紫，极薄，阴干。治金疮有神验。

《衍义》曰：枸杞当用梗皮，地骨当用根皮，枸杞子当用其红实，是一物有三用。其皮寒，根大寒，子微寒，亦三等。此正是孟子所谓性由杞柳之杞。后人徒劳分别，又为之枸棘，兹强生名耳。凡杞，未有无棘者，虽大至有成架，然亦有棘，但此物小则多刺，大则少刺，还如酸枣及棘，其实皆一也。今人多用其子，直为补肾药，是曾未考究《经》意，当更量其虚实冷热用之。

现注：

①麵：此面字原由麦面二字组成，即面粉之面字，非脸面之面字。简化后二字合一。恐理解有误，故注之。

②戌：原刻为戊（wù 物），按地支顺序应为戌（xū 需），故改之。

③笮：通榨。

④溲：下原有音搜二字注音。

⑤空疏：陶注，溲疏、空疏为一物。《唐本》注为二物。详见下品溲疏条。

⑥补阙：为官名。原刻补字处为痡（pū 扑）意为疲惫。又似痛字，此二字与补的繁体字近似，为补字没刻好所致。

⑦能老：意为耐老，能，通耐。

⑧搦：（nuò 诺），意为摩，压。

⑨辰：通晨。

⑩槽：原刻为膪，音（cáo 曹）意为脆。通常写为骨槽风。

按：枸杞为茄科植物，文中述及枸杞叶、子、根、梗皮、根皮。今临床只有子及根皮。即枸杞子及地骨皮。此二味，文中分别有述。综合地骨皮功能清五脏热，止消渴，散风湿，除周痹。临床用以治阴虚发热咳嗽等。枸杞子补内伤，强阴。临床用作养阴补肾补血养肝。

时珍曰：枸、杞二树名。此物棘如枸之刺，茎如杞之条，故兼名之。道书言：千载枸杞，其形如犬，故得枸名，未审然否。而又以甘州者为绝品。时珍曰：古者枸杞、地骨皮取常山者为上，其他丘陵陂岸者皆可用，后世惟取陕西者良，而又以甘州者为绝品。今陕之兰州、灵州、九原以西枸杞，并是大树，其叶浓根粗。河西及甘州者，其子圆如樱桃，暴干紧小少核，干亦红润甘美，味如葡萄，可作果食，异于他处者。沈存中《笔谈》亦言：陕西极边生者高丈余，大可作柱。叶长数寸，无刺。根皮如浓朴。则入药大抵以河西者为上也。《种树书》言：收子及掘根种于肥壤中，待苗生，剪为蔬食，甚佳。时珍曰：今考《本经》只云枸杞，不指是根、茎、叶、子。《别录》乃增根大寒、子微寒字，似以枸杞为苗。而甄氏《药性论》乃云枸杞甘、平，子、叶皆同，似以枸杞为根；寇氏《衍义》又以枸杞为梗皮，皆是臆说。按：陶弘景言枸杞根、实为服食家用。西河女子服枸杞法，根、茎、叶、花、实俱采用。则《本经》所列气味主治，盖通根、苗、花、实而言，初无分别也。后世以枸杞子为滋补药，地骨皮为退热药，始岐而二之。窃谓枸杞苗叶味苦甘而气凉，根味甘淡气寒，子味甘气平。气味既殊，则功用当别。此后人发前人未到之处者也。

时珍曰：此乃通指枸杞根、苗、花、实并用之功也。其单用之功，并列于左。

苗：时珍曰：甘，凉。伏砒、砂。去上焦心肺客热（时珍）。

地骨皮：时珍曰：甘、淡，寒。杲曰：苦，平、寒。升也，阴也。好古曰：入足少阴、手少阳经。制硫黄、丹砂。

解骨蒸肌热消渴，风湿痹，坚筋骨，凉血（元素）。治在表无定之风邪，传尸有汗之骨蒸（李杲）。泻肾火，降肺中伏火，去胞中火，退热，补正气煎汤嗽口，止齿血，治骨槽风（吴瑞）。去下焦肝肾虚热。（时珍）

枸杞子：时珍曰：凡用拣净枝梗，取鲜明者洗净，酒润一夜，捣烂入药。

主心病嗌干心痛，渴而引饮；肾病消中（好古）滋肾润肺，榨油点灯，明目。（时珍）

时珍曰：按：刘禹锡《枸杞井诗》云：僧房药树依寒井，井有清泉药有灵。翠黛叶生笼石，殷红子熟照铜瓶。枝繁本是仙人杖，根老能成瑞犬形。上品功能甘露味，还知一勺可延龄。又《续仙传》云：朱孺子见溪侧二花犬，逐入于枸杞丛下。掘之得根，形如二犬。烹而食之，忽觉身轻。周密《浩然斋日抄》云：宋徽宗时，顺州筑城，得枸杞于土中，其形如獒状，驰献阙下，乃仙家所谓千岁枸杞，其形如犬者。据前数说，则枸杞之滋益不独子，而根亦不止于退热而已。但根、苗、子之气味稍殊，而主治亦未必无别。盖其苗乃天精，苦甘而凉，上焦心肺客热者宜之；根乃地骨，甘淡而寒，下焦肝肾虚热者宜之。此皆三焦气分之药，所谓热淫于内、泻以甘寒也。至于子则甘平而润，性滋而补，不能退热，只能补肾润肺，生精益气。此乃平补之药，所谓精不足者、补之以味也。分而用之，则各有所主；兼而用之，则一举两得。世人但知用黄芩、黄连，苦寒以治上焦之火；黄柏、知母，苦寒以治下焦阴火。谓之补阴降火，久服致伤元气。而不知枸杞、地骨甘寒平补，使精气充而邪火自退之妙，惜哉！予尝以青蒿佐地骨退热，屡有殊功，人所未喻者。兵部尚书刘松石，讳天和，麻城人。所集《保寿堂方》载地仙丹云：昔有异人赤脚张，传此方于猗氏县一老人，服之寿百余，行走如飞，发白反黑，齿落更生，阳事强健。此药性平，常服能除邪热，明目轻身。春采枸杞叶，名天精草；夏采花，名长生草；秋采子，名枸杞子；冬采根，名地骨皮。并阴干，用无灰酒浸一夜，晒露四十九昼夜，取日精月华气，待干为末，炼蜜丸如弹子大。每早晚各用一丸细嚼，以隔夜百沸汤下。此药采无刺味甜者，其有刺者服之无益。

附方：新二十三。

枸杞煎：治虚劳，退虚热，轻身益气，令一切痈疽永不发。用枸杞三十斤（春夏用茎、叶，秋冬用根、实），以水一石，煮取五斗，以滓再煮取五斗，澄清去滓，再煎取二斗，入锅煎如饧收之。每早酒服一合。（《千金方》）

四神丸：治肾经虚损，眼目昏花，或云翳遮睛。甘州枸杞子一斤（好酒润透，分作四分：四两用蜀椒一两炒，四两用小茴香一两炒，四两用芝麻一两炒，四两用川楝肉一两炒，拣出枸杞），加熟地黄、白术、白茯苓各一两，为末，炼蜜丸，日服。（《瑞竹堂方》）

面黯皯疱：枸杞子十斤，生地黄三斤。为末。每服方寸匕，温酒下，日三服。久则童颜。（《圣惠方》）

注夏虚病：枸杞子、五味子，研细，滚水泡，封三日，代茶饮效。（《摄生方》）

地骨酒：壮筋骨，补精髓，延年耐老。枸杞根、生地黄、甘菊花各一斤，捣碎，以水一石，煮取汁五斗，炊糯米五斗，细曲拌匀，入瓮如常封酿。待熟澄清，日饮三盏。（《圣济总录》）

骨蒸烦热：及一切虚劳烦热，大病后烦热，并用地仙散：地骨皮二两，防风一两，甘草（炙）半两。每用五钱，生姜五片，水煎服。（《济生方》）

热劳如燎：地骨皮二两，柴胡一两，为末。每服二钱，麦门冬汤下。（《圣济总录》）

虚劳苦渴：骨节烦热，或寒：用枸杞根白皮（切）五升，麦门冬三升，小麦二升，水二斗，煮至麦熟，去滓。每服一升，口渴即饮。（《千金方》）

肾虚腰痛：枸杞根、杜仲、萆各一斤，好酒三斗渍之，罂中密封，锅中煮一日。饮之任意。（《千金方》）

吐血不止：枸杞根、子、皮为散，水煎。日日饮之。（《圣济总录》）

小便出血：新地骨皮洗净，捣自然汁（无汁则以水煎汁）。每服一盏，入酒少许，食前温服。（《简便方》）

带下脉数：枸杞根一斤，生地黄五斤，酒一斗，煮五升。日日服之。（《千金方》）

天行赤目：暴肿。地骨皮三斤，水三斗，煮三升，去滓，入盐一两，取二升。频频洗点。（陇上谢道人《天竺经》）

口舌糜烂：地骨皮汤：治膀胱移热于小肠，上为口糜，生疮溃烂，心胃壅热，水谷不下。用柴胡、地骨皮各三钱，水煎服之。（东垣《兰室秘藏》）

小儿耳疳：生于耳后，肾疳也。地骨皮一味，煎汤洗之。仍以香油调末搽之。（高文虎《蓼花洲闲录》）

气瘘疳疮多年不愈者：应效散（又名托里散）：用地骨皮（冬月者）为末。每用纸捻蘸入疮内。频用自然生肉。更以米饮服二钱，一日三服。（《外科精义》）

男子下疳：先以浆水洗之，后搽地骨皮末。生肌止痛。（《卫生宝鉴》）

妇人阴肿：或生疮。枸杞根煎水，频洗。（《永类方》）

十三种疔：春三月上建日采叶（名天精），夏三月上建日采枝（名枸杞），秋三月上建日采子（名却老），冬三月上建日采根（名地骨），并暴干为末（如不得依法采，但得一种亦可），用绯缯一片裹药。牛黄一梧桐子大，反钩棘针三七枚，赤小豆七粒，为末。先于缯上铺乱发一鸡子大，乃铺牛黄等末，卷作团，以发束定，熨斗中炒令沸，沸定，刮捣为末。以一方寸匕，合前枸杞末二匕，空心酒服二钱半，日再服。（《千金方》）

瘭疽出汁：着手、足、肩、背，累累如赤豆：用枸杞根、葵根叶煮汁，煎如饴，随意服之。（《千金方》）

足趾鸡眼：作痛作疮。地骨皮同红花研细敷之，次日即愈。（《闺阁事宜》）

目涩有翳：枸杞叶二两，车前叶一两，汁，以桑叶裹，悬阴地一夜。取汁点之，不过三五度。（《十便良方》）

澡浴除病：正月一日，二月二日，三月三日，四月四日，以至十二月十二日，皆用枸杞叶煎汤洗澡。令人光泽，百病不生。（《洞天保生录》）

柏实

味甘，平，无毒。主惊悸，安五脏，益气，除风湿痹。疗恍惚虚损吸吸，历节腰中重痛，益血止汗。久服令人润泽美色，耳目聪明，不饥不老，轻身延年。生太山山谷。柏叶尤良。柏叶，味苦微温，无毒。主吐血衄血痢血，崩中赤白，轻身益气，令人耐寒暑，去湿痹，止饥。四时依方面采，阴干。柏白皮，主火灼烂疮，长毛发。

牡蛎及桂、瓜子为之使，畏菊花、羊蹄、诸石及面曲。

陶隐居云：柏叶、实亦为服饵所重，服饵别有法。柏，处处有，当以太山为佳。并忌取冢墓上者。虽四时俱有，秋夏为好，其脂亦入用。此云恶曲，人有以酿酒无妨，恐酒米相和，异单用也。

《唐本》注云：柏枝节，煮以酿酒，主风痹历节风。烧取湁[①]，疗病疥及癞疮良。今子人惟出陕州、宜州为胜。太山无复采者。

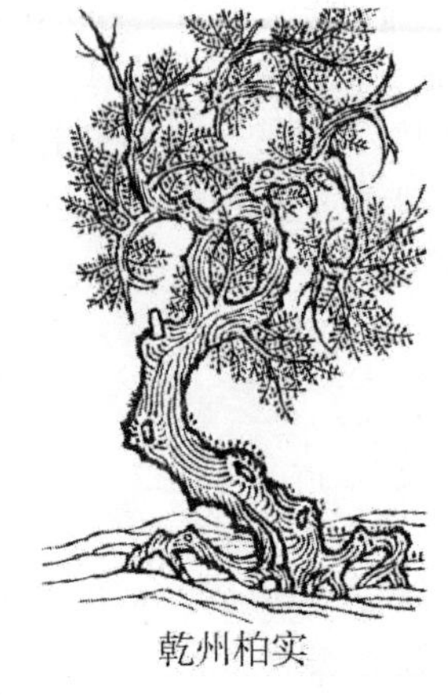
乾州柏实

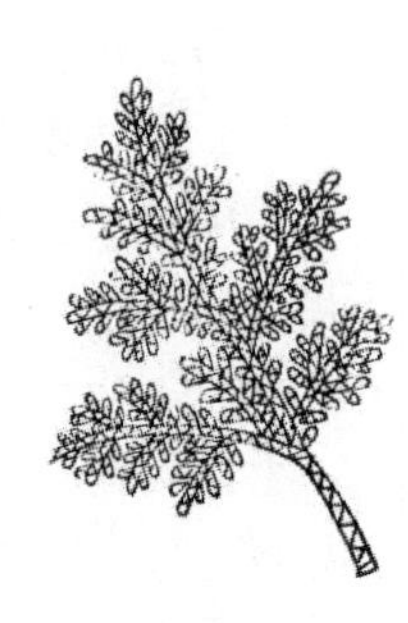
密州侧柏

臣禹锡等谨按《蜀本》《图经》云：此用偏叶者今所在皆有，八月收子，叶，余采无时。

《药性论》云：柏子人，君，恶菊花，畏羊蹄草，味甘辛。能治腰肾中冷，膀胱冷脓宿水。兴阳道，益寿，去头风，治百邪鬼魅，主小儿惊痫。又云：侧柏叶，君。与酒相宜，止尿血，味苦辛，性涩。能治冷风历节疼痛。

《日华子》云：柏子仁，治风，润皮肤。此是侧柏子，入药微炒用。

又云：柏叶，炙罯冻疮，烧取汁涂头，黑润鬓发。又云：柏白皮，无毒。

《图经》曰：柏实，生泰山山谷，今处处有之，而乾州者最佳。三月开花，九月结子，候成熟收采，蒸，暴干，舂礧[②]取熟人子用。其叶名侧柏，密州出者尤佳，虽与他柏相类而其叶皆侧向而生，功效殊别。采无时。张仲景方疗吐血不止者，柏叶汤主之：青柏叶一把，干姜三片，阿胶一挺，炙，三味以水二升，煮一升，去滓，别绞马通汁一升相和合，煎取一升，绵滤，一服尽之。山东医工亦多用侧柏，然云性寒止痛，其方采叶入臼中，湿捣令极烂如泥，冷水调作膏，以治大人及小儿汤汤火烧，涂敷于伤处，用帛子系定三两日，疮当敛，仍灭瘢。又取叶焙干为末，与川黄连二味同煎为汁服之，以疗男子、妇人、小儿大腹，下黑血茶脚色，或脓血如淀色，所谓蛊痢者，治之有殊效。又能杀五脏虫，道家多作柏叶汤，常点益人，古柏叶尤奇。今益州诸葛孔明庙中有大柏木，相传是蜀世所植，故人多采收以作药，其味甘香于常柏也。

《雷公》云：凡使，先以酒浸一宿，至明漉出，晒干，却用黄精自然汁于日中煎，手不住搅，若天久阴，即于铛中著水，用瓶器盛柏子人，著火缓缓煮成煎为度。每煎三两柏子人，用酒五两浸干为度。

又云：凡使，勿用花柏叶，并丛柏叶。有子圆叶，其有子圆叶成片如大片云母，叶叶皆侧，叶上有微赤毛。若花柏叶，其树浓叶成朵，无子。丛柏叶其树绿色，不入药中用。若修事一斤，先拣去两畔并心枝了，用糯泔浸七日后漉出，用酒拌蒸一伏时，却用黄精自然汁浸了，焙干，又浸又焙，待黄精汁干尽，然后用之。如修事一斤，用黄精自然汁十二两。

《圣惠方》：治时气瘴疫：用社中西南柏树，东南枝取曝干，捣罗为末，以水调下一钱匕，日三四服。《肘后方》同。

又方：治大风疾，令眉鬓再生；用侧柏叶，九蒸九暴，捣罗为末，炼蜜和丸如梧桐子大。日三服，夜一服，熟水下五丸、十丸，百日即生。又方：治忧恚呕血烦满少气，胸中疼痛；用柏叶捣罗为散，不计时候，以粥饮调下二钱匕。又方：小儿躽[3]啼，惊痫腹满，不乳食，大便青白色；用柏子人末，温水调下二钱。

《经验后方》：治霍乱转筋：先以暖物裹脚，然后以柏树木细剉煮汤淋之。

又方：小儿洞下痢：煮柏叶服之。

《梅师方》：治中热油及火烧疮：以柏白皮、猪脂煎涂疮上。《鬼遗方》同。

《孙真人食忌》：生发方：取侧柏叶阴干作末，和油涂之。

《孙真人枕中记》：采松柏法：尝以三月、四月采新生松叶，可长三四寸许，并花蕊，取阴干，细捣为末。其柏叶取深山岩谷中采当年新生，可长三四寸者，阴干，细捣为末，用白蜜丸如小豆大，常以月一十五日，日未出时烧香东向，手持药八十一丸，以酒下。服一年延十年命，服二年延二十年命，欲得长肌肉加大麻、巨胜；欲心力壮健者加茯苓、人参。此药除百病，益元气，添五脏六腑，清明耳目，强壮不衰老，延年益寿，神验。用七月七日露水丸之更佳。服时乃咒曰：神仙真药，体合自然，服药入腹，天地同年。咒讫服药，断诸杂肉五辛，最切忌慎之。

《姚氏方》：治鼠肿核痛，未成脓：以柏叶敷著肿上，熬盐著肿上熨，令热气下即消。

《抱朴子》：汉成帝时，猎者于终南山见一人无衣服，身皆生黑毛。跳坑越涧如飞，乃密伺其所在，合围取得，乃是一妇人。问之，言：我是秦之宫人，关东贼至，秦王出降，惊走入山，饥无所食，洎[4]欲饿死。有一老公，教我吃松柏叶实，初时苦涩，后稍便吃，遂不复饥，冬不寒，夏不热。此女是秦人至成帝时三百余载也。

《列仙传》：赤松子，好食柏实，齿落更生。

《别说》云：谨按陶隐居说：柏忌取冢墓上者。今云出乾州者最佳，则乾州柏茂大者皆是乾陵所出，他处皆无大者。但取其州土所宜，子实气味丰美可也。乾陵之柏异于他处，其木未有无文理者，而其文多为菩萨云气，人物鸟兽状极分明可观。有盗得一株径尺者，可直[5]万钱，关陕人家多以为贵，宜其子实最佳也。又以其枝节烧油膏敷恶疮久不差有虫者，牛马畜产有疮疥，名为重病，以敷之三五次，无不愈也。

《衍义》曰：柏取㴒以疗马瘑疥。今未见用松㴒者。老人虚秘，柏子仁、大麻子人、松子人等分，同研溶白蜡丸桐子大，以少黄丹汤服二三十丸，食前。尝官陕西，每登高望之，虽千万株，皆一一西指，盖此木为至坚之木，不畏霜雪，得木之正气，他木不逮也。所以受金之正气所制，故一一向之。

现注：

①㴒：（yì 异），㴒为火烧柏汁流出的汁液。

②舂礧：（léi 雷），意为撞出。原刻为舂。疑为误刻。

③躽：（yǎn 眼），躽：身体向前弯曲。

④洎：通薄：接近。

⑤直：通值。

按：本条实含柏实及柏叶二种药。柏实为柏科侧柏的种仁。今称柏子仁。柏叶为侧柏之叶，今称侧柏叶，侧柏叶炒炭名侧柏炭。综合柏子仁功能止惊悸，安五脏，益气，除风湿痹，益血止汗。临床用柏子仁治心悸失眠，心律失常，心脑血管病，月事不调等。侧柏炭功能止吐血衄血，止崩中，止血痢。临床多治各种出血性疾病，侧柏叶可凉血清心，脱发等病。

时珍曰：按：魏子才《六书精蕴》云：万木皆向阳，而柏独西指，盖阴木而有贞德者，故字从白。白者，西方也。陆佃《埤雅》云：柏之指西，犹针之指南也。柏有数种，入药惟取叶扁而侧生者，故曰侧柏。时珍曰：《史记》言：松柏为百木之长。其树耸直，其皮薄，其肌腻。其花细琐，其实成，状如小铃，霜后四裂，中有数子，大如麦粒，芬香可爱。柏叶松身者，桧也。其叶尖硬，亦谓之栝。今人名圆柏，以别侧柏。松叶柏身者，枞也。松桧相半者，桧柏也。峨眉山中一种竹叶柏身者，谓之竹柏。时珍曰：此法是服食家用者。寻常用，只蒸熟曝烈，舂簸取仁，炒研入药。

润肝（好古）。养心气，润肾燥，安魂定魄，益智宁神。烧沥，泽头发，治疥癣。(时珍)

王好古曰：柏子仁，肝经气分药也。又润肾，古方十精丸用之。时珍曰：柏子仁性平而不寒不燥，味甘而补，辛而能润，其气清香，能透心肾，益脾盖仙家上品药也，宜乎滋养之剂用之。《列仙传》云：赤松子食柏实，齿落更生，行及奔马。谅非虚语也。

附方：新六。

服柏实法：八月连房取实曝收，去壳研末。每服二钱，温酒下，一日三服。渴即饮水，令人悦泽。一方：加松子仁等分，以松脂和丸。一方：加菊花等分，蜜丸服。《奇效方》：用柏子仁二斤（为末，酒浸为膏），枣肉三斤，白蜜、白术末、地黄末各一斤，捣匀，丸弹子大。每嚼一丸，一日三服。百日，百病愈；久服，延年壮神。肠风下血：柏子十四个。捶碎，囊贮浸好酒三盏，煎八分服，立止。(《普济方》)

黄水湿疮：真地沥青二两，香油二两。熬稠搽之，如神。(陆氏《积德堂方》)

柏叶：时珍曰：此服食治法也。常用或生或炒，各从本方。震亨曰：柏属阴与金，善守。故采其叶，随月建方，取其多得月令之气。此补阴之要药，其性多燥，久得之大益脾土，以滋其肺。时珍曰：柏性后凋而耐久，禀坚凝之质，乃多寿之木，所以可入服食。道家以之点汤常饮，元旦以之浸酒辟邪，皆有取于此。麝食之而体香，毛女食之而体轻，亦其证验矣。

附方：新十一。

神仙服饵：五月五日，采五方侧柏叶三斤，远志（去心）二斤，白茯苓（去皮）一斤，为末，炼蜜和丸梧桐子大。每以仙灵脾酒下三十丸，日再服。并无所忌。勿示非人。中风不省：涎潮口禁，语言不出，手足曳：得病之日，便进此药，可使风退气和，不成废人。柏叶一握（去枝），葱白一握（连根研如泥），无灰酒一升，煎一二十沸，温服。如不饮酒，分作四五服，方进他药。(《杨氏家藏方》)

衄血不止：柏叶、榴花研末，吹之。(《普济方》)

小便尿血：柏叶、黄连焙研，酒服三钱。(《济急方》)

大肠下血：随四时方向，采侧柏叶，烧研。每米饮服二钱。王涣之舒州病此，陈宜父

大夫传方，二服愈。(《百一选方》)

酒毒下血：或下痢。嫩柏叶（九蒸九晒）二两，陈槐花（炒焦）一两，为末，蜜丸梧桐子大。每空心温酒下四十丸。(《普济方》)

月水不断：侧柏叶（炙）、芍药等分。每用三钱，水、酒各半，煎服。室女用侧柏叶、木贼（炒微焦）等分，为末。每服二钱，米饮下。(《圣济总录》)

头发黄赤：生柏叶末一升，猪膏一斤。和丸弹子大。每以布裹一丸，纳泔汁中化开，沐之。一月，色黑而润矣。(《圣惠方》)

枝节煮汁酿酒，去风痹、历节风。烧取油，疗疥及虫癞良（苏恭）。

【附方】霍乱转筋：以暖物裹脚，后以柏木片煮汤淋之。(《经验后方》)

齿肿痛：柏枝烧热，拄孔中。须臾虫缘枝出。(《圣惠》)

恶疮有虫：久不愈者，以柏枝节烧沥取油，敷之。三五次无不愈。亦治牛马疥。(陈承脂)【主治】身面疣目，同松脂研匀涂之，数夕自失。(《圣惠》)

根白皮【气味】苦，平，无毒。

【主治】火灼烂疮，长毛发(《别录》)。

【附方】旧一。

热油灼伤：柏白皮，以腊猪脂煎油，涂疮上。(《肘后方》)

茯　苓

味甘，平，无毒。主胸胁逆气，忧恚惊邪恐悸，心下结痛，寒热烦满咳逆，口焦舌干，利小便。止消渴，好睡，大腹淋沥，膈中痰水，水肿淋结。开胸腑，调脏气，伐肾邪，长阴益气力，保神守中。久服安魂养神，不饥延年。一名茯菟。其有抱根者，名茯神。茯神，平。主辟不祥，疗风眩风虚五劳口干，止惊悸，多恚怒善忘，开心益智，安魂魄，养精神。生太山山谷大松下。二月、八月采，阴干。

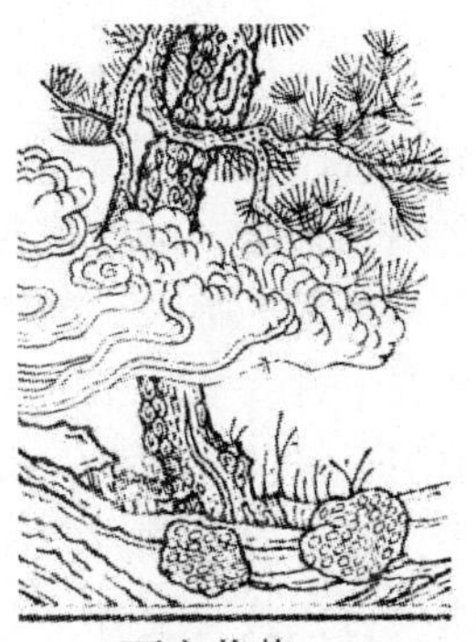
西京茯苓

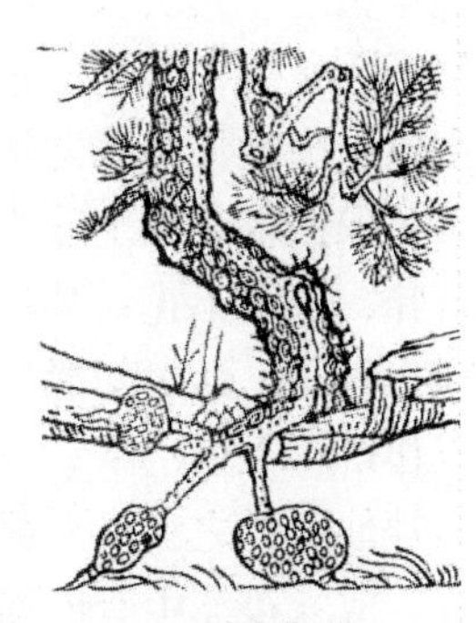
兖州茯苓

马间为之使，得甘草、防风、芍药、紫石英、麦门冬共疗五脏。恶白蔹，畏牡蒙，地榆、雄黄、秦艽、龟甲。

陶隐居云：按药无马间，或是马茎，声相近故也。今出郁州，彼土人乃假研松作之，形多小虚赤不佳。自然成者大如三四升器，外皮黑细皱，内坚白，形如鸟兽龟鳖者良。作丸散者皆先煮之两三沸，乃切暴干。白色者补，赤色者利，俗用甚多，《仙经》服食亦为至要；云其通神而致灵，和魂而炼魄，明窍而益肌，厚肠而开心，调荣而理胃，上品仙药也。善能断谷不饥，为药无朽蛀；尝掘地得昔人所埋一块计应三十许年，而色理无异，明其贞全不朽矣。其有衔松根对度者为茯神，是其次茯苓后结一块也。《仙方》惟云茯苓，而无茯神，为疗既同，用之亦应无嫌。

《唐本》注云《季氏本草》云：马刀为茯苓使。无名马间者，间字草书似月[①]字，写人不识，讹为间尔。陶不悟，云是马茎，谬矣。今太山亦有茯苓，白实而块小，而不复采用。第一出华山，形极粗大，雍州南山亦有，不如华山者。

今注：马间当是马蔺，二注皆恐非也。

臣禹锡等谨按《蜀本》《图经》云：生枯松树下，形块无定，以似人龟鸟形者佳。今所在有大松处皆有，惟华山最多。

《范子》云：茯苓，出嵩高、三辅。

《淮南子》云：下有茯苓，上有菟丝。注云：茯苓，千岁松脂也，菟丝生其上而无根，一名女萝也。《典术》云：茯苓者，松脂入地千岁为茯苓，望松树赤者，下有之。

《广志》云：茯神，松汁所作，胜茯苓。或曰松根茯苓贯著之，生朱提汉阳县。

《药性论》云：茯苓，臣，忌米醋。能开胃止呕逆，善安心神，主肺痿痰壅，治小儿惊痫，疗心腹胀满，妇人热淋，赤者破结气。

又云：茯神，君，味甘无毒。主惊痫，安神定志，补劳乏，主心下急痛坚满，人虚而小肠不利，加而用之。其心名黄松节，偏治中偏风，口面㖞斜，毒风筋挛不语，心神惊掣，虚而健忘。

《日华子》云：茯苓，补五劳七伤，安胎暖腰膝，开心益智，止健忘。忌醋及酸物。

《图经》曰：茯苓，生泰山山谷，今泰、华、嵩山皆有之。出大松下，附根而生，无苗叶花实，作块如拳在土底，大者至数斤，似人形、龟形者佳。皮黑，肉有赤白二种。或云是多年松脂流入土中变成，或云假松气于本根上生。今东人采之法，山中古松，久为人斩伐者，其枯折槎枿[②]，枝叶不复上生者，谓之茯苓拨，见之即于四面丈余地内以铁头锥刺地，如有茯苓，则锥固不可拔，于是掘土取之。其拨大者，茯苓亦大，皆自作块，不附著根上。其抱根而轻虚者为茯神，然则假气而生者，其说胜矣。二月、八月采者良，皆阴干。《史记·龟策传》云：伏灵[③]在菟丝之下，状如飞鸟之形，新雨已，天清静无风，以夜捎（或作烧[④]）菟丝去之，即篝烛此地（篝音沟，笼也，盖然火而笼罩其上也[⑤]）。火灭即记其处，以新布四丈，环置之，明乃掘取入地四尺至七尺得矣。此类今固不闻有之，神仙方多单饵之；其法取白茯苓五斤，去黑皮，捣筛，以熟绢囊盛于三斗米下蒸之，米熟即止，暴干。又蒸，如此三过，乃取牛乳二斗，和合著铜器中，微火煮加膏，收之。每食以竹刀刮取，随性任饱服之则不饥，如欲食，先煮葵菜汁饮之，任食无碍。又《茯苓苏[⑥]法》云：取白茯苓三十斤，山之阳者甘美，山之阴者味苦，去皮，薄切，暴干蒸之。以汤淋去苦味，淋之不止，其汁当甜。乃暴干筛末，用酒三石，蜜三升相和，内末其中，并置大瓮搅之百匝，封之勿泄气，冬五十日，夏二十五日，苏自浮出酒上。掠取之，其味极甘美，以作饼，大如手掌，空室中阴干，色赤如枣，饥时食一枚，酒送之，终日不须食自饱。此名神仙度世之法。又服食法，以合白菊花或合桂心或合术，丸散自任，皆可常服，补益殊胜。或云茯苓中有赤筋最能损目，若久服者，当先杵末，水中飞澄，熟挼去尽赤滓，方可服，若合他药则不须尔。凡药有茯苓，皆忌米醋。旧说琥珀是千年茯苓所化，一名江珠。张茂先云：今益州永昌出琥珀而无茯苓。又云烧蜂窠所作，三说张皆不能辨。按《南蛮地志》云：林邑多琥珀，云是松脂所化，又云枫脂为之，彼人亦不复知。地中有琥珀则傍无草木，入土浅者五尺，深者或八九尺，大者如斛，削去皮初如桃胶，久乃坚凝。其方人以为枕，然古今相传是松类，故附于茯苓耳。

《雷公》云：凡采得后，去皮心神了，捣令细，于水盆中搅令浊，浮者去之，是茯苓筋，若误服之令人眼中童子并黑睛点小兼盲目，甚记之。

《圣惠方》：治面皯皰及产妇黑皰如雀卵色，用白茯苓末，蜜和敷之。

《肘后方》：姚氏疗皯，茯苓末，白蜜和涂上，满七日即愈。

《经验后方》：养老延年，服茯苓方：华山挺子茯苓，研削如枣许大，令四方有角，安于新瓷瓶内，以好酒浸，以三重纸封其头后一百日开，其色当如饧糖，可日食一块，百日后肌体润泽，服一年后可夜视物，久久食之，肠化为筋，可延年耐老，面若童颜。

《孙真人枕中记》：茯苓久服百日百病除，二百日夜昼不眠，二年后役使鬼神，四年后玉女来侍。《抱朴子》：任子季服茯苓十八年，玉女从之，能隐能彰，不食谷，灸瘢灭，面生光玉泽。

《宋王微》：茯苓赞：皓苓下居，彤纷上荟，中状鸡凫，具客龟蔡[⑦]，神侔[⑧]少司，保延幼艾，终志不移，柔红可佩。

《神仙服茯苓法》曰：茯苓去皮，酒浸十五日漉出为散，每服三钱，水调下，日三。

《衍义》曰：茯苓[⑨]乃樵斫讫多年松根之气所生，此盖根之气味噎郁未绝，故为是物，然亦由土地所宜与不宜，其津气盛者，发泄于处，结为茯苓，故不抱根而成。物既离其本体，则有苓之义。茯神者，其根但有津气而不甚盛，故止能伏结于本根，既不离其本，故曰茯神。此物行水之功多，益心脾不可阙也。或曰：松既樵矣，而根尚能生物乎？答曰：如马勃菌、五芝木耳、石耳之类，皆生于枯木石粪土之上，精英未沦，安得不为物也。其上有菟丝下有茯苓之说，甚为轻信。

现注：

①月：原刻为月。前文已说《季氏本草》云马刀为使，故应是间为刀字之误，全句是说本写的是刀字，因刀字与月字相近，月又与间的草书相似，故把刀读成了间。此是指《别录》文后的一条注释而言即马间为之使。此句在陶注之前。

②槎：(chá 查) 字典注为砍劈之意。但此处应为杈丫之意。古或槎可通杈而字典未载。枿：(niè 聂)，同蘖，意为萌芽。

③伏灵：原文如此。医中皆写茯苓。伏灵或医外人对茯苓之称，以示灵妙神奇。

④（或作烧），《史记》原文无此三字。盖为《图经》所注。

⑤括号内十四字非《史记》条文。为《图经》注文。篝：(gōu 沟)，竹笼，或指篝火。

⑥苏：通酥。

⑦蔡：(cài 菜) 占卜用的大龟。

⑧侔：(móu 谋)，相当。

⑨茯苓：本条中伏苓、茯苓二种写法，为原刻如此。现通常应写为茯苓。

按：茯苓为多孔菌科茯苓的菌核。本条还述及茯神及茯神木。综合茯苓功能开胸胁，下逆气，止惊恐，散忧烦，止咳利水，止消渴，消大腹，消痰水，止淋结，开胸腑，伐肾邪。临床常用茯苓，应用甚广，而大体不出条文所概括功能。肺胃肝肾脾心无处不用茯苓。

临床如安神健脾药中。

时珍曰：茯苓，《史记·龟策传》作伏灵。盖松之神灵之气，伏结而成，故谓之伏灵、伏神也。《仙经》言：伏灵大如拳者，佩之令百鬼消灭，则神灵之气，亦可征矣。俗作苓者，传下有伏灵，上有菟丝，故又名伏兔。或云“其形如兔，故名”，亦通。时珍曰：下有茯苓，则上有灵气如丝之状，山人亦时见之，非菟丝子之菟丝也。注《淮南子》者，以菟丝子及女萝为说，误矣。茯苓有大如斗者，有坚如石者，绝胜。其轻虚者不佳，盖年浅未坚故尔。刘宋·王微《茯苓赞》云：皓苓下居，彤丝上荟。中状鸡凫，其容龟蔡。神侔少司，保延幼艾。终志不移，柔红可佩。观此彤丝，即菟丝之证矣。寇氏未解此义。

元素曰：性温，味甘而淡，气味俱薄，浮而升，阳也。

止渴，利小便，除湿益燥，和中益气，利腰脐间血（元素）。逐水缓脾，生津导气，平火止泄，除虚热，开腠理（李杲）。泻膀胱，益脾胃，治肾积奔豚（好古）。

赤茯苓：主治：破结气（甄权）。泻心、小肠、膀胱湿热，利窍行水。茯苓皮：主治：水肿肤胀，开水道，开腠理（时珍）。

元素曰：茯苓赤泻白补，上古无此说。气味俱薄，性浮而升。其用有五：利小便也；开腠理也，生津液也，除虚热也，止泻也。如小便利或数者，多服则损人目。汗多人服之，亦损元气，夭人寿，为其淡而渗也。又云：淡为天之阳，阳当上行，何以利水而泻下？气薄者阳中之阴，所以茯苓利水泻下。不离阳之体，故入手太阳。杲曰：白者入壬癸，赤者入丙丁。味甘而淡，降也，阳中阴也。其用有六：利窍而除湿，益气而和中，治惊悸，生津液，小便多者能止，小便结者能通。又云：湿淫所胜，小便不利。淡以利窍，甘以助阳。甘平能益脾逐水，乃除湿之圣药也。好古曰：白者入手太阴、足太阳、少阳经气分，赤者入足太阴、手少阴、太阳气分。伐肾邪。小便多，能止之；小便涩，能利之。与车前子相似，虽利小便而不走气。酒浸与光明朱砂同用，能秘真元。味甘而平，如何是利小便耶？震亨曰：茯苓，得松之余气而成，属金，仲景利小便多用之，此暴新病之要药也。若阴虚者，恐未为宜。此物有行水之功，久服损人。八味丸用之者，亦不过接引他药归就肾经，去胞中久陈积垢，为搬运之功尔。时珍曰：茯苓本草又言利小便，伐肾邪。至李东垣、王海藏乃言小便多者能止，涩者能通，同朱砂能秘真元。而朱丹溪又言阴虚者不宜用，义似相反，何哉？茯苓气味淡而渗，其性上行，生津液，开腠理，滋水之源而下降，利小便。故张洁古谓其属阳，浮而升，言其性也；东垣谓其为阳中之阴，降而下，言其功也。《素问》云：饮食入胃，游溢精气，上输于肺，通调水道，下输膀胱。观此，则知淡渗之药，俱皆上行而后下降，非直下行也。小便多，其源亦异。《素问》云：肺气盛则小便数而欠；虚则欠呿，小便遗数。心虚则少气遗溺。下焦虚则遗溺。胞移热于膀胱则遗溺。膀胱不利为癃，不约为遗溺。厥阴病则遗溺闭癃。所谓肺气盛者，实热也。其人必气壮脉强宜用茯苓甘淡以渗其热，故曰：小便多者能止也。若夫肺虚、心虚、胞热、厥阴病者，皆虚热也。

其人必上热下寒，脉虚而弱。法当用升阳之药，以升水降火。膀胱不约、下焦虚者，乃火投于水，水泉不藏，脱阳之症。其人必肢冷脉迟。法当用温热之药，峻补其下，交济坎离。二症皆非茯苓辈淡渗之药所可治，故曰：阴虚者不宜用也。仙家虽有服食之法，亦当因人而用焉。

茯神木：治脚气痹痛，诸筋牵缩（时珍）。时珍曰：《神农本草》只言茯苓，《名医别录》始添茯神，而主治皆同。后人治心病必用茯神。故洁古张氏云：风眩心虚，非茯神不能除。然茯苓亦未尝不治心病也。陶弘景始言茯苓赤泻白补。李杲复分赤入丙丁、白入壬癸。此其发前人之秘者。时珍则谓茯苓、茯神，只当云赤入血分，则白茯神不能治心病，赤茯苓不能入膀胱矣。张元素不分赤白之说，于理欠通。《圣济录》松节散：用茯神心中木一两，乳香一钱，石器炒，研为末。每服二钱，木瓜酒下。治风寒冷湿搏于筋骨，足筋挛痛，行步艰难，但是诸筋挛缩疼痛并主之。

附方：新二十。

服茯苓法：《儒门事亲》方：用茯苓四两，头白面二两，水调作饼，以黄蜡三两煎熟。饱食一顿，便绝食辟谷。至三日觉难受，以后气力渐生也。又黄初起服茯苓五万日，能坐在立亡，日中无影。胸胁气逆：胀满。茯苓一两，人参半两。每服三钱，水煎服，日三。(《圣济总录》)

养心安神：朱雀丸：治心神不定，恍惚健忘不乐，火不下降。水不上升，时复振跳。常服，消阴养火，全心气。茯神二两（去皮），沉香半两，为末，炼蜜丸小豆大。每服三十丸，食后人参汤下。(《百一选方》)

血虚心汗：别处无汗，独心孔有汗，思虑多则汗亦多，宜养心血。以艾汤调茯苓末，日服一钱。(《证治要诀》)

心虚梦泄：或白浊。白茯苓末二钱，米汤调下，日二服。苏东坡方也。(《直指方》)

虚滑遗精：白茯苓二两，缩砂仁一两，为末，入盐二钱。精羊肉批片，掺药炙食，以酒送下。(《普济方》)

漏精白浊：方见菜部薯蓣下。

浊遗带下：威喜丸：治丈夫元阳虚惫，精气不固，小便下浊，余沥常流，梦寐多惊，猪苓四钱半，入内煮二十余沸，取出晒干，择去猪苓，为末，化黄蜡搜和，丸弹子大。每嚼一丸，空心津下，以小便清为度。忌米醋。李时珍曰：《抱朴子》言：茯苓千万岁，其上生小木，状似莲花，名曰木威喜芝。夜视有光，烧之不焦，带之辟兵，服之长生。《和剂局方》威喜丸之名，盖取诸此。小便频多：白茯苓（去皮）、干山药（去皮以白矾水瀹过，焙）等分，为末。每米饮服二钱。(《儒门事亲》方)

小便不禁：茯苓丸：治心肾俱虚，神志不守，小便不禁。用白茯苓、赤茯苓等分，为末。以新汲水洗去筋，控干，以酒煮地黄汁捣膏搜和，丸弹子大。每嚼一丸，空心盐酒下。(《三因方》)

小便淋浊：由心肾气虚，神志不守，小便淋沥或梦遗白浊。赤、白茯苓等分。为末。新汲水飞去沫，控干。以地黄汁同捣，酒熬作膏，和丸弹子大。空心盐汤嚼下一丸。(《三因方》)

下虚消渴：上盛下虚，心火炎烁，肾水枯涸，不能交济而成渴症。白茯苓一斤，黄连一斤，为末，熬天花粉作糊，丸梧桐子大。每温汤下五十丸。(《德生堂经验方》)

下部诸疾：龙液膏：用坚实白茯苓去皮焙研，取清溪流水浸去筋膜，复焙，入瓷罐内，以好蜜和匀，入铜釜内，重汤桑柴灰煮一日，取出收之。每空心白汤下二三匙，解烦郁燥渴。一切下部疾，皆可除。(《积善堂方》)

飧泄滑痢：不止。白茯苓一两，木香（煨）半两，为末。紫苏木瓜汤下二钱。(《百一选方》)

妊娠水肿：小便不利，恶寒：赤茯苓（去皮）、葵子各半两，为末。每服二钱，新汲水下。(《禹讲师方》)

卒然耳聋：黄蜡不拘多少，和茯苓末细嚼，茶汤下。(《普济方》)

猪鸡骨鲠：五月五日，取楮子（晒干）、白茯苓等分，为末，每服二钱，乳香汤下。一方不用楮子，以所哽骨煎汤下。(《经验良方》)

痔漏神方：赤、白茯苓（去皮）、没药各二两，破故纸四两，石臼捣成一块。春、秋酒浸三日，夏二日，冬五日；取出木笼蒸熟，晒干为末，酒糊丸梧桐子大。每酒服二十丸，渐加至五十丸。(董炳《集验方》)

血余怪病：手十指节断坏，惟有筋连，无节肉，虫出如灯心，长数尺，遍身绿毛卷，名曰血余。以茯苓、胡黄连煎汤，饮之愈。(夏子益《奇疾方》)

水肿尿涩：茯苓皮、椒目等分，煎汤，日饮取效。(《普济方》)

琥　　珀

味甘，平，无毒。主安五脏，定魂魄，杀精魅邪鬼，消瘀血，通五淋。生永昌。

陶隐居云：旧说云是松脂沦入地千年所化，今烧之亦作松气。俗有琥珀中有一蜂形色如生。《博物志》又云：烧蜂窠所作恐非实。此或当当蜂为松脂所粘，因坠地沦没尔。亦有煮煅鸡子及青鱼枕作者，并非真，惟以拾芥为验。俗中多带之辟恶，刮屑服疗瘀血至验。《仙经》无正用，惟曲晨丹所须，以赤者为胜，今并从外国来。而出茯苓处永无，不知出琥珀处复有茯苓以否。

今按：陈藏器本草云：琥珀止血生肌，合金疮。和大黄、鳖甲作散子，酒下方寸匕，下恶血，妇人腹内血尽即止。宋高祖时，宁州贡琥珀枕，碎以赐军士敷金疮。《汉书》云：出罽[①]宾国，初如桃胶，凝乃成焉。

臣禹锡等谨按《蜀本》注云：又据一说，枫脂入地千年，变为琥珀，乃知非。因烧蜂窠成也，蜂窠既烧，安有蜂形在其间。不独自松脂变也，松脂独变安有枫脂所成者，核其事而言，则琥珀之为物，乃是木脂入地，千年者所化也。但余木不及枫、松有脂，而多经年岁，故不自其下掘得也。

《药性论》云：琥珀，君。治百邪，产血疹[②]痛。《日华子》云：疗蛊毒，壮心，明目，摩翳，止心痛癫邪，破结癥。

《图经》曰：文具茯苓条下。

《海药》：是海松木中津液，初若桃胶，后乃凝结。温，主止血生肌，镇心明目，破癥瘕气块，产后血晕闷绝，儿枕痛等，并宜饵此方；琥珀一两，鳖甲一两，京三棱一两，延胡索半两，没药半两，大黄六铢，熬捣为散，空心酒服三钱匕，日再服，校量，神验莫及。产后即减大黄。凡验真假于手心熟磨，吸得芥为真，复有南珀，不及舶上来者。

《雷公》云凡用，红松脂、石珀、水珀、花珀、物象珀、瑿珀、琥珀。红松脂如琥珀，只是浊太脆文横；水珀多无红色，如浅黄多粗皮皱；石珀如石重，色黄，不堪用；花珀文似新马尾松，心文一路赤，一路黄；物象珀其内自有物命动此使有神妙；瑿珀其珀是众珀之长，故号曰瑿珀；琥珀如血色，熟[③]于布上拭吸，得芥子者真也。夫入药中用水调侧柏子末，安于瓷锅子中，安琥珀于末中了，下火煮，从巳至申，别有异光，别捣如粉，重筛用。

《外台秘要》：治鱼鲠骨横喉中，六七日不出。琥珀珠一物，贯串着绳，推令前，入至鲠所，又复推以牵弓出矣。若水晶珠亦得，更无坚物，磨令滑用之。

又方：疗从高坠下，若为重物所顿笮[④]得瘀血，刮琥珀屑酒服方寸匕，取蒲黄二三匕服，日四五服差。

《鬼遗方》：治金疮，弓弩箭中，闷绝无所识，琥珀，研如粉，以童子小便调一钱，三服差。

《通典》：南蛮海南林邑国，秦象郡林邑县，多出琥珀。松脂沦入地下及不生草木，深八九尺，大如斛，削去皮成焉。初如桃胶凝成乃坚琼光彩甚丽。

《别说》云：谨按诸家所说，茯苓、琥珀虽小有异同，皆云松脂入地所化，但今产茯苓处，未尝有琥珀。采茯苓时当寻大松摧折或因斫伐而根瘢不朽，斫之津润如生者，则附近掘取之。盖松木折不再抽芽，其根不死，津液下流，故生茯苓、茯神，因用治心肾，通津液也。若琥珀即是松树枝节荣盛时为炎日所灼，流脂出树身外，日渐厚大，因坠土中，其津润岁久乃为土所渗泄而光莹之体独存。今可拾芥，尚有粘性，故其中有蚊虫之类，此未入土时所粘着者。二物皆自松出，而所禀各异；茯苓生成于阴者也，琥珀生于阳而成于阴，故皆治荣而安心利水也。观下条松脂所图之形，则可悉其理矣。

《衍义》曰：琥珀，今西戎亦有之，其色差淡而明澈。南方者色深而重浊，彼土人多碾为物形，若谓千年茯苓所化，则其间有沾着蜾蠃[⑤]蜂蚁宛然完具者是极不然也。《地理志》云：林邑多琥珀，实松脂所化耳。此说为胜，但土地有所宜，不宜，故有能化有不能化者。张茂先又为烧蜂窠所作，不知得于何处。以手摩热可以拾芥。余如《经》。

现注：

①罽：（jì 计），原意为鱼网，此处为地名。

②疢：（chén 趁），病，热病。

③熟：《衍义》作手摩热，《海药》作手熟磨，故知此句应为熟磨之意。

④笮：（zé 责），压榨。

⑤蜾：（guǒ 果），蠃：（luǒ 裸）。蜂类。

按：琥珀为古代松脂埋地下凝成的碳氢化合物。综合功能安五脏，定精神，消瘀血，通五淋。临床用琥珀治疗心悸失眠，心慌气短。心脑血管病，也可用于肾，膀胱等出血症。

释名：江珠。时珍曰：虎死则精魄入地化为石，此物状似之，故谓之虎魄。俗文从玉，以其类玉也。梵书谓之阿湿摩揭婆。

时珍曰：琥珀拾芥，乃草芥，即禾草也。雷氏言拾芥子，误矣。《唐书》载西域康乾河松木，入水一二年化为石，正与松、枫诸木沉入土化珀，同一理也。今金齿、丽江亦有之。其茯苓千年化琥珀之说，亦误传也。按：曹昭《格古论》云：琥珀出西番、南番，乃枫木津液多年所化。色黄而明莹者名蜡珀，色若松香红而且黄者名明珀，有香者名香珀，出高丽、倭国者色深红。有蜂、蚁、松枝者尤好。

震亨曰：古方用为利小便，以燥脾土有功，脾能运化，肺气下降，故小便可通。若血少不利者，反致其燥急之苦。

附方：新五。

小儿胎惊：琥珀、防风各一钱，朱砂半钱，为末。猪乳调一字，入口中，最妙。

(《直指方》)

小儿胎痫：琥珀、朱砂各少许，全蝎一枚。为末。麦门冬汤调一字服。(《直指方》)

小便转胞：真琥珀一两，为末。用水四升，葱白十茎，煮汁三升，入珀末二钱，温服。沙石诸淋，三服皆效。(《圣惠方》)

小便淋沥：琥珀为末二钱，麝香少许。白汤服之，或萱草煎汤服。老人、虚人，以人参汤下。亦可蜜丸，以赤茯苓汤下。(《普济方》)

小便尿血：琥珀为末。每服二钱，灯心汤下。(《直指方》)

瑿[1]

味甘，平，无毒。古来相传云：松脂千年为茯苓，又千年为琥珀，又千年为瑿。然二物烧之皆有松气，为用与琥珀同，补心安神，破血尤善。状似玄玉而轻，出西戎来。而有茯苓处见无此物。今西州南三百里碛中得者大则方尺，黑润而轻，烧之腥臭。高昌人名为木瑿，谓玄玉为石瑿。洪州土石间得者烧作松气，破血生肌与琥珀同，见风拆破不堪为器。量此二种及琥珀或非松脂所为也，有此差舛，今略论也。新见《唐本》。

陈藏器：苏于琥珀注后出瑿功状，按瑿本功外小儿带之辟恶，磨滴目翳赤障等。

《太平广记》：《梁四公子传》曰：交河之间平碛[2]中，掘深一丈，下有瑿珀，黑逾纯漆，或大如车轮，末服之攻妇人小肠癥瘕诸疾。

现注：

①瑿：下原有乌兮切三字注音。现注音（yī 医），黑色琥珀。

②碛：（qì 气），水中沙石滩。

按：瑿为黑琥珀。综合功能补心安神，破血化癥。临床用同琥珀。

时珍曰：亦作豎。其色黳黑，故名。时珍曰：瑿即琥珀之黑色者，或因土色熏染，或者一种木沉结成，未必是千年琥珀复化也。《玉策经》言：松脂千年作茯苓，茯苓千年作琥珀，琥珀千年作石胆，石胆千年作威喜。大抵皆是神异之说，未可深凭。雷琥珀下所说诸珀可据。

榆　　皮

味甘，平，无毒。主大小便不通，利水道，除邪气。肠胃邪热气，消肿，性滑利。久服轻身不饥，其实尤良。疗小儿头疮痂疕[1]。

花主小儿痫，小便不利，伤热。一名零榆。生颍川山谷。二月采皮，取白暴干。八月采实，并勿令中湿，湿则伤人。

陶隐居云：此即今榆树剥取皮，刮除上赤皮。亦可临时用之，性至滑利，初生荚，人以作糜羹，令人多睡。嵇公所谓榆令人瞑也。断谷乃屑其皮，并檀皮服之，即令人不饥。

《唐本》注云：榆，三月实熟，寻即落矣。今称八月采实，恐《本经》误也。

今按：陈藏器本草云：榆荚主妇人带下，和牛肉作羹食之，四月收实作酱似芜荑，杀虫，以陈者良。嫩叶作羹食之，压丹石，消水肿。江东有刺榆，无大榆，皮入用不滑。刺

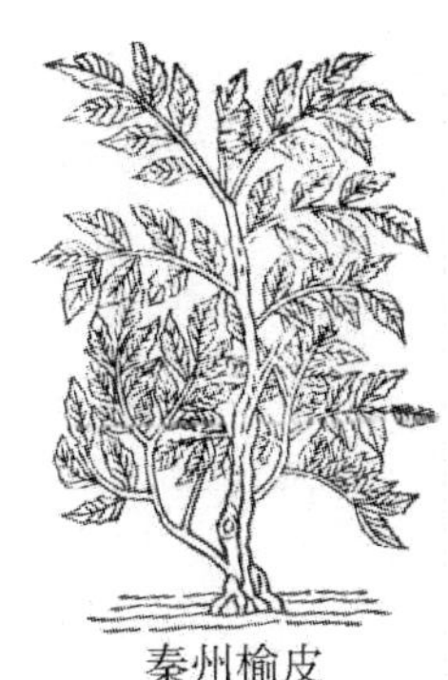
秦州榆皮

榆秋实，故陶错误也。

臣禹锡等谨按《尔雅》疏云：榆之类有十种，叶皆相似，皮及木理异尔，而刺榆有针刺如柘，其叶如榆，瀹[②]为蔬，美滑于白榆。《诗》云：山有枢是也。

《药性论》云：榆白皮，滑。能主利五淋，治不眠，疗齁[②]；取白皮阴干后焙杵为末，每日朝夜用水五合，末二钱，煎如胶，服差。

孟诜云：生皮主暴患赤肿；以皮三两，捣和三年醋滓封之，日六七易，亦治女人妒乳肿。服丹石人采叶生服一两顿佳。子作酱食能助肺杀诸虫，下气，令人能食，消心腹间恶气。卒心痛食之良。

《日华子》曰：榆白皮，通经脉，涎敷癣。

《图经》曰：榆皮，生颍川山谷，今处处有之，三月生荚人，古人采以为糜羹，今无复食者，惟用陈老实作酱耳。然榆之类有十数种，叶皆相似，但皮及木理有异耳。白榆，先生叶，却著荚，皮白色，剥之刮去上粗皵[④]，中极滑白，即《尔雅》所谓榆白粉也。此皮入药，令孕妇滑胎方多用之。小儿白秃发不生，捣末，苦酒调涂之。刺榆有针刺如柘，则古人所茹者，云美于白榆。《尔雅》所谓枢茎[⑤]，《诗·唐风》云：山有枢是也。二月采皮，取白暴干，四月采食，并勿令中湿。榆皮，荒岁农人食之以当粮，不损人。

《食疗》：生榆皮，利小便，主石淋，又取叶煮食之，时复食一顿尤良。高昌人多捣白皮为末，和菜菹食之甚美，令人能食。仙家长服，服丹石人亦食之，取利关节故也，又榆人，可作酱食之，亦甚香美。有少辛味，能助肺气，杀诸虫，下气，令人能食。又心腹间恶气内消之，尘[⑥]者尤良。又涂诸疮癣妙，又卒患冷气心痛，食之差。并主小儿痫，小便不利。

《外台秘要》：治渴，小便利，非淋方：榆皮二片，去黑皮，以水一斗，煮取五升，一服三合，日三服。

《千金方》：五色丹，俗名油肿，若犯，多致死，不可轻之，以榆白皮末，和鸡子白敷之。

《千金髓》：火灼烂疮；榆白皮熟嚼封之差。

《备急方》：疗身体暴肿满：榆皮捣屑，随多少杂米作粥食，小便利。

《子母秘录》：疗妊娠胎死腹中，或母病欲下胎；榆白皮煮汁服二升。

又方：小儿白秃疮：捣榆白皮末，醋和涂之，虫当出。

《杨氏产乳》疗身体及头悉生疮；取榆白皮炒令黄，捣为散，以好苦酒和涂上，又以绵裹覆上，虫出即差。

嵇叔夜《养生论》云：榆令人瞑。

《别说》云：谨按：榆白皮，焙干为末，妇人妊娠临月，日三服方寸匕，令产极易，产下儿身尚皆涂之。信其验也。又湿捣治如糊，用粘瓦石极有力，京东西北人以石为碓[⑦]嘴每用此以胶之。《衍义》曰：榆皮，今初春先生荚者是，去上皱涩干枯者，将中间嫩处剉干，硙[⑧]为粉，当歉岁农将以代食。叶青嫩时收贮亦用以为羹茹，嘉祐年过丰沛，人阙食，乡民多食此。

现注：

①疕：(bǐ 比)，头疮，结痂。

②蘥：(yuè 月)，浸渍，煮。原刻瀹字上有艹字头，查字典无此字。

③齁：(hōu 候，阴)，哮喘，鼾。

④皵：(què 鹊)，树皮粗而裂开。

⑤茬：(chí 池)。

⑥尘：通陈。

⑦碓：(duì 对)，舂米器具。

⑧磑：(wèi 卫)，磨。

按：榆皮为榆科榆的树皮或根皮的韧皮部。榆花为榆之花。综合功能清热消中，利水消肿满。榆花可清热定痫利水。

释名：白者名枌。时珍曰：按：王安石《字说》云：榆沈俞柔，故谓之榆。其枌则有分之道，故谓之枌。其荚飘零，故曰零榆。时珍曰：邢昺《尔雅疏》云：榆有数十种，今人不能尽别，惟知荚榆、白榆、刺榆、榔榆数者而已。荚榆、白榆皆大榆也。有赤、白二种。白者名枌，其木甚高硕。未生叶时，枝条间先生榆荚，形状似钱而小，色白成串，俗呼榆钱。后方生叶，似山茱萸叶而长，尖艄润泽。嫩叶炸，浸淘过可食。故《内则》云：堇、荁、枌、榆、免、薨，滫瀡以滑之。三月采榆钱可作羹，亦可收至冬酿酒。瀹过晒干可为酱，即榆仁酱也。崔寔《月令》谓之（醔醶）者是也。山榆之荚名芜荑与此相近，但味稍苦耳。诸榆性皆扇地，故其下五谷不植。古人春取榆火。今人采其白皮为榆面，水调和香剂，粘滑胜于胶漆。

榆白皮：利窍，渗湿热，行津液，消肿毒。时珍曰：榆皮、榆叶，性皆滑利下降，手足太阳、手阳明经药也。故人小便不通，五淋肿满，喘嗽不眠，经脉胎产诸症宜之。本草十剂云：滑可去着，冬葵子、榆白皮之属。盖亦取其利窍渗湿热，消留着有形之物尔。气盛而壅者宜之。若胃寒而虚者，久服渗利，恐泄真气。

附方：新九。

断谷不饥：榆皮、檀皮为末，日服数合。(《救荒本草》)

久嗽欲死：许明有效方：用浓榆皮削如指大，去黑，刻令如锯，长尺余，纳喉中频出入，当吐脓血而愈。(《古今录验》)

虚劳白浊：榆白皮二升，水二斗，煮取五升，分五服。(《千金方》)

小便气淋：榆枝、石燕子煎水，日服。(《普济方》)

五淋涩痛：榆白皮，阴干，焙研。每以二钱，水五合，煎如胶，日二服。(《普济方》)

堕胎下血：不止。榆白皮、当归（焙）各半两，入生姜，水煎服之。(《普济方》)

小儿虫疮：榆皮末和猪脂涂绵上，覆之。虫出立瘥。(《千金方》)

痈疽发背：榆根白皮切，清水洗，捣极烂，和香油敷之，留头出气。燥则以苦茶频润，不粘更换新者，将愈，以桑叶嚼烂，随大小贴之，口合乃止。神效。(《急救方》)

小儿瘰疬：榆白皮，生捣如泥，封之。频易。(《必效方》)

叶：时珍曰：暴干为末，淡盐水拌，或炙或晒干，拌菜食之，亦辛滑下水气。煎汁，洗酒皶鼻。同酸枣仁等分蜜丸，日服，治胆热虚劳不眠。(时珍)

酸枣

味酸，平，无毒。主心腹寒热邪结，气聚，四肢酸疼湿痹。烦心不得眠，脐上下痛，血转，久泄，虚汗烦渴，补中益肝气，坚筋骨，助阴气，令人肥健。久服安五脏，轻身延年。生[①]河东川泽，八月采实，阴干，四十日成。恶防己。

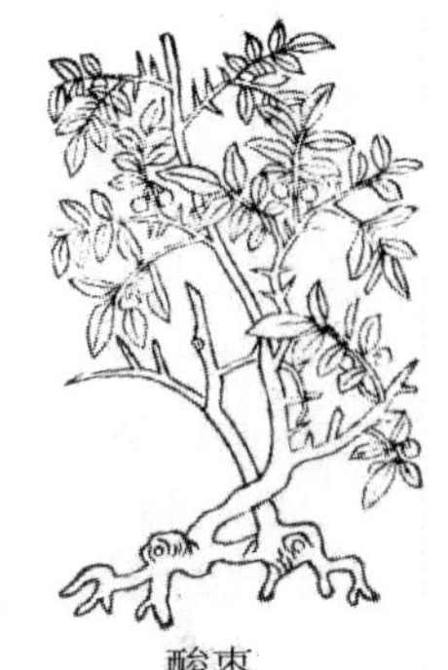
酸枣

陶隐居云：今出东山间，云即是山枣树，子似武昌枣而味极酸。东人啖之以醒睡，与此疗不得眠正反矣。《唐本》注云：此即樲[②]枣实也。树大如大枣，实无常形，但大枣中味酸者是。《本经》惟用实，疗不得眠，不言用人。今方用其人，补中益气，自[③]补中益肝以下此为酸枣人之功能。又于下品白棘条中复云用其实，今医以棘实为酸枣，大误。

今注：陶云：醒睡而《经》云疗不得眠，盖其子肉味酸，食之使不思睡，核中人服之疗不得眠。正如麻黄发汗，根节止汗也。此乃棘实，更非他物，若谓是大枣味酸者，全非也。酸枣小而圆，其核中人微扁，大枣人大而长，不类也。臣禹锡等谨按《蜀本》《图经》云：今河东及滑州，以其木为车轴及匙箸等，木甚细理而硬，所在有之。八月采实，日干。

《药性论》云：酸枣仁主筋骨风；炒末作汤服之。陈藏器云：按：酸枣既是枣中之酸，更无佗[④]异，此即真枣，何复名酸，既云其酸，又云其小，今枣中酸者未必即小，小者未必即酸，虽欲为枣生文展转，未离于枣，若道枣中酸者，枣条无令睡之功，道棘子不酸，今人有众呼之目枣、棘一也，酸甜两焉，纵令以枣当之，终其非也。嵩阳子曰：余家于滑台，今酸枣县，即滑之属邑也，其地名酸枣焉，其树高数丈，径围一二尺，木理极细坚而且重，其树皮亦细，文似蛇鳞，其枣圆小而味酸，其核微圆，其人稍长，色赤如丹。此医之所重，居人不易得。今市之卖者，皆棘子为之。

又云：山枣树，如棘，子如生枣，里有核如骨，其肉酸滑好食，山人以当果。

《五代史》后唐刊石《药验》云：酸枣人，睡多生使，不得睡炒熟。

《日华子》云：酸枣人，治脐下满痛。

《图经》曰：酸枣，生河东川泽，今近京及西北州郡皆有之，野生，多在坡坂[⑤]城垒间，似枣木而皮细，其木心赤色，茎叶俱青，花似枣花，八月结实，紫红色，似枣而圆小，味酸。当月采实，取核中人，阴干，四十日成。《尔雅》辨枣之种类曰：实小而酸曰樲枣。《孟子》曰：养其樲枣。赵岐注：所谓酸枣是也。一说惟酸枣县出者为真，其木高数丈，径围一二尺，木理极细坚而且重，邑人用为车轴及匕箸，其皮亦细，文似蛇鳞，其核人稍长而色赤如丹，亦不易得。今市之货者皆棘实耳，用之尤宜详辨也。《本经》主烦心不得眠，今医家两用之，睡多生使，不得睡炒熟，生熟便尔顿异。而胡洽治振悸不得眠有酸枣人汤：酸枣人二升，茯苓、白术、人参、甘草各二两，生姜六两，六物切，以水八升，煮取三升，分四服。深师主虚不得眠，烦不可宁，有酸枣人汤：酸枣人二升，蝭[⑥]母、干姜、茯苓、芎䓖各二两，甘草一两，炙并切，以水一斗，先煮枣，减三升后内五物，煮取三升，分服。一方更加桂一两，二汤酸枣并生用，疗不得眠，岂便以煮汤为熟乎。

《雷公》云：酸枣人，凡使，采得后晒干，取叶重拌酸枣人，蒸半日了，去尖皮了，任研用。

《食疗》：酸枣，平。主寒热结气，安五脏，疗不得眠。

《圣惠方》：治胆虚睡卧不安，心多惊悸：用酸枣人一两，炒令香熟，捣细为散，每服二钱，竹叶汤调下，不计时候服。

又方：治夜不眠睡，用酸枣人半两，炒黄研末，以酒三合浸汁，先以粳米三合煮作粥，临熟下枣仁汁，更煮三五沸，空心食之。

又方：治骨蒸劳，心烦不得眠卧：用酸枣人二两，水二大盏半，研绞取汁，下米二合煮粥，候熟下地黄汁一合，更渐煮过，不计时候食之。

《外台秘要》：疗齿虫腐烂，棘鍼⑦二百枚，即是枣树棘朽落地者，以水二升，煎取一升含之，日四五度即差。

又方：疗刺在人肉中不出；酸枣人核，烧末，水服之，立便得出。

《简要济众》：治胆风毒气，虚实不调，昏沉睡多：酸枣人一两，生用，金挺腊茶二两，以生姜汁涂炙令微焦，捣罗为散，每服二钱，水七分，煎六分，无时温服。

《衍义》曰：酸枣，微热，《经》不言用人，仍疗不得眠。天下皆有之，但以土产宜与不宜。嵩阳子曰酸枣县即滑之属邑，其木高数丈，味酸，医之所重，今市人卖者皆棘子。此说未尽，殊不知小则为棘，大则为酸枣，平地则易长，居崖堑则难生，故棘多生崖堑上，久不樵则成干，人方呼为酸枣，更不言棘，徒以世人之意如此，在物则曷若是也。其实一本，以其不甚为世所须，及碍塞行路，故成大木者少，多为人樵去。然此物纔及三尺便开花结子，但窠小者气味薄，木大者气味厚，又有此别。今陕西临潼山野所出者亦好，亦土地所宜也，并可取仁。后有白棘条，乃是酸枣未长大时枝上刺也。及至长成，其刺亦少，实亦大。故枣取大木，刺取小窠也，亦不必强分别尔。

现注：

①生：生字为白文，为《本经》文，生字以后为墨文为《别录》文，一句话断为二书所说，原文如此。

②樲：下原有音贰二字注音。

③自补肝已下。此指《本经》原文。

④佗：同他。

⑤坂：（bǎn 板）。

⑥蝭：（chí 迟），即知母。

⑦鍼：此处同针。

⑧仁：指酸枣仁，全文皆写酸枣人，只此处用仁，原文如此。

按：酸枣，《本经》中用酸枣实，今用酸枣仁，本文多写作酸枣人。酸枣仁为鼠李科酸枣的种子。综合功能利心腹，散气聚，除湿痹，除烦安眠，止虚汗烦渴，补中益肝，坚筋骨，助阴气。临床多治心脑肝病。

时珍曰：仁：味甘，气平。时珍曰：酸枣实，味酸性收，故主肝病，寒热结气，酸痹久泄，脐下满痛之症。其仁甘而润，故熟用疗胆虚不得眠、烦渴虚汗之症，生用疗胆热好眠，皆足厥阴、少阳药也。今人专以为心家药，殊昧此理。

附方：新二。

胆虚不眠：心多惊悸：《圣惠方》：用酸枣仁一两炒香，捣为散。每服二钱，竹叶汤调下。《和剂局方》：加人参一两，辰砂半两，乳香二钱半，炼蜜丸服。睡中汗出：酸枣仁、人参、茯苓等分。为末。每服一钱，米饮下。(《简便方》)

蘗　木[1]

味苦，寒，无毒。主五脏肠胃中结热，黄疸，肠痔，止泄痢，女子漏下赤白，阴伤蚀疮。疗惊气在皮间，肌肤热赤起，目热赤痛，口疮。久服通神。根，一名檀桓。主心腹百病，安魂魄，不饥渴，久服轻身延年，通神。生汉中山谷及永昌。恶干漆。

陶隐居云：今出邵陵者轻薄色深为胜，出东山者厚而色浅，其根于道家入木芝品，今人不知取服之。又有一种小树，状如石榴，其皮黄而苦，俗呼为子蘗，亦主口疮。又一种小树，多刺，皮亦黄，亦主口疮。

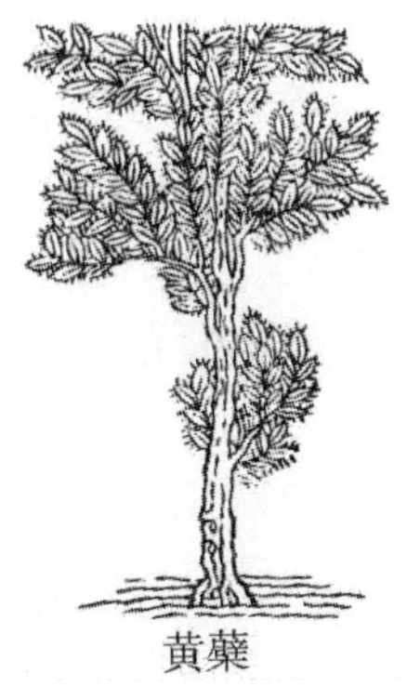
黄蘗

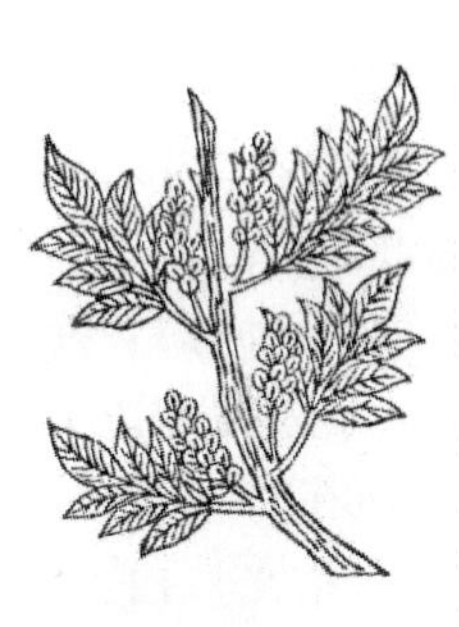
商州黄蘗

《唐本》注云：子蘗，一名山石榴，子似女贞，皮白不黄，亦名小蘗，所在有。今云皮黄，恐谬矣。按：今俗用子蘗，皆多刺小树，名刺蘗，非小蘗也。

今按：陈藏器本草云：蘗皮，主热疱起，虫疮痢下血，杀蛀虫，煎服主消渴。

臣禹锡等谨按《蜀本》《图经》云：黄蘗，树高数丈，叶似吴茱萸，亦如紫椿，皮黄，其根如松下茯苓。今所在有，本出房、商、合等州山谷，皮紧厚二三分，鲜黄者上。二月、五月采皮，日干。

《药性论》云：黄蘗，使，平。主男子阴痿，治下血如鸡鸭肝片，及男子茎上疮，屑末敷之。

《日华子》云：安心除劳，治骨蒸，洗肝明目，多泪，口干心热，杀疳虫，治蛔心痛，疥癣，蜜炙治鼻洪，肠风泻血，后分[2]，急热肿痛。身皮力微次于根。

《图经》曰：蘗木，黄蘗也。生汉中山谷及永昌，今处处有之，以蜀中者为佳。木高数丈，叶类茱萸及椿、楸叶，经冬不凋，皮外白，里深黄色，根如松下茯苓作结块。五月、六月采皮，去皱粗，曝干用。其根名檀桓，《淮南万毕术》曰：蘗令面悦，取蘗三寸，土瓜三枚，大枣七枚，和膏汤洗面，乃涂药四五日光泽矣。唐·韦宙《独行方》主卒消渴小便多；黄蘗一斤，水一升，煮三五沸，渴即饮之，恣意饮，数日便止。别有一种多刺而小细叶者，名刺蘗，不入药用。又下品有小蘗条；木如石榴皮黄，子赤如枸杞两头尖，人剉以染黄。今医家亦稀用。

《雷公》云：凡使，用刀削上粗皮了，用生蜜水浸半日，漉出晒干，用蜜涂，文武火炙令蜜尽为度。凡修事五两，用蜜三两。

《外台秘要》：口中及舌生疮烂：剉黄蘗含之。

《千金方》：治小儿重舌：以黄蘗、苦竹沥浸，沥点舌上。

《肘后方》：咽喉卒肿，食饮不通：黄蘗，捣敷肿上，冷复易之，用苦酒和末佳。

又方：伤寒时气，温病毒攻手足肿，疼痛欲断，亦治毒攻阴肿；细剉黄蘖五斤，以水三升煮渍之。《伤寒类要》同。

《葛氏方》：男子阴疮损烂：水煮黄蘖，洗，白蜜涂之。

又方：卒喉痹；取黄蘖片切，含之。又黄蘖一斤，㕮咀，酒一斗，煮三沸，去滓，恣饮便愈。

又方：食自死六畜肉中毒：黄蘖末服方寸匕，未解，再服之。

《经验方》：治呕血，黄蘖好者，以蜜涂之，干杵为末，和麦门冬熟水调下二钱匕，立差。

《梅师方》：治痈疽发背，或发乳房初起微赤，不急治之，即煞人；捣黄蘖末和鸡子白涂之。

《简要济众》：治吐血热极方：黄蘖一两，涂蜜于慢火上炙焦，捣末，每服二钱，温糯米饮调下。《十全博救》：治小儿热泻：用黄蘖削皮后焙杵为末，用薄米饮为丸如粟大，每服十丸，米饮下。

《深师方》：疗伤寒热病口疮：黄蘖皮削去上粗皮，取里好处薄削，以崖蜜渍之一宿，惟欲令浓。含其汁良久，吐更含。若胸中热有疮，时饮三五合尤佳。《圣惠方》同。

《子母秘录》：小儿脐疮不合：黄蘖末涂之。

《衍义》曰：蘖木，今用皮，以蜜匀炙，与青黛各一分，同为末，入生龙脑一字研匀；治心脾热舌颊生疮，当掺疮上，有涎即吐。又张仲景蘖皮汤，无不验。《伤寒论》中已著。

现注：

①蘖木：下原有黄蘖也，三字注解。

②后分：无后分病名，疑后分为肠风泻血后重之误。又分可当春分秋分解。

按：蘖木，指芸香科黄柏，《本经》言蘖木，汉代已用蘖皮，即黄柏树皮去掉外层粗皮部。综合功能散五脏结，利黄疸，消痔止泄，消疮退热。临床用清下焦热各种炎症。

时珍曰：檗木名义未详。《本经》言檗木及根，不言檗皮，岂古时木与皮通用乎。俗作黄柏者，省写之谬也。机曰：房商者治里治下用之，邵陵者治表上用之。各适其宜尔。元素曰：二制治上焦，单制治中焦，不制治下焦也。时珍曰：黄柏性寒而沉，生用则降实火，熟用则不伤胃，酒制则治上，盐制则治下，蜜制则治中。元素曰：性寒味苦，气味俱厚，沉而降，阴也。又云：苦厚微辛，阴中之阳，入足少阴经，为足太阳引经药。好古曰：黄芩、栀子入肺，黄连入心，黄柏入肾，燥湿所归，各从其类也。故《活人书》四味解毒汤，乃上下内外通治之药。元素曰：黄柏之用有六：泻膀胱龙火，一也；利小便结，二也；除下焦湿肿，三也；痢疾先见血，四也；脐中痛，五也；补肾不足，壮骨髓，六也。凡肾水膀胱不足，诸痿厥脚膝无力，于黄芪汤中加用，使两足膝中气力涌出，痿软即便去也，乃瘫痪必用之药。

蜜炒研末，治口疮如神。故《雷公炮炙论》云：口疮舌坼，立愈黄酥。谓以酥炙根黄，含之也。及黄涩者。并用酒洗黄柏、知母为君，茯苓、泽泻为佐。凡小便不通而口渴者，邪热在气分，肺中伏热不能生水，是绝小便之源也。法当用气味俱薄、淡渗之药，猪苓、泽泻之类，泻肺火而清肺气，滋水之化源。若邪热在下焦血分，不渴而小便不通者，乃《素问》所谓无阴则阳无以生、无阳则阴无以化。膀胱者州都之官，津液藏焉，气化则能出矣。法当用气味俱浓、阴中之破出水，双睛凸出，饮食不下，痛苦不可名状。治满、利小便、渗泄之药服遍矣。予诊之曰：此乃奉养太过，膏粱积热，损伤肾水，致膀胱久而干涸，小便不化，火又逆上，而为呕哕。《难经》所谓关则不得小便，格则吐逆者。洁古老人言：热在下焦，但治下焦，其病必愈。遂处以北方寒水所化大苦寒之药，黄柏、知母各一两，酒洗焙碾，入桂一钱为引，熟水丸如芡子大。每服二百丸，沸汤下。少时如刀刺前阴火烧之状，溺如瀑泉涌出，床下成流，顾盼之间，肿胀消散。《内经》云：热者寒之。肾恶燥，急食辛以润之。以黄柏之苦寒泻热、补水润燥为君，有泻火补阴之功，非阴中之火，不可用也。火有二：君火者，人可以水灭，可以直折，黄连之属可以制之；相火者，天火也，龙雷之火也，阴火也，不可以水湿折之，当从其性而伏之，惟黄柏之属可以降之。有金水相生之义。黄柏无知母，犹水母之无虾清肺金，滋肾水之化源。故洁古、东垣、丹溪皆以为滋阴降火要药，上古所未言也。盖气为阳，血为阴。邪火煎熬，则阴血渐涸，故阴虚火动之病须之。然必少壮气盛能食者，用之相宜。若中气不足而邪火炽甚者，久服则有寒中之变。近时虚损，及纵欲求嗣之人，用补阴药，往往以此二味为君，日日服饵。降令太过，脾胃受伤，真阳暗损，精气不暖，致生他病。盖不知此物苦寒而滑渗，且苦味久服，有反从火化之害。故叶氏《医学统旨》有“四物加知母、黄柏，久服伤胃，不能生阴”之戒。

附方：新二九。

阴火为病：大补丸：用黄柏去皮，盐、酒炒褐为末，水丸梧子大。血虚，四物汤下；气虚，四君子汤下。（丹溪方）

男女诸虚：《孙氏集效方》坎离丸：治男子、妇人诸虚百损小便淋漓遗精白浊等症。黄柏（去皮，切）二斤，熟糯米一升（童子小便浸之，九浸九晒，蒸过晒研）。为末，酒煮面糊丸梧桐子大。每服一百丸，温酒送下。

上盛下虚：水火偏盛，消中等证。黄柏一斤，分作四分，用醇酒、蜜汤、盐和丸梧桐子大。每服七十丸，白汤下。（《活人心统》）

脏毒痔漏，下血不止：孙探用酒、醋、童尿各浸七日，下五十丸，久服除根。杨诚《经验方》百补丸：专治诸虚赤白浊。用川柏皮（刮净）一斤（分作四分，用酒、蜜、人乳、糯米泔各浸透）。炙干切研，廪米饭丸。如上法服。又陆一峰柏皮丸：黄柏一斤（分作四分，三分用醇酒、盐汤、童尿各浸二日焙研，一分用酥炙研末）。以猪脏一条去膜，入药在内扎，煮熟捣丸。如上法服之。下血数升：黄柏一两去皮。（鸡子白涂炙）。为末，水丸绿豆大。每服七丸，温水下。名金虎丸。（《普济方》）

小儿下血：或血痢。黄柏半两，赤芍药四钱，为末，饭丸麻子大。每服一二十丸，食前米饮下。（阎孝忠《集效方》）

妊娠下痢：白色，昼夜三五十行。根黄厚者，蜜炒令焦为末，大蒜煨熟，去皮捣烂作膏和丸梧桐子大。每空心，米饮下三五十丸，日三服。神妙不可述。（《妇人良方》）

赤白浊淫：及梦泄精滑。珍珠粉丸：黄柏（炒）、真蛤粉各一斤，为末，滴水丸梧桐子大。每服一百丸，空心温酒下。黄柏苦而降火，蛤粉咸而补肾也。又方：加知母（炒）牡蛎粉（煅）山药（炒）等分为末，糊丸梧桐子大。每服八十丸，盐汤下。（《洁古家珍》）

积热梦遗：心松恍惚，膈中有热。宜清心丸主之。黄柏末一两，片脑一钱。炼蜜丸梧

桐子大。每服十五丸，麦门冬汤下。此大智禅师方也。（许学士《本事方》）

时行赤木：黄柏去粗皮为末，湿纸包裹，黄泥固，煨干。

每用一弹子大，纱帕包之，浸水一盏，饭上蒸熟，乘热熏洗，极效。此方有金木水火土，故名五行汤。一丸可用三二次。（《龙木论》）

婴儿赤目：在蓐内者，人乳浸黄柏汁点之。（《小品方》）

眼目昏暗：每旦含黄柏一片，吐津洗之，终身行之，永无目疾。（《普济方》）

口疳臭烂：绿云散：用黄柏五钱，铜绿二钱，为末。掺之，漱去涎。（《三因方》）

鼻疳有虫：黄柏二两，冷水浸一宿，绞汁服。（《圣惠方》）

鼻中生疮：黄柏、槟榔末，猪脂和敷。（《普济方》）

唇疮痛痒：黄柏末，以蔷薇根汁调涂，立效。（《圣济录》）

卷毛毒疮：生头中，初生如蒲桃，痛甚，黄柏一两，乳香二钱半，为末，槐花煎水调作饼，贴于疮口。（《普济方》）

小儿囟肿：生下即肿者。黄柏末，水调，贴足心。（《普济方》）

痈疽肿毒：黄柏皮（炒）、川乌头（炮）等分，为末。唾调涂之，留头，频以米泔水润湿。（《集简方》）

小儿脓疮：遍身不干。用黄柏末，入枯矾少许，掺之即愈。（杨起《简便方》）

臁疮热疮：黄柏末一两，轻粉三钱，猪胆汁调，搽之，或只用蜜制黄柏一味。火毒生疮：凡人冬月向火，火气入内，两股生疮，其汁淋漓。用黄柏末掺之，立愈。一妇病此，人无识者，用此而愈。（张杲《医说》）

冻疮裂痛：乳汁调黄柏末涂之。（《儒门事亲》）

敛疮生肌：黄柏末，面糊调涂，效。（《宣明方》）

楮　实

味甘，寒，无毒。主阴痿水肿，益气充肌肤，明目，久服不饥不老轻身。生少室山，一名榖实。所在有之，八月、九月采实，日干，四十日成。

叶，味甘无毒。主小儿身热食不生肌。可作浴汤。又主恶疮生肉。树皮主逐水利小便。茎主瘾疹痒，单煮洗浴。皮间白汁疗癣。陶隐居云：此即今榖[①]树也。《仙方》采捣取汁和丹用，亦干服，使人通神见鬼。南人呼榖纸亦为楮纸，武陵人作榖皮衣，又甚坚好尔。

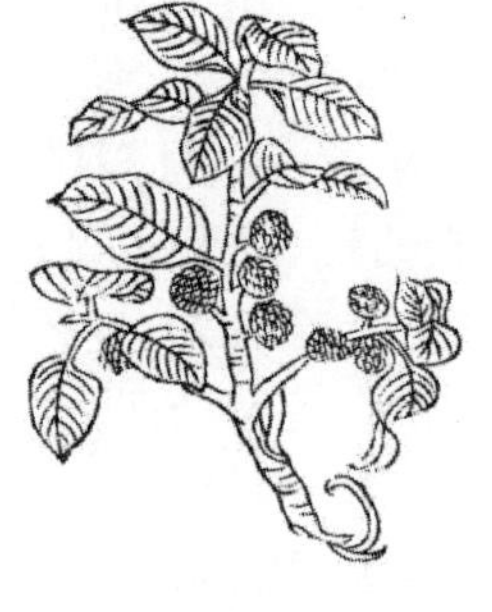

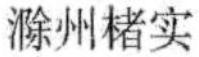

滁州楮实

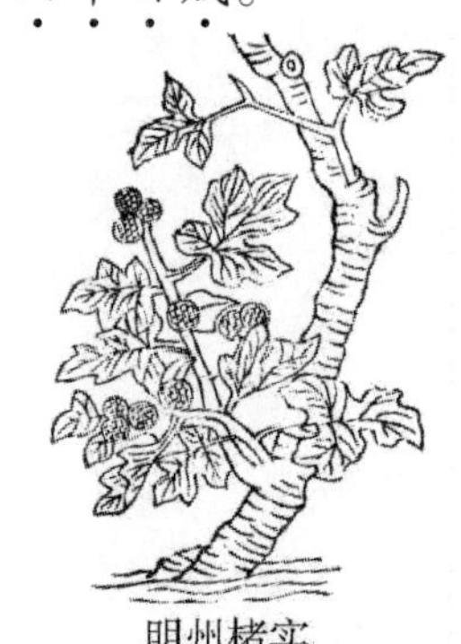

明州楮实

臣禹锡等谨按《蜀本》《图经》云：树有二种，取有子，叶似葡萄者佳，八月采实，所在皆识也。

《药性论》榖木皮亦可单用，味甘平无毒。能治水肿气满。叶干炒末，搜面作馎饦食之主水痢。

段成式《酉阳杂俎》云：构，榖[2]田久废必生构，叶有瓣曰楮，无曰构。

《日华子》云：楮实，壮筋骨，助阳气，补虚劳，助腰膝，益颜色，皮斑者是楮，皮白者是构。又云：楮叶，凉无毒。治刺风身痒，此是斑榖树。又云：榖树汁，敷蛇虫蜂犬咬。能合朱砂为团，名曰五金胶漆。

《图经》曰：楮实，生少室山，今所在有之。此有二种：一种皮有斑花文，谓之斑榖，今人用为冠者。一种皮无花，枝叶大相类，但取其叶似葡萄叶作瓣而有子者为佳。其实初夏生如弹丸，青绿色，至六、七月渐深红色，乃成熟。八月、九月采，水浸去皮穰，取中子日干。《仙方》单服其实，正赤时收取中子阴干，筛末，水服二钱匕，益久乃佳，俗谓之榖。一说榖[3]田久废必生构。叶有瓣曰楮，无曰构。《诗·小雅》云：爰有树檀，其下惟榖。陆机疏云：幽州谓之榖桑或曰楮桑，荆、扬、交、广谓之榖，江南人绩其皮以为布，又捣以为纸，长数丈，光泽甚好。又食其嫩芽，以当菜茹，主四肢风痹，赤白下痢。其叶主鼻洪；《小品》云：鼻衄数升不断者，取楮叶捣取汁，饮三升，不止再，三饮神良，久衄亦差。纸亦入药，见刘禹锡《传信方》治女子月经不绝，来无时者；取案纸三十张，烧灰，以清酒半升，和调服之，顿定。如冬月即暖酒服。蓐中血晕，服之立验。已毙者去板齿灌之，经一日亦活。今楮纸用之最博，或用其灰止金创出血甚效。楮布不见有之。医方但贵楮实，余亦稀用，俚俗或取其木枝中白汁涂癣甚效。杨炎《南行方》治瘴痢无问老少，日夜百余度者，取干楮叶三两，熬捣为末，煎乌梅汤服方寸匕，日再服，取羊肉裹末，内谷道，痢出即止。

《雷公》云：凡使，采得后用水浸三日，将物搅旋，投水浮者去之，然后晒干，却用酒浸一伏时了，便蒸，从巳至亥出，焙令干用。

《圣惠方》：治癣湿痒，用楮叶半斤，细切，捣烂敷癣上。

《外台秘要》：《近效》天行后，两胁胀满，脐下如水肿，以榖枝汁随意服愈。

又方：有人虚肥，积年气上如水病，面肿脚不肿，榖楮叶八两，以水一斗，煮取六升，去滓内米煮粥吃。

又方：点眼翳：取楮白皮暴干，合作一绳子如钗股大，烧作灰，待冷细研如面，每点于翳上，日三五度，渐消。

又方：头风白屑如麸糠方：竖截楮木作枕，六十日一易新者。

《肘后方》：治卒风不得语：剉榖枝葉，酒煮熟，皮中沫出，随多少饮之

又方：治少小鼻衄，小劳辄出；楮树叶取汁饮三升，不止，四五饮良。此方久衄亦差。

《经验后方》：炼榖子煎法，取榖子五升，六月六日采，以水一石，煮取五升，去滓，微火煎如饧，即堪用。

《广利方》：治蝎螫人痛不止方：榖树白汁涂之立差。《子母秘录》小儿赤白痢渴，及得水吃又呕逆方：炙构叶令香黄，以饮浆半升浸构叶，使水绿色，然后去叶，以木瓜一个，切，内叶汁中煮三二沸，去木瓜，使暖细细服，渴停。

《抱朴子》：楮实赤者服之，老者成少，令人夜应彻视见鬼神。道士梁顿，年七十乃服之，更少壮，到百四十岁能夜出行及走马。

杨尧辅说：患人耽睡：捣花榖叶服验。

《修真秘旨》：服楮实者，辄为骨软疾。

《丹房镜源》：构汁，搜药砂子。

现注：

①榖：下原有音构二字注音。现注音（gǔ 古），并注即构树。按：此字不是简化字谷的繁体字，谷的繁体字比此字多一横，即穀字。又《本草》中已注明榖字发音为构，并指明即是构树，故此字应从古音构。

②榖田：此似应指谷田，但原刻将谷字刻成少一横的榖字，只好照原刻录出。后面有米谷部原刻将谷字亦刻成榖，即谷字繁体少一横，故知原刻时将穀榖两个字皆刻成少一横的榖字。

③榖田：此似指谷田。但古代是否有构树之田则不知。除此二处外（即本注及上条注），其余榖字在本文中皆指构树。

按：楮实为桑科构树的果实。综合功能强阴，利水消肿，益气充肌肤，明目。临床可用以滋阴补血，养肝明目。楮树叶可退热生肌，消恶疮。楮树皮可逐水，楮茎退瘾疹痒。皮间汁可治癣。

时珍曰：楮本作柠其皮可渍为纻故也。楚人呼乳为榖，其木中白汁如乳，故以名之。陆佃《埤雅》作榖米之榖。训为善者，误矣。或以楮、构为二物者，亦误矣。详下文。时珍曰：按：许慎《说文》言楮、榖乃一种也，不必分别，惟辨雌雄耳。雄者皮斑而叶无丫叉，三月开花成长穗，如柳花状，不结实，歉年人采花食之。雌者皮白而叶有丫叉，亦开碎花，结实如杨梅，半熟时水澡去子，蜜煎作果食。二种树并易生，叶多涩毛。南人剥皮捣煮造纸，亦缉练为布，不坚易朽。裴渊《广州记》言：蛮夷取皮熟捶为揭里布，以拟毡，甚暖也。其木腐后生菌耳，味甚佳好。

时珍曰：《别录》载楮实功用大补益，而《修真秘旨书》言久服令人成骨软之痿。《济生秘览》治骨鲠，用楮实煎汤服之，岂非软骨之征乎？按：《南唐书》云：烈祖食饴喉中噎，国医莫能愈。吴廷绍独请进楮实汤，一服疾失去。群医他日取用皆不验，扣廷绍。答云：噎因甘起，故以此治之。愚谓此乃治骨鲠软坚之义尔，群医用治他噎，故不验也。

附方：新六。

水气蛊胀：楮实子丸，以洁净府。用楮实子一斗（水二斗，熬成膏）。茯苓三两，白丁香一两半，为末，以膏和，丸梧桐子大。从少至多，服至小便清利，胀减为度。后服治中汤养之。忌甘苦峻补及发动之物。（洁古《活法机要》）

肝热生翳：楮实子研细，食后蜜汤服一钱，日再服。（《直指方》）

喉痹喉风：五月五日（或六月六日、七月七日），采楮桃阴干。每用一个为末，井华水服之。重者以两个。（《集简方》）

身面石疽：状如痤疖而皮浓：子捣，敷之。（《外台秘要》）

金疮出血：子捣，敷之。（《外台秘要》）

目昏难视：楮桃、荆芥穗各五百枚。为末，炼蜜丸弹子大。食后嚼一丸，薄荷汤送下，一日三服。（《卫生易简方》）

叶：利小便，去风湿肿胀，白浊、疝气、癣疮。（时珍）

附方：新九。

脱肛不收：五花构叶阴干为末。每服二钱，米饮调下。兼涂肠头。（《圣惠方》）

小便白浊：构叶为末，蒸饼丸梧桐子大。每服三十丸，白汤下。(《经验良方》)

通身水肿：楮枝叶煎汁如饧。空腹服一匕，日三服。(《圣惠方》)

吐血鼻血：楮叶捣汁一二升，旋旋温饮之。(《圣惠方》)

一切眼翳：三月收木软叶，晒干为末，入麝香少许。每以黍米大，注内，其翳自落。(《圣惠方》)

木肾疝气：楮叶、雄黄等分，为末，酒糊丸梧桐子大。每盐酒下五十丸。(《医学集成》)

疝气入囊：五月五日采树叶，阴干为末。每服一二匙，空心温酒下。(《简便方》)

痔瘘肿痛：楮叶半斤，捣烂封之。(《集简方》)

蝮蛇螫伤：楮叶、麻叶合捣，取汁渍之。(《千金方》)

鱼骨鲠咽：楮叶，捣汁啜之。(《十便良方》)

枝茎：捣浓汁饮半升，治小便不通（时珍）。

附方：新一。

暴赤眼痛碜涩者：嫩楮枝去叶，放地，火烧，以碗覆之。一日取灰泡汤，澄清温洗。(《圣惠方》)

树白皮：煮汁酿酒饮，治水肿入腹，短气咳嗽。为散服，治下血、血崩。(时珍)

附方：新六。

肠风下血：秋采楮皮阴干为末。酒服三钱（或入麝香少许），日二。(《普济方》)

血痢血崩：楮树皮、荆芥等分，为末。冷醋调服一钱，血崩以煎匕服，神效不可具述。(危氏《得效方》)

男妇肿疾：不拘久近，暴风入腹。妇人新产上圊，风入脏内，腹中如马鞭，短气。楮皮枝叶一大束（切）煮汁酿酒，不断饮之。不过三四日即退，可常服之。(《千金方》)

风水肿浮：一身尽浮。楮皮散：用楮白皮、猪苓、木通各二钱，桑白皮三钱，陈橘皮一钱，生姜三片，水二升锺煎服。日一剂。(《圣济总录》)

膀胱石水：四肢瘦削，小腹胀满：构根白皮、桑根白皮各二升，白术四两，黑大豆五升，流水一斗，煮四升，入清酒二升，再煮至三升，日再，夜一分服之。(《集验方》)

鱼骨鲠咽：楮树嫩皮，捣烂为丸。水下二三十丸。(《卫生易简方》)

时珍曰：构汁最粘。今人用粘金薄。古法粘经书，以楮树汁和白及、飞面调糊，接纸永不脱解，过于胶膝。

干漆

味辛，温，无毒。有毒。主绝伤补中续筋骨，填髓脑，安五脏，五缓六急，风寒湿痹，疗咳嗽，消瘀血痞结，腰痛，女子疝瘕，利小肠去蛔虫。

生漆去长虫。久服轻身耐老。生汉中川谷。夏至后采，干之。半夏为之使，畏鸡子，今又忌油脂。陶隐居云：今梁州漆最胜，益州亦有，广州漆性急易燥。其诸处漆桶上盖里自然有干者，状如蜂房孔孔隔者为佳。生漆毒烈，人以鸡子和服之去虫，犹有啮肠胃者。畏漆人乃致死。外气亦能使身肉疮肿，自别有疗法。《仙方》用蟹消之为水，炼服长生。

臣禹锡等谨按《蜀本》注云：按漆性并急，凡取时须荏油解破，淳者难得，可重重

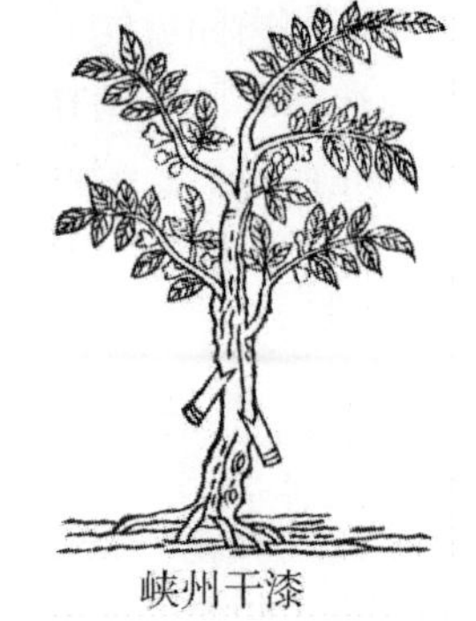
峡州干漆

别制试之，上等清漆色黑如瑿若铁石者好，黄嫩若蜂窠者不佳。《图经》云：树高二丈余，皮白叶似椿樗，皮似槐，花、子若牛李，木心黄，六月、七月刻取滋汁。出金州者最善也。

《药性论》云：干漆，臣，味辛咸。能杀三虫，主女人经脉不通。

《日华子》云：治传尸劳，除风，入药须捣碎炒熟，不尔损人肠胃。若是湿漆，煎干更好，或毒发饮铁浆并黄栌汁，及甘豆汤，吃蟹并可制。

《图经》曰：干漆、生漆，出汉中川谷，今蜀汉金、峡、襄、歙州皆有之。木高三二丈，皮白，叶似椿，花似槐，子若牛李，木心黄，六月、七月以竹筒钉入木中取之。崔豹《古今注》曰：以刚斧斫其皮开，以竹管承之，汁滴则成漆是也。干漆，旧云：用漆桶中自然干者，状如蜂房，孔孔隔者。今多用筒子内干者，以黑如瑿，坚若铁石为佳。漆叶中药，见《华佗传》：彭城樊阿，少师事佗，求服食法，佗授以漆叶青粘散方，云服之去三虫，利五脏轻身益气，使人头不白。阿从其言，年五百余岁；漆叶所在有之，青黏生丰沛、彭城。及朝歌，一名地节，一名黄芝。主理五脏，益精气。本出于迷人入山者见仙人服之，以告佗，佗以为佳，语阿，阿秘之，近者人见阿之寿而气力强盛，怪之以问所服食，阿因醉乱，误说，人服多验。其后无复有人识青黏，或云即黄精之正叶者。《神仙方》乃有单服淳漆法，传于世云。

《外台秘要》：疗蛔虫，心痛，恶心吐水：干漆，熬，捣，蜜和丸，服十五丸，日再服。

《经验方》：治妇人不曾生长血气，脏腑疼痛不可忍，及治丈气元气小肠气撮痛者，并宜服二圣丸：干漆一两为末，湿漆一两，先将湿漆入铫子内，熬如一食饭间已来，住火与干漆末一处拌和丸如半皂子大，每服一丸，温酒吞下，无时。如元气小肠膀胱气痛，牙关紧急，但斡开牙关，温酒化一丸，灌下必安。怕漆人不可服。《简要济众》治九种心痛，及腹胁积聚滞气：筒子干漆二两，捣碎，炒烟气出，细研，醋煮面糊和丸如梧桐子大，每服五丸至七丸，热酒下，醋汤亦得，无时服。

《杜壬》：治小儿胃寒虫上，诸证危恶，与痫相似；干漆，捣，炒烟尽，白芜荑等分为细末，米饮调下一字至一钱。

《席延赏》：治女人经血不行，及诸癥瘕等病，室女万瘕丸：干漆一两，为粗末，炒令烟尽，牛膝末一两，以生地黄汁一升，入银器中熬，俟可丸，丸如梧子大，每服一丸，加至三五丸，酒饮下，以通利为度。

《抱朴子·内篇》：淳漆不枯者，服之通神长生法；或以大蟹投其中，或以云母水，或以玉水合之服，九虫悉下，恶血从鼻出，一年六甲行厨①至也。《淮南子》漆见蟹而不干。

《衍义》曰：干漆苦，湿漆药中未见用，凡用者皆干漆耳。其湿者在燥热及霜冷时则难干，得阴湿，虽寒月亦易干，亦物之性也。若沾渍人，以油治之，凡验漆，惟稀者以物蘸起细而不断，断而急收起。又涂于干竹上荫之，速干者并佳。余如《经》。

现注：

①六甲：指五行术一类。又指甲子、甲戌、甲申、甲午、甲辰、甲寅。行厨，原指出

行途中临时烹饪设置。

按：干漆为漆树科之漆树脂加工后的干燥品。综合功能平绝伤，补中，续筋骨，填骨髓，安五脏，除三痹，止咳，消瘀血，消瘕痞。临床用干漆以活血化瘀为主，治疗心脑血管病有一定疗效。条文中所述功能临床皆可验证有一定效果。入活血化瘀药中。

时珍曰：许慎《说文》云：漆本作桼，木汁可以髹物，其字像水滴而下之形也。

元素曰：辛，平，有毒。降也，阳中阴也。时珍曰：今人货漆多杂桐油，故多毒。《淮南子》云：蟹见漆而不干。《相感志》云：漆得蟹而成水。盖物性相制也。凡人畏漆者，嚼蜀椒涂口鼻则可免。生漆疮者，杉木汤、紫苏汤、漆姑草汤、蟹汤浴之，皆良。

削年深坚结之积滞，破日久凝结之瘀血（元素）。

震亨曰：漆属金，有水与火，性急而飞补。用为去积滞之药，中节则积滞去后，补性内行，人不之也。时珍曰：漆性毒而杀虫，降而行血。所主诸症虽繁，其功只在二者而已。

附方：新七。

女人经闭：《产宝方》：治女人月经不利，血气上攻，欲呕，不得睡。用当归四钱，干漆三钱（炒烟尽），为末，炼蜜丸梧桐子大。每服十五丸，空心温酒下。《千金》：治女人月水不通，脐下坚如杯，时发热往来，下痢羸瘦生肉癥，不可治也。干漆一斤（烧研），生地黄二十斤，取汁和，煎至可丸丸梧子大。每服三丸，空心酒下。产后青肿：疼痛，及血气水疾。干漆、大麦芽等分，为末，新瓦罐相间铺满，盐泥固济，锻赤，放冷研散。每服一二钱，热酒下。但是产后诸疾皆可服。（《妇人经验方》）

五劳七伤：补益方：用干漆、柏子仁、山茱萸、酸枣仁各等分，为末，蜜丸梧子大。每服二七丸，温酒下，日二服。（《千金方》）

喉痹欲绝：不可针药者。干漆烧烟，以筒吸之。（《圣济总录》）

解中蛊毒：平胃散末，以生漆和，丸梧子大。每空心温酒下七十丸至百丸。（《直指方》）

下部生疮：生漆涂之良。（《肘后方》）

漆叶：主治五尸劳疾，杀虫。曝干研末，日用酒服一钱匕。（时珍）

时珍曰：按：葛洪《抱朴子》云：漆叶、青粘，凡薮之草也。樊阿服之，得寿二百岁，而耳目聪明，犹能持针治病。此近代之实事，良史所记注者也。洪说犹近于理，前言阿年五百岁者，误也。或云青粘即葳蕤。

漆子：主治下血。（时珍）

漆花：主治小儿解颅、腹胀、交胫不行方中用之。（时珍）

五加皮

味辛，苦，温、微寒无毒。主心腹疝气腹痛，益气，疗躄，小儿不能行，疽疮，阴蚀。男子阴痿，囊下湿，小便余沥，女人阴痒，及腰脊痛，两脚疼痹，风弱五缓，虚羸，补中益精，坚筋骨，强志意，久服轻身耐老。一名犲漆，一名犲节，五叶者良。生汉中及冤句，五月、七月采茎，十月采根，阴干。

远志为之使，畏蛇皮、玄参。

陶隐居云：今近道处处有，东间弥多，四叶者亦好。煮根茎酿酒主益人。道家用此作灰，亦以煮石，与地榆并有秘法。

臣禹锡等谨按《蜀本》《图经》云：树生小丛，赤蔓，茎间有刺，五叶生枝端，根若荆，根皮黄黑，肉白，骨硬，今所在有之。

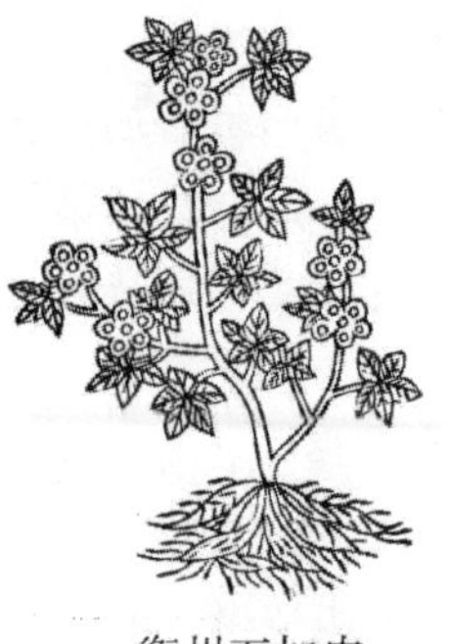
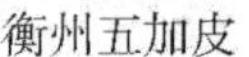
衡州五加皮

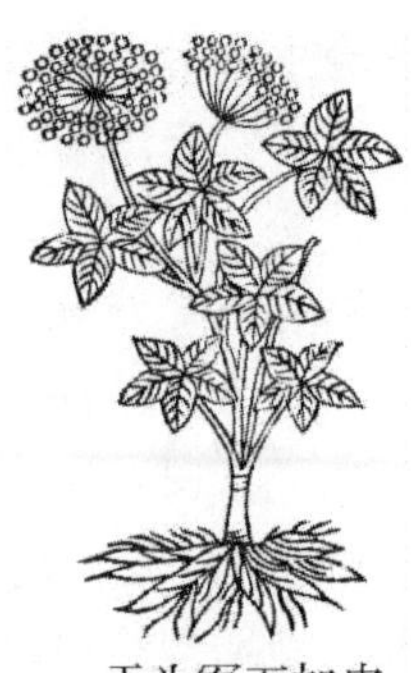
无为军五加皮

《药性论》云：五加皮，有小毒，能破逐恶风血，四肢不遂，贼风伤人，软脚臀[①]腰，主多年瘀血在皮肌，治痹湿内不足，主虚羸，小儿三岁不能行，用此便行走。

《日华子》云：明目下气，治中风骨节挛急，补五劳七伤。叶治皮肤风，可作菜蔬食。

《图经》曰：五加皮，生汉中及冤句，今江淮湖南州郡皆有之，春生苗，茎叶俱青，作丛，赤茎，又似藤蔓，高三五尺，上有黑刺，叶生五，又作簇者良。四叶三叶者最多为次。每一叶下生一刺，三、四月开白花，结细青子，至六月渐黑色，根若荆，根皮黄黑，肉白，骨坚硬，五月、七月采茎，十月采根，阴干用。蕲州人呼为木骨。一说今所用乃有数种，京师北地者大片类秦皮、黄蘗辈，平直如板而色白，绝无气味，疗风痛颇效。余不入用。吴中乃剥野椿根为五加皮，柔韧而无味，殊为乖失。今江淮间所生乃为真者，类地骨，轻脆芬香是也。其苗茎有刺，类蔷薇，长者至丈余，叶五出如桃花，香气如橄榄，春时结实如豆粒而扁，春青，得霜乃紫黑。吴中亦多，俗名为追风使，亦曰刺通，剥取酒渍以疗风，乃不知其为五加皮也。江、淮、吴中往往以为藩篱，正似蔷薇、金樱辈，一如上所说，但北间多不知用此种耳。亦可以酿酒饮之，治风痹、四肢挛急。

《陈藏器序》五加皮花者，治眼臃人，捣末，酒调服自正。

《雷公》云：今五加皮其树本是白楸树，其上有叶如蒲叶者，其叶三花是雄，五叶花是雌，剥皮阴干，阳人使阴，阴人使阳。

《外台秘要》：治服诸药石后，或热噤多向冷地卧，又不得食诸热面酒等方：五加皮二两，以水四升，煮取二升半，候石发之时便服，未定更服。

《杨氏产乳》：疗灶丹，从两脚赤如火烧：五加叶根烧作灰五两，煅铁家槽中水和涂之。

《东华真人煮石经》：舜常登苍梧山曰：厥金玉之香草，朕用偃[②]息正道，此乃五加也。又异名曰金盐。昔西域真人王屋山人王常言，何以得长久，何不食石蓄金盐，毋何以得长寿，何不食石用玉豉，玉豉者即地榆也。五加、地榆皆是煮石而饵，得长生之药也。昔尹公度闻孟绰子董[③]士，固共相与言曰：宁得一把五加，不用金玉满车，宁得一斤地榆，安用明月宝珠。

《鲁定公》：母单服五加酒，以致不死，临隐去，佯托死。时人自莫之梧[④]耳。张子声扬建始、王叔才、于世彦等皆服此酒而房室不绝，得寿三百年，有子二十人，世世有得服五加酒散而获延年不死者，不可胜计，或只为散以代汤茶而饵之，验亦然也。大王君谓五加云：盖天有五车之星精也，金应五湖，人应五德，位应五方，物应五车，故青精入茎则有东方之液；白气入节，则有西方之津；赤气入华，则有南方之光；玄精入根，则有北方之饴；黄烟入皮，则有戊已之灵。五神镇生相转育成，用之者真仙，服之者反婴也。

现注：

①瞖：下原有公对切三字注音。原刻字瞖，音（guì 桂），突然腰痛意。

②偃：本为仰卧意，偃息有养息之意。

③董：深藏意。

④梧：可读（wù 悟）音，有抵触意。此处应有醒悟之意。

按：五加皮，为五加科多种五加的根皮。但此正宗五加皮北方地区很难用到，因北方用的五加皮并非五加皮，为萝藦科红杠柳的皮。综合五加皮功能，利心腹，益气，除躄，强阴利水，止湿痒，除腰脚痛痹，坚筋骨，强意志。北五加可强心控心率。

释名：五佳(《纲目》)。时珍曰：此药以五叶交加者良，故名五加，又名五花。杨慎《丹铅录》作五佳，云一枝五叶者佳故也。蜀人呼为白刺。谯周《巴蜀异物志》名文章草。有赞云：文章作酒，能成其味。以金买草，不言其贵。是矣。本草豺漆、豺节之名，不知取何义也。时珍曰：春月于旧枝上抽条叶，山人采为蔬茹。正如枸杞生北方沙地者皆木类，南方坚地者如草类也。唐时惟取峡州者充贡。雷氏言叶如蒲者，非也。

时珍曰：五加治风湿痿痹，壮筋骨，其功良深。仙家所述，虽若过情，盖奖辞多溢，亦常理尔。造酒之方：用五加根皮洗净，去骨、茎、叶，亦可以水煎汁，和曲酿米酒成，时时饮之。亦可煮酒饮。加远志为使更良。一方：加木瓜煮酒服。谈野翁《试验方》云：神仙煮酒法：用五加皮、地榆（刮去粗皮）各一斤，袋盛，入无灰好酒二斗中，大坛封固，安大锅内，文武火煮之。坛上安米一合，米熟为度。取出火毒，以渣晒干为丸。每旦服五十丸，药酒送下，临卧再服。能去风湿，壮筋骨，顺气化痰，添精补髓。久服延年益老，功难尽述。王纶《医论》云：风病饮酒能生痰火，惟五加一味浸酒，日饮数杯，最有益。诸浸酒药，惟五加与酒相合，且味美也。

附方：新六。

虚劳不足：五加皮、枸杞根白皮各一斗，水一石五斗，煮汁七斗，分取四斗，浸曲一斗，以三斗拌饭，如常酿酒法，待熟任饮。(《千金方》)

男妇脚气：骨节皮肤肿湿疼痛，服此进饮食，健气力，不忘事，名五加皮丸。五加皮四两（酒浸），远志（去心）四两（酒浸，并春秋三日，夏二日，冬四日），晒干为末，以浸酒为糊丸梧桐子大。每服四五十丸，空心温酒下。药酒坏，别用酒为糊。（萨谦斋《瑞竹堂方》）

小儿行迟：三岁不能行者，用此便走。五加皮五钱，牛膝、木瓜二钱半，为末。每服五分，米饮入酒二三点调服。(《全幼心鉴》)

妇人血劳：憔悴困倦，喘满虚烦，吸吸少气，发热多汗，口干舌涩，不思饮食，名血风劳。油煎散：用五加皮、牡丹皮、赤芍药、当归各一两，为末。每用一钱，水一盏，用青钱一文，蘸油入药，煎七分，温服。常服能肥妇人。(《太平惠民和剂局方》)。

五劳七伤：五月五日采五加茎，七月七日采叶，九月九日取根，治下筛。每酒服方寸匕，日三服。久服去风劳。(《千金》)

目中息肉：五加皮（不闻水声者，捣末）一升，和酒二升，浸七日。一日服二次，禁醋。二七日，遍身生疮，是毒出。不出，以生熟汤浴之，取疮愈。(《千金方》)

牡荆实

味苦，温，无毒。主除骨间寒热，通利胃气，止咳逆下气。生河间、南阳、冤句山谷或平寿都乡高岸上，及田野中。八月、九月采实，阴干。

得术、柏实、青葙，共疗头风。防风为之使，恶石膏。

陶隐居云：河间、冤句、平寿并在北，南阳在西。论蔓荆即应是今作杖、棰之荆，而复非见。其子殊细，正如小麻子，色青黄。荆子实小大如此也。牡荆子及出北方，如乌豆大，正圆黑，仙术多用牡荆，今人都无识之者。李当之《药录》乃注溲疏下云：溲疏一名阳栌，一名牡荆，一名空疏，皮白中空，时有节，子似枸杞子，赤色，味甘苦，冬月熟。俗仍无识者，当此实是真，非人篱域[①]阳栌[②]也。按如此说，溲疏主疗与牡荆都不同，其形类乖异，恐乖实理。而《仙方》用牡荆云：能通神见鬼，非惟其实，乃枝叶并好。又云有荆树必枝枝相对，此是牡荆有不对者，即非牡荆。既为牡则不应有子，如此并莫详虚实，须更博访乃详之尔。《唐本》注云：此即作棰杖荆是也。实细黄色，茎劲作树，不为蔓生，故称之为牡，非无实之谓也。按：《汉书·郊祀志》以牡荆茎为幡竿，此则明蔓不堪为竿。今所在皆有，此荆既非《本经》所载，按今生处乃是蔓荆，将以附此条后，陶为误矣。《别录》云：荆叶味苦平无毒。主久痢霍乱转筋，血淋，下部疮湿䘌，薄脚主脚气肿满。其根味甘苦平，无毒。水煮服主心风头风，肢体诸风，解肌发汗。有青赤二种，以青者为佳。出《类聚方》，今人相承多以牡荆为蔓荆，此极误也。今按：陈藏器本草云：荆木取茎截，于火上烧，以物承取沥饮之，去心闷烦热，头风旋目眩，心头瀁瀁欲吐，卒失音，小儿心热惊痫，止消渴，除痰唾，令人不睡。

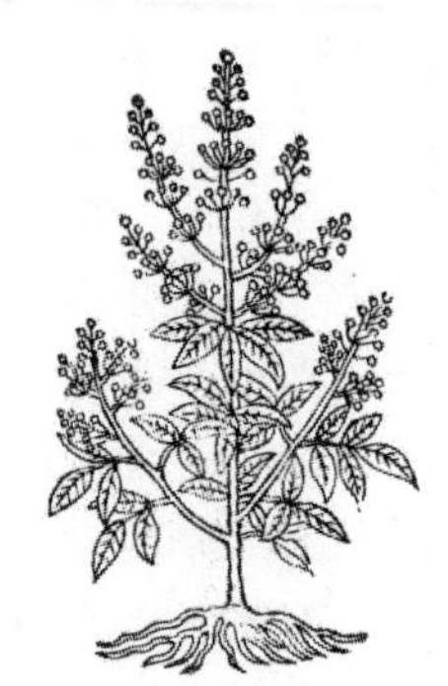

蜀州牡荆

《图经》曰：牡荆，生河间、南阳、冤句山谷，或平寿都乡高岸上，及田野中。今眉州、蜀州及近京亦有之，此即作箠杖者，俗名黄荆是也。枝茎坚劲作科[③]，不为蔓生，故称牡。叶如篦麻，更疏瘦。花红作穗。实细而黄如麻子大，或云即小荆也。八月、九月采实，阴干。此有青赤二种，以青者为佳。谨按陶隐居《登真隐诀》云：荆木之华叶通神见鬼精。注云：寻荆有三种。直云：荆木即是今可作箠杖者，叶香，亦有花子，子不入药，方术则用牡荆，牡荆子入药，北方人略无识其木者。《六甲阴符》说：一名羊[④]栌，一名空疏，理[⑤]白而中虚，断植即生。今羊栌斫植亦生，而花实微细，药家所用者。天监三年，上将合神仙饭，奉敕论牡荆曰：荆花白多子，子粗大，历历疏生不过三两茎，多不能圆，或褊[⑥]或异，或多似竹节，叶与余荆不殊，蜂多采牡荆。牡荆汁冷而甜，余荆被烧则烟火气苦，牡荆体慢汁实，烟火不入其中。主治心风第一于时即远近寻觅，遂不值，犹用荆叶，今之所有者云：崔元亮《集验方》治腰脚蒸法，取荆叶不限多少，蒸令熟热，置于瓮中，其下著火温之，以病人置于叶中，剩著叶盖，须臾当汗出药中，旋旋吃饭，稍倦即止，便以绵衣盖，避风，仍进葱豉酒及豆酒并得，以差为度。又取此荆茎条截，于火上烧之，两头以器承取沥汁饮之，主心闷烦热，头风旋，目眩，心中瀁瀁欲吐，卒失音，小儿心热惊痫，止消渴，除痰，令人不睡。

《圣惠方》：治湿病疮方：用荆枝烧沥涂之，效。

《外台秘要》：头风头痛：取荆沥，不限多少服。《集验方》同。

《千金方》：疗九窍出血方：荆叶，捣取汁，酒和服二合。

又方：治心虚惊悸不定羸瘦方：荆沥二升，以火煎至一升六合，分服四合，日三夜一。《集验方》同。

《千金翼》：治喉肿疮方：取荆沥，稍稍嚥之。

《肘后方》：疗目卒痛，烧荆木出黄汁敷之。

又方：《姚氏》下赤白痢五六年者，烧大荆如臂取沥，服五六合，即得差。

又方：蛇毒；荆叶袋盛，薄疮肿上。

《深师方》：疗疮方：荆木烧取汁敷之差。

《姚和众》：小儿通耳方：取虫食荆子中白粉和油，滴耳中，日再之。

现注：

①篱域：本书十四卷溲疏条，陶注引李当之云作篱援。

②阳栌：一般作杨栌，出处同上。

③科：同棵。

④羊栌：即杨栌，至此杨栌已有三种写法。

⑤理：肌理之意。

⑤徧：同偏。

按：牡荆实为马鞭草科牡荆果实。综合功能除寒热，通胃气，止咳逆，下气。临床以牡荆治咳嗽，曾有牡荆油滴丸，治咳嗽有效。

时珍曰：古者刑杖以荆，故字从刑。其生成丛而疏爽，故又谓之楚（从林，从匹，匹即疏字也），济楚之义取此。荆楚之地，因多产此而名也。时珍曰：牡荆处处山野多有，樵采为薪。年久不樵者，其树大如碗也。其木心方，其枝对生，一枝五叶或七叶。叶如榆叶，长而尖，有锯齿。五月杪间开花成穗，红紫色。其子大如胡荽子，而有白膜皮裹之。苏颂云叶似蓖麻者，误矣。有青、赤二种：青者为荆，赤者为。嫩条皆可为囤。古者贫妇以荆为钗，即此二木也。按：裴渊《广州记》云：荆有三种：金荆可作枕，紫荆可作床，白荆可作履。与他处牡荆、蔓荆全异。宁浦有牡荆，指病自愈。节不相当者，月晕时刻之，与病患身齐等，置床下，病虽危亦无害也。杜宝《拾遗录》云：南方林邑诸地，在海中。山中多金荆，大者十围，盘屈瘤蹙，文如美锦，色如真金。工人用之，贵如沉、檀。此皆荆之别类也。《春秋运斗枢》云：玉衡星散而为荆。

实：时珍曰：辛，温。炒焦为末，饮服，治心痛及妇人白带（震亨）。用半升炒熟，入酒一盏，煎一沸，热服，治小肠疝气甚效。浸酒饮，治耳聋（时珍）。

附方：新一。

湿痰白浊：牡荆子炒为末。每酒服二钱。（《集简方》）

叶：时珍曰：蒸法虽妙，只宜施之野人。李仲南《永类方》云：治脚气诸病，用荆茎于坛中烧烟，熏涌泉穴及痛处，使汗出则愈。此法贵贱皆可用者。又谈野翁《试验方》：治毒蛇、望板归螯伤，满身洪肿发泡。用黄荆嫩头捣汁涂泡上，渣咬处，即消。此法乃出于葛洪《肘后方》（治诸蛇，以荆叶捣烂袋盛，薄于肿上）者也。《物类相感志》云：荆叶逼蚊。

附方：小便尿血：荆叶汁，酒服二合。（《千金方》）

根：气味，时珍曰：苦、微辛。

时珍曰：牡荆苦能降，辛温能散；降则化痰，散则祛风，故风痰之病宜之。其解肌发汗之功，世无知者。按：王氏《奇方》云：一人病风数年。予以七叶黄荆根皮、五加根皮、接骨草等分，煎汤日服，遂愈。盖得此意也。

蔓荆实

味苦，辛，微寒、平温，无毒。主筋骨间寒热湿痹，拘挛。明目坚齿利九窍，去白虫。长虫，主风头痛，脑鸣，目泪出，益气。久服轻身耐老。令人光泽，脂緻[①]。小荆实亦等。恶乌头、石膏。

陶隐居云：小荆，即应是牡荆，牡荆子大于蔓荆子，而反呼为小荆，恐或以树形为言，复不知蔓荆树若高大尔。

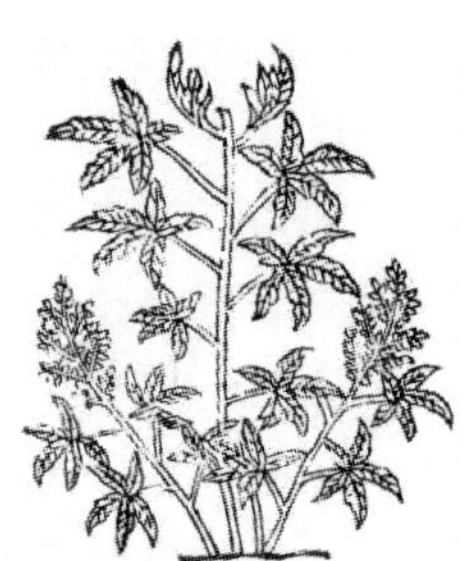
眉州蔓荆

《唐本》注云：小荆实，今人呼为牡荆子者是也。其蔓荆子大，故呼牡荆子为小荆实，亦等者言，其功用与蔓荆同也。蔓荆苗蔓生，故名蔓荆，生水滨，叶似杏叶而细，茎云丈余，红白色，今人误以小荆为蔓荆，遂将蔓荆子为牡蔓子也。

臣禹锡等谨按《蜀本》注云：今据陶，匪[②]惟不别蔓荆，亦不知牡荆尔。以理推之，即蔓生者为蔓荆，作树生者为牡荆；蔓生者大如梧子，树生者细如麻子。则牡荆为小荆明矣。《图经》云：蔓荆蔓生水滨，苗茎蔓延，春因旧枝而生小叶，五月叶成如杏叶，六月有花，浅红色，蕊黄，九月有实黑斑大如梧子而虚轻，冬则叶凋。

《药性论》云：蔓荆子，臣，治贼风，能长髭发。《日华子》云：利关节，治赤眼痫疾。注云：海盐亦有，大如豌豆，蒂有小轻软盖子，六、七、八月采。

《图经》曰：蔓荆实，旧不载所出州土，今近京及秦、陇、明、越州多有之。苗茎高四尺，对节生枝。初春因旧枝而生叶，类小楝，至夏盛茂有花作穗，浅红色，蕊黄白色，花下有青萼。至秋结实，斑黑如梧子许大而轻虚，八月、九月采。一说作蔓生，故名蔓荆，而今所有并非蔓也。《唐本》注长须发。

《雷公》云：凡使，去蒂子下白膜一重，用酒浸一伏时后蒸，从巳至未出，晒干用。

《衍义》曰：蔓荆实，诸家所解蔓荆、牡荆纷纠不一。《经》既言蔓荆，明知是蔓生，即非高木也；既言牡荆，则自是木上生者，况《汉书·郊祀志》所言以牡荆茎为幡竿，故知蔓荆即子大者是，又何疑焉。后条有栾荆，此即便是牡荆也，子青色如茱萸，不合更立栾荆条。故文中云：本草不载，亦无别名，但有栾花，功用又别，断无疑焉。注中妄称石荆当之，其说转见穿凿。

现注：

①緻：下原有音雉二字注音。

②匪：通非。

按：蔓荆实为马鞭草科蔓荆的果实。现临床写为蔓荆子。综合条文所述蔓荆子功能祛湿痹，止拘挛，明目，坚齿，利九窍，止头风。祛头痛，止脑鸣，止泪出。临床以蔓荆子治偏正头痛，眼赤，病毒眼炎等。止拘挛，止脑鸣等尚未发挥。

时珍曰：其枝小弱如蔓，故曰蔓生。元素曰：味辛，温，气清，阳中之阴，入太阳经。胃虚人不可服，恐生痰疾。

太阳头痛，头沉昏闷，除目暗，散风邪，凉诸经血，止目睛内痛（元素）。搜肝风（好古）。

时珍曰：蔓荆气清味辛，体轻而浮，上行而散。故所主者，皆头面风虚之症。

附方：新三。

令发长黑：蔓荆子、熊脂等分，醋调涂之。（《圣惠方》）

头风作痛：蔓荆子一升。为末。绢袋盛，浸一斗酒中七日。温饮三合，日三次。（《千金方》）

乳痈初起：蔓荆子，炒，为末。酒服方寸匕，渣敷之。（危氏《得效方》）

辛夷

味辛，温，无毒。主五脏身体寒热风头脑痛，面皯。温中解肌，利九窍，通鼻塞，涕出，治面肿，引齿痛眩冒，身兀兀如在车船之上者。生须发，去白虫。久服下气轻身明目，增年耐老。可作膏药，用之去心及外毛，毛射人肺，令人咳。一名辛矧，一名侯桃，一名房木。生汉中川谷，九月采实，暴干。

芎䓖为之使，恶五石脂，畏菖蒲、蒲黄、黄连、石膏、黄环。

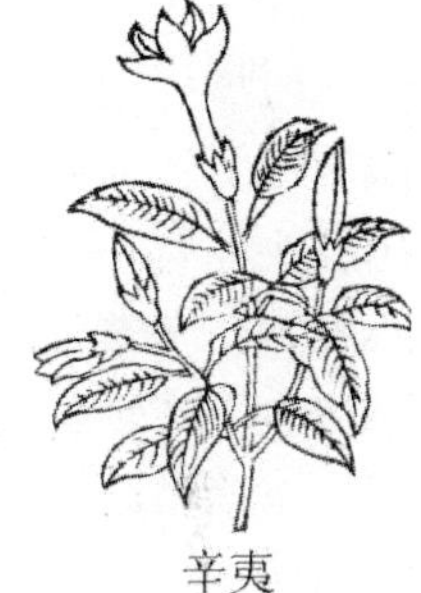
辛夷

陶隐居云：今出丹阳近道，形如桃子小时，气辛香。即《离骚》所呼辛夷者。

《唐本》注云：此是树花未开时收之，正月、二月好采。今见用者是其九月采实者，恐误。其树大连合抱，高数仞，叶大于柿叶，所在皆有，实臭，不任药也。《方》云：去毛用其心，然难得，而滋人面此用花开者易得，而且香也。

今按陈藏器本草云：辛夷，今时所用者是未发花时如小桃子，有毛未折时取之，所云用花开者，及在二月此殊误尔。此花江南地暖，正月开，北地寒，二月开，初发如笔，北人呼为木笔。其花最早，南人呼为迎春。

臣禹锡等谨按《蜀本》《图经》云：树高数仞，叶似柿叶而狭长，正月、二月，花似著毛小桃，色白而带紫，花落而无子，夏杪[①]复著花如小笔。又有一种，三月花开，四月花落，子赤似相思子，花叶与无子者同，取花欲开者胜，所在山谷皆有此二种。今苑中有，树高三四丈，花叶一如《图经》所说，但树身径二尺许，去根三尺已来便有枝柯。繁茂可爱。正月、二月花开紫白色，花落复生叶，至夏初还生花如小笔，经秋历冬，叶花渐大，如有毛小桃，至来年正月、二月始开。初是兴元府进来，其树纔可三四尺，有花无子，谓之木笔花。树种经二十余载，方结实，以此推之。即是年岁浅者无子，非有二种也。其花开早晚，应各随其土风尔。

《药性论》云：辛夷，臣，能治面生皯皰，面脂用，主光华。

《日华子》云：通关脉，明目，治头痛憎寒体噤，瘙痒。入药微炙，已开者劣，谢者不佳。

《图经》曰：辛夷，生汉中川谷，今处处有之，人家园庭亦多种植，木高数丈，叶似柿而长，正月、二月生花似著毛小桃子，色白带紫，花落无子，至夏复开花，初出如笔，故北人呼为木笔花。又有一种，枝叶并相类，但岁一开花，四月花落时有子如相思子，或云都是一种，经一二十年老者方结实耳。其花开早晚亦随南北节气寒温。九月采实，暴干用，或云用花蕊缩者良，已开者劣，谢者不佳。

《雷公》云：凡用之去粗皮，拭上赤肉毛了，即以芭蕉水浸一宿，漉出用浆水煮，从巳至未出，焙干用。若治眼目中患，即一时去皮用向里实者。

屈平《九歌》乘赤豹兮从文狸，辛夷车兮结桂旗。注：辛夷香草也，言山鬼出入乘赤豹，从神狸，结桂与辛夷，以为车旗，言有香洁也。

《衍义》：辛夷，先花后叶，即木笔花也。最先春以具花，未开时其花苞有毛，光长如笔，故取象曰木笔。有红、紫二本：一本如桃花色者，一本紫者。今入药当用紫色者，仍须未开时收取，入药当去毛苞。

现注：

①杪：(miǎo 秒)，意为末尾。

②柯：草木枝茎。

按：辛夷为木兰科辛夷或木兰的花蕾。综合功能退寒热，祛风头，止脑痛，去面皯黚。温中解肌，利九窍，通鼻塞，止涕出，治面肿，祛齿痛，止眩冒。临床以辛夷治鼻炎、鼻窦炎、过敏性鼻炎、面瘫等。其治脑痛眩冒等尚未发挥。临床入祛风药中。

时珍曰：夷者荑也。其苞初生如荑而味辛也。扬雄《甘泉赋》云：列辛雉于林薄。服虔注云：即辛夷。雉、夷声相近也。今本草作辛矧，传写之误矣。时珍曰：辛夷花，初出枝头，苞长半寸，而尖锐俨如笔头，重重有青黄茸毛顺铺，长半分许。及开则似莲花而小如盏，紫苞红焰，作莲及兰花香。亦有白色者，人呼为玉兰。又有千叶者。诸家言苞似小桃者，比类欠当。苞：时珍曰：气味俱薄，浮而散，阳也。入手太阴、足阳明经。

鼻渊鼻鼽，鼻窒鼻疮，及痘后鼻疮，并用研末，入麝香少许，葱白蘸入数次，甚良。(时珍)

时珍曰：鼻气通于天。天者，头也、肺也。肺开窍于鼻，而阳明胃脉环鼻而上行。脑为元神之府，而鼻为命门之窍。人之中气不足，清阳不升，则头为之倾，九窍为之不利。辛夷之辛温走气而入肺，其体轻浮，能助胃中清阳上行通于天。所以能温中，治头面目鼻九窍之病。轩岐之后，能达此理者，东垣李杲一人而已。

桑上寄生

味苦、甘，平，无毒。主腰痛，小儿背强[①]，痈肿安胎，充肌肤，坚发齿，长须眉。主金疮，去痹，女子崩中，内伤不足，产后余疾。下乳汁。其实明目，轻身通神，一名寄屑，一名寓木，一名宛童，一名茑[②]。生弘农川谷桑树上，三月三日采茎叶，阴干。

陶隐居云：桑上者名桑上寄生尔。诗人云：施[③]于松上。方家亦有用杨上、枫上者，则各随其树名之，形类犹是一般，但根津所因处为异，法生树枝间，寄根在皮节之内。叶圆青赤厚泽，易折。傍自生枝节，冬夏生，四月花白，五月实赤，大如小豆，今处处皆有，以出彭城为胜。俗呼为续断用之。按《本经》续断别在上品药，主疗不同，岂只是一物，市人混杂无识者。服食方是檽与此右不同。

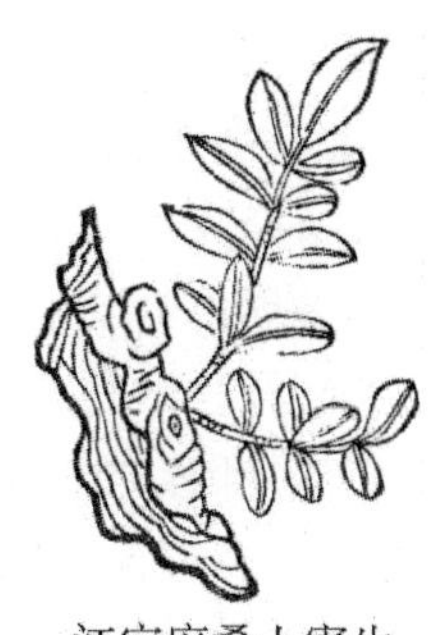
江宁府桑上寄生

《唐本》注云：此多生槲、榉、柳、水杨、枫等树上。子黄，大如小枣子。惟虢州有桑上者，子汁甚粘，核大似小豆，叶无阴阳，如细柳叶而厚，晚茎粗短。江南人相承用为续断，殊不相关，且寄生实九月始熟而黄。今称五月实赤大如小豆。盖陶未见也。

臣禹锡等谨按《蜀本》注云：按：诸树多有寄生，茎叶并相似，云是乌鸟食一物，子粪落树上，感气而生，叶如橘而厚软，茎如槐而肥脆。今处处有。方家惟须桑上者，然非自采，即难以别，可断茎而视之，以色深黄者为验。《图经》叶似龙胆而厚阔，茎短似鸡脚作树形，三月、四月花黄赤色，六月、七月结子黄绿色如小豆，以汁稠粘者良也。

《药性论》云：桑寄生，臣。能令胎牢固，主怀妊漏血不止。

《日华子》云：助筋骨，益血脉，采人多在榉树上收，呼为桑寄生，在桑上者极少，纵有，形与榉树上者亦不同，次即枫树上，力同榉树上者，黄色。七月、八月采。

《图经》曰：桑寄生，出弘农山谷桑上，今处处有之。云是乌鸟食物子落枝节间，感气而生。叶似橘而厚软，茎似槐枝而肥脆，三、四月生花黄白色。六月、七月结实，黄色如小豆大，三月三日采茎叶，阴干。凡槲、榉、柳、水杨、枫等上皆有寄生，惟桑上者堪用，然殊难辨别、医家非自采不敢用。或云断其茎而视之，其色深黄并实中有汁稠粘者为真。谨按《尔雅》：寓[④]木，宛童。郭璞云：寄生，一名茑。《诗·頍[⑤]弁》云：茑与女萝。陆机疏云：叶似当卢，子如覆盆，赤黑甜美。而中品有松萝条即女萝也。《诗》所谓茑与女萝，施于松上是也。旧云生熊耳川谷松上，五月采，阴干。古方入吐膈药，今医家鲜用，亦不复采之，但附于此。

<u>《雷公》</u>云：凡使，在树上自然生，独枝树是也。采得后用铜刀和根枝茎细剉，阴干了任用，勿令见火。

《衍义》曰：桑寄生，新旧书云今处处有之，从官南北，实处处难得。岂岁岁窠斫摘践之，苦而不能生邪，抑方宜不同也。若以为鸟食物子落枝节间，感气而生，则麦当生麦，谷当生谷，不当但生此一物也。又有于柔滑细枝上生者，如何得子落枝节间，由是言之，自是感造化之气，别是一物。古人当日惟取桑上者，实假其气耳。又云：今医家鲜用此，极误矣。今医家非不用也。第以难得真桑上者。尝得真桑寄生，下嚥必验如神。向承乏[⑥]吴山，有求药于诸邑者，乃通令人搜摘，卒不可得，遂以实告。甚不乐，盖不敢以伪药罔人。邻邑有人伪以佗木寄生送之，服之逾月而死。哀哉。

现注：

①强：下原有巨两切三字注音。

②茑：下原有音鸟又音吊，五字注音。

③施：下原有音异二字注音。现注音（yì 易），蔓延意。

④寓木，宛童。寄生别名，见本节开头《本经》中。又《山海经·中山经》（龙山）多寓木。注寄生也，一名宛童。

⑤頍：（kuǐ 傀），束发固冠的发饰。

⑥承乏：谦词，言自己所当职务，暂无合适人选，自己虚承其位。

按：桑上寄生，为桑寄生科槲寄生、桑寄生等之枝叶。目前临床用的主要为桑寄生。综合寄生功能强腰背，消痈肿，安胎，充肌肤，坚髪齿，长须眉，除痹病，止崩中，补不足，下乳汁。临床用桑寄生主要治风湿痹症，关节痛，高血压等。《本经》所述其他功能用之有待开发。

时珍曰：此物寄寓他木而生，如鸟立于上，故曰寄生、寓木、茑木。俗呼为寄生草。《东方朔传》云：在树为寄生，在地为寠薮。震亨曰：桑寄生药之要品，而人不谙其的，惜哉。近海州邑及海外之境，其地暖而不蚕，桑无采捋之苦，气浓意浓，自然生出也。何尝节间可容他子耶？时珍曰：寄生，高者二三尺。其叶圆而微尖，浓而柔，面青而光泽，背淡紫而有茸。人言川蜀桑多，时有生者。他处鲜得。须自采或连桑采者乃可用。世俗多以杂树上者充之，气性不同，恐反有害也。按：郑樵《通志》云：寄生有两种：一种大者，叶如石榴叶；一种小者，叶如麻黄叶。其子皆相似。大者曰茑，小者曰女萝。今观《蜀本》、韩氏所说亦是两种，与郑说同。

附方：新四。

膈气：生桑寄生捣汁一盏，服之。(《集简方》)

胎动腹痛：桑寄生一两半，阿胶（炒）半两，艾叶半两，水一盏半，煎一盏，去滓温服。或去艾叶。(《圣惠方》)

毒痢脓血：六脉微小，并无寒热。宜以桑寄生二两，防风、大芎二钱半，炙甘草三铢。为末。每服二钱，水一盏，煎八分，和滓服。(杨子建《护命方》)

下血后虚：下血止后，但觉丹田元气虚乏，腰膝沉重少力。桑寄生为末。每服一钱，非时白汤点服。(杨子建《护命方》)

杜　仲

味辛、甘，平，温，无毒。主腰脊痛，补中，益精气，坚筋骨强志，除阴下痒湿，小便余沥。脚中酸疼，不欲践地。久服轻身耐老，一名思仙，一名思仲，一名木绵，生上虞山谷及上党、汉中。二月、五月、六月、九月采皮。恶蛇蜕皮、玄参。

陶隐居云：上虞在豫州虞虢之虞，非会稽上虞县也。今用出建平宜都者，状如厚朴，折之多白丝为佳。用之薄削去上皮横理，切令丝断也。

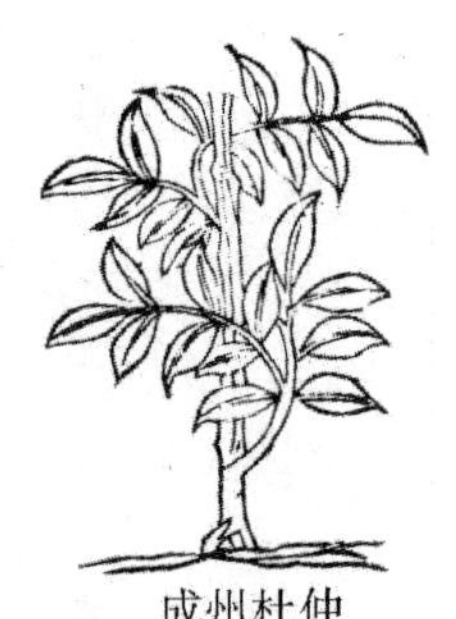
成州杜仲

臣禹锡等谨按《蜀本》《图经》云：生深山大谷，树高数丈，叶似辛夷，折其皮多白绵者好。今所在大山皆有。

《药性论》云：杜仲，味苦，能治肾冷臀[1]腰痛也。腰病人虚而身强直，风也。腰不利加而用之。《日华子》云：暖，治肾劳腰脊挛，入药炙用。

《图经》曰：杜仲，生上虞山谷及上党、汉中，今出商州、成州、峡州，近处大山中亦有之。木高数丈，叶如辛夷，亦类柘，其皮类厚朴，折之内有白丝相连。二月、五月、六月、九月采皮用。江南人谓之櫋[2]。初生叶嫩时采食，主风毒脚气及久积风冷，肠痔下血，亦宜干末作汤，谓之櫋芽，花实苦涩，亦堪入药。木作屐，亦主益脚，《箧中方》主腰痛补肾汤：杜仲一大斤，五味子半大升，二物切，分十四剂，每夜取一剂，以水一大升，浸至五更，煎三分减一，滤取汁，以羊肾三四枚切下之，再煮三五沸，如作羹法，空腹顿服。用盐酢和之亦得。此亦见崔元亮《海上方》，但崔方不用五味子耳。

《雷公》云：凡使，先须削去粗皮，用酥蜜和作一两炙之，尽为度。炙干了，细剉用。凡修事一斤，酥二两，蜜三两，二味相和令一处用也。《圣惠方》治卒患腰脚疼痛，补肾：杜仲一两，去粗皮，炙微黄，剉，以水二大盏，煎至一盏，去滓，用羊肾二对，细切，去脂膜，入药中煮，次入薤白七茎，盐、花椒、姜、醋等如作羹吃，空腹食之。

《肘后方》：腰背痛：杜仲一斤，切，酒二升，渍十日，服三合。

《胜金方》：治妇人胎脏不安，并产后诸疾，宜服杜仲丸：瓦上干，于木臼中捣为末，煮枣为丸如弹子大，每服一丸，烂嚼以糯米饮下。

现注[1]肾：下原有公对切三字注音。现音（guì 桂）。注解见五加皮条。

②櫋：（mián 棉），即杜仲。

按：杜仲为杜仲科杜仲的树皮。综合杜仲功能止腰痛，补中益精，坚筋骨，强志，止脚痛。临床以杜仲治风湿痹症，关节肿痛，高血压，腰痛。可用于风湿，类风湿，痛风等。临床入强筋壮骨药中。

时珍曰：昔有杜仲服此得道，因以名之。思仲、思仙，皆由此义。其皮中有银丝如绵，故曰木绵。其子名逐折，与厚朴子同名。元素曰：性温味辛、甘气味俱薄，沉而降，阴也。杲曰：阳也，降也。好古：肝经气分药也。

能使筋骨相着，（李杲）润肝燥，补肝经风虚。（好古）

时珍曰：杜仲古方只知滋肾，惟王好古言是肝经气分药，润肝燥，补昔人所未发也。盖肝主筋，肾主骨。肾充则骨强，肝充则筋健。屈伸利用，皆属于筋。杜仲色紫而润，味甘微辛，其气温平。甘温能补，微辛能润。故能入肝而补肾，子能令母实也。按：庞元英《谈薮》：一少年新娶，后得脚软病，且疼甚。医作脚气治不效。路钤孙琳诊之。用杜仲一味，寸断片拆。每以一两，用半酒半水一大盏煎服。三日能行，又三日痊愈。琳曰：此乃肾虚，非脚气也。杜仲能治腰膝痛，以酒行之，则为效容易矣。

附方新二。

病后虚汗：及目中流汁。杜仲、牡蛎等分为末，卧时水服五匕，不止更服。（《肘后方》）

频惯堕胎：或三四月即堕者，于两月前，以杜仲八两（糯米煎汤浸透，炒去丝），续断二两（酒浸焙干）。为末，以山药五六两，为末作糊，丸梧子大。每服五十丸，空心米饮下。《肘后方》：用杜仲焙研，枣肉为丸。糯米饮下。（杨起《简便方》）

枫香脂

味辛、苦，平，无毒。主瘾疹风痒，浮肿，齿痛。一名白胶香，其树皮味辛平，有小毒。主水肿，下水气，煮汁用之。所在大山皆有。

《唐本》注云：树高大，叶三角，商洛之间多有，五月斫树为坎，十一月采脂。《唐本》先附。

臣禹锡等谨按《蜀本》枫香脂、皮共三条，主治稍异。注云：按王瓘[1]《广轩辕本纪》云：黄帝杀蚩尤于黎山之丘，掷其械于大荒之中，米山之上，其械化为枫木之林。《尔雅》云：枫，欇欇。似白杨而有岐。其脂入地千年为琥珀。《图经》云：树高大，木肌理硬，叶三角而香。

《尔雅》疏云：《说文》云：枫木，厚叶弱枝善摇。一名欇欇。郭云：叶圆而岐有香，今之枫香是也。

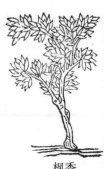

《南方草木状》曰：枫香树子大如鸭卵，二月花乃连著实。八、九月熟，暴干。可烧，惟九真郡有之。

陈藏器云：枫皮，本功外，性涩，止水痢。苏云下水肿，水肿非涩药所疗，苏为误尔。又云有毒，转明其谬。水煎止下痢为最。

《日华子》云：枫皮，止霍乱。刺风冷风，煎汤浴之。

枫香

《图经》曰：枫香脂，旧不载所出州郡，云所在大山皆有。今南方及关、陕多有之，似白杨甚高大，叶圆而作岐，有三角而香，二月有花，白色，乃连着实，大如鸭卵，八月、九月熟，暴干，可烧。《南方草木状》曰：枫实，惟九真有之，用之有神，乃难得之物。其脂为白胶香，五月斫为坎，十一月采之。其皮性涩，止水痢，水煎饮之。《尔雅》谓枫为欇欇，言天风则鸣欇欇也。《说文解字》云：枫木，厚叶弱枝善摇。汉宫殿中多植之，至霜后叶丹可爱，故骚人多称之。任昉《述异记》曰：南中有枫子鬼，枫木之老者为人形，亦呼为灵枫，盖瘤瘿也。至今越巫有得之者以雕刻鬼神，可致灵异。下沉香条有枫香，云疗风瘾疹痒毒，与此相类，即一物也。

《简要济众》：治吐血不止：白胶香不以多少，细研为散，每服二钱，新汲水调下。

陶隐居云：枫树上菌，食之令人笑不止。以地浆解之。

《通典·南蛮记》：枫脂为之琥珀在地，上傍不生草木，深忽八九尺，大如斛，削去皮成焉，初如桃胶，成乃坚。

《宋齐丘化书》云：老枫，化为羽人。

《衍义》曰：枫香与松脂，皆可乱乳香，尤宜区别；枫香微黄白色，烧之尤见真伪。兼能治风瘾疹痒毒水煎热煠[③]洗。

现注：

①本条原为墨字，但为《唐本》文。

②瓘：(guàn 贯)，原指玉名。

③煠：(zhà 炸)，注云与炸同。

按：枫香脂为金缕梅科枫香的树脂。处方写作白胶香。综合白胶香功能消风疹，消浮肿，止齿痛。临床以白胶香通络止痛，消恶肿疮，如小金丹中用之。但入汤剂时不多。

时珍曰：枫树枝弱善摇，故字从风。俗呼香枫。《金光明经》谓其香为须萨折罗婆香。时珍曰：枫木枝干修耸，大者连数围。其木甚坚，其木甚坚，有赤有白，白者细腻。其实成球，有柔刺。嵇含言枫实惟出九真者，不知即此枫否。孙炎《尔雅正义》云：枫子鬼乃欇木上寄生枝，高三四尺，天旱以泥涂之，即雨也。荀伯子《临川记》云：岭南枫木，岁久生瘤如人形，遇暴雷骤雨则暗长三五尺，谓之枫人。《宋齐丘化书》云。老枫化为羽人。数说不同，大抵瘿瘤之说，犹有理也。时珍曰：凡用以齑水煮二十沸，入冷水中，揉扯数十次，晒干用。

一切痈疽疮疥，金疮吐衄咯血，活血生肌，止痛解毒。烧过揩牙，永无牙疾（时珍）

震亨曰：枫香属金，有水与火。其性疏通故木易有虫穴，为外科要药。近世不知，误以松脂之清莹者为之，甚谬。

时珍曰：枫香、松脂皆可乱乳香，其功虽次于乳香，而亦仿佛不远。

附方：

吐血衄血：白胶香、蛤粉等分，为末。姜汁调服。（王璆《百一选方》）

吐血咯血：《澹寮方》：用白胶香、铜青各一钱，为末。入干柿内，纸包煨熟，食之。《圣惠方》：用白胶香（切片，炙黄）一两，新绵一两烧灰，为末，每服一钱，米饮下。金疮断筋：枫香末敷之。（危氏方）

便痈脓血：白胶香一两。为末。入麝香、轻粉少许，掺之。（《袖珍方》）

小儿奶疽：生面上。用枫香为膏，摊贴之。（《活幼全书》）

瘰疬软疖：白胶香一两（化开），以蓖诸疮不合：白胶香、轻粉各二钱，猪脂和涂。（《直指方》）

一切恶疮：水沉金丝膏：用白胶香、沥青各一两，以麻油、黄蜡各二钱半，同熔化，入冷水中扯千遍，摊贴之。（《儒门事亲》）

恶疮疼痛：枫香、腻粉等分。为末。浆水洗净，贴之。（《寿亲养老书》）

久近胫疮：白胶香为末，以酒瓶上箬叶夹末，贴之。（《袖珍方》）

小儿疥癣：白胶香、黄柏、轻粉等分，为末。羊骨髓和，敷之。（《儒门事亲》）

大便不通：白胶香半枣大，鼠粪二枚，研匀，水和作挺。纳入肛内，良久自通。（《普济方》）

年久牙痛：枫香脂为末。以香炉内灰和匀，每旦揩擦。（危氏《得效方》）

鱼骨鲠咽：白胶香细细吞之。（《圣惠方》）

大风疮：枫子木（烧存性，研）、轻粉等分，麻油调搽，极妙。章贡有鼓角匠病此，一道人传方，遂愈。（《经验良方》）

根叶：主治痈疽已成，擂酒饮，以滓贴之。（时珍）

女贞实

味苦、甘，平，无毒。主补中安五脏，养精神，除百疾，久服肥健轻身不老。生武陵川谷，立冬采。

陶隐居云：叶茂盛，凌冬不凋，皮青肉白与秦皮为表里。其树以冬生而可爱，诸处时有，《仙经》亦服食之，俗方不复用，市人亦无识者。

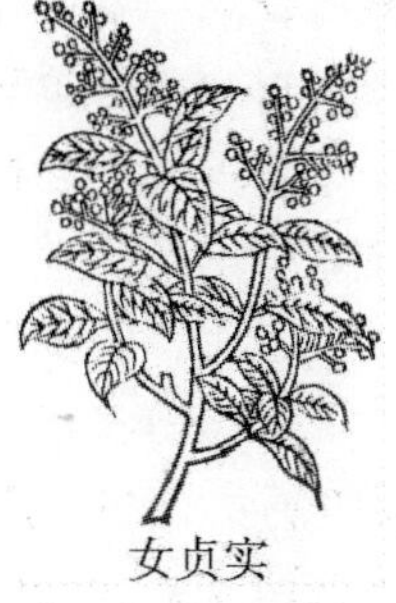
女贞实

《唐本》注云：女贞，叶似枸骨及冬青树等，其实九月熟黑似牛李子，陶云：与秦皮为表里误矣。然秦皮叶细冬枯，女贞叶大，冬茂，殊非类也。

臣禹锡等谨按《蜀本》《图经》云：树高数丈，花细青白色，采实日干，今山南、江南皆有之。

陈藏器云：女贞似枸骨。按：枸骨树如杜仲，皮堪浸酒，补腰脚令健。枝叶烧灰淋取汁，涂白癜风，亦可作稠煎敷之。木肌白似骨，故云枸骨。《诗义疏》云：木杞，其树似栗，一名枸骨，理白滑，其子为木虻子，可合药。木虻在叶中，卷叶如子，羽化为虻。非木子

又云：冬青，其叶堪染绯，子浸酒去风血，补益。木肌白，有文，作象齿笏。冬月青翠，故名冬青。江东人呼为冻生。李邕又云：出五台山，叶似椿，子赤如郁李，微酸，性

热，与此亦小有异同，当是两种冬青。

《日华子》云：冬青皮，凉无毒。去血，补益肌肤。《图经》曰：女贞实，生武凌川谷，今处处有之。《山海经》云：泰山多真木，是此木也。其叶似枸骨及冬青，木极茂盛，凌冬不凋。花细青白色，九月而实成，似牛李子，立冬采实，暴干。其皮可以浸酒。或云即今冬青木也。而冬青木肌理白，文如象齿，道家取以为简。其实亦浸酒，去风补血。其叶烧灰面膏涂之治瘅瘃[①]殊效，兼灭瘢疵。又李邕云：五台山冬青，叶似椿，子如郁李，微酸，性热。与此小有同异，当是别有一种耳。又岭南有一种女贞，花极繁茂而深红色，与此殊异，不闻中药品也。枸骨木多生江浙间，木体白似骨，故以名。南人取以旋作合器甚佳。《诗·小雅》云：南山有枸。陆机云：山木，其状如栌，一名枸骨，理白可为函板者是此也。皮亦堪浸酒，补腰膝，烧其枝叶为灰，淋汁涂白癜风，亦可作煎敷之。

现注：

①瘃：(zhú 逐)，冻疮，疮疡肿核。

按：女贞实为木樨科女贞的果实，临床称为女贞子。综合条文所述女贞子功能补中，安五脏，养精神，除百疾。临床以女贞子治肝肾阴虚，贫血，及各种虚症。入补阴药中。冬青子为冬青科冬青之果实。可去风补虚，治风湿痹痛。冬青叶可治烫伤，下肢溃疡久不和，闭塞性脉管炎，气管炎，肺炎，麻风溃疡，骨髓炎等。以前认为女真、冬青相似，但女真为木樨科，冬青为冬青科植物，二者并不一样。女真偏补，冬青偏消。枸骨子为冬青科枸骨之果实，可滋阴益精，活络。治阴虚发热，筋骨痛，淋带等症。枸骨叶在大部分地区作十大功劳叶使用。江浙及北京地区所用苦丁茶亦为枸骨叶。枸骨叶有避孕作用。

时珍曰：此木凌冬青翠，有贞守之操，故以贞女状之。《琴操》载鲁有处女见女贞木而作歌者，即此也。晋·苏彦女贞颂序云：女贞之木，一名冬青。负霜葱翠，振柯凌风。故清士钦其质，而贞女慕其名。是矣。别有冬青与此同名。今方书所用冬青，皆此女贞也。近时以放蜡虫，故俗呼为蜡树。时珍曰：女贞、冬青、枸骨，三树也。女贞即今俗呼蜡树者，冬青即今俗呼冻青树者，枸骨即今俗呼猫儿刺者。东人因女贞茂盛，亦呼为冬青，与冬青同名异物，盖一类二种尔。二种皆因子自生，最易长。其叶浓而柔长，绿色，面青背淡。女贞叶长者四五寸，子黑色；冻青叶微团，子红色，为异。其花皆繁，子并累累满树，冬月鸲喜食之，木肌皆白腻。今人不知女贞，但呼为蜡树。立夏前后取蜡虫之种子，裹置枝上。半月其虫化出，延缘枝上，造成白蜡，民间大获其利。详见虫部白蜡下。枸骨详本条。

强阴，健腰膝，变白发，明目。

时珍曰：女贞实乃上品无毒妙药，而古方罕知用者，何哉？《典术》云：女贞木乃少阴之精，故冬不落叶。观此，则其益肾之功，尤可推矣。世传女贞丹方云：女贞实（即冬青树子）去梗叶，酒浸一日夜，布袋擦去皮，晒干为末。待旱莲草出多，取数石捣汁熬浓，和丸梧桐子大。每夜酒送百丸。不旬日间，膂力加倍，老者即不夜起。又能变白发为黑色，强腰膝，起阴气。

附方：新二。

虚损百病：久服发白再黑，返老还童。用女贞实（十月上巳日收，阴干，用时以酒浸一日，蒸透晒干）一斤四两，旱莲草（五月收，阴干）十两（为末），桑椹子（三月收，阴干）十两，为末，炼蜜丸如梧桐子大。每服七八十丸，淡盐汤下。若四月莲捣汁

和药，即不用蜜矣。(《简便方》)

风热赤眼：冬青子不以多少，捣汁熬膏，净瓶收固，埋地中七日。每用点眼。(《济急仙方》)

叶：气味微苦，平，无毒。主治除风散血，消肿定痛，治头目昏痛。诸恶疮肿，疮溃烂久者，以水煮乘热贴之，频频换易，米醋煮亦可。口舌生疮，舌肿胀出，捣汁含浸吐涎。(时珍)

附方：新三。

风热赤眼：《普济方》：用冬青叶五斗捣汁，浸新砖数片，五日掘坑，架砖于内盖之，日久生霜，刮下，入脑子少许，点之。《简便方》：用雅州黄连二两，冬青叶四两，水浸三日夜，熬成膏收，点眼。一切眼疾：冬青叶研烂，入朴消贴之。《海上方》也。

时珍曰：冻青亦女贞别种也，山中时有之。但以叶微团而子赤者为冻青，叶长而子黑者为女贞。按：《救荒本草》云：冻青树高丈许，树似枸骨子树而极茂盛。又叶似楂子树叶而小，亦似椿叶微窄而头颇圆，不尖。五月开细白花，结子如豆大，红色。其嫩芽炸熟，水浸去苦味，淘洗，五味调之可食。

附方：新一。

痔疮：冬至日取冻青树子，盐酒浸一夜，九蒸九晒，瓶收。每日空心酒吞七十粒，卧时再服。(《集简方》)

时珍曰：叶有五刺，如猫之形，故名。又卫矛亦名枸骨，与此同名。

时珍曰：狗骨树如女贞，肌理甚白。叶长二三寸，青翠而浓硬，有五刺角，四时不凋。

五月开细白花。结实如女贞及菝子，九月熟时，绯红色，皮薄味甘，核有四瓣。人采其木皮煎膏，以粘鸟雀，谓之粘黐。

木　兰

味苦，寒，无毒。主身大热在皮肤中，去面热赤皰酒皶，恶风癫疾，阴下痒湿，明耳目。疗中风伤寒，及痈疽，水肿，去臭气。一名林兰。一名杜兰，皮似桂而香，生零陵山谷及太山。十二月采皮，阴干。

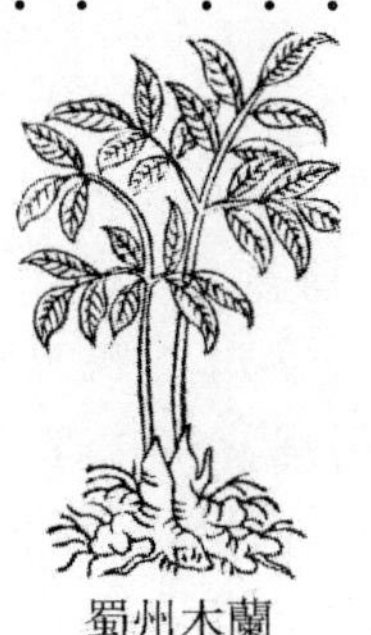
蜀州木蘭

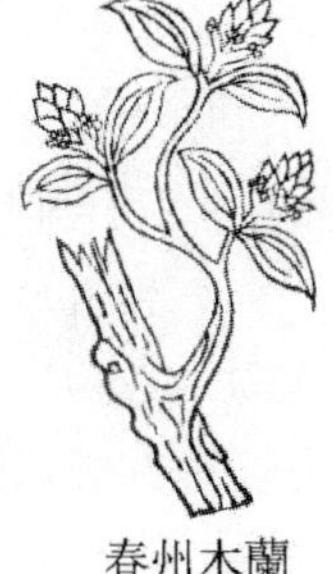
春州木蘭

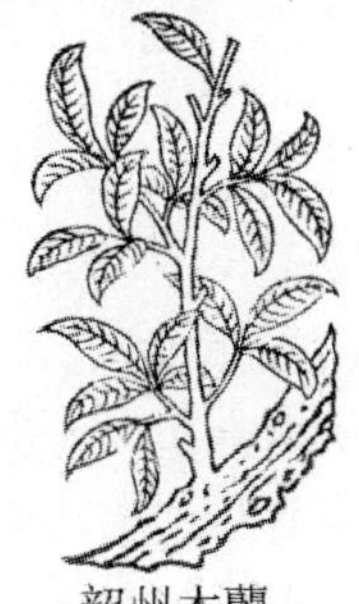
韶州木蘭

陶隐居云：零陵[1]，诸处皆有，状如楠树，皮甚薄而味辛香。今益州有，皮厚，状如厚朴而气味为胜。今东人皆以山桂皮当之，亦相类，道家用合香亦好。《唐本》注云：木兰，似菌桂叶，其叶气味辛香不及桂也。

臣禹锡等谨按《蜀本》《图经》云：树高数仞，叶似菌桂叶，有三道纵文，皮如板桂有纵横文，今所在有，三月、四月采皮，阴干。

《图经》曰：木兰，生零陵山谷及泰山，今湖、岭、蜀、川诸州皆有之。木高数丈，叶似菌桂叶，亦有三道纵文，皮如板桂，有纵横纹，香味劣于桂。此与桂枝全别。而韶州所生乃云与桂同是一种，取外皮为木兰，中肉为桂心，盖是桂中之一种耳。十一月、十二月采，阴干用。任昉《述异记》云：木兰川，在浔阳江中，多木兰。又七里洲中有鲁班刻木兰舟，至今在洲中。今诗家云木兰舟，出于此。

《外台秘要》：疗面上皻皰皯黷[②]方：木兰皮一斤，细切，以三年酢浆渍之百日出，于日中晒，捣末，浆水服方寸匕，日三。

《子母秘录》：疗小儿重舌：木兰皮一尺，广四寸，削去粗皮，用醋一升，渍取汁，注重舌上。

现注：

①零陵：应为木兰，零陵为木兰产地。

②皻：（zhā 渣），皰：（nán 腩），指面红，与酒皻鼻红意合。皯（gǎn 赶），黷：（zèng 赠），面部黑气。

按：木兰为木兰科辛夷之树皮。综合功能除肤热，去风癫，疗中风，聪耳目。药房难有木兰皮，只可用辛夷治之。

释名：木莲、黄心。时珍曰：其香如兰，其花如莲，故名。其木心黄，故曰黄心。时珍曰：木兰枝叶俱疏。其花内白外紫，亦有四季开者。深山生者尤大，可以为舟。按：《白乐天集》云：木莲生巴峡山谷间，民呼为黄心树。大者高五六丈，涉冬不凋。身如青杨，有白纹。叶如桂而浓大，无脊。花如莲花，香色艳腻皆同，独房蕊有异。四月初始开，二十日即谢，不结实。此说乃真木兰也。其花有红、黄、白数色。其木肌细而心黄，梓人所重。苏颂所言韶州者，是牡桂，非木兰也。或云木兰树虽去皮，亦不死。罗愿言其冬花、实如小柿甘美者，恐不然也。

附方：新一。

酒疸发斑：赤黑黄色，心下燠痛，足胫种满，小便黄。由大醉当风，入水所致。用木兰皮一两，黄二两，为末。酒服方寸匕，日三服。(《肘后方》)

花：主治鱼哽骨鲠，化铁丹用之。(时珍)

蕤　核

味甘，温，微寒，无毒。主心腹邪结气，明目，目赤痛伤泪出。目肿眦烂，齆鼻，破心下结痰痞气。久服轻身益气不饥。生函谷川谷及巴西。

陶隐居云：今从北方来，云出彭城间，形如乌豆大，圆而扁，有文理，状似胡桃桃核，今人皆合壳用为分两，此乃应破取人秤之。医方惟以疗眼，《仙经》以合守中丸也。

臣禹锡等谨按《蜀本》《图经》云：树生叶细似枸杞而狭长，花白，子附茎生，紫赤色，大如五味子，茎多细刺，六月熟。今出雍州，五月、六月采，日干。

《药性论》云：蕤人，使。一名曰椹，能治鼻衄。

《图经》曰：蕤核，生函谷川谷，及巴西，今河东亦有之。其木高五七尺，茎间有刺，叶细似枸杞而尖长，花白，子红紫色，附枝茎而生，类五味子。六月成熟，五月、六

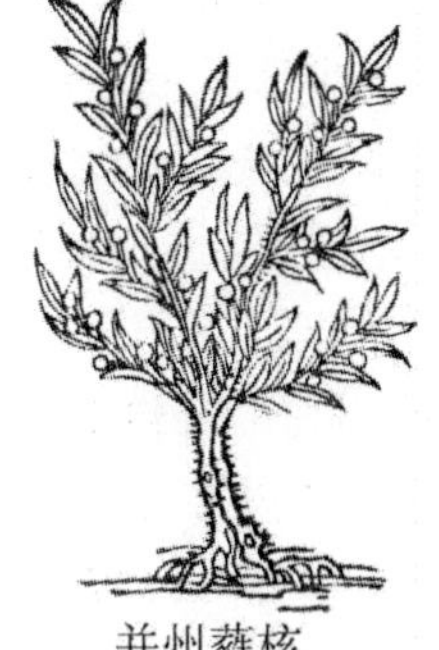
并州蕤核

月采实，去核壳，阴干。古今方惟用治眼。刘禹锡《传信方》所著法最奇，云眼风泪痒，或生翳，或赤眦，一切皆主之；宣州黄连捣筛末，蕤核人去皮，碾为膏，缘此性稍湿，末不得，故耳。与黄连等分和合，取无蚛病干枣三枚，割头少许留之，去却核，以二物满填于中，却取所割下枣头，依前合定，以少绵裹之，惟薄绵为佳。以大茶碗量水半碗，于银器中文武火煎取一鸡子以来，以绵滤，待冷点眼。万万不失，前后试验数十人皆应。今医家亦多用得效，故附也。

《雷公》云：凡使，先汤浸去皮尖，擘作两片，用芒硝、木通草二味和蕤仁同水煮一伏时后沥出，去诸般药，取蕤人研成膏，任加减入药中使。每修事四两，用芒硝一两，木通草七两。

陈藏器：蕤子生熟足睡不眠。

按：蕤核为蔷薇科丹花扁核木的果核。临床称为蕤仁。综合功能舒心腹，散结气，明目，止目痛流泪，消目肿，破结痰，散痞气。临床用蕤仁治眼目红赤，视物不清等。

释名：白桵（音蕤）。时珍曰：《尔雅》，“白”即此也。其花实蕤蕤下垂，故谓之桵，后人作蕤。柞木亦名棫而物异。时珍曰：郭璞云：白桵，小木也。丛生有刺，实如耳珰，紫赤可食。即此也。

附方：新七。

春雪膏：治肝虚，风热上攻，眼目昏暗，痒痛隐涩，赤肿羞明，不能远视，迎风有泪，多见黑花。用蕤仁（去皮，压去油）二两，脑子二钱半，研匀，生蜜六钱和收，点眼。(《和剂局方》)

百点膏：治一切眼疾。蕤仁（去油）三钱，甘草、防风各六钱，黄连五钱，以三味熬取浓汁，次下蕤仁膏，日点。(孙氏《集效方》)

拨云膏：取下翳膜。蕤仁（去油）五分，青盐一分，猪胰子五钱，共捣二千下如泥，罐收。点之。又方：蕤仁一两去油，入白硼砂一钱，麝香二分，研匀收之。去翳妙不可言。飞血眼：蕤仁一两（去皮），细辛半两，苦竹叶三握（洗），水二升，煎一升，滤汁，频微温洗之。(《圣济总录》)

赤烂眼：《近效方》：用蕤仁四十九个（去皮），胡粉（如金色）一鸡子大，研匀，入酥一杏仁许，龙脑三豆许，研匀，油纸裹收。每以麻子许，涂大小上，频用取效。《经验良方》：用蕤仁、杏仁各一两，去皮研匀，入腻粉少许，为丸。每用热汤化洗。

丁　香

味辛，温，无毒。主温脾胃，止霍乱，拥胀，风毒诸肿，齿疳䘌，能发诸香，其根疗风热毒肿。生交广南蕃。二月、八月采。①

今注：按广州送丁香图，树高丈余，叶似栎叶，花圆细黄色，凌冬不凋。医家所用惟用根。子如钉长三四分，紫色，中有粗大如山茱萸者，俗呼为母丁香，可入心腹之药尔。以旧本丁香根注中有“不入心腹之用”六字，恐其根必是有毒，故云不入心腹也。

又按：陈藏器本草云：丁香于其母丁香主变白，以生姜汁研，拔去白须，涂孔中即异常黑也。今附。

臣禹锡等谨按《蜀本》注云：母丁香，击之则顺理而折两向，疗呕逆甚验。

《药性论》云：丁香，臣。能主冷气腹痛。

《日华子》云：治口气反胃，鬼疰蛊毒，及疗肾气贲豚气，阴痛，壮阳暖腰膝。治冷气，杀酒毒，消痃癖，除冷劳。

《图经》曰：丁香，出交广南蕃，今惟广州有之。木类桂，高丈余，叶似栎，凌冬不凋，花圆细黄色，其子出枝蕊上如钉，子长三四分，紫色，其中有粗大如山茱萸者，谓之母丁香，二、八月采子及根。又云：盛冬生花，子至次年春采之。

广州丁香

《海药》按《山海经》云：生东海及昆仑国，二月、三月花开紫白色，至七月方始成实，大者如巴豆，为之母丁香，小者实为之丁香。主风疳䘌，骨槽劳臭，治气，乌髭发，杀虫，疗五痔，辟恶去邪，治奶头花，止五色毒痢，正气，止心腹痛。树皮亦能治齿痛。

《雷公》云：凡使，有雄雌，雄颗小，雌颗大，似檈[②]枣核：方中多使雌力大。膏煎中用雄，若欲使雄须去丁，盖乳子发人背痈也。

《圣惠方》：治桑蝎螫人，用丁香末，蜜调涂之。

《千金方》：治干霍乱，不吐不下方：丁香十四枚，末，以沸汤一升和之，顿服。不差更作服。

《梅师方》：治乳头裂破，捣丁香末敷之。

又方：治妒乳乳痈：取丁香捣末，水调方寸匕服。

又方：治崩中昼夜不止，取丁香二两，以酒二升，取半分服。《外台秘要》方同。

《简要济众》：治伤寒咳噫不止，及哕逆不定：丁香一两，干柿蒂一两，焙干，捣罗为散，每服一钱，煎人参汤下，无时服。

《衍义》曰：丁香，《日华子》云：治口气。此正是御史所含之香。治胃寒及脾胃冷气不和。有大者名母丁香，气味尤佳。为末缝纱囊如小指实末，内阴中，主阴冷病，中病便已。

现注：

①本条原为墨字，今附为《开宝》文。

②檈：(xuán 玄)，原指有足圆盘。

按：丁香为桃金娘科丁香的花蕾。综合丁香功能温脾胃，止霍乱，消胀肿，消齿疳。现以丁香治胃胀呃逆，反胃吐食，噎膈，吞咽不畅等症。入降气药中。

时珍曰：雄为丁香，雌为鸡舌，诸说甚明，独陈承所言甚为谬妄不知乳香中所拣者，乃番枣核也，即无漏子之核，见果部。前人不知丁香即鸡舌，误以此物充之尔。干姜、焰硝尚可点眼，草果、阿魏番人以作食料，则丁香之点眼、噙口，又何害哉？

时珍曰：辛热。好古曰：纯阳。入手太阴、足少阴、阳明经。

去胃寒，理元气。气血盛者勿服（元素）。治虚哕，小儿吐泻，痘疮胃虚，灰白不发。

好古曰：丁香与五味子、广茂同用，治奔豚之气。亦能泄肺，能补胃，大能疗肾。

震亨曰：口居上，地气出焉。脾有郁火，溢入肺中，失其清和之意，而浊气上行，发为口气。若以丁香治之，是扬汤止沸尔。惟香薷治之甚捷。时珍曰：宋末太医陈文中，治小儿痘疮不光泽，不起发，或胀或泻，或渴或气促，表里俱虚之证。并用木香散、异攻散，倍加丁香、官桂。甚者丁香三五十枚，官桂一二钱。亦有服之而愈者。此丹溪朱氏所谓立方之时，必运气在寒水司天之际，又值严冬郁遏阳气，故用大辛热之剂发之者也。若不分气血虚实寒热经络，一概骤用，其杀人也必矣。葛洪《抱朴子》云：凡百病在目者，以鸡舌香、黄连、乳汁煎注之，皆愈。此得辛散苦降养阴之妙。陈承言不可点眼者，盖不知此理也。

附方：新九。

小儿吐泻：丁香、橘红等分，炼蜜丸黄豆大。米汤化下。（刘氏《小儿方》）

小儿呕吐：不止。丁香、生半夏各一钱，姜汁浸一夜，晒干为末，姜汁打面糊丸黍米大。量大小，用姜汤下。《全幼心鉴》

婴儿吐乳：小儿百日内吐乳，或粪青色。用年少妇人乳汁一盏，入丁香十枚，陈皮（去白）一钱，石器煎一二十沸，细细与服。（陈文中《小儿方》）

朝食暮吐：丁香十五个研末，甘蔗汁、姜汁和，丸莲子大。噙咽之。（《摘玄方》）

反胃关格：气噎不通。丁香、木香各一两。每服四钱，水一盏半，煎一盏。先以黄泥做成碗，滤药汁于内，食前服。此方乃掾史吴安之传于都事盖耘夫有效，试之果然。土碗取其助脾也。（《德生堂经验方》）

食蟹致伤：丁香末，姜汤服五分。（《证治要诀》）

鼻中息肉：丁香绵裹纳之。（《圣惠方》）

龋齿黑臭：鸡舌香煮汁，含之。（《外台秘要》）

痈疽恶肉：丁香末，敷之，外以膏药护之《怪证奇方》

香衣辟汗：丁香一两为末，川椒六十粒和之。绢袋盛佩，绝无汗气。（《多能鄙事》）

丁皮：时珍曰：即树皮也。似桂皮而厚。气味同香。心腹冷气诸病。方家用代丁香。

枝：主治一切冷气，心腹胀满，恶心，泄泻虚滑，水谷不消，用枝杖七斤，肉豆蔻（面煨）八斤，白面（炒）六斤，甘草（炒）十一斤，炒盐中三斤，为末。日日点服。（《御药院方》）

沉　　香

微温。疗风水毒肿，去恶气。

陶隐居云：此香，合香家要用，不正入药。惟疗恶核毒肿，道方颇有用处。

《唐本》注云：沉香、青桂、鸡骨、马蹄、煎香等，同是一树，叶似橘叶，花白、子似槟榔大如桑椹，紫色而味辛，树皮青色，木似榉、柳。

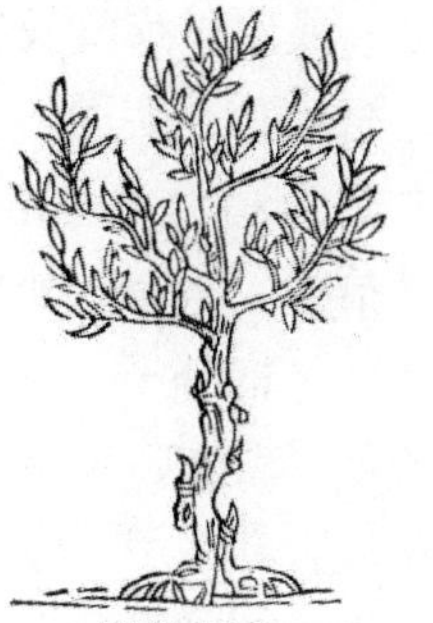

崖州沉香

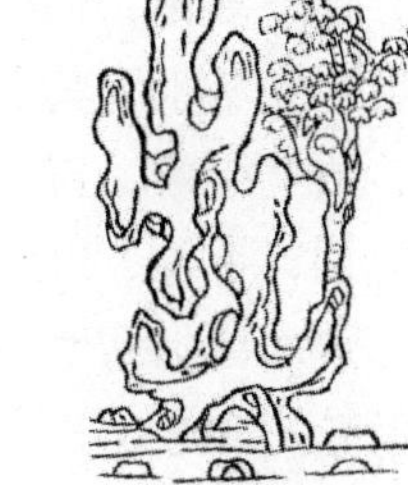

广州沉香

臣禹锡等谨按陈藏器云：沉香枝叶并似椿。苏云如橘恐未是也。其枝节不朽，最紧实者为沉香，浮者为煎香，以次形如鸡骨者为鸡骨香，如马蹄者为马蹄香，细枝未烂，紧实者为青桂香。其马蹄、鸡骨只是煎香。苏乃重云，深觉烦长。并堪熏衣去臭，余无别功。又杜蘅叶，一名马蹄香，即非此者，与前香别也。

《南越志》云：交州有蜜香树，欲取先断其根，经年后外皮朽烂，木心与节坚黑沉水者为沉香；浮水面平者为鸡骨；最粗者为栈香。

《日华子》云：沉香，味辛热，无毒。调中补五脏，益精壮阳，暖腰膝，去邪气，止转筋吐泻，冷气，破癥癖，冷风麻痹，骨节不任，湿风，皮肤痒，心腹痛，气痢。

《图经》曰：沉香、青桂香、鸡骨香、马蹄香、栈香，同是一本。旧不著所出州土，今惟海南诸国及交、广、崖州有之。其木类椿、榉多节，叶似橘，花白，子似槟榔，大如桑椹，紫色而味辛。交州人谓之蜜香，欲取之先断其积年老木根，经年其外皮干俱朽烂，其木心与枝节不坏者即香也。细枝紧实未烂者为青桂；坚黑而沉水为沉香；半浮半沉与水面平者为鸡骨；最粗者为栈香。又云：栈香中形如鸡骨者为鸡骨香；形如马蹄者为马蹄香。然今人有得沉香奇好者往往亦作鸡骨形，不必独是栈香也。其又粗不堪药用者为生结黄熟香，其实一种，有精粗之异耳。并采无时。《岭表录异》云：广、管、罗州多栈香如柜[①]柳，其花白而繁，皮堪作纸，名为香皮纸，灰白色，有文如鱼子笺[②]，其理慢而弱，沾水即烂，不及楮纸，亦无香气。又云：与沉香、鸡骨、黄熟虽同是一木，而根干枝节各有分别者是也。然此香之奇异最多品，故相丁谓在海南作《天香传》，言之尽矣。云四香凡四十二状，皆出于一本，木体如白杨，叶如冬青而小，又叙所出之地云：窦化高雷中国，出香之地也，比海南者优劣不侔[③]甚矣。既所禀不同，复售者多而取者速，是以黄熟不待；其稍成，栈沉不待，似是，盖趋利戕贼之深也。非同琼、管黎人，非时不妄剪伐，故木无夭札之患，得必异香，皆其事也。又薰陆香，形似白胶，出天竺、单于二国。《南方草木状》如薰陆，出大秦国，其木生于海边沙上，盛夏木胶出沙上，夷人取得，卖与贾客。乳香亦其类也。《广志》云：南波斯国松木脂有紫赤如樱桃者，名乳香，盖薰陆之类也。今人无复别薰陆者，通谓乳香为薰陆耳。治肾气，补腰膝，霍乱吐下，冲恶中邪气五疰，治血止痛等药及膏煎多用之。然至粘难研，用时以缯袋挂于窗隙间良久取研之乃不粘。又鸡舌香出昆仑及交、爱以南，枝、叶及皮并似栗，花如梅花，子似枣核，此雌者也，雄者著花不实，采花酿之以成香。按诸书传或云是沉香木花，或云草花，蔓生，实熟贯之，其说无定。今医家又一说云：按《三省故事》：尚书郎口含鸡舌香，以其奏事答对欲使气芬芳也。而方家用鸡舌香疗口臭者亦缘此义耳。今人皆于乳香中时时得木实似枣核者，以为鸡舌香，坚顽枯燥，绝无气味，烧亦无香，不知缘何得香名，无复有芬芳也。又葛稚川《百一方》有治暴气刺心切痛者，研鸡舌香酒服当差。今治气药借鸡舌香名方者至多，亦以鸡舌香善疗气也。或取以疗气及口臭则甚乖疏，又何谓也。其言有采花酿成香者，今不复见，果有此香，海商亦当见之，不应都绝。京下老医或有谓鸡舌香与丁香同种，花实丛生，其中心最大者为鸡舌香，击破有解理如鸡舌，此乃是母丁香，疗口臭最良，治气亦效。盖出陈氏《拾遗》，亦未知的否。《千金》疗疮痈连翘五香汤方用丁香，一方用鸡舌香，以此似近之。《抱朴子》云：以鸡舌、黄连、乳汁煎注之诸有百疹之在目，愈而更加精明倍常。又有詹糖香，出交、广以南，木似橘，煎枝叶以为香，往往以其皮及蠹屑和之，难得淳好者，唐方多用，今亦稀见。又下苏合香条云：生中台川谷，苏恭云：此香从西域及昆仑来，紫色，与真紫檀相似而坚实，极芬香，其香如石，烧之灰白者好，今不复见此等。广南虽有此而类苏木，无香气。药中但用如膏油者，极芬烈耳。陶隐居以为是师子矢，亦是指此膏油者言之耳。然师子矢今内帑[④]亦有之，其臭极甚，烧之可以辟邪恶，固知非此也。《梁书》云：天竺出苏合香，是诸香汁煎之，非自然一物也。又云：大秦国采得苏合香，先煎其汁，以为香膏，乃卖其滓与诸人，是以展转来达中国者，不大香也。然则广南货者，其经煎炼之余乎。今用膏油乃其合治成者耳。或云师子矢亦是西国草木皮汁所为，胡人欲贵重之，故饰其名耳。又有檀香，木如檀，生南海。消风热肿毒，主心腹痛，霍乱中恶鬼气，杀虫。有数种，黄、白、紫之异，今人盛用之。真紫檀，旧在下品，亦主风毒。苏恭云：出昆仑盘盘国，虽不生中华，人间遍有之。檀木生江淮及河朔山中，其木作斧柯者亦檀香类，但不香耳。至夏有不生者，忽然叶开，当有大水，农人候之以测水旱，号为水檀。又有一种，叶亦相类，高五六尺，生高原地，四月开花正紫，亦名檀，根如葛。极主疮疥，杀虫，有小毒也。

《海药》云：沉香，按正经生南海山谷，味苦温，无毒。主心腹痛，霍乱中恶邪鬼疰，清人神。并宜酒煮服之。诸疮肿宜入膏用，当以水试乃知子细；没者为沉香；浮者为檀；似鸡骨为鸡骨香；似马蹄者为马蹄香；似牛头者为牛头香；枝条细实者为青桂；粗重者为笺香，已上七件，并同一树。梵云：波律，亦此香也。

《雷公》云：沉香，凡使，须要不枯者，如嘴角硬重，沉于水下为上也；半沉者次也。夫入丸散中用，须候众药出即入，拌和用之。

《通典》海南林邑国，秦象郡林邑县出沉香、沉木，土人断之，积以岁年，朽烂而心节独在，置水中则沉，故名曰沉香；次不沉者曰栈香。海南北嵩国出好栈香、藿香及硫黄，其藿香树生千岁，根本甚大，伐之四五年，木皆朽散，唯中节坚贞芬香，独存取以为香。

杨文公《谈苑》岭南雷州及海外琼崖山中多香树，山中夷民，斫采卖与人，其一树出香三等；曰沉香、栈香、黄熟香。沉、栈皆二品；曰熟结、生结；熟结者树自枯烂而得之；生结者伐仆之久烂脱而剔取，黄熟其破者为黄散香，夷民以香树为槽，以饲鸡狗。

《别说》云：谨按：沉香种类极多，除掌氏《补神注》及《图经》所载多件外，又有如龙鳞、麻叶、竹叶之类，不啻一二十品，要之可入药者，唯沉而其中无空心者可用。若虽沉水而有空心，则是鸡骨也，谓中空而有朽路，若鸡骨中血眼而软嫩也。

《衍义》曰：沉香木，岭南诸郡悉有之，旁海诸州尤多，交干连枝，岗岭相接，千里不绝。叶如冬青，大者合数人抱，木性虚柔，山民或以构茅庐，或为桥梁，或为饭甑尤佳。有香者百无一二，盖木得水方结，多在折枝枯干中，或为沉，或为煎，或为黄熟。自枯死者谓之水盘香，今南、恩、高、窦等州，惟产生结香，盖山民入山见香木之曲干斜枝必以刀斫成坎，经年得雨水所渍，遂结香，复以锯取之，刮去白木，其香结为斑点，遂名鹧鸪斑，燔之极清烈。沉之良者惟琼、崖等州，俗谓之角沉。黄沉乃枯木中得者，宜入药用。依木皮而结者，谓之青桂，气尤清。在土中岁久不待刓[⑤]剔而成者，谓之龙鳞，亦有削之自卷，咀之柔韧者，谓之黄蜡沉，尤难得也。然《经》中只言疗风水毒肿，去恶气，余更无治疗。今医家用以保和卫气为上品药，须极细为佳，今人故多与乌药磨服，走散滞气，独行则势弱，与他药相佐，当缓取效，有益无损，余药不可方也。薰陆香，木叶类棠梨，南印度界，阿吒厘国出，今谓之西香。南番者更佳。此即今人谓之乳香，为其垂滴如乳。镕塌在地者，谓之塌香，皆一也。

现注：

①柜：(jǔ 举)。

②笺：(jiān 尖)。

③侔：(móu 谋)，相当。

④帑：(tǎng 躺)，钱财府库。

⑤刓：(wán 完)，削，磨。

按：沉香为瑞香科沉香或白木香含树脂的木材。综合功能《别录》只说疗风水，消毒肿，去恶气。至《日华子》提出调中补五脏，益精壮阳，暖腰膝，止吐泻，破癥癖，冷风麻痹，止心腹痛。今临床以沉香治胃痛上气，喘息逆气。条文所述并未完全用上，有待发挥。临床入降气药。

时珍曰：木之心节置水则沉，故名沉水，亦曰水沉。半沉者为栈香，不沉者为黄熟香。

《南越志》言：交州人称为蜜香，谓其气如蜜脾也。梵书名阿迦香。时珍曰：沉香品类，诸说颇详。今考杨亿《谈苑》、蔡绦《丛谈》、范成大《桂海志》、张师正《倦游录》、洪驹父《香谱》、叶廷《香录》诸书，撮其未尽者补之云。香之等凡三：曰沉，曰栈，曰黄熟是也。沉香入水即沉，其品凡四：曰熟结，乃膏脉凝结自朽出者；曰生结，乃刀斧伐仆，膏脉结聚者；曰脱落，乃因水朽而结者；曰虫漏，乃因蠹隙而结者。生结为上，熟脱次之。坚黑为上，黄色次之。角沉黑润，黄沉黄润，蜡沉柔韧，革沉纹横，皆上品也。海岛所出，有如石杵，如肘如拳，如凤雀龟蛇，云气人物。及海南马蹄、牛头、燕口、茧栗、竹叶、芝菌、梭子、附子等香，皆因形命名尔。其栈香入水半浮半沉，即沉香之半结连木者，或作煎香，番名婆木香，亦曰弄水香。其类有刺香、鸡骨香、叶子香，皆因形而名。有大如笠者，为蓬莱香。有如山石枯槎者，为光香。

入药皆次于沉香。其黄熟香，即香之轻虚者，俗讹为速香是矣。有生速，斫伐而取者。有熟速，腐朽而取者。其大而可雕刻者，谓之水盘头。并不堪入药，但可焚。叶廷云：出渤泥、占城、真腊者，谓之番沉，亦曰舶沉，曰药沉，医家多用之，以真腊为上。蔡绦云：占城不若真腊，真腊不若海南黎峒。黎峒又以万安黎母山东峒者，冠绝天下，谓之海南沉，一片万钱。海北高、化诸州者，皆栈香尔。范成大云：黎峒出者名土沉香，或曰崖香。虽薄如纸者，入水亦沉。万安在岛东，钟朝阳之气，故香尤酝藉，土人亦自难得。舶沉香多腥烈，尾烟必焦。交趾海北之香，聚于钦州，谓之钦香，气尤酷烈。南人不甚重之，惟以入药。

时珍曰：按：李珣《海药本草》谓沉者为沉香，浮者为檀香。梁元帝《金楼子》谓一木五香：根为檀，节为沉，花为鸡舌，胶为熏陆，叶为藿并误也。五香各是一种。所谓五香一本者，即前苏恭所言，沉、栈、青桂、马蹄、鸡骨者是矣。时珍曰：欲入丸散，以纸裹置怀中，待燥研之。或入乳钵以水磨粉，晒干亦可。若入煎剂，惟磨汁临时入之。

元素曰：阳也。有升有降。时珍曰：咀嚼香甜者性平，辛辣者性热。补右肾命门（元素）。

补脾胃，及痰涎、血出于脾（李杲）。益气和神（刘完素）。治上热下寒，气逆喘急，大肠虚闭，小便气淋，男子精冷。(时珍)

附方：新七。

诸虚寒热，冷痰虚热：冷香汤：用沉香、附子（炮）等分，水一盏，煎七分，露一夜，空心温服。（王好古《医垒元戎》）

胃冷久呃：沉香、紫苏、白豆蔻仁各一钱。为末。每柿蒂汤服五七分。（吴球《活人心统》）

心神不足：火不降，水不升，健忘惊悸。朱雀丸：用沉香五钱，茯神二两，为末，炼蜜和丸小豆大。每食后人参汤服三十丸，日二服。（王璆《百一选方》）

肾虚目黑：暖水脏：用沉香一两，蜀椒（去目，炒出汗）四两，为末，酒糊丸梧桐子大。每服三十丸，空心，盐汤下。（《普济方》）

胞转不通：非小肠、膀胱、厥阴受病，乃强忍房事，或过忍小便所致，当治其气则愈，非利药可通也。沉香、木香各二钱，为末。白汤空腹服之，以通为度。（《医垒元戎》）

大肠虚闭：因汗多，津液耗涸者：沉香一两，肉苁蓉（酒浸焙）二两，各研末，以麻仁研汁作糊，丸梧桐子大。每服一百丸，蜜汤下。（严子礼《济生方》）

豆疮黑陷：沉香、檀香、乳香等分，于盆内。抱儿于上熏之，即起。（鲜于枢《钩玄》）

薰陆香

微温。疗风水毒肿，去恶气伏尸。

陶隐居云：此合香家要用，不正入药。

《唐本》注云：形似白胶，出天竺、单于国。

臣禹锡等谨按《南方草木状》云：出大秦，在海边，自有大树生于沙中，盛夏树胶流出沙上，夷人采取之，卖与贾人。注：《南方异物志》同，其异者，惟云状如桃胶。

《图经》云：文具沉香条下。

《唐本》薰陆香，微温。去恶气恶疮。出天竺国，及邯郸。似松脂，黄白色，天竺者多白，邯郸者夹绿色，香不甚。

《梅师方》治齿虫痛不可忍，嚼薰陆香咽其汁立差。

按：薰陆香，今名称乳香，为橄榄科卡氏乳香的树胶脂。综合功能祛风水，消毒肿，去恶气。《图经》提出治血止痛，遂成定论，今临床多用乳香活血止痛，治伤痛及各种疼痛。入活血止痛药。

时珍曰：佛书谓之天泽香，言其润泽也。又谓之多伽罗香，又曰杜噜香。李言薰陆是树皮，乳是树脂。陈藏器言乳是薰陆之类。寇宗奭言是一物。陈承言薰陆是总名，乳是薰陆之乳头也。今考《香谱》言乳有十余品，则乳乃熏陆中似乳头之一品尔。陈承之说为近理。二物原附沉香下，宋《嘉本草》分出二条，今据诸说，合并为一。时珍曰：乳香今人多以枫香杂之，惟烧之可辨。海番诸国皆有。《宋史》言乳香有一十三等。按叶廷珪《香录》云：乳香一名薰陆香，出大食国南，其树类松。以斤斫树，脂溢于外，结而成香，聚而成块。上品为拣香，圆大如乳头，透明，俗呼滴乳。次曰明乳，其色亚于拣香。又次为瓶香，以瓶收者。又次曰袋香，言收时只置袋中。次为乳塌，杂沙石者。次为黑塌，色黑。次为水湿塌，水渍色败气变者。次为斫削，杂碎不堪。次为缠末，播扬为尘者。观此则乳有自流出者，有斫树溢出者。诸说皆言其树类松。寇氏言类棠梨，恐亦传闻，当从前说。道书乳香、檀香谓之浴香，不可烧祀上真。

时珍曰：或言乳香入丸药，以少酒研如泥，以水飞过，晒干用。或言以灯心同研则易细。以糯米数粒同研，或言以人指甲二三片同研，或言以乳钵坐热水中乳之，皆易细。《外丹本草》云：乳香以韭实、葱、蒜煅伏成汁，最柔五金。《丹房镜原》云：乳香哑铜。

元素曰：苦、辛，纯阳。震亨曰：善窜，入手少阴经。

补肾，定诸经之痛（元素）。消痈疽诸毒，托里护心，活血定痛伸筋，治妇人难产折伤（时珍）。

时珍曰：乳香香窜，能入心经，活血定痛，故为痈疽疮疡、心腹痛要药。《素问》云诸痛痒疮疡皆属心火是矣。产科诸方多用之，亦取其活血之功尔。陈自明《妇人良方》云：知蕲州施少卿，得神寝丸方于蕲州徐太丞，云妇人临产月服之，令胎滑易生，极有效验。用通明乳香半两，枳壳一两，为末，炼蜜丸梧桐子大，每空心酒服三十丸。李嗣立治痈疽初起，内托护心散，云：香彻疮孔中，能使毒瓦斯外出，不致内攻也。方见谷部绿豆下。按：葛洪《抱朴子》云：浮炎洲在南海中，出薰陆香，乃树有伤穿，木胶流堕。夷人采之，恒患兽啖之。此兽斫刺不死，以杖打之皮不伤，而骨碎乃死。观此，则乳香之治折伤，虽能活血止痛，亦其性然也。杨清叟云：凡人筋不伸者，敷药宜加乳香，其性能伸筋。

附方：新二十七。

口目㖞斜：乳香烧烟熏之，以顺其血脉。（《证治要诀》）

祛风益颜：真乳香二斤，白蜜三斤。瓷器合煎如饧。每旦服二匙。（《奇效方》）

小儿内钓：腹痛。用乳香、没药、木香等分，水煎服之。（阮氏《小儿方》）

小儿夜啼：乳香一钱，灯花七枚，为末。每服半字，乳汁下。（《圣惠方》）

心气疼痛：不可忍。用乳香三两，真茶四两，为末，以腊月鹿血和，丸弹子大。每温醋化一丸服之。（《瑞竹堂经验方》）

冷心气痛：乳香一粒，胡椒四十九粒。研，入姜汁，热酒调服。（潘氏《经验方》）

阴症呃逆：乳香同硫黄烧烟，嗅之。（《伤寒蕴要》）

辟禳瘟疫：每腊月二十四日五更，取第一汲井水浸乳香。至元旦五更温热，从小至大，每人以乳一块，饮水三呷，则一年无时灾。孔平仲云：此乃宣圣之方，孔氏七十余代用之也梦寐遗精：乳香一块，拇指大，卧时细嚼，含至三更咽下，三、五服即效。（《医林集要》）

淋癃溺血：取乳香中夹石者，研细，米饮服一钱。（危氏《得效方》）

咽喉骨鲠：乳香一钱。水研服之。（《卫生易简方》）

香口辟臭：滴乳噙之。（《摘玄方》）

大风疠疾：摩勒香一斤（即乳头内光明者）细研，入牛乳五升，甘草末四两，瓷盒盛之，安桌子上，居中庭，安剑一口。夜于北极下祝祷，去盒子盖，露一夜。次日入甑中蒸，炊三斗米熟即止。夜间依前祝露又蒸，如此三次乃止。每服一茶匙，空心及晚食前温酒调服。服后当有恶物出，至三日三夜乃愈也。（《圣惠方》）

漏疮脓血：白乳香二钱，牡蛎粉一钱。为末，雪糕丸麻子大。每姜汤服三十丸。（《直指方》）

斑痘不快：乳香研细，猪心血和，丸芡子大。每温水化服一丸。（闻人规《痘疹论》）

痈疽寒颤：乳香半两，熟水研服。颤发于脾，乳香能入脾故也。（《仁斋直指方》）

玉茎作肿：乳香、葱白等分，捣敷。（《山居四要》）

野火丹毒：自两足起。乳香末，羊脂调涂。（《幼幼新书》）

疬疡风驳：薰陆香、白蔹同研，日日揩之。并作末，水服。（《千金方》）

杖疮溃烂：乳香煎油，擦疮口。（《永类钤方》）

鸡舌香

微温。疗风水毒肿，去恶气，疗霍乱心痛。

陶隐居云：此皆合香家要用，不正入药。

《唐本》注云：鸡舌树叶及皮并似栗，花如梅花，子似枣核，此雌树也，不入香用。其雄树虽花不实，采花酿之以成香。出昆仑及交、爱以南。

臣禹锡等谨按《药性论》云：鸡舌香，使，味辛无毒。入吹鼻散子中用杀脑疳。入诸香中，令人身香。

《齐民要术》云：俗人以其似丁子，故为丁子香。《图经》文具沉香条下。

《外台秘要》：疗齵齿方：煮鸡舌香汁含之差。

又方：疗唇舌忽生疮，鸡舌香末，以绵裹含之差。

《抱朴子》：鸡舌香、黄连、乳汁煎；治目中之病。应邵汉官侍中年老口臭，帝赐鸡舌香含之。

沈存中《笔谈》子集《灵苑方论》鸡舌香，以为丁香母，盖出陈氏《拾遗》，今细考之，尚未然，按《齐民要术》云：鸡舌香，世以其似丁子，故一名丁子香，即今丁香是也。《日华子》云：鸡舌香，治口气，所以《三省故事》郎官口含鸡舌香，欲其奏事对答，其气芬芳。此正谓丁香治口气，至今方书为然。又古方五香连翘汤用鸡舌香，千金五香连翘汤无鸡舌香，却有丁香，此最为明验。《新补本草》又出丁香一条，盖不曾深考也。今世所用鸡舌香，乃乳香中得之，大如山茱萸，剉开中如柿核，略无气味，用以治疾殊乖谬。

按：鸡舌香为桃金娘科丁香的果实，名母丁香，又名鸡舌香。综合功能疗风水，祛毒肿，止心痛。临床用同丁香，但云力稍弱。

时珍曰：辛，温。

附方：新五。

小儿冷疳，面黄腹大，食即吐者：母丁香七枚，为末，乳汁和蒸三次，姜汤服之。（《卫生易简方》）

胃冷呕逆：气厥不通。母丁香三个，陈橘皮一块（去白焙），水煎，热服。（《十便良方》）

反胃吐食：《袖珍方》：用母丁香一两为末，以盐梅入捣和，丸芡子大。每噙一丸。《圣惠方》：用母丁香、神曲（炒）等分，为末。米饮服一钱。毒肿入腹：鸡舌香、青木香、薰陆香、麝香各一两，水四升，煮二升，分二服。（《肘后方》）

藿香

微温。疗风水毒肿，去恶气，疗霍乱心痛[①]。

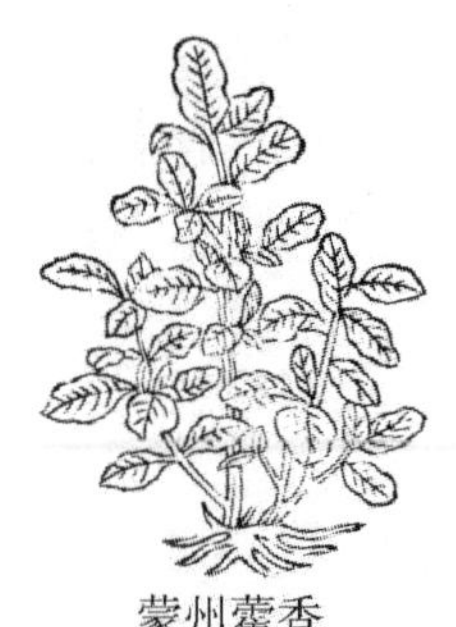
蒙州藿香

臣禹锡等谨按《南州异物志》云：藿香，出海边国，形如都梁，可着衣服中。

《南方草木状》云：味辛，榛[②]生，吏民自种之，五、六月采，暴之乃芬尔。出交趾、九真诸国。

《日华子》云：味辛。

《图经》曰：藿香，旧附五香条，不著所出州土，今岭南郡多有之，人家亦多种植。二月生苗，茎梗甚密作丛，叶似桑而小薄，六月、七月采之，曝干，乃芬香须黄色，然后可收。又《金楼子》及《俞益期笺》皆云：扶南国人言众香共是一木；根便是栴[③]檀，节是沉水，花是鸡舌，叶是藿香，胶是薰陆。详《本经》所以与沉香等共条，盖义出于此。然今南中所有乃是草类。《南方草木状》云：藿香，榛生，吏民自种之，正相符合也。范晔《和香方》云：零藿虚燥，古人乃以合熏香。《本经》主霍乱心痛，故近世医方治脾胃吐逆为最要之药。

《别说》云：谨按：藿香，《图经》云：二月生苗，旧虽附五香条中，今详枝梗，殊非木类，恐当移入草部尔。又鸡舌香，《补注》引《药性论》及《齐民要术》，《图经》引《三省故事》，及《千金》皆谓是母丁香，又引《抱朴子》用入眼方，则其说自相矛盾。若《药性论》谓入香中令人身香及为丁子香，则可以为母丁香；若《抱朴子》为可入眼，则丁香恐非宜入眼；若含香者则丁香含之口中热臭不可近，盖尝试之；若以乳香中所拣者含之，虽无香味，却得口中无臭，以其无味，故有诸淡利九窍之理。诸方多用治小儿惊痫，亦欲达九窍也。又下条丁香注所说用丁香，自当用母者，然未知其果否也。又薰陆、乳香，《图经》有云：今人无复别者，今按西出天竺、单于，南出波斯等国；西来者色黄白，南来者色赤紫。《图经》称木生海边沙上，盛夏木胶出则是日久相重叠者，不成乳头，杂以土石，其成乳者是新出未杂沙石也。薰陆总名也，乳者是薰陆之乳头也。今松脂、枫脂中亦皆如是者多矣。

现注：

①本条虽无陶注，但为《别录》文，系《图经》新分条。

②榛生：形容草木丛杂。榛：（zhēn 真）。

③栴：（zhān 毡）。

按：藿香为唇形科藿香的全草。综合功能祛风水消毒肿，祛恶气，止霍乱心痛。《图经》提出治脾胃吐逆为最要之药，遂至临床仍以藿香治胃逆呕吐诸疾，后世又认为其能化湿解热，遂以治外感湿暑之症。其对温病或外感有很好疗效，对胃逆苔腻疗效亦好。入化湿药中。

时珍曰：豆叶曰藿，其叶似之，故名。《楞严经》云：坛前以兜娄婆香煎水洗浴。即此。《法华经》谓之多摩罗跋香，《金光明经》谓之钵怛罗香，皆兜娄二字梵言也。涅又谓之迦算香。时珍曰：藿香方茎有节中虚，叶微似茄叶。洁古、东垣惟用其叶，不用枝梗。今人并枝梗用之，因叶多伪故耳。《唐史》云：顿逊国出藿香，插枝便生，叶如都梁者，是也。刘欣期《交州记》，言藿香似苏合香者，谓其气相似，非谓形状也。

元素曰：辛、甘。又曰：甘、苦，气厚味薄，浮而升，阳也。

杲曰：可升可降，阳也。入手、足太阴经。

助胃气，开胃口，进饮食（元素）。温中快气，肺虚有寒，上焦壅热，饮酒口臭，煎汤漱口（好古）。

杲曰：芳香之气助脾胃，故藿香能止呕逆，进饮食。好古曰：手、足太阴之药。故入顺气乌药散，则补肺；入黄、四君子汤，则补脾也。

附方：新六。

升降诸气：藿香一两，香附（炒）五两，为末，每以白汤点服一钱。(《经效济世方》)

霍乱吐泻：垂死者，服之回生。用藿香叶、陈皮各半两，水二盏，煎一盏，温服。(《百一选方》)

暑月吐泻：滑石（炒）二两，藿香二钱半，丁香五分为末。每服一二钱，淅米泔调服。(禹讲师《经验方》)

胎气不安：气不升降，呕吐酸水。香附、藿香、甘草二钱。

为末。每服二钱，入盐少许，沸汤调服之。(《圣惠》)

香口去臭：藿香洗净，煎汤，时时噙漱。(《摘玄方》)

冷露疮烂：藿香叶、细茶等分，烧灰，油调涂叶上，贴之。(《应验方》)

詹糖香

微温，疗风水毒肿，去恶气，伏尸。陶隐居云：此香皆合香家要用，不正入药，惟疗恶核毒肿。詹糖出晋安岑州，上真淳者难得，多以其皮及蠹虫屎杂之，惟软者为佳。余香无真伪而有精粗尔。《唐本》注云：詹糖树，似橘，煎枝为香似砂糖而黑。出交广以南。云詹糖香治恶疮，去恶气。生晋安。

《图经》：文具沉香条下。

按：詹糖香，似橘，煎枝为香，似砂糖而黑。可疗风水，祛毒肿。

时珍曰：詹言其粘，糖言其状也。时珍曰：其花亦香，如茉莉花香气。治恶核恶疮和胡桃青皮捣，涂发令黑如漆（时珍）。

檀香

陶隐居云：白檀消热肿。臣禹锡等谨按陈藏器云：主心腹霍乱中恶鬼气，杀虫。白檀香树如檀，出海南。《日华子》云：檀香热无毒，治痛，霍乱肾气腹痛。浓煎服，水磨敷外肾并腰肾痛处。

《图经》：文具沉香条下。

按：檀香为檀香科檀香的心材。综合功能消热肿，利心腹，除霍乱。临床治心胃痛，入理气药中。

释名：旃檀(《纲目》)、真檀。时珍曰：檀，善木也，故字从。善也。释氏呼为旃檀，以为汤沐，犹言离垢也。番人讹为真檀。云南人呼紫檀为胜沉香，即赤檀也。时珍曰：按：《大明一统志》云：檀香出广东、云南，及占城、真腊、爪哇、渤泥、暹罗、三佛齐、回回等国，今岭南诸地亦皆有之。树、叶皆似荔枝，皮青色而滑泽。叶廷《香谱》云：皮实而色黄者为黄檀，皮洁而色白者为白檀，皮腐而色紫者为其木并坚重清香，而白檀尤良。宜以纸封收，则不泄气。王佐《格古论》云：紫檀诸溪峒出之。性坚。新者色红，旧者色紫，有蟹爪文。新者以水浸之，可染物。真者揩壁上色紫，故有紫檀名。黄檀最香。俱可作带胯、扇骨等物。

元素曰：阳中微阴。入手太阴、足少阴，通行阳明经。

散冷气，引胃气上升，进饮食（元素）。噎膈吐食。又面生黑子，每夜以浆水洗拭令赤，磨汁涂之，甚良（时珍）。

杲曰：白檀调气，引芳香之物，上至极高之分。最宜橙、橘之属，佐以姜、枣，辅以葛根、缩砂、益智、豆蔻，通行阳明之经，在胸膈之上，处咽嗌之间，为理气要药。

时珍曰：《楞严经》云：白旃檀涂身，能除一切热恼。今西南诸番酋，皆用诸香涂身，取此义也。杜宝《大业录》云：隋有寿禅师妙医术，作五香饮济人。沉香饮、檀香饮、丁香饮、泽兰饮、甘松饮，皆以香为主，更加别药，有味而止渴，兼补益人也。道书檀香谓之浴香，不可烧供上真。时珍曰：白檀辛温，气分之药也。故能理卫气而调脾肺，利胸膈。

乳　香

微温。疗风水毒肿，去恶气，疗风瘾疹痒毒。

《日华子》云：味辛热，微毒，下气益精，补腰膝，治肾气，止霍乱冲恶中邪气，心腹痛疰气。煎膏止痛长肉，入丸散微炒，杀毒，得不粘。

陈藏器云：盖薰陆之类也。其性温。疗耳聋中风口噤，妇人血气，能发酒，理风冷，止大肠泄澼，疗诸疮，令内消。

《图经》：文具沉香条下。

《海药》云：乳头香，谨按《广志》云：生南海，是波斯松树脂也。紫赤如樱桃者为上，《仙方》：多用辟谷兼疗耳聋，中风口噤不语，善治妇人血气，能发粉酒，红透明者为上。

《简要济众》：催生方：乳香一分，黄明者细研为末，取母猪血和令匀，丸梧桐子大，每服五丸，酒下。

《博济方》：治子死腹中：黄明乳香，以端午日午时，或岁除夜，收猪心血相和，研为丸如鸡头大，以红绢袋盛，挂于门上，如患者令酒磨下一丸。

又方：治急慢惊风：乳香半两，甘遂半两，同研细，每服半钱，用乳香汤调下，或小便调妙。《灵苑方》：治甲疽，胬肉裹甲，脓血疼痛不差，凡此疾，须剔去肉中甲，不治亦愈，或已成疮不差，用此法：乳香末，胆矾烧研等分，敷之，肉消愈。

沈存中：乳香即薰陆香也，如乳头者为乳香，榻地者为榻香。

《丹房镜源》：乳香哑铜。

按：乳香为橄榄科卡氏乳香胶树脂。前已有熏陆香，亦是乳香。综合功能疗风水，祛毒肿，《日华子》提出下气益精，补腰膝。陈藏器云治妇人血气。《海药》云治中风口噤不语辟谷疗耳聋。今用乳香活血止痛，治各种瘀血疼痛。临床入活血化瘀药中。

纲目所加乳香之说皆在薰陆香条中。

降真香[①]

出黔南，伴和诸杂香烧烟直上天，召鹤得盘旋于上。

《海药》云：徐表《南州记》云：生南海山。

又云：生大秦国，味温平无毒。主天行时气，宅舍怪异，并烧悉验。

又按：《仙传》云：烧之或引鹤降，醮[②]星辰烧此香甚为第一，度箓[③]烧之功力极验。小儿带之能辟邪恶之气也。

现注：

①本条原为墨字，为唐慎微所补。

②醮：(jiào 叫)，祭神。

③箓：(lù 录)，道教秘录。

按：降真香为豆科降香檀的根部心材，今称降香。综合功能《海药》云治天行时气，避怪异之气，祛恶气。现临床用以降气止痛，宽胸。治心胸懋痛，逆气不降，用治冠心病，食道及胃逆气等。入降气药中。

释名：紫藤香(《纲目》)、鸡骨香。时珍曰：俗呼舶上来者为番降，亦名鸡骨，与沉香同名。

时珍曰：今广东、广西、云南、汉中、施州、永顺、保靖，及占城、安南、暹罗、渤泥、琉球诸地皆有之。朱辅《溪蛮丛笑》云；鸡骨香即降香，本出海南。今溪峒僻处所出者，似是而非，劲瘦不甚香。周达观《真腊记》云：降香生丛林中，番人颇费砍斫之功，乃树心也。

其外白皮，浓八九寸，或五六寸。焚之气劲而远。又嵇含《草木状》云：紫藤香，长茎细叶，根极坚实，重重有皮，花白子黑。其茎截置烟炱中，经久成紫香，可降神。按：嵇氏所说，与前说稍异，岂即朱氏所谓似是而非者乎？抑中国者与番降不同乎。

疗折伤金疮，止血定痛，消肿生肌（时珍）。

时珍曰：降香，唐、宋本草失收。唐慎微始增入之，而不着其功用。今折伤金疮家多用其节，云可代没药、血竭。按：《名医录》云：周被海寇刃伤，血出不止，筋如断，骨如折，用花蕊石散不效。军士李高用紫金散掩之，血止痛定。明日结痂如铁，遂愈，且无瘢痕。叩其方，则用紫藤香瓷瓦刮下研末尔。云即降之最佳者，曾救万人。罗天益《卫生宝鉴》亦取此方，云甚效也。

附方：新二。

金疮出血：降真香、五倍子、铜花等分为末，敷之。(《医林集要》)

痈疽恶毒：番降末、枫、乳香，等分为丸，熏之，去恶气甚妙。(《集简方》)

苏合香

味甘，温，无毒。主辟恶，杀鬼精物，温疟，蛊毒，痫痓，去三虫，除邪，令人无梦魇，久服通神明，轻身长年。生中台川谷。

陶隐居云：俗传云是师子屎，外国说不尔。今皆从西域来，真者虽别，亦不复入药，惟供合好香尔。

《唐本》注云：此香从西域及昆仑来，紫赤色，与紫真檀相似，坚实极芬香，惟重如石，烧之灰白者好。云是师子屎，此是胡人诳言，陶不悟之，犹以为疑也。

臣禹锡等谨按《梁书》云：中天竺国出苏合，苏合是诸香汁煎之，非自然一物也。

又云：大秦人采苏合，先煎其汁，以为香膏，乃卖其滓与诸人。是以展转来达中国，不大香也。

陈藏器云：按师子屎赤黑色，烧之去鬼气，服之破宿血，杀虫。苏合香色黄白，二物相似而不同。人云师子屎是西国草木皮汁所为，胡人将来欲人贵之，饰其名尔。

《图经》：文具沉香条下。

《唐本》余：除鬼魅。

按：苏合香为金缕梅科苏合香树分泌的树脂。综合功能辟恶，截温疟，镇惊痫。陈藏器云破宿血，杀虫。今用苏合香治痰迷神昏，舌强言语不清等脑血管及脑部疾病，也可治冠心病胸痛等。入开窍药中。

时珍曰：按：郭义恭《广志》云：此香出苏合国，因以名之。梵书谓之咄鲁瑟剑。时珍曰：按《寰宇志》云：苏合油出安南。三佛齐诸国。树生膏，可为药，以浓而无滓者为上。叶廷珪《香谱》云：苏合香油出大食国。气味皆类笃耨香。沈括《笔谈》云：今之苏合香赤色如坚木，又有苏合油如黐胶，人多用之。而刘梦得《传信方》言：苏合香多薄叶，子如金色，按之即少，放之即起，良久不定，如虫动，气烈者佳。如此则全非今所用者，宜精考之。窃按沈氏所说，亦是油也，不必致疑。时珍曰：苏合香气窜，能通诸窍脏腑，故其功能辟一切不正之气。按：沈括《笔谈》云：太尉王文正公气羸多病。宋真宗面赐药酒一瓶，令空腹饮之，可以和气血，辟外邪。公饮之，大觉安健。次日称谢。上曰：此苏合香酒也。每酒一斗，入苏合香丸一两同煮。极能调和五脏，却腹中诸疾。每冒寒夙兴，则宜饮一杯。自此臣庶之家皆仿为之，此方盛行于时。其方本出唐玄宗《开元广济方》，谓之白术丸。后人亦编入《千金》《外台》，治疾有殊效。

附方：新二。

苏合香丸：治传尸骨蒸，肺痿，疰忤鬼气，猝心痛，霍乱吐利，时气鬼魅瘴疟，赤白暴痢，瘀血月闭，癖疔肿，小儿惊痫客忤，大人中风、中气、狐狸等病。用苏合油一两，安息香末二两，以无灰酒熬成膏，入苏合油内。白术、香附子、青木香、白檀香、沉香、丁香、麝香、荜茇、诃梨勒（煨，去核为末），以香膏加炼蜜和成剂，蜡纸包收。每服旋丸梧子大，早朝取井华水，温冷任意，化服四丸。老人、小儿一丸。（《惠民和剂局方》）

水气浮肿：苏合香、白粉、水银等分，捣匀，蜜丸小豆大。每服二丸，白水下。当下水出。《肘后方》

释名：狻猊（音酸倪）。《尔雅》作狻麑。虓（许交切）。

时珍曰：狮为百兽长，故谓之狮。虓，象其声也。《梵书》谓之僧伽彼。《说文》云：一名白泽。今考《瑞应图》，白泽能言语，非狮也。时珍曰：狮子出西域诸国。状如虎而小，黄色。亦如金色猱狗，而头大尾长。亦有青色者。铜头铁额，钩爪锯牙，弭耳昂鼻，目光如电，声吼如雷。有髯，牡者毛大如斗，日走五百里，为毛虫之长。怒则威在齿，喜则威在尾。每一吼则百兽避易，马皆溺血。《尔雅》言其食虎豹。虞世南言其拉虎吞貔，裂犀分象。陶九成言其食诸禽兽，以气吹之，羽毛纷落。熊太古言其乳入牛羊马乳中，皆化成水。虽死后虎豹不敢食其肉，蝇不敢集其尾。物理相畏如此。然《博物志》载：魏武帝至白狼山，见物如狸，跳至狮子头杀之。《唐史》载：高宗时，伽毗耶国献天铁兽，能擒狮象。则狮虽猛悍，又有制之者也。西域畜之七日内取其未开目者调习之，若稍长则难驯矣。

屎：时珍曰：陶氏注苏合香，误以为狮屎。陈氏正其误，言狮屎极臭，赤黑色。今考补于此。

金樱子

味酸、涩，平，温，无毒。疗脾泄，下痢，止小便利，涩精气。久服令人耐寒轻身。方术多用。云是今之刺梨子。形似榅桲而小，色黄有刺，花白，在处有之[1]。臣禹锡等谨按《蜀本》云：术多用，言是今之刺榆子，形如榅桲[2]而小，今医家用之甚验。

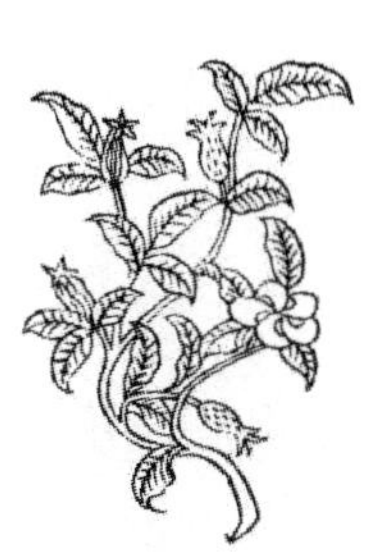
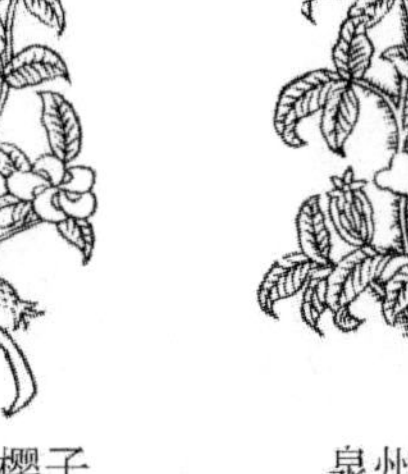
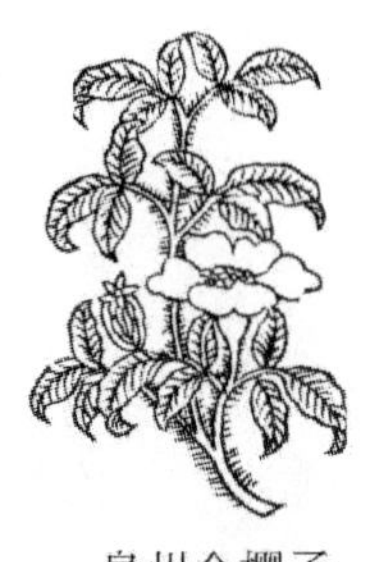
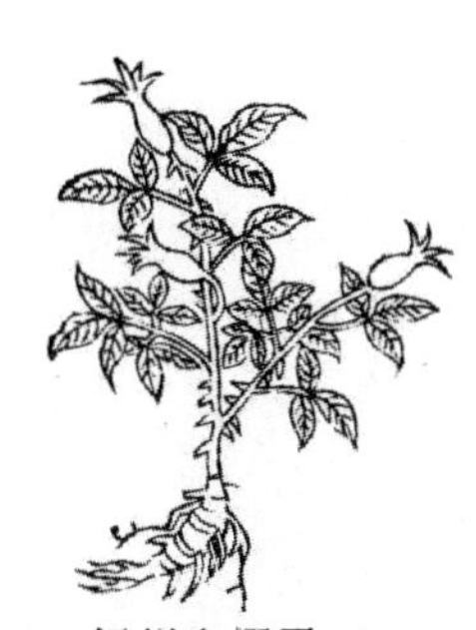

宜州金樱子　泉州金樱子　舒州金樱子

《雷公炮炙论》云：林檎[2]向里，子名金樱子，与此同名而已，医方中亦用林檎子者。

《日华子》云：金樱花，平。止冷热痢，杀寸白蛔虫等，和铁粉研，拔白发敷之，再出黑者，亦可染发。

又云：金樱东行根，平，无毒。治寸白虫；剉二两，入糯米三十粒，水二升，煎五合，空心服，须臾泻下，神验。又云：皮，平，无毒。炒止泻血及崩中带下。

《图经》曰：金樱子，旧不载所出州土，云在处有之，今南中州郡多有，而以江西剑南岭外者为胜。丛生郊野中，大类蔷薇，有刺，四月开白花，夏秋结实，亦有刺，黄赤色，形似小石榴，十一月、十二月采。江南蜀中人熬作煎酒服，云补治有殊效。宜州所供云：《本草》谓之营实，其注称白花者善。即此也。今校诸郡所述，与营实殊别也。洪州、昌州皆能煮其子作煎，寄至都下。服食家用和鸡头实作水陆丹，益气补真甚佳。

《孙真人食忌》：金樱子煎：经霜后，以竹夹子摘取，于大木臼中转杵，却刺，勿损之，擘为两片，去其子，以水淘洗过，烂捣，入大锅，以水煎，不得绝火，煎约水耗半取出，澄滤过，仍重煎似稀饧，每服取一匙，用暖酒一盏调服，其功不可具载。

沈存中：金樱子，止遗泄，取其温且涩。世之用者，待红熟，取汁熬膏大误也。红熟则却失本性，今取半黄时采用妙。

《衍义》曰：金樱子，经九月、十月熟时采，不尔复令人利。

现注：

①本条为墨字，今附，为《开宝》文。

②榅：（wēn 温），桲（bó 勃）。

③檎：（qín 禽）。

按：金樱子为蔷薇科金樱子的果实。综合功能温脾止泄，涩精。《日华子》云杀虫，止崩中带下。《图经》记载了与芡实做水陆丹，今称水陆二仙丹，涩精补脾肾久用不衰。《食忌》记载金樱子膏，至今盛行，用于补肾祛血脂。临床用金樱子补肾涩精治肾虚，肾炎，高脂血症等。入补肾涩精药中。

释名：刺梨子(《开宝》)、山石榴(《纲目》)

时珍曰：金樱当作金罂，谓其子形如黄罂也。石榴、鸡头皆象形。又杜鹃花、小檗并名山石榴，非一物也。时珍曰：山林间甚多。花最白腻。其实大如指头，状如石榴而长。其核细碎而有白毛，如营实之核而味甚涩。震亨曰：经络隧道，以通畅为平和。而昧者取涩性为快，熬金樱为煎食之。自不作靖，咎将谁执。时珍曰：无故而服之，以取快欲则不可。若精气不固者服之，何咎之有。

附方：新二。

补血益精：金樱子（即山石榴，去刺及子，焙）四两，缩砂二两。为末，炼蜜和丸梧桐子大。每服五十丸，空心温酒服。(《奇效良方》)

久痢不止：严紧绝妙。方：罂粟壳（醋炒）、金樱（花、叶及子）等分。为末，蜜丸芡子大。每服五七丸，陈皮煎汤化下。(《普济方》)

叶：主治痈肿，嫩叶研烂，入少盐涂之，留头泄气。又金疮出血，五月五日采，同桑叶、苎叶等分，阴干研末敷之，血止口合，名军中一捻金。(时珍)

东行根：止滑痢，煎醋服，化骨鲠。(时珍)

八种海药余

藤　黄

谨按，《广志》云：出鄂、岳等州诸山崖，其树名海藤花，有蕊，散落石上。彼人收之谓沙黄，就树采者轻妙，谓之腊草，酸涩有毒。主蚛牙蛀齿，点之便落，据今所呼铜黄谬矣。盖以铜、藤语讹也。按此与石泪采无异也。画家及丹灶家并时用之。

按：藤黄，其树名为海藤花。今之藤黄为藤黄科藤黄之胶质树脂。可固齿杀虫。有藤黄酒，故用时可用酒剂。

时珍曰：今画家所用藤黄，皆经煎炼成者，舐之麻人。按：周达观《真腊记》云：国有画黄，乃树脂。番人以刀斫树枝滴下，次年收之。似与郭氏说微不同，不知即一物否也。

返魂香

谨按《汉书》云：汉武帝时，西国进返魂香。《武王内传》云：聚窟洞中上有返魂树，采其根于釜中，以水煮，候成汁方去滓，重火炼之如漆，候凝则香成也。西国使云其香名有六，帝曰：六名何？一名返又魂，一名惊精，一名回生，一名震坛，一名人马精，一名节死香。烧之一豆许，凡有疫死者闻香再活，故曰返魂香也。

按：返魂香，返魂树根炼之，生西国。可辟疫返魂。

时珍曰：张华《博物志》云：武帝时，西域月氏国，度弱水贡此香三枚，大如燕卵，黑如桑椹。值长安大疫，西使请烧一枚辟之，宫中病者闻之即起，香闻百里，数日不歇。

疫死未三日者，熏之皆活，乃返生神药也。此说虽涉诡怪，然理外之事，容或有之，未可便指为谬也。

海红豆

谨按徐表《南州记》云：生南海人家园圃中，大树而生，叶圆有荚。微寒，有小毒。主人黑皮鼾黯，花癣，头面游风。宜入面药及藻豆。近右蜀中种亦成也。

按：海红豆为豆科海红豆的种子。功能可祛斑消癣，祛头面游风。

时珍曰：树高二三丈，叶似梨叶而圆。按：宋祁《益部方物图》云：红豆叶如冬青而圆泽，春开花白色，结荚枝间。其子累累如缀珠，若大红豆而扁，皮红肉白，以似得名，蜀人用为果。

落雁木

谨按徐表《南州记》云：生南海山野中，藤蔓而生，四面如刀削。代州雁门亦有藤萝，高丈余，雁过皆缀其中，故曰落雁木。又云：雁衔至代州雁门皆放落而生，以此为名。蜀中雅州亦出。味，平、温，无毒。主风痛伤折，脚气肿腹满虚胀，以粉木同煮汁蘸洗，并立效。又主妇人阴疮浮疱，以椿木同煮之妙也。

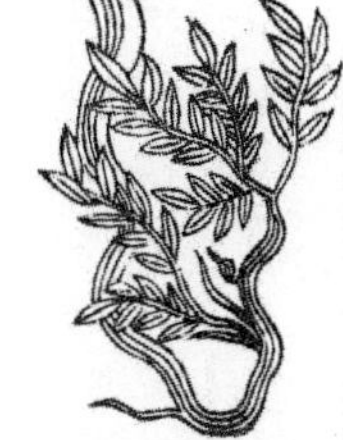
雅州落雁木

《图经》曰：落雁木，生雅州，味甘性平，无毒。治产后血气痛，并折伤内损等疾。其苗作蔓，缠绕大木，苗叶形色大都似茶，无花实。彼土人四月采苗入药用。

按：落雁木，《图经》曰其苗作蔓，苗叶似茶，无花实。功能可祛风续折，消脚气，消血气痛。

莎[①]木

谨按《蜀记》云：生南中八郡，树高数十余丈，阔四五围，叶似飞鸟翼，皮中亦有面，彼人作饼食之。《广志》云：作饭饵之，轻滑美好，白胜桄榔面，味平，温，无毒。主补虚冷，消食。彼人呼为莎面也。

现注：

①莎（shā 沙）。卷十四桄榔子条引《蜀记》及《广志》述及莎面文字写作莎面，《中药大词典》亦写作莎木。依以上根据，似莎可写作莎。

按：莎木为棕榈科西谷椰子。功能可补虚冷，消食。

释名：樓木（音襄）。时珍曰：莎字韵书不载，惟孙愐《唐韵》莎字注云：树似桄榔。则莎字当作莎衣之莎。其叶离披如莎衣之状，故谓之莎也。张勃《吴录·地理志》言，交趾樓木，皮中有白粉如米屑，干之捣末，以水淋过似面，可作饼食者，即此木也。后人讹为莎，音相近尔。杨慎《卮言》乃谓木即桄榔，误矣。按左思《吴都赋》云：面有桄榔。又曰：文、樓、桢、橿，既是一物，不应两用矣。时珍曰：按：刘欣期《交州记》云：都勾树似棕榈，木中出屑如桄榔面，可作饼饵。恐此即樓木也。

栅 木 皮

谨按《广志》云：生广南山野郊。汉《尔雅》注云：栅木如桑树，味苦温无毒，主霍乱吐泻，小儿吐乳，暖胃，正气。并宜煎服。

按：栅木皮，如桑树。功能养胃，止霍乱吐泻。

无名木皮

谨按徐表《南州记》云：生广南山谷，大温无毒。主阴肾痿弱，囊下湿痒。并宜煎取其汁，小浴极妙也。其实号无名子，波斯家呼为阿月浑。状若榛子，味辛无毒。主腰冷阴肾虚弱，房中术使用者众。得木香、山茱萸良也。

按：无名木为漆村科无名木的树皮。可补肾强阴。

奴 会 子

谨按《拾遗》云：生西国诸戎，大小如苦药子，味辛，平，无毒。主治小儿无辜疳冷，虚渴，脱肛，骨立瘦损，脾胃不磨。刘五娘方用为煎，治孩子瘦损也。

按：奴会子，《开宝本草》云：芦荟一名奴会。如此则奴会子即是芦荟子。为百合科植物。功能消疳提肛补脾胃。

二十六种陈藏器余

干陀木皮

味平，无毒。主破宿血，妇人血闭，腹内血块。酒煎服之。生安南，皮厚堪染者，叶如樱桃。

《海药》云：按《西域记》云：生西国，彼人用染僧褐，故名干陀，褐色也。树大皮厚，味平温。主癥瘕气块，温腹暖胃止呕逆，并良也。

按：干陀木皮，树大皮厚叶如樱桃。可破宿血，通血闭。

含水藤中水

味甘，平，无毒。主止渴，润五脏，山行无水处断之得水可饮。清美，去湿痹烦热。生岭南，叶似狗蹄。煮汁服之主天行时气。捣叶敷中水烂疮，皮皲。刘欣期《交州记》亦载之也。《海药》云：谨按《交州记》云：生岭南及诸海山谷，状若葛，叶似枸杞。多在路行人乏水处便吃此藤，故以为名。主烦渴心躁，天行疫气瘴疠，丹石发动亦宜服之。

按：含水藤为猕猴桃科木天蓼，又名含水藤。藤中含水。功能止渴除瘴，祛湿除痹。

时珍曰：顾微《广州记》云：水藤，去地一丈，断之更生，根至地水不绝。山行口渴，断取汁饮之。陈氏所谓大瓠藤，盖即此物也。治人体有损痛，沐发令长（时珍。《广州记》)。

皋芦叶

味苦，平。作饮止渴除痰不睡，利水明目。出南海诸山，叶似茗而大，南人取作当茗极重之。《广州记》曰：新平县出皋芦，皋芦，茗之别名也，叶大而涩。又《南越志》曰：龙川县出皋芦，叶似茗，味苦涩。土人为饮，南海谓之过罗，或曰物罗，皆夷语也。

《海药》云：谨按《广州记》云：出新平县，状若茶树阔大，无毒。主烦渴热闷，下痰，通小肠淋，止头痛。彼人用代茶，故人重之如蜀地茶也。

按：皋芦叶，为山茶科皋芦之叶。功能止渴除痰，利水明目。兴奋。

时珍曰：皋芦叶状如茗，而大如手掌。碎泡饮，最苦而色浊，风味比茶不及远矣。今广人用之，名曰苦䔲。

蜜香

味辛，温，无毒。主臭除鬼气。生交州，大树节如沉香。《异物志》云：蜜香，虫名。又云：树生千岁，斫仆之，四五岁乃往看已腐败，惟中节坚贞是也。树如椿。按《法华经》注云：木蜜，香蜜也，树形似槐而香，伐之五六年，乃取其香。《图经》文具沉香条下。

《海药》云：谨按《内典》云：状若槐树。《异物志》云：其叶如椿。《交州记》云：树似沉香无异。主辟恶去邪鬼尸注，心气。生南海诸山中，种之五六年便有香也。

按：蜜香，沈香条引《南越志》云：交州有蜜香树，欲取先断其根，经年后外皮朽烂，木心与节坚黑沉水者为沉香。按如此说则蜜香即沉香。功能辟恶去邪，开心气。

释名：没香(《纲目》)、多香木、阿嗟。时珍曰：按：《魏王花木志》云：木蜜号千岁树，根本甚大，伐之四五岁，取不腐者为香。观此，则陈藏器所谓生千岁乃斫者，盖误讹也。段成式《酉阳杂俎》云：没树出波斯国、拂林国人呼为阿䗙（同嗟）。树长丈余，皮青白色，叶似槐而长，花似橘花而大。子黑色，大如山茱萸，酸甜可食。《广州志》云：肇庆新兴县出多香木，俗名蜜香。辟恶气，杀鬼精。《晋书》云：太康五年，大秦国献蜜香树皮纸，微褐色，有纹如鱼子，极香而坚韧。观此数说，则蜜香亦沉香之类，故形状功用两相仿佛。《南越志》谓：交人称沉香为蜜香。《交州志》谓：蜜香似沉香。《岭表录异》言：栈香皮纸似鱼子。尤可互证。杨慎《丹铅录》言蜜树是蜜蒙花树者，谬也。又枳木亦名木蜜，不知亦同类否。详见果部。

阿勒勃

味苦，大寒，无毒。主心膈间热风，心黄，骨蒸寒热，杀三虫。生佛逝国，似皂荚圆长，味甜好吃，一名婆罗门皂荚也。

《海药》云：按《异域记》云：主热病及下痰，杀虫，通经络。子疗小儿疳气。凡用先炙令黄用。

按：阿勒勃为豆科腊肠树的果实婆罗门皂。功能清热利膈，退黄除蒸，通络。

时珍曰：婆罗门，西域国名；波斯，西南国名也。时珍曰：此即波斯皂荚也。按段成式《酉阳杂俎》云：波斯皂荚，彼人呼为忽野檐，拂林人呼为阿梨去伐。树长三四丈，围四五尺。叶似枸橼而短小，经寒不凋。不花而实，荚长二尺，中有隔。隔内各有一子，大如指头，赤色至坚硬，中黑如墨，味甘如饴可食，亦入药也

鼠藤

味甘，温，无毒。主丈夫五劳七伤，腰脚痛冷，阴痿小便数白。益阳道，除风气，补衰老，好颜色。取根及茎细剉，浓煮服之讫取微汗。亦浸酒如药酒法，性极温，服讫稍令人闷，无苦。生南海海畔山谷，作藤绕树，茎叶滑净似枸杞，花白有节，心虚，苗头有毛。南人皆识其藤，有鼠咬痕者良，但须嚼咽其汁验也。

《海药》云：谨按《广州记》云：生南海山谷，藤蔓而生，鼠爱食此，故曰鼠藤。咬处即人用入药，彼人食之如吃甘蔗，味甘美。主腰脚风冷，大补水脏，好颜色，长筋骨。并剉浓煎服之，亦取汁浸酒更妙。

按：鼠藤，藤绕树，叶滑似枸杞，花白。有萝摩科青蛇藤名乌骚风，与此甚合。功能益阳道，除风气，补衰老。

浮烂罗勒

味酸，平，无毒。主一切风气，开胃补心，除冷痹，和调脏腑。生康国，似厚朴也。

按：浮烂啰勒，似厚朴。功能开胃补心，除痹，调和脏腑。

灵寿木根皮

味苦，平。止水。作杖令人延年益寿。生剑南山谷，圆长皮紫。《汉书》孔光，年老赐灵杖。颜注曰：木似竹，有节，长不过八九尺，围可三四寸，自然有合杖之制，不须削理也。

按：灵寿木，皮紫似竹有节。有灵寿茨为清枫藤科泡花桐，不知灵寿茨是否有节。灵寿木功能止水，延年益寿。

时珍曰：陆氏《诗疏》云：椐即樻也。节中肿，似扶老，即今灵寿也。人以作杖及马鞭。

弘农郡共北山有之。

䓞[①]木

味甘，温，无毒。主风血羸瘦，补腰脚，益阳道。宜浸酒。生林汉山谷，木纹侧，故曰䓞木。

现注：

①䓞：（lì 利），通捩（liè 列），扭，转。

按：䓞木为杜鹃花科南烛，又名山胡椒的枝叶和果实。但不是南烛子，南烛子为杜鹃

花科乌饭树的果实。緌木补腰脚，益阳道。

斑珠藤

味甘，温，无毒。主风血羸瘦，妇人诸疾，浸酒服之。生山谷中，不凋。子如珠而斑，冬取之。

按：斑珠藤，不凋，子如珠而斑。功能养血祛风调经。

阿月浑子

味辛，温，涩，无毒。主诸痢，去冷气，令人肥健。生西国诸蕃，云与胡榛子同树，一岁榛子，二岁浑子也。

按：阿月浑子，为漆树科无名木果实无名子。功能止痢驱寒理气。

不雕木

味苦，温，无毒。主调中补衰，治腰脚，去风气，却老变白。生太白山岩谷，树高二三尺，叶似槐，茎赤有毛如棠梨。

按：不雕木，高二三尺，叶似槐，茎赤有毛如棠梨。有豆科西南槐树，小枝密被棕色短软毛，为灌木，又名乌豆根，与此甚符。不雕木补衰调中强腰去风。

曼游藤

味甘，温，无毒。久服长生延年，去久嗽。出犍为牙门山谷，如寄生，著大树，春华色紫，叶如柳。张司空云：蜀人谓之沉花藤。亦云治癖。

按：曼游藤，如寄生著大树，春华紫，叶如柳。有萝藦科杠柳，名北五加皮，亦叶如柳，花冠外面黄绿，内面紫红色，因枝条软常依大木而生，很像曼游藤之描述。曼游藤功能祛老止嗽。

龙手藤

味甘，温，无毒。主偏风口㖞，手足瘫缓，补虚益阳，去冷气风痹。斟酌多少，以醇酒浸，近火令温。空心服之取汗。出安荔浦山石上，向阳者叶如龙手，因以为名，采之无时也。

按：龙手藤，向阳者叶如龙手。有蔷薇科五叶悬钩子名五爪风，其叶亦似龙手。龙手藤功能补虚益阳治瘫通痹。

放杖木

味甘，温，无毒。主一切风血，理腰脚，轻身变白不老。浸酒服之。生温括睦婺山中，树如木天蓼，老人服之一月放杖，故以为名也。

按：放杖木，木如木天蓼。木天蓼为猕猴桃科含水藤。放杖木功能强腰脚，轻身祛风。

石松

味苦辛，温，无毒。主人久患风痹，脚膝疼冷，皮肤不仁，气力衰弱，久服好颜色，变白不老，浸酒良。生天台山石上如松，高一二尺也。

按：石松为石松科石松，今名伸筋草。可祛风除痹。伸筋草为今临床常用药治风湿痹症关节肿痛。

时珍曰：此即玉柏之长者也。名山皆有之。

牛奶藤

味甘，温，无毒。主荒年食之令人不饥，取藤中粉食之如葛根，令人发落。牛好食之，生深山大如树。

按：牛奶藤，藤中粉如葛根，大如树。有桑科牛奶树，牛奶浆，不知藤中有无粉。牛奶藤止饥止渴。

震烧木

主火惊失心。煮服之，又取挂门户间，大厌[①]火灾。此霹雳木也。

现注：

①厌：通压。

按：震烧木即霹雳木，雷击后之木。可镇火镇心。

时珍曰：此雷所击之木也。方士取刻符印，以招鬼神。周日用注《博物志》云：用击鸟影其鸟必自堕也。

木麻

味甘，无毒，主老血，妇人月闭，风气羸瘦，癥瘕。久服令人有子。生江南山谷林泽，叶似胡麻相对，山人取以用酿酒也。

按：木麻，叶似胡麻相对。有蔷薇科鸡麻为木本，叶对坐。与木麻甚相符。木麻活血通经，破癥赞育。

帝休

主不愁，带之愁自销矣。生少室嵩高山。《山海经》曰：少室山，有木名帝休，其枝五衢，黄花黑实。服之不愁。今嵩山应有此木，人未识，固可求之。亦如萱草之忘忧也。

按：帝休，其枝五衢，黄花黑实。亦如萱草之忘忧。可解忧消愁。

河边木

令饮酒不醉。五月五日取七寸投酒中二遍饮之必能饮也。

按：河边木可醒酒清神。

檀　　桓

味苦，寒，无毒。主长生神仙，去万病。末为散，饮服方寸匕，尽一枝有验。此百岁蘖之根，如天门冬，长三四尺，别在一旁，以小根缀之。一名檀桓芝。《灵宝方》亦云。

按：檀桓，百岁蘖之根。可祛病延寿。

时珍曰：《本经》但言黄檗根名檀桓。陈氏所说乃檗旁所生，檀桓芝也，与陶弘景所说同。

木　　蜜

味甘，平，无毒。止渴除烦，润五脏，利大小便，去膈上热。功用如蜜。树生南方，枝叶俱可啖，亦煎食如饴，今人呼白石木蜜。子名枳椇，味甜。《本经》云：木蜜非此中汁如蜜也。崔豹《古今注》云：木蜜，生南方，合体甜软可啖，味如蜜，老枝煎取倍甜，止渴也。

按：木蜜，子名枳椇，如此则木蜜是枳椇子枝叶煎如饴而成。枳椇子为鼠李科植物。木蜜可止渴除烦去热。

朗 榆 皮

味甘，寒，无毒。主下热淋，利水道，令人睡。生山中，如榆，皮有滑汁，秋生荚如北榆。陶公只见榆，作注为南土无榆也。

按：朗榆皮为榆科榔榆的树皮或根皮。可清热通淋安神。

时珍曰：大榆二月生荚，朗榆八月生荚，可分别。

那 耆 悉

味苦，寒，无毒。主结热热黄，大小便涩赤，痟[①]毒诸热，明目。取汁洗目，主赤烂热障。生西南诸国，一名龙花也。

现注：

①痟：皮肤红色病块，痟则成片。

按：那耆悉，为西南诸国之龙花。可清热退黄，明目消丹肿。

黄　　屑

味苦，寒，无毒。主心腹痛，霍乱，破血，酒煎服之。主酒疸目黄及野鸡病，热痢下血，水煮服之。从西南来者，并作屑，染黄用之，树如檀。

按：黄屑树如檀，可宽胸治痛破血退黄。

卷第十三

木部中品总九十二种

一十七种《神农本经》原为白字，现用字下无·标识，与《别录》字下有·相对。

三种《名医别录》原为墨字，现用字下加·表示。

一十一种《唐本》先附注云：唐附

一十四种今附皆医家尝用有效，即《开宝》所增入。

二种新补 即《嘉祐》所增。

四十五种陈藏器余

桑根白皮《本经》叶、耳、五木耳附，桑椹、桑灰，《唐注》蕈菌，续注。 竹叶《本经》根、汁、实、沥、皮筎、笋附 竹黄，续注 吴茱萸《本经》根附，胡頹子附，叶并梂子根，续注 槟榔《别录》 栀子山栀子，续注 紫铆[①]（音矿）骐麟竭唐附 龙脑香唐附，相思子，续注 食茱萸唐附，皮，续注 芜荑《本经》 枳壳今附 枳实今附 厚朴《本经》 茗 苦槚唐附 秦皮《本经》 秦椒《本经》 山茱萸《本经》胡頹子续注 紫葳《本经》凌霄花也，茎、叶等附，根，续注 胡桐泪唐附 墨今附 棘刺花实、叶、针附 猪苓《本经》 白棘《本经》 乌药今附 没药今附 龙眼《本经》 安息香唐附 仙人杖新补，草仙人杖附 松萝《本经》 毗梨勒唐附 菴摩勒唐附 郁金香今附 卫矛鬼箭也 海桐皮今附，鸡桐附 大腹今附 紫藤今附 合欢《本经》 虎杖 五倍子今附（百药煎附） 伏牛花今附 天竺黄今附 蜜蒙花今附 天竺桂今附 折伤木唐附 桑花新补 椋[②]子木唐附 每始王木唐附

四十五种陈藏器余

必栗香 椆木 研药 黄龙眼 箭簳 元慈勒 都咸子 凿孔中木 栎木皮 省藤 松杨木 杨庐耳 故甑蔽 梫木 象豆 地主 腐木 石刺木 枘木 息王藤 角落木 鸩鸟浆 紫珠 牛领藤 杭材 鬼膊藤 木戟 奴柘 温藤 鬼齿 铁槌柄 古榇板 慈母 饭箩 白马骨 紫衣 梳篦 倒挂藤 故木砧 古厕木 桃掘 梭头 救月杖 地龙藤 火槽头

现注：

①铆：（kuàng 矿），字典注与矿同，丱亦与矿同。

②椋：（liáng 良）。

桑根白皮

味甘，寒，无毒。主伤中，五劳六极羸瘦，崩中脉绝，补虚益气。去肺中水气，唾血，热渴水肿腹满，胪胀，利水道，去寸白。可以缝金疮。采无时。出土上者杀人。（续断、桂心、麻子为之使）叶主除寒热，出汗。汁解蜈蚣毒。

桑耳，味甘有毒。黑者主女子漏下赤白汁血病，癥瘕积聚，阴痛，阴阳寒热，无子。疗月水不调，其黄熟陈白者止久泄，益气不饥。其金色者治癖饮积聚腹痛，金疮。一名桑菌，一名木麦《蜀本》麦作夋。(诠荀切)[①]五木耳，名檽[②]，益气不饥，轻身强志。生犍[③]为山谷，六月多雨时采即暴干。

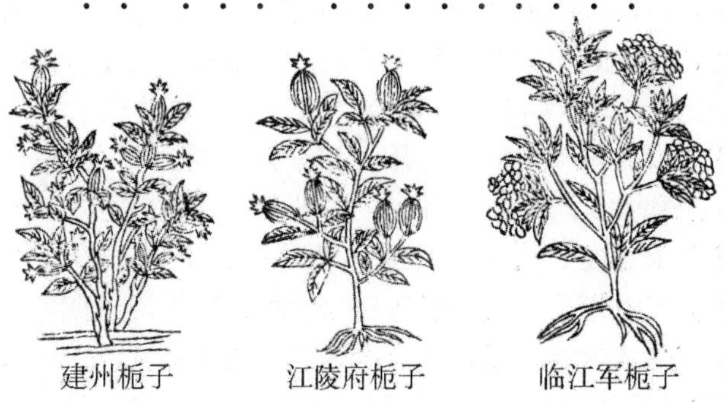

建州栀子　江陵府栀子　临江军栀子

陶隐居云：东行桑根乃易得，而江边多出土，不可轻信。桑耳断谷方云：木檽，又呼为桑上寄生，此云五木耳而不显四者是何木。按老桑树生燥耳，有黄者、赤白者。又多雨时亦生软湿者，人采以作菹，皆无复药用。

《唐本》注云：楮耳人常食，槐耳用疗痔，榆、柳、桑耳此为五耳。软者并堪啖，桑椹味甘寒，无毒，单食主消渴。叶味苦甘寒，有少毒，水煎取浓汁，除脚气水肿，利大小肠。灰味辛寒，有小毒，蒸淋取汁为煎，与冬灰等同灭痣疵黑子，蚀恶肉，煮小豆大下水胀，敷金疮，止血生肌也。

今按：陈藏器本草云：桑叶汁，主霍乱腹痛吐下，冬月用干者浓煮服之。研取白汁合金疮，又主小儿吻疮。细剉大釜中煎取如赤糖，去老风及宿血。叶椏者名鸡桑，最堪入用。椹利五脏关节，通血气，久服不饥。多收暴干捣末，蜜和为丸，每日服六十丸，变白不老，取黑椹一升和科斗子一升，瓶盛封闭，悬屋东头，一百日，尽化为黑泥，染白鬓如漆。又取二七枚，和胡桃脂研如泥，拔去白发，点孔中即生黑者。

臣禹锡等谨按《药性论》云：桑白皮，使，平。能治肺气喘满，水气浮肿，主伤绝，利水道，消水气，虚劳客热头痛，内补不足。桑耳，使，一名桑臣，又名桑黄，味甘辛，无毒。能治女子崩中带下，月闭血凝，产后血凝，男子痃癖，兼疗伏血，下赤血。

又云：木耳，亦可单用，平。孟诜云：寒无毒。利五脏，宣肠胃气拥毒气。不可多食，惟益服丹石人热发，和葱豉作羹。

萧炳云：桑叶，炙，煮饮止霍乱。

孟诜云：桑根白皮，煮汁饮，利五脏，又入散用下一切风气水气。

又云：桑叶，炙，煎饮之止渴。一如茶法。

又云：桑皮煮汁，可染褐色久不落，柴烧灰淋汁入炼五金家用。

《日华子》云：桑白皮，温，调中下气，益五脏，消痰止渴，利大小肠，开胃下食，杀腹脏虫，止霍乱吐泻。此即出桑根皮。

又云：家桑东行根，暖，无毒。研汁治小儿天吊惊痫客忤，及敷鹅口疮大验。

又云：家桑叶，暖，无毒。利五脏，通关节，下气。煎服除风痛出汗。并扑损瘀血，并蒸后罯。蛇虫蜈蚣咬，盐挼敷上。春叶未开枝可作煎，酒服，治一切风。

又云：桑耳，温，微毒。止肠风泻血，妇人心腹痛。

《药性论》云：蕈耳，亦可单用，平。古槐、桑树上者良。能治风破血，益力，其余树上多动风气，发痼疾，令人肋下急，损经络，背膊闷。又煮浆粥安槐木上，草覆之，即生蕈，次柘木者良。

孟诜云：菌子，寒。发五脏风拥经脉，动痔病，令人昏昏多睡，背膊四肢无力。又菌子有数般，槐树上生者良，野田中者恐有毒杀人。又多发冷气，令腹中微微痛。

《图经》曰：桑根白皮，《本经》不著所出州土，今处处有之，采无时。不可用出土上者，用东行根益佳。或云：木白皮亦可用，初采得以铜刀剥去上粗皮，取其里白，切，焙干。其皮中青涎勿使刮去，药力都在其上，恶铁及铅，不可近之。桑叶以夏秋再生者为上，霜后采之，煮汤淋渫手足，去风痹殊胜。桑耳一名桑黄，有黄熟陈白者，又有金色者，皆可用。碎切，酒煎主带下。其实椹有白黑二种，暴干皆主变白发。皮上白藓花，亦名桑花，状似地钱，刀削取炒干，以止衄吐血等。其柴烧灰淋汁，医家亦多用之，桑上蠹虫主暴心痛金疮肉生不足。皮中白汁，主小儿口疮，敷之便愈。又以涂金刃所伤燥痛，须臾血止，更剥白皮裹之，令汁得入疮中良。冬月用根皮皆验。白皮作线以缝金创肠出者，更以热鸡血涂之，唐安金藏剖腹用此法便愈。桑条作煎见《近效方》云：桑煎疗水气，肺气，脚气痈肿，兼风气；桑条二两，用大秤七两，一物细切如豆，以水一大升，煎取三大合，如欲得多造，准此增加，先熬令香，然后煎。每服肚空时吃，或茶汤，或羹粥，每服半大升，亦无禁忌也。《本方》云：桑枝，平，不冷不热，可以常服，疗遍体风痒，干燥脚气，风气，四肢拘挛，上气眼晕，肺气嗽，消食利小便，久服轻身，聪明耳目，令人光泽，兼疗口干。《仙经》云：一切仙药不得桑煎不服。出《抱朴子》。《本方》：桑枝一小升，细切熬令香，以水三大升，煎取二大升，一日服尽，无问食前后，此服只依前方也。桑叶可常服。《神仙服食方》以四月桑茂盛时采叶，又十月霜后三分二分，已落时一分在者名神仙叶，即采取与前叶同阴干，捣末丸散任服。或煎以代茶饮。又采椹曝干和蜜食之，并令人聪明，安魂镇神。又炙叶令微干和桑衣煎服治痢，亦主金创及诸损伤止血。方书称桑之功最神，在人资用尤多。《尔雅》云：桑辨有葚，栀。郭璞云：辨，半也。一半有葚[④]，半无，名曰栀。又云：女桑，桋桑，俗间呼桑木之小而条长者为女桑。又山桑木堪弓弩，檿[⑤]桑丝中琴瑟，皆材之美者也，他木鲜及焉。

《雷公》云：凡使，十年已上向东畔嫩根，采得后铜刀剥上青黄薄皮一重，只取第二重白嫩青涎者，于槐砧上用铜刀剉了，焙令干，勿使皮上涎落，涎是药力。此药恶铁并铅也。

《圣惠方》：治大风头面髭发脱落，以桑柴灰热汤淋取汁洗头面，以大豆水研取浆，解泽灰味弥佳。次用熟水入绿豆面濯之取净，不过十度良，三日一沐头，一日一洗面。

《外台秘要》治偏风及一切风：桑枝剉一大升，用今年新嫩枝以水一大斗，煎取二大升，夏用井中沉，恐酢坏，每日服一盏，空心服尽，又煎服终身不患偏风。若预防风能服一大升佳。

又方：脉极寒，发鬓堕落，令发润生：桑白皮二升，以水淹浸煮五六沸，去滓，洗沐鬓发自不落。

又方：五痔：以桑耳作羹，空心下饭，饱食之，日三。食之待孔卒痛如鸟啄，取大小豆各一升，合捣作两囊蒸之，及热更互坐之即差。

《千金方》：治口疮白漫漫：取桑树汁，先以发拭口，次以汁敷之。

又方：八月、九月中刺手足犯恶露肿，多杀人；以桑枝三条，内煻灰中炮令极热，破断以头柱疮口上令热尽即易之，尽二条则疮自烂，仍取韭白敷疮上，以布帛急裹之。若有肿者，更作用薤白佳。

《肘后方》：治人少小鼻衄，小劳辄出：桑耳无多少，熬令焦，捣末，每衄发辄以杏人大塞鼻数度即可断。《深师方》同。

《葛氏方》：卒小便多，消渴：入地三尺，取桑根，剥取白皮，炙令黄黑，剉，以水煮之令浓，随意饮之，亦可内少米，勿入盐。

又方：产后下血不止，炙桑白皮煮水饮之。

又方：血露不绝：锯截桑根取屑五指撮，取醇酒服之，日三。

又方：因疮而肿者，皆因中水浸，中风寒所作，其肿入腹则杀人，多以桑灰淋汁渍，冷复易，取愈。《梅师方》同。

又方：饮食中蛊毒，令人腹内坚痛，面黄青，淋露骨立，病变无常；取桑木心，剉得一斛，著釜中以水淹之，令上有三斗水，煮取二斗，澄取清，微火煎得五升，宿勿食，旦服五合，则吐蛊毒出。

《梅师方》：治水肿，坐卧不得，头面身体悉肿：取东引花桑枝，烧灰淋汁，煮赤小豆，空心食令饱，饥即食尽，不得吃、饮。

又方：治金疮，止痛：取桑柴灰，研敷疮上佳。

《经验方》：治咳嗽甚者，或有吐血殷鲜：桑根白皮一斤，米泔浸三宿，净刮上黄皮，剉细，入糯米四两，焙干，一处捣为末，每服米饮调下一两钱。

又方：治青盲，此一法当依而用之，视物如鹰鹘，有此效；正月八、二月八、三月六、四月六、五月五、六月二、七月七、八月二十五、九月十二、十月十二、十一月二十六、十二月晦，每遇上件神日，用桑柴灰一合，以煎汤沃之于瓷器中，澄令极清，以药汁稍热洗之，如觉冷，即重汤煮令得所，不住手洗。遇上件日，不得不洗，缘此神日，本法也。

《经验后方》：治肺毒疮如大风疾，绿云散：以桑叶好者净洗过，熟蒸一宿，候晒干为末，水调二钱匕服。

又方：坠马拗损，以桑根白皮五斤为末，水一升，煎成膏，敷于损处，便止。以后亦无宿血，终不发动。

《广利方》：治泻血不止：桑耳一大两，熬令黑，以水一大升三合，煎取六大合，去滓空心分温三服。

又方：治蛇咬疮：桑树白皮汁，敷之差。

又方：治金疮：取新桑白皮烧灰和马粪涂疮上数易之。

《胜金方》：治小儿渴：用桑叶不拘多少，用生蜜逐叶上敷过，将线系叶蒂上绷，阴干，细切，用水煎汁服之差。

《钱相公箧中方》：治蜈蚣及蜘蛛毒：取桑白皮汁敷之效。

《子母秘录》：治落胎下血不止：以桑木中蝎虫烧末，酒服方寸匕，日二服。

又方：小儿重舌：桑白皮煮汁，涂乳饮之。

又方：小儿鹅口：桑白皮汁和胡粉敷之。

《杨氏产乳》：凡子，不得与桑椹子食，令儿心寒。

《宫气方》：治小儿舌上生疮，如粥皮：桑白皮汁敷之三两度差。

《仙方》：桑椹熟时收之日干为末，蜜和丸桐子大，空心酒服四十丸，长服之良。

《史记》桑树根旁行出地者名为伏蛇，治心痛一绝。《本经》云：桑根出土者杀人，此用治心痛，宜更研访。

《毛诗·泮水篇》云：食我桑椹，怀我好音。

《氓诗》：无食桑葚。注：葚，桑实也。食过则醉，伤其性。

《丹房镜源》：桑灰结汞。

《衍义》曰：桑根白皮条中言桑之用稍备。然独遗乌椹，桑之精英尽在于此。采摘微研以布滤去滓，桑之精英尽在于此，采摘微研以布滤去滓，石器中熬成稀膏，量多少入蜜，再熬成稠膏，贮瓷器中。每抄一二钱，食后夜卧，以沸汤点服；治服金石发热渴，生精神，及小肠热。性微凉。

现注：

①夋：诠苟切为注音。现注音夋（qǔn）原意为慢慢走。

②檽：下原有音软二字注音。

③犍：(qián 前)。犍为在四川。

④葚：下原有与椹同三字注释。

⑤檿：(yǎn 掩)，即山桑。

按：桑根白皮，今称为桑皮或桑白皮，为桑科桑树除去栓皮的根皮。综合功能补劳伤，止崩续脉，补虚益气，去肺中水，止咳血，消水肿腹满，止渴。临床用桑皮利水消肿止咳。本条还述及桑叶功能除寒热，出汗。临床用桑叶解表退热，止咳。

时珍曰：徐锴《说文解字》云：叒音若，东方自然神木之名，其字象形。桑乃蚕所食，异于东方自然之神木，故加木于叒下而别之。《典术》云：桑乃箕星之精。时珍曰：桑有数种：有白桑，叶大如掌而厚，鸡桑，叶花而薄；紫桑，先椹而后叶；山桑，叶尖而长。以子种者，不若压条而分者。桑生黄衣，谓之金桑，其木必将槁矣。《种树书》云：桑以构接则桑大。桑根下埋龟甲，则茂盛不蛀。时珍曰：古本草言桑根见地上者名马领，有毒杀人。旁行出土者名伏蛇，亦有毒而治心痛。故吴淑《事类赋》云：伏蛇疗疾，马领杀人。

元素曰：苦、酸。

杲曰：甘、辛，寒。可升可降，阳中阴也。好古曰：甘厚而辛薄，入手太阴经。

泻肺，利大小肠，降气散血。(时珍)

杲曰：桑白皮，甘以固元气之不足而补虚，辛以泻肺气之有余而止嗽。又云：桑白皮泻肺，然性不纯良，不宜多用。时珍曰：桑白皮长于利小水，乃实则泻其子也，故肺中有水气及肺火有余者宜之。十剂云：燥可去湿，桑白皮、赤小豆之属是矣。宋医钱乙治肺气热盛，咳嗽而后喘，面肿身热，泻白散：用桑白皮（炒）一两，地骨皮（焙）一两，甘草（炒）半两。每服一二钱，入粳米百粒，水煎，食后温服。桑白皮、地骨皮皆能泻火从小便去，甘草泻火而缓中，粳米清肺而养血，此乃泻肺诸方之准绳也。元医罗天益言其泻肺中伏火而补正气，泻邪所以补正也。若肺虚而小便利者，不宜用之。

附方：新五。

杂物眯眼：新桑根白皮洗净捶烂，入眼，拨之自出。(《圣惠方》)

发槁不泽：桑根白皮、柏叶各一斤，煎汁沐之即润。(《圣惠方》)

小儿流涎：脾热也，胸膈有痰。新桑根白皮，捣自然汁涂之，甚效。干者煎水。(《圣惠方》)

小儿火丹：桑根白皮，煮汁浴之。或为末，羊膏和涂之。(《千金方》)

石痈坚硬：不作脓者。蜀桑白皮阴干为末，烊胶和酒调敷，以软为度。(《千金方》)

皮中白汁：涂蛇、蜈蚣、蜘蛛伤，有验。取枝烧沥，治大风疮疥，生眉发。(时珍)

附方：新三。

小儿唇肿：桑木汁涂之，即愈。(《圣惠方》)

解百毒气：桑白汁一合，服之，须臾吐利自出。(《肘后方》)

破伤中风：桑沥、好酒，对和温服，以醉为度。醒服消风散。(《摘玄方》)

桑椹（一名文武实）

主治：捣汁饮，解中酒毒。酿酒服，利水气消肿（时珍）。时珍曰：椹有乌、白二种。杨氏《产乳》云：孩子不得与桑椹，令儿心寒，而陆机《诗疏》云：鸠食桑椹多则醉伤其性，何耶?《四民月令》云：四月宜饮桑椹酒，能理百种风热。其法用椹汁三斗，重汤煮至一斗半，入白蜜二合，酥油一两，生姜一合，煮令得所，瓶收。每服一合，和酒饮之。亦可以汁熬烧酒，藏之经年，味力愈佳。史言魏武帝军乏食，得干椹以济饥。金末大荒，民皆食椹，获活者不可胜计。则椹之干湿皆可救荒。平时不可不收采也。

附方：新七。

水肿胀满：水不下则满溢，水下则虚竭还胀，十无一活，宜用桑椹酒治之。桑心皮切，以水二斗，煮汁一斗，入桑椹再煮，取五升，以糯饭五升，酿酒饮。(《普济方》)

瘰疬结核：文武膏：用文武实（即桑葚子）二斗（黑熟者），以布取汁，银、石器熬成薄膏。每白汤调服一匙，日三服。(《保命集》)

诸骨鲠咽：红椹子细嚼，先咽汁，后咽滓，新水送下。干者亦可。(《圣惠方》)

小儿赤秃：桑椹取汁，频服。(《千金方》)

小儿白秃：黑葚入罂中曝三七日，化为水，洗之，三七日神效。(《圣济录》)

发白不生：黑熟桑椹，水浸日晒，搽涂，令黑而复生也。(《千金方》)

阴证腹痛：桑椹绢包风干，过伏天，为末。每服三钱，热酒下，取汗。(《集简方》)

叶：治劳热咳嗽，明目长发（时珍）

震亨曰：经霜桑叶研末，米饮服，止盗汗。时珍曰：桑叶乃手、足阳明之药，汁煎代茗，能止消渴。

附方：新十一。

风眼下泪：腊月不落桑叶煎汤，日日温洗。或入芒硝。(《集简方》)

赤眼涩痛：桑叶为末，纸卷烧烟熏鼻取效，《海上方》也。(《普济方》)

头发不长：桑叶、麻叶煮泔水沐之，七次可长数尺。(《千金方》)

吐血不止：晚桑叶焙研，凉茶服三钱。只一服止，后用补肝肺药。(《圣济总录》)

霍乱转筋：入腹烦闷，桑叶一握，煎饮，一二服立定。(《圣惠方》)

大肠脱肛：黄皮桑树叶三升，水煎过，带温罨纳之。(《仁斋直指方》)

肺毒风疮：状如大风。绿云散：用好桑叶。净洗，蒸熟（一宿候），晒干，为末。水

调二钱匕服。(《经验后方》)

痈口不敛：经霜黄桑叶，为末。敷之。(《直指方》)

穿掌肿毒：新桑叶研烂，之即愈。(《通玄论》)

汤火伤疮：经霜桑叶（烧存性）为末，油和敷之。三日愈。(《医学正传》)

手足麻木：不知痛痒。霜降后桑叶煎汤，频洗。(《救急方》)

枝：时珍曰：煎药用桑者，取其能利关节，除风寒湿痹诸痛也。观《灵枢经》治寒痹内热，用桂酒法，以桑炭炙布巾，熨痹处；治口僻用马膏法，以桑钩钩其口，及坐桑灰上，皆取此意也。又痈疽发背不起发，或瘀肉不腐溃，及阴疮、瘰、流注、疮、顽疮、恶疮久不愈者，用桑木炙法，未溃则拔毒止痛，已溃则补接阳气，亦取桑通关节，去风寒，火性畅达，出郁毒之意。其法以干桑木劈成细片，扎作小把，然火吹息，炙患处。每吹炙片时，以瘀肉腐动为度，内服补托药，诚良方也。又按：赵《养漫笔》云：越州一学录少年苦嗽，百药不效。或令用南向柔桑条一束，每条寸折纳锅中，以水五碗，煎至一碗，盛瓦器中，渴即饮之，服一月而愈。此亦桑枝煎变法尔。

附方：新四。

服食变白：久服通血气，利五脏。鸡桑嫩枝，阴干为末，蜜和作丸。每日酒服六十丸。(《圣惠方》)

水气脚气：桑条二两，炒香，以水一升，煎二合。每日空心服之，亦无禁忌。(《圣济总录》)

风热臂痛：桑枝一小升切炒。水三升，煎二升，一日服尽。许叔微云：尝病臂痛，诸药不效，服此数剂寻愈。观《本草切用》及《图经》言其不冷不热，可以常服；《抱朴子》言：一切仙药，不得桑枝煎不服，可知矣。(《本事方》)

紫白癜风：桑枝十斤，益母草三斤。水五斗，慢火煮至五斤，去滓再煎成膏。每卧时温酒调服半合，以愈为度。(《圣惠方》)

桑柴灰：桑霜，治噎食积块（时珍）。

附方：新六。

目赤肿痛：桑灰一两。黄连半两，为末。每以一钱泡汤，澄清洗之。(《圣济总录》)

尸疰鬼疰：其病变动，乃有三十六种至九十九种，使人寒热淋沥，恍惚默默，不得知所苦，累年积月，以至于死，复传亲人，宜急治之。用桑树白皮暴干，烧灰二斗，着甑中蒸透，以釜中汤三四斗，淋之又淋，凡三度极浓，澄清只取二斗，以渍赤小豆二斗，一宿，曝干复渍，灰汁尽乃止，以豆蒸熟。以羊肉或鹿肉作羹，进此豆饭，初食一升至二升，取饱。微者，三四斗愈；极者七八斗愈。病去时，体中自觉疼痒淫淫。若根本不尽，再为之。神效方也。(《肘后方》)

面上痣疵：寒食前后，取桑条，烧灰，淋汁，入锻石熬膏，以自己唾调点之，自落也。(《皆效方》)

白癜驳风：桑柴灰二斗，甑内蒸之，取釜内热汤洗。不过五六度，瘥。(《圣惠方》)

狐尿刺人：肿痛欲死。热桑灰汁渍之，冷即易。(《肘后方》)

头风白屑：桑灰淋汁沐之，神良。(《圣惠方》)

竹　叶

篁[①]竹叶。味苦平，大寒无毒。主咳逆上气，溢筋急恶疡，杀小虫。除烦热风痉，喉痹呕吐。

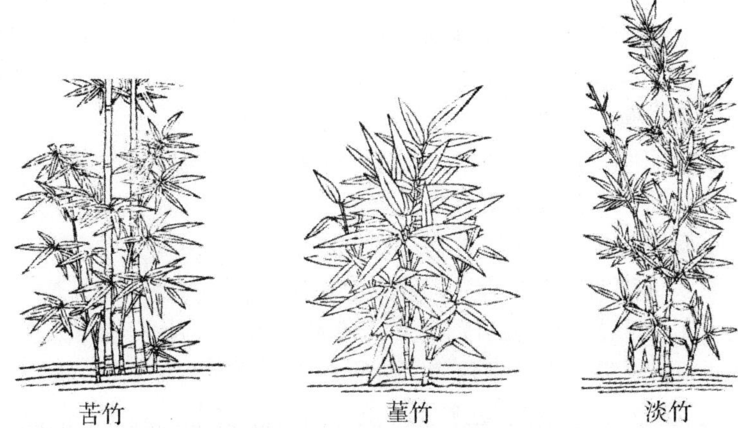

苦竹　　堇竹　　淡竹

根作汤益气止渴，补虚下气。消毒，汁主风痉，实通神明，轻身益气，生益州。

淡竹叶，味辛平，大寒。主胸中痰热咳逆上气。沥，大寒。疗暴中风风痹，胸中大热，止烦闷。

皮茹[②]，微寒。主呕啘，温气寒热，吐血崩中，溢筋。

苦竹叶及沥，疗口疮，目痛，明目利九窍。竹笋[③]（蜀本作诸笋。）味甘，无毒。主消渴，利水道，益气。可久食。

陶隐居云：竹类甚多，此前一条云：是篁竹，次用淡苦尔。又一种薄壳者名甘竹叶最胜。又有实中竹、篁[③]竹，并以笋为佳，于药无用。凡取竹沥，惟用淡苦堇竹尔。竹实出蓝田，江东乃有花而无实，而顷来斑斑有实，状如小麦，堪可为饭。今按：陈藏器本草云：苦竹笋，主不睡，去面目并舌上热黄，消渴，明目解酒毒。除热气，健人。诸笋皆发冷血及气。淡竹根煮取汁，主丹石发热渴，除烦热。

臣禹锡等谨按《药性论》云：淡竹叶，味甘，无毒。主吐血热毒风，压丹石毒，止消渴，竹烧沥治卒中风失音不语。苦者治眼赤。

又云：青竹茹，使，味甘，能止肺痿唾血鼻衄，治五痔。

《日华子》云：淡竹并根，味甘冷，无毒。消痰治热狂烦闷，中风失音不语。壮热头痛头风，并怀妊人头旋倒地，止惊悸，温疫迷闷，小儿惊痫，天吊。茎、叶同用。

又云：苦竹，味苦冷无毒。治不睡，止消渴，解酒毒，除烦热，发汗，治中风失音。作沥功用与淡竹同。

孟诜云：笋，寒。主逆气，除烦热，动气发冷癥，不可多食。越有芦及箭笋，新者稍可食，陈者不可食。其淡竹及中母笋虽美，然发背闷脚气。

又云：慈竹沥，疗热风和食饮服之良，《蜀本》《图经》云：竹节间黄白者，味甘，名竹黄。尤制石药毒发热。

《图经》曰：箽竹、淡竹、苦竹，《本经》并不载所出州土，今处处有之。竹之类甚多，而入药者惟此三种，人多不能尽别。谨按《竹谱》：箽字音斤，其竹坚而促，其体圆而质劲，皮白如霜，大者宜刺船，细者可为笛。苦竹有白有紫。甘竹似篁而茂，即淡竹也。然今之刺船者多用桂竹，作笛者有一种亦不名箽竹。苦竹亦有二种：一种出江西及闽中，本极粗大，笋味殊苦不可啖。一种出江浙，近地亦时有，肉厚而叶长阔，笋微有苦味，俗呼甜苦笋，食品所最贵者，亦不闻入药用。淡竹肉薄，节间有粉，南人以烧竹沥者，医家只用此一品。与《竹谱》所说大同而小异也。竹实今不复用，亦稀有之。

陈藏器序：久渴心烦服竹沥。

《食疗》：淡竹上，甘竹次。主咳逆消渴，痰饮喉痹，鬼疰恶气，杀小虫，除烦热。苦竹叶主口疮目热瘖哑。苦竹茹主下热壅。苦竹根细剉一斤，水五升，煮取汁一升，分三服。大下心肺五脏热毒气。苦笋不发痰[4]。淡竹沥大寒，主中风大热烦闷劳复。淡竹茹，主噎膈，鼻衄。竹实通神明，轻身益气。箽淡苦甘，外余皆不堪，不宜人。

《外台秘要》：疗凡脱折，折骨诸疮肿者，慎不可当风，及自扇。若中风则发痓口噤杀人。若已中风，觉颈项强，身中急速者，急服此方；竹沥饮二三升，若已口噤，以物强发内之，忌冷饮食及酒。竹沥卒烦[5]难得，可合十许束并烧中央承取，投之可活。

《千金方》：凡饮酒头痛，以竹茹三两，水五升，煮取三升，去滓，令冷，内破鸡子三枚搅调，更煮三沸饮之。

又方：治齿龈间津液血出不止：苦竹茹四两，以酢渍一宿，含之。

又方：治齿间血出，以竹叶浓煮，与盐少许，寒温得所，含之。

又方：齿血不止，刮生竹皮，酢渍之，令其人解衣，乃别令一人含噀其背上三过，并取茗草浓煮汁，适寒温，含嗽之差。

又方：治时气五六日，心神烦躁不解，用竹沥半盏，新水半盏相和令匀，非时服。

《肘后方》：治霍乱转筋，心腹胀痛：浓煮竹叶汤五六升，令灼已转筋处。

又方：伤寒五六日已上者：作青竹沥小煎，分减数数饮之，厚覆取汗。

又方：卒失声，声噎不出，浓煮苦竹叶服之。又方：小儿身中恶疮，煮取竹汁，日澡洗。

《葛氏方》：卒消渴，小便多：作竹沥，恣饮数日愈。

《孙真人食忌》：卒得恶疮不识者：烧苦竹叶，和鸡子黄敷。

《梅师方》：治产后身或强直，口噤面青，手足强，反张：饮竹沥一二升，醒。

又方：主妊娠恒若烦闷，此名子烦；竹沥汤：茯苓三两，竹沥一升，水四升，合竹沥煎取二升，分三服。不差重作，亦时时服竹沥。

又方：治目赤眦痛如刺不得开，肝实热所致，或生障翳；苦竹沥五合，黄连二分，绵裹入竹沥内浸一宿，以点目中数度，令热泪出。

《食医心镜》：理心烦闷，益气方，止渴：苦笋熟煮，任性食之。又苦竹笋，主消渴，利水道，下气，理风热脚气。取蒸煮食之。又堇竹笋，主消渴，风热，益气力，发气胀；蒸煮炒任食。

《简要济众》：头疮，大笋竹叶烧为灰，量疮大小，用灰调生油敷，入少腻粉佳。

《兵部手集》：治发背，头未成疮，及诸热肿痛：以青竹筒角之，及掘地作坑贮水，卧以肿处，就坑子上角之如绿豆大，戢戢然出不止，遍匝腰肋。

又方：治疮：慈竹笋箨[6]灰油和涂之妙。

又方：治中风口噤：服淡竹沥一升。

又方：治汤火灼：烂竹中虫蚛末，敷之良。

又方：小儿口噤体热者：竹沥二合，暖之，分三四服。儿新生，慎不可逆加针灸，忍痛动其五脉，因之成痫，是以田舍小儿任其自然，皆无此疾。可审之。

又方：治小儿大人咳逆短气，胸中吸吸，咳出涕唾，嗽出臭脓涕粘，淡竹沥一合服，日三五服，大人一升。

《广利方》：治金疮中风，口噤欲死：竹沥半大升，微微暖服之。

《姚氏方》卒齿痛：取苦竹烧一头，一头得汁，多揩齿上差。

《伤寒类要》：治交接劳复，卵肿腹中绞痛便欲死；刮竹皮一升，以水三升，煮五沸，绞去滓顿服。《梅师方》同。

《子母秘录》：治胎动：取甘竹根，煮汁服。

又方：安胎：取竹沥服之。

又方：治妊娠八月、九月若堕树，或牛马惊伤得心痛；青竹筎五两，切，以酒一升，煎取五合，顿服，不差，再服之。

又方：小儿痫：刮青竹筎三两，醋三升，煎一升，去滓服一合。兼治小儿口噤，体热病。

又方：小儿头疮，耳上生疮：竹叶烧末，和猪脂涂上，又以鸡子白敷之亦妙。

《产书》：治妊娠误有失坠，忽推筑著疼痛：新青竹茹二合，以好酒一升，煮茹三五沸，分作三度服。

《产宝》：治妊娠因夫所动困绝；以竹沥饮一升立愈。

又方：治产后血气暴虚，汗出：淡竹沥三合，微暖服之，须臾再服。

《杨氏产乳》：疗疮疥：烧竹叶为末，以鸡子白和之涂上，不过三四次立差。

又方：妊娠苦烦，此子烦故也：竹沥不根[7]多少，细细服之。

又方：疗胎动安胎方，甜方[8]根，煮取浓汁饮之。

姚和众：小孩夜后狂语：竹沥，一岁儿连夜二合服令尽之。

李畋[9]《该闻集》云：爆竹辟妖气，邻人有仲叟家为山魈所祟，掷瓦石开户牖不自安，叟求祷之以佛经报谢而妖祟弥盛。畋谓其叟曰：翁旦夜于庭落中若除夕爆竹数十竿，叟然其言，爆竹至晓，寂然安帖，遂止。

《别说》云：谨按旧称竹实鸾凤所食，今近道竹间时见开花小白如枣花，亦结实如小麦子，无气味而涩，江、浙人号为竹米，以为荒年之兆。及其竹即死，信非鸾凤之所食也。近有江南余千人来，言彼有竹实大如鸡子，竹叶层层包裹，味甘胜蜜，食之令人心膈清凉，生深竹林茂盛蒙密处，顷因得之，但日久汁枯干而味尚存尔。因知鸾凤之食必非常食物也。

《衍义》曰：竹叶，凡诸竹与笋性皆微寒，故知叶其用一致。《本经》不言笋及苦竹性苦，取沥作油亦不必强择也。张仲景竹叶汤用淡竹。笋难化，不益脾胃；邻家一小儿，方二岁，偶失照管，壮热喘粗，不食多睡，仰头呻吟，微呕逆，瞑目多惊，凡三五日。医作慢惊治之，治不对，病不愈。忽然其母误将有巴豆食药作惊药化五丸如麻子大，灌之，良久大吐，有物噎于喉中，乳媪以指摘出之，约长三寸，粗如小指，乃三日前临揩[10]曝者干箭笋。是夜，诸证皆定，次日但以和气药调治遂安。其难化也如此。《经》曰：问而知之者谓之工，小儿不能问，故为难治，医者当审慎也。

现注：

①箽：原有音谨二字注音。现注音（jīn 今）。

②茹：（rú 如），竹茹平时写成竹茹，是错以成俗难以改回，知道即可。

③篁：（huáng 皇）。竹丛或竹名。

④苦笋不发痰。原文如此。上文《图经》中有“苦竹…笋味殊苦不可啖”之句，故此不发痰疑为不可啖。或说苦笋不影响痰。原刻痰字不太清楚，如是疢字则指不发病。

⑤烦：急躁。

⑥箨：（tuò 唾），笋壳。

⑦根：原刻为根“不根多少”不合文法，根有追究之意，不追究多少又不合常语。疑应为限。

⑧方：甜方根似指方块之竹笋。

⑨畋：（tián 田），平田，打猎。

⑩揩：原刻为揩，似应为（階）阶，即在台阶上晒的笋。繁体階与揩体相近。

按：竹叶为禾本科淡竹之叶。综合功能止咳下气，舒筋消疡，除烦精热止痉，消喉痹，止呕。消痰热。竹沥疗中风风痹，竹茹止呕吐止吐血。苦竹叶疗口疮明目。目前临床只有一种竹叶，很难分箽、淡、苦三种。不过可写成淡竹叶、苦竹叶。功能与条文所述相一致，临床用竹沥、竹茹亦与条文一致。今将竹实定为竹之颖果。竹笋主消渴，利水道，益气。孟宪云；笋主逆气，除烦热。

时珍曰：竹字象形。许慎《说文》云：“竹，冬生草也。”故字从倒草。戴凯之《竹谱》云：植物之中，有名曰竹。不刚不柔，非草非木。小异实虚，大同节目。时珍曰：竹，惟江河之南甚多，故曰九河鲜有，五岭实繁。大抵皆土中苞笋，各以时而出，旬日落箨而成竹也。茎有节，节有枝；枝有节，节有叶。叶必三之，枝必两之。根下之枝，一为雄，二为雌，雌者生笋。其根鞭喜行东南，而宜死猫，畏皂刺、油麻。以五月十三日为醉日。六十年一花，花结实，其竹则枯。竹枯曰箹（zhòu 纣），竹实曰箙（fú 復），小曰筱（xiǎo 小），大曰。其中皆虚，而有实心竹出滇广；其外皆圆，而有方竹出川蜀。其节或暴或无，或促或疏。暴节竹出蜀中，高节，即笻竹也。无节竹出溱州，空心直上，即通竹也。竹一尺数节，出荆南。笛竹一节尺余，出吴楚。竹一节近丈，出南广。其干或长或短，或巨或细。交广由吾竹长三四丈，其肉薄，可作屋柱。竹大至数围，其肉浓，可为梁栋。永昌汉竹可为桶斛，竹可为舟船。严州越王竹高只尺余。辰州龙孙竹细仅如针，高不盈尺。其叶或细或大。凤尾竹叶细三分，龙公竹叶若芭蕉，百叶竹一枝百叶。其性或柔或劲，或滑或涩。涩者可以错甲，谓之。滑者可以为席，谓之桃枝。劲者可以为戈刀箭矢，谓之矛竹、箭竹、筋竹、石麻。柔者可为绳索，谓之竹、弓竹、苦竹、把发。其色有青有黄，有白有赤，有乌有紫。有斑斑者驳纹点染，紫者黯色黝然，乌者黑而害母，赤者浓而直，白者薄而曲，黄者如金，青者如玉。其别种有棘竹，一名竹，芒棘森然，大者围二尺，可御盗贼。棕竹一名实竹，其叶似棕，可为柱杖。慈竹一名义竹，丛生不散，人栽为玩。广人以筋竹丝为竹布，甚脆。

箽竹叶：煎汤，熨霍乱转筋（时珍）。

淡竹叶：凉心经，益元气，除热缓脾（元素）。煎浓汁，漱齿中出血，洗脱肛不收（时珍）苦竹叶：杀虫。烧末，和猪胆，涂小儿头疮耳疮疥癣；和鸡子白，涂一切恶疮，频用取效（时珍）。

元素曰：竹叶苦平，阴中微阳。杲曰：竹叶辛苦寒，可升可降，阳中阴也。其用有二：除新久风邪之烦热，止喘促气胜

附方：新二。

上气发热：因奔趁走马后，饮冷水所致者。竹叶三斤，橘皮三两，水一斗，煮五升，细服。三日一剂。(《肘后方》)

时行发黄：竹叶五升（切），小麦七升，石膏三两，水一斗半，煮取七升，细服，尽剂愈。(《肘后方》)

淡竹根：同叶煎汤，洗妇人子宫下脱。(时珍）甘竹根：煮汁服，安胎，止产后烦热(时珍)。

附方：新一。

产后烦热：逆气。用甘竹根（切）一斗五升，煮取七升，去滓，入小麦二，复煮麦熟三四沸，入甘草一两，麦门冬一升，再煎至二升。每服五合。(《妇人良方》)

淡竹茹：伤寒劳复，小儿热痫，妇人胎动。(时珍)

苦竹茹：水煎服，止尿血。(时珍)

篁竹茹：附方：新五。

妇人劳复：病初愈，有所劳动，致热气冲胸，手足搐搦拘急，如中风状。淡竹青茹半斤，栝蒌二两，水二升，煎一升，分二服。(《活人书》)

产后烦热：内虚短气。甘竹茹汤：用甘竹茹一升，人参、茯苓、甘草各二两，黄芩二两。水六升，煎二升，分服，日三服。(《妇人良方》)

月水不断：青竹茹微炙，为末。每服三钱，水一盏，煎服。(《普济方》)

牙齿宣露：黄竹叶、当归尾，研末，煎汤，入盐含漱。(《永类方》)

伤损内痛：兵杖所加，木石所迮，血在胸、背、胁中刺痛。用青竹茹、乱发各一团，炭火炙焦为末。酒一升，煮三沸，服之。三服愈。(《千金方》)

淡竹沥：机曰：将竹截作二尺长，劈开。以砖两片对立，架竹于上。以火炙出其沥，以盘承取。时珍曰：一法：以竹截长五六寸，以瓶盛，倒悬，下用一器承之，周遭以炭火逼之，其油沥于器下也。时珍曰：姜汁为之使。

中风失音不语，养血清痰，风痰虚痰在胸膈，使人癫狂，痰在经络四肢及皮里膜外，非此不达不行（震亨)。治子冒风痓，解射罔毒。(时珍)

苦竹沥：治牙疼。(时珍)

慈竹沥：震亨曰：竹沥滑痰，非助以姜汁不能行。诸方治胎产金疮口噤，与血虚自汗，消渴小便多，皆是阴虚之病，无不用之。产后不碍虚，胎前不损子。本草言其大寒，似与石膏、黄芩同类。而世俗因大寒二字，弃而不用。《经》云：阴虚则发热。竹沥味甘性缓，能除阴虚之有大热者。寒而能补，与薯蓣寒补义同。大寒言其功，非独言其气也。世人食笋，自幼至老，未有因其寒而病者。沥即笋之液也，又假于火而成，何寒如此之甚耶？但能食者用荆沥，不能食者用竹沥。时珍曰：竹沥性寒而滑，大抵因风火燥热而有痰者宜之。若寒湿胃虚肠滑之人服之，则反伤肠胃。笋性滑利，多食泻人，僧家谓之刮肠

篦，即此义也。丹溪朱氏谓大寒言其功不言其气，殊悖于理。谓大寒为气，何害于功?《淮南子》云：槁竹有火，不钻不然。今苗僚人以干竹片相戛取火，则竹性虽寒，亦未必大寒也。《神仙传》云：离娄公服竹汁饵桂，得长生。盖竹汁性寒，以桂济之，亦与用姜汁佐竹沥之意相同。淡竹今人呼为水竹，有大小二种，此竹汁多而甘。沈存中言苦竹之外皆为淡竹，误矣。

附方：新七。

中风口噤：竹沥、姜汁等分，日日饮之。(《千金方》)

大人喉风：竹油，频饮之。(《集简方》)

小儿重舌：竹沥渍黄柏，时时点之。(《简便方》)

小儿伤寒：淡竹沥、葛根汁各六合。细细与服。(《千金方》)

小儿吻疮：竹沥和黄连、黄柏、黄丹敷之。(《全幼心鉴》)

小儿赤目：淡竹沥点之。或入人乳。(《古今录验》)

丹石毒发：头眩耳鸣，恐惧不安。淡竹沥，频服二三升。(《古今录验》)

慈竹箨：小儿头身恶疮，烧散和油涂之。或入轻粉少许。(时珍)

竹实：时珍曰：按：陈藏器《本草》云：竹肉，一名竹实，生苦竹枝上，大如鸡子，似肉脔，有大毒。须以灰汁煮二度，炼讫，乃依常菜茹食。炼不熟，则戟人喉出血，手爪尽脱也。此说与陈承所说竹实相似，恐即一物，但苦竹上者有毒尔。与竹米之竹实不同。

山白竹：(即山间小白竹也) 烧灰，入腐烂痈疽药。(时珍)

笋：时珍曰：笋，从竹、旬，谐声也。陆佃云：旬内为笋，旬外为竹，故字从旬。今谓竹为妒母草，谓笋生旬有六日而齐母也。僧赞宁《笋谱》云：笋一名萌，一名箬，一名蘿，一名茁，一名初篁。皆会意也。俗作笋者，非。时珍曰：晋·武昌戴凯之、宋·僧赞宁皆著《竹谱》，凡六十余种。其所产之地，发笋之时，各各不同。详见木部竹下。其笋亦有可食、不可食者。大抵北土鲜竹，惟秦、蜀、吴、楚以南则多有之。竹有雌雄，但看根上第一枝双生者，必雌也，乃有笋。土人于竹根行鞭时掘取嫩者，谓之鞭笋。江南、湖南人冬月掘大竹根下未出土者为冬笋，《东观汉记》谓之苞笋，并可鲜食，为珍品。其他则南人淡干者为玉版笋、明笋、火笋，盐曝者为盐笋，并可为蔬食也。按：赞宁云：凡食笋者譬如治药，得法则益人，反是则有损。采之宜避风日，见风则本坚，入水则肉硬，脱壳煮则失味，生着刃则失柔。煮之宜久，生必损人。苦笋宜久煮，干笋宜取汁为羹茹。蒸之最美，煨之亦佳。味者戟人咽，先以灰汤煮过，再煮乃良。或以薄荷数片同煮，亦去味。《诗》云：其蔌伊芳何，惟笋及蒲。《礼》云：加豆之实，笋菹鱼醢。则笋之为蔬，尚之久矣。

诸竹笋：瑞曰：笋同羊肝食，令人目盲。利膈下气，化热消痰爽胃（宁原)。

苦竹笋：治出汗中风失音（汪颖)。干者烧研入盐，擦牙疳（时珍)。

时珍曰：四川·叙州·宜宾、长宁所出苦笋，彼人重之。宋·黄山谷有《苦笋赋》云：僰道苦笋，冠冕两川。甘脆惬当，小苦而成味；温润缜密，多啖而不惆。食肴以之启迪，酒客为之流涎。其许之也如此。

簟竹笋：主消渴风热，益气力，消腹胀，蒸、煮、炒食皆宜（宁原)。

淡竹笋：甘，寒。消痰，除热狂壮热，头痛头风，并妊妇头旋，颠仆惊悸，温疫迷闷，小儿惊痫天吊（汪颖)。

冬笋、筀笋：甘，寒。主小儿痘疹不出，煮粥食之，解毒，有发生之义（汪颖）。颖曰：笋与竹沥功近。有人素患痰病，食笋而愈也。瑞曰：淡笋、甘笋、苦笋、冬笋、鞭笋皆可久食。其他杂竹笋性味不一，不宜多食。时珍曰：赞宁《笋谱》云：笋虽甘美，而滑利大肠，无益于脾，俗谓之刮肠篦。惟生姜及麻油能杀其毒。人以麻滓沃竹丛，则次年凋疏，可验矣。其蕲州丛竹、毛斑竹、匡庐扁竹、沣州方竹、岭南“竹思”竹、篣竹、月竹诸笋，皆苦韧不堪食也。时珍常见俗医治痘，往往劝饮笋汤，云能发痘。盖不知痘疮不宜大肠滑利，而笋有刮肠之名，则暗受其害者，不知若干人也。戒之哉，戒之哉。

吴茱萸

味辛，温。大热有小毒。主温中下气，止痛，咳逆寒热，除湿血痹，逐风邪，开腠理。去痰冷，腹内绞痛，诸冷实不消，中恶心腹痛逆气，利五脏。

根杀三虫。根白皮，杀蛲虫，治喉痹，咳逆，止泄注，食不消，女子经产余血，疗白癣。一名藙[①]。生上谷川谷及冤句。九月九日采，阴干。

蓼实为之使，恶丹参、硝石、白垩。畏紫石英。

陶隐居云：《礼记》名藙，而俗中呼为菽[②]子。当是不识藙字似菽字，仍以相传。其根南行、东行者为胜。道家去三尸方亦用之。

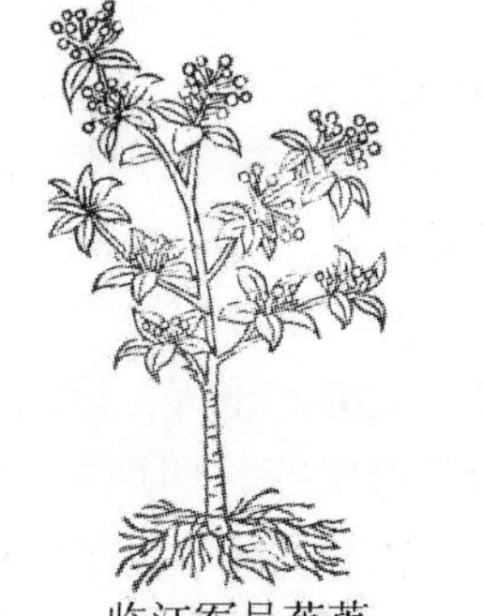
临江军吴茱萸

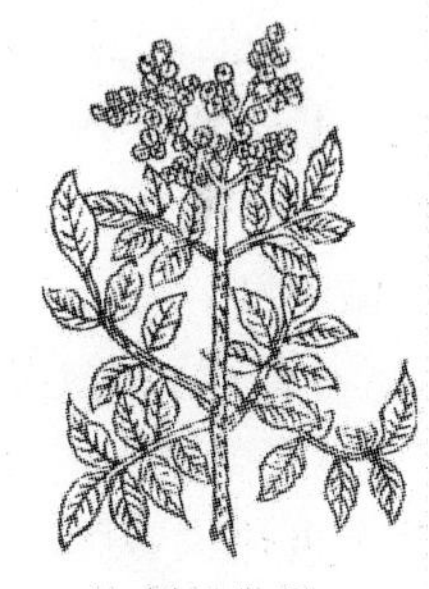
越州吴茱萸

《唐本》注云：《尔雅·释木》云：椒、榝丑[③]梂。陆氏《草木疏》云：椒榝[④]属亦有榝名，陶误也。

臣禹锡等谨按《药性论》：吴茱萸，味苦辛，大热，有毒。能主心腹疾，积冷，心下结气疰心痛。治霍乱转筋，胃中冷气，吐泻，腹痛不可胜忍者可愈。疗遍身𤸷痹冷，食不消，利大肠拥气。削皮，能疗漆疮，主中恶腹中刺痛，下痢不禁，治寸白虫。

《博雅》云：梳[⑤]椴榝[⑥]越椒，茱萸也。（栲音考）。

孟诜云：茱萸，主心痛下气，除呕逆脏冷。又皮，止齿痛。又患风瘙痒痛者，取茱萸一升，清酒五升，和煮取一升半，去滓，以汁暖洗。中贼风，口偏，不能语者，取茱萸一升，清酒一升，和煮四五沸，冷服之半升，日三服，得少汗差。谨按杀鬼疰气。又开目者不堪食。又鱼骨在人腹中刺痛，煮一盏汁服之止。又骨在肉中不出者，嚼封之，骨当烂出。脚气冲心，可和生姜汁饮之甚良。

《日华子》云：健脾通关节，治霍乱泻痢，消痰，破癥癖，逐风。治腹痛，肾气，脚气水肿，下产后余血。

又云：茱萸叶，热，无毒。治霍乱，下气，止心腹痛，冷气，内外肾钓痛，盐研，罯，神验。干即又浸，复罯。霍乱脚转筋，和艾以醋汤拌罯，妙也。

陈藏器云：梂子根，浓煮浸痔有验。烧末服亦主痔病。又《尔雅》云：栎实，梂也。其子房生为梂。又赤爪草，一名羊梂，一名鼠查梂，此乃名同尔。梂似小柤[⑦]而赤，人食之。生高原。

《图经》曰：吴茱萸，生上谷川谷，及冤句，今处处有之，江、浙、蜀汉尤多。木高丈余，皮青绿色，叶似椿而阔厚，紫色。三月开花红紫色，七月、八月结实似椒子，嫩时微黄，至成熟则深紫。九月九日采，阴干。《风土记》曰：俗尚九月九日谓为上九，茱萸到此日气烈，熟色赤，可折其房以插头，云辟恶气，御冬。又《续齐谐记》曰：汝南桓景，随费长房学，长房谓曰：九月九日汝家有灾厄，宜令急去家各作绛囊，盛茱萸以系臂上，登高饮菊花酒，此祸可消。景如言，举家登高山，夕还，见鸡、犬、牛、羊一时暴死。长房闻之曰：此代之矣。故世人每至此日，登高饮酒，戴茱萸囊由此耳。世传茱萸气好上，言其冲膈不可为服食之药也，恶[⑧]仲景治呕而胸满者，茱萸汤主之；吴茱萸一升，枣二十枚，生姜一大两，人参一两，以水五升，煎取三升，每服七合，日三。干呕吐涎沫而头痛者亦主之。又其南行枝主大小便卒关格不通，取之断度如手第二指中节，含之立下。出《姚僧垣方》。根亦入药用，《删繁方》疗脾劳热，有白虫在脾中为病，令人好呕者，去东行茱萸根，大者一尺，大麻子八升，橘皮二两，凡三物㕮咀，以酒一斗，浸一宿，微火上薄暖之，三下绞去滓，平旦空腹服一升取尽，虫便下出，或死或半烂，或下黄汁。凡作药法，禁声勿语，道作药，虫便下，验。

《雷公》云：凡使，先去叶，核并杂物了，用大盆一口，使盐水洗一百转，自然无涎，日干，任入丸散中用。修事十两，用盐二两，研作末，投东流水四斗中，分作一百度洗，别有大效。若用醋煮，即先沸醋三十余沸后入茱萸，待醋尽，晒干，每用十两，使醋一溢为度。

《食疗》：微温，主痢，止泻，厚肠胃，肥健人，不宜多食。

《圣惠方》：治阴毒伤寒，四肢逆冷，宜熨；以茱萸一升，酒和匀，湿绢袋二只盛，蒸令极热，熨脚心，候气通畅匀暖即停熨，累用验。

《外台秘要》：《集验》熨癥法：茱萸三升碎之，以酒和煮，熟布裹熨癥上，冷更炒，更番用之，癥移走逐熨之，候消乃止也。

又方：治痈疽发背，及发乳房：茱萸一升，捣之，以苦酒和帖痈上。

又方：阴下湿痒：茱萸一升，水三升，煮三沸，去滓，洗痒差。

《千金方》治寸白虫；茱萸根，洗去土四两，切，以水、酒各一升，渍一宿，平旦分再服。凡茱萸皆用细根，东北阴者良。若稍大如指已上者，皆不任用。

又方：治心腹内外痛：茱萸一升，酒三升，煎取半升，空心顿服之。

《千金翼》：产后虚羸，盗汗，时啬啬恶寒：茱萸一鸡子大，以酒三升，渍半日，煮服。

又方：主大人小儿风疹：茱萸一升，酒五升，煮取一升，帛染拭之。

又方：主头风，沐头：茱萸二升，水五升，煮取三升，以绵染拭发根良。

《肘后方》：治中风不能语：豉、茱萸各一升，水五升，煮取二升，稍稍服之。

又方：治肠痔；大便常血，下部痒痛如虫咬者：掘地作坑，烧令赤，酒沃中，捣茱萸二升，内中，乘热板开小孔，以下部搨上，冷乃下，不过三四度即差。

《孙真人备急方》：赤痢，脐下痛：茱萸一合，黑豆汤吞之效。

《经验方》：治脾元气发歇痛不可忍者：茱萸一两，桃人一两，和炒令茱萸焦黑后，去茱萸，取桃人去皮尖，研细，葱白三茎，煨熟，以酒浸，温分三服。

《经验后方》：补[⑨]水气药：赤茱萸二两，米醋煮烂，细研为膏，丸如梧桐子大，椒汤下七丸，空心服。

《兵部手集》：治醋心，每醋气上攻如醶醋：茱萸一合，水三盏，煎七分，顿服，纵浓亦须强服。近有人心如蜇破，服此方后二十年不发。

又方：治中风腹痛，或子肠脱出：茱萸三升，酒五升，煎取二升，分温三服。

又方：小儿火灼疮：一名瘭浆疮，一名火烂疮；用酒煎茱萸拭上。

《杨氏产乳》：疗中恶心痛：吴茱萸五合，以酒三升，煮三沸，分三服。

《衍义》曰：吴茱萸，须深汤中浸，去苦烈汁，凡六七过，始可用。今文与注，及注中药法皆不言，亦漏落也。此物下气最速，肠虚人服之愈甚。

现注：

①藙：（yì 毅）现各书将藙定为食茱萸，食茱萸为芸香科椤叶花椒。

②蘈：下原有音杀二字注音。现音（shā 杀）。榝。

③丑：同类，梂为栎树，椒榝丑梂，意为与栎类似。

④榝：（shā 杀），现定为食茱萸。

⑤栲：（kǎo 考），同栲，类栎。

⑥榄：（dǎng 党），现定为食茱萸。

⑦柤：（zhā 渣），同楂。

⑧恶：意为反之，但是。

⑨补水：止泄以补水。

按：茱萸为芸香科吴茱萸未成熟果实。综合功能温中下气，止痛止咳，除湿血痹，逐风邪，开腠理，去痰冷，去绞痛，利五脏。临床以吴茱萸治痛经，慢性腹泻，肝经头痛，青光眼等。

时珍曰：茱萸二字义未详。萸有俞、由二音。时珍曰：茱萸枝柔而肥，叶长而皱，其实结于梢头，累累成簇而无核，与椒不同。一种粒大，一种粒小，小者入药为胜。《淮南万毕术》云：井上宜种茱萸，叶落井中，人饮其水，无瘟疫。悬其子于屋，避鬼魅。《五行志》云：舍东种白杨、茱萸，增年除害。

好古曰：辛、苦，热。气味俱浓，阳中阴也。半浮半沉，入足太阴经血分，少阴、厥阴经气分。时珍曰：辛热，走气动火，昏目发疮。

治痞满塞胸，咽膈不通，润肝燥脾（好古）。开郁化滞，治吞酸，厥阴痰涎头痛，阴毒腹痛，疝气血痢，喉舌口疮（时珍）。元素曰：气味俱厚，浮而降，阳中阴也。其用有三：去胸中逆气满塞，止心腹感寒，痛，消宿酒，为白豆蔻之使也杲曰：浊阴不降，厥气上逆，咽膈不通，食则令人口开目瞪，阴寒隔塞，气不得上下。此病不已，令人寒中，腹满膨胀下利。宜以吴茱萸之苦热，泄其逆气，用之如神，诸药不可代也。不宜多用，恐损元气。好古曰：冲脉为病，逆气里急，宜此主之。震、坤合见，其色绿。故仲景吴茱萸汤、当归四逆汤方，治厥阴病及温脾胃，皆用此也。时珍曰：茱萸辛热，能散能温；苦热，能燥能坚。故其所治之症，皆取其散寒温中、燥湿解郁之功而已。案：《朱氏集验方》云：中丞常子正苦痰饮，每食饱或阴晴节变率同，十日一发，头疼背寒，呕吐酸汁，即数日伏枕不食，服药罔效。宣和初为顺昌司禄，于太守蔡达道席上，得吴仙丹方服之，遂不再作。每遇饮食过多腹满，服五七十丸便已。少顷小便作茱萸气，酒饮皆随小水而去。前后痰药甚众，无及此者。用吴茱萸（汤泡七次）、茯苓等分，为末，炼蜜丸梧桐子大。每熟水下五十丸。梅杨卿方：只用茱萸酒浸三宿，以茯苓末拌之，晒干。每吞百粒，温酒下。又咽喉口舌生疮者，以茱萸末醋调贴两足心，移夜便愈。其性虽热，而能引热下行，盖亦从治之义；而谓茱萸之性上行不下者，似不然也。有人治小儿痘疮口噤者，啮茱萸一二粒，抹之即开，亦取其辛散耳。

附方：新二十二。

肾气上哕：肾气自腹中起，上筑于咽喉，逆气连属而不能出，或至数十声，上下不得喘息。此由寒伤胃脘，肾虚气逆，上乘于胃，与气相并。《难经》谓之哕。《素问》云：病深者，其声哕。宜服此方。如不止，灸期门、关元、肾俞穴。用吴茱萸（醋炒热）、橘皮、附子（去皮）各一两，为末，面糊丸梧桐子大。每姜汤下七十丸。（孙氏《仁存方》）

冷气腹痛：吴茱萸二钱擂烂，以酒一钟调之。用香油一杯，入锅煎热，倾茱萸酒入锅，煎一滚，取服立止。（唐瑶《经验方》）

小肠疝气：偏坠掣疼，脐下撮痛，以致闷乱，及外肾肿硬，日渐滋长，及阴间湿痒成疮。用吴茱萸（去梗）一斤，分作四分：四两酒浸，四两醋浸，四两汤浸，四两童子小便浸一宿，同焙干，泽泻二两，为末，酒糊丸梧桐子大。每服五十丸，空心盐汤或酒吞下。《如宜方》名星斗丸。（《和剂局方》）

小儿肾缩：乃初生受寒所致：用吴茱萸、硫黄各半两。同大蒜研，涂其腹；仍以蛇床子烟熏之。妇人阴寒：十年无子者：用吴茱萸、川椒各一升。为末，炼蜜丸弹子大。绵裹纳阴中，日再易之。但子宫开，即有子也。（《经心录》）

食已吞酸：胃气虚冷者。吴茱萸（汤泡七次焙）、干姜（炮）等分。为末，汤服一钱。（《圣惠方》）

转筋入腹：茱萸（炒）二两，酒二盏，煎一盏，分二服。得下即安。（《圣济录》）

霍乱干呕：不止。吴多年脾泄：老人多此，谓之水土同化。吴茱萸三钱泡过，入水煎汁，入盐少许，通口服。盖茱萸能暖膀胱，水道脏寒泄泻，倦怠减食：吴茱萸（汤泡过，炒），猪脏半条，去脂洗净，装满扎定，文火煮熟，滑痢不止：方同上。

下痢水泄：吴茱萸（泡，炒）、黄连（炒）各二钱，水煎服。未止再服。（《圣惠方》）

赤白下痢：《和剂局方》戊己丸：治脾胃受湿，下痢腹痛，米谷不化。用吴茱萸、黄连、白芍药各一两，同炒为末，蒸饼丸梧桐子大。每服二三十丸，米饮下。（《百一选方》）

变通丸：治赤白痢日夜无度，及肠风下血。用川黄连二两，吴茱萸二两（汤泡七次），同炒香，拣出各自为末，粟米饭丸梧桐子大，另收。每服三十丸。赤痢，甘草汤下黄连丸；白痢，干姜汤下茱萸丸；赤白痢，各用十五丸，米汤下。此乃浙西河山纯老以传苏韬光者，救人甚效。邓笔峰《杂兴方》二色丸：治痢及水泄肠风。用吴茱萸二两，黄连二两，同炒香，各自为末。以百草霜末二两，同黄连作丸；以白芍药末二两，同茱萸作丸。各用饭丸梧桐子大，各收。每服五十丸：赤痢，乌梅汤下连霜；白痢，米饮下茱芍丸；赤白痢，各半服之。赤痢脐痛：茱萸合黑豆汤吞之。（《千金方》）

口疮口疳：茱萸末，醋调涂足心，一夕愈。（《集简方》）

咽喉作痛：方同上。肩疽白秃：并用吴茱萸盐淹过，炒研，醋和涂之。（《活幼口议》）

寒热怪病：寒热不止，数日四肢坚如石，击之似钟磬声，日渐瘦恶。用茱萸、木香等

分，煎汤饮之愈。（夏子益方）

叶：治大寒犯脑，头痛，以酒拌叶，袋盛蒸熟，更互枕熨之，痛止为度（时珍）。

根及白皮：

附方：新二。

肝劳生虫，眼中赤脉：吴茱萸根（为末）一两半，粳米半合，鸡子白三个，化蜡一两半。和丸小豆大。每米汤下三十丸，当取虫下。肾热肢肿拘急：茱萸根一合半，桑白皮三合，酒二升，煮一升，日二服。（《普济方》）

槟 榔

味辛，温，无毒。主消谷逐水，除痰澼，杀三虫伏尸，疗寸白。生南海。

陶隐居云：此有三四种。出交州，形小而味甘。广州以南者形大而味涩，核亦有大者，名猪槟榔。作药皆用之。又小者南人名蒳子，俗人呼为槟榔孙，亦可食。

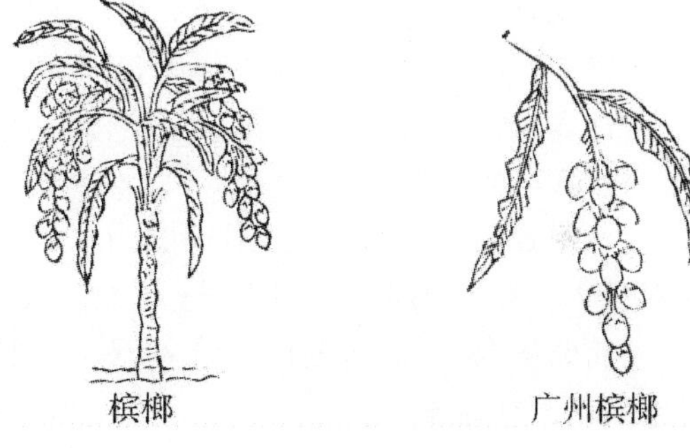

槟榔　　广州槟榔

《唐本》注云：槟榔，生者极大，停数日便烂。今入北来者，皆先灰汁煮熟，仍火熏使干，始堪停久。其中人主腹胀。生捣末服利水谷道，敷疮，生肌肉，止痛。烧为灰主口吻白疮，生交州、爱州及昆仑。

臣禹锡等谨按《药性论》云：白槟榔，君，味甘，大寒。能主宣利五脏六腑拥滞，破坚满气，下水肿，治心痛，风血积聚。

《广志》云：木实白，槟榔树无枝，略如柱，其颠生樬[①]而秀，生棘针重叠其下，彼方珍之以为口实。

陈藏器云：蒳子，小槟榔也。生收火干，中无人者功劣于槟榔头。徵《广州记》云：山槟榔，形小而软细，蒳子，土人呼为槟榔孙。

《日华子》云：槟榔，味涩，除一切风，下一切气。通关节，利九窍，补五劳七伤，建脾调中，除烦破癥结，下五膈气。

《南海药谱》云：槟榔人，赤者味苦。杀虫兼补。《图经》曰：槟榔，生南海，今岭外州郡皆有之。大如桄榔，而高五七丈，正直无枝，皮似青桐，节如桂、竹。叶生木巅，大如楯[②]头，又似甘蔗叶。其实作房，从叶中出，傍有刺若棘针重叠，其正房数百实如鸡子状，皆有皮壳，肉满壳中，正白。味苦涩。得扶留藤与瓦屋子灰同咀嚼之则柔滑而甘美，岭南人啖之以当果实。其俗云：南方地温[③]，不食此，无以祛瘴疠。其实春生，至夏乃熟。然其肉极易烂，欲收之皆先以灰汁煮熟，仍火焙熏干，始堪停久。此有三四种；有小而味甘者，名山槟榔；有大而味涩核亦大者，名猪槟榔；最小者名蒳子，其功用不说有别。又云：尖长而有紫文者名槟，圆而矮者名榔。槟力小，榔力大。今医家不复细分，但取作鸡心状，有坐正稳，心不虚、破之作锦文者为佳。其大腹所出，与槟榔相似，但茎、叶、根、干小异。并皮收之，谓之大腹槟榔。或云槟榔难得真者，今贾人货者多大腹也。

《海药》谨按《广志》云：生东海诸国，树茎、叶、根、干与大腹小异耳。又云如棕榈也，叶茜似芭蕉状。陶弘景云：向阳曰槟榔，向阴曰大腹，味涩温无毒。主贲豚诸气，五膈气，风冷气，宿食不消，脚气。论云：以沙牛尿一盏，磨一枚，空心暖服，治脚气壅毒，水肿浮气。秦医云：槟榔二枚，一生一熟，捣末酒煎服之，善治膀胱诸气也。

《食疗》：多食发热，南人生食，闽中名橄榄子，所来北者，煮熟熏干将来。

《雷公》云：凡使，取好存坐稳，心坚文如流水，碎破内为如锦为者妙。半白半黑，并心虚者不入药用。凡使须别槟与榔；头圆身形矮毗[④]者是榔，身形尖紫纹粗者是槟，槟力小，榔力大。欲使，先以刀刮去底，细切，勿经火，恐无力效。若熟使，不如不用。

《圣惠方》：治口吻生白疮，用二枚烧灰，细研敷之妙。

又方：治胎动腰痛，抢心或有血下，用一两为末，非时水煮葱白浓汁调下一钱匕。

《外台秘要》：若脚气，非冷非热，老人弱人胀满者，槟榔人为末，以槟榔壳汁，或茶饮，或豉汁中调服方寸匕，甚利。

《经验方》：治金疮，白槟榔、黄连少许为末敷之，即差。

《梅师方》：治醋心：槟榔四两，橘皮二两，细捣为散，空心生蜜汤下方寸匕。

《孙真人食忌》：治呕吐：以白槟榔一颗，煨，橘皮一分，炙为末，水一盏，煎半盏服。

《斗门方》：治腰重痛：用槟榔为末，酒下一钱。又方：治本脏气；以鸡心槟榔，小便浓磨半个服，或用热酒调一钱匕，效。

《简要济众》：治诸虫在脏腑久不差：槟榔半两，炮捣为末，每服一钱至二钱，葱蜜煎汤调下，空心服。

又方：治脚气冲心：白槟榔一个，鸡心大者为末[⑤]，用童子小便，生姜汁，温酒共半盏调，只作一服，无时服。

《广利方》：治脚气冲心，致闷乱不识人：白槟榔十二分为末，分三服，空心暖小便五大合调服，日再服。

《御药院》：治痰涎：槟榔为末，白汤点一钱。

《齐民要术》：槟榔下气及宿食白虫，消谷痰饮。《衍义》曰：槟榔，二书所说甚详，今人又取尖长者入药，言其快锐速效，屡尝试之，果如其说。

现注：

①檖：(suì 岁)。字典注为野生梨或通邃。但此处应指顶端叶。

②楯：(shǔn 吮)，栏杆。

③温：按文意应为南方地湿，因为槟榔为辛温之品。

④毗：(pí 皮)，损伤。

⑤末：原为木字，恐误。

按：槟榔为棕榈科槟榔的种子。综合功能消谷逐水，除痰癖，杀三虫。临床以槟榔治蛔虫、绦虫等，也治脚气湿肿溃烂，腹胀有水，皮湿疹，灰指甲等。

时珍曰：宾与郎皆贵客之称。稽含《南方草木状》言：交广人凡贵胜族客，必先呈此果。

若邂逅不设，用相嫌恨。则槟榔名义，盖取于此。雷敩《炮炙论》谓尖者为槟，圆者为榔，亦似强说。又颜师古注《上林赋》云：仁频即槟榔也。时珍曰：槟榔树初生若笋竿积硬，引茎直上。茎干颇似桄榔、椰子而有节，旁无枝柯，条从心生。端顶有叶如甘蕉，条派开破，风至则如羽扇扫天之状。三月叶中肿起一房，因自拆裂，出穗凡数百颗，大如桃李。又生刺重累于下，以护卫其实。五月成熟，剥去其皮，煮其肉而干之。皮皆筋丝，与大腹皮同也。按：汉喻益期与韩康伯笺云：槟榔，子既非常，木亦特异。大者三围，高者九丈。叶聚树端，房构叶下。华秀房中，子结房外。其擢穗似禾，其缀实似谷。其皮似桐而浓，其节似竹而概。其内空，其外劲。其屈如伏虹，其伸如缒绳；本不大，末不小；上不倾，下不斜。调直亭亭，千百如一。步其林则寥朗，庇其阴则萧条。信可长吟远想。但性不耐霜，不得北植。必当遐树海南，辽然万里。弗遇长者之目，令人恨深也。又《竺法真罗山疏》云：山槟榔一名子，生日南，树似榈而小，与槟榔同状。一丛十余干，一干十余房，一房数百子。子长寸余，五月采之，味近苦甘。观此，则山槟榔即子，猪槟榔即大腹子也。苏颂以味甘者为山槟榔，涩者为猪槟榔，似欠分明。时珍曰：近时方药亦有以火煨焙用者。然初生白槟榔，须本境可得。若他处者，必经煮熏，安得生者耶？又槟榔生食，必以扶留藤、古贲灰为使，相合嚼之，吐去红水一口，乃滑美不涩，下气消食。此三物相去甚远，为物各异，而相成相合如此，亦为异矣。俗谓“槟榔为命赖扶留”以此。古贲灰即蛎蚌灰也。贲乃蚌字之讹。瓦屋子灰亦可用。

元素曰：味辛而苦，纯阳也。无毒。

治冲脉为病，气逆里急（好古）。治泻痢后重，心腹诸痛，大小便气秘，痰气喘急，疗诸疟，御瘴疠。

元素曰：槟榔味厚气轻，沉而降，阴中阳也。苦以破滞，辛以散邪，泄胸中至高之气，使之下行，性如铁石之沉重，能坠诸药至于下极，故治诸气、后重如神也。时珍曰：按：罗大经《鹤林玉露》云：岭南人以槟榔代茶御瘴，其功有四：一曰醒能使之醉，盖食之久，则熏然颊赤，若饮酒然，苏东坡所谓“红潮登颊醉槟榔”也；二曰醉能使之醒，盖酒后嚼之，则宽气下痰，余酲顿解，朱晦庵所谓“槟榔收得为祛痰”也。三曰饥能使之饱。四曰饱能使之饥。盖空腹食之，则充然气盛如饱；饱后食之，则饮食快然易消。又且赋性疏通而不泄气，禀味严正而更有余甘，有是德故有是功也。又按：吴兴章杰《瘴说》云：岭表之俗，多食槟榔，日至十数。夫瘴疠之作，率因饮食过度，气痞积结，而槟榔最能下气消食去痰，故人狃于近利，而暗于远患也。夫峤南地热，四时出汗，人多黄瘠，食之则脏器疏泄，一旦病瘴，不敢发散攻下，岂尽气候所致，槟榔盖亦为患，殆未思尔。又东阳卢和云：闽广人常服槟榔，云能祛瘴。有瘴服之可也，无瘴而服之，宁不损正气而有开门延寇之祸乎？

南人喜食此果，故备考诸说以见其功过焉。又朱晦庵《槟榔诗》云：忆昔南游日，初尝面发红。药囊知有用，茗碗讵能同？蠲疾收殊效，修真录异功。三彭如不避，糜烂七非中。亦与其治疾杀虫之功，而不满其其代茶之俗也。

附方：新十五。

伤寒痞满：汤下。（《宣明方》）

伤寒结胸：已经汗、下后者。槟榔二两，酒二盏，煎一盏，分二服。（庞安时《伤寒论》）

蛔厥腹痛：方同上。

心脾作痛：鸡心槟榔、高良姜各一钱半，陈米百粒，同以水煎，服之。（《直指》）

脚气壅痛：以沙牛尿一盏，磨槟榔一枚。空心暖服。（《梅师脚气论》）

干霍乱病：心腹胀痛，不吐不利，烦闷欲死：用槟榔末五钱，童子小便半盏，水一

盏，煎服。(《圣济总录》)

大肠湿闷：肠胃有湿，大便秘塞。大槟榔一枚。麦门冬煎汤磨汁温服。或以蜜汤调末二钱服亦可。《普济》大小便闷：槟榔为末。蜜汤调服二钱。或以童子小便、葱白，同煎服之，亦良。(《普济方》)

小便淋痛：面煨槟榔、赤芍药各半两，为末。每服二钱，入灯心，水煎，空心服，日二服。(《十便良方》)

血淋作痛：槟榔一枚。以麦门冬煎汤，细磨浓汁一盏，顿热空心服，日二服。虫痔里急：槟榔为末，每日空心以白汤调服二钱。寸白虫病：槟榔二七枚，为末。先以水二升半，煮槟榔皮，取一升，空心，调末方寸匕服之，经日虫尽出。丹从脐起：槟榔末，醋调敷之。(《本事方》)

小儿头疮：水磨槟榔，晒取粉，和生油涂之。(《圣惠方》)

聤耳出脓：槟榔末吹之。(鲍氏方)

栀　子

味苦，寒，大寒，无毒。主五内邪气，胃中热气面赤，酒皰皶，白癞赤癞疮疡。疗目热赤痛，胸心大小肠大热，心中烦闷，胃中热气。一名木丹，一名越桃。生南阳川谷，九月采实，暴干。

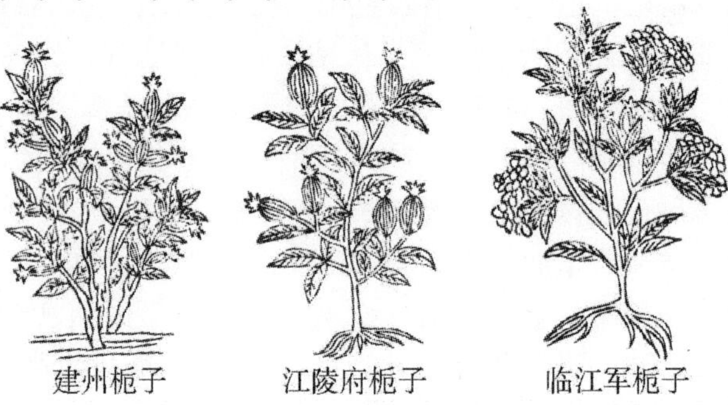
建州栀子　江陵府栀子　临江军栀子

陶隐居云：解玉支毒。处处有。亦两三种，小异，以七棱者为良。经霜乃取之。今皆入染，用于药甚稀，玉支即羊踯躅也。

臣禹锡等谨按《药性论》云：山栀子，杀蟨虫毒，去热毒风，利五淋，主中恶，通小便，解五种黄病，明目，治时疾，除热及消渴，口干，目赤肿病。

《图经》曰：栀子，生南阳川谷，今南方及西蜀州郡皆有之。木高七八尺，叶似李而厚硬，又似樗蒲子。二、三月生白花，花皆六出，甚芬香，俗说即西域詹匐也。夏秋结实如诃子状，生青熟黄，中人深红，九月采实曝干。南方人竞种以售利。《货殖传》云：卮茜千石，亦比千乘之家。言获利之博也。此亦有两三种入药者，山栀子，方书所谓越桃也；皮薄而圆小，刻房七棱至九棱者为佳。其大而长者乃作染色，又谓之伏尸栀子，不堪入药用。张仲景《伤寒论》及古今诸名医治发黄，皆用栀子、茵陈、香豉、甘草等四物作汤饮，又治大病起劳复皆用栀子、鼠矢等汤，并小利而愈。其方极多，不可悉载。栀子亦疗血痢挟毒热下者；葛洪方，以十四枚去皮，捣蜜丸服如梧子三丸，日三，大效。又治霍乱转筋；烧栀子三枚，未服之愈。时行重病后劳发；水煮十枚饮汁，温卧彻汗乃愈。挟食加大黄，别煮汁，临熟内之合饮微利，遂差。

《雷公》云：凡使，勿用颗大者，号曰伏尸栀子，无力。须要如雀脑并鬚[①]长有九路赤色者上，凡使先去皮须了，取人以甘草水浸一宿，漉出焙干，捣筛如赤金末用。

《食疗》：主瘖哑，紫癜风，黄疸积热心躁。

又方：治下鲜血：栀子人烧灰，水和一钱匕服之，量其大小多少服之。

《千金方》：治火疮未起：栀子人灰，麻油和封厚乃佳。已成疮烧白糖灰粉之，燥即差。

《肘后方》：治霍乱，心腹胀痛，烦满短气，未得吐下，若转筋：烧栀子二七枚，研末，熟水调服。

《梅师方》：治火丹毒：捣和水调敷之。

又方：治热毒下血或因食物发动，以三十枚擘，水三升，煎取一升，去滓服。

又方：治热病新差，早起及多食后发：以十枚，水三升，煎取一升，去滓温服，卧令微汗，若食不消，加大黄三两。

又方：治伤寒差后交接发动，因欲死，眼不开，不能语：栀子三十枚，水三升，煎取一升服。

又方：治猘犬咬：栀子皮烧末，石硫黄等分，同研为末，敷疮上，日三二敷之差。

《博济方》：治冷热气不和，不思饮食或腹痛疞刺：山栀子、川乌头等分，生捣为末，以酒糊丸如梧子大，每服十五丸，炒生姜汤下，如小腹气痛，炒茴香葱酒，任下二十丸。

《兵部手集》：治头痛不可忍，是多风痰所致：栀子末和蜜，浓敷舌上，吐即止。

《胜金方》：治妇人临产痢，不限多少，烧灰细末，空心熟水调一匙头，甚者不过五服。

《孙尚药》：治伤寒下痢后更烦，按之心下软者虚烦也：栀子十四枚，擘，豉四合，右二味，以水四升，煎栀子取二升半，内豉更煎取一升，去滓分再服，得吐，余勿服，呕有痈脓者不可服，呕脓尽乃愈。

《古今录验》：秦王散：胃疸食多喜饮，栀子实主之。

《丹房镜源》：栀子柔金。

《衍义》曰：栀子，仲景治发汗吐下后，虚烦不得眠，若剧者，必反复颠倒，心中懊憹，栀子豉汤治之。虚故不用大黄，有寒毒故也。栀子虽寒无毒，治胃中热气，既亡血亡津液，腑脏无润养，内生虚热，非此物不可去。张仲景《伤寒论》已著。又治心经留热，小便赤涩，去皮山栀子，火炮大黄、连翘、甘草炙等分末之，水煎三二钱匕，服之无不效。

现注：

①鬚：此须字原刻为胡须之须，非必须之须，简化合为一字。不注之日久恐失原意。

按：栀子为茜草科栀子的果实。综合功能祛热清胃，祛赤癞，祛疮疡，祛目赤，除胸心热，除烦。临床以栀子清上焦之热，退黄，治肝胆经热，心经留热，用于肝胃病等。

时珍曰：卮，酒器也。栀子象之，故名。俗作栀。司马相如赋云：鲜支黄砾。注云：鲜支即支子也。佛书称其花为卜，谢灵运谓之林兰，曾端伯呼为禅友。或曰：卜金色，非栀子也。

时珍曰：栀子，叶如兔耳，浓而深绿，春荣秋瘁。入夏开花，大如酒杯，白瓣黄实，薄皮细子有须，霜后收之。蜀中有红栀子，花烂红色，其实染物则赭红色。震亨曰：治上焦、中焦连壳用，下焦去壳，洗去黄浆，炒用。治血病，炒黑用。杲曰：沉也，阴也。入手太阴肺经血分。《丹书》：栀子柔金。

治心烦懊不得眠，脐下血滞而小便不利（元素）。泻三焦火，清胃脘血，治热厥心痛，解热郁，行结气（震亨）。治吐血衄血，血痢下血血淋，损伤瘀血，及伤寒劳复，热厥头痛，疝气，烫火伤（时珍）。

元素曰：栀子轻飘而象肺，色赤而像火，故能泻肺中之火。其用有四：心经客热一也，除烦躁二也，去上焦虚热三也，治风四也。震亨曰：栀子泻三焦之火，及痞块中火邪，最清胃脘之血。其性屈曲下行，能降火从小便中泄去。凡心痛稍久，不宜温散，反助火邪。故古方多用栀子以导热药，则邪易伏而病易退。好古曰：本草不言栀子能吐，仲景用为吐药。栀子本非吐药，为邪气在上，拒而不纳，食令上吐，则邪因以出，所谓“其高者因而越之”也。或用为利小便药，实非利小便，乃清肺也。肺清则化行，而膀胱津液之府，得此气化而出也。本草言治大小肠热，乃辛与庚合，又与丙合，又能泄戊，先入中州故也。仲景治烦躁用栀子豉汤，烦者气也，躁者血也。气主肺，血主肾。故用栀子以治肺烦，香杲曰：仲景以栀子色赤味苦，入心而治烦；香豉色黑味咸，入肾而治躁。

附方：新十七。

鼻中衄血：山栀子烧灰吹之。屡用有效。（黎居士《简易方》）

小便不通：栀子仁十四个，独头蒜一个，沧盐少许。捣贴脐及囊，良久即通。（《普济方》）

血淋涩痛：生山栀子末、滑石等分，葱汤下。（《经验良方》）

酒毒下血：老山栀子仁，焙研。每新汲水服一钱匕。（《圣惠方》）

妇人胎肿：属湿热：山栀子一合炒研。每服二三钱，米饮下。丸服亦可。（《丹溪方》）

热水肿疾：山栀子仁炒研，米饮服三钱。若上焦热者，连壳用。（《丹溪纂要》）

胃脘火痛：大山栀子七枚或九枚炒焦。（《丹溪纂要》）

五脏诸气：益少阴血：用栀子炒黑研末，生姜同煎，饮之甚捷。（《丹溪纂要》）

五尸疰病：冲发心胁刺痛，缠绵无时。栀子三七枚烧末，水服。（《肘后方》）

小儿狂躁：蓄热在下，身热狂躁，昏迷不食。栀子仁七枚，豆豉五钱，水一盏，煎七分，服之。或吐或不吐，立效。（阎孝忠《集效方》）

盘肠钓气：越桃仁半两，草乌头少许，同炒过，去草乌，入白芷一钱，为末。每服半钱，茴香葱白酒下。（《普济方》）

赤眼肠秘：山栀子七个。钻孔煨熟，水一升，煎半升，去滓，入大黄末三钱，温服。（《普济方》）

吃饭直出：栀子二十个，微炒去皮，水煎服。（《怪症奇方》）

鼻上酒齄：栀子炒研，黄蜡和，丸弹子大。每服一丸，嚼细茶下，日二服。忌酒、麸、煎炙。（许学士《本事方》）

眉中练癣：栀子烧研，和油敷之。（《保幼大全》）

折伤肿痛：栀子、白面同捣，涂之甚效。（《集简方》）

汤荡火烧：栀子末和鸡子清，浓扫之。（《救急方》）

花：主悦颜色，《千金翼》面膏用之（时珍）。

紫铆麒麟竭

味甘、咸，平，有小毒。主五脏邪气，带下，止痛，破积血金疮，生肉，与麒麟竭二物大同小异[①]。

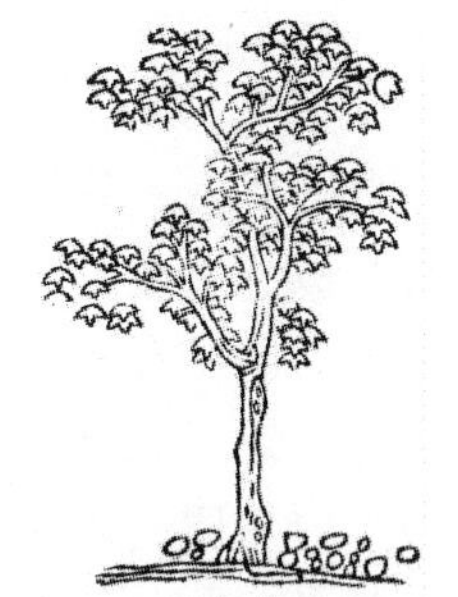
广州骐驎竭

《唐本》注云：紫色如胶。作赤麖[②]皮及宝钿，用为假色，亦以胶宝物。云蚁于海畔树藤皮中为之。紫铆树名渴禀，麒麟竭树名渴留。喻如蜂造蜜，斫取用之。《吴录》谓之赤胶者。今按：《别本》注云：紫铆、麒麟竭，二物同条，功效全别，紫铆色赤而黑，其叶大如盘，铆从叶上出。麒麟竭色黄而赤，味咸平，无毒。主心腹卒痛，止金疮血，生肌肉，除邪气，叶如樱桃三角，成竭从木中出，如松脂。《唐本》先附玉石部，今移。

臣禹锡等谨按《日华子》云：紫铆，无毒。治驴马蹄漏可镕补。又云：麒麟竭，暖，无毒。得密陀僧良。治一切恶疮疥癣，久不合者敷，此药性急，亦不可多使，却引脓。

《图经》曰：麒麟竭，旧不载所生州土，今出南蕃诸国，及广州。木高数丈，婆娑可爱。叶似樱桃而有三角，其脂液从木中流出，滴下如胶饴状，久而坚凝乃成竭，赤作血色，故亦谓之血竭。采无时。其味咸而气腥者是海母血。不可用。真竭微咸而甘，作栀子气味，旧说与紫铆大都相类而别是一物，功力亦殊。今按段成式《酉阳杂俎》云：紫铆出真腊国，国人呼为勒佉[③]。亦出波斯国，木高丈许，枝干繁郁，叶似橘柚，冬不凋落，三月花开不结子，每有雾露微雨沾濡，其枝条则为紫铆。波斯国使人呼及沙利。两人说如此。而真腊国使人言是蚁运土上，于木端作窠，蚁壤为雾露所沾即化为紫铆。又《交州地志》亦云：本州岁贡紫铆，出于蚁壤，乃知与血竭虽俱出于木，而非一物明矣。今医方亦罕用，惟染家所须耳。

《海药》紫铆，谨按：《广州记》云：生南海山谷，其树紫赤色，是木中津液成也。治湿痒疮疥，宜入膏用，又可造胡燕脂，余滓则玉作家使也。又麒麟竭，谨按《南越志》云：是紫铆树之脂也。其味甘温无毒。主打伤折损一切疼痛，补虚及血气搅刺，内伤血聚。并宜酒服。欲验真伪，但嚼之不烂如蜡者上也。

《雷公》云：麒麟竭，凡使，勿用海母血，真似麒麟竭，只是味咸并腥气。其麒麟竭味微咸甘，似栀子气是也。欲使，先研作粉，重筛过，临使安于丸散或膏中任使用。勿与众药同捣，化作飞尘也。

《圣惠方》产后血晕不知人，及狂语；麟竭一两，细研为末，非时温酒调二钱匕。

《广利方》治金疮血不止，兼痛，麟竭末，敷之立止。

《贾相牛经》牛马有漏蹄，以紫矿[④]少许和猪脂内入漏处，烧铁篦烙之。

《酉阳杂俎》紫铆树，出真腊国，使冲都尉沙门陀沙尼拔陁言蚁运土于树下作窠，蚁壤得雨露结而成紫矿[⑤]，昆仑者善，波斯次。

《太清伏炼灵砂法》麒麟竭，出于西胡，禀于荧惑之气，生于汤石之阴，结而成质。紫铆形若烂石，其功亦能添益阳精，消阴滞气。

《衍义》曰：紫铆如糖霜结于细枝上，累累然，紫黑色，研破则红。今人用造绵𦈡赦[⑥]。迩来亦难得，余如《经》。

现注：

①本条虽亦为墨字，但不是《别录》《本经》文，为《唐本》文。

②麖：(jīng 京)，原指马鹿。

③佉：(qū 区)，原指古印度文。

④矿：全篇皆用铆，此处用矿，原文如此，铆与矿同。

⑤矿：原文如此，此是通篇第二次将铆写成矿。

⑥糎赦：注即胭脂。

按：紫铆，《唐本》自述与麒麟竭大同小异。麒麟竭为棕榈科麒麟竭树干及种子中的树脂，平时称为血竭。血竭功能止带止痛破血愈伤。临床用于跌打伤痛。现将紫铆认作紫草茸，为紫胶虫在树枝上分泌的胶质。主心腹卒痛，止金疮血，生肌肉，除邪气。

时珍曰：矿与矿同。此物色紫，状如矿石，破开乃红，故名。今南番连枝折取，谓之紫梗是矣。时珍曰：骐麟亦马名也。此物如干血，故谓之血竭。曰骐麟者，隐之也。旧与紫矿同条，紫乃此树上虫所造成，今分如虫部。时珍曰：紫矿出南番。乃细虫如蚁、虱，缘树枝造成，正如今之冬青树上小虫造白蜡一般，故人多插枝造之。今吴人用造胭脂。按：张勃《吴录》云：九真移风县人视土知其有蚁，因垦发。以木枝插其上，则蚁缘而上，生漆凝结，如螳螂螵蛸子之状。人折漆以染絮物，其色正赤，谓之蚁漆赤絮。此即紫也。血竭乃其树之脂膏，别见木部。

附方：新三。

齿缝出血：紫矿、乳香、麝香、白矾等分为末，掺之。水漱。(《卫生易简方》)

产后血晕，狂言失志：用紫矿一两。为末。酒服二钱匕。(《徐氏家传方》)

经水不止，日渐黄瘦：紫末，每服二钱，空心白汤下。(《杨氏家藏方》)

时珍曰：骐竭是树脂，紫矿是虫造。按：《一统志》云：血竭树略如没药树，其肌赤色。采法亦于树下掘坎，斧伐其树，脂流于坎，旬日取之。多出大食诸国。今人试之，以透指甲者为真。独孤滔《丹房镜源》云：此物出于西胡，禀荧惑之气而结。以火烧之，有赤汁涌出，久而灰不变本色者，为真也。

补心包络、肝血不足。(好古)散滞血诸痛，妇人血气，小儿瘛疭。

时珍曰：骐麟竭，木之脂液，如人之膏血，其味甘咸而走血，盖手、足厥阴药也。肝与心包皆主血故尔。河间刘氏云：血竭除血痛，为和血之圣药，是矣。乳香、没药虽主血病，而兼入气分，此则专于血分者也。

附方：新十。

白虎风痛：走注，两膝热肿。用骐麟竭、硫磺末各一两，每温酒服一钱。(《圣惠方》)

新久脚气：血竭、乳香等分，同研连面捣，丸梧桐子大。每温酒服三十丸。忌生冷。(《奇效方》)

慢惊瘛疭：定魄安魂，益气。用血竭半两，乳香二钱半，同捣成剂，火炙熔丸梧桐子大，每服一丸，薄荷煎汤化下。夏月用人参汤。(《御药院方》)

鼻出衄血：血竭、蒲黄等分为末，吹之。(《医林集要》)

血痔肠风：血竭末，敷之。(《直指方》)

产后血冲：心胸满喘，命在须臾：用血竭、没药各一钱，研细，童便和酒调服。(《医林集要》)

收敛疮口：血竭末一字，麝香少许，大枣（烧灰）半钱，同研。津调涂之。（究原方）

臁疮不合：血竭末敷之，以干为度。(《济急仙方》)

嵌甲疼痛：血竭末，敷之。(《医林集要》)

腹中血块：血竭、没药各一两，滑石（牡丹皮同煮过）一两，为末，醋糊丸梧桐子大，服之。(《摘玄方》)

龙脑香及膏香

味辛、苦，微寒。一云温平，无毒。主心腹邪气，风湿积聚，耳聋，明目，去目赤肤翳。出婆律国，形似白松脂，作杉木气，明净者善。久经风日或如雀屎者不佳。云合糯[①]米炭、相思子贮之则不耗膏。主耳聋[②]。

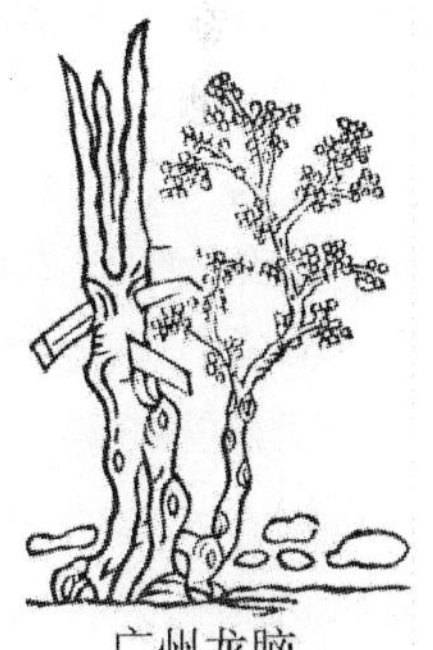
广州龙脑

《唐本》注云：树形似杉木，言婆律膏是树根下清脂，龙脑是根中干脂。子似豆蔻，皮有错甲，香似龙脑。味辛。尤下恶气，消食散胀满，香人口。旧云出婆律国，药以国为名，即杉脂也。江南有杉木，未经试，或方土无脂，犹甘蔗无实。《唐本》先附。

臣禹锡等谨按段成式《酉阳杂俎》云：龙脑香树，出婆利国，呼为个不婆律，亦出波斯国。树高八丈，大可六七围，叶圆而背白，无花实。其树有肥有瘦；瘦者出龙脑香，肥者出婆律膏。香在木心中。波斯断其树，剪取之，其膏于树端流出，斫树作坎而承之。入药用有别法。

《南海药谱》云：龙脑油，性温，味[③]苦。本出佛誓国，此油从树所取，摩一切风。

陈藏器云：相思子，平，有小毒。通九窍，治心腹气，令人香，止热闷，头痛风痰，杀腹脏及皮肤内一切虫，又主蛊毒；取二七枚末服，当吐出。生岭南，树高丈余，子赤黑间者佳。

《图经》曰：龙脑香，出婆律国，今惟南海番舶贾客货之。相传云：其木高七八丈，大可六七围，如积年杉木状，傍生枝叶正圆而背白，结实如豆蔻，皮有甲错。香即木中脂，似白松脂，作杉木气，膏乃根下清液耳。亦谓之婆律膏。段成式《酉阳杂俎》说：此木有肥瘦，瘦者出龙脑香，其香在木心，波斯断其木，剪取之。肥者出婆律膏，其膏于木端流出，斫木作坎而承之。两说大同而小异。亦云南海山中亦有此木。唐天宝中，交趾贡龙脑皆如蝉蚕之形。彼人云：老根节方有之。然极难得，时禁中呼为瑞龙脑，带之衣衿[④]，香闻十余步外，是后不闻有此。今海南龙脑多用火煏[⑤]成片，其中亦容杂伪，入药惟贵生者，状若梅花瓣甚佳也。

《海药》：谨按陶弘景云：生西海律国，是波津树中脂也。如白胶香状，味苦辛微温无毒。主内外障眼，三虫，治五痔，明目镇心，秘精。又有苍龙脑，主风疮皯黯，入膏煎良，用点眼则有伤。《名医别录》云：妇人难产，取龙脑研末少许，以新汲水调服立差。又唐太宗时，西海律国贡龙脑香，是知彼处出耳。

《经验方》：治急中风，目瞑牙噤，无门下药者，以中指点散子揩齿三二十，揩大牙左右，其口自开，始得下药：龙脑、天南星等分为末，乳钵内研，自五月五日午时合出者只用一字至半钱，名开关散。

《经验后方》：治时疾发豌豆疮，及赤疮子未透：心烦狂躁，气喘妄语或见鬼神：龙脑一钱细研，旋滴猪心血和丸如鸡头肉大，每服一丸，紫草汤下，少时心神便定得睡，疮复发透，依常将息取安。

《衍义》曰：龙脑条中与《图经》所说各未尽，此物大通利关膈热塞，其清香为百药之先。大人、小儿风涎闭壅及暴得惊热甚济用。然非常服之药，独行则势弱，佐使则有功。于茶亦相宜，多则掩茶气味。万物中香无出其右者，西方抹罗短吒国在南印度境有羯布罗香，干[⑥]如松株，叶异，湿时无香，采干[⑦]之后折之，中有香，状类云母，色如冰雪，此龙脑香也。盖西方亦有。

现注：

①糯：下原有一作粳三个小号字为注释文字。

②本条为墨字《食疗》引有陶隐居注，应为《本经》《别录》文，但原刻没用《本经》《别录》字体。而用《唐本》文字体，故本条应为陶氏未选，《唐本》所加。

③味：原刻为未字，查未不通味，故改之。

④衿：(jìn 劲)，系衣的带子。

⑤煏：(bì 必)，用火焙干。

⑥干：原为树干之干。

⑦原为干燥之干，简化合为一字。

按：龙脑香为龙脑香科龙脑树脂加功而成。平时称为冰片，现亦有化学合成者。综合功能祛风化积，通耳窍明目。临床以冰片治心脑血管病，外用洗眼。入开窍药中。

释名：片脑(《纲目》)。时珍曰：龙脑者，因其状加贵重之称也。以白莹如冰，及作梅花片者为良，故俗呼为冰片脑，或云梅花脑。番中又有米脑、速脑、金脚脑、苍龙脑等称，皆因形色命名，不及冰片、梅花者也。清者名脑油，《金光明经》谓之羯恭曰：龙脑是树根中干脂。婆律香是根下清脂。旧出婆律国，因以为名也。时珍 曰：龙脑香，南番诸国皆有之。叶廷损动者，则有香。若损动，则气泄无脑矣。土人解作板，板缝有脑出，乃劈取之。大者成片如花瓣，清者名脑油。《江南异闻录》云：南唐保大中贡龙脑浆，云以缣囊贮龙脑，悬于玻璃瓶中，少顷滴沥成水，香气馥烈，大补益元气。按：此浆与脑油稍异，盖亦其类尔。《宋史》熙宁九年，英州雷震，一山梓树尽枯，中皆化为龙脑。此虽怪异，可见龙脑亦有变成者也。时珍曰：或言以鸡毛、相思子，同入小瓷罐密收之佳。《相感志》言以杉木炭养之更良，不耗。今人多以樟脑升打乱之，不可不辨也。相思子见本条。元素曰：热。阳中之阳。

散心盛有热（好古）。入骨，治骨痛（李杲）。治大肠脱（元素）。疗喉痹脑痛，鼻瘜齿痛，伤寒舌出，小儿痘陷，通诸窍，散郁火。(时珍)

震亨曰：龙脑属火。世知其寒而通利，然未达其热而轻浮飞越，喜其香而贵细，动辄与麝同用为桂附之助。然人之阳易动，阴易亏，不可不思。杲曰：龙脑入骨，风病在骨髓者宜用之。若风在血脉肌肉，辄用脑、麝，反引风入骨髓，如油入面，莫之能出也。王纶曰：龙脑大辛善走，故能散热，通利结气。目痛、喉痹、下疳诸方多用之者，取其辛散也。人欲死者吞之，为气散尽也。世人误以为寒，不知其辛散之性似乎凉尔。诸香皆属阳，岂有香之至者而性反寒乎。时珍曰：古方眼科、小儿科皆言龙脑辛凉，能入心经，故治目病、惊风方多用之。痘疮心热血瘀倒者，用引猪血直入心窍，使毒瓦斯宣散于外，则血活痘发。其说皆似是而实未当也。目病、惊病、痘病，皆火病也。火郁则发之，从治之法，辛主发散故尔。其气先入肺，传于心脾，能走能散，使壅塞通利，则经络条达，而惊热自平，疮毒能出。用猪心血能引龙脑入心经，非龙脑能入心也。沈存中《良方》云：痘疮稠密，盛则变黑者。用生猪血一橡斗，龙脑半分，温酒和服。潘氏云：一女病发热，腹痛，手足厥逆，渐加昏闷，形症极恶，疑是痘候。时则横夭矣。又宋。文天祥、贾似道皆服脑子求死不得，惟廖莹中以热酒服数据，九窍流血而死。此非脑子有毒，乃热酒引其辛香，散溢经络，气血沸乱而然尔。

附方：新十二。

目生肤翳：龙脑末一两，日点三五度。(《圣济总录》)

目赤目膜：龙脑、雄雀屎各八分。为末，以人乳汁一合调成膏。日日点之，无有不验。(《圣惠方》)

头目风热：上攻：用龙脑末半两，南硼砂末一两，频嗅两鼻。(《御药院方》)

头脑疼痛：片脑一钱，纸卷作捻，烧烟熏鼻，吐出痰涎即愈。(《寿域方》)

风热喉痹：灯心一钱，黄柏五分（并烧存性），白矾七分（过），冰片脑三分，为末。每以一二分吹患处。此陆一峰家传绝妙方也。(《濒湖集简方》)

鼻中息肉：垂下者。用片脑点之，自入。(《集简方》)

伤寒舌出：过寸者。梅花片脑半分。为末。掺之，随手即愈。(洪迈《夷坚志》)

牙齿疼痛：梅花脑、朱砂末各少许。揩之立止。(《集简方》)

内外痔疮：片脑一二分，葱汁化，搽之。(《简便方》)

酒齇鼻赤：脑子、真酥，频搽。(《普济方》)

梦漏口疮：经络中火邪，梦漏恍惚，口疮咽燥。龙脑三钱，黄柏三两，为末，蜜丸梧桐子大。每麦门冬汤下十丸。(《摘玄方》)

食茱萸

味辛、苦，大热，无毒。功用与吴茱萸同。少为劣尔。疗水气用之乃佳[①]。

《唐本》注云：皮薄开口者是，虽名为食茱萸，而不堪多啖之也。今按：颗粒大，经久色黄黑，乃是食茱萸，颗粒紧小，久色青绿即是吴茱萸。今按陈藏器本草云：食茱萸杀鬼魅及恶虫毒，起阳杀牙齿虫痛。《唐本》先附。

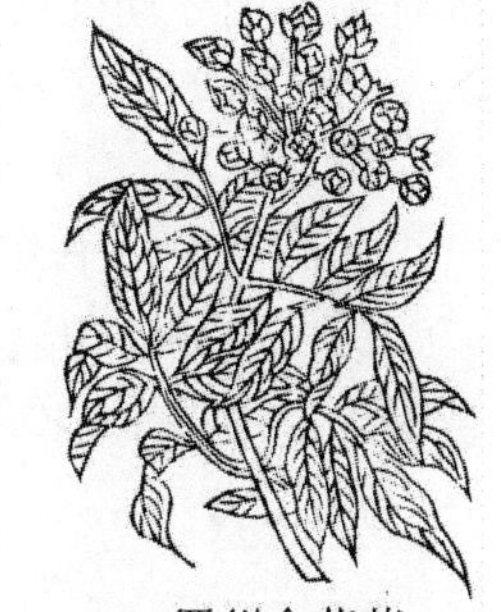
蜀州食茱萸

臣禹锡等谨按《药性论》云：食茱萸畏紫石英，治冷痹腰脚软弱，通身刺痛，肠风痔疾，杀肠中三虫，去虚冷。

陈藏器云：树皮杀牙齿虫，止痛。《本经》已有吴茱萸，云是口拆[②]者，且茱萸南北总有，以吴地为好，所以有吴之名。两处俱堪入食，若充药用，要取吴者。止可言汉之与吴，岂得云食与不食。其口拆者是日干，口不拆者是阴干。《本经》云吴茱萸，又云生宛朐[③]，宛朐既非吴地，以此为食者耳。苏重出一条。

《图经》曰：食茱萸，旧不载所出州土，云功用与吴茱萸同，或云即茱萸中颗粒大，经久色黄黑，堪啖者是。今南北皆有之，其木亦甚高大，有长及百尺者，枝茎青黄，上有小白点，叶正类油麻花黄。蜀人呼其子为艾子，盖《礼记》所谓藙者，藙、艾声讹，故云耳。宜入食羹中，能发辛香，然不可多食，多食冲眼，兼又脱发，采无时。

《食疗》：温，主心腹冷气痛中恶，除饮逆，去脏腑冷，能温中甚良。又齿痛：酒煎含之。又杀鬼毒，中贼风，口偏不语者：取子一升，美豉三升，以好酒五升和煮四五沸，冷服半升，日三四服，得汗便差。又皮肉痒痛：酒二升，水五升，茱萸子半升，煎取三升，去滓微暖洗之立止。又鱼骨在腹中刺痛：煮汁一盏服之，其骨软出。又脚气冲心：和生姜煮汁饮之。又鱼骨刺入肉不出者；捣封之，其骨自烂而出。又闭目者名榄子，不堪食。

《孙真人食忌》云：六月、七月勿食，伤人气，发疮痍。

《胜金方》：治蛇咬毒：茱萸一两为末，冷水调，分为三服，立差。

现注：

①本条原为墨字，但不是《本经》《别录》文，为《唐本》文。

②拆：意为绽开。

③朐：(qú 渠)。

按：食茱萸为芸香科樗叶花椒的果实。综合功能温经泻水气。《唐本》云与吴茱萸同，小少劣尔。如是花椒类则应又有蜀椒的一些功能。

时珍曰：此即榄子也。蜀人呼为艾子，楚人呼为辣子，古人谓之藙及樧子。因其辛辣，蜇口惨腹，使人有杀毅党然之状，故有诸名。苏恭谓茱萸之开口者为食茱萸。孟诜谓茱萸之闭口者为子。马志谓粒大、色黄黑者为食茱萸，粒紧小、色青绿者为吴茱萸。陈藏器谓吴、食二茱萸是一物，入药以吴地者为良，不当重出此条，只可言汉与吴，不可言食与不食。时珍窃谓数说皆因茱萸二字相混致误耳。不知吴茱、食茱乃一类二种。茱萸取吴地者入药，故名吴茱萸。榄子则形味似茱萸，惟可食用，故名食茱萸也。陈藏器不知食茱萸即榄子，重出子一条，正自误矣。按：曹宪《博雅》云：榄、越椒，茱萸也。郑樵《通志》云：榄子，一名食茱萸，以别吴茱萸。《礼记》三牲用藙，是食茱萸也。二说足证诸人之谬。时珍曰：食茱萸、榄子、辣子，一物也。高木长叶，黄花绿子，丛簇枝上。味辛而苦，土人八月采，捣滤取汁，入锻石搅成，名曰艾油，亦曰辣米油，始辛辣蜇口，入食物中用。周处《风土记》以椒、榄、姜为三香，则自古尚之矣，而今贵人罕用之。

实：时珍曰：有小毒，动脾火，病目者忌之。治冷痢带下，暖胃燥湿（时珍）。

附方：新二。

赤白带下：子、石菖蒲等分，为末。每旦盐、酒温服二钱。(《经验方》)

久泻虚痢：腹痛者。子丸治之。子、肉豆蔻各一两，陈米一两半。以米一分同二味炒黄为末；一分生碾为末，粟米粥丸梧桐子大。每陈米饮下五十丸，日三服。(《普济方》)

芜　荑

味辛，平，无毒。主五内邪气，散皮肤骨节中淫淫温行毒，去三虫，化食。逐寸白，散肠中嗢嗢，喘息。一名无姑，一名蔱瑭[①]生晋山川谷，三月采不实，阴干。

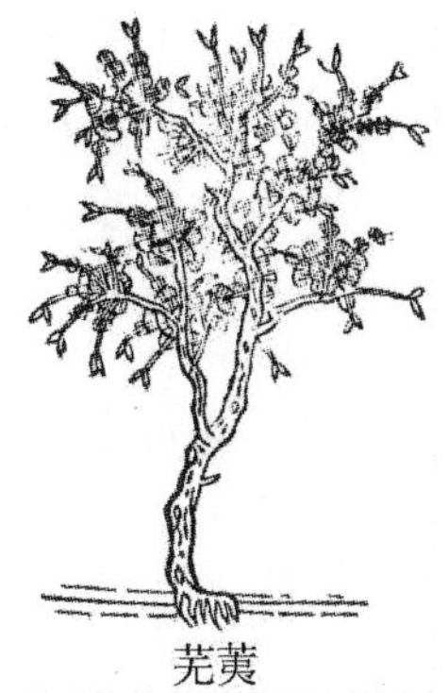
芜荑

陶隐居云：今惟出高丽，状如榆荚，气臭如犼[②]，彼人皆以作酱食之，性杀虫，置物中亦辟蛀，但患其臭。

《唐本》注云：《尔雅》云，芜荑，一名蔱蘠，今名蕨瑭，字之误也。今延州、同州者最好。

今注：芜荑，河东、河西处处有之。况《经》云：生晋山川谷，而陶以为惟出高丽，盖是不知其元也。臣禹锡等谨按《尔雅·释木》云：无姑，其实夷。注：无姑，姑榆也，生山中，叶圆而厚，剥取皮合渍之，其味辛香，所谓芜荑。

《药性论》云：芜荑，使，味苦辛。能主积冷气，心腹癥痛，除肌肤节中风，淫淫如虫行。

孟诜云：主五脏皮肤肢节邪气。又热疮，捣和猪脂涂差。又和白蜜治湿癣，和沙牛酪疗一切疮。陈者良。可少食之，伤多发热心痛，为辛故也。秋天食之尤宜。人长食治五痔，诸病不生。

《日华子》云：治肠风痔瘘，恶疮疥癣。

《图经》曰：芜荑，生晋川山谷，今近道亦有之，大抵榆类而差小，其实亦早成，此榆乃大气臭如犼。《尔雅·释木》云：无姑，其实夷。郭璞云：无姑，姑榆也。生山中，叶圆而厚，剥取皮，合渍之，其味辛香，所谓芜荑也。又释草云：莁荑，蔱蘠注云：一名白蒉[③]，而与《本经》一名蕨瑭[④]相近。苏恭云：蔱蘠蕨瑭，字之误也。然莁荑草类，无[⑤]荑乃木也，明是二物，或气类之相近欤。三月采实，阴干。杀虫方中多用之，今人又多取作屑，以芼[⑥]五味，其用陈者良。人收藏之，多以盐渍则失气味，此等不堪入药，但可作食品耳。秋后尤宜食之，《续传信方》治久患脾胃气泄不止；芜荑五两捣末，以饭丸，每日空心午饭前各用陈米饮下三十丸，增至四十丸，久服去三尸，益神驻颜。云得之章镣，曾得力。

陈藏器：作酱食之，主五鸡病，除疮癣。其气膻者良。此山榆人也。

《海药》：谨按《广州记》云：生大秦国，是波斯芜荑也。味辛温无毒。治冷痢心气，杀虫止痛，又妇人子宫风虚，孩子疳泻，得诃子、豆蔻良。

《食疗》：散腹中气痛。又和马酪可治癣。作酱甚香美，功尤胜于榆人。尘[⑦]者良。又杀中恶虫毒。

《外台秘要》：治膀胱气急，宜下气：芜荑捣和食盐末二物等分，以绵裹如枣大，内下部。或下水恶汁并下气，佳。

《千金方》：主脾胃，有虫食即痛，面黄无色，疼痛无时，必效：以石州芜荑仁二两，和面炒令黄色为末，非时米饮调二钱匕差。

《衍义》曰：芜荑有大小两种。小芜荑即榆荚也，采取仁，酝[⑧]为酱，味尤辛。入药当用大芜荑，别有种。然小芜荑酝造多假以外物相和，不可不择去也。治大肠寒滑及多冷气，不可阙也。

现注：

①蕨瑭：蕨下原有音殿二字注音，现音（diàn 殿）。瑭：下原有音塘二字注音。现音（táng 塘）。

②犼：下原有音信二字注音。兽名。

③蒉：（kuài 快）。

④蔵：下原有音殿二字注音，蓎：下原有音塘二字注音。

⑤无：原文如此，为一繁体字之无字。无草字头，故照录之。

⑥芼：(mào 冒)，拔取，引申为拌和。

⑦尘：通陈，长久。

⑧酝：(yùn 运)，酿造。

按：芜荑为榆科大果榆的加工品。综合功能散解五脏邪，散皮肤及骨节中毒，化食止喘，平疮癣，杀三虫。临床以芜荑治疳积虫积，可治肝硬化，肾炎等。此药现甚难得，因制造此药的甚少，开出来也取不到建议有关部门恢复此药的生产。

释名：木名楩（音偏）时珍曰：按：《说文》云：楩（说文原文为梗），山枌榆也。有刺，实为芜荑。《尔雅》云：无姑，其实荑。又云：莁荑，蔱藸，则此物乃莁树之荑，故名也。恭曰：蔵蓎乃蔱藸二字之误。时珍曰：芜荑有大小两种：小者即榆荚也，揉取仁，酿为酱，味尤辛。人多以外物相和，不可不择去之。入药皆用大芜荑，别有种。

附方：新七。

制杀诸虫：生芜荑、生槟榔各四两，为末，蒸饼丸梧子大。每服二十丸，白汤下。(《本事方》)

疳热有虫：瘦悴，久服充肥：用榆仁一两，黄连一两，为末，猪胆汁七枚和，入碗内，饭上蒸之，一日蒸一次，九蒸乃入麝香半钱，汤浸蒸饼和，丸绿豆大。每服五七丸至一二十丸，米饮下。(钱氏《小儿直诀》)

小儿虫痫：胃寒虫上诸证，危恶与痫相似。用白芜荑、干漆（烧存性）等分，为末。米饮调服一字至一钱。(杜壬方)

结阴下血：芜荑一两捣烂，纸压去油，为末，以雄猪胆汁丸梧桐子大。每服九丸，甘草汤下，日五服，三日断根。(《普济方》)

婴孩惊喑：风厚失音不能言。肥儿丸：用芜荑（炒）神曲（炒）麦蘖（炒）、黄连（炒）各一钱，为末，猪胆汁打糊丸黍米大。每服十丸，木通汤下。黄连能去心窍恶血。(《全幼心鉴》)

虫牙作痛：以芜荑仁安蛀孔中及缝中，甚效。(危氏《得效方》)

腹中鳖瘕：平时嗜酒，血入于酒则为酒鳖；平时多气，血凝于气则为气鳖；虚劳痼冷，败血杂痰，则为血鳖。摇头掉尾，如虫之行，上侵人咽，下蚀人肛，或附胁背，或隐胸腹，大则如鳖，小或如钱。治法惟用芜荑（炒）煎服之，兼用暖胃益血理中之类，乃可杀之。若徒事雷丸、锡灰之类，无益也。(《仁斋直指方》)

枳 壳

味苦、酸，微寒，无毒。主风痒麻痹，通利关节，劳气咳嗽，背膊闷倦，散留结胸膈痰滞，逐水消胀满，大肠风，安胃止风痛。生商州川谷。九月、十月采，阴干。①

用当去瓤核乃佳，此与枳实主疗稍别，故特出此条。今附。

臣禹锡等谨按《药性论》云：枳壳，使，味苦辛。治遍身风疹，肌中如麻豆恶痒，主肠风痔疾，心腹结气，两胁胀虚，关膈拥塞。根浸酒煎含治齿痛。消痰有气加而用之。

《日华子》云：健脾开胃，调五脏，下气止呕逆，消痰治反胃，霍乱泻痢，消食破癥结痃癖，五膈气。除风明目，及肺气水肿，利大小肠。皮肤痒，痔肿可炙熨。入药浸软，剉炒令熟。

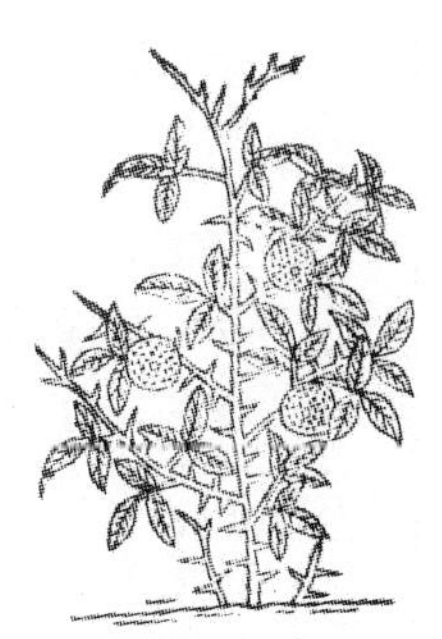
汝州枳壳

《图经》：文具枳实条下。

陈藏器云：根皮主野鸡病，末服方寸匕。《本经》采实用，九月、十月不如七月、八月，既厚且辛。《书》曰：江南为橘，江北为枳。今江南俱有枳橘，江北有枳无橘，此自别种，非干变易也。

《雷公》云：凡使，勿使枳实，缘性效不同，若使枳壳，取辛苦腥并有隙油，能消一切瘴。要尘久年深者为上，用时先去瓤，以麸炒过，待麸焦黑遂出用布拭上焦黑，然后单捣如粉用。

《千金方》：主口僻眼急风：枳茹[②]，刮取上青为末，欲至瓤土[③]者，得茹五升，微火灼，去湿气，以酒三升，渍，微火暖令得药味，遂性饮之。

《肘后方》：治中风身直不得屈伸，反复者：刮枳树皮一升，酒三升，渍一宿，服五合至一升，酒尽再作良。

《食医心镜》：治水气，皮肤痒，及明目：枳壳一两，杵末，如茶法煎呷之。

《经验后方》：治风疹痒不止：以枳壳三两，麸炒微黄去瓤为末。每服二钱，非时水一中盏，煎至六分，去滓服。《梅师方》治一切疹，以水煮枳壳为煎，涂之，干即又涂之。

《博济方》：治远年日近肠风下血不止：枳壳烧成黑灰存性，羊胫炭为末，枳壳末五钱，炭末三钱，和匀用浓米饮一中盏调下，空心服，五更初一服，如人行五里再服，当日见效。

《必效方》：熨痔，痔头出，或痛不可忍：枳壳于糖灰中煨热，微熨尽七枚立定，发即熨之。

《杜壬方》：瘦胎散：昔胡阳公主难产，方士进枳壳四两，甘草二两为末，每服空心大钱匕如茶点服。自五月后一日一服，至临月不惟易产，仍无胎中恶病。忌登高则[④]。

《衍义》曰：枳壳，文具枳实条下。

现注：

①本条虽为墨字，但不是《本经》《别录》文，今附为《开宝》文。

②茹：指根，如《易经》有拔茅茹之语。枳茹，枳实条《图经》写作枳筎指枳木皮屑。

③土：《千金方》原文为枳实上青皮刮取末，欲至心止。故知此土字乃止字之误。并引《肘后方》说枳树皮亦得。可见枳筎有果皮屑与树皮屑两种，皆称枳筎。

④则：用于句末，相当者。

按：枳壳为芸香科枸橘等果实。综合功能祛风止痒，祛麻痹，通利关节，止咳宽胸膈，散痰滞，逐水，消胀满，安胃止痛。临床所用基本不出条文所述，用于开胸下气，治胸胃痛胀等。还用于气郁四逆，微循环障碍，手足逆冷，脱肛，胃下垂等。入理气药中。

元素曰：气味升降，与枳实同。杲曰：沉也，阴也。

泻肺气，除胸痞（元素）。治里急后重（时珍）

元素曰：枳壳破气，胜湿化痰，泄肺走大肠，多用损胸中至高之气，只可二三服而已。禀受素壮而气刺痛者，看在何杲曰：气血弱者不可服，以其损气也。好古曰：枳壳主高，枳实主下；高者主气，下者主血。故壳主胸膈皮毛之病，实主心腹脾胃之病，大同小异。朱肱《活人书》言：治痞宜先用桔梗枳壳汤，非用此治心下痞也。果知能消分别。魏、晋以来，始分实、壳之用。皆能利气。气下则痰喘止，气行则痞胀消，气通则痛刺止，气利则后重除。故以枳壳利胸膈，枳实利肠胃。然张仲景治胸痹痞满，以枳实为要药；诸方治下血痔痢、大肠秘塞、里急后重，又以枳壳为通用。则枳实不独治下，而壳不独治高也。盖自飞门至魄门，皆肺主之，三焦相通，一气而已。则二物分之可也，不分亦无伤。杜壬方载湖阳公方。用枳壳四两，甘草二两，为末。每服一钱，白汤点服。自五月后一日一服，至临月，不惟易产，仍无胎中恶病也。张洁古《活法机要》改以枳术丸日服，令胎瘦易生，谓之束胎丸。而寇宗《衍义》言：胎壮则子有力易生，令服枳壳药反致无力，兼胎易产者，大不然也。以理思之，寇氏之说似觉为优。或胎前气盛壅滞者宜用之，所谓八、九月胎必用枳壳、苏梗以顺气，胎前无滞，则产后无虚也。若气禀弱者，即大非所宜矣。震亨曰：难产多见于郁闷安逸之人，富贵奉养之家。古方瘦胎饮，为湖阳公主作也。予妹苦于难产，其形肥而好坐，予思此与公主正相反也。彼奉养之人，其气必实，故耗其气使平则易产。今形肥则气虚，久坐则气不运，当补其母之气。以紫苏饮加补气药，与十数贴服之，遂快产。

附方：新十六。

伤寒呃噫：枳壳半两，木香一钱，为末。每白汤服一钱，未知再服。(《本事方》)

老幼腹胀：血气凝滞，用此宽肠顺气，名四炒丸。商州枳壳（浓而绿背者，去穣）四两，分作四分：一两用苍术一两同炒，一两用萝卜子一两同炒，一两用干漆一两同炒，一两用茴香一两同炒黄。去四味，只取枳壳为末。以四味煎汁，煮面糊和丸梧桐子大。每食后，米饮下五十丸。(王氏《易简方》)

消积顺气：治五积六聚，不拘男妇老小，但是气积，并皆治之，乃仙传方也。枳壳三斤去穣，每个入巴豆仁一个，合定扎煮，慢火水煮一日。汤减再加热汤，勿用冷水。待时足汁尽，去巴豆，切片晒干（勿炒）为末，醋煮面糊丸梧子大。每服三四十丸，随病汤使。(邵真人《经验方》)

顺气止痢：枳壳（炒）二两四钱，甘草六钱，为末。每沸汤服二钱。(《婴童百问》)

疏导脚气：即上方，用木瓜汤服。(《直指方》)

小儿秘涩：枳壳（煨，去穣）、甘草各一钱，以水煎服。(《全幼心鉴》)

怀胎腹痛：枳壳三两（麸炒），黄芩一两为粗末。每服五钱，水一盏半，煎一盏服。若胀满身重，加白术一两。(《活法机要》)

产后肠出：不收。枳壳，煎汤浸之，良久即入也。(《袖珍方》)

小儿惊风：不惊丸：治小儿因惊气吐逆作搐，痰涎壅塞，手足掣，眼睛斜视。枳壳（去穣，麸炒）、淡豆豉等分。为末。每服一字，甚者半钱，急惊薄荷自然汁下慢惊，荆芥汤入酒三五点下，日三服。(陈文中《小儿方》)

牙齿疼痛：枳壳，浸酒含漱。(《圣惠方》)

小儿软疖：大枳壳一个。去白，磨口平，以面糊抹边合疖上。自出脓血尽，更无痕也。(危氏《得效方》)

利气明目：枳壳（麸炒）一两。为末。点汤代茶。(《普济方》)

下早成痞：伤寒阴症，下早成痞，心下满而不痛，按之虚软。枳壳、槟榔等分，为

末。每服三钱，黄连汤调下。(《宣明方》)

肋骨疼痛：因惊伤肝者。枳壳一两（麸炒），桂枝（生）半两，为细末，每服二钱姜枣汤下。(《本事方》)

嫩叶：煎汤代茶，去风（时珍。出《茶谱》）。

枳　实

味苦、酸，寒，微寒，无毒。主大风在皮肤中如麻豆，苦痒，除寒热结，止痢，长肌肉，利五脏，益气轻身。除胸胁痰癖，逐停水，破结实，消胀满，心下急痞痛逆气，胁风痛，安胃气，止溏泄，明目。生河内川泽。九月、十月采，阴干。

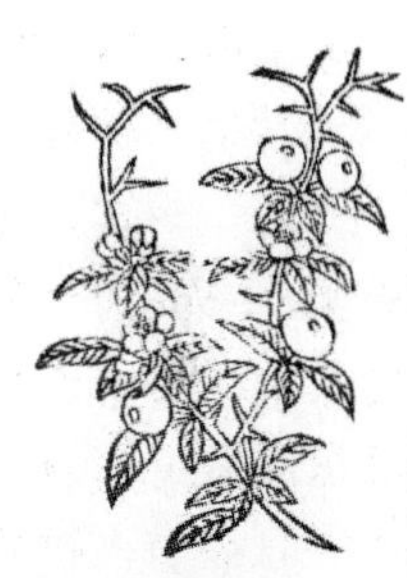
成州枳实

陶隐居云：今处处有，采破，今干用之除中核，微炙令香，亦如橘皮，以陈者为良。枳树茎及皮，疗水胀暴风，骨节疼急。枳实俗方多用，道家不须。

《唐本》注云：枳实日干，乃得阴便湿烂也。用当去核及中瓤乃佳。今或用枳壳乃尔，若称枳实须合核瓤用者，殊不然也。今按陈藏器本草云：枳实根皮，主痔，末服方寸匕。《本经》采实用，九月、十月不如七月、八月，既厚且辛。旧云：江南为橘，江北为枳，今江南俱有枳橘，江北有枳无橘，此自是种别，非关变也。

臣禹锡等谨按《药性论》云：枳实，臣，味苦辛。解伤寒结胸，入陷胸汤用。主上气喘咳，肾内伤冷，阴痿而有气，加而用之。

《图经》曰：枳实，生河内川泽，枳壳，生商州川谷。今京西江湖州郡皆有之，以商州者为佳。如橘而小，高亦五七尺，叶如枨[①]多刺，春生白花，至秋成实，九月、十月采，阴干。旧说七月、八月采者为实，九月、十月采者为壳。今医家多以皮厚而小者为枳实，完大者为壳，皆以翻肚如盆口唇状，须陈久者为胜。近道所出者俗呼臭橘，不堪用。张仲景治心下坚大如盘，水饮所作；枳实术汤主之；枳实七枚，术三两，以水一斗，煎取三升，分三服，腹中软即稍减之。又胸痹心中痞坚，留气结胸，胸满胁下逆气抢心；枳实、薤白、桂汤主之；陈枳实四枚、厚朴四两、薤白半斤，切栝楼一枚，桂一两，以水五升，先煎枳实、厚朴，取二升，去滓，内余药于汤中，煎三两沸，分温三服，当愈。又有橘皮枳实汤，桂生姜枳实汤皆主胸痹心痛。葛洪治卒胸痹痛，单用枳实一物捣末方寸匕，日三，夜一。其根皮治大便下血，末服之，亦可煮汁常饮。又治卒中急风，身直不得屈伸，反覆者，刮取枳木皮屑，谓之枳茹，一升，酒一升，渍一宿，服五合至尽再作良。

《外台秘要》：涂风疹，取枳实以醋渍令湿，火炙令热，适寒温用熨上即消。

《千金方》：治胸痹气壅满，心膈不利：枳实二两，麸炒微黄为末，非时以清粥饮调下二钱。《圣惠方》同。

又方：治积痢脱肛：枳实，石上磨令滑，钻[②]著柄，蜜涂，火炙令暖，更易熨肛，取缩即止。

《经验方》：治肠风下血：枳实半斤，麸炒去瓤，绵黄芪半斤，洗剉为末，米饮非时下二钱匕，若难服，以糊丸汤下三五十丸效。

《集验方》：治五痔，不以年月日久：新枳实为末，炼蜜丸如桐子大，空心饮下二十丸。

《济众方》：治伤寒后卒胸膈闭痛：枳实一味，剉，麸炒黄为末，服二钱，米饮调下，一日二服。《广利方》：治小儿久痢淋沥，水谷不调：枳实六分，捣末以饮汁调二钱匕，二岁服一钱。《子母秘录方》同。

《子母秘录》：治妇人阴肿坚痛：用半斤，碎炒令熟，故帛裹熨，冷即易之。

《衍义》曰：枳实，枳壳，一物也。小则其性酷而速，大则其性详而缓。故张仲景治伤寒仓卒之病，承气汤中用枳实，此其意也。皆取其疏通决泄破结实之意，他方但导败风壅之气可常服者，故用枳壳，其意如此。

现注：

①枨：（chéng 成），通橙，即广柑。

②钻：通钳。

按：枳实，为芸香科枸橘酸橙、香圆等之嫩幼果。综合功能祛风止痒，退寒热结滞，止痢，长肌肉，利五脏，益气。消胀满，除痞止痛，止胁痛，安胃气，止泄明目。临床所用基本不出条文所述，用治胸痞咳喘，胃病，冠心病，胃下垂，气郁四逆即循环衰竭，微循环障碍等。枳壳略同。

时珍曰：枳乃木名，从只，谐声也。实乃其子，故曰枳实。后人因小者性速，又呼老者则壳薄而虚，正如青橘皮、陈橘皮之义。宋人复出枳壳一条，非矣。寇氏以为破结实而名，亦未必然。消食，散败血，破积坚，去胃中湿热（元素）。

震亨曰：枳实泻痰，能冲墙倒壁，滑窍破气之药也。元素曰：心下痞及素食不消，并宜枳实、黄连。杲曰：以蜜治用，则破水积以泄气除内热。洁古用去脾经积血。脾无积血，则心下不痞也。好古曰：益气则佐之以人参、白术、干姜，破气则佐之以大黄、牵牛、芒消，此《本经》所以言益气复言消痞也。非白术不能去湿，非枳实不能除痞。故洁古制枳术丸方，以调胃脾；张仲景治心下坚大如盘，水饮所作，枳实白术汤，用枳实七枚，术三两，水一斗，煎三升，分三服，腹中软，即消也。余见枳壳下。

附方：新四。

产后腹痛：枳实（麸炒）、芍药（酒炒）各二钱，水一盏煎服。亦可为末服。（《圣惠方》）

奔豚气痛：枳实，炙为末。饮下方寸匕，日三、夜一。（《外台秘要》）

大便不通：枳实、皂荚等分为末，饭丸，米饮下。（危氏《得效方》）

小儿头疮：枳实烧灰，猪脂调涂。（《圣惠方》）

厚　朴

味苦，温，大温无毒。主中风伤寒头痛，寒热惊悸，气血痹，死肌，去三虫。温中益气，消痰下气，疗霍乱及腹痛胀满，胃中冷逆，胸中呕不止，泄痢，淋露，除惊去留热心烦满，厚肠胃。一名厚皮，一名赤朴，其树名榛，其子名逐折。疗鼠瘘，明目益气。生交址、冤句。三、九、十月采皮，阴干。

干姜为之使，恶泽泻、寒水石、消石。

陶隐居云：今出建平、宜都。极厚，肉紫色为好，壳薄而白者不如。用之削去上甲错皮。俗方多用，道家不须也。

今注：出梓州、龙州者最佳。

臣禹锡等谨按吴氏云：厚朴，神农、岐伯、雷公苦无毒。季氏小温。

范子：厚朴出淇农。

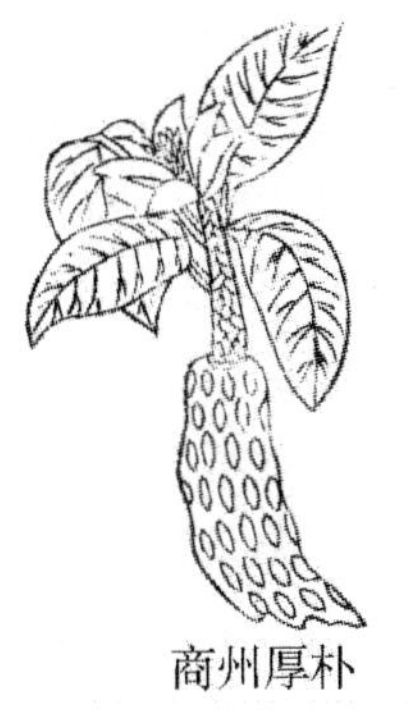
商州厚朴

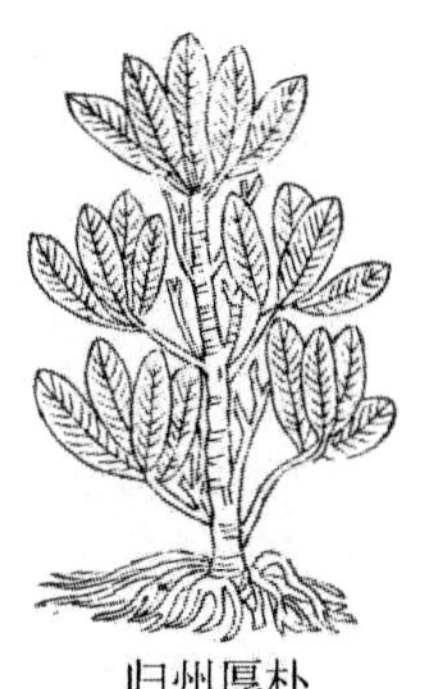
归州厚朴

《药性论》云：厚朴，臣，忌豆，食之者动气。味苦辛，大热。能主疗积年冷气，腹内雷鸣虚吼，宿食不消。除痰饮，去结水，破宿血，消化水谷，止痛。大温胃气，呕吐酸水，主心腹满，病人虚而尿白。

《日华子》云：健脾，主反胃，霍乱转筋，冷热气，泻膀胱、泄五脏一切气，妇人产前产后腹脏不安。调关节，杀腹脏虫，除惊去烦闷，明耳目。入药去粗皮，姜汁炙或姜汁炒用。又名烈朴。

《图经》曰：厚朴，出交趾、冤句，今京西、陕西、江、淮、湖南、蜀川山谷中往往有之，而以梓州、龙州者为上。木高三四丈，径一二尺，春生叶如槲叶，四季不凋，红花而青实。皮极鳞皴而厚，紫色，多润者佳，薄而白者不堪。三月、九月、十月采皮，阴干。《广雅》谓之重皮。方书或作厚皮。张仲景治杂病厚朴三物汤，主腹胀脉数；厚朴半斤，枳实五枚，以水一斗二升，煎二物，取五升，内大黄四两，再煎取三升。温服一升，腹中转动更服，不动勿服。又厚朴七物汤主腹痛胀满；厚朴半斤，甘草、大黄各三两，枣十枚，大枳实五枚，桂二两，生姜五两，以水一斗，煎取四升，去滓温服八合，日三。呕者加半夏五合，下利者去大黄，寒多者加生姜至半斤。陶隐居治霍乱厚朴汤；厚朴四两，炙桂心二两，枳实五枚，生姜三两，四物切，以水六升，煎取二升，分三服。唐·石泉公王方庆《广南方》云：此方不惟霍乱可医，至于诸病皆疗，并须预排比也。此方与治中汤等，并行其方。见人参条中。

《雷公》云：凡使，要用紫色，味辛为好。或丸散便去粗皮，用酥炙过，每修一斤，用酥四两，炙了细剉用。若汤饮中使用自然姜汁八两，炙一升为度。

《圣惠方》：治霍乱：制之以姜汁火上炙令香为末，非时新水调下二钱匕佳。

又方：治痰壅呕逆，心胸满闷不下饮食：用一两涂生姜汁，炙令黄为末，非时粥饮调下二钱匕。

《梅师方》：治水谷痢，久不差：厚朴三两，黄连三两，剉，水三升，煎取一升，空心服。

《斗门方》：治男子、女人久患气胀心闷，饮食不得，因食不调，冷热相击，致令心腹胀满：厚朴火上炙令干，又蘸姜汁炙，直待焦黑为度，捣筛如面，以陈米饮调下二钱匕，日三服良。亦治反胃止泻甚妙。

《子母秘录》：治月水不通，厚朴三两，炙，水三升，煎取一升为三服。空心不过三四剂差。《衍义》曰：厚朴，今西京伊阳县及商州亦有，但薄而色淡，不如梓州者浓而紫色有油。味苦，不以姜制则棘人喉舌。平胃散中用最调中，至今此药盛行，既能温脾胃气，又能走冷气，为世所须也。

按：厚朴为木兰科厚朴的树皮或根皮。综合功能解中风，驱伤寒，止头痛，止惊悸，通血痹，去死肌，去三虫，消痰下气，消腹胀，温胃降逆，止呕止泄，止淋露，去烦满。临床所用，基本不出条文所述，治胃病，肝炎，喘满，肠炎泄痢。用厚朴退热通痹等尚未发挥。临床入下气散满药中。

时珍曰：其木质朴而皮厚，味辛烈而色紫赤，故有厚朴、烈、赤诸名。时珍曰：朴树肤白肉紫，叶如槲叶。五、六月开细花，结实如冬青子，生青熟赤，有核。七、八月采之，味甘美。元素曰：气温，味苦、辛。气味俱浓，体重浊而微降，阴中阳也。杲曰：可升可降。

元素曰：厚朴之用有三：平胃，一也；去腹胀，二也；孕妇忌之，三也。虽除腹胀，若虚弱人，宜斟酌用之，误服脱人元气，惟寒胀大热药中兼用，乃结者散之之神药也。震衡曰：厚朴属土，有火。其气温，能泻胃中之实也，平胃散用之。佐以苍术，正为泻胃中之湿，平胃土之太过，以至于中和而已，非为温补脾胃也。习以成俗，皆谓之补，哀哉。其治腹胀者，因其味辛以提其滞气，滞行则宜去之。若气实人，误服参、芪药多补气，胀闷或作喘，宜此泻之。好古曰：《本草》言厚朴治中风伤寒，头痛，温中益气，消痰下气，厚肠胃，去腹满，果泻气乎，果益气乎，盖与枳实、大黄同用则能泻实满，所谓消痰下气是也。若与橘皮、苍术同用则能除湿满，所谓温中益气是也。与解利药同用，则治伤寒头痛；与泻痢药同用，则厚肠胃。大抵其性味苦温，用苦则泄，用温则补也。故成无己云：厚朴之苦，以泄腹满。杲曰：苦能下气故泻实满；温能益气，故散湿满。

附方：新五。

厚朴煎丸：孙兆云：补肾不如补脾。脾胃气壮，则能饮食。饮食既进，则益营卫，养精血，滋骨髓。是以《素问》云：精不足者补之以味；形不足者，补之以气。此药大补脾胃虚损，温中降气，皮切片，以水五升同煮干，去姜，焙朴。以干姜四两，甘去草，焙姜、朴为末。用枣肉、生姜同煮熟，去姜，捣枣和，丸梧子大。每服五十丸，米饮下。一方加熟附子。（王璆《百一选方》）

中满洞泻：厚朴、干姜等分为末，蜜丸梧桐子大。每服五十丸，米饮下。（鲍氏方）
小儿吐泻：胃虚及有痰惊：梓朴散：用梓州浓朴一两，半夏（汤泡七次，姜汁浸半日，晒干）一钱，以米泔三升同浸一百刻，水尽为度。如未尽，少加火熬干。去浓朴，只研半夏。每服半钱或一字。薄荷汤调下。（钱乙《小儿直诀》）

大肠干结：厚朴生研，猪脏（煮）捣和，丸梧桐子大。每姜水下三十丸。（《十便良方》）

尿浑白浊：心脾不调，肾气混浊。用厚朴（姜汁炙）一两，白茯苓一钱，水、酒各一碗，煎一碗，温服。（《经验良方》）

茗、苦槚[①]

茗，味甘苦，微寒，无毒。主瘘疮，利小便，去痰热渴，令人少睡。春采之。

苦荼[②]，主下气，消宿食，作饮加茱萸、葱、姜等良[③]。

《唐本》注云：《尔雅·释木》云：槚[④]苦樣注：树小似栀子，冬生叶可煮作羹饮，今呼早采者为茶，晚取者为茗，一名荈[⑤]，蜀人名之苦荼[⑥]，生山南汉中山谷。今按陈藏器本草云：茗苦樣，寒，破热气，除瘴气，利大小肠，食之宜热，冷即聚痰。樣是茗嫩叶捣成饼并得火，良久食，令人瘦，去人脂，使不睡。《唐本》先附。

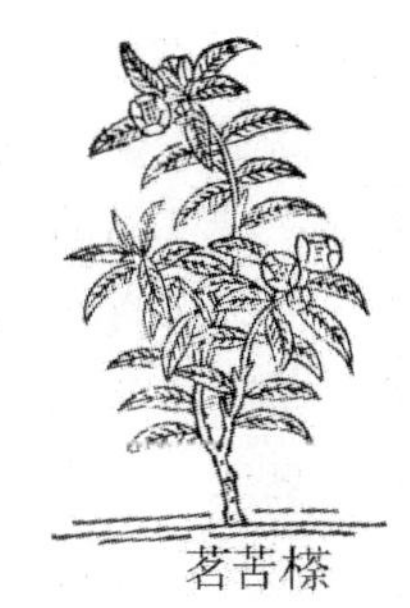
茗苦樣

《图经》曰：茗、苦茶，旧不著所出州郡。今闽、浙、蜀、荆、江、湖、淮南山中皆有之。《尔雅》所谓槚、苦樣。郭璞云：木小似栀子，冬生叶可煮作羹饮，今呼早采者为荼[⑦]，晚取者为茗。茗、荈，蜀人谓之苦荼是也。今通谓之荼，荼荼声近故呼之。春中始生嫩叶，蒸焙去苦水，末之乃可饮，与古所食殊不同也。《茶经》曰：茶者，南方生木自一尺、二尺至数十尺，其巴川峡山有两人合抱者，伐而掇之，木如爪芦，叶如栀子，花如白蔷薇，实如栟榈，蒂如丁香，根如胡桃。其名一曰茶，二曰槚，三曰蔎[⑧]，四曰茗，五曰荈。又曰：茶之别者有枳壳芽、枸杞芽、枇杷芽，皆治风疾。又有皂荚芽、槐芽、柳芽，乃上春摘其芽，和茶作之。故今南人输官茶，往往杂以众叶，惟茅、芦、竹箬[⑨]之类不可入，自余山中草木芽叶皆可和合，椿、柿尤奇。真茶性极冷，惟雅州蒙山出者温而主疾。《茶谱》云：蒙山有五顶，顶有茶园，其中顶曰上清峰，昔有僧人病冷且久，遇一老父谓曰：蒙之中顶茶当以春分之先后多构人力，俟雷之发声，并手采摘三日而止，若获一两，以本处水煎服即能袪宿疾，二两当限前无疾，三两固以换骨，四两即为地仙矣。其僧如说，获一两余，服未尽而病差。其四顶茶园采摘不废，惟中峰草木繁密，云雾蔽亏[⑩]，痓[⑪]兽时出，故人迹不到矣。近岁稍贵此品，制作亦精于他处，其性似不甚冷。大都饮茶，少则醒神思，过多则致疾病。故唐母景《茶饮序》云：释滞消壅，一日之利暂佳，瘠气侵精终身之累斯大是也。

《食疗》云：茗叶，利大肠，去热解痰，煮取汁用，煮粥良。又茶主下气除好睡，消宿食，当日成者良。蒸捣经宿用陈故者，即动风发气。市人有用槐、柳初生嫩芽叶杂之。

《外台秘要》：治卒头痛如破，非中冷，非中风，其病是胸膈有痰，厥气上冲所致，名为厥头痛，吐之即差：单煮茗，作饮二三升，适冷暖，饮一二升，须臾吐，吐毕又饮，能如此数过，剧者须吐胆汁乃止，不损人，待渴即差。

《食医心镜》：主赤白痢，及热毒痢：好茶一斤，炙捣末，浓煎一二盏吃，差。如久患痢，亦宜服。又主气壅，暨腰痛，转动不得。煎茶五合，投醋二合，顿服。

《经验方》：治阴囊上疮：用蜡面茶为末，先以甘草煎水洗，后用贴妙。

《兵部手集》：治心痛不可忍，十年、五年者：煎湖州茶，以头醋和服之良。

《胜金方》：治蠼螋尿人成疮，初如糁粟，渐大如豆，更大如火烙浆疱疼痛至甚，速用草茶并蜡茶俱可，以生油调敷上，其痛药至立止妙。

《别说》云：谨按《唐本》注引《尔雅》云：叶可作羹，恐非此也，其嫩者是今之茶芽。经年者又老硬，二者安可作羹，是知恐非此。《图经》：今闽、浙、蜀、荆、江、湖、淮南山中皆有之，然则性类各异。近世蔡襄蜜学所述极备，闽中惟建州北苑数处产此，性味独与诸方略不同。今亦独名腊茶，研治作饼日得火愈良。其他者或为芽叶，或为末收贮，微若见火便更不可久收，其色味皆败。惟鼎州一种芽茶，其性味略类建州，今京师及河北、京西等处磨为末，亦冒腊[⑫]茶名者是也。近人以建茶治伤暑，合醋治泄泻甚效。则余者皆可比用，信之其不同者多矣。今建州上供[⑬]品第，备见《茶经》。

《衍义》曰：茗苦茶，今茶也。其文有陆羽《茶经》，丁谓《北苑茶录》、毛文锡

《茶谱》、蔡宗颜《茶山节对》[14]，其说甚详。然古人谓其芽为雀舌、麦颗，言其至嫩也。又有新牙一发便长寸余，微粗如针，惟牙长为上品。其根干水土力皆有余故也，如雀舌、麦颗。又下品前人未尽识，误为品题。唐人有言曰：释滞消壅，一日之利暂佳。斯言甚当。饮茶者宜原其始终，又晋温峤上表贡茶千斤，茗三百斤。郭璞曰：早采为茶，晚采为茗。茗或曰荈[15]，叶老者也。

现注：

①檫：音意与茶同。《说文》有荼字，发音（tú 图），许慎注苦荼也，宋·徐铉注：此即今茶字。《说文》无木字旁荼字，故木字旁荼字为后人所加。今注荼发（tú 涂）（chá 茶）二音。檫应发（chá 茶）音。

②茗，与苦荼分两条，古代将茗与苦荼分为二品。陈藏器云茶是茗嫩叶捣成饼并得火。《唐本》说晚采为茗，一名荈，蜀人名之苦荼。故荼嫩茗老。

③本条虽为墨字，但不是《别录》《本经》文。为《唐本》文。

④槚：（jiǎ 甲），茶树。

⑤荈：（chuǎn 喘），粗茶。

⑥茶：此茶原刻即无木字旁，原刻下文还有不加木字旁的茶字，可见宋代两茶字可通用。

⑦茶：唐本作荼。

⑧蔎：下原有音设二字注音。

⑨箬：（ruò 若），竹名。

⑩亏：遮掩。

⑪痓：（zhì 至），鹰隼类。

⑫前面《经验方》中已有蜡茶之字，今用腊字，二字不同，但皆原文所用，故照录之。

⑬供：一般应用贡。

⑭节：节选，准则。

⑮荈：下原有尺兖切三字注音。

按：茗苦檫，为山茶科茶的嫩芽。今临床写为茶叶即可。综合功能消疮利水，去痰清热，止渴醒睡。下气消宿食。在茶调散中治头痛，或用于高血压等。用时可令病人自加茶叶或用苦丁茶亦可。苦丁茶本为茶制品，但现时药房用的为冬青科枸骨或大叶冬青等。单独沏饮亦有茶味。

时珍曰：杨慎《丹铅录》云：茶，即古荼字（音途）。《诗》云“谁谓荼苦，其甘如荠”是也。颜师古云：汉时荼陵，始转途音为宅加切，或言六经无茶字，未深考耳

时珍曰：茶有野生、种生，种者用子。其子大如指顶，正圆黑色。其仁入口，初甘后苦，最戟人喉，而闽人以榨油食用。二月下种，一坎须百颗乃生一株，盖空壳者多故也。畏水与日，最宜坡地荫处。清明前采者上，谷雨前者次之，此后皆老茗尔。采、蒸、揉、焙、修造皆有法，详见《茶谱》。茶之税始于唐德宗，盛于宋、元，及于我朝，乃与西番互市易马。夫茶一木尔，下为民生日用之资，上为朝廷赋税之助，其利博哉。昔贤所称，大约谓唐人尚茶，茶品益众。有雅州之蒙顶、石花、露芽、谷芽为第一，建宁之北苑龙凤团为上供。蜀之茶，则有东川之神泉兽目，硖州之碧涧明月，夔州之真香，邛州之火井，

思安黔阳之都濡，嘉定之峨眉，泸州之纳溪，玉垒之沙坪。楚之茶，则有荆州之仙人掌，湖南之白露，长沙之铁色，蕲州蕲门之团面，寿州霍山之黄芽，庐州之六安英山，武昌之樊山，岳州之巴陵，辰州之溆浦，湖南之宝庆、茶陵。吴越之茶，则有湖州顾渚之紫笋，福州方山之生芽，洪州之白露，双井之白毛，庐山之云雾，常州之阳羡，池州之九华，丫山之阳坡，袁州之界桥，睦州之鸠坑，宣州之阳坑，金华之举岩，会稽之日铸。皆产茶有名者。其他犹多，而猥杂更甚。

按：陶隐居注苦菜云：酉阳、武昌、庐江、晋陵皆有好茗，饮之宜人。凡所饮物，有茗及木叶、天门冬苗、菝叶，皆益人。余物并冷利。又巴东县有真茶，火焙作卷结，为饮亦令人不眠。俗中多煮檀叶及大皂李叶作茶饮，并冷利。南方有瓜芦木，亦似茗也。今人采槠、栎、山矾、南烛、乌药诸叶，皆可为饮，以乱茶云。

胡洽曰：与榧同食，令人身重。李鹏飞曰：大渴及酒后饮茶，水入肾经，令人腰、脚、膀胱冷痛，兼患水肿、挛痹诸疾。大抵饮茶宜热、宜少，不饮尤佳，空腹最忌之。时珍曰：服威灵仙、土茯苓者，忌饮茶。

清头目，治中风昏愦，多睡不醒（好古）。炒煎饮，治热毒赤白痢。同芎、葱白煎饮，止头痛（吴瑞）浓煎，吐风热痰涎。(时珍)

好古曰：茗茶气寒味苦，入手、足厥阴经。治阴证汤药内入此，去格拒之寒，及治伏阳，大意相机曰：头目不清，热熏上也。以苦泄其热，则上清矣。且茶体轻浮，采摘之时，芽初萌，正得春升之气，味虽苦而气则薄，乃阴中之阳，可升可降。利头目，盖本诸此。汪颖曰：一人好烧鹅炙爆，日常不缺。人咸防其生痈疽，后卒不病。访知其人每夜必啜凉茶一碗，乃知茶能解炙爆之毒也。杨士瀛曰：姜茶治痢。姜助阳，茶助阴，并能消暑、解酒食毒。且一寒一热，调平阴阳，不问赤、白、冷、热，用之皆良。生姜细切，与真茶等分，新水浓煎服之。苏东坡以此治文潞公有效。时珍曰：茶苦而寒，阴中之阴，沉也，降也，最能降火。火为百病，火降则上清矣。然火有五，火有虚实。若少壮胃健之人，心肺脾胃之火多盛，故与茶相宜。温饮则火因寒气而下降，热饮则茶借火气而升散，又兼解酒食之毒，使人神思爽，不昏不睡，此茶之功也。若虚寒及血弱之人，饮之既久，则脾胃恶寒，元气暗损，土不制水，精血潜虚；成痰饮，成痞胀，成痿痹，成黄瘦，成呕逆，成洞泻，成腹痛，成疝瘕，种种内伤，此茶之害也。民生日用，蹈其弊者，往往皆是，而妇妪受害更多，习俗移人，自不觉尔。况真茶既少，杂茶更多，其为患也，又可胜言哉？人有嗜茶成癖者，时时咀啜不止，久而伤营伤精，血不华色，黄瘁痿弱，抱病不悔，尤可叹惋。晋干宝《搜神记》载：武官因时病后，啜茗一斛二升乃止。才减升合，便为不足。有客令更进五升，忽吐一物，状如牛脾而有口。浇之以茗，尽一斛二升。再浇五升，即溢出矣。人遂谓之斛茗瘕。嗜茶者观此可以戒矣。陶隐居《杂录》言：丹丘子、黄山君服茶轻身换骨，《壶公食忌》言：苦茶久食羽化者，皆方士谬言误世者也。按：唐右补阙毋炅代茶饮序云：释滞消拥，一日之利暂佳；瘠气侵精，终身之累斯大。获益则功归茶力，贻患则不谓茶灾。岂非福近易知，祸远难见乎？又宋学士苏轼《茶说》云：除烦去腻，世故不可无茶，然暗中损人不少。空心饮茶入盐，直入肾经，且冷脾胃，乃引贼入室也。惟饮食后浓茶漱口，既去烦腻，而脾胃不知，且苦能坚齿消蠹，深得饮茶之妙。古人呼茗为酪奴，亦贱之也。时珍早年气盛，每饮新茗必至数碗，轻汗发而肌骨清，颇觉痛快。中年胃气稍损，饮之即觉为害，不痞闷呕恶，即腹冷洞泄。故备述诸说，以警同好焉。又浓茶能令人吐，乃酸苦涌泄为阴之义，非其性能升也。

附方：新十四。

气虚头痛：用上春茶末调成膏，置瓦盏内覆转，以巴豆四十粒，作二次烧烟熏之，晒干乳细。每服一字，别入好茶末，食后煎服，立效。(《医方大成》)

大便下血：营卫气虚，或受风邪，或食生冷，或啖炙爆，或饮食过度，积热肠间，使脾胃受伤，糟粕不聚，大便下利清血，脐腹作痛，里急后重，及酒毒一切下血，并皆治之。用细茶半斤（碾末），川百药煎五个（烧存性）。每服二钱，米饮下，日二服。(《普济方》)

产后秘塞：以葱涎调蜡茶末，丸百丸，茶服自通。不可用大黄利药，利者百无一生。(郭稽中《妇人方》)

嗜茶成癖：一人病此，一方士令以新鞋盛茶令满，任意食尽，再盛一鞋，如此三度，自不吃也。男用女鞋，女用男鞋，用之果愈也。(《集简方》)

解诸中毒：芽茶、白矾等分，碾末，冷水调下。(《简便方》)

痘疮作痒：房中宜烧茶烟恒熏之。脚丫湿烂：茶叶嚼烂敷之，有效。(《摄生方》)

风痰颠疾：茶芽、栀子各一两。煎浓汁一碗服。良久探吐。《摘玄方》

霍乱烦闷：茶末一钱煎水，调干姜末一钱，服之即安。(《圣济总录》)

月水不通：茶清一瓶，入砂糖少许，露一夜服。虽三个月胎亦通，不可轻视。（鲍氏）

痰喘咳嗽：不能睡卧。好末茶一两，白僵蚕一两，为末，放碗内盖定，倾沸汤一小盏。临卧，再添汤点服。(《瑞竹堂方》)

茶子：苦，寒，有毒。主治喘急咳嗽，去痰垢。捣仁洗衣，除油腻（时珍）。

附方：新三。

上气喘急：时有咳嗽。茶子、百合等分。为末，蜜丸梧桐子大。每服七丸，新汲水下。(《圣惠方》)

喘嗽齁䶎：不拘大人、小儿：用糯米泔少许磨茶子，滴入鼻中，令吸入口服之。口咬竹筒，少顷涎出如线。不过二三次绝根，屡验。(《经验良方》)

头脑鸣响：状如虫蛀，名大白蚁：以茶子为末，吹入鼻中，取效。（杨拱《医方摘要》)

秦　皮

味苦，微寒，大寒，无毒。主风寒湿痹，洗洗寒气，除热，目中青翳白膜，疗男子少精，妇人带下，小儿痫，身热。可作洗目汤。久服头不白，轻身。皮肤光泽，肥大，有子。一名岑皮，一名石檀。生庐江川谷及冤句。二月、八月采皮，阴干。

大戟为之使，恶吴茱萸。

陶隐居云：俗是樊槻[①]皮，而水渍以和墨，书色不脱，微青，且亦殊薄，恐不必尔。俗方惟以疗目，道家亦有用处。

《唐本》注云：此树似檀，叶细，皮有白点而不粗错，取皮水渍便碧色，书纸看皆青色者是。俗见味苦名为苦树，亦用皮疗眼有效。以叶似檀，故名石檀也。

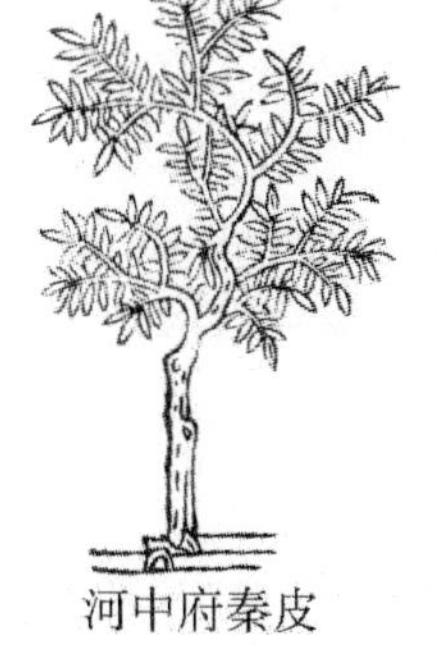
河中府秦皮

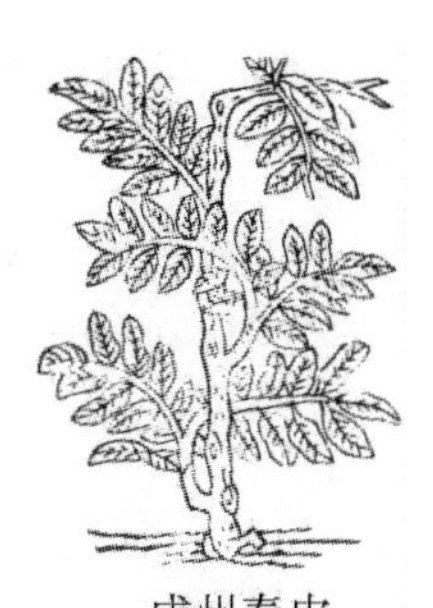
成州秦皮

臣禹锡等谨按《药性论》云：秦白皮，平，恶苦瓠、防葵。主明目，去肝中久热，两目赤肿，疼痛，风泪不止。治小儿身热，作汤浴差。皮一升，水煎澄清冷洗赤眼极效。

《日华子》云：洗肝，益精明目，小儿热惊，皮肤风痹，退热。一名盆桂。

《图经》曰：秦皮，生庐江川谷及冤句，今陕西州郡及河阳亦有之。其木大都似檀，枝干皆青绿色，叶如匙头许大而不光，并无花实，根似槐根，二月、八月采皮阴干。其皮有白点而不粗错，俗呼为自桪木，取皮渍水便碧色，书纸看之青色，此为真也。

《外台秘要》：治赤眼及睛上疮：秦皮一两，清水一升，于白碗中浸，春夏一食时以上，看碧色出，即以箸头缠绵，仰卧点所患眼，仍先从大眦中，满眼着，微痛不畏，良久，三五饭间即侧卧，沥却热汁，每日十度以上着，不过两日差。又方：治眼因赤差后翳晕秦皮一两，切，水一升五合，煮取七合，澄清。用渍目中。

《淮南子》：梣[②]木，色青，翳而蠃愈蜗睆[③]，此皆治目之药也。注：梣，苦历木，水浸皮青，用洗眼效。

沈存中：秦皮，治天蛇毒，似癞而非癞也。天蛇，即草间黄花蜘蛛是也。人被其螫仍为露水所濡乃成此疾，遂煮汁一斗饮之差。

现注：

①槻：下原有音规二字注音。

②梣：（chén 陈），白蜡，即秦皮。

③蠃：（luǒ 螺），蠃愈蜗睆，意为梣木治翳与蠃使翳治愈，蜗使眼明亮一样有效。睆：（huǎn 缓），明亮。原刻将愈误刻为痛，将睆误刻为脘。今据《淮南子·俶真》改之。

按：秦皮，为木樨科苦枥白蜡等之树皮。亦有用山核桃楸当秦皮者并不合《本经》原意。综合功能祛湿退翳，除痹定痫，明目生精止带。临床用秦皮主要治痢疾等，远未达到条文所述功能，恐主要系所用秦皮非有荧光之白蜡，而是核桃楸之故。

时珍曰：秦皮本作梣皮。其木小而岑高，故以为名。人讹为桪木，又讹为秦。或云本出秦地，故得秦名也。高诱注《淮南子》云：苦枥木也。

元素曰：秦皮沉也，阴也。其用有四：治风寒湿邪成痹，青白幻翳遮睛，女子崩中带下，小儿风热惊痫。好古曰：痢则下焦虚，故张仲景白头翁汤，以黄柏、黄连、秦皮同用，皆苦以坚之也。秦皮浸水青蓝色，与紫草同用，治目病以增光晕，尤佳。时珍曰：皮，色青气寒，味苦性涩，乃是厥阴肝、少阳胆经药也。故治目病、惊痫，取其平木也。治下痢、崩带，取其收涩也。又能治男子少精，益精有子，皆取其涩而补也。故《老子》云：天道贵涩。此药乃服食及惊痫崩痢云：皮水，言能使水沸者，谬也。

附方：新三。

眼暴肿痛：秦皮、黄连各一两，苦竹叶半升，水二升半，煮取八合，食后温服。此乃

谢道人方也。(《外台秘要》)

眼弦挑针：乃肝脾积热。锉秦皮，夹砂糖，水煎，调大黄末一钱，微利佳。(《仁斋直指方》)

血痢连年：秦皮、鼠尾草、蔷薇根等分，以水煎取汁，铜器重釜煎成，丸如梧桐子大。每服五六丸，日二服。稍增，以知为度。亦可煎饮。

秦 椒

味辛，温。生温熟寒，有毒。主风邪气，温中除寒痹，坚齿发明目。疗喉痹，吐逆，疝瘕，去老血，产后余疾，腹痛，出汗，利五脏。久服轻身好颜色，耐老增年通神。生太山川谷及秦岭上，或琅琊。八月、九月采实。

恶栝楼、防葵、畏雌黄。

陶隐居云：今从西来，形似椒而大，色黄黑，味亦颇有椒气，或呼为大椒。又云：即今樛[①]树，而樛子是猪椒，恐谬。

《唐本》注云：秦椒树，叶及茎、子都似蜀椒，但味短实细，蓝田南秦岭间大有也。

臣禹锡等谨按《范子计然》云：蜀椒出武都，赤色者善，秦椒出天水陇西，细者善。

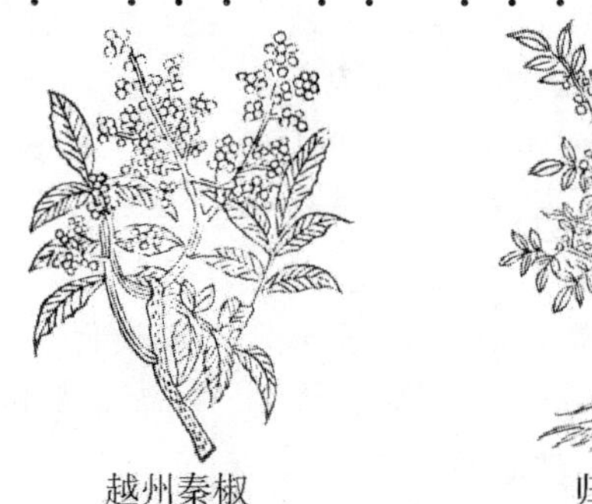
越州秦椒　归州秦椒

《药性论》云：秦椒，君，味苦辛，能治恶风遍身，四肢㿗痹，口齿浮肿，摇动。主女人月闭不通，治产后恶血痢，多年痢，主生发，疗腹中冷痛。

孟诜云：秦椒，温。灭瘢长毛去血，若齿痛，醋煎含之。又损疮中风者，以面作馄饨，灰中烧之使热，断使口开，封其疮上，冷即易之。又法：去闭口者，水洗面拌煮作粥，空腹吞之，以饭压之，重者可再服，以差为度。

《图经》曰：秦椒，生泰山川谷，及秦岭上，或琅琊。今秦、凤及明、越、金、商州皆有之，初秋生花，秋末结实，九月、十月采。陶隐居云：似椒而大，色黄黑，或呼大椒。苏恭云：叶及茎子都似蜀椒，但实细味短。《尔雅》云：椴[②]，大椒。郭璞云：椒，丛生，生实大者名为椴。《诗·唐风》云：椒聊疽[③]，陆机疏云：椒似茱萸，有针刺，茎叶坚而滑，蜀人作茶，吴人作茗，皆合煮其叶以为香。今成皋诸山谓之竹叶椒，其木亦如蜀椒，少毒热，不中合药，可著饮食中，又用蒸鸡豚最佳。东海诸岛上，亦有椒，枝叶皆相似，子长而不圆甚香，其味似橘皮，岛上麋鹿食其叶，其肉自然作椒橘香。而今南北所生一种椒，其实大于蜀椒，与陶及郭、陆之说正相合，当以实大者为秦椒。其云蜀吴作茶茗皆煮其叶，今不复如此，盖古人所食与今异者多矣，故苦槸与茶同条，云作饮加茱萸、葱、姜等良是也。相传椒可以来水[④]银。又云：椒气好下，言饵之益下，不上冲也，服食药当用蜀椒。

《肘后方》：手足心风肿，椒、盐末等分，醋和敷之良。

《伤寒类要》：治膏瘅：其人饮少，小便多方：秦椒一分，出汗，瓜蒂二分，末。水服方寸匕，日三服。

《续十全方》：治虫入耳，椒末一钱，醋半盏，浸良久，少少灌耳，虫自耳出。

《衍义》曰：秦椒，此秦地所实者，故言秦椒。大率椒株皆相似，秦椒但叶差大，椒粒亦大而纹低，不若蜀椒皱纹高为异也。然秦地亦有蜀种椒，如此区别。

现注：

①樛：下原有居虬切三字注音，现注音（jiū 究）。

②檓：（huǐ 毁）。

③疽：音（jū 居）盛多意，或为语助词。

④来水银：《药对》又说椒可收水银，不知此水银指何物。火槽头条说：带火内水底取得水银著出。这水银似指火槽头上之水泡，不是真水银。所说椒中水银或亦是此等水泡类。第二十九卷马齿苋条说：马齿苋，节叶间有水银，每十斤有八两至十两已来。不知指何物，马齿苋含钾盐17%，或古人认为系水银。椒与马齿苋之水银不知同否。

按：秦椒，为芸香科花椒的果皮。临床写为蜀椒或川椒。综合条文所述秦椒功能祛风温中，除痹固齿，明目生发。临床用川椒温胃祛寒治胃痛，胆蛔症等。

时珍曰：秦椒，花椒也。始产于秦，今处处可种，最易蕃衍。其叶对生，尖而有刺。四月生细花。五月结实，生青熟红，大于蜀椒，其目亦不及蜀椒目光黑也。《范子计然》云：蜀椒出武都，赤色者善；秦椒出陇西天水，粒细者善。苏颂谓其秋出生花，盖不然也。

能下肿湿气（震亨）。

山茱萸

味酸，平，微温，无毒。主心下邪气寒热，温中逐寒湿痹，去三虫。肠胃风邪寒热，疝瘕，头风，风气去来，鼻塞目黄，耳聋面皰，温中下气，出汗，强阴益精，安五脏，通九窍，止小便利。久服轻身，明目强力，长年。一名蜀枣，一名鸡足，一名魃[①]实。生汉中山谷，及琅琊、冤句、东海承县，九月、十月采实，阴干。蓼实为之使，恶桔梗、防风、防已。

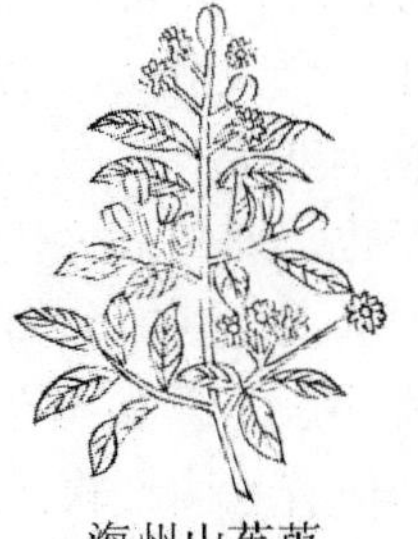
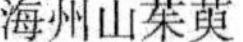
海州山茱萸

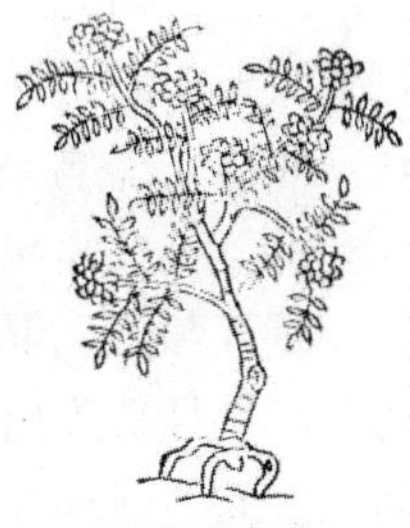
兖州山茱萸

陶隐居云：出近道诸山中，大树，子初熟未干赤色，如胡颓子，亦可啖。既干，皮甚薄，当以合核为用尔。

臣禹锡等谨按《药性论》云：山茱萸，使，味咸辛，大热。治脑骨痛，止月水不定，补肾气，兴阳道，坚长阴茎，添精髓，疗耳鸣，除面上疮。主能发汗，止老人尿不节。

《日华子》云：暖腰膝，助水脏，除一切风，逐一切气，破癥结，治酒皶。

陈藏器云：胡颓子，熟赤酢涩。小儿食之当果子，止水痢。生平林间，树高丈余，叶阴白，冬不凋，冬花春熟，最早诸果，茎及叶煮汁饲狗，主瘑。又有一种大相似，冬凋春实夏熟，人呼为木半夏，无别功，根平无毒。根皮煎汤洗恶疮疥，并犬马瘑疮。

《图经》曰：山茱萸，生汉中山谷及琅琊、冤句、东海承县。今海州亦有之。木高丈余，叶似榆，花白，子初熟未干赤色，似胡颓子，有核，亦可啖，既干皮甚薄。九月、十月采实，阴干。吴普云：一名鼠矢，叶如梅，有刺毛，二月花如杏，四月实如酸枣赤，五月采实，与此小异也，旧说当合核为用。而《雷敩炮炙论》云：子一斤，去核取肉皮用，只秤成四两半。其核八棱者名雀儿苏，别是一物，不可用也。

《雷公》云：凡使，勿用雀儿苏，真似山茱萸，只是核八棱，不入药用。使山茱萸须去内核，每修事去核了一斤，取肉皮用，只秤成四两已来，缓火熬之方用，能壮元气，秘精。核能滑精。《衍义》曰：山茱萸，与吴茱萸甚不相类；山茱萸色红大如枸杞子，吴茱萸如川椒，初结子时，其大小亦不过椒色正青，得名则一。治疗又不同，未审当日何缘如此命名，然山茱萸补养肾脏无一不宜。《经》与注所说备矣。

现注：

①魁：下原有音妓二字注音。(jì技)。

按：山茱萸为山茱萸科山茱萸的果肉。综合功能利心下，退寒热，温中逐寒湿痹，去三虫，消疝瘕，祛头风，通鼻退黄，去耳聋，强阴益精，通九窍，明目强力。临床用治阴精不足之症。基本源于本条文所述。临床入补肾药中。陶隐居所言胡蘈子乃胡蘈子科胡蘈子之果实。

时珍曰：《本经》一名蜀酸枣，今人呼为肉枣，皆象形也。时珍曰：雀儿苏，即胡蘈子也。好古曰：阳中之阴。入足厥阴、少阴经气分。

温肝（元素）。

好古曰：滑则气脱，涩剂所以收之。山茱萸止小便利，秘精气，取其味酸涩以收滑也。仲景八味丸用之为君，其性味可知矣。

附方：新一。

草还丹：益元阳，补元气，固元精，壮元神，乃延年续嗣之至药也。山茱萸（酒浸，取肉）一斤，破故纸（酒浸，焙干）半斤，当归四两，麝香一钱，为末，炼蜜丸梧桐子大。每服八十一丸，临卧盐酒下。（吴旻《扶寿方》）

时珍曰：陶弘景注山茱萸及樱桃，皆言似胡颓子（凌冬不凋，亦应益人），陈山茱萸下详注之，别无识者。今考访之，即雷《炮炙论》所谓雀儿酥也，雀儿喜食之。越人呼为蒲颓子。南人呼为卢都子。吴人呼为半含春，言早熟也。襄汉人呼为黄婆奶，象乳头也。刘绩《霏雪录》言安南有小果，红色，名卢都子，则卢都乃蛮语也。

时珍曰：胡颓即卢都子也。其树高六七尺，其枝柔软如蔓。其叶微似棠梨，长狭而尖，面青背白，俱有细点如星，老则星起如麸，经冬不凋。春前生花朵如丁香，蒂极细，倒垂，正月乃敷白花。结实小长，俨如山茱萸，上亦有细星斑点，生青熟红，立夏前采食，酸涩。核亦如山茱萸，但有八棱，软而不坚。核内白绵如丝，中有小仁。其木半夏，树、叶、花、实及星斑气味，并与卢都同；但枝强硬，叶微团而有尖，其实圆如樱桃而不长为异耳。立夏后始熟，故吴楚人呼为四月子，亦曰野樱桃。其核亦八棱，大抵是一类二种也。

吐血不止，煎水饮之；喉痹痛塞，煎酒灌之，皆效（时珍）。

叶：主肺虚短气喘咳剧者，取叶焙研，米饮服二钱（时珍）。

时珍曰：蒲颓叶治喘咳方，出《中藏经》，云甚者亦效如神。云有人患喘三十年，服之顿愈。甚者服药后，胸上生小瘾疹作痒，则瘥也。虚甚，加人参等分，名清肺散。大抵皆取其酸涩，收敛肺气耗散之功耳。

紫　　葳①

味酸，微寒，无毒。主妇人产乳余疾，崩中癥瘕血闭，寒热羸瘦，养胎。茎、叶味苦，无毒。主痿蹷，益气。一名陵苕②，一名茇③华，生西海川谷及山阳。

陶隐居云：李云是瞿麦根，今方用至少。《博物志》云：郝晦行④华草于太行山北，得紫薇华。必当奇异。今瞿麦华乃可爱而处处有，不应乃在太行山，且有树，其茎、叶恐亦非瞿麦根。《诗》云：有苕之华。郭云：凌霄，亦恐非也。

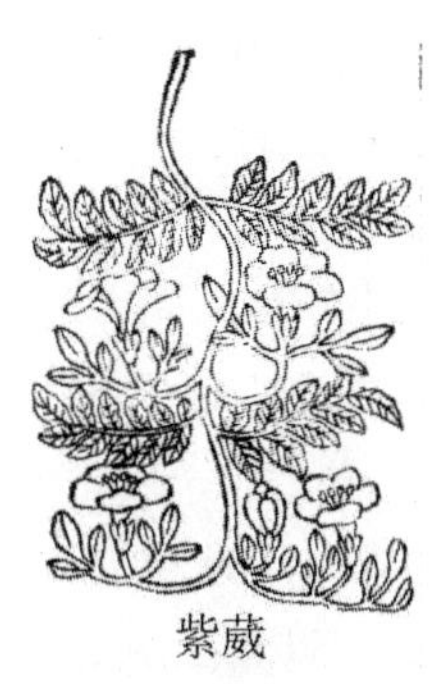
紫葳

《唐本》注云：此即凌霄花也。及茎、叶俱用。按《尔雅》释草云：苕，一名陵苕，黄花蔈⑤，白华茇。郭云：一名陵时。又名凌霄。《本经》云：一名陵苕。茇华即用花不用根也。山中亦有白花者。按：瞿麦花红，无黄白者，且紫薇、瞿麦皆《本经》所载，若用瞿麦根为紫薇，何得复用茎、叶。体性既与瞿麦乖异，生处亦不相关。郭云凌霄此为真说也。

臣禹锡等谨按《药性论》云：紫威，臣，一名女葳，畏卤鹹，味甘，主热风风痫，大小便不利，肠中结实。止产后奔血不定淋沥，安胎。《日华子》云：根治热风身痒，游风风疹，治瘀血带下。花、叶功用同。

又云：凌霄花，治酒皶热毒风，刺风，妇人血膈游风，崩中带下。

《图经》曰：紫薇，陵霄花也。生西海川谷及山阳，今处处皆有。多生山中，人家园圃亦或种莳。初作藤蔓，生依大木，岁久延引至巅而有花，其花黄赤，夏中乃盛。陶隐居云：《诗》有苕之华。郭云：陵⑥霄。又苏恭引《尔雅》释草云：苕，陵苕。郭云：又名陵霄。按今《尔雅》注：苕，一名陵时，《本草》云而无陵霄之说，岂古今所传书有异同邪。又据陆机及孔颖达疏义亦云苕，一名陵时，陵时乃是鼠尾草之别名。郭又谓苕为陵时，《本草》云：今紫葳。无陵时之名，而鼠尾草有之，乃知陶、苏所引，是以陵时作陵霄耳。又陵霄，非是草类，益可明其误矣。今医家多采其花干之入妇人血崩风毒药，又治少女血热风毒，四肢皮肤生瘾疹并行经脉方：陵霄花不以多少，捣罗为散，每服二钱，温酒调下，食前服甚效。

《斗门方》：治暴耳聋：凌霄叶，烂杵自然汁，灌耳内差。

《衍义》曰：紫葳，今蔓延而生谓之为草，又有木身谓之为木。又须物而上，然干不逐冬毙，亦得木之多也，故分入木部为至当。唐·白乐天诗有木名凌霄，擢秀非孤标。由是益知非草也。《本经》又云：茎、叶味苦，是与瞿麦别一种甚明。《唐本》注云：且紫葳、瞿麦皆《本经》所载，若用瞿麦根为紫葳，何得复用茎、叶。此说尽矣。然其花赭黄色，本条虽不言其花，又却言茎、叶味苦，则紫葳为花，故可知矣。

现注：

①葳：下原有音威二字注音。

②苕：(tiáo 条)。

③茇：(pèi 配)。

④行：下原有音杏二字注音。

⑤蔈：(biāo 标)，黄花为蔈，白花为茇。

⑥陵：本为凌霄，文中有时用陵霄，皆为原文用法照录。

按：紫葳，为紫葳科紫葳的花。临床可写为凌霄花。综合功能益产妇，除余疾，止崩中，除血闭，破癥瘕，养胎。临床用治经血不调，痛经，耳鸣耳聋等。

时珍曰：俗谓赤艳曰紫葳葳，此花赤艳，故名。附木而上，高数丈，故曰凌霄。时珍曰：按吴氏《本草》：紫葳，一名瞿陵。陶弘景误作瞿麦字尔。鼠尾止名陵翘，无陵时，苏颂亦误矣。并正之。时珍曰：凌霄野生，蔓才数尺，得木而上，即高数丈，年久者藤大如杯。春初生枝，一枝数叶，尖长有齿，深青色。自夏至秋开花，一枝十余朵，大如牵牛花，而头开五瓣，赭黄色，有细点，秋深更赤。八月结荚如豆荚，长三寸许，其子轻薄如榆仁、马兜铃仁。其根长亦如兜铃根状，秋后采之，阴干。时珍曰：花不可近鼻闻，伤脑。花上露入目，令人昏蒙。时珍曰：凌霄花及根，甘酸而寒，茎叶带苦，手足厥阴经药也。行血分，能去血中伏火。故主产乳崩漏诸疾，及血热生风之证也。治喉痹热痛，凉血生肌。（时珍）

附方：新十三。

妇人血崩：凌霄花为末。每酒服二钱，后服四物汤。（《丹溪纂要》）

粪后下血：凌霄花浸酒频饮之。（《普济方》）

消渴饮水：凌霄花一两，捣碎，水一盏半，煎一盏，分二服。（《圣济录》）

婴儿不乳：百日内，小儿无故口青不饮乳：用凌霄花、大蓝叶、芒硝、大黄等分，为末，以羊髓和丸梧子大。每研一丸，以乳送下，便可吃乳。热者可服，寒者勿服。昔有人休官后云游湖湘，修合此方，救危甚多。（《普济方》）

久近风痫：凌霄花或根叶为末。每服三钱，温酒下。服毕，解发不住手梳，口噙冷水，温则通身风痒：凌霄花为末，酒服一钱。（《医学正传》）

大风疠疾：《洁古家珍》：用凌霄花五钱，地龙（焙）、僵蚕（炒）、全蝎（炒）各七个，为末，每服二钱，温酒下。先以药汤浴过，服此出臭汗为效。《儒门事亲》：加蝉蜕。五品各九个，作一服。鼻上酒齄：王璆《百一选方》：用凌霄花、山栀子等分，为末。每茶服二数日除根。临川曾子仁用之有效。《杨氏家藏方》：用凌霄花半两，硫黄一两，胡桃四个，腻粉一钱，研膏，生绢包揩。走皮趋疮：满颊满顶，浸淫湿烂，延及两耳，痒而出水，发歇不定，田野名悲羊疮：用凌霄花并叶煎汤，日日洗之。（杨仁斋《直指方》）

妇人阴疮：紫葳为末，用鲤鱼脑或胆调搽。（《摘玄方》）

女经不行：凌霄花为末。每服二钱，食前温酒下。（《徐氏胎产方》）

胡桐泪

味咸、苦，大寒，无毒。主大毒热，心腹烦满，水和服之取吐。又主牛马急黄黑汗。水研三二两灌之立差。又为金银焊药。出肃州以西平泽及山谷中，形似黄矾而坚实，有夹烂木者云是胡桐树，滋沦入土石硷[①]卤地作之。其树高大，皮叶似白杨、青桐、桑辈，故名胡桐木。堪器用。又名胡桐律，律泪声讹也。《西域传》云：胡桐似桑而曲[②]。《唐本》先附，草部今移。

臣禹锡等谨按《蜀本》《图经》云：凉州以西有之，初生似柳，大则似桑桐之间，津下入地与土石相染，状如姜石，极咸苦，得水便消，若矾石、消石类也。冬采之。

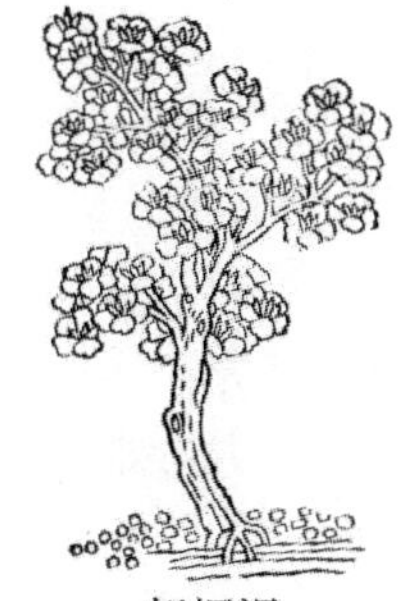
胡桐泪

《日华子》云：治风蚛牙齿痛。有二般，木律不中入药，用石律，形如小石片子，黄土色者为上。即中入齿药用，兼杀火毒，并面毒。

《图经》曰：胡桐泪，出肃州以西平泽，及山谷中，今西蕃亦有。商人货之者相传其木甚高大，皮似白杨、青桐辈，其叶初生似柳，渐大则似桑桐辈。其津液沦入地中，与大石相著。冬月采得之，状如黄矾、姜石。味极咸苦，得水便消如消石也。古方稀用，今治口齿家为最要之物，一名胡桐律，律、泪声近也。然有一种木律极相类，不堪用也。

《海药》谨按：《岭表记》云：出波斯国，是胡桐树脂也，名胡桐泪。又有石泪，在石上采也。主风疳䘌齿牙疼痛，骨槽风劳，能软一切物。多服令人吐也。作律字非也。

《通典》：西戎楼国多出柽柳、胡桐、白草。白草牛马所嗜也。胡桐亦似虫食其树而津下流出者，俗名为胡桐泪。可以焊金银。俗讹呼泪为律。

现注：

①硷：下原有音减二字注音。

②本条原为墨字为《唐本》文。

按：胡桐泪，为杨柳科胡杨的树脂。综合功能清热解毒，除烦散满。可治疳疾骨槽风等。

时珍曰：《西域传》云：车师国多胡桐。颜师古注云：胡桐似桐，不似桑，故名胡桐。

虫食其树而汁出下流者，俗名胡桐泪，言似眼泪也。其入土石成块如卤碱者，为胡桐碱（音减）。或云：律当作沥，非讹也，犹松脂名沥青之义。亦通。时珍曰：木泪乃树脂流出者，其状如膏油。石泪乃脂入土石间者，其状成块，以其得卤药为胜。

瘰疬非此不能除。（元素）

咽喉热通，水磨扫之，取涎。（时珍）

时珍曰：石泪入地受卤气，故其性寒能除热，其味咸能入骨软坚。

附方：新六。

湿热牙疼：喜吸风。胡桐泪，入麝香掺之。牙疼出血：胡桐泪半两，研末。夜夜贴之。或入麝香少许。（《圣惠方》）

走马牙疳：胡桐碱、黄丹等分为末，掺之。（《医林集要》）

牙疳宣露：脓血臭气者。胡桐泪一两，枸杞根一升。每用五钱，煎水热漱。又方：胡桐泪、葶苈等分。研掺。（《圣惠方》）

牙齿蠹黑：乃肾虚也。胡桐泪一两，丹砂半两，麝香一分，为末，掺之。（《圣济总录》）

墨

味辛，无毒。止血生肌肤，合金疮，主产后血运，崩中，卒下血。醋摩服之。亦主眯目，物芒入目，摩点瞳子上。又止血痢及小儿客忤。捣筛和水温之。好墨入药，粗者不堪[①]。今附。臣禹锡等谨按陈藏器云：墨，温。

《外台秘要》：治天行毒病，衄鼻是热毒血下数升者。取好墨末之，鸡子白丸如梧子，用生地黄汁下一二十丸，如人行五里再服。

《千金方》：治物落眼中不出；好墨清水研，铜箸点之即出。

《肘后方》：客忤者，中恶之类也，多于道间门外得之，令人心腹绞痛胀满，气冲心胸，不即治亦杀人：捣墨，水和服一钱匕。

又方：崩中漏下清黄赤白，使人无子：好墨末一钱匕服。

又方：难产：墨一寸，末，水服之，立产。

又方：治赤白痢。姜墨丸：干姜、好墨各五两，筛，以醋浆和丸桐子大，服三十丸，加至四五十丸，米饮下，日夜可六七服，如无醋浆，以醋入水解之，令其味如醋浆。和之，七十，病痢垂死服之愈。徐云：但嚼书墨一丸差。又方：治堕胎，胞衣不出腹中，腹中疼痛，牵引腰脊痛：用好墨细研，每服非时温酒调下二钱匕。

《梅师方》：治鼻衄出血，多眩冒欲死；浓研香墨，点入鼻孔中。

《子母秘录》：治产后血晕，心闷气绝；以丈夫小便浓研墨服一升。

又方：妊娠胎死腹中，若胞衣不下，上迫心：墨三寸末，酒服。

《衍义》曰：墨，松之烟也。世有以粟草灰伪为者不可用，须松烟墨方可入药，然惟远烟为佳。今高丽国，每贡墨于中国，不知用何物合和，不宜入药。此盖未达不敢尝之义。又治大小血：好墨细末二钱，以白汤化阿胶清调，稀稠得所顿服，热多者尤相宜。又鄜延界内有石油，燃之烟甚浓，其煤可为墨，黑光如漆，松烟不及。其识文曰延川石液者是，不可入药，当附于此。

现注：

①本条原为墨字，今附为《开宝》文。

按：墨，由松烟，和胶、香料而成。综合功能止血生肌，合金疮，醒血晕。临床可用墨涂敷各种肿毒如腮腺炎等，但不可将墨进入伤口。

释名：乌金(《纲目》)、陈玄(《纲目》)、玄香(《纲目》) 时珍曰：古者以黑土为墨，故字从黑土。许慎《说文》云：墨，烟煤所成，土之类也，故从黑土。刘熙《释名》云：墨者，晦也。时珍曰：上墨，以松烟用梣皮汁解胶和造，或加香药等物。今人多以窑突中墨烟，再三以麻油入内，用火烧过造墨，谓之墨烟；墨光虽黑，而非松烟矣，用者详之。石墨见石炭下。乌贼鱼腹中有墨，马之宝墨，各见本条。利小便，通月经，治痈肿（时珍）。

震亨曰：墨属金而有火，入药甚健，性又能止血。

附方：新六。

吐血不止：金墨磨汁，同莱菔汁饮。或生地黄汁亦可。(《集简方》)

大小便血：好墨细末二钱，阿胶化汤调服。热多者尤相宜。(寇氏《本草衍义》)

卒淋不通：好墨（烧）一两，为末。每服一字，温水服之。(《普济方》)

堕胎血溢：不止。墨三两（火烧醋淬三次，出火毒)，没药一两。为末。每服二钱，醋汤下。(《普济方》)

妇人难产：墨一寸，末之，水服立产。(《肘后方》)

胎死腹中：新汲水磨金墨，服之。(《普济方》)

痈肿发背：醋磨浓墨涂四围，中以猪胆汁涂之，干又上，一夜即消。(赵氏方)

客忤中恶：多于道间、门外得之，令人心腹绞痛，胀满，气冲心胸，不即治杀人。捣

墨，水和服二钱。(《肘后方》)

棘刺花

味苦，平，无毒。主金疮内漏。冬至后百二十日采之。

实主明目，心腹痿痹，除热，利小便。生道旁，四月采。一名菥蓂，一名马朐，一名刺原。又有枣针，疗腰痛，喉痹不通。

陶隐居云：此一条又相违越，恐俚言多是。然复道其花，一名菥蓂，此恐别是一物，不关枣针也。今俗人皆用天门冬苗，吾亦不许。门冬苗乃是好作饮益人，正自不可当棘刺尔。

《唐本》注云：棘有赤白二种，亦犹诸棘，色类非一，后条用花，斯不足怪，以江南无棘，李云：用棘针。天门冬苗，一名颠棘，南人以代棘针，陶不许。今用棘刺当用白者为佳，花即棘花，定无别物。然刺[1]有两种；有钩者，有直者。补益宜用直者，疗肿宜用钩者。又云：棘在枣部，南人昧于枣、棘之别，所以同用棘条中也。

臣禹锡等谨按《蜀本》注云：棘有赤白二种。《切韵》曰：棘，小枣也。田野间多有之，丛高三二尺，花叶茎实俱似枣也。

《图经》：文具白棘条下。

《圣惠方》：治小儿一切疳，用刺针、瓜蒂等分，末，吹入鼻中，日二。

①刺：疑应为棘，因《唐本》《蜀本》皆言棘有赤白二种。或此刺亦指两种棘之刺。

按：棘刺花，即酸枣花，为鼠李科酸枣之花。又述棘实功能，在酸枣条中已述及棘实功能，棘实即酸枣。棘刺花功能合金疮，愈内漏。临床用治脓肿痈毒。

叶：主胫疮，捣敷之。亦可晒研，麻油调敷（时珍）。

猪　苓

味甘、苦，平，无毒。主痎[1]疟解毒，蛊疰不祥，利水道，久服轻身耐老。一名瑕[2]猪屎。生衡山山谷，及济阴冤句。二月、八月采，阴干。陶隐居云：是枫树苓，其皮去黑作块，似猪屎，故以名之。肉白而实者佳，用之削去黑皮乃秤之。

臣禹锡等谨按吴氏云：猪苓，神农甘，雷公苦，无毒。

司马彪注《莊子》云：豕橐，一名苓根，似猪矢，治渴。

《药性论》云：猪苓，臣，微热。解伤寒温疫大热发汗。主肿胀满腹急痛。

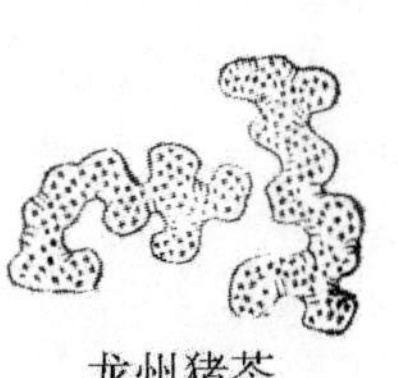

龙州猪苓

施州刺猪苓

《图经》曰：猪苓，生衡山山谷，及济阴冤句，今蜀州、眉州亦有之。旧说是枫木苓，今则不必。枫根下乃有，生土底，皮黑作块，似猪粪，故以名之。又名地乌桃。二月、八月采，阴干，削去皮，肉白而实者佳。莊子谓之豕橐。司马彪注云：一名苓根，似猪矢，治渴。张仲景治伤寒诸病在脏加渴者，猪苓汤主之；猪苓、茯苓、泽泻、滑石、阿胶各一两，以水四升煮四物，取二升，内胶，每服七合，日三，呕而思水者，亦主之。又治消渴脉浮小便不利，微热者，猪苓散发其汗。病欲饮水而复吐之，为水逆，冬时寒嗽如疟状，亦与猪苓散。此即五苓散也；猪苓、术、茯苓各三分，泽泻五分，桂二分，细捣筛，水服方寸匕，日三，多饮暖水，汗出即愈。利水道诸汤剂无若此驶，今人皆用之。又黄疸病及狐惑病并猪苓散主之；猪苓、茯苓、术等分，杵末，每服方寸匕，与水调下。今施州有一种刺猪苓，蔓生，春夏采根，削皮焙干，彼土人用敷疮毒殊效。云味甘，性凉无毒。

《唐本》余：去邪气。

《雷公》云：凡采得，用铜刀削上粗皮一重，薄切，下东流水浸一夜，至明漉出，细切，以升麻叶对蒸一日，出，去升麻叶令净，晒干用。

《外台秘要》：治妊娠患子淋：猪苓五两，一味，末，以白汤三合，服方寸匕，渐至二匕，日三夜二，尽剂不差，宜转用之。

又方：治小儿大便不通：猪苓一两，以水少许，煮鸡屎白一钱调服，立差。

《子母秘录》：治妊娠从脚上至腹肿，小便不利，微渴引饮：猪苓五两，末，以熟水服方寸匕，日三服。

《杨氏产乳》：疗通体遍身肿，小便不利：猪苓五两，捣筛，煎水三合调服方寸匕，加至二匕。《衍义》曰：猪苓，行水之功多，久服必损肾气，昏人目，果欲久服者，更宜详审。

现注：

①痎：下原有音皆二字注音。现音（jiē 皆）指疟二日一发。

②豭：（jiā 加），公猪。

按：猪苓为多孔菌科猪苓的干燥菌核。综合功能截疟解毒，利水道，消蛊。司马彪提出治渴，张仲景也提出猪苓汤治消渴。现用猪苓治消渴及糖尿病等，皆本于此。猪苓散治黄疸，今亦宗之。临床还用猪苓治肾炎，肿瘤各种浮肿等。入利水药中。

时珍曰：马屎曰通，猪屎曰零（即苓字），其块零落而下故也。时珍曰：猪苓亦是木之余气所结，如松之余气结茯苓之义。他木皆有，枫木为多耳。时珍曰：猪苓取其行湿，生用更佳。元素曰：气平味甘，气味俱薄，升而微降，与茯苓同。杲曰：淡、甘，平，降也，阳中阴也。好古曰：甘重于苦，阳也。入足太阳、足少阴经。

治渴除湿，去心中懊（元素）。泻膀胱（好古）。开腠理，治淋肿脚气，白浊带下，妊娠子淋胎肿，小便不利。

杲曰：苦以泄滞，甘以助阳，淡以利窍，故能除湿利小便。宗奭曰：猪苓行水之功多，久服必损肾气，昏人目。久服者宜详审之。元素曰：猪苓淡渗，大燥亡津液，无湿症者勿服之。时珍曰：猪苓淡渗，气升而又能降。故能开腠理，利小便，与茯苓同功。但入补药不如茯苓也。

白　棘

味辛，寒，无毒。主心腹痛，痈肿溃脓，止痛。决刺结，疗丈夫虚损，阴痿，精自出，补肾气，益精髓。一名棘针。一名棘刺。生雍州川谷。

陶隐居云：李云：此是酸枣树针。今人用天门冬苗代之，非是真也。

《唐本》注云：白棘，茎白如粉，子、叶与赤棘同。棘中时复有之，亦为难得也。

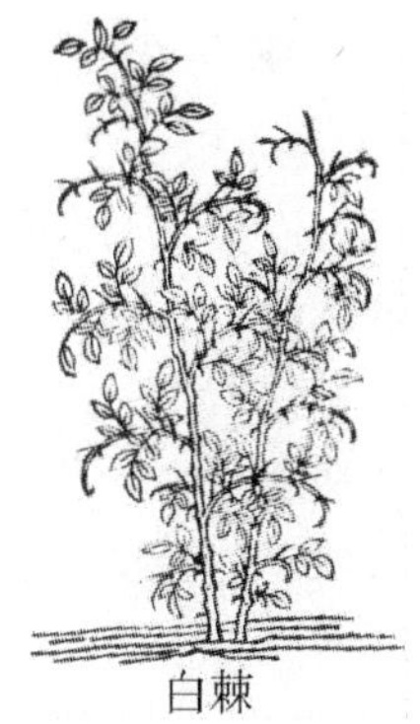
白棘

《图经》曰：白棘，棘针也，生雍州。棘刺花生道旁，今近京皆有之。棘，小枣也，丛高三四尺，花叶茎实都似枣而有赤白二种。苏恭云：白棘，茎白如粉，子、叶与赤棘同。赤棘中时复有之，亦为难得耳。然有钩、直二种，直者宜入补药，钩者入痈肿药。针采无时，花冬至后百二十日采，实四月采。又枣针疗喉痹不通药中亦用。陈子昂《观玉篇》云：在张掖郡时，有人以仙人杖为白棘，同旅皆信之。二物都不相类，不知何故疑惑若此。其说见枸杞条。

《外台秘要》：治齿虫腐：棘针二百枚，以水三升，煮取一升，含之。

又方：治尿血：棘刺三升，水五升，煮取二升分三服。

《千金方》：治诸恶肿失治有脓，烧棘针作灰，水服之，经宿头出。

又方：虫食齿根肉：黑烧腐棘，取沥敷之，十遍，雄黄末敷之即愈。

《子母秘录》：小儿天风口噤，乳不下：白棘烧末，水服一钱匕。

又方：痈疽痔漏疮，及小儿丹：水煮棘根汁洗之。出《千金》。

《衍义》曰：白棘，一名棘针，一名棘刺。按《经》如此甚明。诸家之意，强生疑惑，今掠不取，求其《经》而可矣。其白棘乃是取其肥盛紫色枝上有皱薄白膜，先剥起者，故曰白棘。取白之意，不过如此。其棘刺花，乃是棘上所开花也，余无他义。今人烧枝取油涂垢发，使垢解。

按：白棘为鼠李科酸枣之棘刺。综合功能止心腹痛，消痈肿，排溃脓，止疼痛，补虚损，强阴固精，补肾益髓。临床可用于疖痈肿毒等。

时珍曰：独生而高者为枣，列生而低者为棘。故重朿为枣，平朿为棘，二物观名即可辨矣。朿即刺字。菥蓂与大荠同名，非一物也。

附方：新八。

脐腹疼痛：因肾脏虚冷，拘撮甚者。棘针钩子一合（焙），槟榔二钱半，水一盏，煎五分，入好酒半盏，更煎三五沸，二服。（《圣惠方》）

头风疼痛：倒钩棘针四十九个（烧存性），丁香一个，麝香一皂子。为末。随左右鼻。（《圣惠方》）

眼睫拳毛：赤龙爪（倒钩棘也）一百二十个，地龙二条，木贼一百二十节，木鳖子仁二个（炒）。为末。摘去睫毛，每日以此嗅鼻三五次，《普济方》小儿喉痹：棘针烧灰，水服半钱。（《圣惠方》）

疔疮恶肿：棘针（倒钩烂者）三枚，丁香七枚，同入瓶烧存性，以月内孩子粪和涂，日三上之。

又方：曲头棘刺三百枚，陈橘皮二两，水五升，煎一升半，分服。（《圣惠方》）

诸肿有脓：棘针，烧灰，水服一钱，一夜头出。（《千金方》）

乌药

味辛，温，无毒。主中恶，心腹痛，蛊毒，疰忤，鬼气，宿食不消，天行疫瘴，膀胱肾间冷气攻冲背膂，妇人血气，小儿腹中诸虫。其叶及根，嫩时采作茶片，炙碾煎服，能补中益气，偏止小便滑数。生岭南邕、容州及江南。树生似茶，高丈余。一叶三丫，叶青阴白，根色黑褐，作车毂形状，似山芍药根，又似乌樟根，自余直根者不堪。一名旁其，八月采根。今附。臣禹锡等谨按《日华子》云：治一切气，除一切冷，霍乱及反胃吐食，泻痢，痈疖疥癞，并解冷热。其功不可悉载。猫犬百病并可摩服。

《图经》曰：乌药，生岭南邕、容州及江南。今台州、雷州、衡州亦有之，以天台者为胜。木似茶槚，高五七尺，叶微圆而尖，作三丫，面青背白，五月开细花，黄白色，六月结实如山芍药。而有极粗大者，又似钓樟根，然根有二种，岭南者黑褐色而坚硬，天台者白而虚软，并八月采根，以作车毂形如连珠状者佳。或云天台出者香白可爱而不及海南者力大。

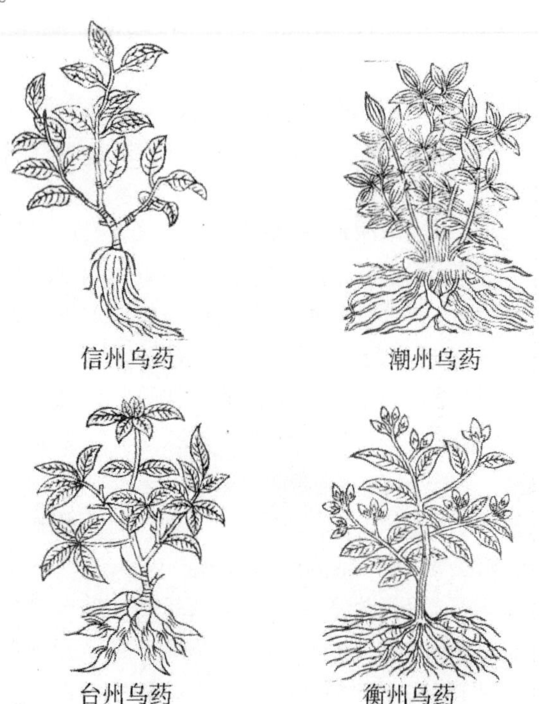
信州乌药 潮州乌药 台州乌药 衡州乌药

《斗门方》：治阴毒伤寒：乌药子一合，炒令黑烟起，投于水中煎取三五沸。服一大盏，候汗出回阳立差。

《别说》云：谨按《本草图经》及世称以天台者为胜。今比之衡州、洪州者，其香味惟天台者为劣，入药功效亦不及。但肉色颇赤而差细小尔，用者宜广求而比试之。

《衍义》曰：乌药和来气少，走泄多，但不甚钢[①]猛，与沉香同磨作汤点治胸腹冷气甚稳当。

现注：

①钢：原刻如此，现多写作刚猛。

按：乌药为樟科乌药的根，即天台乌药。另有衡州乌药为防己科不为正。综合功能止腹痛，消宿食，祛疫瘴，温膀胱，驱冷气，理气滞，调血结，驱宫寒。补中缩小便。临床所用基本为条文所述，治肝胃气痛，寒疝偏坠，痛经，尿路发炎等。入理气药中。

释名：鳑魮。时珍曰：乌以色名。其叶状似鳑魮鲫鱼，故俗呼为鳑魮树。《拾遗》作旁其，方音讹也。南人亦呼为矮樟，其气似樟也。时珍曰：吴、楚山中极多，人以为薪。根、叶皆有香气，但根不甚大，才如芍药尔。嫩子，生青熟紫，核壳极薄。其仁亦香而苦。好古曰：气厚于味，阳也。入足阳明、少阴经。

理元气（好古）。中气脚气疝气，气厥头痛，肿胀喘急，止小便频数及白浊（时珍）。

时珍曰：乌药辛温香窜，能散诸气。故《惠民和剂局方》治中风中气诸证，用乌药顺气散者，先疏其气，气顺则风散也。严用和《济生方》治七情郁结，上气喘急，用四磨汤者，降中兼升，泻中带补也。其方以人参、乌药、沉香、槟榔各磨浓汁七分，合煎，细细咽之。《朱氏集验方》治虚寒小便频数，缩泉丸，用同益智子等分为丸服者，取其通阳明、少阴经也，方见草部益智子下。

附方：新十一。

乌沉汤：治一切气，一切冷，补五脏，调中壮阳，暖腰膝，去邪气，冷风麻痹，膀胱、肾间冷气，攻冲背膂，俯仰不利，风水毒肿，吐泻转筋，症癖刺痛，中恶心腹痛，鬼气疰忤，天行瘴疫，妇人血气痛。用天台乌药一百两，沉香五十两，人参三两，甘草（爁）四两，为末。每服半钱，姜盐汤空心点服。（《和剂局方》）

一切气痛：不拘男女，冷气、血气、肥气、息贲气、伏梁气、奔豚气，抢心切痛，冷汗，喘息欲绝。天台乌药（小者，酒浸一夜，炒）、茴香（炒）、青橘皮（去白，炒）、良姜（炒）等分，为末。温酒、童便调下。（《卫生家宝方》）

男妇诸病：香乌散：用香附、乌药等分，为末。每服一二钱。饮食不进，姜、枣汤下；疟疾，干姜、白盐汤下；腹中有虫，槟榔汤下；头风虚肿，茶汤下；妇人冷气，米饮下；产后血攻心脾痛，童便下；妇人血海痛、男子疝气，茴香汤下。（《乾坤秘韫》）

小肠疝气：乌药一两，升麻八钱。水二钟，煎一钟，露一宿，空心热服。（孙天仁《集效方》）

脚气掣痛：乡村无药。初发时即取土乌药，不犯铁器，布揩去土，瓷瓦刮屑，好酒浸一宿。次早空心温服，溏泄即愈。入麝少许，尤佳。痛入腹者，以乌药同鸡子瓦罐中水煮一日，取鸡子，切片蘸食，以汤送下，甚效。（《永类钤方》）

血痢泻血：乌药，烧存性，研，陈米饭丸梧桐子大。每米饮下三十丸。（《普济方》）

小儿慢惊：昏沉或搐。乌药磨水，灌之。（《济急方》）

气厥头痛：不拘多少，及产后头痛。天台乌药、川芎等分，为末。每服二钱，腊茶清调下。产后，铁锤烧红淬酒调下。（《济生方》）

咽喉闭痛：生乌药（即矮樟根）以酸醋二盏，煎一盏，先噙后咽，吐出痰涎为愈。（《经验方》）

孕中有痛：洪州乌药（软白香辣者）五钱，水一盏，牛皮胶一片，同煎至七分，温服。乃龚彦德方也。（《妇人良方》）

心腹气痛：乌药（水磨浓汁）一盏，入橘皮一片，苏一叶，煎服。（《集简方》）

时珍曰：乌药，下通少阴肾经，上理脾胃元气。故丹溪朱氏加乌药叶也。

没　药

味苦，平，无毒。主破血，止痛，疗金疮、杖疮、诸恶疮痔漏，卒下血，目中翳，晕痛肤赤。生波斯国，似安息香，其块大小不定，黑色。[①]今附。

臣禹锡等谨按《药性论》云：没药单用亦得。味苦辛。能主打、搕、损，心腹血瘀，伤折踒跌，筋骨瘀痛，金刃所损，痛不可忍，皆以酒投饮之良。《日华子》云：破癥结宿血，消肿毒。《图经》曰：没药，生波斯国，今海南诸国及广州或有之。木之根，之株皆如橄榄，叶青而密，岁久者则有膏液流滴在地下，凝结成块，或大或小亦类安息香，采无时。今方多用治妇人内伤痛楚，又治血晕，及脐腹刺者；没药一物，研细，温酒调一钱便止。又治历节诸风，骨节疼痛，昼夜不可忍者；没药半两，研，虎胫骨三两，涂酥炙黄色，先捣罗为散，与没药同研令细，温酒调二钱，日三服大佳。

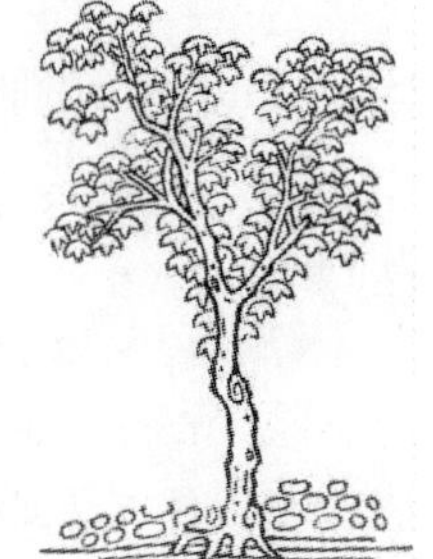
广州没药

《海药》谨按徐表《南州记》，生波斯国，是彼处松脂也。状如神香，赤黑色，味苦辛温，无毒。主折伤马坠，推陈置新，能生好血。凡服皆须研烂，以热酒调服。《近效》堕胎，心腹俱痛，及野鸡漏痔，产后血气痛，并宜丸、散中服尔。

《衍义》曰：没药，大概通滞血，打扑损疼痛，皆以酒化服。血滞则气壅，淤气壅淤则经络满急，经络满急，故痛且肿。凡打扑着肌肉须肿胀者，经络伤，气血不行，壅淤，故如是。

现注：

①本条及上条乌药条，皆为墨字，皆为今注《开宝》文。

按：没药为橄榄科没药的胶树脂。综合功能破血止痛，合金疮，消恶疮，退翳。临床以没药治外伤瘀血，疮痈肿毒，肝胃痛，痹痛，中风等。入活血化瘀药中。

时珍曰：没、末皆梵言。时珍曰：按：《一统志》云：没药树高大如松，皮厚一二寸。采时掘树下为坎，用斧伐其皮，脂流于坎，旬余方取之。李珣言乳香是波斯松脂，此又言没药亦波斯松脂，盖出传闻之误尔。所谓神香者，不知何物也。

心胆虚，肝血不足（好古）散血消肿，定痛生肌。（时珍）

活血，没药散血，皆能止痛消肿生肌。故二药每每相兼而用。

附方：新六。

筋骨损伤：米粉四两（炒黄），入没药、乳香末各半两，酒调成膏，摊贴之。（《御药院方》）

金刃所伤：未透膜者。乳香、没药各一钱，以童子小便半盏，酒半盏，温化服之。为末亦可。（《奇效良方》）

小儿盘肠：气痛。没药、乳香等分。为末。以木香磨水煎沸，调一钱服，立效。（汤氏《婴孩宝书》）

血气心痛：没药末二钱，水一盏，酒一盏，煎服。《医林集药》产后恶血：没药、血竭末各一钱，童子小便、温酒各半盏，煎沸服，良久再服。恶血自下，更不生痛。（《妇人良方》）

女人异疾：女人月事退出，皆作禽兽之形，欲来伤人。先将绵塞阴户，乃顿服没药末一两，白汤调下，即愈。（危氏方）

龙　眼

味甘，平，无毒。主五脏邪气，安志厌食。除虫去毒。久服强魂聪明，轻身不老，通神明。一名益智。其大者，似槟榔。生南海山谷。

陶隐居云：广州别有龙眼，似荔枝而小，非益智，恐彼人别名，今者为益智尔。食之并利人。

《唐本》注云：益智似连翘子头未开者，味甘辛，殊不似槟榔。其苗、叶、花、根，与豆蔻①无别，惟子小尔。龙眼一名益智，而益智非龙眼也。其龙眼树似荔枝，叶若林檎，花白色，子如槟榔，有鳞甲，大如雀卵，味甘酸也。

今注：按：此树高二丈余，枝叶凌冬不凋，花白色，七月始熟。一名亚荔枝，大者形似槟榔而小有鳞甲，其肉薄于荔枝而甘美堪食。《本经》云：一名益智者，盖甘味归脾而能益智，非今益智子尔。

臣禹锡等谨按《蜀本》龙眼，除蛊毒，去三虫。《图经》曰：龙眼，生南海山谷。今闽、广、蜀道出荔枝处皆有之。木高二丈许，似荔枝而叶微小，凌冬不凋，春末夏初生细白花，七月而实成，壳青黄色，文作鳞甲形，圆如弹丸，核若无患而不坚，肉白有浆，甚甘美，其实极繁，每枝常三二十枚。荔枝纔过，龙眼即熟，故南人目为荔枝奴。一名益智，以其味甘归脾而能益智耳。下品自有益智子，非此物也。《东观汉记》云：南海旧献龙眼、荔枝，十里一置，五里一候，奔驰险阻，道路为患。孝和时汝南唐羌为临武长，县接南海，上书言状，帝下诏太官，勿复受献。由是而止。其为世所贵重久矣。今人亦甚珍之，曝干寄远，北中以为佳果，亚于荔枝。《衍义》曰：龙眼，《经》曰一名益智，今专为果，未见入药。《补注》不言，《神农本草》编入木部中品，果部中复不曾收入。今除为果之外，别无龙眼，若谓为益智子，则专调诸气，今为果者复不能也。矧自有益智条，远不相当，故知木部龙眼即便是今为果者。按今注云：甘味归脾而能益智，此说甚当。

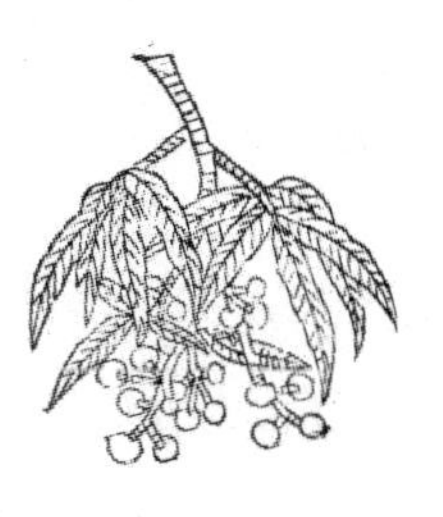

龙眼

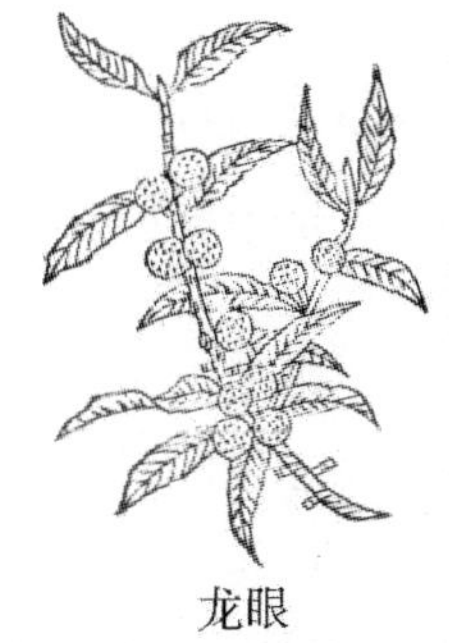

龙眼

现注：

①蔻：原刻字为蔲，为蔻之异体字。

按：龙眼为无患子科龙眼的假种皮。临床可写为龙眼肉或桂元肉。综合功能祛五脏邪，安志，除虫去毒，强魂聪明。临床用以养心安神，强心补血。治贫血症，及各类心血不足症。入养血安神药中。

时珍曰：龙眼、龙目，象形也。《吴普本草》谓之龙目，又曰比目。曹宪《博雅》谓之益智。时珍曰：龙眼正圆，《别录》、苏恭比之槟榔，殊不类也。其木性畏寒，白露后方可采摘，晒焙令干，成朵干者名龙眼锦。按范成大《桂海志》有山龙眼，出广中，色青，肉如龙眼，夏月实熟可啖，此亦龙眼之野生者欤。李鹏飞曰：生者沸汤瀹过食，不动脾。

开胃益脾，补虚长智。(时珍)

时珍曰：食品以荔枝为贵，而资益则龙眼为良。盖荔枝性热，而龙眼性和平也。严用和《济生方》，治思虑劳伤心脾有归脾汤，取甘味归脾、能益人智之义。

附方：新一。

归脾汤：治思虑过度，劳伤心脾，健忘怔忡，虚烦不眠，自汗惊悸。用龙眼肉、酸枣仁（炒）、黄（炙）、白术（焙）、茯神各一两，木香、人参各半两，炙甘草二钱半，㕮咀。每服五钱，姜三片，枣一枚，水二钟。煎一钟，温服。(《济生方》)

核：主胡臭。六枚，同胡椒二七枚研，遇汗出即擦之。(时珍)

安息香

味辛、苦，平，无毒。主心腹恶气，鬼疰。出西戎，似松脂，黄黑色，为块，新者亦柔韧[①]。《唐本》先附。

臣禹锡等谨按萧炳云：烧之去鬼来神。段成式《酉阳杂俎》云：安息香树出波斯国，波斯呼为辟邪树。长三丈，皮色黄黑，叶有四角，经寒不凋，二月开花黄色，花心微碧，不结实。刻其树皮，其胶如饴，名安息香。六、七月坚凝，乃取之，烧之通神，辟众恶。

《日华子》治邪气魍魉鬼胎，血邪，辟蛊毒。肾气，霍乱风痛。治妇人血噤并产后血运。

《海药》：谨按《广州记》云：生南海波斯国，树中脂也。状若桃胶，以秋月采之。又方云：妇人夜梦鬼交，以臭黄合为丸，烧熏丹穴，永断。又主男子遗精，暖肾辟恶气。

现注：

①韧：下原有音刃二字注音。本条原为墨字，为《唐本》文。

按：安息香为安息香科安息香的树脂。综合功能通心腹，去恶气，临床用以通窍开闭，醒脑通心，治心脑血管病，或瘟热病昏迷等，多入丸散，如苏合香丸中用之。

时珍曰：此香辟恶，安息诸邪，故名。或云：安息，国名也。梵书谓之拙贝罗香。时珍曰：今安南、三佛齐诸地皆有之。《一统志》云：树如苦楝，大而且直。叶似羊桃而长。木心有脂作香。叶廷《香录》云：此乃树脂，形色类胡桃瓤。不宜于烧，而能发众香，故人取以和香。今人和香有如饧者，谓之安息油。机曰：或言烧之能集鼠者为真。

治中恶魇寐，劳瘵传尸。(时珍)

附方：新四。

卒然心痛：或经年频发。安息香研末，沸汤服半钱。(危氏《得效方》)

小儿肚痛：曲脚而啼。安息香丸：用安息香（酒蒸成膏）。沉香、木香、茴香各三钱，香附子、缩砂仁、炙甘草各五钱，为末。以膏和，炼蜜丸芡子大。每服一丸，紫苏汤化下。《全幼心鉴》

小儿惊邪：安息香一豆许，烧之自除。(《奇效良方》)

历节风痛：用精猪肉四两切片，裹安息香二两，以瓶盛灰，大火上着一铜版片隔之，安香于上烧之，以瓶口对痛处熏之，勿令透气。(《圣惠方》)

仙人杖

味咸，平，（一云冷）。无毒。主哕气呕逆，辟痁[①]，小儿吐乳，大人吐食，并水煮服。小儿惊痫及夜啼，安身伴睡良。又主痔病，烧为末服方寸匕。此是笋欲成竹时立死者，色黑如漆。五、六月收之。苦桂竹多生此[②]。

又别一种仙人杖，味甘，小温无毒。久服长生，坚筋骨，令人不老，作茹食之去痰癖，除风冷。生剑南平泽，叶似苦苣丛生。陈子昂《观玉篇序》云：夏四月，次[③]于张掖，河州草木无他异者，皆仙人杖，往往丛生。予家世代服食者，昔尝饵之。及此行也，息意兹味，戍人有荐嘉蔬者，此物存焉，岂非将欲扶吾寿也。新补。见陈藏器，《日华子》。

《图经》曰：文具枸杞条下。

现注：

①痁：(shān 山)，疟，或其他病。

②本条原为墨字，为《嘉祐》新补。

③次：至。

按：仙人仗为禾本科淡竹、苦竹等枯死的幼竹茎杆。综合功能止呕镇惊，定痫，止夜啼。陈子昂所说仙人杖与此不同，一说为菜类，一说为带棘刺枸杞。又枸杞亦有仙人杖名。如此则有三种仙人杖。

煮汁服，下鱼骨鲠。（时珍）

时珍曰：别有仙人草，生阶除间，高二三寸。又有仙人掌草，生于石壁上。皆与此名同物异，不可不审。并见石草类。

松萝

味苦、甘，平，无毒。主瞋怒邪气，止虚汗头风，女子阴寒肿痛。疗痰热温疟，可为吐汤，利水道。一名女萝，生熊[①]耳山川谷松树上，五月采，阴干。

陶隐居云：东山甚多，生杂树上而以松上者为真。《毛诗》云：茑[②]与女萝，施于松上。茑是寄生，以桑上者为真，不用松上者，此互有异同尔。今详：《经》云：松萝当用松上者。

臣禹锡等谨按《药性论》云：松萝，使，味苦辛微热，能治寒热，能吐胸中客痰涎，去头疮。主项上瘤瘿。

《日华子》云：令人得眠。

《图经》：文具桑寄生条下。

现注：

①熊耳为一词，熊字用白文（本经），耳字作墨文（别录）。熊耳山应是山名。一字属《本经》一字属《别录》，不知何意。

②茑：下原有音鸟二字注音。

按：松萝为松萝科长松萝，破茎松萝的丝状体。综合功能蠲怒止汗，祛风清头消肿。

时珍曰：名义未详。时珍曰：按：毛苌《诗注》云：女萝，菟丝也。《吴普本草》：菟丝一名松萝。陶弘景谓茑是桑上寄生，松萝是松上寄生。陆佃《埤雅》言：茑是松、柏上寄生，女萝是松上浮蔓。

又言：在木为女萝，在草为菟丝。郑樵《通志》言：寄生有二种：大曰茑，小曰女萝。陆机《诗疏》言：菟丝蔓生草上，黄赤如金，非松萝也。松萝蔓延松上生枝正青，与菟丝殊异。罗愿《尔雅翼》云：女萝色青而细长，无杂蔓。故《山鬼》云："被薜荔兮带女萝"，谓青长如带也。菟丝黄赤不相类。然二者皆附木而生，有时相结。故《古乐府》云：南山幂幂菟丝花，北陵青青女萝树。由来花叶同一根，今日枝条分两处。《唐乐府》云：菟丝故无情，随风任颠倒。谁使女萝枝，而来强萦抱。两草犹一心，人心不如草。据此诸说，则女萝之为松上蔓，当以二陆、罗氏之说为的。其曰菟丝者，误矣。时珍曰：松萝能平肝邪，去寒热。同瓜蒂诸药则能吐痰，非松萝能吐人也。葛洪《肘后方》：治胸中有痰，头痛不欲食，气壮者。用松萝、杜蘅各三两，瓜蒂三十枚，酒一升二合渍再宿。旦饮一合，取吐。不吐，晚再服一合。孙思邈《千金方》：治胸膈痰积热，断膈汤：用松萝、甘草各一两，恒山三两，瓜蒂二十一枚，水、酒各一升半，煮取一升半。分三服，取吐。

毗 梨 勒

味苦，寒，无毒。功用与庵摩勒同。出西域及岭南交、爱等州，戎人谓之三果[①]。

《唐本》注云：树似胡桃，子形亦似胡桃，核似诃梨勒而圆短无棱，用亦同法。《唐本》先附。

臣禹锡等谨按《药性论》云：毗梨勒，使，能温暖肠腹，兼去一切冷气。蕃中人以此作浆甚热，能染须发变黑色。

《日华子》云：下气，止泻痢。

《海药》：谨按《唐志》云：生南海诸国。树不与诃梨子相似，即圆而毗也。味苦带涩，微温无毒。主乌髭发，烧灰干血效。

现注：

①本条原为墨字为《唐本》文。

按：《唐本》注云：树似胡桃，子形亦似胡桃。综合功能与菴摩勒同。《药性论》云：温暖肠腹。《日华子》云下气止泄。

时珍曰：毗梨勒古方罕用，惟《千金方》补肾鹿角丸用三果浆吞之，云无则以酒代之。则此果亦余甘之类，而性稍温涩也。

附方：新一。大风发脱：毗梨勒烧灰，频擦有效。（《圣惠方》）

菴[①] 摩 勒

味苦、甘，寒，无毒。主风虚热气。一名余甘。生岭南交、广、爱等州。

《唐本》注云：树叶细，似合欢，花黄，子似李柰，青黄色，核圆，作六七棱。其中人亦入药用。

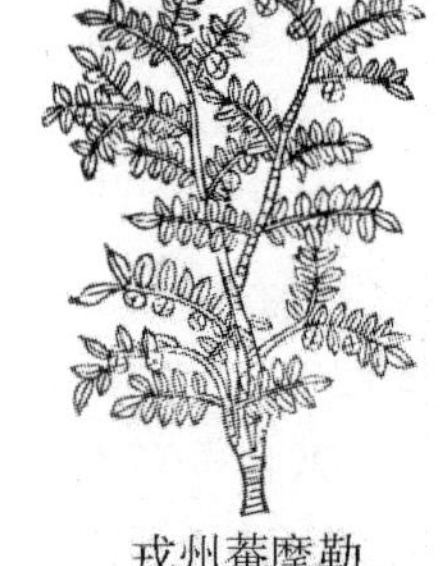
戎州菴摩勒

今按：陈藏器本草云：菴摩勒，主补益，强气力。合铁粉用一斤，变白不老。取子压取汁，和油涂头，生发去风痒，初涂发脱后生如漆。人食其子，先苦后甘，故曰余甘。《唐本》先附。

《图经》曰：菴摩勒，余甘子也。生岭南交、广、爱等州，今二广诸郡及西川蛮界山谷中皆有之。木高一二丈，枝条甚软，叶青细密，朝开暮敛如夜合而叶微小，春生冬凋，三月有花著条而生如粟粒微黄。随即结实作荚，每条三两子，至冬而熟如李子状，青白色，连核作五六瓣，干即并核皆裂。其俗亦作果子啖之，初觉味苦，良久更甘，故以名也。

《海药》：生西国，大小如枳，橘子状。梵云菴摩勒果是也。味苦酸甘微寒无毒。主丹石伤肺，上气咳嗽，久服轻身延年长生，凡服乳石之人，常宜服也。

《衍义》曰：菴摩勒，余甘子也。解金石毒，为末作汤，点服。《佛经》中所谓菴摩勒果者是此，盖西度[②]亦有之。

现注：

①菴：下原有音谙二字注音。本条原为墨字，为《唐本》文。

②西度：原文如此，恐系指印度等地。古称印度为身毒，与西度音相近。

按：菴摩勒为大戟科油柑的果实。综合功能祛风止虚热，生发。《海药》云止丹石伤肺，上气咳嗽。

时珍曰：余甘，泉州山中亦有之。状如川楝子，味类橄榄，亦可蜜渍、盐藏。其木可制器物。按陈祈畅《异物志》云：余甘树叶如夜合及槐叶，其枝如柘，其花黄。其子圆，大如弹丸，色微黄，有纹理如定陶瓜，核有五六棱，初入口苦涩，良久饮水更甘，盐而蒸之尤美。其说与两苏所言相合。而《临海异物志》云：余甘子如梭形，大如梅子，其核两头锐，与橄榄一物异名也。然橄榄形长尖，余甘形圆，稍有不同，叶形亦异，盖二物也。又苏恭言其仁可入药，而未见主治何病，岂亦与果同功耶。

解硫黄毒（时珍。出《益部方物图》）

郁金香

味苦，温，无毒。主蛊野诸毒，心气鬼疰鸦鹘[①]等臭。陈氏云：其香十二叶，为百草之英。按《魏略》云：生秦国，二月、三月有花，状如红蓝，四月、五月采花即香也[②]。今附。

臣禹锡等谨按陈藏器云：郁金香，平。入诸香药用之。《说文》郁香，芳草也。十二叶为贯，捋以煮之，用为鬯[③]，为百草之英，合而酿酒以降神也。以此言之，则草也。不当附于木部。

陈藏器云：味苦平，无毒。主一切臭，除心腹间恶气鬼疰。入诸香药用之。生大秦国。花如红蓝花，即是香也。

现注：

①鹘：（hú 胡）。

②本条原为墨字，今附为《开宝》文。

③鬯：（chàng 唱）。原指用于祭祀所酿香酒。

按：郁金香为百合科郁金香的花。综合功能除蛊解毒祛臭。

时珍曰：汉郁林郡，即今广西、贵州、浔、柳、邕、宾诸州之地。《一统志》惟载柳州罗城县出郁金香，即此也。《金光明经》谓之茶矩摩香。此乃郁金花香，与今时所用郁金根，名同物异。《唐慎微本草》收此入彼下，误矣。按赵古则《六书本义》：鬯字，象米在器中，以匕之之意。郁字从臼，奉缶置于几上，鬯有饰，五体之意。俗作郁。则郁乃取花筑酒之意，非指地言，地乃因此草得名耳。时珍曰：按郑玄云：郁草似兰。杨孚《南州异物志》云：郁金出宾，国人种之，先以供佛，数日萎，然后取之。色正黄，与芙蓉花裹嫩莲者相似，可以香酒。又《唐书》云：太宗时，伽毗国献郁金香，叶似麦门冬，九月花开，状似芙蓉，其色紫碧，香闻数十步，花而不实，欲种者取根。二说皆同，但花色不同，种或不一也。《古乐府》云：中有郁金苏合香者，是此郁金也。晋左贵嫔有《郁金颂》云：伊芳有奇草，名曰郁金。越自殊域，厥珍来寻。芳香酷烈，悦目怡心。明德惟馨，淑人是钦。

卫　矛

味苦，寒，无毒。主女子崩中下血，腹满汗出，除邪杀鬼毒蛊疰。中恶腹痛，去白虫，消皮肤风毒肿，令阴中解。一名鬼箭。生霍山山谷，八月采，阴干。

陶隐居云：山野处处有。其茎有三羽状如箭羽。俗皆呼为鬼箭，而为用甚稀。用之削取皮羽。今注：医家用鬼箭疗妇人血气大效。

臣禹锡等谨按《药性论》云：鬼箭，使，一名卫矛。有小毒。能破陈血，能落胎，主中恶腰腹痛及百邪鬼魅。

《日华子》云：鬼箭羽，味甘涩。通月经，破癥结，止血崩带下，杀腹脏虫及产后血咬肚痛。

《图经》曰：卫矛，鬼箭也。出霍山山谷。今江、淮州郡或有之。三月以后生茎苗长四五尺许，其干有三羽状如箭翎，叶亦似山茶，青色。八月、十一月、十二月采条茎，阴干。其木亦名狗骨。《崔氏方》：疗恶疰在心，痛不可忍，有鬼箭羽汤。《集验方》：疗卒暴心痛，或中恶气毒痛大黄汤亦用鬼箭，皆大方也。

信州卫矛

《雷公》云：凡使，勿用石茆根头，真似鬼箭，只是上叶不同，味各别。采得后只使箭头用，拭上赤毛，用酥缓炒过用之。每修事一两，用酥一分，炒酥尽为度。

《外台秘要》：治乳无汁：鬼箭五两，水六升，煮取四升。一服八合，日三。亦可作灰水服方寸匕，日三，大效。

《衍义》曰：卫矛，所在山谷皆有之，然未尝于平陆地见也。叶绝少，其茎黄褐色，若檗皮，三面如锋刃，人家多燔之遣祟，方家用之亦少。

按：卫矛为卫矛科卫矛的羽状枝条。临床称作鬼箭羽。综合功能止崩散满，出汗，除邪破癥通乳。消皮肤风毒肿。临床以鬼箭羽治皮肤皮毒，关节肿痛，痹症等。

时珍曰：刘熙《释名》言：齐人谓箭羽为卫。此物干有直羽，如箭羽、矛刃自卫之状，故名。张揖《广雅》谓之神箭，寇宗奭《衍义》言人家多燔之遣祟，则三名又或取此意也。时珍曰：鬼箭生山石间，小株成丛。春长嫩条，条上四面有羽如箭羽，视之若三羽尔。青叶状似野茶，对生，味酸涩。三、四月开碎花，黄绿色。结实大如冬青子。山人不识，惟樵采之。曰：凡妇人产后血晕血结，血聚于胸中，或偏于少腹，或连于胁肋者。四物汤四两，倍当归，加鬼箭、红花、玄胡索各一两，为末，煎服。

附方：新三。

产后败血：儿枕块硬，疼痛发歇，及新产乘虚，风寒内搏，恶露不快，脐腹坚胀：当归散：用当归（炒）、鬼箭（去中心木）、红蓝花各一两。每服三钱，酒一大盏，煎七分，食前温服。(《和剂局方》)

鬼疟日发：鬼箭羽、鲮鲤甲（烧灰）各二钱半。为末。每以一字，发时鼻。又法：鬼箭羽末一分，砒霜一钱，五灵脂一两，为末。发时冷水服一钱。(并《圣济总录》)

海桐皮

味苦，平，无毒。主霍乱中恶，赤白久痢，除甘䘌疥癣，牙齿虫痛。并煮服及含之水浸洗目，除肤赤。堪作绳索，入水不烂。出南海已南山谷，似梓。一作桐。白皮。[①]今附。

臣禹锡等谨按《日华子》云：温，治血脉麻痹疼痛，及目赤。煎洗。

《图经》曰：海桐皮，出南海以南山谷，今雷州及近海州郡亦有之。叶如手大，作三

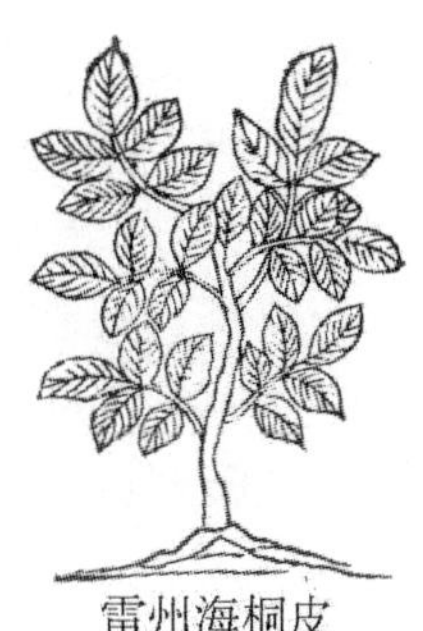
雷州海桐皮

花尖，皮若梓白皮而坚韧，可作绳，入水不烂，不拘时月采之。古方多用浸酒治风蹷。南唐筠州刺史王绍颜撰《续传信方》著其法云：顷年予在姑熟之日，得腰膝痛，不可忍，医以肾脏风毒攻刺诸药莫疗。因览《传信方》备有此验，立修制一剂，便减五分，步履便轻，故录之耳；海桐皮二两，牛膝、芎䓖、羌活、地骨皮、五加皮各一两，甘草半两，薏苡人二两，生地黄十两，八物净洗焙干细剉，生地黄以芦刀子切，用绵一两都包裹，入无灰酒二斗浸，冬二七日，夏一七日，候熟。空心食后，日午晚卧时时一杯，长令醺醺，合时不用添减，禁毒食。《海药》谨按《广志》云：生南海山谷中，似桐皮，黄白色，故以名之。味苦温，无毒。主腰脚不遂，顽痹，腿膝疼痛，霍乱赤白，泻痢，血痢，疥癣。

现注：

①本条原为墨字，今附为《开宝》文。

按：海桐皮为豆科刺桐的树干之皮。综合功能止霍乱，去中恶，止痢，除疳消疥癣，固齿明目除痹。临床多以治痹症关节痛，高血压头痛等。

时珍曰：海桐皮有巨刺，如鼋甲之刺，或云即刺桐皮也。按：嵇含《南方草木状》云：九真有刺桐，布叶繁密。三月开花，赤色照映，三五房凋，则三五复发。陈翥《桐谱》云：刺桐生山谷中。纹理细紧，而性喜拆裂。体有巨刺，如樧树。其叶如樧树，其叶如枫。赪桐身青，叶圆大而长。叶圆大而长。高三四尺，便有花成朵而繁，红色如火，为夏秋荣观。去风杀虫。煎汤，洗赤目。（时珍）

附方：新三。

风癣有虫：海桐皮、蛇床子等分，为末。以腊猪脂调，搽之。（艾元英《如宜方》）

风虫牙痛：海桐皮煎水，漱之。（《圣惠方》）

中恶霍乱：海桐皮，煮汁服之。（《圣济总录》）

鸡桐：时珍曰：生岭南山间。其叶如楝。用叶煮汤，洗渫足膝风湿痹气。

大　腹

微温，无毒。主冷热气攻心腹，大肠壅毒，痰膈醋心。并以姜盐同煎，入疏气药良，所出与槟榔相似，茎、叶、根、干小异。生南海诸国。[①]今附。

臣禹锡等谨按《日华子》云：下一切气，止霍乱，通大小肠，健脾开胃调中。

《图经》：文具槟榔条下。

孙真人云：槟榔皮，鸩鸟多栖此树上，宜先酒洗，仍以大豆汁洗，方可用。

现注：

①本条原为墨字，今附为《开宝》文。

按：大腹，孙真人云用槟榔皮，今之大腹皮为槟榔内皮。但大腹原指与槟榔相似，但茎叶根干小异者。今似与槟榔混为一，因现如开大腹子，药房会给槟榔。综合功能通心腹，利大肠，祛壅散毒，消痰利膈。

时珍曰：大腹以形名，所以别鸡心槟榔也。时珍曰：大腹子出岭表、滇南，即槟榔中一种腹大形扁而味涩者，不似槟榔尖长味良耳，所谓猪槟榔者是矣。盖亦土产之异，今人不甚分别。陶氏分阴阳之说，亦是臆见。按：刘恂《岭表录异》云：交广生者，非舶上槟榔，皆大腹子也，彼中悉呼为槟榔。自嫩及老，采实啖之。以扶留藤、瓦屋灰同食之，以祛瘴疠。收其皮入药，皮外黑色，皮内皆筋丝如椰子皮。又《云南记》云：大腹槟榔每枝有三二百颗，青时剖之，以一片蒌叶及蛤粉卷和食之，即减涩味。观此二说，则大腹子与槟榔皆可通用，但力比槟榔稍劣耳。

大腹子：与槟榔同功。（时珍）

大腹皮：降逆气，消肌肤中水气浮肿，脚气壅逆，瘴疟痞满，胎气恶阻胀闷。（时珍）

附方：新二。

漏疮恶秽：大腹皮煎汤洗之。（《直指》）乌癞风疮：大腹子，生者或干者，连全皮勿伤动，以酒一升浸之，慢火熬干为末，腊猪脂和敷。（《圣济总录》）

紫　　藤

味甘，微温，有小毒。作煎如糖，下水良。花挼碎拭酒，醋，白腐坏。子作角，其中人熬令香，著酒中令不败，酒败者用之亦正。四月生紫花可爱，人亦种之，江东呼为招豆藤，皮著树，从心重重有皮。[①]今附。

陈藏器云：主水痫[②]病，京都人亦种之，以饰庭池。

现注：

①本条原为墨字，今附为《开宝》。

②痫（yìn 印）。

按：紫藤为豆科紫藤之茎叶。可下水，防酒、醋腐坏。

合　　欢

味甘，平，无毒。主安五脏，利心志，令人欢乐无忧，久服轻身明目，得所欲。生益州山谷。陶隐居云：按嵇康《养生论》云：合欢蠲忿，萱草忘忧也。诗人又有萱草，皆即今鹿葱，而不入药用。至于合欢，俗间少识之者，当以其非疗病之功，稍见轻略，遂致永谢，犹如长生之法，人罕敦尚，亦为遗弃。

《唐本》注云：此树生叶似皂荚、槐等，极细，五月花发红白色，所在山涧中有之。今东西京宅第山池间亦有种者，名曰合欢或曰合昏，秋实作荚子极薄细尔。

今按：陈藏器本草云：合欢皮杀虫；捣为末，和铛下墨，生油调涂蜘蛛咬疮。及叶并去垢。叶至暮即合，故云合昏也。

臣禹锡等谨按《蜀本》《音义》云：树似梧桐，枝弱叶繁，互相交结，每一风来辄似相解，了[①]不相牵缀，树之阶庭，使人不忿。

合欢

《日华子》云：夜合皮，杀虫，煎膏消痈肿，并续筋骨，叶可洗衣垢。又名合欢树。

《图经》曰：合欢，夜合也。生益州山谷，今近京雍洛间皆有之，人家多植于庭除[②]间。木似梧桐，枝甚柔弱。叶似皂荚、槐等，极细而繁密，互相交结，每一风来，辄似相解，了不相牵缀，其叶至暮而合，故一名合昏。五月花发红白色，瓣上若丝茸，然至秋而实作荚，子极薄细。采皮及叶用，不拘时月。崔豹《古今注》曰：欲蠲人之忧，则赠以丹棘，丹棘一名忘忧；欲蠲人之忿，则赠以青裳，青裳合欢也。故嵇康种之舍前是也。韦宙《独行方》：胸心甲错是为肺痈，黄昏汤治；取夜合皮掌大一枚，水三升，煮取半，分再服。

《子母秘录》：小儿撮口病：夜合花枝，浓煮汁，拭口并洗。

又方：打揕损疼痛：夜合花末，酒调服二钱匕妙。

《衍义》曰：合欢花，其色如今之醮晕线，上半白，下半肉红，散垂如丝，为花之异。其绿叶至夜则合，又谓之夜合花。陈藏器、《日华子》皆曰皮杀虫，又曰续筋骨。《经》中不言。

现注：

①了：全然。

②除：台阶。

按：合欢，为豆科合欢的树皮今称合欢皮，其花称合欢花。综合功能安五脏，利心志，令人忘忧蠲忿。《日华子》云可续筋骨，《独行方》云治肺痈。临床以合欢治失眠心悸，忧郁不乐。皮偏理气，花偏蠲忿。临床入理气安神药中。

时珍曰：按：王璆《百一选方》云：夜合俗名萌葛，越人谓之乌赖树。又《金光明经》谓之尸利洒树。《本经》曰：合欢生豫州河内山谷。树如狗骨树。震亨曰：合欢属土，补阴之功甚捷。长肌肉，续筋骨，概可见矣。与白蜡同入膏用神效，而外科家未曾录用何也?

附方：新三。

扑损折骨：夜合树皮（即合欢皮，去粗皮，炒黑色）四两，芥菜子（炒）一两，为末。每服二钱，温酒卧时服，以滓敷之，接骨甚妙。(王璆《百一选方》)

发落不生：合欢木灰二合，墙衣五合，铁精一合，水萍末二合，研匀，生油调涂，一夜一次。(《普济方》）中风挛缩：夜合枝酒：夜合枝、柏枝、槐枝、桑枝、石榴枝各五两(并生锉)。糯米五升，黑豆五升，羌活二两，防风五钱，细麹七斤半。先以水五斗煎五枝，取二斗五升，浸米、豆蒸熟，入麹与防风、羌活如常酿酒法，封三七日，压汁。每饮五合，勿过醉致吐，常令有酒气也。(《奇效良方》)

虎杖根

微温，主通利月水，破留血癥结。

陶隐居云：田野甚多，此状如大马蓼，茎斑而叶圆。极主暴瘕，酒渍根服之也。

今按：陈藏器本草云：虎杖，主风在骨节间，及血瘀，煮汁作酒服之。叶捣敷蛇咬。一名苦杖，茎上有赤点者是。臣禹锡等谨按《蜀本》《图经》云：生下湿地，作树高丈余，其茎赤根黄，二月、八月采根，晒干。所在有之。

《尔雅》云：稌[①]，虎杖。注云：似红草[②]而粗大，有细刺，可以染赤。

《药性论》云：虎杖，使。一名大虫杖也。味甘平，无毒。主治大热烦躁，止渴，利小便，压一切热毒，暑月和甘草煎，色如琥珀，可爱堪看，尝之甘美。瓶置井[③]中令冷澈如冰，白瓷器及银器中盛，似茶啜之，时人呼为令饮子，又且尊于茗。能破女子经候不通，捣以酒浸常服。有孕人勿服，破血。

《日华子》云：治产后恶血不下，心腹胀满。排脓，主疮疖痈毒。妇人血运，仆损瘀

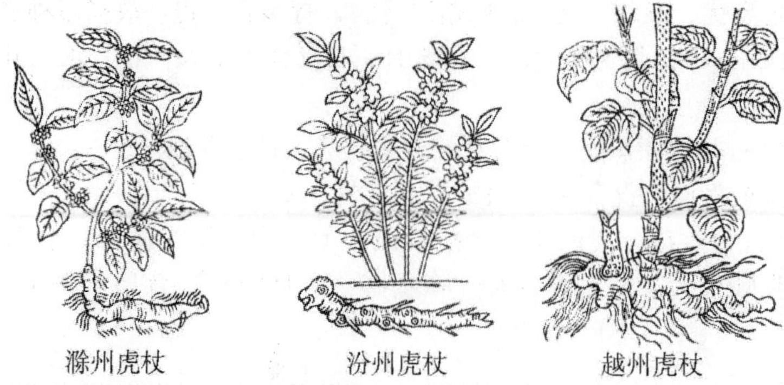
滁州虎杖　汾州虎杖　越州虎杖

血。破风毒结气。又名酸杖，又名斑杖。

《图经》曰：虎杖，一名苦杖，旧不载所出州郡，今处处有之。三月生苗茎如竹笋状，上有赤斑点，初生便分枝丫。叶似小杏叶，七月开花，九月结实。南中出者无花。根皮黑色，破开即黄似柳根，亦有高丈余者。《尔雅》云：蒤，虎杖。郭璞云：似荭草而粗大，有细刺，可以染赤是也。二月、三月采根，暴干。河东人烧根灰，贴诸恶疮，浙中医工取根洗去皱去，剉、焙、捣、筛，蜜丸如赤豆，陈米饮下，治肠痔下血甚佳。俗间以甘草同煎为饮，色如琥珀可爱，瓶盛置井中，令冷彻如冰，极解暑毒。其汁染米作糜糕益美。

《雷公》云：凡使，勿用天蓝并斑柚根，其二味根形味相似，用之有误。采得后细剉，却用上虎杖叶裛一夜，出晒干用。

《外台秘要》：治卒暴癥，腹中有物，硬如石，痛刺昼夜，若不治之，百日内死：取虎杖根，勿令影临水上，可得石余许，洗干捣作末，稌米五升，炊饭内搅之，好酒五斗渍封，候药消饭浮，可饮一升半，勿食鲑鱼、盐，癥当出。亦可但取其一斗干捣，酒渍饮之，从少起，日三亦佳，此治癥乃胜诸大药。

《肘后方》：治时疫伤寒，毒攻手足肿，疼痛欲断，方用虎杖根，剉，水煮，适寒温，以渍手足，令踝上有水尺许，止之。《伤寒类要》同。

《集验方》：治五淋：苦杖，不计多少，为末，每服二钱，用饭饮下，不拘时候。

《衍义》曰：虎杖根，微苦。《经》不言味，此草药也。《蜀本》《图经》言作木高丈余，此全非虎杖。大率皆似寒菊，然花、叶、茎、蕊差大为异。仍茎叶有淡黑斑，自六、七月旋旋开花，至九月中方已，花片四出，其色如桃花，差大外微深，陕西山麓水次甚多，今天下暑月多煎根汁为饮，不得甘草则不堪饮。《药性论》云：和甘草煎尝之甘美。其味甘即是甘草之味，非虎杖也。论其攻治则甚当矣。

现注：

①稌：(tú 涂)，即虎杖。

②红草：原刻如此，本条《图经》引郭注为荭草。

③井：原刻似非字，不成句，本条《图经》为井。

④稌：(tú 涂)，稻。

按：虎杖为蓼科虎杖的根茎。综合功能通经破癥散结。陶氏云极主暴瘕。陈藏器云主风在骨节间。《日华子》云治心腹胀满，《药性论》云止渴。从《外台秘要》描述暴癥症状似为今之结石症或胃穿孔，或肿瘤。故此三类病用虎杖治之皆可。还可治黄疸，肝胆疾病。入解毒药中。

时珍曰：杖言其茎，虎言其斑也。或云一名杜牛膝者，非也。一种斑杖似蒻头者，与此同名异物。机曰：诸注或云似荭、似杏、似寒菊，各不相侔，岂所产有不同耶。时珍曰：其茎似荭蓼，其叶圆似杏，其枝黄似柳，其花状似菊，色似桃花。合而观之，未尝不同也。

研末酒服，治产后瘀血血痛，及坠扑昏闷有效（时珍）。时珍曰：孙真人《千金方》：治女人月经不通，腹内积聚，虚胀雷鸣，四肢沉重，亦治丈夫积聚，有虎杖煎：取高地虎杖根，锉二斛，水二石五斗，煮取一斗半，去滓，入醇酒五升，煎如饧。每服一合，以知为度。又许学士《本事方》：治男妇诸般淋疾。用苦杖根洗净，锉一合，以水五盏，煎一盏，去滓，入乳香、麝香少许服之。鄞县尉耿梦得，内人患沙石淋，已十三年。每漩痛楚不可忍，溺器中小便下沙石剥剥有声。百方不效，偶得此方服之，一夕而愈。乃予目击者。

附方：新四。

月水不利：虎杖三两，凌霄花、没药一两。为末。热酒每服一钱。又方：治月经不通，腹大如瓮，气短欲死：虎杖一斤（去头暴干，切），土瓜根汁、牛膝汁二斗。水一斛，浸虎杖一宿，煎取二斗，入二汁，同煎如饧。每酒服一合，日再夜一，宿血当下。（《圣惠方》）

气奔怪病：人忽遍身皮底混混如波浪声，痒不可忍，抓之血出不能解，谓之气奔。以苦杖、人参、青盐、白术、细辛各一两。作一服，水煎，细饮尽便愈。（夏子益《奇疾方》）

消渴引饮：虎杖烧过，海浮石、乌贼骨、丹砂等分，为末，渴时以麦门冬汤服二钱，日三次。忌酒色鱼面酱生冷。（《卫生家宝方》）

五倍子

味苦、酸，平，无毒。疗齿宣疳䘌，肺脏风毒，流溢皮肤，作风湿癣疮，瘙痒脓水，五痔下血不止，小儿面鼻疳疮。一名文蛤，在处有。其子色青，大者如拳，内多虫。一名百虫仓。《图经》曰：五倍子，旧不著所出州土，云在处有之。今以蜀中者为胜。生肤木叶上，七月结实，无花，其木青黄色，其实青，至熟而黄，大者如拳，内多虫，九月采子，暴干。生津液最佳。

陈藏器序云：五倍子，治肠虚泄痢。熟汤服。

《博济方》：治风毒上攻眼肿痒涩痛不可忍者，或上下睑眦赤烂浮翳，瘀肉侵睛，神效驱风散：五倍子一两，蔓荆子一两半，同杵末，每服二钱，水二盏，铜、石器内煎及一盏，澄滓热淋洗，留滓二服，又依前煎淋洗，大能明眼目，去涩痒。

《经验后方》：治小儿吐不定，五倍子二个，一生一熟，甘草一握，用湿纸裹，炮过，同捣末，每服米泔调下半钱，立差。

《丹房镜源》：五倍子佐铅。

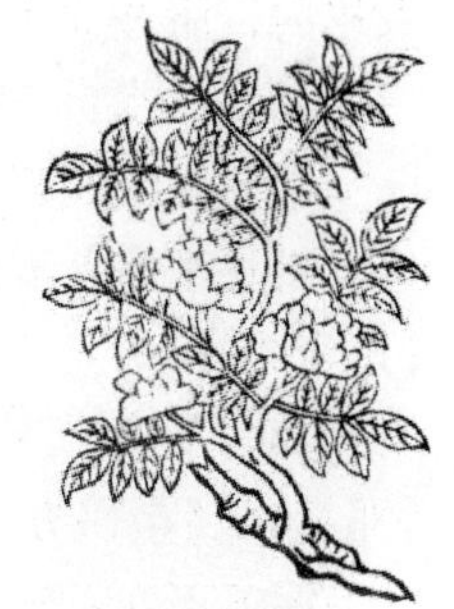

洋州五倍子

《衍义》曰：五倍子，今染家亦用，口疮以末掺之，便可饮食。

按：五倍子为倍蚜科昆虫角倍蚜等在盐肤木上形成的虫瘿。综合功能消痈固齿，散风肃肺解毒，消癣止痒。临床以五倍子治无名肿毒，癣疮，消痔疮，外洗内外痔，外敷斑痕疙瘩等。临床入固涩药中。

时珍曰：五倍当作五構，见《山海经》。其形似海中文蛤，故亦同名。百虫苍，会意也。百药煎，隐名也。时珍曰：五倍子，宋《开宝本草》收入草部，《嘉祐本草》移入木部。虽知生于肤木之上，而不知其乃虫所造也。肤木，即盐肤子木也（详见果部盐麸子下）。此木生丛林处者，五六月有小虫如蚁，食其汁，老则遗种，结小球于叶间，正如初起甚小，渐渐长坚，其大如拳。或小如菱，形状圆长不等。初时青绿，久则细黄，缀于枝叶，宛若结成。其壳坚脆，其中空虚，有细虫如蠛蠓。山人霜降前采取，蒸杀货之。否则虫必穿坏，而壳薄且腐矣。皮工造为百药煎，以染皂色，大为时用。他树亦有此虫球，不入药用，木性殊也。

敛肺降火，化痰饮，止咳嗽、消渴、盗汗、呕吐、失血、久痢、黄病、心腹痛、小儿夜啼，乌须发，治眼赤湿烂，消肿毒、喉痹，敛溃疮、金疮，收脱肛、子肠坠下（时珍）。

震亨曰：五倍子属金与水，噙之善收顽痰，解热毒，佐他药尤良。黄昏咳嗽，乃火气浮入肺中，不宜用凉药，宜五倍、五味敛而降之。时珍曰：盐麸子及木叶，皆酸咸寒凉，能除痰饮咳嗽，生津止渴，解热毒酒毒，治喉痹下血血痢诸病。五倍子乃虫食其津液结成者，故所主治与之同功。其味酸咸，能敛肺止血化痰，止渴收汗，其气寒，能散热毒疮肿；其性收，能除泄痢湿烂。

附方：新七十二。

虚劳遗浊：玉锁丹：治肾经虚损，心气不足，思虑太过，真阳不固，漩有余沥，小便白浊如膏，梦中频遗，骨节拘痛，面黧肌瘦，盗汗虚烦，食减乏力。此方性温不热，极有神效。用五倍子一斤，白茯苓四两，龙骨二两，为末，水糊丸梧子大。每服七十丸，食前用盐汤送下，日三服。(《和剂方》)

寐中盗汗：五倍子末、荞麦面等分，水和作饼，煨熟。夜卧待饥时，干吃二三个，勿饮茶水，甚妙。(《集灵》)

自汗盗汗：常出为自汗，睡中出为盗汗。用五倍子研末，津调填脐中，缚定，一夜即止也。(同上)

心疼腹痛：五倍子生研末。每服一钱，铁杓内炒，起烟黑色者为度。以好酒一钟，倾入杓内，服之立止。(邵真人《经验方》)

消渴饮水：五倍子为末，水服方寸匕，日三服。(危氏《得效》)

小儿夜啼：五倍子末，津调，填于脐内。(杨起《简便方》)

暑月水泄：五倍子末，饭丸黄豆大。每服二十丸，荷叶煎水下，即时见效。(余居士《选奇方》)

热泻下痢：五倍子一两，枯矾五钱，为末，糊丸梧子大。每服五十丸，米汤送下。(邓笔峰《杂兴方》)

泻痢不止：五倍子一两，(半生半烧)，为末，糊丸梧子大。每服三十丸，红痢烧酒下；白痢水酒下；水泄，米汤下。《集灵》：用五倍子末，每服一钱。滑痢不止：用五倍子醋炒七次，为末。米汤送下。脾泄久痢：五倍子（炒）半斤，仓米（炒）一升，白丁香、细辛、木香各三钱，花椒五钱。为末。每服一钱，蜜汤下，日二服。忌生冷、鱼肉。（《集灵方》）

赤痢不止：文蛤炒研末，水浸乌梅肉和，丸梧子大。每服七十丸，乌梅汤下。肠风下血：五倍子、白矾各半两。为末，顺流水丸梧子大。每服七丸，米饮下。忌酒。（《本事方》）

脏毒下血：五倍子不拘多少。为末，大鲫鱼一枚，去肠胃鳞腮，填药令满，入瓶性，为末。每服一钱，温酒下。（王璆《百一选方》）

粪后下血，不拘大人、小儿。五倍子末，艾汤服一钱。（《全幼心鉴》）

肠风脏毒：下血不止。五倍子半生半烧，为末，陈米饭和丸如梧子大。每服二十丸，食前粥饮送下，日三服。（《圣惠方》）

酒痢肠风：下血。见百药煎。小儿下血：肠风脏毒。五倍子末，炼蜜丸小豆大。每米饮下二十丸。（郑氏）大肠痔疾：五倍子煎汤熏洗，或烧烟熏之，自然收缩。（《直指方》）

脱肛不收：《三因方》：用五倍子末三钱，入白矾一块，水一碗煎汤，洗之立效。《简便》：用五倍子半斤，水煎极烂，盛坐桶上熏之，待温以手轻托上。内服参芪升麻药。《普济方》：用五倍子、百草霜等分，为末，醋熬成膏。鹅翎扫敷上，即入。产后肠脱：五倍子末，掺之。或以五倍子、白矾煎汤，熏洗。（《妇人良方》）

女人阴血，因交接伤动者：五倍子末掺之，良。（熊氏）孕妇漏胎：五倍子末，酒服二钱，神效。（《朱氏集验方》）

小便尿血：五倍子末，盐梅捣和，丸梧子大。每空心酒服五十丸。（《集简方》）

风眼赤烂：《集灵方》：用五倍子存性，为末。入飞过黄丹少许，敷之。日三上，甚良。《普济方》：用五倍子研末敷之。名拜堂散。烂弦风眼：五倍子、铜青、白土等分，为末。热汤泡开，闭目淋洗。冷即再热洗之。眼弦不可入汤。（《济急方》）

眼中胬肉：方同上。耳疮肿痛：五倍子末，冷水调涂。湿则干掺之。（《海上名方》）

聤耳出脓：《普济方》：用五倍子末吹之。《经验》：用五倍子（焙干）一两，全蝎（烧存性）三钱，为末。掺耳中。鼻出衄血：五倍子末，吹之。仍以末同新绵灰等分，米饮服二钱。牙缝出血：不止者。五倍子烧存性，研末，敷之即止。（《卫生易简方》）

牙齿动摇：及外物伤动欲落者：五倍子、干地龙（炒）等分。为末。先以姜揩过，然后敷之。（《御药院方》）

牙龈肿痛：五倍子一两，瓦焙研末。每以半钱敷痛处，片时吐去涎。内服去风热药。（杨子建《护命方》）

风牙肿痛：五倍子一钱，黄丹、花椒各五分，为末，掺之即止也。五倍末，冷水调，涂颊外，甚效。唇紧作痛：五倍子、诃子等分，为末，敷之。（《端效方》）

天行口疮：五倍子末掺之，吐涎即愈。（庞氏《伤寒论》）

咽中悬痈：舌肿塞痛：五倍子末、白僵蚕末、甘草末等分，白梅肉捣和，丸弹子大。噙咽，其痈自破也。（《朱氏经验方》）

口舌生疮：《儒门事亲》：赴筵散：用五倍子、密陀僧等分，为末。浆水漱过，干贴之。《院方》加晚蚕蛾。《澹寮方》：用五倍子一两，滑石半两，黄柏（蜜掺之，便可饮

食）。白口恶疮：状似木耳。不拘大人、小儿，并用五倍子、青黛等分，为末，以筒吹之。(《端效方》)

走马牙疳：五倍子、青黛、枯矾、黄柏等分。为末。先以盐汤漱净，掺之，立效。(《便览》)

牙龈疳臭：五倍子（炒焦）一两，枯矾、铜青各一钱，为末。先以米泔漱净，掺之。绝效方也。(《集简方》)

疳蚀口鼻：五倍子烧存性研末，掺之。(《普济方》)

小儿口疳：白矾装入五倍子内，烧过同研，掺之。(《简便方》)

下部疳疮：《全幼心鉴》：用五倍子、枯矾等分。研末。先以齑水洗净：用五倍子、花椒（去子，炒）各一钱，细辛（焙）三分。为末。先以葱汤洗净，搽之。一二日生肉也。阴囊湿疮：出水不瘥。用五倍子、腊茶各五钱，腻粉少许，研末。先以葱洗过，香油调搽，以瘥为度。(《太平圣惠方》)

鱼口疮毒：初起，未成脓者：用南五倍子，炒黄研末，入百草霜等分，以腊醋调，涂于患处。一日一夜即消。(《杏林摘要》)

一切诸疮：五倍子、黄柏等分，为末。敷之。(《普济方》)

一切肿毒：五倍子，炒紫黑色，蜜调，涂之。《简便》：治一切肿毒，初起无头者。五倍子、大黄、黄柏等分，为末。新汲水调涂四周，日三五次。一切癣疮：五倍子（去虫）、白矾（烧过）各等分。为末。搽之。干则油调。(《简便方》)

癞头软疖：及诸热疮。用五倍子七个，研末，香油四两，熬至一半，布绞去渣，搽之。三四遍即可。勿以水洗之。(《普济方》)

风癞湿烂：五倍子末，津调涂之。（同上）头疮热疮：风湿诸毒。用五倍子、白芷等分，研末。掺之，脓水即干。如干者，以清油调涂。(《卫生易简》)

疮口不收：五倍焙，研末。以腊醋脚调，涂四围，效。一切金疮：五倍子、降真香等分，炒，研末。敷之，皮肉自痊。名啄合山。(《拔萃方》)

金疮出血：不止者。五倍子末贴之。若闭气者，以五倍子末二钱，入龙骨末少许，汤服，立效。（谈野翁方）杖疮肿痛：五倍子，去穰，米醋浸一日，慢火炒黄，研末，干掺之。不破者，醋调涂之。(《卫生易简方》)

手足皲裂：五倍子末，同牛骨髓，填纳缝中，即安也。(《医方大成》)

鸡骨鲠咽：五倍子末，掺入喉中，即化下。(《海上名方》)

小儿脱肛：五倍子为末。先以艾绒卷倍子末成筒，放便桶内，以瓦盛之。令病者坐于桶上，以火点着，使药烟熏入肛门，其肛自上。随后将白矾为末，复搽肛门，其肛自紧，再不复脱。鱼口便毒：五倍子不拘多少，以净瓦器盛之，用陈醋熬成膏，用绵布摊贴之。如干即换，三五次即愈。偏坠气痛：用五倍子一个，放食盐少许于内，以火纸包定，用水浸湿，放文武火灰内，煨存性。为末，酒调服。染乌须发：《圣济总录》：用针砂八两（米醋浸五日，炒略红色，研末）。五倍子煎、没石子各二两，诃黎勒皮三两，研末各包。先以皂荚水洗髭须，用米醋打荞麦面糊，和针砂末敷上，荷叶包，过一夜，次日取去。以荞麦糊四味敷之，一日洗去即黑。《杏林摘要》用五倍子一斤研末，铜锅炒之，勿令成块。如有烟起，即提下搅之。从容上火慢炒，直为度。以湿青布包扎，足踏成饼，收贮听用。每用时，以皂角水洗净须发。用五倍子一两，红铜末（酒炒）一钱六分，生白矾六分，诃子肉四分，没石子四分，砂一分，为末。乌梅、酸榴皮煎汤。调匀碗盛，重汤煮四五十沸，待如饴状。以眉掠刷于须发上，一时洗上包住。次日洗去，以核桃油润之。半月一染，甚妙。中河豚毒：五倍子、白矾末等分，以水调下。（出《事林广记》）

百药煎：时珍曰：用五倍子为粗末。每一斤，和，器盛置糠缸中之，待发起如发面状即嘉谟曰：入药者，五倍子（鲜者）十斤舂细，用瓷缸盛，稻草盖入桔梗、甘草末各二两，又一七。仍捣仍干者水渍为之。又方：五倍子一斤，生糯米一两（滚水浸过），细茶一两，上共研末，入罐内封固，六月要一七，取开配合用。又方五倍子一斤（研末），酒曲半斤，细茶一把（研末）。酒曲半斤，细茶一把（研末）。上用小蓼汁调匀，入钵中按紧，上以长稻草封固。另用箩一个，多着稻草，将药钵坐草中，上以稻草盖，置净处。过一七后，看药上长起长霜，药则已成矣。或捏作丸，或作饼，晒干才可收用。

气味：酸、咸、微甘，无毒。

主治：清肺化痰定嗽，解热生津止渴，收湿消酒，乌须发，止下血，久痢脱肛，牙齿宣，面鼻疳蚀，口舌糜烂，风湿诸疮（时珍）。

时珍曰：百药煎，功与五倍子不异。但经酿造，其体轻虚，其性浮收，且味带余甘，治上焦心肺、咳嗽痰饮、热渴诸病，含噙尤为相宜。

附方：新二十一。

敛肺劫嗽：百药煎、诃黎勒、荆芥穗等分为末，姜汁入蜜和，丸芡子大。时时噙之。（《丹溪心法》）

定嗽化痰：百药煎、片黄芩、橘红、甘草各等分，共为细末，蒸饼丸绿豆大。时时干咽数丸，佳。（《濒湖医案》）

清气化痰：百药煎、细茶各一两，荆芥穗五钱，海螵蛸一钱，蜜丸芡子大。每服噙一丸，妙。（《笔峰杂兴》）

染乌须发：川百药煎一两，针砂（醋炒）、荞麦面各半两。先洗须发，以荷叶熬醋调刷，荷叶包一夜，洗去即黑，妙。（《普济方》）

沐发除脏：百药煎末，干搽发上，一夜篦之。（同上）

揩牙乌须：川百药煎半两，玄胡索三钱，雄黄三钱，为末。先以烂研生姜擦牙去涎，用此揩牙，以津洗目。日日用之。甚佳。（《普济》）

牙痛引头：方同上。风热牙痛：百药煎泡汤噙嗽。（《圣济总录》）

牙龈疳蚀：百药煎、五倍子、青盐各一钱半，铜绿一钱，为末。日掺二三次，神效。（《普济方》）

炼眉疮癣：小儿面湮疮，又名炼银疮，乃母受胎时，食酸辣邪物所致。用百药煎五钱，生白矾二钱，为末，油调搽之。（《外科精义》）

脚肚生疮：初起如粟米大，搔之不已，成片，包脚相交，黄水出，痒不可忍，久成痼疾。用百药煎末唾调，逐疮四围涂之，自外入内（先以贯众煎汤洗之），日一次。（《医林集要》）

乳结硬痛：百药煎末。每服三钱，酒一盏，煎数沸，服之取效。（《经验方》）

肠痈内痛：大枣（连核烧存性）、百药煎等分，为末。每服一钱，温酒服，日一，取效。（《直指方》）

大肠便血：百药煎、荆芥穗（烧存性）等分为末，糊丸梧子大。每服五十丸，米饮

下。(《圣惠方》)

肠风下血：百药煎二两，半生用，半炒存性，为末，饭丸梧子大。每服五十丸，米饮下。名《圣金丸》。(王璆《百一选方》)

大肠气痔：作痛下血。百药煎末，每服三钱，稀粥调服，日二次。(《集间》)

肠风脏毒：下血者。用百药煎（烧存性）、乌梅（连核烧过）、白芷（不见火）为末，水糊丸如梧子大。每服七十丸，米饮下。(《济生》)

酒痢下血：百药煎、五倍子、陈槐花等分，焙研末，酒糊丸梧子大。每送下。(《本事方》)

下痢脱肛：百药煎一块，陈白梅三个，木瓜一握，以水一碗，煎半碗。日二服。(《圣济总录》)

男妇血淋：用真百药煎、车前子（炒）、黄连各三钱半，木香二钱，滑石一钱，为末。空心灯草汤服二钱，日二服。(《普济方》)

消暑止渴：百药煎、腊茶等分为末，乌梅肉捣和，丸芡子大。每含一丸。名水瓢丸。(《事林广记》)

五倍子内虫：治赤眼烂弦，同炉甘石末乳细，点之（时珍)。

伏牛花

味苦、甘，平，无毒。疗久风湿痹，四肢拘挛，骨肉疼痛，作汤，主风眩头痛，五痔下血。一名隔虎刺花。花黄色，生蜀地，所在皆有。三月采。

《图经》曰：伏牛花，生蜀地，所在皆有。今惟益、蜀近郡有之，多生川泽中，叶青细，似黄檗叶而不光，茎赤有刺，花淡黄色，作穗似杏花而小，三月采，阴干。

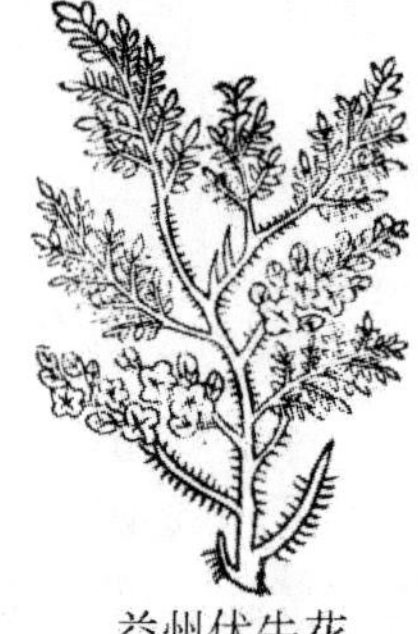

益州伏牛花

按：伏牛花为茜草科虎刺的花。综合功能祛风湿，止拘挛，舒筋骨，止疼痛，祛头风，止头痛。

时珍曰；伏牛花治风湿有名，而用者颇少。杨子建《护命方》有伏牛花散，治男女一切头风，发作有时，甚则大腑热秘。用伏牛花、山茵陈、桑寄生、白牵牛、川芎、白僵蚕、蝎梢各二钱，荆芥穗四钱，为末。每服二钱，水煎一沸，连滓服。

天竺黄

味甘，寒，无毒。主小儿惊风天吊，镇心明目，去诸风热，疗金疮，止血，滋养五脏。一名竹膏。人多烧诸骨及葛粉等杂之。按《临海志》云：生天竺国，今诸竹内往往得之。[①]今附。

臣禹锡等谨按《日华子》云：平，治中风痰壅，卒失音不语，小儿客忤及痫痰。此是南海边竹内尘沙结成者耳。

《衍义》曰：天竹黄，自是竹内所生，如黄土着竹成片。凉心经，去风热，作小儿药尤宜，和缓故也。

现注：

①本条原为墨字，今附为《开宝》文。

按：天竺黄，为竹黄蜂咬青竹后在节间的竹液凝结而成。综合功能镇惊熄风，镇心明目，去诸风热，止血，养五脏。临床以天竺黄去风清热，熄风，治高热惊风等。入清热息风药。

时珍曰：按：吴僧赞宁云：竹黄生南海镛竹中。此竹极大，又名天竹。其内有黄，可以疗疾。本草作天竺者，非矣。竹亦有黄。此说得之。时珍曰：竹黄出于大竹之津气结成，其气味功用与竹沥同，而无寒滑之害。

附方：新一。

小儿惊热：天竺黄二钱，雄黄、牵牛末各一钱，研匀，面糊丸粟米大。每服三五丸，薄荷汤下。（钱乙方）

密蒙花

味甘，平，微寒，无毒。主青盲肤翳，赤涩多眵泪，消目中赤脉，小儿麸豆，及疳气攻眼。生益州川谷，树高丈余，叶似冬青叶而厚，背色白有细毛。二月、三月采花。《图经》曰：密蒙花，生益州川谷，今蜀中州郡皆有之，木高丈余，叶似冬青叶而厚，背白色，有细毛，又似橘叶，花微紫色。二月、三月采花，暴干用。此木类而在草部，不知何至于此。

《雷公》云：凡使，先拣令净，用酒浸一宿，漉出候干却拌蜜令润，蒸从卯至酉出，日干。如此拌蒸三度，又却日干用。每修事一两，用酒八两浸，待色变用蜜半两蒸为度。此元名小锦花。

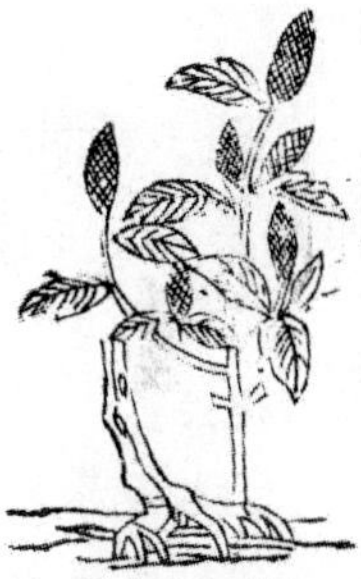

《衍义》曰：密蒙花，利州路甚多，叶冬亦不凋，然不似冬青，盖柔而不光洁，不深绿，花细碎，数十房成一朵，冬生春开。此木也，今居草部，恐未尽。

简州密蒙花

按：密蒙花为马钱科密蒙花的花蕾。综合功能明目退翳，导赤消疳，消赤肿。临床以蒙花治眼目诸疾，眼底出血，眼肿流泪，视网膜炎，青光眼，白内障等。临床入清肝明目药中。

时珍曰：其花繁密蒙茸如簇锦，故名。

羞明怕日（刘守真）。入肝经气、血分，润肝燥。（好古）

附方：新一。

目中障翳：密蒙花、黄柏根各一两，为末，水丸梧桐子大。每卧时汤服十丸至十五丸。（《圣济录》）

天竺桂

味辛温，无毒。主腹内诸冷血气胀。功用似桂，皮薄不过烈。生西胡国。[①]今附。

《图经》：文具桂条下。

《海药》：谨按《广州记》云：生南海山谷。补暖腰脚，破产后恶血，治血痢肠风，功力与桂心同。方家少用。

《衍义》曰：天竺桂与牡、菌桂同，但薄而已。

现注：

①本条原为墨字，今附为《开宝》文。

按：天竺桂，为樟科天竺桂树皮。《衍义》云天竺桂与菌桂，牡桂同，但薄也。如此则同于今之肉桂。综合功能温中冷，温煦气血。

时珍曰：此即今闽、粤、浙中山桂也，而台州天竺最多，故名。大树繁花，结实如莲子状。天竺僧人称为月桂是矣。详月桂下。

折伤木

味甘、咸，平，无毒。主伤折筋骨疼痛，散血补血，产后血闷，止痛。酒水煮浓汁饮之。生资州山谷。

《唐本》注云：藤生，绕树上，叶似萵草叶而光厚，八月、九月采茎，日干。《唐本》先附。

现注：

①本条原为墨字，为《唐本》文。

按：藤生，绕树上，叶似萵草而光厚。综合功能续筋接骨，散血补血。通经固脱。

桑花

暖，无毒。健脾涩肠，止鼻洪吐血，肠风，崩中带下。此不是桑椹花。即是桑树上白癣如地钱花样，刀削取入药，微炒使。

新补见《日华子》。《图经》：文具桑根白皮条下。

现注：

①本条原为墨字，新补为《嘉祐》文。

按：桑花为桑树上白癣如地钱花，削取之。可健脾涩肠止崩止带。

治热咳。（时珍）

附方：新一。

大便后血：桑树上白癣花，水煎服，或末服。亦止吐血。（《圣惠方》）

椋[1]子木

味甘、咸，平，无毒。主折伤，破恶血，养好血，安胎止痛，生肉。[2]

《唐本》注云：叶似柿，两叶相当，子细圆如牛李子，生青熟黑，其木坚重，煮汁赤色。《尔雅》云：椋即来是也。郭注云：椋，材中车辋。八月、九月采木，晒干。《唐本》先附。

现注：

①椋：下原有音良二字注音。

②本条原为墨字，为《唐本》文。

按：椋子木，为山茱萸科椋子木，用心材。可合伤养血安胎。

《尔雅》云：椋即来也。其阴可荫凉，故曰椋木。

每始王木

味苦，平，无毒。主伤折跌筋骨，生肌破血，止痛。酒水煮浓汁饮之。生资州山谷。[1]《唐本》注云：藤生绕树木上，生叶似萝摩叶，二月、八月采。《唐本》先附。

现注：

①本条原为墨字，为《唐本》文。

按：每始王木，绕生树，藤叶似萝摩。可续筋接骨，生肌破血，止痛。

四十五种陈藏器余

必栗香

味辛，温，无毒。主鬼气，煮服之，并烧为香，杀虫、鱼。叶捣碎置上流，鱼悉暴鳃[1]。一名化木香，詹香也。叶如椿，生高山，堪为书轴，白鱼不损书也。

《海药》：主鬼疰心气，断一切恶气。叶落水中，鱼当暴死。

按：必栗香，叶如椿。可断恶气，杀虫鱼。

榈木

味辛，温，无毒。主破血、血块，冷嗽。并煮汁及热服。出安南及南海。人作床几，似紫檀而色赤。为枕令人头痛，为热故也。

《海药》：谨按《广志》云：生安南及南海山谷。胡人用为床坐，性坚好。主产后恶露冲心，癥瘕结气，赤白漏下，并剉煎服之。

按：榈木，为豆科花榈木，用根或木材。可破血止嗽。

时珍曰：木性坚，紫红色。亦有花纹者，谓之花榈木，可作器皿、扇骨诸物。俗作花梨，误矣。

研药

味苦，温，无毒。主霍乱下痢，中恶腹内不调者服之。出南海诸州，根如乌药圆小，树生也。

《海药》：叶如椒，主赤白痢蛊毒，中恶。并剉煎服之。

按：研药，根如乌药，叶如椒。可除霍乱，止痢。祛中恶，清胃腹。

黄龙眼

味苦，温，无毒。主解金药、银药毒。以水研取半合，空心少少服，经二十许日差。出岭南，状如龙眼，黄色也。

《海药》：功力胜解毒子也。

按：黄龙眼，状如龙眼，黄色。解金药、银药毒。

箭竿及镞

主妇人产后腹中痒，安所卧席下，勿令妇人知。

按：箭杆，可益产后腹中痒。

时珍曰：扬雄《方言》云：自关而东谓之矢，自关而西谓之箭，江淮之间谓之镞。刘熙《释名》云：矢又谓之镝。本曰足，末曰栝，体曰干，旁曰羽。

刺伤风水，刮箭下漆涂之。又主疔疮恶肿，刮煎笥茹作炷，灸二七壮。（时珍）

附方：新一。

妇人难产：《外台秘要》：用箭干三寸，弓弦三寸，烧末，酒服。方出崔氏。《小品方》：治难产，飞生丸用故箭羽。方见禽部鼺鼠下。

元慈勒

味甘，无毒。主心病，流血，合金疮，去腹内恶血，血痢下血，妇人带下，明目去障翳风泪，努肉。生波斯国。似龙脑香。

《海药》：慈勒，树中脂也。味甘平，消翳，破血，止痢，腹中恶血。今少有。

按：元慈勒，似龙脑香。可合金疮，祛恶血，止带明目。

都咸子

味甘，平，无毒。主渴，润肺，去烦除痰火，干作饮服之。生南方，树如李。徐表《南州记》云：都咸树子，大如指，取子及皮作饮极香美。

《海药》：谨按徐表《南州记》云：生广南山谷，味甘平，无毒。主烦躁心闷，痰膈，伤寒清涕，咳逆上气。宜煎服子食之香，大小如半夏。

按：都咸子为漆树科鸡腰果的果实。综合功能止渴润肺，去烦除痰。皮、叶可作饮极香美。

时珍曰：按：嵇含《南方草木状》云：都咸树出日南。三月生花，仍连着实，大如指，长三寸，七、八月熟，其色正黑。

凿孔中木

主难产；取入铁裹者烧末，酒服下产也。

按：凿孔中木，可催产。

刺在肉中，烧末，酒服二方寸匕（思邈）。

时珍曰：女科有千椎草散：用凿柄承斧处打卷者，烧灰，淋汁饮。李魁甫言其有验，此亦取下往之义耳。

附方：新一。

反胃吐食：千槌花一枚烧研，酒服。（《卫生易简方》）

栎木皮

味苦，平，无毒。根皮主恶疮中风犯毒露者；取煎汁洗疮，当令脓血尽止，亦治痢。南北总有作柴，亦云枥，音同也。

《千金方》：治诸疮因风致肿：以根皮三十斤，剉，以水三斛浓煮，内盐一把，渍疮当出脓血，日日为之，差止。

按：栎木皮为壳斗科麻栎树之韧皮。可消疮散风去脓。

省藤

味苦，平，无毒。主蛔虫。煮汁服之。又主齿痛，打碎口中含之。又取和米煮粥饲狗去病。生南地深山，皮赤如指，堪缚物，片片自解也。

按：省藤，可驱蛔固齿。其皮赤如指。

时珍曰：赤藤，善杀虫，利小便。洪迈《夷坚志》云：赵子山苦寸白虫病。医令戒酒，而素性耽之。一日寓居邵武天王寺，夜半醉归，口渴甚。见庑间瓮水，映月莹然，即连酌饮之，其甘如饴。迨晓虫出盈席，心腹顿宽，宿疾遂愈。皆惊异之，视所饮水，乃寺仆织草履，浸红藤根水也。

附方：新一。

五淋涩痛：赤藤（即做草鞋者）、白茯苓、苎麻根等分，为末。百沸汤下，每服一钱，如神。(《究原方》)

松杨木皮

味苦，平，无毒。主水痢不问冷热，取皮浓煎令黑服一升。生江南林落间，大树，叶如梨，江西人呼为凉木。松杨县以此树为名也。

按：松杨木，大树，叶如梨。主水痢。

时珍曰：其材如松，其身如杨，故名松杨。《尔雅》云：椋即来也。其阴可荫凉，故曰椋木。

杨庐耳

平，无毒。主老血结块，破血止血。煮服之。杨庐木上耳也。出南山。

按：杨庐耳，杨庐木上耳。应属菌蕈类。可破血止血。

故甑蔽

无毒。主石淋，烧灰，末服三指撮，用水下之。又主盗汗。《书》云：止咸味。

《圣惠方》：治膀胱虚热，下砂石涩痛，利水道，烧灰研，食前温酒调下一钱匕。

按：故甑蔽，故旧遮甑用之蔽。可通淋排石。

烧灰，水服三撮，治喉痹咽痛及食复，下死胎（时珍）。

时珍曰：甑蔽通气，理似优于甑带。雷氏《炮炙论》序云：弊箅淡卤。注云：常使旧甑中箅，能淡盐味。此物理之相感也。

附方：新二。

胎死腹中：及衣不下者。取炊蔽，户前烧末，水服即下。(《千金方》)

骨疽出骨：愈而复发，骨从孔中出，宜疮上灸之：以乌雌鸡一只，去肉取骨，烧成炭，以三家砧木刮屑各一两，皆烧存性，和捣疮中，碎骨当初尽而愈。(《千金方》)

梫　木

味苦，平，无毒。破产后血，煮服之。叶捣辟封蛇咬，亦洗疮癣。树如石榴，叶细，高丈余，四月开花白如雪。生江东林筤[②]间。

按：梫木，《字海》注为马醉木，常绿灌木或小乔木，夏初开白花，叶革质，有毒，马食之会昏醉。与藏器说树如石榴，叶细花白。相符。可破产后血。又单一梫字指牡桂。

时珍曰：此木今无识者，其状颇近山矾，恐古今称谓不同尔，姑附其后。

象　豆

味甘，平，无毒。主五野鸡病，蛊毒飞尸喉痹。取子中人，碎为粉，微熬，水服一二匕。亦和大豆澡面去，去皯黚。生岭南山林，作藤著树，如通草藤，三年一熟，角如弓袋，子若鸡卵，皮紫色。剖中人用之，一名榼子，一名合子。主野鸡病为上。

按：象豆，为豆科榼藤的种子，即榼藤子。可消痔，通喉痹。

地　主

平，无毒。主鬼气心痛，酒煮服一合。此土中古木腐烂者也。

按：地主，此土中古木腐烂者，治心痛。

腐　木

主蜈蚣咬，末和醋敷之，亦渍取汁，敷咬处良。

按：腐木敷虫咬。

石刺木

味苦，平，无毒。主破血，因产血不尽结瘕者，煮汁服。此木上寄生，破血神验。不可得，生南方林筤巳[③]江西人呼为靳刺，亦种为篱院，树似棘而大，枝上有逆钩也。

按：石刺木，似棘而大，枝上有逆勾。可破血除瘕。

柟木枝叶

味苦，温，无毒。主霍乱，煎汁服之。木高大，叶如桑，出南方山中。郭注《尔雅》云：柟[④]大木，叶如桑也。

按：柟，木高大，叶如桑。各《字典》皆言柟与楠同，但楠不如桑，足见柟木不是楠木。可除霍乱。

息王藤

味苦，温，无毒。主产后腹痛，血露不尽。浓煮汁服之。生岭南山谷，冬月不凋。

按：息王藤，生岭南，冬月不凋。可活血温经。

角落木皮

味苦，温，无毒。主赤白痢，皮煮汁服之。生江西山谷，似茱萸，独茎也。

按：角落木，似茱萸，独茎。可止痢。

鸩鸟浆

味甘，温，无毒。主风血羸老，山人浸酒用解诸毒，故曰鸩鸟浆。生江南林木下，高一二尺，叶阴紫色，冬不凋，有赤子如珠。

按：鸩鸟浆，生江南林木下，高一二尺，叶阴紫色，冬不凋，有赤子如珠。可解毒祛风。

紫珠

味苦，寒，无毒。解诸毒物，痈疽喉痹，飞尸蛊毒，毒肿下瘘，蛇虺虫螫，狂犬毒。并煮汁服。亦煮汁洗疮肿，除血长肤。一名紫荆树，似黄荆，叶小无桠，非田氏之荆也。至秋子熟正紫，圆如小珠，生江东林泽间。

按：紫珠，为马鞭草科杜虹花。综合功能解毒消痈。

牛领藤

味甘，温，无毒。主腹内冷，腰膝疼弱，小便白数，阳道乏。煮汁浸酒服之。生岭南高山，形褊如牛领，取之阴干也。

按：牛领藤，生岭南高山，形扁如牛领。功能温中壮阳，强腰祛冷。

枕材

味辛，小温，无毒。主咳嗽痰饮，积聚胀满，鬼气注忤；煮汁服之，亦可作浴汤浸脚气及小儿疮疥。生南海山谷，作舸舡⑤次于樟木，无药处用之也。

按：枕材为樟科大叶钓樟的木材。功能止咳化饮，消积散满。

鬼膊藤

味苦，温，无毒。主痈肿，捣茎叶敷之。藤堪浸酒，去风血。生江南林涧中，叶如梨，子如柤[6]子，山人亦名鬼薄者也。

按：鬼膊藤，生江南，叶如梨，子如柤子。功能消痈解毒。

木 戟

味辛，温，无毒。主痃癖气在脏腑。生山中，叶如栀子也。

按：木戟，叶如栀子。可理气消癖。

奴 柘

味苦，小温，无毒。主老血瘕，男子痃癖，闪痞。取刺和三棱草，马鞭草作煎如稠糖，病在心，食后；在脐。空心服，当下恶物。生江南山野，似柘，节有刺，冬不凋。

按：奴柘，为桑科小柘树之刺，根名穿破石，果名山荔枝果。功能除瘕消痞。

时珍曰：此树似柘而小，有刺。叶亦如柞叶而小，可饲蚕。

温 藤

味甘，温，无毒。主风血积冷。浸酒服之。生江南山谷，不凋，著树生也。

按：温藤，著树生，不凋。可祛风活血。

鬼 齿

无毒。主中恶，注忤，心腹痛。此腐竹根，先入地者，煮服之，亦名鬼针，为其贼恶，隐其名尔。

按：鬼齿，腐竹根，先入地者。可止心腹痛。

煮汁服，下骨鲠。烧存性，入轻粉少许，油调，涂小儿头疮（时珍）。

附方：新二。

鱼骨鲠咽：篱脚朽竹，去泥研末，蜜丸芡子大。绵裹含之，其骨自消也。（王璆《百一选方》）

小便尿血：篱下竹根，入土多年者，不拘多少，洗净煎汤，并服数碗，立止。（《救急良方》）

铁 槌 柄

无毒。主鬼打及强鬼排突人致恶者，和桃奴、鬼箭等丸服之。

按：铁槌柄，驱邪除恶。

时珍曰：务成子治瘟疾鬼病，萤火丸中亦用之。

古 榇 板

无毒。主鬼气，注忤，中恶心腹痛，背急气喘，恶梦悸，常为鬼神所祟挠者，水及酒和东引桃枝煎服，当得吐下。古冢中棺木也，弥古者佳，杉材最良，千岁者通神，作琴底。《尔雅》注云：杉生江南，作棺埋之不腐。

按：古椋板，古棺木。

附方：新一。

小儿夜啼：死人朽棺木，烧明照之，即止。(《圣济》)

慈母

无毒。取枝叶炙黄香作饭，下气止渴，令人不睡。主小儿痰痞。生山林间，叶如樱桃而小，树高丈余，山人并识之。

按：慈母，叶如樱桃而小。可下气止渴。消痰痞。

饭箩

无毒。主时行病后食劳，取方寸匕服。南方人谓筐也。又篮耳，烧作灰，末敷狗咬疮。篮，竹器也。

按：饭箩，即盛饮竹器。可平劳复。

白马骨

无毒。主恶疮；和黄连、细辛、白调牛膝、鸡、桑皮，黄荆等，烧为末，淋汁取治瘰疬恶疮，蚀息肉，白癜风，以物揩破涂之，又单取茎叶煮汁服之，止水痢。生江东，似石榴而短小，对节。

按：白马骨为茜草科白马骨或六月雪。功能消瘰消疮止痢。

紫衣

味苦，无毒。主黄疸暴热，目黄，沉重下水癊，亦止热痢，煮服之。作灰，淋取汁，沐头长发。此古木锦花也。石、瓦皆有之，堪染褐，下水。《广济方》云：长发也。

按：紫衣，此古木锦花也。石、瓦皆有之。可退黄清热，利水止痢。

梳篦[⑦]

无毒。主虱病者[⑧]汁服。虱病是活虱入腹为病如癥瘕者，又梳篦垢，主小儿恶气霍乱，水和饮之。

按：梳篦，即梳头篦。治虱病。

时珍曰：刘熙《释名》云：梳，其齿疏通也。篦，其齿细密相比也。栉，其齿连节也。

赫连氏始作之。

主小便淋沥，乳汁不通，霍乱转筋，噎塞（时珍）。

附方：新八。

啮虱成癥：山野人好啮虱，在腹生长为虱癥。用败梳、败篦各一枚，各破作两分。以一分烧研，以一分用水五升，煮取一升，调服，即下出。(《千金方》)

霍乱转筋：入腹痛。用败木梳一枚烧灰，酒服，永瘥。(《千金方》)

噎塞不通：寡妇木梳一枚烧灰，煎锁匙汤调下二钱。(《生生编》)

小便淋痛：多年木梳烧存性，空心冷水服。男用女，女用男。(《救急方》)

发哽咽中：旧木梳烧灰，酒服之。(《集玄方》)

乳汁不行：内服通乳药。外用木梳梳乳，周回百余遍，即通。(《儒门事亲方》)

猘犬咬伤：故梳一枚（锉），韭根一两（切），水二升，煮一升，顿服。(《外台秘要》)

蜂虿叮螫：油木梳炙热，熨之。(《救急方》)

倒挂藤

味苦，无毒。主一切老血及产后诸疾，结痛血上欲死，煮汁服。生深山如悬钩，有逆刺，倒挂于树，叶尖而长也。

按：倒挂藤，似为今之倒挂刺。倒挂刺为蔷薇科三叶悬勾子。倒挂藤可破血温经暖宫。

故木砧

一名百味，无毒。主人病后食劳复，取发当时来参病患行止脚下土如钱许，男病左，女病右，和砧上垢及鼠头一枚，无即以鼠屎三七，煮服之，神效。又卒心腹痛。取砧上垢，着人鞋履底悉穿。又栅[9]儿上屑，烧敷吻上㖞[10]疮。

按：故木砧，可治心腹痛。

干霍乱，不吐不利，烦胀欲死，或转筋入腹，取屠儿几垢一鸡子大，温酒调服，得吐即愈。又主唇疮、耳疮、虫牙（时珍）

附方：新二。

唇紧疮裂：屠儿垢烧存性，敷之。(《千金方》)

小儿耳疮：屠儿上垢，敷之。(《千金方》)

古厕木

主鬼魅传尸温疫，魍魉神等。取木以太岁所在日时，当户烧熏之。又熏杖疮，冷风不入，以木于疮上熏之。厕筹，主难产及霍乱，身冷转筋，于床下烧，取热气彻上。亦主中恶鬼气。此物虽微，其功可录。

按：古厕木，治杖疮霍乱难产及心理病。

附方：新二。

小儿惊窜：两眼看地不上者。皂角烧灰，以童尿浸刮屎柴竹用火烘干为末，贴其囟门即苏。(《王氏小儿方》)

小儿齿迟：正旦。取尿坑中竹木刮涂之，即生。(《圣惠方》)

桃橛

无毒。主卒心腹痛，鬼疰，破血，恶气胀满，煮服之，三载者良。桃性去恶，掘更辟邪。桃符与桃掘同功也。

按：桃掘与桃符同功，桃性去恶。如此则是桃木制物。可破血理气。

时珍曰：橛音掘，即杙也。人多钉于地上，以镇家宅，三载者良。

附方：新一。

风虫牙痛：门下桃橛烧取汁，少少纳孔中，以蜡固之。(《圣惠方》)

时珍曰：橛音厥，即杙也。人多削桃木钉于地上，以镇家宅。三载者尤良。许慎云：羿死于桃棓。杖也。故鬼畏桃，而今人以桃梗作杙橛，以辟鬼也。《礼记》云：王吊则巫祝以桃茢前引，以辟不祥。茢者，桃枝作帚也。《博物志》云：桃根为印，可以召鬼。《甄异传》云：鬼但畏东南桃枝尔。观诸说，则桃之辟鬼祟疰忤，其来有由矣。

风虫牙痛，烧取汁，少少纳孔中，以蜡锢之。(时珍)

梭头

主失音不语，吃病者刺手心令痛，即语，男左女右。

按：梭头，主失语。

救月杖

主月蚀疮，及月割耳，烧为灰，油和敷之。杖即月蚀时救月击物木也。人亦取月桂子碎，敷耳后月蚀耳疮。今江东诸处每至四、五月后晦，多于衢路间得之，大如狸豆，破之辛香，古老相传，是月中下也。山桂犹堪为药，况月桂乎。正应不的识其功耳。今江东处处有，不知北地何意独无，为当非月路耶。月感之矣。余杭灵隐寺僧云种得一株，近代诗人多所论述。汉武《洞冥记》云：有远飞鸡，朝往夕还，常衔桂实，归于南土，所以北方无。南方月路，所以有也。

按：救月杖，月蚀时所击杖，主月蚀疮。又有月桂子，今将之定为樟科月桂之果实，古人认为是月中落下或是山桂，苏轼有山寺月中寻桂子之句。不知苏拾者是月桂子还是山桂。可祛蚀消疮。

乃治蜃之神药。(思邈)

时珍曰：吴刚伐月桂之说，起于隋唐小说。月桂落子之说，起于武后之时。相传有梵僧自天竺鹫岭飞来，故八月常有桂子落于天竺。《唐书》亦云：垂拱四年三月，有月桂子降于台州，十余日乃止。宋仁宗天圣丁卯八月十五日夜，月明天净，杭州灵隐寺月桂子降，其繁如雨，其大如豆，其圆如珠，其色有白者、黄者、黑者，壳如芡实，味辛。拾以进呈，寺僧种之，得二十五株，慈云式公有序记之。张君房宿钱塘月轮寺，亦见桂子纷如烟雾，回旋成穗，坠如牵牛子，黄白相间，咀之无味。据此，则月中真若有树矣。窃谓月乃阴魄，其中婆娑者，山河之影尔。月既无桂，则空中所坠者何物耶？泛观群史，有雨尘沙土石，雨金铅钱汞，雨絮帛谷粟，雨草木花药，雨毛血鱼肉之类甚众。则桂子之雨，亦妖怪所致，非月中有桂也。桂生南方，故惟南方有之。《宋史》云：元丰三年六月，饶州雨木子数亩，状类山芋子，味辛而香，即此类也。《道经》月桂谓之不时花，不可贡献。

地龙藤

味苦，无毒，主风血羸老，腹内及腰脚诸冷，食不作肌肤，浸酒服之。生天目山，蟠屈如龙，故号地龙藤。绕树木生，似龙，所生与此颇同，小有异耳，吴中亦有也。

按：地龙藤，绕树木生，蟠屈如龙。可祛风活血，强腰生肌肤。

火槽头

主蝎螫，横井上立愈，上立炭主金疮，刮取敷疮上，止血生肉，带之辟邪恶鬼，带火内水底，取得水银著出。

按：火槽头，可解毒。

时珍曰：拨火之杖，烧残之柴，同一理。止小儿惊忤夜啼（时珍）。

附方：新一。

客忤夜啼：用本家厨下烧残火柴头一个，削平焦处。向上朱砂书云：拨火杖！拨火杖！天上五雷公，差来作神将。捉住夜啼鬼，打杀不要放。急急如律令。书毕，勿令人知，安立床前脚下，男左女右。(《岣嵝神书》)

现注陈藏器四十五种余：

①鳃：(sāi 腮)：鱼呼吸器。

②筤：(láng 郎)：幼竹。

③已：椶木条有“生江东筤间”语，故此处已字应为间字。或为语气助词。

④枏：下原有汝占切三字注音。

⑤舸：(tóng 同)，意为船。舡：(xiāng 乡)，又读（chuán 船），船意。

⑥柤：(zhā 渣)，同楂。

⑦筢：同篦。

⑧者：似为煮之误。

⑨栿：(xīn 心)，意为机。

⑩馋：(chán 蝉)，意尝或同馋。

卷第十四

木部下品总九十九种

一十八种《神农本经》原为白字，现用字下不加·号表示。
七种《名医别录》原为墨字，现用字下加·号表示。
二十一种《唐本》先附。注云：唐附
一十七种今附，皆医家尝用有效 注云：今附
九种新补
一种新定
二十六种陈藏器余

巴豆《本经》蜀椒《本经》目、叶、崖椒，续注 皂荚《本经》鬼皂荚，续注 诃梨勒唐附，随风子附 柳华《本经》叶、实、子、汁附 楝实《本经》即金铃子也，根附，皮，续注 椿木叶唐附。樗木附，樗白皮，续注 郁李人《本经》，根附 莽草《本经》 无食子唐附 黄药根今附 雷丸《本经》 槲（音斛）若唐附，皮附 白杨皮唐附 桄榔子今附 苏方木唐附 榉树皮《别录》，叶、山榉，续注 桐叶《本经》花、梧桐皮、油续注 胡椒唐附 钓樟根皮《别录》，樟材，续注 千金藤今附 南烛枝叶今附 无患子今附 梓白皮《本经》，叶附 橡实唐附，栎树皮，续注 石南《本经》实附 木天蓼唐附，子，续注 黄环《本经》 益智子今附 溲（音搜）疏（音踈）《本经》 鼠李《本经》 椰子皮今附。浆附 枳（音止）椇（音矩）唐附 小天蓼今附 小檗唐附 荚蒾唐附 紫荆木今附 紫真檀《别录》 乌臼木唐附，子，续注 南藤今附 盐麸子今附，树白皮、根白皮附，叶上毬子，续注 杉材《别录》杉菌附 接骨木唐附 枫柳皮唐附 赤爪（侧绞切）木唐附 桦木皮今附 榼藤子今附 椑实《别录》 栾荆唐附，子，续注 扶移木新补 木鳖子今附 药实根《本经》 钓藤《别录》 栾华《本经》 蔓椒《本经》 感藤新补 赤柽木今附，即三春柳是也 突厥白今附 卖子木唐附 婆罗得今附 甘露藤新补 大空唐附 椿荚新定 水杨叶唐附 杨栌木唐附 榄子新补 楠材《别录》 柘木新补 柞木皮新补 黄栌新补 棕榈子新补，皮附 木槿新补 芫花《本经》

二十六种陈藏器余

栟榈木 楸木皮 没离梨 柯树皮 败扇 桧根 橉木灰 椰桐皮 竹肉 桃竹笋 罂子桐子 马疡木 木细辛 百家箸 杨木皮 刀鞘 芙树 丹桎木皮 结杀 杓 车家鸡栖木 檀 石荆 木黎芦 爪芦 诸木有毒

一十八种纲目新增

櫰香 笃耨香 胆八香 樟脑 肥皂荚 乌木 大风子 相思子 猪腰子 石瓜 枸橘 山矾 扶桑 木芙蓉 山茶 蜡梅 绵木 黄杨木

巴　豆

味辛，温。生温熟寒，有大毒。主伤寒温疟寒热，破癥瘕结聚，坚积留饮，痰癖，大腹水胀，荡练五脏六腑，开通闭塞利水谷道，去恶肉，除鬼毒蛊疰邪物。杀虫鱼。疗女子月闭，烂胎，金疮脓血不利丈夫阴。杀班猫蝥毒，可练饵之。益血脉，令人色好，变化与鬼神通。一名巴椒。生巴郡川谷，八月采，阴干用之，去心皮。芫花为之使，恶蘘草，畏大黄、黄连、藜芦。陶隐居云：出巴郡，似大豆，最能泻人，新者佳，用之皆去心皮，乃秤。又熬令黄黑，别捣如膏，乃和丸、散尔。道方亦有练饵法，服之乃言神仙。人吞一枚便欲死，而鼠食之三年重三十斤，物性乃有相耐如此尔。

《唐本》注云：树高丈余。叶似樱桃叶，头微赤，十二月叶渐凋，至四月落尽，五月叶渐生，七月花，八月结实，九月成，十月采其子，三枚共蒂，各有壳裹，出眉州、嘉州者良。

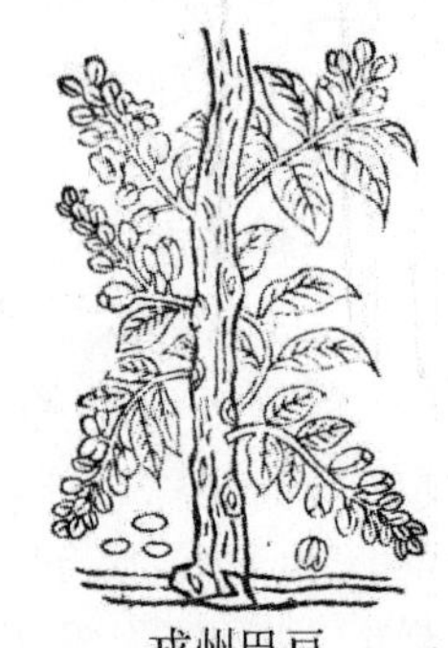
戎州巴豆

今按：陈藏器本草云：巴豆主癥癖痃气痞满，腹内积聚，冷气血块，宿食不消，痰饮吐水。取青黑大者，每日空腹服一枚，去壳，勿令白膜破，乃作两片，并四边不得有损缺，吞之以饮压令下，少间腹内热如火，痢出恶物，虽痢不虚，若久服亦不痢，白膜破者弃之。生南方，树大如围，极高，不啻一丈也。

臣禹锡等谨按《药性论》云：巴豆，使。中其毒用黄连汁、大豆汁解之。忌芦笋、酱豉、冷水。得火良，杀斑猫、蛇虺毒。能主破心腹积聚，结气，治十种水肿，痿痹，大腹，能落胎。

《日华子》云：通宣一切病，泄壅滞，除风补劳，健脾开胃，消痰破血排脓消肿毒，杀腹藏虫，治恶疮息肉，及疥癞疔肿。凡合丸散炒，不如去心膜煮五度，换水各煮一沸。

《图经》曰：巴豆，出巴郡川谷，今嘉、眉、戎州皆有之。木高一二丈，叶如樱桃而厚大，初生青，后渐黄赤，至十二月叶渐凋，二月复渐生，至四月旧叶落尽，新叶齐生，即花发成穗微黄色，五、六月结实作房，生青，至八月熟而黄，类白豆蔻，渐渐自落，即收之。一房有三瓣，一瓣有实，一粒一房，共实三粒也。戎州出者壳上有纵文，隐起如线，一道至两三道，彼土人呼为金线巴豆，最为上等。他处亦稀有。

《雷公》云：凡使巴之与豆及刚子，须在仔细认，勿误用，杀人。巴颗小紧实，色黄；豆即颗有三棱，色黑；若刚子，颗小似枣核，两头尖。巴与豆即用，刚子勿使。凡修事巴豆，敲碎以麻油并酒等可煮巴豆了，研膏后用。每修事一两以酒、麻油各七合，尽为度。

《圣惠方》：治中风口㖞：巴豆七枚，去皮烂研，㖞左涂右手心，㖞右涂左手心，仍以暖水一盏，安向手心，须臾即便正，洗去药，并频抽掣中指。

又方：治牙疼：用巴豆一粒，煨至黄熟，去壳，用蒜一瓣，切一头作盖，剜去中心，可安巴豆在内，以盖子合之，用绵裹，随患处左右塞耳中。

《外台秘要》：文仲方，主唯腹大，动摇水声，皮肤黑，名曰水蛊：巴豆九十枚，去心皮，熬令黄，杏仁六十枚，去皮尖，熬令黄，二味捣丸如小豆大，水下一丸，以利为度，勿饮酒。

《千金方》：主大人小儿风瘙瘾疹，心迷闷方：巴豆二两，槌破，以水七升，煮取三升，以帛染拭之。

又方：治寒癖宿食，久饮不消，大便秘：巴豆人一升，清酒五升，煮三日三夜，研令大熟，合酒微火煎之，丸如胡豆大，每服一丸，水下，欲吐者，服二丸。

又方：治喉痹已死有余气者：巴豆去皮，针线穿噍入喉中牵出。

《千金翼》：治小儿身肿，并手足肿，兼瘾疹：巴豆五十枚，去皮心，以水二升，煎取一升，用绵于汤中随手拭之。

《经验方》：郑獬[①]侍御传治气痢：巴豆一两，去皮心，熬，细研，取熟猪肝和丸，空心米饮下，量力加减服之。牛肝尤佳。如食素人，以蒸饼丸服。

又方：治耳卒聋：巴豆一粒，蜡裹针刺令通透，用塞耳中。

又方：治箭镞入骨不可拔取，巴豆微熬，与蜣螂同研，涂所伤处，斯须痛定，微痒，忍之，待极痒不可忍，便撼动箭镞即拔之，立出。夏侯郸云：初在润州得方。箭镞出后速以生肌膏敷之。说者云：兼治疮。郸得方后至洪州，旅舍主人妻患背疮呻吟，郸遽用此方试之，愈。

《胜金》：治喉闭缠喉风：巴豆两粒，纸紧角可通得入鼻，用刀子切断两头壳，子，将针穿作孔，子内鼻中，久即差。

《十全方》：治疥疮：巴豆十粒，火炮过黄色，去皮膜右顺手研如面，入酥少许，腻粉少许，同研匀爪破以竹篦子点药，不得落眼里及外肾上，如熏剡[②]着外肾，以黄丹涂甚妙。

《初虞方》：治药毒秘效：巴豆去皮，不出油，马牙消等分，合研成膏。冷水化一弹子许，服差。

贾相公：进过牛经，牛有卒疫，动头打肋者，以巴豆两个，去皮捣末，生油二两，淡浆水灌之差。

现注：

①獬：(xiè 谢)，原意为能辨曲直性忠的神兽名獬豸。

②剡：原刻字左边炎字上火字位置由夕字取代，未查到此字，如为剡字则通焰，炽烈意。

按：巴豆，为大戟科巴豆的种子。综合功能破癥，消坚，逐饮蘯邪。巴豆为峻泻药，临床未有用者。只在丸、散中用以逐积蘯滞，如天台乌药散中用巴豆，只是以巴豆炒川楝子后将巴豆去掉，只留川栋子而已。

时珍曰：此物出巴蜀，而形如菽豆，故以名之。《宋本草》一名巴椒，乃菽字传讹也。雷《炮炙论》又分紧小色黄者为巴，有三棱色黑者为豆，小而两头尖者为刚子。云巴与豆可用，刚子不可用（杀人）。其说殊乖。盖紧小者是雌，有棱及两头尖者是雄。雄者峻利，雌者稍缓也。用之得宜，皆有功力；用之失宜，参、术亦能为害，况巴豆乎。时珍曰：巴豆房似大风子壳而脆薄，子及仁皆似海松子。所云似白豆蔻者，殊不类。时珍曰：巴豆有用仁者，用壳者，用油者，有生用者，麸炒者，醋煮者，烧存性者，有研烂以纸包压去油者谓之巴豆霜。元素曰：性热味苦，气薄味浓，体重而沉降，阴也。杲曰：性热味辛，有大毒，浮也，阳中阳也。时珍曰：巴豆气热味辛，生猛熟缓，能吐能下，能止能行，是可升可降药也。《别录》言其熟则性寒，张氏言其降，李氏言其浮，皆泥于一偏矣。盖此物不去膜则伤胃，不去心则作呕，以沉香水浸则能升能降，与大黄同用泻入反缓，为其性相畏也。王充《论衡》云：万物含太阳火气而生者，皆有毒。故巴豆辛热有毒。

导气消积，去脏腑停寒，治生冷硬物所伤（元素）。治泻痢惊痫，心腹痛疝气，风㖞耳聋，喉痹牙痛，通利关窍（时珍）

元素曰：巴豆乃斩关夺门之将，不可轻用。震亨曰：巴豆去胃中寒积。无寒积者勿用。

元素曰：世以巴豆热药治酒病膈气，以其辛热能开肠胃郁结也。但郁结虽开，而亡血液，损其真阴。从正曰：伤寒风湿，小儿疮痘，妇人产后，用之下膈，不死亦危。奈何庸人畏大黄而不畏巴豆，以其性热而剂小耳。岂知以蜡匮之，犹能下后使人津液枯竭，胸热口燥，耗却天真，留毒不去，他病转生。故下药宜以为禁。

好古曰：若急治，为水谷道路之剂，去皮、心、膜、油，生用。若缓治为消坚磨积之剂，炒去烟令紫黑用，可以通肠，可以止泻，世所不知也。张仲景治百病客忤备急丸用之。

时珍曰：巴豆峻用则有戡乱劫病之功，微用亦有抚缓调中之妙。譬之萧、曹、绛、灌，乃勇猛武夫，而用之为相，亦能辅治太平。王海藏言其可以通肠，可以止泻，此发千古之秘也。一老妇年六十余，病溏泄已五年，肉食、油物、生冷犯之即作痛。服调脾、升提、止涩诸药，入腹则泄反甚。延余诊之，脉沉而滑，此乃脾胃久伤，冷积凝滞所致。王太仆所谓大寒凝内，久利溏泄，愈而复发，绵历岁年者。法当以热下之，则寒去利止。遂用蜡匮巴豆丸药五十丸与服，二日大便不通亦不利，其泄遂愈。自是每用治泄痢积滞诸病，皆不泻而病愈者近百人。妙在配合得宜，药病相对耳。苟用所不当用，则犯轻用损阴之戒矣。

时珍曰：汉时方士言巴豆炼饵，令人色好神仙，《名医别录》采入本草。张华《博物志》言鼠食巴豆重三十斤。一谬一诬，陶氏信为实语，误矣。又言人吞一枚即死，亦近过情，今并正之。

附方：新二十六。

一切积滞：巴豆一两，蛤粉二两，黄柏三两，为末，水丸绿豆大。每水下五丸。(《医学切问》)

寒澼宿食：久饮不消，大便闭塞：巴豆仁一升，清酒五升，煮三日三夜，研熟，合酒微火煎令可，丸如豌豆大。每服一丸，水下。欲吐者，二丸。(《千金方》)

飞尸鬼击；中恶，心痛腹胀，大便不通：走马汤：用巴豆二枚（去皮、心，熬黄），杏仁二枚，以绵包椎碎，热汤一合，捻取白汁服之，当下而愈。量老小用之。《外台》食疟积疟：巴豆（去皮、心）二钱，皂荚（去皮、子）六钱，捣丸绿豆大。一服一丸，冷汤下。(《肘后方》)

积滞泄痢：腹痛里急。杏仁（去皮、尖）、巴豆（去皮、心）各四十九个，同烧存性，研泥，熔蜡和，丸绿豆大。每服二三丸，煎大黄汤下，间日一服。一加百草霜三钱。(刘守真《宣明方》)

泻血不止：巴豆一个。去皮，以鸡子开一孔纳入，纸封煨熟，去豆食之，其病即止。

虚人分作二服，决效。(《普济方》)

小儿下痢：赤白。用巴豆（煨熟，去油）一钱，百草霜二钱。研末，飞罗面煮糊，丸黍米大，量人用之。赤用甘草汤，白用米汤，赤白用姜汤下。(《全幼心鉴》)

夏月水泻：不止。巴豆一粒，针头烧存性，化蜡和作一丸。倒流水下。(危氏《得效方》)

小儿吐泻：巴豆一个（针穿灯上烧过），黄蜡一豆大（灯上烧，滴入水中）。同杵丸黍米大。每用五七丸，莲子、灯心汤下。(同上)

伏暑霍乱：伤冷，吐利烦渴。水浸丹：用巴豆二十五个（去皮、心及油），黄丹（炒，研）一两二钱半，化黄蜡和丸绿豆大，每服五七丸，水浸少顷，别以新汲水吞下。《和剂方》

干霍乱病：心腹胀痛，不吐不利，欲死。巴豆一枚（去皮、心），热水研服，得吐、利即定也。二便不通：巴豆（连油）、黄连各半两，捣作饼子。先滴葱、盐汁在脐内，安饼于上，灸二七壮，取利为度。(《杨氏家藏》)

寒痰气喘：青橘皮一片，展开入刚子一个，麻扎定，火上烧存性，研末。姜汁和酒一钟，呷服。天台李翰林用此治莫秀才，到口便止，神方也。(张杲《医说》)

风湿痰病：人坐密室中，左用滚水一盆，右用炭火一盆，前置一桌，书一册。先将无油新巴豆四十九粒研如泥，纸压去油，分作三饼。如病在左，令病患将右手仰置书上，安药于掌心，以碗安药上，倾热水入碗内。水凉即换，良久汗出，立见神效。病在右安左掌心。一云随左右安之。(《保寿堂经验方》)

阴毒伤寒：心结，按之极痛，大小便闭，但出气稍暖者。急取巴豆十粒研，入面一钱，捻作饼，安脐内，以小艾炷灸五壮，气达即通。此太师陈北山方也。(《仁斋直指方》)

伤寒舌出：巴豆一粒，去油取霜，以纸捻卷，内入鼻中。舌即收上。(《普济方》)

舌上出血：如簪孔：巴豆一枚，乱发鸡子大，烧研，酒服。(《圣惠》)

小儿口疮：不能食乳：刚子一枚，连油研，入黄丹少许，剃去囟上发，贴之。四边起粟泡，便用温水洗去，乃以菖蒲汤再洗，即不成疮，神效。(《瑞竹堂方》)

天丝入咽：凡露地饮食，有飞丝入上，食之令人咽喉生疮。急以白矾、巴豆烧灰，吹入即愈。(《琐碎录》)

荷钱癣疮：巴豆仁三个，连油杵泥，以生绢包擦，日一二次，三日痊好。(碑以正《经验方》)

一切恶疮：巴豆三十粒，麻油煎黑，去豆，以油调硫黄、轻粉末，频涂取效。(《普济》)

痈疽恶肉：乌金膏：解一切疮毒，及腐化瘀肉，最能推陈致新。巴豆仁炒焦，研膏，点痛处则解毒，涂瘀肉上则自化。加乳香少许亦可。若毒深不能收敛者，宜作捻之，不致成疮。(《外科理例》)

疣痣黑子：巴豆一钱（锻石炒过），人言一钱，糯米五分（炒）。研点之。(《怪症方》)

小儿痰喘：巴豆一粒。杵烂，绵裹塞鼻，男左女右，痰即自下。(龚氏《医鉴》)

油：主中风痰厥气厥，中恶喉痹，一切急病，咽喉不通，牙关紧闭。以研烂巴豆绵纸包，压取油作捻点灯，吹灭熏鼻中，或用热烟刺入喉内，即时出涎或恶血便苏。又舌上无故出血，以熏舌之上下，自止（时珍）。

壳：主消积滞，治泻痢（时珍）。

附方：新二。

一切泻痢：脉浮洪者，多日难已；脉微小者，服之立止。名胜金膏。巴豆皮、楮叶同烧存性研，化蜡丸绿豆大。每甘草汤下五丸。（刘河间《宣明方》）

痢频脱肛：黑色坚硬。用巴豆壳烧灰，芭蕉自然汁煮，入朴硝少许，洗软，用真麻油点火滴于上，以枯矾、龙骨少许为末，掺肛头上，以芭蕉叶托入。（危氏《得效方》）

树根：主痈疽发背，脑疽鬓疽大患。掘取洗捣，敷患处，留头，妙不可言。收根阴干，临时水捣亦可（时珍。出杨诚《经验方》）。

蜀椒

味辛，温，大热，有毒。主邪气咳逆，温中，逐骨节皮肤死肌，寒湿痹痛，下气。除六腑寒冷，伤寒温疟，大风汗不出，心腹留饮宿食，肠澼下痢，泄精，女子字乳余疾，邪风邪，瘕结水肿黄疸，鬼疰蛊毒，杀虫鱼毒。久服之头不白，轻身增年。开腠理，通血脉，坚齿发，调关节，耐寒暑。可作膏药，多食令人乏气。口闭者杀人。一名巴椒，一名蓎藙[①]。生武都川谷及巴郡。八月采实，阴干。杏人为之使，畏款冬。

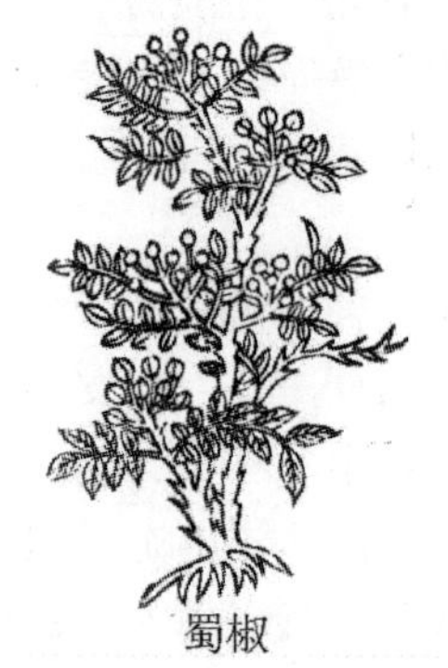
蜀椒

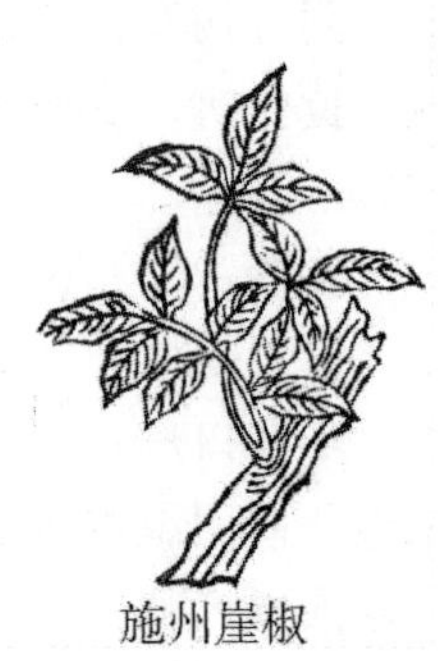
施州崖椒

陶隐居云：出蜀都北部，人家种之，皮肉厚，腹里白，气味浓。江阳、晋原及建平间亦有而细赤，辛而不香，力势不如巴郡。巴椒有毒，不可服，而此为一名，恐不尔。又有秦椒，黑色，在中品中。凡用椒皆火微熬之令汗出，谓为汗椒，令有势力。椒目冷，别入药用，不得相杂。

《唐本》注云：椒目，味苦寒，无毒。主水腹胀满，利小便。今椒出金州、西城者最善。

臣禹锡等谨按《尔雅》疏云：檓者，大椒之别名。郭云：今椒树丛生，实大者，名为檓。《诗·唐风》云：椒，聊且。陆机云：椒树似茱萸，有针刺，叶坚而滑，蜀人作茶，吴人作茗，皆合煮其叶以为香。今成皋诸山间有椒，谓之竹叶椒，其树亦如蜀椒，少毒热，不中合药也。可著饮食中，又用蒸鸡豚最佳香。东海诸岛上亦有椒树，枝叶皆相似，子长不圆，甚香，其味似橘皮。岛上獐鹿食此椒叶，其肉自然作椒橘香。《药性论》云：蜀椒，使，畏雄黄。又名陆拨，有小毒。能治冷风顽头风下泪，腰脚不遂，虚损留结，破血，下诸石水，能治嗽，主腹内冷而痛，除齿痛。

又云：椒目，使。治十二种水气。味苦辛，有小毒。主和巴豆、菖蒲、松脂，以蜡溶为筒子，内耳中，抽肾气虚，耳中如风水鸣，或如打钟磬之声，卒暴聋，一日一易，若神验。

《日华子》云：汉椒，破癥结，开胃，治天行时气温疾，产后宿血，治心腹气，壮阳疗阴汗，暖腰膝，缩小便。椒目主膀胱急。

又云：椒叶，热，无毒。治贲豚伏梁气，及内外肾钓，并霍乱转筋，和艾及葱研，以醋汤拌罯并得。

《图经》曰：蜀椒，生武都川谷，及巴郡。今归、峡及蜀川陕洛间人家多作园圃种之。高四五尺，似茱萸而小，有针刺，叶坚而滑，可煮饮，食甚辛香。四月结子，无花，但生于叶间，如小豆颗而圆，皮紫赤色，八月采实，焙干。此椒江淮及北土皆有之，茎实都相类，但不及蜀中者，皮肉厚，腹里白、气味浓烈耳。服食方单服椒红补下宜用蜀椒也。韦宙《独行方》治诸疮中风者；生蜀椒一升，取少面合溲裹椒，勿令漏气，分作两裹，于煻灰火中烧熟，及热出之，刺头作孔当疮上罯著，使椒气射入疮中，冷则易之，须臾疮中出水，及遍体出汗即差。施州又有一种崖椒，彼土人四季采皮入药。云味辛性热无毒。主肺气上喘兼咳嗽，并野姜筛末，酒服钱匕甚效，忌盐下。又有蔓椒条云：生云中川谷及丘冢间，采茎根煮酿酒。陶隐居云：俗呼为樛，似椒茺[②]小不香耳。今亦无复分别。或云即金椒是也。茺[③]子出闽中江东，其木似樗，茎间有刺，子辛辣如椒。主游蛊飞尸，及腹冷。南人淹藏以作果品，或以寄远。《吴越春秋》云：越以甘蜜丸榄[④]报吴增封之礼。然则茺[⑤]之相赠尚矣。《雷公》云：一名南椒，凡使须去目及闭口者不用。其椒子先须酒拌令湿，蒸从巳至午，放冷密盖，除向下火，四畔无气后取出，使瓷器中盛，勿令伤风用也。

《食疗》云：温，粒大者主上气咳嗽，久风湿痹。又患齿痛，醋煎含之。又伤损成疮中风，以面裹作馄饨，灰中炮之使熟，断开口，封其疮上，冷易热者，三五度易之。亦治伤损成弓风，又去久患口疮；去闭口者，以水洗之，以面拌煮作粥，空心吞之三五匙，饭压之，再服差。又椒温辛有毒。主风邪腹痛，痹寒，温中去齿痛，坚齿发明目，止呕逆，灭瘢，生毛发，出汗下气通神，去老益血利五脏，治生产后诸疾，下乳汁。久服令人气喘促。十月勿食，及久闭口者，大忌子细黑者，是秦椒，白色也[⑥]。

《圣惠方》：治因热取凉睡，有蛇入口中，挽不出，用刀破蛇尾，内生椒三二粒裹著，须臾即出。

《千金方》：有人阴冷，渐渐冷气入阴囊肿满，恐死，日夜疼闷不得眠：取生椒择之令净，以布帛裹著丸囊令厚半寸，须臾热气大通，日再易之，取消差。

《肘后方》：治金疮中风：蜀椒，量疮口大小，用面作馄饨，煻火中炮令熟，开一孔当疮上掩之引风出，可作数枚，以差，替换之妙。

又方：蛇毒，以闭口椒并叶捣敷之，止。

孙真人云：十月勿食椒，食之损气伤心，令人多忘

又方：治心腹俱痛：以布裹椒，薄注[⑦]上，火熨令椒汗出良。

《斗门方》：治腹内虚冷，久服驻颜：用生椒择去不拆者，除其黑子，用四十粒，以浆水浸经一宿，尽令口合，空心新汲水下；去积年冷，暖脏腑，久服则能驻颜黑发，明目，令人思饮食妙。

《胜金方》：治好食生茶：用椒末不限多少，以糊丸如梧子大，茶下十丸。

《深师方》：治手足皴[⑧]裂：椒四合，水煮之去滓，渍之半食顷，出令燥，须臾复浸，干，涂羊猪髓脑极妙。

《姚和众》：治小儿水泻奶疳，椒一分，去目，为末，酥调之，少少敷脑上，日可三度。

《谭氏》：治小儿水泻椒红散：及人年五十以上患泻；用椒二两，醋二升，煮醋尽，慢火焙干为末，瓷器贮之，每服二钱匕，酒或米饮下之。又方：治漆疮：汉椒汤洗之即愈。

《援神契》：椒、姜御瘟，补益聪明。

《衍义》曰：蜀椒，须微炒使汗出，又须去附红黄壳，去壳之法先微炒，乘热入竹筒中，以梗[⑨]舂之播[⑩]取红，如未尽更拣更舂，以尽为度。凡用椒须如此。其中子谓之椒目，治盗汗尤功，将目微炒捣为极细末，用半钱匕，以生猪上唇煎汤一合调，临睡服，无不效。盖椒目能行水，又治水蛊。

现注：

①蓎下原有音唐二字注音，现音（táng 唐）指花椒。藙下原有音毅二字注音，现音（yì 意）指食茱萸。

②莞：意为一种香草。

③莞：原刻字为艹下加黨组成。

④榄：原刻即此榄字，指食茱萸，下原有与党同三字注释。原刻党即无艹字头。按文意应是有艹字头党字。

⑤莞：原刻字为艹下加黨组成，亦指食茱萸，一物而前后用二字，说明当时可混用。

⑥前说细黑者是秦椒，后又云白色也。故此白色应指椒里面，本文开头有陶注曰：皮肉厚，腹里白，与此义同。

⑦注：放置。

⑧皴：（cūn 村）。

⑨梗：小硬棒。

⑩播：通簸，扬簸。

按：蜀椒，为芸香科花椒的果皮。已有秦椒，与蜀椒同为椒，只是产地不同，此条应与秦椒条同。综合功能止咳温中，祛寒湿痹，下气除寒，驱寒截疟，祛留饮，止痢止精，消乳痈，祛黄疸，通血脉，坚齿。临床治胆蛔症，胃病等。

时珍曰：蜀，古国名。汉，水名。今川西成都、广汉、潼川诸处是矣。巴亦国名，又水名。今川东重庆、夔州、顺庆、阆中诸处是矣。川则巴蜀之总称，因岷、沱、黑、白四大水，分东、西、南、北为四川也。时珍曰：蜀椒肉厚皮皱，其子光黑，如人之瞳仁，故谓之椒目。他椒子虽光黑，亦不似之。若土椒，则子无光彩矣。李鹏飞曰：久食，令人失明，伤血脉。

散寒除湿，解郁结，消宿食，通三焦，温脾胃，补右肾命门，杀蛔虫，止泄泻（时珍）。

时珍曰：椒纯阳之物，乃手足太阴、右肾命门气分之药。其味辛而麻，其气温以热。

禀南方之阳，受西方之阴。故能入肺散寒，治咳嗽；入脾除湿，治风寒湿痹，水肿泻痢；入右肾补火，治阳衰溲数，足弱久痢诸证。一妇年七十余，病泻五年，百药不效。予以感应丸五十丸投之，大便二日不行。再以平胃散加椒红、茴香，枣肉为丸与服，遂瘳。每因怒食举发，服之即止。此除湿消食，温脾补肾之验也。按：《岁时记》言：岁旦饮椒柏酒以辟疫疠。椒乃玉衡星精，服之令人体健耐老；柏乃百木之精，为仙药，能伏邪鬼故也。吴猛真人《服椒诀》云：椒禀五行之气而生，叶青、皮红、花黄、膜白、子黑。其气馨香，其性下行，能使火热下达，不致上薰，芳草之中，功皆不及（其方见下）。时珍窃谓椒红丸虽云补肾，不分水火，未免误人。大抵此方惟脾胃及命门虚寒有湿郁者相宜。若肺胃素热者，大宜远之。故丹溪朱氏云：椒属火，有下达之能。服之既久，则火自水中生。故世人服椒者，无不被其毒也。又《上清诀》云：凡人吃饭伤饱，觉气上冲，心胸痞闷者，以水吞生椒一二十颗即散。取其能通三焦，引正气，下恶气，消宿食也。又戴原礼云：凡人呕吐，服药不纳者，必有蛔在膈间。蛔闻药则动，动则药出而蛔不出。但于呕吐药中，加炒川椒十粒良，盖蛔见椒则头伏也。观此，则张仲景治蛔厥乌梅丸中用蜀椒，亦此义也。许叔微云：大凡肾气上逆，须以川椒引之归经则安。

附方：新二十三。

椒红丸：治元脏伤惫，目暗耳聋。服此百日，觉身轻少睡，足有力，是其效也。服及三年，心智爽悟，目明倍常，面色红悦，髭发光黑。用蜀椒去目及合口者，炒出汗，暴干，捣取红一斤。以生地黄捣自然汁，入铜器中煎至一升，候稀稠得所，和椒末丸梧桐子大。每空心暖酒下三十丸。合药时勿令妇人、鸡、犬见。诗云：其椒应五行，其仁通六义。欲知先有功，夜间无梦寐。四时去烦劳，五脏调元气。明目腰不痛，身轻心健记。别更有异能，三年精自秘。回老返婴童，康强不思睡。九虫顿消亡，三尸自逃避。若能久饵之，神仙应可冀。

补益心肾：《仙方》椒苓丸：补益心肾，明目驻颜，顺气祛风延年。真川椒一斤（炒去汗），白茯苓十两（去皮）。为末，炼蜜丸梧桐子大。每服五十丸，空心盐汤下。忌铁器。（邵真人《经验方》）

虚冷短气：川椒三两，去目并合口者，以生绢袋盛，浸无灰酒五升中三日，随性饮之。冷虫心痛：川椒四两，炒出汗，酒一碗淋之，服酒。（《寿域神方》）

呃噫不止：川椒四两，炒研，面糊丸梧桐子大。每服十丸，醋汤下，神效。（邵以正《经验方》）

传尸劳疰：最杀劳虫。用真川椒红色者，去子及合口，以黄草纸二重隔之，炒出汗，取放地上，以砂盆盖定，以火灰密遮四旁，约一时许，为细末，去壳，以老酒浸白糕和，丸梧子大。每服四十丸，食前盐汤下。服至二斤，其疾自愈。此药兼治诸痹，用肉桂煎汤下；腰痛，用茴香汤下；肾冷，用盐汤下。昔有一人病此，遇异人授是方，服至二斤，吐出一虫如蛇而安，遂名神授丸。（陈言《三因方》）

历节风痛：白虎历节风，痛甚，肉理枯虚，生虫游走痒痛，兼治痹疾，半身不遂。即上治劳疰神授丸方。（《世医得效方》）

寒湿脚气：川椒二三升，稀布囊盛之，日以踏脚。贵人所用。《大全良方》

囊疮痛痒：红椒七粒，葱头七个，煮水洗之。一人途中苦此，湘山寺僧授此方，数日愈，名驱风散。《经验方》

夏月湿泻：川椒（炒取红）、肉豆蔻（煨）各一两，为末，粳米饭丸梧桐子大。每量人米饮服百丸。飧泻不化：及久痢。小椒一两（炒），苍术二两（土炒），碾末，醋糊丸梧桐子大。每米饮服五十丸。久冷下痢：或不痢，腰腹苦冷：用蜀椒三升。酢渍一宿，曲三升，同椒一升，拌作粥食，不过三升瘥。（《千金方》）

伤寒齿衄：伤寒呕血，继而齿缝出血不止。用开口川椒四十九粒。入醋一盏，同煎熟，入白矾少许服之。(《直指方》)

风虫牙痛：《总录》：用川椒红末，水和白面丸皂子大，烧热咬之，数度愈。一方：花椒四钱，牙皂七七个，醋一碗，煎漱之。

头上白秃：花椒末，猪脂调敷，三五度便愈。(《普济方》)

妇人秃鬓：汉椒四两，酒浸，密室内日日搽之，自然长也。(《圣惠方》)

蝎螫作痛：川椒嚼细涂之，微麻即止。(《杏林摘要》)

百虫入耳：川椒碾细，浸醋灌之，自出。(危氏方) 小儿暴惊：啼哭绝死。蜀椒、左顾牡蛎各六铢，以酢浆水一升，煮五合。每灌一合。(《千金方》)

舌謇语吃：川椒，以生面包丸。每服十粒，醋汤送下。(《救急方》)

痔漏脱肛：每日空心嚼川椒一钱，凉水送下，三五次即收。(同上) 肾风囊痒：川椒、杏仁研膏，涂掌心，合阴囊而卧，甚效。(《直指方》)

椒目：止气喘。(震亨)

震亨曰：诸喘不止，用椒目炒碾二钱，白汤调服二三服以上劫之，后乃随痰、火用药时珍曰：椒目下达，能行渗道，不行谷道，所以能下水燥湿、定喘消蛊也。

附方：新六。水气肿满：椒目炒，捣如膏，每酒服方寸匕。(《千金方》)

留饮腹痛：椒目二两，巴豆一两（去皮心）。熬捣，以枣膏和丸麻子大。每服二丸，吞下其痛即止。又方：椒目十四枚，巴豆一枚，豉十六枚，合捣为二丸。服之，取吐利。(《肘后方》)

痔漏肿痛：椒目一撮，碾细。空心水服三钱，如神。(《海上方》)

崩中带下：椒目炒碾细，每温酒服一勺。(《金匮钩玄》)

眼生黑花：年久不可治者。椒目（炒）一两，苍术（炒）一两。为末，醋糊丸梧桐子大。每服二十丸，醋汤下。(《本事方》)

叶：杀虫，洗脚及漆疮。(时珍) 根：主肾与膀胱虚冷，血淋色瘀者，煎汤细饮。色鲜者勿服。(时珍。出《证治要诀》)

崖椒：时珍曰：此即俗名野椒也。不甚香，而子灰色不黑，无光。野人用炒鸡、鸭食。

皂　荚

味辛、咸，温，有小毒。主风痹死肌，邪气风头泪出，利九窍，杀精物。疗腹胀满消谷，除咳嗽，囊结妇人胞不落。明目益精。可为沐药，不入汤。生雍州川谷及鲁邹县。如猪牙者良。九月、十月采荚，阴干。

柏实为之使，恶麦门冬，畏空青、人参、苦参。陶隐居云：今处处有，长尺二者良。俗人见其皆有虫孔而未尝见虫形，皆言不可近，令人恶病，殊不尔。其虫状如草菜上青虫，荚微欲黑便出，所以难见尔。但取青荚生者看，自知之。

《唐本》注云：此物有三种，猪牙皂荚最下，其形曲戾薄恶，全无滋润，洗垢不去。其尺二寸者，粗大长虚而无润，若长六七寸，圆厚节促直者，皮薄多肉，味浓大好。

臣禹锡等谨按《药性论》云：皂荚，使。主破坚癥，腹中痛，能堕胎。又曰：将皂荚于酒中取尽其精，于火内煎之成膏涂帛，贴一切肿毒，兼能止疼痛。

陈藏器云：鬼皂荚作浴汤，去风疮疥癣。挼叶去衣垢，沐发，长头。生江南泽畔，如皂荚，高一二尺。

《日华子》云：皂荚，通关节，除头风，消痰，杀劳虫，治骨蒸开胃，及中风口噤。入药去皮子，以酥炙用。

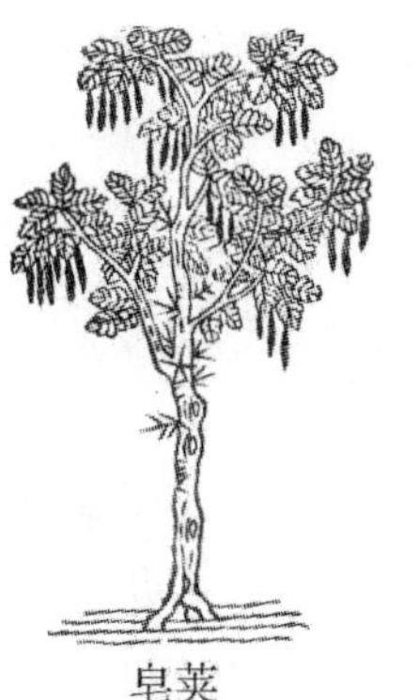
皂荚

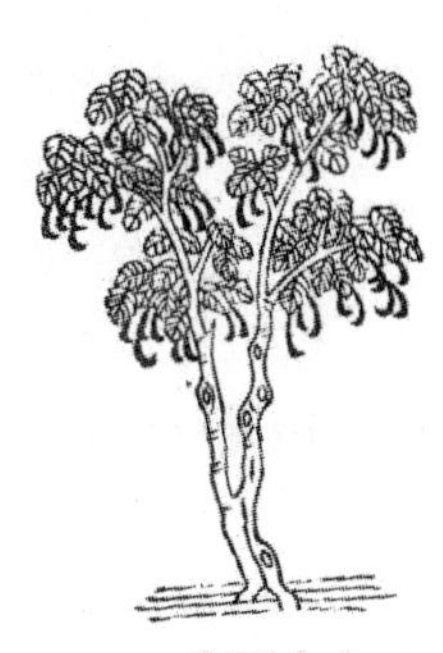
猪牙皂夹

《图经》曰：皂荚，出雍州川谷，及鲁邹县。今所在有之，以怀、孟州者为胜。木极有高大者，此有三种，《本经》云：形如猪牙者良。陶注云：长尺二者量。唐注云：长六寸，圆厚节促直者皮薄多肉，味浓大好。今医家作疏风气丸煎多用长皂荚，治齿及取积药多用猪牙皂荚，所用虽殊，大抵性味不相远。九月、十月采荚，阴干用。张仲景治杂病方；咳逆上气，唾浊，但坐不得卧，皂角丸主之；皂荚杵末，一物以蜜丸大如梧子，以枣膏和汤服一丸，日三、夜一服。崔元亮《海上方》，疗腹胀满，欲瘦病者，猪牙皂角，相续量长一尺，微火煨，去皮、子，捣筛，蜜丸大如梧子，欲服药，先吃煮羊肉两脔，呷汁三两口后，以肉汁下药十丸，以快利为度，觉得力更服，以利清水即停，差后一月已来不得食肉及诸油腻。又治热劳；以皂荚长一尺，续成者亦可，须无孔成实者，以土酥一大两，微微涂于火上缓炙之，不得令酥下，待酥尽即捣筛，蜜丸如梧子大，每日空腹饮下十五丸，渐增至二十丸，重者不过两剂差。其初生嫩叶芽，以为蔬茹更益人。核中白肉亦入治肺药。又炮核取中黄心嚼饵之，治膈痰吞酸。又米醋熬嫩刺针作浓煎，以敷疮癣有奇效。

《雷公》云：凡使，须要赤腻肥并不蚛者，然用新汲水浸一宿了，用铜刀削上粗皮，用酥反复炙，酥尽为度，然出捶之，去子，捣筛。皂荚一两，酥二分。子收得，拣取圆满坚硬不蛀者，用瓶盛下水于火畔煮，待泡熟，剥去硬皮一重了，取向里白嫩肉两片，去黄，其黄消人肾气。将白两片用铜刀细切，于日中干用。

《圣惠方》：治时气三日，头痛烦热：用皂角烧作灰为末，非时新汲水一中盏，生姜汁、蜜各少许，和二钱服之，先用暖水淋浴后服药，须臾汗出愈。

《外台秘要》：治卒中风口㖞：以皂角五两去皮为末，以三年大醋和，右㖞涂左，左㖞涂右，干更敷之差。

又方：龋齿方；捣皂角去皮，炙为末，涂齿上吐之。

又方：溺死一宿者尚活；捣皂角，纸裹内下部，须臾出水即活。

《千金方》：齆鼻：炙皂角末如小豆，以竹管吹鼻中。

又方：鬼魇不悟：皂荚末刀圭，起死人。

又方：难产：吞皂角子二枚立差。

《肘后方》：卒肿满，身面洪：用皂角剥炙令黄，剉三升，酒一斗，渍，合器煮令沸，服一升，日三服，频作。

又方：小儿身上恶疮，先以皂角水洗，拭干，以少油麻捣烂敷，焦即差

《经验方》：治食气遍身黄肿气喘，食不得，心胸满闷：不蛀皂角去皮及子，涂好醋炙令焦为末一钱匕，巴豆七枚去油膜，二件以淡醋及研好墨为丸如麻子大，每服三丸，食后陈橘汤下，日三服，隔一日增一丸，以利为度。如常服消酒食。

《梅师方》：治霍乱转筋：皂荚末吹一小豆鼻中，得嚏便差。

又方：治卒外肾偏疼，皂荚和皮为末，水调敷之良。

孙真人：治咳嗽：皂荚烧研碎二钱匕，豉汤下之。

又方：治大小便不通，关格不利：烧皂荚细研，粥饮下三钱立通。

又方：伤寒无问阴阳神验方，以皂角一挺（肥者），烧令赤为末，以水五合和顿服。阴阳伤寒以酒和服。

又方：治腰脚不覆地：取子一千二百个，净洗令干，少酥熬令香为末，蜜丸如梧子大，空心以蒺藜子、酸枣子汤下三十丸。

又方：治卒死：以末吹鼻中。

又方：治误食物落鼻中，及入眼不出，吹皂角取嚏。

又方：人好魇：以末吹鼻中。

《斗门方》：治卒头痛：以皂角末吹入鼻中令嚏则止。

《简要济众》：治中风口噤不开，涎潮吐，方用：皂角一挺，去皮，涂猪胆炙令黄色为末，每服一钱匕，非时温酒服。如气实脉盛，调二钱匕。如牙关不开，用白梅揩齿，口开即灌药，以吐出风涎差。

《博济方》：治皂荚水并恶水入口内，热痛不止。以皂荚子烧存性一分，砂糖半两，先杀研皂子令细，续入砂糖，匀和如膏含之。

《十全方》：治牙疼：用猪牙皂角、盐等分，烧为末，揩疼处良。

《灵苑方》：治急喉闭，逡巡不救方：以皂荚去皮子，生半两为末，每服少许，以箸头点肿处，更以醋调药末，厚敷项下，须臾便破，少血出即愈。

《孙尚药》：治卒中风，昏昏若醉，形体惛闷，四肢不收，或倒或不倒，或口角似利，微有涎出，斯须不治，便为大病，故伤人也。此证风涎潮于上膈，痹气不通，宜用救急稀涎散；猪牙皂角四挺，须是肥实不蚛，削去黑皮，晋矾一两，光明通莹者，二味同捣罗为细末，再研为散，如有患者，可服半钱，重者三字匕，温水调灌下，不大呕吐，只是微微涎稀冷出，或一升、二升，当时惺惺，次缓而调治，不可便大段吐之，恐过伤人命，累经效，不能尽述。

《感应神仙传》：崔言者，职隶左亲骑军，一旦得疾，双眼昏，咫尺不辨人物，眉发自落，鼻梁崩倒，肌肤有疮如癣，皆为恶疾，势不可救。因为洋州骆谷子归寨使遇一道流自谷中出，不言名姓，授其方曰：皂角刺一二斤，为灰，蒸久晒，研为末，食上浓煎大黄汤调一钱匕，服一旬鬓发再生，肌肤悦润，愈眼目倍常明，得此方后，却入山不知所之。又铁砧以煅金银虽百十年不坏，以捶皂荚则一夕破碎。

《衍义》曰：皂荚，其子炒舂去赤皮人，将骨浸软煮熟，以糖渍之可食，甚疏导五脏风热壅；其荚不蚛肥者，微炙为末一两，入生白矾末半两，腻粉半两，风涎潮塞气不通，水调嚾一二钱，但过咽则须吐涎，凡用白矾者，分隔下涎也。又暑中湿热，时或久雨，合苍术烧，辟温疫邪湿气。

按：皂荚为豆科皂荚的果实。综合功能祛风除痹，止咳明目。临床以皂荚治疮疡脚气，痔疮痔瘘等，多为外洗，有皂荚丸可治咳，但今以治咳者甚少。可入解毒药中。临床写为皂角。皂角刺治疮疡肿毒，消坚肿块有效。

释名：皂角(《纲目》)、鸡栖子(《纲目》) 时珍曰：荚之树皂，故名。《广志》谓之鸡栖子，曾氏方谓之乌犀，《外丹本草》谓之悬刀。时珍曰：皂树高大，叶如槐叶，瘦长而尖。枝间多刺。夏开细黄花。结实有三种：一种一种长而瘦薄，枯燥不粘。以多脂者为佳。其树多刺难上，采时以蔑箍其树，一夜自落，亦一异也。有不结实者，树凿一孔，入生铁三五斤，泥封之，即结荚。人以铁砧捶皂荚，即自损。铁碾碾之，久则成孔。铁锅爨之，多爆片落。岂皂荚与铁有感召之情耶。

好古曰：凡用有蜜炙、酥炙、绞汁、烧灰之异，各依方法。好古曰：入厥阴经气分。时珍曰：入手太阴、阳明经气分。之才曰：柏实为之使。恶麦门冬，畏空青、人参、苦参。

机曰：伏丹砂、粉霜、硫黄、硇砂。

烧烟，薰久痢脱肛。（汪机）

搜肝风，泻肝气。（好古）

通大肠气，治咽喉痹塞，痰气喘咳，风疠疥癣。（时珍）

好古曰：皂荚厥阴之药。《活人书》治阴毒正阳散内用皂荚，引入厥阴也。

时珍曰：皂荚属金，入手太阴、阳明之经。金胜木，燥胜风，故兼入足厥阴，治风木之病。其味辛而性燥，气浮而散。吹之导之，则通上下诸窍；服之则治风湿痰喘肿满，杀虫；涂之则散肿消毒，搜风治疮。按：庞安时《伤寒总病论》云：元五年，自春至秋，蕲、黄二郡人患急喉痹，十死八九，速者半日、一日而死。黄州推官潘昌言得黑龙膏方，救活数人也。其方入口。用大皂荚四十挺切，水三斗，浸一夜，煎至一斗半。入人参末半两，甘草末一两，煎至五升，去滓。入无灰酒一升，釜煤二匕，煎如饧，入瓶封，埋地中一夜。每温酒化下一匙，或扫入喉内，取恶涎尽为度。后含甘草片。又孙用和《家传秘宝方》云：凡人猝中风，昏昏如醉，形体不收，或倒或不倒，或口角流涎出，斯须不治，便成大病。此症风涎潮于上，胸痹气不通，宜用急救稀涎散吐之。用大皂荚（肥实不蛀者）四挺（去黑皮），白矾（光明者）一两，为末。每用半钱，重者三字，温水调灌。不大呕吐，只是微微稀冷涎或出一升、二升。当待惺惺，乃用药调治。不两，生矾末半两，腻粉半两，水调一二钱，过咽即吐涎。用矾者，分膈下涎也。

附方：新三十七。

中暑不省：皂荚一两（烧存性），甘草一两（微炒），为末。温水调一钱，灌之。（《澹寮方》）

自缢将绝：皂角末吹鼻中。（《外台方》）

咽喉肿痛：牙皂一挺（去皮，米醋浸炙七次，勿令太焦），为末。每吹少许入咽，吐涎即止。（《圣济总录》）

风痫诸痰：五痫膏：治诸风，取痰如神。大皂角半斤去皮、子，以蜜四两涂上，慢火炙透捶碎，以热水浸一时，取汁，慢火熬成膏。入麝香少许，摊在夹绵纸上，晒干，煎作纸花。每用三四片，入淡浆水一小盏中洗淋下，以筒吹汁入鼻内。待痰涎流尽，吃芝麻饼一个，涎尽即愈，立效。（《普济方》）

风邪痫疾：皂荚（烧存性）四两，苍耳根、茎、叶（晒干）四两，密陀僧一两，为末，成丸梧桐子大，朱砂为衣。每服三四十丸，枣汤下，日二服。稍退，只服二十丸。名抵住丸。（《永类方》）

一切痰气：皂荚（烧存性），萝卜子（炒）等分，姜汁入炼蜜丸，梧子大每服五七十

丸，白汤下。(《简便方》)

胸中痰结：皂荚三十挺去皮切，水五升浸一夜，挼取汁，慢熬至可丸，丸如梧子大。每食后，盐浆水下十丸。又钓痰膏：用半夏醋煎过，以皂角膏和匀，入明矾少许，以柿饼捣膏，丸如弹子，噙之。(《圣惠方》)

痰喘咳嗽：长皂荚三条（去皮子），一荚入巴豆十粒，一荚入半夏十粒，一荚入杏仁十粒。用姜汁制杏仁，麻油制巴豆，蜜制半夏，一处火炙黄色为末。每用一字安手心，临卧以姜汁调之，吃下神效。(余居士《选奇方》)

卒寒咳嗽：皂荚烧研，豉汤服二钱。(《千金方》)

牙病喘息：喉中水鸡名。用肥皂荚两挺酥炙，取肉为末，蜜丸豆大，每服一丸，取微利为度。不利更服，一日一服。(《必效方》)

急劳烦热：体瘦。三皂丸：用皂荚、皂荚树皮、皂荚刺各一斤，同烧灰，以水三斗，淋汁再淋，如此三五度，煎之候少凝，入麝香末一分，以童子小便浸蒸饼，丸小豆大。每空心温水下七丸。(《圣惠方》)

脚气肿痛：皂角、赤小豆为末，酒、醋调，贴肿处。(《永类方》)

揩牙乌须：大皂角二十挺，以姜汁、地黄汁蘸炙十遍，为末。日用揩牙甚妙。(《普济方》)

肠风下血：用长尺皂角五挺（去皮、子，酥炙三次，研末），精羊肉十两（细切捣烂）。和丸梧桐子大。每温水下二十丸。(《圣惠》)

大肠脱肛：不蛀皂角五挺，捶碎，水取汁二升下，令皂角气行，则不再作。仍以皂角去皮，酥炙为末，枣肉和丸，米饮下三十丸。(《圣惠方》)

下部䘌疮：皂荚烧研，绵裹导之。《肘后方》

便毒肿痛：皂角炒焦，水粉炒，等分研末，以热醋调，摊贴患处，频以水润之，即效。又方：用猪牙皂角七片煨黄，去皮、弦，出火毒，为末。空心温酒服五钱。(《袖珍方》)

便毒痈疽：皂角一条，醋熬膏，敷之，屡效。(《直指方》)

妇人吹乳：《袖珍方》：用猪牙皂角去皮，蜜炙为末。酒服一钱。又诗云：妇人吹奶法如何。皂角烧灰蛤粉和。热酒一杯调八字，管教时刻笑呵呵。疔肿恶疮：皂角去皮，酥炙焦为末，入麝香少许，人粪少许，和涂。五日后根出。(《普济方》)

小儿头疮：粘肥及白秃。用皂角烧黑为末，去痂敷之，不过三次即愈。(邓笔峰《卫生杂兴》)

足上风疮：作痒参者，皂角炙热，烙之。(《潘氏方》)

大风诸癞：长皂角二十条炙，去皮、子，以酒煎稠，滤过候冷，入雪膏，丸梧子大，每酒下五十丸。(《直指方》)

积年疥疮：猪肚内放皂角煮熟，去皂角食之。(《袖珍方》)

射工水毒：生疮。皂荚长尺二者，苦酒一升煎汁熬如饴，涂之。(《肘后方》)

咽喉骨鲠：猪牙皂角二条切碎，生绢袋盛缝满，线缚项中，立消。(《简便方》)

鱼骨鲠咽：皂角末吹鼻取嚏。(《圣惠方》)

九里蜂毒：皂荚钻孔，贴叮处，艾灸孔上三五壮即安。(《救急方》)

肾风阴痒：以稻草烧皂角，烟熏十余此即止。(《济急仙方》)

子：仁，和血润肠。（李杲）治风热大肠虚秘，瘰疬肿毒疮癣。（时珍）机曰：皂角核烧存性，治大便燥结。其性得湿则滑，滑则燥结自通也。时珍曰：皂荚味辛属金，能通大肠阳明燥金，乃辛以润之之义，非得湿则滑也。

附方：新十。

下痢不止：诸药不效。服此三服，宿垢去尽，即变黄色，屡验。皂角子，瓦焙为末，米糊丸梧桐子大。每服四五十丸，陈茶下。《医方摘要》

肠风下血：皂荚子、槐实各一两，用粘谷糠炒香，去糠为末。陈粟米饮下一钱。名神效散。（《普济方》）

里急后重：不蛀皂角子（米糠炒过）、枳壳（炒）等分，为末，饭丸梧桐子大。每米饮下三十丸。（《普济方》）

小儿流涎：脾热有痰。皂荚子仁半两，半夏（姜汤泡七次）一钱二分，为末，姜汁丸麻子大。每温水下五丸。（《圣济总录》）

风虫牙痛：皂角子末，绵裹弹子大两颗，醋煮热，更互熨之，日三五度。（《圣惠方》）

粉滓面䵟：皂角子、杏仁等分，研匀。夜以津和，涂之。（《圣惠方》）

预免疮疖：凡小儿每年六月六日，照年岁吞皂荚子，可免疮疖之患。大人亦可吞七枚，或二十一枚。林静斋所传方也。（吴旻《扶寿方》）

便痈初起：皂角子七个研末，水服效。一方：照年岁吞之。（《儒门事亲》）

一切疔肿：皂角子仁作末，敷之。五日愈。（《千金方》）

年久瘰疬：阮氏《经验方》：用不蛀皂角子一百粒，米醋一升，硇砂二钱，同煮干，炒令酥。看疬子多少，如一个服一粒，十个服十粒，细嚼米汤下。酒浸煮服亦可。《圣济总录》言：虚人不可用硇砂也。

刺：治痈肿妒乳，风疠恶疮，胎衣不下，杀虫（时珍）。

杨士瀛曰：皂荚刺能引诸药性上行，治上焦病。震亨曰：能引至痈疽溃处，甚验。时珍曰：皂荚刺治风杀虫，功与荚同，但其锐利直达病所为异耳。《神仙传》云：左亲骑军崔言：一旦得大风恶疾，双目昏盲，眉发自落，鼻梁崩倒，势不可救。遇异人传方：用皂角刺三斤烧灰，蒸一时久，晒干为末。食后浓煎大黄汤调一匕，饮之。一旬眉发再生，肌润目明。后入山修道，不知所终。又刘守真《保命集》云：疠风乃营气热，风寒客于脉而不去。宜先用桦皮散服五七日，后灸承浆穴七壮。三灸后，每旦早服桦皮散，午以升麻葛根汤下钱氏泻青丸。晚服二圣散，用大黄末半两煎汤，调皂角刺灰三钱。乃缓疏泻血中之风热也。乃戒房事三年。桦皮散见桦皮条下。又追风再造散，即二圣散。云服之便出黑虫为验。数日再服，直候虫尽为绝根也。新虫嘴赤，老虫嘴黑。

附方：新十二。

小儿重舌：皂角刺灰，入朴硝或脑子少许，漱口，掺入舌下，涎出自消。（《普济方》）

小便淋闭：皂角刺（烧存性）、破故纸等分，为末。无灰酒服。（《圣济总录》）

肠风下血：便前近肾肝，便后近心肺。皂角刺灰二两，胡桃仁、破故纸（炒）、槐花（炒）各一两，为末。每服一钱，米饮下。（《普济方》）

伤风下痢：风伤久不已，而下痢脓血，日数十度。用皂角刺、枳实（麸炒）、槐花

（生用）各半两，为末，炼蜜丸梧桐子大。每服三十丸，米汤下，日二服。（《袖珍方》）

胎衣不下：皂角棘烧为末。每服一钱，温酒调下。（熊氏《补遗》）

妇人乳痈：皂角刺（烧存性）一两，蚌粉一钱，和研。每服一钱，温酒下。（《直指方》）

乳汁结毒：产后乳汁不泄，结毒者。皂角刺、蔓荆子各（烧存性）等分为末。每温酒服二钱。（《袖珍方》）

腹内生疮：在肠脏不可药治者。取皂角刺不拘多少，好酒一碗，煎至七分，温服。其脓血悉从小便中出，极效。不饮酒者，水煎亦可。

疮肿无头：皂角刺烧灰，酒服三钱。嚼葵子三五粒。其处如针刺为效。（《儒门事亲》）

癌瘭恶疮：皂角刺（烧存性，研），白及少许，为末，敷之。（《直指方》）

大风疠疮：《选奇方》：用黄柏末、皂角刺灰各三钱，研匀，空心酒服。取下虫物，并不损人。食白粥两三日，服补气药数剂。名神效散。如四肢肿，用针刺出水再服。忌一切鱼、肉、发风之物。取下虫大小长短其色不一，约一二升，其病乃愈也。（《仁存方》）

发背不溃：皂角刺（麦麸炒黄）一两，绵黄（焙）一两，甘草半两，为末。每服一大钱，酒一盏，乳香一块，煎七分，去滓温服。（《普济本事方》）

木皮、根皮：辛，温，无毒。主风热痰气，杀虫。（时珍）

附方：新二。

肺风恶疮：瘙痒。用木乳（即皂荚根皮，秋冬采如罗纹者，阴干炙黄）、白蒺藜（炒）、黄、人参、枳壳（炒）、甘草（炙）等分为末。沸汤每服一钱。（《普济方》）

产后肠脱：用皂角树皮半斤，皂角核一合，川楝树皮半斤，石莲子（炒，去心）一合，为粗末，以水煎汤，乘热以物围定，坐熏洗之。挹干，便吃补气丸药一服，仰睡。（《妇人良方》）

叶：入洗风疮渫用。（时珍）

诃 梨 勒

味苦，温，无毒。主冷气心腹胀满下食。生交、爱州[①]。

《唐本》注云：树似木梡[②]，花白，子形似栀子，青黄色，皮肉相著。水摩或散服之。《唐本》先附。

臣禹锡等谨按萧炳云：诃梨勒，苦酸，下宿物，止肠澼，久泄赤白痢，波斯舶上来者六路黑色，肉厚者良。

《药性论》云：诃梨勒，使，亦可单用，味苦甘，能通利津液，主破胸膈结气，止水道，黑髭发。

广州诃梨勒

《日华子》云：消痰下气，除烦，治水调中，止泻痢霍乱，贲豚肾气，肺气喘急，消食开胃，肠风泻血，崩中带下，五膈气，怀孕未足月人漏胎，及胎动欲生，胀闷气喘，并患痢人后分急痛，并产后阴痛，和蜡烧熏及热煎汤熏，通手[③]后洗。《图经》曰：诃梨勒，生交、爱州，今岭南皆有，而广州最盛。株似木梡，花白，子似栀子，青黄色，皮肉相著，七、八月实熟时采，六路者佳。《岭南异物志》云：广州法性寺佛殿前，有四五十株，子极小而味不涩，每岁州贡只以此寺者，寺有古井，木根蘸水，水味不咸，每子熟时有佳客至，则院僧煎汤，以延之。其法用新摘诃子五枚、甘草一寸，皆碎破汲木下井水同煎，色若新茶。今其寺谓之乾明旧木犹有六七株，古井亦在。南海风俗尚贵此汤，然煎之不必尽如昔时之法也。诃梨勒主痢《本经》不载，张仲景治气痢以诃梨勒十枚，面裹煻灰火中煨之令面黄熟，去核，细研为末，和粥饮顿服。又长服方：诃梨勒、陈橘皮、厚朴各三大两，捣筛蜜丸大如梧子，每服二十丸至三十丸。唐·刘禹锡《传信方》云：予曾苦赤白下，诸药服遍久不差，转为白脓。令狐将军传此法：用诃梨勒三枚，上好者两枚炮取皮，一枚生取皮，同末之，以沸浆水一两合服之，淡水亦得。若空水痢，加一钱匕甘草末，若微有脓血加二匕，若血多加三匕皆效。又取其核入白蜜研注目中，治风赤涩痛，神良。其子未熟时风飘堕者谓之随风子，暴干收之，彼人尤珍贵，益小者益佳。治痰嗽咽喉不利，含三数枚殊胜。

《海药》云：按徐表《南州记》云：生南海诸国，味酸涩，无毒。主五鬲气结，心腹虚痛，赤白诸痢，及呕吐咳嗽，并宜使皮，其主嗽。肉炙治眼涩痛。方家使陆路诃梨勒，即六棱是也。按：波斯将诃梨勒，大腹等舶上用防不虞，或遇大鱼放涎滑水中数里不通舡也，遂乃煮此洗其涎滑，寻化为水，可量治气功力者乎。大腹、诃子性燋者是近铛下，故中国种不生。故《梵》云：诃梨、恒鸡谓唐言天堂未并只此也。

《雷公》云：凡使，勿用毗梨勒、罨梨勒、榔精勒、杂路勒。若诃梨勒，纹只有六路。或多或少并是杂路勒，毗路勒个个毗，杂路勒皆圆，露纹或八露至十三路，号曰榔精勒，多涩不入用。凡修事先于酒内浸然后蒸一伏时，其诃梨勒以刀削路，细剉焙干用之。

《外台秘要》：治一切风痰，风，霍乱食不消，大便涩；诃梨三枚，捣取皮，和酒顿服三五度良。

又方：治风热冲项热闷：诃梨一枚以大者芒硝同于醋中搅令消，摩敷热处。

《经验方》治嗽，气嗽久者亦主之；生诃梨一枚含之嚥汁，差后口爽不知食味，却煎槟榔汤一碗服之，立便有味。此知连州银坑官成秘方。

《广济方》：治呕逆不能食，诃梨勒皮二两去核，熬为末，密和丸如梧桐子大，空心服二十丸，日二服。

孙真人：治常患气，以诃梨三枚，湿纸裹煨，纸干即剥去核，细嚼。以生乳一升下之，日三服。

又方：治一切气，宿食不消，诃梨一枚，入夜含之，至明嚼咽。

《集验方》：蜀沙门传，水痢：以诃梨勒三颗，面裹炮赤，去面，取诃梨勒皮捣为末，饭和为丸，米饮空腹下三七丸，已百人见效。

《子母秘录》：治小儿霍乱：诃梨一枚，末，沸汤研一半顿服。未差再服。

《食医心镜》：下气消食：并茶青色诃梨一枚，打碎为末，银器中水一大升，煎三两沸后下诃梨，更煎三五沸，侯如曲尘色，著少盐服。

《广异记》云：高仙芝，大食得诃梨勒，长五寸，初置抹肚中，便觉腹中痛，因大利十余行，初为诃梨为祟，待欲弃之。后问大食长老云：此物人带，一切病消，利者出恶物耳。仙芝甚保，天宝末被诛，遂失所在。

《金光明经》：流水长者《子除病品》云：热病下药服诃梨勒。

《衍义》曰：诃梨勒，气虚人亦宜缓缓煨熟，少服，此物虽涩肠而又泄气，盖其味苦涩。

现注：

①本条原为墨字，为《唐本》文。

②梡：下原有音患二字注音。

③通手：意为排便。

按：诃梨勒为使君子科诃子的果实。临床写为诃子。综合功能温中消胀，下食，止咳止泄。临床以诃子治慢性腹泻，慢性肠炎痢疾，慢性结肠炎等。入固涩药中。

时珍曰：诃黎勒，梵言天主持来也。好古曰：苦、酸，平。苦重酸轻，味厚，阴也，降也。

实大肠，敛肺降火。（震亨）

杲曰：肺苦气上逆，急食苦以泻之，以酸补之。诃子苦重泻气，酸轻不能补肺，故嗽药中不用。震亨曰：诃子下气，以其味苦而性急。肺苦急，急食苦以泻之，谓降而下走也，气实者宜之，若气虚者，似难轻服。又治肺气，因火伤极，遂郁遏胀满。其味酸苦，有收敛降火之功也。时珍曰：诃子同乌梅、五倍子用则收敛，同橘皮、浓朴用则下气，同人参用则能补肺治咳嗽。东垣言嗽药不用者，非矣。但咳嗽未久者，不可骤用尔。嵇含《草木状》言作饮久服，令髭发白者变黑，亦取其涩也。

附方：新五。

小儿风痰：壅闭，语音不出，气促喘闷，手足动摇：诃子（半生半炮，去核）、大腹皮等分，水煎服。名二圣散。（《全幼心鉴》）

水泻下痢：诃黎勒（炮）二分，肉豆蔻一分，为末。米饮每服二钱。（《圣惠方》）

下痢转白：诃子三个，二炮一生，为末，沸汤调服水痢，加甘草末一钱。（《普济方》）

赤白下痢：诃子十二个，六生六煨，去核，焙为末。赤痢，生甘草汤下；白痢，炙甘草汤下。不过再服。（赵原阳《济急方》）

妒精下疳：大诃子烧灰，入麝香少许，先以米泔水洗，后搽之。或以荆芥、黄柏、甘草、马鞭草、葱白煎汤洗亦可。昔方士周守真医唐靖烂茎一二寸，用此取效也。（洪迈《夷坚志》）

柳　华

味苦，寒，无毒。主风水黄疸，面热黑。痂疥恶疮，金疮。一名柳絮。

叶主马疥痂疮。取煎煮，以洗马疥立愈。又疗心腹内血，止痛。实主溃痈，逐脓血。子汁疗渴。生琅琊川泽。

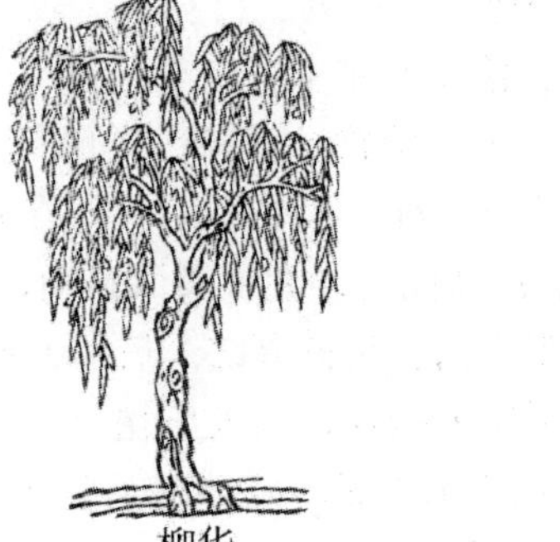

柳华

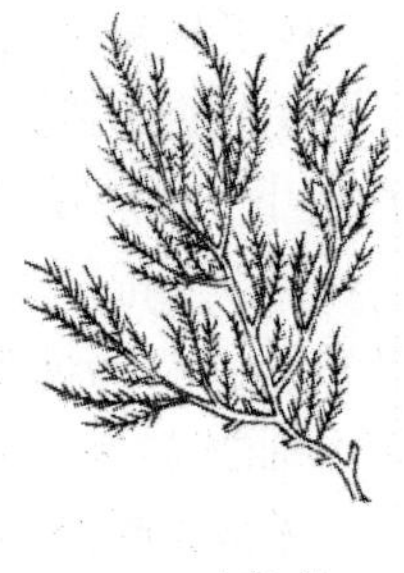

赤柳华

陶隐居云：柳即今水杨柳也。花熟随风，状如飞雪。陈元方以为譬当用其未舒时子。亦随花飞。正应水渍汁尔。柳花亦宜贴灸疮，皮叶疗漆疮。

《唐本》注云：柳与水杨全不相似；水杨叶圆阔而赤，枝条短硬；柳叶狭长青绿，枝条长软。此论用柳不载水杨，水杨亦有疗能，《本草》不录。树枝及木中虫屑、枝皮味苦寒，无毒。主痰热淋，可为吐汤，煮洗风肿痒。酒煮含主齿痛，木中虫屑可为浴汤，主风瘙痒瘾疹大效。此人间柳树是也。陶云水杨非也。

臣禹锡等谨按《药性论》云：苦，柳华，使，主止血，治湿痹，四肢挛急，膝痛。

陈藏器云：柳絮，《本经》以絮为花，花即初发时黄蕊，子为飞絮。以絮为花其误甚矣。江东人通名杨柳，北人都不言杨，杨树叶短，柳树枝长。

《日华子》云：叶，治天行热病，疔疮传尸，骨蒸劳，汤火疮毒入腹热闷，服金石药人发大热闷，并下水气。煎膏续筋骨，长肉止痛。牙痛煎含，枝煎汁可消食也。

《图经》曰：柳华、叶、实，生琅琊川泽，今处处有之，俗所谓杨柳者也。《本经》以絮为华。陈藏器云：华即初发黄蕊也，子乃飞絮也。采无时。其枝皮及根亦入药。葛洪治痈疽肿毒，妒乳等，多用之。韦宙《独行方》主疔疮及反花疮，并煎柳枝叶作膏涂之。今人作浴汤、膏药，齿牙药亦用其枝为最要之药。按杨柳异类，今人谓柳为杨柳非也。《说文》：杨，蒲柳也。柳，小杨也。其类非一。蒲柳其枝劲韧，可为箭笴[①]。《左传》所谓董泽之蒲。又谓之萑[②]符，即上条水杨是也。今河北沙地多生此，又生水傍，叶粗而白，木理微赤白。杞柳，《郑诗》云：无伐我树杞。陆机云：杞柳也。其木人以为车毂。共山淇[③]水傍，鲁国汶水傍，纯生杞也。又《孟子》云：告子曰：以人性为仁义，犹以杞柳为杯棬[④]是也。今人取其细条，火逼令柔韧，屈作箱箧，河朔尤多。又下有赤柽木，生河西沙地，皮赤叶细，即是今所谓柽柳者，又名春柳。《尔雅》曰：柽，河柳。郭璞云：今河傍赤茎小杨。陆机《诗疏》云：皮正赤如绛，一名雨师，枝叶似松是也。其木中脂，一名柽乳。医方稀用，故附于此。

陈藏器云：絮主止血，治小儿一日、五日寒热，煎柳枝浴。

《外台秘要》：治黄疸：柳枝，以水一斗，煮取浓汁半升服令尽。

《肘后方》：治乳痈，二三百种[⑤]痛不差，但坚紫色者，用煎柳根皮法云，熬令温，熨肿一宿愈。又方：汤火灼成疮，柳皮烧灰，以粉涂之。又方：取柳白皮，细切，以猪脂煎取汁敷之。

孙真人：治牙齿疼：柳枝一握，细剉，入少盐花，浆水煎含之甚妙。

《集验方》：治肿；柳枝如脚趾大，长三尺，二十枚，水煮令极热，以故布裹肿处，取汤热洗之即差。

《子母秘录》：小儿丹，烦：柳叶一斤，水一斗，煮取三升，去滓，拓洗赤处，日七八度。

《斗门方》：治耳痛有脓不出，及痈已结聚：柳根细切，熟捶封之，以帛掩，燥即易之。

又方：治耳卒风毒肿起，用柳蠹树上虫粪，以水化，取清水调白矾少许，滴入耳中甚妙。

又方：治卒风毒肿气急痛：以柳白皮一斤，剉，以酒煮令热，帛裹熨肿上，冷再煮易之，甚妙也。

《古今录验》：治齿痛：以杨柳白皮，卷如指许大，含嚼之，以汁渍痛齿根，数过即差也。

又方：治牙齿风龋：以柳枝剉一升，大豆一升，合炒，豆炮尽于瓷器盛之，清酒三升渍之，经三日，含之频吐。

《丹房镜源》：云：柳胶，结砂子。

《别说》云：谨按，絮，贴灸疮良。飞入池沼于阴暗处为浮萍，尝以器盛水，置絮其中，数日覆之即成。又多积可以擀作毡，以代羊毛，极柔软。宜与小儿卧，益佳，以性凉也。

《衍义》曰：柳华，《经》曰味苦，即是初生有黄蕊者也。及其华干，絮方出，又谓之柳絮。收之贴灸疮，及为茵褥。絮之下连小黑子，因风而起，得水湿处便生。如地丁之类，多不因种植，于人家庭院中自然生出，盖亦如柳絮兼子而飞。陈藏器之说是然。古人以絮为花，陶隐居亦曰：花随风状如飞雪。误矣。《经》中有实及子汁，诸家不解，今人亦不见用。注：释氏谓柳为尼俱律陀木，其子极细，如人妄因极小，妄果至大，是知小黑子得因风而起。

现注：

①笴：（gān 杆），箭杆。

②藋：（guàn 贯）。

③淇：（qí 其）在河南。

④棬：（quān 圈），杯棬，树条编的器什。

⑤乳痈二三百种，原刻如此，乳痈不会有二三百种，百种二字为日、肿二字之误。这样成乳痈二三日，肿痛不差。才与病情及文意相符。

按：柳华，杨柳科垂柳的花。一名柳絮。可清热退黄，舒筋通痹，子汁可疗渴。药房不备柳絮。用时可令患者自采或用赤柽柳。

时珍曰：杨枝硬而扬起，故谓之杨；柳枝弱而垂流，故谓之柳，盖一类二种也。苏恭所说为是。按：《说文》云：杨，蒲柳也。从木，昜声。柳，小杨也。从木，丣声。丣音酉。又《尔雅》云：杨，蒲柳也。旄，泽柳也。柽，河柳也可称杨，故今南人犹并称杨柳。俞宗本《种树书》言：顺插为柳，倒插为杨。其说牵强，且失扬起之意。时珍曰：杨柳，纵横倒顺插之皆生。春初生柔荑，即开黄蕊花。至春晚叶长成后，花中绒，因风而飞。子着衣物能生虫，入池沼即化为浮萍。古者春取榆、柳之火。陶朱公言种柳千树，可足柴炭。其嫩芽可作饮汤。时珍曰：《本经》主治风水黄疸者，柳花也。《别录》主治恶疮金疮、溃痈逐脓血，《药性论》止血疗痹者，柳絮及实也。花乃嫩蕊，可捣汁服。子与絮连，难以分别，惟可贴疮止血裹痹之用。所谓子汁疗渴者，则连絮浸渍，研汁服之尔。又崔实《四民月令》言：三月三日及上除日，采絮愈疾，则入药多用絮也。

附方：新六。

吐血咯血：柳絮焙研，米饮服一钱。（《经验方》）

金疮血出：柳絮封之。即止。（《外台秘要》）

面上脓疮：柳絮、腻粉等分。以灯盏油调涂。（《普济方》）

走马牙疳：杨花，烧存性，入麝香少许，搽。（《保幼大全》）

大风疠疮：杨花（四两，捣成饼，贴壁上，待干取下，米泔水浸一时取起，瓦焙研末）二两，白花蛇、乌蛇各一条（去头尾，酒浸取肉），全蝎、蜈蚣、蟾酥、雄黄各五钱，苦参、天麻各一两，为末，水煎麻黄取汁熬膏，和丸梧桐子大，朱砂为衣。每服五十丸，温酒下。一日三服，以愈为度。（孙氏《集效良方》）

脚多汗湿：杨花着鞋及袜内穿之。(《摘玄》)

叶：疗白浊，解丹毒。

附方：新五。

小便白浊：清明柳叶煎汤代茶，以愈为度。(《集简方》)

眉毛脱落：垂柳叶阴干为末，每姜汁于铁器中调，夜夜摩之。(《圣惠方》)

卒得恶疮：不可名识者。柳叶或皮，水煮汁，入少盐，频洗之。(《肘后方》)

面上恶疮：方同上。痘烂生蛆：嫩柳叶铺席上卧之，蛆尽出而愈也。(李楼《奇方》)

枝及根白皮：煎服，治黄疸白浊。酒煮，熨诸痛肿，去风止痛消肿（时珍）。

时珍曰：柳枝去风消肿止痛。其嫩枝削为牙杖，涤齿甚妙。

附方：新十。

脾胃虚弱：不思饮食，食下不化，病似反胃噎膈。清明日取柳枝一大把熬汤，煮小米作饭，洒面滚成珠子，晒干，袋悬风处。每用烧滚水随意下米，米沉住火，少时米浮，取看无硬心则熟，可顿食之。久则面散不粘矣，名曰络索米。(杨起《简便方》)

走注气痛：气痛之病，忽有一处如打扑之状，不可忍，走注不定，静时，其处冷如霜雪，此皆暴寒伤之也。以白酒煮杨柳白皮，暖熨之。有赤点处，去血妙。凡诸猝肿急痛，熨之皆即止。(姚增坦《集验方》)

项下瘿气：水涯露出柳根三十斤，水一斛，煮取五升，以糯米三斗，如常酿酒，日饮。(《范汪方》)

齿龈肿痛：垂柳枝、槐白皮、桑白皮、白杨皮等分，煎水，热含冷吐。又方：柳枝、槐枝、桑枝煎水熬膏，入姜汁、细辛、芎䓖末，每用擦牙。(《圣惠方》)

漏疮肿痛：柳根红须，煎水日洗。《摘玄方》：用杨柳条罐内烧烟熏之，出水即效。天灶丹毒：赤从背起。柳木灰，水调涂之。(《外台秘要》)

柳胶：主恶疮，及结砂子（时珍）。

楝实

味苦，寒，有小毒。主温疾伤寒，大热烦狂，杀三虫疥疡，利小便水道。

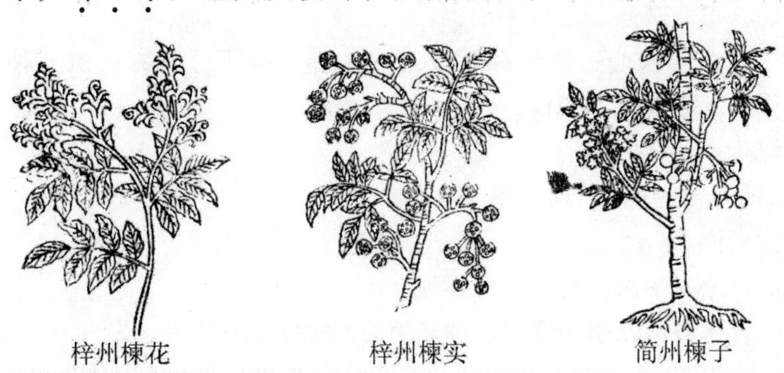

梓州楝花　梓州楝实　简州楝子

根微寒。疗蛔虫，利大肠。生荆山山谷。

陶隐居云：处处有，俗人五月五日皆取叶佩之，云辟恶。其根以苦酒摩涂疥甚良。煮汁作糜食之去蛔虫。

《唐本》注云：此有两种，有雄有雌，雄者根赤无子有毒，服之多使人吐不能止，时有至死者。雌者根白有子，微毒。用当取雌者。

臣禹锡等谨按《药性论》云：楝实，亦可单用，主人中大热狂，失心躁闷。作汤浴，不入汤服。

《日华子》云：楝皮，苦微毒。治游风热毒，风疹恶疮疥癞，小儿壮热，并煎汤浸洗。服食须是生子者，雌树皮一两，可入五十粒糯米煎煮杀毒，泻多以冷粥止，不泻者以热葱粥发。无子雄树能吐泻杀人，不可误服。

《图经》曰：楝实，即金铃子也。生荆山山谷，今处处有之，以蜀川者为佳。木高丈余，叶密如槐而长，三、四月开花红紫色，芬香满庭间。实如弹丸，生青熟黄，十二月采实。其根采无时。此种有雌雄；雄者很赤无子，有大毒。雌者根白有子，微毒。当用雌者。俗间谓之苦楝子。韦宙《独行方》主蛲虫攻心如刺，口吐清水；取根剉，水煮令浓赤黑色。以汁合米煮作糜，隔宿勿食，来旦从一匕为始，少时复食一匕半糜，便下蛲验。

《雷公》云：凡采得后，晒干，酒拌浸令湿，蒸待上皮软，剥去皮，取肉去核，勿单用其核，碎槌捶，用浆水煮一伏时了用。如使肉，即不使核，使核即不使肉。又花落子，谓之石茱萸。

《外台秘要》方：治长虫：楝实，淳苦酒中渍宿，以绵裹，塞谷道中三寸许，日易之。

《千金方》：治小儿蛔虫：楝木皮，削上苍皮，以水煮汁饮，量大小进。

又方：蠼螋疮：楝树枝皮，烧灰和猪膏敷之。又方：治小儿秃疮及诸恶疮。

《肘后方》：治瘘，若着著口里，东行楝根，细剉，水煮浓汁含之数口，吐勿嚥。

《经验方》：小儿杀虫定疼痛抵圣散：以苦楝二两，白芜荑半两为末，水一盏，末一钱，煎取二分，放冷待发时服之。

又方：治脏毒小血：以苦楝子，炒令黄为末，蜜丸米饮下十丸至二十丸甚妙。

又方：治丈本脏气伤，膀胱连小肠等气：金铃子一百个，汤温浸过，去皮，巴豆二百个，捶微破，麸二升，同于铜铛内炒金铃子赤熟为度，放冷取出去核为末。每服三钱，非时热酒醋汤调，并得。其麸、巴豆不用也。

《斗门方》：治蛔虫咬心：用苦楝治皮煎一大盏，服下。又方：治五种虫：以楝皮，去其苍者，焙干为末，米饮下二钱匕。

又方：治瘾疹；楝皮浓煎浴。

《荆楚岁时记》云：风浴[①]通，獬豸食楝。

又云：蛟龙裹楝。

现著：①浴：原刻如此。疑应为风俗通。

按：楝实，为楝科川楝子的果实。临床写为川楝子，也有写金铃子者。又有苦楝子有毒，毒性很猛，有用10克以上而致死者，苦楝较川楝小，用时要区分。综合功能川楝子可清热除烦，祛温热之病，杀虫止痛。临床可治肝胃气痛，胁痛口糜等。苦楝皮治虫积，亦有毒，不可多用。

时珍曰：按：罗愿《尔雅翼》云：楝叶可以练物，故谓之楝。其子如小铃，熟则黄色。

名金铃，象形也。时珍曰：楝长甚速，三五年即可作椽。其子正如圆枣，以川中者为良。王祯《农书》言食其实。应劭《风俗通》言獬豸食其叶。宗懔《岁时记》言蛟龙畏楝，故端午以叶包粽，投江中祭屈原。家谟曰：石茱萸亦入外科用。

元素曰：酸、苦，平。阴中之阳。时珍曰：得酒煮，乃寒因热用也。茴香为之使。

入心及小肠，止上下部腹痛（李杲）。泻膀胱（好古）。治诸疝虫痔（时珍）。

元素曰：热厥暴痛，非此不能除。时珍曰：楝实，导小肠、膀胱之热，因引心包相火下行，故心腹痛及疝气为要药。甄权乃言不入汤使，则《本经》何以有治热狂、利小便之文耶？近方治疝，有四治、五治、七治诸法，盖亦配合之巧耳。

附方：新八。

热厥心痛：或发或止，身热足寒，久不愈者。先灸太溪、昆仑，引热下行。内服金铃散：用金铃子、玄胡索各一两，为末。每服三钱，温酒调下。（洁古《活法机要》）

小儿冷疝：气痛，肤囊浮肿：金铃子（去核）五钱，吴茱萸二钱半，为末，酒糊丸黍米大。每盐汤下二三十丸。（《全幼心鉴》）

癞疝肿痛：《澹寮方》楝实丸：治钓肾偏坠，痛不可忍。用川楝子肉五两，分作五分：一两用破故纸二钱炒黄，一两用小茴香三钱、食盐半钱同炒，一两用莱菔子一钱同炒，一两用牵牛子三钱同炒，一两用斑蝥七枚（去头、足）同炒。拣去食盐、莱菔、牵牛、斑蝥，只留故纸、茴香，同研为末，以酒打面糊丸梧桐子大。每空心酒下五十丸。《得效方》楝实丸：治一切疝气肿痛，大有神效。用川楝子（酒润取肉）一斤，分作四分：四两用小麦一合，斑蝥四十九个，同炒熟，去蝥；四两用小麦一合，巴豆四十九枚，同炒熟，去豆；四两用小麦一合，巴戟肉一两，同炒熟，去戟；四两用小茴香一合，食盐一两，同炒熟，去盐。加破故纸（酒炒）一两，广木香（不见火）一两，为末，酒煮面糊丸梧桐子大。每服五十丸，盐汤空心下，日三服。《直指方》楝实丸：治外肾胀大，麻木痛破，及奔豚疝气。用川楝子四十九个，分七处切取肉：七个用小茴香五钱同炒，七个用破故纸二钱半同炒，七个用黑牵牛二钱半同炒，七个用食盐二钱同炒，七个用萝卜子二钱半同炒，七个用巴豆十四个同炒，七个用斑蝥十四个（去头、足）同炒。拣去萝卜子、巴豆、斑蝥三味不用。入青木香五钱，南木香、官桂各二钱半，为末，酒煮面糊丸梧桐子大。每服三十丸，食前用盐汤下，一日三服。耳卒热种：楝实五合捣烂，绵裹塞之，频换。（《圣惠方》）

肾消膏淋：病在下焦。苦楝子、茴香等分，炒为末，每温酒服一钱。（《圣惠方》）

小儿五疳：川楝子肉、川芎劳等分，为末，猪胆汁丸。米饮下。（《摘玄方》）

根及木皮：附方：新六。

消渴有虫：苦楝根白皮一握切焙，入麝香少许，水二碗，煎至一碗，空心饮之，虽困顿不妨。下虫如蛔而红色，其渴自止。消渴有虫，人所不知。（洪迈《夷坚志》）

蜈蚣蜂伤：楝树枝、叶汁，涂之良。（杨起《简便方》）

疥疮风虫：楝根皮、皂角（去皮、子）等分。为末。猪脂调涂。（《奇效方》）

花：主热痱，焙末掺之。铺席下，杀蚤、虱。（时珍）

叶：主疝入囊痛，临发时煎酒饮。（时珍）

椿木叶

味苦，有毒。主洗疮疥风疽。水煮药汁用之。皮主疳䘌。樗木根、叶，尤良[①]。

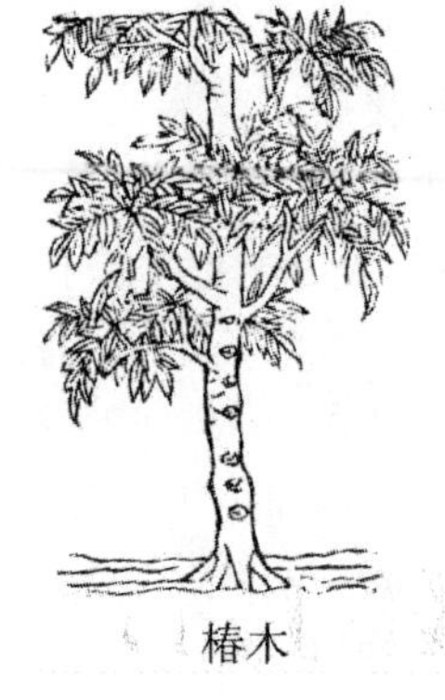
椿木

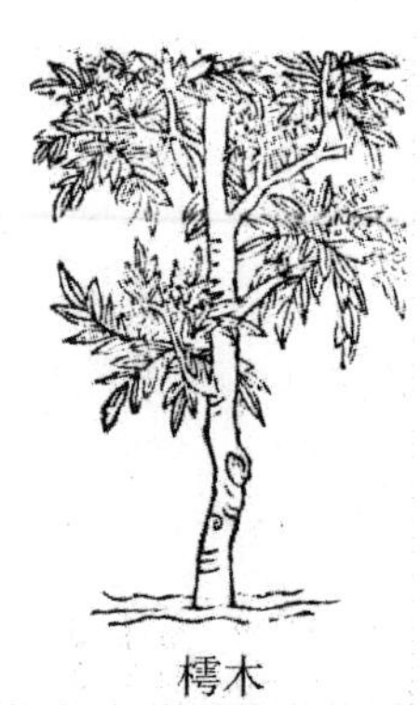
樗木

《唐本》注云：二树形相似，樗木疏、椿木实为别也。今按：陈藏器本草云：樗木味苦有小毒。皮主赤白久痢，口鼻中疳虫，去疥䘌。主鬼疰传尸，蛊毒下血。根皮去鬼气；取一握，细切，以童儿小便二升，豉一合，宿浸绞取汁，煎一沸。三五日一度服。叶似椿，北人呼为山椿，江东人呼为虎目，叶脱处有痕如白樗[②]散木也。《唐本》先附。

臣禹锡等谨按《药性论》云：樗白皮，使，味苦微热，无毒。能治赤白痢，肠滑痔疾，泻血不住。

萧炳云：樗皮，主疳痢，得地榆同疗之，根皮尤良。俗呼为虎眼树，《本经》椿木殊不相似。孟诜云：椿，温。动风，熏十二经脉，五脏六腑，多食令人神昏，血气微。又女子血崩及产后血不止，月信来多，可取东引细根一大握洗之，以水一大升，煮，分再服便断，亦止赤带下。又椿，俗名猪椿，疗小儿疳痢，可多煮汁后灌之。又取白皮一握，仓粳米五十粒，葱白一握，甘草三寸炙，豉两合，以水一升，煮取半升顿服之。小儿以意服之。枝叶与皮功用皆同。

《日华子》云：樗皮，温，无毒。止泻及肠风，能缩小便。入药蜜炙用。

《图经》曰：椿木、樗木，旧并不载所出州土，今南北皆有之，二木形干大抵相类。但椿木实而叶香可啖，樗木疏而气臭，膳夫亦能熬去其气。北人呼樗为山椿，江东人呼为鬼目，叶脱处有痕如樗蒱[③]子，又如眼目，故得此名，其木最为无用。《庄子》所谓；吾有大木，人谓之樗，其本拥肿，不中绳墨，小枝曲拳，不中规矩，立于途，匠者罔顾是也。并采无时。《尔雅》云：栲，山樗。郭璞注云：栲，似樗，色小白，生山中，因名。亦类漆也。俗语云：椿[④]、樗、栲、漆，相似，如《诗·唐风》云：山有栲。陆机疏云：山樗与田樗无异，叶似差狭耳。吴人以其叶为茗。许慎以栲读为糗[⑤]。今人言栲失其声耳。然则樗类之别种也。樗根煮汁主下血，及小儿疳痢，亦取白皮和仓粳米，葱白、甘草、豉同煎饮服，血痢便断。唐·刘禹锡著樗根馄饨法云：每至立秋前后即患痢，或是水谷痢兼腰疼等，取樗根一大两捣筛，以好面捻作馄饨子如皂荚子大，清水煮，每日空腹服十枚，并无禁忌，神良。《食疗》云：主疳痢，杀蛔虫，又名臭椿，若和猪肉热面频食则中满，盖壅经脉也。

《雷公》云：椿木根，凡使根不近西头者上，及不用茎、叶，只用根。采出，拌生葱蒸半日出生葱，细剉，用袋盛，挂屋南畔，阴干用。偏利溺涩也。

《肘后方》：治小儿头生白秃，发不生出；椿、楸、桃叶心取汁敷之大效。

《经验方》：治脏毒亦[⑥]白痢：香椿净洗刷，剥取皮，日干为末，饮下一钱，立效。

《子母秘录》：治小儿疳，椿白皮晒干二两为末，淘粟米去泔，研浓汁糊和丸如梧子大，十岁三四丸，量数加减一丸，内竹筒中吹入鼻中三度差。服丸以饮下。

《杨氏产乳》：疗疳痢困重：樗白皮捣面，拌作小颗子，日晒少时，又拌，凡三过，水煮至熟，加盐、醋酒亦得频服，多少量儿大小。

又方：《近效》疗久痢及疳痢：拣樗根白皮不限多少，常取土际，不用见狗及风，细切捣如泥，取面捻作馄饨子，如小枣大，勿令破，熟煮吞七枚，重者不过七服，皆空肚，忌油腻、热面、毒物。

又方：疳痢，晓夜无度者：取樗根浓汁一鸡子壳许，和粟米泔一鸡子许，灌下部，再度即差。其验如神。小孩减用之甚妙。

《衍义》曰：椿木叶，椿、樗皆臭。但一种有花结子，一种无花不实。世以无花不实木身大，其干端有⑦者为椿。椿用木叶，其有花而荚。木身小干多迂矮者为樗，樗用根、叶、荚。故曰：未见椿上有荚者，惟樗木上有。又有樗鸡，故知古人命名曰不言椿鸡而言樗鸡者，以显有鸡者为樗，无鸡者为椿，其义甚明。用椿木叶，樗木根叶荚者，宜依此推究。洛阳一女子，年四十六七，耽饮无度，多食鱼蟹，摄理之方，蔑如也。后以食啖过常，蓄毒在脏，日夜二三十遍大便，与脓血杂下，大肠连肛门痛不堪任。医以止血痢药不效，又以肠风药则益甚。盖肠风则有血而无脓，凡如此已半年余，气血渐弱，食渐减，肌肉渐瘦。稍服热药则腹愈痛血愈下；服稍凉药即泄注气羸，粥食减；服温平药则病不知，如此将期岁，医告术穷，垂命待尽。或有人教服人参散，病家亦不敢主，当谩与服之纔一服知，二服减。三服脓血皆定，自此不拾服，其疾遂愈。后问其方云：治大肠风虚，饮酒过度，挟热下痢脓血，疼痛多日不差；樗根白皮一两，人参一两为末，每用二钱匕，空心以温酒调服。如不饮酒，以温米饮代，忌油腻、湿面、青菜、果子、甜物、鸡、猪、鱼、蒜等。

现注：

①本条为墨字，为《唐本》文。

②白樗：樗蒲，一赌具，如骰子（色子）之类。

③蒱：（pǔ 蒲），樗蒱子，骰子一类赌具，蒱也作蒲。

④椿：原刻櫄字左半边木位由禾取代，查字典无此字，应为櫄，即椿字。

⑤糗：（qiú 求）。

⑥亦：原刻为亦，无亦白痢，应为赤白痢。

⑦有：无“端有”一词，应为端直。原刻为有，未改。

按：椿木叶为楝科椿树及苦木科樗木之叶，以樗木根、叶为良。综合功能消疮疥，止痒祛湿。陈藏器云樗皮治疳疾痢疾。《药性论》云治肠滑痔疾，萧炳云治血崩，产后血不止。又说枝叶与皮功用皆同。临床以椿根皮治痢疾，腹泻，白带，湿疹等。樗木其荚名凤眼草功用相似，亦常用。俱说临床所用椿根皮大多为樗根皮，只有川陕贵湖北等地是椿根皮。

时珍曰：椿樗易长而多寿考，故有椿、栲之称。《庄子》言“大椿以八千岁为春秋”是矣。椿香而樗臭，故椿字又作櫄，其气熏也。樗字从虖，其气臭，人呵嘑之也。樗亦椿音之转尔。时珍曰：椿、樗、栲，乃一木三种也。椿木皮细肌实而赤，嫩叶香甘可茹。樗木皮粗肌虚而白，其叶臭恶，歉年人或采食。栲木即樗之生山中者，木亦虚大，梓人亦或用之。然爪之如腐朽，故古人以为不材之木，不似椿木坚实，可入栋梁也。

白秃不生发，取椿、桃、楸叶心捣汁，频涂之。频涂之（时珍）嫩芽瀹食，消风去毒。（生生编）

白皮及根皮：时珍曰：椿、樗木皮、根皮，并刮去粗皮，阴干，临时切焙入用。

震亨曰：凉而燥。时珍曰：樗根制硫黄、砒石、黄金。

精滑梦遗，燥下湿，去肺胃陈积之痰。（震亨）

震亨曰：根白皮，性凉而能涩血。凡湿热为病，泻痢浊带，精滑梦遗诸症，无不用之肺胃陈痰之功。治泄泻，有除湿实肠之力。但痢疾滞气未尽者，不可遽用。宜入丸散，亦可煎服，不见有害。予每用炒研糊丸，看病作汤使，名固肠丸也。皮色白而臭，多服微利人。盖椿皮入血分而性涩，樗皮入气功虽同，而涩利之效则异，正如茯苓、芍药，赤、白颇殊也。凡血分受病不足者，宜用椿皮；气分受病有郁者，宜用樗皮，此心得之微也。《乾坤生意》治疮汁，服二三碗，取利数行，是其验矣。故陈藏器言樗皮有小毒，盖有所试也。

附方：新十一。

休息痢疾，日夜无度，腥臭不可近，脐腹撮痛：东垣《脾胃论》：用椿根白皮、诃黎勒各半两，母丁香三十个，为末，醋糊丸梧桐子大。每服五十丸，米饮下。唐瑶《经验方》用椿根白皮东南行者，长流水内漂三日，去黄皮，焙为末。每一两加木香二钱粳米饭为丸。每服一钱二分，空腹米饮下。赃毒下血：温白丸：用椿根白皮去粗皮，酒浸晒研，枣肉和，丸梧桐子大。每淡酒服五十丸，或酒糊丸亦可。（《儒门事亲》）

下血经年：樗根三钱。水一盏，煎七分，入酒半盏服。或作丸服。虚者加人参等分。即虎眼树。（《仁存方》）

血痢下血：蜡月，日未出时，去背阴地北引樗根皮，东流水洗净，挂风处阴干为末。每二两入寒食面一两，新汲水丸梧子大，阴干。每服三十丸，水煮滚，倾出，温水送下。忌见日，则无效。名如神丸。（《普济方》）

脾毒肠风：因营卫虚弱，风气袭之，血渗肠间，故大便下血。用臭椿根（刮去粗皮，焙干）四两，苍术（米泔浸焙）、枳壳（麸炒）各一两，为末。醋糊丸梧子大。每服五十丸，米饮下，日三服。（《本事方》）

产后肠脱：不能收拾者。樗枝（取皮焙干）一握，水五升，连根葱五茎，汉椒一撮，同煎职三升。去滓倾盆内。乘热熏洗，冷则再热，一服可作五次用，洗后睡少时。忌盐、毒物，及用心劳力等事。年深者亦治之。（《妇人良方》）

女人白带：椿根白皮、滑石等分，为末，粥丸梧桐子大。每空腹白汤下一百丸。又方：椿根白皮一两半，干姜（炒黑）、白芍药（炒黑）、黄柏（炒黑）各二钱，为末。如上法丸服。（丹溪方）男子白浊：方同上。

郁李人

味酸，平，无毒。主大腹水肿，面目四肢浮肿，利小便水道。

根，主齿龈肿，龋[1]齿，坚齿。去白虫。一名爵李，一名车下李，一名棣。生高山川谷，及丘陵上。五月、六月采根。

陶隐居云：山野处处有，子熟赤色，亦可啖之。

臣禹锡等谨按《蜀本》云：甚甘香，有少涩味也。又《图经》云：树高五六尺，叶花及树并似大李，惟子小若樱桃，甘酸。

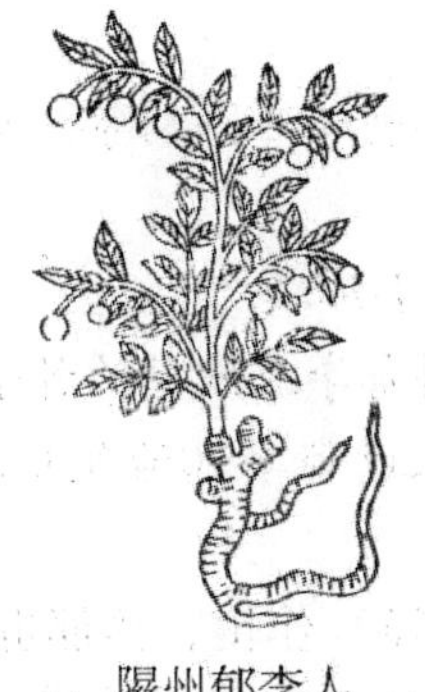
隰州郁李人

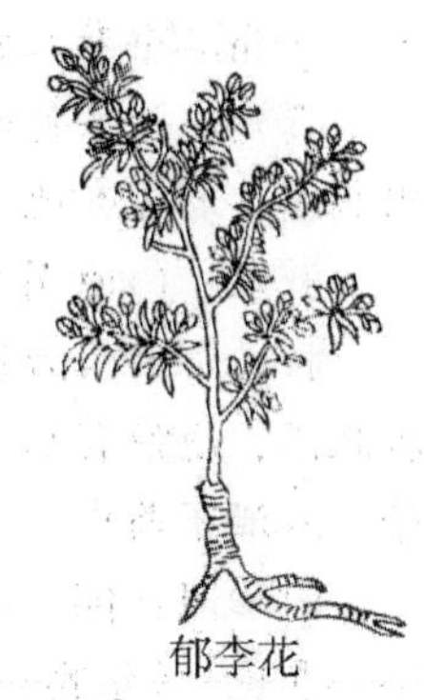
郁李花

《尔雅》云：常棣，一名棣。郭云：今山中有棣树，子如樱桃，可食。《诗·小雅》云：常棣之华。陆机云：许慎曰，白棣树也，如李而小，如樱桃正白，今官园种之。又有赤棣树，亦似白棣，叶如刺榆叶而微圆，子正赤如郁李而小，五月始熟，关西天水、陇西多有之。

《药性论》云：郁李人，臣，味苦辛，能治肠中结气，关格不通，根治齿痛，宣结气，破结聚。《日华子》云：郁李人，通泄五脏膀胱急痛，宣腰胯冷脓，消宿食，下气。

又云：根，凉，无毒。治小儿热发作汤浴，风蚛牙，浓煎含之。

《图经》曰：郁李人，《本经》不载所出州土，但云生高山川谷，及丘陵上，今处处有之。木高五六尺，枝条花叶皆若李，惟子小若樱桃，赤色而味甘酸，核随子熟，六月采根并实，取核中人用。陆机《草木疏》云：唐棣即奥李也，一名雀梅，亦曰车下李。所在山中皆有；其华或白或赤，六月中成实如李，子可食。今近京人家园圃植一种，枝茎作长条，花极繁密而多叶，亦谓之郁李，不堪入药用。韦宙《独行方》疗脚气浮肿，心腹满，大小便不通，气急喘息者；以郁李人十二分，捣碎，水研取汁，薏苡人捣碎如粟米，取三合，以汁煮米作粥，空腹飡[②]之佳。《必效方》疗癖，取车下李人微汤[③]，退去皮及并[④]人者，与干面相拌之为饼，如犹干，和淡水如常搜面作饼，大小一如病人掌为二饼，微炙使黄，勿令至熟，空腹食一枚，当快利，如不利，更食一枚，或饮热粥汁，以利为度。若至午后痢[⑤]不止，即以醋饭止之，利后当虚。病未尽者量力一二日更进一服，以病尽为限。小儿亦以意量之。不得食酪及牛马肉等。无不效。但病重者，李人与面相半，轻者以意减之，病减之后，服者亦任量力，累试神验。

<u>《雷公》</u>云：凡采得，先汤浸，然削上尖、去皮令净，用生蜜浸一宿漉出阴干，研如膏用。

《食疗》云：气结者，酒服人四十丸、粒，更泻尤良。又破癖气，能下四肢水。

《外台秘要》：张文仲龋齿：以郁李根白皮，切，水煮浓汁含之，冷即易，吐出虫。

姚和众：治小儿多热不痊后，熟汤研郁李人，如杏酪，一日服二合。

又方：治卒心痛，郁李人三七枚，烂嚼，以新汲水下之，饭温汤尤妙，须臾痛止，却煎薄盐汤，热呷之。

《杨氏产乳》：疗身体肿满，水气急，卧不得：郁李人一大合，捣为末，和麦面搜作饼子，与吃，入口即大便通，利气便差。

《衍义》曰：郁李人，其子如御李子，至红熟堪啖，微涩。其人汤去皮，研极烂，入生龙脑，点赤目。陕西甚多，根煎汤，渫[⑥]风蚛牙。

现注：

①龋：下原有丘禹切三字注音。

②飡：同餐或飧。

③汤：同烫。以汤烫一下。

④指二个李人相并者。

⑤痢：此字前面有快利等三个利字，及后面利后当虚，共四个利字皆用利，唯此一处用痢字，原文如此。

⑥渫：(xiè 屑)，除去污垢。

按：郁李人为蔷薇科郁李或欧李的种子。临床写为郁李仁。综合功能逐水消肿，消大腹胀满，通便利水。临床以郁李人治便秘不通，肠枯便燥，习惯便秘，大腹水肿，腹水等。入泄下药中。

时珍曰：郁，《山海经》作栯，馥郁也。花、实俱香，故以名之。陆机《诗疏》作薁字，非也。《尔雅》常棣即此。或以为唐棣，误矣。唐棣乃枎栘，白杨之类也。时珍曰：其花粉红色，实如小李。元素曰：辛、苦，阴中之阳，脾经气分药也。时珍曰：郁李仁甘苦而润，其性降，故能下气利水。按：《宋史·钱乙传》云：一乳妇因悸而病，既愈，目张不得瞑。乙曰：煮郁李酒饮之使醉，即愈。所以然者，目系内连肝胆，恐则气结，胆横不下。郁李能去结，随酒入胆，结去胆下，则目能瞑矣。此盖得肯綮之妙者也。

附方：新二。

小儿闭结：襁褓小儿，大小便不通，并惊热痰实，欲得溏动者。大黄（酒浸，炒）、郁李仁（去皮，研）各一钱，滑石末一两，捣和丸黍米大。两岁小儿三丸，量人加减，白汤下。(钱乙《直诀》)

皮肤血汗：郁李仁（去皮，研）一钱，鹅梨捣汁调下。(《圣济总录》)

皮肤血汗：郁李仁（去皮，研）一钱，鹅梨捣汁调下。(《圣济总录》)

莽　　草

味辛、苦，温，有毒。主头风痈肿，乳痈，疝瘕，除结气疥瘙，杀虫鱼。疗喉痹不通，乳难，头风痒。可用沐，勿令入眼。一名葞[①]，一名春草。生上谷山谷，及冤句。五月采叶，阴干。

陶隐居云：今东间处处皆有，叶青新烈者良。人用捣以和米内水中，鱼吞即死浮出，人取食之无妨。莽草字亦作茵字，今俗呼为茵草也。

臣禹锡等谨按《尔雅》云：葞，春草释曰：药草也。今俗为茵草。郭云：一名芒草者，所见本异也。

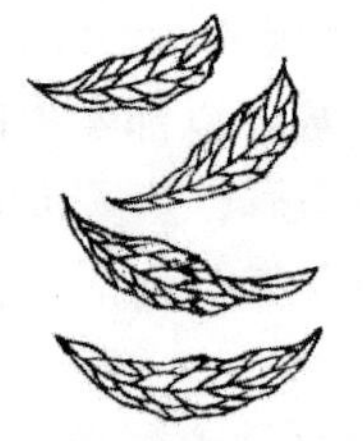
福州莽草

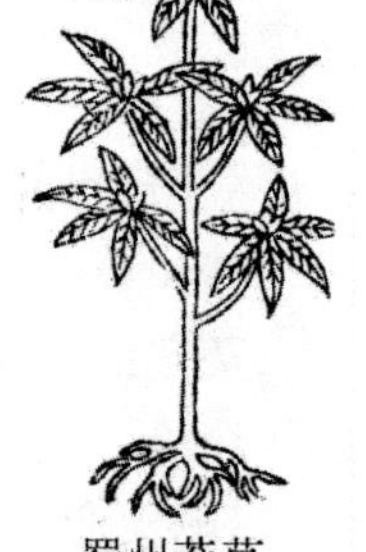
蜀州莽草

《药性论》云：茵草，臣。能治风疽，疝气肿坠，凝血，治瘰疬，除湿风，不及汤服，主头疮白秃，杀虫，与白蔹、赤小豆为末，鸡子白调如糊，熁毒肿，干即更易上。

《日华子》云：治皮肤麻痹，并浓煎汤淋，风蚛牙痛喉痹，亦浓煎汁，含后净漱口。

《图经》曰：莽草，亦曰茵草，出上谷及冤句，今南中州郡及蜀川皆有之。木若石南而叶稀，无花实，五月、七月采叶，阴干。一说藤生绕木石间，古方治风毒痹厥，诸酒皆用茵卌草。今医家取其叶煎汤，热含少顷间吐之，以治牙齿风蚛甚效。此木也，而《尔雅·释草》云：葞，春草。释曰：药草，莽草也。郭璞云：一名芒草，茵音近故尔。然谓之草者乃蔓生者是也。

《唐本余》：治难产。

《雷公》云：凡使，采得后，便取叶细剉，又生甘草、水蓼二味并细剉之，用生稀绢袋盛毒木叶于甑中上，甘草、水蓼同蒸一日，去诸药二件，取出晒干用之，勿用尖有孪生者。

《圣惠方》：治牙齿蚛孔疼痛，及有虫：用莔草为末，绵裹内蚛孔中，或于痛处咬之，低头吐津勿咽之，疼痛便定。

又方：治瘰疬发肿而坚结成核，用莔草一两为末，鸡子白和敷于帛上贴之，日二易之便差。《肘后方》：治痈疮未溃：莔草末，鸡子白涂纸厚贴上，燥复易，得痛良。又风齿疼颊肿；用五两，水一斗，煮取五升，热含漱吐之，一日尽。

《梅师方》：治齿肿痛：莔草、郁李人各四两，水六升，煎取二升，去滓，热含冷吐。

《周礼》：翦[②]氏掌除蠹物，以莔草熏之则死。

《衍义》曰：莽草，今人呼为莔草，浓煎汤，淋渫皮肤麻痹。《本经》一名春草，诸家皆谓为草，今居木部，《图经》亦然。今世所用者，皆木叶也，如石南，枝梗干则绉[③]，揉之其嗅如椒。《尔雅》释草云：葞，春草。释曰：今莽草也。与《本经》合，今当具言之。石南条中陶隐居注云：似莔草，凌冬不凋。诚木无疑。

现注：

①葞：(mǐ 米)。

②翦：原刻成煎，误。据《周礼》改之。

③绉：(zhòu 宙) 原指细葛布类，此处同皱。

按：莽草，为木兰科狭叶茴香。综合功能散头风消痈肿，消乳痈，散疝瘕，除结气。消喉痹，通乳，止痒。

时珍曰：此物有毒，食之令人迷惘，故名。山人以毒鼠，谓之鼠莽。时珍曰：葞音尾，白薇也。薇、葞字音相近尔。《别录》白薇下云：一名春草，而此又以为草，盖因孙炎之误也。今正之。时珍曰：《范子计然》云：莽草出三辅，青色者善。时珍曰：莽草制雌黄、雄黄而有毒，误食害人。惟紫河车磨水服，及黑豆煮汁服，可解。豆汁浇其根即烂，性相制也。

时珍曰：古方治小儿伤寒，有莽草汤。又《琐碎录》云：思村王氏之子，生七日而两肾缩入。二医云：此受寒气而然也。以硫黄、茱萸、大蒜研涂其腹，以莔草、蛇床子烧烟，熏其下部而愈也。

附方：新十。

贼风肿痹：风入五藏恍惚，宜莽草膏主之：莽草一斤，乌头、附子、踯躅各二两，切，以水和醋一升，渍一宿。猪脂一斤，煎三上三下，绞去滓。向火，以手摩病上三百度，应手即瘥。若耳鼻疾，可以绵裹塞之。疥癣杂疮，并宜摩之。(《肘后》)

小儿风痫：掣戴眼，极者日数十发，又治大人贼风。莽草、雷丸各一鸡子黄大，化猪脂一斤，煎七沸，去滓，摩痛处，勿近目及阴，日凡三四次。(《外台秘要》)

头风久痛：莽草煎汤沐之，勿令入目。(《圣惠方》)

乳肿不消：莽草、小豆等分。为末。苦酒和，敷之。(《卫生易简》)

狗咬昏闷：浸椒水，调莽草末敷之。(《便民图纂》)

无食子

味苦，温，无毒。主赤白痢，肠滑，生肌肉。出西戎[①]。

《唐本》注云：生沙碛间。树似柽。今注：一名没食子，出波斯国。主小儿疳䘌，能黑髲[②]发，治阴疮阴汁，温中和气。《唐本》先附。

臣禹锡等谨按《药性论》云：无食子，使。治大人小儿大腹冷，滑痢不禁。

段成式《酉阳杂俎》云：无石[③]子，出波斯国，波斯呼为摩贼，树高六七丈，围八九尺，叶似桃而长，三月开花白色心微红，子圆如弹丸，初青，熟乃黄白，虫蚀成孔者入药用。其树一年生无食子，一年生跋屡，大如指，长三寸，上有壳，中人如粟黄可啖之。

《海药》谨按徐表[④]《南州记》云：波斯国，大小如药子，味温平无毒。主肠虚冷痢，益血，生精，乌髭发，和气安神，治阴毒痿[⑤]。烧灰用。张仲景使治阴汗，取烧灰，先以微温浴了，即以帛微裛后敷灰囊上甚良。波斯每食以代果，番胡呼为没食子，今人呼墨食子，转谬矣。

《雷公》云：墨石子，凡用勿令犯铜铁并被火惊者。颗小纹细，上无栨[⑥]米者妙。用浆水于砂盆中或硬青石上研令尽，却焙干研了用，勿捣，能为乌犀色。

《千金方》：治急疳蚀口鼻者：没石子为末，吹下部即差。

《子母秘录》：治产后痢：没石子一个，烧为末，和酒服方寸匕，冷即酒服，热即饮下。

《宫气方》：治小儿久痢不较：没食子二个，切，熬令黄色，研作馄饨食之。

《衍义》曰：无石子，今人合他药染髭。

现注：

①本条原为墨字，为《唐本》文。

②髲：(bì 毕)，假发，黑髲发即染假发。

③无石子：原刻如此，文中无石子、无食子间用之。

④徐表：原刻成徐长《南荆记》，但其他章节多为徐表《南州记》。似未用长，荆二字。其他章节有写成《南海记》的，开头所引书目录则写成《南方记》。

⑤阴毒痿：似应为阴毒疮。

⑥栨：(cì 次)，原指疖，雷或指表面无栨米样突起。

按：无食子为没食子树上由没食子蜂所产之虫婴。临床写为没食子。功能止痢涩肠。《唐本》云治阴疮阴汗。《海药》治阴毒疮。现可用没食子酸枯痔，或外浸坐浴痔疮甚好。如无没食子，用五倍子亦可。

时珍曰：按《方舆志》云：大食国有树，一年生如栗子而长，名曰蒲卢子，可食。次年则生麻荼泽，即没石子也。间岁互生，一根异产如此。《一统志》云：没石子出大食诸地。树如樟，实如中国茅栗。

附方：新五。

血痢不止：没石子一两为末，饮丸小豆大。每食前米饮下五十丸。(《普济方》)

牙齿疼痛：绵裹无食子末一钱咬之，涎出吐去。(《圣济总录》)

鼻面酒齇：南方没石子有孔者，水磨成膏。夜夜涂之，甚妙。(危氏《得效方》)

大小口疮：没石子（炮）三分，甘草一分。研末掺之。月内小儿生者，少许置乳上

吮之，入口即啼，不过三次。(《圣济总录》)

足趾肉刺：无食子三枚，肥皂荚一挺。烧存性，为末。醋和敷之，立效。(《奇效方》)

黄药根

味苦，平，无毒。主诸恶肿瘘喉痹，蛇犬咬毒。取根研服之，亦含亦涂。藤生，高三四尺，根及茎似小桑，生岭南[①]。今附。

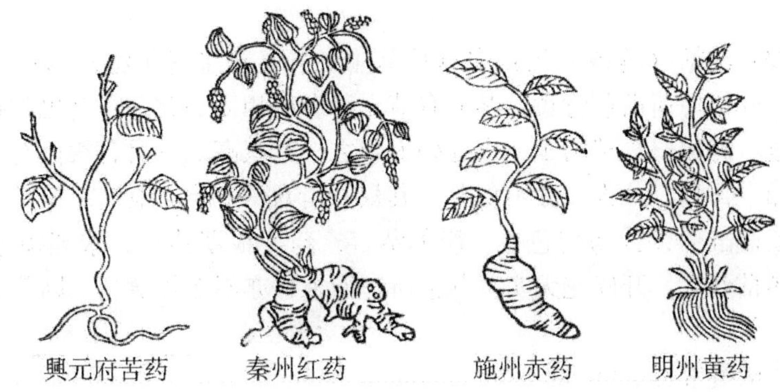
興元府苦药　秦州红药　施州赤药　明州黄药

臣禹锡等谨按《日华子》云：黄药，凉。治马一切疾。

《图经》曰：黄药根，生岭南，今夔、峡州郡及明、越、秦、陇州山中亦有之，以忠、万州者为胜。藤生，高三四尺，根及茎似小桑。十月采根。秦州出者谓之红药子，叶似荞麦，枝梗赤色，七月开白花，其根初采湿时红赤色，暴干即黄。开州兴元府又产一种苦药子，大抵与黄药相类。主五脏邪气，治肺压热，除烦躁，亦入马药用。春采根，暴干。又下有药实根条云：生蜀郡山谷。苏恭云：即药子也。用其核人，《本经》误载根字，疑即黄药之实。然云生叶似杏，花红白色，子肉味酸，此为不同。今亦稀用，故附于此。孙思邈《千金·月令》疗忽生瘿疾一二年者；以万州黄药子半斤，须紧重者为上，如轻虚即是佗[②]州者，力慢，须用一倍，取无灰酒一斗，投药其中，固济瓶口，以糠火烧一复时，停腾待酒冷，即开。患者时时饮一盏，不令绝酒气，经三五日后，常须把镜自照，觉消即停饮，不尔便令人项细也。刘禹锡《传信方》亦著其效，云：得之邕州从事张岧，[③]岧目击有效，复己试其验如神。其方并同，有小异处，惟烧酒候香气出外，瓶头有津出即止，不待一宿，火仍不得太猛，酒有灰。

《经验方》：治咯血：黄药、汉防己各一两为末，每服一钱匕，水一盏，小麦二十粒同煎，食后温服。

《斗门方》：治瘿气：用黄药子一斤浸洗净，酒一斗浸之，每日早晚常服一盏，忌一切毒物，及不得喜怒，但以线子逐日度瘿，知其效。

《简要济众》：治鼻衄不止：黄药子为末，每服二钱匕，煎薄胶汤下，良久以新汲水调面末一匙头服之。

又方：敷疮药：黄药子四两为末，以冷水调敷疮上，干即旋敷之。

《兵部手集》：治鼻衄出血，两头不止，谓血汗，王郎中得方：以新汲水摩黄药子一碗勿令绝稀，顿服立差。

《衍义》曰：黄药，亦治马心肺热有功。

现注：

①本条原为墨字，今附为《开宝》文。

②佗：此处同他。

③岧：（tiáo 条）。

按：黄药根，为薯蓣科黄独的块茎。今称黄药子。综合功能消恶肿，除疮瘘，清喉痹。《千金方》云治瘿疾。《简要济众》云治鼻衄。临床以黄药子治甲状腺肿及一些肿瘤有效。

时珍曰：按：沈括《笔谈》云：本草甘草注，引郭璞注《尔雅》云：大苦者，云即甘草也。蔓生，叶似薄荷而色青黄，茎赤有节，节有枝相当。此乃黄药也其味及苦，故曰大苦，非甘草也。时珍曰：黄药子，今处处人栽之。其茎高二三尺，柔而有节，似藤，实非藤也。叶大如拳，长三寸许，亦不似桑。其根长者尺许，大者围二三肉色颇似羊蹄根。人皆捣其根入染蓝缸中，云易变色也。唐苏恭言，药实根即药子，宋苏颂遂以为黄药之实。然今黄药冬枯春生，开碎花无实。苏恭所谓药子，亦不专指黄药。则苏颂所以言，亦未可凭信也。

凉血降火，消瘿解毒。（时珍）

附方：

吐血不止：药子一两，水煎服。（《圣惠方》）

咯血吐血：《百一选方》：用蒲黄、黄药子等分，为末，掌中舐之。王衮《博济方》：用黄药子、汉防己各一两为末，每服一钱，小麦汤食后调服，一日二服。产后血运：恶物冲心，四肢冰冷，唇青腹胀，昏迷：红药子一两，头红花一钱，水二盏，妇人油钗二只，同煎一盏服。大小便俱利，血自下也。（《禹讲师经验方》）

天泡水疮：黄药子末，搽之。（《集简方》）

雷　丸

味苦、咸，寒，微寒，有小毒。主杀三虫，逐毒气，胃中热，利丈夫不利女子，作摩膏，除小儿百病。逐邪气恶风汗出，除皮中热，结积蛊毒，白虫寸白自出不止。久服令人阴痿。一名雷矢，一名雷实。赤者杀人。生石城山谷及汉中土中。八月采根，暴干。

荔实、厚朴为之使，恶葛根。

陶隐居云：今出建平、宜都间。累累相连如丸。《本经》云：利丈夫。《别录》云：久服阴痿，于事相反。

《唐本》注云：雷丸，竹之苓也。无有苗蔓，皆零无相连者。今出房州、金州。今注：此物性寒。《本经》云：利丈夫，不利女子，《别录》云：久服令阴痿者，于事相反。按此则疏利男子元气，不疏利女子脏气，其义显矣。

臣禹锡等谨按《范子》云：雷矢，出汉中，色白者善。

吴氏云：雷丸，神农苦；黄帝、岐伯、桐君甘，有毒；扁鹊甘，无毒；季氏大寒。

《药性论》云：雷丸，君，恶蓄根，味苦有小毒。能逐风。芫花为使。主癫痫狂走，杀蚘虫。

《日华子》云：入药炮用。

《雷公》云：凡使，用甘草水浸一宿了，铜刀刮上黑皮，破作四五片，又用甘草汤浸一宿后蒸，从巳至未出，日干。却以酒拌如前，从巳至未蒸，日干用。

《经验前[1]方》下寸白虫；雷丸一味，水浸软，去皮，切，焙干为末，每有疾者，五更初先食炙肉少许，便以一钱匕药稀粥调半钱服之。服时须六衙及上半月日虫乃下。

现注：

①其他章节皆言《经验后方》，所引书目表中亦无《经验前方》之名。

按：雷丸，为多孔菌科雷丸菌的菌核。综合功能杀虫，逐毒气，消胃中热，利丈夫，除小儿百病，除皮中热。《药性论》云主癫痫狂走。临床以雷丸治虫积，猪囊虫病，以及囊虫性癫痫等。临床入驱虫药中。

时珍曰：雷斧、雷楔，皆霹雳击物精气所化。此物生土中，无苗叶而杀虫逐邪，犹雷之丸也。竹之余气所结，故曰竹苓。苓亦屎也，古者屎、苓字通用。时珍曰：雷丸大小如栗，状如猪苓而圆，皮黑肉白，甚坚实。时珍曰：甘、微苦，平。时珍曰：按：范正敏《遁斋闲览》云：杨中年得异疾，每发语，腹中有小声应之，久渐声大。有道士见之曰：此应声虫也。但读本草，取不应者治之。读至雷丸，不应。遂顿服数粒而愈。

附方：新一。

小儿出汗有热：雷丸四两，粉半斤，为末扑之。(《千金方》)

槲[1]　若

味甘苦，平，无毒。主痔，止血，疗血痢，止渴。取脉，炙用之。皮味苦，水煎浓汁，除蛊及瘘。俗用甚效[2]。《唐本》先附。

臣禹锡等谨按《药性论》云：槲皮，亦可单用。主治恶疮；煎汤洗之良。

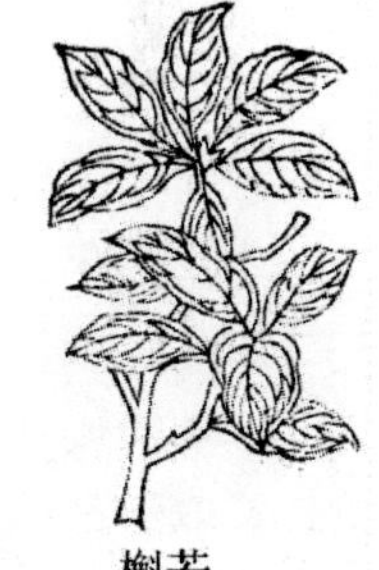
槲若

《日华子》云：槲皮，味涩，能止瘰疬涩五脏。

《图经》曰：槲若，《本经》不载所出州土，今处处山林多有之。木高丈余，若，即叶也，与栎相类，亦有斗，但小不中用耳。不拘时采其叶并皮用。葛洪洗诸败烂疮，乳疮并用此皮，切三升，水一斗，煮五升，春夏冷用，秋冬温用，洗疮洗毕乃敷诸膏，谓之赤龙皮汤。又治毒，攻下部生疮者；槲皮合榉煮汁如饴糖，以导之。《千金翼方》疗蛊毒；以槲木北阴白皮一大握，长五寸，以水三升，煮取一升，空腹分服即吐蛊出也。

《圣惠方》：治冷淋，小肠不利，茎中急痛，用斛[3]叶捣末，每服三钱，水一盏，葱白七寸，煎六分，去滓食前温服。

又方：治蝼蛄瘘：用斛叶烧灰，细研，以泔别浸斛叶，取洗疮拭之，内少许灰于疮中。

孙真人：《备急方》：孩子淋疾；槲叶三片，煎汤服一鸡子，小便当时下。

《简要济众》：治吐血；槲叶，不拘多少，捣末，每服二钱，水一盏，煎取五七分，和滓服。又方：若鼻中外查[4]瘤脓血：槲叶灰，先以泔清煮榆叶取汁，洗拭干，内灰疮中良。

《子母秘录》：治小儿及大人赤白痢，新槲皮一斤，去黑皮，细切，以水一斗，煎取五升，去滓，更煎如膏，和酒服立愈。

《衍义》曰：槲若，亦有斗，但不及栎，木虽坚而不堪充材。叶微炙，炒槐花减槲叶之半，同为末，米饮调服；治初得肠风及血痔，热多者尤佳。亦堪为炭，但不及栎木。

现注：

①槲：下原有音斛二字注音。

②本条原为墨字，为《唐本》文。

③斛：本为槲，此处及下面几处用斛，皆为原文如此而照录。

④查：应为皻。因原文为查而照录。

按：槲若，为壳斗科槲树的叶。功能消痔止血，止痢止渴。《药性论》云：槲皮治恶疮。《日华子》云治瘰疬。《圣惠方》云治茎中急痛。《备急方》治淋疾。

释名：槲樕（音速），朴樕（并《尔雅》）、大叶栎（俗）、栎子。

时珍曰：槲樕，犹觳觫也。栗子绽悬，有战栗之象，故谓之栗；槲叶摇动，有觳觫之态，故曰槲也。朴者，婆娑、蓬然之貌。其树偃蹇，其叶故也。俗称衣物不整者为朴，本此。其实木强，故俗谓之栎子。《史》言：武后挂赦书于槲树，人遂呼为金鸡树云。时珍曰：槲有二种：一种丛生小者名枹（音孚，见《尔雅》）。一种高者名大叶栎。树、叶俱似栗，长大粗厚，冬月凋落，三、四月开花亦如栗，八、九月结实似橡子而稍短小，其蒂亦有斗。其实僵涩味恶，荒岁人亦食之。其木理粗不及橡木，所谓樗栎之材者指此。

仁：蒸煮作粉，涩肠止痢，功同橡子（时珍）。活血，利小便，除面上皻赤。（时珍）

附方：新三。

鼻衄不止：槲叶。捣汁一小盏，顿服即止。（《圣惠方》）

鼻上皻疱：出脓血者。以泔水煮槲叶，取汁洗之，拭干，纳槲叶灰少许于中，良。（《圣惠》）

腋下狐臭：槲若三升。切，水煮浓汁，洗毕，即以甘苦瓠壳烟熏之。后用辛夷、细辛、杜蘅末，醋浸即夜，敷之。（《千金方》）

木皮：止赤白痢，肠风下血。（时珍）

附方：新六。附骨疽疮：槲皮烧研，米饮每服方寸匕。（《千金方》）

一切瘘瘘：《千金》：用槲树北阴白皮三十斤（锉）。以水一石，煮一斗，去滓，煎如饴；又取通都厕上雄鼠屎、雌鼠屎各十四枚，烧汁尽研和之，纳温酒一升和匀。瘦人食五合，当有虫出也。崔氏《纂要》：用槲白皮（切）五升。水八升，煮令泣泣，去滓，再煎成膏。日服枣许，并图疮上。宜食苜蓿、盐、饭一助之。以瘥为度。小儿瘰疬：槲树皮，去粗皮，切，煎汤频洗之。（《圣惠方》）

久痢不止：槲白皮（姜汁炙五度）一两，干姜（炮）半两。为末。每服二钱，米饮调下。（《圣济总录》）

久疮不已：槲木皮一尺，阔六寸，切，以水一斗，煮取五升，入白砂糖十挺，煎取一升，分三服，即吐而愈。（《肘后方》）

白杨树皮

味苦，无毒。主毒风脚气肿，四肢缓弱不随，毒气游易[1]在皮肤中，痰癖等，酒渍服之[2]。取叶圆大，蒂小，无风自动者。

今按：陈藏器本草云：白杨，去风痹宿血，折伤，血沥在骨肉间，痛不可忍，及皮肤风瘙肿，杂五木为汤，捋浸损处。北[3]土极多，人种墟墓间，树大皮白。或云叶无风自动，此是栘[4]杨，非白杨也。《唐本》先附。

臣禹锡等谨按《日华子》云：味酸冷，治仆损瘀血，并须酒服，煎膏可续筋骨，非寻常杨柳，并松杨，树叶如梨者是也。

《图经》曰：白杨，旧不载所出州土，今处处有之，北土尤多。人种于墟墓间，株大叶圆如梨，皮白，木似杨，故名白杨。采其皮无时。此下又有水杨条，《经》云：叶圆阔而赤，枝条短梗，多生水岸傍，其形如杨柳相似，以生水岸，故名水杨。《尔雅》所谓旄，泽柳。其云：生水傍，形如杨柳，即今蒲杨是也。杨柳之类亦多。崔豹，《古今注》曰：白杨叶圆，青杨叶长，柳叶亦长细，栘[5]杨圆叶弱蒂，微风则大摇。一名高飞，一曰独摇。蒲柳生水边，叶似青杨，亦曰蒲杨，亦日栘柳，亦曰蒲栘焉。水杨即蒲杨也。枝茎劲韧[6]，作矢用。又有赤杨，霜降叶赤，材理亦赤也。然今人鲜能分别之。余并见柳华条。《必效方》疗腹满癖坚如石，积年不损者；取白杨木东南枝去苍皮，护风细剉五升，熬令黄，以酒五升，淋讫即以绢袋盛滓，还内酒中密封再宿，每服一合，日三。

白杨

《雷公》云：凡使，以铜刀刮粗皮，蒸从巳至未，出用布袋盛于屋东挂干用。

《外台秘要》：治口吻疮，以嫩枝于铁上烧作灰脂敷之。

《千金方》：治妊娠下痢：白杨皮一斤，水一斗，煮取二升，分三服。

《梅师方》：治牙疼：白杨皮醋煎含之。

孙真人：主口疮；以白杨枝浆，水煎和盐含之。

《衍义》曰：白杨，陕西甚多，永耀间居人修盖多此木也。然易生根，斫木时碎札[7]入土即下根，故易以繁植，非止墟墓间，于人家舍前后及夹道往往植之，土地所宜尔。风纔至，叶如大雨声，叶梗故如是，又谓无风自动，则无此事。尝官永耀间，熟见之。但风微时当风迳者其叶孤绝处则往往独摇，以其蒂细长，叶重大，微风虽过，故往来卒无已，时势使然也。其叶面青光，背白，木身微白，故曰白杨。非如粉之白。

现注：

①易：下原有音翼二字注音。

②本条原为墨字，为《唐本》文。

③北土：原刻成此上，现据《图经》改之。

④栘：下原有音移二字注音。现音（yí 移）本指唐棣。

⑤栘：下原有时题切三字注音。

⑥韧：下原有音刃二字注音。

⑦札：一般为渣，札可指铠甲叶片，故木札似指木渣成片如铠甲片者。

按：白杨皮为杨柳科山杨的树皮。综合功能祛风消肿，消脚气。除四肢缓弱不遂。清毒气，消痃癖。陈藏器云疗风痹宿血，并疗折伤。一般药房无此，可令患者自采之。

时珍曰：郑樵《通志》言：白杨，一名高飞，与杨同名。今俗通呼杨为白杨，且白杨亦因风独摇，故得同名也。时珍曰：白杨木高大。叶圆似梨而肥大有尖，面青而光，背甚白色，有锯齿。木肌细白，性坚直，用为梁，终不挠曲。与杨乃一类二种也，治病之功，大抵仿佛。嫩叶亦可救荒，老叶可作酒曲料。

煎汤日饮，煎浆水入盐含漱，治口疮。煎水酿酒，消瘿气（时珍）。

附方：新一。

项下瘿气：秫米三斗炊熟，取圆叶白杨皮十两，勿令见风，切，水五升，煮取二升，渍曲末五两，如常酿酒。每旦一盏，日再服。

枝：主消腹痛，治吻疮（时珍）。

附方：新一。

面色不白：白杨皮十八两，桃花一两，白瓜子仁三两，为末。每服方寸匕，日三服。五十日，面及手足皆白。（《圣济总录》）

叶：主龋齿，煎水含漱。又治骨疽久发，骨从中出，频捣敷之（时珍）。

桄榔[1]子

味苦，平，无毒。主宿血。其木似栟榈，坚硬。斫其内有面，大者至数斛，食之不饥。其皮堪作绠。生岭南山谷[2]。今附。

《图经》曰：桄榔，生岭南山谷，今二广州郡皆有之，人家亦植于庭除间。其木栟似榈而坚硬，斫其间有面，大者至数石，食之不饥。其皮至柔坚韧，可以作绠，其子作穗，生木端。不拘时月采之。《岭表录异》云：桄榔木，枝叶并茂，与枣槟榔等小异，然叶下有须如粗马尾，广人采之以织巾子，其须尤宜咸水浸渍，即粗胀而韧，故以此缚舶，不用钉线。木性如竹，紫黑色，有文理，工人解之以制博弈局，又其木刚，作铰[3]锄利如铁，中石更利，惟中蕉椰致败耳。

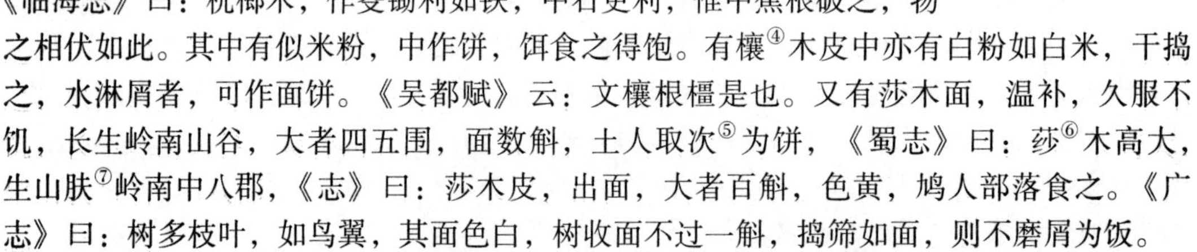
桄榔子

陈藏器云：《华阳国志》云：郡少谷，取桄榔面，以牛酪食之。《临海志》曰：桄榔木，作芟锄利如铁，中石更利，惟中蕉根破之，物之相伏如此。其中有似米粉，中作饼，饵食之得饱。有穰[4]木皮中亦有白粉如白米，干捣之，水淋屑者，可作面饼。《吴都赋》云：文穰根橿是也。又有莎木面，温补，久服不饥，长生岭南山谷，大者四五围，面数斛，土人取次[5]为饼，《蜀志》曰：莎[6]木高大，生山肤[7]岭南中八郡，《志》曰：莎木皮，出面，大者百斛，色黄，鸠人部落食之。《广志》曰：树多枝叶，如鸟翼，其面色白，树收面不过一斛，捣筛如面，则不磨屑为饭。

《海药》云：谨按《岭表录》云：生广南山谷，树身皮叶与蕃枣、槟榔等小异，然叶下有发如粗马尾，广人用织巾子，木皮内有面，食之极有补益虚羸乏损，腰脚无力，久服轻身，辟谷。《录异》云：桄榔盖以此也。

现注：

①桄：下原有音光二字注音。榔：上原有音榔二字注音。

②本条原为墨字，今附为《开宝》文。

③铰：（shān 山），指镰刀，字典无此字。

④穰：（xiāng 镶）原刻字不清似權字，根据下文“文穰根橿”（jiāng 姜）知为穰木。字典注穰即莎木。

⑤次：意为中间。

⑥莎：（shā 纱）。

⑦山肤：本指石耳，生悬崖石壁上可入药食用，此或言生山肤之地。卷十二莎木条引《蜀记》云生南中八郡，无“山肤”“岭”三字。《蜀记》为原文如此，本条为写为《蜀志》。书名有出入。

按：桄榔子，为棕榈科光榔子。功能消宿血。《海药》云补虚，解腰脚无力。

释名：木名姑榔木（《临海异物志》）、面木（《伽蓝记》）、董棕（杨慎《卮言》）、铁木。

时珍曰：其木似槟榔而光利，故名桄榔。姑榔，其音讹也。面，言其粉也，铁言其坚也。时珍曰：桄榔，二广、交、蜀皆有之。按：郭义恭《广志》云：木大者四五围，高五六丈，拱直无旁枝。巅顶生叶数十，破似棕叶，其木肌坚，斫入数寸，得粉赤黄色，可食。

又顾玠《海槎录》云：桄榔木身直如杉，又如棕榈、椰子、槟榔、波斯枣、古散诸树而稍异，有节似大竹。树杪挺出数枝，开花成穗，绿色。结子如青珠，每条不下百颗，一树近百余条，团团悬挂若伞，极可爱。其木最重，色类花梨而多纹，番舶用代铁枪，锋甚利。古散亦木名，可为杖，又名虎散。

苏方木

味甘咸，平，无毒。主破血，产后血胀闷欲死者，苦酒煮五两，取浓汁服之效[①]。

《唐本》注云：此人用染色者，出南海、昆仑、来、交州，爱州亦有。树似菴罗，叶若榆叶而无涩，抽条长丈许，花黄，子生青熟黑。

今按：陈藏器本草云：苏方，寒。主霍乱呕逆，及人常呕吐。用水煎服之。破血，当以酒煮为良。《唐本》先附。

臣禹锡等谨按《日华子》云：治妇人血气，心腹痛，月候不调，及蓐劳。排脓止痛消痈肿，扑损瘀血，女人失音血噤，赤白痢，并后分急痛。《雷公》云：凡使，去上粗皮，并节了，若有中心文横如紫角者，号曰木中尊色，其效倍常百等。须细剉了，重捣拌细条梅枝蒸，从巳至申出，阴干用。

《肘后方》：治血运：苏方三两，细剉，水五升，煮取二升，分再服，差。若无苏方，取绯衣煮汁服亦得。

《海药》云：谨按徐表《南海[②]记》，生海畔，叶似绦，木若女桢[③]，味平无毒。主虚劳血癖，气壅滞，产后恶露，不安怯起，冲心腹中搅痛，及经络不通，男女中风，口噤不语。宜此法：细研乳头香细末方寸匕，酒煎苏方去滓调服，立吐恶物差。

现注：

①本条原为墨字，为《唐本》文。

②其他章节皆为《南州记》，此处海字为原文照录。

③桢：（zhēn 贞），即女贞子木之名。

按：苏方木为豆科苏木的木材。功能破血消胀。《日华子》云排脓止痛消痈，消瘀血，治心腹痛，月候不调。临床用治瘀血外伤，血肿，关节痛，贫血等又有麻醉作用。

释名：苏木。时珍曰：海岛有苏方国，其地产此木，故名。今人省呼为苏木尔。时珍曰：按：嵇含《南方草木状》云：苏方树类槐，黄花黑子，出九真。煎汁忌铁器，则色黯。其木蠹之粪名曰紫纳，亦可用。暹罗国人贱用如薪。杲曰：甘、咸，凉。可升可降，阳中阴也。

好古曰：味甘而微酸、辛，其性平。

破疮疡死血，产后败血。（李杲）

元素曰：苏木性凉，味微辛。发散表里风气，宜与防风同用。又能破死血，产后血肿胀满欲死者宜之。时珍曰：苏方木乃三阴经血分药。少用则和血，多用则破血。

附方：新五。

产后气喘：面黑欲死，乃血入肺也：用苏木二两，水两碗，煮一碗，入人参末一两服。随时加减，神效不可言。（胡氏方）

破伤风病：苏方木（为散）三钱，酒服立效。名独圣散。（《普济方》）

脚气肿痛：苏方木、鹭鸶藤等分，细锉，入淀粉少许，水二斗，煎一斗五升，先熏后洗。（《普济方》）

偏坠肿痛：苏方木二两，好酒一壶煮熟，频饮立好。（《集简方》）

金疮接指：凡指断及刀斧伤。用真苏木末敷之，外以蚕茧包缚完固，数日如故。（《摄生方》）

榉树皮

大寒。主时行头痛，热结在肠胃。

陶隐居云：山中处处有，皮似檀、槐，叶如栎槲，人亦多识。用之削取里皮，去上甲，煎服之。夏日作饮去热。

《唐本》注云：此树所在皆有，多生溪涧水侧，叶似樗而狭长，树大者连抱高数仞，皮极粗厚，殊不似檀。俗人取煮汁以疗水及断痢，取嫩叶挼贴火烂疮有效。

臣禹锡等谨按《日华子》云：榉树皮，味苦无毒，下水气，止热痢，安胎，主妊娠人腹痛。

又云：叶冷无毒。治肿烂恶疮，盐捣罨。

又云：山榉树皮，平，无毒。治热毒风熁肿毒，乡人采叶为甜茶。

《雷公》云：凡使，勿用三四年者，无力。用二十年已来者，心空，其树只有半边向西生者是。斧剥下，去上粗皮，细剉，蒸，从巳至未，出焙干用。榉牛，凡采得用铜刀取作两片，去两翅用纸袋盛，于舍东挂，待干用。

《肘后方》：治毒气攻手足肿疼：以树皮和槲皮合煮汁如饴糖，以桦皮秾[1]煮汁绞饮之。

《衍义》曰：榉木皮，今人呼为榉柳，然叶谓柳非柳，谓槐非槐，木最大者高五六十尺，合二三人抱。湖南、北甚多。然亦下材也，不堪为器用，嫩皮取以缘栲栳与箕唇。

现注：

①秾：同浓。

按：榉树皮为榆科榉树的树皮。功能清热清头，安胎止痛，《日华子》云下水气。治热毒肿。

释名：鬼柳。时珍曰：其树高举，其木如柳，故名。山人讹为鬼柳。郭璞注《尔雅》

作柜柳，云似柳，皮可煮饮也。时珍曰：榉材红紫，作箱、案之类甚佳。郑樵《通志》云：榉乃榆类而烈，其实亦如榆钱之状。乡人采其叶为甜茶。

附方：新四。

通身水肿：榉树皮煮汁，日饮。(《圣惠方》)

蛊毒下血：榉皮一尺，芦根五寸，水二升，煮一升，顿服。当下蛊出。(《千金方》)

小儿痢血：梁州榉皮二十分（炙），犀角十二分，水三升，煮取一升，分三服取瘥。(《古今录验》方)

飞血赤眼：榉皮（去粗皮，切）二两，古钱七文，水一升半，煎七合，去滓热洗，日二次。(《圣济总录》)

桐　　叶

味苦，寒，无毒。主恶蚀疮著阴。皮主五痔，杀三虫。疗贲豚气病。花主敷猪疮，饲猪肥大三倍。生桐柏山谷。

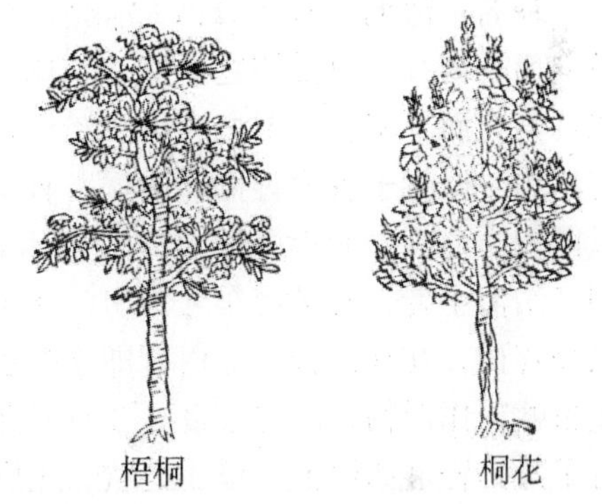
梧桐　　桐花

陶隐居云：桐树有四种；青桐叶、皮青似梧而无子；梧桐色白，叶似青桐而有子，子肥亦可食；白桐子与岗桐无异，惟有花、子尔。花二月舒，黄紫色，《礼》云：桐始华者也。岗桐无子，是作琴瑟者，今此云花，便应是白桐，白桐堪作琴瑟，一名椅[①]桐，人家多植之。

《唐本》注云：古《本草》桐花饲猪肥大三倍。今云敷疮，恐误矣。岂有故破伤猪敷桐花者。

臣禹锡等谨按《尔雅》疏云：榇[②]，一名梧。郭云：今梧桐。《诗·大雅》云：梧桐生矣，于彼朝阳是也。又曰：桐木，一名荣。郭云：即梧桐与榇梧一也。

《药性论》云：白桐皮，能治五淋，沐发去头风，生发滋润。

《日华子》云：桐油，冷，微毒。敷恶疮疥及宣水肿，涂鼠咬处能辟鼠。

《图经》曰：桐，生桐柏山谷，今处处有之。其类有四种，旧注云：青桐，枝、叶俱青而无子，梧桐，皮白叶青而有子，子肥美可食，白桐有华与子，其华二月舒黄紫色，一名椅桐，又名黄桐，则药中所用华叶者是也。岗桐似白桐，惟无子，即是作琴瑟者。陆机《草木疏》云：白桐宜为琴瑟。云南牂牁[③]人续以为布，似毛布。是作琴瑟宜岗桐、白桐二种也。又曰梓实、桐皮、白椅，今人云梧桐也。《尔雅》谓之榇，又谓之荣，是白桐、梧桐二种俱有椅名也。或曰梧桐以知日月正闰，生十二叶，一边有六叶，从下数一叶为一月，至上十二叶，有闰十三叶，小余者视之则知闰何月也。故曰梧桐不生则九州异，或云今南人作油者，乃岗桐也，此桐亦有子，颇大于梧子耳。江南有赪[④]桐，秋开红花，无实，有紫桐花如百合，实堪糖煮以啖。岭南有刺桐，叶如梧桐，花侧敷如掌，枝干有刺，花色深红，主金疮止血殊效。又梧桐白皮，亦主痔。《删繁方》：疗肠中生痔，肛门边有核者，猪悬蹄青龙五生膏中用之。其膏敷疮并酒服之。

《子母秘录》：治痈疮疽，痔瘘恶疮，小儿丹，用皮水煎敷。

《衍义》曰：桐叶，《经》注不指定是何桐，致难执用。今具四种桐各有治疗，条其状列于后；一种白桐，可斫琴者，叶三杈，开白花，亦不结子，《药性论》云：皮能治五淋，沐发，去头风，生发。一种荏桐，早春先开淡红花，状如鼓子花，成筒子，子或作桐油。《日华子》云：桐油冷，微毒。一种梧桐，四月开淡黄小花，一如枣花，枝头出丝，堕地成油，沾渍衣履，五、六月结桐子，今人收炒作果，动风气，此是月令清明之日，桐始华者。一种岗桐，无花，不中作琴，体重。

现注：

①椅：（yī 医），桐类，即山桐子。

②榇：（chèn 衬）。

③牂（zàng 脏）牁（kē 柯）地名。

④赪：（chēng 撑），红色。

按：桐叶为玄参科泡桐或毛泡桐之叶。功能祛恶疮，杀虫，驱奔豚。《唐本》云治五淋。花可敷疮。药房可能不备桐叶，有海桐皮为刺桐类与此近似。又有臭梧桐为马鞭草科植物，与豨莶草同用治风湿关节病高血压等。

释名：泡桐。时珍曰：《本经》桐叶，即白桐也。桐华成筒，故谓之桐。其材轻虚，色白而有绮纹，故俗谓之白桐、泡桐，古谓之椅桐也。先花后叶，故《尔雅》谓之荣桐。或言其花而不实者，未之察也。陆机以椅为梧桐，郭璞以荣为梧桐并误。时珍曰：陶注桐有四种，以无子者为青桐、冈桐，有子者为梧桐、白桐。寇注言白桐、冈桐皆无子。苏注以冈桐为油桐。而贾思勰《齐民要术》言：实而皮青者为梧桐，华而不实者为白桐。白桐冬结似子者，乃是明年之华房，非子也。冈桐即油桐也，子大有油。其说与陶氏相反。以今咨访，互有是否。盖白桐即泡桐也。叶大径尺，最易生长。皮色粗白，其木轻虚，不生虫蛀，作器物、屋柱甚良。二月开花，如牵牛花而白色。结实大如巨枣，长寸余，壳内有子片，轻虚如榆荚、葵实之状，老则壳裂，随风飘扬。其花紫色者名冈桐。荏桐即油桐也。青桐即梧桐之无实者。按：陈翥《桐谱》，分别白桐、冈桐甚明。云：白花桐，纹理粗而体性慢，喜生朝阳之地。因子而出者，一年可起三四尺；由根而出者，可五七尺。其叶圆大而尖长有角，光滑而毳。先花后叶。花白色，花心微红。其实大二三寸，内为两房，房内有肉，肉上有薄片，即其子也。紫花桐，纹理细而体性坚，亦生朝阳之地，不如白桐易长。其叶三角而圆，大如白桐，色青多毛而不光，且硬，微赤。亦先花后叶，花色紫。其实亦同白桐而微尖，状如诃子而粘，房中肉黄色。二桐皮色皆一，但花、叶小异，体性坚、慢不同尔。亦有冬月复花者。

桐叶：消肿毒，生发。（时珍）

附方：新四。

手足肿浮：桐叶煮汁渍之，并饮少许。或加小豆，尤妙。（《圣惠方》）

痈疽发背：大如盘，臭腐不可近：桐叶醋蒸粘贴。退热止痛，渐渐生肉收口，极验秘方也。（《医林正宗》）

发落不生：桐叶一把，麻子仁三升，米泔煮五六沸，去滓。日日洗之则长。（《肘后方》）

发白染黑：经霜桐叶及子，多收捣碎，以甑蒸之，生布绞汁，沐头。（《普济方》）

木皮：治恶疮，小儿丹毒，煎汁涂之（时珍）。

附方：新三。

肿从脚起：削桐木煮汁，渍之，并饮少许。(《肘后方》)

伤寒发狂：六七日热极狂言，见鬼欲走。取桐皮（削去黑，擘断四寸）一束，以酒五合，水一升，煮半升，去滓顿服。当吐下青黄汁数升，即瘥。(《肘后方》)

跌仆伤损：水桐树皮，去青留白，醋炒捣敷。(《集简方》)

花：附方：新一。

眼见诸物：禽虫飞走，乃肝胆之疾。青桐子花、酸枣仁、玄明粉、羌活各一两，为末。每服二钱，水煎和滓，日三服。(《经验良方》)

胡椒

味辛，大温，无毒。主下气温中去痰，除脏腑中风冷。生西戎，形如鼠李，子调食用之。味甚辛辣。《唐本》先附。

臣禹锡等谨按《日华子》云：调五脏，止霍乱，心腹冷痛，壮肾气及主冷痢，杀一切鱼肉鳖蕈毒。《海药》云：谨按徐表《南州记》；生南海诸国，去胃口气虚冷宿食不消，霍乱气逆，心腹卒痛，冷气上冲。和气，不宜多服，损肺。一云向阴者澄茄，向阳者胡椒也。

《雷公》云：凡使，只用内无皱壳者用力，大汉椒使壳，胡椒使子，每修拣了于石糟中碾碎成粉用。

《食疗》云治五脏风冷，冷气心腹痛，吐清水，酒服之佳。亦宜汤服，若冷气吞三七枚。

孙真人：治霍乱；以胡椒三四十粒，以饮吞之。

段成式《酉阳杂俎》云：胡椒，出摩伽陀国，呼为昧履支，其苗蔓生，茎极柔弱，长寸半，有细条与叶齐，条上结子两两相对，其叶晨开暮合，合则裹其子于叶中，形似汉椒，至辛辣。六月采，今作胡盘肉食皆用之也。

《衍义》曰：胡椒，去胃中寒痰，吐水，食已即吐，甚验。过剂则走气，大肠寒滑亦用，须各以他药佐之。

按：胡椒为胡椒科胡椒的果实。综合功能下气温中，去痰除风冷。《日华子》云止心腹冷痛，壮肾气及主冷痢。临床以胡椒治心腹冷痛，癫痫发作，肾、胆结石等症。入温热药中。

时珍曰：胡椒，因其辛辣似椒，故得椒名，实非椒也。时珍曰：胡椒，今南番诸国及交趾、滇南、海南诸地皆有之。蔓生附树及作棚引之。叶如扁豆、山药辈。正月开黄白花，结椒累累，缠藤而生，状如梧桐子，亦无核，生青熟红，青者更辣。四月熟，五月采收，暴干乃皱。今遍中国食品，为日用之物也。

时珍曰：辛热纯阳，走气助火，昏目发疮。

暖肠胃，除寒湿，反胃虚胀，冷积阴毒，牙齿浮热作痛。

震亨曰：胡椒，属火而性燥，食之快膈，喜之者众，积久则脾胃肺气大伤。凡病气疾人，益大其祸也。牙齿痛必用胡椒、荜茇者，散其中浮热也。时珍曰：胡椒大辛热，纯阳之物，肠胃寒湿者宜之。热病患食之，动火伤气，阴受其害。时珍自少嗜之，岁岁病目，而不疑及也。后渐知其弊，遂痛绝之，目病亦止。才食一二粒，即便昏涩。此乃昔人所未试者。盖辛走气，热助火，此物气味俱浓故也。病咽喉口齿者，亦宜忌之。近医每以绿豆同用，治病有效。盖豆寒椒热，阴阳配合得宜，且以豆制椒毒也。按：张从正《儒门事亲》云：噎膈之病，或因酒得，或因气得，或因胃火。医氏不察，火里烧姜，汤中煮桂；丁香未已，豆蔻继之；荜茇未已，胡椒继之。虽曰和胃，胃本不寒；虽曰补胃，胃本不虚。况三阳既结，食必上潮，只宜汤丸小小润之可也。时珍窃谓此说虽是，然亦有食入反出、无火之证，又有痰气郁结、得辛热暂开之证，不可执一也。

附方：新二十二。

心下大痛：《寿域方》：用椒四十九粒，乳香一钱，研匀。男用生姜、女用当归酒下。又方：用椒五分，没药三钱，研细。分二服，温酒下。又方：胡椒、绿豆各四十九粒研烂，酒下神效。反胃吐食：戴原礼方：用胡椒醋浸，晒干，如此七次，为末，酒糊丸梧桐子大。每服三四十丸，醋汤下。《圣惠方》：用胡椒七钱半，煨姜一两，水煎，分二服。《是斋百一方》：用胡椒、半夏（汤泡）等分，为末，姜汁糊丸梧子大每姜汤下三十丸。夏月冷泻：及霍乱。用胡椒碾末，饭丸梧桐子大。每米饮下四十丸。(《卫生易简方》)

赤白下痢：胡椒、绿豆各一岁一粒，为末，糊丸梧桐子大。红用生姜、白用米汤下。(《集简方》)

大小便闭：关格不通，胀闷二三日则杀人：胡椒二十一粒，打碎，水一盏，煎六分，去滓，入芒硝半两，煎化服。(《总录》)

小儿虚胀：塌气丸：用胡椒一两，蝎尾半两。为末，面糊丸粟米大。每服五七丸，陈米饮下。一加莱菔子半两。(钱乙方) 虚寒积癖：在背膜之外，流于两胁，气逆喘急，久则营卫凝滞，溃为痈疽，多致不救：用胡椒二百五十粒，蝎尾四个，生木香二钱半，为末，粟米饭丸绿豆大。每服二十丸，橘皮汤下。名磨积丸。(《济生方》)

房劳阴毒：胡椒七粒，葱心二寸半，麝香一分，捣烂，以黄蜡溶和，做成条子，插入阴内，少顷汗出即愈。(孙氏《集效方》)

惊风内钓：胡椒、木鳖子仁等分。为末，醋调黑豆末，和杵，丸绿豆大。每服三四十丸，荆芥汤下。(《圣惠》)

发散寒邪：胡椒、丁香各七粒。碾碎，以葱白捣膏，和涂两手心，合掌握定，夹于大腿内侧，温覆取汗则愈。(《伤寒蕴要》)

伤寒咳逆：日夜不止，寒气攻胃也：胡椒三十粒（打碎），麝香半钱，酒一钟，煎半钟，热服。(《圣惠方》)

风虫牙痛：《卫生易简方》：用胡椒、荜茇等分，为末，蜡丸麻子大。每用一丸，塞蛀孔中。《韩氏医通》：治风、虫、客寒，三般牙痛，呻吟不止。用胡椒九粒，绿豆十一粒，布裹捶碎，以丝绵包作一粒，患处咬定，涎出吐去，立愈。《普济方》：用胡椒一钱半，以羊脂拌打四十丸，擦之追涎。阿伽陀丸：治妇人血崩。用胡椒、紫檀香、郁金、茜根、小柏皮等分。为末，水丸梧桐子大。每服二十丸，阿胶汤下。时珍曰：按《酉阳杂俎》：胡椒出摩伽陀国。此方之名，因此而讹者也。沙石淋痛：胡椒、朴硝等分。为末。每服用二钱，白汤下，日二。名二拗散。(《普济方》)

蜈蚣咬伤：胡椒，嚼封之，即不痛。(《多能鄙事》)

钓樟[1]根皮

主金疮止血。

陶隐居云：出桂阳、邵陵诸处，亦呼作乌樟，方家少用，而俗人多识此。刮根皮屑以疗金疮，断血，易合甚验。又有一草，似狼牙，气辛臭，名地菘，人呼为刘幗[2]草。五月五日采，干作屑，亦主疗金疮。言刘幗昔采用之尔。

《唐本》注云：钓樟，生郴州山谷，树高丈余，叶似柟[3]叶而尖长，背有赤毛，若枇杷叶，八月、九月采根皮，日干也。

臣禹锡等谨按萧炳云：俗人取茎叶置门上，辟天行时疾。《别录》云：似乌药，取根摩服治霍乱。《日华子》云：温，无毒。治贲豚，脚气，水肿，煎服，并将皮煎汤洗疮痍风瘙疥癣。

陈藏器云：樟材，味辛温，无毒。主恶气中恶心腹痛鬼注，霍乱腹胀，宿食不消，常吐酸臭。水酒煮服之，无药处用之。江东◦船多是樟木，斫取札用之，弥辛烈者佳，亦作浴汤治脚气，除疥癣风痒。作履除脚气。县名豫章，因木为名也。

现注：

①樟：下有音章二字注音。

②幗：下原有音获二字注音。现音（huò 获）。

③柟：下原有音南二字注音。

按：钓樟根皮为樟科大叶钓樟根皮。功能合金疮止血，消胀祛湿。

释名：橁、枕。时珍曰：樟有大、小二种，紫、淡二色。此即樟之小者。按：郑樵《通志》云：钓樟亦樟之类，即《尔雅》所谓“枪（lún），无疵”是也。又相如赋云：楠、豫、章。颜师古注云：豫即枕木，章即樟木。二木生至七年，乃可分别。观此，则豫即《别录》所谓钓樟者也。根似乌药香，故又名乌樟。

千金藤

主一切血毒诸气，霍乱中恶，天行虚劳，疟瘴，痰嗽不利，痈肿，蛇犬毒，药石发癫痫，悉主之。生北地者，根大如指，色黑似漆，生南土者黄赤如细辛[1]。今附。

陈藏器：有数种，南北名模不同，大略主疾[2]相似，或是皆近于藤。主一切毒气，其中霍乱中恶，天行虚劳，瘴疟痰嗽不利，肿疸大毒，药石发癫杂疢，悉主之。生北地者根大如指，色似漆，生南土者黄赤如细辛。舒、庐间有一种，藤似本[3]蓼。又有乌虎藤绕树冬青，亦名千金藤。又江西山林间有草，生叶头有瘿子似鹤膝，叶如柳，亦名千金藤。似荷叶，只钱许大，亦呼千金藤，一名古藤，主痢及小儿大腹。千金者以贵为名，岂俱一物亦状异而功名同，南北所用若取的称，未知孰是，其中有草，今并入木部，草部亦重载也。

《海药》云：谨按《广州记》云：生岭南山野。陈氏云：呼为石黄香，味苦平，无毒。主天行时气，能治蛊野诸毒，痈肿发背，并宜煎服。浸酒治风轻身也。

现注：

①本条为墨字，为《开宝》文。

②主痰：应为主疾之误。

③本蓼：原刻如此，疑应是木，指木天蓼。

按：千金藤为防己科千金藤的根或枝叶。功能清血毒，清疫瘴，消痰止嗽，消痈肿，止癫痫。

南烛枝叶

味苦，平，无毒。止泄除睡，强筋益气力，久服轻身长年，令人不饥变白去老。取茎叶捣碎，渍汁浸粳米，九浸九蒸九暴，米粒紧小正黑如瑿珠，袋盛之，可适远方。日进一合，不饥，益颜色，坚筋骨能行。取汁炊饭，名乌饭，亦名乌草，亦名牛筋，言食之健如牛筋也。色赤名文烛。生高山，经冬不凋。[①]今附。

臣禹锡等谨按《日华子》云：黑饭草，益肠胃，捣汁浸蒸晒干服，又名南烛也。

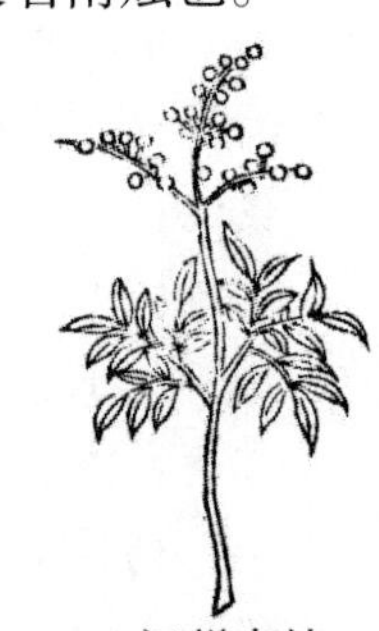

江州南烛

《图经》曰：南烛，《本经》不载所出州土，云生高山。今惟江东州郡有之，株高三五尺，叶类苦楝而小，凌冬不凋，冬生红子作穗。人家多植庭除间，俗谓之南天烛，不拘时采其枝叶用。亦谓之南烛草木。谨按陶隐居《登真隐诀》载，太极真人青精乾石䭀饭法[②]：䭀之为言飧也。谓以酒蜜药草辈，飧搜而暴之也。亦作䃴[③]。凡内外诸书并无此字，惟施于今饭之名耳。云其种是木而似草，故号南烛草木。一名猴药，一名男续，一名后车，一名惟那木，一名草木之王。生嵩高少室，抱犊、鸡头山。江左吴越至多，土人名之曰猴菽或曰染菽，粗与真名相仿佛也。此木至难长，初生三四年状若菘菜之属，亦颇似栀子，二三十年乃成大株，故曰木而似草也。凡有八名，各从其邦域所称，而正号是南烛也。其子如茱萸，九月熟，酸美可食，叶不相对，似茗而圆厚，味小酢，冬夏常青。枝茎微紫，大者亦高四五丈，而甚肥脆，易摧折也。作饭法，以生白粳米一斛五斗，更舂治淅取一斛二斗，木叶五斤，燥者用三斤，亦可杂茎皮益嘉，煮取汁，极令清冷，以潚[④]米，米释炊之。潚即溲字也。今课其时月，从四月生新叶，至八月末，色皆深；九月至三月用宿叶，色皆浅。可随时进退，其斤两宁小，多合采软枝茎皮，于石臼中捣碎，假令四、五月中作，可用十许斤，熟舂，以斛二斗汤，渍染得一斛，以九斗淹斛二斗米比来，正尔用水渍一二宿，不必随汤煮，渍米令上可走虾，周时乃漉而炊之，初渍米正作绿色，既得蒸，便如绀。若一过汁渍不得好色，亦可淘去，更以新汁渍之，洒溲皆用此汁，当令饭作正青色乃止。向所余汁一斗，以共三过，洒饭预作高格曝令干，当三过蒸暴，每一燥辄以青汁搜令浥浥耳。日可服二升，勿复血食。亦以填胃补髓消灭三虫。《上元宝经》曰：子服草木之王气与神通，子食清烛之津，命不复殒，此之谓也。今茅山道士亦作此饭，或以寄远，重蒸过食之甚香甘也。孙思邈《千金·月令》南烛煎，益髭发及容颜兼补暖方：三月三日采叶并蕊、子，入大净瓶中干，盛以童子小便，浸满瓶，固济其口，置闲处经一周年取开，每日一两次温酒服之，每酒一盏，调煎一匙，极有效验。

《圣惠方》：治一切风疾，若能久服，轻身明目，黑髭驻颜：用南烛树，春夏取枝叶，秋冬取根皮，拣择细剉五斤，水五斗，慢火煎取二斗去滓，别于净锅中慢火煎如稀饧，以瓷瓶盛，温酒下一匙，日三服。

又方：治小儿误吞铜铁物在咽喉内不下，用南烛根烧，细研，熟水调一钱下之。

现注：

①本条原为墨字，为《开宝》文。

②原法字下面有：䭀，音迅。三字注音。

③䃊：字典确无此字，原文中已有说明，按文中所述，为䭀的又一写法。

④潚：本音（sù 肃）水深清意。此处音（sōu 搜）同溲，淘米意。

按：南烛枝叶，为杜鹃花科乌饮树的枝叶，其果实为南烛子。綟木亦名南烛其枝叶亦入药，但与此不是一物。综合功能止泄除睡，强筋益气。南烛子令人不饥能行，益颜色，坚筋骨。

释名：南烛草木、男续、染菽、猴菽草、草木之王、惟那木。《隐诀》墨饭草、杨桐《纲目》。

时珍曰：南烛诸名，多不可解。时珍曰：南烛，吴楚山中甚多。叶似山矾，光滑而味酸涩。七月开小白花，结实如朴树子成簇，生青，九月熟则紫色，内有细子，其味甘酸，小儿食之。按：《古今诗话》云：即杨桐也。叶似冬青而小，临水生者尤茂。寒食采其叶，渍水染饭，色青而光，能资阳气。又沈括《笔谈》云：南烛草木，本草及传记所说多端，人少识者。北人多误以乌臼为之，全非矣。今人所谓南天烛是矣。

茎如蒴藋有节，高三四尺，庐山有盈丈者。南方至多。叶微似楝而小，秋则实赤如丹。枝叶：时珍曰：酸、涩。

子：主强筋骨，益气力，固精驻颜。（时珍）

时珍曰：此饭乃仙家服食之法，而今之释家多于四月八日造之，以供佛耳。造者又入柿叶、白杨叶数十枝以助色，或又加生铁一块者，止知取其上色，不知乃服食家所忌也。

无患子皮

有小毒。主浣垢，去面皯，喉痹，研内喉中立开。又主飞尸。子中人，烧令香，辟恶气。其子如漆珠，生山谷大树。一名噤娄，一名桓。[①]今附。

臣禹锡等谨按段成式《酉阳杂俎》云：昔有神巫曰瑶㲭能符劾百鬼，擒鬼以无患木击杀之。世人竞取此木为器用却鬼，因曰无患。

《日华子》云：无患子皮，平。

陈藏器云：有小毒，主浣垢，去面皯喉闭，飞尸，研内喉中立开。子中人烧令香，辟邪恶气。子黑如漆珠子，深山大树，一名噤娄，一名桓。桓、患字声讹也。《博物志》云：桓叶似柳，子核坚，正黑，可作香缨，用辟恶气，浣垢。《古今注》云：程稚问木曰：无患何也？答曰：昔有神巫曰，瑶㲭，能符劾百鬼，得鬼则以此木为棒，棒杀之，世人相以为器用猒[②]鬼，故曰无患也。《纂文》云：无患名噤娄，实好去垢，今僧家贯之为念珠红底为也。

《纂文》无患，木名也。实可以去垢，核黑如瑿。问栌木曰：无患何也？答曰：昔有神巫曰无患，此木能作符，劾百鬼则以此木为棒杀之，世人相传以此木为众鬼所恶，竞取为器用，以厌[③]鬼，故号无患。

《衍义》曰：无患子，今释子取以为念珠，出佛经，惟取紫红色小者佳。今入药绝少，西洛亦有之。

现注：

①本条原为墨字，为《开宝》文。

②猒：同厌，厌又通压，故此处当压讲。

③厌：通压。

按：无患子、皮，无患子科无患子的种子及皮。综合功能无患子可去面皯喉痹，辟恶气。可去垢。

释名：木患子(《纲目》)、肥珠子、油珠子、菩提子。

时珍曰：俗名为鬼见愁。道家禳解方中用之，缘此义也。释家取为数珠，故谓之菩提子，与薏苡同名。《纂文》言其木名卢鬼木。山人呼为肥珠子、油珠子，因其实如肥油而子圆如珠也。时珍曰：生高山中。树甚高硕，枝叶皆如椿，特其叶对生。五、六月开白花。结实大如弹丸，状如银杏及苦楝子，生青熟黄，老则纹皱。黄时肥如油炸之形，味辛气下有二小子，相粘承之。实中一核，坚黑似肥皂荚之核，而正圆如珠。壳中有仁如榛子仁，亦辛，可甚妙。《山海经》云：秩中饮之，辟恶气，浣衣去垢，核坚正黑。即此也。今武当山中所出鬼见愁，亦是树荚之子，其形正如刀豆子而色褐，彼人亦以穿数珠。别又是一物，非无患也。

附方：新二。

洗头去风：明目。用子皮、皂角、胡饼、菖蒲同捶碎，浆水调作弹子大。每用泡汤洗头良。(《多能鄙事》)

洗面去皯：子肉皮，捣烂，入白面和，丸大丸。每日用洗面，去垢及甚良。(《集简方》)

子中仁：煨食，辟恶，去口臭（时珍）。

附方：新一。

牙齿肿痛：肥珠子一两，大黄、香附各一两，青盐半两，泥固研。日用擦牙。(《普济方》)

梓白皮

味苦，寒，无毒。主热去三虫。疗目中疾。叶捣敷猪疮，饲猪肥大三倍。生河内山谷。陶隐居云：此即梓树之皮。梓亦有三种，当用拌素不腐者，叶疗手脚火烂疮，桐叶及此以肥猪之法未见，应在商丘子《养猪经》中。

《唐本》注云：此二树花叶，取以饲猪，并能肥大，且易养。今见《李氏本草》、《博物志》但云饲猪使肥，今云敷猪疮，并讹矣。《别录》云：皮主吐逆胃反，去三虫，小儿热疮，身头热烦，蚀疮，汤浴之，并封敷，嫩叶主烂疮。

臣禹锡等谨按《尔雅》云：椅，梓释曰：别二名也。郭云：即楸。《诗·鄘风》云：椅桐梓漆。陆机云：梓者，楸之疏，理白色而生子者为梓，梓实，桐皮，曰椅，则大同而小别也。

萧炳云：树似桐而叶小花紫。

《日华子》云：煎汤洗小儿壮热，一切疮疥，皮肤瘙痒。梓树皮有数般，惟楸梓佳，余即不堪。

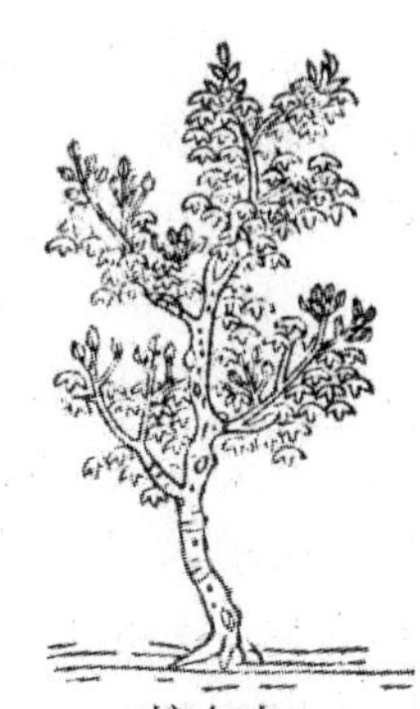
梓白皮

《图经》曰：梓白皮，生河内山谷，今近道皆有之。木似桐而叶小花紫。《尔雅》云：椅梓。郭璞注云：即楸也。《诗·鄘风》云：椅桐梓漆。陆机云：梓者，楸之疏，理白色而生子者为梓，梓实，桐皮曰椅，大同而小别也。又一种鼠梓，一名楰[①]，亦楸之属也，江东人谓之虎梓。《诗·小雅》云：北山有楰。陆机云：其枝、叶、木理如楸，山楸之异者，今人谓苦楸是也。鼠李一名鼠梓，或云即此也，然鼠花之实都不相类，恐别一物而名同也。梓之入药，当用有子者为使。楸梓，宫寺及人家园亭多植之，崔元亮《集验方》疗毒肿不问硬 软；取楸叶十重，薄肿上，即以旧帛裹之，日三易，当重重有毒气为水流在叶中，如冬月取干叶，盐水浸良久用之。或取根皮剉烂，捣敷之，皆效。又疗上气咳嗽，腹满羸顿者，楸叶三斗，以水三斗，煮三十沸，去滓，煎，堪丸如枣大，以竹筒内下部中，立愈。《箧中方》，楸叶一味为煎；疗瘰疬瘘疮神方：秋分前后，平旦，令人持囊袋枝上，旋摘叶内袋中，秤取十五斤，水一石，净釜中煎取三斗，又别换锅，煎取七八升，又换锅煎取二升即成煎，内不津器中。凡患者先取麻油半合，蜡一分，酥一栗子许，同消如面脂，又取杏仁七粒，生姜少许，同研令细，米粉二钱同入膏中搅令匀，先涂疮上，经二日来，乃拭却，即以篦子匀涂楸煎满疮上，仍用软帛裹却二日一度，拭却更上新药，不过五、六上，已作头，便生肌平复，未穴者即内消，差后须将慎半年已来。采叶及煎合时禁孝子、妇女、僧人、鸡犬见之。

现注：

①楰：(yú 鱼)，即苦楸。

按：梓白皮为紫葳科梓树的根皮或树皮韧皮部。综合功能明目消翳障。消毒肿，消上气咳嗽。止吐逆反胃。

释名：木王。时珍曰：梓，或作杍，其义未详。按：陆佃《埤雅》云：梓为百木长，故呼梓为木王。盖木莫良于梓，故《书》以梓材名篇，《礼》以梓人名匠，朝廷以梓宫名棺也。罗愿云：屋室有此木，则余材皆不震。其为木王可知。时珍曰：梓木处处有之。有三种：木理白者为梓，赤者为楸，梓之美文者为椅，楸之小者为榎。诸家疏注，殊欠分明。桐亦名椅，与此不同。此椅即尸子所“谓荆有长松、文椅”者也。

温病复感寒邪，变为胃，煮汁饮之。(时珍)

附方：新二。

时气温病：头痛壮热，初得一日：用生梓木削去黑皮，取里白者切一升，水二升五合煎汁。每服八合，取瘥。(《肘后方》)

风癣疙瘩：梓叶、木绵子、羯羊屎、鼠屎等分，入瓶中合定，烧取汁涂之。(《试效录验方》)

橡　实

味苦，微温，无毒。主下痢，厚肠胃，肥健人。其壳为散及煮汁服亦主痢，并堪染用。一名杼[①]斗，槲、栎[②]皆有斗，以栎为胜。所在山谷中皆有。[③]《唐本》先附。

臣禹锡等谨按《尔雅》云：栩[④]，杼释曰：栩，一名杼。郭云：柞树。《诗·唐风》

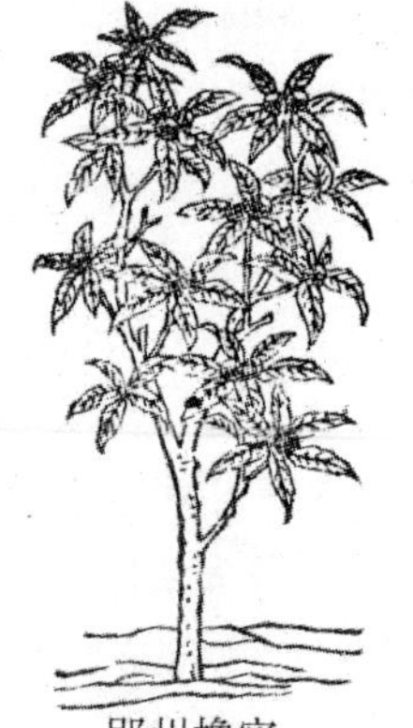
郢州橡实

云：集于苞栩。陆机云：今柞栎也。徐州人谓栎为杼，或谓为栩，其子为皂，或言皂斗，其壳为汁可以染皂，今京洛及河内言杼斗，谓栎为杼，五方通语也。

《日华子》云：栎树皮，平，无毒。治水痢，消瘰疬，除恶疮。橡斗子，涩肠止泻，煮食可止饥御欠岁，壳止肠风，崩中带下，冷热泻痢。并染须发，入约并捣，炒焦用。

《图经》曰：橡实，栎木子也。《本经》不载所出州土，云所在山谷皆有，今亦然。木高二三丈，三、四月开黄花，八、九月结实，其实为皂斗。槲、栎皆有斗，而以栎为胜，不拘时采其皮，并实用。《尔雅》云：栎，其实梂[⑤]。释曰：栎，似樗之木也，梂，盛实之房也，其实橡也，有球彙[⑥]自裹。《诗·秦风》云：山有苞栎。陆机云：秦人谓柞栎为栎。又《唐风》云：集于苞栩。陆机云：今柞栎也。徐州人谓栎为杼，或谓之栩，今京洛及河内谓栎，亦为杼，五方通语也。然则柞栎也，杼也，栩也，皆橡栎之通名也。

《雷公》云：凡使，去粗皮一重，取橡实蒸，从巳至未出，剉作五片用之。

《食疗》云：主止痢，不宜多食。

孙真人：《枕中记》云：橡子非果非谷，而最益人，服食未能断谷，啖之尤佳。无气而受气，无味而受味，消食止痢，令人强健不极。

《衍义》曰：橡实，栎木子也。叶如栗叶，在处有，但坚而不堪充材，亦木之性也。山中以椿[⑦]人为粮，然涩肠。木善为炭，他木皆不及，其壳椹染皂。若曾经雨水者，其色淡，不若不经雨水者。槲亦有壳，但少而不及栎木所实者。

现注：

①杼：(shù 树)。

②栎：(lì 力)。

③本条原为墨字，为《唐本》文。

④栩：(xǔ 许)。

⑤梂：(qiǔ) 求。

⑥彙：通猬，梂壳多刺，如刺猬。

⑦椿：(chōng 舂)，意为撞击。

按：橡实为壳斗科麻栎的果实。功能止痢厚肠胃，可舂破壳取其中仁以当粮。

释名：橡斗(《说文》)、皂斗（同）。时珍曰：栎，柞木也。实名橡斗、皂斗，谓其斗剜象斗，可以染皂也。南人呼皂如柞，音相近也。时珍曰：栎有二种：一种不结实者，其名曰，其木心赤，《诗》云“瑟彼柞棫”是也；一种结实者，其名曰栩，其实为橡。二者树小则耸枝，大则偃蹇。其叶如槠叶，而纹理皆斜勾。四、五月开花如栗花，黄色。结实如荔枝核而有尖。其蒂有斗，包其半截。其仁如老莲肉，山人俭岁采以为饭，或捣浸取粉食，丰年可以肥猪。北人亦种之。其木高二三丈，坚实而重，有斑文点点。大者可作柱栋，小者可为薪炭。《周礼·职方氏》“山林宜皂物，柞、栗之属”即此也。其嫩叶可煎饮代茶。周定王曰：取子换水，浸十五次，淘去涩味，蒸极熟食之，可以济饥。时珍曰：木实为果，橡盖果也。俭岁，人皆取以御饥。昔挚虞入南山，饥甚，拾橡实而食；唐杜甫客秦州，采橡、栗自给是矣。

附方：新五。

水谷下痢，日夜百余行者：橡实二两，楮叶（炙）一两。为末。每服一钱，食前乌梅汤调下。《圣惠方》

血痢不止：上方加缩砂仁半两。下痢脱肛：橡斗子，烧存性。研末。猪脂和敷。(《直指方》)

痔疮出血：橡子粉、糯米粉各一升。炒黄，滚水调作果子，饭上蒸熟食之，不过四五次，效。(李楼《奇方》)

石痈坚硬：如石，不作脓。用橡子一枚，以醋于青石上磨汁涂之。干则易，不过十度即平。(《千金方》)

斗壳：附方：新五。

下痢脱肛：橡斗壳烧存性，研末。猪脂和搽，并煎汁洗之。(《直指方》)

肠风下血：橡斗子壳，用白梅肉填满，两个合定，铁线札住，存性，研末。每服二钱，米饮下。一方：用硫黄填满，研酒服。(余居士《选奇方》)

走马牙疳：橡斗壳，入盐填满，合定烧透，出火毒，研末，入麝香少许。先以米泔漱过，搽之。(《全幼心鉴》)

风虫牙痛：橡斗五个（入盐在内），皂荚一条（入盐在内）。同过，研末。日擦三五次，木皮、根皮。(《拾遗》)

栎木皮：附方：新一。

蚀烂痈肿：及疣赘瘤痣。柞栎木灰四斗，桑柴灰四斗，锻石一斗五升。以沸汤调湿，甑中蒸一日，取釜中沸汤七斗，合甑灰淋之取汁，再熬至一升，投乱头发一鸡子大消尽，又剪五色彩投入消尽，瓶盛密收。每以少许，挑破点之。煎时勿令鸡、犬、妇人、小儿见。(《普济方》)

石南

味辛、苦，平，有毒。主养肾气，内伤阴衰，利筋骨皮毛。疗脚弱，五脏邪气，除热。女子不可久服，令思男。

实，杀蛊毒。破积聚，逐风痹。一名鬼目。生华阴山谷，二月、四月采叶，八月采实，阴干。五加皮为之使。

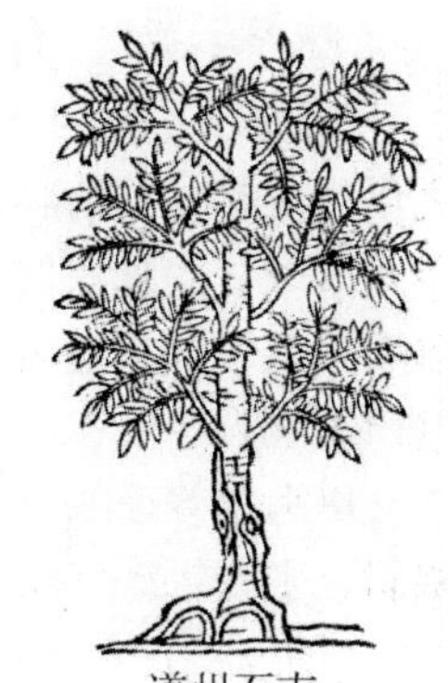
道州石南

陶隐居云：今庐江及东间皆有之，叶状如枇杷叶，方用亦稀。

《唐本》注云：叶似菵草，凌冬不凋，以叶细者为良，关中者好，为疗风邪丸、散之要。其江山以南者，长大如枇杷叶，无气味，殊不任用。今医家不复用实。

臣禹锡等谨按《蜀本》云：终南斜谷近石处甚饶，今市人多以瓦韦为石韦，以石韦为石南，不可不审之。

《药性论》云：石南，臣。主除热，恶小蓟，无毒。能添肾气，治软脚烦闷疼，杀虫，能逐诸风。虽能养肾，内令人阴痿。

《图经》曰：石南，生华阴山谷，今南北皆有之。生于石上，株极有高大者，江湖间出叶如枇杷叶，有小刺，凌冬不凋，春生白花成簇，秋结细红实。关、陇间出者叶似莽草，青黄色，背有紫点，雨多则并生，长及二三寸。根横细紫色。无花实，叶至茂密，南北人多移以植庭宇间，阴翳可爱，不透日气。入药以关中叶细者良。二月、四月采叶，四月采实，阴干。《魏王花木记》曰：南方石南木，取皮中作鱼羹和之尤美。今不闻用之。下有楠材条，其木颇似石南而更高大，叶差小，其材中梁柱，今医方亦稀用之。

《衍义》曰：石南叶，状如枇杷叶之小者，但背无毛，光而不皱。正、二月间开花，冬有二叶为花苞，苞既开，中有十五余花，大小如椿花，甚细碎，每一包[①]约弹许大，成一毬。一花六叶，一朵有七八毬，淡白绿色，叶末微淡赤色，花既开，蕊满花，但见蕊不见花，花纔罢，去年绿叶尽脱落，渐生新叶。治肾衰脚弱最相宜，但京洛、河北、河东、山东颇少，人以此故少用。湖南北、江东西、二浙甚多，故多用。南实今医家绝可用。

现注：

①包：此段共用三次苞字，前二个为苞，此为包，皆为原文。

按：石南，为蔷薇科石楠之叶。功能养肾补阴，利筋骨，利皮毛，祛脚弱，除热。强女子之阴。破积聚，逐风痹。临床可治肾虚足痿，肾炎，女子阴气不足等。

释名：风药。时珍曰：生于石间向阳之处，故名石南。桂阳呼为风药，充茗及浸酒饮能愈头风，故名。按：《范石湖集》云：修江出栾茶，治头风。今南人无所谓栾茶者，岂即此物耶。时珍曰：古方为治风痹肾弱要药。今人绝不知用，识者亦少，盖由甄氏《药性论》有令阴痿之说也。殊不知服此药者，能令肾强，嗜欲之人借此放恣，以致痿弱，归咎于药，良可慨也。毛文锡《茶谱》云：湘人四月采杨桐草，捣汁浸水蒸，作为饭食；必采石南芽为茶饮，乃去风也。暑月尤宜。杨桐即南烛也。

附方：新三。

鼠瘘不合：石南、生地黄、茯苓、黄连、雌黄等分，为散。日再敷之。（《肘后方》）

小儿通睛：小儿误跌，或打着头脑受惊，肝系受风，致瞳仁不正，观东则见西，观西则见东。宜石南散，吹鼻通顶。石南一两，藜芦三分，瓜丁五七个。为末。每吹少许入鼻，一日三度。内服牛黄平肝药。（《普济方》）

乳石发动：烦热。石南叶为末。新汲水服一钱。（《圣惠方》）

木天蓼

味辛，温，有小毒。主癥结积聚，风劳虚冷。生山谷中[①]。

《唐本》注云：作藤蔓，叶似柘，花白，子如枣许，无定形，中瓤似茄子，味辛。啖之以当姜蓼，其苗藤切，以酒浸服或以酿酒，去风冷癥癖，大效。所在皆有，今出安州、申州。今按：陈藏器本草云：木天蓼，今时所用出凤州，树高如冬青不凋。出深山，人云多服损寿，以其逐风损气故也。不当以藤天蓼为注，即云木蓼，岂更藤生，自有藤蓼尔。《唐本》先附。

臣禹锡等谨按《药性论》云：天蓼子，使，味苦辛微热，无毒。能治中贼风，口面㖞斜，主冷痃癖气块，女子虚劳。

《图经》曰：木天蓼，味辛温，有小毒。主癥结积聚，风劳虚冷。生山谷中，木高二三丈，三月、四月开花似柘花，五月采子，子作球形似苘，其球子可藏果。啖之亦治诸冷气。苏恭云：作藤蔓生者自是藤天蓼也。又有一种小天蓼生天目山、四明山，木如栀子，冬不凋。然则天蓼有三种，虽其状不同，而体疗甚相似也。

《圣惠方》：治风，立有奇效：用木天蓼一斤，去皮，细剉，以生绢袋盛好酒二斗浸

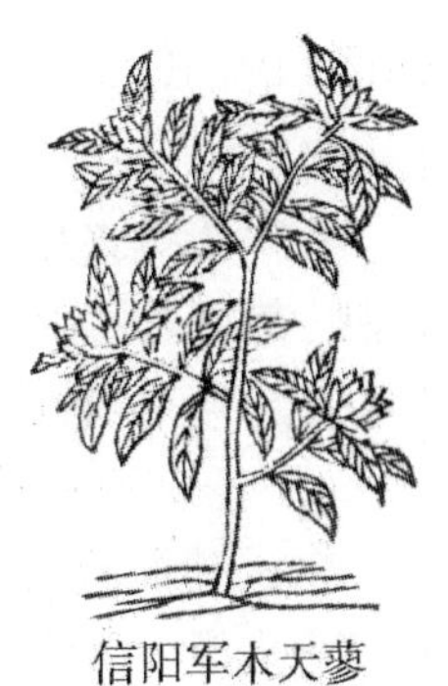
信阳军木天蓼

之，春夏一七日，秋冬二七日后开。每空心日、午、初夜各温饮一盏，老幼临时加减，若长服，日只每朝一盏。

现注：

①本条原为墨字，为《唐本》文。

按：木天蓼为猕猴桃科木天蓼的藤或带有虫婴的果实，称木蓼子。综合木天蓼功能祛癥结，化积聚，祛风劳，除虚冷。

时珍曰：其树高而味辛如蓼，故名。又马蓼亦名天蓼而物异。时珍曰：天蓼虽有三种，而功用仿佛，盖一类也。其子可为烛，其芽可食。故陆机云：木蓼为烛，明如胡麻。薛田《咏蜀诗》有“地丁叶嫩和岚采，天蓼芽新入粉煎”之句。

附方：新三。

气痢不止：寒食一百五日，采木蓼曝干。用时为末，粥饮服一钱。(《圣惠方》)。

大风白癞：天蓼（刮去粗皮，锉）四两，水一斗，煎汁一升，煮糯米作粥，空心食之。病在上吐出，在中汗出，在下泄出。避风。又方：天蓼三斤，天麻一斤半。生锉，以水三斗五升，煎一斗，去滓，石器慢煎如饧。每服半匙，荆芥、薄荷酒下，日二夜一，一月见效。(《圣惠方》)

根：主风虫牙痛，捣丸塞之，连易四五次，除根。勿咽汁（时珍，出《普济》)。

黄　环

味苦，平，有毒。主蛊毒鬼疰，鬼魅邪气在脏中，除咳逆寒热，一名凌泉，一名大就。生蜀郡山谷，三月采根，阴干。鸢尾为之使，恶茯苓、防己。

陶隐居云：似防己，亦作车辐理解。《蜀都赋》云：青珠黄环者，或云是大戟花，定非也。用甚稀，市人鲜有识者。

《唐本》注云：此物襄阳、巴西人谓之就葛，作藤生，根亦葛类。所云似防己作车辐解者，近之人取葛根误得食之吐痢不止，用土浆解乃差。此真黄环也。余处亦稀，惟襄阳大有，《本经》用根。今云大戟花，非也。其子作角生，似皂荚，花实与葛同时矣。今园庭种之，大者茎径六七寸，所在有之，谓其子名狼跋子。今太常科剑南来者乃鸡屎葛根，非也。

臣禹锡等谨按《药性论》云：黄环，使，恶干姜，大寒，有小毒。治上气急，寒热及百邪。

按：黄环，巴西人谓之就葛。子名狼跋子。功能消蛊理气，除咳逆，退寒热。

时珍曰：此物叶黄而圆，故名黄环，如萝藦呼白环之义。亦是葛类，故名就葛。跋乃狼足名，其荚似之，故曰野狼跋子。时珍曰：吴普所说甚详，而唐宋本草不收何也？《范子计然》云：黄环出魏郡，以黄色者为善。

附方：新一。水肿：黄环根晒干。每服五钱，水煎服，小便利为效。《儒门事亲》（校者云：检《儒门事亲》未见此方）

益智子

味辛，温，无毒。主遗精虚漏，小便余沥，益气安神补不足，安三焦，调诸气。夜多小便者，取二十四枚，碎入盐同煎服有奇验。按《山海经》云：生昆仑国[①]。今附。

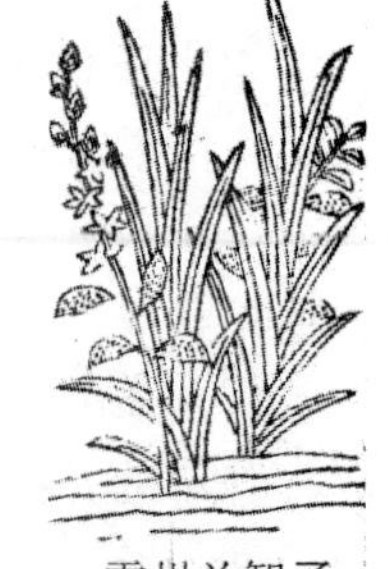
雷州益智子

臣禹锡等谨按陈藏器云：止呕哕。《广志》云：叶似蘘荷，长丈余。其根上有小枝，高八九尺，无叶。萼子丛生大如枣，中瓣黑，皮白核小者名益智，含之摄涎秽。出交趾。

《图经》曰：益智子，生昆仑国，今岭南州郡往往有之。叶似蘘荷，长丈余。其根傍生小枝，高七八寸，[②]无叶。花萼作穗生其上如枣许大，皮白，中人黑，人细者佳。含之摄涎唾，采无时。卢循为广州刺史，遗刘裕益智粽[③]，裕答以续命汤是此也。

《齐民要术》云：益智子，鬲[④]涎秽。

顾微《广州记》云：益智，叶如蘘荷，茎如竹箭，子从心出。一枝有十子，子肉白滑，四破去之或外皮蜜煮为粽，味辛。

现注：

①本条原为墨字，为《开宝》文。

②藏器言小枝高八九尺。此又言高七八寸，其必有一误者。藏器近是。

③粽：从下面《广州记》所说是用益智仁为粽。

④鬲：通轭（è厄）。轭意为控制。

按：益智子为姜科益智的果实。今称为益智仁。功能涩精止遗，通小便，止淋沥。益气安神，补不足，安三焦，调诸气，缩夜尿。临床多用之治多尿，尿不尽，遗尿，尿崩症，肾炎等。临床入理气固涩药。

时珍曰：脾主智，此物能益脾胃故也，与龙眼名益智义同。按苏轼记云：海南产益智，花实皆长穗，而分为三节。观其上中下节，以候早中晚禾之丰凶。大丰则皆实，大凶皆不实，罕有三节并熟者。其为药只治水，而无益于智，其得此名，岂以其知岁耶？此亦一说也，终近穿凿。时珍曰：按嵇含《南方草木状》云：益智二月花，连着实，五、六月熟。其子如笔头而两头尖，长七八分，杂五味中，饮酒芬芳，亦可盐曝及作粽食。观此则顾微言其无华者，误矣。今之益智子形如枣核，而皮及仁，皆似草豆蔻云。

治客寒犯胃，和中益气，及人多唾（李杲）。益脾胃，理元气，补肾虚滑沥（好古）。冷气腹痛，及心气不足，梦泄赤浊，热伤心系，吐血血崩诸证（时珍）。

刘完素曰：益智辛热，能开发郁结，使气宣通。王好古曰：益智本脾药，主君相二火。在集香丸，则入肺；在四君子汤则入脾，在大凤髓丹则入肾，三藏互有子母相关之义。当于补药中兼用之，勿多服。

时珍曰：益智大辛，行阳退阴之药也，三焦、命门气弱者宜之。按杨士瀛《直指方》云：心者脾之母，进食不止于和脾，火能生土，当使心药入脾胃药中，庶几相得。故古人进食药中，多用益智，土中益火也。又按洪迈《夷坚志》云：秀川进士陆迎，忽得吐血不止，气蹶惊颤，狂躁直视，至深夜欲投户而出。如是两夕，遍用方药弗瘳。夜梦观音授一方，命但服一料，永除病根。梦觉记之，如方治药，其病果愈。其方：用益智子仁一两，生朱砂二钱，青橘皮五钱，麝香一钱。碾为细末。每服一钱，空心灯心汤下。

附方：新八。

小便频数：脬气不足也。雷州益智子（盐炒，去盐）、天台乌药等分，为末，酒煮山

药粉为糊，丸如梧子大。每服七十丸，空心盐汤下。名缩泉丸。(《朱氏集验方》)

心虚尿滑：及赤白二浊。益智子仁、白茯苓、白术等分，为末。每服三钱，白汤调下。白浊腹满，不拘男妇。用益智仁（盐水浸炒）、浓朴（姜汁炒）等分，姜三片，枣一枚，水煎服。(《永类钤方》)

小便赤浊：益智子仁、茯神各二两，远志、甘草（水煮）各半斤，为末，酒糊丸梧子大，空心姜汤下五十丸。腹胀忽泻：日夜不止，诸药不效，此气脱也。用益智子仁二两，浓煎饮之，立愈。(危氏《得效方》)

妇人崩中：益智子炒碾细。米饮入盐，服一钱。(《产宝》)

香口辟臭：益智子仁一两，甘草二钱。碾粉舐之。(《经验良方》)

漏胎下血：益智仁半两，缩砂仁一两。为末。每服三钱，空心白汤下，日二服。(胡氏《济阴方》)

溲[1] 疏

味辛、苦，寒，微寒，无毒。主身皮肤中热，除邪气，止遗溺。通利水道，除胃中热，下气。可作浴汤。一名巨骨。生熊耳川谷及田野故丘墟地。四月采。漏芦为之使。

陶隐居云：李云：溲疏，一名杨栌，一名牡荆，一名空疏。皮白中空，时时有节，子似枸杞子，冬月熟，色赤，味甘苦。末[2]代乃无识者，此实真也，非人篱援之杨栌也。李当之此说于论牡荆乃不为大乖，而滥引溲疏恐斯误矣。又云：溲疏与空疏亦不同。掘[4]耳，疑应作熊耳，熊耳山名，都无掘耳之号。

《唐本》注云：溲疏，形似空疏，树高丈许，白皮，其子八、九月熟，色赤似枸杞子，味苦，必两两相并，与空疏不同。空疏一名杨栌子，为荚，不似溲疏。今注：溲疏、枸杞虽则相似，然溲疏有刺，枸杞无刺，以此为别尔。

臣禹锡等谨按《药性论》云：溲疏，使。

《图经》：文具枸杞条下。

现注：

①溲：下原有音搜二字注音。

②疏：下原有音踈二字注音。

③末代：弘景生于南朝·齐、梁两代，此末代或弘景在梁时对齐之称。

④掘：(jué 决) 原刻字似木字边加屈，音 (jué 决)。但下面“都无掘耳之号”之掘字是清楚之掘字，一词出现两次，应前后一致，故二字皆应用掘字。

按：溲疏，为虎耳草科溲疏的果实。功能清身热，清皮热，止遗溺，通利水道，清胃中热，下气。

机曰：按：李当之但言溲疏子似枸杞子，不曾言树相似。马志因其子相似，遂谓树亦相似，以有刺、无刺为别。苏颂又因巨骨、地骨之名，疑其相类。殊不知枸杞未尝无刺，但小则刺多，大则刺少耳。本草中异物同名甚多，况一骨字之同耶。以此为言，尤见穿凿。

时珍曰：汪机所断似矣，而自亦不能的指为何物也。时珍曰：按：孙真人《千金方》，治妇人下焦三十六疾，承泽丸中用之。

鼠　李

主寒热瘰疬疮。

其皮，味苦微寒，无毒。主除身皮热毒。一名牛李，一名鼠梓，一名椑。生田野，采无时[①]。

《唐本》注云：此药一名赵李，一名皂李，一名乌槎树。皮主诸疮寒热毒痹。子主牛马六畜疮中虫，或生捣敷之，或和脂涂皆效。子味苦，采取，日干，九蒸酒渍服三合，日再，能下血及碎肉，除疝瘕积冷气大良。皮、子俱有小毒。

蜀州鼠李

臣禹锡等谨按《日华子》云：味苦凉，微毒。治水肿。皮主风痹。

《图经》曰：鼠李，即乌巢子也。《本经》不载所出州土，但云生田野，今蜀川多有之。枝叶如李，子实若五味子，色瑿[②]黑，其汁紫色，味甘苦，实熟时采，日干。九蒸酒渍服。能下血，其皮采无时，一名牛李。刘禹锡《传信方》主大人口中疳疮并发背，万不失一；用山李子根，亦名牛李子，蔷薇根野外者佳；各细切五升，以水五大斗，煎至半日已来，汁浓即于银铜器中盛之，重汤煎至一二升，看稍稠即于瓷瓶子中盛，少少温含咽之，必差。忌酱醋油腻热面，大约不宜食肉。如患发背，重汤煎令极稠，和如膏；以帛涂之疮上，神效。襄州军事柳岸妻窦氏，患口疳十五年，齿尽落，龈亦断坏不可近，用此方遂差。

《食疗》云：微寒。主腹胀满。其根有毒，煮浓汁含之，治䘌齿，并疳虫蚀人脊骨者，可煮浓汁灌之良。其肉主胀满谷胀，和面作饼子，空心食之，少时当泻。其煮根汁亦空心服一盏治脊骨疳。

《衍义》曰：鼠李即牛李子也，木高七八尺，叶如李，但狭而不泽，子于条上四边生，熟则紫黑色，生则青。叶至秋则子落尚在枝。是处皆有，故《经》不言所出处，今关陕及湖南、江南北甚多。木皮与子两用。

现注：

①本条为《本经》《别录》文，但缺陶注。椑字下原有音卑二字注音。

②瑿：(yī 衣)，意为黑色美石。

按：鼠李为鼠李科鼠李之果实及皮两用。综合功能消瘰疬，退寒热。其皮清身热清皮热，解毒。鼠李一般药房不备，用时可教病人认之，可采而用之。枳椇子为鼠李科植物，无鼠李或可用枳椇子。

释名：楮李（钱氏）、牛皂子(《纲目》)。时珍曰：鼠李，方音亦作楮李，未详名义。可以染绿，故俗称皂李及乌巢。巢、槎、赵，皆皂子之音讹也。一种苦楸，亦名鼠梓，与此不同。见梓下。

痘疮黑陷及疥癣有虫（时珍）。

时珍曰：牛李，治痘疮黑陷及出不快，或触秽气黑陷。古昔无知之者，惟钱乙《小儿直诀》必胜膏用之。云牛李子即鼠李子，九月后采黑熟者，入砂盆捣烂，生绢捩汁，用银、石器熬成膏，瓷瓶收贮，常令透风。每服一皂子大，煎桃胶汤化下。如人行二十里，再进一服，其疮自然红活。入麝香少许尤妙。如无生者，以干者为末，水熬成膏。又《九卫生方》亦云：痘疮黑陷者，用牛李子一两（炒研）桃胶半两。每服一钱，水七分，煎四分，温服。

附方：新二。

诸疮寒热：毒痹，及六畜虫疮：鼠李生捣敷之。(《圣惠方》)

齿䘌肿痛：牛李煮汁，空腹饮一盏，仍频含漱。(《圣济录》)

椰子皮

味苦，平，无毒。止血疗鼻衄吐逆霍乱。煮汁服之。壳中肉益气去风。浆服之主消渴，涂头益发令黑。生安南，树如棕榈，子壳可为器。《交州记》曰：椰子中有浆，饮之得[①]醉。今附。

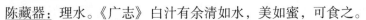

臣禹锡等谨按《日华子》云：皮入药炙用。

《图经》曰：椰子，出安南。今岭南州郡皆有之，木似桄榔，无枝条，高数丈，叶在木末，如束蒲。实大如瓠，垂于枝间如挂物，实外有粗皮如棕包，次有壳，圆而且坚，里有肤，至白如猪肪，厚半寸许，味亦似胡桃，肤里有浆四五合如乳，饮之冷而氛醺。人多取壳为器甚佳。不拘时月采其根皮用，南人取其肉，糖饴渍之，寄至北中作果，味甚佳也。

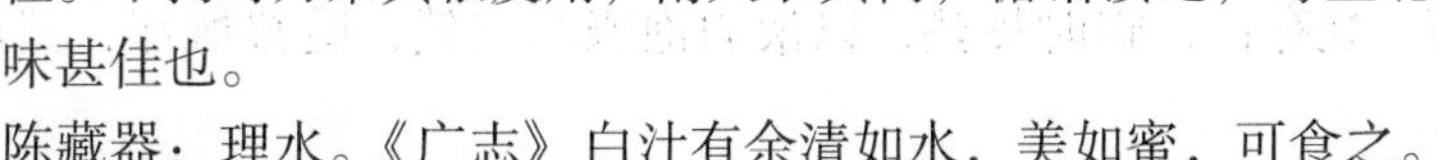

椰子

陈藏器：理水。《广志》白汁有余清如水，美如蜜，可食之。

《海药》：云谨按《交州记》云：生南海，状若海棕，实名椰子，大如碗许大，外有粗皮，如大腹子，豆蔻之类，内有浆，似酒饮之不醉。主消渴，吐血水肿，去风热。云南者亦好，武侯讨云南时并令将士剪除椰树，不令小邦有此异物。多食动气也。

《衍义》曰：椰子，开之有汁如乳极甘香，自别是一种气味。中又有一块瓤，形如瓜蒌，上有细垅起，亦白色，但微虚，纹若妇人裙褶，其味亦如其汁。又着壳一重白肉，剐取之，皆可与瓤糖煎为果汁，色如白酒，其味如瓤，然谓之酒者，好事者当日强名之，取其壳为酒器，如酒中有毒，则酒沸起，今人皆漆其里，则全失用椰子之意。

现注：

①本条原为墨字，为《开宝》文。

按：椰子皮为棕榈科椰子的根皮。功能止血，止吐逆。椰子壳中肉益气祛风，椰子浆服之主消渴。

释名：越王头(《纲目》)、胥余。

时珍曰：按稽含《南方草木状》云：相传林邑王与越王有怨，使刺客乘其醉，取其首，悬于树，化为椰子，其核犹有两眼，故俗谓之越王头，而其浆犹如酒也。此说虽谬，而俗传以为口实。南人称其君长为爷，则椰名盖取于爷义也。相如《上林赋》作胥余，或作胥耶。

时珍曰：椰子乃果中之大者。其树初栽时，用盐置根下则易发。木至斗大方结实，大者三四围，高五六丈，木似桄榔、槟榔之属，通身无枝。其叶在木顶，长四五尺，直耸指天，状如棕榈，势如凤尾。二月着花成穗，出于叶间，长二三尺，大如五斗器。仍连着实，一穗数枚，小者如栝蒌，大者如寒瓜，长七八寸，径四五寸，悬着树端。六七月熟，有粗皮包之。皮内有核，圆而黑润，甚坚硬，浓二三分。壳内有白肉瓤如凝雪，味甘美如牛乳。瓤肉空处，有浆数合，钻蒂倾出，清美如酒。若久者，则混浊不佳矣。其壳磨光，有斑缬点纹，横破之可作壶爵，纵破之可作瓢杓也。又《唐史》言：番人以其花造酒，饮之亦醉也。《类书》有青田核、树头酒、严树酒，皆椰酒、椰花之类。并附于左。

附录：青田核：崔豹《古今注》云：乌孙国有青田核，状如桃核，不知其树。核大如数斗，剖之盛水，则变酒味，甚醇美。饮尽随即注水，随尽随成。但不可久，久则苦涩尔。谓之青田酒，汉末蜀王刘璋曾得之。树头酒《一统志》云：缅甸在滇南，有树类棕，高五六丈，结实如椰子。土人以罐盛曲，悬于实下，划其实，汁流于罐中以成酒，名树头酒。或不用曲，惟取汁熬为白糖。其树即贝树也，缅人取其叶写书。严树酒《一统志》云：琼州有严树，捣其皮叶，浸以清水，和以粳酿，或入石榴花叶，数日成酒，能醉人。又《梁书》云：顿逊国有酒树，似安石榴，取花汁贮杯中，数日成酒。盖此类也。又有文章草，可以成酒。

椰子瓤：治风（汪颖）。食之不饥，令人面泽。（时珍。出《异物志》）

椰子浆：时珍曰：其性热，故饮之者多昏如醉状。《异物志》云：食其肉则不饥，饮其浆则增渴。震亨曰：椰子生海南极热之地，土人赖此解夏月毒渴，天之生物，各因其材也。

椰子皮：治卒心痛，烧存性，研，以新汲水服一钱，极验。（时珍出《龚氏方》）

壳：主杨梅疮筋骨痛。烧存性，临时炒热，以滚酒泡服二三钱，暖覆取汗，其痛即止，神验（时珍）。

枳[①] 椇[②]

味甘，平，无毒。主头风，小腹拘急。一名木蜜。其木皮，温，无毒。主五痔，和五脏。以木为屋，屋中酒则味薄，此亦奇物[③]。

《唐本》注云：其树径尺，木名白石，叶如桑柘，其子作房似珊瑚，核在其端，人皆食之。《唐本》先附。

臣禹锡等谨按《蜀本》云：字或单作枸[④]，云木名，出蜀，近酒能薄酒味，江南人呼谓之木蜜也。

《图经》文具接骨木条下。

《食疗》云：多食发蛔虫，昔有南人修舍用此，误有一片落在酒瓮中，其酒化为水味。

《荆楚岁时记》云：《诗》有椇羞。《广雅》枳椇，实如珊瑚，十一月采，是白石木子，山中多有之，盐荷裹一冬储备，又以辟虫毒。

现注：

①枳：下原有音止二字注音。

②椇：下原有音矩二字注音。

③本条原为《唐本》文，为墨字。

④枸：下原有音矩二字注音。

按：鼠李科枳椇子的带梗果实为枳椇子。树中液可为木蜜。枳椇子功能祛头风，止小腹拘紧，祛痔和五脏。解酒。临床以枳椇子治胃阴不足，消渴，酒精中毒等。

释名：蜜枳（音止矩）、蜜屈律（《广记》）、木珊瑚（《广志》）、鸡距子（苏文）。

时珍曰：枳椇徐锴注《说文》作“枝只”椒，又作枳枸，皆屈曲不伸之意。此树多枝而曲，其子亦卷曲，故以名之。曰蜜、曰饧，因其味也。曰珊瑚、曰鸡距、曰鸡爪，象其形也。曰交加、曰枅栱，言其实之纽屈也。枅栱，枋梁之名。按：《雷公炮炙》序云：弊箅淡卤，如酒沾交。注云：交加枝，即蜜枳也。又《诗话》云：子生枝端，横折歧出，状若枳椇，故土人谓之枅栱也。珍谓：枅栱及俗称鸡矩，蜀人之称桔枸、棘枸，滇人之称鸡橘子，巴人之称金钩，广人之称结留子，散见书记者，皆枳椇、鸡距之字，方音转异尔。俗又讹鸡爪为曹公爪，或谓之梨枣树，或谓之癞汉指头，崔豹《古今注》一名树蜜，一名木石，皆一物也。时珍曰：枳木高三四丈，叶圆大如桑柘，夏月开花。枝头结实，如鸡爪形，长寸许，扭曲，开作二三歧，俨若鸡之足距。嫩时青色，经霜乃黄，嚼之味甘如蜜。每开歧尽处，结一二小子，状如蔓荆子，内有扁核赤色，如酸枣仁形。飞鸟喜巢其上，故宋玉赋云：枳枸来巢。《曲礼》云：妇人之贽，榛、脯脩。即此也。盐藏荷裹，可以备储。

止呕逆，解酒毒，辟虫毒。（时珍）

震亨曰：一男子年三十余，因饮酒发热，又兼房劳虚乏。乃服补气血之药，加葛根以解酒毒。微汗出，人反懈怠，热如故。此乃气血虚，不禁葛根之散也。必须鸡距子解其毒，遂煎药中加而服之，乃愈。

时珍曰：枳椇，本草只言木能败酒，而丹溪朱氏治酒病往往用其实，其功当亦同也。按：《苏东坡集》云：眉山揭颖臣病消渴，日饮水数斗，饭亦倍常，小便频数。服消渴药逾年，疾日甚，自度必死。予令延蜀医张肱诊之。笑曰：君几误死。乃取麝香当门子以酒濡湿，作十许丸，用棘枸子煎汤吞之，遂愈。问其故。肱曰：消渴消中皆脾弱肾败、土不制水而成疾。

今颖臣脾脉极热而肾气不衰，当由果实、酒物过度，积热在脾，所以食多而饮水。水饮既多，溺不得不多，非消非渴也。麝香能制酒果花木，棘枸亦胜酒（屋外有此木，屋内酿酒多不佳）。故以此二物为药，以去其酒果之毒也。棘枸实如鸡距，故俗谓之鸡距，亦曰癞汉指头。食之如牛乳，本草名枳，小儿喜食之。吁！古人重格物，若肱盖得此理矣，医云乎哉。

附方：新一。

腋下狐气：用桔枸树凿孔，取汁一二碗，用青木香、东桃、西柳、七姓妇人乳，一处煎一二沸。就热，于五月五日鸡叫时洗了，将水放在十字路口，速回勿顾，即愈。只是他人先遇者，必带去也。

小天蓼

味甘，温，无毒。主一切风虚羸冷，手足疼痹；无论老幼轻重，浸酒及煮汁服之十许日，觉皮肤间风出如虫行。生天目山，四明山，树如栀子，冬不凋，野兽食之。更有木天蓼，出山南，大树，今市人货之，云久服促寿，当是其逐风损气故也。《本经》有木天蓼，即是此也。苏注云：藤生，子辛。与木又异，应是复有藤天蓼。江淮南山间有木天蓼，作藤着树，叶如梨，光而薄，子如枣，辛甘。大主风血羸痹，腰脚疼冷，取皮酿酒即是。苏引为天蓼注者，夫如是则有三天蓼，俱能逐风，其中优劣小者最为胜。今附。

《图经》：文具木天蓼条下。

现注：本条为墨字，为《开宝》文。

按：小天蓼，生四明山，如栀子，冬月不凋。可祛风补虚除痹。

根：主风虫牙痛，捣丸塞之，连易四五次，除根。勿咽汁。(时珍，出《普济》)

小　蘗

味苦，大寒，无毒。主口疮疳䘌，杀诸虫，去心腹中热气，一名山石榴。

《唐本》注云：其树枝叶与石榴无别，但花异，子细黑圆如牛李子尔。生山石间，所在皆有，襄阳岘山东者为良。陶于蘗木附见二种，其一是此。陶云：皮黄，其树乃皮白，今太常所贮乃叶多刺者，名白刺蘗，非小蘗也。今注：陈藏器本草云：凡是蘗木，皆皮黄，今既不黄而自然非蘗。小蘗如石榴，皮黄子赤如枸杞子，两头尖，人剉枝以染黄。若云子黑而圆，恐是别物，非小蘗也。《唐本》先附。

《图经》：文具柏木条下。

现注：本条为墨字，为《唐本》文。

按：小蘗为小檗科大叶小檗，细叶小檗的根及茎枝。功能祛毒消疳，清热，清心腹，杀虫。用之与黄柏相似。

时珍曰：此与金樱子、杜鹃花并名山石榴，非一物也。时珍曰：小蘗山间时有之，小树也。其皮外白里黄，状如檗皮而薄小。治血崩。(时珍)

《妇人良方》治血崩，阿茄陀丸方中用之。

荚　蒾[1]

味甘、苦，平，无毒。主三虫，下气消谷。

《唐本》注云：叶似木槿及似榆，作小树。其子如溲疏，两两相并，四四相对而色赤，味甘。煮树枝汁和作粥甚美，以饲小儿，杀蛔虫不入方用。陆机《草木疏》名击迷，一名羿先。盖檀榆之类也。所在山谷有之。

今按：陈藏器本草云：荚蒾主六畜疮中蛆，煮汁作粥灌之，蛆立出，皮堪为索，生比[2]土山林间。《唐本》先附。

现注：

①本条为墨字，为《唐本》文。蒾字下原有音迷二字注音。

②比：原刻为比。

按：荚蒾为忍冬科荚蒾的茎叶，荚迷子为其果实。可杀虫，下气，消谷。

紫荆木

味苦，平，无毒。主破宿血，下五淋，浓煮服之。今人多于庭院间种者，花艳可爱[1]。今附。臣禹锡等谨按陈藏器云：紫珠[2]，寒，主解诸毒物，痈疽喉痹，飞尸蛊毒肿下瘘，蛇虺虫蚕狂犬等毒。并煮汁服，亦煮汁洗疮肿，除血，长肤。一名紫荆，树似黄荆，叶小无桠，并[3]田氏之荆[4]也。至秋，子熟正紫，圆如小珠，生江东林泽间有之。

《日华子》云：紫荆木、通小肠，皮、梗同用，花功用亦同。

《图经》曰：紫荆，旧不著所生州郡，今处处有之。人多于庭院间种植，木似黄荆，叶小无桠，花深紫可爱。或云田氏之荆也。至秋子熟如小珠，名紫珠，江东林泽间尤多。

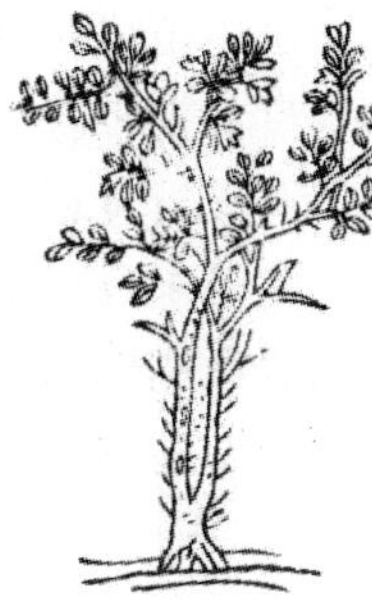

《衍义》曰：紫荆木，春开紫花甚细碎，共作朵，生出无常处。或生于木身之上，或附根土之下直出花，花罢叶出，光紧微圆，园圃间多植之。

紫荆

现注：

①本条原为墨字，为《开宝》文。

②紫珠：现将紫珠定为马鞭草科之杜虹花，杜虹花植物形态与本节紫荆形态相附。

③并：原刻并字不清，呈一井字上边多两点。查北京图书馆善本藏《证类》及《大观》均写为非字。但这与《图经》中“或云田氏之荆也”，意正相反。也与今通将田氏之荆认为紫荆相悖，故此字应为并字，释为并且，则与文意和实事皆相附。

④田氏之荆：指一株三枝之荆，比喻同胞兄弟，如《文选》中记有三荆同株，木尤欣聚。至南朝吴均《续齐谐记》中则引《前汉书》始专指汉·京兆田真兄弟三人。喻兄弟团结不分家。

按：紫荆木，今将紫荆定为豆科紫荆，可能根据今市场及药房流通之紫荆皮而定，但这与本节所述之紫荆不附。豆科紫荆有荚，而本节所述紫荆无荚。定为紫珠的马鞭草科杜虹花才与本节所述紫荆相附。如欲用本节所述之紫荆，应以紫珠之木为准。紫荆木功能破血止淋消痈疮。现只用紫荆皮，祛风止痒，治皮肤湿疹皮炎。

释名：皮名肉红(《纲目》)、内消。

时珍曰：其木似黄荆而色紫，故名。其皮色红而消肿，故疡科呼为肉红，又曰内消，与何首乌同名。时珍曰：高树柔条，其花甚繁，岁二三次。其皮入药，以川中浓而紫色、味苦如胆者为胜。

活血行气，消肿解毒，治妇人血气疼痛，经水凝涩。(时珍)

时珍曰：紫荆气寒味苦，色紫性降，入手、足厥阴血分。寒胜热，苦走骨，紫入营。故能活血消肿，利小便而解毒。杨清叟《仙传方》有冲和膏，以紫荆为君，盖亦得此意也。其方治一切痈疽发背流注诸肿毒，冷热不明者。紫荆皮（炒）三两，独活（去节，炒）三两，赤芍药（炒）二两，生白芷一两，木蜡（炒）一两，为末。用葱汤调，热敷。血得热则行，葱能散气也。疮不甚热者，酒调之。痛甚者，加乳香。筋不伸者，亦加乳香。大抵痈疽流注，皆是气血凝滞所成，遇温则散，遇凉则凝。此方温平，紫荆皮乃木之精，破血消肿。独活乃土之精，止风动血，引拔骨中毒，去痹湿气。芍药乃火之精，生血止痛。木蜡乃水之精，消肿散血，同独活能破石肿坚硬。白芷乃金之精，去风生肌止痛。盖血生则不死，血动则流通，肌生则不烂，痛止则不，风去则血自散，气破则硬可消，毒自除。五者交治，病安有不愈者乎。

附方：新九。

妇人血气：紫荆皮为末，醋糊丸樱桃大。每酒化服一丸。(熊氏《补遗》)

鹤膝风挛：紫荆皮三钱，老酒煎服，日二次。(《直指方》)

伤眼青肿：紫荆皮，小便浸七日，晒研，用生地黄汁、姜汁调敷。不肿用葱汁。(《永类方》)

猘犬咬伤：紫荆皮末，砂糖调涂，留口退肿。口中仍嚼咽杏仁去毒。(《仙传外科》)

鼻中疳疮：紫荆花阴干为末，贴之。(《卫生易简方》)

发背初生：一切痈疽皆治。单用紫荆皮为末，酒调箍住，自然撮小不开。内服柞木饮子。乃救贫良剂也。(《仙传外科》)

痈疽未成：用白芷、紫荆皮等分。为末。酒调服。外用紫荆皮、木蜡、赤芍药等分。为末。酒调作箍药。(同上)。痔疮肿痛：紫荆皮五钱。新水食前煎服。(《直指方》)

产后诸淋：紫荆皮五钱。半酒半水煎，温服。(熊氏《补遗》)

紫真檀

味咸，微寒。主恶毒风毒。

陶隐居云：俗人摩以涂风毒诸肿亦效，然不及青木香。又主金疮，止血，亦疗淋用之。

《唐本》注云：此物出昆仑盘盘国也。虽不生中华，人间遍有之也。

臣禹锡等谨按《日华子》云：紫真檀，无毒。

陈藏器云：檀树如檀，出海南，本功外心腹痛，霍乱中恶鬼气，杀虫。

《外台秘要》：止血止痛至妙，凡裹缚疮用故布帛，不宽不急如系衣带即好。

《千金方》：治一切肿，以紫檀细碎，大醋和敷肿上。

《梅师方》：治金疮，止血：急刮真紫檀末敷之。

按：紫真檀，为豆科紫檀的心材。可祛风解毒，消肿通淋。

时珍曰：白檀辛温，气分之药也。故能理卫气而调脾肺，利胸膈。紫檀咸寒，血分之药也。故能和营气而消肿毒，治金疮。

乌臼木根皮

味苦，微温，有毒。主暴水，癥结积聚。生山南平泽。[①]

《唐本》注云：树高数仞，叶似梨杏，花黄白，子黑色。今按：陈藏器本草云：乌臼叶好染皂，子多取压为油，涂头令黑，变白。为灯极明。服一合令人下痢，去阴下水。《唐本》先附。

臣禹锡等谨按《日华子》云：乌臼根皮，凉，治头风，通大小便。以慢火炙，令脂汁尽，黄干后用。又云：子凉，无毒。压汁梳头。可染发，炒作汤下水气。

《斗门方》：治大便不通：用乌臼木方停[②]一寸来，劈破，以水煎取小半盏，服之立通。不用多吃，其功神圣，兼能取水。

《衍义》曰：乌臼叶如小杏叶，但微薄而绿色差淡，子八、九月熟，初青后黑，分为三瓣，取子出油，然灯及染发。

现注：

①本条原为墨字，为《唐本》文。

②停：均等。

按：乌臼木为大戟科乌臼木根皮。可行水化癥，消积止痢。

释名：鸦臼。

时珍曰：乌桕，乌喜食其子，因以名之。陆龟蒙诗云：行歇每依鸦舅影，挑频时见鼠姑心。是矣。鼠姑，牡丹也。或云：其木老则根下黑烂成臼，故得此名。郑樵《通志》

言“乌即桕柳”者，非。时珍曰：南方平泽甚多。今江西人种植，采子蒸煮，取脂浇烛货之。子上皮脂，胜于仁也。

解蛇毒。（震亨）

时珍曰：乌桕根性沉而降，阴中之阴，利水通肠，功胜大戟。一野人病肿满气壮，令掘此根捣烂，水煎服一碗，连行数行而病平。气虚人不可用之。此方出《太平圣惠方》，言其功神圣，但不可多服尔。诚然。

附方；新九。

小便不通：乌根皮煎汤，饮之。（《肘后方》）

大便不通：乌木根方长一寸，劈破，水煎半盏，服之立通。不用多吃。其功神圣，兼能取水。（《斗门方》）

二便关格：二三日则杀人：乌东南根白皮，干为末，热水服二钱。先以芒硝二两，煎汤服，取吐甚效。（《肘后方》）

水气虚肿：小便涩。乌皮二两，槟榔、木通各一两，为末。每服二钱，米饮下。（《圣惠方》）

脚气湿疮：极痒有虫：乌根，为末敷之，少时有涎出良。（《摘玄方》）

尸注中恶：心腹痛刺，沉调朱砂末一钱，服之。《肘后方》无朱砂。（《永类方》）

暗疔昏狂：疮头凸红。树根经行路者，取二尺许，去皮捣烂，井华水调一盏服。待泻过，以三角银杏仁浸油，捣患处。（《圣济总录》）

婴儿胎毒：满头。用水边乌树根晒研，入雄黄末少许，生油调搽。（《经验良方》）

鼠莽砒毒：乌根半两，擂水服之。（《医方大成》）

盐齁痰喘：树皮，去粗捣汁，和飞面作饼，烙熟。早晨与儿吃三四个，待吐下盐涎乃佳。如不行，热茶催之。（《摘玄方》）

叶：主食牛马六畜肉，生疔肿欲死者。捣自然汁一二碗，顿服得大利，去毒即愈。未利再服。冬用根。（时珍）

桕油：主涂一切肿毒疮疥。

附方：新二。

脓泡疥疮：油二两，水银二钱，樟脑五钱，同研，频入唾津，不见星乃止。以温汤洗净疮，以药填入。（唐瑶《经验方》）

小儿虫疮：用旧绢作衣，化油涂之，与儿穿着。次日虫皆出油上，取下之有声是也。别以油衣与穿，以虫尽为度(《濒湖集简方》)

南　藤

味辛，温，无毒。主风血，补衰老，起阳强腰脚，除痹变白，逐冷气，排风邪。亦煮汁服，亦浸酒，冬月用之。生依南树，故号南藤。茎如马鞭，有节，紫褐色。一名丁公藤。生南山山谷[①]。

《南史》：解叔谦，雁门人，母有疾，夜于庭中稽颡祈告，闻空中云：得丁公藤治即差。访医及《本草》皆无，至宜都山中，见一翁伐木，云是丁公藤，疗风。乃拜泣求得之，及渍酒法受毕，失翁所在，母疾遂愈。今附。《图经》曰：南藤，即丁公藤也。生南山山谷，今出泉州、荣州。生依南木，故名南藤。苗如马鞭，有节，紫褐色，叶如杏叶而

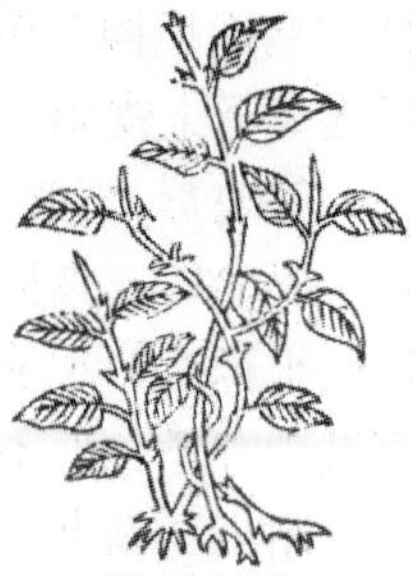

尖。采无时，此下又有千金藤，云生北地者根大如指，色黑似漆。生南土者黄赤如细辛。又有榼藤子，生广南山林间，木如通草，藤三年方熟，紫黑色。一名象豆，今医家并稀用，故但附于其类。

陈藏器云：气味辛烈，亦磨服之。变白不老。出蓝田，八月采，日干用。

现注：

①本条原为墨字，为《开宝》文。

泉州南藤

按：南藤，为胡椒科湖北胡椒或绒毛胡椒。也称丁公藤，但不是新草药之丁公藤，新草药所称丁公藤乃旋花科植物。前面已有石南叶乃蔷薇科植物，与此亦不是一种。南藤功能祛风活血，补衰老，起阳事，强腰脚，除痹，逐冷排风。常用治痹症。

时珍曰：今江南、湖南诸大山有之。细藤圆腻，紫绿色，一节一叶。叶深绿色，似杏叶而微短浓。其茎贴树处，有小紫瘤疣，中有小孔。四时不凋，茎叶皆臭而极辣。白花蛇食其叶。

煮汁服，治上气咳嗽。(时珍)

时珍曰：近俗医治诸风，以南藤和诸药熬膏市之，号南藤膏。白花蛇喜食其叶，故治诸风尤捷。

盐麸子

味酸，微寒，无毒。除痰饮瘴疟，喉中热结，喉痹，止渴，解酒毒，黄疸飞尸蛊毒，天行寒热，痰嗽，变白生毛发。取子干捣为末食之，岭南人将以防瘴。

树白皮，主破血止血，蛊毒血痢，杀蛔蛊并煎服之，根白皮主酒疸。捣碎米泔浸一宿，平旦空腹温服一二升。叶如椿，生吴蜀山谷，子秋熟为穗，粒如小豆。上有盐似雪，食之酸咸止渴。一名叛奴盐[①]。今附。

臣禹锡等谨按陈藏器云：子主头风，白屑效。《日华子》云：盐麸叶上球子，治中蛊毒毒药，消酒毒。根用并同。

陈藏器云：蜀人为之酸桶。《博物志》云：酸桶七月出穗，蜀人谓之主音，穗上有盐著可羹，亦谓之酢桶矣。吴人谓之为盐也。

现注：

①本条原为墨字，为《开宝》文。

按：盐麸子，为漆树科盐麸木之果实。功能化痰饮，除瘴疟，清喉痹，止消渴，解酒毒，退黄疸，祛时疫，止咳。

释名：五棓、盐肤子(《纲目》)、盐梅子（同）、盐子（同）、木盐(《通志》)、天盐(《灵草篇》)。

时珍曰：其味酸、咸，故有诸名。《山海经》云：橐山多木。郭璞注云：木出蜀中，七、八月吐穗，成时如有盐粉，可以酢羹。即此也。后人讹为五倍矣。时珍曰：肤木即棓木，东南山原甚多。木状如椿。其叶两两对生，长而有齿，面青背白，有细毛，味酸。正叶之下，节节两边，有直叶贴茎，如箭羽状。五、六月开花，青黄色成穗，一枝累累。七月结子，大如细豆而扁，生青，熟微紫色。其核淡绿，状如肾形。核外薄皮上有薄盐，小儿食之，滇、蜀人采为木盐。叶上有虫，结成五倍子，八月取之。详见虫部。《后魏书》云：勿吉国，水气咸凝，盐生树上。即此物也。别有咸平树、咸草、酸角，皆其类也。附见于左：咸平树：真腊国人，不能为酸，但用咸平树叶及荚与子为之。酸角：云南、临安诸处有之。状如猪牙皂荚，浸水和羹，酸美如醋。咸草：扶桑东有女国，产咸草。叶似邪蒿，而气香味咸，彼人食之。

子：生津，降火化痰，润肺滋肾，消毒止痢收汗，治风湿眼病（时珍）。

时珍曰：盐麸子气寒味酸而咸，阴中之阴也。咸能软而润，故降火化痰消毒；酸能收而涩，故生津润肺止痢。肾主五液：入肺为痰，入脾为涎，入心为汗，入肝为泪，自入为唾，其本皆水也。盐麸、五倍先走肾、肝，有救水之功。所以痰涎、盗汗、风湿、下泪、涕唾之证，皆宜用之。

根白皮：酒诸骨鲠，以醋煎浓汁，时呷之。（时珍）

时珍曰：按：《本草集议》云：盐麸子根能软鸡骨。岑公云：有人被鸡骨鲠，项肿可畏。用此根煎醋，啜至三碗，便吐出也。又彭医官治骨鲠，以此根捣烂，入盐少许，绵裹，以线系定吞之，牵引上下，亦钓出骨也。

杉　材

微温，无毒。主疗漆疮。

陶隐居云：削作柿[①]，煮以洗漆疮，无不即差。又有鼠查，生去[②]地，高尺余许，煮以洗漆多差。又有漆姑，叶细细多生石边，亦疗漆疮。其鸡子及蟹并是旧方。

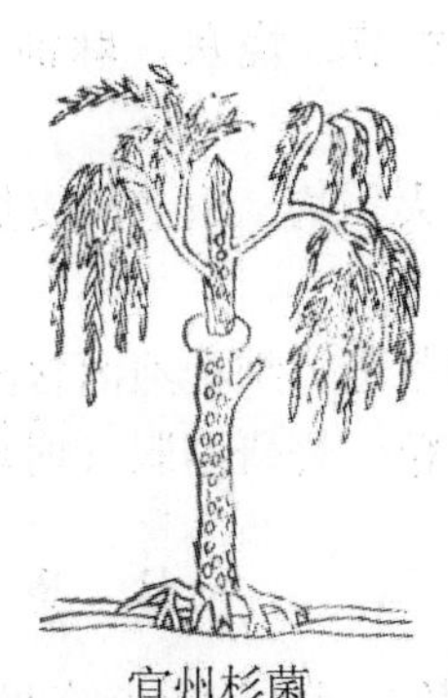
宜州杉菌

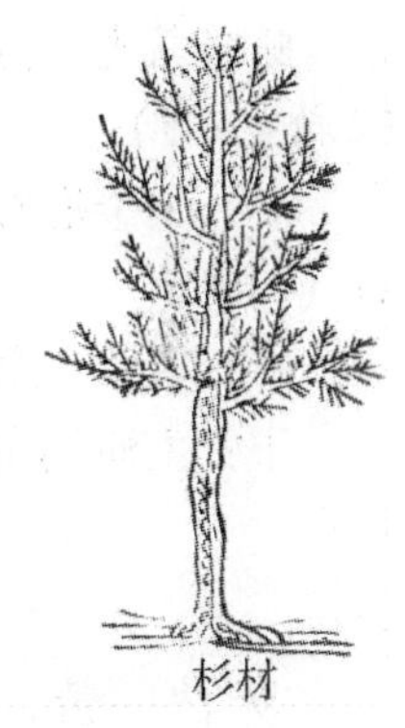
杉材

《唐本》注云：杉材木，水煮汁浸，捋脚气肿满，服之疗心腹胀痛，去恶气。其鼠查漆姑有别功，列出下品。臣禹锡等谨按《日华子》云：味辛，治风毒贲豚，霍乱，止气，并煎汤服，并淋洗。须是油杉及臭者良。

《图经》曰：杉材，旧不载所出州土，今南中深山中多有之。木类松而劲直，叶附枝生，若刺针。《尔雅》云：被[③]，煔[④]。郭璞注云：煔似松，生江南，可以为船及棺材，作柱埋之不腐也。又人家常用作桶板，其耐水。医师取其节煮汁浸，捋脚气殊效。唐·柳柳州纂《救三死方》云：元和十二年二月得脚气，夜半痞绝，胁有块，大如石，且死，因大寒，不知人三日，家人号哭。荥阳郑洵美传杉木汤，服半食顷大下，三下气通块散；杉木节，一大升，橘叶切一大升，北地无叶，可以皮代之，大腹槟榔七枚，合子碎之，童子小便三大升，共煮取一大升半，分两服，若一服得快利即停后服，已前三死真死矣，会有教者皆得不死，恐佗人不幸，有类余病，故传焉。又杉菌，出宜州，生积年杉木上，若菌状。云味苦性微温。主心脾气疼，及暴心痛。采无时。

《斗门方》：治霍乱：用黄杉木劈开作片一握，以水浓煎一盏服之差。

《衍义》曰：杉，其干端直，大抵如松，冬不凋，但叶阔成枝，庐山有万杉寺，即此杉也。作屑煮汁浸洗脚气肿满。今处处有。

现注：

①柹：此处音（fèi 费），指削下的木片。

②去：即弃也。

③柀：下原有音彼二字注音。

④煔：下原有与杉同三字注音。

按：杉材，为杉科杉的心材及树枝。功能祛湿消疮，除脚气。

释名：沙木。

时珍曰：杉木叶硬，微扁如刺，结实如枫实。江南人以惊蛰前后取枝插种，出倭国者，谓干燥。有斑纹如雉者，谓之野鸡斑，作棺尤贵。其木不生白蚁，烧灰最发火药。

震亨曰：杉屑属金有火。其节煮汁浸捋脚气肿满，尤效。

附方：新四。

肺壅痰滞：上焦不利，卒然咳嗽。杉木屑一两，皂角（去皮酥炙）三两，为末，蜜丸梧桐子大。每米饮下十丸，一日四服。（《圣惠方》）

小儿阴肿：赤痛，日夜啼叫，数日退皮，愈而复作：用老杉木烧灰，入腻粉，清油调敷，效。（危氏《得效方》）

肺壅失音：杉木烧炭入碗中，以小碗覆之，用汤淋下，去碗饮水。不愈再作，音出乃止。（《集简方》）

臁疮黑烂：多年老杉木节，烧灰，麻油调，隔箬叶贴之，绢帛包定，数贴而愈。（《救急方》）

皮：主金疮血出，及汤火伤灼，取老树皮烧存性，研敷之。或入鸡子清调敷。一二日愈（时珍）。

叶：主风、虫牙痛，同芎䓖、细辛煎酒含漱（时珍）。

子：主疝气痛，一岁一粒，烧研酒服（时珍）。

接 骨 木

味甘、苦，平，无毒。主折伤续筋骨，除风痒，龋齿，可作浴汤[①]。

《唐本》注云：叶如陆英，花亦相似，但作树高一二丈许，木轻虚无心，斫枝插便生，人家亦种之，一名木蒴藋。所在皆有之。《唐本》先附。

臣禹锡等谨按陈藏器云：接骨木，有小毒。根皮主痰饮，下水肿及痰疟，煮服之，当痢下及吐，不可多服。叶主疟，小儿服三叶，大人服七叶，并生捣汁服，得吐为度。《本经》云：无毒，误也。

接骨木

《图经》曰：接骨木，旧不著所出州土，今近京皆有之。木高一二丈许，花、叶都类陆英、水芹辈，故一名木蒴藋。其木轻虚无心，斫枝插土便生，人家亦种之。叶主疟，研绞其汁饮之，得吐乃差，大人七叶，小儿三叶，不可过多也。又上有枳椇条云：其木径尺，木名白石，叶如桑柘，其子作房，似珊瑚，核在其端，人多食之。即《诗·小雅》所谓南山有枸是也。陆机云：枸，枝枸也，木似白杨，所在山中皆有，枝枸不直，啖之甘美如饴，八、九月熟，谓之木蜜。本从南方来，能败酒，若以为屋柱，则一屋之酒皆薄。

《产书》云：治产后心闷，手脚烦热，气力欲绝，血晕连心，头硬及寒热不禁。接骨木，破之如算子一握，以水一升，煎取半升，分温两服，或小便数，恶血不止，服之即差。此木煮之三遍，其力一般。此是起死人方。

现注：

①本条原为墨字，为《唐本》文。

按：接骨木，为忍冬科接骨木的茎枝。综合功能续筋接骨，除风固齿。

释名：续骨木(《纲目》)。

打伤瘀血及产妇恶血，一切血不行，或不止，并煮汁服。(时珍出《千金》)

附方：新一。

折伤筋骨：接骨木半两，乳香半钱，芍药、当归、芎䓖、自然铜各一两，为末。化黄蜡四两，投药搅匀，众手丸如芡子大。若止伤损，酒化一丸。若碎折筋骨，先用此敷贴，乃服。(《卫生易简》)

枫柳皮

味辛，大热，有毒。主风龋齿痛。出原州[①]。《唐本》注云：叶似槐，茎赤根黄，子六月熟，绿色而细，剥取茎皮用之。《唐本》先附。

陈藏器云：性涩。止水痢。苏云：下水肿，肿非涩药所治。有殊，苏为误矣。又云：有毒，转明其谬。水煎止痢为最。

《梅师方》：治中热游及水烧，除外痛；以柳白皮烧为末，敷之。兼治灸疮亦同妙。

《斗门方》：治白虎风，所患不以积年，久治无效，痛不可忍者；用脑麝[②]，不限多少，细剉焙干，浸酒常服，以醉为度，即差。今之寄生枫树上者，方堪用。其叶亦可制砒霜粉尤妙矣。

现注：

①本条原为墨字，为《唐本》文。

②脑麝：脑麝应是龙脑冰片及麝香，此二物不用细剉，也不会在枫树上。下文说“即今之寄生枫树上者”。如是则应是枫上菌类。原文可能缺枫菌二字，如此则是“脑麝、枫菌不限多少”。

按：枫柳皮为胡桃科枫杨的树皮。功能祛风通痹，行水固齿。

时珍曰：苏恭言枫柳有毒，出原州。陈藏器驳之，以为枫柳皮即今枫树皮，性涩能止水痢。按：《斗门方》言即今枫树上寄生，其叶亦可制粉霜，此说是也。若是枫树，则处处甚多，何必专出原州耶。陈说误矣。枫皮见前枫香脂下。

赤爪木

味苦，寒，无毒。主水痢风头身痒。生平陆，所在有之。实，味酸冷无毒。汁服主水痢。沐头，及洗身上疮痒。一名羊梂，一名鼠查[①]。

《唐本》注云：小树，生高五六尺，叶似香薷，子似虎掌爪，大如小林檎，赤色，出山南申、安、随等州。《唐本》先附。

陈藏器云：陶注于松条中鼠查一名羊梂，即赤爪也。煮汁洗漆疮效。《尔雅》云：栎，其实梂，有梂草自裹其子房，生为梂。又爪木，一名羊梂，一名鼠查梂，此乃名同耳。梂似小查而赤，人食之，生高原。

现注：

①本条原为墨字，为《唐本》文。爪字下原有侧绞切三字注音。

按：赤爪木为蔷薇科山查的木、枝或果实。果实即山查。功能止痢祛风止痒。今临床山查为常用药，原为三仙之一，用治消化病。现又用治疗血瘀疼痛如冠心病，脑血栓，痛经，子宫肌瘤，子宫内膜异位等。然不可多食，有伤胃伤血之虞，胃病者尤不宜食。

释名：猴楂（危氏）、茅楂(《日用》)、朹子（音求）、檕梅（音计。并《尔雅》）、山里果(《食鉴》)。

时珍曰：山楂，味似楂子，故亦名楂。世俗皆作查字，误矣。查（音槎）乃水中浮木，与楂何关？郭璞注《尔雅》云：朹（音求）树如梅。其子大如指头，赤色似小柰，可食，此即山楂也。世俗作梂字，亦误矣。梂乃栎实，于朹何关？楂、朹之名，见于《尔雅》。自晋、宋以来，不知其原，但用查、梂耳。此物生于山原茅林中，猴、鼠喜食之，故又有诸名也。《唐本草》赤爪木当作赤枣，盖枣、爪音讹也，楂状似赤枣故尔。范成大《虞衡志》有赤枣子。王璆《百一选方》云：山里红果，俗名酸枣，又名鼻涕团。正合此义矣时珍曰：赤爪、棠梂、山楂，一物也。古方罕用，故《唐本》虽有赤爪，后人不知即此也。自丹溪朱氏始着山楂之功，而后遂为要药。其类有二种，皆生山中。一种小者，山人呼为棠朹子、茅楂、猴楂，可入药用。树高数尺，叶有五尖。丫间有刺。三月开五出小白花。实有赤、黄二色，肥者如小林檎，小者如指头，九月乃熟，小儿采而卖之。闽人取熟者去皮核，捣和糖、蜜，作为楂糕，以充果物。其核状如牵牛子，黑色甚坚。一种大者，山人呼为羊朹子。树高丈余，花叶皆同，但实稍大而色黄绿，皮涩肉虚为异尔。初甚酸涩，经霜乃可食。功用相同，而采药者不收。时珍曰：九月霜后取带熟者，去核曝干，或蒸熟去皮核，捣作饼子，日干用。时珍曰：酸、甘，微温。生食多，令人嘈烦易饥，损齿，齿龋人尤不宜也。

消食积，补脾，治小肠疝气，发小儿疮疹（吴瑞）。健胃，行结气。治妇人产后儿枕痛，恶露不尽，煎汁入砂糖服之，立效（震亨）。化饮食，消肉积癥瘕，痰饮痞满吞酸，滞血痛胀（时珍）。化血块气块，活血（宁原）。

震亨曰：山楂大能克化饮食。若胃中无食积，脾虚不能运化，不思食者，多服之，则反克伐脾胃生发之气也。时珍曰：凡脾弱食物不克化，胸腹酸刺胀闷者，于每食后嚼二三枚，绝佳。但不可多用，恐反克伐也。按：《物类相感志》言：煮老鸡、硬肉，入山楂数颗即易烂。则其消肉积之功，盖可推矣。珍邻家一小儿，因食积黄肿，腹胀如鼓。偶往羊朹树下，取食之至饱。归而大吐痰水，其病遂愈。羊朹乃山楂同类，医家不用而有此效，则其功应相同矣。

附方：新七。

偏坠疝气：山棠梂肉、茴香（炒）各一两，为末，糊丸梧桐子大。每服一百丸，空心白汤下。(《卫生易简方》)

老人腰痛：及腿痛。用棠梂子、鹿茸（炙）等分，为末，蜜丸梧桐子大。每服百丸，日二服。肠风下血：用寒药、热药及脾弱药俱不效者。独用山里果（俗名酸枣，又名鼻涕团）干者为末，艾汤调下，应手即愈。(《百一选方》)

痘疹不快：干山楂为末，汤点服之，立出红活。又法：猴楂五个，酒煎入水，温服即出。(危氏《得效方》)

痘疮干黑：危困者。用棠梂子为末，紫草煎酒，调服一钱。(《全幼心鉴》)

食肉不消：山楂肉四两，水煮食之，并饮其汁。(《简便方》)

核：吞之，化食磨积，治疝（时珍)。附方：新一。难产：山楂核七七粒，百草霜为衣，酒吞下。(《海上方》)

根：主消积，治反胃（时珍)。

茎、叶：煮汁，洗漆疮。(时珍。出《肘后》)

桦木皮

味苦，平，无毒。主诸黄疸，浓煮汁饮之良。堪为烛者。木似山桃，取脂烧辟鬼[①]。今附。臣禹锡等谨按陈藏器云：晋中书令王珉伤寒身騃[②]方中作樺[③]字。浓煮汁冷饮，主伤寒时行热毒疮特良。今之豌豆疮也。

《灵苑方》：治乳痛痈，初发肿痛，结硬欲破脓。令一服差。以北来真桦皮，无灰酒服方寸匕，就之卧，及觉已差。

《衍义》曰：桦木皮，烧为黑灰，合他药治肺风毒。及取皮上有紫黑花匀者，裹鞍弓镫。

现注：

①本条原为墨字，为《开宝》文。

②騃：呆之异体字，又读（sì 似)。此字容易误写成验字，应注意。

③樺：同桦。

按：桦木皮为桦木科白桦的树皮。功能清黄疸，消乳痈，消肺风。

时珍曰：画工以皮烧烟熏纸，作古画字，故名：樺。俗省作桦字也时珍曰：桦木生辽东及临洮、河州、西北诸地。其木色黄，有小斑点红色，能收肥腻。

其皮后而轻虚软柔，皮匠家用衬靴里，及为刀靶之类，谓之暖皮。胡人尤重之。以皮卷蜡，可作烛点。治乳痈。(时珍)

附方：新四。

乳痈腐烂：靴内年久桦皮，烧灰。酒服一钱，日一服。(唐瑶《经验》)

肺风毒疮：遍身疮疥如疠，及瘾疹瘙痒，面上风刺，妇人粉刺，并用桦皮散主之。桦皮（烧灰）四两，枳壳（去穰，烧）四两，荆芥穗二两，炙甘草半两，各为末，杏仁（水煮过，去皮、尖）二两（研泥烂)，研匀。每服二钱，食后温酒调下。疮疥甚者，日三服。(《和剂方》)

小便热短：桦皮浓煮汁，饮。(《集简方》)

染黑须发：桦皮一片，包侧柏一枝，烧烟熏香油碗内成烟，以手抹在须鬓上，即黑也。《多能鄙事》

榼藤子

味涩，甘，平无毒。主蛊毒，五痔，喉痹，及小儿脱肛，血痢。并烧灰服，泻血宜服一枚，以刀刳内瓤，熬研为散，空腹热酒调二钱，不过三服必效。又宜入澡豆，善除皯黯。其壳用贮丹药，经载不坏。按《广州记》云：生广南山林间，树如通草藤也。三年方始熟，紫黑色，一名象豆[①]。今附。

臣禹锡等谨按《日华子》云：治飞尸，入药炙用。

《图经》：文具南藤条下。

《衍义》曰：榼藤子，紫黑色，微光，大一二寸，圆扁，治五痔有功，烧成黑灰，微存性，米饮调服，人多剔去肉，作药瓢垂腰间。

现注：

①本条原为墨字，为《开宝》文。榼：(kè)，磕。

按：榼藤子为豆科榼藤种子又名象豆。木部中品陈藏器余中已有象豆一条，此为重出。功能解毒消痔，通喉痹，提脱肛。

时珍曰：其子象榼形，故名之。时珍曰：子紫黑色，微光，大一二寸，圆而扁。人多剔去肉作药瓢，垂于腰间也。

解诸药毒。(时珍，《草木状》)

附方：新三。

喉痹肿痛：藤子烧研，酒服一钱。(《圣惠方》)

肠风下血：华佗《中藏经》：用藤子二个，不蛀皂荚子四十九个。烧存性为末。每服二钱，温酒下，少顷再饮酒一盏，趁口服，极效。《圣惠方》：用藤子三枚，浓重者，湿纸七重包，煨熟去壳，取肉为末。每服一钱，食前黄汤下，日一服。

榧[①] 实

味甘，无毒。主五痔，去三虫蛊毒，鬼疰。生永昌。

陶隐居云：今出东阳诸郡。食其子，疗寸白虫。

《唐本》注云：此物是虫部中彼子也。《尔雅》云：柀[②]，杉也。其树大，连抱高数仞，叶似杉，其木如柏，作松理，肌细软，堪为器用也。

今注：彼子，与此殊类，既未知所用，退入有名无用。

臣禹锡等谨按孟诜云：平，多食一二升佳，不发病，令人能食消谷，助筋骨，行营卫，明目轻身。

《食疗》：云治寸白虫，日食七颗，七日满，其虫皆化为水。

《外台秘要》：治白虫：榧子一百枚，去皮，只然啖之，能食尽佳。不然啖五十枚亦得，经宿虫消下。

《衍义》曰：榧实，大如橄榄壳，色紫褐而脆，其中子有一重粗黑衣，其人黄白色，嚼久渐甘美。五痔人常如果食之愈，过多则滑肠。

现注：

①榧：下原有音匪二字注音。

②柀：其他二处用彼，皆为照录原文。

按：榧实，为红豆杉科之榧，今临床写为榧子。综合功能消痔杀虫，助筋骨，行営卫，明目。临床用明目驱虫，可消散坚肿块物。此为香榧子呈椭圆形。药房所见有偏扁者应为血榧又叫臭榧，为红豆杉科南方红豆杉的种子，呈宽卵形略扁。又有土香榧，为卵圆形或近球形。为粗榧科中国粗榧之种子，同属植物三尖杉可提取三尖杉碱为抗癌药，但杀白细胞，故又用其治白血病。有书将三尖杉亦认作榧子。还有红豆杉科东北红豆杉，又名紫杉，曾名赤柏松，为抗癌降糖药。药房所见榧子略呈黑色，恐系干燥后之色。榧子入驱虫药中。

时珍曰：《别录》木部有榧实，又有棑华。《神农本草》鱼虫部有柀子，宋《开宝本草》退柀子入有名未用。今据苏恭之说，合并于下。

释名：柀子（音彼）。(《神农》) 赤果(《日用》)、玉榧(《日用》)、玉山果。

时珍曰：榧亦作棑，其木名文木，斐然章采，故谓之榧。信州玉山县者为佳。故苏东坡诗云：彼美玉山果，粲为金盘实。柀子见下。瑞曰：土人呼为赤果，亦曰玉榧。颖曰：榧有一种粗榧。其木与榧相似，但理粗色赤耳。其子稍肥大，仅圆不尖。《神农本草》柀子即粗榧也。时珍曰：榧生深山中，人呼为野杉。按：罗愿《尔雅翼》云：柀似杉而异于杉。彼有美实而木有文采，其木似桐而叶似杉，绝难长。木有牝牡，牡者华而牝者实。冬月开黄圆花，结实大小如枣。其核长如橄榄核，有尖者、不尖者，无棱而壳薄，黄白色。其仁可生啖，亦可焙收。以小而心实者为佳，一树不下数十斛。陶氏不识柀子，惟苏恭能辨为一物也。瑞曰：性热，同鹅肉食，生断节风，又上壅人，忌火气。

时珍曰：按：《物类相感志》云：榧煮素羹，味更甜美。猪脂炒榧，黑皮自脱。榧子同甘蔗食，其渣自软。又云：榧子皮反绿豆，能杀人也。

治咳嗽白浊，助阳道。(《生生编》)

震亨曰：榧子，肺家果也。火炒食之，香酥甘美。但多食则引火入肺，大肠受伤尔。原曰：榧子杀腹间大小虫，小儿黄瘦有虫积者宜食之。苏东坡诗云：驱除三彭虫，已我心腹疾，是矣。时珍曰：榧实、柀子治疗相同，当为一物无疑。但《本经》柀子有毒，似有不同，亦因其能杀虫蛊尔。汪颖以粗榧为柀子，终是一类，不甚相远也。

附方：新四。

好食茶叶：面黄者。每日食榧子七枚，以愈为度。(杨起《简便方》)

令发不落：榧子三个，胡桃二个，侧柏叶一两，捣浸雪水梳头，发永不落且润也。(《圣惠方》)

卒吐血出：先食蒸饼两三个，以榧子为末，白汤服三钱，日三服。(《圣济总录》)

尸咽痛痒：语言不出。榧实半两，芜荑一两，杏仁、桂各半两，为末，蜜丸弹子大，含咽。(《圣济总录》)

栾　荆

味辛苦，温，有小毒。主大风头面手足诸风，癫痫狂痓湿痹，寒冷疼痛。俗方大用之，而《本草》不载，亦无别名。但有栾花，功用又别，非此花也[①]。《唐本》注云：按其茎叶都似石南，乾[②]亦反卷，经冬不死，叶上有细黑点者真也，今雍州所用者是，而洛州乃用石荆当之，非也。《唐本》先附。

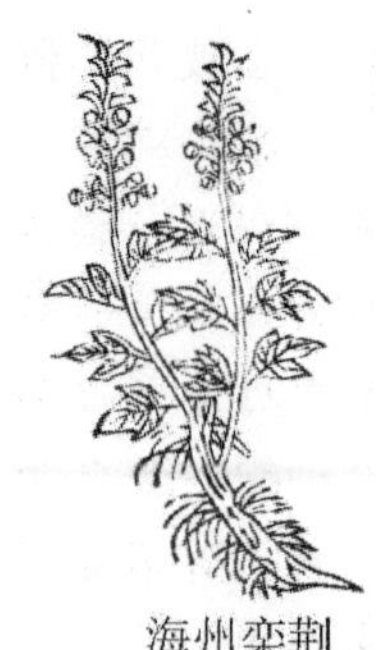
海州栾荆

臣禹锡等谨按《药性论》云：栾荆子，君，恶石膏，味甘辛，微热无毒。能治四肢不遂，主通血脉，明目益精光。决明为使。

《图经》曰：栾荆，旧不著所出州郡，今生东海及淄州、汾州。性温味苦，有小毒。苗叶主大风，头面手足诸风，癫狂痉痹冷病。苏恭云：茎叶都似石南，乾[③]亦自反，经冬不凋，叶上有细黑点者真也。今诸郡所上者，枝茎白，叶小圆而青色，颇似榆叶而长，冬夏不枯，六月开花，花有紫白二种，子似大麻。四月采苗叶，八月采子，与柏油同熬涂驼畜疮疥，或淋煤[④]药中用之。亦名顽荆。

《衍义》曰：栾荆，即前所谓牡荆也。不合更立此条，况《本经》元无栾荆，已具蔓荆实条中。

现注：

①本条原为墨字，为《唐本》文。

②乾：原刻为干（乾）湿之干，非树干（幹）之干，简化字合为一字，如不注之，则原意不明。

③乾：原刻为干（乾）湿之干，非树干（幹）之干，简化字合为一字，如不注之，则原意明。

④煠：原刻为煠，按文意应为渫。

按：栾荆，《衍义》认为即牡荆，但牡荆为落叶植物，栾荆为经冬不凋，显系不同。未找到与栾荆相附者。《图经》所述似为紫荆丫，即忍冬科之蓪花梗，但不知是否冬夏不枯。栾荆功能清头面大风，祛手足诸风。止癫痫，止痉，除湿痹。

时珍曰：按：许慎《说文》云：栾，似木兰。木兰叶似桂，与苏恭所说叶似石南者相近。苏颂所图者即今牡荆，与《唐本草》者不合。栾荆是苏恭收入本草，不应自误。盖后人不识，遂以牡荆充之，寇氏亦指为牡荆耳。

扶移木皮[①]

味苦，平，有小毒。去风血脚气疼痹，踠损瘀血痛不可忍，取白皮火炙，酒浸服之。和五木皮，煮作汤，捋脚气疼肿，杀瘃[②]虫风瘙。烧作灰，置酒中令味正，经时不败。生江南山谷，树大十数围，无风叶动，华反而后合。《诗》云：棠棣之华，偏其反而。郑注云：棠棣，移[③]也，亦名移杨。崔豹云：移杨，圆叶弱蒂，微风大摇。新补见陈藏器。

现注：

①本条原为墨字，为《嘉祐》新补。

②瘃：下原有陟玉切三字注音。现注音（zhú 逐）

③移：（yí 移）。

按：扶移木皮为蔷薇科唐棣的树皮。功能祛风活血，除痹止痛。

释名：独摇（崔豹）。

时珍曰：移乃白杨同类，故得杨名。按：《尔雅》：唐棣，移也。崔豹曰：移杨，江东呼为夫移。圆叶弱蒂，微风则大摇，故名高飞，又曰独摇。陆机以唐棣为郁李者，误矣。郁李乃常棣，非唐棣也。时珍曰：移杨与白杨是同类二种，今南人通呼为白杨，故俚人有“白杨叶，有风掣，无风掣”之语。其入药之功大抵相近。时珍曰：白杨、杨皮，并杂五木皮煮汤，浸捋损痹诸痛肿。所谓五木者，桑、槐、桃、楮、柳也。并去风和血。

附方：新一。

妇人白崩：杨皮半斤，牡丹皮四两，升麻、牡蛎（煅）各一两。每用一两，酒二钟，煎一钟，食前服。(《集简方》)

木鳖子

味甘，温，无毒。主折伤，消结肿恶疮，生肌止腰痛，除粉刺皯黯，妇人乳痈，肛门肿痛。藤生，叶有五花，状如薯蓣叶，青色，面光花黄。其子似栝楼而极大，生青熟红，肉上有刺，其核似鳖，故以为名。出郎州及南中。七、八月采之[①]。今附。

臣禹锡等谨按《日华子》云：醋摩消酒毒。

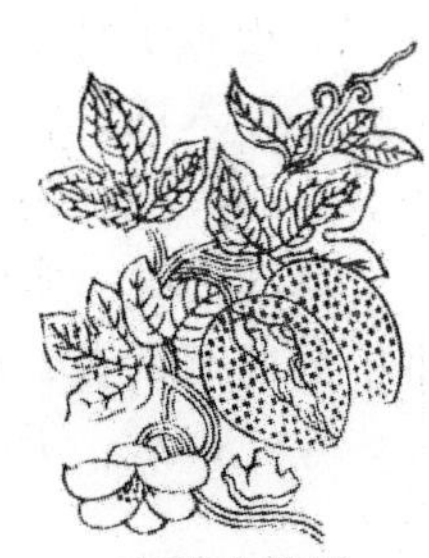
宜州木鳖子

《图经》云：木鳖子，出郎州及南中。今湖岭诸州，及杭、越、全、岳州亦有之。春生苗作蔓，叶有五花，状如山芋，青色面光。四月生黄花，六月结实，似栝楼而极大，生青熟红，肉上有刺，其核似鳖，故以为名。每一实有核三四十枚，八月、九月采，岭南人取嫩实及苗叶作茹，蒸食之。孙用和治痔方：以木鳖子三枚，去皮，杵碎，砂盆内研如泥，以百沸汤一大碗以上，入盆器内，坐上熏之，至通手即洗，一日不过三二次。

《衍义》曰：木鳖子，蔓生，岁一枯，叶如蒲桃，实如大栝楼，熟则红黄色，微有刺，不能刺人。今荆南之南皆有之，九月、十月熟，实中之子曰木鳖子。但根不死，春旋生苗，其子一头尖者为雄。凡植时须雌雄相合，麻缕缠定，及其生也，则去其雄者方结实。

现注：

①本条原为墨字，为《开宝》文。

按：木鳖子为葫芦科木鳖子的种子。综合功能续伤散结，消疮，生肌止痛，消乳痈，消痔。临床以林鳖子散结化瘀，消痔，治乳腺增生，肿瘤肾炎等。

时珍曰：木鳖核，形扁礧砢，大如围棋子。其仁青绿色，入药去油者。时珍曰：苦、微甘，有小毒。

治疳积痞块，利大肠泻痢，痔瘤瘰（时珍）。

机曰：按刘绩《霏雪录》云：木鳖子有毒，不可食。昔蓟门有人生二子，恣食成痞。其父得一方，以木鳖子煮猪肉食之。其幼子当夜、长子明日死。友人马文诚方书亦载此方。因着此为戒。时珍曰：南人取其苗及嫩实食之无恙，则其毒未应至此。或者与猪肉不相得，或犯他物而然，不可尽咎木鳖也。

附方：新十九。

酒疸脾黄：木鳖子磨醋，服一二盏，见利效。(刘长春《济急方》)

脚气肿痛：木鳖子仁，每个作两边，麸炒过，切碎再炒，去油尽为度。每两入浓桂半

两，为末。热酒服二钱，令醉，得汗愈。梦秘授方也。(《永类方》)

湿疮脚肿：行履难者：木鳖子四两（去皮），甘遂半两，为末。以猪腰子一个，去膜切片，用药四钱在中，湿纸包煨熟，空心米饮送下，服后便伸两脚。如大便行者，只吃白粥二三日为妙。(杨拱《医方摘要》)

阴疝偏坠：痛甚者。木鳖子一个磨醋，调黄柏、芙蓉末敷之，即止。(《寿域神方》)

久疟有母：木鳖子、穿山甲（炮）等分，为末。每服三钱，空心温酒下。(《医方摘要》)

腹中痞块：木鳖子仁五两，用猪腰子二付，批开入在内，煨熟，同捣烂，入黄连三钱末，蒸饼和丸绿豆大。每白汤下三十丸。(《医方集成》)

小儿疳疾：木鳖子仁、使君子仁等分。捣泥，米饮丸芥子大。每服五分，米饮下。一日二服。(孙天仁《集效方》)

疳病目蒙：不见物。用木鳖子仁二钱，胡黄连一钱，为末，米糊丸龙眼大。入鸡子内蒸熟，连鸡子食之为妙。(同上）倒睫拳毛：因风入脾经，致使风痒，不住手擦，日久赤烂，拳毛入内。将木鳖子仁槌烂，以丝帛包作条，左患塞右鼻，右患塞左鼻，其毛自分上下，次服蝉蜕药为妙。(孙天仁《集效方》)

肺虚久嗽：木鳖子、款冬花各一两，为末。每用三钱，焚之吸烟。良久吐涎，以茶润喉。如此五六次，后服补肺药。一方：用木鳖子一个，雄黄一钱。(《圣济录》)

小儿咸齁：大木鳖子三四个，磨水饮，以雪糕压下，即吐出痰。重者三服效。(《摘玄方》)

水泻不止：木鳖仁五个，母丁香五个，麝香一分，研末，米汤调作膏，纳脐中贴之，外以膏药护住。(吴旻《扶寿精方》)

痢疾禁口：木鳖仁六个研泥，分作二分。用面烧饼一个，切作两半。只用半饼作一窍，纳药在内，乘热覆在病患脐上，一时再换半个热饼。其痢即止，遂思饮食。(邵真人《经验方》)

肠风泻血：木鳖子以桑柴烧存性，候冷为末。每服一钱，煨葱白酒空心服之。名乌金散。(《普济方》)

瘰疬经年：木鳖仁二个，去油研，以鸡子白和，入瓶内，安甑中蒸熟。食后食之，每日一服，半月效。小儿丹瘤：木鳖子仁研如泥，醋调敷之，一日三五上，效。(《外科精义》)

耳卒热肿：木鳖子仁一两，赤小豆、大黄各半两，为末。每以少许生油调涂之。(《圣惠方》)

风牙肿痛：木鳖子仁磨醋搽之。(《普济方》)

药实根

味辛，温，无毒。主邪气诸痹疼酸，续绝伤，补骨髓。一名连木。生蜀郡山谷。采无时[①]。《唐本》注云：此药子也，当今盛用。胡名那绽，出通州、渝州。《本经》用根，恐误载根字。子味辛平，无毒。主破血止痢消肿，除蛊疰，蛇毒。树生叶似杏花，红白色，子肉味酸甘，用其核人。

《图经》：文具黄药条下。

现注：

①本原为《本经》《别录》文。但缺陶注。

按：药实根，《唐本》认为系药子。《图经》认为系黄药子之果实。功能除痹消肿，续绝伤，补骨髓。

时珍曰：此药子虽似黄药、苦药子，而稍有不同。二药子不结子，此则树之子也。葛洪《肘后方》云：婆罗门名那疏树子，中国人名药子。去皮取中仁，细研服，治诸病也。

钓藤

微寒，无毒。主小儿寒热，十二惊痫。陶隐居云：出建平。亦作吊藤字，惟疗小儿，不入余方。

《唐本》注云：出梁州，叶细长，茎间有刺若钓钩者是。

臣禹锡等谨按《蜀本》云：味苦。

《药性论》云：钓藤，臣，味甘平，能主小儿惊啼瘈疭热拥。

《日华子》云：治客忤胎风。

《图经》曰：钓藤，《本经》不载所出州土，苏恭云：出梁州，今亦兴元府有之。叶细，茎长，节间有刺若钓钩。三月采。字或作吊。葛洪治小儿方多用之。其赤汤治卒得痫，用吊藤、甘草炙各二分，水五合，煮取二合，服如小枣大，日五、夜三大良。又《广济》及《崔氏方》疗小儿惊痫诸汤饮皆用吊藤皮。

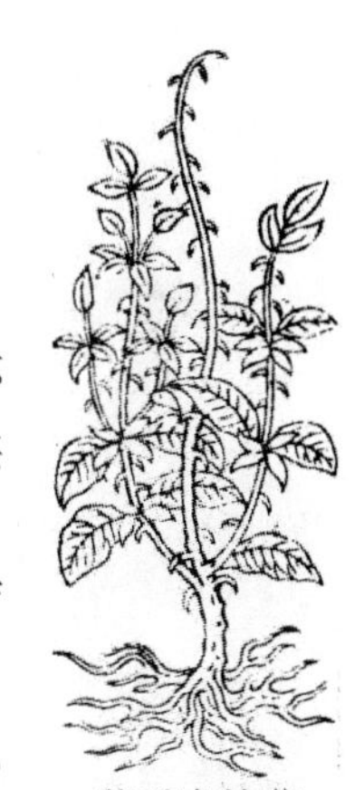
興元府钓藤

《衍义》曰：钓藤中空，二《经》不言之。长八九尺，或一二丈者。湖南、北，江南、江西山中皆有。小人有以穴隙间致酒瓮中盗取酒，以气吸之酒既出，涓涓不断。专治小儿惊热。

按：钓藤为茜草科钩藤的变态枝。今称钩藤。功能清热定惊痫。今临床常用钩藤清热退烧，治小儿发热，甚至抽搐。治成人头痛头晕，高血压，脑动脉硬化症。临床为平肝熄风药。

时珍曰：其刺曲如钓钩，故名。或作吊，从简耳。时珍曰：状如葡萄藤而有钩，紫色。古方多用皮，后世多用钩，取其力锐尔。时珍曰：初微甘，后微苦，平。

大人头旋目眩，平肝风，除心热，小儿内钓腹痛，发斑疹（时珍）。

时珍曰：钓藤，手足厥阴药也。足厥阴主风，手厥阴主火。惊痫眩晕，皆肝风相火之病。钓藤通心包于肝木，风静火息，则诸证自除。或云：入数寸于小麦中蒸熟，喂马易肥。

附方：新三。

小儿惊热：钓藤一两，硝石半两，甘草（炙）一分。为散。每服半钱，温水服，日三服。名延龄散。（《圣济录》）

卒得痫疾：钓藤、甘草（炙）各二钱。水五合，煎二合。每服枣许，日五、夜三度。（《圣惠方》）

斑疹不快：钓藤钩子、紫草茸等分。为末。每服一字或半钱，温酒服。（钱氏方）

栾　华

味苦，寒，无毒。主目痛泪出，伤眥，消目肿。生汉中川谷。五月采。决明为之使。

《唐本》注云：此树叶似木槿而薄细，花黄似槐而小长大，子壳似酸浆，其中有实如熟豌豆，圆黑坚硬，堪为数珠者是也。五月、六月花可收，南人取合黄连作煎，疗目赤烂大效。花以染黄色甚鲜好。

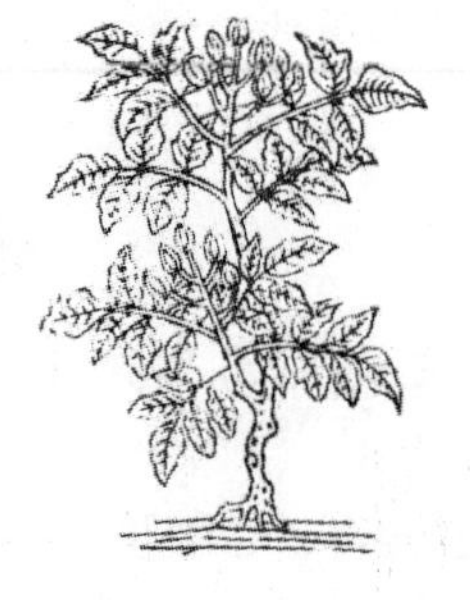
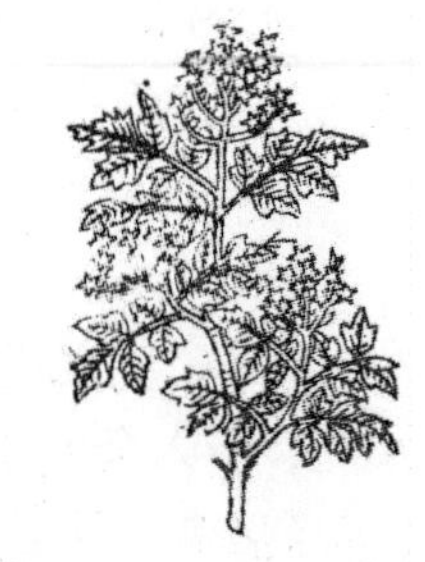
栾华

《图经》曰：栾华，生汉中川谷，今南方及都下园圃中或有之，叶似木槿而薄细，花黄似槐而稍长大，子壳似酸浆，其中有实如熟豌豆，圆黑坚，堪为数珠者。五月采其花，亦可染黄，南人取以合黄连作煎疗目赤烂甚效。

《衍义》曰：栾华，今长安山中亦有，其子即谓之木栾子，携至京都为数珠，未见其入药。

按：栾华，为无患子科栾树之花。可明目消肿。

蔓　椒

味苦，温，无毒。主风寒湿痹，历节疼，除四肢厥气，膝痛。一名豕椒，一名猪椒，一名彘椒，一名狗椒。生云中川谷及丘冢间，采茎根煮酿酒。

陶隐居云：山野处处有，俗呼为樛，似椒茺[①]小不香尔。一名豨椒，可以蒸病出汗也。

《图经》：文具蜀椒条下。

《食疗》：主贼风挛急。

现注：

①茺：下原有音党二字注音。椒榄指食茱萸，原刻为艹下加黨组成，但此字字典中说指一种草，而《图经》在蜀椒条中说到椒榄时是榄、茺混用。

按：蔓椒，陶云：俗呼为樛，似椒榄，小不香耳。此句话在蜀椒中曾引用，故蔓椒亦应为蜀椒类。功能散寒除湿，除痹，消历节肿痛，温厥气，止膝痛。

时珍曰：此椒蔓生，气臭如狗、彘，故得诸名。时珍曰：蔓椒野生林箐间，枝软如蔓，子、叶皆似椒，山人亦食之。《尔雅》云：椒、榝丑梂，谓其子丛生也。陶氏所谓樛子，当作梂子，诸椒之通称，非独蔓椒也。通身水肿，用枝叶煎汁，熬如饧状，每空心服一匙，日三服（时珍。出《千金》）。

感　藤

味甘，平，无毒。调中益气，主五脏，通血气，解诸热，止渴除烦闷，治肾钓气。如木防己，生江南山谷，如鸡卵大。斫藤断吹气出一头，其汁甘美如蜜，叶生研敷蛇虫咬疮。一名甘藤，甘、感声近。又名甜藤也。新补见陈藏器、日华子。

现注：本条为墨字，为《嘉祐》新补。

按：感藤，又名甜藤。可调中益气补五脏，通气血，解诸热，止渴除烦，治疝。草部上品之上已有甜藤蔓如葛。

时珍曰：甘感音相近也。有甜藤、甘露藤，皆此类，并附之。忍冬一名甜藤，与此不同。

解热痢及膝肿。（时珍）

赤柽木

无毒。主剥驴马血入肉毒。取以火炙用熨之，亦可煮汁浸之。其木中脂，一名柽乳，入合质汗用之，生河西沙地，皮赤色，叶细[①]。今附。臣禹锡等谨按《尔雅》疏云：一名河柳。郭云：今河傍赤茎小杨。陆机云：生水傍，皮正赤如绛，一名雨师，枝叶似松。

《日华子》云：赤柽木，温。

《图经》：文具柳华条下。

《衍义》曰：赤柽木，又谓之三春柳，以其一年三秀也。花肉红色成细穗。河西者戎人取滑枝为鞭，京师亦甚多。

现注：

①本条原为墨字，为《开宝》文。

按：赤柽木，为柽柳科之柽柳。临床写为赤柽柳。综合功能清热解毒。临床用以发表透疹，治小儿麻疹，或风疹刺痒，皮肤湿疹，甲状腺肿等。临床入解表药中。

释名：垂丝柳《纲目》、人柳(《纲目》)、观音柳。

时珍曰：按：罗愿《尔雅翼》云：天之将雨，柽先知之，起气以应，又负霜雪不凋，乃木之圣者也。故字从圣，又名雨师。或曰：得雨则垂垂如丝，当作雨丝。又《三辅故事》云：汉武帝苑中有柳，状如人，号曰人柳，一日三起三眠。则柽柳之圣，又不独知雨、负雪而已。今俗称长寿仙人柳，亦曰观音柳，谓观音用此洒水也。时珍曰：柽柳小干弱枝，插之易生。赤皮，细叶如丝，婀娜可爱。一年三次作花，花穗长三四寸，水红色如蓼花色。南齐时，益州献蜀柳，条长，状若丝缕者，即此柳也。段成式《酉阳杂俎》言：凉州有赤白柽，大者为炭，其灰汁可以煮铜为银。故沈炯赋云：柽似柏而香。王祯《农书》云：山柳赤而脆，河柳白而明。则柽又有白色者也。

枝叶：消痞，解酒毒，利小便（时珍）。

附方：新三。

腹中痞积：观音柳煎汤，露一夜，五更空心饮数次，痞自消。(《卫生易简方》)

一切诸风：不问远近。柽叶半斤（切，枝亦可），荆芥半斤，水五升，煮二升，澄清，入白蜜五合，竹沥五合，新瓶盛之，油纸封，入重汤煮一伏时。每服一小盏，日三服。(《普济方》)

酒多致病：长寿仙人柳，晒干为末。每服一钱，温酒调下。(《卫生易简方》)

突厥白

味苦，主金疮，生肉止血，补腰续筋。出突厥国，色白如灰，乃云石灰共诸药合成之，夷人以合金疮，中国用之。

今医家见用经效者，潞州出焉。其根黄白色，状似茯苓而虚软，苗高三四尺，春夏叶如薄荷，花似牵牛而紫，上有白棱，二月、八月采根暴干。今附。

按：突厥白，文中说为石灰共诸药合成之。注中云花似牵牛而紫，上有白棱。如此则似紫牵牛之全草。如此则有合成与采根暴干两种突厥白。可合金疮，补腰续筋。

卖子木

味甘、微咸，平，无毒。主折伤，血内溜，续绝补骨髓，止痛安胎。生山谷中。

《唐本》注云：其叶似柿，出剑南邛州。《唐本》先附。

臣禹锡等谨按：今渠州岁贡作买木子[①]。

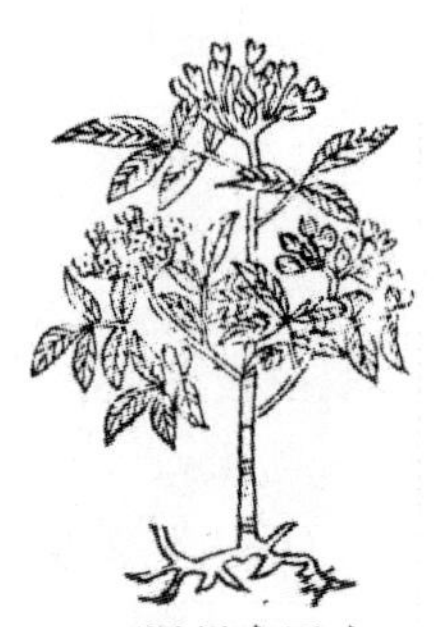
渠州卖子木

《图经》曰：卖子木，《本经》不载所出州土，注云出剑南邛州，今惟渠州有之，每岁土贡谓之买子木。株高五七尺，木径寸许，春生嫩枝条，叶尖，长一二寸，俱青绿色，枝梢淡紫色，四、五月开碎花，百十枝围簇作大朵，焦红色，随花便生子如椒目，在花瓣中，黑而光洁，每株花裁三五大朵耳。五月采其枝叶用。

《雷公》云：凡采得后，粗捣用酥炒，令酥尽为度，然入用每一两，用酥二分为度。

现注：

①买木子：原文如此，《图经》有卖子木、买子木两种写法。从全文看此药似写作卖子木、买子木皆可。

按：卖子木，为茜草科龙船花。综合功能合伤续绝，补骨髓，安胎散血。

时珍曰：《宋史》渠州贡买子木并子，则子亦当与枝叶同功，而本草缺载，无从考访。

婆罗得

味辛，温，无毒。主冷气块，温中补腰肾，破痃癖，可染髭发令黑。树如柳，子如萆[①]麻。生西国。今附。

《海药》云：谨按徐氏云：生西海波斯国，似中华柳树也。方家多用。

现注：

①萆下原有音卑二字注音。

按：婆罗得，树如柳，子如蓖麻。可温中补腰肾，祛痃癖。

时珍曰：婆罗得，梵言重生果也。时珍曰：按：王焘《外台秘要》：婆罗勒似蓖麻子，但以指甲爪之，即有汁出。即此物也。

附方：新一。

拔白生黑：婆罗勒十颗（去皮，取汁），熊脂二两，白马膏（炼过）一两，生姜（炒）一两，母丁香半两，二味为末，和匀。每拔白点之，揩令入肉，即生黑者。此严中丞所用方也。（孟诜《近效方》）

甘露藤

味甘，温，无毒。主风血气诸病，久服调中温补，令人肥健，好颜色，止消渴，润五脏，除腹内诸冷。生岭南，藤蔓如箸，一名肥藤，人服之得肥也。

已上二种新补见陈藏器、《日华子》。

按：甘露藤，生岭南，藤蔓如箸，一名肥藤。功能祛风补中，调气，调中温补，好颜色，止消渴，润五脏。

大空

味辛苦，平，有小毒。主三虫，杀虮虱。生山谷中。取根皮作末，油和涂虮虱皆死。《唐本》注云：根皮赤，叶似楮小圆厚，作小树抽条高六七尺，出襄州山谷，所在亦有，秦陇人名为独空。《唐本》先附。

按：大空，根皮赤，叶似楮，小圆厚。可杀三虫，杀虱。

时珍曰：小树大叶，似桐叶而不尖，深绿而皱文。根皮虚软，山人采杀虱极妙。捣叶筛蔬圃中，杀虫。

椿荚

主大便下血。今近道处处有之，夏中生荚，樗之有花者无荚，有荚者无花，常生臭樗上，未见椿上有荚者。然世俗不辨椿樗之异，故俗中名此为椿荚，其实樗荚耳。新定。

《衍义》：文具椿木条下。

按：椿荚，为苦木科臭椿之果实。临床名为凤眼草。功能止血消痔化湿。临床治疗白带湿痒，痔疮消渴等。

附方：新四。

肠风泻血：椿荚半生半烧，为末。每服二钱，米饮下。（《普济方》）

误吞鱼刺：《生生编》：用椿树子烧研，酒服二钱。《保寿堂方》：用香椿树子（阴干）半碗，擂碎，热酒冲服，良久连骨吐出。洗头明目：用凤眼草（即椿树上丛生荚也）烧灰淋水洗头，经一年眼如童子。加春皮灰尤佳。正月七日、二月八日、三月四日、四月五日、五月二日、六月四日、七月七日、八月三日、九月二十日、十月二十三日、十一月二十九日、十二月十四日洗之。（《卫生易简方》）

水杨叶

嫩枝，味苦，平，无毒。主久痢赤白，捣和水绞取汁，服一升，日二，大效。

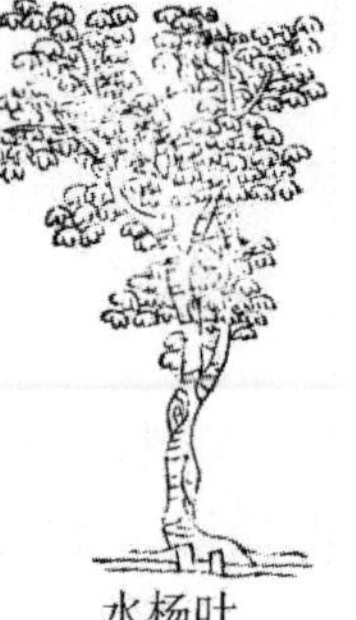
水杨叶

今注：水杨叶，圆阔而赤，枝条短硬，多生水岸傍，树与杨柳相似，既生水岸，故名水杨也。《唐本》先附。

《图经》：文具白杨条下。

按：水杨叶为杨柳科红皮柳的叶。功能化湿清热，止痢止泄。此与柽柳不是一物，柽柳为柽柳科，但因二者均为红枝条，令病人自采往往会混淆。

时珍曰：杨枝硬而扬起，故谓之杨。多宜水蒲萑之地，故有水杨、蒲柳、萑苻之名。机曰：苏恭说：水杨叶圆阔，崔豹说：蒲杨似青杨，青杨叶长似不相类。时珍曰：按陆玑《诗疏》云：蒲柳有二种，一种皮正青，一种皮正白。可为矢，北土尤多，花与柳同。

主痈肿痘毒（时珍）。

时珍曰：水杨根治痈肿，故近人用枝叶治痘疮。魏直《博爱心鉴》云：痘疮数日陷顶，浆滞不行，或风寒所阻者。宜用水杨枝叶（无叶用枝）五斤，流水一大釜，煎汤温浴之。如冷添汤，良久照见累起有晕丝者，浆行也。如不满，再浴之。力弱者，只洗头、面、手、足。如屡浴不起者，气血败矣，不可再浴。始出及痒塌者，皆不可浴。痘不行浆，乃气涩血滞，腠理固密，或风寒外阻而然。浴令暖气透达，和畅郁蒸，气血通彻，每随暖气而发，行浆贯满，功非浅也。若内服助气血药，借此升之，其效更速，风寒亦不得而阻之矣。直见一妪在村中用此有验，叩得其方，行之百发百中，慎勿易之，诚有燮理之妙也。盖黄钟一动而蛰虫启户，东风一吹而坚冰解释，同一春也。群书皆无此法，故详着之。

木白皮及根：主金疮痛楚，乳痈诸肿，痘疮（时珍）。

时珍曰：按：李仲南《永类钤方》云：有人治乳痈，持药一根，生擂贴疮，其热如火，再贴遂平。求其方，乃水杨柳根也。葛洪《肘后方》，治乳痈用柳根。则杨与柳性气不远，可通用也。

附方：新一。

金疮苦痛：杨木白皮，熬燥碾末，水服方寸匕，仍敷之，日三次。（《千金方》）

杨栌木

味苦，寒，有毒。主疽瘘恶疮，水煮叶汁洗疮立差。生篱垣间，一名空疏，所在皆有。《唐本》先附。

按：杨栌木，一名空疏。陶云：李云：溲疏一名杨栌。《唐本》注云：溲疏与空疏不同。空疏一名杨栌，子为荚，不似溲疏。功能清热消痈，化瘘除疮。

椋子

味辛辣如椒，主游蛊飞尸着喉口者，刺破以子揩之令血出，当下涎沫，煮汁服之去暴冷腹痛，食不消，杀腥物。木高大，茎有刺。新补见陈藏器。

《图经》：文具蜀椒条下。

按：椋子，即芸香科樗叶花椒的果实，即食茱萸，木部中品已有之，此为重出。功能温中止痛，消食祛冷。

楠　　材

微温。主霍乱吐下不止。

陶隐居云：削作柿煮服之。穷无他药用此。

臣禹锡等谨按《日华子》云：味辛热微毒。治转筋。

《衍义》曰：楠材，今江南等路造船场，皆此木也，缘木性坚而善居水，久则多中空为白蚁所穴。

按：楠材为樟科楠木的木材及枝叶。可除霍乱，解转筋。

时珍曰：南方之木，故字从南，《海药本草》柵木皮，即枬字之误，今正之。时珍曰：楠木生南方，而黔、蜀诸山尤多。其树直上，童童若幢盖之状，枝叶不相碍。叶似豫章，而大如牛耳，一头尖，经岁不凋，新陈相换。其花赤黄色。实似丁香，色青，不可食。干甚端伟，高者十余丈，巨者数十围，气甚芬芳，为梁栋器物皆佳，盖良材也。色赤者坚，白者脆。其近根年深向阳者，结成草木山水之状，俗呼为骰柏楠，宜作器。

附方：新三。

水肿自足起：削楠木、桐木煮汁渍足，并饮少许，日日为之。(《肘后方》)

心胀腹痛：未得吐下：取楠木削三四两，水三升，煮三沸，饮之。《肘后方》

聤耳出脓：楠木烧研，以棉杖缴入。(《圣惠方》)

柘　　木

味甘，温，无毒。主补虚损，取白皮及东行根白皮煮汁酿酒，主风虚耳聋，劳损虚羸瘦，腰肾冷，梦与人交接泄精者。取汁服之。无刺者良。木主妇人崩中血结，及主疟疾。兼堪染黄。新补见陈藏器、日华子。

《衍义》曰：柘木，里有纹，亦可旋为器，叶饲蚕曰柘蚕，叶梗然不及桑叶。东行根及皮煮汁酿酒治风虚耳聋有验。余如《经》。

按：柘木为桑科柘树的木材。可补虚开窍，聪耳涩精。

时珍曰：按：陆佃《埤雅》云：柘宜山石，柞宜山阜。柘之从石，其取此意欤。时珍曰：处处山中有之。喜丛生。干疏而直。叶丰而浓，团而有尖。其叶饲蚕，取丝作琴瑟，清响胜常。《尔雅》所谓棘茧，即此蚕也。《考工记》云：弓人取材以柘为上。其实状如桑子，而圆粒如椒，名佳子（佳音锥）。其木染黄赤色，谓之柘黄，天子所服。《相感志》云：柘木以酒醋调矿灰涂之，一宿则作间道乌木纹。物性相伏也。时珍曰：柘能通肾气，故《圣惠方》治耳鸣耳聋一二十年者，有柘根酒。用柘根二十斤，菖蒲五斗，各以水一石，煮取汁五斗。故铁二十斤，赤，以水五斗，浸取清，合水一石五斗；用米二石，曲二斗，如常酿酒成。用真磁石三斤为末，浸酒中三宿。日夜饮之，取小醉而眠。闻人声乃止。

附方：新二。

飞丝入目：柘浆点之，以绵蘸水拭去。(《医学纲目》)

洗目令明：柘木煎汤，按日温洗，自寅至亥乃止，无不效者。正月初二，二月初二，三月不洗，四月初五，五月十五，六月十一，七月初七，八月初二，九月初二，十月十九，十一月不洗，十二月十四日。徐神翁方也。(《海上方》)

小儿鹅口：重舌。柘根五斤（锉），水五升，煮二升，去滓，煎取五合，频涂之。无根，弓材亦可。(《千金方》)

柞木皮

味苦，平，无毒。治黄疸病。皮烧末，服方寸匕。生南方，叶细，今之作梳者是。新补见陈藏器、日华子。

按：柞木皮，为大枫子科柞树之皮。可清热退黄。

释名：凿子木。

时珍曰：此木坚韧，可为凿柄，故俗名凿子木。方书皆作柞木，盖昧此义也。柞乃橡栎之名，非此木也。时珍曰：此木处处山中有之，高者丈余。叶小而有细齿，光滑而韧。其木及叶丫皆有针刺，经冬不凋。五月开碎白花，不结子。其木心理皆白色。

木皮：治鼠瘘难产，催生利窍

附方：新二。

鼠瘘：柞木皮五升，水一斗，煮汁二升服，当有宿肉出而愈。乃张子仁方也。(《外台秘要》)

妇人难产：催生柞木饮：不拘横生倒产，胎死腹中，用此屡效，乃上蔡张不愚方也。用大柞木枝一大握（长一尺，洗净），大甘草五寸，并寸折。以新汲水三升半，同入新沙瓶内，以纸三重紧封，文武火煎至一升半。待腰腹重痛，欲坐草时，温饮一小盏，便觉心下开豁。如渴，又饮一盏，至三四盏，觉下重便生，更无诸苦。切不可坐草太早，及坐婆乱为也。(《妇人良方》)

叶：主肿毒痈疽（时珍)。

附方：新一。

柞木饮：治诸般痈肿发背。用干柞木叶四两、干荷叶中心蒂、干萱草根、甘草节、地榆各一两，细锉。每用半两，水二碗，煎一碗，早晚各一服。已成者其脓血自渐干涸，未成者其毒自消散也。忌一切饮食毒物。(许学士《普济本事方》)

黄栌

味苦，寒，无毒。除烦热，解酒疸目黄，煮服之，亦洗汤火漆疮，及赤眼。堪染黄。生商洛山谷，叶圆木黄，川界甚有之。新补见陈藏器、日华子。

《杨氏产乳》：治漆疮，煎黄栌木汁洗之最良。

按：黄栌为漆树科黄栌的木材。可除烦热解酒疸。现亦有用黄栌叶者，治肝炎，肾炎等。

附方：新一。

大风癞疾：黄栌木五两（锉，用新汲水一斗浸二七日，焙研），苏方木五两，乌麻子一斗（九蒸九曝），天麻二两，丁香、乳香各一两，为末。以赤黍米一升淘净，用浸黄栌水煮米粥捣和，丸梧桐子大。每服二三十丸，食后浆水下，日二、夜一。(《圣济总录》)

棕榈子

平，无毒。涩肠止泻痢肠风，崩中带下及养血。皮，平，无毒。止鼻洪吐血，破癥，治崩中带下，肠风赤白痢，入药烧灰用，不可绝过。新补见陈藏器、日华子。

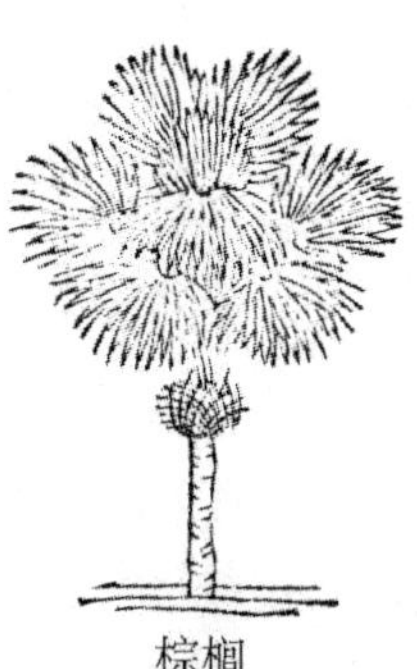
棕榈

《图经》曰：棕榈，亦曰栟榈，出岭南及西川，江南亦有之。木高一二丈，傍无枝条，叶大而圆，歧生枝端，有皮相重，被于四傍，每皮一匝为一节，二旬一采，转复生上，六七月生黄白花，八、九月结实作房如鱼子，黑色。九月、十月采其皮木用。《山海经》曰：石脆（一作翠）之山，其木多棕是也。

《衍义》曰：棕榈木，今人旋为器，皮烧为黑灰，治妇人血露及吐血，仍佐之他药，每岁剐取棕皮，不尔束死。花如鱼子，渫熟淹为果。

按：棕榈子为棕榈科棕榈的果实。可止泄止血，养血破癥。今临床用者为棕榈皮或棕榈炭治出血症，皮肤病，肝肾病等。

时珍曰：皮中毛缕如马之鬃髯，故名。椶，俗作棕。“髟户”，音闾，鬣也。栟，音并。时珍曰：棕榈，川、广甚多，今江南亦种之，最难长。初生叶如白及叶；高二三尺则木端数叶大如扇，上耸，四散岐裂，其茎三棱，四时不凋。其干正直无枝，近叶处有皮裹之，每长一层即为一节。干身赤黑，皆筋络，宜为钟杵，亦可旋为器物。其皮有丝毛，错纵如织，剥取缕解，可织衣、帽、褥、椅之属，大为时利。每岁必两三剥之，否则树死，或不长也。三月于木端茎中出数黄苞，苞中有细子成列，乃花之孕也，状如鱼腹孕子，谓之棕鱼，亦曰棕笋。渐长出苞，则成花穗，黄白色。结实累累，大如豆，生黄熟黑，甚坚实。或云：南方此木有两种：一种有皮丝，可作绳；一种小而无丝，惟叶可作帚。郑樵《通志》以为王彗者，非也。王彗乃落帚之名，即地肤子。别有蒲葵，叶与此相似而柔薄，可为扇、笠，许慎《说文》以为棕榈亦误矣。时珍曰：棕鱼，皆言有毒不可食，而广、蜀人蜜煮、醋浸，以供佛、寄远，苏东坡亦有食棕笋诗，乃制去其毒尔。

附方：新一。

大肠下血：棕笋煮熟，切片晒干为末，蜜汤或酒服一二钱。(《集简方》)

时珍曰：棕灰性涩，若失血去多，瘀滞已尽者，用之切当，所谓涩可去脱也。与乱发同用更良。年久败棕入药尤妙。

附方：新六。

鼻血不止：棕榈灰，随左右吹之。(黎居士方)

血崩不止：棕榈皮，（烧存性），空心淡酒服三钱。一方：加白矾等分。血淋不止：棕榈皮（半烧半炒）为末，每服二钱，甚效。(《卫生家宝方》)

下血不止：棕榈皮半斤，栝蒌一个，烧灰。每服二钱，米饮调下。(《百一选方》)

水谷痢下：棕榈皮烧研，水服方寸匕。(《近效方》)

小便不通：棕皮毛（烧存性,）以水酒服二钱即通利，累试甚验。(《摄生方》)

木　　槿

平，无毒。止肠风泻血，又主痢后热渴，作饮服之令人得睡。入药炒用，取汁度丝，使得易络。花，凉，无毒。治肠风泻血，并赤白痢。炒用作汤代茶吃，治风。新补见陈藏器、《日华子》。

《衍义》曰：木槿如小葵花，淡红色，五叶成一花，朝开暮敛，花与枝两用，湖南、北人家多种植为篱障。余如《经》。

现注：从突厥白至木槿共十五条，其条文大字皆为墨字。

按：木槿为锦葵科木槿，用皮及花。可止痢止血，止渴，安眠。花可治肠风，治风。曾有说木槿花可避孕。

释名：椴（音徒乱切）、榇（音衬）、蕣（音舜）、日及(《纲目》)、朝开暮落花(《纲目》)、藩篱草(《纲目》)、花奴、王蒸。

时珍曰：此花朝开暮落，故名日及。曰槿曰蕣，犹仅荣一瞬之义也。《尔雅》云：椴，木槿。榇，木槿。郭璞注云：别二名也。或云：白曰椴，赤曰榇。齐鲁谓之王蒸，言其美而多也。《诗》云“颜如舜华”即此。

治赤白带下，肿痛疥癣，洗目令明，润燥活血（时珍）。

时珍曰：木槿皮及花，并滑如葵花，故能润燥。色如紫荆，故能活血。川中来者，气浓力优，故尤有效。

附方：新六。

赤白带下：槿根皮二两（切），以白酒一碗半，煎一碗，空心服之。白带。(《奇方》)

头面钱癣：槿树皮为末，醋调，重汤顿如胶，内敷之。(王仲勉《经效方》)

牛皮风癣：川槿皮一两，大风子仁十五个，半夏五钱，锉，河水、井水各一碗，浸露七宿，入轻粉一钱，入水中，秃笔扫涂，覆以青衣，数日有臭涎出，妙。忌浴澡。夏月用尤妙。(《扶寿方》)

癣疮有虫：川槿皮煎，入肥皂浸水，频频擦之。或以槿皮浸汁磨雄黄，尤妙。(《简便方》)

痔疮肿痛：藩篱草根煎汤，先熏后洗。(《直指方》)

大肠脱肛：槿皮或叶，煎汤熏洗，后以白矾、五倍末敷之。(《救急方》)

花：消疮肿，利小便，除湿热（时珍）。

附方：新三。

下痢噤口：红木槿花去蒂，阴干为末。先煎面饼二个，蘸末食之。（赵宜真《济急方》)

风痰拥逆：木槿花晒干焙研。每服一二匙，空心沸汤下。白花尤良。(《简便方》)

反胃吐食：千叶白槿花，阴干为末。陈糯米汤调送三五口。不转再服。(《袖珍方》)

子：主偏正头风，烧烟熏患处。又治黄水脓疮，烧存性猪骨髓调涂之。(时珍)

芫　　花

味辛苦，温，微温，有小毒。主咳逆上气，喉鸣喘，咽肿短气，蛊毒鬼疟，疝瘕痈肿，杀虫鱼。消胸中痰水，喜[①]唾，水肿，五水在五脏，皮肤及腰痛下寒，毒肉毒。久服令人虚。一名去水，一名毒鱼，一名杜芫。其根名蜀桑根，疗疥疮。可用毒鱼。生淮源川谷。三月日采花，阴干。决明为之使，反甘草。

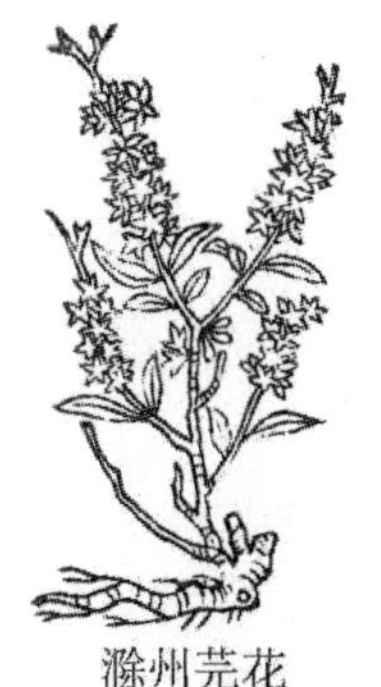
滁州芫花

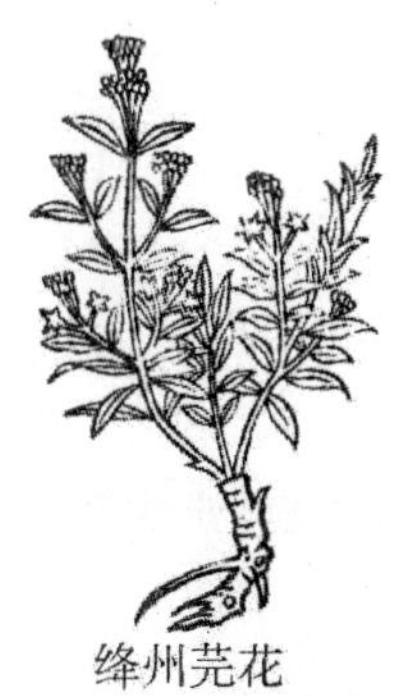
绛州芫花

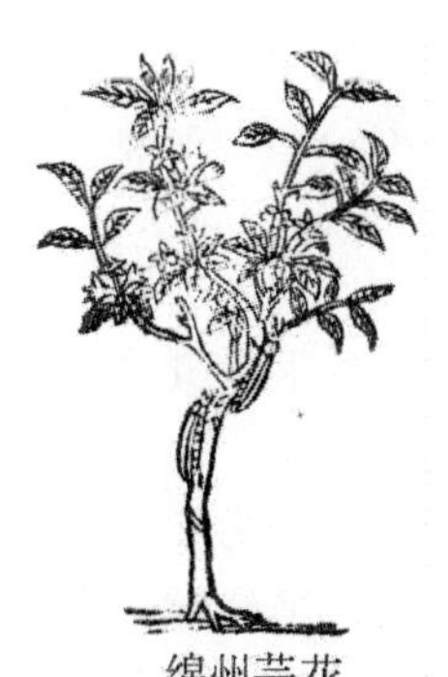
绵州芫花

陶隐居云：近道处处有，用之微熬，不可近眼。

臣禹锡等谨按《蜀本》《图经》云：苗高二三尺，叶似白前及柳叶，根皮黄似桑根，正月、二月花发紫碧色，叶未生时收，日干。三月即叶生花落不堪用也。

《药性论》云：芫花，使，有大毒。能治心腹胀满，去水气，利五脏，寒痰涕唾如胶者。主通利血脉，治恶疮风痹湿，一切毒风，四肢挛急，不能行步，能泻水肿胀满。

《日华子》云：疗嗽，瘴疟；所在有，小树子在陂涧傍，三月中盛花浅紫色。

《图经》曰：芫花，生淮源川谷，今在处有之。宿根，旧枝茎紫，长一二尺。根入土深三五寸，白色似榆根。春生苗叶，小而尖，似杨柳枝叶，二月开紫花，颇似紫荆而作穗。又似藤花而细，三月三日采阴干。其花须未成蕊蒂细小未生叶时收之，叶生花落即不堪用。《吴普本草》云：芫花，一名败华，一名儿草，一名黄大戟。二月生叶加厚则黑，华有紫赤白者，三月实落尽，叶乃生是也。而今绛州出者花黄，谓之黄芫花。汉太仓公淳于意治临淄女子薄吾蛲[②]瘕，蛲瘕为病，腹大上肤黄粗，循之戚戚然，意饮以芫花一撮，即出蛲可数升，病遂愈。张仲景治太阳中风，吐下呕逆者，可攻，十枣汤主之；芫花熬、甘遂、大戟三物等分停，各筛末。取大枣十枚，水一升半，煮取八合，去滓内诸药，强人一钱匕，羸人半匕温服之，不下，明旦更加半匕，下后糜粥自养。病悬饮者亦主之。胡洽治水肿及支饮，澼饮加大黄、甘草并前五物各一两，枣十枚同煮如法。一方又加芒硝一两，汤成下之。又《千金方》凝雪汤疗天行毒病七八日，热积聚胸中，烦乱欲死，起人死搶[③]方：取芫花一斤，以水三升，煮取一升半，渍故布薄胸上，不过，再，三薄热贮除，当温四脚，护厥逆也。吴普又云：芫花根，一名赤芫根，神农辛，雷公苦有毒。生邯郸，八月、九月采，阴干。久服令人泄，古方亦入药用。《古今录验》疗暴中冷，伤寒鼻塞，喘嗽喉中症[④]塞，失音声者；取芫花一虎口，切，暴干，令病人以荐自萦就裹，舂芫花根令飞扬入其七孔中，当眼泪出，口鼻皆罗莿[⑤]毕毕[⑥]耳，勿住，令芫根尽则止，病必于此差。

《经验方》：治痔瘘有头，方用芫花入土根不限多少，以净水洗，却入木臼捣，用少许水绞取汁，于银铜器内慢火煎成膏，将丝线于膏内度过系痔，系时微痛，候心躁落时以纸捻[⑦]子入膏药于窍内，永除根本。未落不得使水。

《三国志》：魏初平中，有青牛先生，常服芫花，年如五六十，人或亲识之，谓其已百余岁矣。

现注：

①喜：字下原有音戏二字注音。

②蛲：下原有音饶二字注音。

③擒：(xié 协)，与搚同。意为折断或拉。

④瘂：同哑。

⑤莿：同刺。

⑥毕：原指古时田猎用的长柄网，此处指口鼻皆完全受到药的刺激。

⑥捻：(niǎn 碾)。

按：芫花为瑞香科芫花的花蕾。综合功能止咳降逆，止喘清咽，消疝瘕，消痈肿。宽胸消痰水，消水肿，消鼓胀，消疥疮。临床以芫花治肝肾腹水，结核性胸水，皮肤疥癣，顽固性皮肤病等。临床入逐水药。

释名：头痛花(《纲目》)。

时珍曰：芫或作杬，其义未详。去水言其功，毒鱼言其性，大戟言其似也。俗人因其气恶，呼为头痛花。《山海经》云：首山其草多芫，是也。时珍曰：顾野王《玉篇》云：木出豫章，煎汁藏果及卵不坏。洪迈《容斋随笔》云：今饶州处处有之。茎干不纯是木。小人争斗者，取叶擦皮肤，辄作赤肿如被伤，以诬人。至和盐擦卵，则又染其外若赭色也。时珍曰：芫花留数年陈久者良。用时以好醋煮十数沸，去醋，以水浸一宿，晒干用，则毒灭也。或以醋炒者次之。

治水饮痰澼，胁下痛。(时珍)

时珍曰：张仲景治伤寒太阳证，表不解，心下有水气，干呕发热而咳，或喘或利者，小青龙汤主之。若表已解，有时头痛出汗、不恶寒，心下有水气，干呕，痛引两胁，或喘或咳者，十枣汤主之。盖小青龙治未发散表邪，使水气自毛窍而出，乃《内经》所谓开鬼门法也。十枣汤驱逐里邪，使水气自大小便而泄，乃《内经》所谓洁净府、去陈。夫饮有五，皆由内啜水浆，外受湿气，郁蓄而为留饮。流于肺则为支饮，令人喘咳寒热，吐沫背寒；流于胁吐，寒热眩晕；流于肠胃，则为痰饮，令人腹鸣吐水，胸胁支满，或作泄泻，忽肥忽瘦；流于经络，则为溢饮，令人沉重注痛，或作水气肿。芫花、大戟、甘直达水饮窠囊隐僻之处。但可徐徐用之，取效甚捷。不可过剂，泄人真元也。陈言《三因方》，以十枣汤药为末，用枣肉和丸，以治水气喘急浮肿之证，盖善变通者也。杨士瀛《直指方》云：破癖须用芫花，行水后便养胃可也。好古曰：水者，肺、肾、脾三经所主，有五脏六腑十二经之部分。上而头，中而四肢，下而腰脚，外而皮毛，中而肌肉，内而筋骨。脉有尺寸之殊，浮沉之别。不可轻泻药。当知病在何经何脏，方可用之。若误投之，则害深矣。芫花与甘草相反，而胡洽居士方，治痰癖饮癖，以甘遂、大戟、芫花、大黄、甘草同用。盖欲其大吐以泄湿，因相反而相激也。

时珍曰：芫花乃下品毒物，岂堪久服。此方外迂怪之言，不足信也。

附方：新二十一。

卒得咳嗽：芫花一升。水三升，煮汁一升，以枣十四枚，煮汁干。日食五枚，必愈。(《肘后》)

卒嗽有痰：芫花一两（炒）。水一升，煮四沸，去滓，白糖入半斤。每服枣许。勿食酸咸物。（张文仲《备急方》）

久疟结癖：在腹胁坚痛者：芫花（炒）二两，朱砂五钱，为末，蜜丸梧子大。每服十丸，枣汤下。（《直指》）

水蛊胀满：芫花、枳壳等分，以醋煮芫花至烂，乃下枳壳煮烂，捣丸梧子大。每服三十丸，白汤下。（《普济方》）

酒疸尿黄：发黄，心懊痛，足胫满：芫花、椒目等分，烧末。水服半钱，日二服。（《肘后》）

背腿间痛：一点痛，不可忍者：芫花根末，米醋调敷之。如不住，以帛束之。妇人产后有此，尤宜。（《袖珍》）

诸般气痛：芫花（醋煮）半两，玄胡索（炒）一两半，为末。每服一钱。男子元脏痛，葱酒下。

疟疾，乌梅汤下。妇人血气痛，当归酒下。诸气痛，香附汤下；小肠气痛，茴香汤下。（《仁存》）

鬼胎癥瘕：经候不通。芫花根三两（锉）。炒黄为末。每服一钱，桃仁煎汤调下，当利恶物而愈。《圣惠方》

催生去胎：芫花根剥皮，以绵裹，点麝香，套入阴穴三寸，即下。（《摄生妙用方》）

产后恶物：不下。芫花、当归等分，炒为末。调一钱服。（《保命集》）

心痛有虫：芫花一两（醋炒），雄黄一钱，为末。每服一字，温醋汤下。（《乾坤生意》）

牙痛难忍：诸药不效。芫花末擦之，令热痛定，以温水漱之。（《永类方》）

白秃头疮：芫花末，猪脂和敷之。（《集效方》）

痈肿初起：芫花末，和胶涂之。（《千金》）

痈疖已溃：芫花根皮搓作捻，插入，则不生合，令脓易竭也。（《集简方》）

瘰疬初起：气壮人：用芫根擂水一盏服，大吐利，即平。黄州陈大用所传。（《濒湖集简方》）

便毒初起：芫根擂水服，以渣敷之，得下即消。黄州熊珍所传。（《濒湖集简方》）

赘瘤焦法：甘草煎膏，笔妆瘤之四围，上三次。乃用芫花、大戟、甘遂等分，为末，醋调。别以笔妆其中，勿近甘草。次日缩小，又以甘草膏妆小晕三次如前，仍上此药，自然焦缩。（危氏《得效方》）

一切菌毒：因蛇虫毒气，熏蒸所致。用芫花生研，新汲水服一钱，利为度。（危氏《得效方》）

二十六种陈藏器余

栟榈木皮

味苦涩，平，无毒。烧作灰，主破血止血。初生子黄白色，作房如鱼子，有小毒。破血，但戟人喉，未可轻服。皮作绳入土千岁不烂，昔有人开冢得之索已生根。此木类，岭南有虎散桄榔、冬叶蒲葵、椰子、槟榔、多罗等皆相似，各有所用。栟榈，一名棕榈，即今川中棕榈。

《海药》云：谨按徐表《南州记》云：生岭南山谷，平、温。主金疮疥癣，生肌止血，并宜烧灰使用。其实黄白色有大毒，不堪服食也。

按：栟榈木皮，即棕榈皮，为棕榈科棕榈的叶鞘纤维。功能破血止血。目前临床使用的皆为棕榈炭，也可写为棕炭。治疗各种出血症如肺、胃、肝出血，贫血，紫癜，子宫功能性出血。或肝炎、肾炎等。入止血药中。

楸木皮

味苦，小寒，无毒。主吐逆，杀三虫及皮肤虫，煎膏粘敷恶疮疽瘘，痈肿疳，野鸡病，除脓血，生肌肤，长筋骨。叶捣敷疮肿，亦煮汤洗脓血。冬取干叶汤揉用之。《范汪方》诸肿痈溃及内有刺不出者，取楸叶十重贴之。生山谷间亦植园林以为材用，与梓树本同末异，若柏叶之有松身。苏敬以二木为一，误也。其分析在解纷条中矣。

《图经》：文具梓白皮条下。

《海药》云：微温，主消食涩肠，下气，及上气咳嗽，并宜入面药。

《圣惠方》：治头极痒不痛，出疮：用楸叶不限多少，少捣绞汁涂之。

又方：治灸疮多时不差痒痛出黄水：用楸叶或根皮，捣罗为末，敷疮上即差。

《外台秘要》：疗痈肿烦困：生楸叶十重贴之，布帛裹，缓急得所，日三易，止痛消肿，食脓血良无比，胜于众药。冬以先收干者，临时盐汤沃润用之。又主患痈破下脓讫，著瓮药塞疮孔，疮痛烦闷困极方：楸叶十重，去瓮药下怗[①]之，以布帛裹，缓急得所，日再三易之，痛闷即止。此法大良无比，胜于众法。主痈疽溃后及冻疮有刺不出甚良。冬无楸叶，当早收之，临时以盐汤沃之，令择日亦佳，薄削楸白皮用之亦得。

又方：疗口吻疮；楸枝皮白，湿贴上，数易。《千金翼》：治小儿头发不生：取楸叶，中心捣绞涂之。

《肘后方》：治瘘，煎楸枝作煎，净洗疮子孔中大效。《子母秘录》：治小儿头上疮，发不生，楸叶捣汁涂疮上，发即生。兼白秃。

现注：

①怗：（tiē 贴）怗为安宁或平服。

按：楸木皮，为紫葳科楸树的树皮或根皮的韧皮部。功能止吐杀虫，消疮排脓，生肌肉，长筋骨。此与代秦皮之核桃楸不是一物。

释名：榎。

时珍曰：楸叶大而早脱，故谓之楸；榎叶小而早秀，故谓之榎。唐时立秋日，京师卖楸叶，妇女、儿童剪花戴之，取秋意也。《尔雅》云：叶小而皵，榎。叶大而皵，楸。皵，音鹊，皮粗也。周定王曰：楸有二种。一种刺楸，其树高硕，皮色苍白，上有黄白斑点，枝梗间多大刺。叶似楸而薄，味甘，嫩时炸熟，水淘过拌食。时珍曰：楸有行列，茎干直耸可爱。至秋垂条如线，谓之楸线，其木湿时脆，燥则坚，故谓之良材，宜作棋枰，即梓之赤者也。

口吻生疮，贴之，频易取效。(时珍)

附方：新一。

白癜风疮：楸白皮五斤，水五斗，煎五升，去滓，煎如稠膏。日三摩之。(《圣济总录》)

叶：时珍曰：楸乃外科要药，而近人少知。葛常之《韵语阳秋》云：有人患发背溃坏，肠胃可窥，百方不瘥。一医用立秋日太阳未升时，采楸树叶，熬之为膏，敷其外；内以云母膏作小丸服，尽四两，不累日而愈也。东晋范汪，名医也，亦称楸叶治疮肿之功。则楸有拔毒排脓之力可知。

附方：新一。

小儿目翳：嫩楸叶三两捣烂，纸包泥裹，烧干去泥，入水少许，绞汁，铜器慢熬如稀饧，瓷合收之。每旦点之。(《普济方》)

没离梨

味辛，平，无毒。主上气下食。生西南诸国，以[1]毗梨勒上有毛少许也。

《海药》云：微温，主消食涩肠下气及上气咳嗽，并宜人面药。

现注：

①以：原文为以字。从文意来看应为似字。

按：没离梨，从似毗梨勒上有毛看，似为恒河诃子。恒河诃子亦为诃子一种，其形是果食较小被毛，与没离梨有毛一致。没离梨，功能消食涩肠，下气止咳。

柯树皮

味辛，平，有小毒。主大腹水病。取白皮作煎令可丸如梧桐子大，平旦三丸，须臾又一丸。一名木奴，南人用作大舡者也。

《海药》云：谨按《广志》云：生广南山谷。《临海志》云：是木奴树。主浮气：采皮，以水煮，去滓复炼，候凝结丸得为度。每朝空心饮下三丸，浮气水肿并从小便出，故波斯家用为舡舫也。

按：柯树皮为壳斗科柯树的树皮。功能逐水消胀满。

败扇

主蚊子。新造屋柱下四隅埋之，蚊永不入，烧为末和粉粉身上主汗。弥败者佳。

按：败扇，破败扇烧灰用以驱蚊止汗。

时珍曰：上古以羽为扇，故字从羽。后人以竹及纸为，故字从竹。扬雄《方言》云：自关而东谓之，自关而西谓之扇。东人多以蒲为之，岭南以蒲葵为之。

烧灰酒服一钱，止盗汗，及妇人血崩，月水不断（时珍）。

楤[1] 根

一作楤。味辛，平，小毒。主水癥；取根白皮煮汁服之一盏，当下水，如病已困，取根捣碎，坐其取气，水自下。又能烂人牙齿，齿有虫者取片子许大，内孔中，当自烂落。生以南山谷，高丈许，直上无枝，茎上有刺，山人折取头茹食之，亦治冷气。一名吻头。

现注：

①楤：下原有去王切三字注音。现音（sǒng 耸）

按：楤根，为五加科楤木之根。功能祛水消肿，烂牙齿，治冷气。其顶芽治糖尿病有效。

时珍曰：今山中亦有之。树顶丛生叶，山人采食，谓之鹊不踏，以其多刺而无枝故也。

橉[1] 木 灰

味甘，温，小毒。主卒心腹癥瘕，坚满痃癖。烧为白灰淋取汁，以酿酒，酒熟渐渐从半合温服，增至一二盏即愈。此灰入染家用。生江南深山大树，树有数种，取叶厚大白花者入药，自余用染灰。一名橝[2]灰，《本经》汗，于病者床下灰之，勿令病人知也。

现注：

①橉：下原有良两切三字注音。现音（lìn 吝）。

②橝：下原有音潭二字注音。

按：橉木，大树，叶厚大，白花，一名橝。橉木灰破癥散满，除癖软坚。

时珍曰：此木最硬，梓人谓之筋木是也。木入染绛用，叶亦可酿酒。

椰[1] 桐 皮

味甘，温，无毒。主烂丝；叶捣封，蛇虫蜘蛛咬，皮为末服之，亦主蚕咬毒入肉者。鸡犬食欲死煮汁灌之，丝烂即差。树似青桐，叶有桠，生山谷。人取皮以沤丝也。

现注：

①椰：下原有而郢切三字注音。

按：木郢桐皮，似青桐叶有桠。功能消肿解毒，解虫咬毒。

竹 肉

味咸，温，有大毒。主杀三虫毒邪气，破老血。灰汁煮三度，炼讫，然后依常菜茹食之，炼不熟者戟人喉出血，手爪尽脱。生苦竹枝上，如鸡子，似肉脔，应别有功，人未尽识之。一名竹实也。

按：竹肉，似是肉座菌科真菌竹黄子座。新草药将此亦命名竹黄。但不是常用之天竺黄。子座肉质生于竹杆，此与竹肉生苦竹枝上一致。没说有毒，此又与竹肉不一致。竹肉可杀三虫，破老血。但有大毒，不宜多用。

时珍曰：草更生曰蕈，得溽湿之气而成也。陈藏器《本草》作竹肉，因其味也。时珍曰：此即竹菰也。生朽竹根节上。状如木耳，红色。段成式《酉阳杂俎》云：江淮有竹肉，大如弹丸，味如白树鸡。即此物也。惟苦竹生者有毒耳。

桃竹笋

味苦，有小毒。主六畜疮中蛆，捣碎内之，蛆尽出。亦如皂、李叶，能杀蛆虫，南人谓之黄笋。灰汁煮可食，不尔戟人喉。其竹丛生丑[①]类非一，张鼎《食疗》云：慈竹夏月逢雨滴汁着地生蕈似鹿角，色白，取洗之和姜酱食之，主一切赤白痢，极验。

现注：

①丑类：即同类。

按：桃竹笋，从文中所述慈竹夏月逢雨滴汁著地生蕈似鹿角色白看，似为慈竹气笋，或雌竹笋。可杀虫止痢。

时珍曰：桃枝竹出川、广中。皮滑而广，犀纹瘦骨，四寸有节，可以为席。

罂子桐子

有大毒，压为油，毒鼠主死。摩疥癣虫疮毒肿。一名虎子桐，似梧桐，生山中。

按：罂子桐子，为大戟科油桐子。可外涂疥痊，吐风痰。

涂胫疮、汤火伤疮。吐风痰喉痹，及一切诸疾，以水和油，扫入喉中探吐；或以子研末，吹入喉中取吐。又点灯烧铜箸头，烙风热烂眼，亦妙（时珍）。

附方：新七。

痈肿初起：桐油点灯，入竹筒内熏之，得出黄水即消。(《医林正宗》)

血风臁疮：胡粉过研，桐油调作隔纸膏，贴之。又方：用船上陈桐油锻石过，又以人发拌桐油炙干为末，仍以桐油调作膏，涂纸上，刺孔贴之。(杨起《简便方》)

脚肚风疮：如癞：桐油、人乳等分，扫之。数次即愈。(《集简方》)

酒皶赤鼻：桐油入黄丹、雄黄，敷之。(《摘玄方》)

冻疮皲裂：桐油一碗，发一握。熬化瓶收。每以温水洗令软，敷之即安。《急救方》

解砒石毒：桐油二升，灌之。吐即毒解。(华佗危病方)

马疡木根皮

有小毒。主恶疮疥癣有虫者。为末，和油涂之，出江南山谷，树如枥也。

按：马疡木，出江南，如枥。可涂恶疮疥癣。

木细辛

味苦，温有毒。主腹内结积癥瘕，大便不利，推陈去恶，破冷气。未可轻服，令人利下至困，生终南山，冬月不凋，苗如大戟，根似细辛。

按：木细辛，冬月不凋，苗如大戟，根似细辛。功能消积破癥，推陈出恶，破冷气。

百家箸

主狂狗咬，乞取煎汁饮之。又烧箸头为灰，敷吻上燕口疮。

按：百家箸，即筷子。主狂犬咬及燕口疮。

时珍曰：古箸以竹，故字从竹。近人兼用诸木及象牙为之矣。咽喉痹塞，取漆著烧烟，含咽烟气入腹，发咳即破。(时珍)

桴木皮叶

煮洗蛇咬，亦可作屑敷之。桴，大木也。出江南也。

按：桴木，大木也，出江南。可去蛇毒。

刀鞘

无毒。主鬼打，卒得取二三寸，烧末服，水下之。此是长刀鞘也。腰刀弥佳。

按：刀鞘，今难觅及。主鬼打，似心因之类病。

芙[1]树

有大毒。主风痹偏枯，筋骨挛缩，瘫痪[2]，皮肤不仁，疼冷等；取枝叶捣碎，大甑中蒸令热，铺着床上，展卧其中，冷更易，骨节间风尽出，当得大汗。补药及羹粥食之，慎风冷劳复。生江南深山，叶长厚，冬月不凋。山人总识也。

现注：

①芙：下原有音夭二字注音。

②瘓：原刻为疒下加爰组成，未查到此字，应为缓或痪之字之意。

按：芙树，叶长厚，冬不凋。可祛风治络，舒筋骨，止挛缩，除瘫缓，消不仁，祛冷痛。

丹桎木皮

主疬疡风；取一握，去上黑，打碎，煎如糖，涂风上。桎木似杉木，生江南深山。

按：丹桎木皮，桎木似杉。可消疬疡。似为血榧类。

结杀

味香。主头风，去白屑，生发，入膏药用之。生西国。树花，胡人将香油敷头也。

按：结杀，一种树花。可祛头风，去白屑，生发。

杓

打人身上结筋二下，筋散矣。

按：杓，即勺子。可散筋结。

时珍曰：木曰杓，瓠曰瓢。杓者，勺也；瓢者，漂也

车家鸡栖木

无毒。主失音不语。杂方云作灰服一升，立效也。

按：鸡栖木，可解失音不语。或取鸡可鸣之意。

时珍曰：《酉阳杂俎》作东门鸡栖木。

檟

秦皮，注：苏云：檟，似秦皮。按：檟树，取其皮，和榆皮食之，可断谷。《尔雅》云：檟，苦荼[①]。其叶堪为饮。树体细，堪作斧柯。至夏有不生者，忽然叶开，当有大水，农人候之以则[②]水旱，号为水檟。又有一种，叶如檟，高五六尺，生高原。花四月开，色正紫，亦名檟，根如葛，极主疮疥，杀虫，有小毒也。《尔雅》无檟，苦荼。唯言槚，苦荼。郭注：树小似栀子，冬生叶可煮作羹。今早采者为荼，晚采者为茗，一名荈，蜀人呼名之苦荼。前面已有茗苦荼，又引《尔雅》疑此误矣。

现注：

①荼：原刻为茶，按茗苦荼条文应为荼。下文几处荼字原亦刻为茶，今改为荼。[②]则：判断之意。

按：檟，为豆科黄檟木材。功能：观其叶开，知有大水。又可除疮疥。

时珍曰：朱子云：檟，善木也。其字从亶以此。亶者善也。时珍：檟有黄白二肿，叶皆如槐，皮青而泽，肌细而腻，体重而坚，与梓、榆、荚蒾相似。故俚语云：斫檟不谛得荚蒾，荚蒾尚可得驳马。驳马，梓榆也。又名六驳，皮色青白，多癣驳也。檟木宜杵。楤，锤器之用。

石 荆

栾荆，注：苏云：用当栾荆非也。按：石荆似荆而小，生水傍，作灰汁沐头，生发。《广济方》云：一名水荆，主长发是也。

按：石荆，似荆而小，生水傍。可生发。

木 黎 芦

漏芦，注：陶云：漏芦，一名鹿骊，生山南，人用苗，北人用根，功在《本经》。木梨芦有毒，非漏芦，树生如茱萸，树高三尺，有毒，杀虫，山人以疮疥用之。

按：木黎芦，高二尺，如茱萸。可杀虫，消疮疥。

释名：黄藜芦(《纲目》)。

时珍曰：鹿骊，俚人呼为黄藜芦，小树也。叶如樱桃叶，狭而长，多皱纹。四月开细黄花。五月结小长子，如小豆大。

爪芦

苦菜，注：陶云：又有爪芦木似茗，取叶煎饮，通夜不寐。按：此木一名皋芦，而叶大似茗，味苦涩。南人煮为饮，止渴明目，除烦不睡，消痰。和水当茗用之。《广州记》曰：新平县出皋芦，叶大而涩。《南越志》云：龙川县有皋芦，叶似茗，土人谓之过罗。

按：爪芦，即山茶科皋芦的叶。可止渴明目。除烦消痰醒睡。

诸木有毒：合口椒有毒，椒白色有毒，木耳恶蛇虫从下过有毒，生枫木上者令人笑不止，采归色变者有毒，夜中视光有毒，欲烂不生虫者有毒。并生捣冬瓜蔓主之也。

木部纲目新增一十八种

櫰香音怀

释名：兜娄婆香。

时珍曰：櫰香，江淮、湖岭山中有之。木大者近叶青而长，有锯齿，状如小蓟叶而香，对节生。其根状如枸杞根而大，煨之甚香。《楞严经》云：坛前安一小炉，以兜娄婆香煎取香水，沐浴其炭，即此香也。

根：气味苦，涩，平，无毒。

主治：头疖肿毒。碾末，麻脂调涂，七日腐落。(时珍)

笃耨香

时珍曰：笃耨香出真腊国，树之脂也。树如松形，其香老则溢出，色白而透明者名白笃耨，盛夏不融，香气清远。土人取后，夏月以火炙树，令脂液再溢，至冬乃凝，复收之。其香夏融冬结，以瓠瓢盛，置阴凉处，乃得不融。杂以树皮者则色黑，名黑笃耨，为下品。

主治：面䵟䵟黯。同白附子、冬瓜子、白及、石榴皮等分，为末，酒浸三日，洗面后敷之。久则面莹如玉。(时珍)

胆八香

时珍曰：胆八树生交趾、南番诸国。树如稚木犀。叶鲜红，色类霜枫。其实压油和诸香爇之，辟恶气。

樟脑

释名：韶脑。

时珍曰：樟脑出韶州、漳州。状似龙脑，白色如雪，樟树脂膏也。胡演升《炼方》

云：煎樟脑法：用樟木新者切片，以井水浸三日三夜，入锅煎之，柳木频搅。待汁减半，柳上有白霜，即滤去滓，倾汁入瓦盆内。经宿，自然结成块也。他处虽有樟木，不解取脑。又炼樟脑法：用铜盆，以陈壁土为粉糁之，却糁樟脑一重，又糁壁土，如此四五重。以薄荷安土上，再用一盆覆之，黄泥封固，于火上款款炙之。须以意度之，不可太过、不及。勿令走气。候冷取出，则脑皆升于上盆，如此升两三次，可充片脑也。

时珍曰：凡用，每一两以二碗合住，湿纸糊口，文武火之。半时许取出，冷定用。又法：每一两，用黄连、薄荷六钱，白芷、细辛四钱，荆芥、密蒙花二钱，当归、槐花一钱。以新土碗铺杉木片于底，安药在上，入水半盏，洒脑于上，再以一碗合住，糊口，安火煨之。待水干取开，其脑自升于上。以翎扫下，形似松脂，可入风热眼药。人亦多以乱片脑，不可不辨。

气味：辛，热，无毒。

主治：通关窍，利滞气，治中恶邪气，霍乱心腹痛，寒湿脚气，疥癣风瘙，龋齿，杀虫辟蠹。着鞋中，去脚气。（时珍）

时珍曰：樟脑纯阳，与焰硝同性，水中生火，其焰益炽。今丹炉及烟火家多用之。辛热香窜，禀龙火之气，去湿杀虫，此其所长。故烧烟熏衣筐席簟，能辟壁虱、虫蛀。李石《续博物志》云：脚弱病人，用杉木为桶濯足，排樟脑于两股间，用帛绷定，月余甚妙。王玺《医林集要》方：治脚气肿痛。用樟脑二两，乌头三两，为末，醋糊丸弹子大。每置一丸于足心踏之，下以微火烘之，衣被围覆，汗出如涎为效。

附方：新三。

小儿秃疮：韶脑一钱，花椒二钱，芝麻二两，为末。以退猪汤洗后，搽之。《简便方》

牙齿虫痛：《普济方》：用韶脑、朱砂等分，擦之神效。余居士《选奇方》：用樟脑、黄丹、肥皂（去皮核）等分，研匀蜜丸。塞孔中。

肥皂荚

时珍曰：肥皂荚生高山中。其树高硕，叶如檀及皂荚叶。五、六月开白花，结荚长三四寸，状如云实之荚，而肥浓多肉。内有黑子数颗，大如指头，不正圆，其色如漆而甚坚。中有白仁如栗，煨熟可食。亦可种之。十月采荚煮熟，捣烂和白面及诸香作丸，澡身面，去垢而腻润，胜于皂荚也。《相感志》言：肥皂荚水，死金鱼，辟蚂蚁，见之则不就。亦物性然耳。

荚：气味辛，温，微毒。

主治：去风湿下痢便血，疮癣肿毒。（时珍）

附方：新九。

肠风下血：独子肥皂（烧存性），一片为末，糕糊丸；一片为末，米饮调，吞下。（《普济方》）

下痢禁口：肥皂荚一枚，以盐实其内，烧存性，为末。以少许入白米粥内，食之即效。（《乾坤生意》）

风虚牙肿：老人肾虚，或因凉药擦牙致痛。用独子肥皂，以青盐实之，烧存性，研末掺之。或入生樟脑十五文。（《卫生家宝方》）

头耳诸疮，眉癣、燕窝疮：并用肥皂（存性）一钱，枯矾一分。研匀，香油调，涂

之。(《摘玄方》)

小儿头疮：因伤汤水成脓，出水不止。用肥皂烧存性，入腻粉，麻油调搽。(《海上方》)

腊梨头疮：不拘大人、小儿：用独核肥皂（去核，填入砂糖，入巴豆二枚扎定，盐泥包，存性），入槟榔、轻粉五七分，研匀，香油调搽。先以灰汁洗过，温水再洗，拭干乃搽。

一宿见效，不须再洗。(《普济方》)

癣疮不愈：以川槿皮煎汤，用肥皂（去核及内膜）浸汤时时搽之。（杨起《简便方》)

便毒初起：肥皂捣烂敷之，甚效。(《简便方》)

玉茎湿痒：肥皂一个。烧存性，香油调搽即愈。(《摄生方》)

核：气味甘，腥，温，无毒。主治：除风气（时珍)。

乌木

释名：乌樠木（樠，音音漫)、乌文木。

时珍曰：木名文木，南人呼文如樠，故也。

时珍曰：乌木出海南、云南、南番。叶似棕榈。其木漆黑，体重坚致，可为箸及器物。有间道者，嫩木也。南人多以系木染色伪之。《南方草物状》云：文木树高七八丈，其色正黑，如水牛角，作马鞭，日南有之。《古今注》云：乌文木出波斯，舶上将来，乌文阑然。温、括、婺等州亦出之，皆此物也。

气味：甘、咸，平，无毒。主治：解毒，又主霍乱吐利，取屑研末，温酒服。(时珍)

大风子

释名：时珍曰：能治大风疾，故名。

时珍曰：大风子，今海南诸国皆有之。按：周达观《真腊记》云：大风乃大树之子，状如椰子而圆。其中有核数十枚，大如雷丸子。中有仁白色，久则黄而油，不堪入药。

仁：时珍曰：取大风子油法：用子三斤（去壳及黄油者)，研极烂，瓷器盛之，封口入滚汤中，盖锅密封，勿令透气，文武火煎至黑色如膏，名大风油，可以和药。

气味：辛，热，有毒。主治：风癣疥癞，杨梅诸疮，攻毒杀虫（时珍)。

震亨曰：粗工治大风病，佐以大风油。殊不知此物性热，有燥痰之功而伤血，至有病将愈而先失明者。时珍曰：大风油治疮，有杀虫劫毒之功，盖不可多服。用之外涂，其功不可没也。

附方：新五。

大风诸癞：大风子油一两，苦参末三两，入少酒，糊丸梧桐子大。每服五十丸，空心温酒下。仍以苦参汤洗之。(《普济方》)

大风疮裂：大风子（烧存性）和麻油、轻粉研涂。仍以壳煎汤洗之。(《岭南卫生方》)

杨梅恶疮：方同上。

风刺赤鼻：大风子仁、木鳖子仁、轻粉、硫黄为末，夜夜唾调涂之。手背皴裂：大风子捣泥，涂之。(《寿域》)

相思子

释名：红豆。

时珍曰：按：《古今诗话》云：相思子圆而红。故老言：昔有人殁于边，其妻思之，哭于树下而卒，因以名之。此与韩凭冢上相思树不同，彼乃连理梓木也。或云即海红豆之类，未审的否。时珍曰：相思子生岭南。树高丈余，白色。其叶似槐，其花似皂荚，其荚似扁豆。其子大如小豆，半截红色，半截黑色，彼人以嵌首饰。段公路《北户录》言：有蔓生，用子收龙脑香相宜，令香不耗也。

气味：苦，平，有小毒，吐人。主治：通九窍，去心腹邪气，止热闷头痛，风痰瘴疟，杀腹脏及皮肤内一切虫，除蛊毒。取二七枚研服，即当吐出（时珍）。

附方：新三。

瘴疟寒热：相思子十四枚，水研服，取吐立瘥。(《千金》)

猫鬼野道：眼见猫鬼，及耳有所闻。用相思子、蓖麻子、巴豆各一枚，朱砂（末）、蜡各四铢，合捣丸如麻子大，含之。即以灰围患人，面前着一斗灰火，吐药入火中，沸即画十字于火上解中蛊毒：《必效方》：用未钻相思子十四枚，杵碎为末。温水半盏，和服。欲吐抑之勿吐，少顷当大吐。轻者但服七枚。非常神效。(《外台秘要》)

猪腰子

时珍曰：猪腰子生柳州。蔓生结荚，内子大若猪之内肾，状酷似之，长三四寸，色紫而肉坚。彼人以充土宜，馈送中土。

气味：甘、微辛，无毒。主治：一切疮毒及毒箭伤，研细，酒服一二钱，并涂之(时珍)。

石瓜

时珍曰：石瓜出四川峨眉山中及芒部地方。其树修干，树端挺叶，肥滑如冬青，状似桑。其花浅黄色。结实如缀，长而不圆，壳裂则子见，其形似瓜，其坚如石，煮液黄色。

苦，平，微毒。主治：心痛。煎汁，洗风痹（时珍）。

枸橘

释名：臭橘。

时珍曰：枸橘处处有之。树、叶并与橘同，但干多刺。三月开白花，青蕊不香。结实大如弹丸，形如枳实而壳薄，不香。人家多收种为藩篱，亦或收小实，伪充枳实及青橘皮售之，不可不辨。

叶：辛，温，无毒。主治：下痢脓血后重，同萆等分炒存性研，每茶调二钱服。又治喉，消肿导毒（时珍）。

附方：新一。

咽喉怪症：咽喉生疮，层层如叠，不痛，日久有窍出臭气，废饮食。用臭橘叶煎汤连服，必愈。(夏子益《奇病方》)

刺：主治风虫牙痛，每以一合煎汁含之（时珍）。

橘核：主肠风下血不止。同樗根白皮等分炒研，每服一钱，皂荚子煎汤调服。（时珍）

附方：新一。

白疹瘙痒：遍身者。小枸橘细切，麦麸炒黄为末。每服二钱，久浸少时，饮酒。初以枸橘煎汤洗患处。（《救急方》）

树皮：主中风强直，不得屈伸。细切一升，酒二升，浸一宿。每日温服半升。酒尽再作。（时珍）

山矾

释名：芸香（音云）、椗花（音定）、柘花、玚花、春桂、七里香。

时珍曰：芸，盛多也。老子曰："夫物芸芸"是也。此物山野丛生甚多，而花繁香馥，故名。按：周必大云：柘音阵，出《南史》。荆俗讹柘为郑，呼为郑矾，而江南又讹郑为玚也。黄庭坚云：江南野中碇花极多。野人采叶烧灰，以染紫为黝，不借矾而成。子因以易其名为山矾。时珍曰：山矾生江、淮、湖、蜀野中。树之大者，株高丈生不对节，光泽坚强，略有齿，凌冬不凋。三月开花繁白，如雪六出，黄蕊甚芬香。结子大如椒，青黑色，熟则黄色，可食。其叶味涩，人取以染黄及收豆腐，或杂入茗中。按：沈括《笔谈》云：古人藏书辟蠹用芸香，谓之芸草，即今之七里香也。叶类豌豆，作小丛生，啜嗅之极芬香。秋间叶上微白如粉污，辟蠹殊验。又按：《仓颉解诂》云：芸香似邪蒿，可食，辟纸蠹。许慎《说文》云：芸，似苜蓿。成公绥《芸香赋》云：茎类秋竹，枝象青松。郭义恭《广志》有芸香胶。《杜阳编》云：芸香，草也，出于阗国。其香洁白如玉，入土不朽。元载造芸晖堂，以此为屑涂壁也。据此数说，则芸香非一种。沈氏指为七里香者，不知何据。所云叶类豌豆，啜嗅芬香，秋间有粉者，亦与今之七里香不相类，状颇似乌药叶，恐沈氏亦自臆度尔。曾端伯以七里香为玉蕊花，未知的否。

叶：酸、涩、微甘，无毒。主治：久痢，止渴，杀蚤、蠹。用三十片，同老姜三片，浸水蒸热，洗烂弦风眼（时珍）。

扶桑

释名：佛桑(《霏雪录》)、朱槿(《草木状》)、赤槿、日及。

时珍曰：东海日出处有扶桑树。此花光艳照日，其叶似桑，因以比之。后人讹为佛桑，乃木槿别种，故日及诸名亦与之同。时珍曰：扶桑产南方，乃木槿别种。其枝柯柔弱，叶深绿，微涩如桑。其花有红、黄、白三色，红者尤贵，呼为朱槿。嵇含《草木状》云：朱槿一名赤槿，一名日及，出高凉郡。花、茎、叶皆如桑。其叶光而浓。木高四五尺，而枝叶婆娑。其花深红色，五出，大如蜀葵，重敷柔泽。有蕊一条，长于花叶，上缀金屑，日光所烁，疑若焰生。一丛之上，日开数百朵，朝开暮落。自二月始，至中冬乃歇。插枝即活。

叶及花：甘，平，无毒。

主治：痈疽腮肿，取叶或花，同白芙蓉叶、牛蒡叶、白蜜研膏敷之，即散（时珍）。

木芙蓉

释名：木莲、华木、桃目、据霜(《纲目》)。

时珍曰：此花艳如荷花，故有芙蓉、木莲之名。八、九月始开，故名拒霜。俗呼为皮树。《相如赋》谓之华木。注云：皮可为索也。苏东坡诗云：唤作拒霜犹未称，看来却是最宜霜。苏颂《图经本草》有地芙蓉，云出鼎州，九月采叶，治疮时珍曰；木芙蓉处处有之，插条即生，小木也。其干丛生如荆，高者丈许。

其叶大如桐，有五尖及七尖者，冬凋夏茂。秋半始着花，花类牡丹、芍药，有红者、白者、黄者、千叶者，最耐寒而不落。不结实。山人取其皮为索。川、广有添色拒霜花，初开白色，次日稍红，又明日则深红，先后相间如数色。霜时采花，霜后采叶，阴干入药。

叶并花：微辛，平，无毒。主治：清肺凉血，散热解毒，治一切大小痈疽肿毒恶疮，消肿排脓止痛（时珍）。

时珍曰：芙蓉花并叶，气平而不寒不热，味微辛而性滑涎粘，其治痈肿之功，殊有神效。近时疡医秘其名为清凉膏、清露散、铁箍散，皆此物也。其方治一切痈疽发背，乳痈恶疮，不拘已成未成，已穿未穿。并用芙蓉叶，或根皮，或花，或生研，或干研末，以蜜调涂于肿处四围，中间留头，干则频换。初起者，即觉清凉，痛止肿消。已成者，即脓聚毒出。已穿者，即脓出易敛。妙不可言。或加生赤小豆末，尤妙。

附方：新十。

久咳羸弱：九尖拒霜叶为末，以鱼蘸食，屡效。（危氏《得效方》）

赤眼肿痛：芙蓉叶末，水和，贴太阳穴。名清凉膏。（《鸿飞集》）

经血不止：拒霜花、莲蓬壳等分。为末。每用米饮下二钱。（《妇人良方》）

偏坠作痛：芙蓉叶、黄柏各三钱，为末。以木鳖子仁一个磨醋，调涂阴囊，其痛自止（《简便方》）

杖疮肿痛：芙蓉花叶研末，入痈疽肿毒：重阳前取芙蓉叶研末，端午前取苍耳烧存性研末，等分，蜜水调，涂四围，其毒自不走散。名铁井阑。（《简便方》）

疔疮恶肿：九月九日采芙蓉叶阴干为末，每以井水调贴。次日用蚰蜒螺一个，捣涂之。（《普济方》）

头上癞疮：芙蓉根皮，为末。香油调敷。先以松毛、柳枝煎汤洗之。（傅滋《医学集成》）

汤火灼疮：油调芙蓉末，敷之。（《奇效方》）

灸疮不愈：芙蓉花研末，敷之。（《奇效方》）

一切疮肿：木芙蓉叶、菊花叶，同煎水，频熏洗之。（《多能鄙事》）

山　茶

时珍曰：其叶类茗，又可作饮，故得茶名。

时珍曰：山茶产南方。树生，高者丈许，枝干交加。叶颇似茶叶，而厚硬有棱，中阔头尖，面绿背淡。深冬开花，红瓣黄蕊。《格古论》云：花有数种：宝珠者，花簇如珠，最胜。海榴茶花蒂青，石榴茶中有碎花，踯躅茶花如杜鹃花，宫粉茶、串珠茶皆粉红色。又有一捻红、千叶红、千叶白等名，不可胜数，叶各小异。或云亦有黄色者。《虞衡志》广中有南山茶，花大倍中州者，色微淡，叶薄有毛。结实如梨，大如拳，中有数核，如肥皂子大。周定王《救荒本草》云：山茶嫩叶炸熟水淘可食，亦可蒸晒作饮。

花：主治吐血衄血，肠风下血，并用红者为末，入童溺、姜汁及酒调服，可代郁金

（震亨）。汤火伤灼，研末，麻油调涂。子：主治妇人发脏，研末掺之。（时珍）

蜡　　梅

释名：黄梅花。

时珍曰：此物本非梅类，因其与梅同时，香又相近，色似蜜蜡，故得此名。

时珍曰：蜡梅小树，丛枝尖叶。种凡三种：以子种出不经接者，腊月开小花而香淡，名狗蝇梅；经接而花疏，开时含口者，名磬口梅；花密而香浓，色深黄如紫檀者，名檀香梅，最佳。结实如垂铃，尖长寸余，子在其中。其树皮浸水磨墨，有光采。

花：辛，温，无毒。主治：解暑生津。（时珍）

木　　绵

释名：古贝（《纲目》）、古终。

时珍曰：木绵有二种：似木者名古贝，似草者名古终。

或作吉贝者，乃古贝之讹也。梵书谓之睒婆，又曰迦罗婆劫。时珍曰：木绵有草、木二种。交广木绵，树大如抱。其枝似桐。其叶大，如胡桃叶。入秋开花，红如山茶花，黄蕊，花片极浓，为房甚繁，逼侧相比。结实大如拳，实中有白绵，绵中有子。今人谓之斑枝花，讹为攀枝花。李延寿《南史》所谓林邑诸国出古贝花，中如鹅毳，抽其绪，纺为布；张勃《吴录》所谓交州、永昌木绵树高过屋，有十余年不换者，实大如杯，花中绵软白，可为絮及毛布者，皆指似木之木绵也。江南、淮北所种木绵，四月下种，茎弱如蔓，高者四五尺，叶有三尖如枫叶，入秋开花黄色，如葵花而小，亦有红紫者，结实大如桃，中有白绵，绵中有子，大如梧子，亦有紫绵者，八月采，谓之绵花；李延寿《南史》所谓高昌国有草，实如茧，中丝为细，名曰白叠，取以为帛，甚软白；沈怀远《南越志》所谓桂州出古终藤，结实如鹅毳，核如珠，治出其核，纺如丝绵，染为斑布者，皆指似草之木绵也。此种出南番，宋末始入江南，今则遍及江北与中州矣。不蚕而绵，不麻而布，利被天下，其益大哉。又《南越志》言：南诏诸蛮不养蚕，惟收娑罗木子中白絮，纫为丝，织为幅，名娑罗笼段。祝穆《方舆志》言：平缅出娑罗树，大者高三五丈，结子有绵，纫绵织为白毡兜罗锦。此亦斑枝花之类，各方称呼不同耳。

白绵及布：甘，温，无毒。主治：血崩金疮，烧灰用（时珍）。

子油：（用两瓶合烧取沥。）

气味：辛，热，微毒。主治：恶疮疥癣。燃灯，损目（时珍）。

黄 杨 木

时珍曰：黄杨生诸山野中，人家多栽种之。枝叶攒簇上耸，叶似初生槐芽而青浓，不花不实，四时不凋。其性难长，俗说岁长一寸，遇闰则退。今试之，但闰年不长耳。其木坚腻，作梳剜印最良。按：段成式《酉阳杂俎》云：世重黄杨，以其无火也。用水试之，沉则无火。凡取此木，必以阴晦，夜无一星，伐之则不裂。

叶：苦，平，无毒。主治：妇人难产，入达生散中用。又主暑月生疖，捣烂涂之（时珍）。